Handbuch der Gynäkologie

Dritte, völlig neubearbeitete und erweiterte Auflage
des Handbuches der Gynäkologie von J. Veit

Bearbeitet von

R. Brun=Zürich, F. Engelmann=Dortmund, P. Esch=Münster, O. v. Franqué=
Bonn, R. Freund=Berlin, Th. Heynemann=Hamburg, H. Hinselmann=Altona,
R. Hornung=Berlin, R. Th. von Jaschke=Gießen, E. Kehrer=Marburg a. L.,
F. Kermauner=Wien, A. Laqueur=Berlin, G. Linzenmeier=Karlsruhe,
H. Martius=Göttingen, A. Mayer=Tübingen, J. Meisenheimer=Leipzig,
C. Menge=Heidelberg, R. Meyer=Berlin, F. von Mikulicz=Radecki=Berlin,
J. W. Miller=Barmen, L. Nürnberger=Halle, B. Ottow=Berlin, O. Pankow=
Freiburg i. Br., H. von Peham=Wien, R. Schröder=Kiel, H. Sellheim=Leipzig,
A. Spuler=Erlangen, W. Stoeckel=Berlin, J. Tandler=Wien, G. A. Wagner=
Berlin, M. Walthard=Zürich, H. Wintz=Erlangen

Herausgegeben von

Dr. W. Stoeckel

Geheimrat, Professor an der Universität Berlin
Direktor der Frauenklinik

Fünfter Band / Erste Hälfte

Die Vulva und ihre Erkrankungen
Lage= und Bewegungsanomalien
des weiblichen Genitalapparates

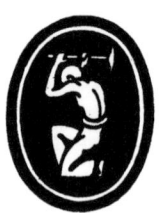

München · Verlag von J. F. Bergmann · 1929

Die Vulva und ihre Erkrankungen
Lage- und Bewegungsanomalien des weiblichen Genitalapparates

Bearbeitet von

Dr. Erwin Kehrer
Geheimrat, Professor an der Universität in Marburg,
Direktor der Frauenklinik

und

Dr. Rud. Th. v. Jaschke
Professor an der Universität in Gießen,
Direktor der Frauenklinik

Mit 469 zum Teil farbigen Abbildungen im Text

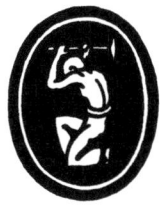

München · Verlag von J. F. Bergmann · 1929

ISBN-13: 978-3-8070-0203-3   e-ISBN-13: 978-3-642-96015-4
DOI: 10.1007/978-3-642-96015-4

Alle Rechte,
insbesondere das der Übersetzung in fremde Sprachen, vorbehalten
Copyright 1929 by J. F. Bergmann in München
Softcover reprint of the hardcover 3rd edition 1929

Inhaltsverzeichnis.

Die Vulva und ihre Erkrankungen von E. Kehrer, Marburg.

	Seite
A. Normale Anatomie und Histologie, Entwicklungsgeschichte und Physiologie der äußeren Genitalien	1
I. Anatomie der äußeren Genitalien	1
1. Der Schamberg	1
2. Die Vulva	2
3. Arterien	17
4. Venen	19
5. Lymphgefäße	22
6. Nerven	26
II. Histologische Struktur der äußeren Genitalien	27
III. Entwicklungsgeschichte der äußeren Genitalien	39
IV. Physiologie der äußeren Genitalien und Biologie des Geschlechtslebens	50
1. Physiologische Bestimmung der äußeren Genitalien im allgemeinen	50
2. Physiologische Funktion des Hymen	50
3. Physiologische Funktion der großen und kleinen Vorhofsdrüsen	50
4. Physiologische Funktion der Klitoris	52
5. Physiologische Funktion der kleinen Labien	53
6. Physiologische Funktion der einzelnen Nervenendapparate der Vulva	54
7. Über den Einfluß der Nerven und der Zentren des cerebrospinalen Nervensystems auf die Funktionen der Vulva und ihrer drüsigen und kavernösen Apparate	55
8. Der physiologische spinale Reflexvorgang bei der Erektion der Corpora cavernosa	56
9. Die Bedeutung der endokrinen Drüsen für den Bau und die Funktionen des äußeren Geschlechtsapparates	58
B. Die Behaarung der Vulva	60
1. Die Woll- s. Flaumbehaarung s. Lanugo	60
2. Das Kinderhaarkleid	60
3. Das Dauerhaar- s. Altershaar- s. Endhaar- s. Terminalhaarkleid	61
4. Atrichosis und Hypotrichosis	65
5. Vorzeitige Behaarung	67
6. Hypertrichosis	71
C. Die Bakterienflora der Vulva	74
D. Entwicklungsstörungen der Vulva	74
I. Angeborene Entwicklungshemmungen der Vulva und des Dammes	74
1. Angeborener vollkommener oder fast vollkommener Mangel der äußeren Geschlechtsteile	74
2. Angeborener Halbseitendefekt der Vulva	76
3. Angeborener partieller Defekt der äußeren Genitalien	76
4. Anderweitige Entwicklungshemmungen	77
5. Clitoris perinealis	77
6. Der angeborene Mangel des Dammes	77
7. Symmetrische Verwachsungen	78
II. Verdoppelung der weiblichen äußeren Genitalien	78
1. Vollständige Verdoppelung der äußeren Geschlechtsteile	78
2. Heterosexuelle Doppelanlage der äußeren Geschlechtsteile	80
3. Verschmelzung doppelt angelegter weiblicher äußerer Genitalien	80
4. Isolierte Verdoppelung der kleinen Labien	82
III. Anus vestibularis s. vulvaris	82

	Seite
IV. Epispadie	97
V. Hypospadie	106
VI. Ausmündung des Ureters in die Vulva	106
VII. Hypoplasie	113
E. Zirkulationsänderungen der Vulva und deren Folgen	116
I. Hypertrophie	116
II. Die Veränderungen der Vulva durch Masturbation	120
III. Atrophie	124
IV. Ödem	124
V. Hämatom	141
VI. Varizen	154
F. Verletzungen der Vulva	160
I. Physiologische und pathologische Deflorations- und Kohabitationsverletzungen	160
II. Geburtsverletzungen	166
III. Anderweitige offene Verletzungen	169
1. Verletzung der Vulva durch stumpfe Gewalt	169
2. Pfählungsverletzungen	172
3. Verletzung durch Tierhornstoß	174
4. Messerstichverletzung	174
5. Verletzung durch spitze Gegenstände kleineren Kalibers	174
6. Verletzung durch kleine Fremdkörper	175
7. Verletzung bei der Hebosteotomie	175
8. Abbindung der Klitoris	176
9. Absichtliche Zerstörung des Hymen	176
10. Beschneidung der Vulva	176
11. Infibulation der Labien	178
12. Verletzung der Vulva durch sexuelle Perversionen	178
IV. Labium minus perforatum	179
G. Pathologie des Hymen	180
1. Angeborener Defekt des Hymen	181
2. Angeborene Atresie des Hymen	181
3. Impermeabilität des Hymenalrings	181
4. Rigidität des Hymen	182
5. Weitere Entwicklungsanomalie des Hymen	182
H. Dermatosen der Vulva	183
I. Verhornungsanomalien	183
1. Ichthyosis	183
2. Hyperkeratosis (Hauthorn)	184
3. Dyskeratosis-Darier s. Psorospermosis	184
II. Pigmentanomalien	185
1. Dyschromien — bei Ikterus — Morbus Addisonii — Tätowierung — Mongolenfleck	185
2. Hyperchromatosen	186
Angeborene: Verschiedene Naevi pigmentosi	
Erworbene: Lentigines — Epheliden — Chloasma — Diffuse Schwangerschaftshyperchromatose — Masturbationshyperchromatose	
3. Hypo- und Achromatosen	187
Kongenitaler partieller Albinismus — Vitiligo — Leukoderma syphiliticum — Leukoderma psoriaticum — Röntgen- und Radiumachromie — Leukoplakie	
4. Kraurosis	191
III. Erytheme	204
1. Erytheme bei Erwachsenen	204
2. Erythema exsudativum multiforme-Hebra	205
3. Erytheme bei Säuglingen	205
Erythema glutaeale infantum. — Erythema papulatum pseudosyphiliticum infantum. — Erythema vacciniforme pseudosyphiliticum infantum	206

Inhaltsverzeichnis.

	Seite
IV. Dermatosen mit vorwiegenden Veränderungen in der Epidermis	207
1. Psoriasis	207
2. Lichen in seinen verschiedenen Formen	209
V. Toxikodermien der Vulva	212
1. Menstrualexantheme. Dermatitis symmetrica dysmenorrhoica	212
2. Arznei- und Serumexantheme	213
VI. Parasitäre Dermatosen (Hautveränderungen durch verschiedene Insekten)	215
VII. Pilzerkrankungen s. Dermatomykosen	215
1. Trichophytie	215
2. Eczema marginatum	218
3. Favus	218
4. Sporotrichosis	218
5. Pityriasis versicolor	219
6. Erythrasma	220
7. Soor s. Oidiomykose	221
8. Aktinomykose	224
9. Myxomykosen	225
10. Blastomykosen	226
VIII. Ekzem der Vulva in seinen verschiedenen Formen	226
IX. Infektiöse Dermatosen	230
1. Die verschiedenen Pemphigusformen	230
Pemphigus vulgaris chronicus. — Pemphigus foliaceus. — Pemphigus vegetans. — Epidermolysis bullosa hereditaria s. Pemphigus congenitalis. — Dermatitis bullosa infantum	
2. Die verschiedenen Pyodermien	233
Impetigo contagiosa. — Impetigo herpetiformis. — Impetigo-Bockhart. — Ekthyma vulgare. — Ekthyma gangraenosum. — Furunculose	
3. Abscesse	237
4. Erysipel	237
X. Weitere Hautkrankheiten	239
1. Acne vulgaris	239
2. Lupus erythematodes	239
3. Multiple Plasmome	240
J. Vulvitis	240
1. Die katarrhalische Vulvitis der Erwachsenen	240
2. Die Vulvitis, besonders die Vulvo-Vaginitis gonorrhoica bei Kindern	243
3. Die Vulvitis diabetica	254
4. Soor-Vulvitis in der Schwangerschaft	254
K. Verklebungen und Verwachsungen	255
1. Conglutinatio s. Agglutinatio vulvae	258
2. Atresia hymenalis acquisita	259
3. Phimosis clitoridis	259
4. Narbige Veränderungen, besonders bei Verbrennung, Verätzung	259
L. Entzündung der Bartholinischen Drüse	260
M. Entzündung der paraurethralen Drüsen und Lakunen	273
N. Elephantiasis vulvae	275
O. Pruritus vulvae	296
P. Ulcerationen der Vulva	304
I. Ulcerationen durch Geschlechtskrankheiten	304
1. Die syphilitischen Erkrankungen der Vulva	304
Der syphilitische Primäraffekt. — Die sekundären Syphilide. — Das Tertiärstadium der Syphilis	
2. Ulcus molle venereum	324
3. Ulcus gonorrhoicum	332
4. Granuloma ulcerativum venereum	336

	Seite
II. Ulcerationen bei akuten Infektionskrankheiten	339
1. Ulcus aphthosum	339
2. Ulcus herpeticum und Herpes zoster	342
3. Ulcus vulvae acutum Lipschütz-Scherber und ähnliche Ulcerationen: Ulcus-Tschopin; Ulcus pseudovenereum-Bachrach; Ulcus insontium-Welander	346
4. Die diphtherischen Erkrankungen der Vulva, einschließlich Puerperaldiphtherie und Pseudodiphtherie	354
5. Ulcus durch Pneumokokken	362
6. Ulcus bei Erythema nodosum und Erythema exsudativum multiforme	363
7. Ulcus bei Variola	365
8. Ulcus bei Vaccine	368
9. Ulcus bei Varicellen	371
10. Ulcus typhosum	372
11. Ulcus dysentericum	373
12. Die verschiedenen Gangränformen der Vulva, einschließlich Noma vulvae	374
13. Ulcus bei Maul- und Klauenseuche	381
14. Ulcus bei Milzbrand	382
III. Ulcerationen bei chronischen Infektionskrankheiten	383
1. Tuberkulose	383
a) Lupus vulgaris	383
b) Scrofuloderma	386
c) Ulceröse miliare Tuberkulose	387
d) Ulcus vulvae chronicum tuberculosum	389
e) Elephantiasis tuberculosa	393
f) Tuberkulose der Bartholinischen Drüse	393
g) Vulvatuberkulose nach Caries der Schambeinknochen	394
h) Vulvatuberkulose bei kleinen Kindern	394
2. Esthiomène	398
3. Ulcus leprosum	417
IV. Ulcerationen durch besondere Spirochäten- und Protozoenkrankheiten	417
1. Ulcus bei Frambösie	417
2. Ulcus endemicum tropicum s. Leishmaniosis ulcerosa	417
V. Ulcerationen durch Fliegenlarven und Würmer	418
1. Ulcus bei Myiasis	418
2. Ulcus bei Bilharziosis	418
VI. Toxische Ulcerationen	420
Ulcus bei Urämie	
VII. Ulcerationen bei trophischen Störungen	420
VIII. Vorwiegend traumatische Ulcerationen	421
1. Deflorationsulcus	421
2. Puerperales Ulcus	421
3. Ulcus varicosum	421
4. Ulcus bei gut- und bösartigen Tumoren	421
5. Ulcus bei primärer Elephantiasis	421
6. Ulcus durch Kratzeffekte bei Pruritus infolge von Scabies, Pediculosis und anderen parasitären Dermatosen	421
7. Ulcus durch Röntgen- und Radiumbestrahlung	423
8. Ulcus durch Erfrierung und Verbrühung	425
IX. Weitere sehr seltene Ulcerationen	425
X. Vulvo-Perinealfisteln	425
Q. Pathologie der Schweißdrüsen	426
1. Hyperhidrosis	426
2. Miliaria	426
3. Hypertrophien der Schweißdrüsen	427
4. Hyperplasien der Schweißdrüsen	427
5. Multiple tubuläre Syringoadenome	427

	Seite
6. Schweißdrüsenadenome	429
7. Schweißdrüsenadenocarcinome	432
R. Geschwülste der Vulva	433
I. Cystische Bildungen	433
a) Cysten der großen Labien	433
1. Retentionscysten	434
2. Cystadenome der Labia majora	438
α) Cystadenome ausgehend von Schweißdrüsen	
β) Cystadenome ausgehend von der Bartholinischen Drüse	
γ) Cystadenome ausgehend von einer akzessorischen verirrten Brustdrüsenanlage	
δ) Cystadenome ausgehend von Urnierenkeimen	
ε) Cystadenome ausgehend von der Grenze zwischen Urogenitalsinusepithel und Ektoderm: Urogenitalsinuscysten	
3. Anderweitige cystische Neubildungen der Labia majora	442
4. Cysten der Labia majora durch embryonale Entwicklungsstörungen des Leistenkanals	442
5. Parasitäre Cysten der Labia majora	442
b) Cysten der kleinen Labien	442
c) Cysten des Hymen	446
d) Cysten der Klitoris- und Paraurethralregion	447
e) Cysten der Raphe perinei	448
f) Cystenartige Bildungen der Harnröhrenmündung	448
II. Vasculäre Geschwülste	449
1. Hämangiome	449
2. Lymphangiome	451
III. Epitheliale gutartige Geschwülste	451
1. Milien	451
2. Falsche Atherome	452
3. Echte Atherome	452
4. Mollusca contagiosa	453
5. Trachom	454
6. Adenosis und Endometriom	454
7. Papillome	457
a) Condylomata accuminata	458
b) Die echten Papillome s. Papillomata verrucosa	468
c) Blastome mesodermaler, vorwiegend sarkomatöser Art	470
IV. Desmoide gutartige Geschwülste	471
1. Fibrom und Narbenkeloid	471
2. Fibromyom	480
3. Lipom	485
4. Myxom	490
5. Neurom, Neurofibrom und Neurofibromatosis	494
6. Enchondrom	495
V. Primäre bösartige Geschwülste	496
1. Sarkom	496
2. Sarcoma idiopathicum multiplex haemorrhagicum Kaposi	503
3. Endotheliom und Peritheliom	504
4. Die mesodermalen Mischgeschwülste	504
5. Malignes Melanom, Melanosarkom und Melanocarcinom	504
6. Carcinom	517
a) Plattenepithelcarcinom auf dem Boden einer Leukoplakie	525
b) Plattenepithelcarcinom auf dem Boden eines gutartigen Papilloms	527
c) Plattenepithelcarcinom auf dem Boden eines Naevus	528
d) Plattenepithelcarcinom auf dem Boden eines Syphiloms	528
e) Epithelsarkom	528
f) Cancer en cuirasse	528

	Seite
g) Pagetsches Epitheliom	528
h) Bowensche präcarcinomatöse Dermatose	530
i) Vulvo-urethrales Carcinom-Ehrendorfer	531
k) Carcinom der Bartholinischen Drüse und ihres Ausführungsganges	536
l) Schweißdrüsenadenocarcinom s. Hidradenoma malignum vulvae	539
m) Carcinom auf dem Boden embryonal versprengter Drüsen	539
n) Carcinom der paraklitoridalen Drüsen	540
o) Carcinom auf dem Boden von Adenomen des Lig. rotundum	540
VI. Sekundäre bösartige Geschwülste	562
1. Sekundäre Vulvacarcinome	562
2. Sarkom-Metastasen	567
3. Hypernephrom-Metastasen	567
4. Chorionepitheliom-Metastasen und sog. primäre Chorionepitheliome	567
VII. Weitere Tumoren	571
1. Dermoidcyste	571
2. Teratom	572
VIII. Tumorartige Bildungen der Vulva	572
1. Xanthom	572
2. Echinokokkus	573
S. Hernien des Vulvagebietes	574
1. Hernia labialis inguinalis s. labialis anterior	574
2. Hernia cruralis labii majoris	583
3. Hernia obturatoria labii majoris	584
4. Hernia subpubica labialis s. vagino-labialis	584
5. Hernia labialis posterior	585
6. Hernia perinealis	585
7. Hernia ischiadica	586
T. Hydrocele muliebris s. feminae vulvae	587
Literaturverzeichnis	592

Lage- und Bewegungsanomalien des weiblichen Genitalapparates
von Rud. Th. v. Jaschke, Gießen.

Allgemeiner Teil	697
I. Einleitung	697
II. Allgemeine Grundzüge der Bauch-Beckendynamik	698
III. Allgemeines über die Genese von Lageveränderungen	716
Spezieller Teil	718
A. Bewegungsanomalien des Uterus und seiner Anhänge	718
I. Normale Schwankungen der Lage von Uterus und Adnexen	718
II. Abnorme Beweglichkeit des Uterus und seiner Anhänge	722
III. Herabgesetzte Beweglichkeit der Genitalorgane	723
a) Uterus	723
b) Fixation der Tuben und der Ovarien	725
B. Lageveränderungen	726
I. Elevation	726
II. Antepositio uteri	728
III. Retropositio uteri	730
IV. Lateripositio uteri	732
V. Lateriversio und -flexio	733
VI. Rotatio uteri	734
VII. Achsendrehung oder Torsion des Uterus	735
Achsendrehung des graviden Uterus	739
Die Stieldrehung der Adnexe	740

	Seite
VIII. Retroversio und -flexio uteri	742
a) Die pathologische Anatomie der Retroversio-flexio uteri	753
b) Symptome der Retroversio-flexio uteri	758
c) Die Diagnose der Retroversio-flexio	772
d) Die Prognose der Retrodeviation	774
e) Therapie	774
Allgemeines	774
1. Konservative Behandlung der Retroversio-flexio uteri	781
2. Operative Therapie	789
Orthopädische Ergebnisse der verschiedenen Operationsverfahren	803
Vergleichende Kritik der verschiedenen Operationsverfahren	807
3. Spezielle Indikationsstellung und Wahl der Methode	612
Retroflexio und Retroversio uteri gravidi	816
Anteversio-flexio uteri gravidi (et puerperalis)	835
IX. Descensus und Prolaps	841
a) Senkung und Vorfall der vorderen Scheidenwand	842
b) Senkung und Vorfall der hinteren Scheidenwand	843
c) Senkung und Vorfall des Uterus	844
d) Enterocele vaginalis anterior und posterior	845
Anatomie der verschiedenen Formen von Genitalprolaps	845
a) Uterus	846
1. Partieller Prolaps des Uterus	846
Bei Anteversio-flexio uteri	846
Bei Retroversio und Retroflexio uteri	846
2. Totalprolaps des Uterus	847
b) Vagina	849
c) Harnorgane	852
d) Adnexa uteri	854
e) Rectum	854
f) Haft- und Stützapparat des Genitales	855
Die Ätiologie des Genitalprolapses	855
a) Allgemeine Ätiologie	855
b) Spezielle Ätiologie der verschiedenen Prolapsformen	870
1. Cystocele vaginalis	870
2. Descensus und Prolaps des Uterus mit oder ohne Beteiligung anderer Abschnitte der Beckenorgane	874
3. Die Enterocele vaginalis anterior	882
4. Rectocele	882
Genitalprolaps und Unfall	883
Die Symptome	885
Verlauf und Prognose	887
Diagnose	889
Therapie	890
Allgemeine Indikationsstellung	890
1. Konservative Behandlung	891
Massage und Gymnastik	891
Pessartherapie	893
2. Operative Therapie der Prolapse	899
Operationen zur Verengerung des Scheidenrohres	901
Operationen zur Verengerung des Hiatus genitalis unter Wiederherstellung des Dammes	902
Operationen zur Lagekorrektur und Fixation des prolabierten Uterus	908
Atypisches Verfahren für besondere Fälle	913
Resultate der verschiedenen Operationsverfahren	922
Indikationsstellung	926

	Seite
Descensus und Prolaps der Adnexe	929
Schwangerschafts- und Geburtsstörungen nach lagekorrigierenden Operationen	931
1. Störungen durch profixierende Operationen	931
2. Störungen durch Verengerung des Scheidenlumens und des Introitus vaginae	939
Prolaps und Gestation	940
1. Scheidensenkung und -Vorfall	940
2. Der Uterusvorfall	941
X. Inversio uteri	947
1. Inversio non puerperalis	947
2. Inversio uteri puerperalis	953
XI. Hernia uteri	962
Hernia ovarii et tubae	963
Hernia uteri gravidi	965
Literaturverzeichnis	967
Namenverzeichnis	993
Sachverzeichnis	1027

Die Vulva und ihre Erkrankungen.

Von

E. Kehrer, Marburg.

Mit 288 zum Teil farbigen Abbildungen im Text.

A. Normale Anatomie und Histologie, Entwicklungsgeschichte und Physiologie der äußeren Genitalien.

I. Anatomie der äußeren Genitalien.

Unter den äußeren Genitalien, kurzweg als „äußeres Genitale" benannt, versteht man den Schamberg und die Vulva. Sie bilden mit dem Damm und dem Anus ein auch als Genito-Perineo-Analregion bezeichnetes Gebiet, das im ganzen oder in seinen einzelnen Teilen von den verschiedensten Erkrankungen befallen werden kann.

1. Der Schamberg s. Schamhügel s. Mons pubis s. Mons Veneris.

Mons pubis ist die vor der Symphyse gelegene und von ihr durch eine dem weiblichen Geschlecht eigentümliche Fettanhäufung abgehobene, von der Pubertät an behaarte Hautregion des untersten Teiles der vorderen Bauchwand, die bei der stehenden und liegenden, normal behaarten Frau die Form eines Dreiecks aufweist. Seine Basis, die quere Verbindungslinie zwischen beiden Leistenbeugen, wird als Schamfurche s. Sulcus pubis, jede der beiden, der Leistenregion entsprechenden Seiten als Sulcus pelvicofemoralis bezeichnet; seine caudalwärts gerichtete unscharfe Spitze läuft über die Vulva bis zum Damm hin. Der Schamberg des Weibes ist breiter als der des Mannes, was mit der größeren Breite des weiblichen Beckens, besonders der horizontalen Schambeinäste, in Zusammenhang steht.

Von Interesse ist wissenschaftlich, diagnostisch und in gewissem Sinn ästhetisch die Behaarungsart, die wir später zu besprechen haben werden (s. S. 60). Die praktischnosologische Bedeutung des Mons pubis ist gering, insofern er nur selten der Sitz selbständiger Krankheiten ist und sich nur gelegentlich an Hautaffektionen der Nachbarschaft mitbeteiligt zeigt. Dagegen kommt dem Fett- und Blutgefäßreichtum seines subcutanen Bindegewebes eine praktisch-operative Bedeutung zu. Die subcutane Fettschicht, welche die Form und den Grad der Schambergwölbung bedingt und bestimmt, hat beim gesunden Weib eine Dicke von etwa 2 cm, so daß die in den seitlichen Teilen des Mons pubis gelegenen, den Leistengegenden angehörenden Lymphdrüsen noch eben hindurchzutasten sind; sie erreicht bei fettleibigen, besonders klimakterischen Frauen und bei Ausfall der Ovarialfunktion eine Dicke von 5—10 cm. Es ist klar, daß dadurch die suprasymphysär auszuführenden Operationen: Laparotomie, extraperitoneale Schnittentbindung,

Alexander-Adams, subcutane Symphyseotomie und Hebosteotomie, Exstirpation der carcinomatösen Vulva, Sectio alta und Herniotomie, was Technik und Heilung der tiefen Operationswunde anbelangt, recht kompliziert werden können. Dazu kommt, daß Schnittwunden am Mons Veneris stark klaffen, was in der Durchflechtung des Panniculus adiposus mit einem Wabenwerk von bindegewebig-elastischen Lamellen begründet ist, die alle der Linea alba zustreben und dort mit der Bauchwandaponeurose zusammenfließen (Waldeyer). Endlich sind die venösen Gefäße im Bereich des Mons pubis operativ bedeutungsvoll, insofern sie vor der Menstruation und ganz besonders in der Schwangerschaft und bei langdauernden sexuellen Störungen beträchtlich und nicht selten varikös angeschwollen sind.

2. Die Vulva s. weibliche Scham s. Pudendum muliebre s. Cunnus.

Die Vulva (Abb. 1) ist der caudalwärts vom Schamberg gelagerte, wie eine Doppeltüre den Eingang der Scheide umgebende und mit dieser zusammen das Begattungsorgan, die Pars copulationis, bildende Teil des Geschlechtsapparats, der caudalwärts in die Dammregion übergeht, während als Pars gestationis oder generationis der von Uterus, Tuben und Ovarien gebildete Abschnitt des Genitalapparats bezeichnet wird. Die Vulva, vollkommen außerhalb des Beckens gelegen, ist samt dem Vorderdamm, dem Anus und dem Hinterdamm breit dem Beckenausgang zwischen unterem Symphysenrand und Steißbeinspitze vorgelagert. Sie befindet sich also, gleich dem unteren Drittel der Vagina, außerhalb des Diaphragma pelvis, der Levator ani-Muskelplatte und unmittelbar vor dem Diaphragma urogenitale.

Die direkte und indirekte Fixation der Vulva an der Vorderfläche des unteren Teils der Symphyse, an den absteigenden Scham- und aufsteigenden Sitzbeinästen bedingt, daß die weibliche Scham in ihrem kranial-caudalen Durchmesser von der Höhe der Symphyse, in ihrer Lage von dem Grad der Beckenneigung abhängt und bei geschlossenen Oberschenkeln in sehr verschiedenem Grade sichtbar ist. Bei normaler Beckenneigung, d. h. einer solchen, bei welcher der Winkel, den die Beckeneingangsebene bei aufrechter Körperstellung mit der Horizontalen bildet, ungefähr 55^0 beträgt, und bei der mit parallelen Beinachsen stehenden oder liegenden Frau ist außer dem Mons pubis nur der vorderste Teil der Vulva als keilförmige Erhebung zwischen den Ansatzstellen der Oberschenkel am Becken zu sehen; hier läßt sich erst bei gespreizten Beinen das ganze Vulvagebiet überschauen. Bei Frauen mit geringem Beckenneigungswinkel, zumal wenn der Fettreichtum über den Adductorenmuskelgruppen der Oberschenkel spärlich ist und eine sog. Luftfigur zwischen diesen besteht, pflegt die Vulva statt nach unten nach vorne unten gerichtet zu sein, also mehr oder weniger frei zutage zu liegen, wie Abb. 2 zeigt, die unmittelbar vor einem transperitonealen cervicalen Kaiserschnitt gewonnen wurde. Umgekehrt ist bei verstärkter Beckenneigung und vermehrter Lendenlordose die Vulva mehr nach hinten als nach unten gerichtet und bei der stehenden oder in Seitenlage befindlichen Frau von deren Rückenseite aus teilweise sichtbar. Doch scheinen Ausnahmen von diesen üblichen Relationen zwischen Beckenneigung und Skeletotopie der Vulva vorzukommen, worauf bereits Waldeyer hingewiesen hat.

Die Vulva (Abb. 1) besteht der genaueren Zusammensetzung nach aus dem ihre Physiognomie hauptsächlich bestimmenden großen Schamlippen s. Schamlefzen s. Labia majora pudendi, welche die Schamspalte s. Rima pudendi s. Sinus pudoris von den Seiten her umschließen; ferner aus den medianwärts von ihnen gelegenen kleinen Schamlippen s. Labia minora s. Nymphen, dem Kitzler s. Geschlechts-

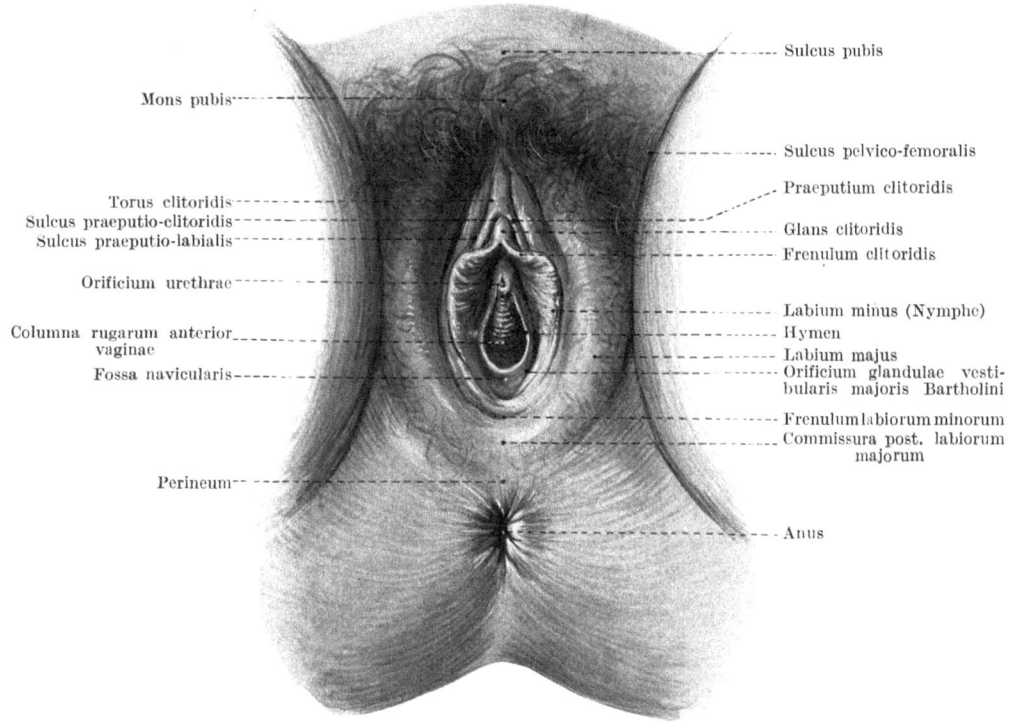

Abb. 1. Äußeres weibliches Genitale und Dammregion. (Nach Corning, Lehrbuch der topographischen Anatomie.)

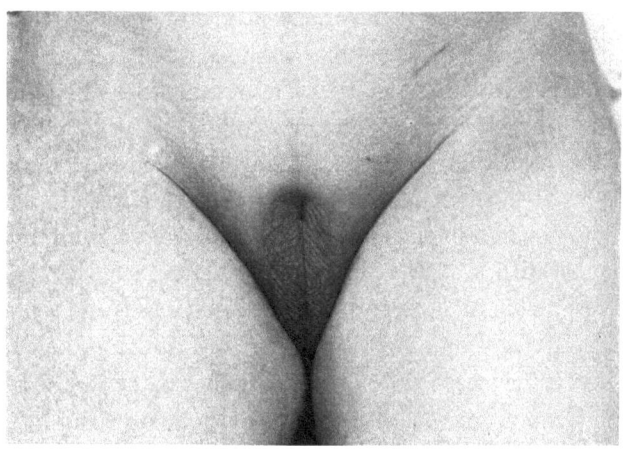

Abb. 2. Anomale Richtung der Vulva. Die Schamspalte ist in Zusammenhang mit einer geringen Beckenneigung nach vorne unten statt nach unten gerichtet. Hyperpigmentation der Vulva in der Schwangerschaft. Aufnahme nach Rasieren der Vulva unmittelbar vor dem transperitonealen Kaiserschnitt. Der photographische Apparat steht über der Kniegegend der horizontal liegenden Frau.

glied s. Klitoris, dem Jungfernhäutchen s. Scheidenklappe s. Hymen und dem Scheidenvorhof s. Vestibulum vaginae. In das seitlich und vorne von den kleinen Labien und der Klitoris, nach innen zu vom Hymen begrenzte Vestibulum münden vorne die Harnröhre, seitlich die kleinen Vorhofsdrüsen s. Glandulae vestibulares minores s. Skenesche Paraurethraldrüsen und die großen Bartholinischen Vorhofsdrüsen s. Glandulae vestibulares majores ein. Der hinterste Abschnitt des Vestibulum heißt schiffchenförmige Grube s. Fossa navicularis. Zu den eben genannten Drüsen kommen die Schwellkörper der Klitoris s. Corpora cavernosa clitoridis und des Scheidenvorhofs: Vorhofschwellkörper s. Bulbi vestibuli, sowie die Blut- und Lymphgefäße und die Nervenelemente des Vulvagebietes hinzu.

Die normal entwickelte Vulva der Europäerinnen läßt von der Geschlechtsreife an nur die Labia majora sichtbar werden; ihre anderen Teile kommen infolge der tieferen Lage erst nach Eröffnung des linearen Spalts der von den großen Schamlippen begrenzten Rima pudendi durch Spreizung derselben zu Gesicht. Dagegen sind bei Neugeborenen und Embryonen die Labia minora, und zuweilen auch die Klitoris, besonders gut entwickelt und ragen als längsgestellte schmale Falten aus der Schamspalte hervor (Waldeyer, 1885). Dieser Befund ist ziemlich häufig noch bei Säuglingen und Kleinkindern, nicht selten auch bei Erwachsenen zu erheben und dann als Fetalismus aufzufassen. Er zeigt sich aber auch als Rasseneigentümlichkeit bei manchen außereuropäischen, besonders auf niederer Entwicklungsstufe stehenden Völkerschaften (Waldeyer u. a.) und ist am ausgeprägtesten als sog. Hottentottenschürze, die aber teilweise etwas Erworbenes darstellt (s. S. 118). Genaue morphologische Beschreibungen der Vulva fremder Völker liegen bisher nur in spärlicher Zahl vor, so z. B. von Iijima (1925) bei Japanerinnen und bei einer Formosanerin. Hier bietet sich vergleichend-anthropologischer Forschung noch ein weites Gebiet der Betätigung.

Die großen Schamlippen s. Labia majora können durch starken Haarwuchs fast völlig verdeckt sein. Sie selbst aber bedecken und schließen von beiden Seiten her fast ganz, wie zwei zusammengezogene Vorhänge, den Eingang zur Schamspalte gesunder Nulliparae ab mit Ausnahme der Fälle, in denen bei Senkung der Scheide in der klaffenden Schamspalte ein Teil der vorderen und hinteren Vaginalwand sichtbar wird. Ein solches Klaffen läßt sich bei Multiparen häufig, bei einem durch ein Geburtstrauma tief eingerissenen Damm ziemlich regelmäßig beobachten.

Die großen Schamlippen stellen bei der gut entwickelten Jungfrau und Frau zwei sagittale, längliche, unmerklich am Schamhügel beginnende, nach hinten sich abflachende Hautwülste dar, die zusammen ein Längsoval bilden (Auvard), dessen ventraler Pol am Schamberg, dessen dorsaler am Damm gelegen ist. Sie weisen je nach der allgemeinen Körperentwicklung, der Keimdrüsenfunktion, dem Lebensalter, der Rassenzugehörigkeit eine sehr verschiedene Größe, Form, Fettmenge und Pigmentierung auf. Im Mittel läßt sich die Länge auf 7—8, die Basisbreite auf 2—3, die Höhe, in der Mitte ihrer Länge an der medialen Wand gemessen, auf 1,5—2 cm angeben (Waldeyer). Bei körperlich kräftig entwickelten Jungfrauen und Frauen sind auch die großen Labien gut ausgebildet und prallgewölbt; bei mageren springen sie nur mäßig stark vor; bei fetten Frauen, so nach dem Klimakterium, nach Kastration oder bei jüngeren Individuen mit Dystrophia adiposogenitalis, zeigen sie den stärksten Entwicklungsgrad; im Greisenalter erfahren sie eine Atrophie und schrumpfen bei mageren Personen zu dünnen, welken, schlaffen, runzligen und etwas hängenden Hautlappen zusammen. Mangelhafte Entwicklung der großen Labien findet sich auch als Degenerationserscheinung, ferner als Konstitutionsanomalie atavistischer Art, die sich auf der Grenze zwischen Normalem und Pathologischem bewegt, sowie als Rasseneigentümlichkeit ganzer Völkerschaften.

Sowohl außen wie innen sind die großen Labien mit Haut überzogen. Während aber die Außenfläche und der konvexe Rand eine dem übrigen Integument ungefähr entsprechende Beschaffenheit aufweisen, nur mit dem Unterschied, daß ihre Färbung oft einige Nuancen dunkler ist, dazu eine Behaarung zeigen, die mit der des Schambergs übereinstimmt, ist die Innenfläche mehr glatt und rötlich und mit einer zarten und leicht verletzbaren Epidermis versehen. Sie läßt sich mit dem Lippenrot am Mund vergleichen, das auch in der Mitte zwischen Haut und Schleimhaut steht. So ist es verständlich, daß die Außenflächen der Labia majora mehr den verschiedenen Hautkrankheiten, die Innenflächen mehr den pathologischen Schleimhautveränderungen und den Einwirkungen der aus dem Genital- und Harnkanal abfließenden Sekreten ausgesetzt sind.

Außer dem Unterhautfettgewebe, wie es sich unter dem Integument des ganzen Körpers findet, ist in den großen Schamlippen ein für sich bestehender Fettkörper, das Corpus adiposum labii majoris (Waldeyer) enthalten, der ihre Form und Größe maßgebend bestimmt. Er wird nach außen zu, in Richtung zum Subcutanfett, von einer elastisch-bindegewebigen, blättrigen Hülle, dem „elastischen Schlauch nach Broca", begrenzt, der Lückenbildungen aufweist und daher vielleicht als Fascia superficialis cribriformis bezeichnet werden könnte. Durch diese Lücken steht der Fettkörper in unmittelbarem Zusammenhang teils und vornehmlich mit dem subcutanen Fettgewebe der vorderen Bauchwand, weshalb Hernien im allgemeinen ihre Lage hinter ihm haben, teils mit dem Subcutanfett der Dammgegend. Er bildet aber auch eine Kontinuität durch den Leistenkanal hindurch mit den subperitonealen Fettlagern und vermittels des paravulvaren Gewebes mit dem paravaginalen, unterhalb der Levatormuskelplatte gelegenen Beckenbindegewebe. So erklärt sich z. B., daß ein Ödem der großen Schamlippen nach Phlegmone der vorderen Bauchwand, etwa nach Nabelentzündung Neugeborener, nach Rissen am Damm und der unteren Vagina oder nach einer Parametritis suppurativa zur Beobachtung kommt. Im übrigen stellt die Brocasche Fascie einen Fixationsapparat der Labien dar, der nach Waldeyer als Fortsetzung der Fascia subcutanea, nach anderen der Fascia superficialis der vorderen Bauchwand, nach Heinrich Bayer der Cooperschen Fascie, also der Bedeckung des M. obliquus externus, aufzufassen ist. Er entspringt auf der lateralen und medialen Fläche jeder Labie von den Außenrändern der Scham- und Sitzbeinäste (Merkel) sowie dem Annulus inguinalis externus und nimmt elastisches Gewebe aus den seitlichen Teilen des Lig. suspensorium clitoridis und glatte Muskulatur aus den pinselförmig aufgefaserten Ausläufern des Lig. rotundum uteri auf. Von ihm strahlt, radiär nach innen konvergierend, ein Bindegewebsbalkenwerk aus, dessen Maschen von Fettgewebe eingenommen werden. So versteht man, daß die Form des Brocaschen Schlauches mit einer Birne verglichen worden ist (Tschaunuff), deren bauchiger unterer Teil nach dem Anus, deren verschmälerter Teil nach dem Leistenring sieht. Beim weiblichen Fetus setzt sich außerdem ein kegelförmiger Peritonealfortsatz längs des Lig. rotundum bis in die große Labie fort — ob bis in die Fascienkapsel oder bis in das Corpus adiposum selbst, ist unbekannt —, der als Canalis oder Diverticulum Nuckii bei der Erwachsenen bestehen bleiben und dann zur Bildung einer Leistenhernie führen kann, die den Fettkörper vor sich herschiebt (Waldeyer). Disse (1889) hat bei seinen Studien über die Spalträume des Menschen einen fächerigen Spaltraum vor dem labialen Fettkörper zu injizieren vermocht. Nachprüfungen desselben von anderer Seite liegen nicht vor.

Was die genauere Topographie jedes Labium majus anbetrifft, so steht seine Basis mit dem Schambeinkörper, dem Scham- und Sitzbeinast, dem medianen Rand des Ursprungs des Adductorenmuskels vom Schambein, der Fascia lata des Oberschenkels und dem Trigonum urogenitale in Verbindung. In seiner Tiefe liegt der M. bulbo-cavernosus und die Bartholinische Drüse. Äußerlich ist die große Schamlippe lateralwärts gegen den Oberschenkel von dem bogenförmig verlaufenden Sulcus genito-femoralis s. labio-femoralis, welcher die Fortsetzung des oben genannten Sulcus pelvico-femoralis nach hinten bildet und in der Tiefe die Scham- und Sitzbeinäste durchtasten läßt, und median von der kleinen Labie begrenzt. Die großen und kleinen Labien zusammen begrenzen von beiden Seiten her die ungefähr 7 cm lange Schamspalte s. Rima pudendi. Vor der Symphyse, am Übergang zum Mons pubis, vereinigen sich die großen Labien in der nicht ganz konstanten Commissura labiorum anterior (Waldeyer), die durch die übliche Behaarung häufig verdeckt wird. Andere Male verflachen sich die vorderen Abschnitte der großen Labien allmählich in die Seitenteile des Mons Veneris. Eine Commissura labiorum posterior wird seltener als die anterior beobachtet oder läßt sich nur durch Spreizen als eine bändchenartige Querverbindung darstellen; fehlt sie, so pflegen sich die großen Labien allmählich in der Damm- oder Analregion zu verlieren. Andere Male ist die hintere Commissur durch einen partalen Dammriß zerstört. Zwei weitere Abnormitäten der Commissura posterior hat Waldeyer beschrieben: die hinteren Enden der Labia majora laufen in zwei Schenkel auseinander, einen lateralen, der von der Außenseite entspringt und sich in der Dammgegend verliert, und einen medialen, der von der Innenfläche der Labie ausgeht und sich entweder mit dem der Gegenseite in der Raphe perinei vereinigt oder eine deutliche Querfalte bildet.

Die kleinen Schamlippen s. Labia minora pudendi s. Nymphen werden bei Nulliparen häufig erst nach Auseinanderziehen der großen Labien, bei Frauen, die geboren haben, meist schon nach Spreizen der Oberschenkel als zwei schmale, sagittal gestellte und somit den großen Labien parallel laufende, stets unbehaarte Schleimhautfalten sichtbar, die am freien Rande oft mehrmals leicht eingekerbt oder gezackt und dann hahnenkammartig sind. Kleine und große Labien sind durch den Sulcus nympho-labialis voneinander getrennt. Die lateralen Flächen der Nymphen gehen in die Innenflächen der großen Labien, die medialen in die Schleimhaut des Vestibulum vaginae über und liegen bei geschlossener Schamspalte innig aneinander. Die hinteren s. caudalen Enden der Labia minora pflegen, sofern sie nicht an den Innenflächen der großen Labien sich verlieren, durch eine dünne, mehr oder weniger scharfkantige Querfalte, das Bändchen s. Frenulum labiorum minorum pudendi verbunden zu sein, das beim Spreizen der Lippen deutlicher sichtbar wird. Dicht hinter ihm und vor dem Hymen liegt die kahnförmige Grube s. Fossa navicularis vestibuli vaginae. Feine Narben durchsetzen sie häufig und zeugen von Frenulumrissen, die auf Kohabitation, Geburt oder andere Traumen zurückzuführen sind. Die vorderen Enden der Nymphen verschmälern sich symphysenwärts und treten in innige Beziehung zur Klitoris, indem sie sich hier jederseits in zwei Falten auflösen, eine obere breitere, die über die Klitoris dachartig hinwegzieht und deren **Praeputium** bilden hilft, und eine untere schmälere, die sich als **Frenulum clitoridis** der **Glans clitoridis** anlegt. Das Praeputium wird medialwärts vom **Sulcus praeputio-clitoridis**, lateralwärts vom **Sulcus praeputio-labialis**, der ventralen Fortsetzung des **Sulcus nympho-labialis**, begrenzt.

Die kleinen Labien sind in ihren vorderen ventralen Abschnitten stärker entwickelt als in den hinteren dorsalen; zuweilen sind nur die vorderen vorhanden. Sie haben im Mittel eine Länge von 25—35, eine Höhe von 8—15 und eine Dicke von 3—5 mm. Ihre Form und ihr Ausbildungsgrad unterliegen großen Verschiedenheiten. Bald sehr kräftig entwickelt, und dann vielleicht selbst die großen Labien zurücktreten lassend, bald mehr oder weniger hypoplastisch und dann wenig sichtbar, lassen sie häufig, bald ein-, bald beiderseits, flügelartige Ausziehungen und Runzelungen, die Folgen mechanisch-masturbatorischer Reizungen erkennen. Ockergelbe rundliche Erhabenheiten finden sich vor allem auf dem äußeren Drittel der Innenfläche der kleinen Labie und öfters auch am freien Rand derselben und dem benachbarten Teil der Innenfläche. Sie entsprechen den Talgdrüsen, die bei sexuellen Störungen und besonders bei Masturbationen beträchtlich vergrößert und vermehrt zu sein pflegen (s. S. 120). Überragen die kleinen Labien das Niveau der großen, so nehmen sie an Stelle der ihnen eigenen blaßroten Schleimhautfarbe ein mehr oder weniger dunkelbraunes Kolorit und eine trocknere, meist runzlige Beschaffenheit an. Bei manchen Menschenrassen sind sie sehr kümmerlich, bei anderen sehr stark entwickelt. Bei den Haustieren und niederen Affen fehlen sie. Zuweilen kann man eine Verdoppelung einer Nymphe oder des vorderen oder hinteren Teils derselben, bald ein-, bald beiderseitig, antreffen. Auch eine akzessorische Falte zwischen großen und kleinen Schamlippen, eine sog. „**Paranymphe**", kann uni- oder bilateral beobachtet werden (Heinrich Bayer, Jayle, Sankoff). Bei Greisinnen sind die kleinen Labien atrophisch, lederartig-derb. Bemerkungen über das Vorkommen von Haaren in den kleinen Schamlippen finden sich nur bei zwei Anatomen: Henle (1844) hat sie zuerst unter dem Mikroskop, dann auch mit bloßem Auge auf den Außenflächen gefunden. Auch Kölliker hat hier sehr kurze, äußerst feine Härchen (Lanugohaare) von 2—14 μ Länge und 13—22 μ Dicke feststellen können. An den Innenflächen der Nymphen kommen Haare nicht vor, wie übereinstimmend von allen Untersuchern angegeben wird.

Der **Kitzler** s. die **Klitoris** ($\kappa\lambda\varepsilon\iota\tau o\varrho\iota\varsigma$) s. das **Membrum muliebre** erscheint in der Tiefe der vorderen Commissur der auseinandergezogenen großen Labien als ein medianes rundliches, in querer Richtung etwas abgeplattetes, unten hinten mit einer seichten Rinne versehenes Gebilde, das eine maximale Länge von etwa 2—3 cm besitzt. Man unterscheidet an ihm den länglichen **Klitorisschaft** s. **Klitoriswulst** s. **Torus clitoridis** (Waldeyer), der dicht in die Spitze des Schambogenwinkels, Angulus pubis, eingefügt und mit dem **Dorsum clitoridis** am unteren vorderen Teil der Symphysenspalte durch das schmale bindegewebig-elastische **Lig. suspensorium clitoridis** befestigt ist, sowie die beiden, dem Periost der absteigenden Schambeinäste angehefteten und lateral in der Basis der großen Schamlippen gelegenen **Schenkel** s. **Crura clitoridis**. Von der Klitoris zieht ein flacher Wulst gegen die Urethralöffnung hin, den Klaatsch als **Limbus clito-urethralis** bezeichnet hat. Jedes Crus stellt ein schrägverlaufendes, vom Klitoriswulst in der Richtung nach hinten und der Seite sich verjüngendes, ungefähr spindelförmiges

Gebilde dar, das aus einem Schwellkörper, Corpus cavernosum clitoridis, besteht, der zunächst von einer Albuginea und nach außen von dieser von der Fascia clitoridis umkleidet ist. Bei der Vereinigung der Crura zum Korpus verschmelzen die beiden Albugineae zu dem median-sagittalen Septum corporum cavernosorum, welches das Korpus in zwei symmetrische Hälften teilt, oft aber unvollständig ausgebildet ist. Auch die Fascie der Crura geht in die des Korpus über. Ein von Testut beschriebenes Lig. fundiforme clitoridis, welches das Corpus clitoridis von den Seiten und von unten her nach Art einer Schleuderbinde oder Hängematte umgeben, mit der Linea alba in Zusammenhang stehen und dem gleichnamigen Band am Penis homolog sein soll, ist von Waldeyer, Otto Oertel u. a. nicht gefunden worden, scheint also zum mindesten rudimentär oder inkonstant zu sein.

Gleich nach der Vereinigung der Crura zum Korpus biegt dieses caudalwärts spitzwinklig um, das Knie der Klitoris s. den Angulus clitoridis bildend (Abb. 14). Die Crura und das Korpus der Klitoris formieren zusammen einen, je nach der Art des Schambogens mehr oder weniger flachen Bogen und sind durch ihre Fascie mit dem das Periost der medialen Teile der absteigenden Schambeinäste bedeckenden Lig. arcuatum pubis inferius derart in innigster Verbindung, daß sie nicht nur den scharfen Knochenrand einnehmen, sondern diesen auf der Vorder- und Hinterfläche noch eine kleine Strecke weit mondsichelartig umgreifen. Auch mit dem Lig. praeurethrale sind Crura und Korpus der Klitoris verbunden. Diese Vereinigung besitzt praktisch-operative Bedeutung für die von E. Kehrer angegebene Methode der subcutanen Symphyseotomie, bei welcher zur Vermeidung von evtl. lebensgefährlichen Blutungen aus den Klitorisschwellkörpern diese samt dem Lig. arcuatum als Einheit mit einem über die Fläche gekrümmten Knopfmesser von den Knochen abgeschoben werden. Auch bei spontaner oder operativ beendigter Geburt oder bei einer anderweitig entstandenen Verletzung kann eine Eröffnung der kavernösen Klitorisgewebe mit unter Umständen starker Blutung zustandekommen.

Jedes Crus clitoridis wird hinten und lateral von dem parallel dem absteigenden Schambeinast laufenden M. ischio-cavernosus umschlossen und medial und hinten vom Trigonum urogenitale begrenzt. Der M. bulbo-cavernosus ist zwischen Crus clitoridis und Bulbus vestibuli gelegen und läuft mit seiner Endsehne über die vordere Fläche des Crus fast quer hinweg, um zu dessen Dorsalfläche hinaufzuziehen.

Als Glans clitoridis bezeichnet man die vordere, aus der Öffnung des Präputialsackes meist in die Rima pudendi hineinragende, seltener frei zutage liegende, sehr sensible Endigung des Corpus clitoridis, die, diesem hutähnlich oder hakenförmig aufsitzend, ungefähr erbsengroß und mehr oder weniger zugespitzt oder abgerundet ist. Bis in sie hinein erstrecken sich die hier bindegewebig verdickten Schwellkörper der Klitoris. Die Glans wird, wie oben bereits bemerkt, vorne, ventral, von einer Falte, dem Praeputium clitoridis, umzogen und mehr oder weniger weit bedeckt, indes von hinten her, als Fortsetzung der kleinen Labie, jederseits eine andere Falte, das Frenulum clitoridis, einstrahlt. Zwischen Glans und innerem Blatt des Praeputium entsteht eine hufeisenförmige Vertiefung, der Sulcus coronarius glandis, dessen vorderster, dicht hinter dem Klitorisschaft gelegener Abschnitt als Saccus praeputialis clitoridis bezeichnet wird. Er weist bei nicht genügend sauberen Frauen einen, übrigens auch im Sulcus nympho-labialis vorhandenen Belag von Smegma, d. h. einer Ansammlung von Talgdrüsensekret („Präputialsekret"), abgeschilferten macerierten Epidermisschuppen und den sog. Smegmabacillen auf, das in nicht zu altem Zustand durch seine weißgelbe Farbe und seine fettige Konsistenz an die Käseschmiere s. Vernix caseosa erinnert, welche die Haut des Fetus und Neugeborenen überzieht; bei seiner Zersetzung pflegt es einen unangenehmen Geruch zu verbreiten und Pruritus zu veranlassen. Die Smegmamasse kann sich, zumal bei alten Frauen, zu einem Kalkkonkrement, einem sog. Präputialstein der Klitoris, umwandeln. Malcolm (1918) hat bei einem $2^{1}/_{2}$jährigen Mädchen unter dem Praeputium mehrere solcher Steinchen gesehen, und J. Bondi (1923) hat einen Stein beschrieben, der als pyramidenartiger Körper den ganzen Präputialraum ausfüllte, eine Länge von 1,5 und eine Dicke von 3,5 mm aufwies.

Bei Frauen mit stark ausgeprägter Erotik kann infolge von Klitorismasturbation der Kitzler wesentlich kräftiger entwickelt sein, als bei einem hypoplastischen, ja sogar

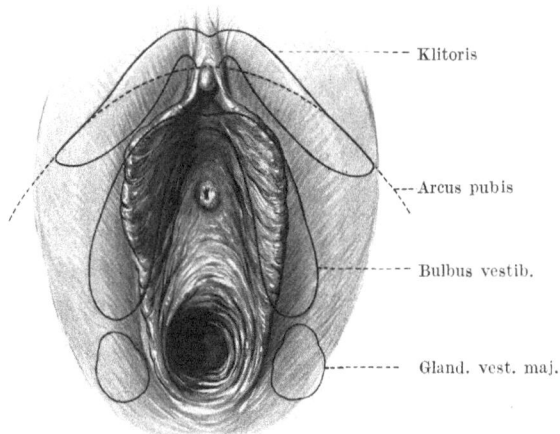

Abb. 3. Lage der Corpp. cavernosa clitoridis, des Bulbus vestibuli und der Bartholinischen Drüse. (Aus Merkel, Handbuch der topographischen Anatomie 1907, Bd. 3.)

normalen Genitale. Eine solche Klitorishypertrophie kann aber auch schon kongenital zur Beobachtung kommen. Sie nimmt starke Grade beim Hermaphroditismus an.

Als Vorhof s. Vestibulum vaginae bezeichnet man den Raum, der seitlich von den kleinen Labien und nach innen zu vom Hymen begrenzt wird. Seine Entstehung aus dem Sinus urogenitalis, also aus dem Entoderm, zeigt sich zuweilen noch dadurch angedeutet, daß seine Schleimhaut sich von derjenigen der medialen Flächen der kleinen Labien, die ektodermaler Herkunft ist, durch eine weißliche Linie (Ballantyne) abhebt. An seinem Dach mündet die Harnröhre: Orificium urethrae externum auf einem mehr oder weniger deutlich ausgeprägten, als Urethrapapille s. Papilla urethralis s. Tuberculum urethrae bezeichneten Vorsprung, der ungefähr 20—22 mm caudalwärts von der Klitoris liegt und in je einer papillo-hymenalen und papillo-urethralen Falte endet (Bergh). Sie besteht nach Lipschütz und O. Sachs (1925) vornehmlich aus lymphatischem Gewebe. Letzterer hat Lymphfollikel mit Keimzentren daselbst gefunden. Die Harnröhrenmündung ist ein rundlicher, quer-mondsichelförmiger oder längsgestellter und dann von zwei seitlichen, kaum hervortretenden Lippen begrenzter oder nach unten gegabelter und dann einem umgekehrten lateinischen Y ähnlicher Schlitz. Von der ersten Entbindung an gewinnt sie häufig ein unregelmäßig sternförmiges Aussehen und klafft mehr oder weniger weit, wodurch die Urethralschleimhaut etwas zutage tritt. Das Tuberculum urethrae kann fehlen und die Harnröhrenmündung so versteckt liegen, daß sie selbst beim Spreizen der kleinen Labien schwer auffindbar ist; dadurch wird das Katheterisieren vom Standpunkt der Technik und Asepsis aus erschwert. Auch sind die später zu besprechenden Skeneschen paraurethralen Krypten und Gänge zuweilen so abnorm tief, daß sie mit der Harnröhrenmündung verwechselt werden können (s. Abb. 4).

Die Vorhofzwiebeln s. Vorhofschwellkörper s. Bulbi cavernosi vestibuli s. Bulbi vestibulares sind zwei versteckt in der Basis der großen Schamlippen jederseits vom Introitus vaginae und der Harnröhrenmündung gelegene, diese beiden hufeisenartig mit symphysenwärts gerichteter Konvexität umfassende Schwellkörper (Abb. 3). Jeder Bulbus ist seiner Form nach von Kiwisch von Rotterau mit einem angesaugten Blutegel, von anderen mit einer seitlich etwas abgeplatteten Keule verglichen worden. Dem schmäleren Stiel der Keule entspricht der vordere, an Klitoris und Harnröhre von der Seite her angelagerte Teil des Bulbus, während der breitere gewölbte Abschnitt der Keule von dem nach hinten etwas divergierenden, rechts und links nahe dem Damm endigenden Bulbusabschnitt gebildet wird. Jede Pars lateralis des Bulbus wird seitlich vom M. bulbo-cavernosus, vor der Symphyse vom M. ischio-cavernosus bedeckt. Das vordere Bulbusende ruht auf dem Trigonum urogenitale und steht durch einen kleinen unpaaren Plexus, den Kobelt (1844) Pars intermedia benannt hat, in breiter Verbindung mit den Schwellkörpern der Klitoris, und zwar unterhalb vom Kniestück s. Angulus derselben und dicht oberhalb der Harnröhrenöffnung. Das hintere verdickte Ende jedes Bulbus bedeckt die Bartholinische Drüse oder reicht eben an sie heran. Jeder Bulbus besteht aus einem schwammigen Gewebe, das von dünnwandigen, bindegewebigen Maschenräumen gebildet und von einer im Vergleich zur Klitoris dünnen, mit spärlichen glatten Muskelfasern versehenen Albuginea umkleidet wird. In den Maschen liegen kavernös erweiterte Venenkonvolute (Abb. 14), auf deren physiologische Bedeutung später eingegangen wird (s. S. 56). Bei leerem Schwellkörpergewebe ist es schwierig, die Bulbi durch anatomische Präparation darzustellen; doch gelingt es leicht, sie durch künstliche Füllung mit Injektionsmasse in eine pralle Schwellung zu versetzen.

Die Bartholinischen Vorhofsdrüsen s. Glandulae vestibulares majores (Luschka) oder Glandulae vulvo-vaginales (Huguier) sind von Duverney (1677) bei der Kuh, von Bartholin (1677) beim menschlichen Weibe entdeckt und sehr genau von Huguier (1850) u. a. studiert worden. Cowper, Morgagni (1701), Haller (1745), Boerhaave (1753), Verheyen, Hunter, Tiedemann (1840), Hugier (1850), Martin und Léger (1867), Soemmering, J. Thomas (1905), Moraller-Hoehl-Rob. Meyer (1909), Melnikoff (1923) haben sich mit den Drüsen beim Menschen, Rautmann u. a. bei Haustieren beschäftigt. Man hat sie gelegentlich auch als Cowpersche Drüsen bezeichnet, um die Homologie derselben mit denen des Mannes zu betonen. Huguier hat sie auch vergleichend-anatomisch bei einer ganzen Reihe von Tieren untersucht. Sie sind beim normal gebildeten Genitale der Frau paarige, erbsen- bis bohnengroße Drüsen von sehr variabler Gestalt, mit ihrer Längsachse in der Längsrichtung der großen Labien eingestellt, und von ausgesprochener Asymmetrie. Als längsoval, bohnen-, maulbeer-, birnen-, nieren-, kegel- oder zylinderähnlich usw. beschrieben, sind sie jederseits in der Tiefe der mittleren und hinteren Teile der großen Labien zu beiden Seiten des hinteren Drittels der Scheide, bis etwa 1 cm über den Hymenansatz nach oben reichend, eingebettet und bei mageren Personen öfters auch palpatorisch nachweisbar, wenn man den hinteren Teil der großen Labie zwischen Zeigefinger und Daumen etwas zusammendrückt und die so getastete Drüse auf der Unterlage hin- und hergleiten läßt. Die Drüsen weisen eine Länge von 12—15 mm, eine Breite von 8 bis 10 mm und ein Gewicht von 4—5 g auf. Zuweilen können sie ein- oder beiderseitig fehlen, andere Male sind akzessorische oder aberrierende Drüsenläppchen vorhanden. Das Wachstum der großen Vorhofsdrüsen geschieht bis zur Pubertät nur sehr langsam. und zwar bis dahin von der Geburt an etwa um das Doppelte. Erst mit der Geschlechtsreife setzt ein schnelleres Wachstumstempo ein. Ihr Ausbildungsgrad während der Jahre der Geschlechtsreife hängt außer vom Alter und damit der Funktion der Ovarien (Huguier) auch von der sexuellen Betätigung (E. Kehrer) ab. Vom Klimakterium an unterliegen sie hochgradiger Atrophie (Tiedemann, Luschka, Melnikoff).

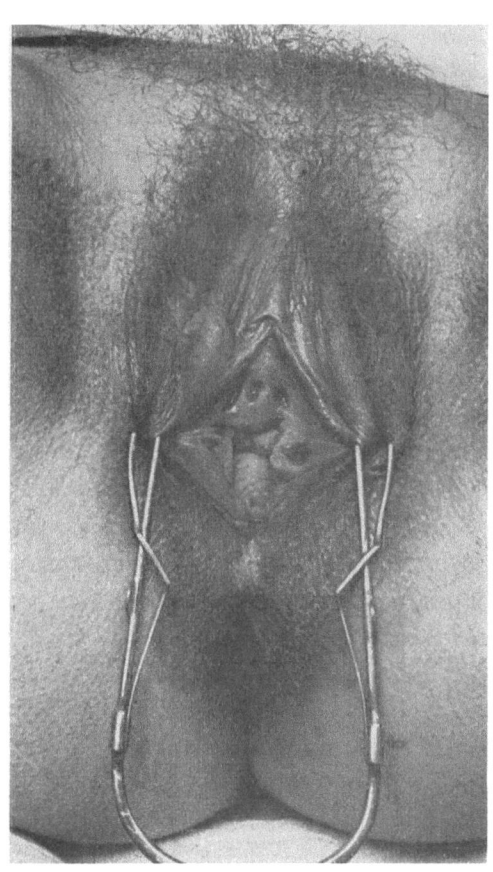

Abb. 4. Abnorm weite Ausmündungsstellen der großen Vorhofsdrüsen s. Bartholinischen Drüsen und der kleinen Vorhofsdrüsen s. Paraurethraldrüsen. Man sieht bei der wegen Descensus vaginae et Retroflexio uteri klinisch aufgenommenen Frau entsprechend den Ausmündungen der eben genannten 4 Drüsen tiefe rundliche oder ovale Trichter, die von einer prominenten Schleimhaut rings umgeben sind. Die medialen Begrenzungen der beiden Ductus glandularum Bartholini werden durch fleischige Carunculae hymenales myrtiformes gebildet. Gleichzeitig besteht ein Descensus der vorderen und besonders hinteren Vaginalwand infolge einer früheren Geburt und eine flügelförmige Ausziehung der rechten kleinen Labie.

Die genauere Topographie jeder Bartholinischen Drüse ist die, daß sie vom hinteren Umfang des Bulbus vestibuli und von dem diesem aufliegenden M. bulbo-cavernosus bedeckt oder, vielleicht besser gesagt, umfaßt wird; zuweilen liegt der Bulbus vestibuli der Drüse von vorne und den beiden Seiten her so innig an, daß er bei Incision eines Bartholinischen Abscesses unter starker Blutung verletzt werden kann. Die tieferen Läppchen der Drüse sind in die Sehnenmuskelplatte des Trigonum urogenitale und evtl. auch in den M. transversus perinei superficialis und profundus eingegraben (Henle, Waldeyer), deren Fasern zuweilen auseinanderdrängend. Aus der vorderen medialen, gelegentlich auch unteren Zirkumferenz der Drüse erhebt sich der ungefähr 1—1,5 cm lange und etwa 1—2, zuweilen 3 mm weite Ausführungsgang s. Ductus glandulae Bartholini communis. Er strebt in medianwärts gerichtetem, zuweilen leicht bogenförmigem Verlauf, teilweise von den Fasern des

M. constrictor cunni bedeckt, zur Schleimhautoberfläche. Seine Mündung liegt an der Grenze zwischen mittlerem und hinterem Abschnitt des Vestibulum vaginae im Sulcus nympho-hymenalis, 1—2 cm von der hinteren Commissur der großen Labien entfernt, schon im Bereich der Fossa navicularis. Sind aus dem Hymen durch die erste Entbindung jene warzenförmigen Läppchen, die man als Carunculae hymenales s. myrtiformes bezeichnet, entstanden, so ist der Ausführungsgang der Bartholinischen Drüse stets auf der Außenseite einer solchen zu finden. Die Mündungen, die engsten Stellen der Gänge, sind bald mehr, bald weniger deutlich zu sehen. Oft lassen sie sich nur mit einem Nadelstich vergleichen; oft sind sie an einer flachen, punktförmigen oder trichterförmigen Vertiefung, die ausnahmsweise sehr weit sein kann (Abb. 4), und an der Benetzung derselben mit klebrigem, glasigem Schleim zu erkennen; manchmal kann man eine Sonde von der Dicke einer dünnen Pravaznadel oder eine Tränensackkanüle eine Strecke weit durch das Ostium einführen. Zuweilen, und vornehmlich bei akzessorischen Drüsen, werden zwei getrennt mündende Ausführungsgänge ein- oder beiderseitig beobachtet [Bartholin, Martin und Léger (1862), Lang (1887), Trost (1888), Melnikoff (1923)]. Bemerkenswert ist für die Pathologie der Bartholinischen Drüsen, daß deren Ausführungsgänge die oben erwähnte, dicht unter der Schleimhaut liegende Fascia superficialis Broca durchbohren, und daß die Ausmündungsstellen auf der Vestibulumschleimhaut bei Reizungen der Drüse, die keineswegs nur auf entzündlichem, sondern auch auf mechanischem und psycho-sexuellem Weg zustandekommen, eine intensive punktförmige Rötung zeigen können, die nach dem eben Gesagten teils mit Unrecht als „Macula gonorrhoica" nach Max Sänger bezeichnet wird (s. S. 264). Eine röntgenologische Untersuchung der Bartholinischen Drüse und ihres Ausführganges haben Stevens und Heppner (1920) vorgenommen. Doch ist aus den Röntgenogrammen nicht viel zu ersehen.

Die kleinen Vorhofsdrüsen s. Glandulae vestibulares minores sind ebenfalls Schleimdrüsen, die sich an fast jeder Stelle des Scheidenvorhofs, im wesentlichen aber beiderseits neben der äußeren Harnröhrenmündung als Skenesche Paraurethraldrüsen finden und mittels der sog. Skeneschen oder Schüllerschen Gänge, die für eine 1 mm dicke Sonde und auf eine Tiefe von 1—3 mm durchgängig sein können, die Schleimhautoberfläche erreichen. Von Skene wurden sie 1880, von Kocks 1882, von Kleinwächter 1883, von Max Schüller 1883 beschrieben, aber schon von Luschka 1864 erwähnt. Zum Teil können sie auch in den äußeren Abschnitt der Urethra, besonders in deren Hinterwand, einmünden und dann bei Inversion bzw. Prolaps derselben, wie er als Folge mehrfacher Entbindung und bei alten Frauen im Anschluß an häufigen Urindrang vorkommt, unmittelbar sichtbar werden. Zum Teil erstrecken sie sich neben der Harnröhrenschleimhaut, zuweilen selbst auf einen Weg von 2—3 cm, also fast der ganzen Urethra entlang, so daß verständlich wird, welch schwer erreichbare Schlupfwinkel hier die Gonokokken finden können. Oberdieck hat durch Injektion eines solchen Ganges dessen reichliche Verzweigungen und blinde Endigungen dargestellt und eine besonders starke Entwicklung der Gänge in der Zeit der Geschlechtstätigkeit und vor allem der Gravidität festgestellt. Die Deutung der kleinen paraurethralen Kanäle als Gartnersche Gänge, also als Reste der Wolffschen Gänge [Kocks (1882)], wurde durch morphologische und entwicklungsgeschichtliche Untersuchungen zahlreicher Autoren [Nunez (1882), Schüller (1883), Oberdieck (1884), Dohrn (1885), W. Nagel (1888), van

Ackeren (1889), Bardeleben] endgültig widerlegt. Neben den kleinen Vorhofsdrüsen oder an ihrer Stelle können oberflächliche Einstülpungen der Schleimhaut in die Tiefe, sog. Vorhofskrypten oder Vorhofslakunen, liegen. Beide lassen sich nur mikroskopisch voneinander unterscheiden.

Die Scheidenklappe s. der Hymen (Abb. 1) ist eine quer-halbmondförmige, meist ziemlich dünne, am freien Rande oft gezähnte bindegewebige Schleimhautfalte, die im wesentlichen von der hinteren Seite, aber auch von den seitlichen Teilen des Scheideneingangs ihren Ausgang nimmt und diesen von hinten oder von allen Seiten her mehr oder weniger stark einengt. Die Falte umschließt als Hymenalring s. Hymenalsaum den Annulus hymenalis. Seitlich steht der Hymen mit der Basis der kleinen Labien im Sulcus nympho-hymenalis in Verbindung. Vorne entspringt die Hymenalfalte in der Regel dicht unterhalb des Orificium urethrae externum, das ausnahmsweise auch einmal von zwei, von beiden Seiten herkommenden Hymenalfalten umfaßt werden kann. Der dorsale Teil des Hymenalrings, der einer „Klappe" am ehesten entspricht, pflegt in einer kielartigen, medianen Verstärkung mit dem untersten Teil der Columna rugarum posterior vaginae in Zusammenhang zu stehen (Klaatsch) und übermittelt dem unteren Ende des Vaginalrohrs eine leichte Biegung nach vorne in Richtung zur Harnröhrenmündung. Dadurch, daß der die Scheide nach dem Scheidenvorhof zu abschließende Hymen auf der Grenze zwischen dem aus den Müllerschen Gängen sich bildenden Utero-Vaginalkanal und dem ursprünglichen Sinus urogenitalis gelegen ist, erklärt sich, daß die innere vaginale Fläche des Hymen von geschichtetem Plattenepithel, analog dem der Scheidenschleimhaut, die äußere vestibulare Fläche von der den kleinen Labien und der Klitoris charakteristischen Mucosa überzogen wird.

Der Hymen ist eine, bis vor nicht langer Zeit nur dem Menschen zugesprochene Schleimhautfaltenbildung [Th. Bischoff (1879), Deniker (1886)]. Später wurde sie auch bei Anthropoiden gefunden, zuerst von dem Wiesbadener Arzt G. v. Hoffmann (1878) bei einem jungen Schimpansen des Berliner Zoo (Hymen bifenestratus), dann von dem Zoologen Ulrich Gerhardt (1906) beim Gorilla, später von Hans Friedenthal und Klaatsch beim Gibbon (Hylobates) und Kapuzinerraffen. Andere Forscher haben den Hymen bei niederen Affen vermißt, so B. Bernstein beim Macacus rhesus, bei dem auch die Abwesenheit des Mons pubis und der großen Schamlippen auffiel. Unter den Haustieren wird eine dem Hymen ungefähr gleichartige Faltenbildung bei Pferden (Blaire-Bell), Kühen und Schweinen (R. Schmaltz und Mobilio), Hunden usw. beobachtet, so daß wohl anzunehmen ist, daß vergleichend-anatomische Untersuchungen seine Existenz auch bei vielen anderen vierfüßigen Tieren erweisen würden.

Form, Entwicklungsgrad und Konsistenz des Hymen und die Weite der Hymenalöffnung sind vom Embryonalleben an (Klaatsch) bis zur Defloration großen individuellen Variationen unterworfen, denen die gebräuchlichen Benennungen in nicht immer ganz glücklicher Weise Rechnung tragen. Die Kenntnis der normalen und anomalen Beschaffenheit ist vom gynäkologischen und gerichtsärztlichen Standpunkt aus von gleicher Wichtigkeit. Mit der forensischen Seite der Frage haben sich Marschka (1864), Haberda (1900), Nina-Rodrigues (1900), Rob. Cohn (1905), Goetzfried (1907), Gurrieri (1912) u. a. beschäftigt. Haberda führt mehr als 20 Arten von Hymen mit vielen Unterabteilungen an, die er in drei große Gruppen einordnet. Das eine Mal z. B. ist das Foramen hymenale so groß und der Hymenalsaum so elastisch-dehnbar, daß er trotz Kohabitation seine Unversehrtheit bewahrt; das andere Mal ist der letztere so derb und fleischig, daß er jedes Eindringen vereitelt. Von Klaatsch wird die fast immer vorhandene Asymmetrie der seitlichen Partien und das Überwiegen des dorsalen Hymenteils, von Felix, namentlich für frühembryonale Entwicklungsstadien, das häufig stärkere Vorragen der linken Hälfte betont.

Man unterscheidet folgende Formen:

1. Der Hymen biperforatus und bifenestratus, auch als Hymen duplex, septus, columnatus und bilamellaris bezeichnet (Abb. 5 u. 6), besteht aus einer ringförmigen Falte und einer median-sagittal gestellten, selten schräg verlaufenden Brücke, wodurch zwei getrennte, häufiger ungleiche als gleichgroße Öffnungen, die neben-, zuweilen auch einmal schräg übereinander liegen, zustandekommen. Ihre Bildung steht mit den in frühem Embryonalleben getrennten Ausmündungen der Müllerschen Gänge in Zusammenhang. Diese Form entspricht dem Urzustand, wie er bei den vierfüßigen Tieren vorhanden ist; sie muß nach Marchand und Klaatsch als atavistische Bildung aufgefaßt werden, aus der im Laufe der Phylogenie erst die anderen Formen entstanden sind. Sie findet sich vornehmlich im Verein mit Vagina septa, oft aber auch bei einfachem Scheidenrohr.

2. Hymen annularis s. ringförmiger oder halskrausenförmiger Hymen (Abb. 7). Bei Andeutung zweier seitlicher Hälften wird von einem zweilippenförmigen oder lippenförmigen Hymenalsaum s. Hymen bilabiatus oder linguliformis gesprochen, welch letztere Form besonders bei Kindern vorkommt. Zu dieser Gestaltungsanomalie gehört auch der Hymen infundibiliformis.

3. Hymen semilunaris s. halbmondförmiger Hymen (Abb. 8). Diese häufigste Form ist durch ein stärkeres kuppelartiges Vorragen sowohl des dorsalen als auch des ventralen Hymenteils gekennzeichnet. Die Ränder können fast so scharf wie bei einer Messerschneide sein. Manche Autoren lassen ihn aus einem kielförmigen Hymen s. Hymen carinatus, der bei Kindern häufiger angetroffen wird, hervorgehen (dalla Volta).

4. Beim Hymen falciformis, dem sichelförmigen oder Hufeisenhymen (Abb. 9) fehlt der ventrale Teil der Schleimhautfalte fast völlig und der dorsale, der nach der Harnröhrenmündung zu konkav ist, läuft in zwei an diese beiderseits heranreichende oder sie umfassende Falten aus.

5. Beim Hymen carnosus bildet der fleischig-derbe, unnachgiebige Ring ein Begattungshindernis, das nur durch instrumentelle Durchschneidung oder digitale Zerreißung in der Narkose gesprengt werden kann.

6. Der Hymen linguliformis zeigt eine Zapfenbildung in der Mitte des hinteren Saums. Dohrn hat ihn beim Kind abgebildet, und Götzfried hat ihn auch bei Erwachsenen nicht selten gefunden.

7. Der Hymen fimbriatus (Abb. 10) weist am freien Rande viele, meist nicht bis zur angewachsenen Basis reichende Einkerbungen auf, zwischen denen feingezähnte, oft papillenartige Schleimhautläppchen erscheinen. Sind einzelne dieser Bildungen zu längeren Vorsprüngen ausgewachsen, so wird von einem Hymen denticulatus gesprochen.

8. Der Hymen lobatus zeigt tief in die Substanz des Hymen eindringende Kerben.

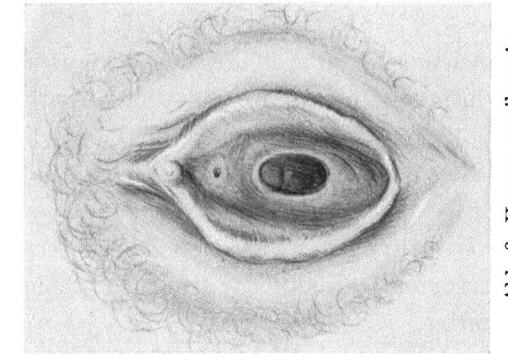

Abb. 8. Hymen semilunaris.

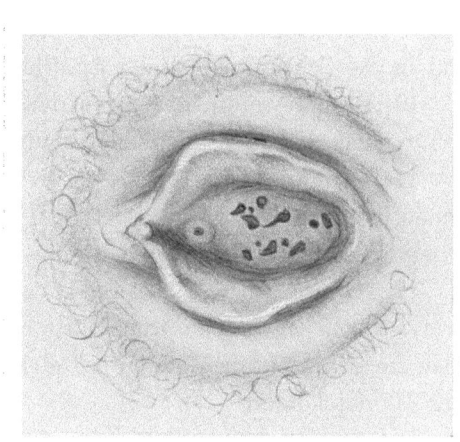

Abb. 11. Hymen cribriformis.

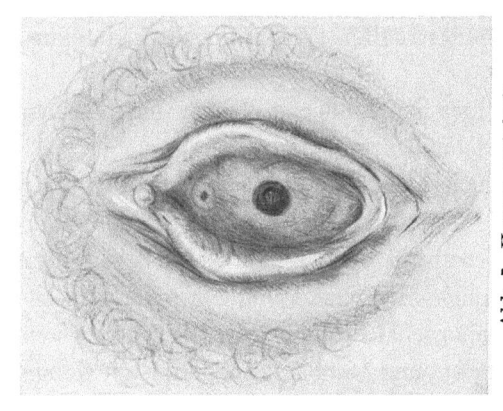

Abb. 7. Hymen annularis.

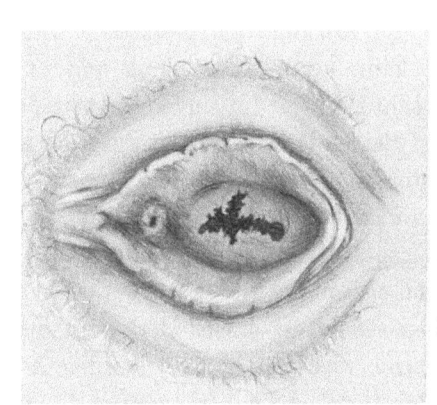

Abb. 10. Hymen fimbriatus.

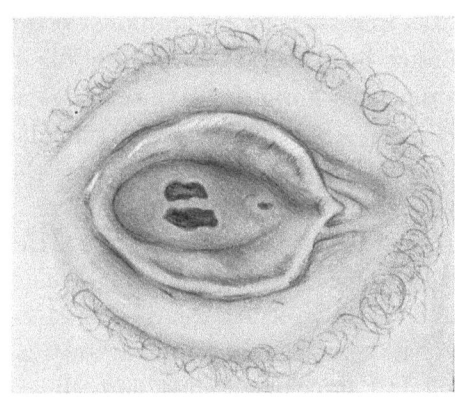

Abb. 6. Hymen bifenestratus.

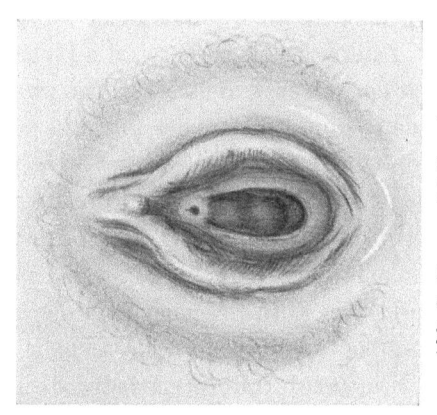

Abb. 9. Hymen falciformis.

Abb. 5. Hymen biperforatus septus.

9. Beim **Hymen corolliformis** ist die Hymenalmembran in zahlreiche halskrausenartige Falten gelegt, die etwas nach außen vorspringen und bei der Kohabitation abwechselnd in die Scheide ein- und ausgestülpt werden.

10. Beim **Hymen microperforatus** ist eine so winzige Öffnung vorhanden, daß sie nur einen dicken Sondenknopf eindringen läßt.

11. **Hymen cribriformis** (Abb. 11). Der siebförmige oder mehrfach perforierte Hymen ist mit drei Öffnungen = **Hymen triforis** (Delens, Tardieu u. a.) oder mit einer größeren Zahl von Öffnungen ausgestattet.

12. **Hymen imperforatus s. occlusivus s. verschlossener Hymen.** Bei dieser Form ist eine eigentliche Kohabitation und eine Konzeption nicht möglich. Von der Menarche an besteht die Gefahr der Retention des Menstrualbluts und somit der Entstehung einer Hämatokolpos.

Die drei letztgenannten Formen können angeboren oder in früher Kindheit im Anschluß an entzündliche Vorgänge durch Verklebungen entstanden sein.

13. Als **Hymen amplus** könnte man vielleicht einen weiten, abnorm dehnbaren Hymenalsaum bezeichnen, der ohne Verletzung desselben das Einführen eines Fingers und die Kohabitation gestattet. Diese Form berechtigt zu Zweifeln an der Virginität und kann deren Feststellung und unter Umständen die Erstattung eines forensischen Gutachtens über die Unversehrtheit des Jungfernhäutchens sehr beträchtlich erschweren.

Bei der ersten Kohabitation, der sog. Defloration, und besonders bei der ersten Geburt entstehen Zerreißungen des Hymen (s. unter Kohabitationsverletzungen S. 160). Doch kann ausnahmsweise auch nach der Defloration, ja selbst nach der Geburt, der Hymen ein völlig intaktes Aussehen behalten (Ahlfeld u. a.). Die Einrisse beim **Hymen defloratus** zeigen sich in der Regel an zwei oder drei hinten seitlich befindlichen Stellen; ihre Ränder lassen sich meist aneinanderlegen, so daß die ursprüngliche Form des Hymenalrings annähernd wieder hergestellt werden kann. Als sicheres Zeichen für eine stattgefundene Defloration können Verletzungen des Hymen aber nur unter der Voraussetzung angesehen werden, daß der, meist recht schwer zu erbringende Nachweis geführt wurde, daß zuvor nicht irgendein Fremdkörper oder der Finger bei einer Untersuchung durch Arzt, Hebamme oder die zu Begutachtende selbst oder ihren Liebhaber in die Vagina eingedrungen war. Zahlreiche bis zur Basis des Hymenalsaums in die Tiefe reichende Einrisse entstehen durch eine Geburt, falls sie in der zweiten Hälfte der ersten Schwangerschaft stattfand. Die danach im Umkreis des Introitus vaginae da und dort zurückbleibenden, unregelmäßig gelappten Hymenalreste werden, wie oben bereits erwähnt, als **myrtenblattförmige Erhabenheiten s. Carunculae hymenales myrtiformes** bezeichnet. Sie gestatten meist nicht mehr, die Form des Hymen wieder herzustellen. Im Greisenalter pflegen die Carunkeln durch Atrophie so niedrig zu werden, daß sie fast verschwinden. Beim Hymen bifenestratus sah ich einige Male den ganzen Hymenalsaum fast zirkulär an seiner Basis abgesprengt, so daß nur eine schmale Schleimhautfalte übrig blieb.

Die vergleichende Anatomie und Histologie der äußeren weiblichen Geschlechtsorgane kann hier nicht genauer als geschehen erörtert werden. Diesbezüglich sei vor allem auf die Grundzüge der vergleichenden Anatomie von Gegenbaur, auf die Handbücher der vergleichenden Anatomie der Haustiere von Ellenberger und Müller (1896), Ellenberger und Baum (1896), R. Schmaltz (1911) hingewiesen. Vergleichend-anatomisch ist z. B. von Rauther (1903) der äußere Genitalapparat einschließlich der akzessorischen Genitaldrüsen bei Nagern und Insektivoren, von Retterer und Neuville (1914) die Klitoris bei Krokodilen und Schildkröten untersucht worden. Gesagt sei hier nur, daß es Tiere gibt, bei denen die großen, andere, bei denen auch die kleinen Schamlippen fehlen, daß in der Topographie der Klitoris viele Eigentümlichkeiten bei den verschiedenen Tierspezies bestehen und daß die im histologischen Teil zu besprechenden „Geschlechtspapillen" der kleinen Labien nach Lipschütz auch bei Tieren, welche Labia minora besitzen, vermißt werden. Bolk hat die Behauptung, daß Schamberg und große Schamlippen ausschließlich menschliche Bildungen seien, durch den Nachweis beider beim Schwein widerlegt.

3. Arterien der Vulva.

Die so häufigen Verletzungen bei der Geburt, die Technik geburtshilflicher und gynäkologischer Operationen verlangt nicht nur von jedem Gynäkologen, sondern von

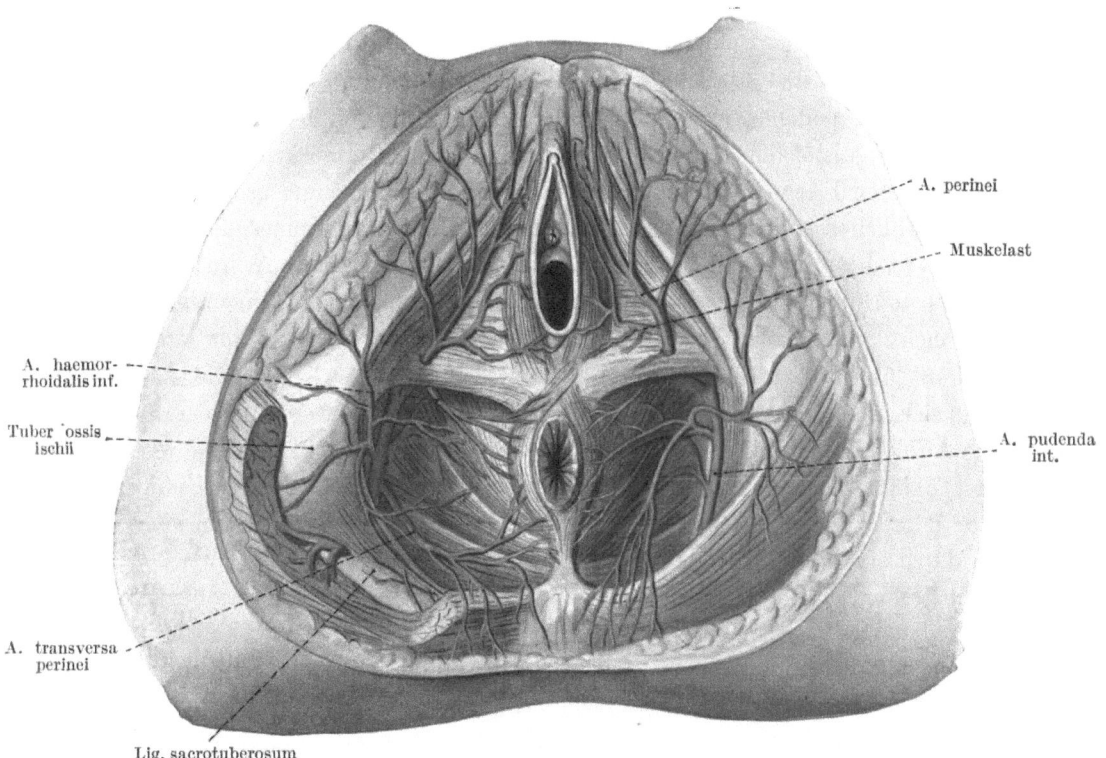

Abb. 12. Arterien der Vulva. (Nach Tandler.)

jedem Arzt die Kenntnis der arteriellen und venösen Blutversorgung der äußeren Genitalien. Die Blutzufuhr zu ihnen geschieht im wesentlichen durch die A. pudenda interna, in zweiter und dritter Linie durch die Aa. pudendae externae, die A. spermatica externa und den Ramus anterior der A. obturatoria. Die topographischen Verhältnisse gibt Abb. 12, die ich Tandler entnommen habe, wieder.

1. Die A. pudenda interna erreicht das äußere Genitale auf einem weiten und sehr komplizierten Weg. Sie entspringt aus der A. hypogastrica als deren stärkster Endast entweder isoliert oder gemeinsam mit der A. glutaea inferior, mit der sie in ihrem Becken-

abschnitt parallel läuft. Dann senkt sie sich an der Seitenwand des kleinen Beckens vor dem Plexus sacralis und hinter der oberen Fläche des M. levator ani fast senkrecht zum Foramen infrapiriforme des Foramen ischiadicum majus in die Tiefe, um durch dieses, dicht lateral vom Lig. spinoso-sacrum, zwischen ihm und dem unteren Rand des M. piriformis, das kleine Becken zu verlassen: Pars pelvina der A. pudenda interna. Nun umzieht sie die Hinterseite der Spina ischiadica in schräg nach unten gerichtetem Lauf: Pars circumspinosa der Arterie und gelangt durch das Foramen ischiadicum minus, jetzt an der Unterfläche des Levatormuskels, wieder ins kleine Becken zurück. Hier verläuft die von der Dammregion kommende Arterie medial vom Tuber ossis ischii und ziemlich dicht entlang dem aufsteigenden Sitzbeinast an der Seitenwand der Fossa ischio-rectalis als Pars ischio-rectalis der A. pudenda symphysenwärts bis zum hinteren Rand des Diaphragma urogenitale. Dieses umzieht oder durchbohrt sie, um es im einen wie im anderen Falle zu versorgen. Auf ihrem ganzen Verlauf außerhalb des Beckens, also unterhalb des Levatormuskels, wird die Arterie von einer derben, bindegewebigen Scheide umhüllt, welche von einer Duplikatur der Fascie des M. obturator internus gebildet und als Alcockscher Kanal bezeichnet wird. In der Gegend des hinteren Diaphragmarandes gibt die A. pudenda interna folgende Äste ab: die Aa. haemorrhoidales inferiores zu dem distalsten Teil des Rectums und den Aftermuskeln, die A. perinei, die auf der unteren Fläche des Diaphragma pelvis und des Trigonum urogenitale verläuft, zu der oberflächlichen und tiefen Muskulatur und der Haut des Dammes, die Aa. labiales posteriores zu der großen und kleinen Labie, die etwas inkonstante A. bulbi vestibuli s. bulbosa zum Bulbus cavernosus vestibuli vaginae, in den sie nahe seinem hinteren Ende eindringt, und zur Bartholinischen Drüse, endlich die A. urethralis zur Urethralwand und zur Pars intermedia des Bulbus. Dabei ist bemerkenswert, daß die Aa. labiales posteriores sich schon an der Basis der großen Labie in ihre Endäste auflösen. Schließlich endet die A. pudenda interna in zwei Ästen: der A. dorsalis clitoridis und der A. profunda clitoridis. Die erstere steigt zwischen Symphyse und Corpus cavernosum clitoridis zum Rücken des Kitzlers auf, verläuft bis zur Spitze der Glans und steht mit der kontralateralen durch eine bogenförmige, quer vor dem Lig. arcuatum pubis hinziehende Anastomose in Verbindung; die letztere läuft parallel dem absteigenden Schambeinast, dringt durch die Albuginea des Crus corporis cavernosi clitoridis von deren Medialseite her in diesen Schwellkörper ein und versorgt ihn. Die A. profunda clitoridis steht mit der gleichnamigen kontralateralen, sowie mit der gleichseitigen A. dorsalis clitoridis und auch direkt mit den Bluträumen des Corpus cavernosum clitoridis in Anastomosen. Der Verlauf der A. pudenda interna und ihrer Äste (s. Abb. 12) erklärt — wenn er nicht atypisch ist —, warum die arterielle Blutung bei einem medianen partalen Dammriß und einer medianen Episiotomie nur gering und auch bei einem seitlichen Dammschnitt meist nicht beträchtlich ist. Doch kommen Anomalien im Verlauf der A. pudenda interna vor. So kann sie beispielsweise schon innerhalb des Beckens so schwach entwickelt sein, daß sie außerhalb desselben keine Äste mehr abzugeben vermag. Dann findet eine Ergänzung statt durch eine A. pudenda accessoria. Diese kann aus dem Beckenteil der normalen A. pudenda interna vor ihrem Eintritt in das Foramen infrapiriforme oder aus einem der übrigen Hypogastricaäste, besonders der A. obturatoria vor ihrem Eintritt in den Canalis obturatorius, oder aus der A. hypogastrica selbst entspringen. Bei jeder dieser Varietät läuft die Arterie zur Seite des Blasengrundes in Richtung zum Arcus pubis nach vorne und dringt durch den Levatorschlitz und danach den vorderen Teil des Trigonum urogenitale nach außen, um sich dann in ihre Äste aufzulösen.

2. Die Aa. pudendae externae sind nicht viel mehr als jederseits zwei dünne Hautgefäße, die entweder zunächst gemeinsam oder von Anfang an getrennt aus der medialen Seite des obersten Teils der A. femoralis entspringen. Der vordere Ast begibt sich median- und aufwärts gegen die Symphyse und verteilt sich am Mons pubis und am kranialsten Teil der Vulva; der hintere Ast zieht in ziemlich querem Verlauf subfascial über den M. pectineus medianwärts und durchbricht die Fascie, worauf sich seine Äste als Aa. labiales laterales, von anderen und wohl richtiger als anteriores bezeichnet, an den vorderen Teilen der großen und kleinen Labien verteilen. Die Aa. labiales anteriores stehen untereinander und mit den der A. pudenda interna entstammenden Aa. labiales posteriores durch Anastomosen in Verbindung. Wir sehen also, daß die großen Schamlippen in ihrem vorderen Teil eine andere arterielle Versorgung aufweisen als in ihrem hinteren. Genau ebenso steht es mit der Nervenversorgung. Und beide Tatsachen zusammen unterstreichen die embryologische Feststellung von Henneberg, daß die Labia majora entwicklungsgeschichtlich aus zwei ursprünglich getrennten Abschnitten zusammengesetzt sind (S. 43).

3. Die A. spermatica externa entspringt als schwaches Gefäß in der Nähe des inneren Leistenrings von der aus der A. iliaca externa kommenden, an der Innenfläche der vorderen Bauchwand aufsteigenden A. epigastrica inferior. Sie zieht durch den Annulus inguinalis internus und den Canalis inguinalis, dem runden Mutterband angeschlossen und dieses versorgend, als A. ligamenti teretis uteri nach außen und endigt mit feinen Ästen im vorderen Teil der großen Schamlippen, hier in ähnlicher Weise pinselartig aufgefasert wie das Lig. rotundum. Sie anastomosiert mit den Verzweigungen der A. spermatica interna, besonders mit den Ästen der Aa. labiales posteriores.

4. Der Ramus anterior der A. obturatoria, die aus der A. hypogastrica, ausnahmsweise aus der A. hypogastrica inferior oder der A. iliaca externa stammt, versorgt neben den proximalen Abschnitten der Adductorenmuskeln auch die Haut der äußeren Genitalien.

4. Venen der Vulva.

Das aus den äußeren Genitalien abfließende Blut wird zum Teil von Venennetzen aufgenommen, die jederseits zu der V. profunda clitoridis, der V. urethralis, der V. bulbi vestibuli (V. bulbosa), den Vv. labiales posteriores, den Vv. perinei und den Vv. haemorrhoidales inferiores führen (Abb. 13). Alle diese Venen, nach den Organteilen benannt, von denen sie kommen, vereinigen sich jederseits zu den dammwärts ziehenden Vv. pudendae internae, welche zunächst als zwei mächtige Stämme die A. pudenda interna begleiten, ihrem Verlauf angepaßt die Spina ossis ischii außen umziehen und ins Becken eintreten, um dann unpaar zu werden.

Ein zweites, etwas mehr oberflächlich gelegenes Abflußgebiet stammt aus den vorderen Teilen der Labien, den Bulbi vestibuli, dem Klitorisgebiet und dem Mons pubis. Im Fettkörper der großen Schamlippen und in dessen Umgebung sammeln sich Venenstämmchen, die zuweilen von einem schwellkörperartigen, in den großen Labien gelegenen Plexus pudendalis externus kommen, zu den Vv. labiales anteriores. Diese führen Blut nach zwei Richtungen, nämlich zu den Vv. pudendae externae, die nahe der Einmündungsstelle der V. saphena magna in die V. femoralis, bald in diese, bald in jene, eintreten, sowie zu den Vv. communicantes V. obturatoriae, die zu der aus der Adductorenmuskulatur kommenden, durch den Canalis obturatorius ins kleine Becken gelangenden V. obturatoria führen.

Blut fließt auch aus dem Subcutangewebe der vorderen Abschnitte der großen Labien auf dem Wege der V. ligamenti teretis uteri ab, welche die gleichnamige Arterie begleitet und in die V. spermatica externa mündet.

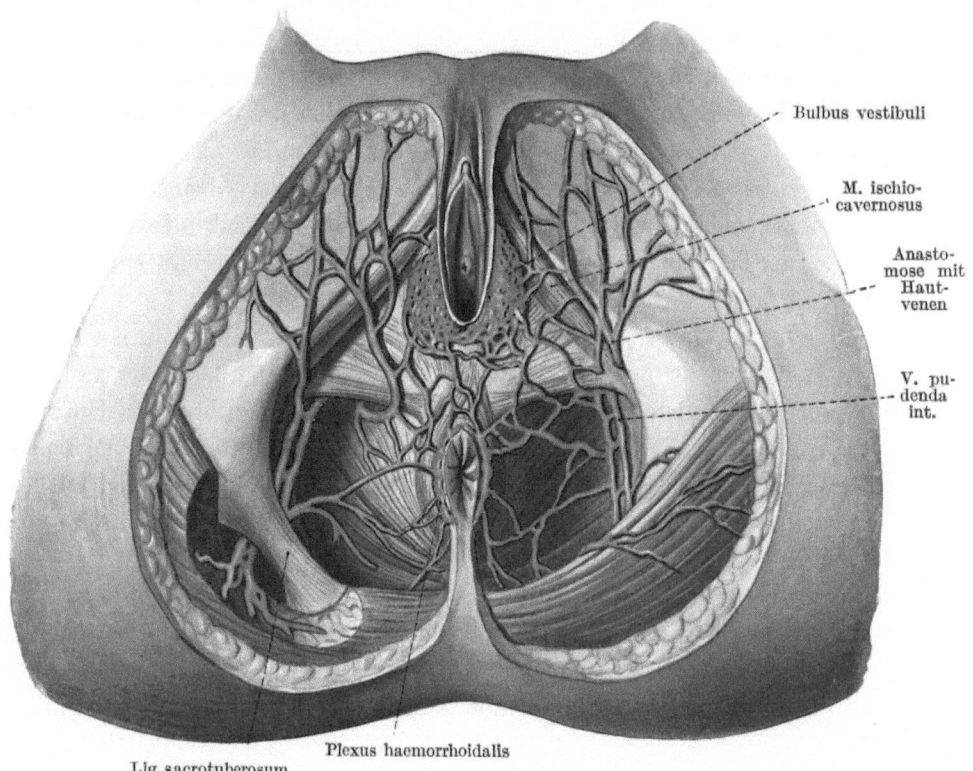

Abb. 13. Venen der Vulva. (Nach Tandler.)

Endlich besteht ein Abflußgebiet vom Kitzler zur retrosymphysären Region. Dieser sendet die kleine V. dorsalis clitoridis, welche Zuflüsse aus den Schwellkörpern der Klitoris und der Bulbi vestibuli, einschließlich deren Pars intermedia (Kobelt), erhält, über dem Lig. suspensorium clitoridis durch die Spitze des Schambogenwinkels, zwischen unterem Symphysenrand und Lig. arcuatum mit Urethra, zu dem an der Hinterseite der unteren Schoßfugenpartie gelegenen Plexus pubicus impar. Dabei erscheint bemerkenswert, daß die V. dorsalis clitoridis nicht mit der gleichnamigen Arterie zieht; denn die letztere entstammt der A. pudenda interna. Die Wurzeläste des Plexus pubicus führen weiter zu den neben der Harnblase, Scheide und Cervix uteri gelegenen Beckenvenengeflechten, dem Verbreitungsgebiet der V. iliaca interna s. hypogastrica, die Kownatzki (1907) als einheitliches Ganzes unter dem Namen V. iliaca media zusammengefaßt hat, ohne daß die anatomische Nomenklatur ihm dabei gefolgt ist. Nach Kobelt münden die Venen der Glans clitoridis in die Pars intermedia des Bulbus vestibuli.

Die Venengebiete der Vulva, einschließlich aller Schwellkörper, stehen durch vielfache Anastomosen miteinander in Zusammenhang, wodurch sich erklärt, daß die Anatomen und Gynäkologen, die sich mit dem Studium der Venen des weiblichen Beckens besonders befaßt haben: Gussenbauer, Waldeyer, Farabeuf, Kownatzki den Abfluß des Blutes bald mehr in diesen, bald mehr in jenen Venen betonen.

Manche Autoren, so Gussenbauer (1869), Bergh (1897) haben ein dichtes Venennetz in den Nymphen gefunden, das diesen eine Ähnlichkeit mit erektilem kavernösem Gewebe verleihen soll. Die Nymphen wurden somit den Corpora cavernosa clitoridis gleichgestellt. Gussenbauer hat die Analogien der letzteren mit den Corpora cavernosa des Penis durch Feststellung folgender Punkte hervorgehoben:

1. Die kleinen Arterien ergießen ihr Blut gegen die Klitoriswurzel zu unmittelbar in größere Venen.

2. Im feineren Venennetze findet gegen die Oberfläche hin eine Aufnahme arteriellen Blutes durch feine arterielle Zweigchen statt.

3. Das capillare Netz unter der Oberfläche, in welches sich vorzugsweise die Arterien gegen das vordere Ende auflösen, vermittelt durch das mit ihm zusammenhängende feine Venennetz den Übergang in das grobe Schwellnetz.

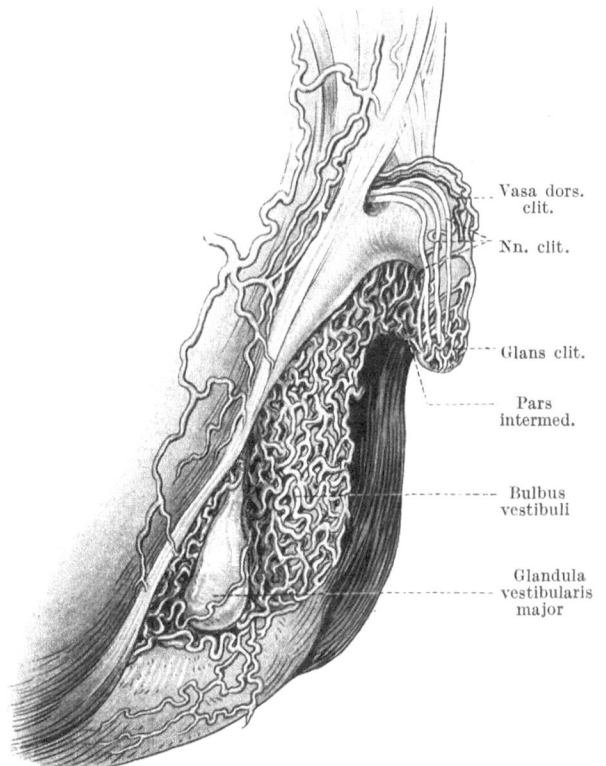

Abb. 14. Kavernöse Körper der weiblichen Genitalien, injiziert. (Nach Kobelt und Rieffel.)

Gussenbauer bemerkt ferner, daß auch das Schwellnetz des Bulbus vestibuli dem der Klitoris analog gebaut ist, was sich tatsächlich schon aus Abb. 14 erwarten läßt. Die äußere Oberfläche des Bulbus wird nach ihm von einem groben, die innere von einem feinen Venennetz gebildet; durch das letztere gehen die Venen hindurch, welche sich im submukösen Gewebe der Urethra und des Vestibulum mit dem Venennetz verbinden, das über der vorderen Wand der Vagina bis zur Harnblase verbreitet ist. Wichtig ist auch für die Erektion der Klitoris und des Bulbus vestibuli das Verhältnis der abführenden Venen zu den Mm. bulbo- und ischiocavernosi, insofern als diese letzteren bei ihrer Kontraktion eine Kompression der abführenden Venen der beiden Schwellkörpergebiete bewirken. Die Pars intermedia, d. h. ein aus der hinteren Fläche der Klitoris hervortretendes Venenkonvolut stellt nach Gussenbauer die Vermittlung her zwischen dem Corpus cavernosum clitoridis, dem Bulbus, den Nymphen, sowie dem Frenulum und der Glans clitoridis.

B. Lipschütz (1924) hat mehrmals im Bereich der an den Innenflächen der kleinen Labien gelegenen „Papillarzone" (S. 31) sehr zahlreiche und strotzend mit Blut gefüllte capillare und präcapillare Gefäße festgestellt, die „fast den Eindruck eines erektilen Gewebes nach Art eines Corpus cavernosum" machten. Doch wird die Frage aufzuwerfen sein, ob man es hier wirklich mit einem anatomisch-physiologischen Befund im Sinn eines Schwellkörpers oder mit den Folgezuständen abnormer sexueller Erregungen zu tun hat.

5. Lymphgefäße der Vulva.

Das Lymphgebiet der Vulva zu kennen, ist von diagnostischen und operativen Gesichtspunkten aus von Wichtigkeit. Erinnert sei nur an die verschiedenartigen entzündlichen Prozesse und Neubildungen des äußeren Genitale, welche beide sich auf dem Wege der Lymphgefäße fortsetzen, sowie an die Erweiterungen, die sie vornehmlich im Verlaufe der Schwangerschaft erfahren. Die Vasa lymphatica dieses Gebietes wurden von Sappey (1885), Poirier, Morau (1894), C. Bruhns (1898), Cunéo und Marcille (1901), Paul Bartels (1904), Rouvière (1912), Basset (1912), Most und Kotzulla (1912), Girode (1913) studiert, und zwar im wesentlichen durch Einstichinjektionen nach der Gerotaschen Methode mit verschiedenen Farbstofflösungen in die großen und kleinen Labien, die Klitoris und die unmittelbare Umgebung der Bartholinischen Drüsen. Die Untersuchungen, die durch analoge bei männlichen Individuen von v. Zeißl und Horowitz (1889) und Küttner (1899) ergänzt wurden, haben diese Forscher teils an Leichen Erwachsener, teils und vornehmlich an denen Neugeborener vorgenommen. Bei diesen letzteren schienen die Ergebnisse deswegen besonders eindeutig zu sein, weil die die Beurteilung erschwerenden Lymphklappen zu so früher Zeit noch nicht genügend ausgebildet sind. Da die einzelnen Gebiete der Vulva mit ihrer Lymphe im wesentlichen den Drüsen der Leistenregion tributär sind, ist zunächst nötig, diese näher zu kennzeichnen, zumal von den einzelnen Autoren, und selbst von der Baseler anatomischen Nomenklatur, nicht ganz einheitliche Namen für sie gebraucht worden sind. Das Lymphdrüsengebiet der Leistengegend wird in ein oberflächliches und tiefes eingeteilt.

Das oberflächliche Drüsengebiet habe ich in Abb. 15 aus Abbildungen von Sappey, Bruhns, Bartels, Rauber-Kopsch, Tandler kombiniert. Man erkennt aus ihr, daß es aus zwei Drüsenkomplexen besteht, die um die Einmündungsstelle der Rosenvene s. V. saphena magna in die V. femoralis gruppiert sind. Nodi oder Lymphoglandulae inguinales superficiales, Leistendrüsen in engerem Sinn nach Bartels, obere Gruppe der Leistendrüsen nach Most, Tractus horicontalis der oberflächlichen Leistendrüsen nach Tandler werden die längs dem Leistenband unter der Fascia subcutanea und über der Fascia lata des Oberschenkels, also „extrafascial" gelegenen und dem Lig. Poupartii parallel gestellten Lymphdrüsen benannt. Sie entsprechen dem Verbreitungsgebiet der V. circumflexa ilii superficialis und können lateralwärts bis zur Spina iliaca anterior superior und Sartoriussehne (Bartels, Most), medianwärts bis nahe an die Regio pubis vorgeschoben sein. Lgl. subinguinales superficiales, nach Bartels Lgl. femorales superficiales, nach Most untere Gruppe der Leistendrüsen, nach Tandler Tractus verticalis der oberflächlichen Leistendrüsen heißen die mehr in der Richtung zum Oberschenkel, parallel dem obersten Abschnitt der A. und V. femoralis gelagerten Leistendrüsen, die halbkreisförmig in der Umgebung der vom Annulus femoralis externus umfaßten Fossa ovalis, an den strahlenförmigen Einmündungsstellen der V. saphena magna, der V. pudenda externa, der V. epigastrica superficialis und der V. circumflexa ilium superficialis in die V. femoralis, gelegen sind. Diese beiden Lymphdrüsengebiete: Die Lgl. inguinales superficiales und Lgl. femorales superficiales bilden die erste, distale Etappe des Lymphabflusses aus dem äußeren Genitalapparat. Jedoch hat man sich vorzustellen, daß die von der Vulva abfließende Lymphe im allgemeinen

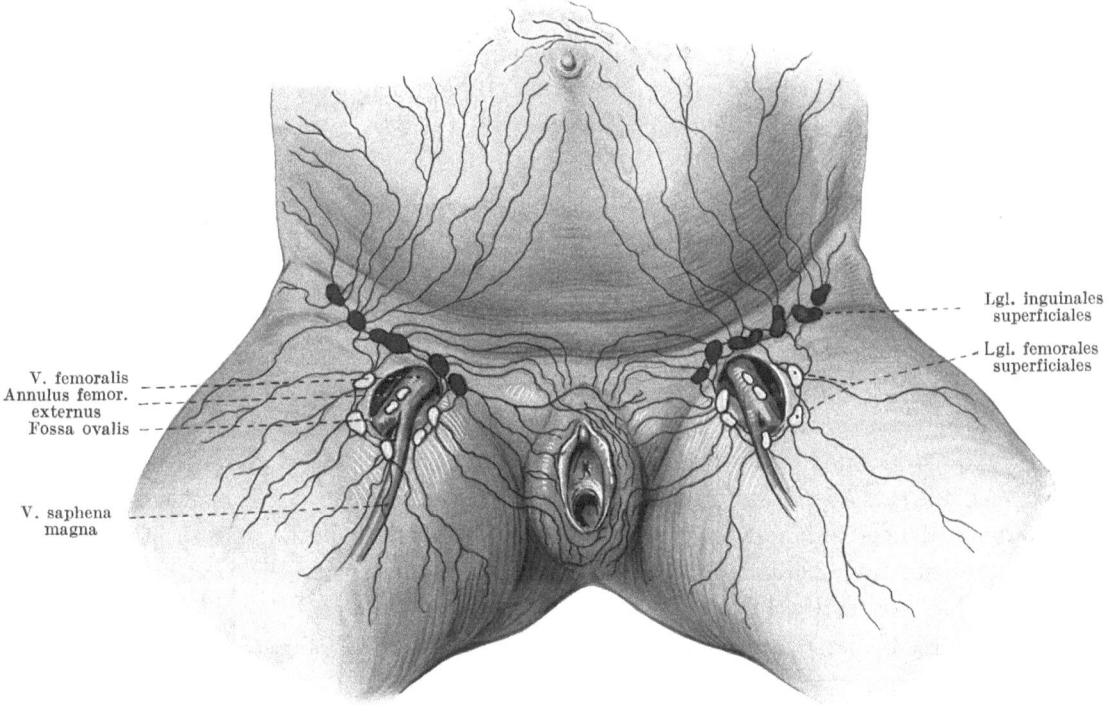

Abb. 15. Oberflächliches Lymphsystem der weiblichen Genitalien. (Kombiniert nach Abbildungen von Bruhns und Bartels.) Oberflächliche Leistendrüsen (schwarz). Oberflächliche Schenkeldrüsen (weiß).

die nächstgelegenen Drüsen zuerst, die lateralen nicht oder erst spät erreichet, wenn auch Ausnahmen von dieser Regel vorkommen.

Die von dem oberflächlichen Drüsengebiet proximalwärts abgehenden Lymphgefäße senken sich, die Fascia lata des Oberschenkels durchbohrend und dadurch dieser ein gitterförmiges Aussehen: Lamina cribrosa gebend, in die somit subfascial in der Nähe des Annulus femoralis internus, in der unmittelbaren Umgebung der großen Schenkelgefäße befindlichen Lgl. inguinales profundae ein. Unter diesen hilft die dicht unter und hinter dem Lig. inguinale, an der Grenze zwischen der V. iliaca externa und femoralis, median von dieser letzteren typisch und regelmäßig gelegene und in Fett eingehüllte Rosenmüllersche Drüse s. Lgl. annuli femoralis-Rosenmüller s. Cloquetsche Drüse der Franzosen den Schenkelkanal mit verschließen. Das ist die in der Regel zweite Lymphdrüsenetappe des Vulvagebietes, die aber auch auf direktem Weg von der Klitoris aus Lymphe erhalten kann.

Die tiefen Leistendrüsen entlassen ihre Vasa efferentia durch den Schenkelkanal in das Becken hinein, und zwar durch die mediale Ecke der Lacuna vasorum, die Lacuna lymphatica (Tandler) zur dritten Lymphdrüsenstation, den Lgl. iliacae inferiores s. iliacae externae. Diese sind längs, hinter und zu beiden Seiten der A. und V. iliaca externa gelagert und gehen kranialwärts einerseits in die Lgl. iliacae superiores s. iliacae communes, welche die Vasa iliaca communia umgeben, andererseits durch inkonstante Anastomosen, die ins Becken hinabsteigen, in die längs den Vasa hypogastrica gelegenen Lgl. hypogastricae über. Unter den Lgl. iliacae inferiores werden folgende drei ziemlich konstant anzutreffende Lymphknoten besonders benannt: als Lgl. suprafemorales (v. Bardeleben) zwei bis drei dicht oberhalb des inneren Schenkelrings, also an Ein- und Austritt der Femoralgefäße in das Becken gelegene Drüsen; als Lgl. interiliacae (v. Bardeleben) einige in der Bifurkation der Vasa iliaca communia gelegene, sowohl von der Leistenregion, als auch von den Beckenorganen versorgte Drüsen; als Lgl. obturatoria (Cruveilhier, W. Krause, Lucas Championnière, Peiser, Parsons und Keith) je eine weit ventral nahe der Lgl. Rosenmüller gelegene Drüse.

Die vierte Lymphdrüsenetappe des Vulvagebiets bilden die Lgl. iliacae superiores s. iliacae communes, welche die Vasa iliaca communia umgeben, die fünfte, die Lgl. lumbales s. aorticae inferiores. Außer diesen regionären Lymphgebieten, die man als üblich und typisch bezeichnen kann und die bei Carcinom und Tuberkulose der Vulva, meist der angeführten Reihenfolge nach, erkranken können, gibt es inkonstante und seltene Anastomosen zum Lymphgebiet der oberen Hälfte der Vagina, das zu den Lgl. hypogastricae und iliacae externae gehört, und zu den Lgl. sacrales anteriores, laterales und mediales s. mesorectales (rectales), die an der Vorderfläche des Kreuzbeins vor den Foramina sacralia anteriora und im Mesorectum gelegen sind. Es war nicht möglich, auch die tiefen Lymphdrüsen auf Abb. 15 wiederzugeben; sie sind aber wohl jedem Gynäkologen bekannt und in Döderlein-Krönigs operativer Gynäkologie vortrefflich abgebildet. Nach dieser Erörterung der allgemeinen Lymphabfuhrwege gehen wir zur Besprechung derjenigen der einzelnen Vulvagebiete über.

Jede große und ganz besonders jede kleine Labie besitzt ein sehr zartmaschiges, dichtes Lymphcapillarnetz, das mit dem der anderen Seite in Verbindung steht. Von den tiefer gelegenen abführenden Lymphstämmchen, jederseits etwa ein halbes Dutzend (meist 5—8 nach Bruhns und Paul Bartels), verläuft die Mehrzahl, unter Bildung von Anastomosen und Kreuzungen, zu den Lgl. inguinales superficiales, und zwar meist zu den medialen Drüsen derselben; der übrige Teil zieht, die V. saphena magna überschreitend, zu den Lgl. femorales. Bartels hat kein besonderes System in der Anordnung und dem Verlauf dieser Lymphstämme bis zu den Drüsen feststellen können. Nach Bruhns aber ziehen die Äste vom mittleren Teil der großen Labie in direkter Richtung zu den Leistendrüsen; die vom oberen Teil des Labium majus kommenden Lymphgefäße steigen erst eine Strecke weit senkrecht zum Mons pubis auf, um sich dann in scharfem Winkel lateralwärts zu den oberen Leistendrüsen zu wenden; die den unteren Teil der großen Schamlippe verlassenden Lymphstämmchen laufen ebenfalls erst parallel dem äußeren Rand der großen Labie nach oben und biegen dann unter einem Winkel zu den Schenkeldrüsen um. Bruhns gelang es auch, die klinisch häufig beobachtete Tatsache, daß ein pathologischer Prozeß an einem Labium (z. B. ein Ulcus specificum oder ein Carcinom) die inguinalen Drüsengruppen beider Seiten zur Anschwellung bringt, durch die anatomischen Verhältnisse zu begründen. Spritzte er die Farbstofflösung z. B. in die linke Labialseite ein, so füllten sich Lymphstämmchen, die um die vordere Commissur der Labia majora herum direkt zu den Leistendrüsen der rechten Seite zogen: direkte Injektion der rechtsseitigen Leistendrüsen von der linken großen oder kleinen Labie aus (s. Abb. 15). Die in die Schamlippen der linken Seite injizierte Farbmasse hatte sich aber auch durch Lymphbahnen, die teils um die vordere, teils um die hintere Commissur der großen Labien herumzogen, zunächst in die Lymphbahnen der Gegenseite und von ihnen aus zu deren regionären Lymphdrüsen ausgebreitet: indirekte Injektion der gegenseitigen Lymphoglandulae.

Die Vasa lymphatica der Klitoris haben speziell Bruhns, Cunéo und Marcille, Bartels und Rouvière untersucht. Danach soll die Klitoris einen ziemlich eigenen Lymphgefäßapparat besitzen. Die kleinen Lymphstämmchen in Abb. 15 einzuzeichnen, ist technisch nicht möglich gewesen. Oberflächliche Lymphstämmchen finden sich im Praeputium clitoridis; sie stehen mit denen der kleinen Labien in Zusammenhang und ziehen zu den Lgl. inguinales superficiales, in der Regel zur medialen oberen Gruppe derselben. Tiefer gelegene Lymphdrüsen entspringen von einem dichten, in der Glans der Klitoris gelegenen Netzwerk und laufen längs der Dorsalfläche der Klitoris unter häufigen Überkreuzungen zur Vorderfläche der unteren Symphyse, wo sie vor dem Lig. suspensorium clitoridis den Plexus pubicus mit eingelagerten Lgl. pubicae bilden. Von diesem wird die Lymphe laut Cunéo und Marcille nach fünf verschiedenen Richtungen abgeführt: Die am meisten fußwärts gelegenen Lymphstämmchen ziehen, meist drei an Zahl, direkt lateralwärts über die Ursprünge des M. adductor longus und M. pectineus zu den oberflächlichen Schenkeldrüsen. Etwas mehr kranialwärts verlaufen Äste (Truncus inferior) zu den medial von der V. femoralis gelegenen tiefen Leistendrüsen. Ein weiterer Truncus (medius) zieht zur Lgl. profunda von Rosenmüller. Am meisten kranial (Truncus superior) liegt ein Lymphstrang, der in den äußeren Schenkelring eintritt und die Lymphe in eine ventralwärts weit vorgeschobene Lgl. iliaca externa s. inferior ergießt, die an der Medialseite der V. iliaca externa gelegen ist. Ein anderer Lymphstrang legt einen längeren Weg zurück dadurch, daß er sich aus dem Symphysennetz durch den Leistenkanal, unter dem Lig. rotundum, zu einer unmittelbar dorsal vom Lig. inguinale auf der A. iliaca externa gelegenen zweiten Lgl. iliaca externa begibt. Ausnahmsweise können, wie Fälle von Klitoriscarcinom gezeigt haben, hypogastrische oder iliakale Drüsen carcinomatös erkranken, während die Leistendrüsen beiderseits frei bleiben, so daß, offenbar als anatomische Varietät, Lymphgefäße dorthin einen direkten Verlauf nehmen. Rouvière hat vier verschiedene Möglichkeiten desselben nachzuweisen vermocht. In Analogie zum Verlauf der Penislymphgefäße (Küttner) besteht die wichtigste Lymphabfuhr derart in einem, in der Spitze des Schambogenwinkels sich in die Tiefe senkenden und dann lateralwärts ziehenden Lymphgefäß. Die Tatsache, daß die Klitorislymphe unter Umgehung der oberflächlichen und tiefen Leistendrüsen direkt zu den Lgl. iliacae externae und internae abfließen kann, erklärt das, wenn auch seltene Vorkommnis einer durch einen genitalen Primäraffekt ausgezeichneten syphilitischen Infektion ohne nachweisbare Leistendrüsenschwellungen.
— Basset fand nach 20 Injektionen des Praeputium clitoridis stets doppelseitig gefüllte Leisten- und Schenkeldrüsen, und zwar 18 mal der oberen medialen, 12 mal der oberen lateralen, 4 mal der unteren medialen Gruppe, und nach 20 Injektionen in die Glans clitoridis

10mal die Cloquetsche, 19mal (darunter 9mal beiderseits) die mediale retrocrurale und 12mal (darunter 3mal beiderseits) die laterale retrocrurale Drüse gefüllt.

Die größten technischen Schwierigkeiten hat bisher die Darstellung der Lymphgefäße der Bartholinischen Drüse bereitet (Bruhns). Huguier, Martin und Léger, Tarnier (zit. nach Rille und Bruhns) fanden abführende Lymphbahnen innerhalb des Beckens an der Seite von Mastdarm und Scheide. Bonnet aber, dem sich Bruhns bedingt angeschlossen hat, gelang es, von der Umgebung der Glandula Bartholini aus immer nur die oberflächlichen Leistendrüsen, niemals aber die Beckendrüsen zu injizieren. Aus dieser Feststellung folgt, was schon nach der Topographie der großen Vorhofsdrüsen näherliegend war, daß ihre Lymphbahnen im allgemeinen denjenigen der großen und kleinen Labien entsprechen. Daß aber Varietäten im Sinne der erstgenannten Autoren und wahrscheinlich auch Anastomosen und retrograd beschrittene Lymphwege vorkommen, ist wohl anzunehmen, und zwar auch deshalb, weil sich nicht in allen Fällen von akuter Entzündung der Bartholinischen Drüse Leistendrüsenschwellungen nachweisen lassen.

6. Nerven der Vulva.

Die Nervenversorgung der Vulva (Abb. 16) geschieht teils durch spinale, teils durch sympathische Bahnen. Funktionelle Bedeutung hat von ersteren im wesentlichen der N. pudendus internus, der dem 2., 3. und 4. Sakralnerven entstammt und dem Lauf der A. pudenda interna (S. 17) angeschlossen ist. Er entsendet von derjenigen Strecke, die innerhalb der Fossa ischio-rectalis liegt, die Nn. haemorrhoidales inferiores zum untersten Rectum (Pars analis recti), zum Sphincter ani internus und externus und zur Haut des Afters, den N. perineus zum M. bulbo-cavernosus und M. transversus perinei, zur Haut des Dammes und — nach Thomas — auch zu den Bartholinischen Drüsen, endlich die Nn. labiales posteriores zu den hinteren Hälften der großen und kleinen Schamlippen, im wesentlichen deren Hautsensibilität vermittelnd. Von seiner Endstrecke gibt der N. pudendus den nahe am absteigenden Schambeinast, zwischen M. bulbo-cavernosus und ischio-cavernosus bis dicht unter die Symphyse hinziehenden, ziemlich starken und astreichen N. dorsalis clitoridis zum Rücken der Klitoris und den N. profundus clitoridis zum übrigen Teil der Klitoris ab. Beide Nerven laufen vornehmlich in die Nervenendorgane der Klitoris aus und dienen der Vermittlung der Wollustempfindung. Die genaue Kenntnis der Lage des N. pudendus ist auch wichtig für die Pudendus-Anästhesierung, die vor Operationen im Vulvagebiet oder vor der Entbindung ausgeführt wird. W. B. Müller (1908), Walther Ilmer (1910), Sellheim (1910), Egon Pribram (1927) haben diese Methode empfohlen, die sich allgemeiner Anerkennung bisher freilich nicht erfreuen durfte. Nach Sellheim (1910) wird die Injektionsnadel in der Mitte zwischen Anus und Tuber ossis ischii eingestochen, bis zur Innenfläche des aufsteigenden Sitzbeinastes, dem entlang der Nerv verläuft, vorgeführt und hier ein Depot von 10—15 ccm einer 0,5%igen Novocainlösung angelegt. — Die Rr. perineales des aus dem Plexus sacralis und zwar dem S. 1, 2 und 3 stammenden N. cutaneus femoris posterior versorgen außer der medialen Fläche des Oberschenkels und dem Damm auch noch die hinteren Teile der großen Labien und anastomosieren hier mit den eben genannten Nn. labiales posteriores. — Der N. spermaticus externus stammt aus dem N. genito-femoralis, welcher aus den 1. und 2. Lumbalnerven entsteht, auf der Vorderfläche des M. psoas zum Vorschein kommt und medial am Psoas herabläuft. Durch den Canalis inguinalis zieht der N. spermaticus externus, dem oberen Umfang des Lig. teres uteri angeschlossen und somit operative Bedeutung gewinnend, von vorne her zur Haut der großen Labien. — Der N. ilio-inguinalis, dem 1. und 2. Lumbalnerven (Plexus lumbalis) entstammend, verläuft zwischen M. transversus abdominis und M. obliquus internus längs der oberen Wand des Leistenkanals zum äußeren Leistenring und versorgt nach seinem Austritt aus demselben lediglich die Haut des Schambergs und der vordersten Abschnitte der großen Labien (s. S. 43).

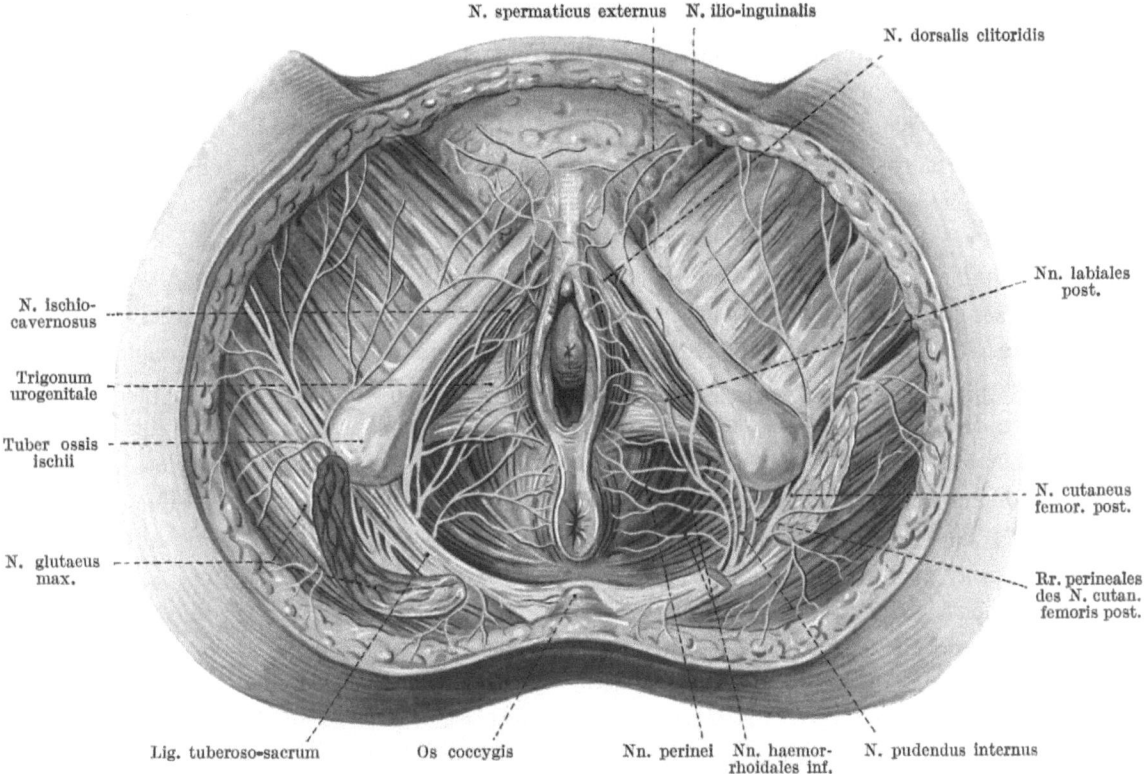

Abb. 16. Nerven der Schamberg-Vulva-Dammregion.
(Kombiniert nach Abbildungen von Leveillé und Hirschfeld [Corning] und Spalteholz.)

Die sympathischen Nervenfasern entstammen teilweise den Sakralteilen der sympathischen Grenzstränge, den Grenzstrangganglien, teilweise dem beiderseits vor der Lumbalwirbelsäule gelegenen Plexus hypogastricus und verlaufen mit den Arterien zu den einzelnen Abschnitten der Vulva. Der Plexus cavernosus clitoridis tritt unter dem Arcus pubis hervor, liegt im Diaphragma urogenitale, und seine Nn. cavernosi clitoridis ziehen zu den Schwellkörpern.

II. Histologische Struktur der äußeren Genitalien.

Die von Haut überzogenen Labia majora entsprechen in ihrem Bau im allgemeinen dem äußeren Integument; doch sind Unterschiede vorhanden. Auf den Außenflächen ist die Haut derber und trockener als auf den in der Schamspalte aneinanderliegenden

Innenflächen. Die Haut ist, histologisch gesprochen, medial mit dünnerer Hornschicht versehen als lateral. Außen finden sich reichlich elastische Fasern, Haare, mit Haarfollikeln verbundene Talgdrüsen, sog. Haarbalgdrüsen, und Schweißdrüsen, die oberflächlicher als an anderen Körperstellen, also nicht im Unterhautzellgewebe, sondern nur wenig tiefer als die Talgdrüsen und die Haarpapillen liegen [Wilhelm Schultze (1898)]. Und zwar besitzt nach C. Ruge schon das Neugeborene zahlreiche gut ausgebildete Talgdrüsen. Je stärker die Entwicklung der Haare, umso besser ist auch diejenige der Talg- und Schweißdrüsen. Beide finden sich auch am Schamberg und an der Plica genito-cruralis (Sappey, Paulet). Auf der medianen Seite der großen Labien sind Schweißdrüsen selten; Haare fehlen meist vollkommen; höchstens überschreitet die Grenze der Haare den Kamm der Labien um einige Millimeter nach innen; die Talgdrüsen stehen hier weiter auseinander und sind weniger voluminös als an der Außenseite; sie münden direkt auf der Hautoberfläche, sind also nicht, wie an den Außenflächen der Labia majora, ausschließlich Anhangsgebilde der Haarbalgmuskeln, sondern sog. freie oder haarlose Talgdrüsen, d. h. solche, die nicht mit voll ausgebildeten Haaren in Zusammenhang stehen. Die Zahl der Glandulae sebaceae auf der Außenseite der großen Labien wurde auch gezählt und von Martin und Léger (1862) mit 20—30, von Wilhelm Schultze (1898) mit 10—20 im Quadratzentimeter bei Erwachsenen, mit ungefähr 60 bei Neugeborenen geschätzt. Nach Carl Ruge (1899) soll vor dem Eintritt der Pubertät eine Neubildung von Talgdrüsen stattfinden. Moraller-Hoehl-Rob. Meyer (1909) schreiben in ihrem „Atlas der normalen Histologie der weiblichen Geschlechtsorgane", daß das Labium majus des neugeborenen Mädchens in den meisten Talgdrüsen noch je ein Wollhaar erkennen lasse, das etwas über die Hautoberfläche hervorrage, und daß auch bei der geschlechtsreifen Frau neben den ausgebildeten Haaren noch einige Lanugohärchen, gewissermaßen als Anhänge der mächtig entwickelten Talgdrüsen, erscheinen. Von anderer Seite konnte letzterer Befund nicht bestätigt werden. Das Innere der großen Labien wird, wie oben bereits erwähnt, von Fettgewebe ausgefüllt, das von starken, mit elastischen Fasern versehenen Bindegewebsbalken in Läppchen geteilt wird.

Die kleinen Labien, die Klitoris, die vestibulare Fläche des Hymen und die Sulci nympho-hymenales (Abb. 17) geben ihrem äußeren Aussehen nach das Bild einer Schleimhaut, zumal sie in der Regel durch Sekrete feucht gehalten werden, und sind gleich der Ober- und Unterlippe mit einer morphologisch zwischen Schleimhaut und Haut stehenden, aber mehr der letzteren gleichenden Epidermis überzogen (Berry Hart u. a.). Sie besteht aus mehrschichtigem Plattenepithel und ist aus dem Ektoderm hervorgegangen. Eine Hornschicht, wie an der Haut, ist zwar vorhanden, jedoch ist sie dünn und zart. Durch die Kernlosigkeit der platten Zellen unterscheidet sich die Schleimhaut der Vulva von derjenigen der Vagina, welch letztere im Stratum corneum kernhaltige Zellen aufweist, so daß man in der Scheide von einer physiologischen Parakeratose sprechen könnte. Das Stratum granulosum ist dünn, besteht nur aus 2—4 Lagen spindliger Zellen, die einen rundlichen Kern und Keratohyalinkörnchen enthalten. Ein Stratum lucidum fehlt völlig; es ist bekannt, daß es nur an Handtellern und Fußsohlen angetroffen wird. Das Stratum Malpighii wird aus ungefähr 10 Lagen polygonaler, durch Intercellularbrücken miteinander verbundener Zellen gebildet. Die tiefsten, kubischen bis zylindrischen Zellen desselben enthalten Pigmentkörnchen, und zwar schon beim Neugeborenen. Sie sind am reichlichsten auf den Außenflächen und den Kanten, in geringerem Grade an den Innenflächen der Nymphen vorhanden; doch sind zuweilen beide, besonders, wenn die kleinen Labien die großen nach außen überragen, in gleicher Intensität und Ausdehnung braun pigmentiert. Bei Negern ist das Pigment schwarz [v. Bischoff (1879) u. a.]. Die Meinungsverschiedenheiten der Histologen und Gynäkologen darüber, ob Klitoris und kleine Labien mehr die Eigenschaften der Haut oder mehr die der Schleimhaut aufweisen, dürften teilweise in der Art des Untersuchungsmaterials begründet sein. Eine Veränderung des Epidermischarakters beider Gebilde im Sinne der Haut wird immer dann eintreten, wenn sie aus der Schamspalte frei hervortreten und somit der Austrocknung ausgesetzt sind — eine Anomalie, die recht häufig und vornehmlich bei hypoplastischer Vulva zur Beobachtung kommt. Umgekehrt wird bei vollkommener Bedeckung der Klitoris und der kleinen Labien durch die Labia majora mehr der Charakter einer feuchten Schleimhaut gewahrt. Dem Eindringen hoher Papillen in die Epidermisdecke verdanken die Nymphen und die Klitoris die rosarote Farbe. Die bindegewebige Grundlage der Nymphe ist fast fettfrei und von zahlreichen elastischen Fasern, Gefäßen, Nerven und Drüsen, nach Gussenbauer (1869), Carrard (1884), Webster (1891), W. Nagel (1894) auch von Bündeln glatter Muskelfasern durchsetzt. Diese letzteren verleihen den Nymphen bisweilen eine gewisse Erektilität, die derjenigen der Brustwarzen vergleichbar ist.

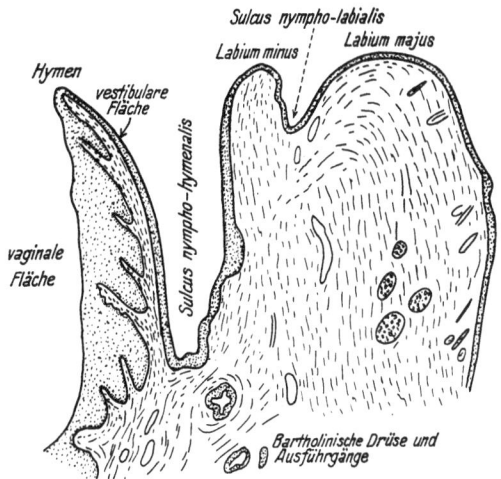

Abb. 17. Querschnitt durch Hymen, Labium minus und majus einer Seite beim Neugeborenen. (Nach Klaatsch.) Man sieht die vaginale, mit Plattenepithel, gleich der Vagina, bekleidete Fläche des Hymen und die vestibulare Fläche desselben, den Sulcus nympho-hymenalis, das Labium minus, den Sulcus nympho-labialis und das Labium majus. In der Tiefe ist die Anlage der Bartholinischen Drüse zu erkennen.

Die Drüsen der kleinen Labien und der Klitoris sind im wesentlichen freie Talgdrüsen, weil Haare in den Nymphen nur höchst selten einmal und dann in rudimentärer Ausbildung (Lanugohärchen) [Paulet, Hecht (1914)], an der Klitoris niemals [Saalfeld (1899), Tandler und Dömény (1899)] gefunden werden. Solche freie Talgdrüsen kommen außer an den Nymphen, der Klitoris und den Innenflächen der großen Labien nur noch an den Übergängen zwischen Analöffnung und Rectumschleimhaut, zwischen Haut und Nasenschleimhaut, am Lippenrot, an den Augenlidern, an der Brust und am Warzenhof des Weibes vor (Stieda). Mit den Talgdrüsen des Vulvagebietes haben sich Wendt (1822), Burckhardt (1835), Kölliker (1850), Martin und Léger (1862), Wilhelm Schultze (1898), Dickinson (1902), Lebram (1903), Delbanco (1905), Hecht (1914) beschäftigt. Die Zahl der Arbeiten und die Genauigkeit der histologischen Untersuchungen scheinen mir in umgekehrtem proportionalem Verhältnis zur wissenschaftlichen und praktischen Bedeutung der Talgdrüsen zu stehen. Die Glandulae sebaceae fehlen noch in den Nymphen der Neugeborenen selbst in ihren Anlagen — im Gegensatz zu den Labia majora —; sie entwickeln sich erst postembryonal. Die ersten Anfänge sind von Hecht im 2.—6., von Martin und Léger im 5.—6., von Wilhelm Schultze im 10. Lebensjahr nachgewiesen worden, und zwar in Form von sprossenartigen, zunächst an den Außen-, erst später an den Innenflächen der Nymphen zu bemerkenden Einsenkungen des Epithels, aus denen sich später zapfen- und geweihartige Verästelungen bilden (Hecht). Von da an nehmen sie an Zahl und Ausdehnung zwar etwas zu, treten reichlich aber erst kurz vor Beginn der Geschlechtsreife auf (Carl Ruge, Martin und Léger). In der Folgezeit lassen sie sich, nach Wendt und Schultze, vorzugsweise auf der Außenfläche, nach Martin-Léger und Lebram auf beiden Flächen der Nymphen in großer Zahl nachweisen. Die Hauptentwicklung zeigen die Talgdrüsen der kleinen Labien infolge von Masturbation und nach Wertheimer (1883) und Carl Ruge (1899) in der Schwangerschaft. Eine Atrophie erfahren sie im höheren Alter. Sie tragen wesentlich zur Bildung des Smegma praeputiale bei (s. S. 9) (Martin und Léger, Disselhorst). Martin und Léger zählten auf 1 qcm 100 Talgdrüsen an der lateralen und 120—150 an der medialen Fläche der Labia minora, hoben zur Unterscheidung gegenüber den Talgdrüsen anderer Körperstellen eine „starke blumenkohlartige Verzweigung" hervor und betonten außerdem, daß sie bei kräftiger Ausbildung als gelbbraune, etwas erhabene Flecken durch die Schleimhaut hindurchschimmern und als hirse- bis hanfkorngroße Gebilde bei der Betastung nachweisbar seien. Es kann keinem Zweifel unterliegen, daß hier die Folgezustände masturbatorischer Exzesse zur Beobachtung und histologischen Untersuchung gelangt sind. Gleiches hätte ich zu ähnlichen Arbeiten von Delbanco u. a. zu bemerken. Wer also künftig noch Lust zu Untersuchungen über die Talgdrüsen der Vulva verspürt, müßte, wenn er normale anatomische Befunde erheben will, zuvor anomale sexuelle Einflüsse jeder Art ausschließen. Auch hier ist die Erkenntnis durch die Ungleichheit der Voraussetzungen, allgemeiner gesagt, der Versuchsbedingungen beeinträchtigt worden.

Als atypische Lokalisation der Glandulae sebaceae im Vulvagebiet erwähne ich Talgdrüsen im Praeputium clitoridis, nahe dem Hymen und am Mons pubis. Sie wurden von Boyd-Rob. Meyer (1909) häufig auf dem äußeren, in 4—5% ihrer Fälle auch auf dem inneren Präputialblatt, dagegen niemals auf der Oberfläche der Glans, von Gustav Klein (1895) einmal unter 30 Fällen dicht kranialwärts vom Hymen, von Pincus und Kyrle (1913) am Mons pubis, hier aber in ganz kleinem rudimentärem Format und nur aus 3—4 Zellen bestehend, angetroffen. Saalfeld (1899), sowie Tandler und Dömény (1899) konnten bei Embryonen und Neugeborenen an der Klitoris und ihrem Praeputium Talgdrüsen niemals nachweisen.

Schleimdrüsen finden sich in den kleinen Labien da und dort verstreut und nicht konstant [Rob. Meyer (1901), Lebram (1903), Nikolaus Temesvary (1924)]. Sie sind teils auf frühembryonale Verlagerungen der paraurethralen Vorhofsschleimdrüsen, teils, nach Rob. Meyer und L. Pick, auf das Entoderm des Urogenitalsinus zu beziehen. Lebrams Untersuchungen ergaben, daß die Schleimdrüsen erst postembryonal angelegt werden, und zwar an der Außenseite der Nymphen in den ersten Lebensmonaten, an der Innenseite Ende des 2. Jahres, und daß ihre Reifung erst gegen Ende des 3.—6. Lebensjahres stattfindet.

Einzelne Schweißdrüsen sind von Webster in den vorderen Abschnitten der kleinen Labien — im Gegensatz zu negativen Angaben von Wertheimer (1884), Ballantyne (1888), Nagel (1894), Rabl (1901), v. Kölliker (1902) — sowie auf dem äußeren Blatt des Praeputium clitoridis und an der Umschlagfalte nachgewiesen worden.

Eine besondere Differenzierung im Relief an der Innenfläche der kleinen Schamlippen hat Lipschütz (1924) festgestellt (Abb. 18). Im Gegensatz zur Außenfläche ist sie nicht glatt, sondern durch eine schon von Hart (1882) beschriebene feine, beim stehenden Weib fast sagittal verlaufende Linie, die Hartsche Leiste, — mit welcher offenbar die „weiße Linie" von Ballantyne (1888) identisch ist — haarscharf in einen distalen, der Kante zu gelegenen gröberen, mehr oder weniger pigmentierten, mit Talgdrüsen versehenen Teil, die „Talgdrüsenzone", und in einen proximalen, eine glatte, weiche, zarte und glänzende Schleimhaut tragenden Abschnitt, die „Papillenzone" geschieden. Die Talgdrüsenzone ist meinen Erfahrungen nach nur bei Masturbantinnen zu beobachten. Die Papillenzone ist ausgezeichnet durch viele kleinste weiße, warzenähnliche Erhabenheiten, die meist den rötlich-gelben Ton der übrigen Schleimhaut, zuweilen auch eine bräunliche, meinen eigenen Beobachtungen nach gelblichweiße Färbung zeigen. Lipschütz bezeichnet sie als „Geschlechtspapillen" oder „Wollustpapillen", weil er ihnen die Vermittlung geschlechtlicher Sinneseindrücke beimißt und sie daher als „reizempfangendes Wollustorgan" der Klitoris an die Seite stellt. Nicht nur bezüglich der Form, Farbe und Konsistenz, sondern vor allem der Zahl der Papillae genitales nach fand er beträchtliche Unterschiede. Zuweilen waren etwa 100 dicht nebeneinander gelagert, so daß sie „dem tastenden

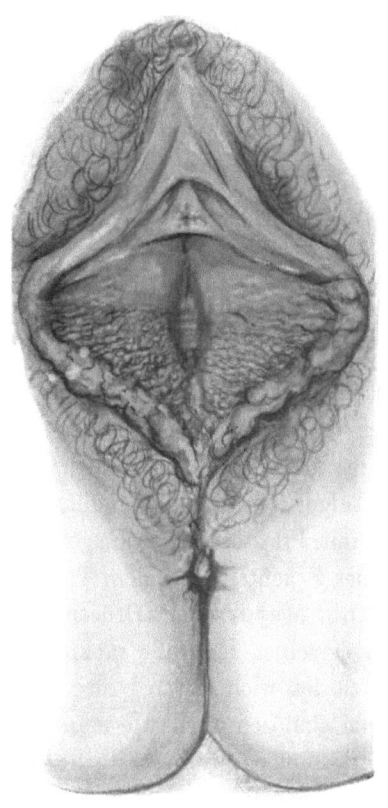
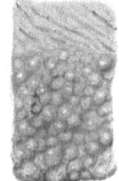

Abb. 18. Innenfläche der kleinen Labien mit ihrer Differenzierung in die zarte rosafarbige Papillenzone und die braun gefärbte, wie gekörnt aussehende Talgdrüsenzone. Trennung beider durch eine scharfe Linie, die sog. Hartsche Leiste. Das Bild daneben gibt einen Ausschnitt der Grenzpartie bei Lupenvergrößerung wieder. Die Knötchenbildungen entsprechen den Talgdrüsenhypertrophien. Außerdem erkennt man die masturbatorische Ausziehung der beiden Nymphen. Das Bild ist einer 19jährigen Deflorata mit sexueller Neurasthenie und kleincystischer Degeneration der Ovarien entnommen.

Finger das Gefühl einer leicht unebenen chagrinierten Oberfläche" darboten; andere Male waren sie sehr spärlich vorhanden. Lipschütz hat die Gebilde entwicklungsgeschichtlich und bei Frauen der verschiedensten Lebensalter, sowie vergleichendanatomisch bei Tieren untersucht. Aus den in Einzelheiten im Original nachzusehenden Ergebnissen sei erwähnt, daß sich erst vom 12. Lebensjahr an die Hartsche Leiste, sowie die Papillar- und Talgdrüsenzone nachweisen lassen, und zwar zunächst nur mikroskopisch dadurch, daß Retezapfen im Corium vordringen und sich dabei gabelförmig teilen. Eine deutliche Ausbildung ist erst von der Pubertät an vorhanden, doch durchaus nicht konstant. Um sie zu erkennen, wird man sich am besten des Vergrößerungsglases bedienen.

Eine von den Talgdrüsen gänzlich verschiedene Art von Drüsen, die zufolge ihrer knäuelartigen Anordnung und ihres langen Ausführkanales morphologisch den Schweißdrüsen, infolge ihrer den Schleimdrüsen analogen Beschaffenheit und der Schleimsekretion den Bartholinischen Vorhofsdrüsen ähneln, sind auffallend tief in der Klitoris gelegen, münden mit langen Drüsenkanälen beiderseits symmetrisch in den hintersten Teilen des Saccus praeputialis und stehen in enger Beziehung zu den Corpora cavernosa des Klitorisschaftes [Rob. Meyer (1901) und Boyd (1909)]. Sie sind als Klitoris-Präputialdrüsen oder Robert Meyersche Drüsen zu bezeichnen und als rudimentäre akzessorische Geschlechtsdrüsen aufzufassen. Obwohl man somit annehmen sollte, daß sie gerade bei Säugetieren vorhanden seien, konnte sie Boyd bei Kaninchen, Meerschweinchen, Ratten, Katzen, Hündinnen und Affen nicht nachweisen. Robert Meyer hat diese Drüsen zuerst bei Feten und Neugeborenen unter 60 Fällen 10mal = in 16,6%, Boyd im geschlechtsreifen Alter in 66,6% festgestellt. Diese Befunde sind auch deshalb bemerkenswert, weil analoge Forschungen, die in früherer Zeit nach Drüsen in der Klitorisgegend bei Feten und Erwachsenen vorgenommen wurden (Saalfeld, Tandler und Dömény), völlig negative Ergebnisse gehabt hatten.

Endlich wurden sog. Tysonsche Drüsen s. Glandulae praeputiales am inneren Blatt der Vorhaut und des Frenulum und in der Eichel der Klitoris beschrieben, die von den einen als Talgdrüsen, von den anderen — und das ist im allgemeinen als richtig zu bezeichnen — als mit Pflasterepithel ausgekleidete Krypten oder Lakunen aufgefaßt werden. Es liegt meines Erachtens in einem Teil der Fälle aber auch nahe, in ihnen Ausführungsgänge der Rob. Meyerschen Drüsen zu erblicken, zumal Rob. Meyer und Boyd die Öffnungen derselben in große sackförmige Krypten beschrieben haben.

Wir gehen über zu den wichtigsten Drüsen: den Glandulae Bartholini (Abb. 19). Sie haben den Bau von acinösen oder, wie man heute wohl sagt, von zusammengesetzten alveolo-tubulösen Drüsen und erinnern weitgehend an die Speicheldrüsen und die Drüsen der Cervix uteri. Sie werden durch Septen von Bindegewebe, das reichlich Gefäße und Nerven, auch glatte und quergestreifte Muskelfasern enthält, in einzelne Abschnitte zerlegt. Die Endkammern der Drüsen, die Drüsenlappen oder Acini, weisen eine Bekleidung mit hohen Cylinderepithelzellen auf, die einen mit dem größten Durchmesser in der Richtung der Basalmembran s. Stützmembran gestellten, fast in Berührung mit derselben liegenden sog. „basalständigen" Kern [Stricker (1871), Frey (1871), Langerhans (1874), Sappey (1879), Sinéty (1880), Stöhr (1887), Thomas (1905)] und reichliches, sehr helles Protoplasma enthalten und sich in der Sekretionsphase in schleimproduzierende Becherzellen umwandeln. Die Drüsenläppchen senden, ähnlich den Gangverästelungen im Pankreas, die kleinen „präglandulären Ursprungskanälchen" aus, die eine einfache Schicht niedriger Cylinderzellen tragen. Sie gehen in die „Sammelröhrchen" mit zweireihigem Cylinderepithel über, deren Zellen einen ovalen, längsgestellten Kern zeigen. Eine Gruppe dieser vereinigt sich zum Hauptausführungsgang, der im allgemeinen ein dreireihiges Cylinderepithel trägt. Dieser erfährt dicht vor seinem Abgang aus der Drüse eine bauchige Erweiterung, Ampulle oder Sinus (Henle, Rüdiger, Bergh, Huguier, Sinéty, Melnikoff), die Henle für einen temporären Sekretbehälter, vergleichbar der Harnblase, erklärte, und zeigt nahe seiner Mündung in das Vestibulum, welche die engste Stelle des Ganges darstellt, ein dem Vorhof analoges geschichtetes Plattenepithel [Nagel (1896), Colombini (1899), Heinrich Bayer (1908), Moraller-Hoehl-Rob. Meyer (1909)]. Nach einigen Untersuchern soll der Duktus in seiner ganzen Ausdehnung mit kleinen schlauchförmigen (tubulösen) Schleimdrüsen versehen sein, die ihr Sekret ihm unmittelbar zuführen (Sinéty). Und in der Tat habe ich in meinen Präparaten an mehreren, relativ weit voneinander entfernt liegenden Stellen des Ausführungskanals kleine Drüschen einmünden sehen. Melnikoff (1923), der neueste Untersucher der Bartholinischen Drüsen, berichtet davon nichts. Die distale Verengerung, sowie der Durchtritt

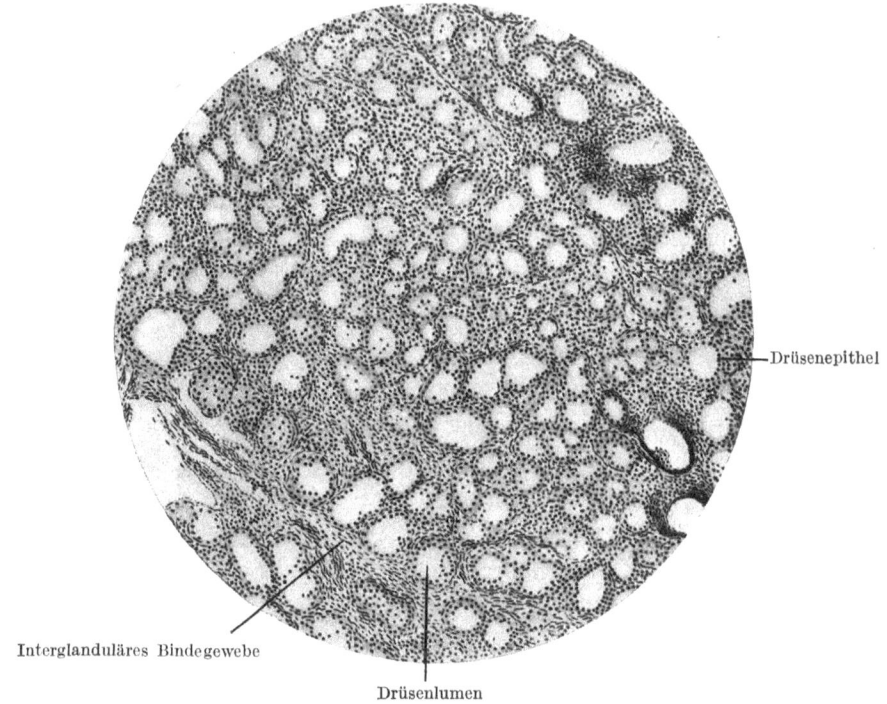

Abb. 19. Sezernierende Bartholinische Drüse einer geschlechtsreifen Frau.
(Nach Moraller-Hoehl-Rob. Meyer, 1909.)

des Hauptausführungsganges durch die dicht unter der Schleimhaut liegende Brocasche Fascie (s. S. 5) erklären die Disposition des Bartholinischen Ausführungsganges und der Drüse zur Cystenbildung (S. 439). Durch die Häufigkeit solcher Cysten scheint mir die Angabe von J. Thomas (1905), daß der Ausführungsgang von derbem, wenn auch mit zahlreichen elastischen Fasern versehenem Bindegewebe umgeben sei, nicht gerade gestützt zu werden.

Die Glandulae vestibulares minores sind histologisch kleine, teils einfache, teils fingerförmig verzweigte, den Bartholinischen Drüsen ähnelnde Schleimdrüsen mit meist kurzen Ausführungsgängen. Sie sind mit dem gleichen Cylinderepithel ausgekleidet.

Die Skene-Schüllerschen Paraurethralkanäle tragen ein der Urethra analoges Übergangsepithel [Näheres darüber s. bei Schüller (1883)].

Der Hymen besteht histologisch aus einer ziemlich dünnen, auf der Außen- und Innenfläche mit mehrschichtigem Plattenepithel überzogenen Membran. Das Pflasterepithel der vaginalen Fläche ist die unmittelbare Fortsetzung des Scheidenepithels, das der Außen- oder Vestibularfläche die Fortsetzung des Vestibulumepithels (Abb. 17). Das Bindegewebe ist locker, arm an Muskelfasern, reich an Blut- und Lymphgefäßen, Nerven und Nervenendkörperchen, sowie an feinen elastischen Fasern, die sich vielfach durchflechten und papillenähnliche Sprossen bis an das Epithel vortreiben. Auf der äußeren Fläche des Hymen können lakunen- und drüsenähnliche Epitheleinsenkungen vorkommen [Moraller-Hoehl-Rob. Meyer (1912)]. Genaueres siehe bei Gellhorn (1904).

In den Seitenteilen des Hymen, neben den caudalen Enden der Müllerschen Gänge bzw. der Vagina, lassen sich die Ausmündungsstellen persistierender Wolff-Gartnerscher Kanäle s. Gänge nachweisen. Sie haben nach van Ackeren (1889) und Rob. Meyer (1908) mit den benachbarten Skeneschen Paraurethralgängen nichts zu tun. Gustav Klein (1897) und Groschuff haben zuerst bei einem $4^1/_2$ monatigen Fetus, dann Klein und Bollinger bei neugeborenen und ausgewachsenen Schweinen, Klein endlich bei neugeborenen Mädchen den ganzen Verlauf des Wolffschen Ganges in ununterbrochenen mikroskopischen Schnittserien verfolgen können. Beim Schwein hat Bollinger den Gartnerschen Gang sogar makroskopisch bis zum Sinus urogenitalis präpariert. Danach läuft er vom Wolffschen Körper (Parovarium) durch das Lig. latum dicht neben oder in der Seitenkante des Uterus, dann, im Bogen über das Scheidengewölbe hinwegziehend, entlang der ganzen Vagina bis in den Hymen hinein, in dem er nach der Symphyse zu aufbiegt und nahe dem freien Hymenrand, bald an dessen Außenblatt, bald etwas mehr lateral näher dem Sulcus nympho-hymenalis, ausmündet. Nach Moraller-Hoehl-Rob. Meyer ist der Epithelbelag des Gartnerschen Kanals im Hymen und in der Vagina ein äußerst wechselvoller; er ist bald einschichtig, bald vielschichtig, bald besteht er aus hohem Zylinderepithel, bald aus kubischem oder hohem Plattenepithel; zuweilen liegen diese Epithellager dicht nebeneinander oder greifen gar schroff ineinander über. „An der Mündung reicht der Kanal unvermittelt an das Plattenepithel des Vestibulum heran und durchsetzt letzteres mit einer eigenen, sehr flachen, endothelähnlichen Bekleidung; oder das Vestibulumepithel senkt sich dem Kanal entgegen und hält die trichterförmige Mündung besetzt."

Der anatomische Aufbau des Netzwerkes des Rete Malpighii der Haut und Schleimhaut der großen und kleinen Labien ist von Loewy (1899) im Vergleich zu demjenigen des Integuments anderer Körperstellen untersucht worden. Nach dem Vorgang von Blaschko und Philippson hat er instruktive Flächenbilder der dem Corium zugewendeten Unterfläche des Rete Malpighii mittels künstlicher Trennung der Epidermis vom Corium gewonnen (24stündiges Einlegen der Haut in $^1/_3\%$ige Essigsäure bei konstanter Temperatur von 37^0). Der Aufbau des Leistensystems des Rete Malpighii erwies sich in den Nymphen und der Klitoris als ein so eigenartiger und charakteristischer, daß aus dieser Konfiguration des Rete ohne weiteres auf seine Zugehörigkeit zum Labium minus geschlossen werden konnte. Während die großen Labien ein regelmäßiges Netzwerk mit ziemlich weiten Maschenräumen, kräftig entwickelten Längsleisten und schwächeren Querleisten bei häufigem Kreuzen und Schlängeln der ersteren zeigten, fand er in den kleinen Labien die Maschenräume sehr eng und spärlich, die Leisten vielfach kreis- oder rosettenförmig angeordnet und so zu „Leistenzentren" zusammenlaufend, sowie einen auffallenden Reichtum an Papillen nach Zahl und Form. Daraus durfte, da die Papillen die Hauptträger der nervösen Endapparate der Haut darstellen, von vornherein auf einen sehr großen Reichtum der Klitoris und der kleinen Labien an nervösen Elementen geschlossen werden.

Die Nervenversorgung des äußeren Genitale ist besonders an Klitoris und kleinen Labien untersucht worden, in neuester Zeit von Ohmori (1924) im physiologischen Institut von Kolmer-Wien, der mit mannigfachen Methoden der Vitalfärbung und der Silberimprägnation bei Menschen und Tieren der verschiedensten Lebensalter in sehr exakter Weise gearbeitet hat. Nur über das Verhalten der Nervenfasern zu den Bartholinischen Drüsen und zu den kleinen Vorhofsdrüsen fehlen noch Untersuchungen.

Übereinstimmend haben alle histologischen Forschungen einen sehr beträchtlichen Nervenreichtum der Klitoris ergeben, der mindestens demjenigen aller feinstfühlenden Hautstellen entspricht. Er erklärt die große Empfindlichkeit des Kitzlers, die nach Webster diejenige der großen Labien und des Praeputium clitoridis um das Vierfache übertreffen soll. Nach ihm betrug die Distanz zweier Nadelspitzen, die eben noch empfunden wurde, am Praeputium clitoridis 1, an den Nymphen 1,25, an den Labia majora 4,0 mm.

Die im wesentlichen dem N. clitoridis und dem N. pudendus zugehörigen markhaltigen und marklosen sensiblen Nervenfasern enden in der Vulvaschleimhaut teils als dickere Stränge, teils in feinere, oft spiralig verlaufende Fasern, die sog. Terminalfasern aufgeteilt. Diese letzteren bilden dicht unter dem Epithel der Papillen ein baumförmig-flächenhaftes Netzwerk: „subepithelialer Plexus" — Dogiel, das zuweilen mit Varicositäten (Ruffini, Sfameni) versehen ist; oder sie dringen bis in die Epidermis, sogar bis in die obersten Schichten derselben, als sog. „freie intraepitheliale Nervenendigungen" (Köstlin, Worthmann, Ohmori) oder als „freie interepitheliale Endigungen" (Ohmori) vor; oder — und das ist am äußeren Genitale das häufigste — sie schlingen sich knäuelförmig um ein zentrales Körperchen, eine besondere Tastvorrichtung, herum und bilden dann die verschiedenen Formen der periphersten Nervenendapparate oder Nervenendorgane, welche die Histologie an kompliziert gebauten Hautgebieten unterscheidet, und die sich durch eine spezifische Gewebsmasse, den sog. Innenkolben auszeichnen.

Die Meißner-Wagnerschen Tastkörperchen, Endkolben s. Endkörperchen finden sich nach Carrard (1884), Webster (1891), Sfameni (1901) und Ohmori (1924) in der Klitoris, den kleinen und großen Labien und sind von der Pubertät an bis ins hohe Alter nachweisbar (Ohmori). Sie sind durch ihre oberflächliche Lage in der Spitze, selten auch in der Basis der Hautpapillen, durch ihre an Tannenzapfen erinnernde Ellipsoidform und durch eine Querstreifung charakterisiert, welche auf spiralige, in der Querrichtung ausgezogene Windungen und netzförmige Verbreiterungen der Achsenzylinder (Retikularen) mit hier liegenden Tastzellen zu beziehen ist. — Im Stratum subpapillare reticulare und in der bindegewebigen Matrix des submukösen Gewebes von Klitoris und kleinen Labien finden sich die als Krausesche Tastkolben, Endkolben, Tastscheiben oder Kolbenkörperchen bezeichneten knopf- oder plättchenartigen Verbreiterungen der terminalen Nervenfäserchen [Krause (1866), Bense (1868), Kölliker, E. Klein (1871), Carrard (1884), J. C. Webster (1891), Sfameni (1902), Ohmori (1924)]. In der Mitte zwischen Meißnerschen Tastkörperchen und Krauseschen Endkolben stehen Nervenendkörperchen, die Carrard ebenfalls beschrieben hat.

Im Stratum papillare und reticulare des Corium, in der Subcutis der kleinen Labien und der Klitoris, in der Albuginea des Plexus cavernosus des Kitzlers, sowie in der Subcutis der Labia majora trifft man die größten unter allen sensiblen Nervenendapparaten, die Vater-Pacinischen Lamellenkörperchen, jene elliptischen Gebilde von lamellärem Bau, in denen die Verzweigungen der Nerven mit knopfförmigen Anschwellungen enden, in allen Lebensaltern, auch schon im 1. Jahre an [Kölliker (1848), Schweigger-Seidel (1866), Frey (1867), Webster (1891), Klein (1894), Sfameni (1902), Ohmori (1924)]. Wenn ich die in der Literatur niedergelegten Beobachtungen richtig interpretiere, so liegen diese Körperchen in der Klitoris und in den Nymphen mehr nach der Schleimhautoberfläche zu als an anderen Körperstellen, wo sie nur in der tiefen Lage des Corium (Stratum reticulare) und im Subcutangewebe angetroffen werden. — Die Golgi-Mazzonischen Körperchen (Abb. 20), die als Varianten der Vater-Pacinischen aufgefaßt werden, fand Ohmori ziemlich reichlich von den ersten Lebensmonaten an bis ins Greisenalter in der Albuginea der Klitorisschwellkörper und in diesen selbst, besonders an den proximalen Teilen, den Ansatzstellen derselben am Becken, seltener in der Haut der Klitoris und ihres Praeputiums und der kleinen Labien. — Im Stratum papillare der Klitorisschleimhaut, dicht unter der Papillenoberfläche, haben Sfameni und Ohmori die elliptischen oder keulenförmigen Ruffinischen Körperchen s. Spindeln (Abb. 21) festgestellt. Sie sind nach Ohmori selten, immerhin aber bereits bei 2 Monate alten Mädchen anzutreffen. Sfameni hat auch Übergangsformen zwischen Ruffinischen und Meißnerschen Körperchen beschrieben.

Als „Genitalnervenkörperchen" (Abb. 22) sind von W. Krause (1866), als „Wollustkörperchen" von Bense (1868) Nervenendorgane besonderer Art entdeckt worden. Ihre Existenz ist von Schwalbe (1886), Retzius (1890), Dogiel (1893), v. Ebner, Ruffini (1898), Sfameni (1902), Dahl (1916), Szymonowicz (1921), Fr. Chr. Geller (1922), Ohmori (1924) bestätigt worden. Aber obwohl man gerade Dogiel sehr verdienstvolle Studien über sie zu verdanken hat, darf man sie doch nicht, wie vielfach in der Literatur geschieht, nur nach ihm benennen. Sie müssen gerechterweise als Krause-Dogielsche Genitalnervenkörperchen bezeichnet werden. (Auch meine ich, daß es nicht angeht, mit Dogiel und Dahl alle die verschiedenen Endorgane, die wir eben kennengelernt haben, mit dem Sammelnamen „Genitalnervenkörperchen" zu belegen.) Diese sind in den kleinen Labien, nach Lipschütz vornehmlich in den Geschlechtspapillen innerhalb der sog. „Papillarzone" und hier meist Blutcapillaren angelehnt, gelegen und finden sich noch viel zahlreicher in der Klitoris und ihren Teilen. In den großen Schamlippen wurden sie nach allgemeiner Angabe, auch nach Dahl-L. R. Müller, stets vermißt. Bei Neugeborenen sind sie noch nicht angelegt. Ihre Entwicklung setzt meist Ende des 1. Lebensjahres ein, und erst mit der Geschlechtsreife, also offenbar unter dem Einfluß von Ovarialhormonen, gelangen sie zur vollen Ausbildung (Ohmori). Die Genitalnervenkörperchen erscheinen als recht verschieden gestaltete ovale oder rundliche, spindel-, walzen- oder maulbeerförmige Gebilde, die teils in den Papillen, vorzugsweise aber im subepithelialen Bindegewebe unterhalb der Basis der Papillen oder tiefer im Corium gelegen sind (Krause, Ohmori u. a.) und sich, sofern sie tiefer liegen, durch eine bindegewebige Hülle vom Nachbargewebe abgrenzen (Dahl-L. R. Müller). Sie zeigen sich von Bindegewebszellen, nach einigen Untersuchern von einer feinkörnigen, aber kernlosen Masse, durchsetzt und werden von feinsten, meist markhaltigen, seltener marklosen Nervenfäserchen in knäuel- oder achterförmigen Touren umsponnen, die dann intrakapsulär eindringen. Ein Teil von ihnen ist mit gelappten Endkolben, einem weiteren besonderen Typus von Nervenendigungen, der an den übrigen Körperstellen nicht vorkommt, versehen; ein anderer Teil zeigt Übergänge zu den Meißnerschen

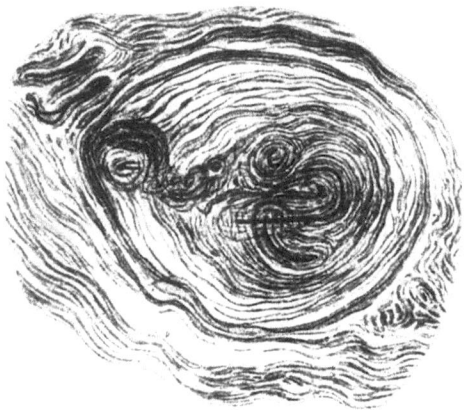

Abb. 20. Golgi-Mazzonisches Körperchen aus dem Schwellkörper der Klitoris eines 2 Monate alten Mädchens. 500 : 1.

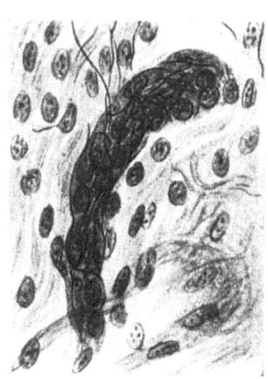

Abb. 21. Kleines Ruffinisches Körperchen aus dem Bindegewebe der Klitoris eines 16jährigen Mädchens. 800 : 1.

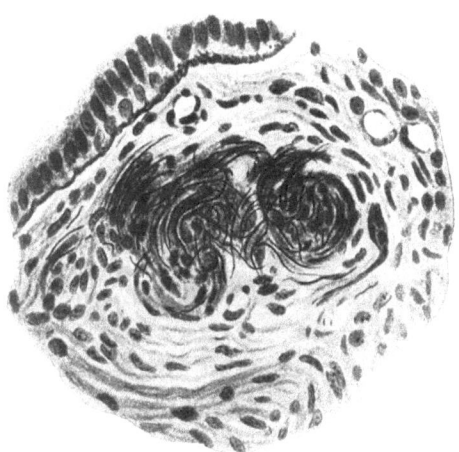

Abb. 22. Genitalkörperchen aus der Klitoris eines 16jährigen Mädchens. 600 : 1.

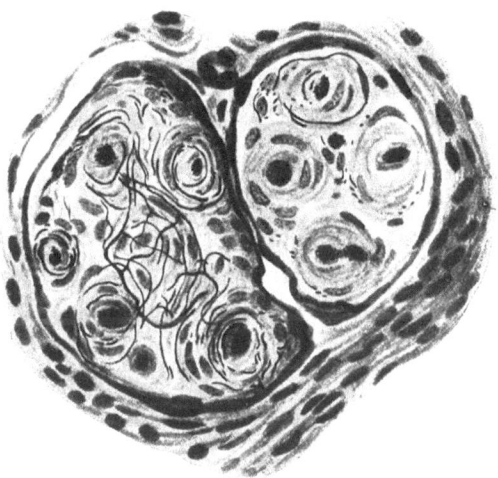

Abb. 23. Timofeewscher Fadenapparat auf dem Querschnitt eines Genitalkörperchens aus der Klitoris eines 5 monatigen Mädchens.

(Nach Ohmori.)

Körperchen, ohne die für diese charakteristische Verbreiterung der Achsenzylinder in Form von Retikularen und deren Beziehungen zu Tastzellen aufzuweisen (Ohmori). Auch zu den Vater-Pacinischen Körperchen soll es fließende Übergänge geben. Sfameni hat zuweilen eine Hautpapille durch eine unregelmäßige rosenkranzähnliche Reihe von Knöpfchen erfüllt gesehen.

Dahl fiel auf, daß die Genitalnervenkörperchen der kleinen Labien im allgemeinen oberflächlicher und näher den Hautpapillen liegen als die der Klitoris und umgekehrt, daß sie in der Klitoris mit zunehmender Gewebstiefe zahlreicher werden. Fr. Chr. Geller fand die Genitalnervenkörperchen meist dicht an Capillaren angelagert oder von einer feinen Capillare umschlungen, und diese innige topographische Beziehung besteht nach Ohmori auch für die Vater-Pacinischen und Golgi-Mazzonischen Körperchen. Man könnte daraus eine funktionelle Bedeutung vermuten: entweder in der Weise, daß eine peripher oder in den Zentralorganen ausgelöste Reizung der Genitalnervenkörperchen gleichzeitig eine Blutüberfüllung der Capillaren herbeizuführen vermöchte, oder daß — wie Geller meint — eine vorhandene Hyperämie der Capillaren die Reizbarkeit der Nervenendkörperchen steigern würde. — Endlich sei bemerkt, daß an den Genitalnervenkörperchen, sowie an den Golgi-Mazzonischen und Vater-Pacinischen Körperchen Ohmori die Umspinnung durch zarte Nervenfäserchen, den sog. Timofeewschen Fadenapparat nachzuweisen vermochte (Abb. 23). — Sehr schöne, lehrreiche Zeichnungen und Mikrophotogramme der Genitalnervenkörperchen haben Carrard (1884), Dogiel (1891) und vornehmlich Sfameni (1904), Dahl (1916) und Ohmori (1924) gegeben. In diesen Arbeiten ist auch über die Färbungsmethoden nachzulesen.

Die histologische Struktur der einzelnen Abschnitte des äußeren Genitale in den verschiedenen Lebensaltern und Funktionsstadien: bei Neugeborenen und Kleinkindern, in der Pubertät, bei der geschlechtsreifen Frau, in Gravidität, Wochenbett und Klimakterium haben vor allem Moraller-Hoehl-Rob. Meyer (1909) beschrieben, auf deren monographische Bearbeitung ich verweise. Sie stimmen darin überein, daß für die Schwangerschaft eine Vergrößerung der Talgdrüsen, eine beträchtlichere seröse Durchfeuchtung des Bindegewebes, eine sehr viel stärkere Injektion der Blut- und Lymphgefäße und eine vermehrte Zunahme des Pigments in den unteren Schichten des Rete Malpighii charakteristisch ist. Im Wochenbett vollzieht sich eine Rückbildung dieser Veränderungen. Zur Zeit der Menopause beginnt in den Talgdrüsen eine Atrophie, durch die sie im höheren Alter verschwinden. Nach Veränderungen der Nervenendapparate des Vulvagebiets in der Schwangerschaft ist noch nicht gesucht worden; viel würde dabei freilich kaum herauskommen, wenn man sich der dürftigen Ergebnisse an den Frankenhäuserschen Paracervicalganglien erinnert. Daß ihr Ausbildungsgrad in den verschiedenen Lebensaltern von Ohmori verfolgt worden ist, daß die Genitalnervenkörperchen erst im postfetalen Leben, ungefähr vom 1. Lebensjahr an, zur Ausbildung gelangen, während alle übrigen Nervenendapparate auch beim Neugeborenen schon leidlich gut entwickelt sind, daß die Vater-Pacinischen, Golgi-Mazzonischen und Genitalnervenkörperchen eine beträchtliche Vermehrung von der Pubertät an erfahren, wurde bereits bemerkt. Eine senile Rückbildung der Nervenendapparate ist noch nicht nachgewiesen. Ohmori hat sie alle noch bei Greisinnen gefunden.

Mit der feineren Struktur der Arterien und Venen an der Basis der großen und kleinen Labien, also vor ihrer Verzweigung, hat sich Golowinski (1906) beschäftigt. Nach ihm sollen sich beide Gefäße durch starke Entwicklung der muskulären Media, Einschaltung einer besonderen Schicht von zirkulär verlaufenden glatten Muskelfasern zwischen Media und Adventitia und polsterartig in die Lichtung vorspringende Intimaverdickungen auszeichnen. Die Wülste der Venenintima, die im allgemeinen longitudinal verlaufen und viel reichlicher als in den Arterien vorhanden sind, sollen bei der Kontraktion einen vollkommenen Verschluß der an der Basis der Labien gelegenen Venenabschnitte und damit eine Blutstauung im peripheren Gebiet herbeiführen können. Über die Bedeutung der Intimaverdickungen in den Arterien äußerte sich Golowinski nicht. In den Arterien und Venen der Bulbi vestibuli konnte er die Intimapolster nicht finden; er meinte, daß solche Verschlußvorrichtungen in den abführenden Venen der Vorhofzwiebeln nicht nötig seien, weil sie durch die Mm. bulbo-cavernosi hindurchtreten und durch deren Kontraktion verschlossen werden könnten.

III. Entwicklungsgeschichte der äußeren Genitalien.

Die embryonale Entwicklung der äußeren Geschlechtsorgane makro- und mikroskopisch genau studiert zu haben, ist das Verdienst zahlreicher Forscher, unter denen v. Kölliker (1884), Tourneux (1889), Retterer (1890), W. Nagel (1891), Keibel (1896), Rob. Meyer (1901), Oskar Hertwig (1906), Otis (1906), W. Felix (1911), Bonnet (1912), Szenes (1924), W. Lubosch (1925), Henneberg (1926) genannt seien. Zu bedauern ist, daß in diesen Arbeiten die

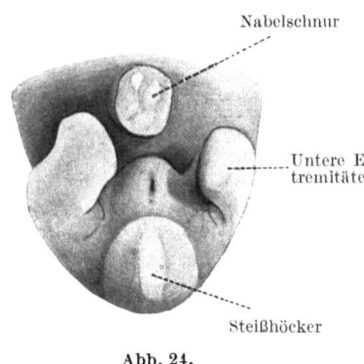

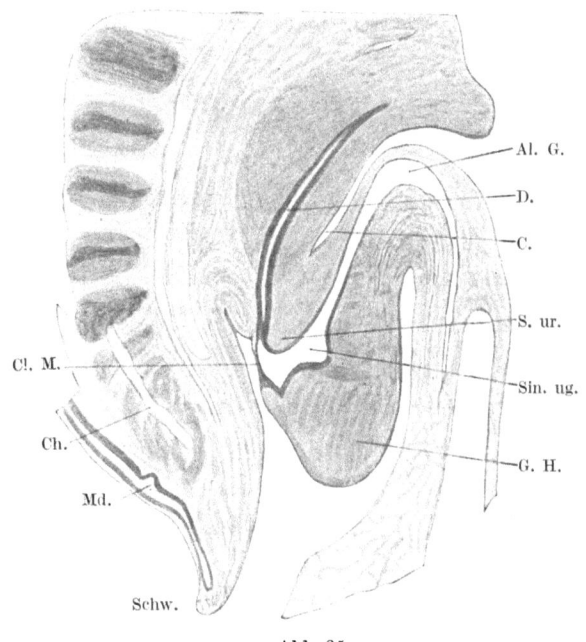

Abb. 24.   Abb. 25.

Abb. 24. Caudales Körperende eines 18 mm langen Embryo mit dem unpaaren Kloaken- s. Genitalhöcker und dem Ostium urogenitale primitivum (sexuell indifferente Anlage). (Nach einem Lichtbild von Rob. Meyer-Berlin.)
Abb. 25. Sagittalschnitt durch das Beckenende eines Embryo von 13 mm Scheitel-Steiß-Länge. (Nach Keibel.) Das Bild zeigt, wie der Sinus urogenitalis (Sin. ug.) durch das caudalwärts herunterwachsende Septum urorectale (S. ur.) beinahe die Kloakenmembran (Cl. M.) erreicht hat, wodurch eine vordere Urogenitalmembran, die Verschlußplatte des Urogenitalsinus, und eine hintere Analmembran, die den After bedeckt, geschaffen wird. G.H. Genitalhöcker; D. Darm; Al. G. Allantoisgang; C. Coelom (zukünftige Excavatio recto-uterina); Ch. Chorda; Md. Rückenmark; Schw. Schwanz.

Keimlinge bald in Gesamtlänge oder größter Länge, bald in Rumpflänge, bald in Scheitel-Steißlänge, bald in Nackenlänge, bald in Ursegmentpaaren angegeben worden sind, was die Beurteilung der einzelnen Entwicklungsstadien nicht gerade erleichtert, und daß fast jeder Forscher — ähnlich wie der Dermatologe bei den Hautkrankheiten — eine eigene neue Bezeichnung für die einzelnen Gebilde zu wählen beliebte.

Als erste Anlage des äußeren Genitale erscheint beim menschlichen Embryo von 10 mm größter Länge — nach Rob. Meyer schon bei 7 mm — am hinteren (caudalen) Körperende eine Vorwölbung, welche durch Wucherung des seitlich vom sagittalen Kloakenspalt gelegenen Mesenchyms entsteht: der unpaare Kloakenhöcker s. Genitalhöcker (Abb. 24). Fleischmann bezeichnet ihn als Phallo-Perinealhöcker, Andersson als Ano-Urogenitalhöcker, Henneberg als Genito-Perinealhöcker, was wohl am richtigsten ist, weil aus ihm nicht nur das äußere Genitale, sondern auch Damm- und Analregion hervorgehen. Er ist im Zentrum von vier Hügeln gelegen: dem Steißhöcker (Schwanzspitze) hinten, dem Nabelwulst mit dem Abgang des Nabelstrangs vorne, den primitiven Anlagen der unteren Extremitäten (Beckengliedmaßen) links und rechts und läßt eine Kuppe, einen analen (caudalen) Abfall gegen den Steißhöcker und einen oralen (kranialen) Abfall gegen den Nabel unterscheiden, Abgrenzungen, die wichtig sind in Hinsicht auf die aus ihnen hervorgehenden Gebilde. Kuppe und analer Abfall, nach Keibel nur der letztere, werden anfangs von der aus Entoderm und Epidermisblatt bestehenden Kloakenmembran s. Kloakenleiste s. Kloakenhaut eingenommen (Abb. 25), welche den Kloakenspalt s. Kloakenraum, d. h. die gemeinsame Ausmündung der Harn- und Geschlechtsorgane mit dem Darm nach außen bedeckt (nach Felix und Bonnet)[1]. Sobald aber (s. Abb. 25) die Kloakenmembran durch das von oben herabwachsende und dadurch den Sinus urogenitalis[2] vom Enddarm trennende Septum urorectale erreicht ist (Embryo von etwa 13 mm Scheitel-Steißlänge), ist die Kloakenmembran in eine vordere Urogenitalmembran s. Urogenitalplatte, welche den Urogenitalsinus verschließt, und in eine hintere Analmembran, welche die dem Darmende entsprechende Aftergrube bedeckt, differenziert.

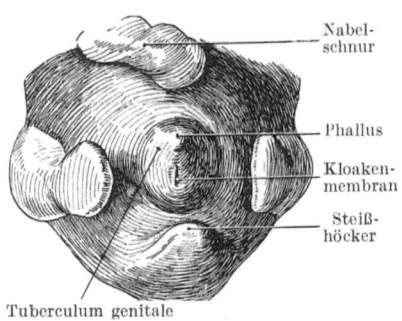

Abb. 26. Indifferentes Stadium der Ausbildung der äußeren Genitalien. Auf dem Genitalhöcker ist bereits die erste Anlage des Geschlechtsgliedes zu erkennen. (Aus Corning: Lehrbuch der Entwicklungsgeschichte des Menschen. 2. Aufl. 1925 und nach dem Eckerschen Modell.)

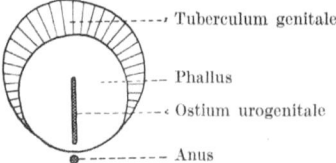

Abb. 27. Schematische Darstellung der Aufteilung des Kloakenhöckers in Phallus und Geschlechtshöcker. (Nach Felix.)

Bei einem Embryo von 14—18 mm Scheitel-Steißlänge ist durch die zunehmende Krümmung der Frucht über die Bauchseite der Kloakenhöcker etwas unter den Nabelwulst getreten und der anale Abfall des Kloakenhöckers zeigt nahe der Spitze bereits eine nach außen führende Öffnung in der Urogenitalmembran: das Ostium urogenitale primitivum (Felix), aus dem beim weiblichen Geschlecht später nahezu ganz das endgültige Vestibulum vaginae wird, und caudalwärts davon die zu dieser Zeit noch nicht offene Analgrube. Die zwischen beide eingeschaltete Gewebsstrecke wird zum Damm. Die

---

[1] Die Kloake kommt bei Amphibien, Reptilien, Vögeln und den niedersten Säugetieren, darunter den Monotremen, die danach benannt sind, vor.

[2] Der Urogenitalsinus ist bei den weiblichen Embryonen niederer Säugetiere ein langer, bei denen höherer Säugetiere (Raubtiere, Huftiere usw.) bereits ein kürzerer Kanal. Bei Halbaffen, Affen und Menschen wird aus ihm das kurze Vestibulum vaginae, das bei älteren menschlichen Embryonen noch recht tief liegt und noch beim Neugeborenen eine beträchtlichere Tiefe aufweist als bei Erwachsenen. Bemerkenswert ist, daß entwicklungsgeschichtlich auch beim Menschen zunächst ein sehr langer weiblicher Urogenitalsinus angelegt wird und daß als Entwicklungsstörung im Sinne einer letzten Reminiszenz an die einstige Kloake beim menschlichen Weib gelegentlich ein sehr niederer Damm und ein sehr schmales Septum recto-vaginale zur Beobachtung kommen.

Öffnungen des Urogenitalkanals und des Enddarmes nach außen kommen durch Auseinanderweichen der Epithelzellen der Verschlußplatte zustande.

Bei Embryonen von ungefähr 20 mm Scheitel-Steißlänge findet man (Abb. 26) auf dem Kloakenhöcker bereits das Geschlechtsglied als eine konisch-zylindrische, ungefähr senkrecht zur Längsachse der Frucht gestellte Erhebung, an der man sehr bald eine Kuppe, sowie eine dorsale und ventrale Fläche unterscheiden kann. Das Geschlechtsglied, das die Embryologen trotz des frühen, nach Felix geschlechtlich noch indifferenten Stadiums und nicht ganz korrekt häufig mit dem (für das männliche Glied zu reservierenden) Namen Phallus bezeichnen, ist wie ein Turm auf dem obersten Teil eines Hügelabhangs aufgebaut. Das sieht man auf einer schematischen Abbildung (Abb. 27) von Felix. Hier liegt die Basis des Geschlechtsgliedes exzentrisch auf dem Kloakenhöcker, und zwar auf dessen analem Abfall, diesen und einen Teil des rechten und linken Abhanges einnehmend. Sie ist zugleich nach vorn von der Urogenitalöffnung gelagert, so daß der Kloakenhöcker in das fast kreisförmige, analwärts gerichtete, zapfenförmig auswachsende Geschlechtsglied, die Basis der späteren Klitoris bzw. des Phallus mit dem Ostium urogenitale, und in einen oralwärts (kranialwärts) davon gelegenen, quer-mondsichelförmigen, die Basis des Geschlechtsgliedes beiderseits umfassenden Wulst, den primären Geschlechtshöcker s. Geschlechtswulst s. Tuberculum genitale, geteilt wird. Aus diesem letzteren gehen später die paarigen Geschlechtswülste und aus ihnen die großen Schamlippen hervor. Der Geschlechtsgliedkuppe sitzt unten das Epidermishörnchen s. Epithelhörnchen s. Epidermisknöpfchen auf, das in seiner Bedeutung unbekannt ist und bald wieder verschwindet. In diesem Entwicklungsstadium (Abb. 28—31) durchsetzt den Geschlechtshöcker an seiner Unterfläche von der Basis (proximaler Teil) bis zur Kuppe (distaler Teil) der distale Abschnitt des Sinus urogenitalis in Form einer median-sagittalen seichten Spalte oder vielleicht besser gesagt Rinne, welche die verschiedenen Namen Urogenitalfurche s. Sulcus urogenitalis s. Urogenitalspalte s. Urethralrinne erhalten hat und deren Grund eine solide kielförmige Platte, die sog. Urogenitalplatte, bildet. Von der linken und rechten Seite her wird die Urogenitalspalte von ihren scharf vorspringenden Rändern, den Geschlechtsfalten s. Genitalfalten, eingeschlossen, die später nicht, wie beim männlichen Embryo, miteinander verwachsen, sondern für das ganze Leben offen bleiben, und sich dann zu den Labia minora umbilden. In diesem Stadium bezeichnen die Embryologen Urethralrinne und Ostium urogenitale primitivum zusammengenommen als Ostium urogenitale secundum. Bald danach gehen aus den seitlichen Teilen des zunächst unpaaren Geschlechtswulstes s. Tuberculum genitale, wie vorhin bereits erwähnt, die paarigen Geschlechtswülste hervor, die sich dann zu den großen Labien umbilden, während sein mittlerer Teil zum Mons pubis wird. Man erkennt schon jetzt, wie frühzeitig aus dem indifferenten Stadium der Geschlechtsentwicklung sich der männliche oder weibliche Typus herausbildet und wie später eigentlich nicht viel mehr als Wachstum und Ausdifferenzierung hinzukommen.

Beim Genitoperinealhöcker von Embryonen mit etwa 19 mm Scheitel-Steißlänge und darüber ist auch die Bildung des Afters und Dammes zu studieren, womit sich vornehmlich Otis (1906) im Wiener histologischen Institut beschäftigt hat. Nach Trennung der Kloake in die beiden gesonderten Ausmündungen des Sinus urogenitalis und des Enddarmes (Abb. 25) in die sagittalgestellte, kranial gelegene primitive

Urogenitalspalte und die quergestellte Afterspalte s. Fissura ani transversa, — also zwischen der Urogenitalmembran und der Analmembran (s. oben), — finden sich zwei kurze frontalgerichtete Mesenchymwülste, die Dammwülste s. Dammlippen

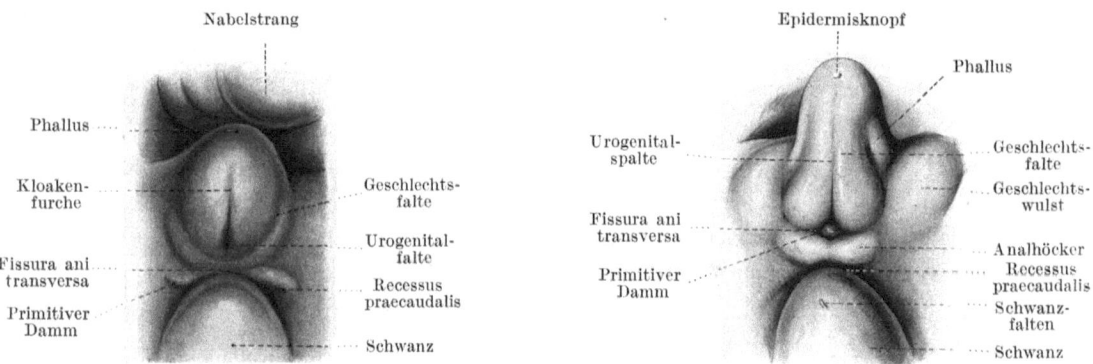

Abb. 28. Abb. 29.

Abb. 28. Anlage der äußeren Geschlechtsorgane und des Afters eines menschlichen Embryo von 19 mm. (Nach Otis, Vergrößerung 10 : 1.) Auf dem Genitalhöcker sieht man die Urogenitalspalte und beiderseits von ihr zwei langgestreckte Erhebungen, die Genitalfalten, aus denen später die kleinen Labien werden.

Abb. 29. Der gleiche Embryo von 19 mm. Blick von unten. (Nach Otis.) Der Genitalhöcker zeigt die Anlage der Glans, welche an ihrer Spitze den Epidermisknopf trägt, die Anlagen der Geschlechtsfalten i. e. der späteren Labia minora und der Geschlechtswülste i. e. der späteren Labia majora.

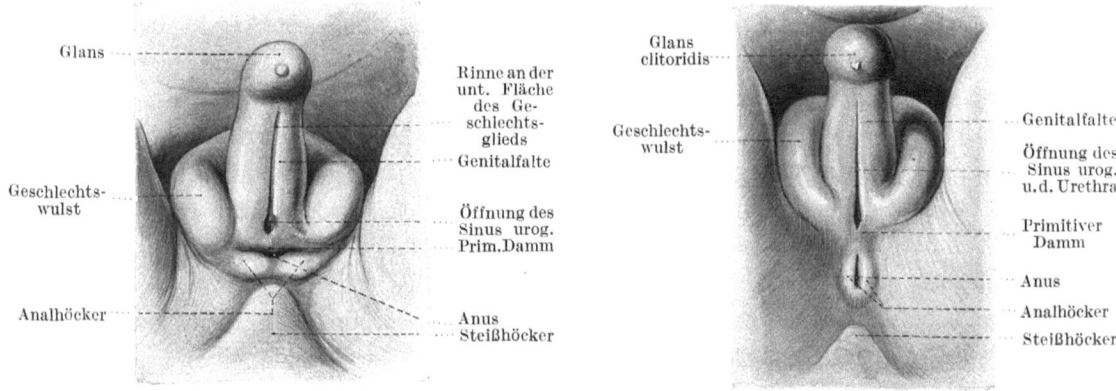

Abb. 30. Abb. 31.

Abb. 30. Genitalregion eines weiblichen Embryo von 21 mm Länge. (Nach Otis.) Der Genitalhöcker bzw. die Klitoris zeigt eine beträchtliche Größe, fast die eines männlichen Fetus. Die Urogenitalspalte ist in ihrer ganzen Ausdehnung offen und nimmt die untere Fläche der Klitoris nahezu in ihrer ganzen Länge ein. Genitalfalten und Genitalwülste deutlich zu erkennen.

Abb. 31. Genitalregion eines weiblichen Embryo von 31 mm Länge. (Nach Otis.)

(Abb. 28, 29 u. 30). Aus ihrer medianen Verschmelzung entsteht der die Urogenitalspalte und das Rectum vollkommen trennende primitive Damm (Abb. 31). Die Erinnerung an diese Verschmelzung bleibt durch die, vornehmlich bei hypoplastischen Mädchen und Frauen anzutreffende Raphe perinei für die ganze Lebenszeit gewahrt. In der Umgebung der queren Afterspalte verdickt sich das Mesenchym ringförmig zum Analhöcker (Abb. 30) und gestaltet sie damit zu der trichterförmigen endgültigen Aftergrube um; damit ist der sekundäre Damm gebildet.

Sehr bald, bei weiblichen Embryonen von etwa 22 mm Scheitel-Steißlänge, setzt sich das Tuberculum genitale an seiner inneren konkaven Seite gegen die Phallusanlage durch eine immer tiefer werdende Furche, den Sulcus coronarius ab. Aus dessen seitlichen symmetrischen Schenkeln entwickeln sich, Anfang des 3. Fetalmonats beginnend, Mitte des 5. beendet, die Sulci nympho-labiales, die Rinnen zwischen großen und kleinen Schamlippen, während aus seinem median gelegenen queren Schenkel der Sulcus praeputio-labialis entsteht (Felix).

Bei Feten von 30—40, nach Otis bereits von 19—21 mm Scheitel-Steißlänge (Abb. 28—30) sahen wir, wie sich, und zwar ganz unabhängig vom Geschlechtsglied, die erste

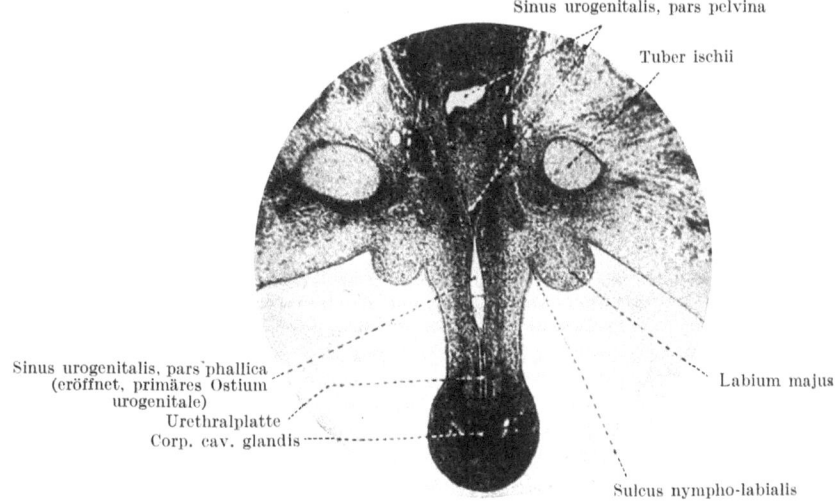

Abb. 32. Horizontalschnitt durch den Sinus urogenitalis und das Geschlechtsglied eines 44 mm langen weiblichen Embryo. (Vergrößerung 1 : 22.) (Nach Lubosch: Normale Entwicklungsgeschichte der weiblichen Geschlechtsorgane des Menschen in Halban-Seitz. Bd. 1.)

Bildung der großen Labien bemerkbar macht. Diese entstehen nach Henneberg (1926) aus zwei verschiedenen, ursprünglich getrennten Anlagen: aus einer vorderen kranialen, die sich, gleich dem Mons pubis, als selbständige Bildung von der Bauchoberfläche erhebt, und aus einer caudalen, die sich vom Genito-Perinealhöcker an den seitlichen Rändern des hinteren Abschnitts des Ostium uro-genitale abspaltet. Diese Feststellung Hennebergs, die sich bis jetzt freilich nur auf Ratte und Schwein bezieht, bei anderen Tieren und beim Menschen noch der Bestätigung bedarf, ist, wie er ausführte, schon aus der zweifachen Innervation der großen Schamlippen wahrscheinlich gewesen; denn ihre vorderen Abschnitte werden samt dem Schamberg vom N. ilio-inguinalis, ihre hinteren vom N. pudendus versorgt. Bei Embryonen gleichen Alters differenziert sich am Geschlechtsglied distal die Eichel s. Glans (Abb. 30, 31 u. 32) als eine kuglig-kolbige Auftreibung dadurch, daß die, den vorderen (ventralen), nun als Pars phallica bezeichneten Teil des Sinus uro-genitalis seitlich begrenzenden Wände in der Mittellinie miteinander verschmelzen und so zunächst die oben erwähnte Urethralplatte bilden. Beim weiblichen Embryo verschwindet diese alsbald, indem Mesenchym von den Seiten her vorwächst (Felix), und nur an der Unterseite des Geschlechtsgliedes bleibt eine kleine Rinne, die sich im Extrauterinleben häufig angedeutet findet, als Urethralrinne der Klitoris erhalten; sie stellt gleichsam eine Fortsetzung des Ostium urogenitale primitivum gegen die Glans clitoridis hin dar.

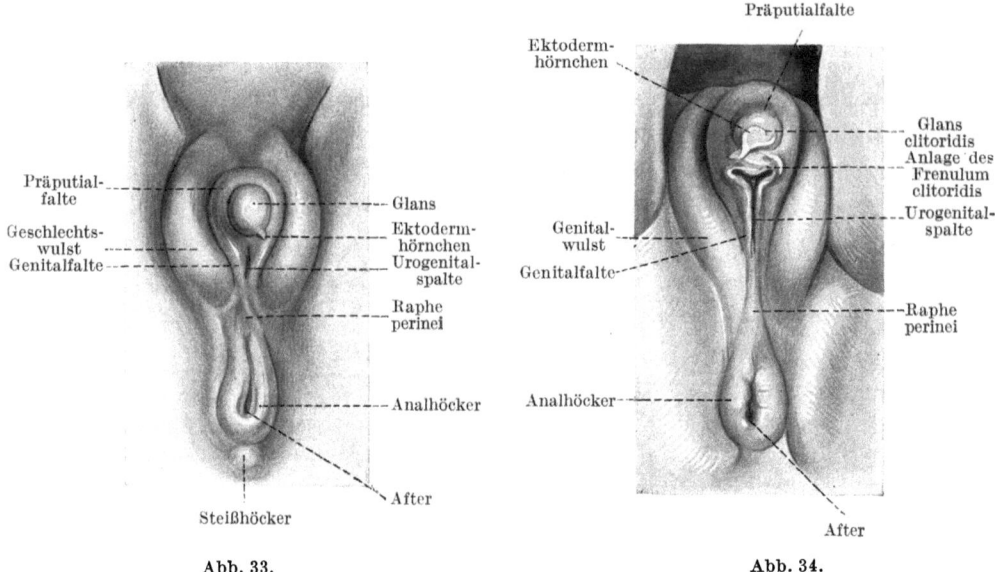

Abb. 33. Abb. 34.

Abb. 33. Genitalregion eines weiblichen Embryo von 62 mm. (Nach Otis.) Man sieht die Glans clitoridis mit dem bereits gebildeten Praeputium clitoridis, die Genitalfalten und Genitalwülste, die Raphe perinei, den After und Analring und dahinter den Schwanzhöcker.

Abb. 34. Genitalregion eines weiblichen Embryo von 82 mm Länge. (Nach Otis.)

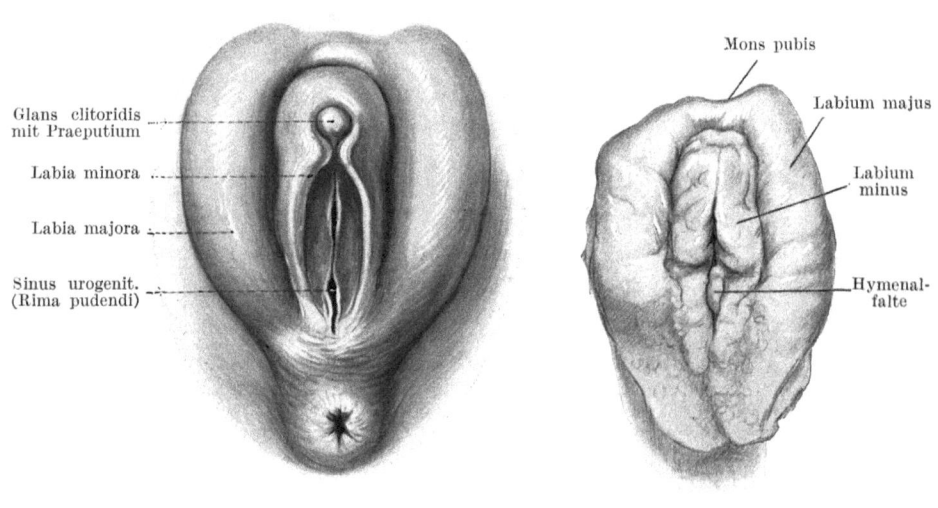

Abb. 35. Abb. 36.

Abb. 35. Äußere Genitalien eines weiblichen Embryo von 150 mm Sch.-St.-Länge. (Nach Corning.) Die Entwicklung der Labia minora ist fortgeschritten, sie bedecken fast die ganze Glans clitoridis, wodurch die Bildung eines Praeputium clitoridis herbeigeführt wird. Zwischen den Rändern der Labia minora klafft der Sinus urogenitalis, dessen Urethra im vorderen, dessen Hymen im caudalen Abschnitt erkennbar ist. Die Genitalwülste sind jetzt zu ansehnlichen Gebilden entwickelt, welche als große Schamlippen, Labia majora, bezeichnet werden.

Abb. 36. Äußeres Genitale eines weiblichen Embryo von 38 cm Gesamtlänge. Präparat der Marburger Frauenklinik. (Doppelte Größe.) Wulstige große Labien. Besonders in der vorderen Hälfte sehr stark entwickelte kleine Labien. Lange spaltförmige Öffnung des Vestibulum vaginae (Orificium urogenitale). Hymenfalte zwischen den analen Hälften der kleinen Labien.

Betrachtet man weitere Entwicklungsstadien des äußeren Genitale, so zeigt sich schon bei 60, deutlicher bei 80—120 mm langen Embryonen die erste Entstehung des Praeputium clitoridis sowie des Frenulum clitoridis der Nymphen (Rob. Meyer,

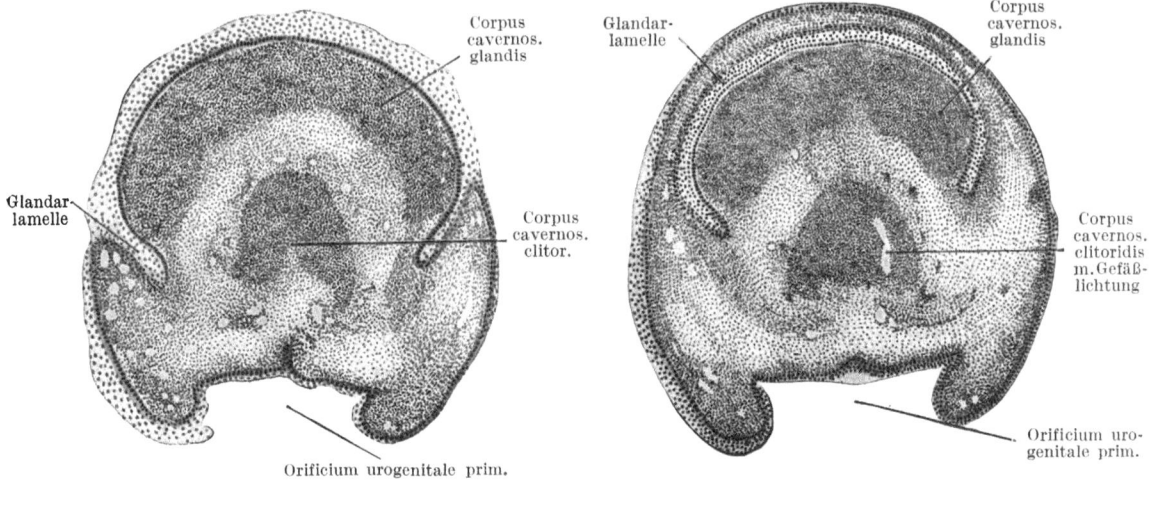

Abb. 37.   Abb. 38.

Abb. 37 und 38. Zwei Schnitte durch die Glans clitoridis eines menschlichen Embryo von 80 mm K.-F.-Länge. Von dem Epithel der Oberfläche wächst eine solide Lamelle, die Glandarlamelle, in das Mesenchym der Eichel ein und trennt die eigentliche Eichel von dem Praeputium. (Aus Felix nach Rob. Meyer.)

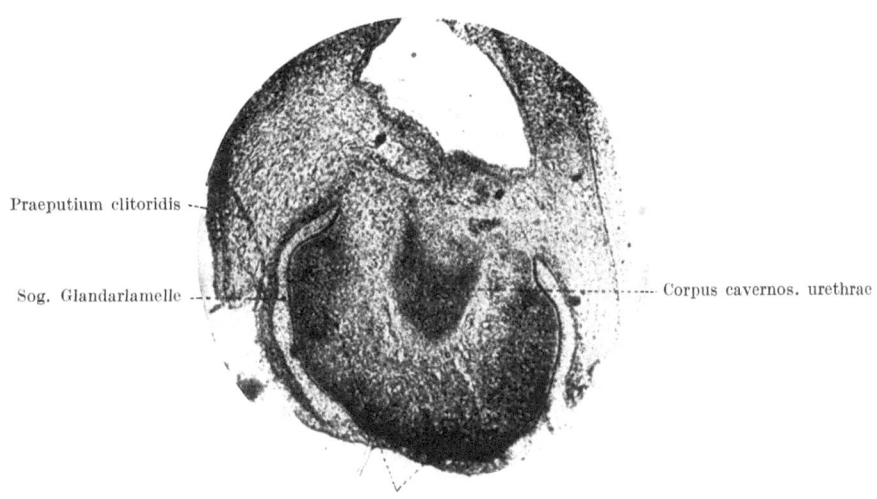

Abb. 39. Horizontalschnitt durch das Geschlechtsglied mit Sinus urogenitalis eines 110 mm langen weiblichen Embryo. (Vergrößerung 1 : 50.) (Nach Lubosch, l. c.)

Felix, Lubosch) und des Corpus cavernosum glandis und clitoridis (Abb. 33—35 und 37—39). Das Praeputium wird dadurch gebildet, daß der epitheliale Überzug der Glans clitoridis am hinteren seitlichen dorsalen Teil derselben in Form einer anfangs soliden, später sich aushöhlenden Platte, der sog. Glandarlamelle [Fleischmann (1907)], schräg in die Tiefe des Mesenchyms der Glans einwächst und dadurch von der eigentlichen Glans clitoridis deren Praeputium abtrennt. Die so entstandene

Praeputiumlamelle wächst von beiden Seiten her über die Glans, um sie schließlich in Form einer Rinne mit dorsalwärts gerichteter Konkavität zu überdachen. Die beiderseitigen Präputialfalten strahlen in die Vorderfläche des Klitoriswulstes, des Torus clitoridis (Waldeyer) s. des Präputialfeldes (Felix), aus, das sich später erhebt und über die Klitoris so weit herüberwächst, daß diese mehr oder weniger verdeckt wird. Dieses Präputialfeld wird dann, wie bereits bemerkt, medialwärts vom Sulcus praeputio-clitoridis, lateralwärts vom Sulcus praeputio-labialis, der sich nach hinten zu in den Sulcus nympho-labialis fortsetzt, begrenzt. In frühem Embryonalstadium ist nach Tandler und Dömény die Oberfläche der Glans clitoridis noch vollkommen glatt und eben mit der Innenfläche des Praeputiums durch eine solide Epithelmasse verbunden, wie auch Abb. 37 erkennen läßt. Erst kurz vor oder nach der Geburt löst sich diese Epithelmasse durch retrograde Metamorphose, um auf diese Weise den Vorhautsack zu bilden, während die Glans ihren embryonalen Charakter noch beibehält. — Das äußere Genitale eines dem Anfang des 7. Schwangerschaftsmonats angehörenden Fetus gibt Abb. 36 wieder.

Es bleibt noch der Entwicklung des Hymen, der Bartholinischen Drüsen und der Nymphen-Talgdrüsen zu gedenken.

Die Entwicklung des Hymen haben Dohrn (1875), Mihalkowicz (1885), Retterer (1891), Gustav Klein (1894), Nagel (1897), Okintschitz (1903), Bolk (1907), Rob. Meyer (1909), Taussig (1909 und 1921), Felix (1910), Spuler (1910), Broman (1911), Henneberg (1914), Klaatsch (1914), Otto Küstner (1919), Mijsberg (1924) bei menschlichen Embryonen der verschiedenen Lebensalter eingehend untersucht. Gleichwohl wird vom Standpunkt der Embryologie und vergleichenden Anatomie aus erklärt (W. Lubosch u. a.), daß das „Hymenproblem" — ein von Klaatsch geprägter Ausdruck — beim Menschen noch immer nicht als endgültig entschieden angesehen werden dürfe. Auch die stammesgeschichtliche Seite der Frage ist vielfach noch ungelöst.

Die Ansicht, daß der Hymen aus den äußeren Geschlechtsorganen sich bilde, fand ebenso Widerlegung wie diejenige von Dohrn, O. Schaeffer, Taussig, daß er im untersten Abschnitt des aus den Müllerschen Gängen hervorgehenden Vaginalschlauches entstehe. Die Tatsache, daß es Fälle von völliger Aplasie des äußeren Genitale beim Neugeborenen gibt, in denen der Hymen eine durchaus normale Entwicklung zeigt, schien dafür zu sprechen, daß er aus dem gleichen Entwicklungsmaterial wie die Vagina hervorgeht. Andererseits konnte die Beobachtung, daß der Hymen bei kongenitalem Defekt der Scheide und des Uterus vorhanden und samt der ganzen Vulva wohlausgebildet sein kann, in dem Sinne gedeutet werden, daß er aus dem Ektoderm hervorgeht (Löfquist). Heute wird als Entwicklungsstätte des Hymen die durch die blinden Enden der beiden Müllerschen Gänge wulstig vorgewölbte Wand des Sinus urogenitalis angenommen, welche zuerst bei Embryonen von ungefähr 28 mm Scheitel-Steißlänge auftritt und von Mihalkowicz den Namen Müllerscher Hügel erhalten hat (Bolk, Spuler, Mijsberg). Hier sieht man, nach Mijsberg bei Embryonen von 49 mm Scheitel-Steißlänge, eine Falte, aus der sich in der Folgezeit der Hymen entwickelt. Dabei geht er nach Mijsberg aus zwei getrennten Anlagen hervor: einem früher entstehenden unpaaren hinteren Abschnitt und zwei später gebildeten paarigen Teilen. Genaueres über die recht komplizierte Bildung ist aus der Arbeit dieses Autors zu ersehen. Nach Cukaloy (1925) bildet sich die Innenwand des Hymen auf Kosten der Scheide, seine Außenwand, gleich dem Vestibulum vaginae, aus dem Sinus urogenitalis. Über Einzelheiten der Entwicklungsgeschichte des Hymen herrschen noch Meinungsverschiedenheiten, auf die hier nicht eingegangen werden kann, so interessant sie vom Standpunkt der Embryologie und Morphologie auch sein mögen; ich muß diesbezüglich auf die kritische Darstellung der verschiedenen Ansichten durch W. Lubosch im Handbuch von Halban-Seitz verweisen. Aus ihr geht unter anderem hervor, daß diejenigen Entwicklungsstufen des Hymen, welche weitere Fragen zu entscheiden vermögen, im wesentlichen bei Embryonen von etwa 40—150 mm Nacken-Steißlänge zu suchen sind und daß Studien über die ontogenetische Entwicklung des Hymen mit solchen über die Phylogenese desselben verbunden werden müssen, worauf übrigens bereits Rob. Meyer und Klaatsch hingewiesen hatten, und was wohl auch für die Entstehung aller Teile der Vulva gilt.

Die Bartholinische Drüse bildet sich in ihren ersten Acini aus paarigen soliden Epitheleinstülpungen des untersten Teiles der dorsalen Wand des entodermalen Sinus urogenitalis nahe dem Enddarm, ein wenig oberhalb seiner Vereinigung mit der Kloake [Tourneux (1890), Vitalis Müller (1892), Nagel (1896), Retterer (1915)]. Das geschieht im 3.—4. Fetalmonat nach früheren Angaben — nach Thomas (1905) bei Embryonen von 120 mm Scheitel-Steißlänge —, aber bereits in der 10.—11. Embryonalwoche laut neueren Feststellungen. Nach V. Müller ist schon bei Embryonen von 210 mm Länge die Histogenese der Drüsen beendet.

Die Entwicklung der Talgdrüsen der Nymphen wird in ihrem Beginn erst postembryonal beobachtet. Wertheimer (1883) hat bei Feten und Neugeborenen keine einzige Glandula sebacea, weder auf der Außen-, noch der Innenseite der kleinen Labien gefunden, die ersten Anfänge zeigten sich im 4. Monat des extrauterinen Lebens. Saretzky (1906) fand sie erstmals im 2. Lebensjahr als Epidermiseinstülpungen, die sich verzweigen und an den Enden knopfartig verdicken. Nach ihm nehmen diese erst im 4.—5., nach Hecht (1914) zwischen dem 2. und 5. Jahr Drüsencharakter an. Die eigentliche Entwicklung der Talgdrüsen geschieht nicht früher als in der Pubertät und ist erst bei der geschlechtsreifen Frau vollendet. Nicht selten bleibt sie rudimentär. —

Mit der Ausbildung der Kloakendurchbrüche nach außen, der Entwicklung des Phallus s. Klitoris, der Geschlechtsfalten s. Nymphen, der Geschlechtswülste s. Labia majora und der Anlage des Hymen fanden wir nicht nur die spätere Architektur des äußeren Genitale im wesentlichen festgelegt, sondern zugleich die geschlechtliche Differenzierung bestimmt. Diese letztere ließ sich bis vor kurzer Zeit auf einen genauen Termin nicht angeben. Noch nach Oskar Hertwig (1902) sollten sich erst vom 4. Monat ab in der Entwicklung der äußeren Geschlechtsteile größere Verschiedenheiten bei männlichen und weiblichen Embryonen bemerkbar machen. Den Embryologen späterer Zeit ist es gelungen, die geschlechtliche Differenzierung auf einen immer früheren Termin festzulegen. Keibel und Felix haben sie bereits bei einer Scheitel-Steißlänge des Fetus von ungefähr 30 mm angeben können. Szenes vermochte die Unterscheidung des männlichen und weiblichen Geschlechts lediglich dem äußeren Genitale nach bereits bei Embryonen von 25—18 mm Scheitel-Steißlänge zu treffen.

Felix bestimmte das Geschlecht in etwas komplizierter Weise nach dem Wachstumsgrad und der Richtung des Phallus, nach der Bildung der Labien und vornehmlich „nach der Lage des Ostium urogenitale zum Sulcus coronarius einer-, zur Analöffnung andererseits". Beim weiblichen Embryo bleibt nach Felix der Phallus im Wachstum zurück und läßt oft schon im 3. Monat eine leichte Abwärtskrümmung und damit eine innigere Nachbarschaft zur Analöffnung erkennen. Die Urogenitalöffnung s. Sinus urogenitalis erhält sich in ganzer Ausdehnung dauernd offen, während sie sich beim männlichen Embryo fortschreitend von hinten nach vorne mehr und mehr schließt. Sie erfährt aber keine Vergrößerung; ihr proximales Ende wandert also vom Sulcus coronarius analwärts ab, um diese Annäherung an die Analöffnung dann dauernd beizubehalten. Zum Sulcus coronarius zieht von ihrem distalen, d. h. der Phallusbasis abgekehrten Umfang eine seichte Rinne, die obengenannte Urethralrinne hin. Aber noch im 5. Embryonalmonat kann das weibliche Geschlechtsglied, die Klitoris mit ihrer Glans, so lang und dick sein, daß man versucht ist, sie als männlichen Phallus, als Penis, anzusprechen, nur daß beim letzteren die dem weiblichen Embryo eigentümliche Abwärtskrümmung in der Richtung zum Anus fehlt. Beim männlichen Embryo ist die Urogenitalöffnung in ganzer Länge und in ihrer anfänglichen Beziehung zum Sulcus coronarius erhalten; ihr proximaler Umfang ist von der Analöffnung abgerückt.

Machen diese Unterscheidungsmerkmale von Felix auf den Fernstehenden von vornherein einen vielleicht etwas gekünstelten Eindruck, so hat neuerdings Alfred Szenes in einer dem anatomischen Institut von Hochstetter-Wien entstammenden Arbeit mehrere von ihnen ablehnen zu müssen erklärt und das weibliche Genitale eines Embryo von 32,5 mm größter Länge, das Felix in einer Abbildung wiedergegeben hatte, unter Anführung zahlreicher Beweisgründe als de facto männlich bezeichnet. Szenes konnte sich auf das große Material von mehr als 100 Embryonen beiderlei Geschlechts stützen, bei denen er die äußeren Geschlechtsteile in verschiedenen Richtungen und bei wechselnder Beleuchtung photographierte, Serienschnitte und bei nicht weniger als 37 Embryonen auch Plattenmodelle anfertigte und diese letzteren zum vergleichenden Studium des männlichen und weiblichen Geschlechts in parallelen Reihen gegenüberstellte. Entgegen der bisherigen Darstellungsart begann er mit der Untersuchung und Beschreibung des äußeren Genitale von älteren, eine Scheitel-Steißlänge von 200 mm aufweisenden Embryonen, bei denen über das Geschlecht kein Zweifel bestehen konnte, um dann, immer weiter nach unten fortschreitend, die jüngeren Entwicklungsstadien zu studieren. Von der Subtilität seiner Forschungen zeugt, daß er die derart nach der Beschaffenheit des äußeren Genitalapparates gestellte Geschlechtsdiagnose durch die Untersuchung der Keimdrüsen nachprüfte, da an diesen die Geschlechtsunterschiede etwas früher in Erscheinung treten als am Genitale externum. Die Erkennungszeichen, die er für das äußere Genitale des weiblichen Geschlechts bei Embryonen von 40—70 mm Scheitel-Steißlänge angibt, sind die folgenden:

1. Bei weiblichen Embryonen unterbleibt die Verwachsung der Geschlechtsfalten miteinander; die Folge ist das Offenbleiben des Sinus urogenitalis.

2. Das distale Ende der Urogenitalspalte reicht bei weiblichen Embryonen von 40—50 mm Scheitel-Steißlänge noch nicht bis an die proximale Begrenzungslinie der Glans heran, steht vielmehr mit dieser nur durch einen seichten Sulcus urogenitalis in Zusammenhang, während es beim männlichen Embryo gleichen Alters die proximale Begrenzungslinie der Glans sogar überschritten haben kann. Erst bei weiblichen Embryonen von 50—70 mm Scheitel-Steißlänge ist der Zusammenhang zwischen dem distalen Ende der Urogenitalspalte und der proximalen Begrenzungslinie der Glans hergestellt. Dieses Ergebnis von Szenes steht der Angabe von Felix über ein Abwandern des distalen Endes der Urogenitalspalte vom Sulcus coronarius diametral entgegen.

3. Die Entwicklung des Praeputium, die proximal vom Sulcus coronarius glandis erfolgt und nach Spaulding bei 65 mm langen Embryonen einsetzen soll, hat Szenes schon auf einen früheren Zeitpunkt festlegen können, und zwar bei 38 mm langen männlichen und 43—52 mm langen weiblichen Embryonen, bei letzteren also später als bei ersteren. Bei weiblichen Embryonen von 70 mm Scheitel-Steißlänge hat sich der Rand der Praeputiumanlage bereits über den Sulcus coronarius glandis hinübergeschoben; bei solchen von 100 mm Länge wird die Glans schon großenteils, bei 200 mm Länge so vollkommen vom Praeputium bedeckt, daß sie in der Tiefe verschwunden ist. Bei 100 mm langen weiblichen Embryonen ist

bereits die Anlage des Frenulum und Praeputium clitoridis festgelegt, insofern die Geschlechtsfalten sich in zwei Äste teilen, von denen der hintere die Urogenitalspalte begrenzt: Frenulum, während der vordere die Glans umzieht: Praeputium.

4. Das Verhalten des distalen Endes der Urogenitalspalte und des distal vorgeschobenen Randes der Praeputiumanlage zur proximalen Begrenzungslinie der Caudalseite der Glans (Sulcus coronarius glandis) konnte Szenes dahin kennzeichnen, daß sich die beiden ersteren beim weiblichen Geschlecht in einer späteren Entwicklungszeit in der proximalen Begrenzungslinie treffen als beim männlichen, und zwar bei 68 mm langen weiblichen, aber schon bei 38 mm langen männlichen Embryonen.

5. Bei weiblichen Embryonen ist — so eigenartig das erscheinen mag — der Schaft des Geschlechtsgliedes länger als bei gleichaltrigen männlichen, und zwar infolge der bei letzteren mächtigeren Ausbildung der Geschlechtswülste und deren ausgedehnter Vereinigung in der Medianlinie unter Raphebildung am Perineum.

6. In der Stellung des Geschlechtsgliedes besteht insofern ein Geschlechtsunterschied, als es bei weiblichen Embryonen caudalwärts gerichtet und hakenartig umgebogen bleibt (Keibel), während es bei männlichen Embryonen — bei denen es bei etwa 44 mm Scheitel-Steißlänge nach Szenes, bei 57 mm Scheitel-Steißlänge nach Herzog zwar auch noch eine Abwärtsbiegung aufweist — schon bei 60 mm Scheitel-Steißlänge sich aufrichtet und fast senkrecht zur Längsachse des Körpers stellt. Diese Aufrichtung des Geschlechtsgliedes wird beim männlichen Embryo durch die Entwicklung und Verwachsung der Geschlechtswülste und die Bildung des Scrotums bedingt, beim weiblichen Embryo durch das Getrenntbleiben der Geschlechtswülste in ihren distalen Anteilen verhindert. Die Klitoris überragt also die großen Schamlippen beträchtlich und bleibt erst später im Wachstum zurück, so daß sie in der Tiefe der Schamspalte geborgen werden kann.

7. Die Glans ist bei männlichen Embryonen größer und eichelförmig geformt, bei weiblichen kleiner und von Kugelform — was schon ältere Embryologen festgestellt hatten.

8. Das Verhältnis der Geschlechtsfalten zu den Geschlechtswülsten und zur Analgegend, sowie das Verhalten der Geschlechtswülste zueinander ist bei den beiden Geschlechtern ein verschiedenes und ein das Geschlecht charakterisierendes: Bei weiblichen Embryonen sind die Geschlechtsfalten proximal durch zwei in einen spitzen Winkel von etwa 70° (49—74°) analwärts konvergierende Furchen von den Geschlechtswülsten getrennt; am ideellen Scheitel des Winkels endigt die Urogenitalspalte; die den Furchen benachbarten hinteren medialen Abschnitte der Geschlechtswülste vereinigen sich median in dem Hautkamm der Raphe perinei, indes ihre hinteren lateralen Partien ohne scharfe Grenzen in die Aftergegend übergehen. Bei männlichen Embryonen werden die Geschlechtsfalten beiderseits von den Geschlechtswülsten eingeengt, ziehen zu beiden Seiten der Raphe perinei gegen die circumanale Hauterhebung hin und begrenzen eine seichte, in der Fortsetzung des Sinus urogenitalis verlaufende Furche. Auf dieses letztgenannte Erkennungsmerkmal legt Szenes bei der Geschlechtsdifferenzierung besonderen Wert. Er beobachtete es sogar schon bei weiblichen Embryonen von 40—30 mm Scheitel-Steißlänge, nur mit dem Unterschied, daß das proximale Ende der Urogenitalspalte mehr oder weniger stark in den Winkel an der Vereinigungsstelle der Geschlechtswülste einschneidet, während die üblichen Geschlechtsmerkmale zu dieser frühen Zeit noch nicht nachweisbar sind. Selbst bei weiblichen Embryonen von 30—25 mm Scheitel-Steißlänge fand er das Erkennungszeichen dadurch eingeleitet, daß sich die spitz zulaufenden dorsalen Enden der Geschlechtsfalten und die seitliche Perineal- und Analgegend vorzuschieben beginnen.

Es wäre gewiß verfehlt, wenn man aus den schönen und wertvollen Untersuchungen von Szenes den Schluß ziehen wollte, daß die Unterscheidung des Geschlechtes nach dem äußeren Genitale keine allzu schwierige Aufgabe wäre. Die gegenteilige Auffassung dürfte die richtige sein. Auch wird es denjenigen Embryologen von Fach, die sich mit der Entwicklungsgeschichte der Urogenitalorgane speziell befaßt haben, zunächst wohl überlassen bleiben müssen, die frühesten Entwicklungsstufen unter Zugrundelegung von Serienschnitten und Wachsmodellen und unter Zuhilfenahme moderner und einwandfreier photographischer Technik und Reproduktionstechnik noch weiter zu prüfen. Auch für den wissenschaftlich interessierten Gynäkologen dürfte es wichtig sein, die Ergebnisse und Auffassungen der neueren embryologischen Forschung über den äußeren Genitalapparat, wie sie vornehmlich Szenes vertritt, kennen zu lernen. Hat doch gerade der Frauenarzt bei dem meist großen Material der durch seine Hände gehenden Embryonen die beste und häufigste Gelegenheit, sich mit der zwar recht schwierigen, aber interessanten und lohnenden Entwicklungsgeschichte eingehender zu beschäftigen; ich denke hier vorwiegend an das zu embryologischen Untersuchungen noch immer kaum verwendete Material von frischen intrauterinen und ektopischen Schwangerschaften. Hierbei ist es freilich erforderlich, daß die Länge der jungen Feten sofort genau bestimmt und das Material möglichst frisch konserviert wird. Vielleicht sind wir dann auch in der Lage wichtige Beiträge zur Erforschung der Mißbildungen an den äußeren Genitalien zu liefern.

IV. Physiologie der äußeren Genitalien und Biologie des Geschlechtslebens.

1. **Die physiologische Bestimmung der äußeren Genitalien im allgemeinen** liegt vornehmlich in der Begünstigung des Begattungsaktes und unter diesem Gesichtswinkel betrachtet in der Erhöhung der Schönheit des weiblichen Körpers. Mit Henneberg (1926) ist ein zur Kopulation erforderlicher, wenn auch nicht unentbehrlicher Teil von einem zur Begattung nicht notwendigen Abschnitt zu unterscheiden. Der erstere umfaßt die Klitoris, die Labia minora und das Vestibulum vaginae, das man auch als Eintrittspforte für den Begattungsgang bezeichnen könnte: Genitalia externa propria s. copulatoria, der letztere die großen Labien und den Mons pubis: Genitalia externa accessoria. Eine weitere Aufgabe der Vulva besteht darin, den Beckenausgang und den Scheideneingang insoweit zu verschließen, daß das Eindringen aller auf die großen Labien wirkenden Schädlichkeiten erschwert wird. Und endlich hat die Vulva mitsamt dem Damm beim Geburtsakt das Vaginalrohr nach außen so weit zu verlängern, daß beim Austritt des kindlichen Kopfes aus dem Geburtskanal ein bestimmter Teil des Kopfes sich als Drehpunkt an den unteren Symphysenrand anstemmen kann. Zu diesen allgemein-physiologischen Aufgaben der Vulva kommen besondere hinzu, welche von ihren einzelnen Teilen zu übernehmen sind.

2. Über den **physiologischen Zweck des Hymen** ist schwer etwas Sicheres zu sagen. Nach Taussig hat er die Bestimmung, die Scheide vor dem Eindringen von Fremdkörpern zu schützen — eine Aufgabe, die er freilich, vom biologischen und bakteriologischen Standpunkt aus betrachtet, nicht vollkommen erfüllt. Taussig verlegt die Entstehung des Hymen in die Zeit, „als die Vorfahren der menschlichen Rasse noch hauptsächlich am Boden hockten". Grete Meisel-Heß (1917) mißt dem Hymen eine metaphysische Bedeutung bei und meint, er stelle einen Schutz gegen die Preisgabe dem Mann gegenüber dar und bedeute eine Auslese durch das Weib, da er im allgemeinen nur mit dessen Willen gesprengt werde.

3. In physiologisch-funktioneller Hinsicht sind **die Bartholinischen Drüsen, die kleinen Vorhofsdrüsen mit den paraurethralen Skeneschen und den Rob. Meyerschen Drüsen** als akzessorische Geschlechtsdrüsen aufzufassen. Die Bartholinischen Drüsen liefern ein helles, klares, fadenziehendes, schleimig-glasiges, — nicht, wie ganz unrichtig oft angegeben wird, milchiges — Sekret, das alkalisch reagiert, gleich dem Cervixdrüsenschleim, angeblich zuweilen auch neutral ist, nicht opalesciert und alle physikalischen und chemischen Eigenschaften des Schleimes aufweist. Doch ist die Sekretion unter physiologischen Bedingungen an die Zeit der sexuellen Bereitschaft gebunden. Über die physio-

logische Bedeutung der Bartholinischen Drüsen liest man noch immer merkwürdige Anschauungen. Die in dermatologischen Büchern zu findende Angabe, daß die großen Vorhofsdrüsen dazu bestimmt seien, das äußere Genitale dauernd feucht zu erhalten und vor ekzematösen Veränderungen zu bewahren, entspringt wohl einer stark fachwissenschaftlichen Einstellung. Auch Rauthmann, der die Drüse vergleichend-anatomisch und physiologisch bei verschiedenen Haustieren untersucht und die stärkste Entwicklung bei der Kuh gefunden hat, behauptete, daß ihre Schleimsekretion nur die Schleimhaut des Scheideneingangs gegen die Einwirkung des Harns zu schützen habe. Leider werden auch von der ärztlichen Praxis und der operativen Gynäkologie die Bartholinischen Drüsen, sofern sie nicht durch Entzündung oder Geschwulstbildung verändert sind, fast gar nicht beachtet, während sie in Wirklichkeit doch eine sehr wichtige Funktion haben, nämlich die, den Scheidenvorhof bei sexuellen Erregungen anzufeuchten, für die Kohabitation schlüpfrig zu machen und damit die Befruchtung zu erleichtern. Unterbleibt die Drüsentätigkeit oder ist sie quantitativ ungenügend, so treffen die mechanischen Irritationen der Frictiones penis im Vestibulum vaginae und im unteren Teil der Scheide auf trockene Schleimhautflächen, wodurch Rötung, Schwellung, eitriger Fluor und andere Entzündungserscheinungen und ein zuweilen bis zum „Vaginismus" gesteigerter Schmerz ausgelöst werden können. Das Drüsensekret wird entweder langsam und eine Zeitlang kontinuierlich oder plötzlich und ruckweise entleert. Das hängt ab von dem Grad und dem Augenblick der Reizung des Nervenapparates. Langsam fließt der Drüsensaft ab bei psycho-sexuellen Vorstellungen und bei der sexuellen Bereitschaft, bei der Libido ante cohabitationem und bei den Friktionen zu Beginn des sexuellen Aktes. Unter plötzlichen Kontraktionen der in die Drüsenwandungen eingestreuten glatten Muskelfasern (Rauthmann) wird er ausgestoßen auf der Höhe der geschlechtlichen Erregung, beim sog. Orgasmus synchron mit dem Sekret der Cervix uteri als weibliches Äquivalent der Ejaculatio seminis. Auch bei sexuellen Träumen, den sog. Pollutionen der Frau, kann das Sekret, in Nachahmung des Kopulationsaktes, ruckweise entleert werden. Der quergestreiften Muskulatur des Transversus perinei profundus und superficialis sowie des Bulbo-cavernosus, die in mantelartiger Anordnung die Bartholinische Drüse umkleidet, kommt bei der physiologischen Entleerung des Drüsensekrets wahrscheinlich keine funktionelle Bedeutung zu. Aus der physiologischen Funktion der Sekrete der Bartholinischen Drüsen ergibt sich eine praktisch wichtige Forderung, auf die Heinrich Bayer und noch nachdrücklicher E. Kehrer hingewiesen haben, nämlich die, daß es in Hinsicht auf einen normalen Ablauf des Sexualverkehrs von großer Bedeutung ist, bei der Dammnaht nach der Geburt oder bei gynäkologischen Operationen, der Kolpoperineoplastik oder dem Schuchardschen Schnitt, die sehr leicht in das Operationsgebiet fallenden Bartholinischen Drüsen und ihre Ausführungsgänge sowohl bei der Schnittführung wie bei der Naht zu schonen.

Die kleinen Vorhofsdrüsen und die Klitoris-Präputialdrüsen unterstützen durch ihre Sekretion die Aufgabe der Bartholinischen Drüsen, den Introitus zu befeuchten und das Eindringen des Penis zu erleichtern, jedoch, entsprechend ihrer sehr dürftigen Entwicklung beim Menschen, nur in ganz geringem Grad. Die wesentliche Bedeutung dieser Drüschen liegt darin, worauf besonders Disselhorst (1897) und Gustav Klein (1900) hingewiesen haben, daß sie mit einem spezifischen, aber individuell sehr verschiedenartigen Geruch ausgestattet sind, der das männliche Geschlecht erotisch erregt und in der Tierwelt die wichtige Aufgabe der Anziehung des Männchens zu erfüllen hat. Wenn beim Menschen mit seinem relativ verkümmerten Geruchssinn dieser „sexuelle Geruch" meist eine geringe Rolle spielt, so ändert das nichts daran, daß die kleinen Vorhofdrüsen des weiblichen Individuums den durch die vergleichende Physiologie und Anatomie bei männlichen Säugetieren festgestellten akzessorischen Geschlechtsdrüsen, den „Riech- und Anlockungsdrüsen", an die Seite zu stellen sind (Disselhorst, Gustav Klein). Ich erwähne unter diesen Drüsen des männlichen Geschlechts die Stirndrüsen der Gemse, die Occipitaldrüsen des Kamels, die Schwanzdrüsen des Hirsches, die Bauchdrüsen des Bibers, die in einer Tasche vor dem Rectum liegenden Hautdrüsen des Meerschweinchens (Groß), die Proktodäaldrüsen in der Analgegend von Insectivoren (Hamperl), die Klauendrüsen anderer Tiere usw. Sie haben teils der gegenseitigen Anlockung aller Tiere einer Gattung, teils der Annäherung des heterosexuellen Partners zu dienen.

4. Die physiologische Funktion der Klitoris ist durch den deutschen Namen Kitzler treffend bezeichnet. Er bildet das Hauptwollustorgan der Frau. Dank dem großen Reichtum der ihn überziehenden Schleimhaut und seiner Subcutis an sensiblen Nerven und Nervenendapparaten ist er zur Aufnahme geschlechtlicher Empfindungen bei der Kohabitation und Masturbation bestimmt. Ich erinnere daran, daß die Klitoris nach Loewy (1899) im Rete Malpighii einen sehr großen Reichtum an den die Nervenendapparate tragenden Papillen aufweist und nach Worthmann (1906), der sich vorwiegend auf Untersuchungen an Pferden und Schweinen stützt, eine fast verschwenderische, das gesamte übrige Integument übertreffende Fülle von Nervenelementen besitzt, die gegenüber der spärlichen Entwicklung derselben in der Scheide besonders auffallend ist. Teils auf mechanisch-sexuellem Weg beim Kohabitationsakt oder bei der Klitorismasturbation, teils unter dem bloßen Einfluß psycho-sexueller Reize kommt es zur Erektion des Kitzlers, die auf einer prallen Blutüberfüllung seiner Corpora cavernosa beruht und mit einer ebensolchen der Bulbi vestibuli einhergeht. An dieser Erektion sind nach Heinrich Bayer (1908) die beiderseitigen Mm. ischio-cavernosi und bulbi-cavernosi, welche die Klitorisschenkel und die Vorhofszwiebeln bedecken, beteiligt, insofern sie bei ihrer Kontraktion die abführenden Venen komprimieren und dadurch den Blutabfluß sperren. In diesem letzteren Sinn soll eine von Gussenbauer beschriebene, in Abb. 40 wiedergegebene Einrichtung wirksam sein, die beim Penis sehr viel stärker ausgebildet ist als an der Klitoris, und darin besteht, daß die venösen Abzugskanäle, welche das aus den zentralen Venen des Corpus cavernosum abfließende Blut sammeln, die Vv. revehentes, unter der Albuginea ein flächenhaft angelegtes gröberes Schwellnetz bilden, dessen Füllung die Blutabfuhr aus den zentralen Venen erschwert.

Die Folge der Erektion ist, daß der Klitoriskörper, der im Ruhezustand eine Länge von etwa 2,5 mm aufweist, unter geringer Abrundung seines Angulus sich praller vorwölbt und auf 3—4 mm erhebt, und daß auch die Crura clitoridis, die eine Länge von 4 und eine Dicke von 0,5 cm besitzen, bei einem normal verlaufenden Begattungsakt beträchtlich anschwellen. Wir sehen aus den angegebenen Zahlen, daß die Turgescenz oder Erektion der Klitoris, wenngleich sie unverkennbar vorhanden ist, graduell nicht mit der Erektion des Penis verglichen werden kann. Die Gründe liegen in der anatomischen Struktur und Fixation der beiden Organe: einmal in der sehr geringgradigen Ausbildung der Klitorisschwellkörper gegenüber der im Verhältnis dazu sehr starken Entwicklung der Penisschwellkörper, sodann in der, eine freie Entfaltung verhindernden Befestigung der Glans clitoridis durch ihr Praeputium und Frenulum, die beim Manne kein Analogon aufweist. Die als Wollustorgane gleichzeitig und gleichwertig mit der Klitoris funktionierenden Bulbi vestibuli der großen Labien nehmen bei sexuellen Erregungen ein Volumen an, welches das normale, dem Ruhezustand entsprechende von 3—4 cm Länge, 1—1,5 cm Höhe und 0,5—1 cm Dicke beträchtlich übersteigt. Die Klitorisschwellkörper und vornehmlich die Vorhofszwiebeln dienen gleich den Labia minora auch dazu, den Penis bei der Immissio und den Friktionen in Form von ringförmigen, turgescenten, weich-nachgiebigen Polstern möglichst innig zu umklammern und dadurch die Wollustempfindung zu steigern. Die Innigkeit dieser Berührung und damit die sexuelle Empfindung leidet, wenn ein genügender Orgasmus, d. h. psychologisch gedacht eine zu geringe Dosierung des sexuellen Reizes besteht, mechanisch gesprochen die pralle Füllung der Schwellkörperapparate ausbleibt. Sie leidet weiterhin, wenn die Entfernung der Klitoris vom Vestibulum vaginae größer als etwa $1^1/_2$ cm ist, welche Distanz ungefähr der Norm entspricht, oder wenn die Bulbi vestibuli weit auseinanderliegen infolge weiter Spannung des Schambogens oder starken Klaffens der Schamspalte, einer Folgeerscheinung mehrfach überstandener Geburten und besonders Scheidendammrissen. So sehen wir, wie topographisch-anatomische Abnormitäten eine Inkongruenz zwischen den äußeren Geschlechtsapparaten von Mann und Weib zur Folge haben und für das Geschlechtsleben des Weibes im Sinne einer Dyspareunie bedeutungsvoll werden können.

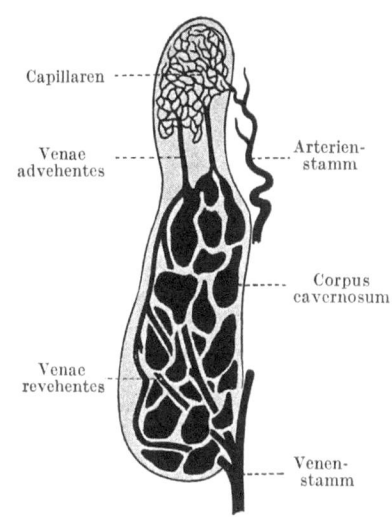

Abb. 40. Schema der Zirkulationsverhältnisse in den Schwellkörpern. (Nach Heinrich Bayer bzw. Gussenbauer.) Man sieht, wie sich die zentralen Venen des Schwellkörpergebiets zu Sammelvenen vereinigen, welche ein Netz in der Rindenzone bilden, und kann verstehen, daß eine pralle Füllung der peripheren Sammelvenen den Abfluß des Bluts aus den zentralen Venen erschwert.

5. Auch die **kleinen Labien** mit ihren reichen Venennetzen, die geradezu als Schwellkörper bezeichnet wurden, und ihrem beträchtlichen Reichtum an Nervenendapparaten haben die Fähigkeit, bei Berührung Wollustgefühl zu vermitteln und bei der Kopulation den Phallus zu umklammern. Auch sie sind als erogene Zonen zu bezeichnen. Ihre Inanspruchnahme zur sexuellen Erregung findet freilich vorzugsweise bei der Masturbation statt (S. 120). Kiwisch (1851) sah die Bestimmung der Nymphen darin, daß die Oberfläche des äußeren Genitale, soweit sie die Geschlechtsempfindung vermittelt, vergrößert werde. Nach Lipschütz (1924) hat die „Papillarzone" an der Innenfläche des Labium minus, deren mit zahlreichen Nervenendkörperchen ausgestattete „Geschlechts- oder Wollustpapillen" sich über das Niveau der Schleimhaut erheben und so deren Oberfläche vermehren, den physiologischen Zweck „als vorgeschobener Träger eines reizempfangenden Sinnesapparats" dem eindringenden Phallus zur Vermittlung und Steigerung von Wollustgefühlen entgegengestellt zu werden. Die Hartschen Leisten dienen nach Lipschütz „als Reibungsstellen und stellen daher auch mechanische Reizstellen dar". Auch die sehr reichliche Entwicklung der Talgdrüsen der großen und kleinen Labien soll (Martin und

Léger, Wilhelm Schultze, Lipschütz) zur Erleichterung des Geschlechtsverkehrs dienen. Zugunsten dieser Auffassung können aber wohl nur die Tatsachen angeführt werden, daß die Entwicklung der Talgdrüsen erst in die Zeit vor der Pubertät, ihre volle Ausbildung und Funktion in die Jahrzehnte der geschlechtlichen Betätigung, ihre regressive Metamorphose in die Menopause fällt. Im übrigen hat man den Talgdrüsen die Aufgabe zugesprochen, durch ihr fettiges Sekret die Haut einzuölen, geschmeidig zu erhalten und bis zu einem gewissen Grad vor Benetzung mit Urin und Genitalausflüssen zu schützen.

6. Über die **physiologischen Funktionen der einzelnen Nervenendapparate der Vulva** weiß man nur wenig, was nicht zu verwundern ist, da man noch nicht einmal die Endorgane an den Fingerbeeren völlig zu differenzieren vermag. Vermutungen über die Funktionen müssen sich daher vorzugsweise auf die Ergebnisse der histologischen Topographie stützen. Unbestreitbar ist, daß die Nervenendorgane im wesentlichen den sensiblen Nerven zugehören und die verschiedenen Sinnesempfindungen, wenn auch in sehr verschiedenem Grad, vermitteln, also reizaufnehmende Apparate, Receptoren, für Berührung, Druck, Zerrung, Schmerz, Wärme- und Kältetemperatur, Kitzelgefühl und Sexualsinn bilden. Den am oberflächlichsten, in der äußeren Schicht des Coriums gelegenen Meißner-Wagnerschen Tastkörperchen, welche die Physiologie allgemein als Drucksinnesorgane, als Vermittler der Tastempfindung, betrachtet, dürfte eine wesentliche funktionelle Bedeutung kaum zukommen, da sie sich, wie wir sahen, nach Ohmori nur spärlich und erst von der Pubertät an in Klitoris und kleinen Labien nachweisen lassen. Für die in der nämlichen Hautschicht liegenden Krauseschen Endkolben wird das gleiche gelten; sie sollen nach Frey der Kälteempfindung dienen. Auch den Ruffinischen Körperchen, die nach Ducceschi die tiefen Druck- und Spannungszustände des subcutanen Gewebes, nach Frey die Wärmeempfindung weiterleiten sollen, scheint im Genitalapparat keine besondere Aufgabe zuzufallen, da sie Ohmori nur selten, wenn freilich zuweilen auch schon bei Kindern der ersten Lebensjahre, gefunden hat. Auch die Ubiquität der eben genannten drei Terminalkörperchen spricht wohl gegen eine spezifische Bedeutung derselben im Genitalapparat. Die Vater-Pacinischen Nervenendkörperchen, die nach den Anschauungen mancher Physiologen ebenfalls die Druckempfindung vermitteln, nach Worthmann (1906) wahrscheinlich mit der Gefäßinnervation in Beziehung stehen, und die Golgi-Mazzonischen Nervenendkörperchen dürften mit dem Zustandekommen der Erektion der Schwellkörper in Verbindung sein, da Ohmori beide Endapparate vorzugsweise an ihnen nachweisen konnte; sie haben also wohl eine effektorische Bedeutung bei der Füllung der Corpora cavernosa. Von den durch ihre Struktur von den anderen peripheren Nervenendapparaten mehr oder weniger deutlich unterschiedenen Genitalnervenkörperchen der Papillar- und Subpapillarschicht sahen wir, daß sie lediglich in der Klitoris und den kleinen Labien vorkommen, im ersten Lebensjahr noch ganz fehlen und erst zur Zeit der Pubertät, offensichtlich unter dem Einfluß von Ovarialhormonen, nennenswerte anatomisch-histologische Ausbildung gewinnen. Sie sind in spezifischer Weise auf eine Rezeption von Berührungsempfindungen, was schon W. Krause (1866) betont hat, oder, wohl richtiger gesagt, von den der Wollusterzeugung dienenden gleitenden-reibenden Bewegungen (Botezat) eingestellt. Diese dürften nacheinander mehrere, von den Ästen eines Axons innervierte Genitalnervenkörperchen erregen und so eine Summation der Reize in den zugehörigen Ganglienzellen zustande bringen. Die Genitalnervenkörperchen scheinen keine andere

Funktion zu besitzen, wie die, dem Geschlechtssinn zu dienen, wie auch Rob. Müller in seiner „Sexualbiologie" ausgesprochen hat. Sie sind als spezifische „periphere Wollustorgane" zu bezeichnen und geben ein histologisches Substrat für die empirisch festgestellte Tatsache, daß Klitoris und kleine Labien erogene Zonen erster Ordnung darstellen. Bei der Entstehung der genitalen Reflexe dürften sie von großer, den Ablauf des sexuellen Aktes bestimmender Bedeutung sein. Die Ausbildung, die sie in nennenswerter Weise erst von der Pubertät an erfahren, ist eine Anpassung an die besondere Funktion, die sie im geschlechtsreifen Alter zu übernehmen haben, und eine Offenbarung des allgemeinen, teleologisch leicht verständlichen Naturgesetzes, daß Organe da sich bilden, wo sie für irgendeine Funktion benötigt werden. Das gilt auch für die Entwicklung der Haare des Mons Veneris und der Labia majora, bei deren Berührung sexuelle Empfindungen zustande zukommen pflegen. Dieser Reflexmechanismus scheint an die Terminalfasern und die markhaltigen Nerven gebunden zu sein, die, wie Ohmori nachgewiesen hat, die Haartaschen dieser Region in Spiraltouren umspinnen.

Ich kann mir nicht versagen, darauf hinzuweisen, daß die physiologische Betrachtung über die Nervenendapparate des äußeren Genitale zu einer ganzen Reihe von Problemstellungen führt, von denen ich einige wenige hier streifen will. Wichtige Fragen sind, ob bei gewissen Störungen der sexuellen Funktion, wie sie sich bei ungenügend entwickelten, mit Konstitutionsanomalien und Hypoplasie des Genitalapparates behafteten Mädchen und Frauen finden und bis zur Geschlechtskälte (Frigidität) gehen können, eine numerische Reduktion oder eine qualitative Veränderung der Nervenendapparate der Vulva, vornehmlich wohl der Krause-Dogielschen Genitalnervenkörperchen, vorhanden ist. Ferner, ob frühzeitige sexuelle Reize abnormer Art, wie die im Kindes- und Pubertätsalter ausgeübte Masturbation, oder allgemeine Körperschädigungen, die in diese Zeit fallen, oder die Kastration bei Jugendlichen die Entwicklung der Genitalnervenkörperchen beeinflussen. Systematische Untersuchungen unter Zugrundelegung von histologischen Vergleichsobjekten liegen nach diesen Richtungen bis jetzt nicht vor. Nur Carrard hat in 2 Fällen von Hypertrophie der kleinen Labien, die der Beschreibung nach ganz gewiß auf starke masturbatorische Exzesse zurückzuführen waren — denn die Nymphen waren voluminös, runzlig, stark ausgezogen, mit hypertrophierten Talgdrüsen und Leukocytenanhäufungen in der unmittelbaren Umgebung derselben versehen — in auffallend großer Zahl bis unmittelbar an die Epidermis vordringende Nervenfasern, Meißnersche Tastkörperchen, Krausesche Endkolben und eigentümliche, zwischen diesen beiden stehende Terminalkörperchen beschrieben. Die Feststellungen gestatten die Vermutung, daß masturbatorische Exzesse eine gesteigerte Entwicklung nicht nur der Blutgefäße und Talgdrüsen, sondern auch der Nerven und ihrer Endapparate im Gefolge haben.

7. Über den **Einfluß der Nerven und der Zentren des cerebrospinalen Nervensystems auf die Funktion der Vulva und ihrer drüsigen und kavernösen Apparate** ist uns die Physiologie und Pharmakologie die Beantwortung noch vieler Fragen schuldig geblieben. Vornehmlich englische Physiologen — ich nenne unter ihnen Langley und Anderson, Sherrington, Dale — haben die Innervation der äußeren Geschlechtsorgane, besonders den Einfluß der Durchschneidung der sympathischen und parasympathischen extra- und intrapelvinen Nerven auf die Blutgefäße und die Durchblutung der Vulva experimentell studiert. Dank diesen Versuchen sind die vasodilatatorischen Nerven der Beckenorgane

einschließlich des äußeren Genitale heute besser bekannt als die vasoconstrictorischen. Die Vasodilatatoren verlaufen vorzugsweise in den Sakralnerven und in den Nn. pelvici. Denn nach Langley wird durch elektrische Reizung der drei obersten Sakralnerven Erweiterung der Schleimgefäße des Vulva-, Anus- und unteren Rectumgebiets erreicht, was in einer gewissen Übereinstimmung steht mit den alten Versuchen des Gießener Physiologen Eckhard (1863), der durch elektrische Reizung des N. pelvicus des Hundes die Blutgefäße des Penis zur Dilatation und diesen zur Erektion zu bringen vermochte. Die Vasoconstrictoren für den äußeren Geschlechtsapparat scheinen vorzugsweise im Sympathicus gelegen zu sein, der ja auch die inneren Genitalien im wesentlichen innerviert. Es dürfte sich lohnen, die bis jetzt vorliegenden physiologischen Experimente etwas genauer anzusehen, da von ihrer Kenntnis das Verstehen des spinalen Reflexvorganges bei der Erektion der Corpora cavernosa abhängig ist, und damit sie weiteren Untersuchungen, die in den beiden letzten Jahrzehnten fast ganz ausgeblieben sind, zum Ausgangspunkt dienen können.

8. Der physiologische spinale Reflexvorgang bei der Erektion der Corpora cavernosa. Langley und Anderson fanden, daß die hypogastrischen Nerven constrictorische Fasern für die Arterien und Muskeln der äußeren Genitalorgane und motorische Fasern für Uterus und Vagina besitzen. Sie zeigten, daß diese Fasern im oberen Lumbalmark entspringen und von ihm aus durch die weißen markhaltigen Rami communicantes zu den lumbalsympathischen Grenzstrangganglien, von hier teils medianwärts zu den sympathischen Nn. hypogastrici, teils caudalwärts zu den sakral-sympathischen Grenzstrangganglien s. Sakralspinalganglien gelangen. In diesen letzteren verbinden sie sich mit Nervenzellen, um dann ihren Weg in den grauen marklosen Rami communicantes zu den Sakralganglien und danach in den Sakralnerven bis in den N. dorsalis clitoridis und die genito-analen Nerven fortzusetzen. Langley und Andersons Experimente ergaben weiter, daß die constrictorischen Nerven für das äußere Genitale den 2.—4. lumbalen Spinalnerven entstammen. Denn der Effekt bei elektrischer Reizung derselben oder der hypogastrischen Nerven bestand bei Katzen, Hunden und Kaninchen in Blässe der Klitoris und der Mucosa der Vulva, sowie in Kontraktion des Vulvaschließmuskels und der Dammuskulatur.

Nach den gleichen Autoren verlaufen im Sakralmark, in den sakralen Nervenwurzeln und im N. pelvicus die hemmenden vasodilatatorischen Fasern für das äußere Genitale. Bei elektrischer Reizung derselben erhielten sie als hemmende Effekte: Rötung der Mucosa der Vagina und noch mehr der Klitoris, Dilatation der Vulva und Erschlaffung der Hautmuskeln um die Vagina, außerdem Kontraktion des Sphincter externus vaginae. Der N. pelvicus führt also vasodilatatorische Fasern für den gesamten Genitalapparat, insbesondere für die Schwellkörper des Vulvagebiets. Durch seine Erregung kommt eine Anschwellung aller Corpora cavernosa und eine Hyperämie des ganzen äußeren und übrigens auch inneren Genitalapparates, also das, was an jenem kurzweg, aber nicht erschöpfend, als Erektion der Klitoris bezeichnet wird, zustande. Und da gleichzeitig mit der Erektion, oder dieser vorangehend, in derjenigen Phase des sexuellen Aktes, die man als „erotische oder sexuelle Bereitschaft" bezeichnet, eine Schleimsekretion der großen und kleinen Vorhofsdrüsen und der Uterindrüsen zustande kommt, ist wohl anzunehmen, daß auch die sekretorischen Fasern für diese Drüsen im parasympathischen N. pelvicus verlaufen.

Der spinale Reflexvorgang und die Wege, die er nimmt, sind außer von den oben erwähnten englischen Physiologen auch durch histologische Untersuchungen von Dahl (1916) und L. R. Müller unserem Verständnis nähergebracht worden. Nach Langley-Anderson und Dahl sind zwei wichtige spinale Zentren für die Innervation der Genitalien anzunehmen: Das im unteren Sakralmark, genauer im 3. Sakralsegment gelegene Erektionszentrum (L. R. Müller) und das im oberen Lumbalmark, im 1. Lumbalsegment, befindliche Ejaculationszentrum. Diese Feststellungen gehen zurück auf den experimentellen Nachweis eines Erektionszentrums in der lumbo-sakralen Region durch Goltz. Die als spinale Zentren zu betrachtenden Ganglienzellengruppen befinden sich in diesen beiden Rückenmarksegmenten in der Übergangsgegend zwischen Vorder- und Hinterhorn und werden als „Intermediolateralsubstanz" von Dahl und L. R. Müller bezeichnet. Wie weit diese Angaben über das Ejaculationszentrum im Lumbalmark auf besondere Ganglienbefunde in diesem Rückenmarksabschnitt sich stützt, vermag ich nicht zu beurteilen. Denn Dahl-L. R. Müller haben zur Demonstration der Zellgruppen der Intermediolateralsubstanz nur zwei Querschnitte „aus den unteren Partien des 3. Sakralsegments" und des unteren Sakralmarks abgebildet. Das Erektionszentrum wurde von Dahl offenbar deshalb in das 3. Sakralsegment verlegt, weil Jacobsohn (1918) zwischen den Vorder- und Hinterhörnern des 3.—5. Sakralsegments besonders auffällige Ganglienzellenkomplexe nachgewiesen und als „Nucleus sympathicus lateralis inferior sacralis" bezeichnet hatte.

Die zentripetale sensible Bahn ist für das sakrale Erektions- und das lumbale Ejaculationszentrum die gleiche; aber die zentrifugale Bahn ist verschieden. Die zentripetale geht von den sensiblen Genitalnervenkörperchen der Klitoris und kleinen Labien durch den N. dorsalis clitoridis, den N. profundus clitoridis und den N. labialis, alsdann durch den N. pudendus internus in das 4. Sakralspinalganglion und von da in Bündeln der Cauda equina durch den Sakral- und Lumbalkanal in die hinteren Wurzeln, die Hinterstränge und die Hinterhörner bis in die Intermediolateralsubstanz des 3. Sakralsegments. Was die zentrifugale Bahn anbelangt, so beginnt sie hier mit dem Überspringen des Reizes auf die Wurzeln des N. pelvicus, wodurch die Erektion zustande kommt, oder auf einen zunächst im Rückenmark zum lumbalen Ejaculationszentrum aufsteigenden Weg und von da durch die vorderen Wurzeln der oberen spinalen Lumbalnerven, die Rami communicantes, lumbales, die prävertebralen Grenzstrangganglien und den Plexus aorticus auf den N. hypogastricus. Dabei sollen die Impulse nach Langleys und Andersons experimentellen Ergebnissen, denen Dahl und L. R. Müller beitreten, in den peripheren Beckengeflechten des Frankenhäuserschen Paracervicalganglions eine Umschaltung erfahren und dann auf postganglionären motorischen Bahnen weitergeleitet werden; wenigstens wird das für den Uterus angenommen.

An die psychologisch-physiologische Phase der erotischen Bereitschaft, die sich in der Erektion und den diese begleitenden Sekretionsvorgängen offenbart, schließt sich bei einem normal ablaufenden Sexualverkehr die auf mechanische Weise geförderte zweite Phase des Orgasmus, des geschlechtlichen Hochgenusses, an. Er entsteht in dem Augenblick, in dem die an der Klitoris, den kleinen Labien und den Rugae der Vaginalwände durch die Friktionen des Phallus ausgelösten sensiblen Reize eine Summation bis zu einem Höhepunkt erfahren und auf der oben angegebenen sensiblen Bahn das lumbale Ejaculationszentrum erreicht haben, in dem sie nach stattgefundener Umschaltung auf den zentrifugalen-sympathischen Wegen zum Genitalapparat gelangen. Der Ausstoßung von Schleim aus der Cervix und von serösem Sekret aus dem Corpus uteri, die unter starken peristaltisch-tetanischen Kontraktionen der Korpusmuskulatur vor sich geht, ist die Ejaculation des Spermas beim Manne äquivalent. Beide sollen bei einem naturgemäßen Sexualverkehr synchron und synergisch eintreten. In diesem Stadium geschlechtlicher Erregung erreichen auch die Bartholinischen Drüsen den Höhepunkt ihrer Tätigkeit, insofern sie beim Orgasmus synchron und synergisch mit dem Uterus ihr Sekret ausstoßen.

Der Orgasmus, der bekanntlich bald langsam, bald mit großer Geschwindigkeit erreicht wird, ist nach Dahl und L. R. Müller auch noch mit stoßweise stattfindenden Hebungen des Beckens bei beiden Geschlechtern verbunden. Dieser Vorgang stellt einen rein spinalen Reflex vor, der während der Summierung der am Genitalapparat wirkenden Reize ausgelöst wird. Er erfolgt aber keineswegs erst im Augenblick des Orgasmus, sondern schon in der ganzen, ihm vorausgehenden Phase. Wenn Dahl und L. R. Müller hinzufügen, daß der Orgasmus des Weibes auch noch mit rhythmischen Zusammenziehungen der quergestreiften Muskulatur des Constrictor cunni s. Vulvaschließmuskels kombiniert sei, so finde ich einen Beweis dafür bis jetzt nicht erbracht. Es wird hier offenbar der Vorgang bei der Ejaculatio seminis des Mannes, bei welchem durch einen rein spinalen Reflex die quergestreifte Muskulatur des Constrictor urethrae, des Bulbo- und Ischiocavernosus innerviert und so der Samen herausgeschleudert wird, ohne weiteres auf die Frau übertragen. Das würde zugleich eine Überschätzung der Funktion des wenigstens beim menschlichen Weibe doch recht rudimentär angelegten Vulvaschließmuskels bedeuten.

Es bleibt noch übrig, bei den physiologisch-psychologischen Vorgängen der geschlechtlichen Betätigung des Einflusses der zentralen Steuerung zu gedenken. Erektion und sogar Ejaculation werden in erster Linie und unter rein physiologischen Bedingungen von der Gehirnrinde ausgelöst. Das geschieht durch sinnliche Eindrücke, Vorstellungen oder Erinnerungen, welche auf dem Wege des Opticus, Acusticus, Olfactorius und der die Berührungsempfindung vermittelnden Haut- und Schleimhautnerven zugetragen werden und so geschlechtliche Stimmungen hervorrufen. Das Gesetz der Summation sensibler oder sensorischer Reize spielt dabei eine große Rolle. Die Bahnen, die vom Großhirn aus durch das cerebrospinale Nervensystem zu dem Genitalapparat gehen, sind noch unbekannt. Wahrscheinlich ist ein besonderes **Geschlechtstriebzentrum** vorhanden, das nicht in der Großhirnrinde, d. h. im Neencephalon, sondern im Zwischenhirn, dem Paläencephalon, dem phylogenetisch ältesten Teil des Zentralorgans, seinen Sitz hat, etwa dort, wo sich auch andere sehr wichtige Zentren, diejenigen für die Wärmeregulation, die Nahrungs- und Flüssigkeitsaufnahme, die Herztätigkeit und die Magenbewegungen, befinden (Dahl-L. R. Müller). Denn es gibt Tiere, die lediglich ein Zwischenhirn zur Verfügung haben und an Geschlechtslust den geistig höher entwickelten Tieren nicht nachstehen (Dahl).

9. Die Bedeutung der endokrinen Drüsen für den Bau und die Funktionen des äußeren Geschlechtsapparates. Die endokrinen Drüsen beeinflussen die Entwicklung der Vulva in weitgehendem Maße schon zur Zeit der embryonalen Frühentwicklung und in den letzten Monaten des intrauterinen Daseins, wobei an die Schwangerschaftsreaktionen der Vulva und anderer Organe von Feten und Neugeborenen erinnert sein mag (s. S. 116).

Die prämature Geschlechtsentwicklung s. der Hypergenitalismus zeigt den Einfluß der Nebennieren, der Ovarien, der Hypophyse und gewisser Gehirnteile unter Mitbeteiligung noch anderer innersekretorischer Drüsen auf die primären und sekundären Geschlechtscharaktere.

In der Pubertät, wenn die Keimdrüsen nach dem langen Schlaf der Kinderjahre zum Leben erwacht und mit neuen wichtigen Aufgaben betraut sind, sahen wir die im Laufe des Kindesalters nur langsam fortschreitende Entwicklung der Vulva und aller ihrer Teile einschließlich des Fettpolsters, der Talgdrüsen und Genitalnervenkörperchen bis zu einem gewissen Höhepunkt gelangt, von dem aus nur unter den hochpotenzierten Anforderungen einer Schwangerschaft eine weitere Steigerung möglich ist.

Ausfall der Ovarialfunktion nach dem Klimakterium oder durch Kastration führt zu einer Rückbildung der Vulva, einschließlich der Vorhofsdrüsen, die in der Regel mit einer starken Fettentwicklung in den großen Labien und im Mons pubis einhergeht.

Neben diesen bekannten Tatsachen bleiben noch die Beziehungen zwischen Ovarien und den endokrinen Drüsen überhaupt zum sexuellen Leben zu erörtern. Es ist allgemein die Anschauung und Lehre verbreitet, daß Menschen und Tiere ohne Eierstöcke keine Geschlechtslust verspüren und keine Annäherungsversuche unternehmen. Diese Angabe ist für das Weibchen der Tiere durchaus richtig, wie die alltägliche Erfahrung der Tierzucht genügsam beweist. Für das menschliche Weib aber ist sie nur bedingt richtig. Bei den Tieren geschieht die Kopulation gelegentlich der Brunst. Und da bei kastrierten Weibchen die Brunst ausbleibt und gleichzeitig die Riechdrüsen atrophieren, fehlt das Anlockungsmittel für das Männchen und unterbleibt somit die Kopulation. Auch die sichtbare Atrophie der äußeren Geschlechtsteile könnte dabei eine Rolle spielen. Beim Menschen ist es anders. Bei ihm sind die Ovarien notwendig bis zu ihrer vollen Reife, die mit der Pubertät zusammenzufallen pflegt, und darüber hinaus bis zur abgeschlossenen somatischen Entwicklung des ganzen Individuums, die in das 20.—22. Jahr fällt. Von dieser Zeit ab aber kann die Libido, die Voluptas und sogar der Orgasmus in Unabhängigkeit von den weiblichen Keimdrüsen eintreten, freilich unter der einen Voraussetzung, daß eine Frau den sexuell vollkommen richtigen Partner gefunden hat und aus eigener Begabung und Empfindung heraus oder durch sexuelle Belehrung auf die Notwendigkeit und Nützlichkeit des bei Mann und Frau synchronen Orgasmus apud cohabitationem aufmerksam geworden ist. Dieser Satz wird Erstaunen hervorrufen, was bei der nach mancher Hinsicht hin bestehenden Überwertung der Endokrinologie und der noch immer anzutreffenden ablehnenden Einstellung der heutigen Gynäkologie gegenüber dem psycho-sexuellen Verhalten der Patientinnen zunächst nicht verwunderlich ist. Ich stütze mich aber auf zahlreiche Beobachtungen, in denen Frauen mit allgemeiner und ovarieller Hypoplasie und primärer Amenorrhoe um die zwanziger Jahre herum durch Regelung der zuvor kaum mit Empfindung einhergehenden sexuellen Betätigung nicht nur zu allgemeinem körperlichen Aufblühen, sondern auch zur allmählich einsetzenden Menstruation und zum Orgasmus gelangt sind. Und was noch beweisender ist, ich verweise auf Fälle, in denen ich wegen Uteruscarcinom die Freund-Wertheimsche Radikaloperation oder wegen Uterusmyom mit entzündlichen Adnextumoren die abdominale Totalexstirpation des ganzen inneren Genitalapparats ausgeführt habe, in denen nachher nach sexueller Belehrung vollkommen normaler Orgasmus und damit eine ungeahnte Gesundung eintrat. Aus diesen gleichsam an Lebenden gemachten Experimenten ist zu schließen, daß Erektion und Ejaculation bei der Frau auf rein psychogenem Weg zustandekommen können und daß für die Erektion und Ejaculation nicht die intrapelvinen Frankenhäuserschen Paracervicalganglien, die bei so eingreifenden Operationen wohl meist entfernt werden, und für den Ejaculations- bzw. Orgasmusmechanismus nicht der Uterus von grundsätzlicher Bedeutung sein kann. Wollen wir uns einmal vorstellen, daß der Genitalapparat der Frau aus drei gänzlich verschiedenen Komponenten: Ovarien (O), Tuben und Uterus (U), Vagina und Vulva (V) zusammengesetzt ist und daß er von vier übergeordneten Zentren, die im Sakralmark (S), Lumbalmark (L), Zwischenhirn (Z) und in der Großhirnrinde (G) gelegen sind, regiert wird, so können also die drei Phasen voller sexueller Befriedigung lediglich durch V, sowie durch S, L, Z und G zustande kommen. Dagegen sind O und U und nach den Experimenten von Goltz, Dahl und L. R. Müller am Hund auch Z und G für die Erektion als eines im unteren Rückenmark sich abspielenden Reflexvorgangs nicht erforderlich. Nur die physiologische Ejaculation ist bedingungslos an die Funktionen des gesamten Zentralnervensystems geknüpft.

B. Die Behaarung der Vulva.

Dieses Kapitel ist bisher in Lehr- und Handbüchern noch nicht bearbeitet worden. Auch Labhardt hat in seiner „Die Erkrankungen der äußeren Genitalien und der Vagina" betitelten Arbeit in der „Biologie und Pathologie des Weibes" von Halban-Seitz darüber fast nichts mitgeteilt, abgesehen davon, daß er drei Abbildungen wiedergibt, die den männlichen Behaarungstyp veranschaulichen. Und doch ist das Kapitel von großer Wichtigkeit für denjenigen, der sich nicht mit einer schematischen Aufnahme des gynäkologischen Befundes und einer spezialistisch gynäkologischen Betrachtungsweise begnügt, sondern der die Notwendigkeit erkannt hat, den gynäkologischen Befund in Beziehung zu setzen zu der allgemeinen Konstitution und den Veränderungen der übrigen Organe des Körpers.

Zum Verständnis der, einen wichtigen sekundären Geschlechtscharakter darstellenden weiblichen Schambehaarung, der Pubes s. Crines pubes oder, wie die mittelalterliche Bezeichnung lautete, des „Wybsbartes" und ihrer Anomalien ist es zunächst nötig, daran zu erinnern, daß das menschliche Haarkleid in den verschiedenen Lebensaltern in drei Formen auftritt, wie in besonders lehrreicher Weise Hans Friedenthal in seinem schönen und reich illustrierten Werk „Ein Beitrag zur Physiologie der Behaarung" (1908) dargestellt hat:

1. **Die Woll- s. Flaumbehaarung s. Lanugo.** Sie findet sich auf nahezu der ganzen Körperoberfläche des Fetus, erreicht im Verlauf der intrauterinen Entwicklung den Höhepunkt im 8. Fetalmonat und soll nach Halban auf den Übergang von Placentastoffen auf die Frucht zurückzuführen sein. Von der Geburt an bleibt das Flaumhaar im Wachstum zurück und lediglich in pathologischen Fällen oder bei einzelnen Menschenrassen kann es nicht nur bestehen bleiben, sondern sogar eine sehr beträchtliche Weiterbildung erfahren, wie der allgemeine Wollhaarpelz der sog. Haarmenschen oder Hundemenschen, der Zwergvölker Innerafrikas (Pygmäen) und der Ainos, der Ureinwohner von Japan, lehrt.

2. Das Wollhaarkleid geht durch stärkeres Längen- und Dickenwachstum und intensivere Pigmentierung seiner Haare in das **Kinderhaarkleid** über. Dieses erfährt bei beiden Geschlechtern eine Weiterentwicklung bis zur Pubertät, und zwar im besonderen Maße als Gruppenbehaarung auf der Kopfhaut und im Bereich der Augenbrauen und -wimpern. Nach der Geschlechtsreife bleibt es beim Manne im Wachstum zurück, während es beim weiblichen Geschlecht an Stärke zunimmt, im Gesicht z. B. als „pfirsichartiger Flaum der Wange" (Friedenthal) erscheint, um von nun an in den jugendlichen, der Behaarung

des 15—16jährigen Jünglings entsprechenden Typus bis über die Menopause bestehen zu bleiben.

3. **Das Dauerhaar- s. Altershaar- s. Endhaar- s. Terminalhaarkleid** kommt bei beiden Geschlechtern unter normalen Bedingungen von der Pubertät an zur Entfaltung. Es ist durch das Wachstum dicker, langer, markhaltiger, stärker gefärbter, mehr oder weniger straffer, in Einzelstellung auftretender Haare charakterisiert. Beim Mann ergreift die Terminalbehaarung fast alle Körperteile und erfährt besonders an Oberlippe, Kinn und Wangen eine starke Ausbildung. Beim Weib der germanischen Rasse ist sie auf den Schamberg, die sich nicht berührenden Flächen der großen Schamlippen und die Achselhöhlen beschränkt und gehört gleich der starken Entwicklung der Brustdrüsen mit zu den ersten Zeichen des Pubertätserwachens endokriner Drüsen, dem sie in ihrem ersten Erscheinen in der Regel um Monate voraneilt. Das Hervorsprießen der Schamhaare beginnt beim heranreifenden Mädchen stets in der Medianlinie des Schambergs. Die weiblichen Schamhaare gleichen dann im ganzen Leben dem Baarthaar des Mannes, insofern sie mehr oder weniger kraus, spiralig um ihre Achse gedreht und polygonal auf dem Querschnitt sind (C. Gebhard). Während man in früherer Zeit diese Pubertätsentwicklung lediglich auf die Ovarien bezogen hat, zeigen neuere Beobachtungen, daß auch dann, wenn beide Eierstöcke fehlen, eine normale Vulvabehaarung vorhanden sein kann. So berichtete Olivet (1923) über eine kleine 38jährige Frau mit Hypoplasie von Vulva und Uterus, infantilen Mammae, normaler Hypophyse und angeblich völligem Defekt der Eierstöcke (?). Nach diesem Autor ist nur die männliche Behaarung ein unter dem Einfluß der Keimdrüsen stehendes Geschlechtsmerkmal, während die weibliche sich unabhängig von den Keimdrüsen entwickeln soll und als asexuelle Form bezeichnet wird. Bemerkenswert ist, daß die Terminalbehaarung von der Menarche an für die ganze Lebenszeit eines der wichtigsten sekundären Geschlechtsmerkmale bildet, das zugleich die Gesamtwertigkeit des Einzelindividuums (Konstitution, Degeneration), den Ausbildungsgrad seiner Genitalorgane und die Zugehörigkeit zu einer bestimmten Menschenrasse oder Familie in weitgehendem Maße zu beurteilen gestattet. Aus der Form, Dichtigkeit, Entwicklung und Farbe des Kopfhaares und der Färbung der Haut läßt sich auf die individuelle und rasseneigentümliche Behaarungsart der Schamberg-Vulvaregion schließen. Es pflegen nämlich Kopfhaarfarbe und Inkarnat in engen gegenseitigen Beziehungen zur Behaarung der Genitalgegend zu stehen (Eggel) derart, daß die Farbe der Pubeshaare im allgemeinen derjenigen des Kopfhaares entspricht; nur insofern ist ein zeitlicher Unterschied die Regel, als die Schamhaare bei älteren Personen meist später als die Kopfhaare ergrauen. Die straffhaarige, schlichthaarige, strohartige, spiralgekrauste, kraushaarige, lockige, wellige, borstenähnliche Kopfbehaarung, wie sie in ganz charakteristischer Weise bei den verschiedenen Völkerschaften angetroffen wird, zeigt sich sehr prägnant auch im Gebiet des äußeren Genitale, wie am deutlichsten bei den Frauen der xanthodermen Menschenrassen (Mongolen, Malaien, Buschmänninnen), der Melanodermen (Neger und Papuas), aber auch bei den olivenfarbig behaarten Ureinwohnern von Mexiko und Peru in Erscheinung tritt (Friedenthal). Selbst die Frauen der poikilodermen (weißen) Rasse weisen trotz der großen Variabilitätsbreite ihrer Haarfarbe: schwarz, rötlich, flachs-, hell-, dunkelblond — wobei das Weizenährenblond der echt germanischen Frauen von dem silberartigen Blond der Engländerinnen und dem goldähnlichen Blond der Langobardennachkommen Oberitaliens unterschieden werden kann —

in der Regel ungefähr die gleiche Behaarung der Schamberg-Genitalregion auf, wie sie auch am Haupthaar vorhanden ist; nur bei Rotblonden wird sie nicht selten heller an der Vulva als am Kopfhaar gefunden [1]. Auch sonst gibt es Ausnahmen, die auf Vererbung beruhen. So kann z. B. ein Mädchen mit hellblondem Kopfhaar, dessen Vater blond, dessen Mutter dunkelbraun ist, gleichartige dunkelbraune Crines pubis aufweisen. Dabei ist freilich zu berücksichtigen, daß die heutige Modekrankheit der Haarfärbung — etwa flachsblond durch Wasserstoffsuperoxydbleichung — bei gewissen Frauen auch im Gebiet der Pubes angewendet wird, wie ich selbst einige Male gesehen habe. — Die Behaarung des Schamberg-Vulvagebiets der verschiedenen Völkerschaften ist bisher noch nicht genügend vergleichend ethnographisch untersucht worden. Das Wenige, was man darüber aus den Berichten von Entdeckungsreisenden weiß, findet sich bei Ploß-Bartels zusammengestellt. Eine Ausnahme von der Regel, daß Kopfhaar und Schamberg-Vulvahaar übereinstimmen, findet sich gelegentlich auch bei Frauen bald nach dem Ende der Geschlechtsreife, deren Kopfhaar durch vorzeitiges Altern oder seelische Erschütterungen weiß, also fast pigmentfrei, geworden sein kann, während an den Geschlechtsteilen noch die jugendliche Färbung der Haare vorhanden ist. Im Greisenalter pflegt dann auch dieses Behaarungsgebiet allmählich die typische weiße, allgemeine Altersbleichung anzunehmen, von der unter den Matronen aller Völker der Erde nur die unvermischten Indianerstämme befreit sein sollen (Friedenthal). Zugleich pflegt bei alten Frauen die Behaarung der Regio pubis spärlicher und nach meinen Beobachtungen straffer zu werden, während — das Gegenbild dazu — an Oberlippe und Kinn Terminalhaare aufsprossen. Früher hat man auch ein Abhängigkeitsverhältnis der Haarfarbe des Mons pubis und der Vulva von der Färbung der Augen behauptet: doch ist ein solches nach Untersuchungen, die Eggel an 1000 weiblichen Erwachsenen angestellt hat, nicht vorhanden.

Neuerdings hat Zöllner auf die geringe Neigung des Ergrauens und eines weitgehenden Verlustes des normalen Glanzes der Haare Krebskranker hingewiesen und diesen Befund als so typisch bezeichnet, daß er als diagnostisches Merkmal mit bewertet werden müsse, wie es in ähnlicher Weise zuvor schon Schridde getan hatte.

Was die Ausdehnung der Terminalbehaarung in der Schoßfugenregion anbelangt, so bedeckt sie bei den Frauen der germanischen Rasse normalerweise die Regio pubica, d. h. die Haut über der Schoßfuge und den horizontalen Schambeinästen, sowie die Außenflächen der großen Schamlippen und läßt die Haut je nach der helleren oder dunkleren Färbung und Dichtigkeit der Haare mehr oder weniger deutlich und ausgedehnt durchschimmern. Die Behaarung reicht jederseits bis ungefähr zur Mitte des Leistenbandes und bis zur Genito-cruralfalte, die Innenseiten der Oberschenkel also freilassend, und erstreckt sich von den Kanten und Außenseiten der großen Labien nach hinten bis zur hinteren Commissur derselben oder bis zum Vorderdamm, aber in der Regel nicht bis zur Analgegend. An der Bauchwand schneidet sie in größerer oder geringerer Nähe vom oberen

---

[1] Rothe, Fritz: Untersuchungen über die Behaarung der Frauen. Inaug.-Diss. Berlin [zit. nach Ploß-Bartels, 10. Aufl. 1, 295 (1913)]. Er fand bei der Untersuchung von 1000 norddeutschen Frauen (Berlin) die Schamhaare „überwiegend blond", und zwar besonders dunkelblond. Bei rothaarigen Frauen waren sie in allen Fällen rot oder hell. Bei den Schwarzhaarigen waren sie nur in $2/3$ der Fälle schwarz, in fast $1/3$ braun, in 2 Fällen sogar dunkelblond. Die Jüdinnen zeigten überwiegend braune Schamhaare. Bei 52 von 977 norddeutschen Frauen waren die Schamhaare an den großen Schamlippen heller gefärbt als am Schamhügel.

Symphysenrand, meist 1—2 Querfinger darüber, in einer queren oder leicht bogenförmigen, mit der Konvexität nach abwärts gerichteten scharfen Linie ab, die nach M. Bartels jederseits etwas unterhalb des oberen vorderen Hüftbeinstachels entspringt und durch den Ansatz der Bauchmuskeln am Poupartschen Band und der Schambeingegend bestimmt wird; diese Linie bildet die Basis eines ungefähr gleichschenkligen Behaarungsdreiecks, das die Kunst als „göttliches Dreieck" zu bezeichnen pflegt. Doch ist diese Behaarung kein ausschließliches Monopol des Weibes der germanischen Rasse. Denn die gleiche obere Behaarungsgrenze zeigt der Jüngling, sowie der Mann gewisser Menschenrassen, z. B. der Neger, während beim männlichen Individuum der übrigen Völker sich die Behaarung längs der Linea alba nach oben fortsetzt. — Die sichtbare Ausdehnung der weiblichen Schambehaarung ist individuell verschieden und vom Grade der Haarentwicklung und vornehmlich von der Lage der Vulva abhängig, für die hauptsächlich, aber meines Erachtens nicht ausschließlich, die Richtung der vorderen Beckenwand maßgebend ist. Während die Schamspalte samt der sie umgebenden Behaarung bei normaler Beckenneigung sowohl beim Stehen als auch beim Liegen mit geschlossenen, parallel gelagerten Oberschenkeln ungefähr zu einem Drittel sichtbar ist, erfährt sie bei Verringerung der Beckenneigung, wie sie beispielsweise beim infantilen Becken vorhanden ist, eine Verschiebung kranialwärts auf die Symphyse, so daß sie beim Liegen von oben her, beim Stehen von vorne her in verhältnismäßig großer Ausdehnung erblickt wird. Umgekehrt ist bei Verstärkung der Beckenneigung die Schamspalte und die Schambehaarung bei der liegenden Frau mehr nach unten, bei der stehenden gerade gegen den Fußboden gerichtet, welch letzteres sich besonders deutlich bei der Luftfigur beobachten läßt, die bei infantilen mageren Personen häufig angetroffen wird (eine Abbildung geben Ploß-Bartels in „Das Weib", 10. Aufl., S. 264 von zwei Buschweibern). Eine solch starke Beckenneigung wird bekanntlich nicht nur bei beträchtlicher Lordose der Lendenwirbelsäule, wie sie dem plattrachitischen, dem doppelseitigen Luxations- und dem spondylolisthetischen Becken eigen ist, sondern auch als Rasseneigentümlichkeit gewisser Völkerschaften, so der Buschweiber und Hottentottenfrauen, beobachtet, bei denen sie aber auch durch eine sehr beträchtliche Fettansammlung im Bereich der Kreuz-, Steiß-, Gesäß- und Trochanteren-Region (Fettsteiß s. Steatopygie) vorgetäuscht werden kann. Aber auch unabhängig von einer verstärkten Beckenneigung kann die Geschlechts- und Aftergegend samt Schambehaarung nach hinten verschoben sein. Man darf dann von einem Atavismus sprechen. Denn bei den Schimpansen und den Hundsaffen (Cynopithecen) ist die Schamgegend in der Verlängerung der Wirbelsäule gelegen und unbehaart, wie besonders deutlich die der letzteren Gruppe angehörenden Paviane zeigen, bei denen die äußeren Geschlechtsteile zugleich carminrot gefärbt und, ebenso wie die Sitzbeinhöcker, mit hornartigen Gesäßschwielen versehen sind (s. Friedenthal, Tafel 8 und 46).

Von der geschilderten üblichen Behaarung der Vulva-Schamberggegend gibt es sehr mannigfaltige Abweichungen, zunächst solche individueller Art nach Anordnung, Menge, Größenentwicklung und Ausdehnung der Haare. Man beobachtet längere und kürzere, stärkere und schwächere, dichter und dünner gesäte, gleichmäßig verteilte und büschelförmige Haare. Für die Konstitutionspathologie ist es wichtig zu wissen, daß bei Infantilen eigenartige Lokalisationen vorkommen, etwa derart, daß nur die Mitte des Venushügels und ein medianer Hautstreifen, welcher der unmittelbaren Umgebung der Rima pudendi entspricht, also kaum mehr als die Kanten der großen Labien, mit einem schmalen Längssaum dichtstehender und dann oft schopfartiger Haare besetzt sind, während an der übrigen Vulva die Behaarung im Vergleich dazu sehr spärlich ist oder fehlt. — Ganz eigenartig ist vielfach auch die Behaarungsart der Schamteile bei fremden, fernen Völkerschaften, über die unsere Kenntnisse freilich noch recht mangelhaft sind. Das Wenige, was darüber bekannt ist, findet sich bei Ploß-Bartels und Friedenthal angegeben. Friedenthal bildet z. B. eine 20 jährige, stark überbehaarte Siamesin ab, die ich in Abb. 43 wiedergebe, bei der sowohl das Wollhaar (Wangen und Stirn) wie das Kinderhaar (Kopfhaar, Wimpern, Augenbrauen) und auch das Terminalhaar (Oberlippe, Kinn, Rumpf, Extremitäten, Achselhöhlen, Schamberg-Vulvagebiet) ein ganz außerordentlich starkes Wachstum, ähnlich, doch unvergleichlich länger als bei den Ainos, den stärkst behaarten Menschen der Erde, aufweisen; der Mons pubis und die Vulva sind mit einem breiten und dichten Büschel schwarzer, ganz weicher, bis fast zu den Knien steil herabhängender Haare besetzt. Als ein Gegenstück dazu möchte man die schmale, dreieckige, einem umgekehrten lateinischen V entsprechende, also mit der Spitze zur vorderen Bauchwand gerichtete Behaarungsfigur bezeichnen, die bei Chinesinnen anzutreffen und auf kleinen chinesischen Spielfiguren, den sog. „Frühlingstäfelchen", abgebildet ist (s. Ploß-Bartels, 10. Aufl., 1, 290). Auch bei den Japanerinnen scheint sich, wenn wir einer von Stratz gegebenen Abbildung folgen, die Behaarung pinselförmig auf den Mons pubis zu beschränken und die großen Labien nahezu freizulassen.

An Versuchen, den Zweck der Terminalbehaarung des Schamberg-Vulvagebietes näher zu ergründen, hat es, wie ich dem Friedenthalschen Werk entnehme, nicht gefehlt. Bei den Menschenaffen zeigt die Genital-Analregion, wie schon erwähnt, keine Behaarung. Ihre Existenz beim Menschen ist somit als eine relativ junge phylogenetische Erwerbung zu betrachten. Daß Rassen- und Familienvererbungsgesetze sowie endokrine Einflüsse eine große Rolle spielen, ist vorhin bereits bemerkt worden. Aber auch lokale und sexuelle Gründe verdienen Beachtung. So wird stärkeres Haarwachstum vorwiegend an Körpergegenden mit Blut- und Lymphüberfüllung und mit fehlender Hautspannung beobachtet. Nach Exner sollen die Haare gleichsam als polsterartige Walzen zur Vermeidung der Reibung aneinanderliegender Hautstellen dienen, so der oberen Teile der Oberarme am Thorax, der Oberschenkel an der Vulva. Unter diesem Gesichtswinkel kann auch die Behaarung des äußeren Genitale von Mann und Frau mit der Form der Begattung in Zusammenhang gebracht werden, an die sich das Menschengeschlecht gewöhnt hat, wie schon von Fabricius ab Aquapendente und Eble (zit. nach Ploß-Bartels, 1, 294) bemerkt worden ist. Neben diesen mechanischen Argumenten kann ein entwicklungsgeschichtliches angeführt werden, nämlich das, daß die Behaarung von Schamberg und Achselhöhlen mit den phylogenetisch an diesen Stellen vorhanden gewesenen Brustdrüsen bzw. Milchleisten übereinstimmt, wo zuweilen noch Rudimente überzähliger Milchdrüsen angetroffen werden. Die Behaarung des Schamberg-Vulvagebietes dient auch zur Abhaltung von Schmutz, Staub und Bakterien von Vagina und Uterus (mechanische Schutzwirkung), zur Verhütung der Benetzung der Oberschenkel mit Menstrualblut und anderen Absonderungen aus den inneren Genitalien („Auftrocknungsvorrichtung") und zur Ausschaltung von Erkältungseinflüssen („Kälteschutzwirkung", Blanchard). (Genaueres darüber s. bei L. Löhner.) Der Wert eines wärmenden Mantels der Schamberg-

Vulvaregion läßt sich auch aus dem unangenehmen Kältegefühl ermessen, über das die Frauen nach Rasieren dieser Gegend, wie es vor größeren geburtshilflichen und gynäkologischen Operationen vorgenommen wird, besonders zur Zeit der folgenden Menstruationen klagen. Nur wenigen Operateuren wird das bekannt sein. Die Behaarung der Schamberg-Vulvagegend dient endlich — teils unmittelbar, teils mittelbar — der sexuell-erotischen Anlockung, sei es zur Verhüllung oder wenigstens geheimnisvollen Verschleierung des äußeren Genitale von dem Lebensalter an, in dem das Erwachen des Schamgefühls und die Annäherung der Geschlechter beginnt, sei es — nach Angabe des Sexuologen Havelock Ellis, des Naturforschers Bölsche, des Ethnologen Friedenthal und des Gynäkologen Liepmann — als „Duftzerstreuer", „Duftpinsel" für die Verteilung der Genitaldrüsensekrete in der Luft („Zerstäubungsbüschel von sexuellen Düften"). In grundsätzlich gleicher Weise faßt Friedenthal die Achselbehaarung als Einrichtung zur Beförderung der Verdunstung der Schweißdrüsensekrete auf, welche, wie nicht unbekannt ist, vielfach auch einen sexuellen Reiz ausüben.

Mit der Histologie der Haare der Vulvaregion scheint sich nur Wilhelm Schultze (1898) beschäftigt zu haben. Die Haarzelle ist nach ihm bei Neugeborenen und Kindern niemals im subcutanen Bindegewebe, sondern nur bis zu den untersten Schichten der Cutis herunter, bei Erwachsenen auch im Subcutangewebe zu finden. Die Haare sah er fast nie zu Gruppen vereinigt, sondern immer vereinzelt.

Beträchtliche Abweichungen von dem üblichen Behaarungsbefund lassen sich nach drei Richtungen hin beobachten:

4. Eine **fehlende oder fast fehlende Behaarung, eine Haarlosigkeit s. Atrichosis und eine Hypotrichosis s. Oligotrichosis s. Calvities des Schamberg-Vulvagebiets** kommt teils als Rasseneigentümlichkeit, teils in ihrer Anlage angeboren, teils erworben vor. Die Hypotrichosis scheint bei gewissen Menschenrassen, wie Buschmännern, Hottentotten, Feuerländern, Anamiten, bei der Frau oder vielleicht bei beiden Geschlechtern die Norm darzustellen.

Linzenmeier hat zwei interessante Stammbäume von Familien mit Hypotrichosis congenita hereditaria mitgeteilt, welche zugleich die Richtigkeit der Mendelschen Vererbungsgesetze bestätigen. Bei Männern und Frauen war ein vollkommener Mangel an Kopf-, Bart-, Achsel- und Schamhaaren, Augenbrauen und Wimpern festzustellen. Der Haarmangel zeigte sich bald an dem äußeren Genitale, den Achselhöhlen, dem Kopf usw., bald an ersterem ausschließlich.

Bei der hypophysären Dystrophie s. Dystrophia adiposo-genitalis s. Typus Froehlich-Bartels der Hypophysenaffektion, beim echten und kretinistischen Nanismus, ferner beim kongenitalen und infantilen Myxödem fehlt die Terminalbehaarung des Schamberg-Vulva- und Achselhöhlengebiets entweder vollkommen oder ist nur ganz schwach angedeutet (Tandler und Groß, Bruno Wolff u. a.). Die Hautveränderungen und Haardefekte beim Myxödem zeigt z. B. das Bild einer Patientin von Leopold Lévi und H. de Rothschild (wiedergegeben in Biedls „Innere Sekretion", 2. Aufl. 1913, Teil 1, 199) und bei Dystrophia adiposo-genitalis ein eigener Fall eines 16jährigen Mädchens in Abb. 41. Nach Kastration in den Kinderjahren, die mitunter bei malignen Tumoren des Uterus oder der Ovarien vorgenommen werden mußte, wurde Wachstum der Schamhaare beim Eintritt der Pubertät vermißt. Nach Exstirpation von Ovarialtumoren bei Kindern mit Pubertas praecox und abnorm starker Behaarung ist, wie unter anderem ein von Verebely (s. unten) mitgeteilter Fall lehrt, Haarausfall beobachtet worden. Beim Status thymico-lymphaticus und bei Hypoplasie oder Aplasie der Ovarien: Hypogenitalismus, ist eine mehr oder weniger ausgesprochene Dürftigkeit der Crines pubis eine häufige Erscheinung (Tandler-Groß, Julius Bauer, Bernhard Aschner), die aber meinen Erfahrungen nach nicht konstant ist. Tandler und Groß sprechen hier von einer „eunuchoiden Dysproportion" oder einem „weiblichen Eunuchoidismus". Schon im Talmud heißt es, daß unterentwickelte Frauen die Behaarung an den Geschlechtsteilen und die Ausbildung der Brüste vermissen lassen. Und schon in alter Zeit war aufgefallen (Jahn, Eble, zit. nach Ploß-Bartels), daß „keine Fraue, welche haarlos an der Scham ist, schwanger wurde". Damit ist in einfacher, naiver Form ausgesprochen, daß eine mangelhafte Behaarung am Schamberg-Vulvagebiet mit Hemmungsbildungen der Zeugungsorgane vergesellschaftet ist. — Auch bei der Epispadie (S. 97) kommt die Behaarung des Schambergs, wenigstens an dessen medialem Teil, nicht zustande.

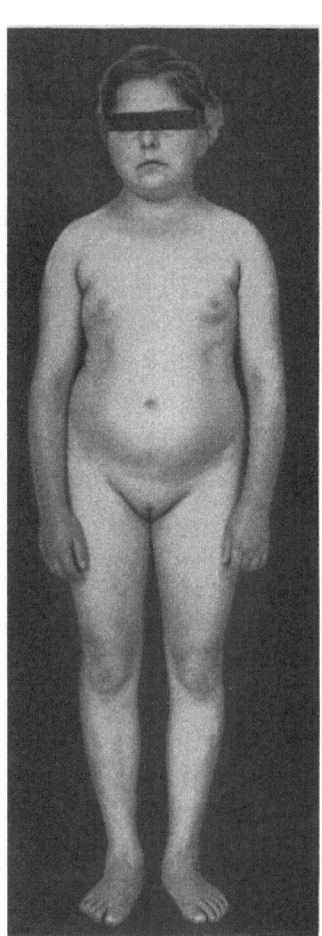

Abb. 41. Fettreiche, völlig haarlose Vulva eines 16jährigen Mädchens bei Dystrophia adiposo-genitalis. Tumor der Hypophyse. Hochgradig rudimentäre Entwicklung von Vagina und Uterus. Dieser als erbsengroßer derber Knoten bei der Rectaluntersuchung zu fühlen. Rudimentäre Ovarien. Kümmerliche Entwicklung der Vulva und des Dammes, etwa einem 10jährigen Kind entsprechend. Pelvis ubique minor. Seit 2 Jahren annähernd 4wöchige Molimina menstrualia.

Ein erworbener Schwund der Scham-, Achsel- und Kopfbehaarung im Sinne der Hypotrichosis oder Atrichosis wird beim erworbenen Myxödem und beim Morbus Addisonii beobachtet und ist bei ersterer Krankheit auf Ausfall der Schilddrüsenfunktion, bei letzterer auf Verminderung der Nebennierenfunktion zurückzuführen. Haarausfall ist einige Male auch bei jugendlichen Personen festgestellt worden, die das Symptomenbild des vorzeitigen Senilismus darboten, jene durch greisenhafte Veränderungen der Haut, Fettschwund, Atrophie der Geschlechtsdrüsen, Rückbildung des Sexualapparats charakterisierte Erkrankung, die Charcot als Geromorphismus, Gilford als Progeria, Rummo und Ferranini als Geroderma genito-dystrophicum, Julius Bauer als Dystrophia maranto-genitalis bezeichnet haben, die auch als Simmondsche Krankheit benannt wird. Auch seelische Erschütterungen und schwere konsumierende Krankheiten können Haarverlust im Schamberg-Vulvagebiet ganz ebenso wie an der Kopfhaut, an Augenbrauen und Wimpern zur Folge haben, mitunter, wie ich gesehen habe, in Verbindung mit dauernder Amenorrhoe. Einen eigenartigen Fall hat Gårdlund (1916) mitgeteilt. Eine 37jährige Patientin hatte angegeben, daß nach einem Rasieren des Genitale bei einer Varixoperation am Schenkel die Haarbekleidung an der Vulva niemals zurückgekommen sei. Aber in diesem Fall bestand eine Kraurosis, die sich im Anschluß an die Operation entwickelt haben soll. Und im zweiten Stadium der Kraurosis ist

Haarausfall ebenso charakteristisch wie der Verlust der Haut an elastischen Fasern (s. S. 191). — Der radikalste und schnellste Haarschwund stellt sich ein nach starker örtlicher Radium- oder Röntgenbestrahlung der Vulva, wobei es zu einer Verödung der Haarpapillen kommt. Dann sieht man auf einer glatten, derben, im allgemeinen weiß und atrophisch gewordenen Haut zahlreiche rot durchschimmernde, geschlängelte Capillaren, die mit braun pigmentierten Hautstellen abwechseln. Solche Marmorierungen verschwinden im späteren Leben ebensowenig, wie ein Aufsprossen von Haaren wieder eintritt. Haut- und Haarveränderungen derart sah ich wiederholt auch bei einer Fernwirkung der Bestrahlung, wenn z. B. ein Carcinom der unteren Vagina mit starken vaginalen Radiumeinlagen behandelt worden war. — Bei der Besprechung des Haarausfalls darf, um Verwechslungen vorzubeugen, schließlich nicht unerwähnt bleiben, daß von manchen Völkern eine Enthaarung der Vulva oder wenigstens des Mons Veneris durch Ausreißen, Rasieren oder pflanzliche bzw. chemische Epilationsmittel vorgenommen wird, wofür verschiedene Motive maßgebend sind, vornehmlich die, der Körpergegend ein kindliches Aussehen zu verleihen und letzten Endes das andere Geschlecht zu erotisieren. Derartige Prozeduren sollen bei Orientalinnen, nach Stratz auch bei den Frauen in Niederländisch-Indien und den Prostituierten in Südchina üblich sein. Vereinzelt hat man Gelegenheit, solche Enthaarungen auch bei mitteleuropäischen Frauen festzustellen. Ich habe vor Jahren eine junge Frau aus den ersten Gesellschaftsklassen gynäkologisch behandelt, bei welcher mich eine völlige Haarlosigkeit der Vulva und des Mons pubis in Erstaunen versetzte; die Kranke gab an, daß ihr Ehemann das Rasieren verlange.

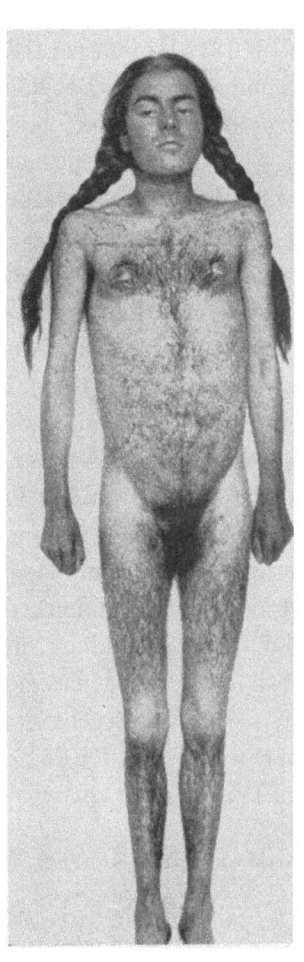

Abb. 42. Suprarenaler Virilismus bei einem 15 Jahre alten Mädchen. (Nach Albert Scabell, Dtsch. Z. Chir. 185 (1924).

5. **Vorzeitige Behaarung.** Unter vorzeitiger Behaarung des Schamberg-Vulvagebiets versteht man eine solche, die bereits in den Kinderjahren, oft lange Zeit vor der Pubertät eintritt. Ähnlich wie bei der Osteogenesis imperfecta congenita eine ganz außergewöhnlich starke und dicke Entwicklung der Kopfhaare beschrieben wird, hat man eine mehr oder weniger ausgeprägte Behaarung der Schamberg-Vulvaregion schon bei Neugeborenen oder Kindern der ersten Lebensjahre, fast stets im Verein mit vorzeitiger Geschlechtsreife, Pubertas praecox, oder gar Menstruatio praecox, beobachtet. Lebau sah ein Mädchen, das mit guter Entwicklung, Schamhaaren und Brüsten zur Welt kam und im Alter von 4 Jahren mit einer Körperlänge von 125 cm und einem so breiten Becken ausgestattet war, „als wenn sie ein Kind austragen möchte". In einem Fall von Neugebauer wies die Vulva einer 9 Pfund schweren Neonata die Größe wie bei einem 9jährigen Mädchen und die Ausbildung wie bei einer erwachsenen Jungfrau auf; ein starker Besatz mit dunklen Haaren war mit einer beträchtlichen

Hypertrophie der Klitoris verbunden; bei diesem frühreifen Kind war die Menstruation von der 6. Lebenswoche an regelmäßig alle 6 Wochen eingetreten. Ähnliche Fälle von Behaarung bei neugeborenen Mädchen haben Wilson, Cruig, Irion mitgeteilt.

Von prämaturer Pubertätsentwicklung s. Hypergenitalismus s. „Makrogenitosomia praecox" mit Menstruatio praecox in den Kleinkindjahren hat J. Lenz (1913) 131, Hörmann (1918) 153 Beobachtungen bei kleinen Mädchen aus der Literatur zusammengestellt. Bei Mädchen und Knaben zusammen wurden nach Klumow (1926) bis jetzt 400 Fälle derart beschrieben. Unter ihnen erwähne ich zunächst die Fälle von vorzeitigem Hypergenitalismus mit Frühreife, Behaarung der äußeren Genitalien und Hypertrophie der Vulva, besonders der Klitoris, und Frühentwicklung sekundärer oder heterosexueller Geschlechtscharaktere und häufiger, aber nicht konstant auftretender Menstruatio praecox in Verbindung mit Hyperplasien oder Tumoren der Nebennierenrinde (Adenome, Sarkome, Carcinome, Endotheliome, Cysten). Ich habe wohl die sämtlichen Fälle der Literatur von „suprarenalem Hypergenitalismus", die teilweise schon von Jump-Beates-Babcock (1914), Helmut Schmidt (1924), Scabell (1924), Termeer (1926) gesammelt worden sind, soweit sie Mädchen vor der Pubertät betreffen, im folgenden zusammengestellt. Es fehlen nur Fälle von Harvey, Rudolf Neurath (1928) und Matthias; im letzteren lag wohl ein Pseudohermaphroditismus vor. Einen „suprarenalen Virilismus" gibt Abb. 42 wieder. Zusammenfassend kann man sagen, daß angeborene Tumoren oder, was häufiger ist, kongenitale Hypertrophien der Nebennierenrinde zum Bild des Pseudohermaphroditismus femininus, dagegen im Kindesalter erworbene zu Frühreife mit vorzeitiger Geschlechtsentwicklung und Behaarung führen, und daß in den wenigen Fällen, in denen die Hypernephrome operativ entfernt wurden, die Hypertrichose, die männliche Stimme, die Fettsucht usw. verschwanden. Genaueres über Pubertas praecox ist der Bearbeitung von Rudolf Neurath im Handbuch von Halban-Seitz (1928. Bd. V. Teil IV. S. 1569) zu entnehmen.

Fälle von prämaturem suprarenalem Hypergenitalismus mit starker Schamberg-Vulvabehaarung.

Cooke (1756): 7jähr. Mädchen. Männliche Behaarung. Enorme Fettsucht. Zusammenhängender Tumor beider NN. — Tilesius (1803): 4jähr. Mädchen, 89 cm lang, 84 Pfund schwer. Hochgradige Adipositas. Wohlgeformte Brustdrüsen. Vorzeitige Entwicklung der Schamhaare. Ausbildung der inneren Genitalien wie bei Erwachsenen. Trotzdem keine Menstruation. Linksseitiges Nebennierenhypernephrom. Lebermetastasen. — William Cooke (1817): 7jähr. sehr kräftiges, enorm fettes Mädchen. Unregelmäßige Menstruation seit 4. Jahr. Starke Behaarung an Vulva und Gesicht. Klitorishypertrophie. Großer doppelseitiger Nebennierentumor. Hydrocephalus internus mit Gehirnerweichung. — Ogstone: 2 Fälle von vorzeitiger Behaarung der Vulva und Klitorishypertrophie bei Hyperplasie der Nebennieren. — Ogle-Pitman (1865): 3jähr., frühreifes, 44 Pfund schweres, auffallend großes und sehr muskulöses Kind. Starke Behaarung der Oberlippe und der Schamgegend. Braune Pigmentation von Geburt an. Tod an großem linken Nebennierentumor. — Colcott Fox (1885): 2jähr. Kind. Starke Scham- und allgemeine Behaarung. Hypertrophie der Vulva. Großes linkes Nebennierensarkom. Tod an Ileus. — Ritchie: 4jähr. Mädchen. Vorzeitige Geschlechtsreife mit starker Hypertrophie und Behaarung der Vulva. Großzellige Sarkome beider Nebennieren. — Orth (1893): 4$^1/_2$jähr. Mädchen mit Bart und vorzeitiger Entwicklung der Vulva. Rechts Nebennierenhypernephrom oder -carcinom. — Dobbertin (1900): 14 Monate altes Mädchen. Normale äußere und innere Geschlechtsentwicklung. Starke Behaarung an Scham, Bauch, Brust, Wangen. Tod an linkem Hypernephrom mit Metastasen. — Bevern und Römhild (1902): 3$^1/_2$jähr., sehr großes, kräftiges und enorm fettes Mädchen, wie eine Zwanzigjährige aussehend. Starke virile Behaarung der äußeren Genitalien; auch allgemeine Behaarung, besonders an Rumpf und Oberlippe. Tumoren beiderseits am oberen Nierenpol und neben dem Uterus. Wahrscheinlich Tumoren der Nebennieren und akzessorischen Nebennieren des Lig. latum. — Miller (1903): 3jähr. Mädchen. Schambehaarung, Hypertrophie der äußeren Genitalien, besonders der Klitoris. Rechts Hypernephrom. — Bullock und Sequeira (1905): 11jähr., wie eine kräftige Frau entwickeltes, fettes Kind von 174 cm Länge. Normale Menstruation seit dem 10. Jahr. Behaarung an Kinn, Oberlippe, Scham- und Achselgegend. Malignes Hypernephrom der linken Nebenniere. — Debeyre-Riche (1907): 4jähr. Mädchen. Hypertrophie der Vulva und Mammae. Starke Genitalbehaarung. Hypernephrom im Ovarium. — Glynn und Dunn (1911): 5jähr., sehr kräftig entwickeltes und fettes, dem Anschein nach 14jähr. Mädchen mit mächtiger Hypertrophie und Behaarung der Vulva. Allgemeine Hypertrichosis, vornehmlich an Gesicht, Rücken, Vulva. Rechts malignes Hypernephrom. — French (1912): 7jähr. Mädchen. Behaarung und Hypertrophie der Vulva. Links Nebennierenhypernephrom. — Oven, Ritchards und Walter: $8^1/_2$jähr. sehr fettes Kind mit Bart und Schamhaaren. Gute Entwicklung der äußeren Genitalien. Links Nebennierentumor.— Eigen: 9jähr. Kind. 120 cm Länge, 82 Pfund Gewicht. Seit 1 Jahr Entwicklung eines kräftigen muskulösen Körperbaues, männlicher Behaarung an Gesicht und Genitalien, starker allgemeiner Fettsucht, tiefer Stimme. Hypertrophie der Klitoris. Atrophie der Ovarien. Rechts Nebennierenhypernephrom mit Metastasen. Links Nebennierenhyperplasie. — Jump-Beates-Babcock (1914): 7jähr. Mädchen. Vorzeitige geistige und körperliche Entwicklung seit Anfang des 2. Jahres. Regelmäßige Menstruation bis zum 7. Jahr. Dann Sistieren derselben und Annäherung an den männlichen Typus. Starke penisähnliche Hypertrophie der Klitoris. Männliche Brustwarzen. Tiefe männliche Stimme. Sehr reichliche Behaarung der Vulva und Achselhöhlen. Bartentwicklung. Große Muskelstärke. Großes r. Hypernephrom. Tod bei der Operation. — van den Bergh (1915): 3jähr., großes, kräftiges Mädchen. Keine Adipositas. Geistige Frühreife. Tiefe Altstimme. Sehr starke Hypertrophie der Vulva. Klitoris größer als bei einer Erwachsenen. 4 cm lange Schamhaare ohne weitere Hypertrichosis. Kindskopfgroßes linkes Hypernephrom (Carcinom) mit Metastasen. Rechte N.N. sehr klein. — Herzog (1915): 3jähr., sehr großes, kräftiges Mädchen mit normalen äußeren und inneren Genitalien. Seit dem 2. Lebensjahr tiefe Stimme und allgemeine Behaarung, besonders des Gesichtes und der Vulva. — Erwin Schiff (1918): $2^1/_4$jähr. Mädchen. Seit $^1/_2$ Jahr tiefe Stimme. Bart und allgemeine Behaarung mit Ausnahme der Achselhöhlen. 3 cm lange dichte Behaarung der Labia majora, allgemeine Fettsucht. Normale äußere und innere Genitalien. Benehmen fast wie bei einer Erwachsenen. Tod an r. Hypernephrom. — Neurath (1919): 6jähr. Mädchen mit Länge und Gewicht eines Zehnjährigen. Brüste groß, wie bei einem geschlechtsreifen Mädchen. Schamhaare reichlich. Äußeres Genitale wie bei Erwachsenen. — Ambrozik und Baar (1921): 3jähr. Mädchen mit Makrogenitosomia praecox und Nebennierentumor. Aussehen einer Sechsjährigen. Kleinfingerdicke Klitorishypertrophie. — Fraenkel, E. (1922): 9jähr. Mädchen. Hypertrophie der Vulva, besonders der Klitoris. Starker Bartwuchs. Allgemeine Behaarung. Männliche Stimme. Rechts malignes Hypernephrom. — Löser (1922) demonstrierte zwei Schwestern, bei denen vom 10. Lebensjahr an eine penisartige Entwicklung der Klitoris und eine maskuline Behaarung einsetzten, welche Veränderungen auf pneumoradiographisch wahrscheinlich gemachte Nebennierenhyperplasien zurückgeführt wurden. — Schneider (1923): $3^1/_2$jähr. Mädchen. Vorzeitige Sexualbehaarung und Entwicklung der Vulva. Klitorishypertrophie. — Rößler (1923): Sexuelle Frühreife bei einem 11jähr., Überentwicklung bei einem $1^1/_4$jähr. Mädchen. Links Nebennierencarcinom. Rechts Nebennierenhypertrophie. — Schmidt, Helmut (1924): 9jähr. Mädchen, bis vor 1 Jahr normal entwickelt. Von da an zunehmende physische und psychische Frühreife, männliche Behaarung an Lippen, Kinn, Augenbrauen, Brust, Oberarmen, Oberschenkeln und Vulva. Hypertrophie der Klitoris. Atrophie der Ovarien. Rechts Nebennierentumor mit Metastasen. — Scabell (1924): 15jähr. Mädchen, bei dem sich im Laufe von 3 Jahren auf Grund eines Nebennierentumors eine Maskulinisierung vollzogen hat: Stimme eines erwachsenen Mannes, starke allgemeine und besonders an den Pubes ausgeprägte Behaarung mit Frühreife, abnorme Zunahme des Körpergewichts, Hypertrophie der Klitoris und kleinen Labien. — Sachs, Ferdinand (1924): $3^1/_2$jähr. Mädchen, das schon bei der Geburt ein übermäßig entwickeltes Genitale gezeigt hatte. Mit 3 Monaten Wachstum von Schamhaaren, Zunahme des Bauches, Tod bei der Operation. Kindskopfgroßer medullarer Tumor der linken Nebenniere.

Hypergenitalismus mit vorzeitiger starker Genitalbehaarung ist auch bei Tumoren der Ovarien (Bevern, Gedicke, Allonzo, Riddel, Meurer, Pawlitz-Lenz, Lenz, Brohl, W. A. Freund, Escedi, v. Verebely, Klumow, Labhardt u. a.) beobachtet worden. Termeer hat 1926 insgesamt 27 Fälle derart zusammengestellt. Ich bringe hier einige Beispiele.

Brohl (1897): Normal entwickeltes Mädchen von 9 Jahren. Starke Entwicklung der Schamhaare. Im 7. Jahr zuerst menstruiert. Glanduläres Cystom des linken Eierstockes. — Freund, W. A. (1900): 10jähr., sehr mageres Mädchen, mit hellen Kopfhaaren, auffallend guter kegelförmiger Entwicklung der Brüste, Prominenz des Mons pubis, der mit dunkelbraunen, langen, spärlich zerstreuten Haaren besetzt ist. Großes Sarkom des linken Eierstocks mit Metastasen in den Mesenterialdrüsen. — Escedi (1910): 4jähr. Mädchen. Starke Entwicklung. Behaarung des Genitale „wie bei einer Dreizehnjährigen". Hymen für einen Finger offen. Reichliche Schamhaare. Kinderfaustgroße Brüste. Seit dem 9. Monat regelmäßige Menses. Ovarialtumor. — v. Verebely (1912): 6jähr. Mädchen. Bis zum 5. Lebensjahr normale Entwicklung und normales Verhalten. Von da an monatliche Blutungen und zunehmende Größe der Brüste. Reichliche Behaarung der Schamgegend und der Achselhöhlen. Starke Entwicklung und Pigmentation der Labien. Tiefe Stimme. Entfernung eines l. kindskopfgroßen Ovarialsarkoms. Uterusentwicklung entsprechend einem 18 bis 19jähr. Weib. Rechtes Ovarium normal. Nach der Laparotomie Haarausfall. Rückbildung der Mammae und Rückkehr zum infantilen Zustand unter Erhaltenbleiben der tiefen Stimme. — Polano (1923): $1^1/_2$jähr. Kind. Seit 6 Monaten Zunahme des Bauchumfangs, Auftreten von zwei Menstruationen und von Behaarung der stark entwickelten großen Schamlippen, die auf Damm und Nates überging. Kindskopfgroßes Myxosarkom des Ovariums. Tod 7 Tage p. op. — Klumow (1926): 9 Monate altes Kind mit Menstruation, guter Entwicklung der Schamhaare und der Brustdrüsen, rauher Stimme. Körpergröße 83 cm, statt der für das Alter normalen von 75—73 cm. Entfernung eines großen Eierstocksarkoms. Nach der Operation Zurückgehen der Erscheinungen der geschlechtlichen Frühreife. Heilung noch nach 3 Jahren.

Ferner ist Hypergenitalismus s. Macrogenitosomia praecox mit starker Vulvabehaarung bei Hirntumoren und anderen cerebralen Erkrankungen, besonders Hydrocephalus (Guttzeit, Östreich und Slawyk, Marburg, Frankl-Hochwart), sowie bei Neubildungen der Hypophyse oder Epiphyse (Askanazy-Brack, Baar, Heckmann, Weigeldt, Gabschuß [2 Fälle], Schötz) beobachtet worden. Dabei ist eigenartig, daß man teratoide Tumoren der Zirbeldrüse mit Reduktion des Organparenchyms viel häufiger bei prämaturen Knaben als bei Mädchen angetroffen hat, bei letzteren nach einer Zusammenstellung von Termeer unter insgesamt 30 Beobachtungen der Literatur nur 7 mal. Unter 400 von Klumow bei weiblichen und männlichen Kindern aufgefundenen Fällen von Pubertas praecox fanden sich 36 mal = 9% Nebennierentumoren, 38 mal = $9,5\%$ primäre Geschwülste der Geschlechtsdrüsen, 14 mal = $3,5\%$ Geschwülste der Zirbeldrüse, in dem Rest Erkrankungen des Gehirns mit Erregung der cerebralen Wachstumszentren. Von überragender Bedeutung für die Entstehung der sexuellen Frühreife muß die Hypophyse sein, wie nach der experimentellen Erzeugung der Frühreife durch Injektion des Hypophysenvorderlappenhormons oder des dieses relativ reichlich enthaltenden Urins von Schwangeren in infantile 3—4 Wochen alte weiße Mäuse (S. Aschheim und Bernhard Zondek, 1928) anzunehmen ist.

Endlich zeigte in einem Fall von C. Hennig ein 4jähriges, normal entwickeltes, intelligentes Kind allgemeine Hypertrichosis, vollentwickelten Backenbart, starke Behaarung der Vulva und weiche Geschwülste unter der Haut, die als Telangiome und Rundzellensarkome erkannt wurden; schon bei der Geburt waren Flecken an Gesicht, Rücken und rechtem Oberarm beobachtet worden, die sich im 3. Lebensmonat mit dichten Haaren bedeckten.

Aus den angegebenen Beispielen ersieht man auch, daß die Schamberg-Vulvabehaarung in den Fällen von geschlechtlicher Frühreife bald in atypischer Form, d.h. nur median vor der Symphyse, bald in ganzer Ausdehnung, wie bei der Erwachsenen, angetroffen wurde. Sie war meist kombiniert mit Hervorsprossen der Achselbehaarung, vorzeitiger partieller Geschlechtsreife, Menstruatio praecox, auffallendem Fettansatz, starker Entwicklung der Brüste, gesteigertem Längenwachstum der Knochen, sowie einer Reihe heterosexueller

Geschlechtsmerkmale: Bartentwicklung, männlicher Form des Knochenbaues und der Muskulatur, männlicher Stimme. Ausnahmsweise fand sich das Hervorsprossen dichter Schambehaarung als einziges Merkmal geschlechtlicher Frühreife, so bei einem 5jährigen Mädchen in einem von Bartels beschriebenen Fall. Auf eine genaue Betrachtung dieser Fälle, so bedeutungsvoll sie auch für die Konstitutions- und Geschwulstlehre sind, kann hier nicht näher eingegangen werden. Die gemeinsame Ursache für sie alle liegt in der endokrinen Störung, nicht im Charakter der Geschwulst. Man wird wohl das Richtige treffen, wenn man bald eine vorzeitige Entwicklung der Keimdrüsen und anderer endokriner Drüsen, bald einen Ovotestis annimmt, wie ihn Hans Otto Neumann bei einer in der Marburger Frauen-

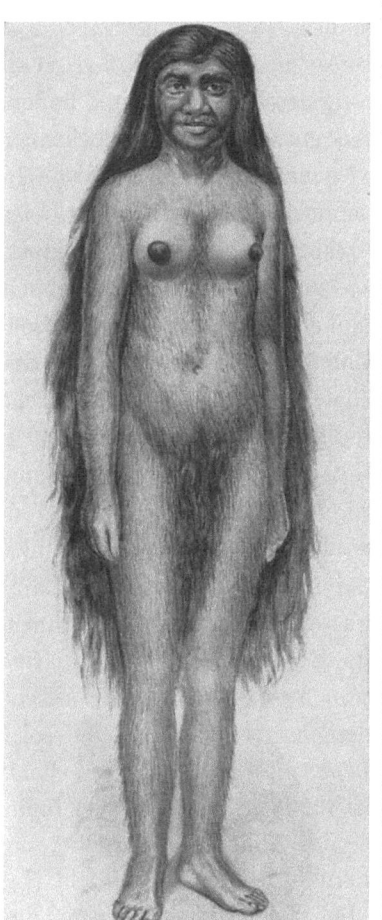
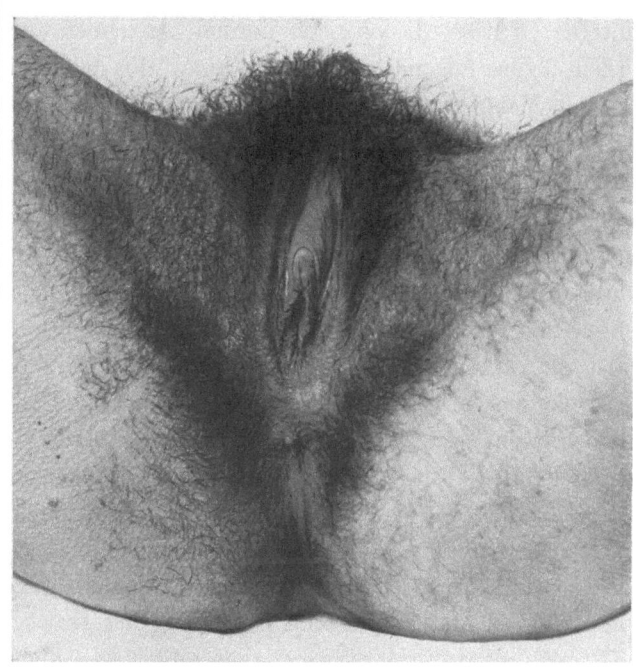

Abb. 43.   Abb. 44.

Abb. 43. Abnorm starke allgemeine Behaarung mit ganz ungewöhnlich starker Kopf- und Schambergbehaarung bei einer 20 Jahre alten Siamesin. (Nach dem Atlas von Hans Friedenthal, 1908.)

Abb. 44. Abnorm starke Behaarung nach männlichem Typus. Klitoris und kleine Labien zeigen durch ihre Hypertrophie eine an Pseudohermaphroditismus masculinus externus erinnernde Form.

klinik operierten Erwachsenen kürzlich beschrieben hat. Wer sich speziell für die Frage der Behaarung bei der Makrogenitosomie interessiert, sei auf die neueren Arbeiten von Berblinger, Herzog und Termeer verwiesen.

6. Die dritte Abnormität der Behaarung bildet die **Hypertrichosis**. Sie kann sich in universeller oder lokaler (partieller), auf das Schamberg-Vulvagebiet beschränkter Ausbreitung zeigen: Hypertrichosis universalis und partialis (Abb. 43 u. 44); sie kann angeboren, von stark behaarten Ahnenstufen ererbt, oder erworben sein. Je nach der Haarart wird sie als Hypertrichosis lanuginensis oder terminalis bezeichnet. Daß sie klinische

Bedeutung besitzt, hat zuerst Lombroso gezeigt, der die Hypertrichosis als eines der Stigmata des „Uomo delinquente" betrachtete, und ist dann von Eschricht-Hildebrandt (1878), Ecker (1896) betont worden, als sie Beziehungen der Hypertrichosis zum Uterus infantilis feststellen konnten. Bald danach wurde von Alfred Hegar, Richard Freund, Hans Friedenthal, Hans Bab und Amann die Kombination von abnorm starker Behaarung mit Hypoplasie der Genitalien, infantilem Becken usw. bestätigt und gerade auch auf das Zusammentreffen mit Doppelmißbildungen des Uterus hingewiesen (Bab 11 Fälle). Unter abnorm starker Behaarung verstehen diese Autoren, gleich Ploß-Bartels, aber weniger oder nicht nur eine dichte reichliche Behaarung des Mons pubis und äußeren Genitale, sondern zugleich auch das anomale Auftreten stark entwickelter Einzelbehaarung an den unmittelbar benachbarten Hautgegenden, d. h. die Neigung zum heterosexuellen oder virilen Behaarungstypus. In solchen Fällen schneidet das Behaarungsdreieck nicht als scharfe gerade quere Linie nach oben ab und wahrt nicht die seitlichen und hinteren Grenzen, die oben als normal bezeichnet worden sind. Es setzt sich vielmehr, virilem Typus folgend, entlang der Linea alba bis zum Nabel, dem Schwertfortsatz oder gar dem Manubrium sterni in Form eines ganz langen schmalen, mit der Spitze kranialwärts gerichteten Dreiecks fort, und zwar bald median, bald bilateral an symmetrischen Stellen von der Mittellinie und dann einen ganz dünnen Streifen zwischen sich haarfrei lassend. Von der Vulva dehnt sich das Behaarungsgebiet, wiederum wie beim Manne, über den Sulcus genito-cruralis hinweg auf die Innenseiten der Oberschenkel und der Glutäen aus; es ergreift weiterhin, die hintere Commissur der großen Schamlippen überschreitend, Vorder- und Hinterdamm und Analgegend, damit das für den Mann charakteristische sekundäre Geschlechtsmerkmal der Circumanalbehaarung nachahmend. Den männlichen Typus der Schambehaarung hat Julius Bauer in einem instruktiven Bilde festgehalten; er kommt auch in Abb. 44 schön zum Ausdruck. In sehr seltenen Fällen kann die eben beschriebene Behaarung kontinuierlich übergehen in eine solche der Steißregion, wie sie bei Spina bifida occulta zuweilen beobachtet wird, oder in behaarte Muttermäler s. Naevi pilosi, die sich in der Nachbarschaft der Vulva gelegentlich finden. Gleichzeitig können lange Einzelhaare die seitlichen Teile des Abdomens, die Ober- und Unterschenkel und die nächste Umgebung der Brustwarzen bedecken: Perimamillars. Circumareolarbehaarung. Eine sehr starke dichte Behaarung zeigen bisweilen auch die Axillen. Oberlippen, Kinn, Wangen, Schulterblätter können bald Terminal-, bald Flaumbehaarung, die Umgebung des Ohres die letztere aufweisen.

Die Ansicht der Hegarschen Schule über die große Bedeutung und diagnostische Bewertung einer abnormen, in heterosexueller Richtung sich bewegenden und mit Hans Bab als „letzte Andeutung eines Pseudohermaphroditismus" anzusehenden Behaarung für Entwicklungsstörungen des Genitalapparates, wie Fetalismen, Infantilismen, Hypoplasien, Doppelbildungen, und die Ausdehnung dieser Ansicht auf wichtige Konstitutionsanomalien der verschiedensten Art und Entwicklungsanomalien aller nur denkbaren Körpergegenden (A. Hegar, Biedl, Julius Bauer u. a.) habe ich selbst unzählige Male bestätigt gefunden, da ich seit meiner Assistentenzeit bei A. Hegar (1900) bis zum heutigen Tag ihnen stets besondere Aufmerksamkeit schenkte. Nur eines darf man bei der Bewertung der heterosexuellen Hypertrichosis nicht vergessen, daß sie strenggenommen nur bei den germanischen Völkern auf irgendwelche Entwicklungs- und Entartungszeichen, besonders auf solche im Bereich des Genitalapparates, hinweist. Denn bei der romanischen, slawischen und jüdischen Rasse scheint sie eher die Regel zu bilden, vielleicht eine Rasseneigentümlichkeit zu sein. Von untergeordneter Bedeutung ist, ob es sich bei der Hypertrichosis um Persistenz und stärkeres Auswachsen des fetalen Lanugokleides, wie A. Hegar und Rich. Freund für viele Fälle wahrscheinlich gemacht haben, oder um eine Verstärkung des Kinderhaarkleides oder um eine Terminalbehaarung handelt. Fest steht dagegen heute die nahe Beziehung der Behaarung, gleichwie der Hautpigmentierung, zu den Nebennieren, wie vornehmlich aus der Vermännlichung weiblicher, mit prämaturem suprarenalem Hypergenitalismus behafteter Kinder und aus der bis zur Lactation führenden Verweiblichung von Männern nach Exstirpation eines Hypernephroms (Fälle von Bittorf und Parkes-Weber) eindeutig hervorgeht. Nach Berblinger kommt es dabei auf die Relation des Keimdrüsenparenchyms zum Nebennierenparenchym an; die Nebennieren sollen den männlichen Behaarungstyp zur Ausprägung bringen; die Keimdrüsen sollen, je nach dem Geschlecht, dabei fördernd, wie die Testes, oder hemmend, wie die Ovarien, einwirken.

Bei der Hypertrichosis erwähne ich noch zwei Fragen, die heute noch nicht klar beantwortet sind. Die erste ist, ob die Genitalbehaarung Anteil nimmt an der universellen und partiellen Hypertrichosis, die nach Alfred Hegar, August Hegar u. a. bei geisteskranken Frauen, vorwiegend bei Dementia praecox und schweren Psychosen, häufig beobachtet wird. Wahrscheinlich ist eine solche Beteiligung nicht. Denn auch bei bärtigen und jenen hypertrichotischen Frauen, die als Haarweiber oder „Affenweiber" bezeichnet werden, wird nichts von einer übermäßig starken Schamberg-Vulvabehaarung berichtet. Die zweite Frage ist, ob sich diese letztere an der „Hypertrichosis gravidarum lanuginensis" beteiligt, jenem gesteigerten Wachstum der Körperhaare, das vornehmlich an der Bauchhaut Erstschwangerer zur Beobachtung kommt und von Halban als typisches Schwangerschaftssymptom bezeichnet worden ist, weil es offenbar auf Veränderungen der endokrinen Drüsen, nach Halban auf Ovarial- oder Placentahormonen, nach Falta auf Nebennierenhormonen beruht. Halban hat zwar auch von einem gesteigerten Haarwachstum in der Vulvaregion gesprochen und mitverantwortlich für dasselbe die starke Hyperämie dieser Gegend gemacht; doch hat er nicht vermocht, den freilich nicht ganz leichten Beweis für seine Angabe zu erbringen. Die Frage, ob es bei Geisteskranken eine pathologische, bei Schwangeren eine physiologische Vermehrung der Pubeshaare gibt, ist also nach dem Gesagten noch nicht entschieden.

7. Weiterhin erwähne ich Anomalien der Schamberg-Vulvabehaarung bei Erkrankungen der Inkretionsorgane und bei Kachexie: trockene, glanzlose, spröde, dünne Haare beim Basedow z. B., bei dem auch plötzliches Erbleichen beobachtet wird. Auch das vorzeitige Ergrauen, das diffus oder stellenweise im Vulvagebiet angetroffen werden kann, gehört hierher.

8. Zum Schluß sei als Kuriosum bemerkt, daß in sehr seltenen Fällen der Literatur im Bereich der Schamberg-Vulvabehaarung anders als diese gefärbte und geformte Haare zur Beobachtung kamen. Es waren Haarbüschel, die eines Tages unter den Zeichen der Entzündung und Eiterung erschienen und auf den Durchbruch vereiterter Dermoidcysten des Beckenbindegewebes zu beziehen waren.

C. Die Bakterienflora der Vulva.

Mit den Untersuchungen der Bakterien der Vulva haben sich vornehmlich Menge, Kroenig, Doederlein beschäftigt. Zunächst gibt es Unterschiede nach der Topographie des äußeren Genitale. Die großen Labien, die von dem gleichen Integument überzogen sind, wie es an allen übrigen Körperstellen vorhanden ist, pflegen sich, genügende Sauberkeit vorausgesetzt, in ihrem Keimgehalt nicht wesentlich von anderen Körpergebieten zu unterscheiden, obwohl die Nachbarschaft des Anus und Rectums eine fortwährende Beschickung mit der Mikroflora des Darmes zur Folge hat. Der Bakteriengehalt des Vestibulum dagegen ist ein anderer. Er ist auch vom Keimgehalt der Vagina und Urethra und der Vulvovaginaldrüsen abhängig und wird, rein praktisch gesprochen, — genügende Körperpflege vorausgesetzt — im wesentlichen von der Art des Vaginalinhalts bestimmt. Besitzt dieser einen Reinheitsgrad I oder II, so wird er auch im Vestibulum angetroffen. Bei der Virgo intacta und bei der freilich nicht allzuhäufig anzutreffenden Frau mit völlig geregelter Kopulation, d. h. synchronem Orgasmus bei Mann und Frau, ist der Bakteriengehalt des Scheidenvorhofs, wie schon die bloße Inspektion wahrscheinlich macht, ebenso gering und vom Standpunkt der Pathogenität ebenso harmlos, wie an der äußeren Haut oder wie in dem spärlichen weißlichen Vaginalfluor, welcher den genannten beiden Reinheitsgraden entspricht. Bei Personen mit milchig-eitrigem oder eitrigem Fluor, d. h. dem Reinheitsgrad III oder IV, der in der Regel die Folge irgendwelcher sexueller Störungen ist, bildet der Bakteriengehalt der Vulva wiederum nur ein Spiegelbild der biologisch-pathologischen Vorgänge innerhalb der Vagina. Dann kann man auch infektiöse Bakterien finden, wie den Staphylococcus pyogenes aureus, den Streptococcus pyogenes, das Bacterium coli commune usw. (Menge, Kroenig). Aus dem Gesagten ergibt sich, daß die Bakterienflora der Vulvaschleimhaut dem Kapitel des Fluor vaginalis zugehört, sofern nicht ein infektiöser Prozeß im Bereich der Vulva selbst: Entzündung der Bartholinischen Drüsen, Ulcerationen irgendwelcher Art usw. vorliegen. Die spezifischen Erreger der einzelnen infektiösen Prozesse des Vulvagebiets werden wir in den einzelnen Kapiteln kennen lernen.

D. Entwicklungsstörungen der Vulva.
I. Angeborene Entwicklungshemmungen der Vulva.

1. Angeborener vollkommener oder fast vollkommener Mangel der äußeren Geschlechtsteile. Diese Hemmungsbildung, die fälschlicherweise zuweilen als Atresie der Vulva beschrieben ist, wird nach Förster, Ahlfeld, v. Winckel, P. Zweifel, Nagel, H. E. Anders nur außerordentlich selten angetroffen. Sie ist kombiniert mit weitgehenden Defekten der inneren Genitalien, der Harnorgane und des unteren Rectums, sowie mit anderen Mißbildungen des Körpers, besonders solchen des Beckens und der unteren Extremitäten. Daraus wird verständlich, daß sie die Lebensfähigkeit der bald am Endtermin der Schwangerschaft, bald frühzeitig geborenen Kinder ausschließen muß und daß diese entweder tot zur Welt kommen oder sehr bald nach der Geburt zugrunde gehen.

Die äußeren Geschlechtsteile, sowie die Urethral- und Analöffnung, fehlen fast immer völlig bei den verschiedenen Formen der Sirenenbildung (Sympodie), wie Fälle von Otto (1811), Juillard (1869), Carl Gebhard (1887), Hans Ruge (1892), G. W. Peters (1892), Ludwig Claus (1896), Linnartz (1898), B. Wolff (1899 und 1902), Cichorius (1904), Kuliga (1908), Neumann (1922) u. a. lehren. Und wenn dabei Rudimente der äußeren Genitalien, etwa in Form eines winzigen knopfartigen Hautvorsprungs vorhanden sind, so sollen sie nach Juillard in der Regel mehr nach der hinteren Körperfläche, nahe dem After, liegen. Doch trifft das für viele Fälle nicht zu, denn auch auf der vorderen Körperfläche sind Vulvarudimente gefunden worden. — Ein vollständiger Mangel der äußeren Genitalien, verbunden mit anderweitigen Fehl- oder Doppelbildungen der Urogenitalorgane, wird ferner beobachtet beim Monopus, wie ein Präparat der Marburger Frauenklink lehrt. Daß dabei aber die äußeren Genitalien und der After zuweilen normal gebildet sind, wird durch einen Fall von Eichenberg (1893) bewiesen. Der „Atlas der Mißbildungen des Menschen" von Förster gibt auf Tafel 9 und 10 darüber genauere Auskunft. — Ein bis zum Defekt gehendes Ausbleiben der Differenzierung der äußeren Geschlechtsteile wird auch beim Anencephalus und Hemicephalus, bei Bauchblasenspalte mit Eventeration (Kermauner), bei Persistenz des Sinus urogenitalis bzw. Kloakenmißbildung (Merz, H. E. Anders) und beim Acardius angetroffen. Nach alledem liegt die Bedeutung der Anomalie des Vulvadefektes nicht auf klinischem oder therapeutischem, sondern lediglich auf teratologischem Gebiet. Ob als Ursache der Mißbildung ein Fehler in der Anlage der äußeren Genitalien s. Agenesie oder eine unvollkommene Entwicklung im Laufe der Embryonalzeit s. Aplasie vorliegt, läßt sich nur von Fall zu Fall entscheiden. Die teratogenetische Terminationsperiode ist nach H. E. Anders auf den 2. Embryonalmonat zu verlegen, wenigstens in denjenigen Fällen, in denen der Sinus urogenitalis in einem auf den Genitalhöcker zurückzuführenden Sack gelegen ist, wie in den unten kurz zu besprechenden Beobachtungen von Merz und Anders. Ich bringe hier einige Fälle zur Erläuterung des Gesagten:

Meckel (1826) sah bei einer Neonata nur einen durch die Klitoris und deren Vorhaut gebildeten dachförmigen Vorsprung, der frei über die kaum merklichen Schamlippen hervorragte und die Mündung der kurzen Harnröhre trug. Auch mannigfache andere Mißbildungen, besonders am Extremitätenskelett, waren vorhanden. — Lancereaux: Hemicephalus mit vollständigem Mangel der äußeren und inneren Genitalien, der Nieren, Ureteren, Harnblase und des Afters. An Stelle der Vulva lag ein einer Klitoris ähnlicher Hautwulst. — Tarler (1842): Neonata mit doppeltem Becken und vier unteren Extremitäten. Vulva nicht ausgebildet, an ihrer Stelle nur eine Art Vertiefung am Damm ohne irgendwelche Geschlechtscharaktere. Der normal gebildete After endete in einem Blindsack. — v. Kiwisch (1849) stellte an der Leiche eines neugeborenen Mädchens ein Fehlen der äußeren Genitalien, der Harnröhrenmündung und der Harnorgane, sowie des Afters neben rudimentärer Entwicklung der Beckenknochen und der unteren Extremitäten fest. Starke Verkümmerung der beiden Ovarien und Tuben. Vollständiger Defekt von Uterus und Vagina. — Puech (1855) sah bei einem Tetrabrachius mit vereinigten Lebern eine Aplasie von Vulva, Vagina und Uterus. — In einem Fall von Saviard [zit. nach Förster (1867)] fehlten bei einem neugeborenen Mädchen die äußeren Geschlechtsteile; es war nur eine Kloakenöffnung vorhanden, in welche sich die zwei Scheiden des Uterus didelphys öffneten. Die linke Scheide nahm die Harnröhre auf. Der einfache Harnleiter aber, der aus den beiden auf dem Kreuzbein liegenden Nieren kam, senkte sich in die Kloakenöffnung. Das Ende des Mastdarms war verengt. — Olshausen (1871): Weibliche Frucht, wegen einer erheblichen Ausdehnung des Bauches zerstückelt zur Welt gebracht. Eine sehr rudimentäre Bildung der äußeren Genitalien war nur an zwei unbedeutenden kleinen Wülsten erkennbar, welche der Lage nach den großen Schamlippen entsprachen. Zwischen ihnen lag in einer seichten Furche ein stecknadelkopfgroßes Grübchen, das verschlossene Orificium urethrae externum. Atresia ani. Allgemeine Peritonitis mit Verklebung fast aller Organe der Bauchhöhle untereinander und mit der Bauchwand. — Eisenach (1873): Gut gebildetes Frühgeborenes von 35 cm Länge und 985 g Gewicht mit Verkümmerung der unteren Extremitäten und Fehlen des Anus, der Harnblase und der äußeren Geschlechtsteile. Tuben und Ovarien nur angedeutet. —

Ahlfeld (1879): Monopus bei einer fast ausgetragenen weiblichen Frucht mit vollständigem Mangel der äußeren Genitalien, des Afters, der Harnblase und der Ureteren bei gleichzeitigem Megasigmoid. — Marchand (1893): Weiblicher Fetus mit totalem Defekt der äußeren Genitalien und des Afters. In der Gegend der Symphyse fand sich ein scrotumähnliches Gebilde ohne jede Öffnung. Völliges Fehlen beider Nieren. — P. Straßmann (1895): Neonata mit Nabelschnurbruch, mißgebildeten Extremitäten, multiplen Deformitäten des Knochensystems und höchst mangelhafter Ausbildung der äußeren Genitalien.

Auch bei Tieren ist eine Aplasie der Vulva beobachtet worden. So hat Barrier (1885) Mitteilung von einem neugeborenen Kalb gemacht, dem die Vulva und der Anus fehlten. In der Medianraphe des Dammes fand sich nur eine kleine Erhöhung der Haut, die von feinen Haaren umgeben war und der hinteren Commissur der Vulva entsprach. Im Mittelpunkt dieser Prominenz war eine winzige Öffnung, die kaum eine Sonde einzuführen gestattete. Später wurde durch Einschneiden an dieser Stelle eine künstliche Schamspalte geschaffen.

Fast vollständiger Defekt der äußeren Genitalien wird aber nicht nur bei lebensunfähigen Mißbildungen, sondern zuweilen auch im Entwicklungsalter oder gar zu späterer Lebenszeit beobachtet und ist dann meist mit Ectopia vesicae vereint.

Chéboeuf (1813) fand bei einem 20jähr. Mädchen einen Defekt der großen und kleinen Schamlippen, der Klitoris und der Urethra bei bestehender Ectopia vesicae. In der Mitte der vorgestülpten Harnblase lag die Ausmündung des rechten Ureters. Der linke Ureter und die linke Niere fehlten. Vagina rudimentär entwickelt, Uterus solid. — Foville (1856) sah bei einer Frau einen gänzlichen Mangel der äußeren Geschlechtsteile, während die inneren Genitalien regelmäßigen Bau aufwiesen. Die ganze Gegend zwischen Anus und Symphyse bildete eine gleichmäßige Hautfläche, welche von spärlichen Haaren besetzt, mit einer Art Raphe versehen und nur durch eine kleine Öffnung unterbrochen war, aus der Urin und Menstrualblut abflossen. Hätte nicht Förster in seinem weltbekannten Werk „Die Mißbildungen des Menschen" (1861, S. 132) die Deutung dieses Falles durch den Autor als angeborene Mißbildung anerkannt, so würde ich an Verwachsungen nach einer im frühesten Kindesalter stattgefundenen Entzündung der Vulva denken. Er selbst hat darauf hingewiesen, daß Mangel der Vulva nicht mit einer Verwachsung der großen Labien verwechselt werden darf. — Yates (1923): Hochgradige Hemmungsbildung der Vulva, verbunden mit Ektopie der Blase, hochgradiger Rectumdiastase und Defectus vaginae bei einem 8jähr. Mädchen. Das äußere Genitale bestand aus einer Reihe von Falten. Annähernd normal war nur die Klitoris.

2. Angeborener Halbseitendefekt der Vulva findet sich bei der als Monopus bezeichneten Mißbildung. Hier fehlt zugleich die dem Vulva- und Beindefekt entsprechende Hälfte des Beckens.

3. Angeborener partieller Defekt der äußeren Genitalien, und zwar der großen oder vornehmlich der kleinen Schamlippen oder der Klitoris oder des Hymen. So können die Labia minora ein- oder beiderseitig nur von kleinen lappigen Rudimenten gebildet werden, ja zuweilen vollkommen fehlen. Oder die Klitoris kann nur aus einem winzigen Bürzelchen oder einer kleinsten Hautfalte bestehen. Doch darf der Defekt der Nymphen oder der Klitoris nicht mit einer erworbenen Schrumpfung derselben verwechselt werden, wie sie bei Kraurosis oder nach hochgradiger Atrophie im Greisenalter vorkommt. 2 Fälle Geyls (1897) von Mangel der Labia minora sind meines Erachtens auf diese Weise zu deuten. Die Beobachtungen von vollständigem Fehlen des Hymen hat Dohrn bis zum Jahr 1885 zusammengestellt und es als außerordentlich seltenes Vorkommnis bezeichnet. Bei Kindern wurde die Anomalie festgestellt von Roze, Toulmouche, Capuron, Tollberg; doch ist bei ihnen immer an die Möglichkeit digitaler Dehnungen des Hymenalrings seitens Unberufener im frühen Lebensalter zu denken. Bei neugeborenen Mädchen wollen Bewerich, Paräus, Zachias, Lieutaud, Blasius, Hymendefekt beobachtet haben.

In einem Fall von Hans Born fanden sich bei der Sektion eines mit Atresia ani congenita behafteten Mädchens, das am 3. Tag nach der Geburt operiert worden war, gut entwickelte große und kleine Schamlippen. Aber die Klitoris, der Hymen und die normale Ausmündung der Urethra fehlten vollkommen. Nach Spreizen der Labia minora gelangte man in eine Höhle, in die zwei vollständig voneinander getrennte Scheiden mündeten. Außerdem führte vom oberen Teil der linken Vagina schräg nach unten außen ein enger, 2,2 cm langer Kanal, der in der Nähe der hinteren Ansatzstelle der linken kleinen Labie blind endigte. — Die Klitoris allein fehlte in einem Fall von J. A. und T. H. James (1899) bei einem Mädchen mit weiblicher Schambehaarung, seichter Vaginaltasche und weiblicher Entwicklung der Mammae. Die im Referat wiedergegebene Beobachtung läßt meines Erachtens Beziehungen zum Pseudohermaphroditismus vermuten. — Sadler (1913) berichtete über familiäres Auftreten von angeblichem Fehlen von Ovarien, Uterus und Hymen bei drei Schwestern. — In einem Fall von Ronchesse (1923) fehlten die Labia minora bis auf eine kleine, die Klitoris deckende Präputialfalte, so daß der Eindruck eines weiblichen Hermaphroditismus erweckt wurde.

4. Nicht als Hemmungsbildung, sondern als „**Entwicklungshemmung**" im Sinne von Peter, wobei die Entwicklung in einer falschen Richtung geleitet wird und so „Bildungen entstehen, die normalerweise auch während der Embryogenese nicht vorhanden sind", sind die beiden folgenden Fälle aufzufassen:

Merz (1897): Kloakenbildung bei geschlossener Blase und Mißbildung der äußeren Genitalien. Weiblicher Fetus von 42,7 cm Länge. Keulenartiger Sack, der von der Gegend des Mons pubis ausging, zwischen den Oberschenkeln bis zur Kniegegend herabhing und sich dorsalwärts bis zum Steißbein erstreckte. Im Inneren des Sackes lag der außerordentlich stark erweiterte Sinus urogenitalis, in dessen oberen Teil Harnblase, Utero-Vaginalkanal und Enddarm einmündeten. Form und Größe der äußeren Genitalien wurden hier durch die Mißbildung des Sinus urogenitalis bestimmt.

H. E. Anders (1921) beschrieb einen weiblichen Fetus von 1600 g Gewicht und 38 cm Länge mit den Zeichen von kongenitaler Syphilis, bei dem die Raphe perinei, die ektodermale Afteranlage und die äußeren Genitalien vollkommen fehlten. An Stelle der letzteren fand sich ein konischer, subsymphysär gelegener Stumpf, in dem ein mit Schleimhaut ausgekleideter Kanal nach kurzem Verlauf blind endigte. Im Abdomen lag ein mannsfaustgroßer, als die erweiterte Kloake aufzufassender Sack, in den beide Ureteren und der Dickdarm einmündeten.

5. Bei Mißgeburten beiderlei Geschlechts ist mitunter eine Verlagerung des Geschlechtsgliedes, sowohl der Klitoris wie des Penis, angetroffen worden: **Clitoris perinealis** und Penis dorsalis (Rob. Meyer, 1908). Auch wurden bei ihnen Verwachsungen von Vulva-, Damm- und Analgebiet mit der Placenta beobachtet, so von Lessart (1899). Bei dem dem 8. Monat entsprechenden Frühgeborenen fehlte die Nabelschnur völlig. Die sonst normale Placenta war mit der Vulva, dem Damm und den Innenflächen beider Oberschenkel breit verwachsen.

6. **Der angeborene Mangel des Dammes** sei der Vollständigkeit wegen hier erwähnt. Er ist beschrieben worden von Prochownik (1881) und Frommel (1890). Der Defekt des Dammes war bei dem 20jährigen Mädchen von Prochownik mit einem solchen der Beckenbodenmuskulatur, einer Doppelbildung der Genitalien und einem virginellen Totalprolaps von Scheide und Uterus kombiniert. — Bei Frommels 21jähriger Patientin war die Vulva normal. Dicht an der hinteren Commissur der großen Labien begann die Schleimhaut der vorderen Mastdarmwand, so daß jegliche Spur eines Dammes fehlte. Die Analöffnung klaffte so weit, daß zwei Finger ohne Schwierigkeit in das Rectum eingeführt werden konnten und ein Defekt im vorderen Teil des Afterschließmuskels angenommen wurde. Beim Dammdefekt dürfte, wenn man Reichels bekannten Untersuchungen über die Entwicklung des Dammes folgt, die Bildung und Verwachsung der seitlich von der Kloake sich erhebenden paarigen Analhöcker in der Medianlinie unterblieben sein. Nach Kermauners Ansicht (1924) aber handelt es sich beim isolierten

Fehlen des Dammes um einen Anus vestibularis (S. 82) mit weiter Mündung des Darmrohres im Bereich der Vulva. Besteht neben dem sehr seltenen kongenitalen Defekt des Dammes gleichzeitig ein Vorfall der Scheide oder eine Kotbeschmutzung des Scheideneingangs, so ist eine plastische Operation erforderlich, die einen neuen Damm mit Levatorpolsterung aufbaut. Eine Dammplastik im Sinne von Lawson-Tait hat Frommel in seinem Fall vorgenommen.

7. Außer den erwähnten Entwicklungshemmungen gibt es noch solche, die im extrauterinen Leben mehr Zufälligkeitsbefunde sind und keine praktische Bedeutung besitzen. Unter ihnen nenne ich **symmetrische Verwachsungen** zwischen dem Hymen und den Innenflächen der Nymphen, die wohl angeboren sind. Eine solche Anomalie bei einer 23jährigen Virgo intacta zeigt Abb. 114.

II. Verdoppelung der weiblichen äußeren Genitalien.

1. **Vollständige Verdoppelung der äußeren Geschlechtsteile** soll nach Kußmaul (1850) und Kermauner (1909) nur bei lebensunfähigen Früchten mit ausgedehnten Spaltbildungen vorkommen. Doch gibt es auch Mädchen und Frauen mit doppelter Vulva, die sogar schwanger werden und gebären können.

Eine Verdoppelung der Vulva wird in drei Gruppen von Fällen beobachtet: Bei Pygopagen: folgende Gruppe I. Genaueres darüber s. in dem ausführlichen Literaturverzeichnis von Hans Hübner: Die Doppelbildungen der Menschen und Tiere (1912) und in den Atlanten über die Mißbildungen des Menschen von Förster (1865) und Ahlfeld (1880). Eine doppelte Vulva findet sich ferner bei Individuen mit Verdoppelung der unteren Körperhälfte, aber rudimentärer Entwicklung der 3. oder auch 4. unteren Extremität, Dipygus tetrapus: Gruppe II (Abb. 45), und endlich bei solchen, deren Becken und Beine in normaler Weise ausgebildet sind oder die ein Spaltbecken aufweisen: Gruppe III (Abb. 46). Von den drei der letzten Gruppe zugehörigen Fällen verdient einer, die nachher anzuführende Beobachtung von Gemmel und Paterson, ein ganz besonderes Interesse, weil nicht nur die Vulva, sondern auch Vagina, Uterus, Harnröhre und Harnblase doppelt angelegt waren und normale Schwangerschaften und Geburten stattgefunden hatten.

Gruppe I. Palfyn (1708): Pygopagus asymmetros mit drei Vaginen, welche durch eine gemeinsame Kloake in zwei Vulven ausmündeten, eine gut entwickelte und eine verkümmerte. Es fanden sich zwei zweihörnige Uteri, jeder mit zwei Eileitern und drei Eierstöcken versehen, somit im ganzen vier Uteri, drei Nieren, drei Harnleiter, jedoch nur eine Harnblase. — Die Barkowschen Pygopagen (1828), zwei wohlgeformte weibliche Feten, die am Kreuzbein miteinander verwachsen waren, zeigten hinter dem gemeinsamen Damm zwei, durch eine Scheidewand getrennte Afteröffnungen, drei große Schamlippen — die gemeinsame dritte war größer als normal — und jederseits zwei kleine Labien, sowie zwei Vaginal- und zwei Harnröhrenmündungen. Nach Marchand waren wahrscheinlich auch zwei Klitorides vorhanden. Die Scheiden waren durch ein Septum geschieden. — Die beiden amerikanischen, aus Nordkarolina gebürtigen 22jährigen Schwestern Millie und Chrissie, über welche Ramsbotham (1855), später Simpson (1869), Jackson (1869), Virchow (1873) berichtet haben, waren vom unteren Ende des linken Kreuzbeinwirbels bis zum Steißbeinende vereinigt und hatten einen gemeinschaftlichen After, dagegen zwei getrennte Scheiden- und Urethralmündungen und eine Verdoppelung der Schamlippen, der Klitoris, des Hymen und der Vagina. An Stelle des zweiten Afters war eine kleine Vertiefung vorhanden. — Von den Tynbergschen Pygopagen (1895), zwei vom Lumbosakralgelenk bis zur Steißbeinspitze seitlich hinten miteinander verwachsenen weiblichen Neugeborenen, war jedes mit einem äußeren Genitale versehen. Beide Vulven waren nach hinten verschoben, so daß sie dicht beieinander lagen und an der Stelle, an der bei jedem Kind der After gesucht werden mußte, zusammenstießen. Es war nur ein Anus und ein Rectum vorhanden, das sich aber nach oben zu teilte.

Gruppe II. Büttner (1769) sah bei einem Pygopagus tetrabrachius tripus zwei getrennte Vulven, von denen die eine mit Scheide und gut ausgebildetem Uterus versehen war, während die andere in eine Kloake führte, welche mit einem verkümmerten Uterus in Verbindung stand. — Burggraeve (1866) (Abb. s. in Ahlfelds Mißbildungen): 6jähr. Kind mit Verdoppelung der unteren Körperhälfte. Das rechte äußere und linke äußere Bein waren ziemlich normal gebildet, während die beiden median gelegenen unteren Extremitäten eine stark rudimentäre Entwicklung zeigten. Jede Körperhälfte war mit einer besonderen Vulva versehen. Der Fall wurde später, als das Mädchen 14 und 17 Jahre alt geworden war, nochmals von Verrier (1874) und Liebmann (1877) beschrieben. — Im Fall Moores (1868) hatte ein 9 Tage altes Mädchen zwei äußere normale und zwei mittlere rudimentäre Extremitäten. Vulva und Anus waren doppelt angelegt und befanden sich zwischen je einem normalen und einem rudimentären Bein. Auch Verdoppelung des Beckens und des unteren Teils der Wirbelsäule. — Bechtinger (1888) fand bei einer 25jährigen Farbigen doppelte, gut ausgebildete äußere und innere Schamteile, eine dritte untere Extremität in der Fortsetzung des

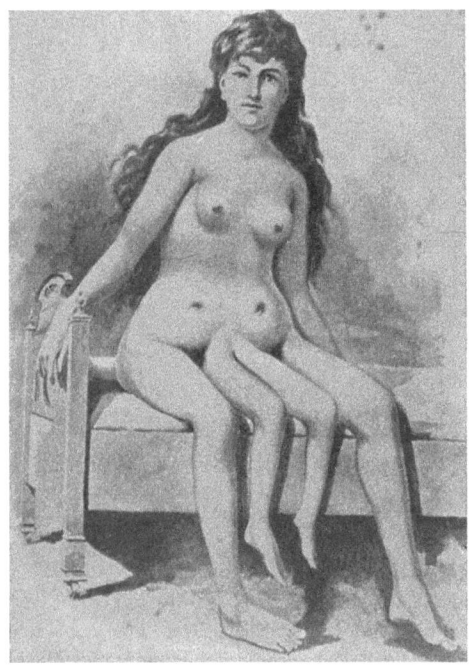

Abb. 45. Vollkommene Verdoppelung der Vulva bei Verdoppelung der unteren Körperhälfte mit rudimentärer Entwicklung der beiden inneren unteren Extremitäten.
[Nach Brooks H. Wells (1888).]

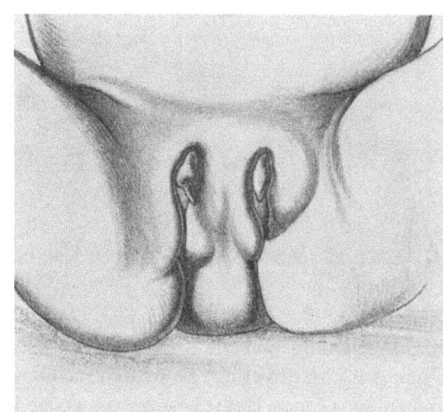

Abb. 46. Vollkommene Verdoppelung der Vulva und des Anus bei einem 2jährigen Kind.
(Fall Suppiger.)

Steißbeins und zwei überzählige verlagerte Mammae über dem Schambein. Die Haare, welche die letzteren umgaben, bedeckten zugleich die wohl entwickelten großen und kleinen Labien. Eine Abbildung ist dem Fall beigegeben. Der sexuelle Reiz war gut entwickelt. Nachdem die Frau von der Existenz eines Mannes gehört hatte, der zwei Genitalapparate mit zwei Penes und vier Testikeln und drei bewegliche Beine habe, sprach sie den Wunsch und Entschluß aus, seine Bekanntschaft zu machen. — Wells (1888, zit. nach Hans Hübner 1912) (Abb. 45) beschrieb eine Frau mit Verdoppelung des Unterkörpers: doppelter Nabel (bisher der einzige Fall derart), vier Beine, von denen die beiden inneren verkümmert waren, Verdoppelung der unteren Wirbelsäule vom 3. Lendenwirbel an, Verschmelzung der Becken mit den Hüftbeinen. Es bestanden 2 Schambogen, 2 Schamberge, 2 Gesäße, 2 Ani, 2 Enddärme, 2 vollständige äußere und innere weibliche Genitalien, 2 Harnblasen. Die Miktion und Defäkation jeder Seite geschah unabhängig voneinander; bisweilen auf der einen Seite Verstopfung, auf der anderen Durchfall. Die Menstruation dagegen war jederseits gleichzeitig. Mit 20 Jahren Abortus im 4. Monat.

Gruppe III. Le Cat (1765) beschrieb als „le monstre de Rouen" ein Mädchen mit einfachem Becken und Verdoppelung der äußeren Geschlechtsteile. — Suppiger (1876 und 1878) (Abb. 46): Ein im Kanton Luzern geborenes 2jähriges Mädchen besaß zwei deutlich ausgebildete, durch eine breite Hautbrücke voneinander getrennte äußere Schamteile. Es waren jederseits zwei große und zwei kleine Schamlippen, eine Klitoris, ein Hymen, eine Urethra und ein Anus vorhanden. Das rechtsseitige Rectum mündete in die rechte Vagina, das linksseitige in die linke Fossa navicularis. Es bestand also rechts ein Anus vaginalis, links ein Anus vestibularis. Bei der Autopsie des mit 2 Jahren an Pneumonie verstorbenen Kindes fand sich noch Spaltung der unteren Lendenwirbelsäule und des Rückenmarks, Spaltung der Symphyse und Teilung der Beckenhöhle durch eine sagittale Peritonealfalte in zwei seitliche Hälften, deren jede eine Harnblase, einen einhörnigen Uterus mit zugehöriger Tube und Ovarium und einen Mastdarm enthielt. — Fall Gemmel und Paterson (1913) [ist identisch mit Fall Hart (1913) und van den Broek (1913) (Abb. 47)]: Vollkommene Verdoppelung von Vulva, Vagina, Uterus, Harnröhre und Harnblase bei einer Frau. Breites Spaltbecken. Ausgetragene 3. Schwangerschaft in jedem Uterushorn und spontane Geburt der beiden Kinder. In der ersten Schwangerschaft hatte die Frucht im rechten, bei der zweiten im linken Uterushorn gelegen. Beide Male war Frühgeburt eingetreten. Die Kinder wogen 1600 und 1840 g. Die Vulven hatten die richtigen Größen und Formen. Jede von ihnen zeigte normale kleine Labien,

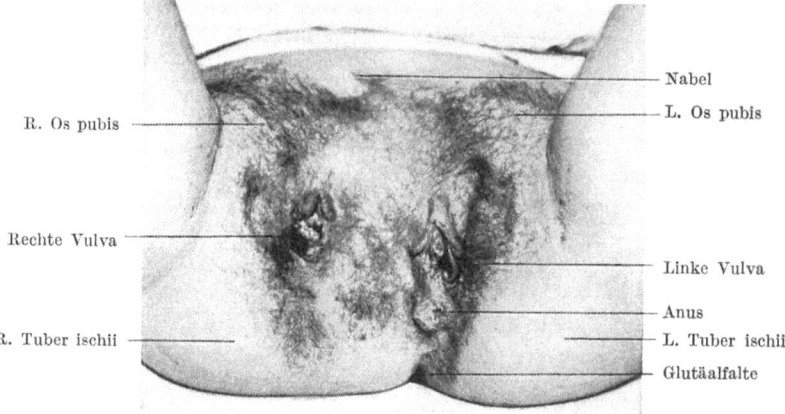

Abb. 47. Vollkommene Verdoppelung der Vulva mit linksseitiger Analöffnung bei einer Frau in der 3. Schwangerschaft. (Fall Gemmel und Paterson.)

Klitoris, Vestibulum und die Öffnungen von Urethra und Vagina. Dicht hinter der linken Vulva lag Perineum, Anus und Rectum; sie fehlten rechts, waren also nicht doppelt angelegt. Der Mons pubis fehlte: Die ihm entsprechende Hautpartie zeigte weder Haare noch Schweißdrüsen und ließ eine gerunzelte sternförmige Narbe erkennen, die dem Nabel entsprochen haben mußte, da dieser am normalen Ort vermißt wurde. Bei der an der Stelle des Mons pubis vorgenommenen Palpation ließen sich dicht unter der Haut Bauchmuskeln nachweisen. Die Annahme ging dahin, daß im Intrauterinleben dieser Frau keine Allantois und kein Nabelstrang existierten und die Bauchwand in unmittelbarem Kontakt mit der Placenta gestanden hatte.

2. Als „heterosexuelle Doppelanlage der äußeren Geschlechtsteile" oder „Juxtapositio organorum externorum sexualium utriusque sexus" stellte Franz Neugebauer 6 Fälle von gleichzeitigem Vorkommen eines äußeren weiblichen und eines äußeren männlichen Genitale zusammen. Vier dieser Beobachtungen scheinen äußerst fraglich, zwei dagegen, je ein Fall von Moostakow (1894) und Franz Neugebauer (1898), könnten aber vielleicht dartun, daß im allgemeinen wohlgebildete Kinder zur Welt kommen und sogar am Leben bleiben können, die eine Vulva mit Urethra auf der einen, eine Scrotalhälfte und einen rudimentären hypospadischen Penis auf der anderen Seite aufweisen. Es ist bei diesen etwas unklar beschriebenen Fällen nur die Frage, ob nicht der Penis durch eine hypertrophische Klitoris vorgetäuscht wurde, somit zwei Vulven vorhanden waren.

3. **Verschmelzung doppelt angelegter weiblicher äußerer Genitalien.** Sie wird ebenfalls bei Pygopagen angetroffen (folgende Gruppe A). Diese besitzen also bald doppelte, bald großenteils verschmolzene Genitalia externa. Sie findet sich aber auch bei sonst normaler

Verdoppelung der weiblichen äußeren Genitalien. 81

körperlicher Entwicklung (Gruppe B) und kann hier mehr oder weniger weit vorgeschritten sein. Auch in dieser Gruppe B ist ein Fall von ganz besonderem Interesse, weil Schwangerschaft und Geburt eingetreten war.

Gruppe A. Die ungarischen Zwillinge Helena und Judith, die durch Escardus (1703), Werther (1707) und Torkos (1757) bekannt geworden sind, waren am Kreuzbein verwachsen. Sie starben mit $21^{1}/_{2}$ Jahren. Zwischen dem rechten Schenkel der Helena und dem linken der Judith lag der gemeinsame After. Es war nur eine Vulva,

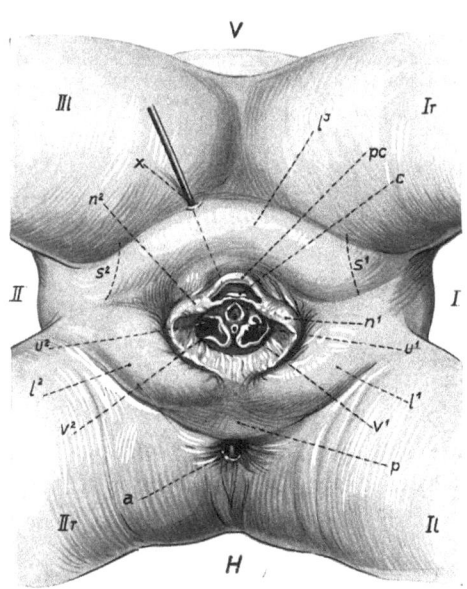 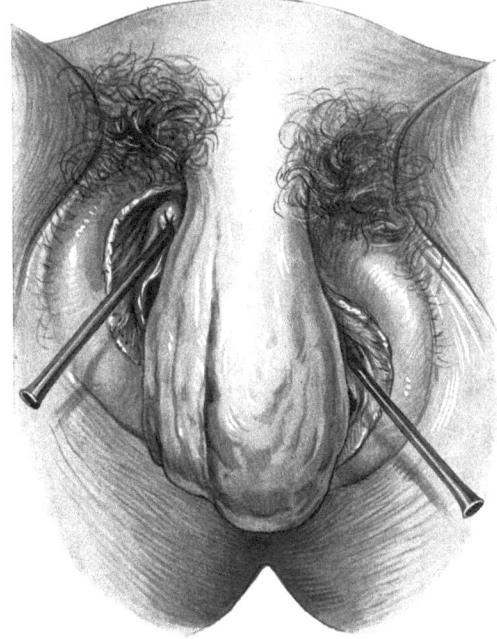

Abb. 48.   Abb. 49.

Abb. 48. Verschmelzung einer doppelten Vulvaanlage bei einem frühgeborenen Pygopagen. Ansicht der gemeinschaftlichen Beckengegend von unten. (Nach Marchand.) V gemeinsame vordere Fläche. H gemeinsame hintere Fläche. Ir und Il rechtes und linkes Bein des Individualteils I. IIr und III rechtes und linkes Bein des Individualteils II. S^1 und S^2 deuten die Lage der beiden Symphysen an. l^1 linke große Schamlippe des Individualteils I. l^2 rechte große Schamlippe des Individualteils II. l^3 die beiden vereinigten vorderen großen Schamlippen. n^1 und n^2 die beiden kleinen Schamlippen. pc Praeputium clitoridis. c die beiden vereinigten Klitoris-Höckerchen. v^1 und v^2 die beiden Vaginalöffnungen; zwischen denselben eine punktförmige Öffnung; weiter nach vorn eine rundliche Vertiefung, welche von zwei Schleimhäuten umgeben ist, und die Öffnung eines blinden Kanals einschließt. u^1 und u^2 bezeichnen die Lage der beiden Urethralöffnungen in der Tiefe. p Perineum. a die Afteröffnung, welche in der Tiefe die Andeutung eines Septum erkennen läßt. x die Öffnung des blind endenden Kanals an der Grenze der vorderen großen Labien; die eingeführte Sonde läßt die Richtung des Kanals erkennen.

Abb. 49. Verschmelzung einer doppelten Vulvaanlage bei einer Gebärenden. Tumorartige Verwachsung der medialen Labienhälften jeder Seite. In jeder Urethra liegt ein Katheter. (Fall v. Engel.)

eine Vagina, aber ein doppelter Uterus vorhanden. — Prochaska (1786) sah bei einem Ileothorakopagus eine einfache Vulva und Vagina, in welche zwei Uteri einmündeten. — Das böhmische Schwesternpaar Rosalia und Josepha Blazek, die Breisky und Marchand (1881) beschrieben haben, zeigte eine Orientierung der Vulva nach der gemeinsamen Vorderseite zu und eine Vereinigung der Klitorides und der Urethralöffnungen. Die Vulva hatte eine dreischenklige Form. — Der Pygopagus von Marchand, der sich in der Sammlung des Marburger Pathologisch-anatomischen Instituts befindet (s. Abb. 48), besteht aus einem 47 cm langen Kind I und aus einem 40 cm langen Kind II, welch letzteres mit einer großen Encephalocele behaftet ist. Die beiden Individualteile der Doppelbildung stehen in halbseitlichem Zusammenhang; sie sind vom 2. Kreuzbeinwirbel nach abwärts miteinander verwachsen. Bei der Ansicht von der Vorderseite scheint ein jedes Kind zwei große Labien zu besitzen, die ganz zwischen den Oberschenkeln verborgen sind. Bei der Betrachtung von unten zeigt sich, daß die rechten Schamlippen von I und die linken von II ineinander fließen. Es ist ein einfaches Vestibulum vaginarum, eine angedeutete

Verdoppelung der Klitoris und der kleinen Labien und eine vollständige Verdoppelung der übrigen Harn- und Geschlechtsorgane vorhanden.

Gruppe B. v. Engel (1887) (s. Abb. 49) hat gelegentlich der Entbindung einer 30jährigen, im allgemeinen gut entwickelten Erstgebärenden eine hühnereigroße, weiche, geschwulstartige Bildung festgestellt, die an der Stelle der äußeren Genitalien gelegen, von einer haarlosen Hautpartie des Schamhügels ausgegangen und durch eine nach rechts von der Medianen verschobene Längsfurche andeutungsweise in zwei Abschnitte geteilt war. Rechts und links von dieser tumorähnlichen Bildung befand sich jederseits ein Scheideneingang. Jeder derselben wurde von außen von einer gutentwickelten Schamlippe begrenzt und wies je eine Klitoris, Urethralmündung und Hymenalöffnung auf. „Die Geschwulst machte den Eindruck, als wäre sie aus der Verwachsung der zwei inneren großen Schamlippen entstanden." Die beiden medialen Labia minora waren „gleichsam auf die Geschwulst gespannt und kleiner als die äußeren". Der rechtsseitige Hymenalring zeigte das Bild der Defloration. Es bestand ein Symphysenspalt, eine Verdoppelung der Harnröhre, der Harnblase und des Uterus. Der spontane Partus fand durch die Vagina der rechten Seite statt. Die linke Vagina war eng. — Chiarleoni (1894) sah bei einem 33 Monate alten, proportional gebauten Mädchen eine asymmetrische Entwicklung der Schamgegend. Diese teilte sich in drei Abschnitte, zwei seitliche, durch erhabene Hautwülste formierte — es waren die großen Labien — und einen mittleren, mehr versteckt liegenden abgeflachten Teil, welcher gleichsam die Scheidewand zwischen den beiden Vulven bildete. Die linke Vulva besaß nach der linken, die rechte nach der rechten Seite zu eine große Schamlippe. Der septumartige mittlere Hautwulst wurde vom Labium majus und minus dextrum der linken Vulva, sowie von der linken großen und kleinen Labie der rechten Vulva gebildet. Scheide und Harnröhrenöffnung fehlten. Zwei Sonden, jede in eine Schamspalte eingeführt, berührten sich und waren beim Herausziehen mit Fäkalien besudelt. Danach muß ein doppelter Anus vestibularis vorhanden gewesen sein.

4. Eine **isolierte Verdoppelung der kleinen Labien** kommt nicht ganz selten vor. Sie beruht auf doppelter Anlage oder vielleicht auf Spaltung einer einfachen Anlage im embryonalen Leben und wird einseitig oder bilateral, bald in ganzer Ausdehnung der Nymphen, bald nur in der vorderen Hälfte oder im vorderen Drittel derselben, angetroffen. Schon Morgagni hat vier kleine Schamlippen, L. Neugebauer sogar sechs gesehen, von denen die größten und äußersten aus den großen Schamlippen, die beiden anderen aus der Vorhaut der Klitoris herausgewachsen sein sollen, während das dritte Paar aus der Glans clitoridis entsprang. v. Winckel hat eine einseitige Überzahl der Nymphe zweimal gesehen, darunter einmal abgebildet. Auch Kermauner gibt im Handbuch von Halban-Seitz die Abbildung einer solchen Paranymphe. Eine solche läßt sich übrigens bei genauem Zusehen keineswegs selten antreffen. Daß das Labium minus einer oder beider Seiten mit zwei Wurzeln oberhalb der Klitoris entspringt, ist kein allzu seltener Befund.

III. Anus vestibularis s. vulvaris.

Als Anus vestibularis s. vulvaris bezeichnet man eine angeborene Hemmungsbildung des äußeren Genitale, die anatomisch und entwicklungsgeschichtlich von Interesse und trotz ihrer Seltenheit geburtshilflich und gynäkologisch von praktischer Bedeutung ist. Der Bildungsfehler wird nach einer Zusammenstellung von Heinrich v. Bardeleben (1903) nur einmal unter 30 000 Neugeborenen beobachtet. Ich habe ihn in der Dresdener Frauenklinik innerhalb von genau 14 Jahren unter rund 33 000 Geburten bei einem entsprechend großen gynäkologischen Material viermal, darunter einmal beim Neugeborenen, gesehen und gebe eine kurze Beschreibung der Fälle am Schluß dieses Kapitels. Mit ihnen zusammen waren 195 Beobachtungen in der Weltliteratur aufzufinden. Menge hat die Bildungsanomalie im Veitschen Handbuch kurz, aber klassisch bearbeitet. Abbildungen von ihr finden sich in den Lehrbüchern von

Küstner, v. Jaschke-Pankow, Stoeckel-Reifferscheid und in der Bearbeitung der „Pathologie des Neugeborenen" von A. Reuß im Handbuch von Halban-Seitz (Bd. VIII, Teil 2, S. 739).

Bei dem Anus vestibularis mündet das Rectum in der Fossa navicularis des Scheidenvorhofes, also zwischen dem hinteren Umfang des äußeren Hymenalrandes und der Commissura posterior der großen oder dem Frenulum der kleinen Labien, je nachdem dieses oder jene gebildet ist, aus. Es ist also eine Art Kloake vorhanden. Mitunter steht der Mastdarm, der sich immer an seiner normalen Stelle in der Kreuzsteißbeinkonkavität befindet, auch noch in der gewöhnlichen Weise mit der Außenwelt in Verbindung, so daß er sich in 2 Arme teilt und ein doppelter Anus, ein „Anus vestibularis mit gleichzeitiger normaler Mündung des Rectums", vorhanden ist, wie die Schemata in

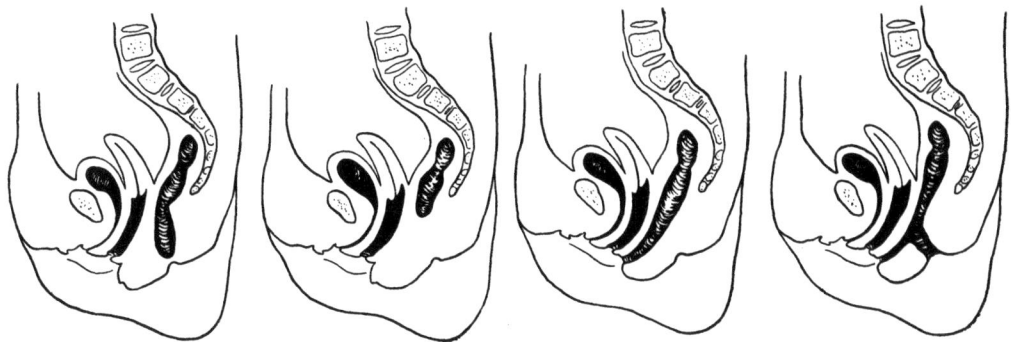

Abb. 50. Die Mißbildungen des Rectums und des Anus. (Nach dem Lehrbuch von Stoeckel-Reifferscheid.) Atresia ani: Ausbleiben des Durchbruchs der Aftergrube in den Enddarm. Aftergrube erkennbar. — Atresia recti: Hochsitzender Verschluß des Rectums. Aftergrube fehlt. — Atresia ani mit Anus praeternaturalis vestibularis: Enddarm mündet in den Scheidenvorhof. Die Trennung des Enddarms vom Sinus urogenitalis ist nicht völlig erfolgt. — Normale Ausmündung des Rectums mit gleichzeitigem Anus praeternaturalis vestibularis.

Abb. 50 zeigen. Beobachtungen dieser letzteren Art haben Caradec (1863), Reichel (1888), v. Rosthorn (1890), Schauta (1891), Anders (1893), Straßmann (1901), v. Bardeleben (1903), Weiß (1914), E. Kehrer (1914, 2. Fall) Rosenstein (1928) mitgeteilt.

In der Regel fehlt eine normale Afteröffnung und bisweilen auch ein Damm, und an der Stelle des Afters läßt sich entweder eine flache Grube mit radiären Faltenbildungen oder eine Erhebung in Form eines Hautbürzels nachweisen. Der Ort, an welchem der Darm ausmünden sollte, ist meist durch eine umschriebene dunkelbraune Färbung markiert. Eine Vorwölbung beim Pressen zeigt an, daß der Darm dicht darüber endet: Atresia ani; anderenfalls, zumal bei gleichzeitigem Fehlen der Aftergrube und des Dammes, ist ein hoher Verschluß des Rectums, eine Atresia recti, anzunehmen. Unter der Haut ist ein verschiedengradig ausgebildeter, meist nur kümmerlich entwickelter Sphincter ani externus zu tasten oder bei der operativen Inangriffnahme des Defektes aufzufinden. In einer meiner Beobachtungen lag, ähnlich wie in einem Fall von O. Küstner, in der Tiefe der Aftermulde eine dünne Muskelplatte, die sich auf elektrischen Reiz kontrahierte. Das Septum recto-vaginale zeigt in der Regel eine sehr kümmerliche Entwicklung, reicht knapp bis zum Hymenalansatz herunter und fehlt unterhalb der recto-vestibularen Kommunikationsstelle vollständig. Es ist also eine richtige Trennung des Enddarms vom

6*

Sinus urogenitalis unterblieben oder, wie Menge sagt, „das Tiefenwachstum der Scheide nach unten nicht abgeschlossen". So versteht man, daß der aus dem Sinus urogenitalis hervorgehende Scheidenvorhof in der Regel eine beträchtliche, für die Mißbildung charakteristische Tiefe aufweist, die leicht dazu führen kann, daß er irrtümlich schon für Scheide gehalten und als Kommunikation zwischen Rectum und Vagina, als Anus vaginalis, gedeutet wird. In Zusammenhang damit kann die Urethramündung verhältnismäßig hoch, d. h. kranialwärts liegen (Ludwig, 1895, Hochenegg, 1895, Bucura, 1906). Die vestibulare Afteröffnung kann eine kammartig vorspringende, sichel- oder ringförmige Schleimhautfalte (je ein Fall von Ludwig, 1895 und mir) oder eine strahlenförmig gefältelte Schleimhaut erkennen lassen (Deutsch, 1851, Fall 1, Amabile, 1872) und bei der Palpation einen schwieligen knorpelharten Ring (Deutsch, 1851, Fall 1) oder, wie meist, eine mehr oder weniger gut entwickelte Ringmuskulatur zeigen. Diese kontrahiert sich beim Einführen des explorierenden Fingers zuweilen deutlich, wodurch sich erklärt, daß in solchen Fällen ein unwillkürlicher Austritt von Kot in die Scheide trotz einer gar nicht engen Öffnung unterbleibt. Durch diesen ektopischen akzessorischen Schließmuskel unterscheidet sich der Anus vestibularis mit aller Deutlichkeit von einer traumatisch erworbenen Recto-Vestibularfistel. Er kann natürlich nicht dem Sphincter ani externus entsprechen, zumal wenn ein normaler Anus zugleich noch vorhanden ist. Ob er dem Sphincter ani tertius gleichgesetzt werden darf, wie oft behauptet worden ist, muß durch spätere Untersuchungen klargestellt werden. Die Muskulatur des Beckenbodens ist nach Rizzoli u. a. beim Anus vestibularis erhalten, was ja aus entwicklungsgeschichtlichen Gründen nicht anders erwartet werden kann.

Die vorliegende Entwicklungsstörung hat in der Literatur die verschiedensten Bezeichnungen erhalten: Cloaca congenita vulvaris (Meckel), Anus anomalus vulvo-vaginalis (v. Bardeleben), Anus vulvo-vaginalis, Anus praehymenalis (Ahlfeld), Anus vulvovestibularis, Vorhofafter, Anus praeternaturalis inferior, Anus fistulosus congenitus (O. Küstner), Fistula vulvo-rectalis, Atresia ani vulvaris s. vestibularis, Atresia ani cum fistula vestibulari (A. Stieda). Da man aber unter „Fistel" eine traumatisch oder entzündlich entstandene, mit Gewebszerstörung einhergehende Kommunikation versteht, und da die Atresia ani bisweilen fehlt, sind beide Namen abzulehnen. Eine richtige Bezeichnung ist die von Fritsch angegebene: Anus praeternaturalis vestibularis congenitus. Noch kürzer und einfacher ist Anus vestibularis congenitus. Die Entwicklungshemmung muß in die Fälle mit Atresie des eigentlichen Afters — die weitaus häufigeren — und in die Fälle ohne diese Atresie eingeteilt werden.

Übergänge kommen vor zwischen dem Anus vestibularis und dem bereits erwähnten Anus vaginalis. Dabei wird die Grenze des Hymen nicht beachtet, und der Mastdarm mündet in der Hymenalgegend selbst, halb ober-, halb unterhalb des Hymenalrings aus, so daß von einem Anus hymenalis zu sprechen ist. Beobachtungen derart haben Rouvillain (1882), Ludwig Pincus (1893), Köbrich (1903) und L. Fraenkel (1923) mitgeteilt. Auch Fälle von Anus perinealis, in denen die normale Afteröffnung verschlossen war und der Anus am Vorderdamm, dicht hinter der Commissura posterior der großen Labien, ausmündete, kommen nach Deutsch (1851), Caradec (1863) vor. Die nahen entwicklungsgeschichtlichen Beziehungen zwischen den verschiedenen Formen des ektopischen Afters zeigt ein Kind mit der als Dipygus bezeichneten Verdoppelung des Beckens und der unteren Lendenwirbelsäule. Bei ihm waren die äußeren und inneren Genitalien und der Anus doppelt angelegt, und es fand sich auf der rechten Seite ein Anus vaginalis, auf der linken ein Anus vestibularis (Fall Suppiger, 1878, s. S. 79).

Auch in anderen Fällen hatte sich die angeborene Entwicklungsstörung nicht auf die Persistenz des Kloakenzustandes beschränkt, sondern war mit Mißbildungen verschiedener Art, vornehmlich solchen am caudalen Pol, verbunden. Eine gleichzeitige Hydrencephalocele hat Oldekopp (1913), ein Herz mit nur einem Ventrikel Page (1857), Defekt und Verkrümmungen der Extremitäten Himmelfarb (1892) beobachtet. Eine Kombination mit Becken- und besonders Kreuzbeinanomalien ist wiederholt durch Palpation und Röntgenuntersuchung festgestellt worden. Bei der 27 jährigen Patientin von Melchiori (1857, Fall 2) und dem 10 jährigen Kind des Falles Paul Petit (1897) fehlte das Steißbein, in je einer Beobachtung von Goyrand (1856), Schauta (1895), v. Bardeleben (1903) und O. Küstner-Dencker (1922) auch noch der letzte Kreuzbeinwirbel. In einem Fall von Anus congenitus vulvo-vaginalis von O. Piering (1890) war das Kreuzbein abnorm kurz, weil es nur aus 2 Wirbeln bestand. Der Defekt am caudalen Ende der Wirbelsäule erklärt die Verlängerung der Sagittaldurchmesser der unteren Beckenebenen und, worauf v. Bardeleben hingewiesen hat, die in solchen Fällen vorhandene sagittalovaläre Form des Beckens. Auch Entwicklungshemmungen des Utero-Vaginalkanals, vornehmlich Doppelbildungen, sind wiederholt beim Vestibularanus festgestellt worden, so: Hymenatresie und Defekt von Uterus und Vagina (Doyon, 1851), Vagina duplex mit Uterus duplex (Lesser, 1898), Uterus bicornis duplex (E. Becker, 1908, L. Fraenkel, 1922, Streibel, 1924), Vagina duplex (Pinard) Vagina subsepta (E. Kehrers 2. Fall), Vagina rudimentaria solida mit Uterus simplex rudimentarius (Bucura 1906). Die 30 jährige I.-Gravida von Chalesowa-Koschkina (1913) zeigte eine Hypospadie. In Fraenkels Fall ergab die Autopsie des 6 jährigen Kindes auch ein Megasigmoid. Grohé (1900) sah eine Verdoppelung der Scheide und Gebärmutter und des ganzen Dickdarms, einschließlich des Wurmfortsatzes; der eine Dickdarm endete an normaler Stelle, der andere mündete als Anus vestibularis nach außen.

Ätiologie. Für die Entstehung der Mißbildung sind nach H. v. Bardeleben entodermale und ektodermale Entwicklungsstörungen gleichermaßen verantwortlich. Im 2. bis 3. Embryonalmonat unterbleibt am caudalen Pol der Frucht die volle anatomische Differenzierung des Enddarms und des unteren Teils des Canalis urogenitalis, der Durchbruch der Aftergrube in den Enddarm, die Entwicklung des Dammes und die richtige Ausbildung des Septum recto-vaginale. Genaueres über die formale und kausale Genese siehe bei Reichel (1888), A. Stieda (1903), v. Bardeleben (1903) und Julius Pfeiffer (1911).

Verlauf und Symptome. Häufig wird der Anus congenitus vestibularis schon in den ersten Tagen nach der Geburt oder einige Wochen oder Monate später entdeckt, wenn Darminhalt aus dem Scheideneingang abgeht oder wenn dem Kind ein Klistier gegeben werden soll. Zu allgemeiner Verwunderung läßt sich dann eine Afteröffnung an der richtigen Stelle nicht auffinden. Oft ist die Entwicklungshemmung erst zur Zeit der Geschlechtsreife oder der ersten Geschlechtsbetätigung oder bei Gelegenheit einer gynäkologischen oder venerologischen Untersuchung zufällig festgestellt worden (Pfeiffer, Prochownik, Orthmann, Menge), was nur dadurch zu erklären ist, daß sie keine Symptome machte, weil der Vorhofafter nicht allzu weit und dazu noch von einem Schließmuskel umgeben war. Bisweilen wurde ärztlicher Rat kurz vor der Verheiratung eingeholt, weil die Verlobte sich eines Geburtsfehlers bewußt war, den sie beseitigt wünschte (Abel, 1890). Im Fall Gaitschmann-Sseletzky war eine 36 jährige Frau, eine Hebamme, erst nach der Eheschließung auf den Bildungsfehler aufmerksam geworden, was eine Psychose zur Folge hatte, die nach gelungener Operation verschwand. Manchmal wurde der Anus vestibularis erst gelegentlich einer Untersuchung bei der Entbindung bemerkt (Tuck, 1876, Schauta, 1895, v. Bardeleben, 1903, Chalesowa-Koschkina, 1913). Aus alledem ergibt sich, daß der Anus vestibularis lange Jahre, ja vielleicht zeitlebens, ertragen werden kann, ohne daß sich besondere Schwierigkeiten darbieten (J. Veit). Aber auch über Beschwerden und Komplikationen wird in der Literatur der Entwicklungsstörung oft berichtet. So kann eine Stuhlverhaltung mit ihren Folgeerscheinungen auftreten und ärztliche Hilfe verlangen, nachdem der Darminhalt längere Zeit normal passiert ist. Ob ein solches Ereignis eintritt oder nicht, hängt von dem Durchmesser der anomalen Afteröffnung und dem Vorhandensein oder Fehlen eines akzessorischen Schließmuskels ab. Das Ostium kann weit, mittelweit oder eng sein.

Eine nicht unbeträchtliche Weite des vestibularen Anus kommt als angeborener oder erworbener Zustand zur Beobachtung. Im ersteren Fall pflegt der falsche Weg, den der Meconium- und Stuhlabgang nimmt, wie oben schon angegeben wurde, bald bemerkt zu werden. Nach dem Säuglingsalter hängt alles davon ab, ob der Vestibularafter von einem Schließmuskel umgeben ist oder nicht. Funktioniert dieser, so ist der Bildungsfehler nahezu bedeutungslos. Anderenfalls ist eine völlige Incontinentia alvi et flatuum vorhanden. Diese ist bisweilen erst nach einer Dilatation des Vestibularanus durch harte Kotmassen oder häufiger nach einer abnormen Wegbahnung bei der Kohabitation zustandegekommen. So waren in den Fällen von Gosselin (1857), Caradec (1863), Reichel (1888), v. Rosthorn (1890), Zander (1901), Bucura (1906), Gaitschmann (1912) die Frauen erst von dem ersten Geschlechtsverkehr oder von der Verheiratung an inkontinent. Eine weite Vestibularöffnung kann auch durch eine Entbindungsverletzung mit nachfolgender Narbenverziehung entstehen.

Auch bei mittelweiter ektopischer Darmmündung können feste Kotmassen beschwerdelos und — wenn sie gut geformt sind — sogar ohne Beschmutzung der Vulva durchtreten, dagegen Darmgase und flüssiger Stuhl, sofern nicht ein gut funktionierender Sphincter vorhanden ist, nicht zurückgehalten werden, so daß dann die Wäsche verunreinigt wird. In der Beobachtung von O. Küstner-Dencker war das 14 Jahre alte Kind wegen der unfreiwilligen Darmentleerung häufig vom Lehrer nach Hause geschickt worden, worunter es sehr litt, zumal es den Neckereien seiner Mitschülerinnen ausgesetzt war. Manchmal kann sich, wie im ersten Fall von Engström, die Inkontinenz wieder völlig verlieren, „es tritt später normale Kotentleerung ein, da der obere Sphincter die Funktion des fehlenden Sphincter ani übernimmt" (Fritsch).

Bei enger Kommunikation zwischen Enddarm und Vestibulum oder bei narbenartiger Derbheit der unmittelbaren Umgebung derselben — beides glücklicherweise ziemlich seltene Befunde — kann von der Geburt an erst eine Zeitlang Meconium, dann dünner Darminhalt passieren, bis sich eines Tages eine Erschwerung der Defäkation einstellt (Fälle von Melchiori, 1875, Rautzoiu, 1893, Puech, 1896) und der Kot nur regenwurmartig unter großen Schmerzen ausgepreßt wird (Fritsch). Dann bildet sich infolge oft beträchtlicher Stauung von Kotmassen entweder ein großes Divertikel des Rectums dicht über der Verschlußstelle des normalen Anus mit steinartiger Verhärtung der Scybala, oder es erscheint eines Tages das Symptomenbild der akuten Darmstenose.

In je einer Beobachtung von Caussade (1834, zweimonatiges Kind), Karl Abel (1890), Puech (1896, Fall 1, 2 Monate altes Kind) und Engström (1901, Fall 2, Kind von 6 Wochen), war die abnorm mündende Rectumöffnung nur für eine dünnste Sonde oder einen Strohhalm durchgängig. — Bei einem $2^{1}/_{2}$jährigen Kind, über das Franz Neugebauer (1898) berichtete, mußte ein harter Koprolith von 4,5 cm Längsdurchmesser mittels einer Kornzange aus einem Rectumdivertikel unter Schwierigkeiten entfernt werden. — Die 25jährige Frau, die Kaltenbach operiert hatte [Fall Wagner-Hohenlobbese (1898)], zeigte bei verschlossenem Sphincter ani externus eine so enorme Koprostase und Ausdehnung der Rectumampulle, daß sich vor der Anfang Dezember vorgenommenen Operation im Rectuminhalt Kirschkerne vom Sommer, Weintraubenschalen und Apfelkerne vom Herbst her fanden. — Bei einer 27jährigen Patientin von Melchiori (1875) mußte das durch Obstipation und übermäßigen Genuß von Pflaumen- und Kirschkernen blindsackartig erweiterte Rectum operativ eröffnet werden. Die Kranke ging an Kolitis zugrunde. — Guillon sah bei einem 15jährigen Mädchen an der Stelle des verschlossenen Afters eine enteneigroße, fast gestielte Vorwölbung; nur durch Druck auf diese konnte eine Defäkation erzielt werden. — Orthmann (1907) und Lieff (1909) beobachteten beim Anus vestibularis mit hochgradiger Koprostase eine Retroflexio uteri gravidi incarcerati mit Blasengangrän und jauchiger Cystitis.

Daß die Entwicklungshemmung einem Coitus nicht hinderlich ist, zeigen die oben erwähnten Fälle, in denen er durch eine primär weite oder sekundär ausgeweitete vestibulare Analöffnung hindurch ausgeübt worden ist. Nebenbei gesagt haben Julius Pfeiffer (1911) und J. Weiß (1914) auf die Möglichkeit einer Rectalgonorrhöe in solchen Fällen hingewiesen. Die Literaturdurchsicht hat mir freilich keinen Beweis dafür erbracht. Der Coitus kann aber auch auf der richtigen vaginalen Bahn stattfinden, so daß einer Konzeption nichts im Wege steht und wiederholt Schwangerschaft und Geburt beobachtet worden ist. Die Bedeutung der Anomalie für die Geburt haben v. Bardeleben und Engström erörtert. Sie betonen unter Hinweis auf das dünne Septum recto-vaginale und den oft rudimentären Damm die Möglichkeit eines tiefen Mastdarmrisses. v. Bardeleben beobachtete, wie beim Einschneiden des kindlichen Kopfes die vestibulare Analöffnung zu einer 4—5 cm breiten Querspalte ausgezogen wurde, so daß es den Anschein hatte, als ob der ganze Mastdarm jeden Augenblick in 2 Teile zerrissen werden müßte. Er vermochte durch eine seitliche Episiotomie und vorsichtige Entwicklung des Kopfes mit der Zange das Rectum und das Septum recto-vaginale zu schützen. Engström konnte diesen Schutz nur durch beiderseitige tiefe Scheiden-Dammincisionen erreichen. Chalesowa-Koschkina mußte bei Anus vestibularis eine Geburt durch Extraktion am heruntergeschlagenen Fuß beenden; während der Operation entleerten sich dauernd Faeces aus dem Anus vestibularis in den Scheideneingang. Benicke entwickelte das Kind einer Erstgebärenden komplikationslos mit der Zange. In dieser als Atresia ani vaginalis bezeichneten Beobachtung scheint es sich um einen Anus vestibularis gehandelt zu haben. Zwar nicht in einem Fall von Anus vestibularis, wohl aber beim Anus vaginalis (Rosner 1886) war ein schweres Geburtshindernis seitens einer kindskopfgroßen Ausdehnung des divertikelartig ausgezogenen Mastdarmendes durch harte Fäkalmassen gegeben (Abweichen des Kindeskopfes, Schieflage, Vorfall des Arms, Dekapitation). In einem von Lieff (1909) beschriebenen Fall war der Anus vestibularis von einem Kranz strotzend gefüllter Hämorrhoidalvenen umgeben, die während des Forcepsversuches einrissen und so beträchtlich bluteten, daß die Zange abgesetzt und tamponiert werden mußte. Unter dem Druck des vorrückenden kindlichen Schädels war der Abfluß des Blutes immer mehr behindert und die Berstung vorbereitet worden. Die Frau starb am 5. Tag p. p. an den Folgen der Blutung. Andererseits sind Geburtsfälle beobachtet worden, die sich ohne jede Störung seitens des Anus vestibularis, sogar zu wiederholten Malen und ohne Eintritt einer doch immerhin naheliegenden Infektion, abspielten (Champion, 1821, Tuck, 1876, Ball, 1887, Piering, 1890, Schauta, 1895, Menge, 1908, Sselitzky, 1914, E. Kehrer, 1916, Joseph Wolf-v. Franqué, 1917 — 6 Spontangeburten, O. Küstner, 1922 — 2 Spontangeburten). Unter diesen Fällen ist ein von Menge mitgeteilter bemerkenswert. Er hatte den Anus vestibularis zufällig bei einer jungen Schwangeren entdeckt, die sich ihres Defektes völlig unbewußt war, und glaubte befürchten zu müssen, daß es bei der spontanen Geburt zu einer Zerreißung der schmalen, recto-vaginalen Gewebsbrücke oder zu einer puerperalen Infektion kommen könne. Doch verliefen Geburt und Wochenbett normal.

Noch verdienen zwei, praktisch unter Umständen wichtige Fragen hier angeschnitten zu werden. Zunächst die: Soll man einem Mädchen mit Anus vestibularis eine ärztliche Heiratserlaubnis erteilen oder nicht? Die Entscheidung ist wohl von Fall zu Fall zu treffen. Wenn keine Beschwerden bestehen und ein leidlich gut funktionierender vestibularer Afterschließmuskel vorhanden ist und damit unwillkürliche Kotbeschmutzungen des Scheideneingangs ausbleiben, wird man den Heiratskonsens nicht verweigern können. In allen anderen Fällen aber ist zur Operation und zur Verschiebung der Heirat zu raten. Sodann die Frage, ob ein bei der Eheschließung verschwiegener ektopischer Anus einen Grund zur Ehescheidung abgibt. Zander, Goyrand, Cripps, Curling, Kroemer, Joseph Wolf haben dazu Stellung genommen und sind im allgemeinen zu dem Ergebnis gelangt, daß die geschlechtliche Gemeinschaft gestört werde. Gerade auch in Hinblick auf die Möglichkeit späterer ehelicher Dissonanzen dürfte eine operative Beseitigung heute allgemein angezeigt sein.

Die Diagnose des Vestibularafters kann dem, der die verschiedenen Arten des kongenital-ektopischen Anus kennt, kaum Schwierigkeiten bereiten. Der Darminhalt geht durch das Vestibulum und, falls gleichzeitig ein normaler After besteht, auch durch diesen ab. Ist ein Verschluß der natürlichen Afteröffnung beim Neugeborenen vorhanden, so darf man sich nicht einfach mit der Diagnose einer Atresia ani begnügen — wie es in der Praxis wohl sehr oft geschieht. Es ist vielmehr stets genau nachzuforschen, ob nicht ein Anus praeternaturalis vorliegt und ob ein Anus vestibularis hymenalis oder vaginalis besteht. Im Bejahungsfall kann eine Operation vermieden werden, die für das Neugeborene und den Säugling wohl nie ganz unbedenklich ist. Die Literaturdurchsicht zeigt — was aber praktisch unwichtig ist — daß die 3 Hemmungsbildungen nicht selten verkannt wurden und daß Verwechslungen derselben untereinander, vorwiegend bei Kindern, wiederholt vorgekommen sind. Diese beruhten zum Teil offenbar darauf, daß das tiefe Vestibulum vaginae schon als Vagina aufgefaßt wurde (z. B. Fall Zander 1901). Für das Vorhandensein eines zweiten Afters spricht schon beim Neugeborenen und Säugling die Feststellung, daß trotz der Atresia ani Meteorismus und Ileuserscheinungen ausbleiben und Meconium aus dem Scheidenausgang austritt. Die genauere Lokalisation des ektopischen Anus läßt sich nach Spreizen der Labien mittels einer dünnen Sonde leicht ermöglichen. Wie tief das Rectum herunterreicht, anders ausgedrückt, ob eine Atresia ani oder recti besteht — eine Frage, deren Beantwortung vor einer beabsichtigten Operation von Wichtigkeit ist — läßt sich auch durch die Radiographie nachweisen (Läwen). Bei der Erwachsenen ist die Erkennung des vestibularen Anus dank der hier möglichen Speculumuntersuchung viel leichter als beim Kind, zumal wenn sich aus ihm Rectumschleimhaut hervordrängt und die Lage des fehlenden Afters sich aus einer braunen Pigmentierung erkennen läßt, welche an Stelle einer umschriebenen Mulde oder an einem kleinen Hautbürzel von den Entwicklungsjahren an aufgetreten ist. Nach einem Trauma oder nach stattgefundener Defloration kann es im Einzelfall von Bedeutung sein zu entscheiden, ob ein durch einen Coitus erweiterter Anus vestibularis congenitus oder eine durch eine Cohabitatio oder eine anderweitige Verletzung des Vestibulums erworbene Recto-Vestibularfistel vorliegt. Der Vergleich der beiden Abbildungen 52 und 53 mit den Abbildungen 54 und 55 läßt die Unterschiede sofort erkennen. Eine Beobachtung, in der es schwierig war, die Entscheidung zu treffen, die dann im Sinne einer Kohabitationsdilatation eines Anus vestibularis ausfiel, hat Bucura (1906) mitgeteilt. Eine Erweiterung des Anus vestibularis durch Kohabitation liegt dann nahe, wenn, wie in diesem Fall, ein Sphincter ani normalis fehlt, eine kongenitale Atresie der Scheide besteht, der erste Geschlechtsverkehr unter lebhaften Schmerzen oder mit starkem langanhaltendem Blutverlust (14 tägige Blutung in v. Rosthorns Fall) einherging und wenn in der Umgebung der Kommunikationsstellen Narben vorhanden sind. Differentialdiagnostisch könnte vielleicht einmal an eine Esthiomène mit entzündlich entstandener Recto-Vestibularfistel zu denken sein (S. 398). Ist es in einem Fall von Anus vestibularis zur Schwangerschaft gekommen, so ist das Becken genau und auch auf Defekte am Ende der Wirbelsäule, am Uterovaginalrohr und am Darmkanal zu untersuchen, wozu man sich neben der Rectalexploration auch der Röntgendurchleuchtung bedienen wird. Bei einer Entbindung muß man die vaginale Untersuchung und eine vaginale Operation nach Möglichkeit vermeiden, sich also ungefähr ebenso verhalten wie bei irgendeiner Eiter- oder Geschwürsbildung im Vagina- und Vulvoperinealgebiet.

Therapie. Eine Beseitigung der Hemmungsbildung kann nur von einer operativen Inangriffnahme erwartet werden. Zu einer solchen wird man dann schreiten, wenn die Trägerin der Anomalie durch eine Incontinentia alvi, vornehmlich die Beschmutzung bei Durchfall, oder durch die Folgen hochgradiger Koprostase oder durch Unannehmlichkeiten beim Sexualverkehr belästigt wird. Menge rät, die Operation „nur bei solchen Fällen zur Anwendung zu bringen, bei denen die pathologische Dignität des Falles eine wirklich prominente ist". Das bedeutet einen vermittelnden Standpunkt zwischen v. Bardeleben (1903) und Joseph Wolf-v. Franqué (1917). Denn der Erstere hat auf Grund der damals vorliegenden unbefriedigenden Erfahrungen die Operation nicht empfohlen und sie nur für dringende Fälle von vitaler Indikation angeraten, während die Letzteren für sie eingetreten sind.

Beim Neugeborenen, Säugling oder Kleinkind wird man mit der Operation so lange warten als keine bedrohlichen Erscheinungen bestehen und im allgemeinen nicht vor dem 10. Lebensjahr operieren (Nikolaus Temesvary). Bei Kotbeschmutzung der Vulva könnte man eine Operation schon kurz vor dem schulpflichtigen Alter vornehmen, damit das Kind in der Schule nicht lästig fällt (Rosenstein). Freilich ist ein Eingriff in diesem Alter schon wegen der engen Begrenzung des Operationsgebietes komplizierter und gefährlicher als zu späterer Lebenszeit. Doch wurde sie wiederholt und auch ohne Indicatio vitalis bereits zu so früher Zeit ausgeführt und von Paul Martin (1906) schon beim 6- bis 8 monatigen Kind empfohlen. Bei Stenoseerscheinungen mit Zurückhaltung von Meconium,

Kot und Darmgasen in der stark ausgedehnten Rectumampulle, mit Meteorismus und Erbrechen, wird man versuchen, die enge Vestibularöffnung durch mechanische Mittel, Hegarsche Neusilberdilatatoren, Laminariastifte oder Bougierungen, stumpf zu erweitern. Diese letzteren hat u. a. v. Bardeleben für solche Fälle angeraten. Nach der Erweiterung geht der Darminhalt in großer Menge ab, und der lebensbedrohliche Zustand ist schnell beseitigt (z. B. Engströms 2. Fall). Ist das blinde Ende des Rectums nahe der Haut der eigentlichen Afterstelle oder an einer hier vorhandenen Vorwölbung zu fühlen, so wird man der operativen Eröffnung des verschlossenen Afters vor der Dilatation den Vorzug geben (Fritsch). L. Fraenkel (1922) hat folgenden einfachen operativen Eingriff für solche Fälle empfohlen: „Man soll nicht vom Aftergrübchen aus nach dem Mastdarm suchen, sondern die hintere Vaginalwand in der Mittellinie aufschneiden, bis man zu der meist sehr weit unten liegenden Einmündungsstelle des Rectums kommt, dieses von hier aus bougieren und nach dem Aftergrübchen so weit vordringen, daß man auf das Instrument einschneiden kann. Dann ist der Eingriff sehr leicht, kurzdauernd und blutlos, die Scheide und der Hymen rekonstruieren sich im weiteren Wachstum und das vaginale Rectumrudiment verkümmert."

Bei Erwachsenen und neuerdings auch bei Kindern sind eine ganze Reihe von mehr oder weniger komplizierten Operationswegen eingeschlagen worden, woraus man schon schließen kann, daß bisher nur wenige voll befriedigt haben. Es ist nicht leicht, sich unter diesen Operationsmethoden zurechtzufinden, da sie zum Teil ungenau oder unklar beschrieben sind und im wesentlichen in kleinen Modifikationen älterer grundlegender Verfahren bestehen. Joseph Wolf hat sie großenteils zusammengestellt, soweit sie bis 1917 bekannt waren (20 Fälle bis 1918). Ich will versuchen, sie in ein klares System zu bringen. Sie haben sich den topographisch-anatomischen Verhältnissen anzupassen, nach welchen 3 Grundtypen zu unterscheiden sind:

1. Anus vestibularis mit gleichzeitigem Vorhandensein eines normalen Afters.
2. Anus vestibularis mit Atresie des normalen Afters, aber mit Vorhandensein des Sphincter ani externus.
3. Anus vestibularis mit Atresie des normalen Afters, Fehlen des Sphincter ani externus und zugleich des Vestibularsphincters.

Zu 1. Bei der Operation des Anus vestibularis mit Vorhandensein eines natürlichen Afters kommt es darauf an, den vom Mastdarm nach dem Vestibulum abzweigenden Gang zu schließen und einen richtigen Introitus und Damm zu bilden. Es liegen dabei ähnliche topographisch-anatomische Verhältnisse vor, wie man sie nach unvollständiger Verheilung eines kompletten Dammrisses zuweilen sieht, wenn durch Granulationsmassen eine quere Gewebsbrücke am Damm gebildet ist, die nach vorne und hinten von einer ins Rectum führenden Öffnung begrenzt wird. Schauta und v. Rosthorn haben in solchen Fällen einfach eine hintere Kolporrhaphie nach Simon-Hegar ausgeführt, dann die ungefähr in der Mitte der rhomboidal ausgeschnittenen hinteren Scheidenwand liegende rectovestibulare Kommunikation durch versenkte Nähte verschlossen und die Vereinigung der Scheidenwundränder und des Dammes folgen lassen. Die Operationsresultate sind zwar meist, jedoch nicht immer befriedigend gewesen. Besser ist es, den Rand des Anus vestibularis zirkulär zu umschneiden, die Scheidenschleimhaut ringsherum nach dem Prinzip der Lappenspaltung zu präparieren, sodann die Darmöffnung, unter Einkrempelung ihrer Schleimhaut nach innen, zu vernähen, darüber ein möglichst breites Septum recto-vaginale zu bilden und schließlich die angefrischte Introitusschleimhaut zu vereinigen. Ungefähr in dieser Weise ist neuerdings Rosenstein vorgegangen, jedoch ohne ein ganz befriedigendes Resultat zu erhalten. Für einfacher und im Erfolg sicherer betrachte ich die sog. Manschettenmethode, die Füth (1918) für Blasenscheidenfisteln angegeben hat und die ich seit Jahren bei ihnen mit bestem Erfolg anwende. Bei dieser wird in einer Entfernung von 1—1,5 cm vom Rand der vestibulo-rectalen Schleimhautgrenze ein Kreisschnitt angelegt, so eine Manschette mit paravestibularem-pararectalem Bindegewebe gebildet und diese durch versenkte Catgutnähte vereinigt. In meiner früheren Klinik in Dresden wurde in 2 Fällen von Anus vestibularis ungefähr in dieser Weise operiert (1922). Im einen Fall trat völlige Heilung, im anderen ein Rezidiv ein.

Zu 2. Bei der Operation des Anus vestibularis mit Atresie des normalen Afters, aber Vorhandensein des Sphincter ani externus und Lage des blinden Mastdarmendes nahe bei der Atresiestelle können nur Transpositionsmethoden des widernatürlichen Afters in Frage kommen. Sie bezwecken 1. die Trennung von Mastdarm und Vestibulum, 2. die Mobilisierung des Vestibularanus und des blinden Darmendes aus ihren Umgebungen, 3. den Verschluß des Vestibularanus, 4. die Herstellung einer neuen Afteröffnung an der Stelle der natürlichen unter Erhaltung des normalen Sphincter ani, um eine vollkommene Kontinenz zu erreichen, 5. die Bildung eines möglichst breiten Dammes zwischen dem neuen After und dem Scheideneingang. Die Erfüllung dieser Aufgaben kann große Schwierigkeiten bereiten. Im folgenden bespreche ich die verschiedenen Methoden:

Erste Dieffenbachsche Methode: Einstechen eines Messers hinter der Fossa navicularis, außerhalb der Scheide, auf eine vom Anus praeternaturalis aus nach unten zu in den Mastdarm eingeführte gebogene Hohlsonde. Durchtrennung der Haut von hier aus bis gegen das Steißbein, ohne das Rectum zu spalten. Bloßlegung und Eröffnung des Mastdarmendes und Vereinigung seiner Schleimhautränder mit den Hauträndern. Bei der Nachbehandlung versucht man, den Anus praeternaturalis durch Höllensteinbetupfungen zu schließen. Ist das gelungen, so wird später von einem Querschnitt aus das untere Rectum vom Vestibulum vaginae abgetrennt und sakralwärts verdrängt, worauf die von neuem wundgemachten Ränder des früher gespaltenen Dammes zur Bildung eines neuen Dammes durch quere Nähte vereinigt werden. Die Operation ist heute wohl verlassen. Die Resultate waren unbefriedigend. Der äußere Afterschließmuskel wurde nicht beachtet und mit dem Messer durchtrennt.

Bei der zweiten Dieffenbachschen Methode wird nach Excision eines ovalären Hautstückes an der Stelle des natürlichen Afters bzw. des Analgrübchens der Mastdarm von hier aus an seiner Vorder- und seinen Seitenflächen freipräpariert. Es folgt von einem dicht hinter der Commissura posterior der Labia majora durch den vorderen Teil des Dammes gelegten Querschnitt aus die Abtrennung der ektopischen Aftermündung vom Scheidenvorhof mittels einer feinen Schere und dann die Nahtvereinigung des Vestibularanus mit den Rändern der ovalen Hautwunde durch radiär gelegte Nähte. Bei dieser Methode, bei der die Loslösung der recto-vestibularen Verbindung den schwierigsten Akt darstellt (Nießner, O. Küstner, Socin, Melchiori) schnitten die die Haut fixierenden Nähte bald durch; eine Heilung per primam blieb aus; der Damm zog sich zurück; Phlegmonen sind beobachtet worden; Narbenbildungen mit folgenden Stenoseerscheinungen an der Stelle des eingepflanzten Afters traten auf, so daß sich Bougierungen notwendig machten. Schließlich war das Ergebnis ein Anus perinealis an Stelle des Anus vestibularis.

Rizzoli hat das 1. Dieffenbachsche Verfahren verbessert und als Erster großen Wert auf die Erhaltung des ektopischen Sphincter ani gelegt. Er isoliert den Vestibularafter samt der blinden Kuppe des Rectums und bringt ihn an die Stelle des natürlichen Afters, an der er ihn annäht. Der Anus praeternaturalis wird also zu einem Anus naturalis. Seine Methode ist folgende:

Längsschnitt von der Steißbeinspitze bis nahe an die hintere Commissur der großen Labien und Durchtrennung der Weichteile bis in die unmittelbare Umgebung des Rectums. Von hier aus ringförmige Freilegung des eventuell vom Vestibularafter aus mittels eines Katheters vorgedrängten Blindsacks des Rectums samt dem Anus vestibularis aus dem umgebenden Gewebe unter möglichster Erhaltung des Sphincters desselben. Dann Abschneiden des ektopischen Afters von der Scheide und exakter Verschluß des dadurch in der hinteren Vaginalwand entstandenen Loches durch Catgutnähte. Der noch weiter beweglich gemachte Vestibularanus wird dann nach unten und hinten gezogen, nach Bedarf noch erweitert und mit den Rändern des hinteren Winkels des median-sagittalen Hautschnittes, da wo der normale After sitzen würde, durch die Naht vereinigt. Zum Schluß Bildung eines kleinen Dammes aus der Umgebung des vorderen Endes des Hautschnittes.

Die Dieffenbach-Rizzolische Transplantationsmethode hat gerade bei Kindern der ersten Lebensjahre günstige Erfolge gezeitigt, wie 7 Fälle, die allein Rizzoli operierte, sowie je ein Fall von Esmarch[1] (1882), Paul Petit (1897), Jeannel (1898), Gouriane (1901), Galtier (1903), Gaitschmann (1912), Bittner (1912) Kirmisson (1913), Sselitzsky (1914), Nikolaus Temesvary (1925) gezeigt haben. Auch v. Bardeleben empfahl das Verfahren. In den übrigen Fällen, in denen es angewendet wurde, dürften die Resultate ungenügend gewesen sein. Auch über Mißerfolge, hervorgerufen durch eine Infektion, ist berichtet worden. In einem von Lehmann operierten Fall entstand eine Beckenbindegewebsphlegmone, der das Kind erlag. Nach einer derartigen Operation Kaltenbachs [Fall Wagner-Hohenlobbese (1898)] stieß sich ein Teil der Vagina der 25 Jahre alten Frau nekrotisch ab, die neugebildete Afteröffnung zog sich zurück und verengte sich, so daß trotz einer 4 Wochen nach dem 1. Eingriff ausgeführten 2. Operation die Kranke 1 Jahr später an den Folgen hochgradiger Koprostase zugrunde ging.

Kroemers (1907) Verfahren ist ähnlich und eine Kombination des Dieffenbach-Rizzolischen mit dem 1. Dieffenbachschen, ergänzt durch eine Dammplastik:

Durchführen einer spitzen Klemme durch das blinde Aftergrübchen und Dehnung des sich anspannenden Rings des Sphincter ani externus durch Spreizen der Klemme. Median-sagittaler Schnitt durch die Dammhaut vom Sphincter-ani-externus-Ring bis zum Frenulum der kleinen Labien. Zurückschlagen der beiden Hautlappen, um die seitliche Muskulatur zu Gesicht zu bekommen. Fassen des Vestibularafters mit einer anatomischen Pinzette und zirkuläre Umschneidung desselben unter sorgfältigster Erhaltung einer Randschicht, weil Sphincterfasern in ihr vorhanden sein können und diese sich besser als die Rectumschleimhaut an die Dammhaut annähen lassen. Nun folgt der schwierigste Teil der Operation: Ausgedehnte Auslösung des Rectums aus seinen vorderen und seitlichen, teilweise auch aus den hinteren präsakralen Verbindungen zur Erleichterung der folgenden Herabziehung des Vestibularanus in die Aftergrube und Annähung desselben in ihr. Von dem Augenblick an, in dem der Anus vestibularis an der Stelle des normalen Afters sitzt, bestehen dieselben anatomischen Verhältnisse wie bei jedem totalen Dammriß, so daß nur noch die Deckung des freiliegenden Rectums durch Heranziehen der Dammuskulatur und der circumanalen Fasern des Sphincter ani externus sowie die Hautnaht erforderlich ist. Das schließliche operative Resultat Kroemers scheint ein befriedigendes gewesen zu sein, wenngleich eine völlige Heilung per primam nicht erreicht werden konnte.

Nießner hat bei einem halbjährigen Kind operiert und erstmals die vestibulare Afteröffnung provisorisch durch die Naht verschlossen, um auf diese Weise einer Verunreinigung des Operationsfeldes durch Kotabgang vorzubeugen. Er hat, gleich Kroemer, die Notwendigkeit der Schonung der Dammuskulatur und der Bildung eines aus ihr bestehenden Dammes betont und folgende Bedingungen als notwendige Voraussetzungen für eine erfolgreiche Transposition des Mastdarms und Afters aufgestellt: 1. Der Muskel-

---

[1] Eine besondere Operationsmethode hat Esmarch nicht angegeben, wie gegenüber gegenteiligen Behauptungen der Literatur betont werden mag.

apparat des Beckenausgangs darf nicht zerrissen werden, 2. der neue After muß in der Mitte des äußeren Schließmuskels liegen und genügend weit sein, 3. der Damm muß fest sein und aus seinen normalen Bestandteilen, dem M. transversus perinei, dem Levator ani, dem vorderen Teil des Sphincter ani, sowie dem Constrictor cunni bestehen, 4. es muß dieser Teil mit dem Septum recto-vaginale exakt vereinigt werden. Seine Operationsmethode ist folgende:

Hautschnitt von der Steißbeinspitze bis zur widernatürlichen Afteröffnung, diese umkreisend. Übersichtliches Freilegen der Muskulatur des Beckenausgangs. Ausgiebiges stumpfes Auslösen des Mastdarms aus den ihn umgebenden Mm. transversi perinei und levatores ani samt der tiefen Beckenfascie. Abtragung des Enddarmes vom Vestibulum mit der Schere. Das so bis zur Steißbeinspitze hin frei beweglich gewordene Rectum wird mittels einer in der Analgrube, durch die Mitte des Sphincter ani externus, eingeführten Kornzange herausgezogen und, nach Erweiterung des Schlitzes, mit der äußeren Haut vernäht. Das Operationsresultat war ausgezeichnet. Der Befund vor und nach der Operation ist durch Abbildungen erläutert.

Der Chirurg König operierte zweizeitig nach einem sonst recht einfachen Verfahren: Er ließ den vestibularen Anus zunächst ganz unbeachtet und bildete nur an normaler Stelle einen großen After. Erst einige Wochen später spaltete er den Damm und, über den Anus vestibularis hinausgehend, die hintere Scheidenwand. Von dieser Wunde aus exstirpierte er den recto-vestibularen Kanal und vernähte die vordere Rectumwand. Dann Verschluß der Wunde durch tiefgreifende Nähte und Vereinigung der Haut.

Zwei weitere ähnliche Operationsmethoden von v. Franqué (publiziert 1917 von Joseph Wolf) und O. Küstner (1922) seien im folgenden kurz geschildert:

v. Franqué: Zirkuläre Umschneidung des Anus vestibularis. Trennung der Schleimhaut desselben von der Scheidendammhaut und Vernähung des Vestibularafters. Längsschnitt durch die hintere Vaginalwand. Bogenförmige Umschneidung der Vulva und Abpräparierung eines dreieckigen Scheidenschleimhautlappens, um das Rectum darzustellen und dieses teils stumpf, teils scharf aus seiner Umgebung, teilweise selbst an seiner Hinterwand, auszulösen. Von oben her wird nun eine gebogene Kornzange durch das retrorectale Gewebe bis zu der Stelle durchgeführt, an welcher dank der grübchenförmigen Einziehung des Dammes der Binnenraum des Sphincter ani externus vermutet wird. Einschneiden der Dammhaut auf der Spitze der Kornzange und digitale Erweiterung dieser Öffnung. Durch diesen Kanal wird das losgelöste Rectum mittels der Catgutfäden durchgezogen und der Ring des Vestibularanus durch Silkwormfäden mit der Haut vernäht. Zum Schluß der Operation Abtragung der beiderseitigen dreieckigen Scheidenlappen und Vernähung der Wunde wie bei jeder Kolpoperineoplastik unter Vereinigung der Levatorschenkel vor dem in der Tiefe liegenden Rectum.

O. Küstner machte bei einem 14jährigen Mädchen einen Längsschnitt über der Stelle des verschlossenen Anus durch die Haut bis auf die dürftig entwickelte ringförmige Muskulatur des Sphincter ani externus, welche geschont wurde. Freipräparierung des Vestibularanus, dann Dehnung desselben durch Dilatatoren, soweit es ohne Zerreißungsgefahr möglich war. Zirkuläre Umschneidung und Herauspräparierung der vestibularen Analmündung. Diese Circumcision fand oberhalb des Hymen statt, um ein Stück desselben am Rectum zu belassen und weder dieses noch die Vagina zu eröffnen. Ausgedehnte Auslösung des Rectums aus seiner Umgebung mit Messer und Schere zum Zweck der völligen Mobilisierung desselben. Hindurchziehen der Rectumampulle mittels einer Klemme durch den Ring des Sphincter ani externus; zugleich Zuklemmen seiner vestibularen Mündung und Vereinigung des untersten Rectumendes mit dem Sphincter und der äußeren Haut durch zahlreiche Nähte. Dann Verschluß der großen, ventralwärts vom Rectum gelegenen Weichteilwunde mit versenkten Catgutknopfnähten und Vernähung des Dammes. — Sowohl Primärheilung wie plastisches Resultat waren befriedigend. Der Damm war gut geheilt. Das neue Orificium ani hatte fast normales Aussehen und war für Dilatator 10 gut durchgängig. Doch traten 9 Wochen post operationem Symptome von Ileus auf, die durch Abführmittel und Sphincterdehnung beseitigt wurden. Bald danach hatte das Durchpressen von hartem Kot einen Sphincterriß mit Inkontinenz für dünnen Stuhl herbeigeführt.

Weitere operative Verfahren, die den mitgeteilten sehr ähnlich, aber nicht genauer beschrieben sind, wurden von J. Veit (1908), Rouffart (1909), Sick-Weiß (1914) angegeben.

Zu 3. Operation des Anus vestibularis, wenn die natürliche Afteröffnung, der Sphincter ani externus und zugleich der vestibulare Sphincter fehlen.

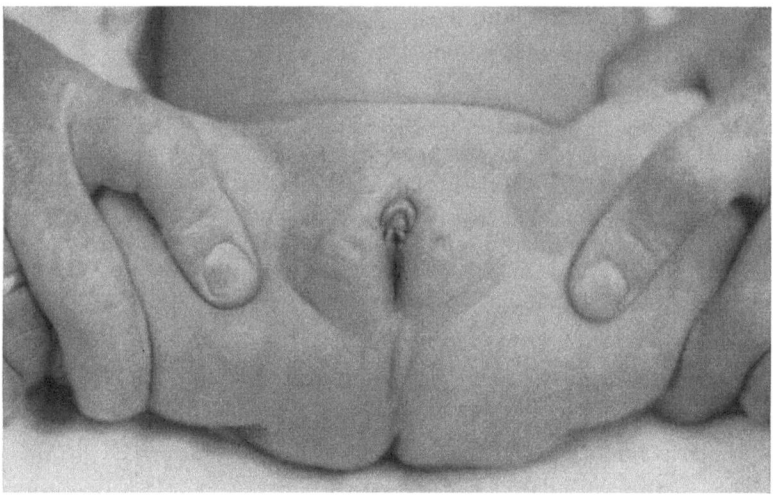

Abb. 51. Anus vestibularis mit Atresia ani bei einem 1½ jährigen Mädchen. Der Verschluß des Anus ist zu erkennen, der Vestibularafter dagegen nicht.

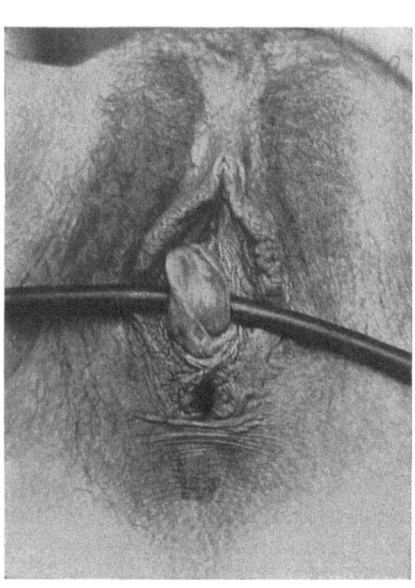 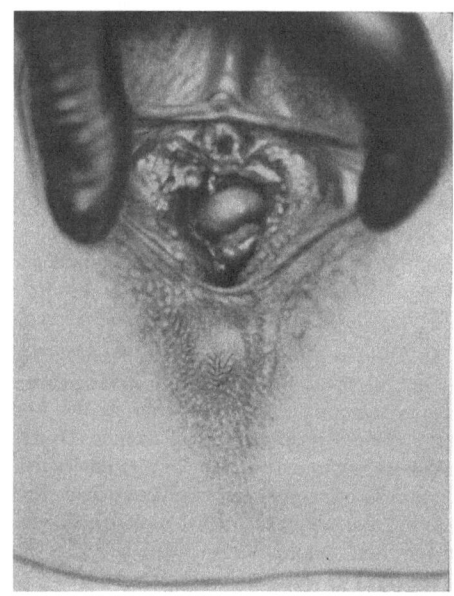

Abb. 52.   Abb. 53.

Abb. 52. Anus vestibularis mit Verschluß der normalen Afteröffnung im 8. Schwangerschaftsmonat. Hymen septus und Vagina subsepta. Fleischiges Septum in der unteren Vagina. Man sieht dicht vor dem hinteren Teil des Hymenalsaums eine von runzliger, hautähnlicher Schleimhaut umgebene Öffnung, die dorsalwärts von einigen queren Hautfältchen begrenzt ist.

Abb. 53 entspricht dem 18. Tag p. p. des gleichen Falles wie Abb. 52. Die Vulva klafft. Nach Entfaltung der Labien sieht man in der Tiefe die stark descendierte vordere Muttermundslippe, weiter dorsalwärts links den unteren Teil der hinteren Vaginalwand. Der Anus vestibularis war mit einem rudimentären Sphincter versehen, der sich als dünner, etwas derber Gewebsstrang nachweisen ließ und selbst dünnen Darminhalt zurückzuhalten gestattete, obwohl die Öffnung so weit war, daß der Zeigefinger ohne Schwierigkeit ins Rectum eindringen konnte.

Das Septum vaginale war bei der Geburt eingeschnitten worden.

Fälle mit dieser seltenen Form der Entwicklungshemmung sind von Mohr, Chalesowa-Koschkina, Trichonowitsch und Köbrich teils beim Anus vestibularis, teils beim Anus vaginalis mitgeteilt worden. Bei dieser Anomalie ist ein befriedigendes Resultat nur außerordentlich schwierig zu erreichen. Es hängt alles davon ab, ob es gelingt, einen willkürlichen, gut funktionierenden Afterschließmuskel zu bilden. Das kann dadurch versucht werden, daß das Rectum durch einen M. glutaeus maximus hindurchgeleitet und damit extramedian verlagert wird (Trichonowitsch) oder dadurch, daß aus dem

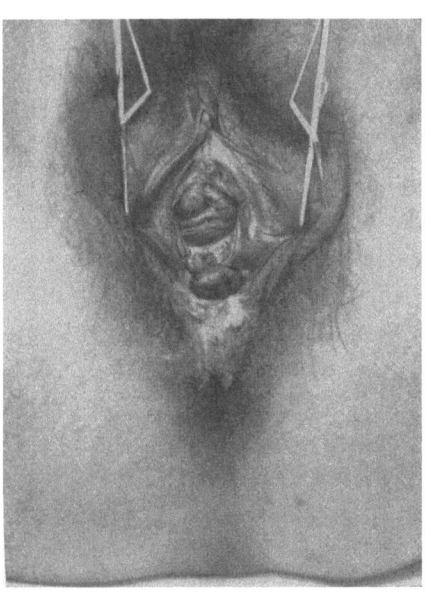

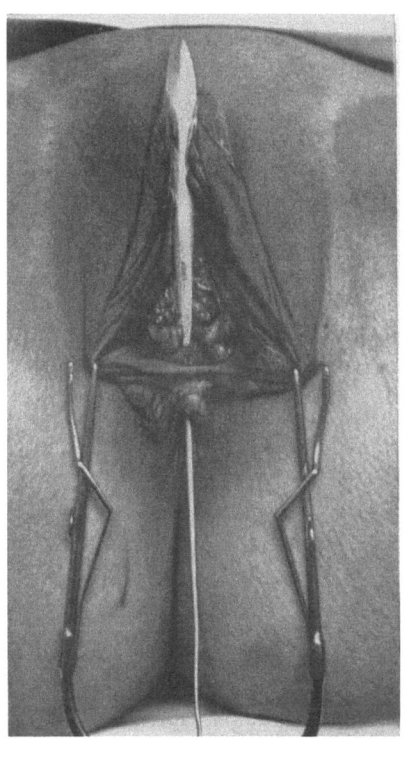

Abb. 54.   Abb. 55.

Abb. 54 zeigt zum Vergleich mit der vorigen Abbildung eine Recto-Vestibularfistel, die nach einer Steißextraktion bei einer Erstgebärenden entstanden ist. Man sieht in der Tiefe den normalen After, davor den sehr narbigen Dammrest, an den sich symphysenwärts die prolabierte Rectalwand aus der Fistel herausdrängt.

Abb. 55. Recto-Vestibularfistel nach Entbindung durch Zange. Befund ähnlich wie bei Anus vestibularis congenitus.

Glutaeus nach Freilegung seines medialen Randes breite Muskelstreifen ausgelöst und schlingenförmig um das Mastdarmende herumgelegt werden, oder endlich so, daß der Levator ani zur Plastik verwendet wird. Die Sphincterplastik aus den Gesäßmuskeln ist in dem von Köbrich mitgeteilten Fall 1903 von Bumm in Halle ausgeführt, von dem Chirurgen Schoemaker später (1909) als Operationsmethode für die Incontinentia alvi angegeben worden. Das Resultat von Bumm war leidlich gut, wenn auch vollkommene Kontinenz des neugebildeten Anus nicht erreicht worden zu sein scheint. Er ging folgendermaßen vor:

Zirkuläre Umschneidung des Vestibularafters. Von da aus Präparieren des Mastdarmrohres ringsum etwa 5 cm hoch. Hierbei Einriß der hinteren Rectumwand, so daß der untere Teil des Rectums reseziert wurde. Mediane Spaltung des Hinterdamms von der Steißbeinspitze bis zur Mündungsstelle des Vestibularanus. Dann wurde das freipräparierte Rectum nach hinten verlagert bis in die Gegend der äußersten Fasern des M. glutaeus maximus und hier mit der Haut durch Silkwormknopfnähte vereinigt. Die zwischen retroponiertem Rectum und Vaginalrohr entstandene tiefe Höhle wurde durch versenkte Catgutnähte geschlossen und die Haut über dem neugebildeten Damm, sowie die Vaginalöffnung durch die Naht vereinigt. Der fehlende Sphincter des Vestibularafters wurde aus der beiderseitigen Glutäalmuskulatur gebildet. Der Schluß der Operation bestand in Vernähung des hinteren Endes des Dammes mit dem vorderen Umfang des Rectums.

Noch zwei Bemerkungen über das ärztliche Verhalten bei der Entbindung. Zunächst ist dringend zu raten, eine vaginale Untersuchung und Operation wenn irgend möglich zu unterlassen, damit ein Transport von Darmbakterien in den Uterus und damit ein Puerperalfieber verhütet wird. Es haben hier also etwa dieselben Grundsätze wie bei irgendeinem infektiösen Prozeß am Vulva-Dammgebiet einer Gebärenden zu gelten.

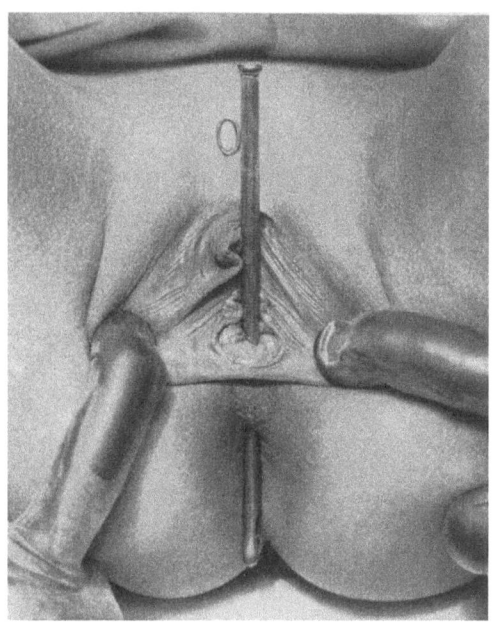

Abb. 56. Anus vestibularis mit gleichzeitiger normaler Ausmündung des Rectums bei 12 Jahre altem Mädchen. Von Geburt an unwillkürliche Entleerung von Darminhalt aus dem Scheideneingang. Dicht vor dem engen Hymenalring ist der Vorhofafter zu sehen. Ein Blasenkatheter ist in ihn ein- und aus der richtigen Afteröffnung herausgeführt.

Sodann sind meistens wohl tiefe seitliche Scheiden-Dammincisionen erforderlich, da der in der Regel niedere Damm, das stets dünne Septum recto-vaginale und das Rectum unter allen Umständen vor einer folgenschweren Zerreißung geschützt werden müssen (v. Bardeleben, Engström Fall 1). Daß auch Spontangeburten ohne Zerreißungen vorkommen können, ist oben angegeben worden.

Ich bringe zum Schluß meine eigenen Beobachtungen von Anus praeternaturalis vestibularis congenitus, die noch nicht veröffentlicht sind. Sie betreffen 2 Fälle mit Atresia ani und 2 Fälle mit gleichzeitiger normaler Afteröffnung.

1. Am 25. 6. 1915 war ein 1½jähriges gesundes Kind von seiner Mutter in die poliklinische Sprechstunde gebracht worden, „um den Ärzten die Kuriosität zu zeigen". Eine Behandlung habe ich vorerst abgelehnt. Es handelte sich um einen Anus vestibularis mit Atresia ani (Abb. 51).

2. Anus vestibularis mit Fehlen der normalen Afteröffnung (Abb. 52 u. 53). 21jährige Fabrikarbeiterin im 7. Monat der ersten Schwangerschaft. Befund vom 19. 1. 1916: Gesund aussehendes Mädchen. Körpergröße 139 cm. Bei der Betrachtung des äußeren Genitale ist zunächst bemerkenswert, daß die Klitoris hypertrophisch ist und sich abnorm weit hinten befindet, während die großen normal entwickelten Labien relativ weit vorne am Mons pubis ansetzen (s. Abb. 52). Die ziemlich stark entwickelten Nymphen sind auf den Innen- wie Außenflächen gleichmäßig intensiv pigmentiert und runzlig. Zwischen ihnen erscheint ein derb-fleischiger, sagittal gestellter, etwas livider Kamm von 5—6 cm Länge, der nach der Tiefe zu einem seitlich plattgedrückten haselnußgroßen Gebilde anschwillt, welches den ziemlich gleichmäßig in einer Höhe von 3 mm erhaltenen Hymenalsaum nach außen überragt. Sowohl links hinten wie rechts vorne sieht man nahe der Ansatzstelle des Kammes eine Vertiefung; hier sendet das Septum der unteren Vagina — denn um ein solches handelt es sich — je einen Ausläufer zum Hymenalsaum, so daß auch ein Hymen bipartitus besteht.

Dicht vor dem hinteren Teil des Hymenalsaums, in der Fossa navicularis, fällt eine kleine, von runzliger, hautähnlicher Schleimhaut umgebene Öffnung auf. Sie wird nach hinten von drei queren Hautfältchen begrenzt, die dem aus den kleinen Labien sich abhebenden Frenulum entsprechen. Von hier aus gelangt der Finger und die Sonde in einen Kanal, das Rectum. Hinter dem Frenulum, ungefähr 5—6 cm von der Spitze des Steißbeins entfernt, da, wo der Anus liegen sollte, sieht man unter braungefärbter Haut eine flache Grube, auf deren Grund man statt eines Ringmuskels eine sehr derbe, zweifellos muskulöse Platte tastet, welche sich bei der Anwendung des faradischen Stromes kontrahiert.

Geht der Finger von der widernatürlichen Analöffnung aus in das Rectum ein, so überzeugt man sich, daß hier ein Schließmuskel fehlt. Dieser Muskeldefekt wird auch durch den faradischen Strom betätigt. Dagegen läßt sich der M. levator ani der rechten Seite sehr deutlich und kräftig, der Levator der linken Seite undeutlich und schwach nachweisen. Eine Beschmutzung der hinteren Vulvapartie mit Kot ist zuweilen feststellbar, ohne daß sich die etwas indolente Schwangere dadurch belästigt fühlt.

3. Anus vestibularis mit gleichzeitiger normaler Afteröffnung bei einem 12 Jahre alten Mädchen (Abb. 56). Bald nach der Geburt war beobachtet worden, daß der Kot sich nicht nur aus der gewöhnlichen Afteröffnung, sondern auch unwillkürlich aus dem Scheideneingang entleerte. Befund 10. Juli 1915: Äußeres Genitale nicht behaart. Klitoris etwas hypertrophisch, jedoch nur wenig im Bereich der Glans, viel mehr in dem des Praeputium clitoridis. Kleine Schamlippen in der vorderen Hälfte gut ausgebildet, in der hinteren nur angedeutet. Frenulum der Labia minora gut ausgeprägt. Große Labien ungenügend entwickelt und fettarm. Damm $3^{1}/_{2}$ cm hoch, leicht muldenförmig. After an richtiger Stelle vorhanden. Aber Rectalschleimhaut befindet sich auffallend weit außen vom Anus, so daß im ersten Augenblick eine Fissura ani oder eine wunde Stelle nach hinten in der Richtung zum Steißbein vorhanden scheint. Afterschließmuskel erhalten. Jedoch wird bei seiner Aktion der Anus nicht vollkommen und gleichmäßig zirkulär verengt, vielmehr die rechts vorne gelegene Partie mehr wie die links vorne befindliche.

Nach Spreizung der Schamlippen zeigt sich ein enger, knapp für den kleinen Finger durchgängiger Hymenalring und davor, dicht hinter dem Frenulum der Nymphen, eine bis auf die Innenflächen derselben fortschreitende, nach oben zu von dem weit zurückliegenden hinteren Hymenalsaum begrenzte Schleimhautgrube. Sie geht nach vorne zu mit einer horizontal verlaufenden Schleimhauterhebung in den hinteren Teil des Hymen über. Der letztere ist zwischen den beiden erwähnten leeren Schleimhautfalten gegenüber dem übrigen Teil des Hymenalsaums zurückgewichen.

Der ins Rectum eingehende Finger fühlt den Damm mit dem unteren Teil des Septum recto-vaginale in einer Höhe von 2 cm als derbe fleischige Masse erhalten. Davor kommt er in einen sehr bequem passierbaren Verbindungskanal zwischen Rectum und Vestibulum vaginae. Schwach entwickelte zirkuläre Muskelfasern scheinen in der Umgebung dieser Öffnung vorhanden zu sein. Die große Kommunikation läßt Darmgase und Kot in das Vestibulum austreten. Sie ist zum Teil mit Rectalschleimhaut, welche dunklere Farbe als die Vestibulumschleimhaut besitzt, zum anderen Teil — und zwar so weit als sie auf dem Bild sichtbar wird — mit Vestibulumschleimhaut ausgekleidet. Führt man den Zeigefinger in den After ein und den kleinen Finger vom Vestibulum aus ins Rectum, so läßt sich nachweisen, daß sich zu gleicher Zeit nicht nur der Afterschließmuskel, sondern auch die Umgebung der Kommunikation zwischen Rectum und Vestibulum kontrahiert, so daß hier ein zweiter, ektopischer Schließmuskel vorhanden ist. Ein Septum recto-vaginale oberhalb der Fistel fehlt, so daß sich Rectal- und Vaginalwand unmittelbar berühren.

4. Eine 32 jährige, gesunde Patientin kommt am 29. 3. 1921 in klinische Behandlung, weil sie seit $1^{1}/_{2}$ Jahren kinderlos verheiratet ist. Analöffnung an normaler Stelle. In der Fossa navicularis, dicht vor dem Hymenalsaum, findet sich eine kleinbleistiftdicke, rundliche Öffnung im Vestibulum, von der aus laut Sonden- und Digitaluntersuchung eine schräg aufsteigende Kommunikation zum Mastdarm führt. Bei der Rectaluntersuchung zeigt die Fistel Trichterform. Diagnose: Anus congenitus praeternaturalis vestibularis bei normalem Anus. Operation nach der oben angegebenen Manschettenmethode von Füth. Eine Kontinenz wurde nicht erreicht.

IV. Epispadie.

Die weibliche Epispadie ist eine Hemmungs- und Spaltbildung, von der Durand (1895) 6, Rasch (1897) 20, Gütschow (1904) 25, Pietkewitsch (1912) 36, Lower (1922) 44 Beobachtungen zusammenstellten. Ich habe bis heute 64 Fälle aus der Literatur sammeln können (Gruppe 1 bis mit 5 meiner folgenden Einteilung). Man versteht unter Epispadie strenggenommen einen verschieden großen spaltförmigen Defekt der vorderen Wand der Harnröhre, verbunden mit einer Verlegung der Urethra ventralwärts vor die in der überwiegenden Mehrzahl der Fälle gespaltene Klitoris, also eine kombinierte Spaltung der Harnröhre und der äußeren Genitalien. Beim leichtesten Grad der Mißbildung ist aber nur die Klitoris, noch nicht die Urethra gespalten. Es wurden verschiedene Gruppen der Mißbildung aufgestellt, die fließende Übergänge zeigen und daher jede Abgrenzung als etwas willkürlich erscheinen lassen. Abbildungen haben Henle, Kleinwächter, Möricke, Frommel, Menge im Veitschen Handbuch, Personelle, Gottschalk, Dohrn, van der Hoeven, Rasch, Nové-Josserand et Cotte, Sexton gegeben.

Durand (1895) unterschied 5 Grade:

1. Die klitoridale Epispadie. Die Harnröhre mündet oberhalb des Kitzlers; dieser bildet also die untere Wand der Harnröhre. Die ganze Vulva, einschließlich der Klitoris, ist vollkommen normal.

2. Die subsymphysäre Epispadie. Bei dieser Form ist die Harnröhre ebenfalls nach vorne verlagert; der subsymphysäre Teil ihrer Vorderwand fehlt. Die Klitoris ist meist gespalten. Die großen und kleinen Labien haben nach vorne zu keine Vereinigung gefunden; die Commissura anterior fehlt. Eine muldenförmige Abflachung zieht aus der Gegend des Mons pubis zur Schleimhaut des erhaltenen Teils der oberen Harnröhrenwand.

3. Die retrosymphysäre oder totale Epispadie. Die Vorderwand der Harnröhre fehlt völlig bis hinauf zum intakten Sphincter vesicae urinariae. Die Urethra, deren ganze hintere Wand vorhanden ist, mündet in Form eines großen Trichters aus, und die muldenförmige Abflachung geht unmittelbar in die Schleimhaut des Blasenhalses über. Diese Form der Epispadie bildet den Übergang zur Ectopia vesicae geringsten Grades. Zu diesen drei Gruppen kommen, schon zur Ektopie der Harnblase gehörig,

4. die subsymphysäre Ektopie der Blase mit Vorhandensein der Symphyse und

5. die gewöhnliche Ektopie mit Spaltung der Symphyse.

Die Guyon-Nagelsche Einteilung unterscheidet nach Menge 4 Grade der Epispadie:

1. Grad. Die Schwellkörper der Klitoris sind getrennt, und die gut ausgebildete und vollkommen geschlossene Harnröhre verläuft an der Rückenfläche der Klitoris (eigentlich handelt es sich bei dieser Anomalie nur um eine Verlagerung der Urethra). Es besteht immer völlige Kontinenz der Blase.

2. Grad. Zu der Spaltung der Klitoris und der Verlagerung der Harnröhre gesellt sich ein partieller Defekt der vorderen Urethralwand. Es besteht gewöhnlich volle Kontinenz der Blase.

3. Grad. Neben der Spaltung der Klitoris und der Verlagerung der Harnröhre besteht ein vollkommener Defekt der vorderen Harnröhrenwand bis an die Blase heran. Oft ist auch der Sphincter vesicae in seiner vorderen Kreishälfte defekt oder er fehlt ganz, so daß bereits eine Neigung zum Prolaps der Blasenschleimhaut vorhanden ist. Es besteht zumeist völlige Inkontinenz der Blase, manchmal aber auch nur eine relative Inkontinenz. Einige Autoren, die eine Grenze zwischen der wahren Epispadie und zwischen dem Blasenspalt ziehen wollen, rechnen diese Fälle schon zu der Blasenspalte (Fissura vesicae inferior).

4. Grad. Während bei den ersten 3 Gruppen von Epispadie die Symphyse gut gebildet ist, kommt bei der noch weitergehenden Spaltbildung hinzu: Spaltung der Symphyse. Die Enden der Schambeinäste sind mehrere Zentimeter auseinander gewichen. Mehr oder weniger hochreichende Spaltung der vorderen Bauch- und Blasenwand, eventuell mit vollständigem Blasenvorfall (Ectopia vesicae).

Kermauner empfiehlt eine ganz einfache Gruppierung in: „Teilweise Epispadie, wenn von der Harnröhre so viel ausgebildet ist, daß der Schließmuskel teilweise arbeitet. Vollständige Epispadie, wenn der Fehler bis in die Blase hineinreicht und der Urin nicht gehalten werden kann." Bei der ersten Form ist die Symphyse normal, bei der zweiten häufigeren ist sie getrennt.

So sehr der Versuch einer kurzen Einteilung Kermauners auch zu begrüßen ist, so halte ich zur richtigen Einordnung aller Fälle der Literatur doch die Unterscheidung folgender 6 Gruppen für erforderlich:

1. Grad der Epispadie. Sie ist nur eine präklitoridale Verlagerung der noch gut ausgebildeten und vollkommen geschlossenen Urethra. Die Urethra mündet oberhalb der Klitoris, zwischen ihr und dem unteren Symphysenrand. Die Klitoris ist, gleich den übrigen Geschlechtsteilen, normal und bildet die untere (dorsale) Wand der Harnröhre. Rasch hält es für kaum gerechtfertigt, diese Fälle Epispadien zu nennen. In diese Gruppe gehört der Fall Coustou (1875).

2. Grad der Epispadie. Spaltung der Klitoris und ihres Praeputiums in zwei symmetrische Seitenteile, so daß meist jede Klitorishälfte mit einem besonderen Praeputium

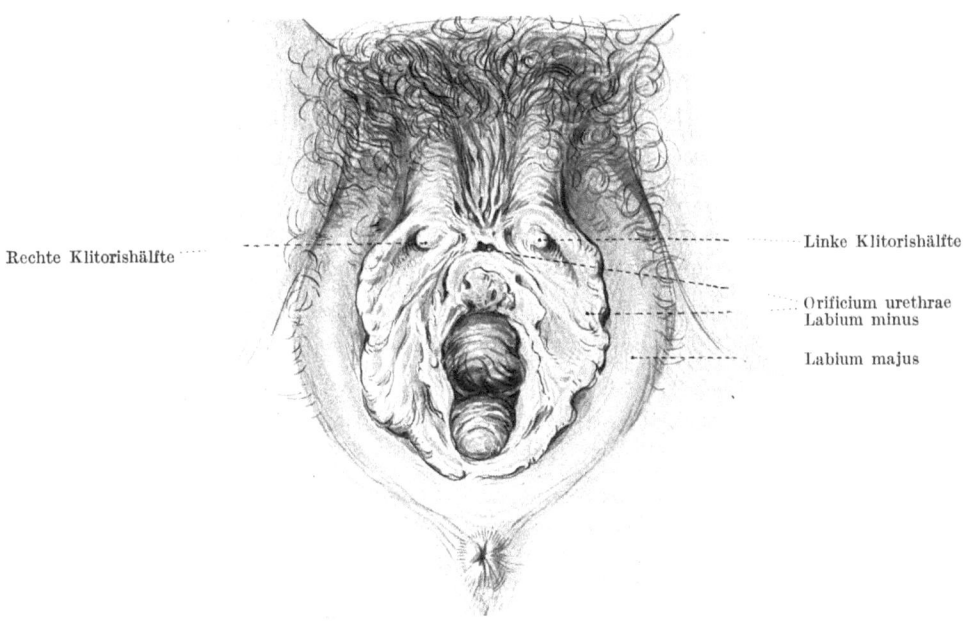

Abb. 57. Epispadie. (Fall Frommel.) Präsymphysäre Gegend narbig. Spaltung der Klitoris, der großen und kleinen Labien.

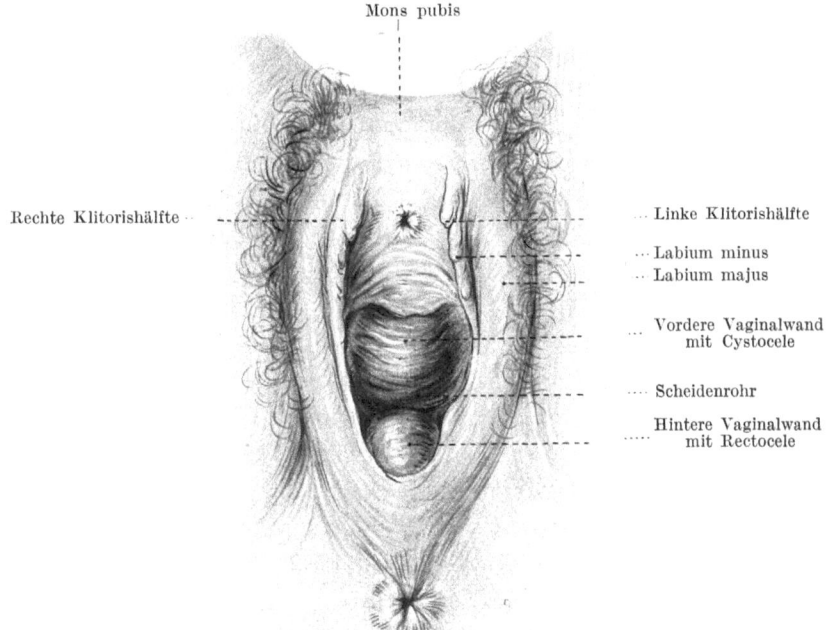

Abb. 58. Epispadie. (Fall Sexton.) Man sieht die breite haarlose Haut- und Schleimhautfurche, die dem Mons pubis entspricht, die Spaltung der Klitoris, der Labia minora und majora.

versehen ist: Klitoris bifida. Verlagerung der Harnröhrenmündung in den Raum zwischen den Kiltorisschenkeln (Abb. 57 und 58). Fälle von Malgaigne (1849), Henle (1855), Frommel (1882), Rutherford (1890), Audion (1902), Sexton (1927).

3. **Grad der Epispadie oder subsymphysäre Epispadie.** Spaltung der evtl. rudimentären Klitoris, auch ihres Frenulums und Praeputiums. Mangelnde Vereinigung der großen und kleinen Labien in der vorderen Commissur, so daß jene jederseits 2 völlig getrennte Längswülste bilden. Ausnahmsweise nur Spaltung der kleinen Labien. Verlagerung der Harnröhre an die Stelle der Klitoris oder noch mehr ventralwärts an die Stelle der vorderen Commissur. Partieller spaltförmiger Defekt der Vorderwand der Harnröhre, zunächst des äußeren, distalen Teils, so daß die Urethramündung weit, oft für die Fingerkuppe durchgängig ist. Mons pubis nur im kranialen Teil behaart. Im größeren hinteren Abschnitt desselben, an der Stelle der vorderen Commissur, ist eine mehr oder weniger tiefe und breite unbehaarte, fettlose, zuweilen glatte, narben- oder schleimhautähnliche Mulden- oder Rinnenbildung vorhanden, die, sich etwas verjüngend, bis zur Harnröhrenöffnung hinzieht. Die Haut ist zuweilen fest mit der Symphyse verwachsen (Möricke s Fall). Symphyse zuweilen nicht ganz geschlossen (Abtastung und Röntgenuntersuchung!). Sphincter vesicae vorhanden, aber zuweilen schlaff oder rudimentär, so daß dann Incontinentia urinae oder wenigstens ungenügende und nur kurzdauernde Kontinenz besteht und die Harnblase nur eine geringe Kapazität aufweist. — Zu dieser Gruppe zähle ich die Fälle von Roser (1861), Möricke (1880), Richelot (1886), Dohrn (1886), Fürst (1892), Küster (1895), Anacker (1903), Gütschow (1904), Hock (1905), Bloch (1908), Pietkiewicz (1912), Bracht (1918).

4. **Grad der Epispadie s. retrosymphysäre totale Epispadie.** Die gespaltene Klitoris rudimentär oder fehlend. Mangelnde Vereinigung der großen und kleinen Labien; diese häufig ventralwärts divergierend (Personelle, Rasch). Vollkommener Defekt der Vorderwand der Harnröhre bis an den Sphincter vesicae heran. An deren Stelle vielleicht eine tiefe Furche vorhanden. Sphincter vesicae rudimentär und insuffizient. Infolgedessen Incontinentia urinae von Geburt an und sehr geringe Blasenkapazität. Ausmündung der Urethra in Form eines weiten Trichters. Symphyse sehr niedrig (Stenger), jedoch nicht diastatisch. Hierher gehören die Fälle von Personelle (1882), Gottschalk (1883), Dohrn (1886), Auffret (1892), Himmelfarb (1893), Kirmisson und Mercier (1895), Rasch (1897), Wojriechowski (1899), Pissewski (1900), Cotte (1907), Pluyette (1908).

5. **Grad: Epispadie mit Blasenspalte s. Fissura vesicae inferior und Spaltbecken.** Es besteht totale Epispadie. Daneben ist auch der Sphincter vesicae in seiner vorderen Kreishälfte oder vollkommen defekt. Sehr weit klaffende Öffnung des Urinwegs. Incontinentia urinae von Geburt an. Harnblasenschleimhaut sichtbar und Neigung zum Vorfall zeigend [Makins (1894), Hirokawa (1911), Russanoff (1912)]. Große und kleine Labien nach vorne divergierend. An Stelle der vorderen Commissur muldenförmige, von Schleimhaut überzogene Vertiefung, die unter der Symphyse in die weit klaffende Blasenmündung führt. Symphyse nicht geschlossen, zum mindesten gelockert, meist gespalten. Zwischen den Schambeinästen fühlt man meist das beim Spaltbecken vorhandene Band, das Vrolik (1849) als Lig. interpubicum bezeichnet hat. Die Ureterenöffnungen hat Reifferscheid bei der Cystoskopie auffallend weit voneinander entfernt gefunden; das dürfte vermutlich mit dem Spaltbecken in Zusammenhang stehen. Die Fälle von Gosselin (1851), Nunez (1862), Kleinwächter (1896), v. d. Hoeven (1889), Gersuny (1889), Makins (1894), Cotte und Nové-Josserand (1907), Hackenbruch

(1909), Fleischmann (1910), Hirokawa (1911), Russanoff (1912), Reifferscheid (1921) rechne ich hierher, ebenso einen freilich sehr kompliziert gelegenen Fall von W. A. Freund (1872), auf den hier nicht näher eingegangen werden kann.

6. Grad: Epispadie mit Blasen-, Symphysen- und Bauchspalte. „Bauch-, Blasen-Schambein-Genitalspalte". Mehr oder weniger weitgehende Spaltung der vorderen Bauchwand, jedenfalls aber Spaltung der Mm. recti in ihren untersten Abschnitten. Die Harnblase liegt nicht mehr hinter der Symphyse und hinter den Bauchdecken, sondern an Stelle der gespaltenen Symphyse zwischen den Bauchmuskeln. Ektopie der Harnblase. Hierher gehören u. a. Fälle von M. Runge (1879), Waldstein (1897), Wendling (1898), Hartje (1902), E. Falk (1920), sowie eine ganze Reihe von Geburtsfällen bei Spaltbecken und Blasenektopie [u. a. Bonnet (1726), Ayres (1859), Günsburg (1872), Litzmann (1872), Gusserow (1879), F. A. Kehrer-Theodor Klein (1893)]. Ist die ganze vordere Bauchwand gespalten, so handelt es sich um Früchte, die nicht lebensfähig sind, so daß die Mißbildung, die meistens mit solchen an anderen Körperorganen und -Stellen kombiniert ist, nur anatomisches und entwicklungsgeschichtliches, aber kein chirurgisch-gynäkologisches Interesse verdient. In einem solchen Fall von Knauf (1904) z. B. war u. a. ein vollständiger Defekt der Klitoris und der großen Schamlippen und ein Anus praternaturalis vorhanden. Genaueres über die Blasendarmgenitalspalte s. bei Kermauner im Handbuch von Halban-Seitz Bd. III., S. 528. Ein eigenartiger, schwer einzuordnender Fall von Epispadie bei einer 8 monatlichen totgeborenen Frucht findet sich in Ahlfeld, „Mißbildungen des Menschen" (S. 222) angegeben: An Stelle der äußeren Genitalien ragte ein penisartiger Kegel, die stark vergrößerte Klitoris, hervor. Nach Spaltung derselben zeigte sich ein mit Schleimhaut ausgekleideter Kanal, der sich bis nahe zum Ostium urethrae verfolgen ließ, aber blind endete. Die Vagina fehlte. Der Mastdarm mündete in die hintere untere Wand der Harnblase durch 2 Öffnungen.

Die Gruppen 1 bis mit 4 sind als reine Epispadien zu bezeichnen; zu ihnen treten die Gruppen 5 und 6, bei denen noch weitere Spaltbildungen, vornehmlich an der Harnblase und der Symphyse bestehen.

Das klinische Bild der Epispadie wird von der Inkontinenz und ihren Folgeerscheinungen beherrscht. Sie fehlt bei den beiden ersten Graden der Hemmungsbildung ganz. Aus der Tatsache, daß bei ihnen vollkommene Kontinenz vorhanden ist, erklärt sich, daß sie nur durch Zufall bei einer gynäkologischen Untersuchung (Falk) oder beim Katheterisieren (Rutherford) entdeckt werden. In allen übrigen Gruppen ist Harnträufeln je nach der Ausdehnung des Defekts in mehr oder weniger hohem Grad ausgeprägt. Dieses pflegt in den Kinderjahren von den Trägerinnen der Mißbildung und ihren Angehörigen nicht allzu ernst aufgefaßt zu werden. Aber zwischen dem 14. und 30. Lebensjahr, selten später, wird ärztliche Hilfe, oft aus Gründen des Sexualverkehrs oder der geplanten Verheiratung, in Anspruch genommen. Bald kann der Urin für Bruchteile einer Stunde oder für Stunden zurückgehalten werden. Bald besteht in Rückenlage und bei plötzlicher Erhöhung des intraabdominalen Drucks (Husten, Pressen, Lachen, Anstrengungen) Inkontinenz, während im Stehen der Urin kurze Zeit gehalten wird, wenn sich die spaltförmige Urethra dabei schließt und sich die Klitorishälften aneinanderlegen. Auch das Umgekehrte: Nur im Liegen kurze Zeit Kontinenz und dann willkürliche Entleerung und im Stehen vollständige Inkontinenz kommt vor [Gersuny (1889), Anacker

(1903), Bloch (1908)]. Zuweilen läßt sich der Urin nur durch Zusammenpressen der Oberschenkel beim Sitzen (Möricke) ober beim Stehen und Sitzen (Personelle) einige Zeit zurückhalten. Oft besteht vollkommene Inkontinenz schon von der Geburt an. Die Folge des fortgesetzten Urinabflusses ist Verbreitung eines üblen urinösen Geruchs, Excoriation, Intertrigo und juckendes Ekzem der Haut, Veränderungen, die sich durch große Hartnäckigkeit auszeichnen, und Bildung von Kalkkonkrementen in der Ano-Genitalregion. Nicht nur eine große Ängstlichkeit der jungen Kranken, sondern gelegentlich auch eine psychische Depression, wie bei den Urinfisteln (Fall Reifferscheid), sind zur Beobachtung gekommen, zumal die Inkontinenz die Mädchen für die menschliche Gesellschaft fast unmöglich macht. Meist freilich wird in den einzelnen Fällen von gesunden, kräftigen Mädchen gesprochen. Auffallend selten fand ich, sofern nicht eine gleichzeitige Blasenektopie vorlag, eine Angabe über Pyelonephritis, so daß man fast eine frühzeitig erworbene Immunität der Harnwege gegen ascendierende Infektionen annehmen oder die Bedeutung dieses Infektionsmodus für die Entstehung der Pyelitis im allgemeinen für gering erachten möchte. Besteht gleichzeitig ein Symphysenspalt, so kann dieser Beschwerden beim Gehen hervorrufen, obwohl bekanntlich selbst bei der beträchtlichen angeborenen Schambeindiastase, die das Spaltbecken charakterisiert, oft ein normaler Gang vorhanden und selbst Arbeiten und Tanzen möglich ist (O. v. Franqué). Die Tätigkeit der Geschlechtsorgane ist bei der Epispadie nicht gestört, sofern an ihnen keine anderen, mit ihr übrigens nicht zusammenhängenden Mißbildungen vorhanden sind. So kann der Sexualverkehr, die Menstruation, Schwangerschaft und Geburt völlig normal verlaufen. Zuweilen wurde bei Nulliparen der Coitus durch die Urethra ausgeführt: Coitus urethralis [Fall Wojriechowski (1899)], was bei der Weite derselben leicht verständlich ist. Der Wochenbettsverlauf dürfte durch die Ekzembildung des Vulva- und Anusgebiets im Sinne der Infektionsmöglichkeit der inneren Genitalien gefährdet sein. Auch eine erhöhte Disposition zu Prolaps der Vagina scheint zu dieser Zeit zu bestehen und ist bei gleichzeitigem Spaltbecken als Folge der ersten Entbindung die Regel (O. v. Franqué). Auffret sah bei einem 19jährigen Mädchen einen totalen Vorfall des Uterus. Einen Prolaps der Harnblase infolge von Keuchhusten hat Hirokawa (1911) bei einem 3 Monate alten Mädchen mit Epispadie und Spaltbecken beobachtet.

Formale Genese der Epispadie. Die Epispadie ist eine mesodermale Hemmungsbildung, bewirkt durch das Persistieren der Kloakenmembran und eine ungenügende Vereinigung der beiderseits von der Kloakenmembran sich anlegenden Kloakenhöcker. Auch die Symphysenspalte und die Spalte der vorderen Bauchwand sind auf eine solche mesodermale Entwicklungsstörung zurückzuführen. Die verschiedenen Theorien, welche die Entwicklungshemmung zu erklären versuchen, sind in der ausführlichen Arbeit von Rasch zusammengestellt. Die Hemmungstheorie vertreten vor allem Keibel und Reichel. Reichel sagt: „Tritt bei dem Verschmelzungsprozeß am Rand der Primitivrinne in dem hinter der Aftermembran gelegenen Stück, das sich später ventralwärts umbiegt und den ventralen Boden der Kloake abgibt, eine Störung ein, so bleibt hier ein medianer Längsspalt bestehen, oder es kommt höchstens zu einem Aneinanderliegen der Teile. Je nachdem diese Störung in der ganzen Länge des hinter der Aftermembran liegenden Teils des Primitivstreifens oder nur an einer oder mehreren Stellen desselben erfolgt, entsteht eine totale Blasen-Becken-Bauchspalte oder nur eine Blasenspalte oder nur eine Epispadie".

Genaueres über die formale Genese ist in der ausführlichen Arbeit von Reichel einzusehen. — Die Entstehungszeit der Epispadie liegt bei einer Größe des Embryo von 12 mm. Kermauner (1924) bestimmt die teratogenetische Terminationsperiode für die Spaltbildungen überhaupt schon mit der 3. Woche, d. h. bei einer Körperlänge von 3 mm. Sie wird bei gleichzeitigem Spaltbecken von Kermauner auf das Ende der 4. Woche, von Schwarzenbach (1912) und O. v. Franqué (1914) auf einen späteren Zeitpunkt verlegt. — Die kausale Genese der Epispadie ist noch nicht geklärt.

Die Diagnose der Epispadie ergibt sich für den, der einmal die Entwicklungsstörung in einer Abbildung (s. Abb. 57 und 58) gesehen hat, ohne weiteres. Das Entscheidende ist eine Dislokation der Harnröhre ventralwärts an die Stelle der geteilten Klitoris oder weiter hinauf ins präsymphysäre Gebiet. Bisher scheint — mit Ausnahme seitens des Chirurgen Wölfler im Falle Rasch — eine besondere Prüfung der Funktion des Blasensphincters nicht vorgenommen worden zu sein, obwohl sie durch elektrische Reizung gewiß leicht ausführbar sein wird. Aber nachdem man weiß (Kolischer, Zangemeister), daß am Orificium urethrae internum nicht einfach ein ringförmiger Blasenschließmuskel vorhanden ist, sondern daß dieser aus einem kompliziert angeordneten System von Muskelfasern gebildet wird, das sich eine Strecke weit auf die Harnröhrenwand, besonders ihren hinteren Teil, erstreckt, scheint mir von Wichtigkeit, vor der Operation festzustellen, wo Sphincterfasern, und mögen sie auch schwach und nicht zirkulär entwickelt sein, liegen, damit man bei der Operation, gleichgültig welche Methode zur Anwendung kommt, für deren Erhaltung Sorge tragen kann.

Eine Therapie der Epispadie ist in den Fällen angezeigt, in denen eine Urininkontinenz infolge Schlußunfähigkeit des Sphincter vesicae besteht; sie kommt daher für die Gruppen 2 bis 6 meiner Einteilung in Frage. Ihre Hauptaufgabe ist, ein gutes funktionelles Ergebnis hinsichtlich des Harnblasenverschlusses zu erzielen und damit die schwergeprüften Kranken zu neuer Lebensbejahung zu führen. Lehnt die Kranke eine Operation ab oder ist diese aus irgendwelchen anderen Gründen kontraindiziert, so wird man das Tragen eines Urinals anraten müssen. Vor jeder Operation ist die Heilung des intertriginösen Ekzems durch Salben-, Puderbehandlung usw. erforderlich, um eine Störung des Wundverlaufes von dieser Seite aus fernzuhalten.

Karl Schroeder (1880) machte eine Plastik in den Fällen von Möricke (1880), Frommel (1882) und Gottschalk (1883), in Gottschalks Fall bei einem 1³/₄jährigen Kind. In Möricke Fall wurde nach vorheriger Operation eines Prolapses der vorderen Scheidenwand, der bei der 26jährigen im Anschluß an eine Frühgeburt entstanden war, eine Anfrischungsfigur in Form eines gleichseitigen Dreiecks gebildet, dessen vordere abgerundete Spitze auf dem Mons pubis am kranialen Ende der muldenförmigen Grube lag, und dessen beide Seiten entlang den Grenzen dieser Furche nach dem hinteren seitlichen Rand der Harnröhrenöffnung und zur Innenfläche jeder Klitorishälfte verliefen. Durch eine besondere Nahtanlegung wurden die Wunden vereinigt unter Bildung einer langen Harnröhre und Herstellung völlig anatomischer Verhältnisse der Klitoris und ihrer Nachbarschaft. Bei der Patientin, die ihr ganzes Leben hindurch höchstens 10 Minuten den Urin halten konnte, trat Primärheilung und völlige Kontinenz bis zu 3 Stunden ein. In ähnlicher Weise hat Dohrn operiert; auch sein anatomisches Resultat war gut; doch wurde Kontinenz nicht erreicht. Auch in den Fällen Richelot (1886), Auffret (1892), Rasch [Wölfler] (1897), Anacker [Fehling] (1903), Hock (1905), Bloch (1908) wurde so mit meist befriedigendem Resultat operiert. Fleischmann hatte freilich keinen Erfolg zu verzeichnen.

Rutenberg und Makins haben die urethrale Spaltöffnung angefrischt und durch die Naht verschlossen, alsdann oberhalb der Symphyse eine neue Blasenöffnung gebildet („Blasenstich"). Rutenberg will Kontinenz durch Kompression derselben mittels einer Gummipelotte erreicht haben. In Makins Fall blieb eine Fistel zurück, die später geschlossen wurde; ein Urinal war notwendig, wenn auch der Urin nicht mehr dauernd, sondern nur in Intervallen abging. Auch Potel (1924) hat die Methode bei Epispadie angewandt. Doch wird man zugeben, daß eine solche Blasenbauchdeckenfistel alles andere als ein ideales Operationsresultat ist.

Gersuny (1889) schnitt bei einem 14jährigen Mädchen, bei dem neben der Epispadie ein Defekt der vorderen Hälfte des Blasenschließmuskels angenommen wurde, aus der Schleimhaut der vorderen, oberen Wand der Harnröhre einen bis zur Harnblase reichenden Längsstreifen aus. Außerdem frischte er den nach vorn verlaufenden, die Klitoris durchtrennenden Spalt an und vereinigte den so entstandenen Schleimhautdefekt durch die Naht. Das Ergebnis war unbefriedigend.

Pawlik (1889) hat nach einer von ihm angegebenen Methode in dem von Gersuny mitgeteilten Fall operiert. Sie besteht nach Gersuny darin, daß durch Ausschneidung keilförmiger Schleimhautstücke beiderseits aus der Umgebung der weiten Harnröhre und durch quere Vereinigung der so entstandenen Defekte die Harnröhre in die Quere und auch nach der Länge gespannt wird, so daß ihr Lumen einen Spalt bildet, dessen Wände durch Narbenzug und durch die Elastizität der Umgebung aneinandergedrückt werden. Das Verfahren führte in diesem Fall nicht zum gewünschten Ziel. Doch hatte Pietkewitsch (1912) mit ihm bei einem 15jährigen Mädchen vollen Erfolg. Ein ähnliches Verfahren: Verlängerung der Harnröhre durch seitliche Lappen, Verengerung durch Naht von der Scheide aus und Abknickung nach oben hat Himmelfarb angewendet. Ebenso hat Wölfler [Fall Rasch (1897)] operiert. Genaueres über diese Methoden s. in Stettiners Arbeit S. 549.

Torsion der Harnröhre nach Gersuny. Nachdem in Gersunys Fall die beiden letztgenannten Operationsmethoden erfolglos gewesen waren, löste Gersuny bei derselben Patientin von einem um das Orificium externum urethrae gelegten Kreisschnitt aus die Urethra, und zwar der besseren Ernährung wegen, samt einem dicken Mantel von umgebendem Gewebe allseitig bis zur Blase hin aus, vernähte die so gewonnene Halbrinne ihrer oberen ventralen Länge entsprechend zu einem Schlauch und machte dann eine Drehung der neuen Harnröhre um ihre Längsachse von 180°. Die Urethra wurde in dieser Lage durch Knopfnähte fixiert. Die Operation mußte dreimal vorgenommen werden, so daß die Mündung der Harnröhre zuletzt um einen ganzen und einen viertel Kreis = 450° torquiert war; sie brachte aber schließlich Kontinenz, so daß $1/2$ l Harn zurückgehalten werden konnte. Auch Muratow (1902), Spitzy im Fall von v. Mayersbach (1908), Hackenbruch (1909), Liek (1923) haben nach dieser Methode mit ziemlich gutem Ergebnis operiert, während andere [Bax (1899), Hock (1905), Wojriechowski (1899), v. Mayersbach (1908), Fleischmann (1911)] unbefriedigende Resultate zu verzeichnen hatten. — Wojriechowski (1899) kombinierte die Pawliksche Methode mit der zweiten Gersunyschen. Das funktionelle Resultat war ein gutes.

Die Einpflanzung beider Ureteren mit dem Trigonum Lieutaudii in den Dickdarm, die Simon-Maydlsche Operation, haben Nové-Josserand-Cotte (1907), Spitzy (1910), Stiles (1910), Stoeckel (1922) vorgeschlagen. Stiles (1909) hat das Verfahren in 2 Fällen von Epispadie ohne Blasenektopie bei kleinen Mädchen angewendet, beide Male mit Erfolg. Doch ist es, mag es auch die Inkontinenz beheben, mit den großen Gefahren des Ureterenverschlusses infolge der notwendigen Drehung des Trigonums von 180° um eine frontale Achse sowie der aufsteigenden Pyelonephritis belastet. In den schweren Fällen von Epispadie, die mit Blasenektopie verbunden sind (Gruppe 6), wird freilich nur diese Operation in ihren zahlreichen späteren Modifikationen in Frage kommen (s. F. Voelcker in Voelcker-Wossidlo, „Urologische Operationslehre").

Menge (1908) hat in Veits Handbuch die von W. A. Freund und Wertheim-Schauta für Blasenscheidenfisteln angegebene Interpositio vesico-vaginalis der Gebärmutter auf vaginalen Weg nach vorausgeschickter Eileitersterilisierung vorgeschlagen. Bracht (1918) und Wertheim (1919) haben in diesem Sinn mit ziemlich gutem Resultat operiert.

Blasenraffmethode nach Hackenbruch (1909). Zweizeitige Operation in einem Fall von Epispadie mit partieller Blasenspalte bei einem 12jährigen Mädchen. Er hat zunächst von einem suprasymphysären Querschnitt aus die Harnblase freigelegt, durch eine Schlinge vorgezogen und in einer komplizierten, im Original oder in Stettiners Arbeit nachzusehenden und durch Abbildungen erläuterten Art und Weise die vordere Blasenwand oberhalb des Blasenhalses durch quere Raffnähte (Invaginationsnähte) zu einem Blasenhals verengt. In einer zweiten, $1^3/_4$ Jahr später ausgeführten Sitzung hat er die Drehung der Harnröhre nach Gersuny ausgeführt.

Im Gegensatz zu den vorstehenden Operationen, die sämtlich keinen Schließmuskel für die Harnblase bilden, vielmehr nur auf die eine oder andere mechanische Weise oder durch Narbenzug eine Verengerung der Urethra herbeiführen, trotzdem aber mehrmals auffallend gute funktionelle Resultate ergaben, oft aber auch zu Rezidiven und mehrfachen vergeblichen Operationen führten, suchen die beiden folgenden Operationsverfahren die Fascien und quergestreiften Muskeln der vorderen Bauchwand zu einer Sphincterbildung zu verwerten, ausgehend von der Methode Hackenbruchs und unter Ausführung eines Gedankens, den Sellheim (1905) zuerst gefaßt und in die Tat umgesetzt hat (Entlehnung eines Lappens aus der Levatormuskulatur zur Schließung einer ausgedehnten Blasen- und Urethra-Scheidenfistel).

Die Pyramidalis-Fascien-Plastik nach Goebell-Frangenheim-Stoeckel. Goebell hat bei einem 4jährigen Mädchen eine sehr sinnreiche Operation erdacht und ausgeführt; freilich hat er nur wesentliche Besserung, aber keine vollständige Heilung erreicht. Er legte vom Pfannenstielschen suprasymphysären Fascienquerschnitt aus die Mm. pyramidales frei, schlug diese hinter der Symphyse nach unten und nähte sie an den freipräparierten Blasenhals an. Es trat beträchtliche Besserung des Harnträufelns ein. Frangenheim operierte wie Goebell, verwendete aber außer dem Pyramidalismuskel jederseits einen fingerbreiten, mit ihm in Verbindung gebliebenen Streifen aus der Rectusfascie. Er bezeichnete den Schließmuskel als die Hauptsache, die Pyramidalismuskeln nur als Polstermaterial. Stoeckel hat sich später zur selben Ansicht bekannt und 2 Fascienstreifen unter Benutzung des gleichen Weges von oben her abgelöst. Er hat kombiniert von den Bauchdecken und der Vagina aus zu operieren geraten, was dann Reifferscheid ausgeführt hat. Schmieden hat bei einem 16jährigen Mädchen in zwei Sitzungen operiert und zuerst im Sinne der Goebell-Stoeckelschen Plastik die Bauchmuskulatur zur Blasenhalsplastik verwendet und später die Torsion der Harnröhre um 270° nach Gersuny ausgeführt. Er hat völlige Kontinenz erreicht. v. Franqué hat 3 Fälle, Hofmeier (in Stengers Beobachtung) und Liek je einen Fall von Epispadie nach der Pyramidalis-Fascien-Plastik operiert. v. Franqué erreichte völlige Heilung. Liek hatte im ersten Fall einen Mißerfolg, aber im zweiten Fall dank einer kombinierten Methode ein sehr gutes Resultat. Genaueres über die Methode und ihre Erfolge im allgemeinen siehe bei Latzko und Schiffmann im Handbuch von Halban-Seitz.

Liek machte in seinem zweiten Fall erst den Aufbau der Urethra: also ovale Umschneidung der äußeren Harnröhrenmündung, Bildung eines Rohrs, Raffung des Blasenhalses, Verlängerung und Einengung der Harnröhre, dann in der gleichen Sitzung die Pyramidalisplastik. Nach ihm ist „nicht die Aktivierung der Muskelfascienstreifen durch die geraden Bauchmuskeln das Wirksame dieser ausgezeichneten Operation, sondern die Unterstützung und Aktivierung des geschwächten Blasenschließmuskels durch einen festen Halt". Gleich Frangenheim und Reifferscheid erblickt er das Wesentliche der Methode in der Fascientransplantation allein. Zur Erreichung völliger Kontinenz trägt übrigens viel die postoperative Schrumpfung der Fascienstreifen bei.

Endlich verdient der Vollständigkeit wegen erwähnt zu werden, daß von Wertheim sowohl die einst von August Mayer empfohlene Injektion von flüssigem Menschenfett, als auch die Einspritzung von Paraffin in einem Fall von Epispadie angewendet wurde, jedoch ohne jeden Erfolg.

V. Hypospadie.

Unter Hypospadie oder Hypospadiasis beim Weibe versteht man eine Spaltung der Harnröhre in größerer oder geringerer Ausdehnung nach unten, so daß die Urinentleerung aus einer Öffnung erfolgt, welche vaginalwärts zur normalen Ausmündungsstelle liegt. Die angeborene Entwicklungsstörung ist nicht in dem Kapitel der Erkrankungen der Vulva, sondern in dem der Erkrankungen der weiblichen Harnorgane zu besprechen, in welchem sie auch Stoeckel im Veitschen Handbuch beschrieben hat. Denn die Vulva ist an der angeborenen Veränderung — im Gegensatz zur Epispadie — vollkommen unbeteiligt. Der „Fall von Hypospadie", den Stoeckel abgebildet und besprochen hat, fällt übrigens doch etwas aus dem anatomischen Rahmen der übrigen Hypospadien heraus und gehört vielleicht in das Gebiet der Esthiomène oder wahrscheinlicher der Verletzungen der Vulva, wobei daran erinnert sein mag, daß bei den Skopzen die Harnröhre der Länge nach aus religiösen Motiven aufgeschlitzt wird (S. 177). Auch von Teller (vormals Klinik v. Franqué-Gießen), der sich ausführlich mit der weiblichen Hypospadie beschäftigt hat, wurden die eigenartigen Verhältnisse am Genitale im Falle Stoeckel betont und auf Grund derselben erklärt, daß es sich hier sicherlich nicht um eine angeborene Mißbildung, sondern wohl um einen Folgezustand schwerer entzündlicher Prozesse handle.

VI. Ausmündung des Ureters in die Vulva.

Die extravesicale Ausmündung eines Harnleiters in die Vulva ist in 33 Fällen der Literatur beschrieben worden. Die ausführlichsten Arbeiten über diese Abnormität des Ureters verdanken wir C. Schwarz (1896) und J. P. Hartmann (1914). Eine interessante klinisch-operative Bearbeitung stammt von Schoenholz (1923) aus der vormals Pankowschen Klinik in Düsseldorf. Die Entwicklungshemmung hat auch Stoeckel im Veitschen Handbuch und Kermauner im Handbuch von Halban-Seitz besprochen. Abbildungen sind nur in sehr spärlicher Zahl veröffentlicht, so von Schwarz-Wölfler (1896), Albarran-Grünert (1897), Kermauner (1924) (Abb. 59). Bald ist es ein einfacher Ureter einer Seite, bald ein überzähliger, also dritter Ureter, der sich auf seiner peripheren Wegstrecke verirrt und mittels eines ektopischen Ostiums die offene Verbindung nach außen gefunden hat. Nur ein einziges Mal, von Stammler (1914), sind beiderseitige ektopische Ureteren, in die Vulva ausmündend, beschrieben worden. Während die Entwicklungsanomalie früher nur pathologisch-anatomisches und embryologisches Interesse hatte, wurde in den letzten 3 Jahrzehnten auch ihre klinische Bedeutung erkannt. Das Ostium uretericum ectopicum kann sich an verschiedenen Stellen des Vestibulum vaginae, so am Labium minus, am Hymen, in der Umgebung der Klitoris, vor allem aber nahe der Harnröhrenmündung, und zwar immer hinten seitlich von ihr, finden, wie es denn auch — laut 26 Beobachtungen der Literatur — in der Hinterwand der Urethra, in der Vagina und sogar Cervix uteri oder an anderen Stellen des kleinen Beckens angetroffen worden ist. Das ergibt sich aus der folgenden Zusammenstellung:

1. **Ektopische Mündung zwischen den Schamlippen im Vestibulum vaginae.** Genügend genaue Angaben über die Lokalisation und zuweilen auch über die Frage eines einfachen oder überzähligen Harnleiters fehlen in folgenden Fällen: Massari (1879): 4jähriges Kind, bei dem im Alter von 6 Monaten

eine Operation wegen Atresia ani vaginalis ausgeführt worden war; Mündung des linken einfachen Ureters in einer Falte des linken Praeputium clitoridis verborgen. Vagina subsepta. Bei der Sektion fand man eine Hufeisenniere. — Bousquet (1894): Neugeborenes, bald nach der Geburt gestorbenes Mädchen. Tiefstand der rechten Niere. Ausmündung beider Ureteren zwischen den Schamlippen. Fehlen der Harnblase. — Colzi: Junges Mädchen, Mündung des Ureters links oberhalb des Hymen. — Madelung.

2. Ektopische Mündung eines überzähligen Ureters am Labium minus: Fall Wulff (1912).
3. Ektopische Mündung seitlich am Hymen:
    a) eines einfachen Ureters: Olshausen (1899, Fall 1);
    b) eines überzähligen Ureters: Albarran-Grünert (1897).
4. Ektopische Mündung in der hinteren seitlichen Umgebung des Harnröhrenostiums:
    a) eines einfachen Harnleiters: 2 Fälle von Baker (1871) bei einer 22jährigen und 15jährigen Patientin, sowie Fälle von Soller (1882), Bois (1893), Westhoff (1908), Raubitschek (1912), Furniß (1914);
    b) eines überzähligen Harnleiters: Fälle von Josso (1884), Baumm (1892), C. Schwarz-Wölfler (1896), Olshausen (1899, Fall 2), Benckiser (1899), Wertheim (1901), Josephsohn (1909), Küttner (1909), Christofoletti (1910), Juvara (1913), Hartmann (1914), Schoenholz-Pankow (1923), Papin (1923), Kermauner (1924);
    c) fraglich, ob einfacher oder überzähliger Ureter vorlag: Benckiser (1899), Lavaux (1906), Haslinger (1924).

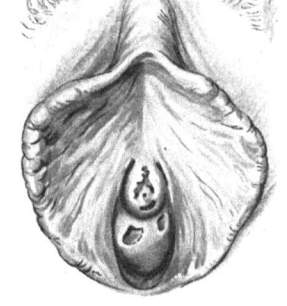

Abb. 59. Mündung eines überzähligen Harnleiters auf dem Tuberculum urethrae. Hymen septus. (Nach Kermauner in Halban-Seitz. 3.)

5. Ein beiderseitiger überzähliger aberranter Ureter — also insgesamt vier Ureteren — ist bisher nur einmal von Stammler (1914, Klinik Kümmel-Hamburg) beschrieben worden. Die Einmündungsstelle lag im Vestibulum beiderseits hinten von der Urethra.
6. In einem von Schrader (1674) berichteten Fall mündeten beide Ureteren in die Vulva. Die Harnblase fehlte. Das junge Mädchen erlag einer Gangrän der Vulva.

Zu diesen Fällen füge ich der Vollständigkeit wegen auch die Ausmündungsstellen hinzu, die nicht im Vulvagebiet liegen:

7. Ektopische Mündung in die hintere Wand der Urethra. Harnleiter dicht unter der Scheidenschleimhaut verlaufend:
    a) bei einfachem Harnleiter: Fälle von Maxson (1896), Thilow (2 Fälle, im 2. Mündung beider Harnleiter in die Harnröhre bei einer 47jährigen Frau, Fehlen der Harnblase);
    b) bei überzähligem Harnleiter: Fälle von Erlach (1889), Kolisko (1889), v. Velits (1890), Tauffer (1894), (beide identisch), Rob. Meyer (1907), Achilles Müller (1924).
8. Ektopische Mündung in die Vagina, meist an der Vorderwand, ausnahmsweise (Emmet, Puppel) in einem seitlichen Scheidengewölbe:
    a) bei einfachem Harnleiter: Fälle von Depaul (1852), Byford, Palfyn, Emmet (1887), Davenport (1890), Puppel (1921);
    b) bei überzähligem Harnleiter: Fälle von Ahlfeld (1877), Alsberg (1895), Hohmeier (1904), P. Mathes (1922);
    c) bei überzähligem Harnleiter mit blindsackförmiger cystischer Endigung in der vorderen Vaginalwand, dicht hinter der Harnröhrenmündung: Orthmann (1895).
9. Ektopische Mündung in den Uterus: Vrolik: Linker Ureter endet blind am linken Horn des Uterus. Foerster (1861): Einige Tage altes Kind; blinde Endigung des linken, enorm dilatierten Harnleiters an der linken Seite des Uterus. Faix (1906), Weibel (1910), H. Möller (1911).
10. Ektopische Mündung beider blind endigenden Ureteren im Lig. latum: Beobachtungen von Voß und Eduard Martin sen. (1865) bei einer hydropischen, mit mannigfachen Mißbildungen versehenen Frucht ohne Harnblase und Urethra und Fall Scudder.
11. Mündung in den Wolff-Gartnerschen Gang: Tangl: Mündung des linken Ureters in den persistierenden, an beiden Enden blind endigenden und mit flimmerndem Cylinderepithel ausgestatteten linken Gartnerschen Kanal bei Uterus bilocularis unicollis.
12. Mündung in eine Utero-Vaginalcyste des Wolff-Gartnerschen Ganges: Rob. Meyer (1902): Neugeborenes, tot zur Welt gekommenes Kind.

Auf die **Entwicklungsgeschichte** des ektopischen und des überzähligen Ureters und seiner anomalen Ausmündung kann hier nicht näher eingegangen werden. Über diese ontogenetische und urologische Frage verweise ich auf die Darstellungen von Rob. Meyer (1902 und 1907) und von W. Felix (1903 und 1911). Ich bemerke nur, daß Felix eine phylogenetische Reminiscenz an die ursprünglich in Mehrzahl angelegten Ureteren, Rob. Meyer eine pathologische Spaltung der ursprünglich einfachen Anlage annimmt.

Befund. Die Mündung eines ektopischen und überzähligen Ureters ist in der Regel ein sehr enger Spalt, so daß nur winzige Tröpfchen Urin bald in unregelmäßigen, bald in regelmäßigen Zwischenräumen austreten. Josephson fand sie auf einer papillenartigen Vorwölbung und verglich sie ihrem Aussehen und ihrer Größe nach mit einem Tränenpunkt. Zuweilen ist als Ausdruck einer Harnstauung und Dilatation des Ureters zunächst eine kleine blasenartig vorgewölbte Prominenz irgendwo im Vestibulum vaginae sichtbar, aus der sich Urin tropfenweise, manchmal auch (Wertheim, Stammler) rhythmisch entleert, ähnlich wie man ihn bei der cystoskopischen Beobachtung der Ureterfunktion aus dem Harnleiter spritzen sieht. Zuweilen tritt er bei Fingerdruck in einem feinen Strahl nach außen. Die Vorwölbung war in einem Falle Hartmanns weintraubengroß, andere Male bis apfelgroß. In einem Falle von Orthmann (1893) stülpte das cystisch dilatierte blinde Ende des Harnleiters die vordere Vaginalwand durch die Schamspalte vor. Die Engigkeit der Mündung des überzähligen Ureters gestattet oftmals weder die Einführung einer Sonde, noch die zum Zweck der Röntgendurchleuchtung notwendige Einbringung einer Kontrastlösung. Mehrmals ist neben einem Hydroureter, der die Weite einer Darmschlinge erlangen kann (Fall Christofoletti), Hydronephrose des dem ektopischen Hydroureter und seinem überzähligen Nierenbecken zugehörigen Nierenabschnitts beobachtet worden; sie erklärt sich durch die Enge der Ausmündungsstelle, die Kreuzung des ektopischen mit dem normalen Ureter und die schwache Entwicklung der Ureterwandung. Einige Male findet sich eine Pyonephrose angegeben.

Symptome. Geradezu pathognomonisch für die ektopische, eines Sphincterverschlusses entbehrende Uretermündung ist nach C. Schwarz (1896), daß von frühester Kindheit an konstant ein unwillkürliches Harnträufeln besteht, während außerdem die weitaus größte Menge des Harns auf natürlichem Weg und in normalen Intervallen im Strahl aus der Blase entleert wird, und daß nach C. Posner sich sofort nach einer ausgiebigen Blasenentleerung bereits wieder die Urinbenetzung zeigt. Das kommt bei keiner anderen Anomalie des uropoetischen Systems vor. Die Kinder werden als Bettnässerinnen dem Arzt zugeführt, obwohl der Urinabfluß mehr beim Stehen und Gehen als beim Liegen stattfindet. Der Arzt hat, wie die meisten Fälle zeigen, längere Zeit mit Massage, Elektrizität, Sitzbädern usw. behandelt und die Ursache der „Enuresis nocturna" nicht erkannt. Nur selten wurde gleich bei der ersten Untersuchung die ektopische Ausmündung eines Ureters als Ursache des Harnträufelns, das Posner (1906) Incontinentia s. Enuresis ureterica benannte, entdeckt. Das ständige Urinträufeln erfordert Vorlagen von Watte oder Binden, macht die Mädchen und Frauen sozial unmöglich, insofern sie sie am Schulbesuch und gesellschaftlichen Verkehr hindert, begünstigt die Entstehung von depressiven Zuständen und hat Intertrigo und Ekzem der Vulva- und Analgegend und der Innenseiten der Oberschenkel im Gefolge. Bei einer Kranken von Schrader war es sogar zu einer Vulvagangrän gekommen. In einer Beobachtung von J. P. Hartmann (1914) ist angegeben, daß die 49jährige Patientin eigentlich erst seit der im 24. Jahr stattgefundenen 3. Geburt an Urininkontinenz gelitten habe, während sie zuvor nur ab und zu beim Laufen oder bei Anstrengungen eine Spur naß gewesen sei. Ähnlich soll in einem Fall von Schoenholz die Urininkontinenz erst einer im 2. Lebensjahr überstandenen Rachendiphtherie gefolgt sein.

Diagnose. Schon eine exakte Anamnese weist, wie C. Schwarz und Posner gezeigt haben, mit großer Wahrscheinlichkeit auf die Entwicklungsanomalie hin. Zunächst gilt es, eine Erschlaffung des Blasenschließmuskels auszuschließen. Die Tatsache, daß trotz des beständigen Urinabgangs die Harnblase normal entleert wird, spricht schon gegen eine Blasenschwäche. Diese sowie eine Blasenscheidenfistel lassen sich ablehnen, wenn nach Füllung der Harnblase mit sterilisierter Milch oder Methylenblaulösung und nach intramuskulärer Injektion von Indigcarmin bei längerer Beobachtung der Urethramündung und der Vagina im Speculum milchig oder blau gefärbter Urin aus ihnen nicht austritt. Bei der längeren und sehr genauen Betrachtung des äußeren Genitale, besonders der näheren und weiteren Umgebung der Harnröhrenmündung und der paraurethralen Krypten, zeigt sich, zumal nach vorheriger Indigcarmineinspritzung, in der Regel ein feiner Spalt, aus dem klarer, trüber oder blaugefärbter Urin abtropft. Der Austritt von Urin geschieht auch dann, wenn die Harnblase gerade eben durch den Katheter entleert worden ist. Zuweilen ließ sich in den ektopischen Harnleiter einige Zentimeter weit eine Haarsonde einführen, was freilich oftmals nicht gelungen ist. Sie gelangte aber nicht in die Harnblase, sondern in einen weiten, langen, dünnwandigen geschlängelten Kanal, einen Hydroureter. Er ließ sich in einem Fall von Küttner bis auf eine Tiefe von 25 cm in Richtung zur rechten Niere sondieren, und Stammler konnte sogar einen dünnen Ureterkatheter bis ins Nierenbecken selbst vorschieben. Der Hydroureter ist manchmal — so in den Fällen Erlach, Baumm und Colci — irrtümlich zunächst als zweite rudimentäre Harnblase angesprochen worden. Meist ist das ektopische Ureterostium so eng, daß es erst bei Lupenuntersuchung entdeckt wird, wenn winzige Tröpfchen Urin aus ihm austreten. In einem Fall von Westhoff waren mehrere feinste, siebförmige Öffnungen vorhanden, aus denen sich der Urin zu feinen Tröpfchen ansammelte; eine Erklärung derselben wurde nicht gegeben. Die aus dem ektopischen Ureter austretende Flüssigkeit ist heller als der Blasenurin; in ihr ist mehrmals Harnstoff, im Fall Schoenholz-Pankow Harnstoff-Stickstoff nachgewiesen worden. Weitere Eiweißabbauprodukte, Sulfate und Phosphate, fehlten in diesem Fall, woraus auf eine mangelhafte Funktion des dem akzessorischen Ureter zugehörigen Nierenabschnitts zu schließen war. — Bei der vaginalen Untersuchung hat man wiederholt einen länglichen, bis zu kleinfingerdicken, etwa dattelgroßen, weichen, cystischen Strang feststellen können, der sich in gerader Ausdehnung oder in schwachen Windungen neben der Harnröhre und der vorderen Scheidenwand bis hinauf zur Gegend eines Scheidengewölbes verfolgen ließ (z. B. Wertheim, Christofoletti, Davenport, Baumm, Josephson); er war nicht prall gespannt, wie etwa ein cystischer Wolff-Gartnerscher Kanal, und ließ sich in der Regel durch Fingerdruck entleeren.

Mittels der Cystoskopie ist zu entscheiden, ob der verirrte Harnleiter ein überzähliger oder ein einfacher, nicht in die Blase eintretender und direkt von der Niere zum Vestibulum führender Kanal ist. Denn beide Möglichkeiten können, wie wir sahen, vorkommen. Beim überzähligen Ureter sind zwei Ureterenostien in der Harnblase nachzuweisen, die normal gelagert sind und normal funktionieren. Beim aberranten einfachen Ureter ist die gleichseitige Uretermündung meist rudimentär vorhanden, aber nicht für den Ureterkatheter zugängig; zuweilen fehlt sie ganz, während das Trigonum eine asymmetrische Form aufweist. Besondere diagnostische Schwierigkeiten entstehen in einer 3. Gruppe von Fällen, nämlich dann, wenn von einer Niere aus ein ursprünglich einfacher Harnleiter abgeht, der sich erst innerhalb des Beckens gabelt und mit einem Arm in die Harnblase, mit dem anderen ins Vestibulum gelangt. In allen Fällen von überzähligem Harnleiter sind nach A. Pawloff zwei Nierenbecken vorhanden, die übereinander liegen; sie stehen meist durch eine aus Nierengewebe bestehende Zwischenstrecke miteinander in Verbindung, sind aber gleichwohl völlig voneinander getrennt. Die Ureteren einer Seite kreuzen sich stets, so daß der aus dem oberen Nierenbecken austretende akzessorische Ureter, der zunächst medial liegt (Rob. Meyer), im weiteren Verlauf auf die Außenseite des normalen Ureters gelangt. Das zu wissen ist auch für die Sondierung des überzähligen Ureters von Wichtigkeit. Fast immer entspricht der ektopische akzessorische, mit seiner Ausmündung caudalwärts verlagerte Ureter dem oberen, nicht, wie man a priori annehmen könnte, dem unteren Nierenbecken (Weigert-Rob. Meyersche Regel). Nach innerlicher Verabreichung von Methylenblau oder nach intramuskulären Einspritzungen von Indigcarmin (Chromocystoskopie nach Voelcker und Joseph), nach welchen Maßnahmen der Blasenurin bekanntlich dunkelblau wird, entleert sich aus dem ektopischen Ostium, falls ein einfacher Ureter vorliegt, dunkelblauer Harn, falls ein akzessorischer Harnleiter besteht, hellblauer Harn, und zwar erst nach einiger Zeit. Das Verhalten der Nierenbecken zu dem verirrten Ureter läßt sich durch Einspritzungen von Methylenblaulösung feststellen, welche der Reihe nach in die beiden Nierenbecken vorgenommen werden (Josephson). Als Beweis dafür, daß der überzählige Ureter mit keinem der beiden normalen Nierenbecken in Beziehung steht, tritt dann aus der paraurethralen Uretermündung weder spontan, noch nach Aspiration blaue Flüssigkeit aus. — Die Röntgenuntersuchung läßt die drei Harnleiter nach Einführung von Sonden gut zur Darstellung bringen. Die Füllung der beiden Nierenbecken mit Kollargol, 20%iger Bromnatriumlösung, Skiargan, Umbrenal od. dgl. (Pyelographie) ergibt, daß auf einer Seite zwei Nierenbecken vorhanden sind, und daß die Kapazität des Nierenbeckens auf der Seite der ektopischen Uretermündung viel geringer ist als kontralateral. Durch diese Kontrastmittel kann sich, wenn sie in das richtige Nierenbecken eingespritzt sind, auch der Hydroureter darstellen lassen. Sehr interessant ist der oben bereits erwähnte Fall Stammler-Kümmel, in dem beiderseits akzessorische Harnleiter vorhanden waren. Die Einführung eines dünnen Ureterkatheters — der Unterscheidung wegen eines Zebrakatheters — von dem akzessorischen, vestibularen Ostium aus bis ins Nierenbecken und gleichzeitiges Einführen von Ureterkathetern von der Harnblase aus in die Niere ergab, daß sich die akzessorischen Ureteren nahe der Harnblase mit den beiden normalen, in diese eintretenden Ureteren kreuzten und daß jeder akzessorische Ureter zu einem gesonderten Nierenbecken, dem oberen, führte. Dieses konnte vom vestibularen Ureterostium aus auch mit Kollargol gefüllt werden.

Differentialdiagnostisch von Wichtigkeit ist zu wissen, daß in denjenigen Fällen, in denen aus einer nahe der äußeren Harnröhrenmündung gelegenen zweiten Öffnung Urin austritt, auch eine Verdoppelung der Harnröhre vorliegen kann, die entweder durch ein queres Septum [Livius Fürst (1876)] oder durch eine sagittale Scheidewand, wie in Beobachtungen von Grubenmann (1912), Schild (1912), Dannreuther (1923) und Kubig (1926), zustande kommen kann. Das von L. Fürst beschriebene Präparat eines jungfräulichen Individuums zeigt, daß die Urethra sich 0,3 cm von ihrem Abgang von der Harnblase entfernte, durch ein quer verlaufendes, nach außen dicker werdendes Septum teilte, und daß die beiden äußeren Öffnungen in einer Distanz von 0,3 cm im Vestibulum vaginae ausmündeten. Auch in Grubenmanns Fall dürfte es sich um eine angeborene Entwicklungsstörung der Urethra handeln. Der akzessorische Kanal bildete ein Divertikel, das in der Klitoris endigte und die normale Harnröhre komprimierte. Daneben bestanden andere Entwicklungsanomalien wie Urachuscyste, Uterus bicornis, Vagina duplex, Verdoppelung des linken Ureters. In Schilds Beobachtung wurde die sagittale partielle Verdoppelung der Harnröhre als erworben, demnach als Fistel bezeichnet, da mit Wahrscheinlichkeit eine frühere Bohrung eines falschen Wegs mit dem Katheter angenommen werden konnte. Das Ostium der zweiten Harnröhre lag 4 mm weit von dem normalen entfernt. Von da aus trat der Katheter nach $^1/_2$ cm langem Verlauf in die Vorderwand der normalen Harnröhre. Dannreuther sah bei einer 50 jährigen Frau, die mit Klagen über Urindrang, Schmerzen bei der Miktion, Enuresis und Inkontinenz zum Arzt kam, eine rote empfindliche Excrescenz gerade unterhalb der normalen Urethramündung. Eine hier eingeführte Sonde wurde bei der Cystoskopie oberhalb des rechten Ureterostiums sichtbar. Kubig fand zufällig bei einer 66 jährigen Frau, die vor 40 Jahren einmal spontan geboren hatte, einen hinter der Harnröhre gelegenen Gang, der innerhalb des Kranzes der Carunculae hymenales ausmündete und entweder als Teilung der Harnröhre oder als zweite Harnröhre aufzufassen war. Auch einer ähnlichen älteren Beobachtung von Lewis (1875) bei einer Wöchnerin sei hier gedacht. Doch ist der Fall nicht sichergestellt worden und nicht eindeutig, wie denn überhaupt eine doppelte Urethra bisher entwicklungsgeschichtlich noch keine Anerkennung, geschweige denn Klärung gefunden hat. Einen Fall dieser Art bildet Kermauner (im Handbuch von Halban-Seitz, 1924) ab. Weitere nicht ganz einwandfreie Beobachtungen stammen von Macdonald, Clark Jackson, Mosengeil. Bei einer 15 jährigen Patientin von Lavaux (1899) mit angeblich „überzähliger Urethra", muß der von Geburt an bestehenden Incontinentia urinae wegen ein ektopischer Ureter angenommen werden. — Hier mag auch der Prolaps einer Ureterocele vesicalis erwähnt werden, der durch die erweiterte Urethra in Form eines cystischen Gebildes nach außen in die Vulva tritt. Bezüglich dieser Mißbildung sei auf Stoeckels Bearbeitung im Veitschen Handbuch der Gynäkologie (1907) und auf einen von E. Kehrer (1926) operierten und abgebildeten Fall verwiesen.

Als Therapie kommt bei dem ektopisch in der Vulva oder Vagina ausmündenden Harnleiter zur Beseitigung des ständigen Urinträufelns heutzutage nur seine Einpflanzung in die Harnblase nach vorheriger Auslösung aus der Umgebung in Betracht. Andere Operationsmethoden, wie z. B. die Exstirpation der zugehörigen Niere, die Herstellung einer Kommunikation zwischen Blase und überzähligem Ureter oder die Resektion des zum überzähligen Ureter gehörenden Nierenteils sind veraltet, brauchen daher nicht erörtert zu werden. Nur das sei erwähnt, daß in 2 Fällen von Tauffer und Baumm die Sectio alta vorgenommen und bei dieser der zuvor vom ektopischen Ostium aus durch Injektion von Flüssigkeit gefüllte Harnleiter von der Harnblase aus inzidiert und dann in sie implantiert worden ist. Diesen Weg halte ich schon wegen der zu fürchtenden Blutung aus paravesicalen Venen, die man bei Laparotomien so oft in strotzender Fülle antrifft, für bedenklich. Die Implantation des Ureters kann auf vaginalem, abdominalem oder extraperitonealem Weg vorgenommen werden.

Die von Mackenrodt angegebene vaginale Einpflanzungsmethode haben Baker, Colzi, Maxson, Olshausen, Davenport, Wertheim, Poten im Fall Hohmeier, Emmet, Gottstein, Krönig, Bois, Küttner, Hartmann, Furniß, Puppel ausgeführt. Sie ist von Wertheim als das am meisten Erfolg versprechende Verfahren, von Stoeckel und Kermauner als Methode der Wahl bezeichnet worden. Doch hat sie zur Voraussetzung, daß der Ureter sich gut isolieren läßt und daß seine Wand nicht zu dünn ist, weil sonst die Fäden, die zur Fixation an der Harnblase zu dienen haben, nicht gut anzulegen und Wandnekrosen zu befürchten sind. Auch ist klar, daß man bei sehr enger Vagina, selbst wenn man einen Schuchardtschen Paravaginalschnitt zu Hilfe nehmen würde, auf sehr große technische Schwierigkeiten stoßen wird, woraus sich ergibt, daß das vaginale Verfahren bei Kindern überhaupt nicht anwendbar ist und erst nach Eintritt der Geschlechtsreife zur Ausführung kommen sollte. Unter den eben genannten Fällen ist nach der vaginalen Implantation etwa 11 mal Primärheilung, 2 mal (Davenport und Puppel) erst eine Blasenfistel eingetreten, die durch eine spätere zweite Operation geschlossen werden konnte. Kermauner führt als Gründe für das gelegentliche Versagen der vaginalen Implantation an: „Die innige Beziehung zur Scheidenwandmuskulatur, die Unmöglichkeit einer sauberen Ausschälung, ja die Schwierigkeit, den Gang gelegentlich bei so enger Öffnung überhaupt sicher nachzuweisen".

Hat sich eine vaginale Implantation aus irgendwelchen Gründen als bedenklich oder als nicht richtig ausführbar erwiesen oder hat sie bereits versagt, so läßt sich der Ureter auf abdominalem Weg in die Harnblase einpflanzen. Ich persönlich würde diesen Weg von Anfang an bevorzugen. So hat Christofoletti (1910) nach vergeblichem Versuch der vaginalen Implantation des überzähligen Ureters diesen durch Laparotomie freigelegt — er wies den Umfang einer Dünndarmschlinge auf —, ihn an der Eintrittsstelle ins Lig. latum durchtrennt, sein peripheres Ende abgebunden und den zentralen Teil nach vorheriger Spaltung in die Harnblase implantiert. Diese transperitoneale Ureterimplantation ist auch von Albarran, sowie von Westhoff mit bestem Erfolg bei einem 7 jährigen Mädchen, der jüngsten bis jetzt operierten Patientin, ausgeführt worden. Genaueres über diese Operation, ihre Technik, ihre Modifikationen und Erfolge siehe in den bekannten Bearbeitungen von Stoeckel aus den Jahren 1904, 1923 und 1927.

Die Implantation des ektopischen Ureters in die Harnblase kann auch auf extraperitonealem Weg nach der Methode Mackenrodt vorgenommen werden. Sie dürfte vor allem in Fällen zur Erörterung zu stellen sein, in denen man einen infizierten Urin annimmt und die Nierenexstirpation zu umgehen sucht. In ähnlicher Weise hat Küttner (1909) von einem suprasymphysären Querschnitt aus den überzähligen Harnleiter nahe der Harnblase freigelegt und durchtrennt, dann das periphere Ende versenkt und das zentrale unter Schrägkanalbildung in die Blase eingepflanzt. Glatte Heilung.

Die Ureterimplantation per laparotomiam darf nur zur Anwendung kommen, wenn eine Infektion der Niere oder eine zu starke Erweiterung und Dünnwandigkeit des Harnleiters nicht vorliegt. In beiden Fällen läßt sich aus technischen Gründen und mehr noch wegen der Lebenssicherheit der Patientin Heilung nur durch Exstirpation des überzähligen Ureters und partielle Resektion des zu ihm gehörigen kranialen Nierenabschnitts (Josephson, Papin) erreichen. Diese letztere ist durchführbar, weil bei doppeltem Ureter, wie wir sahen, auch die Niere doppelt ist, und weil zudem noch der erkrankte Teil seine eigene Versorgung durch Endarterien besitzt. Von Interesse ist diesbezüglich der Fall Josephson, in welchem durch besondere Funktionsprüfungsmethoden genau festgestellt werden konnte, zu welchem Teil der Niere der aberrierte Ureter gehörte. Nur im Notfall wird man die Totalexstirpation der dem ektopischen Ureter zugehörenden Niere vornehmen, und zwar, wie die beiden Fälle zeigen, erst nach denkbar genauester Funktionsprüfung und Röntgenuntersuchung der Nieren; denn nicht selten sind sehr komplizierte Nierenanomalien, wie Hufeisenniere u. dgl., zu erwarten.

VII. Hypoplasia vulvae.

Auf die Hypoplasien im Bereich des äußeren und inneren Geschlechtsapparates und ihre Bedeutung haben W. A. Freund und A. Hegar und ihnen folgend besonders Sellheim, F. A. Kehrer, E. Kehrer, Aug. Mayer, Karl Hegar, Stieda u. a. hingewiesen.

Unter Hypoplasie der Vulva versteht man eine ungenügende Entwicklung derselben im Sinne des Stehenbleibens auf fetaler oder infantiler Stufe hinsichtlich Form und Größe. Man unterscheidet daher eine Vulva fetalis und eine Vulva infantilis. Bei ersterer ist fast jede Entwicklung ausgeblieben; ganz wie bei der Neugeborenen oder besser gesagt Frühgeborenen überragen die kleinen Schamlippen stark die großen und treten weit zwischen ihnen hervor, während die großen Labien kümmerlich ausgebildet, flach, schmal und fettlos sind. Bei der Vulva infantilis hat die physiologische Pubertätsentwicklung nicht stattgefunden, und so ist die dem Kinde eigentümliche Form der Vulva bestehen und auch der Mons pubis kümmerlich und fettarm geblieben. Zuweilen ist die Entwicklung der großen Labien derart dürftig, daß fast von einem Mangel derselben gesprochen werden kann. Manchmal sind die Labia minora nur als ganz kleine, kurze, schmale, niedere Falten angedeutet oder nur in ihrer vorderen Hälfte etwas entwickelt, während zugleich ihre hintere Verbindung, das Frenulum, fehlt oder sich erst nach Auseinanderziehen der großen Labien als eine quere niedere Schleimhautduplikatur undeutlich darstellen läßt, — das ist beispielsweise bei Entwicklungshemmungen des inneren Genitalapparats, so beim Uterus rudimentarius solidus, beobachtet worden (Alby, Kußmaul). Nicht selten sind akzessorische Faltenbildungen in den ventralen Teilen der kleinen Schamlippen anzutreffen, so daß diese mit zwei vorderen Wurzeln seitlich von der Klitoris zu entspringen scheinen (s. S. 82 und die Abb. 240 von Labhardt in Halban-Seitz, 1924. Bd. 3, S. 1198 und von Kermauner, ebenda S. 450). Die Glans der Klitoris ist oft auffallend klein, und ihre rudimentäre Entwicklung kann so weit gehen, daß sie nur eine stecknadelkopfgroße Vorwölbung darstellt. Zuweilen ist sie an ihrer unteren Fläche gespalten oder gefurcht, wie bei den anthropoiden Affen, was als Atavismus bezeichnet worden ist. Zum Bilde der hypoplastischen Vulva gehört auch eine abnorme Tiefe und Länge der Fossa navicularis, so daß die Entfernung vom Frenulum der kleinen Labien bis zum Hymenalsaum auf 2—3 cm oder mehr ansteigt (Sellheim); dadurch nimmt die Schamspalte andeutungsweise Trichterform und die Harnröhrenmündung und der Hymen eine auffallend tiefe Lage an, eine letzte Reminiscenz an den langen Sinus urogenitalis, die einstige Kloake. Auch noch andere Formanomalien können als Folge von Entwicklungsstörungen vorhanden sein, wie etwa Hymen bifenestratus, cribriformis od. dgl. Zuweilen sind nur einzelne Teile der Vulva hypoplastisch, andere normal oder hyperplastisch. So können die kleinen Labien eine recht schlechte, die Klitoris dagegen eine kräftige Ausbildung zeigen. Auch der gegenteilige Befund kommt gelegentlich zur Beobachtung. Andere Male fehlen die großen Labien und deren Gegend ist unbehaart, während die kleinen Labien prominieren [Ernst Fränkel (1875) u. a.].

Mit der geringen Ausbildung der Vulva, des Mons pubis und des Dammes gehen in der Regel Abnormitäten in der Behaarung dieser Gegenden einher. Ein schwach entwickelter, fettarmer, wenig prominenter, spärlich und nur median behaarter Mons pubis kann nach F. A. Kehrer als Atavismus angesehen werden, da die Weibchen der anthropoiden Affen, übrigens gleich den Buschmannfrauen und den Hottentottinnen, dieses Verhalten regelmäßig zeigen. Oft freilich läßt sich gerade das Gegenteil, nämlich eine auffallend starke virile Behaarung nach der auf S. 71 näher beschriebenen Art und Weise feststellen.

Mit der Hypoplasie der Vulva verbindet sich häufig eine solche des Dammes. Während dieser, vom vorderen Analrand bis zum Frenulum labiorum minorum gemessen, mindestens 3—4 cm lang und kräftig und massiv gebaut sein soll, ist er niedrig, nur 1—2,5 cm hoch und bildet bald eine flachere, bald eine tiefere Mulde, die nach vorn zu breit in die Fossa navicularis ausläuft. Auf diesen „Muldendamm" haben A. Hegar und Sellheim zuerst hingewiesen. Letzterer hat ihn im Profil und auf einem medianen Sagittalschnitt durch die Beckenorgane einer an Tuberkulose Verstorbenen im Bild wiedergegeben und als letzte Erinnerung an die ehemalige Kloakenbildung aufgefaßt. Es ist hier die vollständige Aneinanderlagerung der Ränder der ektodermalen Kloake ventral vom Mastdarm unterblieben. Andere Male ist der Damm anomal hoch und läßt damit virilen Typus erkennen. Auch eine sagittal gestellte, kammartige, zwischen Anus und Schamspalte ausgespannte Hautraphe ist bisweilen zu sehen. Sie soll nach Sellheim und Aug. Mayer noch die ursprüngliche paarige Anlage des Dammes verraten. Beide haben auch darauf hingewiesen, daß die Raphe zuweilen aus zwei Hautfalten bestehen kann, die auf den Außenflächen mit normaler Epidermis bekleidet sind und nach ihrer Entfaltung in der Tiefe eine spiegelnde mucosaähnliche Haut zutage treten läßt, welche durch ihre rötliche Farbe von der umgebenden dunkleren Epidermis absticht und nach hinten in die Analfalten und damit in die Mastdarmschleimhaut übergeht. Gleiche und ähnliche Befunde habe ich mehrmals erhoben, auch in der Art, daß die kleinen Labien sich in zwei nach hinten verlaufende Hautfalten fortsetzten, die sich über den Damm bis zum Anus erstreckten und eine einen rudimentären Damm ersetzende Schleimhautrinne begrenzten. Eine solche Anomalie beim Neugeborenen zeigt Abb. 60. Kermauner will in dieser schleimhautähnlichen Beschaffenheit des Perineums die letzte Andeutung eines Anus congenitus vestibularis — für manche Fälle würde man vielleicht besser sagen Anus perinealis — erblicken, worin man ihm wohl beipflichten muß.

Eine praktische Bedeutung gewinnt die Hypoplasie der Vulva und des Dammes sowohl unmittelbar wie mittelbar bei der Geburt. Sie besteht darin, daß der austretende Kindeskopf sehr leicht einen Frenulum- und kompletten Dammriß herbeiführt, zumal bei schlechter Ausbildung des Septum rectovaginale und bei gleichzeitig engem, hohem Schambogen, der den Kopf weit nach hinten verdrängt, wie die allgemein bekannten Abbildungen Sellheims über das Verhältnis des austretenden Kopfes zu den verschiedenen Formen des Schambogens zeigen. Die mittelbare praktische Bedeutung der hypoplastischen Zustände im Vulva- und Dammgebiet liegt darin, daß sie als Teilerscheinungen einer hypoplastischen Konstitution, eines somatischen und auch psychischen Infantilismus zu bewerten sind. Daher der wenn auch vielfach umstrittene Name „partieller Infantilismus", den Anton u. a. gebrauchen. Man findet also stets noch weitere Bildungsfehler, sei es an den inneren Genitalien, sei es an anderen Körpergegenden, Organen wie Geweben, und zwar oft in ganz auffallend großer Zahl. Nur muß man sich erst mit ihnen bekannt gemacht und sich eine sehr genaue, auf Kenntnis der Konstitutionspathologie beruhende Untersuchungstechnik angewöhnt haben. Nach Tandler charakterisiert sich der „somatische Infantilismus durch das Bestehenbleiben eines bestimmten, in der Entwicklungsgeschichte vorübergehenden Zustandes", als „morphologischer Anachronismus". Nach P. Mathes ist der Infantilismus eine „germinativ determinierte Wachstumshemmung". Beide Definitionen betonen die Folgen der Vererbung und lassen die auf das intrauterine Leben und die Kinderjahre zurückgehenden Entwicklungshemmungen außer Betracht. Bei den Hypoplasien, auch denjenigen der Vulva, hat man auch entsprechend der vorwiegend ätiologischen Bedeutung einer einzelnen endokrinen Störung eine hypophysäre, hypothyreoide und ovarielle Form (Mathes) unterscheiden wollen. Doch ist die Erkenntnis der endokrinen Störungen heute noch nicht so weit gediehen, daß wir strenge

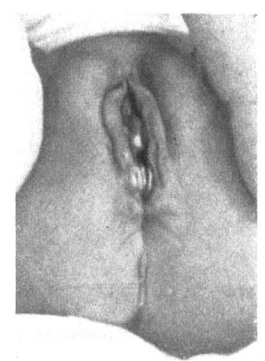

Abb. 60. Neugeborenes mit anomalem Verlauf der hinteren Abschnitte der kleinen Labien und einer Schleimhautrinne an Stelle des sehr rudimentären Dammes. Große Labien fettreich und an der Stelle der vorderen Commissur durch eine tiefe Einsattelung getrennt. Kleine Labien stark entwickelt wie bei einem älteren Kind. Sie laufen dorsalwärts zum vorderen Rand des Afters aus und umgreifen eine die Dammhaut ersetzende, 1 cm breite, in mehrere feine Längsfalten gelegte Schleimhautrinne. Die Klitoris liegt auffallend weit hinten. Reminiscenz an die einstige Kloake. (Besichtigung der Abbildung mit Lupe ist zu empfehlen.)

Trennungen immer durchführen können. Bezüglich der verschiedensten somatischen Entwicklungshemmungen, die man am Genitalapparat und an vielen anderen Körperstellen und -organen im Verein mit hypoplastischen Zuständen am äußeren Genitale antreffen kann, verweise ich auf Aug. Mayer (1908) und E. Kehrer (1910), in deren Arbeiten sie zusammengestellt sind.

Auf die Beziehungen zwischen den hypoplastischen Zuständen am Genitale und der Tuberkulose der Lungen haben W. A. Freund, A. Hegar, Resinelli, auf diejenigen zur Chlorose und Hypoplasie des Herzens, der Aorta und der Arterien R. Virchow, E. Fränkel u. a., auch neuerdings Naujoks (1928) aus der Marburger Frauenklinik, auf das Zusammentreffen mit dem Status thymolymphaticus vornehmlich A. Paltauf hingewiesen. Es mahnt daher jeder Fall von Entwicklungshemmungen am äußeren und inneren Genitalapparat zu einer genauen Untersuchung auf Hypoplasie von Herz und Gefäßsystem und vornehmlich auf diese letztere, durch Hypertrophie der Thymusdrüse und der Lymphdrüsen und durch Hypoplasie der Nebennieren und der Aorta charakterisierte Konstitutions-

8*

anomalie. Die gefährliche Bedeutung gerade des letztgenannten Krankheitsbildes im Sinn plötzlicher Todesfälle bei Narkosen, Operationen, Geburten, Anstrengungen, Schreck, Sport ist heute allgemein bekannt. Endlich sei erwähnt, daß hypoplastische Genitalien, insbesondere fast vollständiges Ausbleiben der Pubertätsentwicklung der Vulva, im Verein mit dem Fehlen wichtiger sekundärer Geschlechtscharaktere von Bruno Wolff, in Anlehnung an Studien von Tandler und Groß, als Anzeichen des Eunuchoidismus aufgefaßt wurden. Er hat dabei unter Hinweis auf vier eigene Beobachtungen vor allem das Offenbleiben der Epiphysenlinien und die meist auffallende Länge der Extremitäten betont. Erworbene Hypoplasien des ganzen Genitalapparates, einschließlich der Vulva, sind in Verbindung mit offenen Epiphysenfugen auch bei Myxödem beobachtet worden [z. B. Petschacher (1922)].

E. Zirkulationsänderungen der Vulva und deren Folgen.
I. Hypertrophie der Vulva.

Die Hypertrophie des äußeren Genitale ist im allgemeinen ein extrauterin erworbener Zustand. Eine Hypertrophie der Vulva beim normal gebildeten gesunden Neugeborenen

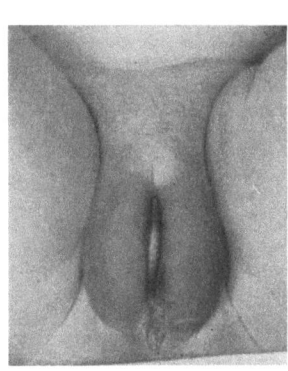

Abb. 61. Angeborene Hyperämie und ödematöse Schwellung der Vulva unmittelbar nach der Geburt eines reifen, ausgetragenen Kindes, auf Hormone (der Placenta-Halban?) zurückzuführen. Länge 50 cm, Gewicht 3600 g.

gibt es höchst selten einmal. Sie wird auch beobachtet bei Kindern, die im Laufe der ersten Lebensjahre die Erscheinungen des oben (S. 68) bereits erörterten und nachher nochmals kurz zu besprechenden Hypergenitalismus aufweisen [z. B. Fall Ferdinand Sachs (1924)]. Vorgetäuscht kann sie werden durch eine mehr oder weniger starke Hyperämie und Ödembildung der großen Labien, in geringem Grad auch der Nymphen und der Klitoris, wie die Abb. 61—63 zeigen. Diese Veränderungen finden sich nach Halban bereits bei Feten des 8.—10. Lunarmonats und stehen auf einer Stufe mit der Hyperämie und Hämorrhagie der Uterusmucosa, die in der älteren Literatur auch als „vulvare Hämorrhagie der Neugeborenen" beschrieben ist (z. B. Bonnal, 1869), der Anschwellung der Brustdrüsen bei beiden Geschlechtern und der Hypertrophie der Prostata beim männlichen Kind. Sie sind von Halban auf mütterliche Placentastoffe zurückgeführt und als Schwangerschaftsreaktionen des Fetus bezeichnet worden. Dieser Zusammenhang mußte sich schon daraus ergeben, daß die genannten Organe nach Ausschaltung der Placenta post partum eine schnelle, im Laufe der 3. Lebenswoche beendete Involution erfahren.

Unter pathologischen Zuständen gibt es eine Hypertrophie der Vulva bei Neugeborenen und Kindern mit Mikromelie s. Chondrodystrophia fetalis. Sie dürfte auf innersekretorische Störungen zurückzuführen sein. Bereits Grabitz und Eduard Kaufmann (1892) sind die großen wulstigen Labien solcher Kinder aufgefallen. Und auch Stölzner (1899), Apert (1901), Siegert (1912) haben die frühzeitige Entwicklung und Funktion der Genitalien bei der Mikromelie betont.

Hypertrophie der Vulva.

Im Kindesalter findet sich eine Hypertrophie der Vulva, vorzugsweise der Klitoris, als Zeichen der genitalen konstitutionellen Frühreife, die auch **Hypergenitalismus**, **Macrosomia praecox** oder **Pubertas praecox** bezeichnet wird. Dabei kann das äußere Genitale eines etwa dem 2.—10. Lebensjahr angehörenden Kindes bereits dem einer normal entwickelten Frau sehr ähnlich sein. Der Hypergenitalismus ist vornehmlich charakterisiert durch übermäßige Entwicklung der äußeren Geschlechtsorgane und der Brustdrüsen, durch Fettsucht und durch heterosexuelle, also virile Geschlechtscharaktere, wie tiefe Stimme und abnorm starke Behaarung von männlichem Typus, welch letztere Apert veranlaßt hat, das Syndrom als **Hirsutismus** zu bezeichnen. Der Hypergenitalismus ist in vier Gruppen von Fällen beobachtet: bei Ovarial-, Nebennieren-, Hypophysen- und Zirbeldrüsentumoren. Dementsprechend hat man einen „ovariellen", „suprarenalen", „hypophysären" und „pinealen" Hypergenitalismus unterschieden. Ihnen allen gemeinsam ist die starke vorzeitige Entwicklung der äußeren Geschlechtsteile und der direkt oder indirekt hervorgerufene Ausfall der Geschlechtsdrüsenfunktion. Die bisher veröffentlichten Fälle dieser Art habe ich im Kapitel Behaarung der Vulva (S. 68—70) zusammengestellt.

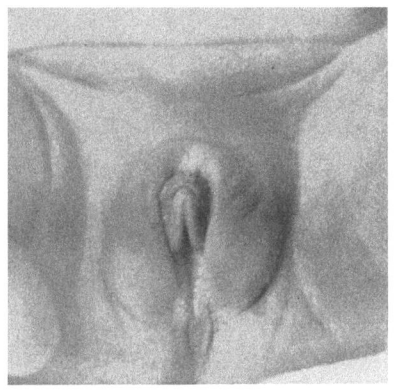 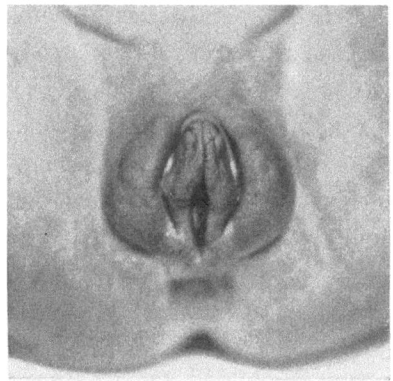

Abb. 62. Starke Hyperämie und Ödembildung der Vulva mit angeborener Hypertrophie der Klitoris. Kind am 7. Tag nach der Geburt.

Abb. 63. Starke Entwicklung des äußeren Genitale einer Neonata. Beträchtliche Hyperämie und Ödembildung der großen und kleinen Labien. Starke Entwicklung vornehmlich der Nymphen und der Klitoris.

Die Beurteilung der Hypertrophie der Vulva im späteren Leben setzt die Kenntnis der physiologischen Veränderungen in den einzelnen Lebensaltern und Lebensphasen voraus. Die Labia minora sollen normalerweise beim reifen ausgetragenen Neugeborenen durch die fettreichen großen Schamlippen verdeckt sein (Miller u. a.) — ein Befund, der unter den Reifezeichen als wichtig anerkannt ist, obwohl hier vielfache Variationen vorkommen. Zuweilen aber treten bei der Neonata die kleinen Labien zwischen den großen mehr oder weniger hervor, was noch als innerhalb der anatomischen Breite liegend gelten mag. Bei Frühgeborenen ist dieser Befund ganz gewöhnlich [Ylppö (1919)]; zugleich sind die Nymphen relativ groß und dick, wie die Abb. 62 u. 63 zeigen. Innerhalb des geschlechtsreifen Lebensalters, etwa vom 12.—14. bis zum 48.—50. Lebensjahr, sind die beiden Nymphen bei einer Frau mit normalem äußeren Genitale gleichmäßig geformte, glatte, ein wenig turgescente Hautduplikaturen, während die großen Schamlippen einen sehr verschiedengradigen Fettgehalt aufweisen. Durch den Einfluß der Schwangerschaft hypertrophieren beide Teile. Bei der Geburt werden sie gelegentlich verletzt, so daß Narbenbildungen zurückbleiben können. Im Wochenbett erfahren sie eine Involution, als deren Zeichen Andeutungen von Fältelungen und Runzelungen das ganze Leben bestehen zu bleiben pflegen. Im Greisenalter, wenn die großen Labien ihr Fett verlieren und sich zu welken Hautwülsten zurückbilden, nähert sich die Physiognomie der Vulva wieder derjenigen des Fetus, insofern als die Nymphen nun wieder mehr zutage treten.

Die Vulvahypertrophie im späteren Leben kann durch hormonale Einflüsse, wie sie vor allem in jeder Schwangerschaft sich geltend machen, eine allgemeine sein, d. h. an allen Teilen des äußeren Genitale auftreten. Sie kann sich aber auch nur an einzelnen Abschnitten, so an den Labien oder der Klitoris zeigen. Von ursächlicher Bedeutung ist im letzteren Fall eine starke, langanhaltende oder häufig wiederkehrende Blut- und Lymphüberfüllung, wie sie durch psycho-sexuelle Einflüsse atypischer Art und vornehmlich durch eine an den kleinen Labien oder der Klitoris ausgeführte Masturbation hervorgerufen wird (Koßmann, Karl Braun, Hofmeier, E. Kehrer). Die große praktische Bedeutung, welche diesen Veränderungen zukommt, hat mich veranlaßt, sie nachher in einem besonderen Kapitel zu besprechen.

Teilweise als Rasseneigentümlichkeit kommt eine Hypertrophie und Elongation der kleinen Labien bei den Frauen der Hottentotten und Buschmänner als sog. Hottentottenschürze oder „le tablier", wie die Franzosen sagen, vor. Auch bei manchen anthropoiden Affen, so den Schimpansen, trifft man die gleiche Form. Es ist nun die Frage, ob diese Vergrößerungen der Nymphen bei den einzelnen Individuen durch Onanie entstanden sind, die angeblich auch bei den Affen und niederen Völkern viel ausgeübt wird, oder ob sie als Vererbung einer irgendwie erworbenen Veränderung im Laufe vieler Jahrhunderte aufzufassen sind. Selbst diejenigen, welche die Vererbung erworbener Eigenschaften für kleine Zeitläufe ablehnen, werden sie für eine lange Reihe von Generationen wohl zugeben müssen. Auch das ist zu berücksichtigen, daß manche Völker, vermutlich auch die Neger Südafrikas, die den Motiven der Eitelkeit und Erotik entspringende Gepflogenheit haben, die Nymphen oder zugleich die Klitoris von früher Kindheit an in die Länge zu ziehen, um die Jungfrau später schöner und begehrenswerter erscheinen zu lassen.

Die echte Hottentottenschürze soll bis zu 10, ja 20 und 30 cm Länge erreichen können, wie auch zahlreiche Abbildungen derselben zeigen; sie kann so groß sein, daß manche Völkerschaften Veranlassung nehmen, sie zu beschneiden. Auf der Außenfläche pflegt sie, dem Integument der Bevölkerung tropischer Länder entsprechend, braun oder braunschwarz, innen mehr rötlich gefärbt zu sein. In der Regel wird sie als aus zwei völlig glatten langen Hautfalten bestehend beschrieben. Virey sagte von ihnen: „Sie lassen sich ungefähr wie zwei Ohren über den Geschlechtsteilen in die Höhe heben". In einer alten Arbeit von Otto aus dem Jahre 1835 findet sich eine Einteilung der Hottentottenschürzen in drei Grundformen. Als erste Form bezeichnete er die übermäßige Vergrößerung der Nymphen — ich gebe solche Beobachtungen in Abb. 64—66 wieder —, als zweite die Wucherung der großen Schamlippen, als dritte die Bildung eines vom Schamberg gestielt entspringenden, die Klitoris entfaltenden und die Schamspalte gleich einer Kappe bedeckenden Fleisch- und Hautlappens. Nur in der ersten und dritten Gruppe kann von einer Hottentottenschürze gesprochen werden. In den anderen Fällen muß es sich um eine elephantiastische Vulva gehandelt haben. Spätere Untersucher haben meist nur eine sehr beträchtliche Hypertrophie und Elongation der Labia minora festzustellen vermocht, oft einschließlich des Praeputium und Frenulum clitoridis, welche beide dann den mittleren Teil der Schürze bilden. Sie haben zugleich gezeigt, daß sich die Hottentottenschürze weniger bei den Hottentottinnen als bei den Frauen der Buschmänner findet, daß sie bei den ersteren nur weit verbreitet, bei den letzteren ausnahmslos vorhanden ist und daß ihr Vorkommen bei den Hottentottenfrauen auf Vermischung mit den Buschmännern beruht (Raffael, Blanchard u. a.). Übereinstimmend lauten alle Angaben auch dahin, daß die großen Schamlippen an der Hottentottenschürze unbeteiligt sind.

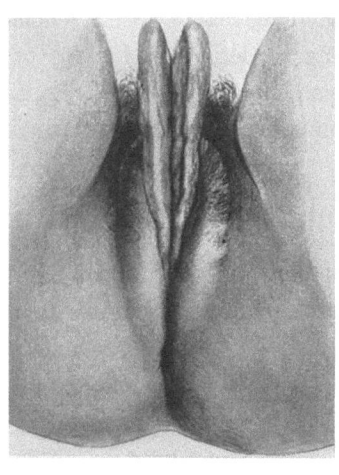 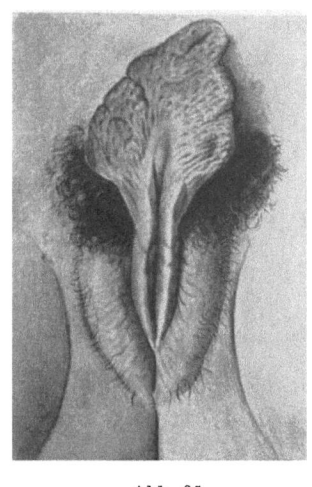 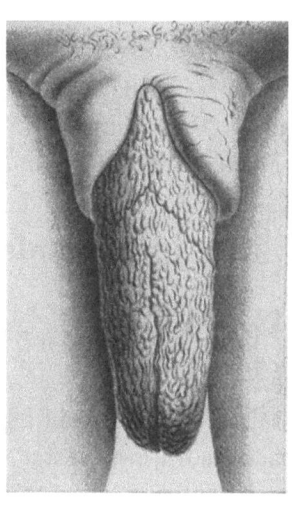

Abb. 64.   Abb. 65.   Abb. 66.

Abb. 64. Hottentottenschürze bei Südwestafrikanerin, 30 Jahre alt. Die Abbildung zeigt eine Hottentottenschürze, gebildet durch Vergrößerung der kleinen Schamlippen. (Nach dem Atlas von Hans Friedenthal, 1908.)
Abb. 65. Hottentottenschürze bei Südwestafrikanerin, 20 Jahre alt. Nach einer Moulage. Die Abbildung zeigt die Vergrößerung des Praeputium clitoridis, welches rassenmäßig bereits vorhanden, durch künstlichen Zug bei den Hottentotten bedeutend verstärkt wird. (Nach Friedenthal.)
Abb. 66. Hottentottenschürze. (Nach Paul Zweifel.) Die Frau ist aufrecht gedacht, die Schürze von natürlicher Größe zwischen den Schenkeln hängend.

Zuweilen bieten nicht die kleinen Labien, sondern die drei Komponenten der Klitoris das Bild der physiologischen Hypertrophie. Doch hat diese Diagnose zur Voraussetzung, daß entzündliche und Stauungsödeme, gut- und bösartige Neubildungen ausgeschlossen sind. Denn in der Literatur finden sich unter der Bezeichnung „Hypertrophie der Klitoris oder der kleinen Labien" Fälle pathologischer Art beschrieben, die nichts anderes als entzündliche Ödeme, Fibrome, syphilitische Initialsklerosen oder elephantiastische Veränderungen gewesen sind [z. B. Pamard (1883)]. Bei einer Klitorishypertrophie können die großen oder die großen und kleinen Labien normal, andere Male stark oder im Gegenteil kümmerlich entwickelt sein. Die von Hyrtl stammende Angabe, daß die Klitoris in südlichen Zonen größer sei als in den gemäßigten und kalten, finde ich in der späteren Literatur nicht bestätigt. Für die Annahme einer sekundären Vergrößerung der Klitoris durch masturbatorische Exzesse fehlen nach A. Heyn (1924) die beweisenden Unterlagen. Doch mag die Frage noch weiterer Untersuchungen bedürfen. Bisweilen kann die Klitoris sehr beträchtliche Größe aufweisen, etwa haselnuß- oder bohnengroß sein, oder in sehr seltenen Fällen gar die Größe eines normalen oder gar erigierten Penis erreichen. Bei v. Winckel ist erwähnt, daß Parent Duchalet unter 6000 Prostituierten 3mal eine Klitorishypertrophie bis zur Größe eines männlichen Membrum angetroffen habe. Bainbridge (1860) fand bei einer 32jährigen Erstschwangeren eine in ihren Anfängen angeblich angeborene Hypertrophie des Kitzlers von 5 Zoll Länge; er verlegte den Scheideneingang, lenkte den Harnstrahl zur Seite, behinderte aber den Geschlechtsverkehr nicht. Während der Entbindung wurde er durch den austretenden Kindeskopf auf den Schamberg zurückgeklappt. Bei der offenbar sexuell stark reizbaren Person soll sich das Organ beim Entblößen und auf Luftzutritt erigiert haben. Haller hat eine Vergrößerung der Klitoris bis zu 12 Zoll gesehen. Die außergewöhnliche Größe des Kitzlers ist der Ausdruck eines in heterosexueller Richtung wirkenden, offenbar von einem Testis oder einem Ovotestis gebildeten Hormons. Sie findet sich daher vorwiegend bei Pseudohermaphroditen, jedoch auch bei weiblichen Personen mit männlicher Stimme, Behaarung, Skelett- und Muskulaturbildung, Brustdrüse und Psyche, also im Verein mit kontrasexuellen Stigmen (Viragines s. Mannweiber), sowie mitunter bei rudimentärer Entwicklung der inneren Genitalien.

II. Die Veränderungen der Vulva durch Masturbation.

Hier betreten wir ein Gebiet, das in der modernen Gynäkologie noch immer nicht die Beachtung gefunden hat, die ihm bei seiner großen Bedeutung zukommt: die sexuellfunktionelle Wurzel bestimmter gynäkologischer Erkrankungen und Veränderungen. Daß es solche in großer Zahl gibt und daß aus ihnen der kritische, psychologisch und sexualwissenschaftlich denkende Frauenarzt die seelisch-geschlechtliche Struktur seiner Patientinnen unschwer erkennen kann, steht außer allem Zweifel. Aus der Sammlung der Bilder der sexuellen Störungen: der sexuellen Neurasthenie und der Dyspareunie heben sich diejenigen hervor, welche mit objektiv nachweisbaren erworbenen Abnormitäten im Vulvagebiet einhergehen und durch Masturbation hervorgerufen sind. Dabei ist zu beachten, daß Masturbation bereits in den Kinderjahren und später durch einen kontrasexuellen oder homosexuellen Partner ausgeführt werden kann, woraus folgt, daß mit der landläufigen Vorstellung zu brechen ist, daß die Masturbation nur durch die eigenen Hände (Ipsation) betrieben werde.

Die Abbildungen 67—71 lassen die wichtigsten Folgeerscheinungen der Masturbation im Bereich des äußeren Genitale erkennen. Unter ihnen ist die auffälligste die mehr oder weniger starke Hypertrophie und vornehmlich die Ausziehung der Nymphen zu flügel- oder polypenförmigen Gebilden von 2—5 cm Länge, die sich meist ein-, seltener doppelseitig zeigen können. Überall zitiert findet sich der alte Satz von Haller, daß er in einem Fall die Nymphen so groß gefunden habe, daß sie sich um den After herum erstreckten. Die zarte Schleimhaut der Nymphen ist infolge der abnormen Art sexueller Betätigung weicher, trockener, dunkelfarbiger, hautähnlicher geworden. Die Talgdrüsen treten als rundliche oder polyzyklische, meist ockergelb gefärbte, stecknadel- bis linsengroße Erhabenheiten auf den Außen- und Innenflächen, an diesen letzteren in den Gebieten der Talgdrüsenzonen hervor: „Etat ponctué" der Franzosen (Delbanco, Audry u. a.) — der Ausdruck der Hypertrophie, Hypersekretion und Sekretretention, welche durch fluxionäre

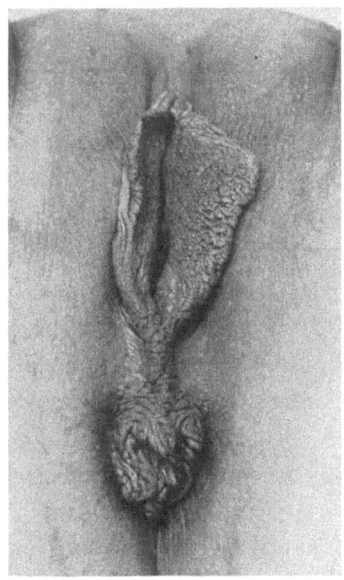
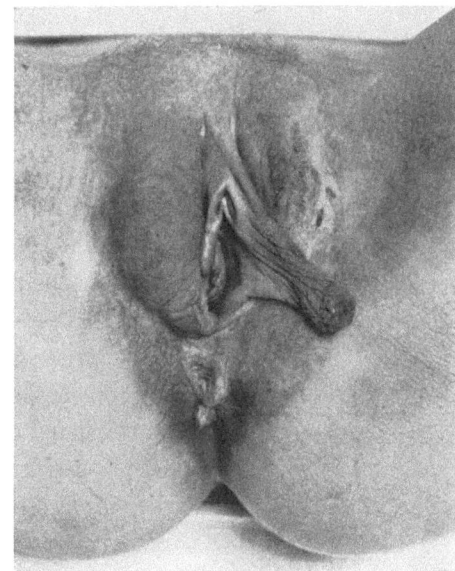

Abb. 67.   Abb. 68.

Abb. 67. Masturbatorische Ausziehung und Veränderung der linken kleinen Labie mit starker Runzelung der Schleimhaut und Hypertrophie der Talgdrüsen. Relativ schlecht ausgebildete Labia majora. Außerdem besteht eine Abnormität insofern als durch Konfluieren der beiden kleinen Labien eine hohe Raphe perinei gebildet wird. Äußere Hämorrhoidalknoten.

Abb. 68. Polypenartige Ausziehung der linken kleinen Labie durch Masturbation bei einer 26jährigen Virgo intacta. Chronisches squamöses Ekzem des Mons pubis und der suprasymphysären Hautgebiete bis hinauf zum Nabel. Sehr spärliche Behaarung der Vulva (Haarausfall). Starkes Ödem der rechten großen Labie, geringeres Ödem der Klitoris und linken großen Labie. Weiße Verfärbung der beiden Genitocruralfalten und des Dammes mit multiplen Einrissen, welche das Corium zutage treten lassen. Hypoplasia uteri. Die Ursache des chronischen Ekzems und Ödems blieb unklar.

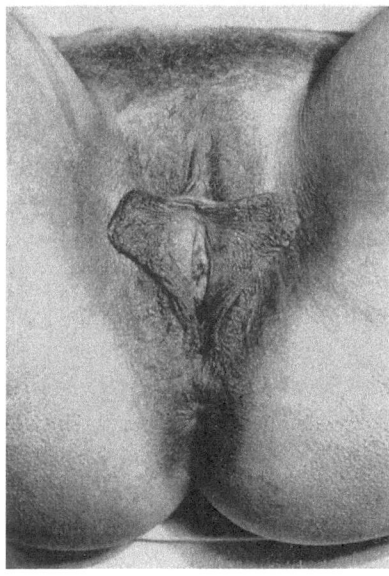
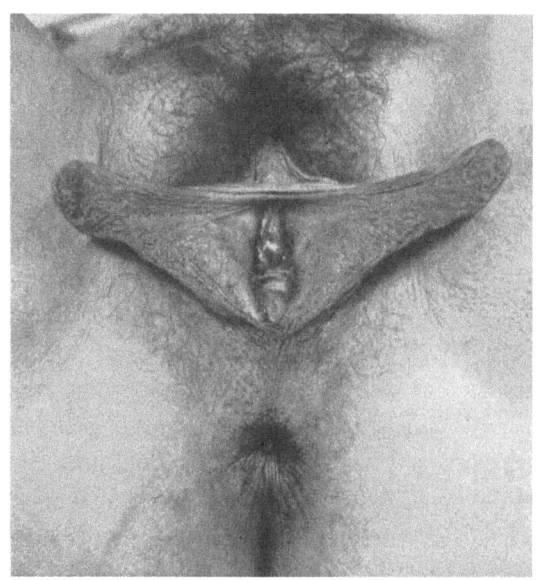

Abb. 69.   Abb. 70.

Abb. 69. Masturbatorische Ausziehung der beiden kleinen Labien bei einer 29jährigen, seit 7 Jahren verheirateten Frau. Ein Partus. Bei Lupenbetrachtung erkennt man die Differenzierung im Relief der Innenfläche jeder kleinen Schamlippe und die Zweiteilung derselben in die Papillenzone und Talgdrüsenzone. Die erstere proximale, tiefer gelegene ist kleiner und trägt eine weiche, zarte, glänzende Schleimhaut, welche nach Lipschütz die Geschlechts- und Wollustpapillen enthält. Das letztere distal gelegene und an die Kanten der Nymphen angrenzende Gebiet ist runzlig und feinkörnig, wie Chagrinleder oder fast wie ein feines Reibeisen. Beide Zonen sind durch die Hartsche Linie getrennt.

Abb. 70. Beträchtliche masturbatorische Ausziehung der beiden kleinen Labien, die mit den Flügeln einer Fledermaus Ähnlichkeit haben (Fixierung der Außenseiten der Nymphen zum Zwecke der Darstellung durch etwas Mastisol). Starke Runzelungen und Fältchenbildungen der beiden kleinen Labien und zahlreiche Knötchen, welche an eine „Gänsehaut" erinnern und durch Talgdrüsenhypertrophien hervorgerufen sind. Diese Veränderungen sind von den Franzosen teils als „Etat ponctué", teils als „Fordycesche Krankheit der Vulvaschleimhaut" beschrieben worden.

Hyperämien und mechanische Reizungen entstanden sind. Ich halte es danach für sehr fraglich, daß die in der Literatur niedergelegten histologischen Untersuchungen über die Talgdrüsen in den kleinen Labien alle normalen Befunden entsprechen. Das gehäufte Auftreten der Talgdrüsen, wie es von Carrard, Delbanco (1905) u. a. (S. 29 u. 30) im Verein mit entzündlichen Veränderungen des Bindegewebes beschrieben worden ist, möchte ich zum größten Teil als masturbatorischen Effekt betrachten. Auch die Talgdrüsen- und Papillenzonen der Nymphen treten so deutlich, wie sie Lipschütz beschrieben hat, nur im Gefolge sexuell bedingter Vaskularisation hervor (Abb. 18). Vergleichende Untersuchungen sind hier erforderlich. Daß die Talgdrüsen im postfetalen Leben durch wiederholte Reize in lebhafte Proliferation gelangen, Epithelsprossen in die Tiefe treiben, die sich in Drüsenzellen umwandeln, und daß daran auch das Bindegewebe teilnimmt, haben Ribbert (1904) und Gurewitsch nach wiederholten Abkratzungen der Epidermis des Kaninchenohrs gezeigt. Es führen also wiederholte Traumen zu starker Vascularisation und entzündlicher Reizung des Bindegewebes und vornehmlich zu erhöhter Funktion des Talgdrüsenapparates. Endlich fehlen bei der Masturbation fast nie die Hypersekretion der Bartholinischen Drüsen und die durch sie erzeugten „flohstichartigen Rötungen" ihrer Mündungsstellen im Vestibulum, woraus hervorgeht, daß diese nur in einem Teil der Fälle die Sängersche Bezeichnung Maculae gonorrhoicae verdienen.

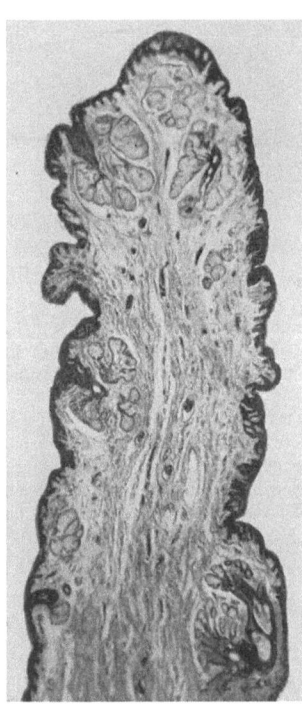

Abb. 71. Mikrophotogramm einer masturbatorisch ausgezogenen kleinen Labie bei einem 36jährigen Fräulein. Die dicke, leicht hyperkeratotische Epidermis erscheint bei der geringen Vergrößerung schwarz gefärbt. Zahlreiche starke Talgdrüsenhypertrophien sind über die beiden Flächen der Nymphen zerstreut. Im bindegewebigen Stroma erkennt man zahlreiche Blutgefäße.

Zu diesen Befunden im Vulvagebiet, die der Frauenarzt täglich und nicht selten in einem Grade zu Gesicht bekommt, daß die Nymphen hottentottenschürzenähnlich sind, kommen weitere hinzu, von denen ich die meisten in einer „Ursachen und Behandlung der Unfruchtbarkeit nach modernen Gesichtspunkten" überschriebenen Monographie (1922) angegeben habe und die sich im wesentlichen auf die beiden Sätze zurückführen lassen: 1. gesteigerte Blut- und Lymphüberfüllung mit ihren makro- und mikroskopisch feststellbaren Folgeerscheinungen der Transsudation und Hypersekretion und 2. Übererregbarkeit des para-sympathischen und vornehmlich sympathischen Nervensystems, die sich in verschiedenen, vornehmlich sympathisch innervierten Organen und Systemen: Schilddrüse, Herz, Magen, Darm, Blutgefäße, zumal bei einer vorhandenen lokalen Disposition, auswirken können.

Auch besondere, kaum bekannte Symptome lokaler Art können durch die an den Nymphen ausgeübte Masturbation zustandekommen. Jungfrauen und Frauen mit stark ausgezogenen flügelförmigen Labien empfinden nicht selten Beschwerden beim Gehen, weil die Labien wie Fremdkörper mechanisch zwischen den Oberschenkeln hin und herbewegt werden. Das war offenbar bereits alten Ärzten bekannt. Denn schon Meißner hat 1842 angegeben, daß durch Reibungen elongierter Nymphen beim Gehen und Reiten entzündliche Veränderungen derselben hervorgerufen werden können. Das Mädchen, dessen Vulva in Abb. 70 wiedergegeben ist, hatte folgende Klagen: Ankleben der Schamlippen beim Gehen und besonders beim Schwitzen an den Innenseiten der Oberschenkel, Erschwerung des Wasserlassens, Wundsein durch Ausfluß aus der Scheide und vornehmlich Behinderung des Geschlechtsverkehrs. Der Bräutigam war über das „Fleisch, das ihm immer im Wege sei" erregt und machte die geplante Heirat von dessen operativer Entfernung abhängig — ein Verlangen, dem Folge zu leisten kein Grund entgegenstand. Auf genaues Befragen erklärte das Mädchen, daß der Beischlaf nur dann erschwert werde, wenn die Teile trocken seien. Die Erklärung für das Kohabitationshindernis gab also, wie von vornherein mit Bestimmtheit anzunehmen war, vorwiegend die mangelnde Sekretion der Bartholinischen Drüsen bei ungenügender erotischer Bereitschaft, daneben gewiß auch die durch die Immissio penis bewirkte Einstülpung der langen Schamlippen in den Scheideneingang. — Unter den weiteren, durch die Masturbation hervorgerufenen Beschwerden nenne ich vorwiegend den Fluor vaginalis (Transsudation der Vagina und Hypersekretion der Cervixschleimhaut) und die Reizbarkeit der Harnblase. Bei dieser wird, meist sehr zu Unrecht, eine Cystitis oder Cystitis colli diagnostiziert, obwohl der Urin oft völlig klar und bakterienfrei ist und im cystoskopischen Bild nur eine starke Hyperämie oder Venektasien der Blasenmucosa gefunden werden. Doch kann durch Masturbation auch eine Urethritis, Cystitis und ascendierende Pyelitis entstehen, dadurch daß Kolibacillen rein mechanisch in die Urethra hineinmassiert werden, wie Keydl zuerst gezeigt und ich selbst wiederholt beobachtet habe. Diese „Masturbations-Pyelitis" ist der „Deflorations- bzw. Kohabitations-Pyelitis" (Rovsing, Sippel) an die Seite zu stellen.

Eine Behandlung der Hypertrophie und Elongation der Nymphen ist im allgemeinen nicht erforderlich. Daß man ausnahmsweise einmal zu einer operativen Entfernung veranlaßt werden kann, zeigt der vorhin mitgeteilte Fall. Von größerem Wert als die Therapie ist eine richtige Prophylaxe, die nur in einer sexuellen Aufklärung und Beratung und in einer Warnung vor der Masturbation und ihren Folgen bestehen kann.

Die Frage, ob die Masturbation auch eine Hypertrophie der Klitoris hervorrufen kann, ist verschieden beantwortet worden. Tatsache ist, daß diese sehr viel seltener beobachtet wird als die Hypertrophie und Elongation der Nymphen, was damit zusammenhängt, daß in der Regel nur an diesen die Manipulationen vorgenommen werden. Bei v. Winckel findet sich der Satz: „Die Behauptung, daß die Klitoris infolge von Masturbation hypertrophiere, ist sicher nicht richtig, ebensowenig wie männliche Onanisten eine Hypertrophie des Penis akquirieren." Gleichwohl sah ich bei Masturbantinnen mit unverletztem engem Hymenalring öfters einen etwas großen Klitoriskörper mit starker Ausbildung, Prominenz, Fältelung und vermehrter Pigmentierung des Praeputium und Frenulum und weite venöse Gefäße im Gebiet dieser Falten oder im Limbus clito-urethralis. Auch E. H. Smith (1903) und Dickinson (1904) haben eine Hypertrophie des Kitzlers als ein, wenn auch nicht konstantes Merkmal der Masturbation bezeichnet. Und es kann ja schließlich die Klitoris von dem allgemeinen Naturgesetz, daß jedes stark in Anspruch genommene Organ hypertrophiert, keine Ausnahme machen. Freilich muß man berücksichtigen, daß mit angeborener Klitorishypertrophie versehene Mädchen meist dem physischen oder psychischen Hermaphroditismus angehören und daß bei ihnen, wie bereits

H. Hildebrandt (1897) gesagt hat, die exzessiven Vergrößerungen der Klitoris schon im Altertum zu denjenigen Exzessen benutzt worden sind, welche man als „lesbische Liebe" bezeichnet.

In das Kapitel der Masturbationseffekte gehört meiner Überzeugung nach auch die sog. „Fordycesche Krankheit der Vulvaschleimhaut". Unter diesem Namen hat auch Barthélemy an den Innenflächen der kleinen Labien einer 20 jährigen, mit latenter Lues behafteten Patientin zahlreiche kleine, gelbweiße, runde Erhebungen von 1 mm Durchmesser und mehr oder weniger fester Konsistenz beschrieben, die am freien Rand der Nymphen eine scharfe Grenze fanden. Sie ließen sich bei der Inspektion mit einer Gänsehaut oder mit Milien, bei der Palpation mit gekörntem Chagrinleder vergleichen und waren weder von Schmerzen, noch von Juckreiz begleitet. Daß hier keine Erkrankung, sondern nur eine Hypertrophie und Hyperplasie im Gebiet der Talgdrüsenzonen als Masturbationseffekt vorliegt, braucht nach dem oben Gesagten wohl nicht bezweifelt zu werden.

III. Atrophie der Vulva.

Während die Hypoplasie eine angeborene oder auf das Entwicklungsalter zurückzuführende Hemmung in der Ausbildung des äußeren Genitale bedeutet, ist unter Atrophie ein erworbener Zustand zu verstehen. Die Atrophie der Vulva ist im Greisenalter eine physiologische Erscheinung. Unter pathologischen Verhältnissen kann sie im Gefolge von schweren und langdauernden konsumierenden Krankheiten, besonders wenn diese in die Entwicklungsjahre fallen, beobachtet werden. Ich erwähne hier kurz die Akromegalie, die Dystrophia maranto-genitalis (Simmonds) und das erworbene Myxödem. Bei welchen anderen schweren Erkrankungen eine Atrophie der äußeren Geschlechtsorgane vorkommt, ist noch nicht genügend untersucht. Beim experimentell erzeugten Diabetes insipidus konnten Bailey und Bremer (1921) eine Atrophie des gesamten Genitale feststellen. Allgemein bekannt ist die Atrophie des Genitalapparates nach Kastration. Die direkt nach Röntgenbestrahlungen der Vulva auftretende Atrophie dürfte weniger auf Ausfall der Ovarialhormone als auf starker lokaler Strahlwirkung beruhen. Mit den Altersveränderungen des Hymen speziell während der verschiedenen Lebenszeiten, vom Embryonalleben bis ins Greisenalter, hat sich Okintschitz (1903) in einer Arbeit beschäftigt, auf die ich verweise.

IV. Ödem der Vulva.

In den Bearbeitungen der Vulvaerkrankungen in Veits Handbuch hatte J. Veit (1910) die Hautwassersucht, das Anasarka oder Ödem der Vulva, noch nicht gesondert besprochen; nur Labhardt hat ihm im Halban-Seitzschen Handbuch eine ganz kurze Betrachtung gewidmet. Daß das Vulvaödem eine große pathognomonische und therapeutische Bedeutung sowohl bei Erwachsenen als auch bei Neugeborenen besitzt, wird im folgenden gezeigt werden.

Unter Ödem versteht man eine Ansammlung von Flüssigkeit innerhalb der Spalten und Maschen der Gewebe. Sie kann auf einer vermehrten Durchlässigkeit der Kittlinien der Capillarendothelien für Blutwasser oder nach Eppinger auf einer herabgesetzten Wasserresorption aus den Gewebsmaschen in die Blutcapillaren beruhen. Genauer auf die Pathologie der Ödeme einzugehen, ist hier nicht der Ort; ich verweise diesbezüglich vor allem auf die sehr bedeutsamen Bearbeitungen von v. Krehl und Eppinger.

Besonders in den großen Labien ist eine starke Disposition zur Ödembildung gegeben; sie dürfte auf deren Reichtum an lockerem Bindegewebe beruhen. Von einer geringen serösen Durchtränkung an bis zum plastischen-elephantiastischen Ödem mit tumorartigen, cystenähnlichen Gebilden werden alle Grade der Erkrankung beobachtet. Das Ödem der Vulva kann akut und chronisch auftreten. Es kann durch allgemeine oder lokale Ursachen zustande kommen und ist im ersteren Fall fast stets doppelseitig, im letzteren Fall meist ein-, nur selten doppelseitig.

Zu den Vulvaödemen aus allgemeinen Ursachen gehören diejenigen, die auf Zirkulationsstörungen im Gefolge von Herz- und Niereninsuffizienz und bei Kachexie zurückzuführen sind (kardiales und renales Ödem). Diese Stauungsödeme sind nur eine Teilerscheinung von generellen Ödemen und den Internisten und pathologischen Anatomen geläufiger als dem Gynäkologen. Eine besondere Bedeutung wird ihnen der Lokalisation wegen meist nicht beigemessen. Bei sehr hochgradigen allgemeinen Ödemen, in welchen Fällen Eppinger von „ödematösen Kolossen" sprach, habe auch ich wiederholt ganz enorme wäßrige Anschwellungen der äußeren Genitalien gesehen.

Der Gynäkologe beobachtet am häufigsten das Vulvaödem der Schwangeren, das auf eine Schwangerschaftsvergiftung bezogen und demnach als Ausdruck einer Graviditätstoxikose oder -Toxonose angesehen wird. Es ist oft mit Ödemen an den Malleolen, Tibien und der Sakralgegend oder mit Ödemen am ganzen Körper verbunden. Nicht selten zeigt es sich vereint mit Varizen der Vulva, mit denen es aber ursächlich nichts zu tun hat. Die frühere Angabe, daß Ödeme Erstschwangerer in den folgenden Graviditäten rezidivieren, ist im allgemeinen nicht richtig. Doch haben Doiteau und Lantuéjoul (1921) starke Ödeme bei zwei aufeinanderfolgenden Schwangerschaften beobachtet, und ich sah Fälle, in denen z. B. in der 1. und 3. oder in der 3. und 4. Schwangerschaft große Vulvaödeme bestanden, während sie in anderen Schwangerschaften nicht aufgetreten waren. Die gelegentlich zu hörenden Äußerungen Mehrgebärender, daß Ödeme immer nur dann erschienen seien, wenn später Knaben oder wenn später Mädchen zur Welt kamen, müssen gewiß als Zufälle bewertet werden.

Bei hochgradiger Ausbildung des Vulvaödems in der Schwangerschaft, wie es in seinen so mannigfachen Formen aus den Abb. 72—84 zu erkennen ist, erscheinen die großen oder die großen und kleinen Labien in mehr oder weniger gleichmäßiger Ausbildung sehr beträchtlich und oft zu frauenfaust- bis mannsfaustgroßen, cystenartigen Gebilden angeschwollen; sie nehmen meist Längspolster-, Sack- oder Wurstform, zuweilen auch ein ganz groteskes Aussehen an. In einem Fall von Doiteau und Lantuéjoul war der Tumor bereits im 4. Lunarmonat mannskopfgroß bei einem Umfang von 57 cm. In der Regel läßt sich Diaphanität für künstliches Licht nachweisen. Das Ödem kann kranialwärts auf den Mons pubis, seitlich auf die Leistengegenden, caudalwärts auf das Frenulum, den Vorderdamm, äußere und sogar innere Hämorrhoidalknoten, sofern solche vorhanden sind, und in der Tiefe auf die vordere oder hintere Vaginalwand, diese zu elastisch-polsterartigen Kissen auftreibend, übergreifen. Ausnahmsweise sind die Ödeme ausschließlich auf die kleinen Labien beschränkt (Abb. 79 bis 82), wodurch diese entweder in pralle Wülste oder in runzlige, voluminöse Lappen umgewandelt werden. Andere Male ist auch die Klitoris inbegriffen, während die großen

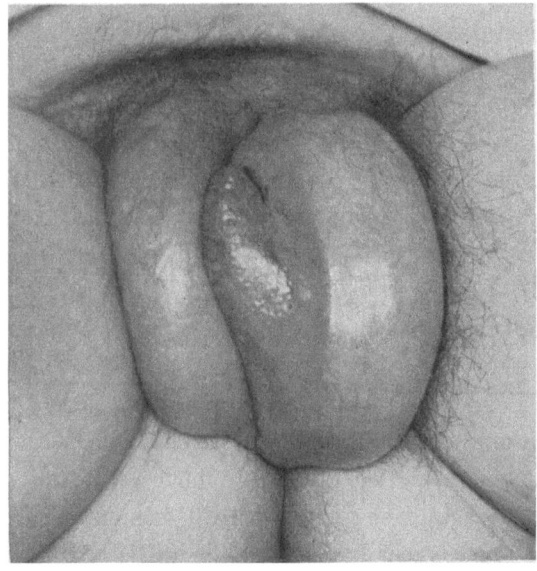
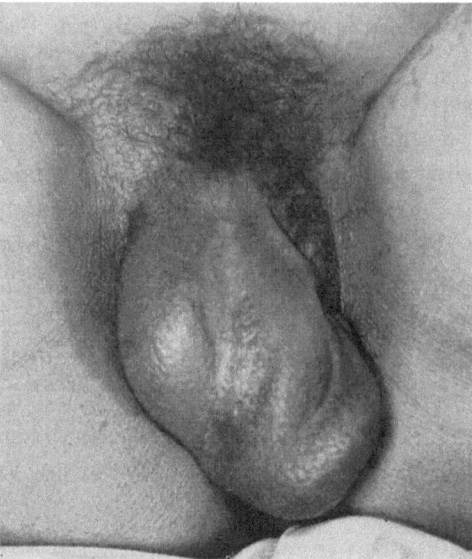

Abb. 72. Abb. 73.

Abb. 72. Hochgradige Ödeme der Vulva bei Nephropathia gravidarum. 7. Lunarmonat. 20°/₀₀ Albumen.
Abb. 73. 24jährige I.-Gravida. Nephropathia gravidarum. Beiderseitige Beinödeme. Vulvaödem lediglich auf die rechte Seite beschränkt. 10°/₀₀ Albumen. Hyaline und granulierte Zylinder. Spontane Frühgeburt. Neonata 41 cm, 1750 g.

Labien unverändert sind. Die Haut des ödematösen Gebiets erscheint prall, an der am meisten prominenten Stelle oft bis fast zum Platzen gespannt, weiß-glasig, feucht-glänzend und spiegelnd. Sie kann aus zahlreichen Poren, die den Schweißdrüsenausführungsgängen

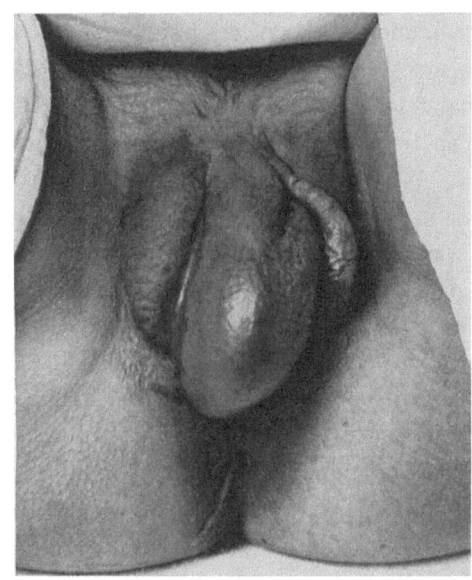
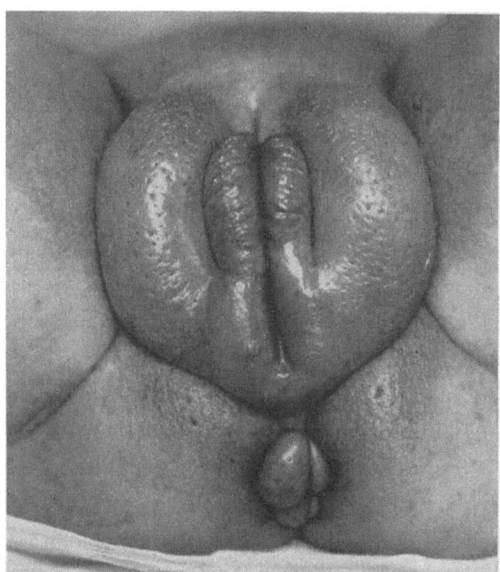

Abb. 74. Abb. 75.

Abb. 74. Vulvaödem, vorwiegend auf die linke kleine Labie beschränkt. Nephropathia gravidarum. Albumen 3,5—6°/₀₀. Blutdruck 135 mm Hg. Spontane Frühgeburt. 50 cm, 2250 g. Die Mutter wurde in der Schwangerschaft wegen Lues mit Salvarsan behandelt. Kind frei von syphilitischen Erscheinungen.
Abb. 75. Hochgradiges Ödem. Ende des 8. Schwangerschaftsmonats. Nephropathia gravidarum.

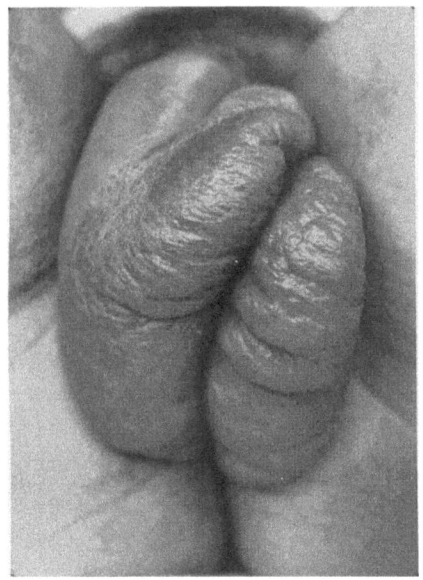 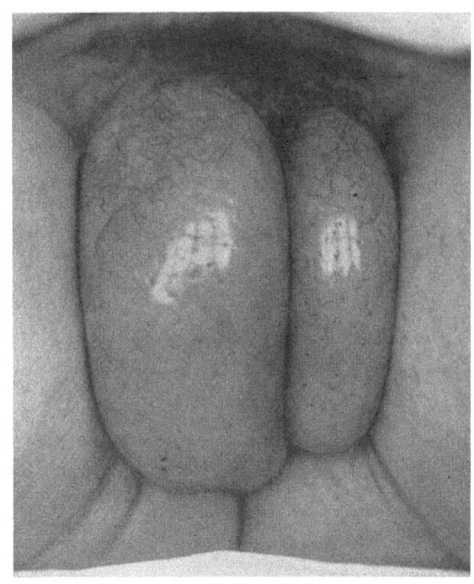

Abb. 76. Abb. 77.

Abb. 76. Hochgradiges Ödem der Vulva am Ende der ersten Schwangerschaft. Nieren gesund. Keine Spur Albumen im Urin. Graviditätstoxikose.

Abb. 77. Hochgradiges Ödem der großen Labien bei Schwangerschaftsnephrose.

entsprechen, von Zeit zu Zeit sowie auf digitalen oder instrumentellen Druck wäßrige Flüssigkeit austreten lassen, vergleichbar etwa den Stomata der Blätter mancher Wasserpflanzen. Fingereindrücke bleiben stehen. Wandern der Ödeme bei Lageveränderungen der Schwangeren und Abschwellen oder, wenn die Ödeme gering sind, Verschwinden im Anschluß an die Nachtruhe werden beobachtet. Beim Einstich entleert sich, zumal auf Druck, reichlich seröse Flüssigkeit. Ist das hydropische Gebiet bei Berührung auch meist

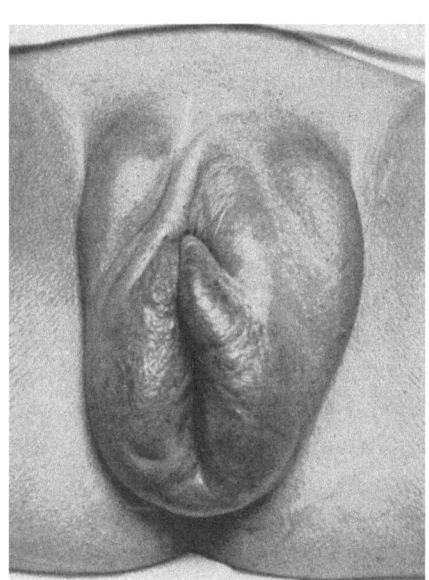 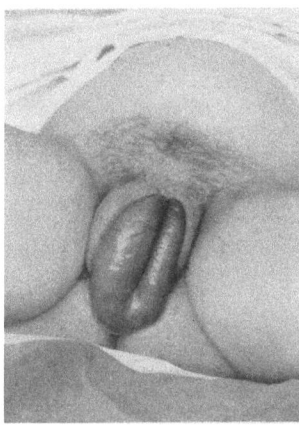

Abb. 78. Abb. 79.

Abb. 78. Hochgradiges Vulvaödem bei Nephritis haemorrhagica und Puerperalfieber.

Abb. 79. Vulvaödem bei einer hochschwangeren Frau ohne Nierenerkrankung. Schwangerschaftstoxikose. Das Ödem ist lediglich auf die kleinen Labien beschränkt.

unempfindlich, so besteht doch entsprechend seiner Ausdehnung oft ein spannender Schmerz, so daß verständlich wird, daß starke Ödeme das Gehen, sowie das Liegen mit geschlossenen Beinen behindern und daß die Oberschenkel dauernd stark abduziert und

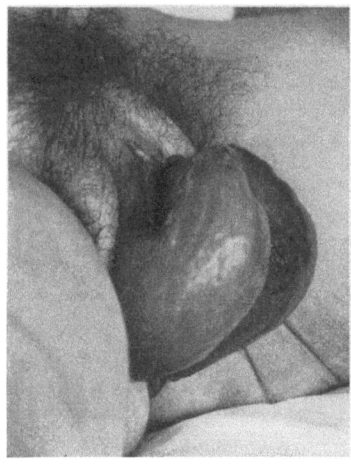
Abb. 80.

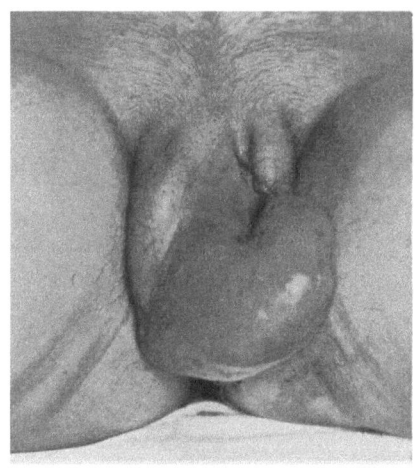
Abb. 81.

Abb. 80. Hochgradiges Vulvaödem am Ende der Schwangerschaft. Nephropathia gravidarum. Vulvaödem der rechten kleinen, dann großen Labie. Beiderseits Retortenform. (Photographische Aufnahme 2. Oktober 1914.)
Abb. 81. Fall der Abb. 80. Aber Spontanruptur der linken Labialseite zu Beginn der Geburt. (Photographische Aufnahme 3. Oktober 1914.)

außenrotiert gehalten werden. Das Urinieren kann unmöglich sein. Die vaginale Untersuchung und das Katheterisieren sind sehr erschwert und schmerzhaft und können leicht zu Einrissen in die Schleimhaut der prallgespannten, den Scheideneingang nahezu verschließenden Labien führen.

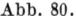

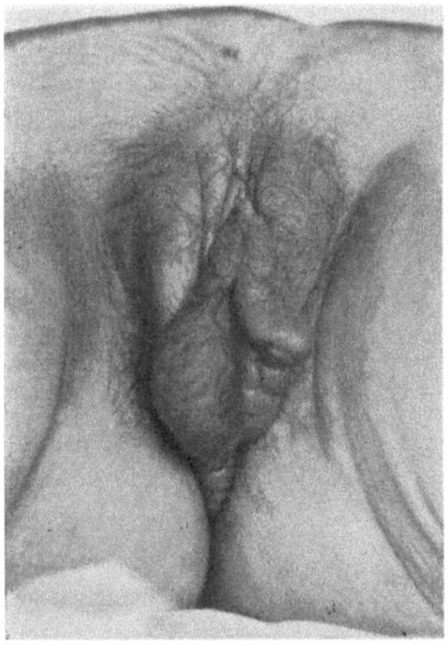

Abb. 82. Photographische Aufnahme des Falles der Abb. 80 und 81. 12 Stunden p. p. Bersten auch der rechten Labie bei der Spontangeburt. Danach schnelles Abschwellen. Frisches Ulcus puerperale an der Innenseite der nun etwas entzündlich-ödematös gewordenen linken Nymphe.

Bei einem Teil der Schwangeren trifft man ein isoliertes Ödem der Vulva, das höchstens mit einem mäßigen Ödem der vorderen Bauchwand und ödematösen Striae verbunden ist. Aber selbst, wenn es enorme Ausdehnung angenommen hat, lassen sich über den Knöcheln und Tibien oft nur leichte Ödeme feststellen und im Urin nur Spuren von Eiweiß ohne Formelemente der Niere nachweisen; auch besteht keine stärkere Störung der Wasserausscheidung und keine Kochsalzretention — kurz die Nieren sind gesund. Selbst der Blutdruck kann vollkommen normal sein, während andere Male eine Hypertonie vorhanden ist. Vulvaödeme dieser Art pflegte man mit den alten Autoren im wesentlichen auf den Druck des schwangeren Uterus oder des kindlichen Kopfes in der zweiten Graviditätshälfte auf die innerhalb des kleinen Beckens gelegenen Blut- und Lymphgefäße zurückzuführen. Doch läßt diese Deutung ungeklärt, warum Varizen an den Beinen nicht oder kaum in Erscheinung treten. Es muß demnach doch irgend eine besondere Veranlassung zur Ödembildung im Gebiet der Vulva, der vorderen Bauchwand und der unteren Extremitäten, die in der Schwangerschaft zum Ödem neigen, gegeben sein. Sie könnte vielleicht auf einer Fernwirkung der Placenta- oder Ovarienhormone auf die Capillarendothelien dieser Regionen beruhen. Ich erinnere hier daran, daß die dezidualen Reaktionen, die auf den verschiedensten Stellen des Bauchfells, in den Beckenlymphdrüsen usw. angetroffen werden, durch Verbreitung von Corpus luteum-Hormonen auf dem Blut-, Lymph- und Peritonealweg erklärt werden (Geipel, E. Kehrer).

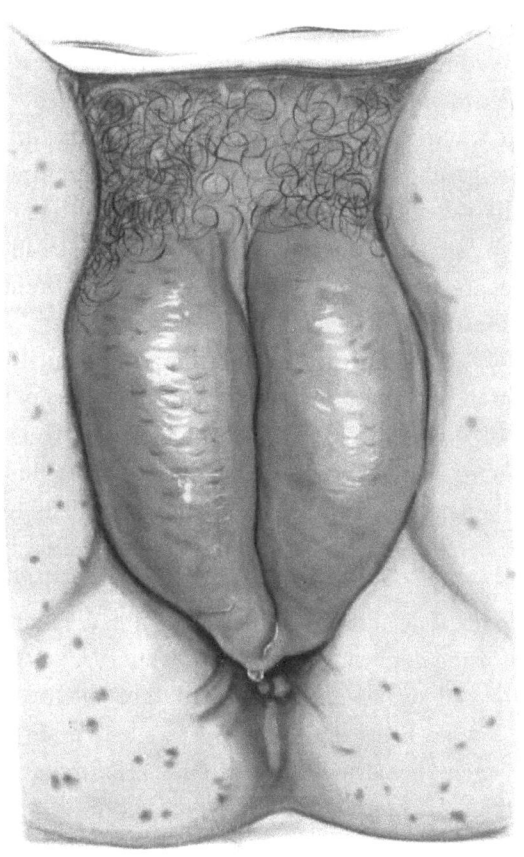

Abb. 83. Hochgradiges Vulvaödem in der Schwangerschaft. 28jährige I.-Para. Kissenartige Tumoren der großen und kleinen Labien, die Schamspalte verdeckend. Haut bis fast zum Platzen gespannt. Mons pubis, vordere Bauchwand und Gesäß mit Pyodermien bedeckt. Nephropathia gravidarum. Blutdruck 180—200 mm Hg. Im Urin 20 °/₀₀ Albumen und reichlich hyaline und granulierte Zylinder. Sectio caesarea corporalis. Kind weiblich, 47 cm, 2410 g. Mutter und Kind gesund entlassen.

Bei einer zweiten Gruppe hochschwangerer Frauen ist neben einem stärkeren, oft sehr hochgradigen Vulvaödem auch ein mehr oder weniger ausgesprochenes Ödem anderer Körpergegenden, besonders der Beine und Brüste, des Gesichts oder meist des ganzen Körpers, sowie beträchtliche Albuminurie und Zylindrurie vorhanden und zugleich, laut den Ergebnissen der Nierenfunktionsprüfungen, die Flüssigkeits- und Kochsalzausscheidung herabgesetzt. In diesen Fällen liegt eine Schwangerschaftsnephrose oder eine Nephritis in der Schwangerschaft vor. Eine bemerkenswerte Beobachtung zeigt Abb. 73: bei beiderseitigen Beinödemen infolge von Nephropathia gravidarum (10 °/₀₀ Albumen, hyaline und granulierte Zylinder) war nur die eine Labial- und Leistenseite vom Hydrops befallen; von einem wesentlichen Druck des Kopfes auf die Lymphgefäße der rechten Beckenhälfte konnte nicht die Rede sein, da das gleich nach der photographischen Aufnahme der Gebärenden zur Welt gekommene Kind nur einen $\frac{\text{Länge}}{\text{Gewichts}}$-Quotienten von $\frac{41 \text{ cm}}{1750 \text{ g}}$ aufwies.

Die pathologische Bedeutung des Vulvaödems in der Schwangerschaft wird bestimmt durch die Möglichkeit der Entstehung von Haut- und Schleimhautfissuren und Gewebsquetschungen, mit denen die Gefahr der Infektion verbunden ist, und die oft vorhandene Nierenerkrankung, welche in eine Eklampsie übergehen kann. Dazu kommt, daß nach P. Müller bei der Geburt der vorangehende Teil des Kindes durch die geschwellten Teile zuweilen aufgehalten wird. Eine Gangrän der Vulva (S. 374) bei Ödem nach Spontanruptur oder Scarification haben Retzius (1842), Hüter (1852), Goth, Herzog,

Labhardt, Hoehne und ich in je einem Fall gesehen. Wie leicht einem Einriß am Damm oder am Scheideneingang eine durch Strepto- oder Staphylokokken bedingte Phlegmone oder eine in den Uterus aufsteigende Infektion mit Peritonitis und Sepsis folgen kann, lehrt ein von Hoehne aus der Kieler Frauenklinik mitgeteilter Todesfall. Wiederholt ist die Frage aufgeworfen worden [z. B. v. Budberg (1904)], ob das Vulvaödem die Entstehung von Scheidendammrissen durch den austretenden Kopf erleichtert oder erschwert. v. Budberg und Sittner gaben an, daß gerade bei starkem Ödem der Labien und des Dammes fast nie tiefgehende Dammrisse zu beobachten seien, und der Erstere ging sogar so weit, die künstliche Ödembildung nach Schleich als zweckmäßiges Mittel zur Verhütung von Scheiden-Vulva-Dammrissen zu empfehlen. Hoehne meinte, der für die Geburtswege so wichtige Elastizitätsgrad der Gewebe erfahre durch eine geringe Ödemisierung eine Steigerung, durch ein starkes oder chronisches Ödem eine beträchtliche Herabsetzung. Mir scheint, als ob das hier angeschnittene Problem histologisch und physikalisch noch genauer zu erforschen sei. Ich selbst habe in vielen Fällen von starkem Vulvaödem Erstgebärender keinen Labien- und keinen Dammriß gesehen (z. B. Abb. 84—87). — So viel über die Vulvaödeme bei Schwangeren.

Als angioneurotisches Menstrualödem der Vulva hat Walthard (1913) eine besondere und sehr seltene Form des Ödems beschrieben. De Groot hat es im untersten Teil der vorderen Vaginalwand, in der Umgebung des Orificium urethrae externum, als kleine, schmerzlose, auffallend harte Schwellung gesehen. Es entspricht wohl dem „akuten circumscripten Hautödem", mit dem H. Quincke (1882) zuerst bekannt gemacht hat. Dieses Ödem ist bekanntlich durch umschriebene, blasse, unscharf gegen die Umgebung abgegrenzte Schwellungen von mehreren Zentimetern Durchmesser charakterisiert; es findet sich auf der Haut, selten auf der Schleimhaut und beruht auf einer funktionellen Störung der sympathischen Gefäßnerven. Das Quinckesche Ödem, das gerade bei Frauen vor und zu Beginn der Menstruation im Gesicht, an den Handtellern, Knöcheln, Fußsohlen, selten an Brust und Nacken, zuweilen verbunden mit spannenden Schmerzen der befallenen Region, beschrieben worden ist [Holovtschiner (1885), Engelmann (1887), Börner (1888), Krieger (1889), Mac Gillicuddy (1889), Smith (1894), de Kayser (1901), Ughetti (1902), Mendel (1902), Kermauner (1903), Bulkley (1906), Marcuse (1906)], wurde eigenartigerweise in keinem einzigen dieser Fälle mit Vulvaödem kombiniert gefunden; es saß stets extragenital. Ob man daraus und aus den beiden einzigen bis jetzt vorliegenden Beschreibungen von Walthard und de Groot auf eine ganz besondere Seltenheit der Ödemform schließen muß, steht dahin. Denn man darf wohl nicht außer acht lassen, daß ein Ödem am Gesicht ganz anders auffällt, als an dem durch die Behaarung teilweise verborgenen Pudendum muliebre, zumal der Untersuchung desselben zur Zeit der Menstruation die Schamhaftigkeit der Frau und das Taktgefühl des Arztes meist im Wege stehen.

Ein dem angioneurotischen ganz ähnliches Vulvaödem kann auch durch Medikamente zustande kommen. Von Stiefler (1919) wurde es an den großen und kleinen Schamlippen, den beiden Augenlidern und der Oberlippe, verbunden mit lästigem Spannen, Brennen und Jucken, letzteres namentlich an den Geschlechtsteilen, bei einer 49jährigen neuropathischen Frau beobachtet, die 6mal 0,5 g Atophan erhalten hatte. 4 Wochen später wiederholten sich die gleichen Erscheinungen bei derselben Dosis. Stiefler bemerkte, daß das typische Quinckesche Ödem, von dem Gefühl der Spannung abgesehen, keine

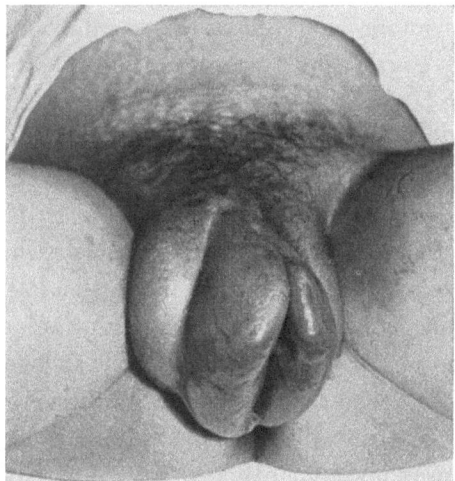 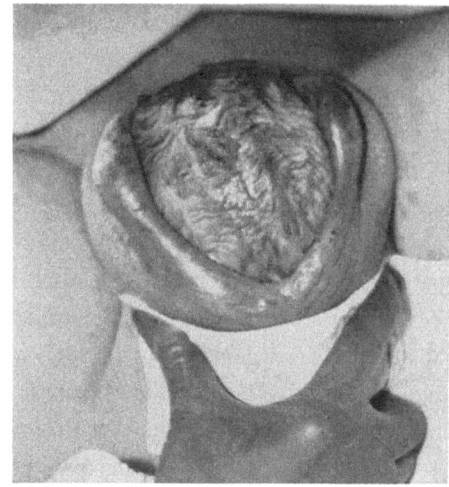

Abb. 84.   Abb. 85.

Abb. 84. Starkes Ödem der Vulva am Endtermin der Schwangerschaft kurz vor der Geburt bei einer IV.-Para. Blutdruck 110 mm Hg. Keine Zylinder. Spontangeburt eines gesunden Knaben von 53 cm und 4000 g.
Abb. 85. Derselbe Fall bei der Geburt. Einschneiden des Kopfes in II. H.H.-Lage. Das Bild soll die starke Spannung der ödematösen Labien zur Anschauung bringen. Kein Labien- und kein Dammriß.

Störungen verursache, während das in seinem Fall vorhandene Brennen und Jucken auf eine gleichzeitige Urticaria hinweise. Daß Urticaria und Quinckesches Ödem physiologisch-pathologisch einanderna nahestehen, obwohl es symptomatisch und ätiologisch nicht an gewissen Unterschieden fehlt, ist bekannt, und ein so ausgezeichneter Kenner dieser Erkrankungen wie Cassirer behauptete sogar, sie ließen sich nicht vollkommen voneinander trennen.

Leichte Ödeme an der Vulva, den Knöcheln, den Fußrücken und über den Tibien werden auch bei Chlorose und Neurasthenie beobachtet. Auch hier müssen sie viel-

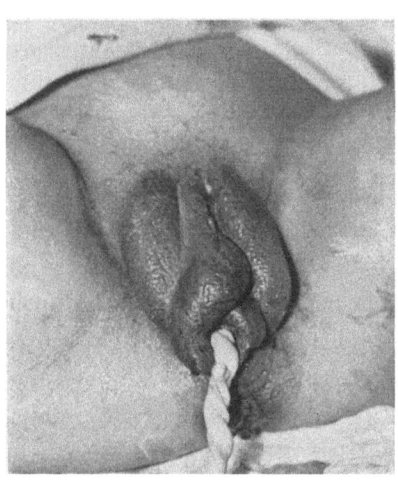 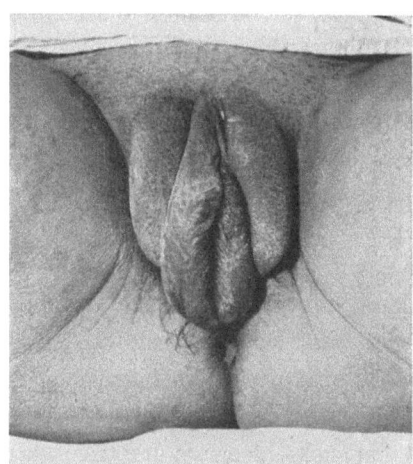

Abb. 86.   Abb. 87.

Abb. 86. Der gleiche Fall wie Abb. 84 u. 85. Status sofort nach der Geburt. Die Nabelschnur hängt noch heraus, das Kind ist abgenabelt. Man erkennt bereits die Turgorabnahme, die Abschwellung und beginnende Runzelung der Labien.
Abb. 87 des gleichen Falles. Das Bild am Tag nach der Geburt zeigt die großen und kleinen Labien als schlaffe, faltige Haut- und Schleimhautwülste.

leicht auf eine gesteigerte Durchlässigkeit an den Kittlinien der Capillarendothelien, ähnlich wie in der Schwangerschaft, und auf vasomotorische Einflüsse (Sympathikotonus) bezogen werden, sofern nicht gleichzeitig eine Herz- oder Niereninsuffizienz besteht.

Zwei eigenartige Ödemformen hat Joachimovits neuerdings (1925 und 1927) beschrieben. Bei einem 25jährigen, seit den Mädchenjahren an Heufieber leidenden Fräulein wurde mit dessen Einverständnis in der anfallsfreien Zeit eine Pollenextrakteinreibung an den Innenflächen der kleinen Labien vorgenommen. Am Tag danach war ein ziemlich beträchtliches, offenbar anaphylaktisches Vulvaödem aufgetreten, welches sich in 2 Tagen verlor. — Bei einer 25 Jahre alten Frau stellte sich 12 Tage nach dem ersten Partus eine ödematöse Schwellung der Schamlippen mit schmerzhaftem Spannungsgefühl ein, die sich seitdem dreiwöchig prämenstruell wiederholte, bis zum 2. Tag der Periode andauerte und auch in der zweiten Schwangerschaft in den gleichen Intervallen regelmäßig eintrat, wobei das Spannungsgefühl und das Brennen die sichtbare Anschwellung um 2 Tage überdauerte. Hier handelte es sich also um ein prämenstruelles sowie periodisch während der Schwangerschaft rezidivierendes Vulvaödem.

Als weitere Ödeme aus allgemeiner Ursache erwähne ich einige Ödemformen bei Neugeborenen und Säuglingen. Bei dem durch seine harte pralle Konsistenz ausgezeichneten Sklerödem, das bei frühgeborenen und schwächlichen Kindern beobachtet wird, ist auch die Vulva zuweilen als Prädilektions- oder Primärsitz beteiligt. Ich habe zahlreiche Fälle derart gesehen und erwähne aus der Literatur eine Beobachtung von Ludwig Seitz, in der vorzugsweise die Klitoris befallen war. — Bei der sog. Salzdiathese, der angeborenen Kochsalzempfindlichkeit, kann schon eine kleine Menge Salz, wie etwa die subcutane Einverleibung von physiologischer NaCl-Lösung, genügen, um Ödeme, oft gerade an der Vulva, hervorzurufen. — Auch die mit der Ernährung zusammenhängenden und durch Kostwechsel beeinflußbaren Wasser- und Kohlehydratödeme der Säuglinge verdienen hier Erwähnung. —

Bei den meisten neugeborenen Mädchen findet man bei genauerem Zusehen eine leichte ödematöse Schwellung und Rötung der großen Labien und des Mons pubis, zuweilen sogar ein pralles Ödem dieser Gegend. Es ist bei der Geburt am deutlichsten ausgesprochen und bereits nach wenigen Tagen wieder verschwunden (s. Abb. 61—63). Dieses physiologische Vulvaödem muß gleich der Anschwellung der Brustdrüsen und des Uterus im Sinne von Halban auf die vom mütterlichen Organismus auf die Frucht übergegangenen Schwangerschaftssubstanzen, Placentahormone, bezogen werden, wie oben bereits erörtert worden ist. Denn der Annahme eines Stauungsödems infolge einer Druckwirkung der Schenkel auf die Vulva bei gewissen Kindeslagen, wie der Pädiater Finkelstein meinte, kann man vom geburtsmechanischen Standpunkt aus nicht beitreten; sie ist auch von seiten der Kinderärzte selbst (Slavik) abgelehnt worden. — Beim Hydrops universalis congenitus, jener allgemeinen ödematösen Durchtränkung des Körpers, die teils durch Nephritis, teils und vornehmlich durch Lues der Mutter bedingt ist, finden sich regelmäßig auch Ödeme an den Genitalien. Eine praktische Bedeutung besitzen sie nicht, da solche Kinder tot zur Welt kommen oder nur einige Tage am Leben bleiben.

Vulvaödeme aus lokalen Ursachen finden sich meist ein-, seltener doppelseitig infolge von mechanisch bedingten Zirkulationsstörungen, von chemischen Reizen sowie von Entzündungen, die am äußeren Genitale und in dessen näherer oder weiterer Umgebung ihren Sitz haben. Dabei scheint die Venenwand infolge Blutstauung oder einer chemischen oder bakteriotoxischen Schädigung für Blutwasser durchgängig geworden zu sein.

Ödeme durch regionäre Zirkulationserschwerung, sog. lokale Stauungsödeme, beobachtet man bei und sofort nach einer Spontangeburt, in der unmittelbaren Umgebung von Phlebektasien und Hämatomen der Vulva (Cornil und Ranvier), bei Hydramnion mit oder ohne Zwillinge, bei sehr starkem, den Mons pubis beschwerenden Hängebauch in- und außerhalb der Schwangerschaft, bei Retroflexio uteri gravidi incarcerati.

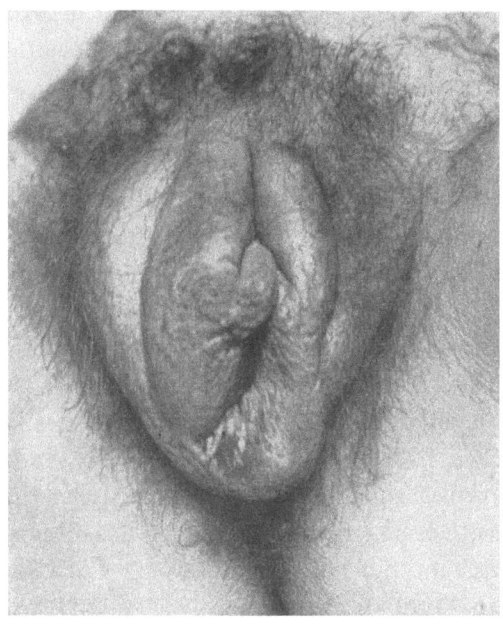 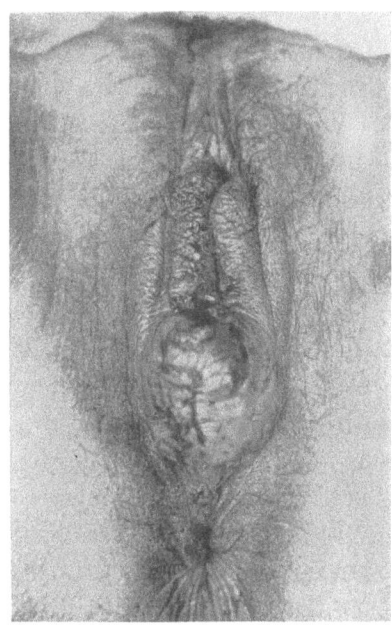

Abb. 88. Abb. 89.

Abb. 88. Ödem der Vulva, der unteren Vaginalhälfte und der beiden Beine, rein mechanisch entstanden durch Retroflexio uteri gravidi incarcerati des 3. Lunarmonats. Hochgradige Ischurie. Fundus der Harnblase in der Mitte zwischen Nabel und Schwertfortsatz. (!) Schnelles Verschwinden des Ödems durch bloßes manuelles Ausdrücken der Harnblase.

Abb. 89. Ödem der hinteren Commissur der großen Labien und der Innenflächen der kleinen Labien, sich bis an den Damm erstreckend. Freibleiben der vorderen Hälfte der Labia majora. Ödem rein mechanisch bei der Geburt entstanden.

In einer eigenen Beobachtung der letzteren Art (1915) war bei einer 17 jährigen Erstschwangeren neben einem starken Ödem der Vulva ein ebensolches der beiden Beine und der vorderen Bauchwand bis hinauf zur Nabelgegend vorhanden. In einem andern Fall (s. Abb. 88) zeigte sich ein Ödem der Vulva und der Beine bei einer Retroflexio uteri gravidi incarcerati des 3. Monats neben einer Ischurie. Der Harnblasenfundus stand fast in der Mitte zwischen Nabel und Schwertfortsatz (!). Die Labien waren derartig geschwollen, daß ich die Schamspalte nicht einstellen, den Katheter nicht einführen konnte und die Harnblase manuell von den Bauchdecken aus entleeren mußte. Als daraufhin die Ödeme nahezu verschwunden waren, zeigte sich bei der Speculumeinstellung, daß das Vulvaödem auch auf die Vagina übergegriffen hatte. — Ganz gewöhnlich sind Stauungsödeme bei der Geburt (Abb. 89), wenn bei langem Aufenthalt des Kopfes in den Geburtswegen, zumal bei Mißverhältnis zwischen Kopf und Becken (Trichterbecken, tiefer Querstand, Deflexionshaltung), die paravaginalen Gewebe und damit ein Teil der abführenden Lymphgefäße des Vulvagebiets längere Zeit einer Kompression und Quetschung ausgesetzt werden. — Stauungsödeme der Vulva gibt es auch bei malignen primären oder metastatischen Tumoren von intra- oder extrapelvinem Sitz, z. B. bei Ovarialcarcinomen (eigene Beobachtung), papillären Ovarialcystomen [M. H. Philipps (1913) und eigene Beobachtungen], Metastasen des Uterus- und Vaginalcarcinoms in das prä- und paravesicale Beckenbindegewebe [eigene Beobachtung (1918)].

Chemisch bedingte lokale Ödeme der kleinen Labien, der Klitoris, des Vestibulum lassen sich nach Alkohol- oder Sublimatdesinfektion der Schleimhaut vor dem Katheterisieren oder Touchieren, zumal bei Gebärenden, beobachten. Cronin berichtete über ein erhebliches Ödem der Vulva mit folgender Nekrotisierung neben heftigem Schmerz, Kollaps, Albuminurie und Stomatitis bei einer Frau, die sich zur Heilung einer akuten Gonorrhöe eine Sublimatpastille in die Scheide eingeführt hatte. Es trat Genesung ein.

Die entzündlichen, nicht puerperalen Ödeme der Vulva haben eine sehr verschiedenartige Ätiologie und finden sich bei den verschiedensten Erkrankungen von akutem oder chronischem Verlauf. Als oft erstes Zeichen einer versteckt und entfernt liegenden Entzündung beanspruchen sie große diagnostische Bedeutung. Gemeinsam ist ihnen die Verstopfung der Capillaren, Venen oder Lymphgefäße durch Entzündung der Endothelien bzw. der Intima derselben oder durch Metastasen eines malignen Neoplasmas. Man beobachtet sie nach Lymphangitis bzw. Erysipel und nach Ekzem — doch ist auch der umgekehrte Weg möglich. Abb. 68 zeigt ein chronisch-entzündliches, seit 6 Jahren bestehendes Ödem der rechten großen Labie, vermutlich auf Masturbation mit unreinen Fingern zurückzuführen, worauf die typische polypenartige Ausziehung der linken kleinen Labie und die Anamnese hinweisen. Deutlich erkennbar ist hier die für das chronische Ödem charakteristische Hypertrophie der Cutis und Subcutis, die zuweilen zu elephantiastischen Bildungen führen kann. — Flatau (1912) exstirpierte bei einem 21 jährigen Mädchen die Labia majora, die sich zu einer scheinbaren Neubildung von mehr als Mannsfaustgröße umgewandelt hatten, und fand mikroskopisch lediglich ein chronisches Ödem, das sich auf dem Boden eines jahrelang bestehenden, jeder Behandlung trotzenden Ekzems der Labie und des Mons pubis entwickelt hatte. Offenbar lag hier aber eine Elephantiasis vor. Entzündliche Vulvaödeme entstehen ferner nach Lymphadenitis der ersten regionären Lymphdrüsenetappe, der Lgl. inguinales superficiales, besonders wenn diese mit Vereiterung der Drüsen verbunden ist, nach Exstirpation von Bubonen, bei Furunculose der Labien, bei einem Pseudoabsceß oder Absceß der Bartholinischen Drüse, bei Elephantiasis vulvae, bei der Esthiomène, beim Ulcus vulvae acutum-Lipschütz und verschiedenen anderen Ulcerationen. Alle diese Veränderungen werden wir später kennen lernen. Auch Fälle von Milzbrandödem der Genitalien bei Arbeiterinnen in Pinsel- und Bürstenfabriken (Schweineborsten) sind beschrieben (S. 382). — Das Oedema indurativum sclerodermaticum syphiliticum der Primärsyphilis und gleichartige derbe Ödeme bei der sekundären und tertiären Syphilis werden durch Eindringen der Spirochäten in die Blut- und vornehmlich Lymphbahnen des Vulvagebietes hervorgerufen. Ich komme darauf später (S. 305 und 320) zurück.

Starke entzündliche Ödeme der Vulva werden auch bei Thrombophlebitis einer oder beider unterer Extremitäten, die sich bis zur Bifurkation der V. iliaca communis und von da in die V. hypogastrica fortsetzt, bei großen Douglasexsudaten oder bei allseitig im Becken verwachsenen eitrigen Adnextumoren beobachtet. Bei einer Frau mit einem faustgroßen Douglaseiterherd und Retroflexio uteri fand ich ein Ödem genau in der hinteren Hälfte der Vulva, am Damm, an der Analgegend und im Septum recto-vaginale, während die vordere Hälfte der Vulva frei von Ödem war. Wenige Tage nach Entleerung des Abscesses, der viel übelriechenden Eiter mit einer Reinkultur von Kolistäbchen enthielt, war das Ödem verschwunden. Auch in einem anderen Fall, den ich in Abb. 90 wiedergebe, war ein starkes Ödem der großen und kleinen Labien durch einen Douglasabsceß, der bis nahe an den Introitus vaginae herunterreichte und mit eitrigen Adnextumoren und einer Pyometra verbunden war, zustande gekommen. Ein entzündliches Ödem der rechten Labie, durch ein die ganze Dammregion einnehmendes, faustgroßes Adenocarcinom der ektropionierten Rectumschleimhaut entstanden, zeigt Abb. 256. In einem weiteren Fall von entzündlichem Ödem der rechten Labie und des Mons pubis war bei einer sehr ausgebluteten Frau die abdominale Totalexstirpation des Uterus myomatosus gemacht worden. Bei der Sektion fand sich ein ausgedehntes streptokokkenhaltiges Ödem der parametranen und suprasymphysären Bindegewebslager.

Entzündlich-puerperale Ödeme (Abb. 91—94) sieht man nach Verletzungen, besonders des Frenulums und des Dammes, die bei der Geburt entstanden und mit Bakterien in Berührung gekommen sind. Bei leichter Infektion verschwinden diese Ödeme in wenigen Tagen, bei schwerer entstehen Ulcera puerperalia, paravaginale oder parametrane Entzündungsherde und andere Formen ascendierender oder allgemeiner Puerperalinfektion.

Eine ganze Reihe von Ursachen besitzen die isolierten Genitalödeme bei Kindern der ersten Lebenszeit. Vielen kommt eine besondere nosologische Bedeutung zu.

Daß Vulvaödeme bei angeborenen Sakraltumoren beobachtet werden, lehrt eine Abbildung von v. Reuß (Die Krankheiten des Neugeborenen 1914, S. 342). — Ein in seiner Ätiologie einzigartiges traumatisches Vulvaödem zeigt Abb. 95. Ein Projektil hatte den hochschwangeren Uterus durchbohrt und den einen Oberschenkel des Kindes gestreift. Gleich nach der Geburt stellte sich eine Phlegmone des rechten Oberschenkels mit einem Ödem der Labien ein. Die Mutter und das durch Sectio caesarea zur Welt gebrachte Kind konnte ich geheilt aus der Klinik entlassen. Ödem einer Labie ist auch bei angeborenen Leistenhernien, z. B. einer solchen mit incarcerierten, stielgedrehten Uterusadnexen als Inhalt, beschrieben worden [Grunert (1903)].

Ein angeborenes lymphangiektatisches Ödem der unteren Extremitäten kann auf die Vulva übergreifen, wenn es nicht, wie relativ häufig, durch amniotische Abschnürungen, sondern durch primäre, in ihrer Ätiologie unklare Erweiterungen der Lymphspalten bedingt ist. Man pflegt hier, vielleicht nicht ganz mit Recht, von einer Elephantiasis congenita zu sprechen. In zwei derartigen Fällen der Literatur [Spietzschka (1891), Mainzer (1899)] war bei einem 4- bzw. 10jährigen Mädchen eine elephantiastische Deformität der beiden unteren Extremitäten, der großen und kleinen Labien sowie der Klitoris und jeweils eines Armes vorhanden. In den übrigen Beobachtungen dieser seltenen Affektionen waren nur die Beine, meist nur die Oberschenkel, befallen. Aus der vormals Stoeckelschen Klinik in Leipzig hat Karl Heusler (1925) ein elephantiastisches Ödem der beiden Unterschenkel und des Penis bei Freisein der Oberschenkel beschrieben. Von Milroy (1892) ist über eine Familie von 97 Mitgliedern berichtet worden, von denen in 6 Geschlechtern 22 Personen kongenitale Elephantiasis cruris aufwiesen. Meige (1901)

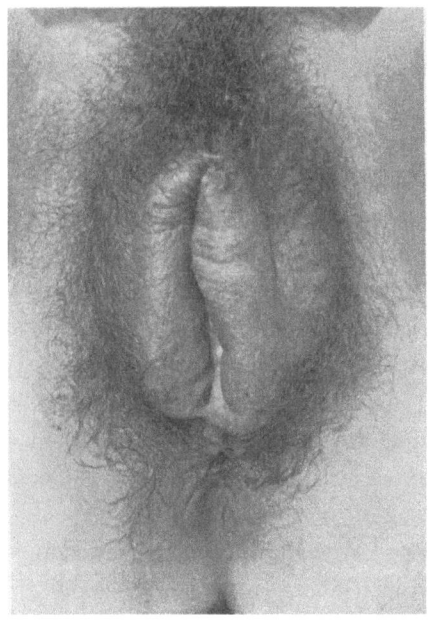 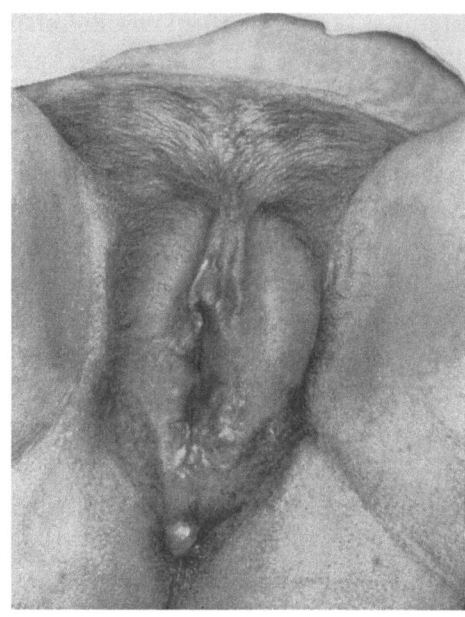

Abb. 90.   Abb. 91.

Abb. 90. Ödem der beiden großen und kleinen Labien in Zusammenhang mit akut-eitrigen Veränderungen der Beckenorgane: einem bis 6 cm hinter den Introitus vaginae herunterreichenden, zungenförmigen, hühnereigroßen Douglasexsudat, hochgradiger Metritis und beiderseitigen großen Pyosalpingen. 45jährige Patientin.

Abb. 91. Ödem akut im Verlaufe der Geburt bei einer 38 Jahre alten Mehrgebärenden entstanden. 2. Gesichtslage, mento-posteriore Stellung. Kopf tief im Becken fixiert. Zangenversuch, dann Perforation und Kranioklasie. Einmalige Untersuchung außerhalb der Klinik. Infiziert eingeliefert.

hat den Stammbaum einer Familie bekanntgegeben, in welcher, über 4 Generationen verteilt, 8 Fälle von erblicher Elephantiasis der Füße und Unterschenkel vorkamen; bei 2 Schwestern der 4. Generation machte die elephantiastische Schwellung bis in die ersten Entwicklungsjahre hinein an den Knien halt, ging dann aber, bei dem einen Mädchen gelegentlich einer Menstruation, auf Oberschenkel, Vulva und Symphysengegend über. Noch einige andere Stammbäume derart sind bekannt, seitdem sich mit der Erblichkeit der sog. angeborenen Elephantiasis außer den Genannten zuerst Nonne (1890), später Francis Galton (1909), Friedrich Reich (1923), Georg Brandt (1924), beschäftigt haben.

Zuweilen ist ein Vulvaödem erst einige Tage oder gar 1—3 Wochen nach der Geburt, vornehmlich bei schwächlichen und frühgeborenen Kindern, beobachtet worden. In einem kleinen Teil der ersteren Fälle trägt daran ein zu festes Anlegen der Nabelbinde die Schuld,

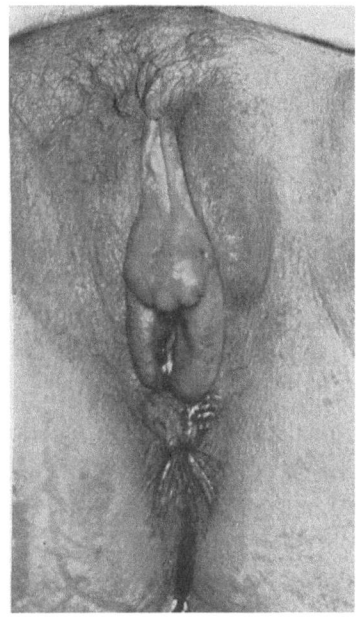

Abb. 92. Akut am 4. Tag nach der Spontangeburt entstandenes puerperales Ödem bei Staphylokokkensepsis. 22jährige Erstgebärende. Intra partum Temperatur 39,6°, Puls 120. Frenulumriß. Keine Naht. Abstrich des Vaginalinhalts ergab R° III. Heilung.

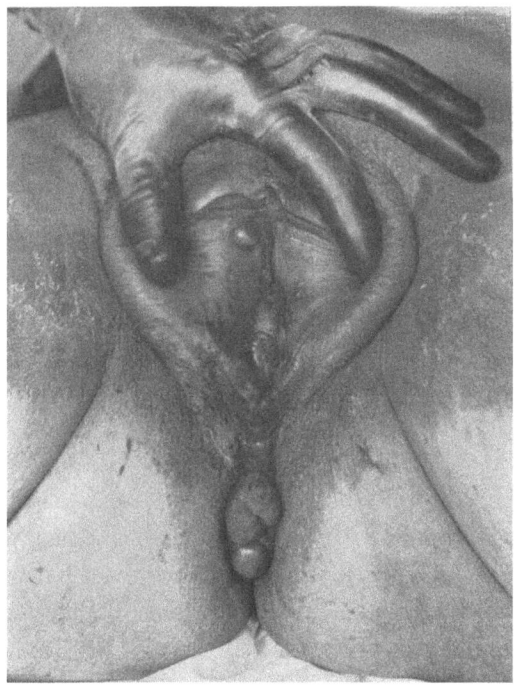 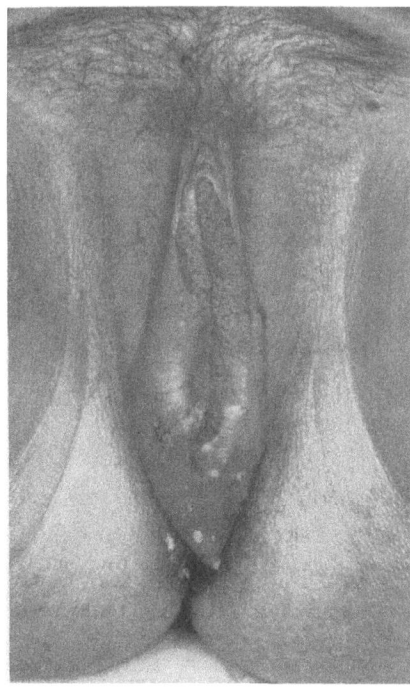

Abb. 93. Abb. 94.

Abb. 93. Entzündliches Ödem der Vulva und der Hämorrhoidalknoten nach vergeblichen Zangenextraktionsversuchen außerhalb der Klinik zu Beginn der Geburt. Photographische Aufnahme gleich nach der Spontangeburt. Die Fossa navicularis ist von einer tiefen, mit eitrig-schmierigem Belag versehenen Wunde eingenommen. Ein geröteter Hof umgibt das Ulcus, das auf der Basis eines Frenulumrisses entstanden ist. An der Innenseite der rechten Nymphe ist eine kleine Cyste zu sehen.

Abb. 94. Vulvaödem bei einer Wöchnerin des 5. Tages, teils mechanisch durch den Durchtritt des Kindes, teils entzündlich durch einen Vaginalinhalt mit Reinheitsgrad IV. zu erklären. Die weißen, zackigen Erhabenheiten auf den hinteren Teilen der großen Labien und circumanal sind kleine Condylomata accuminata.

wie daraus zu erkennen ist, daß das Ödem ungefähr mit dem unteren Rand des Nabelverbandes abschneidet und nach Lockerung oder Entfernung desselben verschwindet. Hier liegt also ein rein lokales Stauungsödem vor. — Genitalödeme bei Frühgeborenen

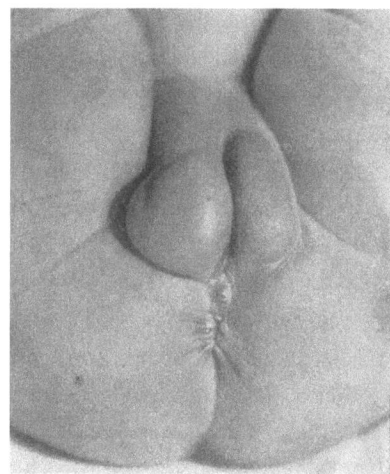

Abb. 95. Starkes entzündliches Ödem der Vulva einer Neonata, vornehmlich der rechten großen Labie bei Phlegmone des rechten Oberschenkels, im Anschluß an eine intrauterine Schußverletzung entstanden. Photographische Aufnahme am 28. August 1918, am 11. Tag nach der Geburt.

Eine 34 jährige XI.-Gebärende hatte am Ende des Krieges in einem Feldkochgeschirr Leim gekocht und als Untergestell einen Metallring, das Mittelstück einer Handgranate, benützt. Heftige Explosion, bei der die hochschwangere Frau zu Boden fiel. 10 Minuten später verspürte sie Schmerzen in der Magengegend, bemerkte eine kleine Verbrennung im oberen Teil der Schürze und ihr entsprechend eine Wunde in der vorderen Bauchwand, aus der sich Blut und wäßrige Flüssigkeit entleerte. Einlieferung in die Dresdener Frauenklinik. Druckempfindlichkeit des Unterbauchs. Kindliche Herztöne über 200, beschleunigt und dumpf. Ich machte sofort die Sectio caesarea nach Porro. Das 50 cm lange und 3600 g schwere Kind zeigte an der Außenseite des rechten Oberschenkels, nahe dem Trochanter, eine 3 cm tiefe Weichteilverletzung. In der Umgebung derselben und in der Leistengegend waren auf der Röntgenplatte mehrere Splitter zu sehen. Eiterung der Schußwunde, Phlegmone des Oberschenkels. Operative Entfernung der Metallsplitter. Heilung von Mutter und Kind.

sind von Zappert (1904), Knöpfelmacher (1906) — von beiden bei Knaben —, von d'Astros (1907), Friedjung (1907), Ylppö (1916) bei Knaben und Mädchen beschrieben worden. d'Astros sah die Ödeme innerhalb der ersten Tage nach der Geburt. In Friedjungs Fällen waren die Genitalödeme chronisch und sklerenähnlich, ohne das Wohlbefinden der Frühgeborenen nachweislich zu stören. Ylppö sah isolierte Genitalödeme unter 235 Frühgeborenen 4mal akut in der 2.—4. Woche auftreten. Sie waren in 2 Fällen durch Druck auf die Leistengegend bei der Lagerung auf der Finkelsteinschen Stoffwechselschwebe entstanden und nach Herausnahme der Kinder aus dem Apparat schnell verschwunden. Er glaubte sie daher auf eine mechanisch bedingte Hemmung der Lymphzirkulation zurückführen zu dürfen und sah eine Begünstigung in einer ungenügenden Funktion des Lymphgefäßsystems zu so früher Lebenszeit. Nimmt man alles zusammen, so kann man nicht sagen, daß die Pathogenese dieser seltenen Genitalödeme bis heute genügend geklärt ist.

Es gibt aber auch ein entzündliches Vulvaödem bei Kindern der ersten Lebenszeit. Der Kenner wird es von vornherein auf eine Nabelinfektion beziehen. Dieses verschwindet nicht in den ersten Tagen nach der Geburt, sondern bleibt längere Zeit, zuweilen bis zum Tode des Kindes bestehen. Fälle derart habe ich während der Kriegszeit gelegentlich einer Endemie von Nabelsepsis mit Phlegmone der vorderen Bauchwand und Peritonitis erleben müssen. Bei den Staphylokokkeninfektionen blieben die Kinder am Leben, bei den Streptokokkeninfektionen starben sie. Bemerkenswert ist, daß in diesen Fällen von ein- oder doppelseitigem entzündlichem Vulvaödem äußerlich sichtbare Zeichen der Nabelentzündung mehrmals nicht vorhanden waren. Daß eine latente Infektion der periumbilicalen Lymphgefäße und eine Lymphangitis in der Tiefe der vorderen Bauchwand von einer nicht infektionsverdächtigen Nabelwunde ausgehen kann, lehrt auch folgender, kürzlich an der Marburger Frauenklinik beobachteter und in einer Dissertation von Hans v. Behring (1928) beschriebener Fall (Abb. 96). Er zeigt, daß das akute Auftreten einer ödematösen Schwellung einer Labialseite oder beider, zum mindesten in den ersten beiden Lebenswochen, das erste Zeichen einer Lymphgefäßentzündung der Nabelregion darstellen kann. Das Vulvaödem war hier auf eine Phlegmone des Cavum praeperitoneale Retzii mit Bildung von infektiösen obturierenden Lymphthromben zurückzuführen.

Vermutlich ist auch das „chronische idiopathische Genitalödem" der pädiatrischen Lehrbücher (Friedjung, Knöpfelmacher, Zappert) auf eine Nabelinfektion zu beziehen. Friedjung hat die Ursache, wahrscheinlich mit Recht, in einer leichten, vom Nabel ausgehenden Entzündung gesucht, die, ähnlich dem Erysipel, eine Lymphstauung hervorruft. Und in der Tat könnte man bei dem häufigen Auftreten des Ödems zur Zeit eines verspäteten Abfalls des Nabelschnurrestes diese Ätiologie annehmen, zumal da dieses Ödem den Beschreibungen nach nicht nur gelegentlich die an die Genitalien angrenzenden Teile der Oberschenkel, sondern häufiger den Mons pubis bis ungefähr zur Mitte zwischen Nabel und Symphyse hinauf mit einbezog. Dieses Ödem trat meist 1 bis 3 Wochen post partum, besonders bei Frühgeborenen, und zwar bei Knaben eigenartigerweise sehr viel häufiger als bei Mädchen auf, um dann einige Zeit, längstens aber bis zum 6. Monat, ohne jegliche Beeinträchtigung des Allgemeinbefindens bestehen zu bleiben. Finkelstein hat in einem solchen, durch seine Härte an Sklerödem erinnernden Fall Streptokokken nachgewiesen. Knöpfelmacher wollte dieses Ödem auf Zirkulationsstörungen, die sich an die Abnabelung anschließen, zurückführen. — Dem eben besprochenen chronischen Genitalödem steht das harte Ödem der Regio genitalis und suprapubica Neugeborener, das Woringer und neuerdings Manicatide und Rusesco (1927) beobachtet haben, offenbar nahe.

Nach diesen Erörterungen über die mannigfachen, bisher noch nicht zusammengestellten Ödemformen der verschiedenen Lebensalter gehe ich zur Besprechung des allgemeinen Verlaufs, der Prognose und Therapie der Ödeme über.

Verlauf und Prognose des Vulvaödems werden bestimmt durch die Beseitigung der Ursache. Bei den den Gynäkologen am meisten interessierenden Vulvaödemen der Schwangerschaft beginnt die Rückbildung von der Stunde der Geburt an, so daß meist schon in 3—5 Tagen die größten Ödemtumoren zu kleinen faltigen Hautgebilden zusammengeschrumpft sind. Das ist auch den Abb. 82 und 87 zu entnehmen. Einen schnellen Rückgang beobachtet man auch nach Beseitigung eines Entzündungsherdes, etwa durch Incision eines parametritischen Exsudats. Eine schlechte Prognose gaben bisher die Vulvaödeme nach Omphalitis bei Neugeborenen; sie wird aber nicht durch das entzündliche Ödem selbst, sondern durch die Entzündung der Nabelgefäße und ihrer Umgebung bestimmt. Die Prognose der übrigen Ödemformen hängt davon ab, ob es gelingt, die Ursache derselben zu beseitigen.

Die Therapie des Vulvaödems hat den sehr verschiedenartigen Ursachen Rechnung zu tragen, sofern sie nicht eine rein symptomatische ist. So wird bei den entzündlichen Ödemen ein antiphlogistisches Verfahren und die Entleerung des vorhandenen Eiterherdes, bei den durch Tumoren der näheren und ferneren Umgebung hervorgerufenen Ödemen die Exstirpation der Neoplasmen zur Anwendung kommen müssen. Bei den renal bedingten Ödemen sind Bettruhe, starke Einschränkung der Flüssigkeitszufuhr, Kochsalzentziehung, knappe Milchdiät, Diuretica: Diuretin, Euphyllin, Theobromin usw., Herzmittel,

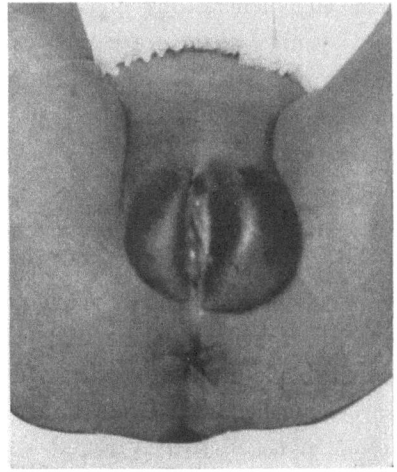

Abb. 96. Entzündliches Ödem der Vulva einer Neonata, die am 10. August 1926 in der Marburger Frauenklinik durch Sectio caesarea wegen Placenta praevia centralis zur Welt gebracht wurde. $\frac{\text{Länge 45 cm}}{\text{Gewicht 1880 g}}$. Bereits am 2. Tag nach der Geburt Anschwellung der linken großen Schamlippe ohne erkennbare Nabelentzündung. Zunahme des Ödems der Vulva und Fortschreiten auf die rechte große Schamlippe und den Mons pubis bis zum Nabel hinauf. Aus dem Vulvaödem wurde sofort auf eine tiefsitzende Nabelinfektion geschlossen. Diese wurde bei der Sektion des am 6. Tag gestorbenen Kindes bestätigt. Hierbei Absceß unterhalb des Nabels im Cavum praeperitoneale Retzii, vornehmlich der linken Seite, und diffuse eitrige Peritonitis. In beiden Eitergebieten und in Gewebsschnitten Nachweis von Kolibacillen. Mikroskopisch fand sich eine Lymphangitis in der Umgebung der beiden Nabelarterien, vornehmlich der linken. Der von Hans v. Behring in seiner Dissertation bearbeitete Fall lehrt in diagnostischer Hinsicht, daß ein Vulvaödem das erste Zeichen einer tiefsitzenden Nabelphlegmone mit präperitonealer lymphatischer Ausbreitung ist und daß die anfangs einseitige Lokalisation des Ödems dem Sitz der Lymphangitis entspricht. Das Kind hätte vielleicht gerettet werden können, wenn gleich nach Feststellung einer Zunahme des Ödems, also am 3. Tag p. p. auf der linken Seite des Nabels eine Incision vorgenommen worden wäre.

wie Digitalis und Digalen, angezeigt. Auch der Aderlaß ist bisweilen nützlich. Die Mittel haben oft prompten Erfolg. Führen sie nicht zum Ziel, so muß man sich daran erinnern, daß nach Eppinger vorzugsweise bei den renal bedingten, aber auch bei den kardialen Ödemen in der Verabreichung von Schilddrüsensubstanz ein starkes Diureticum vorliegt, welches die Zellfunktion und damit einen rascheren Austausch zwischen Gewebsflüssigkeit und Blutplasma erhöhen soll. Man gibt Thyreoidtabletten in der Anfangsdosis von 0,3 g und 0,9 g innerhalb von 2 Wochen. Eppinger rät dabei die Pulsfrequenz, den Allgemeinzustand und die Diurese genau zu kontrollieren.

Einige besondere Bemerkungen verlangen noch die Vulvaödeme der Schwangeren. Außer den eben erörterten Methoden der Allgemeinbehandlung ist noch Erhöhung der unteren Extremitäten und der Beckengegend, also leichte Beckenhochlagerung, Schwitzen und eventuell Verabreichung schweißtreibender Mittel erforderlich. Die vielfach empfohlenen heißen Umschläge auf die Vulva sind nicht unbedenklich, weil sie zu weiterer Schädigung der gespannten, dem Platzen nahen Haut führen und eine Gangrän vorbereiten können. Behandlung in einer Frauenklinik ist bei stärkerer Ödembildung grundsätzlich anzuraten, schon deshalb, weil die Asepsis streng gewahrt und die Bilanz der Flüssigkeitsaufnahme und -abgabe sehr genau aufgestellt werden muß. Oft schon durch bloße Ruhelage pflegen die Vulva- und Beinödeme in 1—2 Tagen beträchtlich zurückzugehen. Zur Lokaltherapie empfiehlt O. Hoehne einen mittels T-Binde anzulegenden festen Druckverband, der im Verein mit Ruhelage das Ödem nicht nur schnell und vorübergehend, sondern dauernd zum Schwinden bringen soll. Er gibt aber selbst zu, daß diese Kompressionsbehandlung bei stärkeren Graden von Ödemen nicht anwendbar ist, weil schon ein leiser Druck die hydropischen Labien zum Bersten bringen und damit eine Gangrän und Sepsis veranlassen kann. Incisionen, Punktionen oder Scarificationen scheinen beim hochgradigen Vulvaödem früher häufiger angewandt worden zu sein als heutzutage. Sie wurden schon von einem Teil der älteren Geburtshelfer abgelehnt, weil sie mit den Gefahren der Infektion verbunden sind. Neuerdings ist Reifferscheid (1924) für die alte Methode der Stichelung, allerdings von den Außenseiten der Labien aus, eingetreten; er hat danach nie eine Infektion erlebt. Und Hoehne (1925) hat eine quere Incision oberhalb der Symphyse und danach Kompression der Vulva anempfohlen. Es ist klar, daß die Wahl dieser beiden Stellen, bei denen man an der Peripherie des Ödems, möglichst weit von der Schamspalte entfernt, bleibt, besser vor der Infektion zu schützen vermag als multiple Incisionen im Ödemgebiet selbst. Adler beobachtete mehrmals, daß im Anschluß an die Scarificationen Wehen auftraten und die Geburt in Gang kam. Die Hautdrainage durch mehrtägiges Liegenlassen mehrerer kleiner in den Mons pubis eingestochener Platinkanülen, die vornehmlich bei Ödemen der unteren Extremitäten vorgenommen wird, habe ich in einem Fall von beträchtlichem Ödem der Vulva angewandt; begünstigt durch Beckenhochlagerung der Patientin floß sehr viel Flüssigkeit in der Richtung zur Nabelgegend ab. Kommt eine Frau mit starken Vulvaödemen zur Geburt, so wird man gut tun, die vaginale Untersuchung grundsätzlich zu vermeiden und durch die äußere und rectale zu ersetzen. Denn die Vaginalexploration ist in solchen Fällen schmerzhaft und mit der Gefahr kleiner Einrisse verbunden. Glaubt man sie doch einmal anwenden zu müssen, so empfiehlt sich nach Angabe der alten Geburtshelfer, den Zeigefinger in Olivenöl, das aber frisch und richtig sterilisiert sein muß, einzutauchen. Daß nur mit sterilem Gummihandschuh exploriert werden darf, ist heutzutage selbstverständlich.

Um den Gefahren der Spontanruptur des Ödems und der Infektion zu begegnen, das hydropische Gebiet zu entlasten und der Gangrän vorzubeugen, also aus prophylaktischen und kausaltherapeutischen Gründen, haben Baisch, Seiffart (1907),

Hoehne (1916 und 1925), Hündgen (1919), Skutsch (1925), Greenhill (1925) bei sehr beträchtlichen, in weit vorgeschrittener Schwangerschaft auftretenden Vulvaödemen geraten, die Spontangeburt nicht abzuwarten und auch nicht per vaginam operativ zu entbinden. Sie begründen ihren Standpunkt damit, daß sehr leicht ein zum Bersten führender Druck auf die prall gespannten Hydropssäcke ausgeübt werde und daß Scheidendammincisionswunden oft schlecht heilen. Daher ihre Empfehlung, bei lebendem Kind und insbesondere bei gleichzeitiger Nierenerkrankung selbst dann, wenn die Geburt noch nicht begonnen hat, die Schnittentbindung vorzunehmen. Man wird sich zu ihr umso eher entschließen, als meist eine schwere Schwangerschaftstoxikose vorliegt, welche eine baldige Entbindung wünschenswert erscheinen läßt. Nach diesen Grundsätzen habe ich mehrmals in Dresden und zweimal in Marburg den Kaiserschnitt bei noch stehender Fruchtblase stets mit gutem Erfolg ausgeführt. Die Laparotomie wird unter allen Umständen dann zur Anwendung kommen müssen, wenn sich eine Entzündung oder beginnende Gangrän der ödematösen Vulva bereits bemerkbar macht. In einem solchen Fall, in dem es eine Wundinfektion des Uterus zu vermeiden, die Haupteintrittspforte für Bakterien im Wochenbett auszuschalten gilt, kann nur der Kaiserschnitt nach Porro, der von Hoehne ausgeführt und anempfohlen wurde, oder die abdominale Totalexstirpation, die ich dem Porro grundsätzlich vorziehe, in Anwendung kommen. Hündgen-Kupferberg (1919) haben nach einer wegen hochgradigem Vulvaödem mit beginnender Gangrän ausgeführten Sectio caesarea eine schwere puerperale Infektion beobachtet, die in Heilung überging. Schwierig ist in Fällen von hochgradigem Vulvaödem der Entschluß zur Laparotomie bei intrauterin abgestorbenem Kind. In einem solchen Fall hat Greenhill bei Steißlage mit dem Steißhaken extrahiert, ohne daß Komplikationen bei der Mutter eingetreten sind. Ist die Geburt noch nicht in Gang gekommen und der Uterusinhalt als aseptisch anzusehen, so steht auch dabei der suprasymphysären Schnittentbindung nichts im Weg.

V. Hämatom der Vulva.

Das von Rueff (Zürich 1554) zuerst beschriebene Haematoma vulvae, fälschlicherweise auch heute noch manchmal mit dem veralteten Namen Thrombus vulvae bezeichnet, ist ein Bluterguß in das Bindegewebe der großen Labie, der bald ein-, bald beiderseitig beobachtet wird und gewöhnlich auch die kleinen Schamlippen und oft auch den Damm und einen Teil des Mons pubis mit einbezieht. Schöne Farbenbilder finden sich in den Lehrbüchern von v. Jaschke-Pankow und Stoeckel-Reifferscheid. Ich gebe die Abb. 97—103. Wenn man sich des starken Gefäßreichtums der Bulbi vestibuli und der kavernösen Gebilde der Klitoris erinnert, wird man die Entstehung des Vulvahämatoms von vornherein leicht verständlich finden. Und doch ist die Quelle der Hämorrhagie weniger im Gebiet dieser Venenplexusse, deren bindegewebige Umhüllung offenbar einen gewissen Schutz gegen Zerreißung bietet, als vielmehr in einem paravaginalen Blutgefäß zu suchen, weshalb man von einem paravaginalen-labialen Hämatom oder wenigstens von einem vulvo-vaginalen Hämatom oder einem Haematoma vaginae et vulvae sprechen sollte.

Der Nachweis des verletzten Blutgefäßes gelingt freilich nur selten, wie schon v. Scanzoni und später Wimpfheimer betont haben. Wo man es fand, schien eine variköse Verdünnung der Venenwand die Disposition zur Ruptur gegeben zu haben (Deneux, Dubois, Jacquemier, Cazeaux). Daß auch eine Arterie einreißen kann, haben v. Winckel, Olshausen, Veit, Max Simon, Hirsch und Jacobi nachgewiesen, wobei man aber vielleicht der Möglichkeit zu gedenken hat, daß erst sekundär bei der Incision und Ausräumung der Koagula Arterien eröffnet wurden und so Täuschungen unterlaufen sind.

Eine Disposition zum Vulvahämatom sah Löhlein in einer chronischen Nephritis oder Albuminurie, was manche spätere Beobachter [Liepmann (1909), Hirsch (1910), Potocki (1910), Unger-Bjanzewa (1914), Danby (1924)] bestätigt haben, Veit, gestützt auf eine Beobachtung, in einer Cyste der Bartholinischen Drüse — was man schwer verstehen kann —, Sahler in einer konstitutionellen Minderwertigkeit der Gefäße, andere in einer strotzenden Blutfülle, einer Varicocele oder einem Aneurysma des Ramus vaginalis der V., bzw. der A. uterina. Doch sind echte Aneurysmen bisher nur im Gebiet der A. uterina selbst und nicht in ihren Ästen gefunden worden [Mars (1891), Reymond (1908), O. Küstner (1917), E. Vogt (1923)]. Eine hämorrhagische Diathese bzw. eine ererbte Brüchigkeit der Gefäße als Disposition zum Vulvahämatom wurde von Dille (1886), Lwoff (1886), Loviot (1890), Warszawski (1893) festgestellt. In des Letzteren Fall lag ein Morbus maculosus Werlhofii vor.

Es gibt spontane und traumatische Vulvahämatome sowohl in wie außerhalb der Schwangerschaft. Über spontan in der Gravidität zustande gekommene Hämatome haben Hunter, Sutugin, Nusser, Loviot, Auvard, Vinay berichtet; sie können bei größerem Umfang ein Geburtshindernis abgeben. Häufiger und bekannter sind die unter der Geburt entstehenden Blutgeschwülste der Vulva, die bereits von Rueff (1554) (s. o.) beschrieben worden sind. Nach einer Zusammenstellung Wimpfheimers von 167 Vulvahämatomen waren sie 25mal = in 15 % der Fälle in der Gravidität, 117 mal = in 70% in der Geburt und im Wochenbett aufgetreten. Über ihre Häufigkeit intra partum finde ich folgende Angaben: v. Winckel 1:1400 Geburten, Sutugin 1:3285, Rothfuchs knapp 1:1000, Sasanoff 1:2375, Hugenberger 11:14000, Johnston und Sinclair 7:17748, Liepmann 7:25000, Kucher 4:6000, Deneux 1:16000, Dubois 3:14000, G. v. Braun 4:20000, Spiegelberg 3:3000. Sahler (1925) konnte aus der 2. Wiener Frauenklinik unter 88350 Entbindungen der letzten 30 Jahre 31 Fälle von Haematoma vulvae et vaginae sammeln, was einem Prozentsatz von 0,035 entspricht. Ich habe unter rund 33000 Geburten (ohne Fehlgeburten), die in der Dresdener Frauenklinik unter meiner Leitung aus den 14 Jahren 1912 bis mit 1925 zu verzeichnen sind, 7 mal = 0,021 % Vulvahämatome gesehen.

Die Frage, ob das Vulvahämatom mehr bei Erst- oder bei Mehrgebärenden beobachtet wird, ist verschieden beantwortet worden. Für eine stärkere Beteiligung der Mehrgebärenden scheinen die bei ihnen häufigeren Befunde von Varizen an den unteren Extremitäten und dem Vulvagebiet zu sprechen. Doch wurden nach Deneux, Cadilhac u. a. Erst- und Mehrgebärende gleich häufig, nach Wimpfheimers Zusammenstellung, deren Ergebnis der alten Angabe von Spiegelberg entspricht, die ersteren dreimal so oft befallen als die letzteren. Das vulvo-vaginale Hämatom kann ebensowohl bei Spontangeburten — nach v. Winckel in 86% der Fälle — als bei operativ durch Forceps oder Extraktion beendigten Entbindungen beobachtet werden (z. B. Fall Walther, Zangenextraktion bei Gesichtslage). Es scheint, daß in solchen Fällen die Zange schwierig war oder bei der Extraktion abglitt (Fall von Braun v. Fernwald). Daß in manchen Kliniken Vulvahämatome früher häufiger gesehen wurden, hängt vielleicht mit der Bevorzugung der

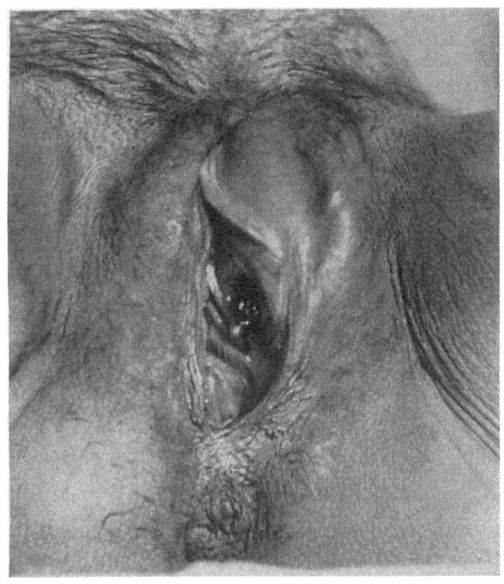
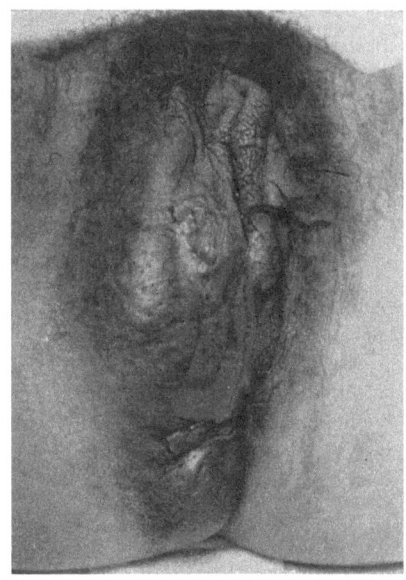

Abb. 97. Abb. 98.

Abb. 97. Vulvo-vaginales Hämatom der linken großen und kleinen Labie mit Spontanperforation nach dem Introitus zu. Photographische Aufnahme während der Entbindung.

Abb. 98. Vulvo-vaginales Hämatom der rechten großen Labie bei einer Erstgebärenden nach einer Sturzgeburt außerhalb der Klinik. Großer Scheidenriß. Spontane Entleerung des Hämatoms. Alte Analfistel.

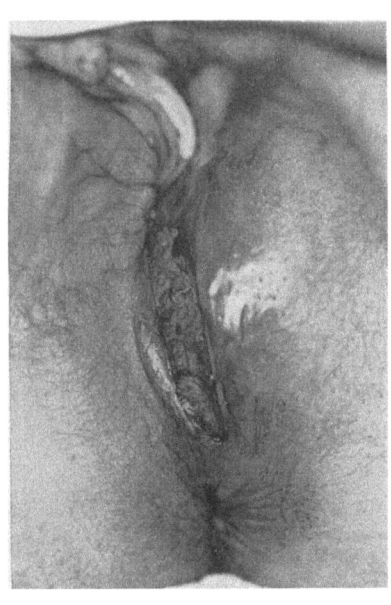
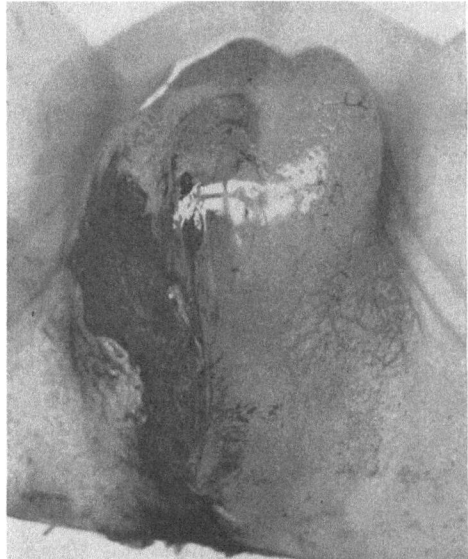

Abb. 99. Abb. 100.

Abb. 99. Großes Haematoma vulvae et vaginae unmittelbar nach dem Austritt des Kindes.

Abb. 100. Fall der Abb. 99 40 Minuten später. Man sieht die ganze große Labie in einen doppelfaustgroßen Tumor umgewandelt. Das Blut sickert an der Innenfläche aus einer spontanen Rupturstelle heraus.

hohen Zange zusammen. Unter 95 Beobachtungen der Literatur, die Sasanowa zusammenstellte und die meist junge Kreißende betrafen, war das Vulvahämatom nur 11 mal nach geburtshilflichen Operationen entstanden. Unter 111 Fällen von Wimpfheimer sind 93 mal Spontangeburten und nur 18 mal operative Eingriffe verzeichnet. — Die spontanen Geburtshämatome der Vulva erscheinen bald in der Eröffnungsperiode — unter 31 Fällen von Sahler nur 5 mal —, zuweilen schon bei noch wenig eröffnetem Muttermund (Holzbach), in der Regel unmittelbar nach Austritt des Kindes (unter Sahlers 31 Fällen 26 mal), ausnahmsweise erst einige Stunden nach der Geburt. Das Vulvahämatom sahen die einen bei raschem Geburtsverlauf, starkem Pressen und Drängen der Kreißenden, Sturzgeburt — letztere war in Wimpfheimers Zusammenstellung unter 117 Vulvahämatomen 11 mal = in 9,5 %, vorhanden —, die anderen im Gegenteil nach einer langen Geburtsdauer (unter 117 Fällen von Wimpfheimer 10 mal = 8,5 %). — Eigenartig ist, daß es auch rezidivierende Vulvahämatome gibt; Meißner und Wimpfheimer haben sie in zwei, Lwoff sogar in zwölf aufeinanderfolgenden Geburten gesehen.

Der zur Hämatombildung führende Mechanismus ist verschieden. In einem Teil der Fälle handelt es sich um eine reine Stauungsblutung, deren Entstehung durch Kompression einer Vene gegen einen Beckenknochen oder bei einer alten Erstgebärenden vielleicht gegen einen straffen Levatormuskelrand begünstigt wird. Nach Carl v. Braun, Halliday Croom und Heinz Krause soll der im Beckeneingang stehende Kopf bei Hängebauch mit abnorm starker Anteflexion des Uterus durch die Wehen gegen die V. cava inferior getrieben werden und diese komprimieren können, wodurch zugleich der venöse Blutabfluß über die Kollateralvenen der Saphena und Femoralis in Wegfall kommt. Steht der Kopf bereits im Becken, so kann die Hämatombildung auf Berstung einer dünnwandigen, zwischen zwei fixen Punkten der Länge nach überdehnten Vene zurückzuführen sein. Die Fixationspunkte werden von der Einmündungsstelle des Ramus vaginalis der V. uterina in diese Vene oder der V. uterina in die Hypogastrica einerseits und dem tiefstehenden Kopf des Kindes andererseits gebildet. Pinard vergleicht den Entstehungsmechanismus des Haematoma vulvae et vaginae mit dem des Cephalhämatoms; durch den tiefertretenden Kindesteil werde das Scheidenrohr im ganzen gegen die Unterlage verschoben und so eine Gefäßzerrung und -zerreißung im paravaginalen Gewebe herbeigeführt. Ein Vulvahämatom im Verein mit zentraler Dammruptur hat Tarnier (1892) beobachtet. Daß der Riß in einer Venenwand nicht sofort zu nennenswerter Blutung führen muß, zeigen die Fälle, in denen die Blutgeschwulst der Vulva erst nach dem Austritt des Kindes, oft erst nach Stunden, in Erscheinung trat. Hier ist die eröffnete Vene vom Kopf des Kindes, solange er im Becken stand, gegen die Knochenwand angedrückt worden (v. Braun-Fernwald). Daß Vulvahämatome auch vorgetäuscht werden können, zeigt eine Beobachtung, die in Abb. 101 und 102 wiedergegeben ist. Der Fall spricht im Sinne der ersteren der beiden eben gegebenen Erklärungen, nämlich der Kompression der V. cava inferior durch den Kopf des Kindes, und zeigt, daß es dabei zuweilen nur zu einer starken Blutstauung, noch nicht zu einer Hämatombildung kommt. Bei einer 40jährigen IV.-Para mit Prolaps der hinteren Vaginalwand und mäßigem Hängebauch trat, als der Kopf in hohem Gradstand auf dem Beckeneingang fixiert war, eine dunkelblaurote Verfärbung, starke kissenartige Vergrößerung und pralle Spannung der beiden großen Labien ein, während gleichzeitig die prolabierte hintere Scheidenwand ins Becken hineingezogen wurde. Wie sich nach

Austritt des Kindes ergab, war nur eine kolossale Blutstauung, aber kein Hämatom entstanden. Man könnte in diesem Fall von einem **Pseudohämatom** sprechen.

Zu den traumatischen partalen Vulvahämatomen gehören auch diejenigen, die eine Zeitlang recht häufig nach der subcutanen Hebosteotomie und Symphyseotomie beobachtet worden sind und zuweilen mit einem Bluterguß an der Hinterseite des Schambeins und im

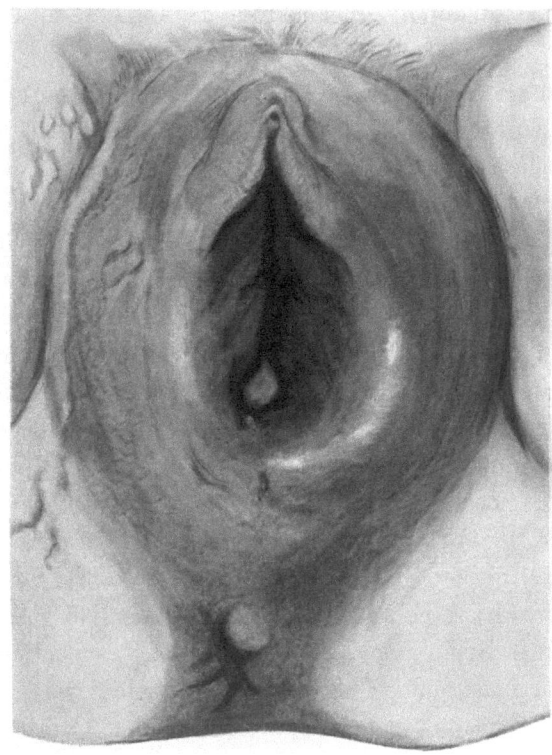
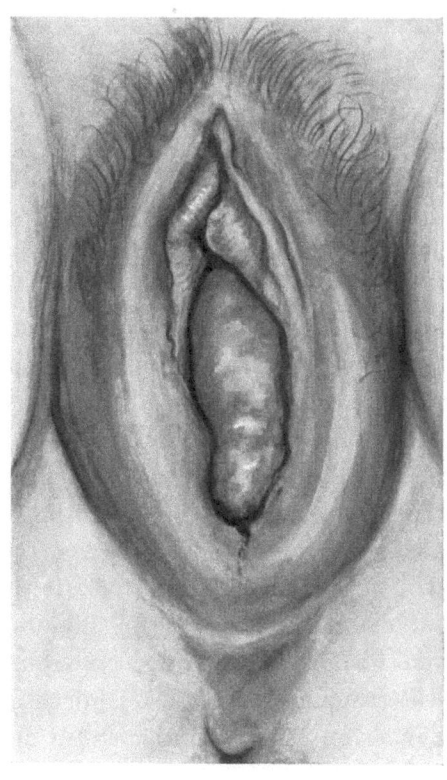

Abb. 101. Abb. 102.

Abb. 101 und 102. Pseudo-Hämatom der Vulva bei einer 40jährigen IV.-Para mit ziemlich starkem Prolapsus vaginae. In der Schwangerschaft lag die hintere Vaginalwand in pflaumengroßem Bezirk vor der klaffenden Schamspalte. Nach dem Blasensprung trat der Kopf des Kindes in den Beckeneingang und blieb in hohem Gradstand mit Vorderhauptshaltung stehen. In der nächsten Stunde schnelle Ausbildung einer starken, dunkelblauviolett gefärbten Schwellung der Vulva, vornehmlich im Gebiet des linken Labium majus und der hinteren Commissur. Die Haut war beträchtlich vorgewölbt, prall gespannt und glänzend. Bei der naheliegenden Diagnose Vulvahämatom mußte jeden Augenblick die Spontanruptur desselben erwartet werden. Diesem Stadium, 15 Minuten vor der Geburt, entspricht die Abbildung 101. Beim Tiefertreten des Kopfes ließ die Spannung der Haut einigermaßen nach, und ohne irgend eine Verletzung trat der Kopf, entsprechend der Vorderhauptslage, nach außen. Nach dem Partus sehr schnelle Rückbildung der zuletzt blauschwarz gewordenen Schwellung, so daß 36 Stunden später nichts mehr von Stauungserscheinungen zu sehen war, wie das zweite, zu dieser Zeit aufgenommene Bild beweist. In dieser ist nur noch eine starke wulstige Vulva und eine weitklaffende Schamspalte mit Senkung der hinteren Vaginalwand zu sehen.

Cavum praeperitoneale Retzii, am Damm oder am benachbarten Oberschenkel in Verbindung standen. Sie wurden unter den von Schläfli bis zum Jahre 1909 aus der Literatur zusammengestellten 700 Hebosteotomien 87 mal = in 17,6% aller Fälle beobachtet, und zwar stets auf derjenigen Seite, auf der das Schambein durchsägt worden war. Unter den von mir nach meiner Methode ausgeführten 110 subcutanen Symphyseotomien habe ich kleinere, ausnahmsweise größere Hämatome der Labien 31 mal = bei 28% der Operationen festgestellt. Auch mit einer Symphysenruptur, sei sie unter der Geburt spontan oder bei einer Operation entstanden, pflegt ein Vulvahämatom verbunden zu sein.

Ein puerperales Vulvahämatom ist in den ersten Tagen nach der Geburt durch starkes Husten (Meißner, Mac Grew), beim Aufstehen zum Urinieren 1 Stunde p. p. (Cadilhac), am 3. (Rothfuchs), 11. (Warszawski), 21. Wochenbettstag (Helfer) in Erscheinung getreten. In einem Fall von Potocki entstand ein kindskopfgroßes Vulvahämatom bei puerperaler Sepsis nach einer intravenösen Kollargoleinspritzung. v. Braun-Fernwald denkt sich die Entstehung des puerperalen Hämatoms offenbar so wie die einer Blasenscheiden- oder Harnleiter-Scheidenfistel durch Drucknekrose der Gefäßwand bei langdauernder Geburt.

Das Haematoma vulvae traumaticum extra partum ist nach Stoeckel in 37 Fällen der Literatur, nach Wimpfheimer unter 167 seiner Hämatomfälle 25 mal = in 15% festgestellt worden. Es entsteht teils durch ein direktes, teils durch ein indirektes, die Blutgefäße des äußeren Genitale auf irgend eine Weise treffendes Trauma. Bei einem Teil der Fälle wurden Blutgefäße plötzlich gegen einen Beckenknochen angepreßt (Lwoff). Eine Kontusion kurzweg wurde angegeben in den Fällen von v. Winckel (1886), Ridgway-Barkes (1895), v. Mars (1903) und in zwei Beobachtungen von J. Veit (1907). Als besondere Ursachen für direkte Traumen finde ich vermerkt: Stoß gegen eine Wanne (v. Winckel), Aufschlagen mit gespreizten Beinen auf die scharfe Kante oder Lehne eines Stuhles oder die Kante eines Schemels [Chum (1883), Cate Hoedemaker (1890), Leers (1906), Benestad (1914), Reifferscheid (1924)], Fußtritt [Lwoff (1886), Cate Hoedemaker (1890)], Fall rittlings auf einen Holzblock oder einen anderen scharfkantigen Gegenstand [2 Fälle von Lwoff (1886)], Fall auf die Spitze eines Holzschuhes [Ligterink (1889)], Hornstoß [Lehle (1912)], Stoß [Ohnacker (1911), 3 Fälle], Stoß auf die Sattelspitze eines Fahrrades [Wachtel (1928)], Pfählungsverletzung (3 Fälle von Rapczewski), Aufschlagen auf einen Stein [Fall Melchior (1915): subcutane Klitorisruptur bei einer 57jährigen Frau, faustgroßes fluktuierendes Hämatom vor der Symphyse, mit zwei Ausläufern in die Labia majora sich fortsetzend. Bei der Operation wurde die Ursache des Hämatoms in der Zerreißung der Klitorisschenkel gefunden]. Von weiteren Fällen von direkt traumatisch entstandenem Vulvahämatom bringe ich folgende:

Max Stolz: Faustgroßes blaurotes Vulvahämatom der rechten großen Labie, vom Mons pubis bis an den Damm reichend, bei einem 15jährigen Mädchen. Es hatte sich in der Trambahn infolge des plötzlichen Anziehens des Wagens jählings auf die Armlehne niedergesetzt und augenblicklich einen heftigen Schmerz in der rechten großen Schamlippe empfunden, der bald schwand und dem Gefühl zunehmender Spannung wich.

Felix Jacobi: Die Frau eines Kunstmalers wollte am Oberfenster des Ateliers eine Reparatur vornehmen und stellte sich auf einen Aufbau von Tisch und Stühlen. Sie wurde schwindlig, sprang, um sich vor dem Fallen zu retten, auf den Fußboden und fiel auf ein aufgekantet stehendes Zeichenbrett.

Rieländer (Fall 2): Die Patientin hatte aus dem geöffneten Fenster gesehen, war beim Zurücktreten an einem Kinderstuhl hängen geblieben, glitt aus und stieß sich mit den Geschlechtsteilen an die Lehne des Stuhles. Sie verspürte sofort eine Anschwellung und einen stechenden, klopfenden Schmerz. Walnußgroßes, prall gespanntes Hämatom in der rechten großen und kleinen Schamlippe, bis fast an die Klitoris heranreichend und den Scheideneingang verdeckend. Auf seiner Oberfläche eine pfennigstückgroße Abschürfung. Am Tag danach Ausdehnung des Hämatoms auf die Klitorisgegend.

Rieländer (Fall 3): Eine Frau, die fünfmal geboren hatte, fiel beim Putzen eines Schrankes mit den Geschlechtsteilen rittlings auf den Bettpfosten, welcher oben eine Kugel trug. Kollaps und plötzlich starker Schmerz in den Geschlechtsteilen. Linke große Labie in ein doppelfaustgroßes, dunkelblaurotes, weit nach rechts herüberhängendes und den Scheideneingang völlig verdeckendes Hämatom umgewandelt. Wegen sehr langsamer Resorption schließlich operative Ausräumung der Blutmassen und Naht der Wunde.

Melchior beschrieb eine traumatische, durch einen Fall entstandene subcutane Klitorisruptur:

Eine 57jährige Frau litt seit längerer Zeit an einem linksseitigen Leistenbruch ohne wesentliche Beschwerden. Beim Stolpern auf der Straße Aufschlagen mit der vorderen Beckengegend auf einen Stein. Im Anschluß daran Anschwellung vor der Schoßfuge. Ein Arzt hatte eine Brucheinklemmung vermutet und die Geschwulst zurückzudrängen versucht. Oberhalb und rechts von der Symphyse fand sich ein faustgroßer, prall gespannter, fluktuierender Tumor, von glatter Oberfläche und intakter Haut bedeckt. Von ihm gingen nach unten zu den beiden großen Labien Fortsätze aus. Geringe Verschieblichkeit gegen die Unterlage. Keine Beziehungen zu den inguinalen Bruchpforten. Keine Veränderung des Volumens bei Hustenstößen. Keine Pulsation. Diagnose: Abgekapseltes Hämatom. Bei der operativen Entfernung mußte dieses von der Aponeurose des M. obliquus externus unter Ligatur zahlreicher in ihn eintretender kleiner Venen und Arterien abgelöst werden. Dabei Entleerung von schwarzen Blutklumpen. Die Geschwulst lag vor dem Schambein und stand unmittelbar mit dem in seiner Kontinuität fast völlig unterbrochenen Schwellkörper der Klitoris in Zusammenhang.

Bei einer meiner Beobachtungen von Haematoma vulvae traumaticum hatte sich eine Frau 14 Tage vor der Geburt auf die Kante eines Stuhles heftig aufgesetzt und im Anschluß daran eine blaue Verfärbung und Schwellung der äußeren Geschlechtsteile bemerkt. Bei der gleich danach erfolgten klinischen Einlieferung fand ich die linke große und kleine Labie blaurot verfärbt und durch einen starken, besonders die Innenfläche vorwölbenden Bluterguß ausgedehnt. Das Labium minus sinistrum zeigte median, in der Nähe des Frenulum, eine fast pfennigstückgroße Öffnung, aus der blauschwarzes koaguliertes Blut herausquoll. Die mit Blutgerinnseln ausgefüllte Höhle setzte sich eine Strecke weit nach oben ins paravaginale Bindegewebe fort. Die Wunde heilte bei Bettruhe und Gazeverband ohne Therapie und ohne Beeinträchtigung der Schwangerschaft. — Einen weiteren Fall sah ich jüngst: Ein junges Mädchen war beim Rudern im Badeanzug bei gespreizten Beinen mit den äußeren Geschlechtsteilen auf einen am einen Ende des Kahns eingelassenen Eisenpflock aufgefallen. Es war eine tiefe Rißwunde an der Innenfläche der rechten Nymphe entstanden, aus der ein walnußgroßes Blutkoagulum herausragte.

Vulvahämatome, die durch ein indirektes Trauma, und zwar nach einem Fall, bei dem die Vulva selbst nicht getroffen wurde, entstanden waren, sind teils in, teils außerhalb der Schwangerschaft beobachtet worden: Fruitnight (1884), Lwoff (1886), Cate Hoedemaker (1890), Leers (1896) (Ausgleiten auf dem Glatteis), Vinay (1898) (Sturz im epileptischen Anfall), Ostermayer (1903), Rothlauf (1908), Stoeckel (1910). In einem Fall von Stoeckel und Bauereisen stürzte die Schwangere auf das Gesäß, ohne daß die Gravidität eine Unterbrechung erfuhr; der Bluterguß gelangte bei konservativer Behandlung zur Resorption.

Manchmal kann eine Blutgeschwulst der Vulva nach starken Anstrengungen der Bauchpresse, also nach plötzlichen Blutdrucksteigerungen entstehen. Das Trauma trifft hier, wenn man will, die Gefäßwand von innen, setzt aber eine im Körper liegende Disposition (August Mayer), also eine Zerreißlichkeit der Gefäßwand voraus. Das Vorkommen eines solchen „spontanen Vulvahämatoms" wurde von P. Zweifel in Abrede gestellt, von J. Veit angezweifelt, jedoch durch Beobachtungen von v. Franqué sen. (1865), Sassanowa (1884) (beide Male starkes Pressen beim Stuhlgang), Gempe (1882, Heben eines schweren Korbes), Binder (1897, Heben einer Wanne mit drei Eimer Inhalt), Falk (1904), Huinnink (Lachanfall), Helfer (körperliche Überanstrengung am 21. Wochenbettstag) sichergestellt. Auch langdauernde Überfüllung der Venen der unteren Körperhälfte kann zum Vulvahämatom disponieren. Wenigstens soll es in einem Fall von Falk spontan zustande gekommen sein, nachdem eine Frau fast den ganzen Tag bei einer Dampferfahrt gestanden hatte. Über Vulvahämatome, die bei der Kohabitation entstanden, ist bisher wenig bekannt (s. S. 164).

Mehr Raritätswert besitzen folgende Beobachtungen: Polazzi (1903) bezeichnete als „Haematocele labialis" einen Bluterguß um einen die Uterusadnexe als Inhalt aufweisenden Leistenbruch. Friedrich Engelmann sen. (1885) sah bei doppelseitiger

Inguinalhernie ein Hämatom der linken Schamlippe bei der 10. Geburt entstehen. Koppe (1886) beschrieb als **Haematocele processus vaginalis peritonei** ein kleines Hämatom des linken Labium minus, das bei einer 18jährigen Frau bei einer Geburt entstanden war. Noch nach 9 Jahren saß es dem linken absteigenden Schambeinast auf, zeigte die Form eines großen Hühnereies und prall-elastische Konsistenz und entleerte bei der Incision schokoladefarbigen Inhalt. In einem Fall von Grynfelt wurde das Vulvahämatom darauf bezogen, daß sich eine 22jährige Schwangere zur Verheimlichung der Schwangerschaft den Leib stark durch ein Korsett zusammengeschnürt hatte. v. Bessel-Hagen hatte bei einem 16jährigen Mädchen mit Hymenatresie und Hämatokolpos eine blutrote, bis in den Mons pubis fortgeschrittene Geschwulst der Labie bemerkt, die dadurch entstanden war, daß der Bluttumor der Scheide geplatzt und seinen Inhalt ins paravaginale und labiale Bindegewebe entleert hatte. Innerhalb einer Stunde war das Vulvahämatom bis zum rechten Darmbeinkamm nach oben gestiegen. Heilung nach Incision des Hymen und Entleerung des Bluts.

Befund. Das Vulvahämatom erscheint in der Regel als ein mehr oder weniger unregelmäßig gestalteter Tumor einer großen Labie, der von einer glatten, stark gespannten, oft glänzenden, blauschwarz verfärbten, die Schweißdrüsenporen deutlich hervortretenlassenden Haut überzogen ist. Es ist einer blutigen Kopfgeschwulst ähnlich (Forßner). Der Sulcus nympho-labialis zeigt sich zu einer seichten, meist medianwärts verdrängten Vertiefung abgeflacht. Die nächste Nachbarschaft des Vulvahämatoms, auch die Klitorisgegend, ist ödematös oder, wenn sie in den Bereich desselben fällt, über dem Tumor gleichsam verstrichen. In seltenen Fällen ist an der Klitoris ein ganz isoliertes Hämatom von beträchtlicher Größe beschrieben worden, das bei einer Entbindung oder durch ein direktes Trauma entstanden war [Meigs (1844), Peckham (1891)]. Des Letzteren Fall ist in Abb. 103 wiedergegeben.

Die Konsistenz des Vulvahämatoms ist, wie die Betastung von außen oder die vaginale oder rectale Untersuchung ergibt, verschieden je nach seinem Inhalt. Ist das Blut flüssig, wie im Anfang, so läßt sich eine pralle Vorwölbung und Fluktuation im Gebiet des ganzen Hämatoms, oder, wenn bereits da und dort Gerinnung eingetreten ist, wenigstens noch an einzelnen Stellen nachweisen. Auf Koagulation kann man schließen, wenn eine anfangs weich-teigige Schwellung in eine kleinere, derb-elastische übergegangen ist.

Die Größe des Vulvahämatoms ist sehr verschieden und hängt im wesentlichen vom Grade der Blutung ab. In der Regel wurde es als walnuß-, hühnerei-, frauen- oder mannsfaustgroß beschrieben. Zuweilen sind kleinere Hämatome von Bohnen- bis Dattelgröße und darüber im Bereich eines Hymenalrestes (v. Winckel) oder in den Nymphen, hier als symmetrische, blauschwarze, längsgestellte dattelgroße Tumoren (zweimal von mir) beobachtet worden. Ich habe mehrmals faustgroße Vulvahämatome bei der Geburt entstehen sehen. Über kindskopfgroße Blutgeschwülste haben Burger (1836), Dill (1886), Chazan (1888), Peters (1889), Rothfuchs (1900), Scipiades (1905), Davis (1906), v. Braun-Fernwald (1906), Forßner (1911) u. a., über mannskopfgroße Mann (1892), Max Simon (1893), v. Mars (1902), Heinz Krause (1925) berichtet. In Simons Fall war das Vulvahämatom nach einer Kontusion binnen 2 Stunden auf diese beträchtliche Größe angewachsen. Umfangreichere Vulvahämatome verdrängen die große und kleine Labie der Gegenseite und engen die Schamspalte zuweilen so stark ein, daß diese verschwunden scheint. Die vaginale Exploration, die Speculumuntersuchung und das Katheterisieren können dadurch mit Schwierigkeiten und Schmerzen verbunden sein. Auch verdrängen die Vulvahämatome das Vaginalrohr bald in ganzer Länge, bald nur in seiner unteren Hälfte nach der Gegenseite, engen es zu einem halbmondförmigen, mit der Konvexität nach der gesunden Seite gerichteten Spalt ein, breiten sich nach oben bis zum Mons pubis und der Leistengegend, nach hinten bis zum Damm und After oder, falls das Centrum tendineum des Damms kein Hindernis bietet, bis in die Glutäalgegend, in die Tiefe bis zur Fossa ischio-rectalis und zur Beckenbodenmuskulatur aus. Hier, am Diaphragma pelvis, soll, wie einige Autoren angeben, die Blutgeschwulst der Vulva und Vagina eine scharfe obere Grenze finden. Doch wird sie nicht in allen Fällen eingehalten, was im wesentlichen mit der geringeren oder stärkeren Diastase der Levatormuskeln bzw. ihrer Dehnung durch eine vorangegangene Geburt zusammenhängen dürfte. So kann sich das Hämatom nach v. Winckel (1866) in seltenen Fällen entlang der Scheide bis zum intraligamentären Beckenbindegewebe, hinten subperitoneal entlang dem Septum rectovaginale bis zum Boden des Cavum Douglasii und bis zu den Nieren, vorne bis zum Nabel und seitlich bis zu den Darmbeinschaufeln erstrecken, wie spätere Beobachtungen von Cazeaux, Carl von Braun, Späth, Klautsch, Lefranc und Ahlström bestätigt haben. Es reichte z. B. das Hämatom im Fall Klautsch vom Leistenband über das zu einem kindskopfgroßen Tumor umgewandelte linke Labium majus bis zum Damm. Bei sehr großen vulvo-vaginalen Hämatomen ist also die gleiche Ausdehnung nach den verschiedenen Richtungen hin

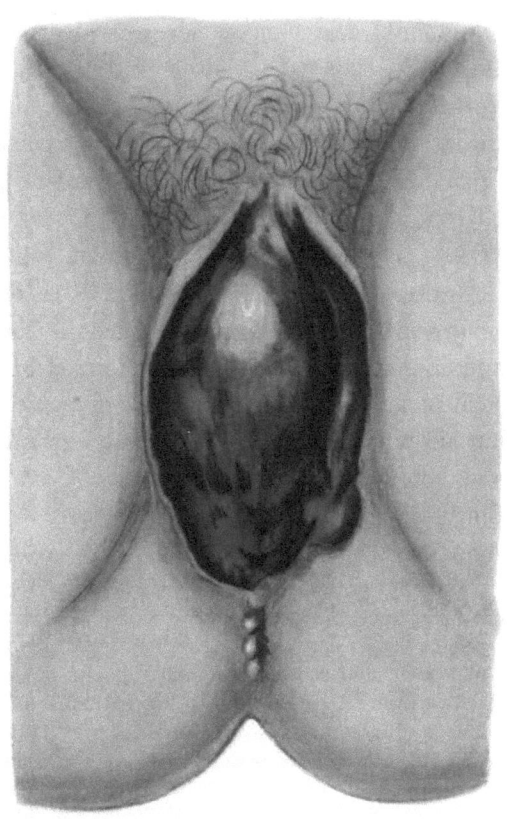

Abb. 103. Hämatom der Klitoris. (Beobachtung von Grace Peckham, 1891.) Anfangs daumengroßer, schmerzhafter, purpurroter Tumor der Klitoris, bei der Geburt des zweiten Kindes entstanden. Bald Anschwellung zu hühnereigroßer fluktuierender Geschwulst. Auseinanderdrängung und Abplattung der kleinen Labien. Durch Incision Entleerung dicker schokoladefarbener Flüssigkeit. Bald danach war der Sack wieder auf die Hälfte seiner vorherigen Größe angewachsen.

möglich wie bei den sog. „Ligamenthämatomen", bezüglich derer ich auf die Bearbeitungen der Erkrankungen des Beckenbindegewebes von Aug. Martin, v. Rosthorn, Rich. Freund, Ed. Martin verweise.

Als Haematoma vulvae et vaginae pediculatum oder polyposum bezeichnet man eine Art Stielung des Blutergusses. Sie kann vornehmlich in der Schwangerschaft zustandekommen und ist nach einer Zusammenstellung von Wimpfheimer (1910) damals in 13 Fällen, bis heute von Anderson, Fehling, Johannowsky, H. Reich, Budin, Auvard-Conder, Fjodoroff, Grosser, Justo, Queirel, Schachmann,

Fleischmann, Murray, Bastaky beschrieben worden. Es handelte sich dabei immer um primäre Hämatome der Vagina, nicht um solche der Vulva, die meistens in einem Rudiment eines Scheidenseptums zur Ausbildung gelangt waren.

Die Frage, ob die großen, im Verlaufe der Geburt entstandenen vulvo-vaginalen Hämatome eine Erschwerung oder gar ein Hindernis für den Austritt des Kindes abgeben, ist von den einzelnen Geburtshelfern, je nach den ihnen zu Gesicht gekommenen Fällen und wohl auch nach dem mehr konservativen oder mehr operativen Standpunkt, den sie einnahmen, verschieden beantwortet worden. Von alten Autoren bemerkte Wigand (1820), er habe oft die Beobachtung gemacht, daß der Kopf selbst an einem großen Vulvahämatom ebenso gewiß vorbeigehe, als es in den ersten 8—12 Tagen des Wochenbetts wieder zur Resorption komme. Eine Spontangeburt ist unter dem Material von Sahler (1924) in 80 % der Fälle beobachtet worden. Puchent, Sinclaire, Johnstone, Barcker, Elliot, Flögel, Kühn, v. Siebold (1854), Nannoni (1874), Netzel (1877), Partridge (1880), Rosenberg (1905), Liepmann (1909), Forßner (1910), Schlank (1914), Johannsen (1920), Danby (1925) haben in großen Vulvahämatomen beträchtliche, eine operative Entbindung erfordernde Geburtshindernisse gesehen. Fälle von Sahler (1925) und Holzbach (1927) sind insofern gleichartig, als bei Erstgebärenden bei noch hochstehendem Kopf nach dem Blasensprung ein großes Vulvahämatom auftrat, das nicht nur aus mechanischen Gründen, sondern auch zur Verhütung der Infektion des Hämatoms durch die Lochien Veranlassung zum Kaiserschnitt gegeben hat. Je einmal wurde die große Blutgeschwulst als Ursache einer Placentaretention [Chazan (1889)] oder einer Lochienstauung (Lochiokolpos) (Ahlfeld) bezeichnet.

In Schlanks Fall war bei einer 25 jährigen Erstgebärenden kurz nach der Geburt des ersten Zwillings das linke Labium majus angeschwollen und binnen kurzer Zeit zu einem enormen Tumor umgewandelt worden, welcher dem zweiten Zwilling den Weg vollkommen verlegte. Bei der in die Klinik verbrachten Kreißenden fand sich ein mannskopfgroßes Hämatom und das Symptomenbild einer akuten Anämie. Nach Spaltung der dünnen, blau durchschimmernden Haut wurden große Mengen von geronnenem und flüssigem Blut entfernt, wobei bemerkt wurde, daß die Hämatomhöhle sich hoch der Scheidenwand entlang erstreckte. Es folgte die Entbindung mit Forceps, wonach die große Bindegewebshöhle teils vernäht, teils mit Gaze ausgestopft wurde. Wochenbettsverlauf normal. — Ähnlich lag der zweite Fall von Petersen (1918); nur wurde hier der zweite Zwilling nach Episiotomie spontan geboren.

Die Symptome sind etwas verschieden bei den in und den außerhalb der Geburt entstandenen traumatischen Vulvahämatomen. Bei der Geburt stellt sich zuweilen auf der Höhe einer Wehe plötzlich ein „reißender Schmerz" in einer Schamlippe oder das „Gefühl, wie wenn etwas zerrissen sei", ein. Andere Male klagen die Frauen über einen allmählich an Intensität zunehmenden brennenden Schmerz an den äußeren Teilen, der durch eine starke Hautspannung schließlich unerträglich werden kann. Er wird zuweilen auch schon zu einer Zeit wahrgenommen, zu der das Hämatom sich noch im paravaginalen Bindegewebe befindet und äußerlich noch nicht sichtbar ist. Oft bemerkt die Kreißende oder eben Entbundene eine rasch zunehmende Geschwulst oder eine „Blutblase", die mit Druck und Drängen nach dem After verbunden ist und zur Annahme führt, daß die Placenta zutage trete. Die Folge des spontan entstehenden oder durch Arzt oder Hebamme veranlaßten Pressens ist eine Ruptur des Hämatoms, die zuweilen unter einem vernehmbaren Geräusch erfolgt. Bei größeren vulvo-vaginalen Blutgeschwülsten tritt das Symptomenbild der akuten Anämie ein. Auch führen sie zu einer Kompression der Nachbarorgane, der Urethra und Harnblase, so daß eine Erschwerung des Urinierens oder gar

Ischurie zustandekommt und die Entleerung des Harns nur durch manuelles Ausdrücken von der Bauchwand aus oder mittels des Katheters möglich ist. Dehnt sich das Vulvahämatom mehr nach dem Mastdarm oder dem Kreuzbein zu aus, so kommt es zu Stuhldrang und zu Druckgefühl an diesen Stellen. Ein bohrender Schmerz bei älteren Hämatomen zeigt entzündliche Veränderungen an. Am alarmierendsten sind die Erscheinungen, wenn ein traumatisches Vulvahämatom infolge einer Kontusion zustandegekommen ist. In solchen Fällen kann plötzlich ein unerträglich heftiger Wund- und Spannungsschmerz entstehen, der Gehen und Urinieren unmöglich macht. In einem von Jacobi mitgeteilten Fall konnte die Kranke die Beine nur im Hüftgelenk gebeugt und nach außen rotiert halten; zugleich waren Druckschmerz und Spannung so stark, daß die Verletzte geradezu in Raserei versetzt wurde und sich mit einem Rasiermesser die Geschwulst aufschneiden wollte.

Der Ausgang und damit die Prognose ist verschieden und wird bestimmt durch die Größe, den Sitz, die Ausbreitung des Hämatoms, also die Gefahren der inneren Blutung, sowie die unterbliebene oder stattgefundene Perforation, von welcher abhängt, ob der Inhalt aseptisch bleibt oder infiziert wird. Kleinere Hämatome, die Hühnereigröße nicht überschreiten, kommen meist innerhalb kurzer Zeit zur Resorption; sie bleiben nur selten auf Jahre hinaus erhalten. Ein großes, bei der Geburt entstandenes Hämatom behindert bei Zwillingsschwangerschaft den Austritt des zweiten Kindes und im Wochenbett den Abfluß der Lochien. Relativ häufig wird eine Perforation des vulvo-vaginalen Hämatoms nach dem Scheideneingang, der Scheide, der kleinen Labie oder, was seltener ist, nach außen durch die Haut einer großen Labie beobachtet. Sie kommt durch Platzen der gedehnten Wand oder durch spätere Nekrose zustande. Einmal sah ich einen ganz kleinen Schleimhautriß, aus dem in starkem Strahl Blut austrat. Erfolgt die Ruptur des Hämatoms bei der Geburt, so kann damit das Hindernis beseitigt und eine Spontangeburt ermöglicht werden; aber bei größeren Gefäßverletzungen kann auch der Tod durch Verblutung innerhalb weniger Minuten eintreten, wie Fälle von Rossow-Seulen (1830), Künzig (1898), Josenhans u. a. aus älterer, solche von Newman Dorland (1904), Roemer (1913) aus jüngerer Zeit beweisen. In vielen Fällen kam es nach der Blutentleerung zur völligen Resorption und Genesung. Eine weitere Gefahr des Vulvahämatoms, vornehmlich des rupturierten, liegt in Vereiterung und Verjauchung im Wochenbett. Manchmal tritt nach Abfluß einer bräunlich-eitrigen, übelriechenden Flüssigkeit Resorption und schnelle Genesung (Genth u. a.), andere Male der Tod an Sepsis ein (Fälle von Rothfuchs-Ahlfeld, Walther u. a.). Beobachtungen derart stammen aber mehr aus der vor-aseptischen und vor-antiseptischen Zeit. Nach einer Zusammenstellung von v. Winckel (1866) betrug die Mortalität an Verblutung und Infektion früher $50^0/_0$, später $12^0/_0$ aller Fälle. In anderen Zusammenstellungen wurde eine Gesamtsterblichkeitsziffer von $20^0/_0$ (Girard), $26^0/_0$ (Blot), $32,7^0/_0$ (Hugenberger), $36,6^0/_0$ (Deneux, Genth u. a.) angegeben. Seitdem dürfte sich die Prognose wesentlich gebessert haben, so daß man vor allem die Infektionsgefahr weniger zu befürchten braucht als ehemals. Einige Male wurde über die Bildung einer Rectovaginalfistel nach Durchbruch eines vereiterten Hämatoms berichtet. Auffallend selten ist beim vulvo-vaginalen Hämatom eine Thrombophlebitis des Beins und eine Lungenembolie beobachtet worden. Erstere hat nur Wettergreen, letztere Loviot und v. Jaschke gesehen. Beide zusammen hat Loviot erlebt. Auch Vulvahämatome nach der subcutanen Hebosteotomie und Symphysiotomie sind vereitert (Fälle von Döderlein, Herz, Williams, Whitridge, Fehling, Fritz Frank, Fritsch, Franz, E. Kehrer), und zwar vornehmlich dann, wenn die Harnblase verletzt worden war.

Die Diagnose eines vulvo-paravaginalen Blutergusses ist nach dem Mitgeteilten meist leicht zu stellen aus der raschen Entstehung und dem schnellen Wachstum eines prall gespannten, fluktuierenden, etwas empfindlichen Tumors, der bläulichen Färbung der Haut und Schleimhaut, der fluktuierenden, teigigweichen oder prallelastischen Konsistenz, der Verdrängung der großen und kleinen Labie der Gegenseite, der Verengerung und Verschiebung der Schamspalte, der Einengung der Vagina. Auch Schmerz, Harndrang und akute Anämie sind für das Erkennen der Affektion von Wichtigkeit. Ob zuerst ein paravaginales oder ein labiales Blutgefäß einriß, läßt sich von Anfang an wohl meist schon aus der Lokalisation des Hämatoms entscheiden. Von Wichtigkeit ist die Feststellung, ob eine Ruptur bzw. Perforation bevorsteht und ob der Blutinhalt als aseptisch, infektionsverdächtig oder infiziert anzusehen ist. Spontaner Entzündungsschmerz, Druckschmerz, Temperatursteigerung, hohe Leukocytenwerte im Blut usw. sind diagnostisch von Wichtigkeit.

Auf die Bedeutung der vulvo-vaginalen und allgemeiner der extraperitonealen oder Beckenbindegewebshämatome als Unfallerkrankung hat Hammerschlag (1901) und vornehmlich August Mayer (1917) aufmerksam gemacht. Mayer erkennt den Unfall im Sinne einer anfangs völligen Erwerbslosigkeit, später einer Erwerbsbeschränkung im allgemeinen an, mahnt aber zu einer gewissen Vorsicht in der Deutung eines posttraumatischen Hämatoms und verlangt eine Fahndung nach den prädisponierenden Momenten. Von diesen ist die starke Hyperämie des äußeren und inneren Genitalapparats im Prämenstruum, in der Gravidität, bei der Dyspareunie und bei anderen sexuellen Störungen, sowie bei Stauungszuständen, die durch Tumoren der Beckenorgane und durch allgemeine Kreislaufstörungen entstehen, zu berücksichtigen.

Die Therapie des Vulvahämatoms richtet sich im wesentlichen danach, welchen Umfang es besitzt und ob es aseptisch geblieben oder infiziert worden ist. Platzt ein bei der Geburt entstandenes Hämatom, so gilt es, durch Kompression von außen und von der Vagina aus mittels Gaze oder im Notfall zunächst mit der Hand die Blutung zu stillen. Bei nicht zu großen uneröffneten Blutgeschwülsten ist in frischem Stadium bei ruhiger Lage der Patientin konservative Behandlung mit Eisblase, kalten Umschlägen, etwa mit Bleiwasser, anzuraten, um einer weiteren Blutung vorzubeugen. Fälle von Gempe, Fritsch, Binder, Rothlauf, Lwoff u. a., denen ich selbstbeobachtete an die Seite stellen kann, zeigen, daß hühnereigroße Blutansammlungen in wenigen Tagen eine restlose Rückbildung erfahren können. Diese wird nach eigenen Erfahrungen durch rectal anzuwendende Diathermie beschleunigt. Einige Tage alte Hämatome können zur Beförderung der Resorption mit feuchtwarmen, aseptischen Umschlägen behandelt werden. Bei großen Hämatomen ist ein abwartendes Verfahren nicht angezeigt, da sie eine spontane Resorption kaum oder wenigstens erst nach langer Zeit erfahren und die Kranken währenddem arbeitsunfähig machen. Auch muß, solange der Bluterguß besteht, mit der Gefahr der Infektion und selbst der anschließenden Sepsis gerechnet werden. Das beweist z. B. eine von Walther-Gießen mitgeteilte Beobachtung, in der noch spät im Wochenbett eine Verjauchung zustande kam. Für solche Fälle empfahlen zuerst v. Winckel (1886) und Löhlein (1897) die breite

Incision zur Entleerung des ergossenen Blutes, womöglich mit Gefäßligatur und anschließender Tamponade. Bar (1911) riet zur Incision in Momburgscher Blutleere. Die früher viel benutzte Jodoformgaze wird man nicht mehr verwenden, da schwere Intoxikationserscheinungen von mir, Vinay u. a. beobachtet worden sind, was bei der Größe des Hämatoms verständlich ist. Über die Indikationsstellung zum Eröffnen des Hämatoms sind die Anschauungen nicht ganz einheitlich. J. Veit empfahl es nur für die Fälle von abnormer Spannung und Verjauchung. Rothfuchs-Ahlfeld rieten zur Incision bei dünner Wand oder nach spontaner Perforation oder bei Behinderung des Lochialabflusses. Die überwiegende Mehrzahl der Gynäkologen wird bei einem ausgedehnten, etwa frauenfaustgroßen Vulvahämatom, zumal bei vorhandenen Temperatursteigerungen, eine breite Spaltung mit dem Messer oder vielleicht besser dem schneidenden Paquelin vornehmen, und zwar meist an der Stelle der stärksten Vorwölbung und Spannung oder da, wo die Haut mißfarbig und in Blasen abgehoben ist, und unter allen Umständen bei eingetretener Gangrän. Die Frage, ob nach der Incision die Koagula auszuräumen oder der Selbstabstoßung zu überlassen sind, läßt sich wohl nicht generell beantworten. In einigen Beobachtungen der Literatur [Haase, Dewens (1827), D'Outrepont (1828), Rau (1845)] ist bei frühzeitiger Incision mit Ausräumung der Blutkoagula eine Nachblutung zustande gekommen, wie auch ich in einem Fall erlebte. Erst nach eingeleiteter Organisation der Thromben, deren Zeitpunkt aber schwer zu bestimmen ist, brauchen solche Nachblutungen kaum mehr befürchtet zu werden. Findet man bei der Operation ein spritzendes oder stark blutendes Gefäß, so ist es abzuklemmen und zu ligieren. Sind bei vorhandener Blutung Gefäße, etwa deshalb, weil sie am Schambeinperiost sitzen, nicht zu fassen, so empfiehlt sich feste Tamponade mit steriler Gaze, nachdem sie einen Augenblick in starke Kochsalzlösung eingelegt und dann ausgedrückt worden ist. Auch mit Gelatine oder Klauden, das ich sehr empfehlen kann, läßt sich die Gaze tränken. Ich ließ den Tampon unter zweistündiger Kontrolle der Temperatur 3 Tage liegen und tamponierte die Scheide für mindestens 24 Stunden, um einen Gegendruck auszuüben. In frischen und aseptischen Fällen wird man nach Beschneidung und Glättung der Wundränder die Naht der tiefen Wunde mit Catgut vornehmen können, wobei tote Räume vermieden werden müssen. Zu warnen ist davor, die Incision eines größeren Vulvahämatoms von vornherein als eine ganz einfache Maßnahme zu betrachten, denn man muß hier auf eine plötzliche Nachblutung gefaßt sein. Bildet das vulvo-vaginale Hämatom ein Geburtshindernis, so haben die einen erst den Forceps oder die Steißextraktion und dann die Incision, die anderen erst die Spaltung, dann die operative Entbindung, die dritten zur Vermeidung der Ruptur und Infektion des Hämatoms den Kaiserschnitt ausgeführt. Da bei der Extraktion ein stark in den Scheideneingang vorgewölbter Bluttumor platzen und so an der Stelle der stärksten Spannung ein zerfetzter Hautbezirk entstehen kann, scheint mir die primäre Incision unmittelbar vor der operativen Entwicklung des Kindes den Vorzug zu verdienen, zumal nach Austritt des Kindes, also nach Wegfall der die Blutstauung befördernden vis a tergo, die Blutung aufzuhören pflegt. Die Zangenoperation ist in den Fällen Netzel (1877), Künzig (1898), Liepmann (1909) in 4 Fällen, Hirsch (1910), v. Zubrycki (1913), Danby (1924), Heinz Krause (1925) vorgenommen worden.

VI. Varizen der Vulva.

Die Venenerweiterungen s. Phlebektasien s. Varizen der Vulva, vom Volke als Kindsadern, Krampfadern, Blutadern bezeichnet, werden in den Lehr- und sogar Handbüchern der Geburtshilfe und Gynäkologie nur selten gesondert besprochen. Es wird ihrer meist nur kurz in den Kapiteln der Physiologie oder Pathologie der Schwangerschaft oder der Pathologie der Geburt gedacht. Mit der „Bedeutung der Phlebektasien und ihrer Folgezustände" hat sich Otto Falk (1907) befaßt.

Die Phlebektasien der Vulva kommen, wie die Abb. 104—108 zeigen, ein- oder doppelseitig in allen Graden der Entwicklung vor. Selten nehmen sie Zylinder- oder Spindelform an; meist erscheinen sie, wie der Name Varix zum Ausdruck bringt, in Form von Knoten oder Beulen, oft auch in geschlängelten, knäuelartigen Bildungen, die bis zu nuß-, ja hühnereigroßen und noch umfangreicheren Paketen vereinigt sein können. Manchmal ordnen sich mehrere kleinere oder größere Knoten rosenkranzartig aneinander. Die Haut oder Schleimhaut ist über der Phlebektasie meist vorgewölbt, verdünnt und zuweilen, als Ausdruck kleiner Blutextravasate oder zum mindesten der extravasalen Wanderung von Erythrocyten, braungrünlich verfärbt. In der Umgebung der Harnröhrenmündung finden sich bei Zirkulationsstörungen der Nachbarschaft, so bei großen intraabdominalen Tumoren, zuweilen strotzend mit Blut gefüllte kleine Venen, die von alten Autoren als Harnröhren-Hämorrhoiden bezeichnet wurden. In sehr seltenen Fällen, besonders bei Ausgang eines Varixkonvoluts von der Klitorisregion, kann dieses gestielt werden, aus der Schamspalte heraushängen und dann besonders leicht zu Blutungen Veranlassung geben. Mohr beschrieb bei einer 29 jährigen, im 6. Monat der Schwangerschaft befindlichen Frau einen weichen, hühnereigroßen, schwarzverfärbten Tumor vor der Vulva, der sich als prallgefüllter, von der hinteren, unteren Vaginalwand ausgehender Varixknoten erwies. Holden sah eine im 5. Monat der vierten Schwangerschaft befindliche Frau, die an den Schenkeln Varizen vom Umfang eines Dünndarms, an den äußeren Genitalien solche von Kindskopfgröße aufwies; Einleitung der künstlichen Frühgeburt einige Wochen später; Tod an den Folgen der Phlebitis. Einen sehr eigenartigen Fall teilte H. Drews (Klinik Keller-Charlottenburg) mit. Er fand bei einer Hochschwangeren eine kongenitale halbseitige Teleangiektasie und Varizenbildung mit lymphangiektatischer Elephantiasis. Die letztere war auf die ganze rechte Körperhälfte vom Kopf bis zum Fuß ausgedehnt und schnitt scharf in der Linea alba ab. Teleangiektasie und Varizenbildung waren am ganzen rechten Bein und an der Vorderseite des Bauches bis hinauf zur Brust vorhanden. Die drei Veränderungen grenzten sich in einer scharfen Linie gegen die gesunden Hautstellen ab, die von der Linea alba über den Mons pubis und die äußeren Genitalien bis zur Rima ani verlief.

Die Lokalisation der Venenerweiterungen findet sich meist in den großen Labien oder im Praeputium und Frenulum der Klitoris oder in der Umgebung der Bulbi vestibuli; die kleinen Labien bleiben meist verschont. Einige Male sah ich scharf umschriebene, größere Venenkonvolute beiderseits neben der Urethralmündung an genau symmetrischen Stellen. Zuweilen setzen sich die Varizen der Labia majora, nachdem sie diese zu beträchtlichen Schwellungen umgewandelt haben, auf den Damm, den Mons pubis oder die eine oder andere Leistengegend fort und sind mit circumanalen Hämorrhoiden und mit Varizen eines oder beider Beine verbunden. Im Stehen, zumal nach längerem Arbeiten und bei Obstipation, treten die Vulva- und Beinvarizen stärker hervor, während sie im Liegen und dann, wenn die Rectumampulle keine die Beckenblutgefäße komprimierende Scybala enthält, und bei normaler sexueller Betätigung an Größe etwas abnehmen. In Chloroformnarkose können die Varizen kollabieren, offenbar infolge der Blutdrucksenkung. Variköse Geschwüre, die an den unteren Extremitäten, wenigstens bei älteren Frauen, so häufig anzutreffen sind, werden am äußeren Genitale so gut wie nie beobachtet.

Die Phlebektasien der Vulva sind gleich denen an anderen Körperstellen meist weich und eindrückbar. Erst wenn sich Thromben in ihnen gebildet haben, die Taubenei- und Walnußgröße und darüber erreichen können (Falk u. a.) und diese organisiert oder gar verkalkt sind, erscheinen sie als derbe und auf der Unterlage verschiebliche Knoten, von denen die Haut meist abhebbar ist. Eine umschriebene Stelle der Venenwand kann stark atrophisch, vorgewölbt und, zumal bei gleichzeitiger Hautverdünnung, in Form einer Delle eindrückbar sein, eine Veränderung, die auf Schwund der elastischen Fasern in der Wand der Vene beruht. B. Fischer hat nachgewiesen, daß diese im ersten Stadium zellig infiltriert ist und eine starke Einbuße an elastischen Fasern erfahren hat, während sie zu späterer Zeit aus einer faserigen, geschrumpften, dünnen Bindegewebsschicht besteht. Aus diesen Wandveränderungen erklärt sich auch die wichtigste Folgeerscheinung der Varizen, die Ruptur. Sie entsteht entweder an einer größeren oder an mehreren kleinen siebförmigen Wandstellen, am häufigsten am unteren Teil einer großen Labie, und ist von Hämatombildung oder, wenn mit der Venenwand auch die Haut zur Zerreißung kommt, von einer beträchtlichen, zuweilen tödlichen Blutung nach außen begleitet. Die Berstung der varikösen Gefäße kann bei der Kohabitation (2 Fälle von Cramer und Simpson), bei plötzlichen Anstrengungen, bei irgendeinem Trauma: Ausgleiten, Hinfallen oder, wie im Falle Tarnier, Aufschlagen auf den Rand eines Stuhles, zustande kommen. Rosenstein (1900) beobachtete bei einer Frau im 4. Monat der ersten Schwangerschaft eine äußere Ruptur von Varixknoten, die gelegentlich des Bückens beim Schuheanziehen entstanden war. Relativ häufig wird die Ruptur in den drei letzten Monaten der Schwangerschaft beobachtet und tritt dann spontan oder nach längerem Stehen auf. Am häufigsten bersten die Vulvavarizen unter der Geburt beim Ein- und Durchschneiden des Kopfes durch die Schamspalte, besonders bei einem Dammriß oder bei der Zangenextraktion. Die große Gefahr für das Leben besteht darin, daß die äußere Blutung aus dem geplatzten Varix meist nicht schnell genug erkannt und mit einer inneren Blutung, einer Haemorrhagia ex atonia uteri, verwechselt wird. Auch durch Bersten der Varizen der Vagina oder der Muttermundslippen (Willoch) kommen Geburtsblutungen zustande [z. B. Fälle von Doutrepont (1828), Gottfried (1883), Brunet (1906) u. a.]. Die Entscheidung über die Quelle der Blutung gibt die sofortige genaue Inspektion der Vulva einschließlich des Introitus, die Einstellung der Vagina mit Spiegeln und das Umgreifen des Uterus mit der Hand von außen, das darüber aufzuklären hat, ob er erschlafft oder gut kontrahiert ist. Die Gefahr der Blutung steigt mit zunehmender Größe der Varizen, mit ihrer Zusammendrängung auf ein enges Gebiet, wodurch der Vergleich mit einem kavernösen Plexus Berechtigung hat, und mit einer starken Hyperämie des ganzen Vulva-Vaginalgebiets. Verhängnisvolle Blutungen aus geplatzten Vulvavarizen wurden wiederholt beschrieben. In ihrer

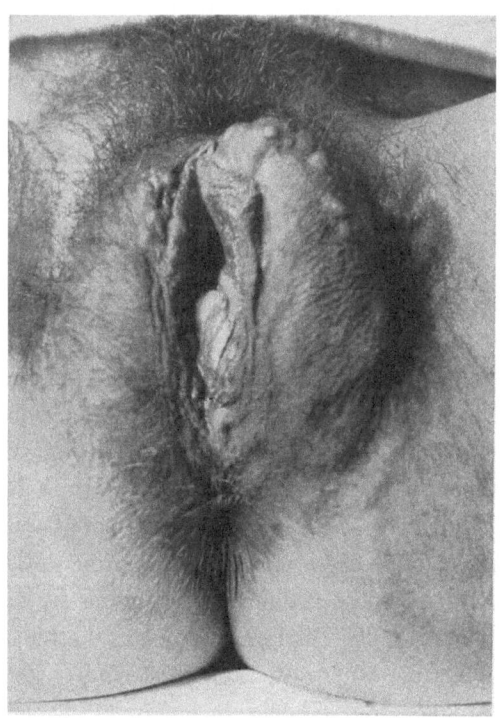

Abb. 104. Starke Varizenbildungen, lediglich auf die linke Vulvahälfte beschränkt. Auf der Innenfläche des enteneigroßen Labium majus fast ein Dutzend knollige, etwas gestielte, blauschwarze Varixknoten, die alle kleine Thromben enthalten.

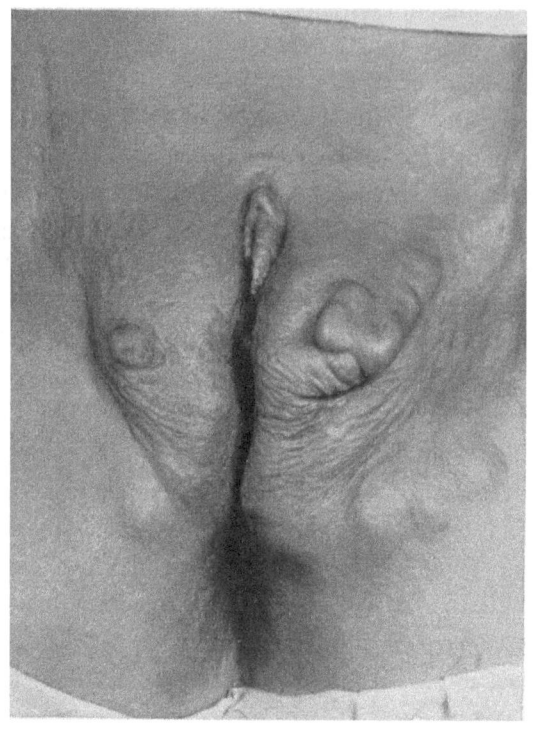

Abb. 105. Isolierte Varizen bei einer alten Frau. Große Labien fettreich. Vulva rasiert.

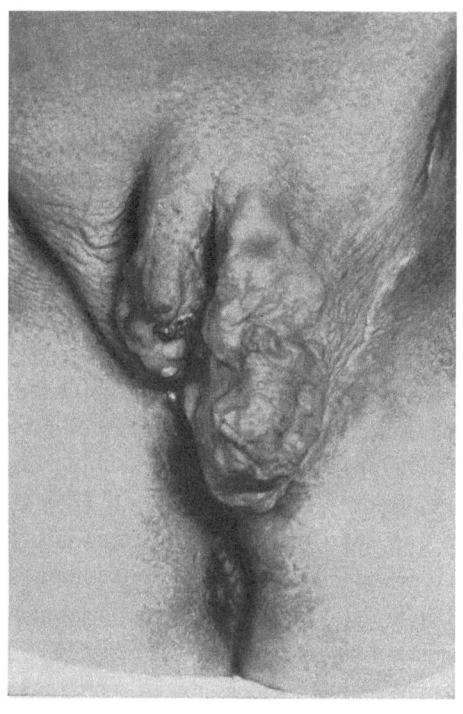

Abb. 106. Isolierte pendelartige Varicen bei einer alten Frau.

pathognomonischen Bedeutung sind sie denen bei Uterusruptur, Placenta praevia, vorzeitiger Placentalösung an die Seite zu stellen. Pavec (1909) beanstandete, daß die meisten Lehrbücher der Geburtshilfe die große Gefahr dieser Varixblutungen zu wenig hervorheben und verlangte, daß die Lernenden genau über sie aufzuklären seien. Ich nehme nicht an, daß ein Lehrer der Geburtshilfe sich dieser ernsten Pflicht entzieht. Am günstigsten ist es, wenn der Bluterguß nicht nach außen durchbricht, sondern ein subcutanes oder submuköses Haematoma vulvae entsteht. Über Verblutung aus eröffneten Vulvavarizen in der Schwangerschaft und unter der Geburt seien hier einige Fälle zusammengestellt:

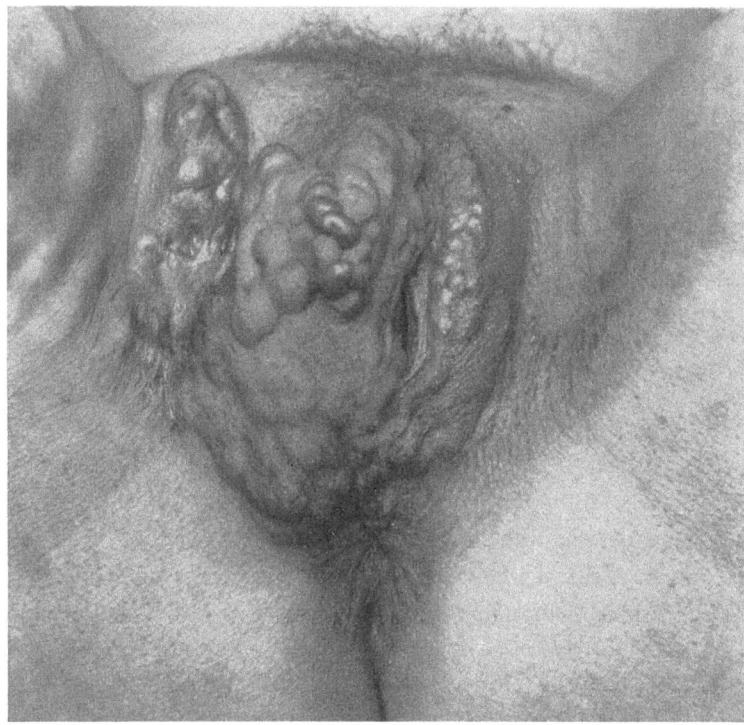

Abb. 107. Hochgradige Hyperämie und Varizen der Vulva am Ende der Schwangerschaft. Großes tumorartiges Gebilde der rechten großen Labie.

Roché (1862): Leichte Verletzung einer großen Labie. Ruptur eines Varix der Klitoris. Tod nach $1^1/_4$ Stunden. — Ahlfeld (1898): kleine, kaum für das Auge bemerkbare Öffnung eines Varix der Vulva. Sectio caesarea post mortem, Kind tot. — Dützmann (1902), — Guerdjikoff (1906) — Pavec (1906). — Manch anderer Fall dürfte aus naheliegenden Gründen nicht veröffentlicht worden sein. Einen Todesfall durch Verblutung aus enormen Vulvavarizen habe ich selbst bei einer Kreißenden mit Myodegeneratio

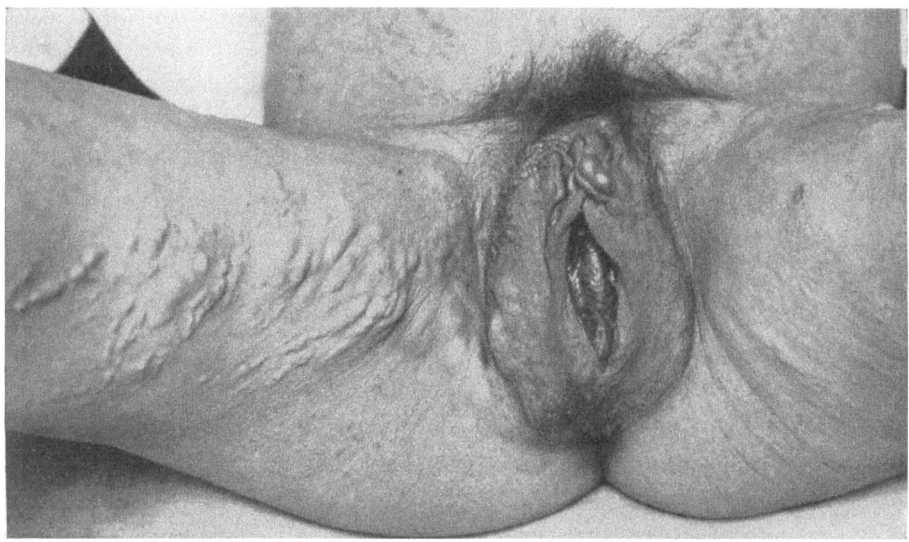

Abb. 108. Hochgradige Hyperämie und Varizen bei einer hochschwangeren Frau. Varizen am rechten Oberschenkel.

cordis, die schon in den letzten 3 Tagen vor der Geburt zu schweren Herzinsuffizienzerscheinungen geführt hatte, erleben müssen. Es war eine alte Erstgebärende mit 2. Steiß-Fußlage, bei der sich aus fetaler Indikation die manuelle Extraktion des Kindes notwendig machte. Einige Jahre zuvor war von anderer Seite wegen Vorfall der Scheide eine breite hintere Kolporrhaphie mit Dammplastik gemacht worden, an welche sich Eiterungen und häßliche Narben- und Lappenbildungen angeschlossen hatten. Der unkomplizierten Extraktion nach Mauriceau-Veit-Smellie folgte sofort eine ganz abundante Blutung. Sie stammte, wie die sofortige Speculumeinstellung ergab, aus einem geplatzten Varix der linken großen Labie, der mit einem Längsriß in die Scheide verbunden war. Der Länge-Gewichts-Quotient des kräftigen Kindes hatte 53 cm/3650 g betragen. — Wüllmers (v. Säxingers Fall 2): Eine 24jährige Tagelöhnerin bekam in der 35.—36. Woche der zweiten Schwangerschaft bei der Feldarbeit eine starke Blutung, die binnen kurzer Zeit den Tod herbeiführte. Bei der Sektion fand sich an der Innenfläche der linken großen Labie ein geborstener Varix. — Wüllmers (v. Säxingers Fall 3): Eine 29jährige bekam in der 34.—36. Woche der normal verlaufenen dritten Schwangerschaft beim Arbeiten in der Küche plötzlich eine letale Blutung aus großen geplatzten Varizen des Introitus vaginae. Im ganzen hatte Wüllmers (1894) noch 10 Fälle aus der Literatur zusammengestellt. — Heß: V.-Para. Tod durch Bersten eines Varix des Labium majus. — Hyde Hoyghton: Infolge Ausgleitens Ruptur eines Vulvavarix im 8. Monat der 16. Schwangerschaft. Tod nach 40 Minuten.

In vielen Fällen — und wohl jeder hat sie beobachtet — dürfte bei Varixblutungen der Vulva das Leben der Schwangeren oder Gebärenden erhalten worden sein. So hat z. B. Max Neu von einer starken Blutung aus einem usurierten Varix rechts am Hymenalrand berichtet, die unmittelbar nach einer erschwerten Defäkation zustande gekommen war; darauf Spontangeburt einer macerierten Frucht. — Auch in zwei weiteren Beobachtungen der Zusammenstellung von Wüllmers (1894) und in je einem von Besson (1900), Delahousse (1901), Dützmann (1902), Pavec (1906) veröffentlichten Fall konnte im letzten Augenblick das fliehende Leben erhalten werden.

Neben der Gefahr der Ruptur besteht noch die der Infektion eines Varixknotens bei oder nach einer Entbindung. Sie ist weit größer bei einem rupturierten als bei einem nicht rupturierten Varix. Doch kann sie auch bei letzterem vorkommen, und zwar auch dann, wie ich beobachtet habe, wenn die Geburt in denkbar aseptischster Weise und ohne vaginale Untersuchung geleitet worden ist. Eine Analogie dazu bieten die Entzündungen von Unterschenkelvarizen, die selbst nach einer Spontangeburt bei einer intra partum nicht berührten Frau oder schon in den letzten Schwangerschaftsmonaten auftreten können. Immerhin wird man in solchen Fällen in der Annahme nicht fehlgehen, daß irgendwelche entzündungserregende Bakterien, etwa bei einer Abschürfung der Genitalschleimhaut, einer Angina, Pyodermie, einem Zahnfleischabsceß oder dgl., in die Blutbahn gelangten und im variköse Gebiet bei der verlangsamten Strömungsgeschwindigkeit hängen geblieben sind.

Die Pathogenese der Vulvaphlebektasien kann hier nur gestreift werden. Der noch immer sehr verbreiteten rein mechanischen Drucktheorie, nach welcher der wachsende Uterus oder der kindliche Kopf die V. hypogastrica einer oder beider Seiten oder die V. cava inferior komprimieren soll, sind folgende Tatsachen entgegenzuhalten: Varizen der Vulva beobachtet man auch außerhalb der Gravidität. In der Schwangerschaft können sie schon in sehr früher Zeit, ja schon sehr bald nach eingetretener Befruchtung (Budin) subjektiv und objektiv nachweisbar sein. Varizen können sich sowohl an der Vulva als auch an der V. saphena nur einseitig zeigen. Sie können in der ersten Schwangerschaft vorhanden und in einer späteren Gravidität verschwunden sein (Budin). Weiterhin können Vulvavenektasien bei ausgedehnter Phlegmasia alba dolens der beiden unteren Extremitäten vollkommen fehlen, und zwar selbst dann, wenn ödematöse Schwellungen bis zum Nabel oder bis zu den Rippenbögen hinaufreichen, also zweifellos die Vv. hypogastricae, iliacae communes und die V. cava inferior ergriffen sind. Ich selbst habe das in mehreren Fällen gesehen. Endlich können Vulvavarizen bei großen, die Beckengefäße nachweisbar komprimierenden Neoplasmen und entzündlichen Schwellungen vermißt werden. Alle diese Beobachtungen deuten mit Sicherheit darauf hin, daß in einer Kompression der Beckenvenen nicht die Grundursache, sondern nur ein unterstützendes Moment für die Entwicklung der Phlebektasien gesucht werden kann. Die Primärursache ist eine bis fast zum Stromstillstand führende Verlangsamung des venösen Rückstroms durch Erweiterung der Beckenvenen mit Insuffizienz der Venenklappen, welche die Folge von sexuell bedingten Hyperämien, d. h. von Dyspareunie, Masturbation oder anderen anomal verlaufenden sexuellen Erregungen der verschiedensten Art sind. Diese Hyperämien erklären vermutlich auch die Leukocyteninfiltrationen der Venenwand im ersten Stadium der Veränderungen. Denn überall da, wo Blutstauungen von längerer Dauer vorhanden sind oder Blut in ein Gewebe eintritt, in dem es ursprünglich fremd ist, entstehen durch den Reiz der Blutbestandteile entzündliche Erscheinungen wenn auch leichtester Art, wobei neben vielem anderen an die Verdickung der Ligg. sacro-uterina (Parametritis posterior) und an die peritonealen Adhäsionsbildungen nach Blutungen aus den Ovarien erinnert werden könnte.

Die Symptome der Vulvavarizen sind gering. Zuweilen hört man Klagen über ein Gefühl von Schwere, das sich besonders bei langem Stehen und am Abend bemerkbar macht und demjenigen bei Beinvarizen analog ist. Oftmals wird Jucken angegeben, das auf die Nervenendapparate und Nervenfasern zurückzuführen ist, welche durch die gesteigerte Spannung der Venenwand, vornehmlich der Schwellkörper, erregt werden. Durch den beim Jucken ausgeübten mechanischen Reiz wird Thrombenbildung und Entzündung begünstigt. Schmerzhaftigkeit entsteht im allgemeinen nur bei Infektion der Varixknoten. Doch sind Fälle bekannt, in denen größere Vulvavarizen plötzlich und unter starken Schmerzen in einer Nacht zur Ausbildung gelangt sein sollen (Falk, Schröder). Hier dürfte wohl eine sexuelle Ursache mitgespielt haben.

Die Therapie geschieht symptomatisch durch genügende Darmentleerungen, Ruhelage mit ziemlich starker Erhöhung des Beckens und der unteren Extremitäten. Ein nach Art einer Pelotte anzulegender Kompressionsverband ist empfohlen worden; doch ist er lästig, reibt an den Haaren der großen Labien und macht leicht Pruritus, Erythem und Ekzem. Der symptomatischen Behandlung weit vorzuziehen ist die kausale: Sie besteht in der Regelung der Darmfunktion und der sexuellen Betätigung. Es ist also notwendig, die Frauen oder besser die Ehemänner, oder beide, in vorsichtiger Weise darüber aufzuklären, daß bei jeder Kohabitation der Orgasmus feminae einzutreten hat, und zwar synchron mit der Ejaculatio seminis [E. Kehrer (1922)]. Denn nur dadurch kann dem physiologischen Afflux von Blut und Lymphe zu den Genitalorganen der notwendige physiologische Deflux folgen, während anderenfalls durch eine Summation anomaler sexueller Reize eine übermäßige Hyperämisierung ausgelöst wird. — Größere isolierte oder gar gestielte Varixknoten, zumal wenn sie thrombosiert sind, kann man weit im gesunden Gewebe exstirpieren, wie Falk bei einer 24jährigen Gravida getan hat. — Bei der Geburt gilt es, das Platzen des Varix zu verhüten. Schon die alten Geburtshelfer warnten vor plötzlichem Mitpressen der Kreißenden, rieten zur Entbindung in Seitenlage und Schutz der Varixknoten durch die aufgelegten Finger beim Kopfdurchtritt [z. B. E. v. Siebold (1854)]. Bei tumorartigen Varizenbildungen der Vulva und Vagina halte ich, zumal auf Grund des oben mitgeteilten letalen Falles, die Sectio caesarea für indiziert. Ist die Ruptur eines Varixknotens eingetreten, so ist sofortige feste Kompression der Vulva mit steriler Gaze und strenge Ruhelage erforderlich. Kommt man damit nicht zum Ziel, so sind die blutenden Venen durch Klemmen zu verschließen, die für 24 Stunden oder länger liegen bleiben können. Zu warnen ist vor der Verabreichung von Eisenchlorid oder Ferropyrin wegen der Entstehung großer Thromben, die fortschreitend leicht zu Thrombenbildungen in weiter entfernten Venengebieten und zu Embolie führen können. Vor Umstechungen wird von manchen Seiten gewarnt mit der Begründung, daß es aus jedem Stichkanal von neuem blute und daß sich das Operationsgebiet in der Eile nicht genügend desinfizieren lasse. Diesen Bedenken kann man aber durch richtige Technik und Asepsis sehr wohl begegnen. Zum Ersatz des verlorenen Blutes und zur Hebung des Allgemeinzustandes sind Infusionen von physiologischer Kochsalzlösung oder Blut und Exzitantien nach den allgemein bekannten Methoden anzuwenden.

F. Verletzungen der Vulva.

Die Verletzungen der Vulva teile ich in Deflorations-, Geburts- und anderweitige Verletzungen ein.

I. Physiologische und pathologische Deflorations- und Kohabitationsverletzungen der Vulva.

Eine physiologische Zerreißung des Hymen, des zwischen Scheidenvorhof und Scheide ausgespannten zarten Diaphragmas, an seinem freien, bald mehr scharfen, bald mehr abgerundeten Rande pflegt fast bei jedem vollständigen ersten Beischlaf einzutreten. Sie bleibt nur aus, wenn das Foramen hymenale, wie es auch bei einer Virgo intacta, und zwar auch ohne vorherige Masturbation vorkommen kann, so weit und dehnbar ist, daß es das Membrum virile leicht eindringen läßt. Die physiologischen Kohabitationsrisse s. Coituslacerationen, meist ein oder zwei, seltener drei oder vier an Zahl, finden sich am Hymenalsaum vornehmlich hinten, ungefähr in der Mitte, oder hinten und seitlich, was darin begründet ist, daß der Phallus, wenn der Coitus in der üblichen Lage ausgeübt wird, von vorne unten nach oben hinten eindringt, und erstrecken sich in radiärer Richtung verschieden weit bis zur Hymenbasis. Ausnahmsweise sitzen ein oder zwei Risse vorne seitlich, nahe der Urethralmündung. Diese Lacerationen haben forensische Bedeutung, da sich, ein ziemlich enges Foramen hymenale vorausgesetzt, aus ihrem Fehlen die Jungfräulichkeit s. Jungfernschaft s. Virginität, aus ihrem Vorhandensein und ihrem Sitz die stattgefundene Entjungferung s. Defloration, das „Kohabitationstrauma", in der Regel feststellen läßt [Haberda (1900), E. v. Hofmann (1903), La Torre (1907) u. a.]. La Torre verlangte eine Unterscheidung zwischen anatomisch nachweisbarer und moralischer Virginität. Nur die erstere sei aus bestimmten Veränderungen des Hymen zu beweisen, aber nicht einmal in allen Fällen. Denn ein Mädchen mit intaktem Hymen und engem Hymenalring oder Hymen cribriformis oder bifenestratus könne doch eine

„Demi-vièrge", d. h. eine sexualpsychologisch nicht mehr intakte Jungfrau sein, zumal ohne Immissio penis Schwangerschaft zuweilen eintrete. Die moralische Virginität sei ein physiologisch-psychologisch-moralischer Begriff, der die intimsten Gefühle der weiblichen Psyche umfasse und sich weder in eine abstrakte Form, noch in einen anatomischen Begriff einschließen lasse. La Torre fordert daher, daß der Begriff „Virginitätszeugnis" durch „Entjungferungszeugnis" ersetzt werde. Ich bin in den Fällen, in denen bei übler Nachrede gegen ein junges Mädchen ein ärztliches Attest über Unbeflecktheit verlangt wurde, so vorgegangen, daß ich eine sehr genaue Untersuchung und Beschreibung der Vulva vornahm und eine Zeichnung oder ein Lichtbild anfertigen ließ, den Hymen mit der Lupe auf kleine Narben untersuchte und bestimmte, welcher von den Hegarschen Metalldilatatoren gerade eben noch den Hymenalring ohne Verletzung passieren konnte. Freilich ist diese Bestimmung der Weite des Foramen hymenale aus naheliegendem Grunde nur dann annähernd einwandfrei, wenn die Größe und körperliche Entwicklung des in Frage kommenden Mannes mitberücksichtigt werden kann.

Die sub coitu primae noctis zustande gekommene Verletzung des Hymen ist, normale Bildung des weiblichen und männlichen Pudendum, keine zu starke Vascularisation und Hyperästhesie der Vulva vorausgesetzt, mit nur mäßigem Schmerzgefühl und nur geringer Blutung verbunden. Die Tatsache, daß bei dehnbarem Hymenalsaum außer dem Schmerz auch die Blutung fehlen kann, beweist die Bedenklichkeit der mancherorts herrschenden Sitte, daß am Tag nach der Brautnacht den Frauen der Nachbarschaft das blutbefleckte Brauthemd oder eine blutige Binde der Entjungferten vorzuweisen ist. Dieser Brauch herrscht nach Neugebauer bei den strenggläubigen Ostjuden und vielen Völkerschaften Rußlands und des Orients, nach La Torre in Neapel. Die Hymenverletzungen heilen in wenigen Tagen, sofern sie nicht infiziert werden („Hymenitis acuta" — Lwoff), unter Zurücklassung kleinster Narben aus. Diese sind oft so fein, daß sie nur mit der Lupe, und vielleicht selbst mit dieser nicht immer, erkannt werden können und dann der Hymen unverletzt zu sein scheint. Zuweilen können zahlreiche und ausgedehnte Einrisse beim ersten Coitus entstehen und die gleichen warzenförmigen Bildungen zurücklassen, die als Ergebnis der ersten Entbindung Carunculae myrtiformes oder besser hymenales benannt werden. Wer sich genauer über den anatomischen Nachweis der Defloration unterrichten will, erhält Auskunft vornehmlich aus den Arbeiten Haberdas.

Die pathologischen Kohabitationsverletzungen sind dem Interesse und der Kenntnis vornehmlich durch zwei Arbeiten nahegebracht worden: erstmals durch eine große Sammelstatistik von Franz Neugebauer (1899), die 157 Fälle von Vulva-, Damm-, Vagina- und Vaginalgewölberissen, darunter 79 Vulvaläsionen, umfaßt, und neuerdings durch eine Schrift von Rahm (1927), in welcher 16 eigene und insgesamt 134 Beobachtungen zusammengestellt sind, darunter 48 Vulva- mit 38 Deflorationsverletzungen. Es handelt sich bei diesen Verletzungen um tiefe Risse, deren Entstehung mit einem heftigen Schmerz, anschließendem Gefühl von Brennen und starker Blutung verbunden ist, und die sogar den Verblutungstod zur Folge haben können. Verletzungen und Blutungen derart sind meist auf besondere Dispositionen zurückzuführen. Als solche kommen in Frage: eine anomale Bildung des Hymen, wie z. B. eine sehr enge Hymenalöffnung oder ein fleischiger, derber, straffer, stark vascularisierter Hymenalring, eine abnorm tiefe Fossa navicularis, wie sie als Teilerscheinung der Hypoplasie der Vulva häufig vorkommt, ein weit symphysenwärts verschobenes Foramen hymenale (Gußmann), eine ungewöhnliche Morschheit des Gewebes, welche durch langdauernde atypische sexuelle Hyperämien bedingt zu sein pflegt, anatomische Varietäten im Verlauf der das Vestibulum versorgenden Blutgefäße, oder in sehr seltenen Fällen Hämophilie [Bordmann (1878)]. Die relative Häufigkeit der Verletzungen gerade bei hypoplastischen, asthenischen Mädchen und Frauen erklärt, warum in mehreren Fällen der Literatur gleichzeitig mit der Hymenlaceration eine isolierte Ruptur des Fornix posterior einer hypoplastischen Vagina festgestellt wurde, an der bisweilen selbst das Douglasperitoneum beteiligt war, so daß, wie in einem der Neugebauerschen Beobachtungen, Dünndarmschlingen vorfallen konnten. Weiter sind bei den Hymenverletzungen von Bedeutung: ein zu beträchtlicher Umfang des Phallus (Mißverhältnis zwischen einem großen kräftig gebauten Mann und einer kleinen kindlich geformten Frau), ein zu stürmischer Impetus bei der Kohabitation, wie er bei übermäßiger sinnlicher Erregung, großer Ungeschicklichkeit, Brutalität oder Trunkenheit stattfindet, und gewisse abnorme Lagen beim Beischlaf. Merkwürdig ist, daß bei Defekt der Vagina bzw. einem kurzen vestibularen Blindsack Hymenverletzungen nur selten beschrieben wurden (Bucuras Fall), obwohl man sie doch gerade hierbei erwarten sollte, und daß man Kohabitationsverletzungen im Vulvagebiet auch bei Frauen, die schon lange Zeit Geschlechtsverkehr ausgeübt hatten, und sogar bei Klimakterischen und Prostituierten [Benedikt (1892)] beobachtet hat.

Unter den pathologischen Kohabitationsverletzungen des Hymen kann man verschiedene Formen unterscheiden: Zunächst gibt es solche, die am freien Rande beginnen und in beträchtliche Tiefe, über die Hymenalbasis hinaus, bis in die Nachbargewebe reichen. So beobachtete z. B. Rosanow (1886) eine schwere Blutung mit starker Anämie nach einem Coitus, welcher den Hymen an zwei Stellen tief eingerissen hatte. Als Hymen-Labienriß bezeichnet man einen Riß, der sich in der Richtung zur kleinen Labie fortsetzt [Jayle (1909) mit Abbildung und Boshouwers (1911)] und den Bulbus vestibuli freilegen kann. Eine sehr schwere, fast letale Blutung aus zwei bilateralen tiefen Deflorationsrissen derart hat Zeiß (1885) gesehen. Eine „Rißquetschwunde am Scheideneingang" von 5 cm Tiefe und 3,5 cm Länge, die von der Analöffnung bis zum Mons pubis reichte, die blutunterlaufene linke Nymphe von der Scheide und Harnröhre abgerissen und das Schambein freigelegt hatte, ist von Hofmokl beschrieben worden. Die Scheide war ein rudimentärer Blindsack; der Uterus fehlte. — Ein Hymen-Paraurethral- oder Hymen-Urethralriß sitzt vorne seitlich am Hymen und kann den äußeren Teil der Harnröhre aushülsen. Kohabitationsrisse dieser Art können auch zu einer Ruptur der Urethra führen, wie ein Fall von Fistula vesico-urethro-vaginalis beweist, den F. A. Kehrer (1879) bei einem 18jährigen Mädchen gesehen und primär erfolgreich operiert hat. Hier mag auch einer Beobachtung von Jessipow (1886) gedacht werden, der eine Zerreißung der Harnröhre bei einer angeborenen, mit Hämatokolpos und Hämatometra verbundenen Hymenalatresie beschrieb; unterhalb der defekten Urethra lag die intakte Hymenalmembran, vorgewölbt durch das hinter ihr angesammelte Menstrualblut. — Hymen-Klitorisrisse sind besonders gefährlich, weil sie die Klitorisschwellkörper freilegen. Sie sind sogar bei Frauen beschrieben worden, die wiederholt geboren hatten [Wertheimber (1903)].

Wichmann beobachtete eine tödliche Blutung derart bei einer Schwangeren des 9. Monats, bei welcher die Kohabitation im Stehen vollzogen worden war. Tod auf dem Transport ins Krankenhaus.

Bei der Autopsie fand sich rechts unterhalb der Klitoris eine 1½ cm tiefe und eine 2 cm lange Verletzung, durch welche die Mündung der Harnröhre nach rechts eingerissen und der angrenzende Schwellkörper der Klitoris eröffnet war. Als Prädisposition wurde die Gravidität und starker Alkoholgenuß bei Mann und Frau angegeben. Unter 21 Coitusverletzungen, die Wichmann aus der Literatur zusammenstellte, saßen zwei an der Harnröhrenmündung und der Klitoris und wurden auf einen Varix derselben bezogen.

Ein Hymen-Vaginalriß setzt sich vom Hymen eine Strecke weit in die Scheide hinauf fort und wird meist an deren hinterer seitlicher Wand, selten an der Vorderwand angetroffen.

Croom (1886) fand einen „hymeno-vaginalen Riß", der sich 2 cm weit auf die hintere Scheidenwand erstreckte. — Dvorak sah eine Zerreißung des Hymen, welche auf die vordere Vaginalwand übergegangen und mit bedeutender Blutung verbunden war. — Mundé beschrieb einen Riß, der sich vom Hymen auf die vordere Scheidenwand parallel dem Verlauf der Harnröhre fortsetzte. — Gußmann: In der Brautnacht entstandener Hymenriß, der 1½ cm weit in die Scheide reichte und mit starker Blutung verbunden war. — Kuschew (1899) berichtete über ein 18jähriges Mädchen, bei welchem der erste Coitus einen Riß der hinteren Peripherie des Hymen und der ganzen hinteren Vaginalwand bis einschließlich zum Fornix vaginae posterior zur Folge hatte.

Nur der Vollständigkeit wegen bemerke ich, daß auch Kohabitationsverletzungen des Dammes allein beobachtet worden sind, bei denen der Afterschließmuskel bald erhalten, bald in den Riß einbezogen war. Ein abnorm niederer hypoplastischer Damm oder ein tiefer Muldendamm ist hierfür wohl Voraussetzung [Fälle von Limann (1876), Massalitinow (1885), Eisenhart (1887), Borakowski (1887), Kosminski (1895), Severano, Franz Neugebauer (1899)].

In einer zweiten Gruppe von Verletzungen des Hymen bleibt dieser nicht nur an seiner inneren Begrenzung, sondern in ganzer Ausdehnung erhalten, und es entsteht eine quere Abreißung an seinem Ursprung, ein sog. Hymenbasisriß. Dann kann der Hymen entsprechend seiner hinteren Hälfte [Chaleix (1896)] oder sogar fast vollständig, also zirkulär, aus seiner Ansatzstelle herausgerissen werden (Green, Jonson, Mundé, Zabolockij, Boshouwers) und frei über dieser flottieren (Chaleix). Boshouwers sagte von diesen Rissen: „Man muß also zugeben, daß in seltenen Fällen durch den fleischigen, widerstandsfähigen Rand des Hymen die Virginität der Besitzerin zu einer auf dem natürlichen Wege auch für den gesunden, potenten Ehemann fast uneinnehmbaren Festung gemacht wird." Auch bei Hymenatresie ist diese Form von Verletzungen vorgekommen (Scheftel).

Als seltene Stelle der Kohabitationsverletzung ist einige Male die Schleimhaut zwischen Klitoris und Harnröhrenmündung festgestellt worden, so von Mueller (1873). Die Freilegung des Klitorisschwellkörpers führte in diesem Fall zum Verblutungstod.

Als Coitus- und besonders Stuprumverletzungen hat man auch Längs-, Quer- oder Schrägrisse in der Fossa navicularis des Scheidenvorhofes beobachtet. Der Hymen, das Frenulum der kleinen Labien und die Scheide können dabei unverletzt sein. Von der kahnförmigen Grube aus kann sich der Riß seitlich zur kleinen Labie (Aschoff), nach hinten entweder in den Sphincter ani (Sinajsky) oder durch das Septum rectovaginale bis in den Mastdarm fortsetzen: traumatische Vestibulo-Rectalfistel s. Fistula vulvo-rectalis. Voraussetzungen für die Entstehung dieser Risse sind ein heftiger Impetus coeundi, eine angeborene abnorme Tiefe der Fossa navicularis, ein sehr derbes, fibröses, mit engem Foramen hymenale versehenes Jungfernhäutchen und eine starke Beckenneigung, bei welcher die Schamspalte dorsalwärts verlegt ist und infolgedessen das Membrum virile mehr nach hinten statt nach vorne einzudringen zwingt. Mitunter kann der Phallus bei der Bahnung eines falschen Weges von der Fossa navicularis aus nicht nur das Septum recto-vaginale, sondern sogar die Fascien und die Muskeln des

Dammes und des Beckenbodens freilegen (Fälle von Saks, Diemerbroek). Kaum glaublich ist, daß in manchem der beschriebenen Fälle (z. B. Phaenomenow) der Coitus auf der Bahn einer derartigen Verletzung jahrelang ausgeübt worden ist.

Die bisher bekannt gewordenen Beobachtungen von Coitusverletzungen des Vestibulum wurden von folgenden Autoren veröffentlicht: Plazzonus (1644), Slavinski, Brithon, Massalitinow (1885), Blumenthal (1886), Barthon Hirst (1886), Price (1886), Borakowski (1887), Sawin (1889), Springsfeld (1889), Smolitschew (1890), Spaeth (1890), Benedikt (1892), Lwow (1894), Phaenomenwo (1894), Neustube (1894), Kosminski (1895), Pissemski (1899), Sinajsky (1899), Neugebauer (1899), Abrahams (1900), Babesch und Cioc (1902), Scheftel (1902), v. Hofmann (1903), Cealâc (1905), Witthauer (1910), Bakséht (1927).

Unter 150 Fällen, die Neugebauer bis 1899 aus der Literatur gesammelt hat, finden sich: 22 Hymenabrisse mit besonders starker Blutung, 17 Abreißungen des Hymen, 13 Fortsetzungen von Hymenalrissen auf die Scheide, 15 Rupturen der Fossa navicularis, 12 falsche Wege ins Septum recto-vaginale, 8 Rupturen der Vulva ohne nähere Angabe. Unter den Verletzungen der Nachbarorgane der Vulva sind vermerkt: 4 Recto-Vaginalfisteln, 14 Recto-Vulvafisteln, 3 Recto-Perinealfisteln, 17 perineo-vulvo-vaginale Rupturen.

Außer den erwähnten Coitusverletzungen gibt es solche, die sich an die erste, zu frühzeitig nach einer Kolpoperineoplastik stattgefundene Kohabitation anschließen. Ich finde sie von F. Spaeth (1890) und Prochownik zuerst erwähnt und durch Fälle belegt. Sie zeigen eine unregelmäßige zerklüftete Form und entstehen durch mechanische brüske Schädigung der frisch oder per secundam intentionem verheilten Operationsnarbe.

Endlich erwähne ich unter den Kohabitationsverletzungen diejenigen, die nicht zu offenen Wunden, sondern zu subcutanen und submucösen Gefäßeröffnungen führen: die Hämatome der Vulva (z. B. Melchior), die abgeschlossen bleiben oder sekundär perforieren können. Eine derartige Beobachtung hat v. Jaschke (Lehrbuch v. Jaschke-Pankow) in einem schönen Farbenbild wiedergegeben. Von Franz Neugebauer wurde folgender Fall mitgeteilt:

Bei einer 16jährigen infantilen Frau starke Blutung nach der Hochzeitsnacht. Vulva völlig mit Blut bedeckt. Hymen intakt. Faustgroßes, festweiches, beinahe fluktuierendes Hämatom der rechten großen Schamlippe mit 4 cm langer blutender Rißwunde nahe dem hinteren Ende der rechten kleinen Labie, die hochgradig ödematös und blaurot verfärbt war. Bei der digitalen Ausräumung des Hämatoms entdeckte Neugebauer einen zweiten blind endigenden Wundkanal, der von der Tiefe der rechten großen Labie neben der rechtsseitigen Vaginalwand in die Höhe ging. Es wurde Hämophilie vermutet, weil früher eine sehr starke Zahnextraktionsblutung kaum zum Stehen gebracht werden konnte.

Was die Entstehung der Kohabitationsverwundungen der äußeren Geschlechtsteile anbelangt, so sollen sie nach Toulmouche, Tardieu, Brouardel, Boshouwers und dem Gerichtsarzt E. v. Hofmann nicht durch den Penis, sondern durch Hilfsmanipulationen, wie gewaltsames Einbohren eines Fingers oder eines Instrumentes, zustandekommen. Auch J. Veit sagt in seinem Handbuch: „Nach eigener Erfahrung und kritischer Durchsicht der Literatur komme ich zu dem Ergebnis, daß zwar abnorm starke Blutungen aus dem radiär eingerissenen Hymen vorkommen und daß deshalb bei ängstlichen Leuten ärztliche Hilfe notwendig werden kann, daß aber alle schwereren Verletzungen der Vulva und des Dammes mit allergrößter Wahrscheinlichkeit nicht durch den erigierten Penis, sondern durch Hilfsmanipulationen des sexuell-neurasthenischen, impotenten, nicht ganz nüchternen oder sonst nicht normalen Mannes mit Fingern, Instrumenten oder dgl. hervorgerufen worden sind."

Die auf sexuelle Motive zurückzuführenden Vulvaverletzungen entstehen vor allem bei geschlechtlichem Mißbrauch von Mädchen unter 14 Jahren, sei es, daß eine „Schändung" per digitum oder eine Notzucht s. Stuprum, also Erzwingung des Beischlafs mit Immissio penis unter Bedrohung, vorliegt. Schändungs- und Notzuchtstraumen sind schon bei 6jährigen Mädchen beobachtet worden (Tardieu). Eine Stuprumverletzung am Hymen und Damm zeigt eine Abbildung von Cl. Edgar (1903). Über Notzuchtsverletzungen gibt es eine große Literatur. Eine Zusammenstellung der Autoren, welche Fälle beschrieben haben, hat M. Stumpf bis zum Jahre 1907 in v. Winckels Handbuch der Geburtshilfe, Bd. III, 3 gegeben[1]. Unter den oben erwähnten 38 Fällen von Rahm ist 7 mal ein Stuprum angeschuldigt worden. Selbst bei Greisinnen kommen Zerreißungen der Vulva durch Notzucht vor; sie finden durch eine enge narbige Schrumpfung derselben Erklärung. Genaueres über diese Verletzungen ist der gerichtsärztlichen Literatur zu entnehmen. Nur das sei erwähnt, daß Beaugard (1902) in einer „Die Schwierigkeit der Diagnose bei Notzuchtsverbrechen an kleinen Mädchen" betitelten Arbeit, den Experten die größte Vorsicht in der Beurteilung der Aussagen der Eltern und Kinder, ein gewisses Mißtrauen gegenüber dem lokalen Befund und die Erwägung der Möglichkeit eines Stoßes, einer zufälligen Verletzung oder der Onanie anempfohlen hat. Die schwersten Verletzungen der Vulva kommen durch Lustmord oder Lustmordversuch zustande, wofür gerade die Nachkriegszeit erschütternde Beweise liefert. Ich bringe von allen diesen Traumen nur einige wenige Beobachtungen in beliebiger Auswahl zum Zwecke einer kurzen Orientierung:

Cavaillon (1888): Ein 8jähriges Kind wurde erst genotzüchtigt, dann erwürgt. Damm völlig zerrissen. Schleimhaut des Vestibulum und der Vagina blutunterlaufen. Hymen abgerissen. Eröffnung des hinteren Scheidengewölbes und der Bauchhöhle. Der Mörder wurde zum Tode verurteilt. — Neugebauer (1899, Fall 3): 10jähriges Mädchen mit Fistula recto-vulvaris und Durchreißung des Frenulum, des Dammes, des Hymen und des Scheideneingangs, nachdem 10 Wochen zuvor ein Stuprum mit starker Blutung stattgefunden hatte, der eine Anschwellung der Vulva gefolgt war. — Dubrandy: 6jähriges Mädchen. Tiefe Einrisse in die großen Labien und den Damm. Zugleich war der Uterus mit den Adnexen, das Rectum und der ganze Dickdarm vom Verbrecher herausgerissen und der Darm in 2 m Länge am Tatort aufgefunden worden. — Seynsche (1924) beschrieb bei einem 14jährigen Mädchen eine durch einen Notzuchtversuch entstandene schwere Verletzung, die aber nicht auf eine Kohabitation, sondern auf brüskes Einführen eines Fingers zurückzuführen war. Er fand einen markstückgroßen, klaffenden Scheideneingang, links und rechts von ihm Reste des zerrissenen Hymenalrings und einen totalen Dammriß, der links weit in die Scheide hineinreichte.

Symptome: Die ersten Folgen aller tiefgehenden Kohabitationsverletzungen des Vulvagebiets sind Schmerz und Blutungen, die meist aus kleinen Venen oder den Schwellkörpern, selten aus Arterien (Lwoff, v. Rosenthal) entstehen, zu Ohnmachten und anderen akut-anämischen Erscheinungen und selbst zum Verblutungstod (2 Fälle von Diemerbroeck, Wimpfheimer) führen können. Zu einer Verwundung der Vulva kann eine Infektion mit Fieber, entzündlichem Ödem oder Gangrän der Vulva, Phlegmone der Nachbarschaft und des Beckenbindegewebes hinzukommen. Ist das Rectum verletzt, so stellt sich bald nach der ersten Kohabitation Schmerz im Mastdarm und unfreiwilliger Abgang von Kot und Darmgasen ein. Merkwürdig ist, daß Recto-Vestibularfisteln von den Frauen oft jahrelang kaum beobachtet worden sind und als Weg für die Kohabitation — einmal 3 und einmal 5 Jahre lang — gedient haben.

Die Prognose der Kohabitationsverletzungen kann somit, wenn sie im allgemeinen auch günstig ist, durch eine starke Anämie im Anfang, eine Eiterung der Wunde im späteren Verlauf kompliziert sein. Auch Todesfälle an Verblutung und Infektion sind vorgekommen.

---

[1] S. auch Fritz Reutter, Forensische Gynäkologie im Handbuch von Halban-Seitz, Bd. 8, T. 3.

Die Therapie ist verschieden, je nachdem der Arzt zu einer frischen oder älteren Kohabitationsverletzung zugezogen wird. Bei einer frischen Vulneration gilt es meist, eine noch bestehende starke Blutung zu stillen. Man hat das venöse oder spritzende arterielle Gefäß mit der Klemme zu fassen und durch Umstechung zu ligieren. Bei Rissen nahe der Harnröhre wird man zum Schutz derselben einen Dauerkatheter für einige Tage einführen. Wenn die Schwellkörper des Vestibulum oder der Klitoris stark venös bluten und aus jedem Stichkanal von neuem Blut wie aus den Löchern eines Siebes aussickert, wird man sich zum Notbehelf auf bloße Kompression der blutenden Wunde mit feuchter steriler Gaze oder Watte oder auf Anlegung kleiner Péan-Klemmen ohne Ligierung beschränken müssen. Die Klemmen bleiben 24—48 Stunden liegen. Die Vulva ist dann mit einem großen Wattebausch zu bedecken und dieser durch eine T-Binde und durch mehrstündiges Aneinanderpressen der Oberschenkel mittels eines oberhalb der Kniee angelegten Handtuchverbandes zu fixieren. War die Versorgung der blutenden Gefäße durch Ligaturen möglich, so wird man die Wunde, eventuell nach vorheriger Anfrischung ihrer Ränder zur Entfernung gequetschten und erfahrungsgemäß schlecht heilenden Gewebes, durch exakte Primärnaht zu vereinigen haben. Bei einer vulvo-rectalen Kommunikation ist sofortige Anfrischung und Vernähung des Rectums mit Levatoren- und Dammnaht erforderlich. Barthon Hirst hat in einem solchen Fall zum Schluß der Operation den Hymen teilweise abgelöst und als Lappen zur Deckung des Defektes benutzt. Treten Entzündungserscheinungen in den ersten Tagen nach der Verletzung auf, so sind die Nähte zu entfernen, damit die Wunde offen behandelt werden kann. Kommt die Kranke erst 1—2 Tage nach der Verletzung in ärztliche Hände und ist auf eine stattgefundene Infektion der Wunde auf Grund zerfetzter, unterminierter Ränder, mißfarbiger, übelriechender Beläge, Eiter- oder Jaucheabsonderung zu schließen, so hat eine Nahtvereinigung zu unterbleiben, weil sonst Infektionserreger mit der Nadel in die Tiefe des gesunden Gewebes eingeimpft werden, das sich vielleicht schon durch einen Leukocytenwall gegen die infizierte Wunde abgegrenzt hat. In solchen Fällen ist die Heilung einer Granulationsbildung zu überlassen und später, falls erforderlich, eine Sekundärnaht vorzunehmen, um die normalen topographisch-anatomischen Verhältnisse nach Möglichkeit wieder herzustellen. Ich halte es für wichtig, darauf zu achten, daß in die Anfrischungsfigur die Ausführungsgänge der Bartholinischen Drüsen nicht hineingeraten, weil ihre Funktion aus psychisch-sexuellen Gründen nicht gestört werden soll.

II. Geburtsverletzungen der Vulva.

Der Hymen reißt bei der Cohabitatio primae noctis zum ersten Mal, bei der ersten Geburt zum zweiten Mal ein. Das sind im allgemeinen physiologische Notwendigkeiten. Aber beim ersten Coitus handelt es sich um eine Regel mit Ausnahmen, bei der ersten Entbindung um eine Regel fast ohne Ausnahmen. Dabei sind freilich nicht die sehr seltenen Fälle von Schwangerschaft und Geburt bei engem, intaktem Hymen berücksichtigt, in denen dieser dem Austritt des Kindes einen spontan unüberwindlichen Widerstand entgegensetzt, so daß tiefe Incisionen erforderlich sind.

Vom Hymen abgesehen ist diejenige Stelle der Vulva, die bei einer mechanischen, vom Vaginalkanal aus wirkenden Gewalt, wie sie der Kopf des Kindes bei der Geburt darstellt, der stärksten Verschiebung und Dehnung ausgesetzt und somit am meisten gefährdet wird, der hintere, an das Perineum angrenzende Teil. Infolgedessen entstehen bei der ersten Entbindung, und vornehmlich bei den sog. alten Primiparen mit enger Schamspalte und straffen, derben, unnachgiebigen Weichteilen, bald radiäre Einrisse am Hymen, die zur Teilung desselben in die später als Carunculae hymenales myrtiformes bezeichneten Schleimhautlappen führen, bald extramedian gelegene schräge Risse, die schon in der Scheide beginnen können und in etwas seitlicher Richtung den Hymen, die kleine Labie, die Fossa navicularis, die Commissur der großen Labien und den Damm durchsetzen. Daß Hymenrisse in allen Fällen beim ersten Partus zustande kommen müssen, erhellt daraus, daß die Schamspalte, die zuvor vielleicht einen Umfang von 7 cm aufweist, auf einen solchen von ungefähr 32 cm, entsprechend der Circumferentia suboccipito-bregmaticalis des kindlichen Kopfes bei der normalen Hinterhauptslage, und zuweilen auf einen noch größeren Kopf- oder Schulterumfang erweitert werden muß. Die Risse entstehen beim Durchschneiden, bei enger Schamspalte und schneller Austreibung des Kindes auch schon beim Einschneiden des Kopfes und sind mehr auf eine Querdehnung als auf eine Längsdehnung zurückzuführen. Denn bei reiner Querdehnung müßten wohl Längsrisse, bei reiner Längsdehnung Querrisse zu erwarten sein. Hypoplasie der Vulva, Narben nach früheren Verletzungen oder Operationen, Verbrennungen und Geschwürsbildungen sowie Ödeme disponieren zu den Zerreißungen. Ganz seltene Fälle gibt es, in denen sich der Hymenalring so weit, elastisch und dehnbar zeigt, daß er nach der Geburt eines reifen, wenn vielleicht auch etwas kleinen Kindes in unverletztem Zustand gefunden wird, wie von Kocks u. a. angegeben, von Jayle bestritten worden ist.

Außer den radiären tiefen Hymenrissen kann man der Lokalisation nach Klitoris- und Paraurethralrisse, ferner Risse in der Rinne zwischen Klitoris und Harnröhrenmündung, dem sog. Limbus clito-urethralis, die eine Zeitlang als Klaprothsche Risse (1859) eine Rolle in der Literatur gespielt haben, ferner Risse in die kleinen Labien, die sich in die Bulbi vestibuli und in die großen Schamlippen fortsetzen können, endlich Abreißungen der kleinen Labien unterscheiden. Am gefährlichsten von ihnen allen sind die Risse der Klitoris und der Bulbi, weil sie sowohl bei Spontangeburten wie operativen Entbindungen zu schweren und selbst tödlichen Blutungen aus den Schwellkörpern führen können (Fälle von Poppel, Dützmann, Peter Young, Peter Müller, Kossow). Dieser Ausgang der Rißblutungen ist meist darin begründet, daß sie übersehen oder verkannt, als atonische Uterusblutungen gedeutet (v. Braun-Fernwald) und somit falsch behandelt werden. Vor dieser Verwechslung bleibt man bewahrt, wenn man genau auf Blutungen beim Ein- und Durchschneiden des Kopfes achtet und bei stärkerer Blutung grundsätzlich gleich nach jeder Entbindung den Scheideneingang durch weites Spreizen der kleinen Labien und durch Specula zugängig macht.

Geburtsverletzungen im vorderen Bereich der Vulva kommen auf verschiedene Weise zustande: durch zu starkes Andrängen des austretenden Kopfes an die Klitoris-Urethralgegend beim Dammschutz, durch zu schnelle Dehnung der Weichteile bei der Sturzgeburt (Ruppaner), sowie bei der Extraktion mit der Zange, wenn die Griffe beim Übergang aus der zweiten in die dritte Position zu früh erhoben werden oder die Löffel vom Kopf abstehen. In allen diesen Fällen wird der vordere Teil des Vulvarings so stark in der Quere gedehnt, daß er schließlich irgendwo einreißen muß. Bald in der vorderen, bald aber auch in der hinteren Hälfte des Vulvarings und bisweilen seitlich entstehen Zerreißungen durch Überdehnung seitens des zum Zwecke der Wendung oder Extraktion eingeführten Armes des Geburtshelfers und bei Durchtritt des nachfolgenden Kopfes bei der Extraktion. Die ersteren sind als „typische artefizielle Geburtsverletzungen" von Schrader, als „Berstungsrisse" von Vogelsberger bezeichnet worden; sie werden bei engem Introitus, starker hyperämischer Auflockerung und Morschheit der Gewebe oder bei alten Narben oft beobachtet. Endlich sind jedem Geburtshelfer schon Rißwunden einer stark blutgestauten, dunkelblaurot gefärbten Vulvaschleimhaut bei einer instrumentellen oder digitalen Vaginaltamponade begegnet. Bei solchen Veränderungen des Gewebes weicht es bei noch so großer Vorsicht bisweilen wie Zunder auseinander. Manchmal kann ein Bulbus vestibuli durch Platzen der ihn überziehenden Schleimhaut der Innenfläche der Nymphe in seiner ganzen Ausdehnung, fast wie bei einem anatomischen Präparat, freigelegt werden. Ich greife aus der Literatur einen von Vogelsbauer mitgeteilten Fall heraus: hier war bei einer VIII.-Para durch eine ohne Scheidenspecula offenbar gewaltsam ausgeführte Wattetamponade eine ausgedehnte Verletzung der Klitoris und der kleinen Labien, eine Abreißung eines Lappens der vorderen Vaginalwand und eine völlige Zerreißung der Urethra zustande gekommen. Es trat der Tod an Verblutung ein, der aber zum Teil auf die vorhandene Placenta praevia zurückgeführt wurde.

Einige seltenere Formen von Geburtsverletzungen der Vulva zeigen die folgenden Fälle:

Jeannin fand bei einer VII.-Para einen vollkommen flottierenden, im hinteren Drittel von seiner Unterlage losgelösten Vulvaring. — Flesch: Zirkuläre Abtrennung des unverletzten Hymen vom Scheidenvorhof und Austritt des Kindes durch den Riß. — Maygrier: Bei einer schnellen Spontangeburt einer 24jährigen Primipara fingerbreite Einrisse in beiden kleinen Schamlippen bei intaktem Damm. — Márer: Bei einer Spontangeburt zirkuläre Abreißung der Vaginalwand unmittelbar oberhalb des Scheideneingangs mit Fortsetzung der Rißenden beiderseits in die Labia minora bis an das Praeputium clitoridis. Kurz vor Beginn der Schwangerschaft war eine Kolporrhaphie und Perineoplastik vorgenommen worden. — Saks: Seitliches Einreißen an der Basis der großen Schamlippe parallel der Vulvaöffnung von der Höhe der Klitoris bis zur hinteren Commissur. Durch diesen Riß war das Kind ausgetreten. — Ruppaner berichtete über eine merkwürdige Vulvaverletzung bei einem 19jährigen Mädchen, die bei einer in hockender Stellung stattgefundenen Sturzgeburt trotz eines frühreifen Kindes entstanden war. Frenulum und Damm intakt. Riß in der Mitte der Innenfläche der linken kleinen Schamlippe, bis an den Scheideneingang heranreichend. An der korrespondierenden Stelle der rechten kleinen Labie ein Querriß. Von der Basis derselben ging ein dritter Riß aus, der sich auf die Innenseite der rechten großen Schamlippe bis in den Mons pubis hinauf erstreckte. Vernähung der nicht mehr blutenden Wunde. Afebriles Wochenbett nach vorübergehendem Labienödem. Verfasser erblickt die Ursache für diese Verletzung in der Stellung der Frau bei der Geburt.

Die Diagnose der partalen Rißblutungen ergibt sich aus dem Mitgeteilten ohne weiteres. Sie hat kaum mehr als die prinzipielle Einstellung der Vulva, des Scheideneingangs, der Scheide und Cervix mit breiten Speculis zur Voraussetzung. Kocks hat darauf hingewiesen, daß die Geburtsrisse der Vulva eine konstante Lokalisation zeigen, insofern bei erster Schädellage der Riß hinten rechts und in geringerem Grad vorne links, bei zweiter Schädellage hinten links und auch vorne rechts an dem Hymen, der Columna rugarum posterior und dem Damm seinen Sitz habe, also jeweils dem Schrägdurchmesser des Beckenausgangs entspräche und durch Dehnung der Schamspalte in der Richtung des größten Längsdurchmessers des Schädels zustande käme. Doch gibt es auch Ausnahmen von diesen Regeln.

Die Prognose der Risse hängt ab von der richtigen Erkennung und Behandlung. Nach den Einrissen des Hymen bleiben meist rundliche oder eckige, halbbogenförmige oder trianguläre Schleimhautzipfel zurück, die für alle Zeit eine vorangegangene Geburt anzeigen und somit auch gerichtsärztliche Bedeutung besitzen. Nach tiefen Verwundungen finden sich weiße, rhombische Narben, welche bisweilen beträchtliche Entstellungen zurücklassen und dann eine operative Anfrischung erfordern. Diese soll man nicht eher als 2 bis 3 Monate nach der Entbindung vornehmen.

Therapie: Bei oberflächlichen Schleimhautriß- oder Quetschwunden genügt Kompression der Wunde mittels eines Gaze- oder Wattebausches, womöglich gegen die Symphyse oder einen absteigenden Schambeinast, eventuell schon während der Austreibung des Kindes. Zur längeren Fixation des Tampons und zur Ruhigstellung der Wunde dient Anlegen einer T-Binde und mehrstündiges Aneinanderpressen oder Zusammenbinden der Oberschenkel oberhalb der Kniegelenke, im äußersten Fall ein- bis zweistündige Kompression durch Arzt oder Hebamme. Im allgemeinen wird man die Blutung durch Umstechungen zu stillen haben. Bei Sitz der Wunde in einem Schwellkörpergebiet sind diese nicht immer durchführbar, weil es aus jedem Stichkanal von neuem blutet. Dann sind kleine Péanklemmen anzulegen, die 24—48 Stunden liegen bleiben. Von der früher viel gebräuchlichen Eisenchloridanwendung ist man heutzutage abgekommen wegen der Gefahren starker Thrombenbildung und damit einer Embolie, sowie wegen des Wiederauftretens einer neuen Blutung beim Ablösen des Schorfs. Die akute Anämie ist nach allgemeinen Grundsätzen zu bekämpfen.

III. Anderweitige offene Verletzungen der Vulva.

Man unterscheidet unter den nicht mit der Kohabitation und Geburt zusammenhängenden Verletzungen direkte und indirekte, solche mit und solche ohne Erhaltung der Kontinuität der Haut- und Schleimhautbedeckung. Ihre Entstehung ist von der Gewalt des Traumas und der Gestalt des verletzenden Gegenstandes abhängig; die Beschaffenheit der Gewebe selbst spielt eine mehr untergeordnete Rolle. Allen Verletzungen des Vulvagebiets ist gemeinsam die Gefahr der Komplikationen durch den Keimgehalt dieser Gegend. Sie ist viel größer bei den offenen als bei den geschlossenen Verletzungen.

1. Verletzungen der Vulva durch stumpfe Gewalt. Die Einwirkung einer stumpfen Gewalt führt entweder zu einer Quetschung ohne Verwundung mit subcutaner und submucöser Gewebs- und Gefäßzerstörung und anschließendem Bluterguß — diese Fälle sind hier nicht zu erörtern, sie wurden beim Haematoma vulvae besprochen — oder zu einer mehr oder weniger großen offenen Wunde. Traumatische Verletzungen der Vulva werden beobachtet durch gewaltsames Einführen des Zeigefingers in die Scheide eines Kindes oder eines jungen Mädchens bei einer gynäkologischen Untersuchung. Die letztere Entstehungsart sollte heutzutage nicht mehr vorkommen. Einen derart entstandenen Riß des Hymen von 3 mm Tiefe bei 1 cm weitem Foramen hymenale hat z. B. Salles bei einem 12jährigen Kind beschrieben. — Durch Schläge auf die Vulva bei Mißhandlungen ist eine Vulvaverletzung mit starker Blutung in 3 Fällen von Migineu (1894) zustande gekommen; einer derselben verlief tödlich. Auch Felkin (1887) hat über Anschwellung der kleinen Schamlippen infolge eines Schlages berichtet. — Zu schweren Verletzungen der Vulva hatten im frühen Mittelalter die Schläge auf die Geschlechtsteile bei den religiösen Verirrungen des sog. Flagellantismus geführt.

Viel häufiger sind die Verwundungen durch Anprall, infolge eines Falles von einer gewissen Höhe auf einen Gegenstand mit stumpfer Oberfläche: Fall auf eine Stuhllehne, z. B. beim Fensterputzen oder beim Herunterholen eines Gegenstandes von einem Schrank [Frank-Beckwith, Scherbeck, Kaltenbach (1879), Leopold (1880) — 2 Fälle, Hoedemaker (1890), Schülein (1892), Ostermayer (1903), Rieländer (1910) — Fall 1, Weil (1910), Kraus (1911)], Fall auf die Kante einer Bettlade [Hoffmann, Heschel (1903)], auf die Kante einer Bank [Berthold (1886)], auf ein Treppengeländer, auf den Fußboden [Rodriguez (1903), Rieländer (1910), Fall 5], auf einen abgestumpften Pfahl von einer Leiter herab [Rieländer, Fall 6, Thomann], mit gespreizten Beinen in eine offenstehende Mistgrube [Casper-Liman]. Seltenere Verletzungen waren durch Aufschlagen auf den Rand eines Eimers [Hannes (1914)], Aufprallen auf einen Baum beim Rodeln [Rieländer, Fall 7], Aufspringen auf das Fahrrad [Peters (1913)] zustande gekommen. Auch nach dem Gesetz des Contrecoup kann eine Rißverletzung entstehen, wie eine Beobachtung von Trilat (1902) zeigt, in der sie durch Fall eines 14jährigen Mädchens von einer hochgeschwungenen Schaukel auf die Kreuzbeingegend verursacht worden war. Kinder und hochschwangere Frauen sind besonders zu Verletzungen des äußeren Genitale disponiert, was mit der Zartheit der Gewebe bei ersteren, mit der Hyperämie, Auflockerung und Morschheit derselben bei letzteren zusammenhängt. Daneben dürfte Unvorsichtigkeit im Kindesalter, Ungeschicklichkeit und Schwerbeweglichkeit am Ende der Schwangerschaft eine Rolle spielen. Rieländer, der sich im Anschluß an die Beobachtung von 7 Fällen der Marburger Frauenklinik mit den durch stumpfe Gewalt hervorgerufenen Verletzungen eingehend beschäftigt hat, bemerkte, daß sie besonders bei Personen vorkommen, die in landwirtschaftlichen Betrieben und mit Hausarbeit beschäftigt sind. v. Winckel sagte: „In allen Fällen handelte es sich um schrägverlaufende Risse, zwar zum Teil nur kleine Wunden, die fast genau parallel dem absteigenden Schambeinast, an der Basis der Klitoris sich fanden und durch die kleine Schamlippe gingen, und bei welchen aber trotzdem enorme Blutungen bis fast zur Verblutung in kürzester Zeit erfolgten."

Die Verletzungen erreichten eine verschiedene Länge und Tiefe und waren am gefährlichsten bei Eröffnung eines Schwellkörpers des Vestibulum oder der Klitoris. Bisweilen wurde eine so tiefe Wunde angetroffen, daß ein Schambeinast bloßlag und durch sie der M. bulbo- und ischio-cavernosus frei hindurchzog (Ostermayer). Bei Verletzung der Schwellkörper blutete es zuweilen wie aus einem Schwamm, wodurch sich der wiederholt beobachtete Verblutungstod erklärt. Der Schmerz im Augenblick der Verletzung war begreiflicherweise stets sehr heftig und manchmal so stark, daß Ohnmacht oder Shock entstand. Oftmals wurde die Verletzte im Blut schwimmend bewußtlos aufgefunden. Einige Male waren die Wunden so gequetscht, daß die Harnröhrenmündung sich nicht auffinden ließ [Beobachtungen von Borakowski (1887), Katzenelson (1906)]. Im ersteren Fall wurde eine Urethro-Vaginalfistel angelegt, um den starken Urindrang zu beseitigen; einige Zeit nach der Geburt Fisteloperation und Heilung. Im zweiten Fall sah man keine andere Hilfe als die blutende Wunde der Klitoris- und Urethragegend einfach zu umstechen und einige Stunden später die Naht wieder aufzutrennen, um die Harnröhre darzustellen.

Häufiger als bei Kindern, Mädchen und Frauen außerhalb der Schwangerschaft sind Verletzungen durch stumpfe Gewalt in den letzten Monaten der Gravidität beobachtet worden. Bemerkenswert ist, daß die Schwangerschaft in Fällen derart oft noch mehrere Wochen oder Monate lang einen ungestörten Verlauf genommen hatte. In dem oben erwähnten Fall von Hannes (1914) war eine Frau am Tag vor der Niederkunft von einer Scheune herabgefallen und auf den Rand eines Eimers mit der Schoßfugengegend aufgeschlagen. Sie hatte eine große blutende Wunde an der Klitoris davongetragen. Am Tag danach Weheneintritt und Geburt eines toten Kindes. Bei diesem wurde eine Leberruptur mit Peritonealblutung festgestellt. — Von den Fällen der Literatur, in welchen durch stumpfe Gewalt Verletzungen der Vulva entstanden waren, bringe ich hier einige besonders interessante, darunter zwei bei schwangeren Frauen und eine bei einem 2 jährigen Kind. Eine weitere Verletzung durch stumpfe Gewalt zeigt Abb. 109 mit den beigegebenen Erläuterungen.

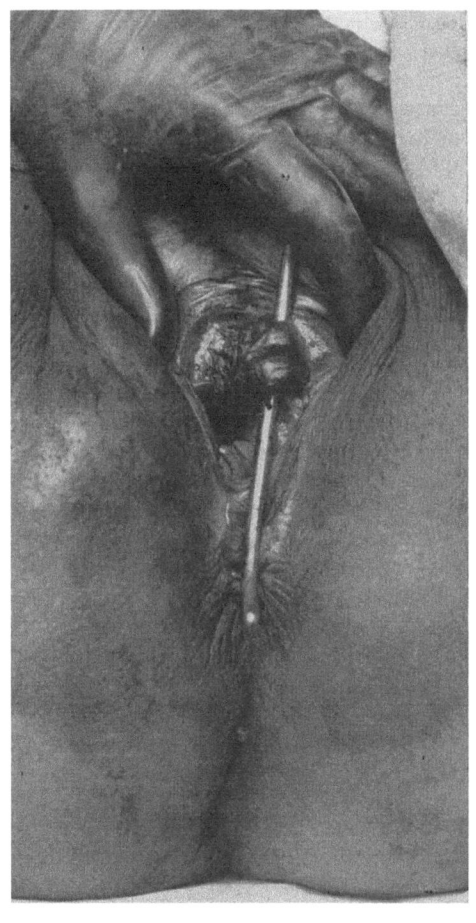

Abb. 109. Traumatische Verletzung der linken kleinen Labie, der Vagina und Urethra. An der Innenfläche der linken Nymphe beginnt ein Riß, der über dem Harnröhrenwulst der Scheide, 3 cm hinter dem Orificium urethrae externum vorbei, quer zur rechten Seite hinüberzieht. Er ist 6 cm lang und durchschneidet in querer Richtung die Harnröhre in 2 annähernd gleich große Teile. Der linke Schambeinast ist freigelegt. Nach Hochklappen des Schleimhautlappens sah man in einer großen Wundhöhle unmittelbar den unteren Rand des Lig. arcuatum und den benachbarten Teil der Symphyse. Ein in die äußere Harnröhrenmündung eingeführter Katheter drang — wie das Bild zeigt — nach einer Strecke von gut 1 cm durch die verletzte Harnröhrenwand in die Vagina ein. Der obere Teil der Harnröhre ist weit zurückgezogen. Starke Blutung aus der gequetschten Wunde. Sofortige operative Anfrischung. Ursache der Verletzung: Die Frau war mit Aufhängen von Wäsche in einem Hof beschäftigt, stellte sich zu diesem Zweck auf einen leeren Bierkasten, welcher sich unmittelbar vor einer Aschengrube befand. Die Frau fiel durch Umkippen des Kastens in die Grube und schlug mit den äußeren Geschlechtsteilen auf eine Eisenstange auf. Sehr starke Blutung. Patientin wurde mit fester Vaginaltamponade vom Arzt in die Klinik eingewiesen. Heilung.

Kaltenbach (1879, Fall 2): Ein 19 jähriges Mädchen, das, auf einem Stuhle stehend, eine Lampe von einem hohen Schrank herabnehmen wollte, verlor das Gleichgewicht und fiel aus geringer Höhe mit den Schamteilen in sitzender Stellung auf die ziemlich scharfkantige Lehne des Stuhles auf, der mit ihr zu Boden stürzte. Starke Blutung. Der zugezogene Arzt fand vorne am Labium minus eine kleine, zum Teil arteriell blutende Wunde, die er umstach. Nachblutung, zunehmende Anschwellung der linken großen und kleinen Labie, gänseeigroßes Hämatom. Kaltenbach wurde hinzugerufen und fand unterhalb der Klitoris eine dem linken absteigenden Schambeinast entsprechende, schrägverlaufende Wunde von 1½ cm Länge, welche die kleine und große Labie und das Corpus cavernosum clitoridis durchtrennt hatte. Blutung aus arteriellen und venösen Gefäßen. Naht und Heilung per primam. Er betonte als auffallend die Tatsache, daß ein Fall aus so geringer Höhe nicht eine einfache Quetschwunde mit subcutanem Bluterguß, sondern eine scharfrandige Schnittwunde verursacht habe. Die Fallhöhe sei lediglich durch die Höhendifferenz zwischen aufrechter Stellung und sitzender Position, in welcher die Schamgegend die Stuhlkante erreichte, gegeben gewesen. Zudem sei die Gewalt des Auffallens durch die Kleidung erheblich gemindert worden. Es müsse also weniger die durch die Kleidung überpolsterte Stuhllehne als vielmehr der untere Rand des absteigenden

Schambeinastes als der verletzende Teil betrachtet werden, der dieselbe Rolle spiele wie die Tibiakante bei Einwirkung einer stumpfen Gewalt auf die Vorderfläche des Unterschenkels. — Bartel (1885): Eine 19jährige Kranke gab an, sie sei sehr betrunken gewesen und über einen Zaun geworfen worden. Es fand sich neben unbedeutenden Zeichen äußerer Verletzungen am Körper eine Rißwunde über der Klitoris, am rechten Frenulum clitoridis und rechts fast in Länge der ganzen Scheide. Heilung ohne Naht. — Prüsemanns Fall (1909) ist auch deshalb von Interesse, weil er wiederum zeigt, daß ohne Immissio penis Konzeption möglich ist. Er beobachtete gelegentlich einer Geburt bei einer 5 Jahre steril verheiratet gewesenen Frau, daß die Vulva vollständig fehlte und statt derselben eine große derbe, weißglänzende, von der Symphyse bis zum Damm sich ausdehnende Narbe vorhanden war. Eine Harnröhrenöffnung ließ sich nicht nachweisen. Im linken unteren Drittel der Narbe fand sich eine kleine, ventilartige, kaum für einen Urethrakatheter durchgängige Öffnung. Beim Sondieren zeigte sich, daß ein hier beginnender 10 cm langer Kanal bis in den Uterus führte. Die Patientin war als 6jähriges Kind von einem schweren Lastwagen gestürzt, wobei ihr ein Rad gerade zwischen die Oberschenkel und über die rechte Ferse ging. Danach dreimonatliches schweres, fieberhaftes Krankenlager. Von da an trat der Urin seitlich in der Richtung zum linken Oberschenkel aus. In der Ehe niemals Kohabitation per vaginam. Sectio caesarea. — Drzymalik (1889): Eine Schwangere im 8. Monat lehnte sich bei einer Ohnmacht an die Wand, fiel mit gespreizten Beinen zu Boden und trug einen $2^1/_2$ cm langen Riß der Klitoris davon. Tod an Verblutung mangels ärztlicher Hilfe. — K. Mayer (1910): Schwere Verletzung der äußeren Genitalien und der Scheide, kombiniert mit partieller Abreißung der Harnröhre bei einer im 9. Mondmonat befindlichen 23jährigen Gravida. Sie war beim Herunterholen eines Gegenstandes von einem Schrank rittlings auf die Lehne eines umkippenden Stuhles, auf dem sie stand, gefallen. Starke Blutung, hochgradige Anämie und Ohnmacht. Hämatome in beiden großen Labien. Fast vollständige Abreißung des Scheideneingangs von seiner Umgebung. Die Rißwunden reichten tief ins paravaginale Gewebe hinein. Urethralwulst und äußeres Ende der Harnröhre ebenfalls aus ihrer Kontinuität gelöst und an einem fadendünnen Stiel hängend. Umstechungen. Tamponade der Vagina, da nicht alle Risse versorgt werden konnten. Starke Nachblutung am 3. Tag gelegentlich der Tamponentfernung. 7 Tage nach dem Unfall Geburt, durch Forceps und tiefe Episiotomie bei tiefem Geradstand beendet. Kind 48 cm lang, 2600 g schwer. Mutter und Kind gesund entlassen. — Hohl (1913): Klinische Einlieferung einer Primigravida im 5. Monat mit der Diagnose Quetschwunde der linken Schamlippe. Sie hatte sich auf die Deichsel eines mit vielen Milchkannen beladenen Wagens aufgesetzt, an dem zum wagerechten Aufstellen unten eine Eisenstange angebracht war. Der Wagen kippte nach vorne um, die Eisenstange schlug in die Höhe und traf gerade die Vulva. Starke Blutung, Schmerz, Ohnmacht. Rißwunde am linken Labium, bis in das Corpus cavernosum clitoridis reichend, aus dessen Maschen venöses Blut aussickerte. 10 Stunden später Tod an Anämie. — Hans Sänger (1927) sah eine Verletzung des linken Labium majus und minus, die bis an den Hymen reichte, bei einem 2jährigen Mädchen, das von seinem Vater auf den hinter dem Sattel des Fahrrades befindlichen harten Gepäckträger plötzlich fest aufgesetzt worden war, weil das Rad umzukippen drohte. 24 Stunden später stellte Sänger bei dem stark anämischen Kind den trotz Kompressionsverband noch blutenden Riß fest. Heilung nach Tamponade der Vagina und Schamspalte.

2. Pfählungsverletzungen der Vulva. Mit diesen haben sich besonders Stiassny (1900), Tillmanns (1905), Weber (1909), Silbermark (1911) und Schreiner (1919) befaßt. Man versteht unter Pfählung — eine Bezeichnung, die der Chirurg Madelung 1890 eingeführt hat — eine offene, gequetschte, mit Blutextravasaten und Ödem verbundene Stichwunde, welche durch einen pfahlartigen Gegenstand, auf welchen der Körper beim Fallen oder Herabspringen aufschlägt, zustandekommt und in der Regel mit den Komplikationen der Infektion verbunden ist. Gerade bei den Pfählungsverletzungen besteht die oben bereits erwähnte Gefahr der Verunreinigung der Wunde, welche teils auf den die Verletzung veranlassenden Gegenstand, teils auf den Keimgehalt des Vulva-Anusgebietes und der benachbarten Hohlorgane, Scheide und Mastdarm, zurückzuführen ist. Die Pfählungsverletzung der äußeren Geschlechtsteile entstand vornehmlich durch Aufspießen auf die Latte eines Zauns (Braun, Schülein, Bochenski, Lee), einen Weinrebenpfahl (Zweifel, Stiaßny, Tomaselli), die Spitze eines Eisengitters (Phaneuf), ein Stuhlbein (Woyer), einen dicken Eisennagel (Tuszkai), einen Heugabelstiel (Kaltenbach, Smith), einen Rechen- oder Schaufelstiel (Stiaßny, Binz), eine Bierflasche

(Keszly). Weber erwähnt als weitere pfählende Gegenstände: „Bohnenstange, Wagendeichsel, Wagenstütze, Schlittenpfosten, Kahnspitze und Sichel." Sehr eigenartig ist, daß sich in der Literatur mehrere Fälle finden, in denen eine Frau oder gar, was diesbezüglich besonders merkwürdig erscheint, eine Virgo intacta auf einen stabartigen Gegenstand: Gardinenstange [Oehlecker (1915)], Rechenstiel [Weber-München (1913)], Heugabelstiel [Colombat, Schiller (1909), Albrecht (1914), Brunzel (1916)] aufgefallen und der pfählende Gegenstand genau in der Richtung der Schamspalte und des Vaginalrohrs eingedrungen war und eine beträchtliche Verletzung der Vagina, aber keine oder keine wesentliche der Vulva herbeigeführt hatte. Auch das verdient Beachtung, daß Pfählungsverletzungen schwangerer Frauen oftmals ohne Beeinflussung des Schwangerschaftsverlaufs oder des Kindes stattgefunden haben. Die Beobachtungen derart hat Rachfahl (1913) zusammengestellt. Ich erwähne hier nur 3 Fälle von Mazacz.

Mazacz Fall 1: Eine 23jährige, im 8. Monat Gravide rannte sich beim Übersteigen eines Zauns einen abgebrochenen Zaunpflock zwischen die rechte große und kleine Labie. $1^1/_2$ cm lange Wunde. Heftige Blutung. Ohnmacht. Eisenchlorid-Tamponade. Heilung. Spontangeburt am Endtermin. — Fall 2: Eine 40jährige Frau stieß sich im 8. Monat der 8. Schwangerschaft ein Stück vom Bein eines unter ihr zusammenbrechenden Stuhles in die Scheide und verletzte dabei die rechte kleine Labie an mehreren Stellen. Tamponade. Heilung. Fortdauer der Schwangerschaft. Einreißen der frischen Narben unter starker Blutung bei der Geburt. — Fall 3: Einer 27jährigen Frau im 8. Monat der 1. Schwangerschaft drang ein stumpf zugespitztes Holzstück durch die Kleider in die rechte große Labie. Nach Entfernung des Fremdkörpers aus der tiefen Wunde erhebliche Blutung mit Ohnmacht. Tamponade. Heilung. Fortgang der Schwangerschaft.

Aus der Zahl der übrigen Pfählungsverletzungen der Literatur gebe ich einige besonders interessante Fälle hier wieder:

Rey (1834): Ein 22jähriges Mädchen rutschte vom Heuhaufen ab und stieß sich das runde Ende eines kurzen Heuhakens in die Geschlechtsteile und durch das Scheidengewölbe hindurch. Der Widerhaken drang mit ein und rannte sich am Kreuzbein fest. Entfernung des Hakens ohne größere Verletzung. Geringe Blutung. Genesung in 14 Tagen. — Nordmann (1888): Eine 9jährige Wagnerstochter hatte sich in der Werkstatt ihres Vaters mit einem zweirädrigen Handwagen zu schaffen gemacht. Im Begriff auf ihn zu steigen, verlor sie das Gleichgewicht und stürzte derart, daß der eiserne Fuß, der sich am vorderen Teil des Wagens befand, zwischen ihre Beine geriet. Heftiger Schmerz und starke Blutung. Linke große Schamlippe und Fossa navicularis in einen großen, mit geronnenem Blut gefüllten Hohlraum umgewandelt, welcher in der Tiefe vom unverletzten Hymen begrenzt war und dorsalwärts in einen $1^1/_2$ cm langen medianen Dammriß auslief. Wegen der stark gequetschten Wundränder erst 4 Tage später Sekundärnaht. Primärheilung. — Schülein (1892) Fall 2: Ein 20jähriges Mädchen gab an, daß es im 12. Lebensjahr beim Spielen einen Zaun übersteigen wollte und dabei hängen blieb, so daß eine Zaunspitze unter starker Blutung tief eingedrungen sei. Das Mädchen verheimlichte die Verletzung ihren Angehörigen und suchte erst 8 Jahre später ärztliche Hilfe auf, um zu fragen, ob es in Hinsicht auf die einstige Verletzung einem Heiratsantrag nachgeben könne. An Stelle des Dammes zeigten sich zwei von der linken zur rechten Seite schrägverlaufende Hautbrücken, welche zwei nicht zusammengehörige Teile miteinander verbanden. Hymen und Rectum waren eingerissen. Heilung durch Operation. — Tomaselli (1912): 24jährige, im 4. Monat schwangere Frau. Beim Auffallen von einem Baum auf einen Weinrebepfahl drang ein 7 cm langes, 4 cm dickes Stück desselben in mehreren Splittern durch die Schamspalte und die vordere Vaginalwand in die Harnblase und brach ab. Während die Schwangerschaft keine Störung erlitt, entwickelte sich eine eitrige Cystitis. Erst 38 Tage nach dem Unfall kam die Kranke fiebernd in chirurgische Behandlung. Entfernung der um die intravesicalen Splitter entstandenen Konkremente durch die unverletzte langsam dilatierte Urethra. Inkontinenz für 48 Stunden. Nach fünftägigem Krankenhausaufenthalt geheilt entlassen. — J. Richter (1917): Ein 11jähriges Mädchen war beim Turnen, und zwar beim Springen in Grätschstellung über einen niedrigen, kegelförmigen, spitz zulaufenden Stock ausgerutscht und auf diesen aufgefallen. Starker Blutverlust. Tamponade. Dann klinische Einlieferung. Subcutane Blutungen in den Trochanterengegenden. Tiefgehende Rißquetschwunde links neben dem Anus, in ihrer Verlaufsrichtung ungefähr einem Schuchardt-Schnitt entsprechend und zugleich einem kompletten Dammriß schwerster Form gleichend.

Hymenalring, Sphincter ani und vordere Mastdarmwand, sowie hintere Vaginalwand bis hinauf zur Plica Douglasii zerrissen. Peritoneum nicht eröffnet. Vordere Vaginalwand, Klitoris, Harnröhre und Blase intakt. Die Vereinigung der Wunde geschah ungefähr nach Art einer Kolpoperineoplastik. Heilung. — Stefan Keszly (1922): Infolge eines Falles einer Virgo von einer Leiter aus einer Höhe von 1 m auf eine Bierflasche war der Hymen zerstört und die ganze Scheide dicht dahinter zirkulär abgerissen. Die Bierflasche war in die Scheide eingedrungen und konnte nur schwer entfernt werden. Apfelgroßes Hämatom über dem Tuber ischii. Rectum und unterer Teil der Urethra bloßgelegt, jedoch nicht verletzt. Am nächsten Tag Naht und Drainage einer 3—4 cm tiefen, mit dem Hämatom zusammenhängenden Wundtasche.

3. Den Pfählungsverletzungen der Vulva sind auch die **Verletzungen durch einen Tierhornstoß** zuzurechnen, wenn man den Begriff der Pfählung dahin erweitert, daß nicht nur der menschliche Körper aktiv auf den pfählenden Gegenstand aufstößt, sondern daß umgekehrt sich dieser dem passiv bleibenden Körper nähert. Zu dieser Gruppe gehören Beobachtungen von Reimann, Reichwitz, Thiem, Bauer (1881) und ein von Stoeckel (1910) und Rieländer (1911) beschriebener Fall.

Stoeckel sah eine Kuhhornstoßverletzung der Vulva und Vagina im 6. Monat der Schwangerschaft. Als die Frau eine als störrisch bekannte Kuh aus dem Stall führte, senkte diese plötzlich den Kopf, erfaßte die Frau von hinten her mit den Hörnern, wobei das linke Horn zwischen den Beinen durchgestoßen wurde, und schleuderte die Frau in die Höhe. Sie fiel vornüber zu Boden und blieb bewußtlos liegen. Eine zunächst ziemlich beträchtliche Blutung war bald zum Stehen gekommen. Bei der in die Marburger Frauenklink eingelieferten, nicht besonders anämischen Frau fand sich eine breite Wunde, die in ihrer Richtung und Ausdehnung ungefähr einem tiefen linksseitigen Schuchardt-Schnitt entsprach, den Sphincter ani links angerissen, aber nicht durchgerissen hatte. Kleinapfelgroßes Hämatom. Heilung der sezernierenden Wundhöhle durch Granulationen. Völlige Continentia alvi. Keine Unterbrechung der Gravidität.

4. Zwei Fälle von **Messerstichverletzung der Vulva,** mit einer Vesico-Vaginalfistel verbunden, hat Sfameni beschrieben. Das eine Mal war sie durch den über die Frigidität seiner Frau erbitterten Ehemann zustandegekommen, der damit dasjenige Organ strafen wollte, das nach seiner Ansicht die Schuld an der Geschlechtskälte trug. Im anderen Fall war sie auf einen mißlungenen Notzuchtsversuch zurückzuführen. Eine tödliche Blutung aus einer Klitoriswunde, die durch fremde Hand beigebracht worden war, hat Draper (1884) beobachtet. Casper-Liman berichteten in ihrem Handbuch der gerichtlichen Medizin (1881) von einem 18jährigen Mädchen mit einer komplizierten Quetschung und Zerreißung von Vulva, Damm, Scheide, Afterschließmuskel und Rectum. Die Verletzungen waren dadurch zustande gekommen, daß drei rohe Knechte an den äußeren Genitalien des Mädchens manipulierten und Sand und Steine in die Scheide hineinstopften. Die Schamhaare waren durch geronnenes Blut und Sand verklebt, die großen Labien angeschwollen und bei Berührung schmerzhaft. Die Kieselsteine wurden aus der Scheide entfernt.

5. **Verletzungen der Vulva durch spitze Gegenstände kleineren Kalibers** sind einige Male mitgeteilt worden. Über Schnittwunden, die durch Benutzung eines zerbrochenen Nachtgeschirrs entstanden waren, ist außer von Ahlfeld, der sie 2mal sah, von Silbermark, Giaccone und Hoffmann berichtet worden.

Silbermark: Eine 45 jährige verrichtete ihre Notdurft auf einem Nachttopf. Dieser brach unter der Körperlast zusammen. Verletzung durch eines der Fragmente. Die Blutung suchte die Frau durch Anpressen einer zusammengeknüllten Schürze zu stillen. Schamgegend von massenhaften Blutgerinnseln bedeckt. Starker Blutverlust aus dem linken Corpus cavernosum clitoridis und aus einem queren Riß im Septum vesico-vaginale, der hinter der Symphyse bis an den Blasenhals hinaufreichte. Naht. Heilung. — Giaccone: Bei Benutzung eines scharfrandigen Terrakottagefäßes zur Defäkation war bei einer Hochschwangeren eine etwa 4 cm lange Verletzung der Klitoris und Urethragegend entstanden. Die Kranke wurde mit Erscheinungen schwerster akuter Anämie in die Klinik eingeliefert und starb trotz exakter Wundversorgung mittels Dauerklemmen und Tamponade nach 13 Stunden. Beim Kaiserschnitt an der Toten fand sich ein bereits abgestorbenes Kind. — Hoffmann: Ein irdener Nachttopf war unter einem auf ihm sitzenden Kind zusammengebrochen. Zerreißung der hinteren Commissur, der Fossa navicularis und des Hymen.

6. **Verletzungen eines Labium majus durch kleine Fremdkörper** finden sich einige Male beschrieben, so durch eine Feder [Bride (1904)], Flaumfeder [Schwarz (1909)], Nadel [Briggs (1907)] oder andere Gegenstände (Anselmi). Bald war ein Absceß um den Fremdkörper entstanden, bald war er von Narbengewebe eingekapselt worden.

7. In den Jahren, in denen die **Hebosteotomie** häufig ausgeführt wurde, sind nicht nur Vulvahämatome, sondern auch offene Verwundungen und Vesico-Labialfisteln im Anschluß an die Operation beobachtet worden (Max Neu 1909, Björkenheim, Prochownik 1913). Sie waren bald auf direkte instrumentelle Verletzung der Harnblase durch die Giglische Drahtsäge, bald auf einen Knochensplitter zurückzuführen. Hier sei auch einer Vulva-Vagina-Verletzung gedacht, die bei einem Beckenbruch von Hoffmann (1913) beobachtet worden ist: Ein 9jähriges Mädchen war vom Trittbrett eines Wagens auf den Rücken gefallen, so daß ein Vorderrad zwischen den Beinen hindurch von unten nach oben über Becken und Unterbauch ging. Abriß der hinteren Commissur vom Damm, sowie der Urethralmündung aus ihrem Zusammenhang. Zwei große Risse in ganzer Ausdehnung der Scheide. Symphysenruptur. Naht der Scheidenrisse. Zusammenziehung des Beckens durch elastische Binden. Heilung, so daß das Kind 6 Monate später flott herumgehen konnte.

Die Symptome der Vulvaverletzungen bestehen im wesentlichen in Schmerz und Blutung. Der Schmerz kann außerordentlich heftig sein, besonders wenn das Trauma auch zu einer Hämatombildung geführt und das Periost des Schambeinastes gequetscht hat. Die Blutung wird häufig als abundant beschrieben. Bei Eröffnung der Schwellkörper oder von Arterien, zumal in der Schwangerschaft, kann der Verblutungstod eintreten. Mitunter kann die Blutung gering sein, was teils durch die Quetschung der Wunde, teils durch den mit Blutdrucksenkung verbundenen Shock, bei Kindern auch durch die noch fehlende Hyperämie des Genitalapparates zu erklären ist. In den 7 Rieländerschen Fällen wurden freilich stärkste Blutungen bei 8-, 11- und 12jährigen Kindern angegeben; doch sind in den beiden letzten Fällen die traumatischen Einwirkungen auch besonders stark gewesen (Herabstürzen von einer Leiter und Aufstoßen mit gespreizten Schenkeln beim Rodeln).

Die Diagnose der Vulvaverletzung ist einfach. Die Ausdehnung des Risses verlangt eine genaue Inspektion und wenn möglich Speculumuntersuchung, falls diese letztere technisch ausführbar ist. Die Möglichkeit der gleichzeitigen Verletzung von Harnröhre, Blase, Scheide, Mastdarm ist nie außer acht zu lassen, daher stets Einführung des Katheters und Rectaluntersuchung erforderlich sind. Rieländer machte auf Grund eines Falles darauf aufmerksam, daß eine Ansammlung von Blut in der Vagina oder der Austritt von flüssigem oder geronnenem Blut aus derselben nicht ohne weiteres eine Mitverletzung der Scheide beweise, da bei Verletzungen der Vulva Blut zurückfließen könne.

Die Therapie besteht bei einer frisch in die Hand des Arztes gekommenen Verletzung in Reinigung der Wunde, Glätten der Wundränder, Umstechung und Ligierung blutender Gefäße und Naht. Tiefe Wunden wird man in zwei übereinanderliegenden

Schichten mit teilweise versenkten Nähten vereinigen müssen. Ein Riß in der Umgebung der Urethra ist bei eingeführtem Blasenkatheter zu nähen, damit sie nicht mitgefaßt wird. Verletzungen, die hoch in die Vagina hinaufgehen, wird man bei engem Introitus, zumal bei Kindern, nicht immer nähen können; hier muß man sich mit dem Stillen der Blutung durch Tamponade begnügen, die auch draußen in der Praxis als erste Hilfe anzuwenden ist. Bei Verunreinigung der Wunde wird man von einer Naht abzusehen und einen antiseptischen Verband anzulegen haben. Bei Beschmutzung mit Straßenkot, Gartenerde u. dgl. ist Injektion von Tetanusantitoxin angezeigt. Die Behandlung eines Hämatoms geschieht nach den auf S. 152 angegebenen Grundsätzen. —

Wir besprechen nun noch eine Gruppe von Verletzungen der Vulva, die teils aus sexuellen bzw. erotischen, teils aus religiösen Motiven, teils aus einer Vereinigung beider absichtlich beigebracht werden.

8. Zur erstgenannten Gruppe gehört die **Abbindung der Klitoris,** die aus folgenden Fällen ersichtlich ist:

Bokai (1888): Ein 10jähriges Mädchen hatte sich zum Zweck der Masturbation die Klitoris mit einem dünnen Faden so stark unterbunden, daß das Organ auf die Größe einer italienischen Haselnuß anschwoll. Erst 14 Tage später ärztliche Entfernung des Fadens, worauf Abnahme der Entzündung und des Ödems und Heilung der ulcerierten Strangulationslinie eintrat. Doch blieb eine haselnußgroße Hypertrophie des Kitzlers bestehen, derentwegen man sich für berechtigt hielt, ihn mit dem Paquelin zu entfernen. — Roberg (1897): Ein 8jähriges Bauernmädchen war von drei Knaben überfallen worden. Der älteste von ihnen zog die hypertrophische Klitoris an und schnürte sie an der Basis mit einem Haarband ab. Am nächsten Tag wurde der Überfall entdeckt. Es fand sich zwischen den normal großen Schamlippen die blaurote, harte, fast 3 cm lange Klitoris, die von ihrer Basis durch eine 4 mm breite schwarze Litze abgeschnürt war und die kleinen Labien fast verdeckte. Epitheldefekt entsprechend der tiefen Schnürfurche, Schmerzen und Schwellung. — Franz Neugebauer sprach in der Diskussion von einem ähnlichen Fall, in dem angeblich wegen nächtlicher Enuresis die Glans mit einem Faden von einer erwachsenen Schwester abgebunden worden sei.

9. Eine **absichtliche Zerstörung des Hymen** schreibt die Sitte mancher Völkerschaften vor. Während in Europa und im Orient auf die Erhaltung des Jungfernhäutchens als Zeichen der Jungfräulichkeit eines Mädchens besonderer Wert gelegt wird, herrscht in anderen Ländern die Gewohnheit, dieses Gebilde zu zerstören. Die alten Ägypter durchschnitten den Hymen vor dem Beginn sexueller Beziehungen. Andere Völker überließen die Zerstörung desselben dem Priester, der Mutter oder Schwiegermutter der Neuvermählten (zit. nach Franz Neugebauer). In China, vielfach auch in Indien und Paraguay, soll der Gebrauch weit verbreitet sein, den Hymenalring schon gleich nach der Geburt oder in der ersten Lebenszeit bei Gelegenheit der täglichen Reinigung der Geschlechtsteile der Kinder durch systematisches Einführen des Fingers der Mutter oder der Pflegerin bis zu einem ganz niederen schmalen Saum zu zerstören. Dadurch erklären Ploß und Bartels, daß bei diesen Völkerschaften nichts von der Existenz eines Hymen bekannt ist. Manche Völker beginnen mit der Zerstörung der Jungfernhaut erst bei der Menarche dadurch, daß von nun an eine Zeitlang bei jeder Menstruation verschiedenartiges Pflanzenmaterial zur Vaginaltamponade eingeführt wird. In einigen Ländern besteht die Gewohnheit, dem jungen Mädchen vor der Hochzeit zylindrische Fremdkörper zur Dilatation einzulegen. Nach Harris (1891) (zit. nach Neugebauer) werden dazu in Indien kleine Götzenbilder aus Elfenbein verwendet.

10. Eine absichtliche instrumentelle Verunstaltung der äußeren weiblichen Geschlechtsteile, die sog. **Beschneidung s. Excision s. Castratio spuria** junger Mädchen wird bei vielen

Völkern ausgeführt, und zwar entweder in Form der sog. Klitoridektomie, der Ausschneidung der Klitoris im ganzen oder nur der Klitorisvorhaut, oder in Form der Excision von Teilen der großen oder kleinen Labien und des Scheideneingangs, wobei meist der Hymen erhalten oder die Hymenalöffnung zugenäht wird. Die schon im Altertum und — laut Papyrusfunden — besonders in Arabien und Ägypten weitverbreitete gewesene Unsitte der rituellen Mädchenbeschneidung ist auch heute noch bei vielen, vorwiegend mohammedanischen Stämmen Afrikas, unter den Malaien im ostindischen Inselmeer, bei den Indianern Perus und des Amazonenstromes, sowie bei den Skopzen oder Selbstverstümmlern, einer fanatischen „christlichen" Sekte in Rußland und Rumänien, im Gebrauch. Von den Skopzen vorgenommene Verstümmelungen der Vulva haben v. Pelikan (1875), Lapin (1881), Bokodoroff (1908), Bogdan und Grosi (1914) beschrieben. v. Pelikan hat die von späteren Beobachtern bestätigte Feststellung gemacht, daß fast alle diese Frauen mit Verstümmelung der äußeren Geschlechtsteile zahlreiche Narben auf dem Körper und dem Rücken in bestimmter Geradlinigkeit und Kreuzesnarben auf den Brustwarzen aufwiesen. „Die ersteren ließen sich auf Peinigung des Körpers mit einem Strick oder einer Knute zurückführen, wie sie von den Skopzen nach Verrichtung eines Gebetes zur Unterdrückung der Fleischeslust" vorgenommen wird. In Bokodoroffs Fall waren schon bei einem fünfjährigen Mädchen die beiden großen und kleinen Schamlippen und die Klitoris abgeschnitten gewesen. Bogdan und Grosi berichteten über zwei Beobachtungen: Das eine Mal waren die Nymphen ausgeschnitten und der angefrischte Hymen zugenäht gewesen. Im anderen Fall waren nur Einschnitte in den Brüsten

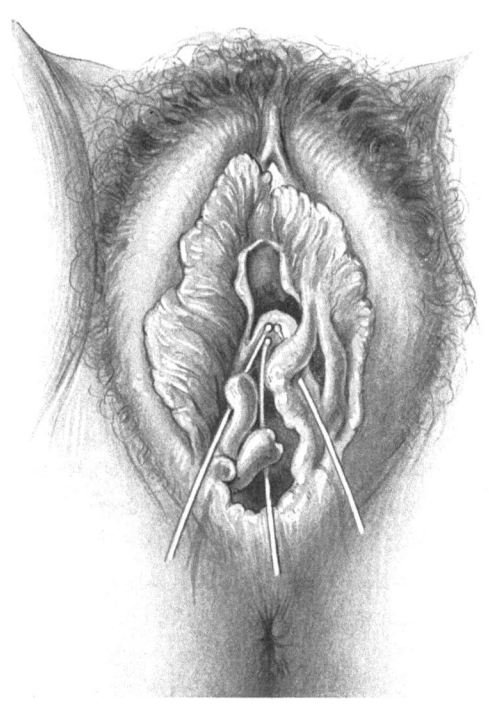

Abb. 110. Verstümmelung der Vulva aus religiösen Motiven bei einer nulliparen Skopzin. Große und kleine Labie der rechten Seite und große Labie der linken Seite intakt. 4 eigenartige Fleischstücke im Introitus sichtbar. Urethramündung weit klaffend. Harnröhre aufgeschnitten. Incontinentia urinae.
(Nach Lapin: Arch. Gynäk. 1881.)

vorhanden. Die Autoren wiesen darauf hin, daß bei den meist durch Opium eingeschläferten Opfern die äußeren Geschlechtsteile mit einer Schnur abgeschnürt, dann abgeschnitten und mit dem Glüheisen verschorft werden. Lapin hat eine eigenartige Skopzenverstümmelung abgebildet, die ich in Abb. 110 wiedergebe. Die äußere Harnröhrenöffnung war mit der umgebenden Vorhofsschleimhaut von den Innenflächen der kleinen Labien abgelöst und der Scheideneingang durch Narben und Stränge verengt. Die Bäuerin hatte ärztliche Hilfe wegen unwillkürlichem Urinabfluß aufgesucht. — Die Beschneidung bei den Skopzen entspringt religiösen Motiven, obwohl solche nach den Angaben der Autoren fast immer geleugnet werden. — Bezüglich der nicht rituellen Verstümmelungen ist die Vermutung ausgesprochen worden, daß die bedeutende Größe der äußeren Geschlechtsteile in den heißen Ländern den Anlaß gebe, sie aus Gründen der Eitelkeit (Schönheitsfehler) oder der Nützlichkeit (zur Beseitigung eines mechanischen Hindernisses bei der Kohabitation und damit zur Beförderung der Befruchtung) zu entfernen. Dabei betonen Koßmann und Weiß die Merkwürdigkeit, daß in Afrika ziemlich beieinander wohnende Volksstämme die entgegengesetzte Praktik üben, die einen die übermäßig großen Geschlechtsteile verkürzen, die anderen durch besondere Methoden für ihre Größenzunahme sorgen. Genaueres darüber siehe in: Ploß und Bartels: „Das Weib", Neubearbeitung von v. Reitzenstein, und aus Abbildungen von v. Pelikan.

11. Ein **künstlicher Verschluß der Rima pudendi, die sog. Infibulation der Labien,** wird noch heute von manchen afrikanischen Völkern in der Absicht ausgeführt, die Keuschheit der jungen Mädchen bis zur Heirat zu sichern. Auch bei übermäßiger Masturbation ist sie einmal als Operationsmethode empfohlen worden (Richet, 1864). Schon im Altertum, von den alten Ägyptern, wurde die Beschneidung und operative Vereinigung der kleinen Schamlippen ausgeführt, wie schon Juvenal, Martial, Celsius erwähnt haben. Nach Durchbohrung der beiden Nymphen wurde mittels einer Nadel durch die Stichkanäle ein Bleidraht geführt, den man nach erfolgter Vernarbung durch einen verzinnten Metalldraht, eine Fibula, ersetzte; dessen Enden wurden ringförmig umgebogen und zugelötet. Mit dieser Methode im Prinzip identisch ist der grausame Keuschheitsgürtel, mit dem der in den Kampf ziehende Ritter des frühen Mittelalters, vornehmlich zur Zeit der Kreuzzüge, den Scheideneingang seiner Gattin hinter Schloß und Riegel zu legen beliebte. Heute ist die Infibulation aus Europa verschwunden, jedoch nach Angabe von Ploß-Bartels in Afrika und in Hinterindien noch im Gebrauch. Sie wird dort bei Mädchen vom 3. bis 10. Lebensjahr meist in der Weise ausgeführt, daß die großen Schamlippen mit einem Messer angefrischt oder zuweilen bloß wundgerieben und dann durch Vernähung mit Pferdehaaren, Baumwollzwirn oder dgl. oder nur durch mehrwöchige Bandagierung mit zusammengebundenen Beinen zur Verwachsung gebracht werden. Von der Anfrischung bleiben nur 1—2 Stellen am vordersten oder hintersten Teil der Vulva zur Ermöglichung des Urinierens verschont, so daß also das anatomische Ergebnis dem der Conglutinatio labiorum (S. 255) sehr ähnlich sehen dürfte. Die Defibulation, das Wiederaufschneiden nach früherer Infibulation, geschieht vor der Hochzeit, zuweilen erst bei der Entbindung, unter großen Feierlichkeiten des Stammes und stellt eine qualvolle blutige Operation dar. Die Infibulation soll zuweilen bei derselben Frau wiederholt werden, und zwar, wie Liepmann („Psychologie der Frau" 1922) angegeben hat, zum Zwecke der erotischen Anregung. Bei manchen Völkern, so den Somalinegern, wird der Infibulation die Beschneidung in Form einer operativen Verkürzung der bei diesen Stämmen wohl besonders großen Klitoris vorausgeschickt. Der Zweck soll sein, die sexuelle Erregbarkeit herabzusetzen. Diese „Klitoridektomie" hat als Operationsmethode jahrzehntelang und noch bis ungefähr 1870 weite Verbreitung bei sexuellen Reizzuständen der Vulva und bei Hysterie gefunden und ist besonders von Baker, Brown u. a. immer und immer wieder dabei empfohlen worden. Kranz (1891) hat der Klitoridektomie eine historisch-kritische Darstellung gewidmet und ihr damit ein hoffentlich vor Wiedererstehung schützendes Begräbnis bereitet. Genaueres über die Unsitten der Beschneidung und der Infibulation der Mädchen ist aus Ploß-Bartels zu ersehen.

12. Zum Schluß erwähne ich **Verletzungen der Vulva,** die mittelbar oder

unmittelbar **durch sexuelle Perversionen** entstanden sind. Sie kommen nach den Lehrbüchern der gerichtlichen Medizin von Schauenstein (1875) und Haberda (1927) z. B. dadurch zustande, daß der Coitus zwischen einem perversen Weib und einem männlichen Hund stattfindet. Als in dem von Schauenstein erwähnten Fall die Frau plötzlich gestorben war, fraß der Hund das Genitale derselben an, so daß ein großer Defekt entstand (Abb. s. bei E. v. Hofmann und Haberda: Lehrbuch der gerichtlichen Medizin 1927, 11. Aufl. S. 175). Auch Max Richter erwähnt in seinem Buch „Gerichtsärztliche Diagnostik und Technik" (1905), daß ein kleiner Hund, der 24 Stunden mit der Leiche seiner Herrin in deren Wohnung eingeschlossen war, die großen und kleinen Schamlippen vollständig weggefressen hatte. Die Frau war laut Obduktion eines natürlichen Todes gestorben. Es sollen zu Lebzeiten derselben intime Beziehungen zwischen dem Tier und den Genitalien seiner Herrin bestanden haben.

IV. Labium minus perforatum.

Nach den Verletzungen der Vulva bespreche ich die Lochbildungen der kleinen Labien. In einer Nymphe oder in beiden, und dann zuweilen an symmetrischen Stellen, kommen gelegentlich kreisrunde oder dreieckige, glattrandige, wie mit dem Locheisen ausgestanzte Gewebsdefekte zur Beobachtung. An anatomischen Präparaten sind sie zuerst von Rokitansky (1882), dann von Heitzmann (1884) beschrieben worden. Beobachtungen an der Lebenden stammen von Carl Hennig (2 Fälle), Latis, Heitzmann (2 Fälle), Secheyron (1887 — 4 Fälle), G. E. Shoemaker (1895), E. Kehrer (1918 — 2 Fälle), Sankott (1922), Anlauf (1924 — 3 Fälle), Katz (Kermauner) (1924 — 2 Fälle mit Abbildungen). Symmetrische Lochbildungen sind in Rokitanskys Fall, in den 3 Fällen von Heitzmann und in einem der Kehrerschen Fälle (Abb. 111) angetroffen worden. In einer der Beobachtungen Anlaufs wies die rechte kleine Labie einer 48jährigen Frau ein pfennigstückgroßes, glattrandiges Loch auf, und an der korrespondierenden Stelle der linken kleinen Schamlippe befand sich eine auffallende Verdünnung, die er als Vorstadium einer Dehiscenz bezeichnete. Von J. Veit

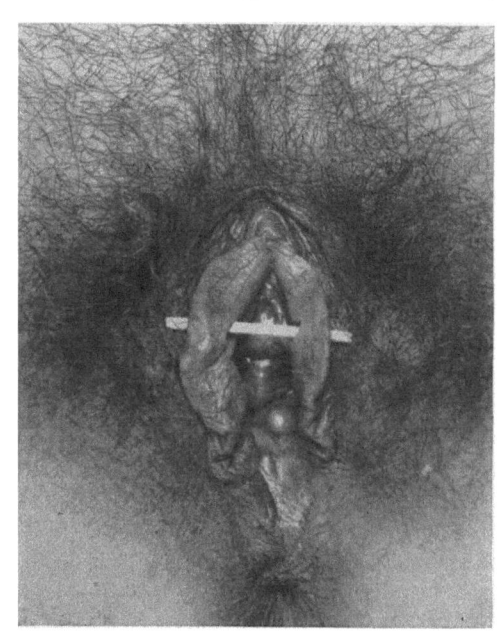

Abb. 111. Symmetrische Lochbildungen der Nymphen. In der Mitte jeder kleinen, etwas hypertrophischen Labie zeigt sich eine wie mit dem Locheisen ausgestanzte ovale Öffnung an genau gegenüberliegenden Stellen. Über ihre Entstehung war nichts festzustellen. Der Befund wurde zufällig bei einer wegen Retroflexio uteri mobilis in klinische Behandlung getretenen Patientin aufgenommen.

erfahren wir: „Als kleine Wunderlichkeiten von Veränderungen an den äußeren Genitalien findet man mehrfach kleine Löcher in den Labien, und zwar nicht nur an einer Stelle, sondern an mehreren Stellen und in verschiedener Größe. Es wird auf diese Abnormität relativ wenig geachtet." Die Defekte sind bis jetzt etwa 25 mal beschrieben und meist auf ein Trauma, besonders ein Geburtstrauma, bezogen worden, in welchen Fällen eine Narbe vorhanden und, wenn sie sehr fein ist, mit der Lupe erkennbar sein muß. Von Hennig wurden sie bei einer II.-Gravida beobachtet, die in der Kindheit auf einer Stiege gefallen war. Secheyron hat sie auf übermäßige Dehnung der seitlichen Partien der Schamspalte bei der ersten Geburt zurückgeführt. Auch Katz (zit. nach Kermauner) faßt sie als Geburtsverletzung auf. Sankott tritt ohne genügende Begründung für den angeborenen Charakter der Durchlochung ein. Auch Anlauf (Klinik L. Fraenkel-Breslau 1924) will eine kongenitale Entwicklungsanomalie annehmen und sie dadurch erklären, daß bei der embryonalen Bildung der Geschlechtsfalten, aus denen die kleinen Labien entstehen, 2 Leisten, die eine von der Wurzel des Genitalhöckers, die andere von der Nähe der Dammanlage, aus dem Rand der Genitalfurche herauswachsen und nicht in ganzer Ausdehnung, sondern nur mit ihren oberen Enden verschmelzen. Mir scheint naheliegender, einen Teil der Bildungen, so diejenigen bei Nulliparen, durch perverse sexuell-traumatische Motive zu erklären, wobei ich auch an die bei manchen Völkern übliche Infibulation (S. 178) erinnere. Zum anderen Teil sind sie, wie vorhin bemerkt, auf Geburtsverletzungen, in wieder anderen Fällen auf ulcerative Prozesse, die manchmal vielleicht in früher Kindheit überstanden wurden, zurückzuführen. Rokitansky hat sowohl eine Infibulation als auch eine ulceröse Destruktion in seinem Präparat ausschließen zu können geglaubt. Die Durchlöcherung einer Labie bei Lupus perforans bzw. Ulcus tuberculosum vulvae (S. 383) haben v. Winckel und Hellier (1921) beschrieben. Zwei Labia minora mit vielfachen verschieden großen Perforationsöffnungen nach Ulcerationen wurden von Nassauer (1905) demonstriert. Über eine durch syphilitische Geschwüre entstandene Lochbildung der kleinen Labien hat Hartmann, über eine solche durch Tuberkulose Lasek (1915) berichtet. Ein Ulcus vulvae acutum (Lipschütz-Scherber) hat zur Lochbildung in der linken Nymphe in einem Fall von Frommer geführt (S. 349). Auch Ulcera mollia können Lochbildungen zustande bringen (S. 330).

G. Pathologie des Hymen.

Daß das Foramen hymenale bei der ersten Kohabitation durch Dehnung seines Randes erweitert wird und dieser fast unvermeidlich einreißt, ist bei den Kohabitationsverletzungen erörtert worden (S. 160). Auch der anderweitigen Verletzungen des Hymen wurde bereits gedacht. — Den Cystenbildungen des Hymen wird ein besonderes Kapitel gewidmet werden (S. 446). Es bleibt daher hier nur noch übrig, den angeborenen Defekt des Hymen und die angeborene Atresie des Hymen kurz zu erwähnen, die Impermeabilität des Hymenalrings und die Rigidität der Hymenalmembran kurz zu besprechen. Den 4 Gruppen ist gemeinsam, daß sie sehr häufig mit hypoplastischen Zuständen oder Defekten am äußeren oder inneren Genitalapparat und mit anderen konstitutionellen Entwicklungsstörungen verbunden sind und daß allemal ein völliges Kohabitationshindernis besteht. Im günstigsten Fall, nämlich dann, wenn der Hymen und die Fossa navicularis tief liegen, wird diese zu einem, wenn auch unvollkommenen Coitus verwendet und dabei die Hymenalmembran blindsackartig eingestülpt und ausgeweitet. Daß auf solche Weise eine sexuelle Unbefriedigung mit allen ihren Folgeerscheinungen zustandekommen muß, leuchtet ein.

1. **Ein völliger Defekt des Hymen** war in dem in Abb. 112 wiedergegebenen Fall vorhanden. Hier fehlte auch die Vagina vollkommen.

2. **Die Atresia hymenalis** (Abb. 113) ist auf dem Gebiete der Pathologie der Vulva ohne Bedeutung. Ihre Folgzustände: Hämatokolpos, Hämatometra, Hämatosalpinx gehören in das Kapitel der angeborenen und erworbenen Verschlüsse des Genitalapparates und können daher hier nicht erörtert werden.

3. **Impermeabilität des Hymen.** In welchen Fällen eine Undurchgängigkeit der Hymenöffnung besteht, ist aus S. 15, welche die einzelnen Unterarten des anomalen Hymen vor Augen führt, und aus den Erörterungen auf S. 14 u. 16 ohne weiteres ersichtlich. Eine Aufzählung derselben erübrigt sich hier. Die Folge von ihnen allen ist, wie eben bereits

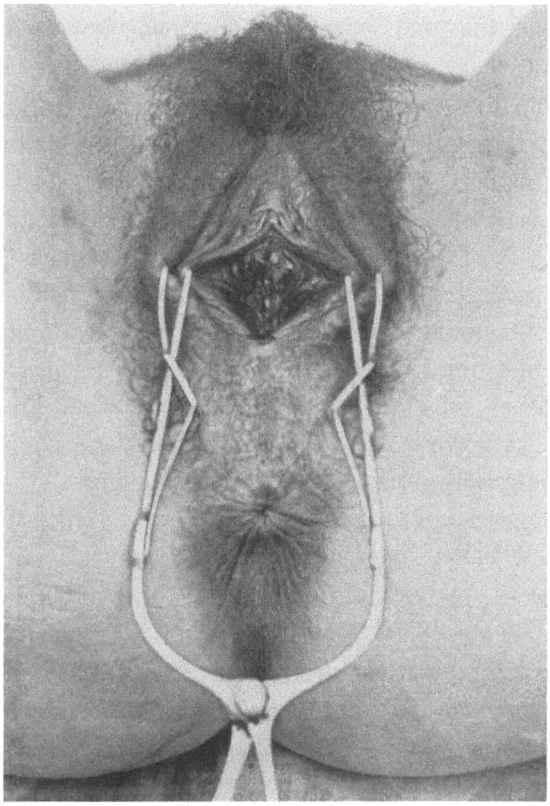

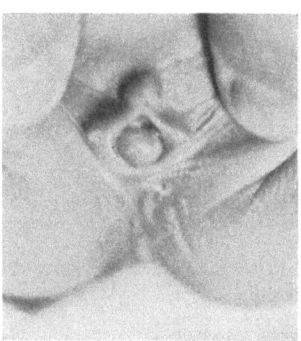

Abb. 112.   Abb. 113.

Abb. 112. Völliger Defekt des Hymen und der Vagina. Allgemeine Hypoplasie eines jungen Mädchens. Hoher Damm. Behaarung auf die medialen Teile des Mons pubis beschränkt.

Abb. 113. Angeborene Atresie des Hymen bei einem Neugeborenen. (Das Bild verdanke ich dem Direktor der Marburger Univ.-Kinderklinik, Herrn Prof. Dr. Freudenberg.) Geburt des Kindes am 3. März 1928. Geburtsgewicht und -länge unbekannt. Der Hymen wölbt sich als graublau gefärbte Membran beim Pressen des Kindes vor. Die Punktion ergab eine graue, zähe Flüssigkeit, die keine Bakterien enthielt (Impfung auf Bouillon und Blutagar).

bemerkt, die Unmöglichkeit der Ausführung eines normalen Sexualaktes. Aber wenn auch die Öffnung, die sich an einer oder an mehreren Stellen in der Hymenalmembran findet, so eng ist, daß sie nur einen Bleistift oder gar eine dünne Sonde einzuführen gestattet, kann doch eine Befruchtung zustande kommen und die Schwangerschaft ohne Komplikation verlaufen. Das hängt damit zusammen, daß eine Konzeption nicht unbedingt an eine Immissio penis gebunden ist. Denn es finden sich viele Fälle in der Literatur, und die meisten Gynäkologen werden den einen oder anderen derart selbst beobachtet haben, in denen eine bloße Ejaculation des Sperma auf das Vestibulum genügte, um eine Befruchtung herbeizuführen. Doch muß man wissen, daß es Fälle von angeblicher Impermeabilität des Hymen gibt, in denen eine solche gar nicht vorliegt und der Hymenalring bei dem nötigen Geschick des männlichen Partners sehr wohl hätte erweitert werden können. Ich habe einige Frauen mit undurchgängigem, sehr engem Hymen gesehen, die 10 und 12 Jahre lang (!) steril verheiratet gewesen sind und aus Indolenz oder aus übertriebenem Schamgefühl erst nach so langer Zeit ärztliche Hilfe nachsuchten. Kohabitationen hatten entweder gar nicht oder inter clunes stattgefunden.

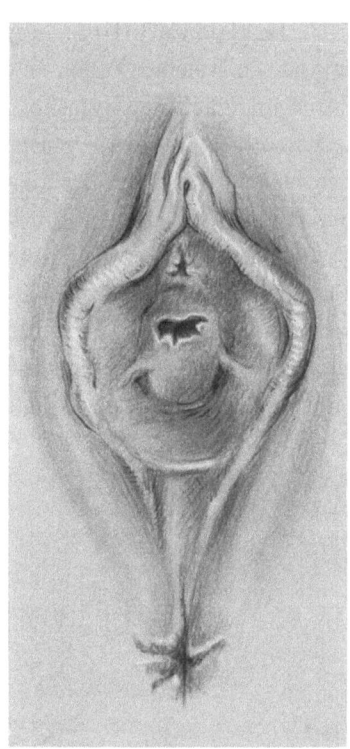

Abb. 114. Angeborene Anomalie des Hymen bei einer 23 jährigen Virgo intacta. Verbindung des sehr derben, dicken Hymen fimbriatus durch 2 symmetrische Stränge mit den Innenflächen der kleinen Labien. Muldendamm. Hypoplasie der inneren Genitalien.

Die Diagnose der engen Hymenalöffnung ist durch die Inspektion und wenn nötig die Sondenuntersuchung leicht zu stellen.

Die Therapie der Undurchgängigkeit des Hymen besteht in der Erweiterung durch digitale Dehnung oder in der Incision. Besser als die Lokalanästhesie eignet sich für solche Fälle eine kurze Narkose, etwa ein Chloräthylrausch. Die Einschnitte werden in der Regel nach links hinten und rechts hinten, entsprechend den Richtungen ausgeführt, in denen die spontanen Kohabitationsrisse beobachtet werden. Ist ein Septum des Hymen vorhanden, so wird es durchschnitten, nachdem je eine Catgutligatur an seiner ventralen und dorsalen Ursprungsstelle angelegt worden ist. Mehrere Öffnungen, wie sie beim Hymen cribriformis vorhanden sind, werden durch Incisionen miteinander in Verbindung gebracht.

4. Rigidität der Hymenalmembran. Eine besondere Derbheit der Hymenalfalte wird oft zu Unrecht diagnostiziert. Sie ist bisweilen nur die Folge einer sexuell bedingten, teilweise auf Ungeschicklichkeit oder Unerfahrenheit des Mannes zurückzuführenden Hyperästhesie des Introitus. Doch gibt es auch sehr dicke, fleischige oder sehr derbe fascienartige Hymenalmembranen, wie sich daraus zeigt, daß die Kuppe des kleinen Fingers, die man vielleicht eben einführen kann, von einem unnachgiebigen straffen, mitunter fast knorpelharten Ring umschnürt wird. Diese Rigidität des Hymen ist im Gegensatz zur Impermeabilität ein erworbener Zustand und findet sich vorzugsweise bei alten Jungfrauen, die den Arzt wegen Fluor, Pruritus, Polymenorrhöe oder zur Einholung des Konsenses einer späten Heirat aufsuchen. Die Diagnose der Rigidität ergibt sich ohne weiteres. Zur Therapie genügt eine bloße Incision des Hymen oft nicht. Besser ist es, ihn zirkulär an seiner Basis zu exzidieren, was in Lokalanästhesie oder in Inhalationsnarkose geschehen kann. Die Vaginalschleimhaut wird dann mit der Vorhofschleimhaut durch Catgutknopfnähte, die in radiären Richtungen gelegt werden, vernäht.

5. Eine weitere Entwicklungsanomalie des Hymen zeigt Abb. 114. Hier war der sehr derbe fleischige Hymen durch zwei symmetrische Stränge mit den Innenflächen der kleinen Labien verbunden.

H. Dermatosen der Vulva.
I. Verhornungsanomalien der Vulva.
1. Die Ichthyosis s. Fischschuppenkrankheit der Vulva.

Es gibt verschiedene Formen bzw. Intensitätsgrade dieser Erkrankung, die im wesentlichen durch eine abnorm starke Verhornung (Hyperkeratose), eine rauhe, pergamentartige, mit trockenen Schuppen oder Schüppchen bedeckte Haut und regressive Veränderungen der Talg- und Schweißdrüsen charakterisiert ist: die Ichthyosis nitida (dünne, silberige, sich abstoßende Schuppen), die Ichthyosis nigricans (schmutziggrüne bis schwärzlich-braune Schuppen), die Ichthyosis serpentina (große polygonale, schlangenähnliche Schuppen, die durch leicht vorspringende Leisten oder Einrisse von einander getrennt sind). Die beiden intensivsten und seltensten Erkrankungsformen sind die Ichthyosis hystrix (bald spitze und dann horn- oder stachelartige, bald warzenähnliche dunkle Auswüchse, sog. Hystrixbildungen, die der Haut des Stachelschweins ähneln und histologisch einen scharfen Übergang zwischen Hornschicht und Rete Malpighii aufweisen) und die Sauriasis s. Saurodermie (große und dicke, an Krokodilhaut erinnernde Schuppen). Sieht man ab von der allgemeinen Ichthyosis bei Neugeborenen, der Ichthyosis congenita, an welcher auch die Vulva teilnimmt, und der Ichthyosis sebacea congenita, die mir nahe Verwandtschaft zur Dermatitis exfoliativa von Ritter v. Rittershain zu besitzen scheint (Abb. 115), so ist bei Erwachsenen von den genannten Unterarten nur die Ichthyosis hystrix der Vulva bisher beschrieben worden, und zwar dermatologischerseits von Weir und gynäkologischerseits von Thaler. Janovsky sagt im Kapitel Hyperkeratosen im Handbuch der Hautkrankheiten von Mracek, daß die Genitalien im allgemeinen von der Ichthyosis verschont bleiben, ,,obzwar auch in diesem Gebiet Ausnahmefälle in der Literatur verzeichnet sind". In Übereinstimmung mit dem ersten Satz steht ein sehr schönes Farbenbild, das Frieboes in seinem Atlas von einer Sauriasis bei der Erwachsenen gibt: dicke Hornplatten von bräunlich-gelber bis grünschwarzer Farbe bedecken hier den ganzen Körper wie der Panzer eines Gürteltieres oder eines Krokodils. Abgesehen von einigen kleinen Bezirken des Unterschenkels und je eines schmalen, dem Leistenband entsprechenden Streifens ist nur die Vulva vollkommen frei geblieben und kontrastiert durch ihre Rosafarbe auffallend deutlich von allen übrigen Hautpartien.

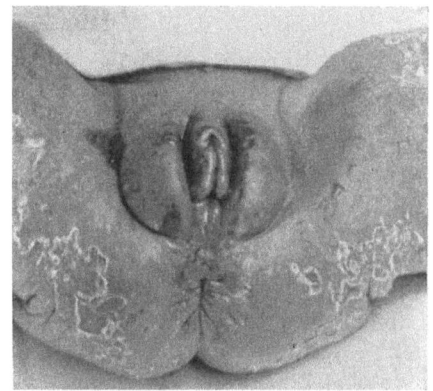

Abb. 115. Ichthyosis sebacea congenita benigna bei einem 3100 g schweren, 50 cm langen, reifen ausgetragenen neugeborenen Mädchen. Mitbeteiligung der Vulva. Geringe Verhärtung der großen und kleinen Labien und der Klitoris und lamelläre Abschilferung der ersteren. Am Kopf des Kindes hochgradige Seborrhöe, so daß sich die in gelbe Krusten eingebackenen Haare vollständig abstießen und Kahlköpfigkeit entstand.

Weir (1875) teilt eine Beobachtung von gleichzeitiger Ichthyosis der Zunge und der Vulva mit. — Der Fall von Thaler (1916) betrifft eine 62jährige Frau, die seit ¹/₂ Jahr harte Stellen an den Schamlippen beobachtet hatte, ohne daß jemals Pruritus vorhanden war. Rechte kleine Labie in einen kirschgroßen Tumor umgewandelt. An der Außen- und Innenfläche der linken kleinen Labie ein größerer leukoplakieartiger Herd. Die Veränderungen standen untereinander in kontinuierlichem Zusammenhang. Ihre Konsistenz war hornartig-derb. Die Oberfläche des tumorartigen Anteils rechts und der Plaques an der Innenfläche des linken kleinen Labiums war mit weißlichen Hornstacheln besetzt, die rechts eine ziemliche Länge erreichten, während sie sich linkerseits zu einem samtartigen Belag formierten. Die erkrankten Schleimhautpartien und die regionären Lymphdrüsen hat Thaler exstirpiert. Histologisch zeigte sich überall eine gutartige Hyperkeratose mit Erhebung der hypertrophischen Hornschicht zu mächtigen stachelartigen Gebilden. Das Stratum corneum setzte sich in Form eines wellenförmigen Streifens ganz unvermittelt von den Retezellen und einem breiten Stratum granulosum der Nachbarschaft ab. Der Papillarkörper war geringgradig atrophisch. Das Corium zeigte in den tumorartigen Anteilen starke Infiltration und eine Verminderung, jedoch keine Veränderung der elastischen Fasern. Thaler betonte den Unterschied der Ichthyosis gegenüber der Leukoplakie und Kraurosis.

2. Die Hyperkeratosis der Vulva.

Als Unikum ist in der Literatur ein Fall von erworbener circumscripter Hyperkeratose s. Cornu cutaneum von Kratochril (1911, Klinik Eduard Frank-Olmütz) beschrieben und abgebildet worden. Es fand sich auf der vorderen Hälfte der rechten großen Schamlippe einer 72jährigen Frau ein breitbasiges, tumorartiges Gebilde, das aus mehreren, verschieden hohen, zackigen, gestrüppartig durcheinander gewachsenen, derben Wucherungen und dazwischenliegenden tiefen Klüften bestand. Die Basis des Tumors war gegen die gesunde, atrophische, sich leicht abschilfernde Haut der großen Labie durch einen roten infiltrierten Rand abgegrenzt. Die Excrescenzen zeigten in den unteren Teilen eine gelblichbraune, in den Spitzen eine grau-weiße Farbe. Sie hatten sich seit zwei Jahren entwickelt, Jucken und Beschwerden beim Gehen verursacht. — Das Cornu cutaneum bildet sich nach Riecke auf der Basis von Warzen, Naevis, verhornten Papillomen, Talggeschwülsten, Atheromen, Lupus und Narbengewebe. Da nach den Erfahrungen der Dermatologen an der Basis der Hauthörner nicht selten ein Carcinom entsteht und dieses manchmal erst nach der Abtragung des Hauthorns stärker zu wuchern beginnt, ist im Falle eines hyperkeratotischen Tumors die Excision desselben samt seiner Basis weit im Gesunden vorzunehmen, wie es auch Kratochril in seinem Fall getan hat. Das mikroskopische Bild, das sich durch nichts von dem sonst bei Hauthörnern anzutreffenden unterscheidet, hat Kratochril beschrieben. Es sei auf dasselbe verwiesen. Vermutlich gehört zu der Hyperkeratose auch eine von Bellamy als Enchondrom beschriebene Bildung der Klitoris (S. 495).

3. Dyskeratosis-Darier s. Psorospermosis vulvae.

Die Psorospermosis s. Dyskeratosis follicularis vegetans s. Dariersche Dermatose oder Dyskeratose hat Darier als eine sehr seltene chronische Hauterkrankung beschrieben, die auch an der Vulva, dem After, den Leistengegenden beobachtet und mit dieser Lokalisation von Kreibisch abgebildet worden ist. Es finden sich bei der Krankheit, die in ihrer Anlage ererbt sein kann, also eine sog. Genodermatose darstellt, zahlreiche kleine, hell- bis dunkelbraune, spitze oder flache, derbe, glänzende Knötchen, von denen jedes mit einer festhaftenden Schuppe oder Borke bedeckt ist. Diese letztere trägt an ihrer Unterfläche einen nagelartigen Fortsatz, der einer Vertiefung des Knötchens entspricht. Durch Zusammenfließen der Einzelefflorescenzen entstehen größere Bezirke von drusig-papillären, sich rauh anfühlenden Hautwucherungen, „Vegetationen", deren serös-eitrige Absonderungen zu schmierigen, widerlich riechenden Auflagerungen führen.

Diese sind besonders an Hautberührungsstellen vorhanden und weisen Ähnlichkeit mit gewissen Ekzemen auf. Nach der Namensbenennung gehen die Knötchen von den Haarfollikeln aus; sie nehmen ihren Ursprung aber auch von Schweißdrüsengängen oder lassen Beziehungen zu keinen von beiden erkennen. Auch eine auffallende, an Herpes zoster erinnernde Symmetrie der Dermatose ist festgestellt worden. Genaueres über die interessante Krankheit mag aus den dermatologischen Lehrbüchern und Atlanten, besonders aus Jacobi-Zieler, und aus einer Arbeit von Kreibisch ersehen werden.

II. Pigmentanomalien der Vulva.

Die Haut der Vulva ist grundsätzlich ebenso pigmentiert wie die der übrigen Körpergegenden. Doch sind graduelle Unterschiede oft beträchtlicher Art gewöhnliche Erscheinungen. Das Pigment der Haut, ein Melanin, ist ein rein epitheliales Produkt, dessen Bildungsstätten im wesentlichen die lebhaft wachsenden und sich vermehrenden Keimzellen des Stratum germinativum cylindricum und im Fall starker Pigmentierung auch die Zellen des ihm nach außen zu unmittelbar benachbarten Stratum spinosum s. Stachelzellenschicht sind. In diesen „Pigmentbildnern" s. „Melanoblasten" entsteht nach Blochs Untersuchungen das Pigment durch Oxydation des „Propigments" Dioxyphenylalanin (abgekürzt „Dopa"). Eine zweite Art von Pigmentzellen, die Pigmentträger s. Melanophoren s. Chromatophoren, liegen im Papillarkörper der Cutis; sie nehmen das Pigment der Melanoblasten auf, um es teils abzubauen, teils auf dem Lymphweg wegzutransportieren (Bloch). Bei dunkler Hautfarbe und besonders bei den dunkelfarbigen Menschenrassen sind sowohl die Melanoblasten als auch die Melanophoren beträchtlich vermehrt, während umgekehrt bei ganz weißer Hautfarbe der Melaningehalt beider Zellen fast verschwunden ist.

An der Vulva gibt es Pigmentanomalien in der Richtung a) der Dyschromie, b) der Hyperpigmentierung, die man auch als Hyperchromie, Hyperchromatose oder Melanodermie bezeichnet, c) der Depigmentierung, der Pigmentarmut s. Hypochromie s. Hypochromatose und des Pigmentmangels s. Achromie s. Achromatose s. Albinismus.

1. Dyschromien.

Unter den **Dyschromien** der Vulva erwähne ich die Hautverfärbungen bei Ikterus und Addisonscher Krankheit, ferner die sog. Cutistätowierungen, welche an den großen Schamlippen und am Mons pubis von schwarzen oder dunkelbraunen Volksstämmen aus den verschiedensten Motiven vorgenommen werden, endlich die sog. Mongolenflecke oder blauen Naevi. Diese treten als blaugraue, linsen- bis handgroße, fast tumorartige Pigmentanhäufungen der Sakralgegend bei mongolischen und malaiischen Völkern auf, bei denen sie die Regel sein sollen, und erstrecken sich angeblich auch einmal bis auf das äußere Genitale. Sie erinnern an die Blaufärbung der näheren und weiteren Perianalregion gewisser Affenarten und kommen nach Lubosch, Fritz Callomon u. a. auch bei Europäerinnen gelegentlich einmal vor. Von den pigmenthaltigen Spindelzellen, die sich im Subcutangewebe finden, nehmen gelegentlich Pigmentsarkome ihren Ausgang.

2. Hyperchromatosen.

Die **Hyperchromatosen** im Vulvagebiet sind teils kongenitale Mißbildungen, teils erworbene Zustände.

Zu den ersten gehören die Naevi. — Pigmentierte Naevi s. Muttermale werden auf den Außenflächen der großen Labien bisweilen als schwarze, braune oder milchkaffeeartige Flecken ohne stärkere Verdickung oder Erhabenheit der Haut, meist in Einzahl, selten in Mehrzahl, angetroffen. Zur Zeit der Pubertät dunkeln sie nach und vornehmlich unter dem Einfluß der Schwangerschaft oder bei Ovarialtumoren nehmen sie eine tiefere Färbung an. Sie können mit Hypertrichosis verbunden sein. — Als echten „Naevus ad genitale et ad anum" beschrieb O. Müller eigentümliche, hellbraungelbe, leicht prominente Infiltrate, die rings um Vulva und Anus die Figur einer 8, mit einem Oval an ersterer, einem Kreis an letzterem, bildeten. Mikroskopisch zeigte sich eine Hypertrophie der Hornschicht, eine Verlängerung und Gabelung der Papillen und eine reichliche Verteilung von Naevuszellennestern, jener durch Wucherung der interpapillären Pigmentzellen des Stratum Malpighii entstandenen und durch spätere Abschnürung heterotop gewordenen Zellgebilde. Aus diesen Naevuszellen gehen die als Naevocarcinome bezeichneten malignen, meist melanotischen Neubildungen hervor (S. 504). — Der „schwimmhosenartige Naevus pigmentosus pilosus congenitus" stellt eine angeborene diffuse oder großfleckige Hyperpigmentation und Hypertrichosis im Bereich der Unterbauch-, Becken- und Oberschenkelgegend dar, die in der Regel mit warzenartigen Hauttumoren verbunden ist und nach George Heuer Beziehungen zu der von Recklinghausenschen Neurofibromatosis aufweisen kann. Selbst wo die Warzenbildungen fehlten, waren histologisch Naevuszellen vorhanden. Ein besonders schöner Fall derart ist von Reinhardt (1895) beschrieben worden. Später hat Heuer (1917) 27 solcher Beobachtungen aus der Literatur zusammengestellt und teilweise abgebildet, darunter 7 beim weiblichen Geschlecht. Soweit eine gynäkologische Untersuchung vorgenommen war, zeigten sich nur die Labien und die Analmucosa, nicht aber die Schleimhaut des Scheideneinganges in die pigmentierten Gebiete einbezogen. — Von den pigmentierten Naevi sind die Blutgefäßnaevi oder Angiome zu trennen, die später bei den Neoplasmen der Haut besprochen werden (S. 449).

Zu den erst in späterer Lebenszeit erworbenen Hyperchromatosen gehören die Lentigines, die Epheliden und das Chloasma. Die Lentigines, jene dunkelbraunen oder schwarzen, ungefähr linsengroßen, bald flachen, bald erhabenen Flecken, wie man sie bisweilen an den Wangen sieht, können multipel auch an der Vulva vorkommen. Epheliden oder Sommersprossen, die im Gesicht, an den Armen und den Schultern allgemein bekannt sind, habe ich an der Genital- und Glutäalregion blonder und rotblonder Jungfrauen, besonders bei Basedowkranken gesehen. Darier hat sie an dieser Körpergegend wohl zuerst beschrieben. Sie treten als unregelmäßige, gelbbraune, rundliche oder ovale, ganz flache Flecken auf, und zwar meist symmetrisch und mit der Neigung zu Konfluenz. — Das für die Schwangerschaft so charakteristische Chloasma uterinum soll an der Vulva, besonders bei brünetten Frauen, vorkommen können, wenn auch lange nicht so deutlich wie am Gesicht, was sich teils dadurch erklärt, daß es am ehesten an Körperstellen auftritt, die starker Belichtung ausgesetzt sind, teils dadurch, daß es durch die Vulvabehaarung verdeckt wird. Ich habe es nie beobachtet und kann auch Darier nicht beipflichten, wenn er angab, daß dem Chloasma uterinum identische Dyschromien der

Vulva auch durch verschiedene gynäkologische Erkrankungen, wie Metritis, Salpingitis, Dysmenorrhöe usw., hervorgerufen werden können. Mit diesen haben sie gewiß keinen anderen Zusammenhang als den einer Überreizung des sympathischen Nervensystems.

Die diffuse Hyperchromatose des äußeren Genitale tritt physiologischerweise in der Schwangerschaft: Schwangerschafts-Hyperchromatose, angeblich auch bei ovarialen Störungen auf. Sie ist bei dunkelbraunen Frauen am stärksten ausgesprochen. Bald erfährt das ganze Vulvagebiet einschließlich des Schambergs eine gleichmäßige Dunkelpigmentierung, bald ist diese nur oder vorzugsweise auf die kleinen Labien und vornehmlich deren Kanten lokalisiert, was besonders dann der Fall ist, wenn sie die großen überragen. Die Pigmentzunahme in der Schwangerschaft dürfte teils in der gesteigerten Hyperämie der Vulva- und Bauchhaut, teils in der mechanischen Reibung, die auf die Schamlippen beim Gehen durch die Kleidung und die Haare ausgeübt wird, teils in Veränderungen der sympathischen Nervenfasern bedingt sein, wobei ich darauf hinweise, daß nach neueren Untersuchungen über die Addisonfärbung diese mit einer Reizung der sympathischen Nervennetze in Zusammenhang gebracht wird, welche die Nebennierenkapsel umspinnen.

Hyperchromatosen der kleinen Labien sind in Verbindung mit flügel- oder polypenartigen Ausziehungen, starken Hautrunzelungen, plaquesartigen gelben, auf Hypertrophie der Talgdrüsen zu beziehenden Prominenzen auch gewöhnliche Folgeerscheinungen der Masturbation (S. 120). Die Masturbations-Hyperchromatose ist auf mechanische Hyperämisierung und zugleich auf eine Überreizung des vegetativen, vorwiegend sympathischen Nervensystems, Sympathikotonie, zurückzuführen, die bei fast allen diesen Mädchen oder Frauen mehr oder weniger deutlich nachweisbar ist.

3. Hypo- und Achromatosen.

Auch die Depigmentierung der Haut und Schleimhaut im Sinne der **Hypo- und Achromatose** kann in verschiedenen Formen an der Vulva erscheinen. Auch sie kann angeboren oder erworben sein. Über den angeborenen partiellen Albinismus, das Gegenbild des Naevus pigmentosus congenitus, habe ich keine Angaben in der Literatur der Vulvaanomalien gefunden. Die erworbene Achromie kommt am äußeren Genitale bald mehr diffus, bald mehr circumscript, meist erst nach dem 40. Lebensjahr, zur Beobachtung, und zwar als Vitiligo, als depigmentiertes Syphilid und als Leukoplakie.

Bei der Vitiligo, die in der Literatur und den Lehrbüchern auch als Leukodermie s. Leukopathie s. Leukoplasie bezeichnet wird, finden sich, wie die Abb. 116—120 und auch ein Bild von Josef Novak im Handbuch von Halban-Seitz, 1926, Bd. V. lehren, auf der Haut der Vulva und ihrer Umgebung milchweiße, kreideweiße oder elfenbeinartige mattglänzende Flecken, in denen auch die Haare meist vollständig entfärbt sind: sog. Poliosis circumscripta. Sonst ist makro- und mikroskopisch, abgesehen von dem Pigmentschwund, die Haut, aber auch die Schleimhaut, wenn sie beteiligt ist, unverändert. Die Flecken haben die Neigung zur Ausdehnung und Konfluenz; ihre Peripherie ist demnach wellig, gelappt, konvex, was als charakteristisch angegeben wird, oder gezackt. Sie können große Gebiete der Vulva und ihrer Nachbarschaft, des Mons pubis, Afters, Vorder- und Hinterdammes, der Genitocruralfalten, Innenseiten der Oberschenkel und Glutäen in Beschlag nehmen, und zwar eigenartigerweise meist an genau symmetrischen Stellen — wie auch mehrere eigene Beobachtungen (Abb. 118, 119 und 120) und 5, die Gårdlund

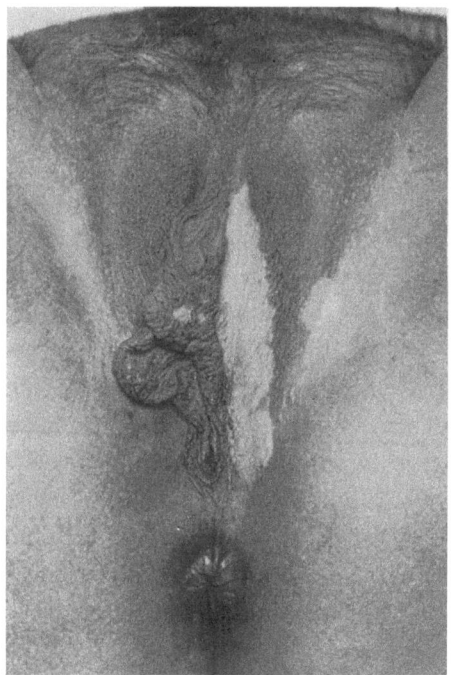
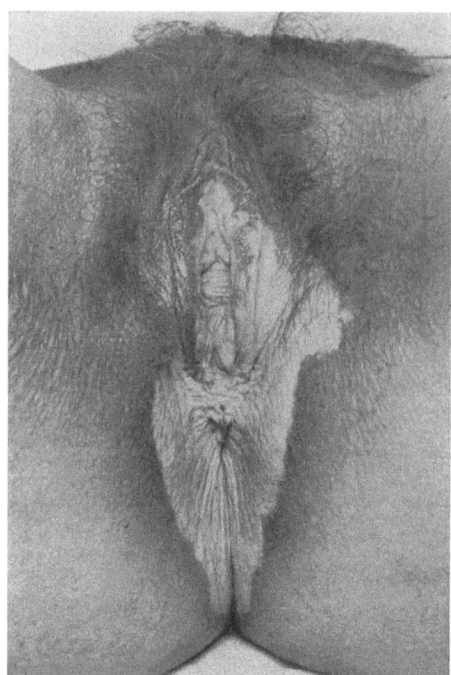

Abb. 116.   Abb. 117.

Abb. 116. Vitiligo der l. Interlabialfalte und in geringem Grad der l. Genitocruralfalte. 2 kleine weiße Herde auf der Außenfläche der l. masturbatorisch veränderten Nymphe zeigte die Tendenz zum Fortschreiten des Prozesses.
Abb. 117. Vitiligo an Vulva, Damm und Circumanalgebiet. Der Prozeß ist diffus auf die linke Vulvahälfte ausgedehnt und schreitet punktförmig auf die Außenseite des rechten Labium majus fort. Haut nicht trocken und nicht rissig. WaR positiv.

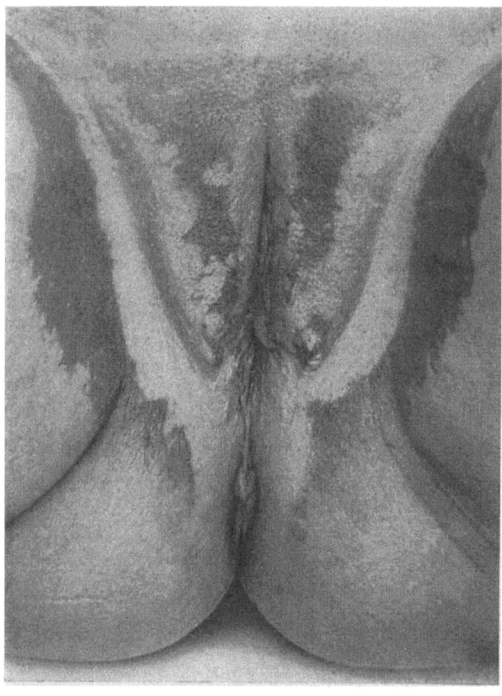
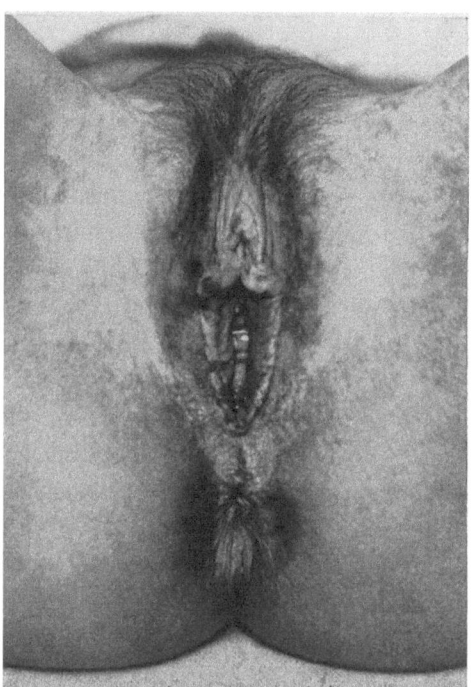

Abb. 118.   Abb. 119.

Abb. 118. Vitiligo der Vulva, der Genitocruralfalten und Circumanalgegenden in symmetrischer Verteilung. Starke Dunkelbraunfärbung in der unmittelbaren Nachbarschaft. Keine Leukoplakie der Vulva. Normale Vulvaschleimhaut. 42jährige Patientin, die 3mal geboren hat, zuletzt vor 12 Jahren. Starker Basedow. Beträchtliche Adipositas. Starke Dyspareunie mit allen ihren Folgeerscheinungen. Menstruation seit 3 Jahren nur alle 3 Monate. Die durch Abrasio gewonnene Korpusschleimhaut zeigte eine Atrophie des Endometriums.
Abb. 119. Vitiligo der Genitocruralgebiete, der Klitorisgegend und der Kämme der kleinen Labien.

mitgeteilt hat, beweisen. Merkwürdig ist, daß an der Peripherie der Vitiligobezirke, vornehmlich beim Fortschreiten des Prozesses, — „serpiginöser Vitiligo" — eine Hyperpigmentation vorhanden zu sein pflegt, so daß weiße Herde von mehr oder weniger breiten Hautzonen umgeben sind, die vornehmlich bei brünetten Frauen eine wesentlich dunklere Färbung als die übrige Haut aufweisen. Darier spricht dann von einer Leukomelanodermie. Nach Jacobi sollte man eigentlich von einer „Verschiebung des Pigmentes" reden. Merkwürdig und diagnostisch wichtig ist bei der Vitiligo nach Frieboes die Rückbildung der Hautveränderungen an der einen, das Wandern an der anderen Stelle. Auch können sich nach der Rückbildung eines mit Haarbleichung einhergegangenen Prozesses die Haare von neuem pigmentieren[1].

Über Vitiligo in ihren Beziehungen zur Gynäkologie ist sehr wenig geschrieben worden. In der Monographie von Scheuer (1911) über „Hautkrankheiten sexuellen Ursprungs bei Frauen" werden 3 Fälle der Literatur von Vitiligo in der Schwangerschaft mitgeteilt. Doch saß die Hautveränderung niemals an der Vulva. Von meinen Photographien und Beobachtungen der Vitiligo stammen die meisten von Basedow-Kranken oder Frauen mit weit vorgeschrittenem Uterus- oder Vaginalcarcinom. Auf die häufige Kombination der Vitiligo mit Basedow ist wiederholt, auf die mit Carcinom von Ehrmann u. a. hingewiesen worden. Eine „Leukoplasie" bei Vulvatuberkulose haben Danlos, Pathant und Gastou (1906) gesehen; doch

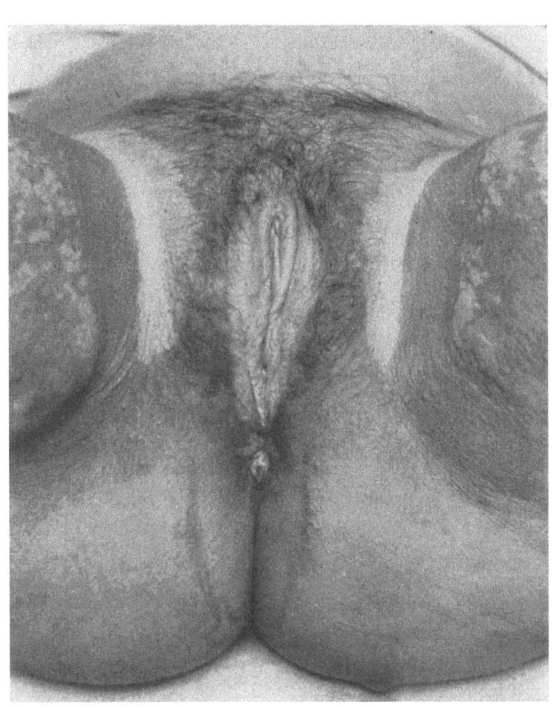

Abb. 120. Vitiligo der Genitocruralfalten, der Vulva und Leistengegenden, fleckenförmig auf die Innenseiten der Oberschenkel fortschreitend. Der Fall scheint auf nahe Beziehungen zwischen Vitiligo und Leukoplakie hinzuweisen. Cervixcarcinom. Kein Basedow. Über Untersuchung auf Syphilis finde ich leider keine Angaben mehr. Reinweiße Hautstellen. In der Umgebung der Vitiligobezirke Hautpartien, die eine viel dunklere Braunfärbung zeigen als beispielsweise die Haut des Rumpfes. Einzelne kleine Atherome da und dort über die seitlichen Dammpartien zerstreut.

könnte hier vielleicht die nachher zu erörternde Leukoplakie vorhanden gewesen sein,
Über die Ätiologie der Vitiligo weiß man nichts ganz Sicheres. Aus manchen Gründen und vornehmlich aus dem symmetrischen Auftreten ist es naheliegend, die Hautveränderung auf irgendwelche Toxine zurückzuführen. Welche Gründe dafür zu sprechen scheinen, daß sie von den Blutgefäßen (Ehrmann) aus, welche dafür, daß sie von den Rückenmarksnerven [Möbius (1894)] aus einwirken, kann hier nicht näher erörtert werden. Betrachtet man unsere Abb. 118 und im Vergleich dazu Abb. 16 über die „Nerven der Scham-

---

[1] Eine Abart der Vitiligo ist die von Terruhn (1929) als „vitiliginöse Leukopathie" bezeichnete Depigmentation der Vulva (vermutlich Abb. 119, 120 und 124). Sie soll sich von der Vitiligo durch das Auftreten nach dem 30. Lebensjahr, durch ausschließliche Beschränkung auf das äußere Genitale, das Ausbleiben des Wanderns der Depigmentierung und das unveränderte Bestehenbleiben derselben während Jahren und Jahrzehnten unterscheiden.

berg-Vulva-Dammregion", so könnte man daran denken, daß im abgebildeten Fall der 2. und 3. Sakralnerv oder das ihm zugehörige Rückenmarksegment alteriert waren, da von beiden der N. pudendus internus und der N. cutaneus femoris abstammen, welche diese Hautgebiete innervieren. Im Sinne eines zentralen Einflusses und der Auffassung einer angio- oder trophoneurotischen Hauterkrankung sprechen die Beobachtungen von Auslösung einer Vitiligo durch ein plötzliches psychisches Trauma. Zwei Beispiele mögen das beweisen: Gårdlund hat von einem 12jährigen Kind berichtet, das auf dem Eise verunglückte und dem Ertrinken nahe war; es ergraute nach diesem Erlebnis an den Kopf- und Pubeshaaren; und auf der Haut, besonders am Rumpf und vornehmlich an Stellen einer mechanischen Reizung (Rockbund, Korsett), traten kreideweiße, unregelmäßige Flecken auf, die immer größer und zahlreicher wurden. Hesse (1909) sah einen Soldaten, der eine Vitiligo der rechten Gesichtshälfte im Anschluß an einen heftigen Schreck bekommen hatte. An ähnlichen Fällen derart ist die Literatur nicht arm. — Die Diagnose der Vitiligo verlangt die Abgrenzung von anderen Depigmentierungen, auf die nachher einzugehen sein wird. Eine Therapie der Vitiligo gibt es zur Zeit nicht. Sie ist auch nicht nötig, da diese Hauterkrankung kosmetischer Art an der Vulva keine Bedeutung hat.

Zu der Achromie gehört auch das sog. depigmentierte areoläre Syphilid s. Leukoderma syphiliticum der Venerologen, das an den Seiten des Halses und an der Brust als Halsband s. „Collier des Vénus" bekannt ist, aber auch an den äußeren Genitalien auftritt (Darier). Es erscheinen dabei auf einer grau oder bräunlich verfärbten, unscharf begrenzten Hautpartie weiße, scharf umschriebene, linsen- bis bohnengroße Flecken, so daß der ganze befallene Hautbezirk einem breiten braunen Netz mit engen weißen Maschen vergleichbar ist. Daß auch aus Psoriasis-Flecken eine Leukodermie hervorgehen kann, hat Frieboes in einem schönen Farbenbild seines Atlasses gezeigt und dabei die Möglichkeit der Verwechslung mit einem syphilitischen Leukoderm betont. Einen weiteren Beleg bringe ich in Abb. 127. Endlich erwähne ich eine Achromie der Vulva im Anschluß an intensive Radium- oder Röntgenbestrahlung derselben, die ich einige Male gesehen habe (Abb. 208—212).

Von den bisher besprochenen Formen der Achromie ist die Leukoplakie der Vulva zu unterscheiden. Bei ihr findet man zwar auch weißliche, da und dort auf der Haut und besonders der Schleimhaut in Streifen oder Flächen auftretende Hautverfärbungen, die sich auch perianal ausbreiten können, jedoch zugleich schwielenähnliche Epidermisverdickungen und Haarverlust, weswegen sie dem histologischen Bilde nach den Hyperkeratosen zugerechnet werden können. Die Schleimhaut zeigt bei der Leukoplakie [Schwimmer (1877)] s. Leukokeratose [Bessnier (1891)] histologisch eine starke Verdickung der Hornschicht um das Zwei- bis Vierfache (Hyperkeratose) und eine beträchtliche Verbreiterung des Rete Malpighii durch Vermehrung der Stachelzellen (Akanthose). Entzündliche Veränderungen im Papillarkörper können hinzukommen, sind aber vermutlich erst sekundär durch Jucken hervorgerufen, welches zumal bei Einrissen entsteht. Eine Leukoplakie wird bisweilen bei früher an Syphilis Erkrankten beobachtet, ist aber nicht für sie spezifisch. Die Leukoplakie kann stationär bleiben oder, wenn sie länger besteht, in die Kraurosis (S. 198) übergehen, als deren erstes Stadium sie von Terruhn (1929) angesehen. Eine weitere Möglichkeit ist die Umwandlung der Leukoplakie in ein Carcinom (S. 525), ein Vorgang, der auch an Penis, Mundwinkeln, Lippen, Wangenschleimhaut und Zunge angetroffen wird. Die von sehr vielen Autoren und auch von mir mehrmals gemachte Beobachtung, daß der Vulva- und vornehmlich Klitoriskrebs auf dem Boden einer Leukoplakie entsteht, gab Veranlassung, sie als „präanceröse Erkrankung" aufzufassen. Mit diesem, von Orth geprägten Begriff werden bekanntlich Veränderungen zusammengefaßt, die auf unnatürliche Vorgänge im epithelialen Zelleben zurückzuführen sind, wie Naevi, Pigmentflecke und Adenome. Aber eine Verallgemeinerung in dem Sinne, daß das Hautcarcinom der Vulva stets eine Leukoplakie als Vorstadium habe und dieses nur übersehen werde, wie das Borderès (1905), Bonney (1912) u. a. behauptet haben, ist als unberechtigt zu bezeichnen. — Die Diagnose der Leukoplakie ergibt sich aus den weißen und verdickten Stellen der Schleimhaut. Die Abgrenzung gegenüber der Vitiligo und der Kraurosis kann große Schwierigkeiten bereiten und ist oft nur durch mikroskopische Untersuchung eines Gewebsstückes möglich. Bloßer Pigmentschwund zeigt die Vitiligo, Pigmentschwund und Hyperkeratose die Leukoplakie, gleichzeitiges Ödem im Stratum papillare und oft auch reticulare das erste Stadium der Kraurosis an (S. 195). Grundsätzlich ist bei der Leukoplakie, gleichwie bei jeder Achromie der Vulva, die WaR vorzunehmen. Nach Angabe von Jadassohn (1917) können bei der Leukoplakie differentialdiagnostisch Lichen planus und Lichen Vidal in Frage kommen, welche beide zuweilen zu Depigmentierungen führen. Daß eine Verwechslung mit den weißen Hautauflagerungen des Soorpilzes, zumal wenn die Pilzrasen fest der Unterlage aufsitzen, möglich ist, zeigt Abb. 132. In einem solchen Fall wird die Entscheidung durch die Abwischbarkeit der Pilzmassen und die Auffindung der charakteristischen Mycelfäden getroffen. — Die Prognose der Leukoplakie ergibt sich aus den erwähnten Beziehungen zur Kraurosis und zum Carcinom. Durch die Behandlung mit Salben, Quarzlampe, Arsen, Röntgenbestrahlung sucht man die sehr hartnäckigen Hautveränderungen zu beeinflussen. Bei begründetem Verdacht auf Zusammenhang mit Syphilis haben die üblichen antiluischen Mittel in Anwendung zu kommen. Daß derjenige, der die Leukoplakie als präanceröse Hauterkrankung betrachtet, die Vulvektomie verlangt, wie Fred Taussig (1922), welcher unter 20 Fällen von Leukoplakie 14 in Carcinom übergehen sah, ist verständlich, jedoch wohl etwas übertrieben. Regelmäßige ärztliche Überwachung dürfte genügen.

4. Kraurosis vulvae.

Als Kraurosis vulvae (κραυρῶσις = Schrumpfung) hat Breisky (Prag 1885) „eine wenig beachtete Form von Hautatrophie am Pudendum muliebre" beschrieben, mit der sich später besonders Orthmann (1890), Aug. Martin (1894), Gördes (1896), Trespe (1902), Szasz (1903), Jayle und Bender (1905), Gårdlund (1916) beschäftigt haben. Sie tritt vornehmlich an den Innenflächen der großen Labien, an den Nymphen, am Frenulum, an der Klitorisregion und der Fossa navicularis auf und wird bald ein-, bald beiderseitig und meist an gegenüberliegenden Stellen angetroffen. Öfters befällt sie auch das Perineum (Orthmann, Rona, Gördes, Ph. Jung, Rosenstein, Trespe), die Umgebung des Anus (Gördes, Pfannenstiel, Ph. Jung, Hans R. Schmidt), einen prolabierten Hämorrhoidalknoten (Gårdlund), den Hinterdamm vom After bis zur Steißbeinspitze (Trespe) und die Circumferenz der Harnröhrenmündung (Gördes). Am Hymen macht sie im allgemeinen Halt, kann aber bei Descensus vaginae durch die klaffende Schamspalte auf die Schleimhaut der vorderen oder hinteren Scheidenwand eine Strecke weit übergreifen: „vulvovaginale Kraurosis" (Bartels, v. Mars). Alle diese Lokalisationen habe ich selbst oft gesehen. Einige meiner Beobachtungen werden in Abb. 121 bis 124 gebracht. Einen Fall von Frieboes gibt Abb. 125 wieder.

Die makroskopischen Beschreibungen der Breiskyschen Kraurosis lauten in der Literatur [1] ziemlich übereinstimmend dahin, daß die erkrankten Haut- und Schleimhautbezirke eine weißliche Farbe zeigen, die als reinweiß, perlmutter-, rosa- oder blauweiß, schiefergrau, blaßgraublau oder graubraun bezeichnet wird. Das Aussehen ist bald glanzlos, etwa mehlstaubartig, bald silberglänzend. Die Haut ist straff und faltenlos gespannt,

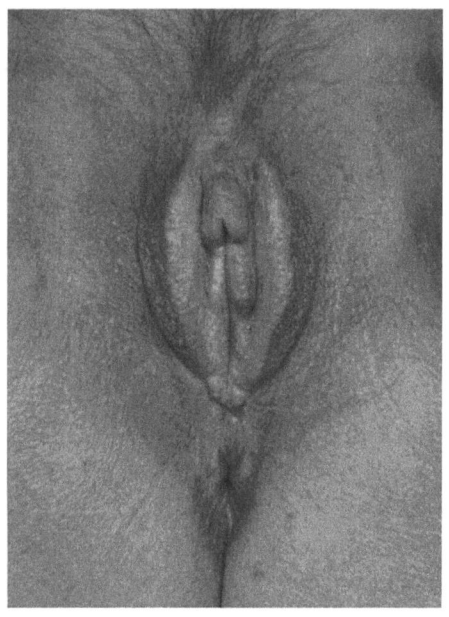
Abb. 121.

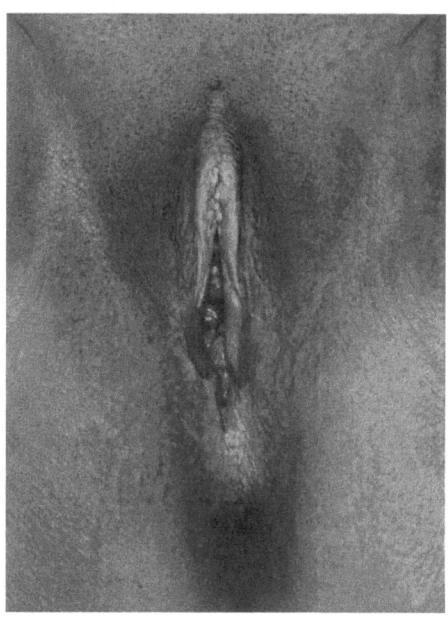
Abb. 122.

Abb. 121. Kraurosis vulvae I. Stadium. 55jährige Frau. Senile Involution der Vagina und Portio. Sehr dürftige Behaarung. Leukoplakie an den Innenflächen der Labia majora, minora und Klitoris. Die Stellen verdickt und derb. Klitoris fast carcinomähnlich aussehend. An einzelnen Stellen Excoriationen, an anderen Rhagaden.
Abb. 122. Kraurosis vulvae I. Stadium auf den kleinen Labien und dem Damm. (Entfernung der Schamhaare durch Rasieren.)

derb-lederartig oder pergamentartig verdünnt, trocken, narbenähnlich, bisweilen rauh, feinlamellär abschilfernd und fast stets mit Einrissen versehen. Mitunter werden kleine Fältelungen der trockenen Haut oder ektatische Gefäßchen auf weißverfärbtem Grund beobachtet. Bei Erkrankung der behaarten Außenflächen der großen Labien sieht man eine Zeit lang kurze, trockene, glanzlose Haarstümpfe (Edgar, Hartmann, Frank, Gardlund), die bald danach ausfallen. Schließlich kommt es zu einer bis zum völligen Schwund gehenden Abflachung und narbenartigen Sklerosierung aller Teile der Vulva mit steilem Abfall der Fossa navicularis gegen den Damm zu, mit Klaffen der Harnröhrenmündung und zu dem, was Breisky als „auffallendes Bild von Verkümmerung und Defekt der normalen Faltenbildungen an der Scham" bezeichnet hat. In diesem Stadium, jedoch keineswegs

---

[1] Makroskopische Abbildungen haben Breisky (1885), Aug. Martin (1894), Peter (1896), Gördes (1896), Gebhard (1899), Jayle (1905), O. Frankl (1914), Gårdlund (1916), Reifferscheid (1924) (im Lehrbuch von Stoeckel-Reifferscheid), Labhardt (1924 im Handbuch von Halban-Seitz), Rob. Schröder (1926), Frieboes (1927) gebracht.

in allen weit vorgeschrittenen Fällen — wie J. Veit im Gegensatz zu Breisky zugestimmt werden muß —, kann der Scheideneingang in einen engen, starren, derb- und scharfrandigen, nicht mehr dehnbaren Spalt oder Trichter umgewandelt werden, der die Kohabitation, das Einführen eines Fingers oder eines Glasmutterrohrs nur mit Mühe und unter Entstehung von schmerzhaften Fissuren und Rhagaden ermöglicht und bei Entbindungen, von denen freilich nur Breisky und Fleischmann berichtet haben, ein ernstes Hindernis abgibt: Stenosis et Rigiditas vestibuli. In Fleischmanns Fall hatte der Durchtritt des Kindes schon bei einer Frühgeburt zahlreiche tiefe Einrisse und

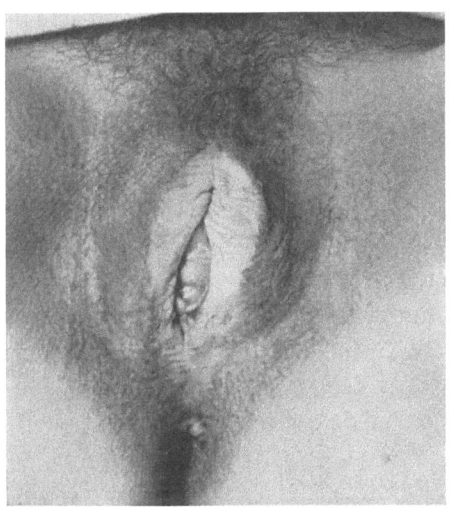
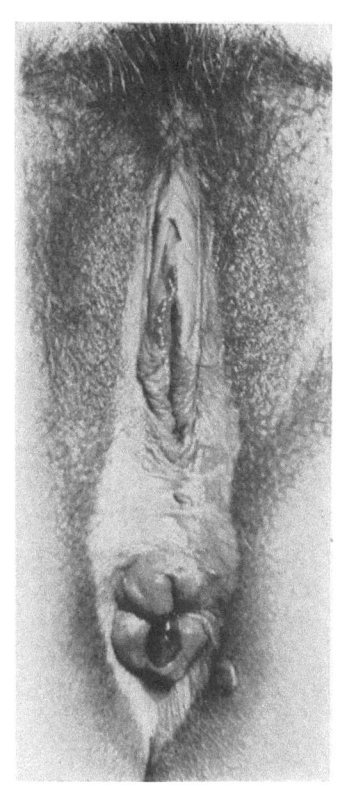

Abb. 123.   Abb. 124.

Abb. 123. Kraurosis vulvae II. Grades. 39jährige Nullipara. Braune Pigmentation und spärliche Behaarung an den Außenflächen der großen Labien. Vulva weiß-blau, perlmutterglänzend, flach, trocken, ohne Einrisse. Zugleich Abflachung und narbige Schrumpfung der kleinen Labien, der Klitoris, des unteren Teils der descendierten Columna rugarum anterior vaginae und der Umgebung der Harnröhrenmündung. Fortschreiten des leukoplakisch-kraurotischen Prozesses auf Damm und Genito-Cruralfalten.

Abb. 124. Vitiliginöse Leukopathie vielleicht mit Kraurosis vulvae. Äußeres Genitale einer 33jährigen, regelmäßig und schmerzlos menstruierten Frau (6. Woche der 2. Schwangerschaft). Niemals Klagen über Jucken, Brennen, Gefühl der Trockenheit oder dgl. Intensiv braune Pigmentierung und spärliche Behaarung der Außenflächen der großen Labien. Das Integument der Innenflächen der Labia majora, der Nymphen und der Klitoris zeigt weißblaue, perlmutterglänzende Verfärbung, trockene, glatte, derbe Beschaffenheit, aber keine narbige Schrumpfung und Abflachung, Ausdehnung der Hautveränderungen auf den Damm, die Hymenalcarunkel, den descendierten Urethralwulst der vorderen Vaginalwand und die Umgebung der Harnröhrenmündung. Das Fortschreiten des Prozesses auf die Außenfläche der rechten großen Labie und des Perineums offenbart sich in kleinen, weißen, sehnig glänzenden Flecken, durch welche die dunkelbraune Haut wie mehlbestäubt aussieht. — Keine Rhagaden, keine Kratzeffekte in den erkrankten Haut- und Schleimhautzonen, keine Stenose des Vestibulums, was mit der Anamnese übereinstimmt. Leichter Descensus vaginae. Prolabierte Hämorrhoidalknoten. Fluor albus (Vagina-Transsudat). Hypoplasie des Uterus mit walnußgroßem Myom seiner Vorderwand. Normal geformte und normal große Ovarien. Dyspareunie.

eine Abreißung der rechten kleinen Labie hervorgerufen. Sind Wunden entstanden, so können sie sich durch Kratzen, Scheuern und Eindringen von Bakterien entzündlich verändern und in schmale, flache, eitrig belegte Erosionen oder Ulcerationen umwandeln [Orthmann (1890), Peter (1896), v. Mars (1898), Trespe (1902)]; auch eine Furunculose ist beobachtet worden [Fleischmann (1887), Martin (1894)]. An den epithelfreien Gegenden können Verwachsungen der großen oder kleinen Labien entstehen, welche die Schamspalte stellenweise oder in ganzer Ausdehnung verschließen: Atresia vulvae s. vestibuli [A. Martin (1894), Pfannenstiel (1896), Trespes 1. Fall 1902)]. Wir sehen also, daß das Wesentliche der Kraurosis in einem fortschreitenden Verhärtungs-, Atrophierungs- und Retrahierungsvorgang liegt, also in Erscheinungen, welche in mancher Hinsicht an die physiologische Altersatrophie und -Involution der Vulva erinnern. Frieboes (1927) und andere Dermatologen sprechen bei der Kraurosis vulvae von einer Lichenifikation i. e. Verstärkung der Oberhautfelderung durch eine gleichmäßige, bleibende Verdickung und Verhärtung der Hautschichten, und Frieboes will mit den Worten Lichen albus zugleich das weißliche Aussehen der erkrankten Haut und Schleimhaut bezeichnen.

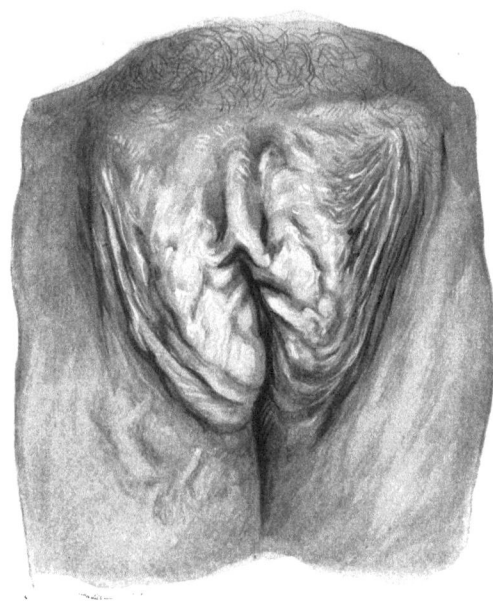

Abb. 125. Hochgradige Kraurosis vulvae im II. Stadium. (Nach Frieboes: Atlas der Haut- und Geschlechtskrankheiten, 1. Lief., Taf. 12.) Die Aufschrift von Frieboes lautet: „Hochgradige Lichenifikation der Genital- und Perigenitalhaut; vollkommener Schwund der großen und kleinen Labien."

Der aufmerksame Leser wird aus der eben gegebenen Charakterisierung bereits vermutet haben, daß mit dem Namen Kraurosis zwei verschiedene Hautveränderungen zusammengefaßt werden: eine Weißfärbung und Hautverdickung, die Leukoplakie, und eine Schrumpfung, welche streng genommen allein den Namen Kraurosis verdient. Ich komme auf diese Unterscheidung im histologischen Teil zurück.

Labhardt u. a. gaben an, daß die Kraurosis ausschließlich bei älteren, im Klimakterium oder jenseits desselben befindlichen Frauen, meist bei solchen, die mehrmals geboren haben, zur Beobachtung komme, und es ist richtig, daß dieses Lebensalter stark bevorzugt wird. Gleichwohl kann die Kraurosis zu jeder Lebenszeit, von den Kinderjahren abgesehen, somit auch bei Virgines im Alter von 18—24 Jahren angetroffen werden. [Breisky (1885), Janowsky (1889) 5 Fälle, Ohmann-Dusmenil (1890), Orthmann (1890), A. Martin (1894), Czempin (1894), Rosenstein (1902), Trespe (1902), O. Frankl (1914) und mehrere eigene Beobachtungen.] Unter den von Ohmann-Dusmenil gesammelten Kraurosisfällen gehörten 11, unter den von Trespe zusammengestellten 67 Beobachtungen 12 dem Alter von 20—30 Jahren an; von den 67 Frauen waren 10 unverheiratet, darunter 4 Virgines und 3 Puellae publicae. Auch bei Graviden kommt die Kraurosis vor, jedoch nur sehr selten. Wenn Breisky sie eigenartigerweise unter seinen 12 Fällen nicht weniger als 5mal in der Schwangerschaft oder unter der Geburt gesehen hat und sie seitdem in der Gravidität nur noch ein einziges Mal von Fleischmann, wie bereits erwähnt, beschrieben worden ist, so liegt es nahe anzunehmen, daß selbst Breisky in einem Teil seiner Fälle die später nicht ungewöhnliche Verwechslung zwischen Leukoplakie und Kraurosis unterlaufen ist. Bei ersterer kommt Schwangerschaft vor, bei letzterer aus noch nicht genügend klaren Gründen wohl nie.

Die Untersuchungen über die Histopathologie der Kraurosis haben zu recht divergenten Ergebnissen geführt. Das ist darin begründet, daß die verschiedenen Stadien der Erkrankung, und dazu noch in Verbindung mit entzündlichen Veränderungen, zur mikroskopischen Betrachtung kamen, und daß die meisten Autoren — Prochownik, Gårdlund, Terruhn ausgenommen — von einer vergleichenden Gegenüberstellung der normalen und veränderten Haut möglichst der gleichen Körperstelle der Kranken absehen zu können glaubten, obwohl sie doch gerade der mit der Histologie und Histopathologie der Haut und Schleimhaut der Vulva weniger Vertraute nicht vernachlässigen sollte. Aber die Verschiedenheit der Untersuchungsergebnisse darf nicht dazu verleiten, der Kraurosis, wie O. Frankl will, ein scharf umrissenes pathologisch-histologisches Bild abzustreiten. Es steht heute fest, daß man bei der Kraurosis 2 Erkrankungsphasen zu unterscheiden hat: 1. ein hypertrophisch-hyperplastisches, stets mit Leukoplakie und Ödem verbundenes Frühstadium, und 2. ein späteres atrophisches Stadium. Manchmal sind beide gleichzeitig an zwei verschiedenen Erkrankungsherden oder sogar in einem probatorisch entnommenen Gewebsstück an verschiedenen Stellen zu finden. So konnte ich in einem Fall in der großen Labie den leukodermisch-hyperplastischen, in der Klitoris den atrophischen Vorgang beobachten.

Im Stadium hypertrophicum sieht man ein Ödem des Stratum papillare und oft zugleich reticulare der Cutis; es kann sich diese, wie Gårdlund und mein Assistent Terruhn gezeigt haben, auf das Fünf- bis Zehnfache des Normalen erhöhen. In der Epidermis zeigt sich eine Verbreiterung der Keimschicht, insbesondere der Stachelzellenschicht (Akanthose), und eine Hyperkeratose. Diese letztere ist bald diffus, bald inselförmig zu beobachten und kann zu einer schon makroskopisch wahrnehmbaren Verdickung der Hornschicht führen, die nach mikroskopischen Bestimmungen von Heller das 60fache, von Gårdlund das 10fache des Normalen erreicht. Vorwiegend und jedenfalls anfänglich sind es die Papillarspitzen, in deren Bereich das Ödem auftritt (Darger, Gårdlund, Terruhn). Zugleich ist schon jetzt ein deutlicher Pigmentverlust der Melanoblasten der Keimschicht und der Melanophoren des Papillarkörpers vorhanden, der den perlmuttergrauweißen Hautton an den erkrankten Bezirken hervorruft, wie Terruhn wahrscheinlich gemacht hat.

Im Stadium atrophicum findet man eine Verschmälerung der drei Epidermisschichten und eine fortschreitende Abflachung der Papillen, die bis zum völligen Verstreichen derselben gehen kann. In diesem Stadium ist das Wesentliche, daß an Stelle des Ödems eine homogene, gleichmäßig strukturlose, als „glasig", „mattglasig", „wie gequollen" oder „krümelig" beschriebene Schicht getreten ist, die man bald als Hyalinisierungs-, bald als Sklerosierungszone bezeichnet hat (Breisky, Fischl, Orthmann, Aug. Martin, Gördes, Neumann, Himmelfarb, Trespe, Rosenstein, Edgar, Gårdlund, Halkin). Überall da, wo dieser Sklerosierungsvorgang eingetreten ist, läßt sich in Verbindung mit ihm eine Reihe von einschneidenden und für die Kraurosis charakteristischen Veränderungen feststellen: Ein immer mehr zunehmender und schließlich vollkommen werdender Schwund der elastischen Fasern, den fast alle Untersucher nachgewiesen haben; teilweise auch ein Verlust der Nervenfasern und Nervenendigungen des Stratum papillare und reticulare; weiterhin ein Schwund der freien Talgdrüsen und Haarbalgdrüsen (Ph. Jung, Gördes, Trespe, Gårdlund u. a.) der Retikularschicht sowie schließlich der Haarbälge, Schweißdrüsen und Fettzellen des Subcutangewebes. Ausnahmsweise ist auch noch im Stadium der Atrophie der Kraurosis eine Parakeratose festgestellt worden (Ph. Jung, Gördes, Trespe, Gårdlund, Labhardt); das hyperplastische Stadium der Epidermis kontrastierte dann zu dem atrophischen der Cutis.

Das sind die Befunde, die ich aus den histologischen Untersuchungsergebnissen von Fischl (1886), Fleischmann (1886), Orthmann (1890), Peter (1896), Neumann (1896), Gördes (1896), Gebhard (1899), Heller (1900), Ph. Jung (1900), Darger-Prochownik (1902), Rosenstein (1902), Rosenfeld (1908), Gårdlund (1916), Terruhn (1928) mühsam herausgeschält und bei eigenen Untersuchungen, von denen ich eine in Abb. 126 wiedergebe, bestätigt gefunden habe. Sie sind dahin zu ergänzen, daß häufig entzündliche Veränderungen aller Hautschichten, vorzugsweise in der untersten Epidermis- und obersten Cutisschicht, angetroffen werden. Diese haben Janowsky (1889), Orthmann (1890), Aug. Martin (1894), v. Mars (1898), Groß (1904), Gördes (1912) veranlaßt, das erste Stadium stets als ein entzündliches aufzufassen, was aber bestimmt nicht richtig ist.

Eine sehr verschiedene Beantwortung hat die Frage nach der Entstehung des Ödems gefunden. Nach Peter, Trespe, Rosenstein handelt es sich um ein entzündliches Ödem i. e. Exsudat, nach Breisky, Darger, Gårdlund, Terruhn um ein reines Stauungsödem i. e. Transsudat. Zur Entscheidung konnte ich nur diejenigen Fälle heranziehen, die vollkommen ohne Pruritus verlaufen waren; denn es ist von vornherein klar, daß das histologische Bild sowohl der einfachen Leukoplakie als auch der beiden Stadien der Kraurosis durch mechanische Kratzeffekte Veränderungen im Sinne der Dermatitis erfahren muß. Das Ergebnis ist: es gibt chronisch-entzündliche Infiltrate, die durch Leukocyten und Plasmazellen, wie Beobachtungen von Darger, Rosenfeld, Gårdlund und zwei meiner Fälle zeigen, ausgezeichnet sind. Sie haben aber mit der Kraurosis sicher nichts zu tun und sind als sekundäre Veränderungen anzusehen, wie sie bei den verschiedensten, mit Prurigo einhergehenden Hautaffektionen vorkommen und durch mechanische und bakterielle Irritationen hervorgerufen werden. Es gibt aber nach Terruhns Untersuchungen auch kleinzellige Infiltrate aus Lymphocyten, Mastzellen, spärlichen polynukleären Leukocyten und Capillarsprossen, die ein Granulationsgewebe darstellen, das zum Ersatz des durch das Ödem geschädigten Gewebes bestimmt, somit als Regenerationserscheinung aufzufassen ist. In den unkomplizierten, nicht mit Entzündung einhergehenden Fällen muß das Ödem, das wir als „Papillenödem" beginnen sahen, schon per exclusionem, aber auch wegen der Kernarmut und der Auffaserung, die es dem Bindegewebe mitteilt (Terruhn), als Transsudat bezeichnet werden. Terruhn hat es auf Grund der Untersuchung von drei nicht mit Pruritus komplizierten Kraurosisfällen auf eine Zirkulations- und Ernährungsstörung zurückgeführt. Es könnte vielleicht durch häufige und länger dauernde Funktionsstörungen zustandekommen, welche sich innerhalb des Sympathicus, entweder in den die Capillarwandungen der Papillarschicht versorgenden sympathischen Nervenfasern oder schon in den sympathischen Grenzstrangganglien, abspielen. Diesbezüglich erinnere ich daran, daß ein Krampfzustand in den Capillaren und ein anschließendes „Papillenödem" von Hinselmann bei schwangeren Frauen capillarmikroskopisch festgestellt worden ist, und daß Krogh, Harrop und Rehberg auf elektrische Reizung von Grenzstrangganglien Kontraktionsphänomene an den Capillaren beobachtet haben.

Die Folgen des Ödems sind die, daß es die Bindegewebsfibrillen auseinandersprengt (Gårdlund), daß es die Epidermis spannt und streckenweise vom Corium abhebt — wie ein Fall von Peter (s. dessen Abbildung), ein Fall von Trespe, der 4. Fall von Gårdlund und vier Beobachtungen von Terruhn zeigen —, daß es die Pigmentbildung im Rete Malpighii auf mechanische und wohl auch biochemische Weise hindert (Peter, Gårdlund, Terruhn), endlich, daß es einen Reiz auf die Epidermis im Sinne der Hyperkeratose,

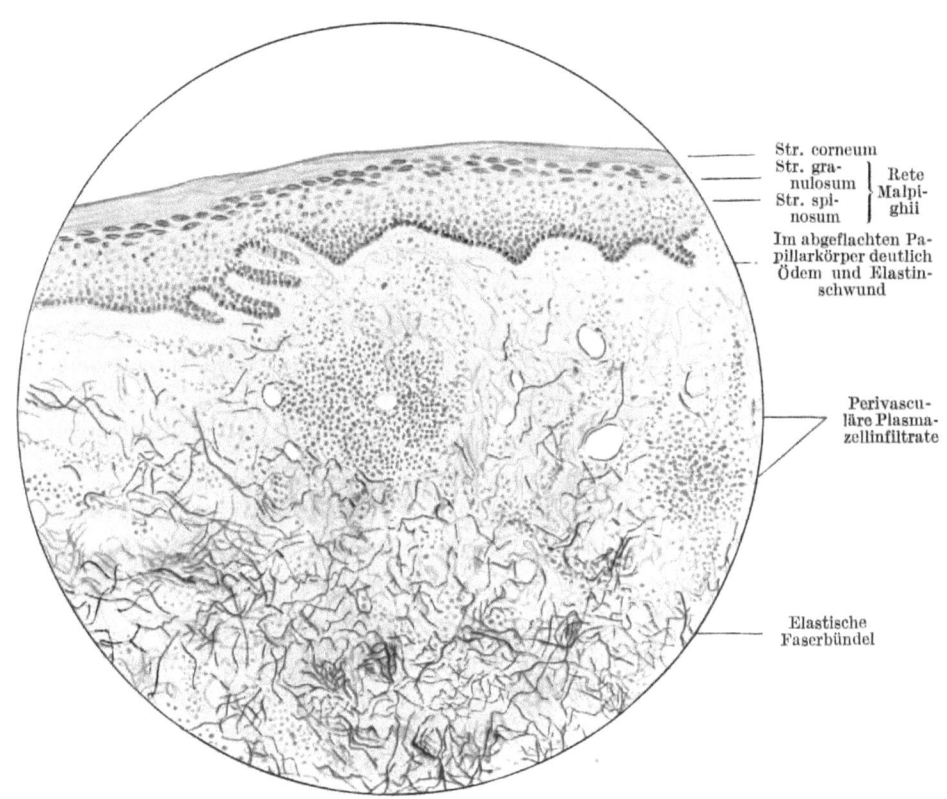

Abb. 126. Histologisches Bild der Kraurosis vulvae. (Weigertsche Elastica-Färbung.)

mitunter sogar der Parakeratose ausübt und dann zu einer Schädigung der Epidermis, zu Atrophie derselben führt. Denn die Epidermis ist in ihrer Ernährung und Ausbildung von dem daruntergelegenen Derma abhängig. Die wichtigsten Folgen des Ödems sind aber der oben erwähnte Sklerosierungsprozeß und Elastinschwund, welche Terruhn auf Druckatrophie des Bindegewebes seitens des Flüssigkeitsextravasats zurückführt, und der Schwund der einzelnen Komponenten des Coriums, vornehmlich der elastischen Fasern im Stratum papillare. Ein Grund, mit Taussig im Fehlen des elastischen Gewebes die Primärursache der Kraurosis zu sehen, liegt nicht vor. Der Schwund der Haarbalgdrüsen, der freien Talgdrüsen, der Haarbälge und Schweißdrüsen des Stratum reticulare erklärt, warum die Haut im zweiten Stadium der Kraurosis trocken, brüchig und rissig ist.

Besonderer Schwierigkeit begegnet bis zur Stunde die Abgrenzung der Leukoplakie von der Kraurosis. Die einen machen eine scharfe Unterscheidung zwischen beiden Hautveränderungen (Pichevin und Petit, Jayle und Bender, Bucura, O. Frankl, Brocq, Halkin). So spricht Jayle von einer Leukoplakie einerseits und einer Kraurosis leukoplastica s. weißen Kraurosis andererseits. Andere, so Perrin (1891), Szasz (1903), Lorentowicz (1907), Savaré (1911), Taussig (1923), fassen Leukoplakie und Kraurosis als zwei verschiedene, aufeinanderfolgende Stadien der gleichen Krankheit auf, was nicht richtig ist, da nicht jede Leukoplakie in Kraurosis übergeht. Szasz gibt ungefähr folgende histologische Definition: Bei der Leukoplakie kollagenreiches, lockeres, elastinarmes, mehr oder weniger stark von Leukocyten durchsetztes, subepitheliales Bindegewebe, schmale, lange Papillen, mächtig hypertrophisches Rete Malpighii mit breiten, plumpen Zapfen und zylindrischer unterster Zellreihe (hochgradige Akanthose), außerordentlich stark entwickelte Keratohyalinschicht, Para- und Hyperkeratose mit Schrumpfung der Zellen, dabei in der deutlich geschichteten Hornschicht viel Eleidin. Progressiver Prozeß. — Bei der Kraurosis festes, kollagenarmes, fast kollagenfreies, an degeneriertem Elastin reiches Gewebe, Schwund der Papillen bis auf kleine Reste, Atrophie des Rete Malpighii, wobei Zapfen fehlen und die unterste Zellreihe kubisch abgeplattet ist, Atrophie des Stratum granulosum, Keratose bald schwächer, bald stärker ohne Schichtung und mit spärlichem Eleidingehalt. Regressiver Prozeß. Hierzu möchte ich bemerken, daß Szasz die Leukoplakie und Kraurosis nicht richtig trennt. Denn in dem von ihm als Leukoplakie benannten Stadium erwähnt er bereits pathologische Bindegewebsveränderungen der Cutis, welche zum ersten Stadium der Kraurosis und nicht zur Leukoplakie gehören. Außerdem vermisse ich in seiner Charakterisierung ganz die Erwähnung des Ödems beim 1. Stadium. — Zur Frage nach den Beziehungen der Kraurosis zur Leukoplakie sei folgendes gesagt: Die Leukoplakie stellt vorwiegend eine Veränderung des Oberflächenepithels, eine Epidermiserkrankung dar. Sie ist, mag sie am äußeren Genitale oder an der Mundschleimhaut vorkommen, durch folgende Veränderungen ausgezeichnet: Pigmentverlust, Verbreiterung der Keimschicht mit Verlängerung und Vergrößerung der interpapillären Epithelleisten, Hypertrophie der Stachelzellenschicht s. Akanthose und Verbreiterung der Hornschicht s. Hyperkeratose. Im ersten Stadium der Kraurosis sind alle diese Veränderungen vorhanden, aber es kommt als wichtiger Faktor ein Ödem des ganzen Corium, zunächst des Papillarkörpers, dann auch des Stratum reticulare, hinzu.

Das 1. Stadium der Kraurosis ist also nichts anderes als eine Leukoplakie in Verbindung mit einem Ödem. Nur durch das Ödem unterscheidet sich das erste Stadium der Kraurosis von der an der Vulva- und Mundschleimhaut makroskopisch ähnlichen und histologisch gleichen Leukoplakie. Das Ödem beginnt in den Papillen und breitet sich von da aus auf die beiden Schichten des Corium weiter aus. Die Folge des langdauernden Ödems ist das 2. Stadium der Kraurosis, in dem im wesentlichen eine dermale Erkrankung mit Schrumpfung oder Verlust aller Coriumelemente vorliegt, die aber auch zu Veränderungen im Unterhautfettgewebe führen kann. In manchen Fällen scheint die Leukoplakie noch zur Heilung kommen zu können, nämlich dann, wenn das Ödem und seine Ursache verschwindet. In der Regel aber geht die Leukoplakie in das erste Stadium der Kraurosis über, so daß man sie als Vorkrankheit der Kraurosis bezeichnen kann. Eine Kraurosis ohne Leukoplakie gibt es nicht (J. Veit, Ph. Jung, Gördes, Abadie, Terruhn), wohl aber eine Leukoplakie ohne Kraurosis.

Auch die Beziehungen der Leukoplakie und Kraurosis zum Carcinom müssen erwähnt werden. Nach Szasz kann die Leukoplakie zwei Evolutionswege einschlagen, der eine führt zur Kraurosis, der andere zum Carcinom. Viele Fälle von Vulvacarcinom zeigen die Entstehung des Krebses aus der Leukoplakie mit aller Deutlichkeit (S. 525). Nach Trespe und Jayle kompliziert sich die Leukoplakie-Kraurosis in ungefähr 10%, nach Gårdlund in 14% mit Carcinom. In einem Fall hat Savaré (1911) die Kraurosis erst 3 Jahre nach operativer Entfernung eines Carcinoms der großen Labie auftreten sehen. Terruhn vertritt die Anschauung, daß auch im atrophischen Stadium die Kraurosis in Carcinom übergehen kann, zumal er an den Zellen der Keimschicht „ein an Mottenfraß erinnerndes lückenhaftes Aussehen" gefunden hat.

Zu den verschiedenen Ansichten über die Ätiologie der Kraurosis können wir nach dem, was gesagt worden ist, nun Stellung nehmen. Mit der Syphilis, wie Janowsky, Chassning de Borredon, Verani meinten, oder mit der Gonorrhöe (Orthmann) hat die Kraurosis nichts gemein. Auch das Endergebnis einer chronischen Entzündung der Vulva mit Pruritus, einer Vulvitis pruriginosa [Reed (1893), J. Veit (1898), Ph. Jung (1900), Trespe (1902), Rosenfeld (1908), O. Frankl (1914)] kann sie nicht sein. Denn wir werden sehen, daß der Pruritus nicht unbedingt zum Wesen der Leukoplakie oder Kraurosis gehört, daß er nur in 30—50% aller Fälle vorhanden ist. In 3 Fällen, die ich jüngst in Marburg gesehen habe, hat er völlig gefehlt. Von den Dermatologen betrachten manche, so Frieboes, die Kraurosis als das Endstadium eines chronisch-rezidivierenden Genitalekzems. Ich habe solche Ekzeme als Begleiter der Kraurosis mehrmals in der Analgegend, nicht aber an der Vulva gesehen und meine, es müßten hier zwei verschiedene Erkrankungen gelegentlich einmal kombiniert sein. Prochownik (1901), Darger (1902) vermuteten eine Gefäßerkrankung als das Primäre, weil sie die häufig angetroffenen kleinzelligen Infiltrationen auf die Adventitia der Gefäße zurückführen zu können glaubten, und Ulinski wies auf die häufige Verbindung mit Arteriosklerose hin. Doch ist eine Beziehung auch nach keiner dieser Richtungen hin vorhanden. — Vieljährige Masturbation oder sexuelle Unbefriedigung ist in vielen Fällen, so in dem von Rosenstein (18jähriges Mädchen), vorausgegangen; sie sollen erst zu langdauerndem Pruritus, später zur Kraurosis geführt haben. Manche Autoren glauben die Kraurosis nicht als eine sekundäre, sondern als eine primäre Erkrankung sui generis auffassen zu müssen und sprechen von einer „essentiellen Kraurosis". Daß sie Unrecht haben, zeigt die stets vorangehende und begleitende Leukoplakie. Seeligmann nimmt dabei eine Noxe an, die auf der Lymph- oder Blutbahn zur Vulva gelangt. Von Kreibisch und Matthes wird die Kraurosis als Angioneurose — nach letzterem bei asthenisch-infantilen Personen —, von Rona (1895), Gårdlund (1926) u. a. als funktionelle Neurose, von Olshausen (1891), Reed (1893), Longyear, Levin (1894), Rona (1895), Kirlin und Troy (1912) als Erkrankung der peripheren trophischen Nervenfasern oder ihrer Ganglien, somit als Trophoneurose aufgefaßt. Alle diese Vermutungen betonen den Einfluß des vegetativen Nervensystems und nähern sich damit der Bedeutung, die ich dem sympathischen Nervensystem bei der Genese der Kraurosis einräumen möchte.

Nach Janowsky (1889), Seeligmann (1912), Hochenbichler (1927), Singer (1927), Labhardt (1927) und zahlreichen französischen Autoren wie Brocq, Jayle (1906), Nonique (1906), Dalché (1908), Chassning de Borredon (1908), Faure und Siredey (1914), Halkin (1923) ist die Kraurosis durch eine Dys- oder Hypofunktion der Ovarien hervorgerufen. Diese Annahme beruht auf dem oft beobachteten Zusammentreffen der Kraurosis mit kleincystischer Entartung der Keimdrüsen oder mit Hypoplasie der Genitalien (Seeligmann, Matthes), auf dem häufigen Erscheinen der Kraurosis nach dem Klimakterium und auf Feststellung derselben im Anschluß an eine durch Operation oder Röntgenbestrahlung hervorgerufene Kastration: „Kraurosis postoperativa" (Jayle, Beauréale). Sänger bezeichnete die Kraurosis als „progressive, präsenile und senile Atrophie der Vulva mit Pachydermie". Labhardt, der die Kraurosis auch als Folge des Ausfalles der Ovarialfunktion ansah, erinnerte an die physiologische Altersinvolution im allgemeinen und an den physiologischen Altersschwund der elastischen Fasern der Vulva im besonderen. „Die Kraurosis würde nur eine enorme Steigerung dieser Vorgänge darstellen." Es braucht nicht erst gesagt zu werden, daß diese Auffassung der Kraurosis als einer präsenilen Vulvaatrophie aus mehr wie einem Grunde nicht befriedigen kann. Was sie nicht berücksichtigt ist: 1. das Vorstadium jeder Kraurosis ist die Leukoplakie, 2. die Kraurosis wird mitunter auch bei jugendlichen Frauen beobachtet, 3. Leukoplakie und Kraurosis gehen mit Pigmentverlust, die senile Involution dagegen, worauf Gardlund und Terruhn hingewiesen haben, eher mit einer Pigmentvermehrung einher, 4. der Schrumpfungsprozeß und die fibröse Altersdegeneration spielt sich nach Halkin (1923) nur im Corium, bei hochgradiger Kraurosis auch noch im Subcutangewebe ab.

Auch Beziehungen der Kraurosis zur Pachydermie (Sänger, P. Zweifel) und zur Sklerodermie (Peter, Levin) sind angenommen worden. Aber unter Pachydermie versteht man eine Hypertrophie lediglich der bindegewebigen Anteile der Haut und des Unterhautfettgewebes als Folge einer langdauernden, von Ödem begleiteten chronischen Lymphstauung, wie sie bei Elephantiasis vorkommt, während bei Kraurosis im Endstadium eine Atrophie des Corium vorhanden ist. Bei der Sklerodermie findet man zwei Entwicklungsphasen; in der ersten treten teigige, allmählich bretthart werdende, circumscripte Schwellungen der Haut auf, die im zweiten Stadium blaurot oder bläulich werden, während die typische Kraurosis von Anfang an mit Weißverfärbung verbunden ist. — Beziehungen der Breiskyschen Kraurosis zum Lichen ruber planus vulvae wollen Simons (1901), Arning (1928) festgestellt haben, nachdem auf die Ähnlichkeit zwischen Leukoplakie und Lichen planus der Mundschleimhaut von Dermatologen wiederholt hingewiesen worden ist. Ersterer beobachtete, daß nach Heilung des Lichen an der Vulva das typische Bild der Kraurosis zurückgeblieben war. Vergleiche ich das histologische Bild des ersten Stadiums der Kraurosis mit dem des Lichen planus (Lehrbuch und Atlas von Jacobi-Zieler), so bestehen zwar gewisse Ähnlichkeiten durch die bei beiden Krankheiten vorhandene Hyperkeratose und Akanthose. Aber das zweite Stadium der Kraurosis findet beim Lichen planus keine Analogie.

Der Verlauf der Kraurosis kann durch gleichzeitige, auf dem Boden der Leukoplakie entstandene Carcinomentwicklung in ungünstigem Sinn kompliziert sein. Im übrigen bedeutet die Kraurosis eine ziemlich harmlose, chronisch-schrumpfende und meist außerordentlich langsam, aber unaufhaltsam fortschreitende, irreparable Hautaffektion, die nur in seltenen Fällen durch eine hinzutretende Entzündung einen unangenehmen Charakter annimmt und schließlich zur Vestibulumstenose führt.

Symptomatologie: Unter den Beschwerden, welche für Kraurosis typisch sein sollen, werden Ausfluß, Jucken, Brennen, Ziehen, Spannungsgefühl, Schmerzen, Überempfindlichkeit der Vulva und Erschwerung oder Unmöglichkeit des Geschlechtsverkehrs angegeben. Doch muß man sagen, daß bei der Bewertung dieser Erscheinungen meist wenig Kritik geübt worden ist. Über Ausfluß klagen bekanntlich außerordentlich viele Frauen, während Kraurosis doch immerhin kein häufiges Krankheitsbild ist; andererseits sieht man gelegentlich einmal eine Frau mit Kraurosis ohne Fluor. Der Fluor hat also aus der Symptomatologie der Kraurosis auszuscheiden. — Dem Pruritus ist von J. Veit u. a. eine große, und zwar ätiologische Bedeutung für die Kraurosis beigemessen worden. Seitdem zieht sich die Betonung dieses Symptoms wie ein roter Faden durch fast alle Lehr- und Handbücher der Gynäkologie und Dermatologie hindurch. Richtig ist, daß sich in vielen Fällen der Literatur ein mehr oder weniger heftiges Jucken angegeben findet; es war, wie mir scheint, vornehmlich dann vorhanden, wenn die Kraurosis auf die Klitorisgegend oder die kleinen Labien, die empfindlichsten und nervenreichsten Gebiete der Vulva, lokalisiert war, und quälte die Kranken bald anfallsweise, bald andauernd, zumal nachts, zu welcher Zeit fast jeder Pruritus exazerbiert. Manchmal war das Jucken so heftig, daß die zuvor vielleicht schon labile Psyche und das Nervensystem sehr litten und manische oder depressive Zustände [Fälle von Orthmann (1890), Seeligmann (1912), Gårdlund (1916)] oder Selbstmordgedanken (einer der Gårdlundschen Fälle) entstanden. Bisweilen aber fehlte Pruritus bei der Kraurosis vollkommen. Die Angaben über die Häufigkeit dieses Symptoms schwanken stark. Gårdlund, der aus zahlreichen Fällen der Literatur die bei der Kraurosis beobachteten Symptome in Tabellenform zusammengestellt hat, gelangte zu dem Ergebnis, daß sich die sog. „pruriginösen Kraurosen" zu den „nicht pruriginösen" wie 90% zu 10% verhalten. Nach Trespe (1902) und Kirlin Troy (1912) wird über Jucken aber nur in 30% aller Kraurosisfälle geklagt. Und in 8 Beobachtungen von Aug. Martin, in 9 von Seeligmann war Pruritus weder vorausgegangen, noch gleichzeitig vorhanden. Ich habe mehrere Fälle von Kraurosis ohne eine Spur von Juckreiz gesehen, und zwar auch bei Frauen, die nicht als indolent bezeichnet werden konnten. Durch diese Feststellungen fällt die Behauptung der meisten Autoren, daß sich die Kraurosis immer nur auf der Grundlage eines Pruritus entwickle. Es wird hier das Primäre mit dem Sekundären verwechselt. Tritt man in eine Analyse des Pruritus ein, so erweist sich der größte Teil desselben als Folge langjähriger sexueller, zur Blut- und Lymphüberfüllung und Überreizung der Nerven führender Störungen; andere Male beruht er auf kleinsten Einrissen, die sich auf der spröden und trockenen Haut, vornehmlich am Frenulum, der hinteren Commissur, den Interlabial- und Genitocruralfalten, gebildet und das Corium freigelegt haben; häufig ist er ein Symptom des Diabetes. Histopathologisch ist das Jucken wohl wesentlich auf ein Ödem der zahlreichen nervösen Endapparate, vor allem der Genitalnervenkörperchen, zurückzuführen. — Als weitere Symptome der Kraurosis werden Brennen, Ziehen, Spannungsgefühl, bohrender oder stechender Schmerz, besonders beim Gehen und bei der Entleerung von Blase und Darm, angegeben (Aug. Martin in mehreren Fällen, Trespes 1. und 2. Fall). Mitunter hat die Erkrankung mit dem Gefühl der Schwellung begonnen. In vorgeschrittenen Fällen soll nach Aug. Martin das Jucken gegenüber dem Spannungsschmerz in den Hintergrund treten. Bisweilen wird über anfallsweise im Vulva-Anusgebiet auftretende Schmerzen von brennendem oder schneidendem Charakter berichtet [Ziolin, Ohmann-Dusmenil (1890), Frank (1909), Gårdlund (1916)]. — Mehrmals wird eine starke Hyperästhesie der Vulva betont [Orthmann (1890), Harrison, Frank (1909), Gårdlund (1916)]; doch ist dieser „Vaginismus" oder besser gesagt Vulvismus in der Regel auf psycho-sexuelle Störungen zurückzuführen und hat dann mit der Kraurosis nichts zu tun. Er kann aber auch durch Rhagaden bedingt sein. — Hat der Schrumpfungsprozeß im späteren Stadium der Kraurosis den Scheideneingang verengt, so sind beträchtliche Schmerzen beim Coitus vorhanden, so daß dieser erschwert [Breisky (1885), Orthmann (1890), Harrison, Trespe (1902), Vallois und Delmas (1912) und eigene Beobachtungen] oder vollkommen unmöglich wird [Breisky (1885), Trespe (1902), Frank (1909), Gördes (1912), Seeligmann (1912)]. Wenn die Schrumpfung ausnahmsweise auf die etwas herausgetretene Harnröhrenmündung übergegriffen und diese verlegt hat (Paul Jung), sind Brennen oder Schwierigkeiten beim Urinieren vorhanden [A. Martin (1894), Himmelfarb (1900)]. In einem meiner noch in Heidelberg beobachteten Fälle klagte die 35jährige Frau über ein „Gefühl, wie wenn die großen Schamlippen aneinander klebten, so daß das eine oder andere Bein gespreizt werden mußte". Auf eine weitere Erscheinung haben Taussig und Gårdlund hingewiesen, nämlich auf Anschwellungen der Labien, die der Anamnese nach zu Beginn der Erkrankung vorhanden gewesen [Czempin (1894), Rosenstein (1902), Trespe (1902), Gårdlunds 4. Fall (1916)] oder später bei bereits ausgesprochener Kraurosis eingetreten sein sollen (Ziolin — 24jährige Frau, Ohmann-Dusmenil — 71jährige Frau, Frank — 28jährige Frau, Seeligmann — 38jährige Nullipara). Die kritische Betrachtung der in den Literaturfällen angegebenen Symptome zeigt also, daß es für die Kraurosis keine pathognomonische subjektive Erscheinung gibt. In manchen Fällen verläuft die Kraurosis völlig symptomlos, wie ich, gleich Breisky, Fleischmann, Janowsky, Czempin, Trespe (3. Beobachtung), mehrmals gesehen habe, und so erklärt sich, daß sie zuweilen nur als Nebenbefund bei einer gynäkologischen Untersuchung festgestellt wird. Erst anderweitige, meist sekundär im Kraurosisgebiet eintretende Veränderungen können zu Juckreiz, Brennen, Schmerzhaftigkeit, Entzündungserscheinungen führen. Nur in weit vorgeschrittenen Fällen mit ausgesprochener Schrumpfung stellen sich Spannungsschmerzen und Kohabitationsbeschwerden ein.

Diagnose: Die Kraurosis ist schon makroskopisch eine so charakteristische Erkrankung, daß jeder, der sie an der Lebenden, in einer Abbildung oder Moulage einmal gesehen hat, den Eindruck wohl nie wieder vergessen wird. Makroskopisch läßt sie sich aus den oben beschriebenen Veränderungen, vornehmlich der Leukoplakie und Verdickung der Haut und Schleimhaut im ersten Stadium, Schrumpfung im zweiten Stadium erkennen. Vorsichtige Untersuchung ist erforderlich, da bei brüskem Spreizen der Labien schmerzhafte Einrisse in das trockene, spröde Integument entstehen können. Prochownik hat eine Probeexcision zur Feststellung der histologischen Kriterien gefordert, was Seeligmann und J. Veit als nicht notwendig bezeichneten. Eine solche Gewebsentnahme halte ich zur Klärung des Krankheitsbildes, zur Abtrennung desselben gegenüber anderen Hautaffektionen und zur Feststellung des Stadiums der Erkrankung für wünschenswert. Nur sollte das Gewebe gleichzeitig aus der erkrankten und der benachbarten gesunden Hautpartie oder bei einseitiger Kraurosis aus symmetrischen Stellen der Labien genommen werden, um kranke und gesunde Stellen sicherer unterscheiden zu können. Eine vorherige Desinfektion mit Alkohol, Jodtinktur u. dgl. darf nicht stattfinden, weil dadurch das Gewebe verändert und besonders das Ödem undeutlich wird, auch der Krankheitsprozeß eine Verschlimmerung erfährt. Sind carcinomverdächtige Stellen auf Grund von Verhärtungen, Erosionen, Ulcerationen, papillären Wucherungen vorhanden, so darf die Probeexcision niemals unterlassen werden. Von den für die Kraurosis charakteristischen histologischen Veränderungen sind die wichtigsten der Pigmentmangel, die Akanthose und Hyperkeratose und das Ödem der Papillarschicht im Frühstadium, der mit Schwund der elastischen Fasern einhergehende Sklerosierungsprozeß des Coriums im Spätstadium. Im Zweifelsfalle spricht der Verlust der elastischen Fasern für, das Vorhandensein derselben gegen Kraurosis.

Therapie: Solange der Prozeß geringgradig ist und beschwerdefrei verläuft, sind irgendwelche Maßnahmen nicht erforderlich. Wäre der Zusammenhang mit Ausfall oder Dysfunktion der Ovarien erwiesen, so dürfte man Hoffnungen auf die spezifische hormonale Therapie setzen. Die Ovarientransplantation ist mehrmals, angeblich auch mit Erfolg, angewendet worden. Subcutane Injektionen von Ovarialsubstanz hat in 6 von Hochenbichler (1927) mitgeteilten Fällen zwar nicht die Kraurosis, angeblich aber den Juckreiz beseitigt, was wohl psychisch zu erklären ist. Von einer konservativen Behandlung mit Bädern, Umschlägen, Medikamenten hat man keine Heilung der Hautprozesse, sondern im günstigsten Fall eine vorübergehende Besserung vorhandener Symptome gesehen. Juckmildernde Salben, wie Tumenol-Anästhesinsalbe oder Zinkpaste (Gårdlund), sind von günstiger Wirkung auf den Pruritus; sie befördern zugleich die Heilung etwa bestehender Fissuren. Versuche mit künstlicher Höhensonne, Uviollicht, Röntgen- oder Radiumbestrahlung sind ergebnislos gewesen. Letztere ist nur von Verani empfohlen worden. Frieboes hat bei nicht zu alten Prozessen Hochfrequenzbepinselung wirksam gefunden (alle 2—3 Tage 5—10 Minuten direkt oder nach vorherigem Erweichen der Haut mit warmem Wasser). Völlige Heilung der Kraurosis will Gårdlund im dritten seiner Fälle durch bloße Probeexcision eines gut erbsengroßen Hautstückes aus einer großen Labie, P. Mathes bei 2 Kranken durch zahlreiche oberflächliche Stichelungen mit dem Paquelin erreicht haben. Letzterer meinte, diese Reize würden „belebend wirken, die Gefäßnerven- und Endothelfunktionen regeln". Leriche (1914) hat auf Grund der Annahme, daß bei der Kraurosis eine Störung in der Funktion des sympathischen Nervensystems vorliege, die periarterielle Sympathektomie an der Arteria iliaca communis und Arteria hypogastrica bei 2 Kraurosiskranken vorgenommen und Heilung bei 3- bzw. 1jähriger Beobachtung eintreten sehen (genaueres über dieses Verfahren siehe in Läwen und Wiedhopf: Chirurgische Behandlung der Störungen des vegetativen Nervensystems. Handbuch d. ges. Therapie 1926). — Bei einer ausgedehnten Kraurosis mit starken Beschwerden ist mehrmals die Excision der erkrankten Gewebe im Gesunden oder gar die Totalexstirpation der ganzen Vulva, die sog. Vulvektomie oder Amputation der Vulva, in Anwendung gekommen, die wohl Aug. Martin zuerst ausgeführt hat. Bei einer von mir vorgenommenen partiellen Vulvektomie machte sich eine merkwürdig trockene, lederartige Beschaffenheit der Haut und des Unterhautzellgewebes bemerkbar; es wurde kaum ein Blutgefäß angetroffen und kaum ein Tropfen Blut gesehen. Über Rezidive der Kraurosis nach operativem Vorgehen ist wiederholt berichtet worden. Selbst durch Excision der kranken Partien mit anschließender plastischer Operation hat Tourneux (1924) keine Dauerheilung erreichen können.

Anhang.

Unter dem Namen „Serpiginous vasculary degeneration" hat Lawson-Tait (1875) eine Erkrankung der Vulva beschrieben, die später Jayle (1905) als „vascularisierte oder hyperämische Kraurosis" s. „Kraurosis Lawson-Tait" s. „rote Kraurosis" der „weißen oder leukoplakischen Kraurosis von Breisky" gegenübergestellt hat. Es entsteht die Frage, ob diese Hautveränderung, über die ich in der deutschsprachigen Literatur keine Mitteilung gefunden habe, dem ersten hyperplastischen Stadium der Breiskyschen Kraurosis vorangeht oder ob sie in ein anderes System der Dermatosen einzureihen ist oder ob sie nur eine hochgradige Vulvitis haemorrhagica, wie man vielleicht sagen könnte (S. 242), vorstellt. Vermutlich ist hier das gemeint, was ich öfters gesehen habe: eine durch hochgradige sexuelle Störungen und Hyperämisierungen hervorgerufene dunkelrotviolette Färbung der Vulva, die an einzelnen Stellen die Veränderungen der Leukoplakie erkennen läßt. Fred Taussig (1923), der 3 Stadien der Kraurosis unterscheidet, von denen das 2. und 3. unseren oben als 1. und 2. bezeichneten entspricht, bemerkt, daß im ersten Stadium die Vulva geschwollen, gerötet und feucht ist und mikroskopisch eine ausgesprochene Akanthosis und leichte Zunahme der Keratohyalinschicht der Epidermis neben einer Rundzelleninfiltration der Cutis zeigt. Daraus könnte man vermuten, daß die Leukoplakie-Kraurosis Breisky ein Vorstadium in einer hyperämischen Schwellung der Vulva besitzt.

III. Erytheme der Vulva.
1. Erytheme bei Erwachsenen.

Unter dem einfachen Erythema vulvae versteht man eine hyperämisch-entzündliche Rötung, die bald an der Haut der großen, bald an der Schleimhaut der kleinen Labien, des Sulcus interlabialis, des Praeputium und Frenulum clitoridis, bald an allen diesen Stellen zusammen auftritt und mit Brennen und Jucken verbunden zu sein pflegt. Beim Erythem der Haut sind die Labia majora diffus dunkelrot, karmin- oder braunrot gefärbt und etwas geschwollen. Beim Erythem der Schleimhaut, das häufig mit Schmerzempfindlichkeit und Juckreiz einhergeht, erhalten die betroffenen Teile ein eigenartig gesteiftes, wie gequollenes Aussehen. Es entsteht vornehmlich durch Reibungen bei der Masturbation oder beim Coitus, wenn die zur Anfeuchtung des Scheideneinganges erforderliche Schleimsekretion der Bartholinischen Drüsen ausblieb, also bei sexuellen Störungen, und teilweise auf rein mechanische Art. Sein Auftreten wird begünstigt durch eitrige Vaginalausflüsse und durch zersetztes altes Smegma unreinlicher Personen. Es wird vornehmlich bei Fettsucht, Diabetes, Arthritismus, in der zweiten Hälfte der Schwangerschaft und nach Ausspülungen der Scheide mit stark reizenden chemischen Flüssigkeiten beobachtet. Das belegt folgender eigene Fall: Eine klimakterische diabetische Frau mit schwankender Glykosurie von 5,5—6,5 % fühlte sich seit vielen Monaten schwach und elend, hatte brennende Schmerzen am äußeren Genitale und ätzenden Ausfluß. Auf nichtärztlichen Rat machte sie Spülungen mit Schachtelhalmabkochungen, dann mit Carbolsäure unbekannter Konzentration, wodurch eine Verschlimmerung der Beschwerden eintrat. Bei der Untersuchung fand ich alle Schleimhautteile der Vulva sehr stark gerötet, geschwollen, gesteift; auch einzelne Bläschenbildungen und beginnende Excoriationen waren vorhanden, so daß ein Übergang von Erythem zu Ekzem angenommen werden mußte. Der Fall zeigt, wie andere ähnliche meiner Beobachtungen, daß bei bestehendem Diabetes die Anwendung gewisser Desinfektionsmittel ein auslösendes Moment für die Erythem- und Ekzembildung der Schleimhaut und Haut der Vulva abgeben kann. Auch nach Anwendung von Wasserstoffsuperoxyd, Jodtinktur, Formol, nach Lysol- und vor allem Lysoformspülungen der Vagina und -Abwaschungen der Vulva sind Erytheme beschrieben [Byers (1912)] und von mir selbst wiederholt gesehen worden. Auch diese Beobachtungen zeigen, daß in der Praxis viel zu viel gespült wird und daß vornehmlich das Lysoform nicht nur ein völlig überflüssiges, sondern bei einer gewissen Veranlagung der Patientin auch schädliches Medikament der gynäkologischen Behandlung ist. Selbst nach bloßem Genuß von größeren Alkoholmengen, stark gewürzten und gesalzenen Speisen können Erytheme der Vulvaschleimhaut entstehen, falls diese eine besondere Zartheit und Empfindlichkeit aufweist, wie sie bei hellhaarigen-hellfarbigen Menschen angetroffen wird. Ich beobachtete eine teils diffuse, teils fleckige Dunkelrötung der Schleimhaut der Vulva und der untersten Vaginalabschnitte, welche von der intelligenten und sehr auf Körperpflege haltenden Dame mit Bestimmtheit auf reichlichen Genuß von Spinat (Oxalsäure?) und Gänsefett (Weihnachtszeit) zurückgeführt wurde und nach jedesmaliger Einnahme dieser Speisen eine Verschlimmerung erfuhr. Endlich sah ich Vulvaerytheme nach Einführung eines elektrotherapeutischen Apparates, z. B. der Diathermieelektrode, wenn diese nicht genügend isoliert gewesen war, und nach Bestrahlungen mit Radium, Röntgen und künstlicher Höhensonne: Radium- und Röntgenschädigung I.^{0} und Erythema solare factitium durch ultraviolette Strahlen.

Was über den Verlauf, die Diagnose, Prognose und Therapie der Erytheme bei Erwachsenen zu sagen ist, ergibt sich aus dem Mitgeteilten. Sie verschwinden nach Beseitigung der Ursache.

2. Erythema exsudativum multiforme-Hebra.

Das Erythema exsudativum multiforme-Hebra und das ihm nahe verwandte Erythema nodosum kommt an der Vulva nur außerordentlich selten zur Beobachtung. Es handelt sich hier um Infektionskrankheiten, deren Erreger noch nicht bekannt ist, und zwar im ersteren Fall um eine allgemeine, dem Gelenkrheumatismus nahestehende, im letzteren Fall um eine lokalisierte, mit Phlebitis und Periphlebitis einhergehende Erkrankung. Genaueres über diese Erythemformen, bei denen auch Ulcerationen auftreten können, ist aus den Lehr- und Handbüchern der Dermatologie zu ersehen, wobei ich vor allem auf Riecke (Bearbeitung von v. Zumbusch) und auf Jacobi-Zieler verweise. Ein Erythema exsudativum auf der Vaginal- und Portioschleimhaut, dem Gesäß, der Bauchhaut, den Armen usw. hat Holzschuh (1925) aus der Walthardtschen Klinik beschrieben. Dem Erythema nodosum und exsudativum multiforme habe ich im Kapitel Ulcerationen (S. 363) Beachtung geschenkt.

3. Erytheme bei Säuglingen.

Bei Säuglingen werden von den dermatologischen Lehrbüchern — so von Jacobi-Zieler, Frieboes u. a. — und auch von den pädiatrischen eigenartige Erytheme, Papeln, Erosionen und zuweilen Ulcerationen beschrieben, die im Bereich der Vulva-, Damm-, Anal-, Sakral- und Glutäalhaut und beim männlichen Kind am Scrotum auftreten und in 3 Formen zur Beobachtung kommen:

a) Unter „Erythema glutaeale infantum" versteht man eine flächenhafte, unscharf begrenzte Hautrötung an mechanisch oder bakteriotoxisch gereizten Stellen. Es kann auch durch den Soorpilz hervorgerufen sein.

b) Als Erythema papulatum s. papulosum posterosivum syphiloides s. Dermatitis pseudosyphilitica papulosa infantum haben französische Dermatologen eine Erythemform am äußeren Genitale und seiner Umgebung von Säuglingen beschrieben, welche von Jacquet als „Syphiloide post-érosive", von Brocq als „Ecthyma infantile superficiel" s. „Dermite infantile papuleuse", von Hodora als „Erythème glutaeale post-érosif", von anderen kurzweg als „Windelkrankheit" bezeichnet worden ist. Parrot (1877), Jacquet (1886), Sevestre (1887), Brocq, Blaschko (1905) und besonders Leiner (1912) haben sich genauer mit dem Krankheitsbild beschäftigt, Jacobi-Zieler (Tafel 57, Abb. 105) und Frieboes (Lieferung 1, Tafel 15) haben schöne Farbenbilder von ihm gegeben. Ich habe einmal eine kleine Endemie des Erythema papulosum an der Vulva-, Damm- und Glutäalgegend von Säuglingen gesehen. Sie waren in neue Windeln eingewickelt worden, die in der Nachkriegszeit von einem Verwaltungsbeamten mit allzu zahlreichen Anilinfarbenstempeln zum Schutz der Wäsche gegen Diebstahl versehen worden waren. Die Erytheme waren sehr stark. Auch allgemeine Vergiftungserscheinungen hatte das Anilin ausgelöst. Beim Erythema papulosum infantum treten blau- oder braunrote, stecknadelkopf- bis linsengroße Bläschen auf, die platzen, in Erosionen übergehen und sich erst dann zu derben, flachen, in ihrer Mitte oft leicht gedellten, braunroten Knötchen mit meist ringförmig geröteter Umgebung verwandeln. Zuweilen ist infolge erschwerter Hautausdünstung die Haut zwischen den Papeln entzündlich gerötet, nässend, ekzematös. Die Gebilde finden sich meist gruppenweise und oft in großer Ausdehnung ohne zusammenzufließen; sie können bräunliche Flecken oder feinste Narben hinterlassen. Die Papeln wurden, wie die angegebenen Namen schon gezeigt haben, anfangs mit denen der kongenitalen Syphilis in Beziehung gebracht [Parrot (1877): „papulöses, kongenital-syphilitisches Exanthem"], mit denen sie, zumal sie die gleiche Lokalisation zeigen, von den weniger Erfahrenen in der Tat leicht zu verwechseln sind. Doch konnte später an dieser Ätiologie nicht mehr festgehalten werden, da die Spirochätenuntersuchung, die WaR beim Kind und seinen Eltern und der Versuch, weitere syphilitische Erscheinungen festzustellen, negativ ausgefallen waren und die für syphilitische Papeln charakteristischen Gewebsverdichtungen fehlten.

c) Mit dem Namen „Erythema vacciniforme syphiloides" (Besnier) oder „Dermatitis pseudosyphilitica vacciniformis infantum (Halle) hat man bei Säuglingen gelbweiße, etwa erbsengroße, solide, scharf von der geröteten Umgebung abgesetzte, eigenartig opalgefärbte Knoten beschrieben, welche den Mollusca contagiosa (S. 453) oder den Vaccineblasen oder -pusteln (S. 368) nach Kolorit und Konsistenz ähnlich sein können, wie Jacquet (1886), Feulard (1887), Fournier (1889), Moussous (1892), Besnier (1899), Hallopeau, Halle (1908), Leiner (1912) bemerkt haben. Auch sind sie, wie die Impfpusteln, mit einem kleinen Schorf belegt, nach dessen Abhebung eine zentrale Delle von dunkler, meist bläulicher oder bräunlicher Farbe zurückbleibt. Die Papeln und Ulcerationen waren stets auf das äußere Genitale und die Aftergegend beschränkt und wurden meist bei schwächlichen oder gar kachektischen Kindern beobachtet. Nur in einem einzigen Fall waren sie bei einem 8 monatigen Knaben auch über dem linken oberen Augenlid, und zwar in hartnäckiger Form, aufgetreten und wurden auf eine Sekundärinfektion bezogen. Ihre Entstehung, die man mit Brocq auf irgendeine bakterielle Infektion zurückführt, wird vermutlich durch Einwirkung von Urin, Darminhalt oder chemischen Mitteln auf eine geschwächte Haut begünstigt.

Die drei genannten Erythemformen der Säuglinge pflegen in ungefähr 14 Tagen mit Hinterlassung einer meist dunkel pigmentierten Delle abzuheilen; tiefere und längerbleibende Ulcerationen gehören zu den Seltenheiten, so daß die Prognose bei der schnellen Heilungstendenz als günstig zu bezeichnen ist.

Differentialdiagnostisch kommen bei den Säuglingserythemen der Genital-, Anal- und Glutäalgegend die gerade an diesen Stellen häufigen Syphilispapeln, ferner Mollusca contagiosa und echte Vaccinepusteln in Frage. Von den beiden letzteren dürfte nach der gegebenen Beschreibung die Abgrenzung leicht sein, zumal wenn solide Papeln vorhanden sind. Es fehlen bei den Erythemen auch die spezifisch-syphilitischen Erscheinungen, die Gewebsverdichtungen, Lymphdrüsenschwellungen, Rhagaden der Mundwinkel, die Coryza, der Pemphigus an Handtellern und Fußsohlen, die Spirochaeta pallida und die positive WaR. Inwieweit die histologische Untersuchung, die Jacquet und Menahem Hodora bei der papulösen Form des Erythems angestellt haben, Unterscheidungsmerkmale bringt, kann hier nicht im einzelnen erörtert werden. Beide fanden in den Knötchen fast alle Schichten der Epidermis von einem intracellulären, stellenweise zu Höhlenbildungen führenden Ödem eingenommen, ferner Blutgefäßdilatationen und entzündliche Veränderungen in der Cutis. Die ödematösen Schichten der Epidermis homogenisieren sich nach Hodora und werden zu einer Schuppe, nach deren Abstoßung nur noch wenige Reihen Stachelzellen den dünnen, stark geröteten, glänzenden Epidermisrest bilden.

Zur Behandlung der drei Erythemformen genügt Hebung der Ernährung und der Gesamtkonstitution der Säuglinge, peinliche Sauberkeit, Kaliumpermanganat-Lösung oder Kamillentee zu Waschungen, Trockenhaltung und Puderbehandlung. Nach Jacobi-Zieler ist dieser letzteren zuweilen die Anwendung von weichen Zinkpasten oder Zinköl vorzuziehen. Frieboes rät zum Aufstreichen von 10%iger Schwefel- oder 10%iger Ichthyolzinkpaste.

IV. Dermatosen der Vulva mit vorwiegenden Veränderungen in der Epidermis.

1. Psoriasis s. Schuppenflechte der Vulva.

Als typische Lokalisationen für diese chronische, meist in der Zeit der Entwicklungsjahre beginnende Dermatose gelten bekanntlich die Streckseiten der oberen und unteren Extremitäten, besonders die Ellbogen und Kniescheiben, der behaarte Kopf und die Kreuzbeingegend. Aber auch die äußeren Genitalien, der Mons pubis und die Genitocruralfurchen können noch als Prädilektionsorte der Psoriasis bezeichnet werden, in manchen Fällen sogar die einzigen Erkrankungsherde bilden. Bisweilen erkranken auch die Übergangsstellen der Haut zur Schleimhaut der Vulva, während im übrigen sämtliche Schleimhäute frei bleiben (Darier). Die Psoriasis vulgaris vulvae, die z. B. Riehl (1906) demonstriert hat, zeigt sich bei akuten Eruptionen in Form kleinster, hellroter, bereits die charakteristischen Silberschüppchen tragenden Pünktchen: Psoriasis punctata.

Im späteren Stadium vergrößern sich diese rasch und konzentrisch und können zu Ringen oder Bändern mit randständig-lamellöser Schuppung zusammenfließen: Psoriasis annularis und gyrata. Der Ausbruch der Efflorescenzen, der im allgemeinen beschwerdefrei geschieht und nur bei Nervösen und Alkoholikerinnen mit Jucken verbunden ist, führt an der Vulva in der Regel, und wohl stets bei neurasthenischen Frauen, zum Pruritus. Mit Vorliebe auf Kratzstrichen und an Reibungsstellen schießen dann neue Psoriasisherde auf, wodurch der Prädilektionssitz in den Genitocruralfalten seine Erklärung findet. So entsteht der in der Literatur als Vulvitis psoriatica beschriebene Reizzustand, der durch eine Schwellung und Rötung der großen und kleinen Labien und der Klitoris und ein nässendes Ekzem charakterisiert zu sein pflegt und zuweilen mit kleinen Ulcerationen verbunden ist.

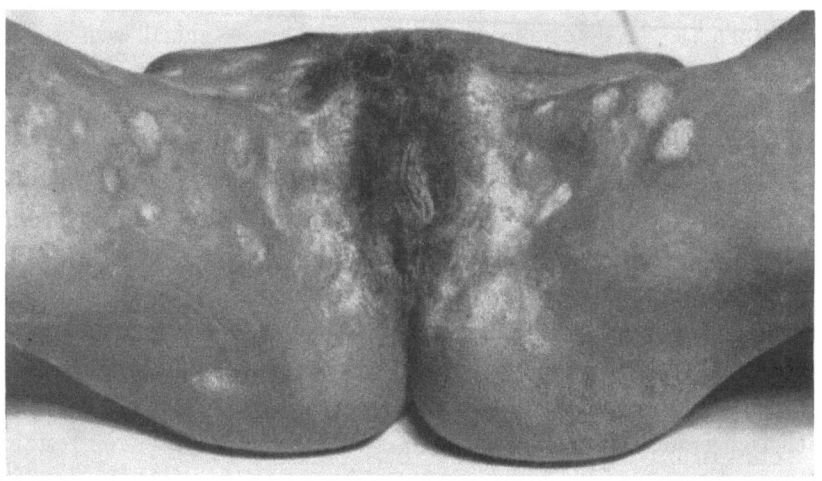

Abb. 127. Psoriasis vulvae bei einer 41jährigen Patientin. Klinische Aufnahme wegen klimakterischer Blutungen, als deren Ursache sich eine gutartige Hyperplasie der Uterusschleimhaut im postmenstruellen Stadium ergab. Röntgen-Kastration. Seit $1^{1}/_{2}$ Jahren besteht die Schuppenflechte am Stamm, den Extremitäten und vorzugsweise in der nächsten Nachbarschaft des äußeren Genitale. An diesen letzteren Stellen fanden sich zahlreiche linsen- bis markstückgroße, braun-weiße, silbrig glänzende Flecken, die sich leicht abkratzen ließen, wonach sich feine punktförmige Blutungen des Corium zeigten. Die bisherige Behandlung mit Bestrahlung (Höhensonne, Röntgen), Arsen, Salbenverbänden hatte immer nur vorübergehenden Erfolg. Heredität ließ sich familienanamnestisch nicht feststellen.

Durch diese Veränderungen kann sich das Bild der Psoriasis verwischen, so daß sich nur in einer gewissen Entfernung von der Vulva noch mehr oder weniger typische Efflorescenzen antreffen lassen. Eine Photographie in Callomons Lehrbuch: „Die nichtvenerischen Genitalerkrankungen" gibt die „psoriatische Vulvitis" (übrigens eine unrichtige Bezeichnung) wieder; bei genauer Betrachtung lassen sich die rundlichen Psoriasisherde auf den Außenseiten und den Kämmen der großen Labien und circumanal erkennen. Die weißliche Verfärbung der kleinen Labien und der Klitoris dieses Falles kann den Verdacht auf eine gleichzeitige Leukoplakie oder das erste Stadium der Kraurosis vulvae erwecken. Denn wenn auch auf dem Boden eines spontan zur Ausheilung gekommenen Psoriasisherdes der Haut sich einerseits eine Hyperpigmentierung, andererseits, nach einer Beobachtung von E. Langer bei einem kleinen Mädchen und nach je einer Abbildung von Frieboes und von mir — letztere Abb. 127 —, ein Leucoderma psoriaticum entwickeln kann, das Ähnlichkeit mit einem Leucoderma syphiliticum aufweist, so fand ich in der Literatur doch keine Angabe darüber, daß auch auf der Schleimhaut eine Psoriasis oder ein psoriatisches Leukoderm entstehen kann. Eine dem Callomonschen Bild sehr ähnliche Beobachtung habe ich jüngst gemacht: Eine 4 Wochen vor dem Endtermin befindliche II.-Gravida hatte drei typisch große Psoriasisflecken am Mons pubis, zahlreiche 1—2 markstückgroße in den Glutäalgegenden und je einen am linken Ellbogen und linken Knie. Die Psoriasis hatte seit 4 Wochen bestanden, war jedes Frühjahr wiedergekommen und durch Salbenbehandlung im Sommer verschwunden. Endlich erwähne ich, daß sich an die Psoriasisefflorescenzen auch ein syphilitisches Infiltrat (Neisser) oder ein Carcinom: „Psoriasiscarcinom" anzuschließen vermag.

Die Therapie der Psoriasis im einzelnen ist aus den Lehrbüchern der Dermatologie zu ersehen. Innerlich Arsen, lokal Chrysarobinsalbe oder Bepinselung mit Doramadlösung (Thorium X), die nach Jadassohns Empfehlung die von anderen gepriesene Röntgenbestrahlung ersetzen soll, wurde von seiten der Hautärzte in erster Linie angewandt. Eine kausale Behandlung kann so lange nicht in Frage kommen, als die etwaige parasitäre Natur des Leidens nicht durch die Entdeckung des Erregers sichergestellt ist. Neuerdings will man allein durch eine strenge vegetabilische Kost Spontanheilungen und bei Diätfehlern sofort auftretende Rezidive beobachtet haben und darin eine Stütze für die Auffassung der Psoriasis als einer Stoffwechselstörung auf der Grundlage hereditärer Disposition erblicken. Denn der Annahme einer Spirochätenerkrankung (Spirochaeta sporogenes Psoriasis von Rask) oder einer Einschlußkrankheit im Sinne von Lipschütz, hervorgerufen durch Chlamydozoen und Strongyloplasten, wird von den Dermatologen bis jetzt die Billigung versagt.

2. Die verschiedenen Formen des Lichen der Vulva.

Als Lichen bezeichnet die Dermatologie eine Hauterkrankung, welche durch die Bildung von Knötchen charakterisiert ist, die in ihrem ganzen weiteren Verlauf keine Umwandlung mehr erleiden. Unter Lichen ruber planus versteht man eine akut oder chronisch verlaufende Dermatose mit stecknadelkopf- bis hanfkorngroßen, polygonalen, abgeflachten Papeln, „Lichenknötchen", die manchmal zentral eingesunken oder gedellt, aber stets mit feinsten, festhaftenden Epidermisschüppchen bedeckt sind. Sie haben eine derbe und trockene Konsistenz und gelbrote, braunrote oder violette Farbe. Die Knötchenbildungen sind von mehr oder weniger starkem Jucken begleitet und infolgedessen sehr häufig mit Excoriationen verbunden. Durch gegenseitige Berührung und Konfluenz der Papeln bilden sich Herde, die Hebra mit Chagrinleder verglichen hat. Je nach der Gruppierung unterscheidet man verschiedene Formen, unter denen der Lichen annulatus (annularis) und marginatus Vorliebe für die Haut und Schleimhaut der Genitalien zeigen. Beim ersteren bilden die Papeln ziemlich regelmäßige zierliche Kreise von 6—8 mm Durchmesser, beim letzteren fließen sie in Form von Bogen oder Arabesken zusammen (Darier). Außer durch diese Formen zeichnen sich am Genitale die Knötchen nach Riecke noch durch ihre zarte wachsschimmernde Beschaffenheit aus. Einen Lichen planus der Schleimhaut der Vulva haben neuerdings Montgomery und Culver (1927), einen solchen der ganzen Vulva und Vagina, dem 8 Monate später eine universelle Lichen-Eruption folgte, F. Parkes Weber (1927) beschrieben. Als Lichen ruber verrucosus, der aus eigentümlichen roten, warzenartigen Erhebungen besteht, welche sich mit bräunlichen oder gipsartigen, nur schwierig entfernbaren Hornmassen bedecken, stellte Simons in der Gesellschaft f. Geburtsh. u. Gynäkol. Berlin 1901 eine Hautaffektion des äußeren Genitale bei einer 34jährigen, in schlechtem Ernährungszustand befindlichen Frau vor. Das Leiden hatte $1/4$ Jahr zuvor mit Pruritus begonnen. Die ganze Vulva war mit einer grauen, glänzenden, verdickten Epidermis bedeckt, über die unzählige rote Knötchen emporragten. Ähnliche Efflorescenzen waren nahe der Analöffnung und am rechten Oberschenkel vorhanden und breiteten sich später über den ganzen Körper aus. Im Stadium der Rückbildung, das nach großen Arsendosen eintrat, soll das typische Bild der Kraurosis vulvae hervorgetreten sein. Die Beziehung zu dieser läßt sich in dem Fall nicht mehr klarstellen, da Simons über den mikroskopischen Befund keine Mitteilung gemacht hat. Doch möchte ich darauf hinweisen, daß die durch eine starke Hypertrophie der gesamten Epidermis, insbesondere eine Hyperkeratose, und eine beträchtliche Verlängerung der Papillen charakterisierte Lichenform eine Ähnlichkeit mit dem ersten Stadium der Kraurosis (S. 195) nicht verkennen läßt. Es wird künftig auf die Möglichkeit von Beziehungen zwischen beiden Dermatosen zu achten sein. Im übrigen erscheint der Simonssche Fall auch dadurch bemerkenswert, daß er die große Schwierigkeit der Erkennung der Krankheit beleuchtet; denn „von mehreren namhaften Dermatologen war irrtümlich zunächst die Diagnose Lues gestellt worden". — Einen einzigartigen Fall von Lichen ruber verrucosus sclerosus, den ich im Sommer 1928 an der Marburger Frauenklinik beobachten konnte, bringe ich in Abb. 128[1]. Hier zeigte die Vulva der 64jährigen korpulenten Patientin folgende eigenartige Veränderungen:

Den beiden Genitocruralfalten entsprechend finden sich ungefähr 7—8 cm lange, 3—4 cm breite, stark runzlige, grobknollige, warzige, schwielenartig verdickte, pergamentartig trockene Erhabenheiten von schmutzig grauweißblauer Farbe und etwa 0,3—1 cm Höhe. In diesem Bereich ist die Haut durch Längs- und Schrägspalten, einer Gehirnoberfläche nicht unähnlich, gefurcht und in grobe Felder bzw. flache Knollen geteilt (starke Oberhautfelderung) und fast völlig haarlos geworden. Bei Lupenvergrößerung ist noch deutlicher als zuvor zu sehen, daß die Haut ganz trocken ist und daß Wunden nirgends vorhanden sind, abgesehen von einer ganz kleinen Stelle in der rechten Genitocruralfalte, wo eine leicht exkoriierte Partie nachzuweisen und wo ein äußerer Längswall durch eine Längsfurche von einem inneren getrennt ist. Streicht man mit der Sonde über die verdickten Hautpartien hinweg, so bekommt man das Gefühl, wie wenn man starke Schwielenbildungen am Fuß oder Hornplatten berühren würde. Die Haut zeigt an einzelnen Stellen leichte Abschilferung. Das ganze Aussehen der trockenen, graublauen, gefelderten Wucherungen erinnert an die Füße eines Papageies. 5 cm nach außen vorne von der linken Genitocruralfalte, im Gebiet der Haut über den Adductoren, ist eine einzige ähnliche, doch viel niedrigere, warzige Erhabenheit vorhanden. Etwas kniewärts davon sind noch zwei flache Erhabenheiten erkenntlich, die ganz so aussehen, wie wenn sie sich zu den gleichen Hautveränderungen umbilden wollten. Auf den Kämmen und den Innenflächen der großen Labien, bis zum Torus clitoridis hinziehend, findet sich eine weitere Reihe ähnlicher, sichtlich zusammengeflossener, wie die Glieder einer Guirlande oder Koralle angeordnete Erhabenheiten. Sie zeigen jedoch geringere Mächtigkeit und Höhe, sind also mehr flach und im Zentrum vielfach etwas eingedellt.

Im Bereich der Mundhöhlenschleimhaut oder der Zunge sind Veränderungen wie an der Vulva nicht vorhanden, was nicht unwichtig ist, da Lichen am äußeren Genitale und in der Mundhöhle nicht selten kombiniert erscheint.

Im übrigen zeigt die Patientin an Unterschenkeln und Vorderarmen eine gerötete, zigarettenpapierähnliche Hautveränderung, welche die Dermatologen als Akroasphyxie bezeichnen.

Mikroskopisch fällt im Bereich der warzenartigen Vorsprünge eine außerordentlich starke Hypertrophie und Hyperplasie der gesamten Epidermis auf. Die Stücke aus der rechten Genitocruralfalte zeigen starke Verlängerung, die aus der linken starke Verbreiterung der Papillen. Neben der Verbreiterung der Stachelzellschicht besteht auch eine Hyperplasie und Hypertrophie der Körnerschicht. Das Stratum papillare ist mit Rundzellen sehr stark infiltriert. Färbung mit Pyroninmethylengrün (Unna-Pappenheim) zeigt, daß die Rundzelleninfiltrate fast gar keine Plasmazellen enthalten. Auch größere Zellarten,

---

[1] Die Diagnose verdanke ich dem Direktor der dermatologischen Univ.-Klinik Marburg, Herrn Professor Ruete.

wie Mastzellen, werden fast ganz vermißt. Dicht unterhalb des Stratum cylindricum finden sich mit bräunlichem Pigment angefüllte Zellen, die in diesem Stratum selbst um so mehr fehlen, je mehr man sich den Hauptherden der krankhaften Veränderungen nähert. Elastische Fasern finden sich nur noch im Stratum reticulare des Corium und werden im Stratum papillare fast nicht angetroffen. In den benachbarten normalen Hautpartien dagegen lassen sich die elastischen Fasern bis in die Papillen verfolgen.

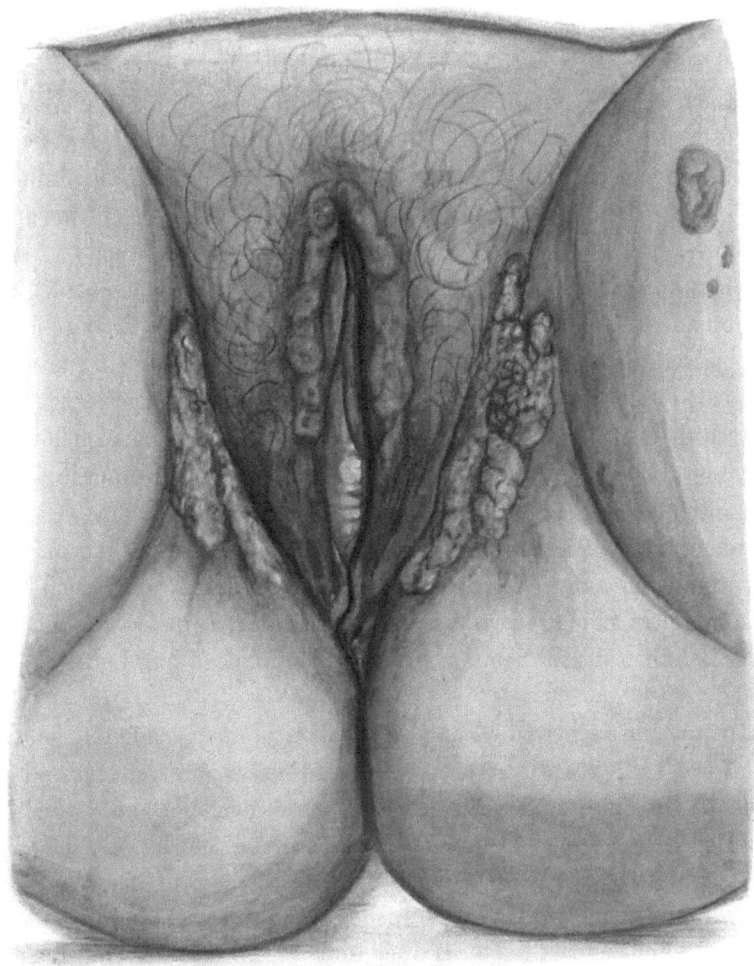

Abb. 128. Lichen ruber verrucosus sclerosus. (Eigene Beobachtung.)

Außer des Lichen annulatus und marginatus hat Fritz Callomon in seinem Buch „Die nichtvenerischen Genitalerkrankungen" auch der selteneren, aber gerade am äußeren Genitale verhältnismäßig häufig lokalisierten Lichenformen gedacht. Er erwähnt zunächst den Lichen nitidus (Felix Pincus), der mit Vorliebe das Genitale, allerdings unter Bevorzugung des männlichen Geschlechts, befällt. Es handelt sich hierbei um dicht nebeneinander angeordnete, aber gleichwohl niemals zusammenfließende, stecknadelkopfgroße, matt-glänzende oder blasig-durchschimmernde Knötchen von der Farbe der Haut mit abgeflachter Oberfläche und feiner punktförmiger zentraler Depression. Es sind „halbkugelige, granulomartige Bildungen der obersten Cutis", also subepidermoidale Einlagerungen, die auch als Tuberkuloide bezeichnet werden, weil sie aus peripheren Rundzellen, zentral gelegenen Epitheloidzellen und Langhansschen Riesenzellen bestehen und mit

14*

eigenartigen Epithelveränderungen verbunden sind. Doch sollen sie mit Tuberkulose nichts zu tun haben. — Als „Lichen sclerosus der weiblichen Genitalien" hat C. A. Hoffmann eine eigenartige und seltene, vorwiegend an den Außenseiten der großen Labien vorkommende Hauterkrankung beschrieben, die teils dem Lichen ruber planus, teils der Sklerodermie zugerechnet wird, weil sich zentral ein derbes Narbengewebe nachweisen läßt, das „schalenförmig" von kleinzelligen Infiltraten eingeschlossen ist. Es treten in großer Zahl runde, scharfbegrenzte, nicht über die Umgebung erhabene, stecknadelkopfgroße Fleckchen von Perlmutterglanz auf, die da und dort zu bohnengroßen Herden zusammenfließen. In dem Falle von Hoffmann wurden diese Veränderungen auch an der Mund- und Zungenschleimhaut gefunden (nach Callomon). Eine ähnliche Dermatose ist als herdförmige Sklerodermie (sclérodermie en plaques) besonders von französischen Autoren beschrieben worden. Die auch am Genitale gelegentlich vorkommende Erkrankung ist charakterisiert durch scharf umschriebene, rundliche oder ovale, weißglänzende, leicht teigig-derb anzufühlende Papeln und Verhärtungen, die häufig durch einen violetten, allmählich abblassenden Randsaum gegen die gesunde Haut abgegrenzt sind. — Endlich ist der Lichen simplex chronicus (Vidal-Touton) an der Vulva, der Anal- und Leistengegend von seinen Namensgebern und anderen Dermatologen beobachtet und als eine Kombination von Lichen und Ekzem aufgefaßt worden. An vorausgegangenen starken Juckreiz sich anschließend, soll er vornehmlich bei Frauen mit Diabetes, Gicht und Hämorrhoiden auftreten. Wegen des etwas komplizierten und abwechslungsreichen Bildes der Effloreszenzen muß ich auf die Lehrbücher der Dermatologie verweisen. — Ein „Lichen der Vulva, kombiniert mit Pruritus vulvae" wurde von Leredde und Martial (1906) beschrieben. Sie haben die Beziehungen der Lichenifikation zur Leukoplakie und Kraurosis erörtert.

Symptome: Die Lichenaffektionen der Vulva können bald mit, bald ohne Jucken einhergehen. Die Diagnose wird erleichtert, wenn sonstwo an der Haut oder etwa an der Mundschleimhaut die für die verschiedenen Lichenformen charakteristischen Eruptionen gefunden werden. Die feinere Differentialdiagnose der einzelnen Lichenformen kann hier nicht näher erörtert werden. Gesagt sei nur, daß die auf der Haut und besonders Schleimhaut vorhandenen Knötchen des Lichen annularis Ähnlichkeit mit syphilitischen Papeln aufweisen können. Die letzteren aber fühlen sich derb an, sind mehr gewölbt und nässen oder vereitern, was beim Lichen nicht der Fall ist. Dazu kommt, daß die weitere Untersuchung und das Ergebnis der WaR schnell die Entscheidung bringen werden. Die Therapie der genannten 8 Lichenformen beruht in der Verabreichung von größeren Arsendosen, die von vielen als ein Specificum angesehen werden (Wiener dermatologische Schule, sowie Darier u. a.), und gegebenenfalls in der Berücksichtung des gleichzeitigen Ekzems. Genaueres ist den dermatologischen Lehrbüchern zu entnehmen. Montgomery und Culver haben weder von Arsen noch von Quecksilber einen Erfolg gesehen und vornehmlich die Notwendigkeit der Hebung des Allgemeinzustandes betont.

V. Toxikodermien der Vulva.
1. Menstrualexantheme der Vulva.

Menstrualausschläge der Haut im allgemeinen treten in Form von Hyperämien, Exanthemen, Herpes-, Blasen- und Papelbildungen auf, die meist als angioneurotische

Symptomenkomplexe bezeichnet und auf unbekannte Toxine zurückgeführt werden. Solche Exantheme einfacher unkomplizierter Art kommen an der Vulva gelegentlich zur Beobachtung und pflegen mit Pruritus verbunden zu sein. Eine andere Frage ist, ob auch die „Dermatitis symmetrica dysmenorrhoica", die zuerst von Matzenauer und Polland (1912) beschrieben, dann von Kreibisch (1918) bei zwei 13jährigen, noch nicht menstruierten Mädchen beobachtet und „Dermatitis angioneurotica" genannt worden ist, an der Vulva vorkommt. Wirz (1921) hat sich genauer mit der Erkrankung beschäftigt. Frieboes (1927) hat 2 schöne Farbenbilder der Dermatitis symmetrica dysmenorrhoica gegeben; hier saßen große Blasen vornehmlich den Innenseiten der Unterschenkel und den Handrücken auf. Nach den bisherigen Beobachtungen war die Erkrankung an den Extremitäten aufgetreten, die Vulva aber immer verschont geblieben; nur ein zeitlicher Zusammenhang mit der Ovulation ließ sich nachweisen. Die Bezeichnung „dysmenorrhoica" für die Erkrankung halte ich gleichwohl nicht für glücklich, da die Gynäkologie mit ihr den Begriff der Schmerzhaftigkeit verbindet. Daß aber zur Zeit der Menstruation irgendwelche Stoffe durch Haut und Schleimhaut zur Ausscheidung gelangen, wie schon aus dem Geruch, den viele Mädchen und Frauen zu dieser Zeit verbreiten, geschlossen werden durfte, ist experimentell durch Patzschke und Sieburg (1923) nachgewiesen worden. Sie konnten zeigen, daß Frauen im Glühlichtbad unmittelbar vor und während der ersten Tage der Menstruation mit dem Schweiß einen Körper abgeben, der sich bei Einwirkung auf biologische Objekte: den isolierten Kaninchendünndarm und das isolierte Froschherz ähnlich wie Cholin verhält; bei nicht Menstruierenden ließ sich Cholin nur in Spuren nachweisen. Auch im Blutkreislauf Menstruierender soll das Cholin vermehrt sein.

2. Arznei- und Serumexantheme der Vulva.

Über diese wird wenig in der Literatur berichtet. Doch ist bekannt, daß sie das äußere Genitale bevorzugen. Sie treten meist im Verein mit den gleichen Exanthemen s. Toxikodermien am übrigen Körper auf als Ausdruck dafür, daß die enteral oder parenteral einverleibten Medikamente in die Zirkulation aufgenommen und durch die Organe der Haut, besonders die Schweißdrüsen, wieder ausgeschieden wurden. Dabei kann das äußere Genitale besonders intensiv befallen sein, zumal wenn eine Hyperhidrosis besteht, oder wenn es von ätzenden Sekreten aus Vagina, Uterus, Fisteln usw. benetzt wird.

Arzneiexantheme der Vulvahaut und -schleimhaut in Verbindung mit solchen am übrigen Körper werden nach innerlichem Gebrauch von Luminal, Brom, Jod, Antipyrin, Chinin, Phenolphthalein (Purgen) und nach Injektionen der verschiedensten Sera beobachtet. Sie zeichnen sich durch starke Rötung, Nässen, Brennen und Jucken, durch schuppenartige Epidermisablösung von zuweilen morbilliformem oder scarlatiniformem Aussehen oder gar durch Blasenbildungen und Excoriationen aus. Callomon erwähnt nach Antipyringebrauch Blasenbildungen, sowie Exantheme der Genitalschleimhaut, die an das Erythema exsudativum multiforme erinnern, tiefbraune Verfärbungen zurücklassen und bei erneuter Antipyrinverabreichung bis zur Schwarzfärbung nachdunkeln. Im Atlas von Riehl und v. Zumbusch (1925) ist ein „Exanthema toxicum usu Chinini" an Oberschenkeln und Leisten abgebildet, das dicht an die Vulva heranreicht, diese aber frei zu lassen scheint. In der Schwangerschaft ist eine besondere Disposition zu den Arznei- und Serumexanthemen und eine Neigung zum Übergang derselben in Ekzeme vorhanden. Jüngst beobachtete ich ein starkes, mit Urticaria kombiniertes Exanthem am ganzen Körper, vornehmlich aber am äußeren Genitale und den Augenlidern, bei einer im Klimakterium befindlichen Frau, bei der ich wegen eines beginnenden Furunkels der linken großen Labie Bleiwasserumschläge anwenden ließ. Nachträglich gab sie an, daß sie seit frühester Jugend auf jeden Erdbeergenuß mit Quaddeln am ganzen Körper, vornehmlich an der Vulva, reagiere. Es war also offenbar eine Überempfindlichkeit vorhanden. Einzigartig ist wohl der von Lorenzen aus der Klinik Henkel beschriebene Fall von Salvarsanvergiftung bei einer Schwangeren mit syphilitischen Ulcerationen und Ödemen der Vulva. Nach 3,0 g Salvarsan, das innerhalb von 30 Tagen injiziert worden war, trat ein Erythem und nässendes Ekzem am ganzen Körper mit tiefen Hautrissen und -furchen auf; zugleich entstanden Geschwüre an der Vulva und in ihrer Umgebung, besonders an der Stelle eines bei der Entbindung notwendig gewordenen medianen Dammschnittes, die den Tod durch Sepsis im Wochenbett zur Folge hatten.

Zuweilen ist der Arzneiausschlag ausschließlich auf die Haut von Vulva, Damm und After, vielleicht noch auf die benachbarten Teile des Oberschenkels lokalisiert, während die Haut des übrigen Körpers frei ist. Er wird von den Dermatologen nach Quecksilberbehandlung, so nach Kalomelbestreuung nässender, syphilitischer Papeln, und nach Einreibung von Präcipitatsalben, beobachtet. Auch diese Erytheme haben die Neigung, in Ekzeme überzugehen. Am häufigsten werden Vulvaerytheme nach Lysoform- oder Sublimatabwaschungen der Vulva oder -spülungen der Vagina oder nach Formolbehandlung des inneren Genitale beobachtet. In früherer Zeit hat man Verätzungen mit Chlorzink, Carbolsäure und Chromsäure gesehen. Ich habe nach medikamentöser Verwendung von Formol, Lysoform und Jodoform mehrmals schwere, mit Exanthemen beginnende, in nässende und eitrige Ekzeme übergehende Entzündungen der Vulva beobachtet und pflege daher in Hinsicht auf die Möglichkeit einer Idiosynkrasie vor den Lysoformspülungen und der Jodoformbehandlung nachdrücklich zu warnen. Ein Lysolexanthem nach Desinfektion der Vulva mit der üblichen Lösung hat Byers bei einer Schwangeren beschrieben; es trat ein roter, juckender Ausschlag auf, der sich von der Vulva nach vorne zur Bauchhaut, nach hinten zum Kreuzbein ausbreitete. Auch über Jodoformexantheme an Damm und Vulva hat Byers, gleich anderen, berichtet, und in früherer Zeit hat sie wohl fast jeder Arzt gesehen, als von Jodoform ein viel ausgedehnterer Gebrauch gemacht wurde als heutzutage. Arsenausschläge am äußeren Genitale sind vornehmlich bei Männern, die in Arsenbergwerken oder -betrieben arbeiten, aber auch bei Frauen, die mit Arsen umgehen, beschrieben worden. Oft kommt es dabei zu Blasenbildungen und Ulcerationen. Nach Edmund Herrmann (1923) erreichen diese Geschwüre nicht unbeträchtliche Tiefe und können zu septischen Erkrankungen Veranlassung geben. Auch die Brom- und Jodausschläge, die als Bromacne und Jodacne oder als Bromoderma und Jododerma tuberosum auftreten, die Chininausschläge, die nach Anwendung chininhaltiger Salben, so der „Vermikulinsalbe" bei Oxyuren, beobachtet werden, und die Salvarsanexantheme werden nach Callomon am äußeren Genitale angetroffen. Ich selbst habe nur die Bromacne gesehen, die zuweilen die Vulvaregion bevorzugt. Charakteristisch für die Arzneiexantheme ist, daß sie bei jeder neuen Zufuhr des Medikamentes rezidivieren. Eine Verätzung mit Substanzverlusten und Geschwürsbildungen an der Vulva- und Vaginaschleimhaut, durch Anwendung eines Rotstiftes entstanden, der zur Schwangerschaftsunterbrechung eingeführt worden war, findet sich in einer Dissertation von Blumenthal beschrieben; die chemische Analyse des Stiftes hatte Oxalsäure ergeben.

VI. Parasitäre Dermatosen der Vulva.

Die parasitären Dermatosen oder Zoonosen werden zuweilen an der behaarten Haut der Vulva beobachtet. Sie treten in den gleichen polymorphen Veränderungen auf, wie auch an anderen Körperteilen. Von Insekten, die in Europa als Erreger in Frage kommen, seien kurz genannt: die Kopfläuse s. Pediculi capitis, die Kleiderläuse s. Pediculi vestimenti, die Filzläuse s. Phthirii inguinales, die Flöhe s. Pulices, die Wanzen s. Cimices, die Krätze s. Scabies und die Zecken. Die Filzläuse verursachen mäßiges Jucken, leichte papulöse, pustulöse Entzündungen und charakteristische bläuliche flohstichgroße Flecke s. Maculae caeruleae. Diese entstehen nach Angabe von Frieboes dadurch, daß bei dem Biß der Filzläuse ein Stoff aus den Speicheldrüsen abgesondert wird, welcher mit dem Blutfarbstoff des Menschen die eigentümliche Farbenveränderung vornimmt, was sich auch daraus ergibt, daß durch experimentelle Verreibung von Filzläusen und Einbringung einer Aufschwemmung dieser Masse unter die Haut an der Stelle der Injektion die typischen bläulichen Flecken innerhalb eines Tages zustandekommen. Die Maculae können noch einige Wochen nach Beseitigung der Parasiten, die am ehesten mit grauer Hg-Salbe geschieht, deutlich sichtbar zurückbleiben. In den Kriegsjahren und der ersten Nachkriegszeit habe ich die Scabies auch an der Vulva in Form von Hauterosionen, Kratzeffekten und entsprechenden entzündlichen Infiltrationsstreifen häufig gesehen. Sie waren auch an anderen Körperstellen, vornehmlich in den Interdigital- und Achselfalten vorhanden, hier aber trockener und weniger belegt. Nach Callomon sollen sie im Bereich des Vulvoanalgebietes an aufgekratzte syphilitische Papeln erinnern können. Der Nachweis der Milben geschieht mikroskopisch in einem mit der Lanzette entnommenen, durch 20%ige Kalilauge aufgehellten Gangstück, während bei Verdacht auf Lues die Untersuchung auf Spirochäten und die WaR den Ausschlag geben.

VII. Pilzerkrankungen s. Dermatomykosen der Vulva.

Die Pilzkrankheiten des Genitoanalgebietes hat Darier in die häufigeren Epidermidomykosen (Saprophytien der Haut nach Plaut), bei denen die Pilze nur in den oberflächlichsten Epidermisschichten wachsen, und die selteneren Dermatomykosen mit Pilzwachstum in den eigentlichen Geweben der Haut eingeteilt. Die Epidermidomykosen werden durch Schimmel- oder Fadenpilze (Hyphomyceten) erzeugt. Zu ihnen gehören die an der Vulva seltenen Erkrankungen: Trichophytie, Eczema marginatum, Favus, Sporotrichose, Pityriasis versicolor, Erythrasma und der häufig vorkommende Soor. Unter den Dermatomykosen interessiert in Europa nur die Aktinomykose der Vulva; in diese Gruppe ist auch eine von Risak neuerdings beschriebene Schleimpilz- s. Myxomycetenerkrankung einzureihen. Auch die Sproß- oder Hefepilze, die Blastomyceten können Hautkrankheiten hervorrufen; diese Blastomykosen treten vornehmlich an der Genitoanalgegend auf.

1. Die **Trichophytie,** die in ihrer oberflächlichen Form als Herpes tonsurans, in ihrer tiefen Form als Sycosis parasitaria bezeichnet wird, befällt relativ häufiger das Perianal- als das Vulvagebiet. Einen typischen Herpes tonsurans in der Umgebung des Anus, durch Infektion mit Klosettpapier entstanden, hat du Bois beschrieben. Die

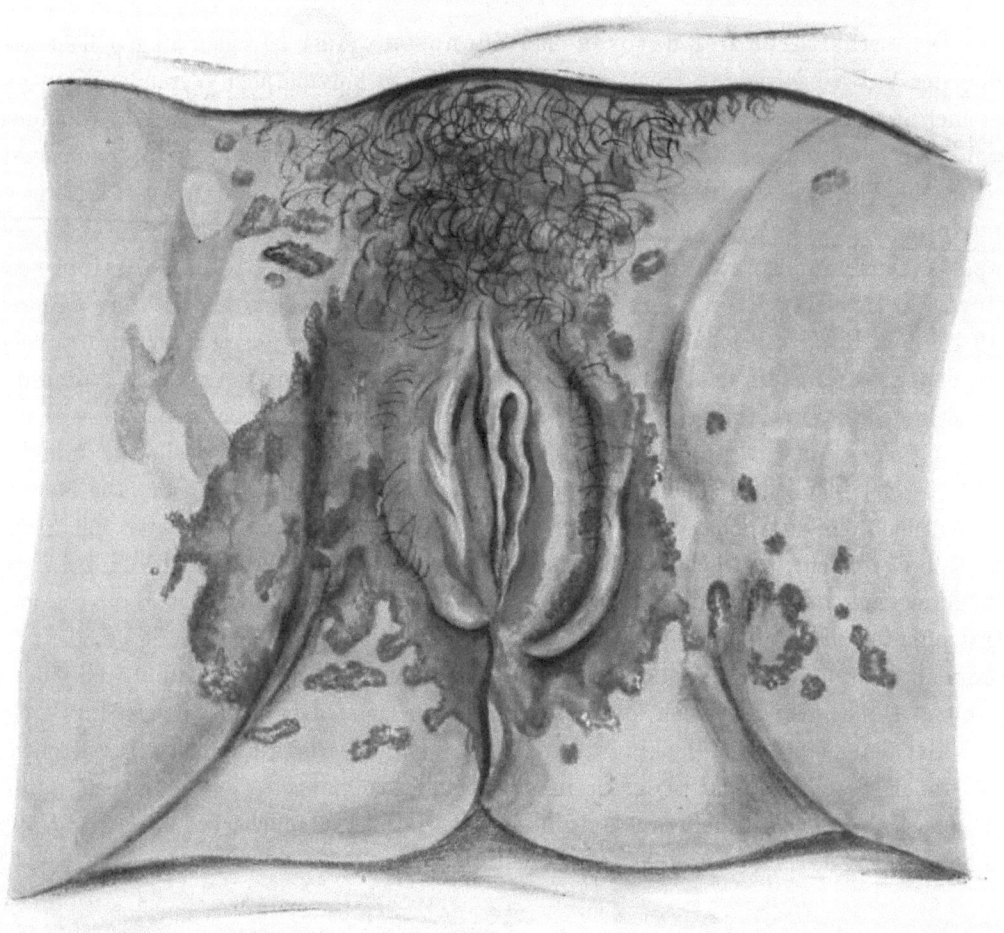

Abb. 129. Trichophytie s. Herpes tonsurans an den weiblichen Genitalien und deren Umgebung. Stecknadelkopfgroße und etwas größere braunrote Flecke, welch letztere im Zentrum mäßige Schuppung erkennen lassen. Weiters pfennig-, kreuzer- bis talergroße, isolierte Kreise oder zu unregelmäßigen Figuren zusammengesetzte Kreisbögen mit von den Genitalien ab und nach außen gekehrter Konvexität, an welchen die Haut dunkelbraunrot und schuppend sich zeigt, während die von den Kreisbögen eingeschlossenen Territorien, teils (bei den kleineren Kreisen) auch schuppend, teils (bei den umfangreicheren, älteren) glatt und dunkel pigmentiert erscheinen.
(Nach Kaposi, Die Syphilis der Haut und angrenzenden Schleimhäute.)

Umwandlung in eine intertriginös-ekzematöse Hauterkrankung ist in manchen Fällen beobachtet worden. Im Atlas von Kaposi (1874) findet sich ein Farbenbild von Herpes tonsurans, das ich in Abb. 129 wiedergebe, weil es fast einzig in der Literatur dasteht. Brandt (1908) hat über eine „Sycosis parasitaria tonsurans" des Mons pubis, Sweeney (1909) über eine „Trichophytie des Labium minus" berichtet. In einem Falle von Lanzi soll eine Gonorrhöe von Uterus und Vulva die Ausbreitung der Trichophytie in den Haaren der großen Schamlippen begünstigt haben. Callomon sagt: „Ausnahmsweise kann auch Trichophytia profunda im behaarten Genitalgebiet mit tiefer infiltrierten verkrusteten

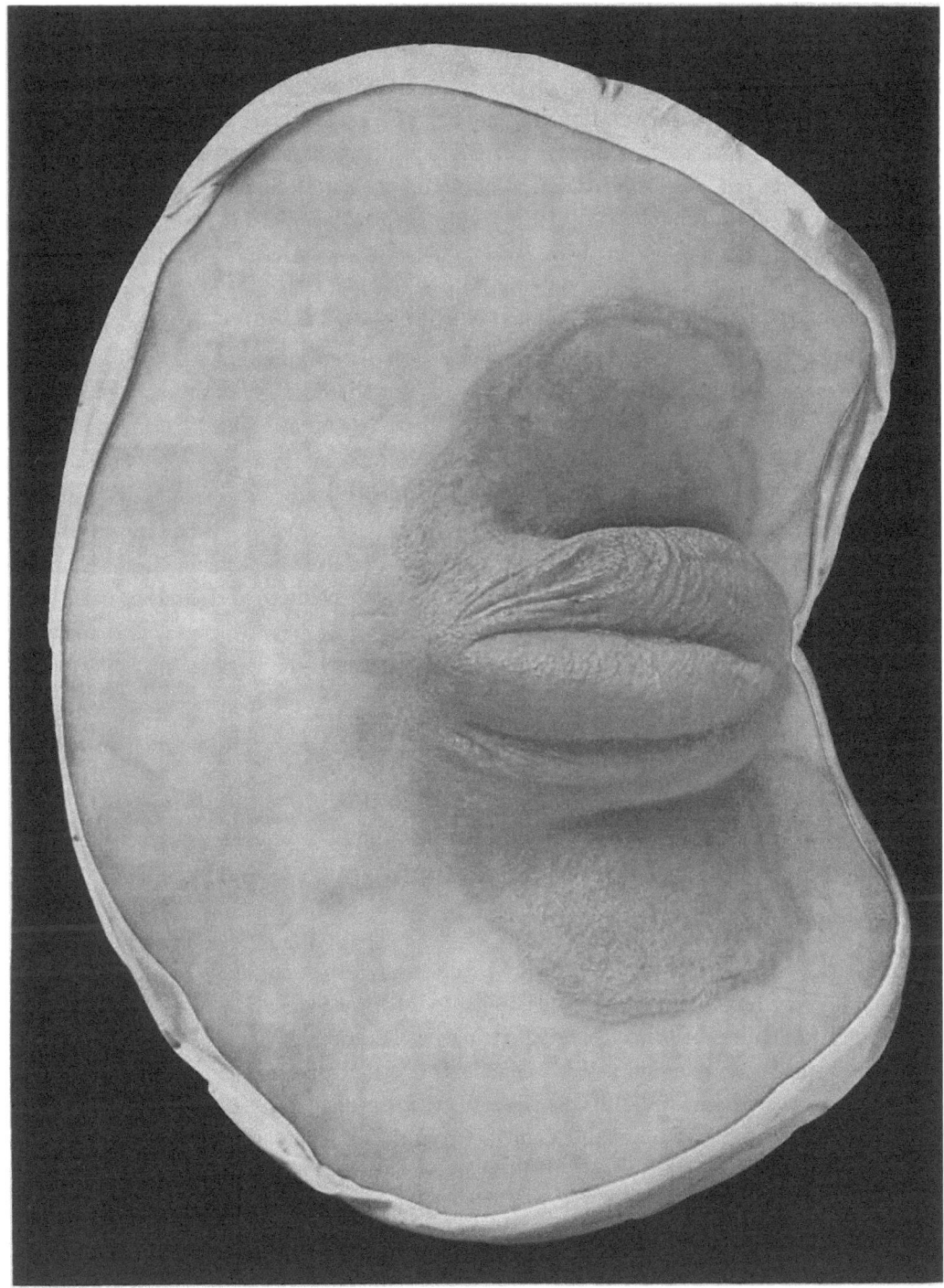

Abb. 130. Trichophytia superficialis (Eczema marginatum). (Aus Jacobi und Zieler: Lehrbuch und Atlas der Haut- und Geschlechtskrankheiten. Wien u. Berlin 1924.)

Herden erscheinen." Der Erreger der Krankheit ist der Trichophytonpilz in seinen verschiedenen Varietäten, der sich mikroskopisch in den durch 10%ige Kalilauge aufgehellten Schuppen nachweisen läßt. Man unterscheidet kulturell 3 Formen: Trichophyton cerebriforme, Tr. violaceum und Tr. gypseum.

2. Das der Trichophytia superficialis nahestehende **Eczema marginatum** kommt nach Hebra, Sabouraud u. a. vornehmlich an dem Mons pubis, den Labio-Crural-, Inguinal- und Submammärfalten, der Analgegend, den Innenflächen der Oberschenkel und den Achselhöhlen zur Beobachtung, also an Gegenden, an denen das Wachstum der Pilze durch feuchte Wärme und Hautmaceration, wie sie Schweiß und Sekrete hervorrufen, gefördert wird. Ein sehr schönes Farbenbild von „Trichophytia superficialis (Eczema marginatum)" der ganzen Vulva und der angrenzenden Adductorengebiete findet sich in Abb. 130 nach dem Atlas von Jacobi und Zieler (1924). Man sieht anfangs kleine rote, leicht erhabene Infiltrationen, später, ähnlich wie beim gewöhnlichen Ekzem, Herde von zahlreichen nadelkopfgroßen, rotbräunlichen, schuppenden Borken, die aus Bläschen hervorgegangen sind. Während die braunroten oder braunviolettroten Herde in der Mitte abheilen, breiten sie sich, peripher fortschreitend, zu unregelmäßig begrenzten girlandenartigen Figuren mit bogenförmigen oder gezackten, etwas erhabenen und dunkler gebräunten, zuweilen mit Bläschen besetzten Rändern aus. Vom gewöhnlichen Ekzem unterscheidet sich das Eczema marginatum durch seine konstante Lokalisation und Färbung, seinen Verlauf und seine Ätiologie. Der Krankheitsprozeß ist mit heftigem Jucken und Entzündungserscheinungen verbunden, die zu Kratzeffekten Veranlassung geben. Der Erreger ist das Sabouraudsche Epidermophyton inguinale, das an die Trichophytonpilze erinnert, eine Reihe charakteristischer Eigenschaften aufweist und mehrere, auch nach Ländern verteilte Spezies besitzt. Seine Übertragung geschieht durch ungenügend rein gehaltene Klosetts, Verbandstoffe, Fieberthermometer usw. Differentialdiagnostisch kommt beim Eczema marginatum das nachher zu besprechende Erythrasma in Frage, das aber durch seine charakteristische Farbe, kleienförmige Abschuppung und den Nachweis des ihn hervorrufenden Mycelpilzes erkannt wird.

3. Der **Favus,** den ein spezifischer Pilz, das Achorion Schönleinii, erzeugt, ist nach Callomon wiederholt an den männlichen Genitalien beschrieben worden. Aber weder bei ihm, noch sonst in der Literatur finde ich eine Angabe darüber, daß er auch an der Vulva beobachtet wurde.

4. Eine in Deutschland sehr seltene, aber diagnostisch wichtige Pilzerkrankung ist die **Sporotrichosis,** die von de Beurmann, Schenk, Gougerot u. a. beschrieben wurde und durch den Sporotrichonpilz übertragen wird. Das eigenartige und auffallend vielgestaltige Krankheitsbild scheint vor allem bei zuckerkranken Frauen (Callomon u. a.) beobachtet worden zu sein und wurde in einem Fall von Hodora in der Genital- und Analgegend und gleichzeitig an der Mundschleimhaut festgestellt. Es äußert sich in gummaähnlichen, erweichenden und zerfallenden, harten und elastischen, verschieblichen Knötchen und Knoten, die in der Cutis und Subcutis sitzen. Die Dermatologen sprechen von einer „Sporotrichosis gummosa disseminata tuberculoides". Dem regionären Lymphgefäßverlauf entsprechend bilden sich papillen- oder knotenförmige, ekzem- oder trichophytieartige oder durch Erweichung und Vereiterung pustulöse und furunkulöse Herde, andere Male sogar tiefe, bis auf den benachbarten Knochen reichende Ulcerationen mit unregelmäßigen Fistelöffnungen, deren zackige, nicht unterminierte Ränder von einer ins Violette verfärbten, wenig infiltrierten Haut umgeben sind (Kolle und Hetsch, Jacobi und Zieler). Die Erkrankung wird in der Praxis meist als tuberkulöse oder syphilitische Affektion aufgefaßt und monate-, ja jahrelang mit antituberkulösen oder antiluischen

Mitteln, verständlicherweise ohne Erfolg, behandelt. Doch haben sie de Beurmann und Gougerot von beiden Erkrankungen deutlich abgegrenzt. Über die wahre Natur der Sporotrichose kann nur die Kultur auf geeigneten Nährböden (Glykose-, Maltose und nach Sabouraud besonders Traubenzuckeragar), eine Reihe biologisch-serologischer Reaktionen, die hier nicht erörtert werden können, und die gute Beeinflußbarkeit durch Jodkali oder Jodnatrium aufklären. Auf Grund der Beschreibungen weit vorgeschrittener Sporotrichose scheint mir die Annahme berechtigt, daß manche Fälle von Esthiomène der Vulva (S. 414) durch sie hervorgerufen sein könnten. Näheres über die Sporotrichose ist den dermatologischen Lehrbüchern (Jacobi-Zieler, Riecke u. a.) zu entnehmen.

5. Die **Pityriasis versicolor** wird an den Genitalien und in deren Umgebung nicht selten beobachtet. Bergh hat sie vor allem bei Prostituierten gesehen. Einen ausgesprochenen Prädilektionssitz, wie bei dem nachher zu erörternden Erythrasma, scheint die Vulva freilich nicht darzustellen. Beide Krankheitsbilder sind morphologisch und ätiologisch ähnlich: so zeigen die Efflorescenzen bei der Pityriasis gelblich-braune, rötlich-braune oder meist milchkaffee-braune, aber, wie das Beiwort versicolor besagt, häufig bald mehr nach hell im Winter, bald mehr nach rot im Sommer sich verändernde Färbungen, während beim Erythrasma eine bronzerote oder indianerrote Farbe konstanter vorherrscht. Bei der Pityriasis treten stecknadelkopfgroße, jedesmal der Öffnung der Haarfollikel entsprechende flache Erhabenheiten oder rundliche Flecken von Linsen- bis Fünfmarkstückgröße oder noch ausgedehntere, landkartenähnliche Herde auf, die alle am Rand scharf abgesetzt sind und ein meist schwach kleienartig schuppendes, wie mit Mehl bestreutes Aussehen zeigen. Beinahe pathognomonisch für die Efflorescenzen ist nach Besnier, dem alle Dermatologen hierin gefolgt sind, das „Nagelschiebezeichen" oder „Hobelspanzeichen", d. h. die leichte Ablösbarkeit der Schüppchen mit dem Fingernagel, die meist ohne jedes Bluttröpfchen geschieht. Diese beruht auf der Trennung der oberflächlichen von den etwas tiefer liegenden Hornzellen des Stratum corneum durch den nur in dieser Schicht sich flächenhaft ausbreitenden Erreger der Krankheit, den Microsporon furfur [entdeckt von Eichstedt (1846)]. Dessen Wachstum erzeugt nur ein leichtes, keine Kratzspuren hinterlassendes Jucken, so daß die Pilzerkrankung ihrem Träger kaum zur Wahrnehmung kommt. Mikroskopisch findet man den Pilz in Form von zahlreichen Anhäufungen rundlicher Sporen (Gonidien), von denen gekrümmte, kurz verzweigte, sich verfilzende Mycelfäden strahlenförmig ausgehen. Die Sporen liegen vorzugsweise in den trichterförmigen Öffnungen der Haarfollikel, während die Mycelfäden kreisförmig dazu angeordnet sind (Wolff-Mulzer), wodurch der oft gebrauchte Vergleich mit Traubenbeeren, die an ihrem Stiel hängen, verständlich wird. Die Übertragbarkeit der Pilze ist gering — denn selten wird eine Ansteckung der Eheleute beobachtet —, aber von Köbner im Selbstversuch bewiesen.

Differentialdiagnostisch kommen den dermatologischen Lehr- und Handbüchern nach bei der Pityriasis versicolor das ihr ähnliche Erythrasma, das Chloasma uterinum, die Vitiligo, gewisse Ekzeme, pigmentierte Syphilide, Pigmentmäler und in manchen Ländern die Pigmentflecke der Lepra in Frage. Von ihnen allen ist die Pityriasis durch das Hobelspanzeichen und den Pilznachweis leicht und schnell zu unterscheiden. Zu letzterem genügt die einfache mikroskopische Untersuchung einer abgetragenen Hornlamelle mit 10%iger Kalilauge auf dem Objektträger.

Die Therapie hat die Hornschicht, die alleinige Ansiedlungsstätte der Pilze, möglichst zu entfernen, ohne die Haut allzusehr zu reizen. Auf die in Anwendung kommenden „Schälkuren" kann hier nicht eingegangen werden.

6. Das **Erythrasma** (Burckhardt und v. Baerensprung) ist an der Vulva isoliert bisher nur von E. Kehrer (1917) beschrieben und abgebildet worden (Abb. 131). Ist auch diese sehr chronisch verlaufende, aber unschuldige Hautveränderung viel seltener bei Frauen als bei Männern und niemals bei Kindern vorhanden, so kann es doch keinem Zweifel unterliegen, daß auch der Frauenarzt sie häufiger diagnostizieren könnte, wenn er mit ihr vertraut wäre. Vor allem in ihrem Anfang wird sie übersehen, zumal sie, dank ihrem oberflächlichen Sitz, nur sehr geringe Beschwerden, wie leichtes Jucken bei stärkerem Schwitzen (Jacobi und Zieler), hervorruft. Doch kann sie auch die Veranlassung zu stärkerem Pruritus und zu intertriginösem Ekzem abgeben. Auch in E. Kehrers Fall hatte das Erythrasma, obwohl es leichten Pruritus hervorgerufen hatte, die Kranke, eine 35jährige Frau, nicht wahrgenommen und wurde als Nebenbefund bei der gynäkologischen Untersuchung festgestellt. Hier waren die Hautveränderungen diffus, nahezu in ganzer Ausdehnung des Mons pubis und fast in handtellergroßem Bezirk an der rechten Genitocruralfalte, dagegen mehr punktförmig, aber mit offenbarer Neigung zum Zusammenfließen, auf den großen Labien und den der Vulva benachbarten Innenseiten der Oberschenkel aufgetreten. Die übrige Körperhaut der Patientin war völlig unverändert. Die Efflorescenzen bestanden aus flächenhaft entwickelten, scharf, bald bogenförmig, bald gezackt begrenzten, niederen, durch fast kupferrote bis violette Farbe auffallende Erhabenheiten. Deren Oberfläche war angedeutet gefältelt, schilferte leicht kleienförmig ab und ließ an einzelnen Randstellen etwas stärkere Schuppenbildungen erkennen. Die Unterlage schien da und dort leicht gerötet. In ganz ähnlicher Weise wird das Erythrasma von Edmund Lesser, Max Joseph, Darier, Jacobi-Zieler, Riecke u. a. beschrieben. Abbildungen von Erythrasma an verschiedenen Körperstellen findet man außer bei Darier in den Atlanten von Jacobi (Taf. 22, Abb. 42) und S. Ehrmann (Taf. 79, Abb. 2), jedoch nirgends, außer in meiner Arbeit, an der Vulva. Jacobi-Zieler haben das Erythrasma am Penis, Scrotum, Schamhügel und an den den Geschlechtsorganen zugekehrten Schenkelflächen abgebildet. In den Darstellungen der Erkrankung wird besonders auf die charakteristische Indianerfarbe, die Neigung zu serpiginösem Fortschreiten, die bald uni-, bald bilaterale und oft symmetrische Lokalisation, den Lieblingssitz an den Inguinalgegenden, den oberen Teilen der Innenseiten der Oberschenkel, den äußeren Genitalien, der Schamberggegend und der Analfurche hingewiesen.

Der spezifische Erreger des Erythrasma, der sich vor allem in den Hautschüppchen auffinden läßt, ist das von Borchardt (1859) entdeckte Microsporon minutissimum, das zu der Gruppe der Schimmelpilze gerechnet wird und sich von dem oben besprochenen, ihm nahestehenden Microsporon furfur der Pityriasis versicolor durch „die außerordentliche Kleinheit und Zartheit der Mycelfäden und Gonidien, welch letztere auf den ersten Anblick sogar mit Kokken verwechselt werden können" (Max Joseph) auszeichnet. Die mikroskopischen Abbildungen der Literatur (Joseph, Darier, Plaut) reproduzieren daher die Pilze in 800—1000facher Vergrößerung. Die zarten, vielfach gebogenen und sehr dicht septierten Pilzfäden und ihre feinen runden oder rechteckigen Sporen sind stets in großer Anzahl in der oberflächlichen Epidermisschicht zwischen den Hornzellen gelagert, diese von dichten Pilznetzen umgeben, woraus erklärlich wird, daß sie sich gerade in den Schüppchen finden. Der Pilz läßt sich mit Sahlischem Methylenblau oder mit Carbol-Thionin oder, laut Jacobi-Zieler, nach Entfetten der Schuppen mit Äther oder Erhitzen mit Eisessig nach Gram färben. Die Übertragung des Pilzes ist Köbner gelungen. Sie geschieht in praxi zumeist durch Leibwäsche (Darier). Die Übertragbarkeit scheint aber gering zu sein, da nur selten Eheleute gleichzeitig von der Affektion befallen sind.

Die Therapie hat sich den dermatologischen Lehrbüchern nach an die für die Pityriasis versicolor geltenden Grundsätze anzulehnen. Sie erfordert die gleiche Ausdauer wie dort, da bei der Hartnäckigkeit der Pilzwucherungen wiederholte Rezidive kaum vermeidbar sind. Häufige Waschungen mit Wasser und Seife, danach Kaliumpermanganatlösung, Aufpinselung von verdünnter Jodtinktur, Aufstreichen einer Anthrasol-, Resorcin- oder Chrysarobinsalbe (2—5%ig) gelangen zur Anwendung. Die spontane Besserung, die im Laufe von Monaten oder Jahren auftritt (Fall E. Kehrer) beweist die Neigung zur Ausheilung dieser Epidermidomykose auch ohne therapeutische Maßnahmen.

7. Der Soor s. Oidiomykose der Vulva wird durch die Gruppe des Soorpilzes, der die Namen Oidium albicans s. Monilia albicans s. candida s. Saccharomyces trägt, hervorgerufen. Er gehört, wie oben einleitend schon erwähnt, zu den Faden- oder Schimmelpilzen und tritt in mehreren Arten und Varietäten auf. Die Pilzerkrankung, die in der Mundhöhle Neugeborener gefährlich werden und letal endigen kann, ist im Vulvo-Vaginalgebiet von keiner sehr großen Bedeutung. Man unterscheidet einen

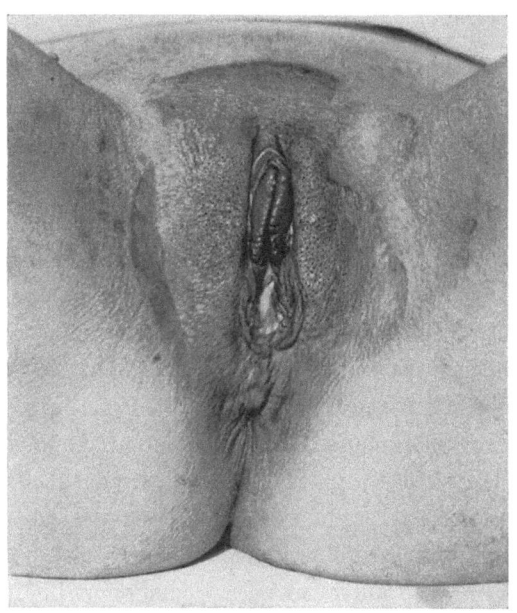

Abb. 131. Erythrasma vulvae. (Nach E. Kehrer, 1917). Die leicht erhabenen Dermatomykose-Bezirke, die Kupferröte zeigten und ein wenig kleienförmig abschuppten, sind an ihrer dunklen Farbe gut erkennbar und befinden sich auf dem Mons pubis, den großen Labien und den Genitocruralfalten. Fortschreiten der Pilzkrankheit auf die Innenseite des rechten Oberschenkels. Nachweis des spezifischen Erregers, des Microsporon minutissimum (dermatologischerseits bestätigt).

Schleimhautsoor und einen Hautsoor; doch können beide kombiniert sein. Die Erkrankung wird vornehmlich auf der Vulva- und Vaginalschleimhaut von hochschwangeren Frauen und, wie ich entgegen anderslautenden Angaben mancher Lehrbücher betonen muß, auch außerhalb der Gravidität, besonders bei Glykosurie, angetroffen. Bald ist sie nur auf die kleinen Labien, die Interlabialfalten und die Klitoris lokalisiert; bald sind auch die Innen- und Außenflächen der großen Labien, die Genitocruralfalten und die Perianalregion befallen; bald ist mit diesen Gebieten gleichzeitig die ganze Scheide und Portio vaginalis mit einer scharfen Grenze am äußeren Muttermund erkrankt. Die Haut der großen Labien und des Mons pubis kann bei reinem Schleimhautsoor durch intensive Rötung und Jucken an der Erkrankung teilnehmen.

Der Hautsoor wird vornehmlich bei Diabeteskranken beobachtet, weshalb vor allem in der englischen und amerikanischen Literatur von einer „Diabetic Vulvitis" oder „Mycotic Vulvitis" berichtet wird, die nichts anderes als eine Soorpilzerkrankung vorstellt. Die Haut zeigt sich von einem meist kontinuierlichen massigen, weißen, bläulichweißen oder blaugrünweißen Pilzbelag überzogen, der m. E. einer dicken, ganz leicht feuchten Mehlschicht oder dem seltenen diffusen „Zuckergußkrebs" der Vagina und des Uterus alter Frauen ähnlich ist und auch an Diphtherie erinnert. Er ist durch Zusammenfließen zahlloser, anfangs linsengroßer Stippchen entstanden. Bei diskontinuierlichem Belag tritt zwischen den Pilzrasen eine entzündlich gerötete Haut, die ihre oberflächlichen Epidermisschichten verloren hat, an zahlreichen Stellen zutage, wodurch ein eigenartiges wechselvolles Bild von vielgestaltigen weißen Erhabenheiten mit dazwischen gelegenen roten Vertiefungen erscheint. Die Pilzfäden s. Mycelien breiten sich meist nur in den oberflächlichen Schichten der Epidermis aus und sind dann leicht abzustreifen; zuweilen wuchern sie tiefer in dieselbe hinein und verankern sich in ihr so fest, daß es oft nur mit großer Mühe gelingt, sie mechanisch und nach vorheriger Aufweichung der Haut zu entfernen. Wir sehen daraus in bezug auf die einleitend angegebene Einteilung von Darier, daß es Übergänge von den Epidermidomykosen zu den Dermatomykosen gibt. Daß die Soorerkrankung der Vulva, wie J. Veit meinte, stets sekundär nach Vaginitis mycotica auftrete, dürfte im allgemeinen richtig sein. Doch wird meinen Beobachtungen nach zuweilen auch der umgekehrte Erkrankungsweg eingeschlagen. Oftmals sah ich, gleich anderen [Cordey (1923), Perazzi (1927)], bei Schwangeren und Nichtschwangeren eine Soorkolpitis und, scheinbar unabhängig von ihr, eine Vulvitis mit starkem Pruritus. Selbst Bläschen, Pusteln und oberflächliche Ulcerationen, eitriger Fluor vaginalis, intertriginöses Ekzem der Innenseiten der Oberschenkel (Perazzi) und nach Cordey auch Leistendrüsenschwellungen können zustandekommen. Der an sich harmlose Saprophyt kann also unter gewissen Bedingungen, deren eine die Glykosurie bildet, einen günstigen Nährboden bekommen. In solchen Fällen wird man sich bemühen müssen, auf der nur geröteten, aber nicht weiß verfärbten Vulvahaut das Oidium albicans in seinen Mycelien und Sporen nachzuweisen.

Hautsoor bei Erwachsenen, an den Labien, dem Mons pubis, der Rima ani und deren nächster Umgebung auftretend und oft als Vulvovaginitis oidiomycotica bezeichnet, haben Giulini (1891), Isidor Fischer (1897), Littauer (1905), Golliner (1916), B. Bloch, A. Alexander, Muys, Benedek (1925) u. a. beschrieben. Abb. 132 zeigt eine eigene Beobachtung, in der die Soorpilzerkrankung den größten Teil der Labia majora, die beiden Nymphen, die Klitoris und den Damm befallen hatte. Alle diese Gebiete waren mit einem reinweißen, massiven, zäh haftenden Belag versehen, der durch festes Reiben mit Stieltupfern oder der Pinzette mehr abgeschält als abgelöst werden konnte. Die Affektion hatte starkes Brennen und Jucken verursacht und das Gehen erschwert. Durch täglich mehrmaliges energisches Abwischen mit 10%igem Boraxglycerin wurde schnell Heilung erzielt. — In vielen Fällen trat die Soormykose weniger in zusammenhängenden Pilzrasen, als in Form von Knötchen, miliariaähnlichen Bläschen und Krüstchen der Haut auf, daher die dermatologischen Bezeichnungen: Miliaria rubra oidiomycotica (Miescher) und Dermatitis pustulosa oidiomycotica (Staehelin). Nach Callomon sollen durch Soor an den Geschlechtsteilen auch trichophytieähnliche und mit Intertrigo komplizierte Entzündungsherde zustandekommen. In Benedeks Fall wurde der Vulva-

Vaginalsoor auf den Mann übertragen, der eine Balanoposthitis bekam. Sehr genau haben sich neuerdings Castellani und F. E. Taylor (1925) mit der Moniliasis von Vagina und Vulva beschäftigt und zwei Arten: eine mit weißen, membranösen Flecken auf der Mucosa und eine purulente Form mit dickem Eiterbelag beschrieben. Sie haben mehrere Moniliaarten gefunden, die durch die Vergärung der verschiedenen C-Hydrate voneinander unterschieden werden konnten.

Als „Epidermycosis inguinalis", ausgelöst durch den Soorpilz, beschrieb Muys (1917) eine Endemie von Hautsoor, die in einem Saal eines Krankenhauses in Amsterdam ausgebrochen war. In der Scham- und Leistengegend der Erkrankten war die Oberhaut geschwollen, stellenweise exkoriert und mit ausgedehnten, in die Tiefe dringenden, dicken, rahmfarbigen, von roten Höfen umgebenen Belägen versehen.

Soor der Vulva bei Säuglingen und kleinen Mädchen wird von den Lehr- und Handbüchern der Gynäkologie nicht, von denen der Pädiatrie nur andeutungsweise erwähnt. Auf Grund eigener Beobachtungen halte ich die Lokalisation dieser Pilzerkrankung an der Vulva in den ersten Lebenswochen für keine allzu große Seltenheit. Sie dürfte durch das Vorstehen der kleinen Labien beim Neugeborenen begünstigt werden. Meist werden die typischen weißen Soorpilzrasen, andere Male Bläschen und Erosionen vorzugsweise an den kleinen Labien, aber auch an den Labia majora, am Damm und After angetroffen. Sie sind nach Moro durch den soorhaltigen Darminhalt hervorgerufen und auf primären Mundsoor zu beziehen (zit. nach Callomon). Soor der Scheide ist öfters damit verbunden, wird aber bei der schweren Zugänglichkeit derselben im

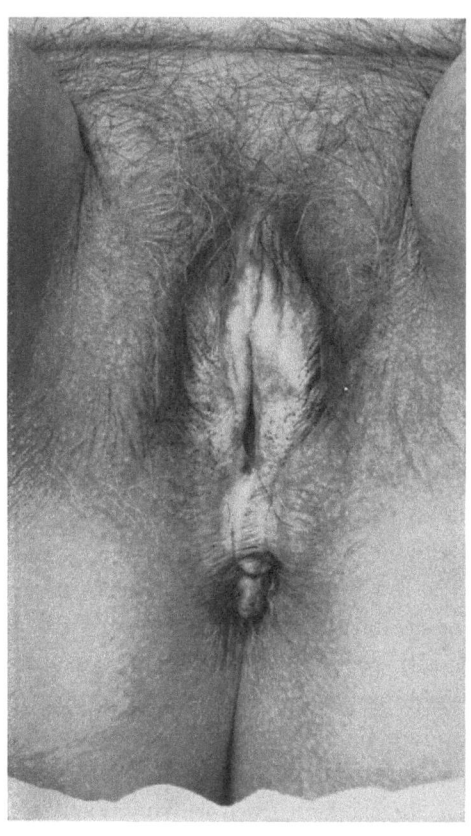

Abb. 132. Soor der Vulva bei einer älteren Frau. Dicker weißer und weicher Belag, der fest der Vulva und dem Damm aufsaß und mit Stieltupfern nur schwer unter leichter Blutung abzustreifen war. Symptome: Starkes Jucken und Brennen, so daß die Kranke fast nicht gehen konnte. Soorpilz wiederholt nachgewiesen. Heilung in wenigen Tagen durch H_2O_2 und 10%iges Boraxglycerin.

frühen Kindesalter meist nicht erkannt und ist gewiß auch schwierig festzustellen. An den erkrankten Hautpartien, auch in den Bläschen, ist der Soorpilz, bald in Reinkultur, bald mit Eitererregern vermischt, nachzuweisen. Ibrahim hat 6 Fälle von Bläschenausschlag an den Genitalien bei Knaben und Mädchen der allerersten Lebenszeit, meist in der 2. und 3. Woche, beschrieben und allemal im Blaseninhalt den Soorpilz und in 2 von den 6 Fällen daneben noch Kokken gefunden. Unter Hinweis auf Ibrahim bringt Finkelstein in seinem „Lehrbuch der Säuglingskrankheiten" nur den einen Satz: „Auch der Soorpilz kann kleine Blasen in der Umgebung der Geschlechtsteile erzeugen."

Durch irgendeine Art des Soorpilzes hervorgerufen scheint auch die als Beck-Ibrahimsche Hautmykose oder Erythema mycoticum infantile-Beck beschriebene Krankheit zu sein. Sie weist nach der Morphologie und Lokalisation Ähnlichkeit mit dem Erythema glutaeale (S. 206) auf, hat aber die Neigung, von Vulva, Damm und Gesäßgegend auf die unteren Extremitäten fortzuschreiten. Zunächst zeigen sich stecknadelkopfgroße rote Flecken, welche sich in der Mitte mit einer kleinen Schuppe bedecken und zu hochroten polyzyklisch oder girlandenähnlich umrandeten Herden zusammenfließen, die an der Peripherie „halskrausenartig" schuppen, während das Zentrum glatt ist. In den Schüppchen wurden die Soorpilzfäden und Sporen gefunden.

Verschieden lauten die Angaben der Gynäkologen und Dermatologen über die Symptome der Oidiomykose der Vulva bei Erwachsenen. Sie ist meist mit starkem Juckreiz und Brennen verbunden. Diese Erscheinungen waren auch in dem in Abb. 132 wiedergegebenen Fall vorhanden. Nach v. Jaschke soll Pruritus gewöhnlich fehlen.

Die Diagnose der Soorerkrankung ist meist schon makroskopisch leicht zu stellen. Denn die weißen punktförmigen Schüppchen oder die flächenförmig ausgebreiteten weißen Pilzrasen haben ein charakteristisches Aussehen. Dem Unerfahrenen kann eine Verwechslung mit Diphtherie oder Leukoplakie vorkommen. Gleichwohl ist grundsätzlich in jedem Fall durch mikroskopische Untersuchungen des Abstrichs der Nachweis der Pilzmycelien zu führen. Zuweilen ist ein dicker, rahmig-eitriger Ausfluß aus Vagina und Vulva vorhanden, der dem wenig Erfahrenen eine Gonorrhöe vortäuschen kann [Castellani und Taylor (1925)].

Die Therapie der Soormykose kann in Abwischen der Pilzrasen von der Vulva und Vagina mittels einer mit steriler Watte umwickelten und in Boraxglycerin eingetauchten Pinzette oder mit verdünnter Wasserstoffsuperoxydlösung bestehen. Durch energische Behandlung aller Schleimhautpartien mit 5%igem H_2O_2 oder mit 10—20%igem, bei Kindern 5—10%igem Boraxglycerin sah ich die Affektion meist sehr schnell ausheilen. Auch die Bepuderung mit Natrium bicarbonicum ist nützlich; sie verschlechtert dem Pilz den Nährboden. Doch ist von Wichtigkeit, was gerade beim Soor der Vagina und Vulva hochschwangerer Frauen nie vergessen werden darf, gleichzeitig die Scheide mit sterilem Speculum einzustellen und bei bestehender Erkrankung energisch zu behandeln. Als Specificum und bestes Mittel gegen den Soorpilz und gegen das durch ihn hervorgerufene Jucken gilt Pyoctaninum caeruleum s. Methylviolett in 1%iger Lösung. Benedek beobachtete auf 2%ige Resorcinsalbe schnelle Heilung. Cordey (1923) u. a. sahen Erfolge von oraler Methylenblauverabreichung. Notwendig ist vor allem auch die Behandlung der Glykosurie durch Diät, Insulin usw.

8. Die **Aktinomykose der Vulva** ist eine außerordentlich seltene Erkrankung; sie wurde bisher nur von Lieblein (1900), Bongartz (1902) und Trapl (1913) beschrieben. Mitra (1924) hat im Anschluß an die Beobachtung einer primären Aktinomykose der Portio vaginalis mit Fortschreiten auf die Ovarien, Parametrien, die rechtsseitige Glutäalgegend und das paraproktale Gewebe 35 Beobachtungen von Aktinomykose der weiblichen Genitalien aus der Literatur zusammengestellt. Es waren erkrankt: 26mal die Ovarien, 15mal die Tuben, 6mal die Parametrien, 5mal der Uterus, keinmal die Vulva. Meist handelte es sich bei der Genitalaktinomykose um einen sekundären Prozeß. In der Regel stellte der Darm die primäre Infektionsquelle dar. Der Erreger ist bekanntlich der Strahlen-

oder Aktinomycespilz. Nach der Beschreibung von Kolle-Hetsch und den Dermatologen finden sich zunächst lupus- oder acneartige, cutan-subcutan gelegene, in der Tiefe adhärente und an der Oberfläche leicht gerötete derbe Knötchen, Infiltrate oder Geschwülstchen, die anfangs wenig schmerzen, sich später aber vergrößern und zur Hautoberfläche vordringen. Unter zunehmender Rötung erweicht und fluktuiert das Zentrum der Knoten; es bildet sich ein Absceß, dessen Eiter durch die Haut durchtritt und die typischen schwefelgelben stecknadelkopfgroßen Aktinomyceskörner mit Drusen der Pilze enthält. Fistelbildungen und Kommunikationen der Abscesse untereinander kommen vor.

Lieblein sah bei einer 35jährigen Landwirtsfrau ein derbes Infiltrat der rechten großen Labie, das sich nach vorne bis zum oberen Symphysenrand, nach hinten bis zur hinteren Commissur und seitlich bis zur Genitocruralfalte fortsetzte, die Analgegend aber frei ließ. Durch die verdünnte Haut schimmerte gelblicher Eiter hindurch. Eine durch eine Perforationsöffnung eingeführte Sonde gelangte in Fistelgänge, jedoch weder auf Beckenknochen, noch ins Rectum. Im Eiter der Fistelgänge konnten typische Aktinomycesrasen in großer Zahl nachgewiesen werden. Der Infektionsmodus ließ sich nicht sicher feststellen. Die Frau war 7 Wochen vor der Erkrankung in einen Bach gefallen und wollte danach eine haselnußgroße, harte, anfangs nur wenig schmerzhafte Geschwulst der Schamlippe bemerkt haben. Lieblein nahm eine primäre Hautaktinomykose an, da eine genaue Untersuchung keinen anderen Krankheitsherd im Körper auffinden konnte. Er bemerkte: „Alle übrigen Fragen jedoch, die man in solchen Fällen zu stellen pflegt: ob Patientin auf Stroh oder schadhaften Strohsäcken geschlafen habe, ob sie sich mit Stroh oder Getreide an ihren Geschlechtsteilen verletzt habe u. dgl., wurden von der Kranken immer in verneinendem Sinne beantwortet, so daß dieser Fall zur kryptogenetischen Form der primären Hautaktinomykose gerechnet werden muß." — Bongartz beobachtete bei einer Bäuerin eine seit 3 Monaten bestehende, beträchtliche, bretthartes Anschwellung der großen Labie mit Eiterdurchbruch und Fistelbildung. Dank Spaltung und Auskratzung der vielfach verzweigten Absceßhöhle wurde Rezidivfreiheit nach $^3/_4$ Jahren erreicht. Der Strahlenpilz konnte durch das Mikroskop überreichlich nachgewiesen werden. Als Entstehungsweise der Krankheit wurde Eindringen einer Getreidegranne angenommen. — Einen sehr großen Aktinomycestumor hat Trapl beschrieben und abgebildet. Eine 19jährige Bäuerin hatte seit 1 Jahr eine Schwellung des Labium majus dextrum bemerkt, die sich vergrößerte. Im 8. Monat der dann eingetretenen Schwangerschaft war ein mannsfaustgroßes, tumorartiges, stellenweise fluktuierendes Infiltrat vorhanden, das die ganze rechte Schamlippe und den Damm bis zum Sitzbeinhöcker einnahm und von hier längs der rechten und hinteren Wand der Vagina, diese einengend, bis zum Scheidengewölbe hinaufreichte und auch das Rectum ringsum einschloß. Aus mehreren Fisteln entleerte sich Eiter mit weißen Körnchen, die typische Aktinomycesdrusen enthielten. Später sollte der Kaiserschnitt ausgeführt werden.

Auf Grund der wenigen Fälle läßt sich über die Prognose der Vulva-Aktinomykose nicht viel sagen. Im frühen Stadium, wie im Fall Bongartz, erscheint sie, falls möglichst radikal operiert wird, relativ gut, in weit vorgeschrittenen Erkrankungen dagegen (Fall Trapl) ziemlich hoffnungslos zu sein. Es folgt unter zunehmender Kachexie der Tod.

Die Therapie hat allgemein chirurgischen Grundsätzen zu folgen. Jedoch wird auch Röntgenbestrahlung mit Erfolg angewendet (Holfelder, 1922).

9. Myxomykosen. Eine eigenartige, in der menschlichen Pathologie einzig dastehende Granulationsgeschwulst der Vulva hat Risak (1925) aus dem pathologischen Institut der Wiener allgemeinen Poliklinik (Sternberg) beschrieben und durch interessante Abbildungen erläutert. Er glaubte sie nach Einholung des Rates namhafter Botaniker auf einen Pilz aus der Gruppe der Myxomyceten bzw. der Chytridiales zurückführen zu dürfen, die auf faulenden, vegetabilischen Stoffen und im Wasser wachsen und ihre Eintrittspforte am äußeren Genitale genommen haben mußten. Es bestand anfangs ein nußgroßer, derber Tumor der linken großen Schamlippe, der langsam ohne bekannte Ursache entstanden und im Laufe von 7 Monaten während einer Schwangerschaft mannsfaustgroß geworden war. Im fieberlosen Wochenbett war er noch weiter, bis auf eine Größe von

10×4×5 cm, angewachsen. Er war dunkelbraun pigmentiert, mit warzigen Erhebungen versehen, vielfach exulceriert und durch schwieliges Gewebe im Corium und unter der Haut fixiert. Bei der Entbindung hatte er ein ziemliches Hindernis gebildet; es wurde durch Zange ein lebendes Kind entwickelt. Histologisch zeigte der 6 Wochen p. p. exstirpierte, vornehmlich im Unterhautzellgewebe gelegene und aus mehrfachen Abscessen bestehende Tumor in stark verdicktem Bindegewebe umschriebene, von Plasmazellenherden umgebene Anhäufungen polynukleärer Leukocyten, durch deren zentralen Zerfall Hohlräume zustandegekommen waren. Die kleinen Abscesse, die auch die Haut nach außen durchbrochen hatten, bestanden aus Leukocyten, Pilzdrusen und sporangienartigen Kugeln mit körnigem Inhalt.

10. Die durch Sproß- oder Hefepilze (Blastomyceten) entstehenden **Blastomykosen** können in seltenen Fällen auch an der Vulva vorkommen. Dem Studium der Hefepilze an und in den Genitalorganen und ihrer Pathogenität dienten Untersuchungen von Sänger-Colpe, Busse, Varaldo, Leopold, Döderlein, v. Herff, Littauer, van de Velde u. a. Es wurden Hefezellen vorzugsweise in der Vagina, im Cervixsekret und in ulcerierten Carcinomen nachgewiesen. van de Velde hat über Hefebefunde bei Vulvitis von zwei- und vierjährigen Kindern, Littauer über analoge bei Frauen berichtet. Nach Littauer kann Pruritus vulvae lediglich durch Hefepilze hervorgerufen werden, ohne daß sich an der Schleimhaut irgendwelche Beläge zeigen; er empfiehlt zur besten Darstellung der Pilze längere Einwirkung der Unna-Pappenheimschen Gonokokkenfärbung. Auch das Vorkommen des Leptothrix (Hausmann) hat Littauer auf der Vulva bei Pruritus festgestellt. In allen diesen Fällen dürfte es sich aber wohl um unwesentliche Nebenbefunde handeln, deren pathogene Bedeutung für einen Pruritus und eine Entzündung der Vulva und Vagina recht fraglich ist. Man darf wohl auch nicht vergessen, daß solche Pilze aus einem Laboratorium, in dem sie einmal gezüchtet wurden, kaum mehr herauszubringen sind, und daß aus der Pathogenität gewisser Blastomyceten für Tiere noch lange nicht auf eine solche für den Menschen geschlossen werden kann.

Manche Blastomykosen treten in Form gummöser und ulcerativer Knotenbildungen auf und nehmen einen schweren, oft tödlichen Verlauf. Über diese Krankheiten müssen die Lehrbücher der Dermatologie eingesehen werden (so Wolff und Mulzer, Max Joseph, Darier und vor allem die amerikanische Literatur). Als Blastomycosis glutaealis fistulosa hat Kartulis eine in Ägypten weitverbreitete Art dieser Krankheiten beschrieben. Bei ihr entwickeln sich im Corium circumscripte kleinzellige Infiltrate mit Wucherungen von Capillaren und Bindegewebe in der Umgebung, die als kleine Knoten die Haut überragen. Nach Erweichung derselben entstehen Fistelbildungen. Mikroskopische Abbildungen der Pilze haben Kolle und Hetsch gegeben.

VIII. Ekzem der Vulva in seinen verschiedenen Formen.

Das Eczema vulvae s. genitalium gehört zu den häufigen Erkrankungen. Eine Abbildung in der Literatur habe ich nur im Lehrbuch der Gynäkologie von Stoeckel und Reifferscheid gefunden. Einen Fall eigener Beobachtung gebe ich in Abb. 133 wieder. Das Ekzem des äußeren Genitale ist eine flächenhafte, unter heftigem Jucken auftretende entzündliche Erkrankung der Epidermis und des Papillarkörpers der Cutis, die, wie an allen Körperstellen, auch an der Vulva, aber hier mit Vorliebe, beobachtet wird und auf die benachbarte Schamberg- und Aftergegend übergreifen kann (genitales und perigenitales, anales und perianales Ekzem). Sein Auftreten wird veranlaßt durch starke Blutüberfüllung, gesteigerte Schweiß- und Talgdrüsensekretion, Eiterabfluß aus dem Urogenitalapparat (Vaginitis, Endometritis, Cystitis und Pyelitis purulenta), Unsauberkeit, Reibung seitens ungeeigneter Menstruationsbinden, Flanell- oder Wollbeinkleider, ferner durch Formol- oder Quecksilberpräparate (Lysoform, Sublimat, Oxycyanat, Sublamin), durch Filzläuse (Phthirii) oder durch Medikamente, welche zu deren Beseitigung aufgestrichen wurden (graue Salbe, weiße Präcipitatsalbe). Ein Eczema vulvae kommt ferner bei Fettleibigkeit, Diabetes (Zersetzung zuckerhaltigen Urins), Gicht und Ernährungsstörungen zur Beobachtung. Das Ekzem kann somit als eigenartige Reaktionsweise der Haut auf Schädlichkeiten, die von außen oder auf dem Blutwege an die Oberhaut herantreten, bezeichnet werden (Zieler). Seine Entstehung wird begünstigt durch erworbene oder ererbte Disposition; zur letzteren gehören Syphilis und Tuberkulose in der Ascendenz.

Das Ekzem der Vulva kann in verschiedenen Formen vorkommen: als Eczema acutum und chronicum, als Eczema erythematosum (unscharf begrenzte Rötung und Schwellung der Haut als erste Entwicklungsform des Ekzems), papulosum (kleine knötchenförmige Herde), vesiculosum (Bläschen ohne besondere Neigung zum Zusammenfließen), pustulosum (Eiterinhalt durch gelapptkernige Leukocyten und Bakterien), madidans s. rubrum (nässende Flächen nach Maceration der Oberhaut mit Absonderung serös-fadenziehender Flüssigkeit, nachdem die Bläschen durch Platzen oder Kratzen eröffnet sind), crustosum s. impetiginosum (durch eine Infektion mit Staphylo- und Streptokokken hervorgerufene Bildung gelblichbräunlicher Borken auf geröteter und verdickter Haut nach Eintrocknung der ausgeschwitzten Flüssigkeit), squamosum

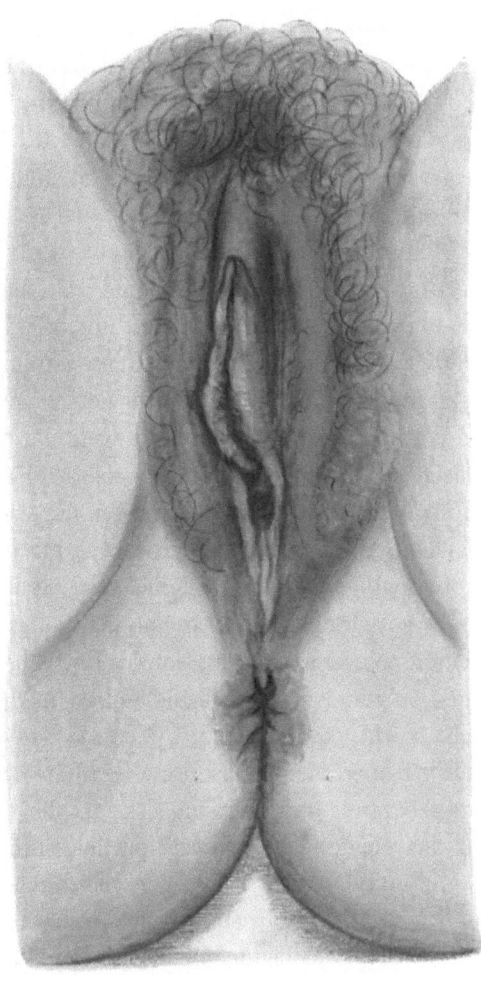

Abb. 133. Eczema chronicum squamosum vulvae. 28jährige Frau, die zweimal geboren hat. Mit 22 Jahren Verheiratung. Kurz danach Blasenkatarrh, der auf die Nieren überging; 7 Wochen lang bettlägerig. Während der zweiten Schwangerschaft schuppender Ausschlag am Kopf. Nach Abheilung desselben entstand an der Vulva ein ähnlicher Ausschlag. Behandlung mit Kleienbädern, Röntgenstrahlen usw. ohne Erfolg. Die ganze linke große Labie, die linke Genitocruralfalte, eine Stelle rechts von der Dammraphe und die Circumanalregion sind von einer intensiv geröteten, trockenen, stellenweise ganz fein lamellär schuppenden Epidermis bedeckt. Wesentliche Besserung und zuletzt fast Heilung, aber mit Neigung zu Rezidiven, durch Behandlung des Fluor albus vaginalis, Applikation von Tumenolsalbe auf die erkrankten Vulvastellen und Diät (Einschränkung von Fleisch, strenges Verbot gesalzener, gewürzter und fetter Speisen, möglichst vegetabilische Kost).

(Bildung kleiner Schuppen auf geröteter, bei chronischen Zuständen gebräunter, verdickter Haut), licheniforme (Verdickung der Haut mit polygonaler Felderung und angeblich mit Beziehung zur Kraurosis vulvae). Ein solches lichenartiges Ekzem dürfte im Fall Reifferscheid (Stoeckel) der Abbildung nach vorgelegen haben. Und wie sonst an der Haut, so ist auch am äußeren Genitale ein Nebeneinander von verschiedenen Formen und Stadien, eine Polymorphie, und, unterhalten durch pyogene Infektionen, eine große Neigung zu chronischem Bestehen, Rückfällen, Nachschüben und Verschlimmerungen bemerkbar. Zu den häufigsten von allen diesen Formen gehört das Eczema madidans und squamosum, welch letzteres aus der bereits erwähnten Abb. 133 ersichtlich ist.

In der Regel beginnt das akute Vulvaekzem auf der Haut der durch ihren Reichtum an Blut und Lymphgefäßen und Saftspalten ausgezeichneten Labia majora, besonders auf den Außenseiten derselben, und am Mons pubis mit Brennen und Jucken, Rötung, ödematöser Anschwellung und Hautspannung, meist in Verbindung mit leichter Temperatursteigerung und anderen Allgemeinerscheinungen. Dann geht es ungefähr der Reihe nach die vorhin erwähnten Veränderungen ein, d. h. es kommt zur Bildung von Knötchen, dann Bläschen, an die sich macerierte, nässende Flächen einerseits, Pusteln und Borken andererseits anschließen. Die Maceration der Haut begünstigt die Entstehung von nässenden Flächen. Kommt es zu einer Zersetzung der Ekzemflüssigkeit, an der pyogene Bakterien, Proteus vulgaris, Schimmelpilze usw. beteiligt sind, so entsteht ein ekelerregender Geruch, wie er vorwiegend beim Eczema madidans wahrgenommen wird. Nach 1—2 Wochen kann Heilung eingetreten sein, sofern Bettruhe eingehalten, Kratzen und Scheuern mit den Kleidern vermieden wurde und andere Insulte, wie eitrige Ausflüsse aus dem inneren Genitale, nicht vorliegen. Das akute Eczema vulvae wird am häufigsten bei Schwangeren und Frühwöchnerinnen beobachtet. Bruhin (1888) berichtete aus der Berner Klinik über eine Erstgebärende mit starkem Ekzem der äußeren Genitalien und unnachgiebiger Haut, auf das ein großer Dammriß zurückgeführt wurde.

Beim Diabetes sieht man meist das Eczema madidans vulvae chronicum, seltener eine der anderen Ekzemformen. Nach früher überstandener Syphilis wird in der Regel ein Eczema crustosum und squamosum angetroffen. Ein chronisches Vulvaekzem kann sich mit einem harten Ödem oder gar einer, durch Verstopfung der Lymphgefäße veranlaßten geringgradigen Elephantiasis verbinden, wie z. B. eine schöne Abbildung im Lehrbuch der Gynäkologie von Stoeckel und Reifferscheid erkennen läßt. Rosenstein beobachtete an der Vulva und den Nates einer 49jährigen Frau ein chronisches Ekzem mit stark geröteter und verdickter Haut, das zurückzuführen war auf jahrelangen kontinuierlichen Abfluß von serösen und blutigen Ausscheidungen, die einem kindskopfgroßen lymphangiektatischen Uterusmyom entstammten. Einen interessanten Fall beobachtete ich bei einem 7jährigen Kind. Es zeigte ein ausgebreitetes Ekzem an der Vulva in Form von Rhagaden und kleinen flachen Wunden, die mit leicht gelblichem, borkenartigem Sekret bedeckt waren. Wenn auch im wesentlichen die Vulva befallen war, so war auch an einzelnen anderen Körperstellen ein typisches Ekzem angedeutet. Das Kind gab an, daß alle seine Schulkameradinnen, ja die Mädchen fast des ganzen Dorfes, aus dem es stammte, am gleichen Ausschlag erkrankt seien. Der damals zugezogene Dermatologe Professor Galewsky-Dresden diagnostizierte „chronisches Ekzem".

Als intertriginöses Ekzem bezeichnet man einen erythematösen oder nässenden

Hautausschlag an den Berührungsflächen zweier Hautbezirke: In den Genitocrural-, Glutäal- und Leistenfalten und in der bei Fettleibigen und Hochschwangeren, zumal bei Hängebauch, zu beobachtenden Schambergfalte. Vor allem leiden an ihm Frauen im Klimakterium, weswegen es in der Literatur zuweilen als „klimakterisches Ekzem" beschrieben wird. Doch pflegen Ekzeme in diesem Lebensalter häufiger die Kopfhaut und die Ohren als das äußere Genitale und seine nähere Umgebung zu befallen. Das intertriginöse Ekzem kommt durch Ansammlung von Schweiß und Talg und deren Zersetzung, durch Berührung mit Excreten und Eiterabsonderungen aus den benachbarten Hohlorganen zustande und wird am häufigsten bei Incontinentia urinae, besonders den Urinfisteln, und beim Uterus-, Vaginal- und Vulvacarcinom gesehen. Diese Ekzemform ist mit Jucken und Kratzen und bei die Eruptionen begleitender Infektion mit Leistendrüsenschwellungen und zuweilen Furunculose oder Erysipel verbunden.

Ein geradezu experimentell erzeugtes Ekzem habe ich bei einem 27 jährigen, im 4. Monat der Schwangerschaft befindlichen Mädchen beobachtet (20. Mai 1926), welches angab, daß Fruchtwasser seit $2^1/_2$ Wochen dauernd abfließe. Die Haut der beiderseitigen Genitocruralfalten hatte einen eigenartigen Glanz. Hier sah man bei genauer Betrachtung, zumal unter Anwendung der Lupe, wie aus vielen kleinen Poren sich reichlich Schweiß entleerte und auf bloße mechanische Berührung, etwa mit dem Speculum, Schweiß in großen Tropfen nach außen trat, ja geradezu nach unten abfloß. Nachdem ich einige Male die Hautpartien mit dem Speculum bestrichen hatte, war das Epithel, das sich offenbar schon vorher, infolge der Benetzung mit einem rein eitrigen, unangenehm faulig riechenden Vaginal- und Uterusfluor, in Maceration befand, teilweise abgehoben und mit feinen Rhagaden versehen. Eine Schweißabsonderung an anderen Körperstellen bestand nicht, sie war also rein auf die Genitocruralfalten lokalisiert.

Als lichenifiziertes Ekzem oder Dermatitis lichenoides chronica haben Vidal und Neisser und nach ihnen viele andere Dermatologen eine sehr langwierige, häufiger bei Frauen als bei Männern auftretende Hauterkrankung bezeichnet, die besonders in der Gegend der Geschlechtsorgane und des Afters, an den inneren Oberschenkelflächen und Leistengegenden beobachtet wird. Es treten keine Bläschen, wie beim Ekzem — wenigstens nicht makroskopisch — auf, sondern es erscheinen einzeln oder in Gruppen und unter oder nach heftigem Jucken glatte, glänzende, rote oder bräunliche Knötchen. Unterstützt durch das Kratzen kommt es zur Ausbildung derber, schwielenartig verdickter, grauer oder graubrauner, rauher Hautpartien, die histologisch in einer Zunahme der Verhornung begründet sind.

Auch die häufigen Kinderekzeme treten mit Vorliebe im Genitocrural-, Anal-, Vulva- und Gesäßgebiet (Intertrigo) auf, vor allem bei Säuglingen mit Verdauungsstörungen und hier wieder besonders bei Schwächlichen oder Frühgeborenen, deren Haut zart und gegen Schädlichkeiten, besonders gegen Urin und Darminhalt, empfindlich ist. Oft genügen schon etwas häufige Entleerungen selbst des normalen ockergelben, wenn auch etwas dünnen Stuhls, wie sie selbst bei Brustkindern beobachtet werden (sog. „spritzende Stühle"), um solche Erytheme und Ekzeme hervorzurufen. Im allgemeinen aber ist das Ekzem keine Säuglings-, sondern eine Kleinkinderkrankung. Eine kleine Endemie von Erythemen und Ekzemen an Vulva, Damm und Gesäß, im Verein mit schweren Allgemeinerscheinungen, habe ich im Jahre 1924 in der Dresdener Frauenklinik gesehen. Wie oben (S. 206) bereits bemerkt, war sie nachweisbar die Folge einer Anilinvergiftung, die auf die Zeichnung neuer Windeln mit allzu reichlichen Anilinfarbenstempeln zurückzuführen war.

Auf das weitere Krankheitsbild des Ekzems kann hier nicht eingegangen werden. Nur so viel sei gesagt, daß chronische Ekzeme der Vulva, vor allem wenn sie mit einer starken, durch sexuelle Störungen hervorgerufenen Blut- und Lymphüberfüllung verbunden sind, durch unerträglichen Juckreiz einen qualvollen Zustand schaffen können, der die Frauen zuweilen geradezu zur Verzweiflung bringt und Suicidgedanken aufkommen läßt.

Auch wegen der genaueren Therapie verweise ich auf die Lehrbücher der Dermatologie und Pädiatrie und auf eine Arbeit von Lutaud (1896): „Therapie des Ekzems der Vulva", in welcher freilich die modernen Behandlungsarten noch nicht zu finden sind. Die Dermatologen wenden Ichthyol- oder andere Salben, künstliche Höhensonne, Föhn- oder Lichtbehandlung und Röntgenbestrahlung an. Diese letztere beseitigt das Jucken, wie ich bestätigen kann, oft sehr schnell, meist jedoch nur für einige Tage. Mir hat sich die Hebrasalbe (Ungt. diachylon Hebrae), die zur Hälfte mit Olivenöl vermischt wird, oder eine Tumenol-Anästhesinsalbe gut bewährt. Die eine wie die andere, die sterilisiert von der Apotheke bezogen werden muß, wird täglich zweimal auf das Vulvagebiet mit einem Metallspatel aufgestrichen. Bei chronischen derben Ekzemen, denjenigen, welche die Dermatologen als „lichenifiziert" bezeichnen, ist neuerdings anempfohlen worden, die verdickte Haut mit Pepsinumschlägen anzudauen. Bei mehrtägiger Ruhelage mit gespreizten Beinen und Vorlage von steriler Gaze, die durch ein dreieckiges, über die Beckengegend anzulegendes Tuch fixiert wird, kommt das Ekzem oft schnell zur Abheilung. Nach jeder, übrigens möglichst sparsam anzuwendenden Waschung mit milder Seife („Babyseife"), sowie nach jeder Urin- und Kotbeschmutzung ist ein neuer Salbenverband anzulegen. Auch die Behandlung von eventuellen Wurmkrankheiten, die psycho-sexuelle Belehrung und Beratung über die Art des physiologischen Ablaufs des Kohabitationsaktes, die Verbalsuggestion und Hypnose sind therapeutisch von großer Bedeutung. Wichtig ist endlich die Vermeidung von Alkohol, Kaffee, von gesalzenen, scharfen, gewürzten und fetten Speisen, die Einschränkung von Fleisch und die Bevorzugung von Gemüsen. Aber trotz aller therapeutischen Maßnahmen gibt es Ekzeme chronischer Art, die keiner Beeinflussung zugängig sind, so daß man sich schließlich auf indifferente Salbenbehandlung beschränken oder zu einem energisch wirksamen Mittel greifen muß, wie es in längerer Röntgenbestrahlung gegeben sein soll.

IX. Infektiöse Dermatosen der Vulva.
1. Die verschiedenen Pemphiguskrankheiten der Vulva.

Vornehmlich an der Haut, aber auch an der Schleimhaut des äußeren Genitale wird der Pemiphgus vulgaris chronicus, der Pemphigus foliaceus und ganz besonders der Pemphigus vegetans-Neumann beschrieben.

a) Beim Pemphigus vulgaris vulvae, von dem Callomon eine Moulage photographisch wiedergegeben hat (Abb. 134), finden sich anfangs vereinzelte, linsen- bis pflaumengroße, wasserklare oder gelbliche, prallgespannte Blasen auf normaler oder geröteter Haut. Während ein Teil der Blasen berstet und Krustenbildungen, schmerzhafte, nässende und schuppende Excoriationen oder eitrig belegte, übelriechende, papillomatös wuchernde Ulcerationen zurückläßt, entwickeln sich neue Blasen in der Nachbarschaft. Das anfangs harmlos scheinende Krankheitsbild verschlimmert sich nach längerem Bestand plötzlich, die Zahl und Größe der Blasen und der Juckreiz nehmen zu, und in der Regel erfolgt der Tod an Entkräftung oder Sepsis.

b) Der Pemphigus foliaceus ist durch flächenhafte Ausbreitung, „blätterteigartige" Desquamationen und besondere Malignität ausgezeichnet.

c) Die eigenartigste, weitaus bösartigste Form ist der Pemphigus vegetans vulvae. Er wurde früher als syphilitische Erkrankung aufgefaßt und noch von M. Kaposi in seinem bekannten Werk: „Die Syphilis der Haut" als „Syphilis cutanea papillomaformis (vegetans)" beschrieben und abgebildet, bis I. Neumann, der nicht weniger als 9 Fälle, darunter 6 bei Frauen mitgeteilt hat, in ihm eine besondere Form des Pemphigus erkannte. I. Neumann (1890), Wolff und Mulzer (1917), Jacobi und Zieler (1924), Riehl und v. Zumbusch (1925) haben je ein schönes Farbenbild veröffentlicht, von denen ich zwei in Abb. 135 und 136 in Schwarzweißdruck wiedergebe. Die genannten Autoren bemerken, gleich Joseph und Callomon, daß gerade diese Pemphigusform mit Vorliebe und meist zuerst die Genitalgegend und ihre Nachbarschaft, den Unterbauch, die Leisten, die angrenzenden Teile der Oberschenkel, die Afterkerbe und Mastdarmschleimhaut befalle, aber auch die Achselhöhlen und Submammärfalten, die Schleimhaut der Lippen, Mund- und Rachenhöhle ergreife. Nach I. Neumann bleibt auch die Vagina und die Vaginalportion des Uterus nicht immer intakt. Es entstehen nach der Schilderung von Neumann, Jacobi-Zieler u. a. etwa linsengroße, bald schlaffe, bald prallgespannte, serös-eitrige, peripher fortschreitende Blasen, welche in der Mitte einsinken und zu Krusten

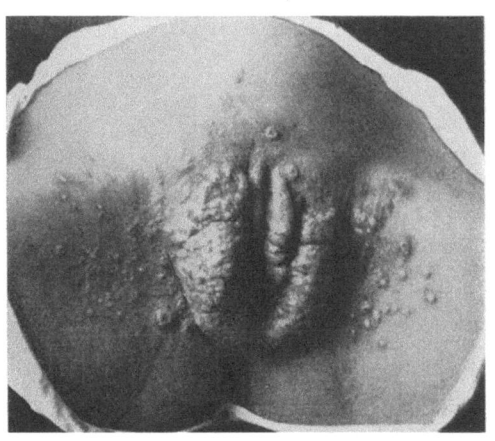

Abb. 134. Pemphigus vulgaris vulvae. (Nach Callomon, Die nichtvenerischen Genitalerkrankungen. Leipzig 1924. Moulage der Breslauer Universitäts-Klinik für Frauenkrankheiten.) Blasen, teilweise geborsten und verkrustet, auf geröteter, derb geschwollener Haut und Schleimhaut aufsitzend.

eintrocknen. Auf dem Grunde der Blasen erheben sich nach einigen Tagen weiche, meist feuchte, drusige, pilz- oder knopfförmige, „vegetierende", epidermislose Knoten, die flächenartig zusammenfließen und dadurch große Gebiete einnehmen. Sie haben braunrote Farbe, werden auf der Oberfläche nekrotisch und sind mit schmierigem Belag versehen, der als ranzig (Kaposi), ammoniakalisch (I. Neumann) seinem Geruch, als „diphtherisch" (Werther) seinem Aussehen nach bezeichnet worden ist. Die Art der Neubildungen und die starken Zerklüftungen erinnern an flache Papillome, Condylomata lata. Infolge des mit den ausgedehnten Wucherungen verbundenen enormen Eiweißverlustes stellt sich Schwäche, Zittern der Muskulatur, hochgradige Kachexie und meist in wenigen Wochen der Tod ein. Die Prognose ist somit eine absolut ungünstige. Nur eine Kranke der Klinik Hebra, deren Efflorescenzen Kaposi beschrieben und abgebildet hat, blieb 10 Jahre, vom Beginn der Erkrankung bis zum Tode gerechnet, am Leben. Der traurige Ausgang ist durch keine Therapie zu beeinflussen und aufzuhalten. In Werthers Fall war der Prozeß monatelang auf die Vulva lokalisiert und griff erst kurz vor dem Exitus auf die weitere Umgebung über. Zuletzt können ausgedehnte Gebiete der Haut des ganzen Körpers von den Vegetationen besetzt sein.

Bei allen Pemphigusformen, insbesondere aber beim Pemphigus vegetans, kann

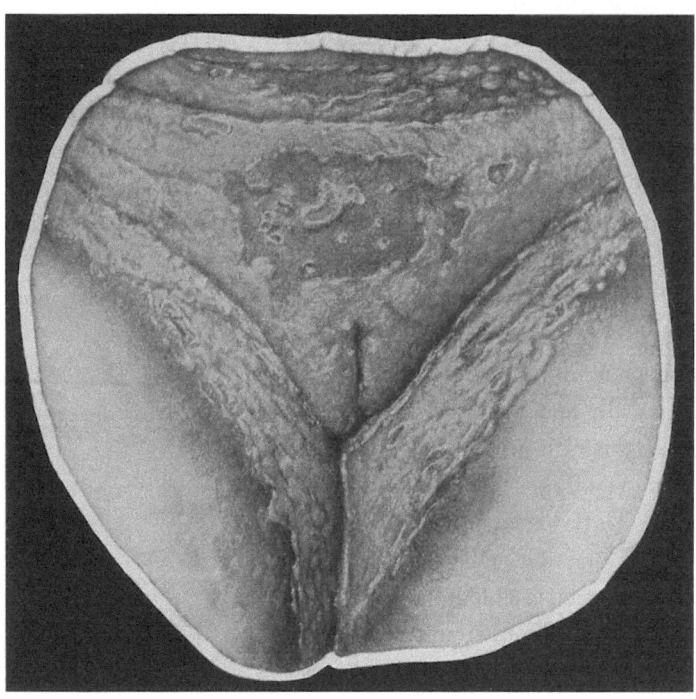

Abb. 135. Pemphigus vegetans vulvae. (Nach Jacobi und Zieler, Lehrbuch und Atlas der Haut- und Geschlechtskrankheiten, 1924.) Man sieht auf einem großen, die Vulva und ihre weitere Nachbarschaft einnehmenden Gebiet Blasen, die großenteils zu Krusten eingetrocknet oder zu drusigen, ,,vegetierenden" Wucherungen umgebildet sind. (Das Originalfarbenbild zeigt die nicht erkrankten Hautstellen braun, die erkrankten hellrotbraun und den Grund der geplatzten Blasen intensiv rot gefärbt.)

außer der Haut auch die Schleimhaut des äußeren Genitale, einschließlich der des Introitus vaginae und der Urethra, beteiligt sein, was namentlich als Anfangssymptom prognostisch ungünstig von den Dermatologen bewertet wird (Angabe nach Callomon). Auf der Mucosa erscheinen aber weniger die deutlich ausgebildeten Blasen, als vielmehr flache Bläschen, die sich durch Platzen frühzeitig in schmerzhafte Erosionen mit gelbbraunen, schmierigen Membranen umwandeln. Bei chronisch verlaufenden Pemphigusformen können narbige Verlötungen der Schamlippen zustandekommen. Die verschiedenen Pemphigusarten sind endlich mit starkem Jucken, Brennen und Entzündungserscheinungen verbunden.

Differentialdiagnostisch können bei den einzelnen Pemphigusformen, solange nicht Allgemeinerscheinungen das Krankheitsbild klarstellen, nässende Ekzeme, besonders das Eczema marginatum und die syphilitischen Papulae madidantes (Condylomata lata) (S. 314) in Frage kommen. Auf die Unterscheidungsmerkmale im einzelnen kann ich hier nicht eingehen. Verwiesen sei bezüglich des Pemphigus vegetans auf die Beschreibung von I. Neumann in seinem Atlas der

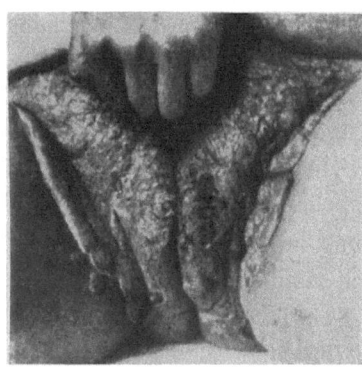

Abb. 136. Pemphigus vegetans. (Nach Wolff-Mulzer, Lehrbuch der Haut- und Geschlechtskrankheiten.) Die warzigen Papeln, die syphilitischen Papulae madidantes luxuriantes ähnlich sehen, sind hier stärker ausgeprägt als im Fall der vorigen Abbildung.

Hautkrankheiten. Nur mag bemerkt werden, daß Condylomata lata, wie bekannt, keinen Juckreiz hervorrufen und nicht zu einem rapid fortschreitenden Kräfteverfall führen, daß die Wucherungen beim Pemphigus vegetans stets von einem Wall blasiger Abhebungen der Epidermis, bei den konfluierenden breiten Kondylomen dagegen von einem scharfen, infiltrierten Rand begrenzt werden und daß mit diesen letzteren noch andere Symptome der Syphilis, positive WaR usw. verbunden sind.

d) Die **Epidermolysis bullosa hereditaria s. der Pemphigus congenitalis**, eine meist familiäre und manchmal bei Blutsverwandtschaft der Eltern auftretende Erkrankung, wird zuweilen am Genitale beobachtet. Dabei reagiert die Haut auf Druck, Quetschung, Reibung der Kleidung oder die geringsten Traumen mit der Bildung von leicht platzenden Blasen, worauf nässende Excoriationen entstehen, die durch Narbenbildungen heilen. Die Erkrankung tritt in zwei Formen auf: in der **einfachen traumatischen**, bei der die Blasen restlos heilen, und in der **schweren dystrophischen Form**, bei der ein Ausgang in ausgedehnte Narbenbildung die Regel ist (Jacobi und Zieler). Callomon beobachtete durch 16 Jahre hindurch einen 1910 auf der Königsberger Naturforscherversammlung demonstrierten Fall von dystrophischer Epidermolysis bullosa hereditaria bei einer 30jährigen Näherin mit Polydaktylie der Hände und Füße und Lingua lobata. Die Blasenausbrüche beschränkten sich völlig auf die Schleimhautgebiete und führten allmählich zu narbiger Atresie des Introitus vaginae, zu Symblepharon, gingivalen Synechien und Verengerung des Isthmus faucium. Die hirsekorn- bis bohnengroßen Blasen mit wasserhellem oder milchigtrübem, auch leicht blutigem Inhalt platzten sehr rasch und wandelten sich in eitrig und membranös belegte, am Rand oft fetzige Blasenrestchen zeigende, schmerzhafte Erosionen mit gerötetem Hof um, die nach 5—10 Tagen epithelisiert waren, während neue Vesikeln aufschossen. Eine jüngere Schwester zeigte ebenfalls Polydaktylie, Lingua lobata und linksseitigen Klumpfuß. Vater und Mutter waren Geschwisterkinder. Vater und zwei Geschwister an Schwindsucht gestorben. Patientin selbst lungenkrank (Tbc. apicis bilateralis).

e) Endlich gibt es seltene **bullöse Dermatosen** der Genital-, Perineal- und Analregion bei Säuglingen und Kleinkindern, über welche vor allem französische Pädiater und Dermatologen berichtet haben. Bei einer solchen, von Lesage in seinem „Lehrbuch der Krankheiten des Säuglings" (1912) erwähnten „**bullösen Dermatitis**" kommt es schon auf den geringsten Druck hin zur Bildung von Blasen, welche Narben, z. B. auf den Sitzknorren, hinterlassen.

2. Die Pyodermien im Vulvagebiet.

Durch Eiterungen bedingte Hautkrankheiten der Schamberg-Vulva-Region werden durch verschiedene Bakterien hervorgerufen und zerfallen in folgende Gruppen:

a) Die **Impetigo contagiosa s. vulgaris s. simplex** ist durch schub- und gruppenweises Auftreten von scharf umschriebenen, hirsekorn- bis pfenniggroßen, oberflächlich gelegenen, nur die Hornschicht abhebenden, meist schlaffen Blasen charakterisiert. Die Blasen trocknen nach Trübung und Vereiterung ihres Inhaltes zu hellgelben, durchscheinenden Borken ein, die am Rande eine entzündliche Röte und oft noch Blasenreste erkennen lassen. Die Erkrankung geht mit geringem Fieber und weichen Schwellungen der regionären Lymphdrüsen einher und wird durch Streptokokken oder durch Staphylokokken oder durch beide vereint erzeugt, die im Blaseninhalt nachweisbar sind. Daher die Bezeichnungen „Impetigo contagiosa streptogenes und staphylogenes" (Lewandowsky).

b) **Impetigo herpetiformis.** Diese von Hebra (1872) zuerst beschriebene, sehr infektiöse, mit schweren Allgemeinerscheinungen wie Fieber, Schüttelfrösten usw. verlaufende, oft tödliche Erkrankung tritt ebensogut in den Achselhöhlen wie in den Leistengegenden und den Genitocruralfalten, bisweilen am ganzen Körper in gleichmäßiger Ausdehnung auf[1] und ist fast ausschließlich an die letzten Monate der Schwangerschaft und das Wochenbett gebunden. Es entstehen plötzlich rundliche Rötungen und Schwellungen der Haut, auf denen Eiterbläschen aufschießen, die zu flächenhaft sich ausdehnenden oberflächlichen, rein intraepidermidal liegenden Pusteln werden und später mit schmierigen Belägen versehen sind. Auch die Schleimhaut von Vagina und Rectum können beteiligt sein (nach Callomon). Ein schönes Farbenbild der vorwiegend auf die Vulva lokalisierten Erkrankung hat Josef Novak[2], ein ähnliches Rost in seinem Lehrbuch gegeben. Die richtige Deutung dieser seltenen hochinfektiösen Bläscheneruption steht noch aus. Mit dem Herpes gestationis, mit dem sie in der Literatur vielfach zusammengeworfen wird, dürfte sie nichts zu tun haben. Doch sollen Beziehungen zur Dermatitis herpetiformis-Duhring bestehen, einer seltenen und daher praktisch wenig bedeutungsvollen Erkrankung, bei der unter Juckreiz und Schmerzen vornehmlich in den Genital- und Analfurchen Bläschen, große Blasen, Quaddeln, Knötchen und Erytheme kombiniert auftreten. Aus den Bläschen gehen Pusteln hervor. Zuweilen zeigen sich papilläre Wucherungen, die verschiedenen Pemphigusarten ähnlich sind.

c) **Impetigo-Bockhart.** Bei dieser Erkrankung finden sich dichtstehende, hanfkorn- und linsengroße, pralle Eiterpusteln mit gerötetem und infiltriertem Hof, die sich in der behaarten Oberhaut, meist an der Mündung eines Haartrichters und somit von einem Haar durchbohrt, entwickeln. Die Abheilung der Pusteln geschieht unter lange zurückbleibender Rötung ohne Hinterlassung von Narben. Diese Impetigoform entsteht durch den Staphylococcus pyogenes aureus — vielleicht eine besondere Art desselben — wie auch Bockhart durch experimentelle Einreibung aufgeschwemmter Kulturen nachweisen konnte.

d) **Das Ekthyma vulgare vulvae** tritt sowohl bei Erwachsenen wie bei Kindern herdweise auf einer lebhaft geröteten, derb infiltrierten Hautstelle in Form von Pusteln auf, die sich schnell ausbreiten. Sie können zu Krusten eintrocknen, die anfangs noch von einem blasigen, eitergefüllten Saum umgeben sind, und heilen zu oberflächlichen, leicht pigmentierten Narben aus. Das Ekthyma ist von der Kriegszeit her, vornehmlich aus dem Schützengraben, genauer bekannt, wo es die häufigste Form der Pyodermien bildete. Es wird praktisch durch Entkräftung und Unsauberkeit, bakteriologisch durch Streptokokken, seltener Staphylokokken hervorgerufen. Durch die infiltrierte Basis unterscheidet sich das Ekthyma von der Impetigo contagiosa und dem Pemphigus. Doch fassen manche, so Lesage, das Ekthyma als eine Impetigo auf, welche durch Ulceration die Haut zerstört, was teilweise in dem kachektischen Zustand der Kranken begründet ist.

---

[1] Abbildungen von L. Seitz im Handbuch von Halban-Seitz 1926, Bd. 7, Teil 1, S. 803, Abb. 178 und 179.

[2] Handbuch von Halban-Seitz 1926, Bd. 5, Teil 3, S. 620, Taf. 9.

e) Das vulgäre Ekthyma kann in das **Ekthyma gangraenosum** übergehen, das auch als **Gangraena multiplex cachectica** bezeichnet wird [O. Simon (1878)]. Die sich dabei findenden tiefen, scharfrandigen, teilweise unter Pusteln der Haut verborgenen Geschwüre sind in der Umgebung der Geschlechtsorgane und des Anus von Hitschmann und Kreibich (1897), Brandweiner (1908), Fraenkel (1912) beschrieben worden; doch breiten sie sich vor allem im Bereich des Bauches und der Gesäßgegend aus [Scherwell (1895), Welander (1910), Groen (1911), Tokahashi (1914)]. Zuweilen hat man sie im Anschluß an Masern beobachtet. Genaueres über die Erkrankung siehe im Lehrbuch und Atlas von Jacobi und Zieler und bei Tokahashi (1914). Callomon gibt an, daß das Ekthyma am Genitale an ein ulceröses Syphilid erinnern könne, sich aber von diesem durch unregelmäßigere Form und Tiefe, lebhaftere Entzündung und akute Entstehung auszeichne, während das Syphilid eine mehr kreisrunde Begrenzung, Randverhärtung und mehr geschichtete Krustenbildung zeige.

f) **Furunculosis vulvae.** Am meisten zur Furunkelbildung neigt die Haut der großen Schamlippen bei fetten, klimakterischen, glykosurischen, gonorrhoischen Frauen, die mit Hyperhidrosis und einem durch vieljährige sexuelle Störungen stark hyperämisierten Vulvagebiet ausgestattet sind. Auch Kachektische, z. B. Personen mit weit fortgeschrittenem Uteruscarcinom, neigen zur Vulvafurunculose. Über 7 Fälle von rezidivierender „prämenstrueller Furunculose auf gonorrhoischer Grundlage" hat Prochownik (1910) berichtet. Darauf stützt sich wohl die Angabe von Rob. Schröder, daß im prämenstruellen Stadium die Vulvafurunculose hervortreten oder exazerbieren soll. Weitere Belege dafür habe ich weder in der Literatur, noch bei eigenem Beobachtungsmaterial gefunden. Roncaglia (1902) will in Furunkeln der beiden großen Labien und des Mons pubis einer tripperkranken Frau Gonokokken nachgewiesen haben, die bei einem virulenten Tripper vorzugsweise im Urethralinhalt gefunden wurden. Gerade beim Pruritus vulvae und bei der Masturbation, wenn mit unsauberen Fingern mechanische Reibungen stattfinden, werden pyogene Bakterien: die verschiedenen Staphylokokken-, Streptokokken- und Koliarten entweder in Epidermisläsionen (Rhagaden) oder in die Haartrichter (Follikelmündungen) oder in die an den Labien so zahlreichen freien Talgdrüsen eingeimpft. Dementsprechend ist der Furunkel in vielen Fällen als ein Zellgewebsfurunkel, in anderen als eine große Acnepustel, als eine Follikulitis aufzufassen. Im letzteren Fall findet man im Beginn der Erkrankung oder bei der Incision gelbe, ziemlich tiefgehende Eiterpunkte, die von einem Haar durchzogen sind: Perifollikulitis. Auch auf dem Boden einer Acne vulgaris oder eines Scabiesmilbenganges oder eines Ekzems der Vulva kann sich ein Furunkel entwickeln. Zunächst zeigt sich beim beginnenden Furunkel eine ödematöse Schwellung der unmittelbaren Nachbarschaft, dann des ganzen erkrankten Labium majus. Auch die anderen Kardinalzeichen der akuten Entzündung: Rötung und lebhafter Schmerz fehlen nicht. Empfindlichkeit und Intumescenz der Leistendrüsen und zuweilen eine durch rote Stränge charakterisierte Lymphangitis (Erysipel) schließen sich an. Begünstigt doch das reichliche lockere Zellgewebe der großen Labien das Vordringen der Eitererreger in die Fläche und Tiefe und vornehmlich auf den abführenden Lymphwegen. Die Furunculose der Vulva ist in jedem Lebensalter mehr noch wie an anderen Körperstellen durch große Hartnäckigkeit und die Neigung zu häufigen Reinfektionen der Nachbarschaft ausgezeichnet. Ein von Pomorski (1904) als „Pustula maligna einer großen Schamlefze" beschriebener Fall ist offenbar der Furunculosis vulvae zugehörig. In seltenen Fällen schreiten die Bakterien auf der Blutbahn fort und führen zu Thrombophlebitis und, wie in einem Fall von van Lint (1902), zu Endokarditis und Sepsis. Deren Entstehung wird durch den beträchtlichen Reichtum des Vulvagebietes an Blut- und Lymphgefäßen, der gerade bei Frauen der oben erwähnten Kategorie vorhanden ist, erleichtert. Auch an der Vulva und den Nates von Säuglingen wird eine Furunculose nicht selten beobachtet, wie ich selbst bei einer Endemie von Pemphigus und Dermatitis exfoliativa gesehen habe.

Therapie. Beim Auftreten eines Furunkels an der Vulva ist sofort Ruhelage, peinlichste Sauberkeit und Trockenbehandlung durch Dermatol-, Vioform-, Xeroformbepuderung notwendig. Man beobachtet dann manchmal einen Rückgang des Entzündungsprozesses. Beim Auftreten mehrerer Furunkel ist das ganze behaarte Gebiet der Vulva mit Einschluß des Mons pubis und der Analgegend zu rasieren, wozu bei der großen Schmerzhaftigkeit der Furunkel dieser Gegend bei sehr empfindlichen Frauen ein Chloräthylrausch erforderlich sein kann. Einer Enthaarungspaste ist daher der Vorzug zu geben. Vor den oft empfohlenen Sitzbädern warne ich, selbst wenn sie antiseptische Zusätze enthalten, wegen der Gefahr der Verschleppung der Bakterien auf die übrigen noch gesunden Hautgebiete, welche durch die Maceration der Haut durch das Badewasser begünstigt wird. Waschungen mit dünner Sublimat-, Oxycyanat- oder Sublaminlösung werden empfohlen, ohne daß man sich viel von ihnen versprechen darf. Feuchtwarme Verbände mit 2—3 %iger essigsaurer Tonerde, wobei die Wärme durch Auflegen eines Leinsamenkataplasma oder eines Thermophors oder eines kleinen elektrischen Heizkissens auf den die Vulva bedeckenden Gaze-Billrothbattistverband appliziert wird, werden mit Erfolg zur Einschmelzung und Abkapselung der Furunkel verwendet. Entleert sich der Eiter nicht spontan, so sind genügend tiefe Incisionen, am besten tiefe Kreuzschnitte, erforderlich. Dabei, sowie bei der ganzen Furunkelbehandlung, ist jedes, auch das leiseste Drücken mit dem Finger unbedingt zu vermeiden, weil sonst der Eiter erst recht in das Nachbargewebe oder gar in die Lymph- und Blutgefäße eingepreßt wird. Mit den Incisionen pflegt man oft zu zögern und zu sparsam zu sein, während man doch die Heilungsdauer beträchtlich durch sie abkürzen und einem Fortschreiten des Entzündungsprozesses am ehesten Einhalt gebieten kann. Bei Senkungsabscessen nach dem Damm, der medialen Glutäalgegend oder der Fossa ischio-rectalis, bei Aufstiegsabscessen zu den Inguinalgegenden, dem Mons pubis und dem Cavum praeperitoneale Retzii ist auch dort einzuschneiden. Sofort nach jeder Incision ist die umgebende, mit dem Eiter in Berührung gekommene Haut mit steriler Vaseline einzusalben. Je peinlicher die Asepsis und Antisepsis bei der ganzen Behandlung gewahrt wird, um so schneller kommt das sehr schmerzhafte und nie ganz unbedenkliche Leiden zur endgültigen Ausheilung. Auch die gleichzeitige Bekämpfung der disponierenden Allgemeinveränderungen, des Diabetes und der Kachexie, sowie der eitrigen Ausflüsse aus Harnröhre oder Vagina, darf nicht versäumt werden. Die per os oder durch Injektion zu verabreichenden Präparate: Hefe, Opsonine, Yatren, Casein, Omnadin oder andere zur Protoplasmaaktivierung dienende Mittel werden vielfach und bisweilen auch mit Erfolg angewendet. Auch Injektionen mit Autovaccine, die aus den in den Furunkeln vorhandenen Keimen hergestellt wird, halte ich für nützlich. Doch scheint gerade bei den Eiterungen an der Vulva- und Analregion die Herstellung der Autovaccine aus den wirklichen Erregern durch die schnelle Überwucherung der Kulturen mit Kolibacillen auf Schwierigkeiten zu stoßen.

Eigenblutumspritzungen sind neuerdings empfohlen und vielfach mit gutem Erfolg angewendet worden. Trifft man einen Furunkel an der Vulva einer Gebärenden an, und läßt er sich nicht genügend abdecken, so kann es vorteilhaft sein, den Infektionsherd bei der Entbindung zu umgehen und den Kaiserschnitt auszuführen, wie es G. Kubig (1926) und ich selbst in einem Falle mit gutem Erfolg getan haben.

3. Abscesse.

Des ungewöhnlichen Sitzes halber erwähne ich noch den sehr seltenen isolierten Absceß der Klitoris. Fred Taussig (1923) hat einen solchen bei einer 46jährigen Patientin beschrieben, der nicht mit Furunculose oder Gonorrhöe in Zusammenhang gestanden haben soll. Er war 8 Jahre zuvor inzidiert worden und hatte sich dicht neben der früheren Narbe entwickelt. Er soll den Anlaß zu einer chronischen langjährigen, mit zeitweiligen Temperaturerhöhungen verbundenen Arthritis gegeben haben. Einen nußgroßen Absceß in der großen Schamlippe bei einer Analfistel und einem Rectalpolypen hat Bertaux (1922) beschrieben. Im Absceß fand sich ein Traubenkern, der als Ursache des Eiterherdes angesprochen wurde. Er könnte vielleicht durch eine Recto-Vestibularfistel in die Labie eingetreten sein.

4. Erysipel der Vulva.

Erysipel s. Wundrose ist an der Vulva Erwachsener heutzutage eine ziemlich seltene Erkrankung. Es wird nach Infektion puerperaler Wunden, nach Scarificationen ödematöser Labien (C. Gebhardt), nach Verjauchung von Vulvacarcinomen (Labhardt), nach irgendeiner kleinen, etwa mit dem Fingernagel zustandegekommenen Verletzung beobachtet. Ich sah ausgedehnte Vulvaerysipele wiederholt beim Puerperalfieber teils mit, teils ohne allgemeine Sepsis und einmal im Gefolge eines durch eine Vesico-Vaginalfistel entstandenen intertriginösen Ekzems.

Siegmund (1927) beschrieb ein Erysipel bei einer Gebärenden, das 2 Tage a. p. entstanden war und auf das Scheuern eines zu engen Beinkleides zurückgeführt wurde. Die äußeren Geschlechtsteile zeigten in symmetrischer Ausdehnung eine ödematöse Schwellung und blaßscharlachfarbene Rötung, die sich von der gesunden Haut scharf und geradlinig abgrenzte, sowie ein gespanntes, matt glänzendes Aussehen. Es war Spannungsgefühl im Bereich der Vulva und des Dammes sowie Druckschmerzhaftigkeit der geschwollenen Leistendrüsen vorhanden. Während der anschließenden Geburt nahmen Ödem und Rötung zu und erstreckten sich bald danach auf Hüften und Bauchwand. Trotz des Erysipels wurde aus fetaler Indikation die Entbindung durch Zange ausgeführt. Am Tag p. p. stellte sich ein septischer Pemphigus mit blauvioletten Verfärbungen und Blutungen der Haut in den erkrankten Gebieten ein. Tod an Sepsis. Die histologische Untersuchung ergab Streptokokkeninfiltration der Subcutis und Cutis und Nekrose der ersteren, also Übergang des Erysipels in eine Phlegmone.

Bei Säuglingen der ersten Lebenszeit kommt ein Vulva-Erysipel infolge einer Streptokokkeninfektion der Nabelwunde vor. In früheren Zeiten ist ein solches, was verständlich ist, häufiger gesehen worden als heute, wo der Nabelbehandlung viel größere Sorgfalt zugewendet wird. So bezeichnete Hildebrandt in Billroths Handbuch (1877—1880) das Erysipelas vulvae bei Kindern als eine häufige Erkrankung, die vornehmlich vom Nabel ausgehe und in der Regel durch septische Peritonitis tödlich ende.

Das Erysipel entsteht durch Eindringen von langgliedrigen Streptokokken in irgendwelche, oft kaum erkennbare Läsionen des Epithels oder in kleinste Einrisse, Rhagaden. Es ist durch einen Entzündungsprozeß, der sich in den Bindegewebsspalträumen und Lymphgefäßen der oberflächlichen Coriumschichten schnell ausbreitet und hier eine zelligexsudative Entzündung von Haut und Subcutangewebe hervorruft, charakterisiert. Dadurch unterscheidet es sich von der tiefgehenden, von Eiterung begleiteten Lymphgefäßentzündung, der Phlegmone, in die das Erysipel aber übergehen kann, wie auch der eben erwähnte Fall von Siegmund lehrt. Unter Fieber und meist Schüttelfrösten bildet sich eine schmerzhafte, spannende Schwellung der Labien durch entzündliches Ödem. Deren Haut ist lebhaft gerötet, glänzend, gespannt und durch eine scharfe Grenze von der Umgebung abgesetzt. Bleibt das Erysipel „fix", so bildet es sich unter Braunfärbung, leichter Schuppung und Rückgang der Temperatursteigerung zurück, während das **Erysipelas migrans** zungenförmige oder strichförmige Ausläufer in die Umgebung schickt. Beim **chronisch-rezidivierenden Erysipel** treten mehrere Nachschübe im Verlaufe von Monaten ein, die darauf zurückzuführen sind, daß die Streptokokken in den Lymphgefäßen eine Zeitlang latent bleiben und sich bei irgendwelchen Irritationen, die das Vulvagebiet erfährt, von neuem ausbreiten. Auch Beobachtungen von einem **rezidivierenden Menstruationserysipel** sind da und dort in der Literatur zu finden.

Der Verlauf des Erysipels der Vulva ist ein verschiedener. Es besteht, wie schon bemerkt, die Neigung zu häufigen Rezidiven, wobei die Allgemeinerscheinungen immer mehr abklingen. Nicht selten sind dauernde Schwellungen, besonders der Labia majora, bis zu den Leistengegenden hin, die Folge. Sie beruhen auf einem chronisch-entzündlichen Ödem mit Bindegewebsvermehrung und sind auf Verschluß eines größeren oder geringeren Teils der abführenden Lymphgefäße mit retrograder Lymphstauung und Lymphangiektasien zurückzuführen (eigene Beobachtung). Veröden die Lymphbahnen vollkommen, wie bei einer längeren, zuweilen fast latent verlaufenden Lymphangitis, so pflegt sich eine **Elephantiasis lymphangiectatica vulvae** anzuschließen. Auch Gangrän der Vulva ist nach Erysipel beobachtet worden: **Erysipelas gangraenosum.** Es muß wohl teils auf die Spannung der Haut, teils auf toxische Schädigung der Gewebe zurückgeführt werden. Erysipelatöse Ulcerationen der Labien hat C. Fischer (1887) beschrieben. Im übrigen ist das Krankheitsbild des Erysipelas vulvae ungefähr ebenso zu beurteilen wie das an anderen Hautstellen.

Therapeutisch kommen neben Bettruhe ein Verband mit essigsaurer Tonerde (1%) oder Alkohol (50%) und der Versuch mit einem polyvalenten Antistreptokokkenserum oder einer Streptokokken-Autovaccine in Anwendung. v. d. Hütten (1925) hat durch Vereisung mit Chloräthyl etwas entfernt von der Grenze eines Erysipels eine künstliche Entzündung gesetzt und feststellen können, daß es an dem Vereisungsstreifen überall da haltmachte, wo eine Erfrierung 2. Grades eingetreten war. Er konnte tierexperimentell eine bis in die Subcutis gehende Entzündungszone an den Vereisungsstellen nachweisen. Von Wichtigkeit ist die sofortige Isolierung der Kranken wegen der Möglichkeit der Übertragung der Streptokokken auf Gesunde. Diese Gefahr ist vor allem bei Ausbruch eines Vulvaerysipels bei einer Schwangeren oder Wöchnerin sehr groß, weil z. B. das Puerperalfieber, der Pemphigus neonatorum und die Omphalitis der Säuglinge nicht nur durch Staphylokokken, sondern durch die gleichen Streptokokken entstehen können, welche das Erysipel hervorgerufen haben.

X. Weitere Hautkrankheiten der Vulva.

1. Acne vulgaris vulvae.

Eine Acne vulgaris, die bei beiden Geschlechtern zur Zeit der Pubertät bekanntlich so häufig im Gesicht angetroffen wird und zur Zeit der Menstruation eine quantitative Zunahme erfahren kann, kommt in seltenen Fällen auch an der Vulva zur Beobachtung, jedoch nur auf den Außenseiten und den Kämmen der großen Labien, während die Innenseiten derselben und die Labia minora frei bleiben. Auch hier bilden das erste Stadium die sog. Mitesser s. Comedonen i. e. Talgpfröpfe, die auf einen chronischen, mit Hyperkeratose verbundenen Reizzustand der Haartrichter und auf einen Verschluß der Follikelmündungen zurückzuführen sind, wie er teils durch Hornlamellen, wie beim Lichen pilaris, teils durch primäre Eindickung des Talgdrüsensekrets zustande kommt. Die Hornmassen bringen den Haartrichter zum Verschluß, wodurch die Entleerung des Talgdrüsensekretes verhindert wird. Durch Eintritt von Eitererregern in einen solchen Comedo bildet sich ein Acneknötchen mit Talg und Eiter als Inhalt, das auf seiner Spitze meist eine kleine Pustel, Acnepustel, trägt. An deren Stelle treten schließlich narbige, meist pigmentierte kleine Einsenkungen. Auch die Acne indurata, d. h. ein mehr in die Fläche und die Tiefe gehender harter blauroter Knoten, wird zuweilen an der Haut der großen Labien angetroffen. Die an den männlichen Geschlechtsteilen beobachteten gewerblichen Erkrankungen der Haut: die Acne bei Teer- und Kohlenarbeitern und bei Personen, die mit der Bereitung von Chlor zu tun haben (Teeracne, Chloracne), scheinen bei Frauen bisher nicht beschrieben worden zu sein. Dagegen kommt auch beim weiblichen Geschlecht, meist ausgehend von der Gesäßgegend, nach längerer interner Verabreichung von Jod oder Brom teils eine Jod- oder Bromacne, teils ein knotiger oder bullöser, zuweilen sogar mit Geschwürsbildungen und flächenhaften Wucherungen verbundener Hautausschlag zur Beobachtung (Toxikodermia vegetans).

Bei den Acneerkrankungen des äußeren Genitale erwähne ich auch eine Dermatose, die Straßmann als „Folliculitis acneiformis necroticans paratuberculosa vulvae" (1901) demonstriert hat. Er fand eigentümliche, schmerzhaft-entzündliche Rötungen, auf welche stark brennende Knötchen folgten, die bei längerem Liegen der Patientin verschwanden, um bald danach — ebenso wie nach der Excision — wieder aufzutreten. Die Knötchen zerfielen zu nekrotischen Pfröpfen, unter denen sich Geschwürchen entwickelten. Die Untersuchung und Überimpfung ergab keine Anhaltspunkte für Tuberkulose, an die gedacht wurde, weil die Trägerin der eigenartigen Hautaffektion von mehreren tuberkulösen Erkrankungen: Lungentuberkulose, Geschwüren am Nabel, Harnblasentuberkulose befallen war. Straßmann bezog nach Beratung mit Dermatologen die Knötchenbildungen auf Tuberkulosetoxine und bezeichnete sie als Toxituberkulide. Später (1904) stellte sich aber heraus, daß es sich um eine Hysterica gehandelt hatte, welche eine Chlorzinklösung in die Vulva eingerieben und in den Mastdarm eingespritzt hatte. Im Anschluß daran waren in letzterem geschwürige Zerstörungen und Eiterbildungen entstanden, welche die Exstirpation des Rectums erforderlich machten.

2. Lupus erythematodes.

Der Lupus erythematodes ist eine infektiöse Erkrankung, bei der es zur Bildung geröteter Flächen kommt, die sich peripher ausdehnen und zentral durch einen atrophischen

Zustand der Haut zur Heilung gelangen. Er führt zur Entstellung der befallenen Hautpartien. Vorzugsweise von englischen und französischen Dermatologen wird die Dermatose in Zusammenhang mit Skrofulose und Tuberkulose gebracht, während andere, z. B. Wolff und Mulzer, sie als eine davon ganz verschiedene infektiöse Krankheit betrachten. Sie tritt bei Frauen häufiger als bei Männern und vor allem bei schwächlichen Personen auf, deren Haut eine geringe Widerstandsfähigkeit zeigt. An der Vulva kommt sowohl der Lupus erythematodes disseminatus, der mit Bläschen und papulösen Veränderungen verbunden ist, die erst nach einiger Zeit die charakteristischen Merkmale des Lupus erythematodes annehmen, als auch der Lupus erythematodes discoides zur Beobachtung. Letzterer erscheint in Form stecknadelkopf- bis erbsengroßer, leicht papulöser, scharf begrenzter Efflorescenzen, die von einem roten Saum umgeben und meist mit Jucken und Brennen verbunden sind; aus ihnen entwickeln sich festhaftende, dünne, schmutzige Schuppen. Auf die Differentialdiagnose dieser Dermatosen kann hier nicht eingegangen werden; sie ist den Lehrbüchern der Dermatologie zu entnehmen.

3. Multiple Plasmome der Vulva.

Als multiple Plasmome s. Plasmacytome der Vulva hat Martinotti (1922) lebhaft rote knötchenförmige Tumoren beschrieben, die besonders an der vorderen Commissur saßen, bis zu Haselnußgröße erreichten und teils erodiert, teils ulceriert waren. Histologisch zeigten sie sich aus Plasmazellen aufgebaut. Sie heilten innerhalb eines Monates nach Anwendung des scharfen Löffels unter Röntgenbestrahlung. Auf die Stellung dieser seltenen Tumoren, z. B. ihre Beziehungen zur „plasmocellulären Pseudoleukämie" [Kreibisch (1914)] kann hier nicht eingegangen werden.

J. Vulvitis.

Unter dem Namen Vulvitis pflegt man verschiedene Erkrankungen zusammenzufassen, die nicht einheitlicher Natur sind. Die einen begreifen unter ihr nur wirklich entzündliche Veränderungen der Schleimhaut, die mit Eiterabsonderung einhergehen, die anderen auch Erytheme der Haut, wie sie als Folge hochgradiger Hyperämie oder im Greisenalter, und dann im Verein mit Pruritus, beobachtet werden. Die Franzosen unterscheiden eine Vulvitis cutanea s. sebacea von einer Vulvitis mucosa und verstehen unter ersterer die entzündlichen Veränderungen der mit Haut, unter letzterer der mit Schleimhaut bedeckten Gebilde. Hier bleibt nur übrig, die katarrhalische und gonorrhoische Form der Vulvitis zu besprechen. Denn die Erytheme, die Pilzerkrankungen, die Diphtherie und Tuberkulose, der Herpes, das Erysipel und die Aphthen der Vulva, die bisweilen und vornehmlich in der älteren Literatur unter der Bezeichnung Vulvitis gegangen sind, sowie die Vulvitis durch Radium- und Röntgenbestrahlung sind in besonderen Kapiteln behandelt worden. Die „Vulvitis diabetica" erörtere ich im Anschluß an die verschiedenen anderen Formen der Vulvitis (S. 254).

1. Die katarrhalische Vulvitis der Erwachsenen.

Diese Erkrankung ist durch eine diffuse dunkle Rötung und Schwellung der Haut und Schleimhaut und eine Gefäßinjektion der letzteren charakterisiert. Sie ist häufig mit Juckreiz und leichtem Schmerz verbunden. Ist es zu Epitheldefekten gekommen, so spricht man von einer erosiven Vulvitis [Fall Driscoll (1920)]. Man beobachtet die Vulvitis catarrhalis häufig als Folge langdauernder masturbatorischer Exzesse oder digitaler Reizungen seitens des Mannes, und zwar gerade auch bei Frauen jenseits der Klimax. Doch kann Masturbation zuweilen auch umgekehrt erst durch den Pruritus der Vulvitis ausgelöst sein. Die sexuell bedingte Vulvitis ist in der Literatur zuweilen beschrieben und sogar mit besonderen Namen belegt worden. So hat sie z. B. Pristley (1885) als „chronic papillary inflammation of the vulva" bei älteren Frauen beobachtet und abgebildet: Nymphen, Klitoris, Umgebung der Urethramündung waren purpurrot gefärbt, geschwollen, injiziert und bei der Berührung und beim Coitus schmerzhaft; die Schleimhaut war erodiert, so daß die Hautpapillen mit der Lupe erkannt werden konnten; auch die Vagina wies ähnliche Veränderungen auf, und ihre Schleimhaut blutete bei der Berührung. Bei den digitalen Reizungen spielt zugleich mangelnde Reinlichkeit, die Eintrocknung von eitrigen, aus der Vagina stammenden Sekreten oder von Darminhalt, sowie die Zersetzung des zwischen den kleinen Labien und den Klitorisfalten Unsauberer oder Unachtsamer befindlichen Smegma eine Rolle. Bakteriologisch finden sich vorwiegend saprophytär lebende Mikroorganismen. Bei fetten und an Diabetes oder Gicht leidenden Frauen entwickelt sich eine Vulvitis vornehmlich in Form eines Erythems (S. 204) oder des Intertrigo (S. 228) an den Außenseiten der großen Labien und den Innenseiten der Oberschenkel.

Eine Ursache für Vulvitis und Vaginitis können auch Darmparasiten, vor allem Oxyuren [Simon (1894), Menzen (1901), Powilewicz und Fish (1927)], Urin- und Mastdarmfisteln, die bakterienreichen Lochien im Frühwochenbett, Cystitis und Pyelitis [Bucura (1923) u. a.] abgeben.

Akute und chronische Reizzustände der Vulva sind nicht selten in Scheidenspülungen mit ätzenden Flüssigkeiten, besonders Lysoform und anderen Formolpräparaten, begründet. Daß es mehr Menschen mit Idiosynkrasie gegen Formol gibt als man glaubt, folgt daraus, daß ich selbst danach mehrmals starke entzündliche Rötungen mit Eiterabsonderung der Vestibulum- und Vaginalschleimhaut gesehen habe, die nach Fernhaltung des Desinfektionsmittels bald verschwanden. Vital (1921) hat bei einem Schwesternpaar Vulvitis während derjenigen Menstruationen auftreten sehen, in denen stark nach Chlor riechende Binden als Vorlagen benutzt worden waren; rasche Heilung nach Ausschaltung der Schädlichkeit. Cornin (1925) hat über eine schwere Vulva- und Vaginaentzündung bei einer Patientin berichtet, die sich zur Behandlung einer akuten Gonorrhöe eine Sublimattablette in die Scheide eingeführt hatte; die ganze Vulva, vorzugsweise das Vestibulum vaginae, war anfangs ödematös und wurde später nekrotisch. Merkurielle Schädigungen gleicher Art sind an der Vulva und besonders in der Vagina öfters beschrieben worden. Eine Vulvitis entsteht auch durch jauchende Vagina- und Uteruscarcinome, durch Pessare, die zu lange in der Scheide liegen und eitrige, ätzende Ausflüsse veranlassen, durch vergessene zersetzte Vaginaltampons und durch Fremdkörper, welche aus verschiedenen, vorwiegend sexuellen Motiven in die Scheide eingeführt werden oder beim Spielen oder bei Verletzungen in die Vulva und Vagina hineingelangen. Die Bearbeitung dieses Kapitels durch J. Veit und Franz Neugebauer liefert Beispiele dafür in Hülle und Fülle. Ich sah auch eine Vulvitis bei großem Uterusadenomyom mit unaufhaltsam abfließendem serösem Sekret. Endlich gibt es eine Vulvitis bei Syphilis des inneren oder äußeren Genitalapparates und bei Cervixgonorrhöe.

Sie wird nicht durch Spirochäten oder Gonokokken, sondern lediglich durch die ätzenden Eiterabflüsse bzw. deren Toxine hervorgerufen. Die Dermatologen bezeichnen sie als „parasyphilitische" und „paragonorrhoische Erkrankung". In diesen Fällen pflegt die Vulvitis starke Grade anzunehmen, die Schleimhaut und Haut der Vulva lebhaft gerötet und geschwollen, erodiert und mit einer eitrigen, übelriechenden Flüssigkeit bedeckt zu sein. Schmerzen spontan, beim Gehen, Urinieren und Berühren sind vorhanden.

Die Behauptung, daß eine Vulvitis durch Erkältung hervorgerufen werden kann [Duncan (1880) u. a.], scheint nicht zu stimmen, wenn auch schließlich jede, zumal der Luft ausgesetzte Schleimhaut auf diese Weise eine katarrhalische Veränderung erfahren kann. Die Vulva neigt bei der verborgenen Lage und dem Schutz, der ihr durch die Kleider zuteil wird, jedenfalls nicht zu einer Erkältungskrankheit, und gar manche dieser sog. katarrhalischen Vulvitiden werden sich bei genauer Untersuchung und Beobachtung wohl als gonorrhoisch erweisen, wobei ich an die bekannten sog. „postgonorrhoischen Katarrhe" oder „Restkatarrhe" an der Cervix uteri der Frau und an der Urethra des Mannes erinnere.

Von Audry (1907) wurde eine eigenartige Form von Vulvitis haemorrhagica auf einen Herzfehler zurückgeführt; sie könnte meines Erachtens eine Kombination eines Erythems mit einer Kraurosis vulvae darstellen. Lipschütz hat mehrere Fälle von „chronischer hämorrhagischer Vulvitis" im letzten Kriegsjahr, nur noch einen einzigen Fall in der Nachkriegszeit beobachtet. Nach einer persönlichen Mitteilung, die ich ihm verdanke (Januar 1928), neigt er dazu, die damals schwierigen Lebens- und Ernährungsbedingungen für die Erkrankung mit verantwortlich zu machen. Er fand grellrote, symmetrisch gelagerte Flecke von verschiedener Größe und Form und mit festonierten Rändern über das ganze äußere Genitale verstreut, die bei Druck nicht abblaßten und auch nicht verschwanden. Mechanische und traumatische Ursachen (Masturbation) konnte Lipschütz ausschließen. Die Disposition zu den Veränderungen glaubte er in einem besonders stark entwickelten präformierten lymphatischen Gewebe suchen zu müssen, für dessen Vorkommen im Vulvagebiet ein Beweis freilich bisher nicht erbracht werden konnte. Karyschewa (1928) hat einen weiteren Fall bei einer 26jährigen, seit 6 Jahren an Gonorrhöe, seit 5 Jahren an Syphilis leidenden Frau mitgeteilt und darauf hingewiesen, daß nicht nur in ihrem Fall, sondern auch bei 3 der 4 Kranken von Lipschütz hochgradige Anämie vorhanden gewesen sei. Sie glaubte die hämorrhagischen Herde in der Vulva auf Gonotoxine zurückführen zu dürfen, welche die Wandungen der Schleimhautcapillaren veränderten. — Labhardt hält es für wahrscheinlich, daß eine Vaginitis und konsekutive Vulvitis durch Störung der Eierstocksfunktion entsteht. Doch ist ein solcher Zusammenhang nicht bewiesen und meines Erachtens sogar unwahrscheinlich, wenn auch bekanntlich Beziehungen zwischen Vaginalepithel und Vaginalflora einerseits und den Ovarien andererseits festgestellt worden sind.

Die bei der katarrhalischen Vulvitis gefundenen Bakterien sind pyogene Erreger, vorwiegend Staphylokokken [Mendes de Leon (1907), Boshouwers (1908), Lespinne (1909), Slingenberg (1914)], Streptokokken (Slingenberg), Pneumokokken [Chapple (1912)], Kolibacillen, auch gramnegative, ferner große, grampositive, fusiforme Bacillen und Smegmaspirochäten [Pilot und Kanter (1924)]. Die Gefahr besteht bei der Pneumokokkeninfektion in der Peritonitis, bei der Koliinfektion in der aufsteigenden Harnwegeerkrankung. Auch die als Trichomonas vaginalis bezeichnete Protozoe, die sich durch die Gramfärbung abgeschabter Schleimhaut leicht darstellen läßt, ist bei der Vulvovaginitis gefunden worden. Doch dürfte es höchst fraglich sein, ob ihr eine pathogene Bedeutung zukommt. Hoehne (1916) und seine Schüler, sowie A. L. Schmidt und H. Kamniker (1926) haben sich zwar für eine solche eingesetzt. Allem Anschein nach aber ist die Trichomonas ein ganz harmloser und bedeutungsloser Parasit, wie auch Walther Haupt (1924) wahrscheinlich gemacht hat.

2. Die Vulvitis und Vulvovaginitis bei Kindern.

Nach Epstein und Hansemann gibt es eine „Vulvovaginitis desquamativa neonatorum", einen „Desquamativkatarrh" als eine physiologische Erscheinung. Man bezeichnet damit eine Schwellung der äußeren Genitalien, die mit einem rein milchigweißen, aus Schleim und einer großen Menge von Epithelien bestehenden Ausfluß verbunden ist. Die Bezeichnung scheint mir recht unglücklich zu sein, da weder eine Vaginitis, noch eine Vulvitis, sondern lediglich eine Cervixsekretion und ein Vulvaödem, also die Veränderungen vorhanden sind, die mit Halban auf der Mitgift von Placentahormonen beruhen. Weitere Vulvitisformen bei Kindern sind, gleichwie wir bei Erwachsenen sahen, durch Koli- und Streptokokkeninfektion der Harnwege und durch Oxyuren hervorgerufen. Manche Vulvitis und Urethritis bei Kindern soll nach älteren Angaben der Literatur mit Skrofulose, exsudativer Diathese (Galewsky, Alexander Kahn) und ähnlichen Stoffwechselstörungen zusammenhängen, wie die Neigung solcher Kinder zu Augen- und Ohrenkatarrhen wahrscheinlich macht. Wolffenstein (1914) hat eine nicht gonorrhoische Vulvovaginitis bei einem Mädchen mit Miliartuberkulose gesehen.

Unter allen Formen von Vulvitis nimmt an Häufigkeit die Vulvovaginitis gonorrhoica infantum die erste Stelle ein. Die Erkrankung, deren Name von F. H. Behrend (1848) stammt, heute aber nicht mehr ganz richtig und zu eng gefaßt ist, seitdem man die häufige Mitbeteiligung von Urethra, Rectum und Cervix uteri erkannt hat, wird in akuter und chronischer Form beobachtet. Die Lokalisation des Trippers an der Vulva und gleichzeitig in der Vagina ist dem Kindesalter, zumal bei den ärmeren Volksschichten, eigentümlich, daher sie meist dem praktischen Arzt und dem Kinderarzt zu Gesicht kommt. Die Erkrankung tritt von der Geburt bis nahe heran an die Geschlechtsreife unter Bevorzugung des 2. bis 7., höchstens 10. Lebensjahres auf. Die Disposition zu ihr geben die zarte, succulente, zu dieser Zeit des Lebens noch keine richtige Hornschicht aufweisende Schleimhaut und Haut der Vulva, der enge Hymenalring, die ungemein reiche Faltenbildung der Vagina, die zur Sekretstauung disponiert, und vornehmlich die Art des Vaginalinhalts, der mangels der Milchsäure noch eine alkalische oder neutrale Reaktion und eine andere bakterielle Zusammensetzung aufweist als bei der Erwachsenen: „Kokkenflora" i. e. Reinheitsgrad III statt der späteren, als Pubertätszeichen zu bewertenden, von der Funktion der Ovarien indirekt abhängigen Döderleinschen Vaginalbacillenflora. Nach der Pubertät ist die Vulvitis gonorrhoica außerordentlich selten, daher der Gynäkologe nur ausnahmsweise, am ehesten noch bei Schwangeren, Gelegenheit hat sie zu sehen. Die Behauptung, daß die hypoplastisch-infantile Vulva und Vagina eine besondere Neigung zur Erkrankung darbiete, kann ich nach eigenen Erfahrungen nicht bestätigen.

Befund: Die Vulvo-Vaginitis gonorrhoica infantum äußert sich vorwiegend in einer entzündlichen Schwellung, Rötung und Schmerzhaftigkeit der großen und besonders der kleinen Schamlippen. Auch die Umgebung des Afters pflegt gerötet und geschwollen zu sein. Einen hochroten, mit eitrigen Borken belegten Streifen auf den Kanten der Labia majora hat W. Fischer (1896) für so charakteristisch erklärt, daß man fast ohne weiteres und schon vor dem Gonokokkennachweis die Diagnose auf Gonorrhöe zu stellen vermöge. Die großen Labien sind durch ein entzündliches Ödem angeschwollen, das sich bis auf den Mons pubis fortsetzt. Die erkrankten Teile zeigen sich in ausgesprochenen Fällen mit rein eitrigem oder rahmigem, grüngelbem Eiter bedeckt, der mehr oder weniger fest eingetrocknet ist und teils aus der exkoriierten Haut und Schleimhaut, teils aus der Vagina stammt. Oft erst nach seiner Beseitigung oder nach Spreizung der Nymphen, die häufig miteinander verklebt sind, erscheint die hochrotgefärbte Mucosa des Vestibulum, vorwiegend diejenige der Fossa navicularis, des Hymen, der Klitoris mit ihrem Praeputium und Frenulum; zugleich sieht man dicken Eiter aus der Scheide, der Urethra, den paraurethralen Krypten und Drüschen oder den Ausführungsgängen der Glandulae Bartholini austreten. Der Eiter entleert sich besonders dann aus der Vagina, wenn die Kinder schreien oder zum Pressen aufgefordert werden. Die Urethra wird nach Rudski (1904), Menge (1911), Irmgard Valentin (1921) in fast 100% der akuten Fälle miterkrankt gefunden. Die Mitbeteiligung der Ausführungsgänge der Bartholinischen Drüsen hat W. Fischer in einem Drittel der Fälle nachzuweisen vermocht. Beim Einführen eines Vaginoskops sieht man zuweilen, daß ein Teil des Eiters aus der Cervix stammt. Bei dieser Untersuchungsmethode hat man auch Hyperämien, Blutaustritte und kleine Geschwüre auf der Vagina und Portio gefunden, die Rubin und Leopold (1913), Tommasi und Barbieri (1920) für so charakteristisch erklärten, daß sie angeblich schon vor Nachweis der Gonokokken die Stellung der Diagnose gestatten. In seltenen Fällen sind kleine gonorrhoische Geschwüre an der Vulva, in vernachlässigten Fällen auch am Damm, in der Umgebung des Afters und auf den Innenseiten der Oberschenkel vorhanden, wie sie im Kapitel der Ulcerationen beschrieben werden (S. 332). Außer der Analgegend ist meist auch das Rectum Sitz der Erkrankung. Mastdarmgeschwürchen sind aber bis jetzt nur sehr selten (Eichhorn) gefunden worden. Schwellungen der Leistendrüsen können vorhanden sein; sie weisen auf eine Mischinfektion mit pyogenen Keimen hin.

Ätiologie: Die Gonokokken als Ursache der Vulvovaginitis infantum hat zuerst Fraenkel-Hamburg (1884) nachgewiesen. Sie sind von Cassel (1893) in 80%, Robinson (1899), Michalowitsch (1903) in rund 70%, Spaulding (1913) in 67%, Mattissohn (1913) in 80%, Wolffenstein (1914) in 81%, Anderson, Schultz und Stein (1923) in 35,7% ihrer Fälle festgestellt worden. Charles Norris hatte positiven Gonokokkenbefund in 45%; aber dieser Prozentsatz stieg nach vorheriger Provokation durch Ausspülung der Scheide mit Quecksilberchloridlösung und folgendes Abreiben der Schleimhaut auf 75%, nach vorheriger Behandlung mit 5%igem Silbernitrat auf 97%. Es ist daher verständlich, daß viele, wie z. B. Taussig (1914), die Vulvitis bei Kindern praktisch als identisch mit Gonorrhöe angesehen wissen wollen. Nach neueren Untersuchungen, z. B. Kurzweil und Sasal (1925), soll sich der Gonokokkus von Erwachsenen und Kindern durch verschiedene Merkmale, vor allem auch durch Agglutination und Komplementbindungsreaktion, unterscheiden lassen, was von anderer Seite [Cook und Stafford (1921)] bestritten worden ist.

Bereits intra partum kann ein Kind an einer gonorrhoischen Vulvitis erkranken, und zwar bei Beckenendlage mit vorzeitigem Blasensprung und relativ langdauerndem Aufenthalt des Steißes in einer Vagina, die gonorrhoischen Eiter enthält. Freilich ist die so entstandene Erkrankung sehr viel seltener als die Conjunctivitis und Omphalitis gonorrhoica, aber unvergleichlich häufiger als die von manchen noch als etwas hypothetisch angesehene, aber durch Fälle von Rosinski (1891) und Leyden (1893) bewiesene Stomatitis gonorrhoica. Die Häufigkeit der Conjunctivitis im Verhältnis zur Seltenheit der intrapartal zustande kommenden Vulvitis soll sich aus dem langen Aufenthalt des Kopfes in der Vagina gegenüber dem meist schnelleren Durchtritt des Steißes erklären (Aichel). — Auch in den ersten Lebenstagen kann eine gonorrhoische Infektion der Vulva und Vagina von seiten des Genitalapparates und der Hände der Mutter oder der an Tripper erkrankten Augen des Kindes selbst eintreten. Doch sind nur sehr wenige Beobachtungen derart beschrieben. In einem Fall von Koblanck (1895) war das Kind am 5. Tag an Ophthalmoblennorrhöe, am 7. bis 11. Tag an Blutungen aus der Scheide erkrankt, an die sich Eiterausfluß infolge gonorrhoischer Vulvovaginitis anschloß. Eine ähnliche Beobachtung hat Aichel (1899) mitgeteilt.

Daß der verbrecherische Versuch, den Geschlechtsakt mit einem Kinde auszuführen, eine nicht seltene Ursache der gonorrhoischen Vulvitis infantum abgibt, ist eine weitverbreitete Ansicht (O. Küstner), die nicht selten in zuweilen unberechtigten Verdächtigungen zum Ausdruck kommt. In Wirklichkeit spielt das Stuprum und der Stuprumversuch in kultivierten Ländern in der Ätiologie der Erkrankung eine relativ untergeordnete Rolle, wenngleich neuere Literaturangaben lehren und jedermann weiß, daß heutzutage, seit der Kriegs- und Nachkriegszeit, nicht selten schon ein halbwüchsiger Knabe ein gleichaltriges oder wenige Jahre jüngeres Mädchen infiziert [z. B. Fall Gordon-Salkind (1911)]. Notzucht konnte unter 96 Fällen von Pott (1888) nur 3 mal, unter 55 Fällen von Taussig (1914) nur 4 mal, unter 150 Fällen von Comby (1891) überhaupt nicht nachgewiesen werden. In zweifelhaften Fällen spricht im Sinne des Stuprum die Zerreißung des Hymen oder irgendeine andere Verletzung oder ein Hämatom der Vulva und gegen ein Stuprum das familiäre oder endemische Auftreten der entzündlichen Erkrankung bei mehreren Kindern. Pott (1888), Agromonte (1896), Fraser (1925), Capelli (1925), Jadassohn u. a. haben auf den in niederen Volksschichten vieler Länder, besonders auch in England, Amerika und den englischen Kolonien, in Italien, dem Osten Deutschlands usw. weitverbreiteten gefährlichen Aberglauben aufmerksam gemacht, nach welchem der Tripper eines Mannes heilen soll, wenn er sein Glied mit den Geschlechtsteilen kleiner unschuldiger Mädchen in Berührung bringt.

Außer der unmittelbaren Infektion beim Geburtsakt, sowie beim ausgeübten oder versuchten Geschlechtsverkehr und der eben erwähnten Art der Berührung gibt es eine unmittelbare Übertragung auf ungeschlechtlichem Weg auf die Vulva von Kindern — eine Übertragungsart, die bei Erwachsenen kaum beobachtet wird. Man spricht in solchen Fällen neuerdings zuweilen von paragonorrhoischer oder pseudogonorrhoischer Infektion, zumal wenn ein Unterschied gegenüber der echten Gonorrhöe durch das Freibleiben der Urethra besteht, um zum Ausdruck zu bringen, daß Bedenken gegen die Annahme einer wirklichen spezifischen Erkrankung vorhanden sind. Die einen nehmen dabei eine besondere, wenig virulente Form des Gonokokkus (z. B. Rietschel) an — in diesem Sinn könnte eine Beobachtung von A. Kahn sprechen, der wenig virulente Gonokokken bei einem Kind festgestellt hat, dessen klinisch gonorrhöefreie Mutter bei wiederholten bakteriologischen Untersuchungen als Gonokokkenträgerin entlarvt werden konnte. Die anderen betrachten gonokokkenähnliche Diplokokken als Erreger, so Tsoumaras (1921), welcher bei der Endemie in einem Kinderkrankenhaus einen „Paragonokokkus" gefunden haben will, der sich angeblich durch etwas verschiedene Anordnung der Kokken im mikroskopischen Bild und durch die Nichtokulierbarkeit auf die Conjunctivalschleimhaut auszeichnete.

Die Übertragung auf ungeschlechtlichem Weg geschieht durch Bett- und Leibwäsche, Handtücher, Waschlappen, Kleidungsstücke, Spielsachen u. dgl., zumal beim Zusammenschlafen von infizierten Müttern mit ihren Kindern, sowie durch Dienst- bzw. Kindermädchen oder durch gegenseitige Berührung der Genitalien seitens der Kinder [Dukelski (1903), Hamilton (1910) u. a.]. Auf Übertragung durch Fieberthermometer bei der Rectalmessung konnten Weil und Barjon (1894) eine in einer Lyoner Kinderklinik ausgebrochene Vulvovaginitis, auf Übertragung durch Thermometer, Badeschwamm und andere Badegeräte Butzke (1910) eine analoge Endemie im Leipziger Kinderkrankenhaus, die rasch auf alle Kinder übergegriffen hatte, zurückführen. Auch durch Vermittlung des Badewassers ist wiederholt eine Endemie und Epidemie zustande gekommen, was leicht erklärlich ist, da Engering gezeigt hat, daß die Gonokokken im Wasser von 22° C ungefähr 3—10 Stunden lang am Leben bleiben können. Comby sah eine Vulvovaginitis gonorrhoica bei einem Kinde auftreten, das kurz zuvor das Bad seines gonorrhoischen Vaters benutzt hatte. Suchard (1888) glaubte eine Vulvitisepidemie von 12 Fällen auf gemeinsames Baden der Kinder in einem Teich zurückführen zu können. Skutsch (1891) berichtete von einer großen Endemie in Posen, die innerhalb von 14 Tagen mehr als 236 Kinder bei Benutzung einer Badeanstalt befallen hatte und auf Gebrauch derselben Wäsche oder auf gegenseitige Berührung der Genitalien zurückgeführt wurde. Roß (1897) sah eine Epidemie, bei welcher nicht weniger als 326 Mädchen durch Benutzung eines gemeinsamen Baderaumes infiziert wurden. Bendig (1909) fand von 40 in ein Solbad geschickten Kindern 15 an Vulvovaginitis erkrankt; die Übertragung war dadurch geschehen, daß die Kinder jeweils zu zweit in einer Wanne baden und gemeinsame Badetücher benutzen mußten. Von ähnlichen Endemien haben wir durch Holt (1905), Butzke (1908) erfahren. Sie erklären sich im wesentlichen durch Verstoß des Pflegepersonals gegen die Vorschriften der Sauberkeit, können aber offenbar auch durch Badewasser allein zustande kommen.

Nicht selten findet eine Infektion durch Klosett und Nachtgeschirr in Familien, Kindergärten, Schulen, Internaten und Kinderspitälern (Massenerkrankungen) statt. Eine familiäre Übertragung von den Eltern auf die Kinder kommt nach Comby (1892), Polozker (1899) sogar sehr häufig vor. Letzterer hat 150 Fälle mitgeteilt, die er alle auf Familienansteckung zurückführte. In Schulen usw. geschieht die Infektion direkt und indirekt von Kind zu Kind. Die häufige Verbreitung in Hospitälern, Schulen, Anstalten hat Barnett (1913) hervorgehoben. Galewsky u. a. haben in der ersten Nachkriegszeit Endemien und Epidemien, vornehmlich in Sachsen, beobachtet und auf die schlechten sozialen Verhältnisse: Zusammenschlafen mehrerer Kinder in einem Bett, Schmutz, Mangel an Seife bezogen.

Zum Schluß erwähne ich im Kapitel Ätiologie die Häufigkeit, mit welcher bei der Vulvovaginitis infantum die Gonorrhöe und die verschiedenen anderen Arten der Infektion nachgewiesen werden konnten. Darüber äußerten sich folgende Autoren:

Cahen-Brach (1892) fand bei 21 Mädchen von 2—10 Jahren 7mal Stuprum, 3mal Ansteckung im Spital und in den übrigen Fällen Familienansteckung. W. Fischer (1895) sah unter 54 Fällen 50=92,5% gonorrhoische. Nach den Angaben der Russin Zabludowskaja-Mett (1903) soll unter 61 Fällen als Infektionsquelle 25mal ein Coitusversuch, 6mal eine Genitalberührung und je 15mal das Zusammenschlafen mit Gonorrhöekranken, sowie die gleichzeitige Benutzung verschiedener Gegenstände nachweisbar gewesen sein. Volibril (1913) fand unter 28 Fällen 23 mal = 82,14% Gonorrhöe, 3 mal = 10,7% Masturbation und je 1mal Lues und Oxyuren als Ursache. Taussig (1914) konnte unter 66 Fällen 63 mal = in 95,45% Gonorrhöe feststellen. Ense (1914) berichtete über 190 poliklinische Fälle; 109 mal = in 57,3% wurde Gonorrhöe bei der Mutter, 7 mal = 3,68% Klosettinfektion, 1 mal = 0,52% Stuprum nachgewiesen. In 21 der 190 Fälle ließen sich Gonokokken mit Sicherheit, in 13 mit Wahrscheinlichkeit feststellen; in 24 waren Würmer vorhanden.

Der histologische Nachweis der Gonokokken im Gewebe ist bei der Vulvovaginitis infantum bis jetzt noch nicht erbracht. Daß sie sich aber nicht nur auf der Schleimhaut, sondern, ebenso wie bei der „Bartholinitis" und Cervixendometritis, auch im subepithelialen Gewebe feststellen lassen, ist anzunehmen.

Komplikationen der Vulvovaginitis: Mit der Vulvovaginitis ist häufig eine Urethragonorrhöe verbunden. Bei dieser können fungöse, gefäßreiche Wucherungen der stark hyperämischen Schleimhaut in der Umgebung der Harnröhrenmündung entstehen. Sie gehen mit Blutungen einher, die, wie die Erfahrung zeigt, zunächst als uterine aufgefaßt werden, bis sich bei genauer Betrachtung ergibt, daß sie aus einem prolabierten geschwollenen Schleimhautkranz der Urethralmündung stammen. Comby (1896), Marfan (1897), Broca haben über solche Hämorrhagien bei der Vulvovaginitis kleiner Mädchen berichtet.

Besonderes Interesse verdient die Miterkrankung des Mastdarmes bei der gonorrhoischen Vulvovaginitis infantum. Sie entsteht auf dem Wege der Autoinfektion durch Herablaufen des gonokokkenhaltigen Vulvovaginalinhaltes bei Rückenlage des Kindes über den Damm in den Anus, sowie durch Infektion seitens beschmutzter, in das Rectum eingeführter Instrumente, an denen Gonokokken haften, wie Thermometer und Klistierspritzenansätze. Über gleichzeitige Rectalgonorrhöe haben zahlreiche Autoren berichtet. Doch wird deren Häufigkeit auffallend verschieden angegeben: Baer (1897), Menzen (1901), Scheuer (1909) — 5%; Buschke (1910) — 8%; Kaumheimer (1910), Matthissohn (1913) — 3,6%. Bei systematisch durchgeführten Untersuchungen ist der Mastdarm von Flügel (1905) in ungefähr 20%, von Eichhorn (1909) in 30,6%, Bruhns (1923) in 50%, Wolffenstein (1914) in 54%, Birger (1911) in 73% aller Fälle miterkrankt gefunden worden. Diese hohen Prozentsätze, die noch vor 2 Jahrzehnten unbekannt waren, sollen nach neueren Untersuchungen von Irmgard Valentin (1921) und Lauter (1922), die ein gewisses Aufsehen erregt haben, sogar nahezu 100 erreichen. Die Mitbeteiligung des Rectums soll laut Frieboes nach Gegenden verschieden sein. Auch eine Periproktitis und ein Ischiorectalabsceß sind gleichzeitig beobachtet worden [Philipp Williams (1926)].

Eine Gonokokkencystitis bei der Vulvovaginitis gonorrhoica ist mehrmals behauptet und von Wertheim dadurch einwandfrei festgestellt worden, daß er in einem exstirpierten Stück Blasenschleimhaut massenhaft Gonokokken nicht nur auf und zwischen den Epithelien, sondern sogar in capillaren und präcapillaren Venen nachzuweisen vermochte.

Die Häufigkeit einer ascendierenden Genitalgonorrhöe bei Vulvovaginitis infantum wird verschieden angegeben. Früher galt immer der Satz, daß sich die kindliche Gonorrhöe von der der Erwachsenen gerade durch die seltene Beteiligung von Uterus und Tuben ganz wesentlich unterscheide. Cahen-Brach (1892) hat das Endometrium stets frei von der Gonokokkeninvasion gefunden. Gaßmann (1900), P. Jung (1904 — Klinik Jadassohn-Bern) hat es nur in 10% erkrankt gesehen. Gleichwohl muß die gleichzeitige Cervixgonorrhöe nach dem Amerikaner Ed. Martin (1892), nach Dind (1894), Goedhart (1911), Tommasi und Barbieri (1920), Szomocconi (1922) als eine nicht ganz seltene klinische Erscheinung bezeichnet werden. Auch durch Sektionen ist die Mitbeteiligung der Cervix an der Vulvovaginitis infantum bestätigt worden. Kenessey (1913) hat die Verbreitung der Gonokokken im ganzen Genitalkanal bei zwei an Bronchopneumonie verstorbenen Kindern festzustellen vermocht. Mucha (1916) sah bei der histologischen Untersuchung des Genitalkanals eines an Vulvovaginitis erkrankt gewesenen und im Alter von 19 Monaten an Scharlach verstorbenen Kindes entzündliche Veränderungen der Vagina, die scharf am äußeren Muttermund absetzten, und starke Epithelproliferationen im Bereich der Cervix. Tommasi und Barbieri fanden bei der Sektion eines an einer interkurrenten Krankheit verstorbenen 2jährigen Mädchens in der Cervix oberflächliche und tiefe Infiltrationsherde, wenn auch keine Gonokokken. — Ernste Komplikationen der Vulvovaginitis infantum sind das gelegentliche Auftreten einer gonorrhoischen Salpingitis, Oophoritis oder Peritonitis. Während Kouwer (1911) bei ziemlich großem Material eine Peritonitis niemals gesehen hat, ist sie von Friedon (1911) unter 25 Fällen 6 mal, also in dem auffallend hohen Prozentsatz von 24 beobachtet worden. Fälle derart haben auch Hatfield (1886), Lovén (1886), Huber (1890), Comby (1901) u. a. beschrieben. In der Regel waren die alarmierenden Erscheinungen der Bauchfellentzündung dank einer Abkapselung des Prozesses in der Umgebung der Adnexa uteri schon nach einigen Tagen verschwunden. Doch sind auch mehrere Beobachtungen von tödlichem Verlauf einer akuten oder chronischen Peritonitis in der Literatur niedergelegt, in denen sich der gonorrhoische Entzündungsprozeß schrankenlos über Uterus und Tuben bis zu den Ovarien und dem Peritoneum ausgebreitet hatte [François Huber (1890), Mejia (1897), Reichenbach (1909), Kenessey (1913)]. Diese Beobachtungen stützen die bereits von Saenger (1888) betonte Möglichkeit, daß mancher Fall von Pelveoperitonitis bei 15- bis 20jährigen Personen auf eine aufsteigende, einer Vulvovaginitis folgende gonorrhoische Infektion zurückzuführen sei. Doch darf man bei dieser heute noch immer nicht ganz beantworteten Frage nicht vergessen, daß bei der Peritonitis kleiner Mädchen auch andere Erreger (z. B. Pneumokokken nach Menge) im Spiel sein können.

Wiederholt ist wenige Wochen nach dem akuten Auftreten der Vulvovaginitis gonorrhoica infantum eine Gelenkerkrankung (Monarthritis oder Polyarthritis), vorwiegend eine Gonitis gonorrhoica [Koplik (1890), Lop (1892), Jens, Paulson (1900), Michailow], manchmal auch eine Sehnenscheidenentzündung, eine Endokarditis und Pleuritis, gelegentlich auch ein Exanthem (Schwantz) oder eine Polyneuritis (Welander) beobachtet worden. Auf die auffallende Seltenheit eines Augentrippers trotz langer Dauer der Vulvovaginitis infantum haben Morax (1892) und Epstein (1897) hingewiesen. Pontoppidan (1915) hat unter 779 Fällen 54 Komplikationen = 6,93% gesehen, darunter 24 mal = 3% Bartholinitis, 10 mal = 1,28% Proktitis, je 7 mal = 0,89% Ophthalmoblennorrhöe und

Arthritis, 5 mal = 0,64% Salpingitis und 1 mal = 0,128% Endometritis. Stamm (1926) hat bei einer Endemie, die 88 Säuglinge befallen hatte, zahlreiche Gelenkaffektionen — einmal waren 9 Gelenke ergriffen, das Kind starb an Pneumonie —, 2 mal Ophthalmie, 9 mal Proktitis, 7 mal Ischiorectalabscesse gesehen. Von Smol-Izansky (1909) ist auf die relative Harmlosigkeit der Arthritis bei 2- bis 5jährigen Kindern und auf die Neigung zu Gelenkvereiterungen bei Säuglingen und Neugeborenen aufmerksam gemacht worden.

Der Verlauf der Vulvovaginitis gonorrhoica infantum ist meist hartnäckig, während die seltene nichtgonorrhoische Vulvovaginitis in wenigen Wochen spontan ausheilt. Das akute Stadium der ersteren dauert 2—4—6 Wochen, die ganze Krankheit Monate, nicht selten Jahre. Exazerbationen und Remissionen, sowie Rezidive nach scheinbarer Heilung sind gewöhnlich. Vollkommene Gesundung läßt um so länger auf sich warten, je später die Kinder in zweckmäßige Behandlung gekommen sind, und je länger Urethra, Vagina oder Cervix Sitz der Erkrankung bleiben. Einige Male ist schnelle Spontanheilung beobachtet worden [Rapin, Dresel (1922)], die meist bei Gelegenheit einer anderweitigen, schwer fieberhaften Infektionskrankheit oder beim Herannahen der Pubertät eintrat. Die Häufigkeit der Komplikationen ergibt sich aus dem oben Mitgeteilten.

Symptome: Die subjektiven Beschwerden sind zuweilen auffallend gering, obwohl dicker Eiter abfließt, der gelbe Flecken in der Wäsche verursacht und die Haut der Vulva, des Anus, des Mons pubis und der benachbarten Oberschenkel in den Zustand entzündlicher Schwellung oder ekzematöser Veränderung versetzt. Oft aber sind brennende Schmerzen bei Benetzung der exkoriierten Stellen durch Urin oder beim Gehen vorhanden, so daß die Kinder nicht laufen, sondern nur mit gespreizten Beinen zu Bett liegen wollen, und die entzündeten Partien rufen Juckreiz, nervöse Unruhe und Schlaflosigkeit hervor. Fieber, etwa um 38,4° C herum, ist nach W. Fischer in 10% der Fälle vorhanden. Butzke hat auf die außerordentlich schnelle Entwicklung des Krankheitsbildes aufmerksam gemacht und betont, daß ein heute noch völlig unverdächtiges Kind morgen bereits im Scheideneingang geringes Sekret mit mäßig reichlichen Leukocyten, jedoch ohne Gonokokken, und übermorgen ein gerötetes und geschwelltes, von rahmigem Eiter bedecktes Vestibulum mit zahlreichen Gonokokken aufweisen könne. Die fast regelmäßige Mitbeteiligung der Harnröhre führt zu Schmerzhaftigkeit beim Urinieren und zu lästigem Harndrang. Die gleichzeitige Rectalgonorrhöe verläuft nach übereinstimmenden Angaben sehr oft symptomlos, woraus sich erklärt, daß sie früher meist unentdeckt blieb; zuweilen aber verursacht sie Brennen und Wundsein in der Umgebung des Afters, Stuhldrang, häufige Darmentleerungen, Abgang von Blut oder schleimig-eitrigen Massen (Flügel).

Für die Diagnose der gonorrhoischen Vulvovaginitis ist von größter Wichtigkeit, daß die genaue Untersuchung der Vagina, Urethra, Cervix und des Rectums niemals versäumt wird. Dazu ist neuerdings das Tommasische oder Harrisonsche Vaginoskop, das Luyssche Urethroskop und für die Rectumbesichtigung das Simonsche Speculum unter Benutzung eines Stirnreflektors empfohlen worden. Die Vaginalschleimhaut findet man in ganzer Ausdehnung gerötet, samtartig geschwollen, mit weißen, pseudomembranartigen, von roten Höfen umgebenen Herden versehen, leicht blutend und mit Eiter bedeckt (Tommasi und Barbieri). Ähnliche Veränderungen zeigt das Rectum. Stets ist die Diagnose vom mikroskopischen Nachweis der Gonokokken abhängig zu machen. Daß dieser im akuten Stadium, wenn massenhaft Gonokokken ohne andere Bakterien vorhanden sind, meist gelingt, zu späterer Zeit aber oft nicht leicht ist, wissen wir alle. Je älter der Prozeß, um so schwieriger ist die Auffindung der Trippererreger wegen der Überwucherung durch andere Mikroorganismen und des dadurch bedingten Wechsels der Flora. Es ist nicht allein die Methylenblaufärbung eines Ausstrichpräparates des Sekrets, sondern auch des durch Abschabung der Schleimhaut mit stumpfem Löffel gewonnenen Epithels erforderlich (Asch). Zur Feststellung, ob Diplokokken oder echte Gonokokken vorhanden sind — beide werden bekanntlich häufig miteinander verwechselt — ist unbedingt die Doppelfärbung nach Gram auszuführen, bei welcher die Staphylokokken und Diplokokken erhalten, also „grampositiv" bleiben, während die Gonokokken entfärbt werden. Doch gibt es auch gramnegative Kokken, Diplokokken und Kolibacillen, wodurch die Diagnose außerordentlich erschwert werden kann. Gar manche Epidemie von angeblicher „Vulvovaginitis gonorrhoica" dürfte auf eine solche Fehldiagnose zu beziehen sein. Für frische Fälle ohne Mischinfektion eignen sich Kulturen auf Ascites-Agar oder dem Thalmannschen oder einem ähnlich zusammengesetzten Nährboden. Die bakteriologischen Kontrollen müssen zu wiederholten Malen ausgeführt werden. Denn noch nach langer Zeit können Gonokokken, die sich in irgendwelchen Schlupfwinkeln verborgen gehalten haben, wieder erscheinen. Es sind daher Provokationen mit intracutanen Einspritzungen von einem Tropfen steriler Milch (mehrere Male kurz auf 60° erhitzt), Aolan, Caseosan, Terpichin oder Lokalreizungen der erkrankten Schleimhäute mit Lugolscher Lösung oder Silberpräparaten erforderlich, worauf am Tag danach eine Gonokokkenausschwemmung stattfindet. Die Entlassung aus der Klinik darf erst geschehen, wenn wiederholte, 2—3 Wochen lang durchgeführte Untersuchungen keine Gonokokken mehr ergeben haben (Butzke, Kruspe-Werther u. a.). Differentialdiagnostisch kommt die relativ harmlose katarrhalische Vulvovaginitis in Frage, bei der man auf Masturbation, Oxyuriasis, Diabetes, Entzündungen der Harn- und Genitalwege usw. zu untersuchen hat. Bei der Besprechung der Diagnose ist auch darauf hinzuweisen, daß alles geschehen muß, um die Infektionsquelle aufzudecken. Das kann recht schwierig sein, wird oft aber gelingen. Der Vulvovaginitis kleiner Mädchen kommt auch eine forensische Bedeutung zu, weswegen Jadassohn Aufbewahrung der mikroskopischen Präparate und Untersuchung des Hymen empfohlen hat.

Die Prognose ist im allgemeinen günstig zu stellen. Heilung tritt bei rechtzeitiger und richtiger Therapie, d. h. bei Behandlung sämtlicher gonorrhoisch erkrankter Schleimhäute, vorwiegend des Rectum und der Urethra, meist bald ein. Ist sie aber nicht genügend energisch, so können viele Monate bis zu erfolgter Heilung vergehen und Rezidive vornehmlich von einer nicht beeinflußten Urethra- oder Rectumschleimhaut ausgehen. Auf sie läßt sich offenbar die jahrelange Latenz einer Kindergonorrhöe, wie sie besonders Asch (1912) und L. Fraenkel (1912) gefunden haben, zurückführen. Mattissohn (1913), Wolffenstein (1914), Bock (1919) und Kjellberg (1922) haben das spätere Schicksal der an Vulvovaginitis und Proctitis gonorrhoica erkrankt gewesenen Kinder verfolgt. Sie konnten, mit Ausnahme von Kjellberg, bei Nachuntersuchungen die alten Erfahrungen bestätigen, daß die Gonokokken dauernd verschwinden, die Entzündung allmählich ausheilt, eine Ascension auf den Uterus nur ziemlich selten stattfindet, Folgeerscheinungen, wie Narbenstrikturen der Vagina und des Rectum, sich meist nicht zeigen und die Konzeptionsfähigkeit erhalten bleibt. Die Angaben über nachfolgende Vaginalschrumpfung, Adnexerkrankung und ihre Beziehungen zur Sterilität (Kjellberg u. a.)

scheinen mir an sich gar nichts zu beweisen, da Vaginalnarben meist bedeutungslos sind, Adnexschwellungen durch kleine, auf Lymph- und Blutüberfüllung zu beziehende Ovarialcysten bedingt sein können und die Zahl der bis jetzt vorliegenden Fälle von späterer Sterilität für ein endgültiges Urteil viel zu gering ist. Dazu kommt, daß die Unfruchtbarkeit bekanntlich von sehr vielen, erst neuerdings dem tieferen Verständnis mehr zugängig gewordenen Faktoren (Ablauf des sexuellen Aktes) abhängt und daß aus der zeitlichen Aufeinanderfolge von gonorrhoischer Vulvovaginitis und Sterilität noch lange nicht auf einen Kausalzusammenhang geschlossen werden darf. Doch mag zugegeben werden, daß man bei der Ergründung der Ursachen der Unfruchtbarkeit anamnestisch auch die frühere Vulvovaginitis berücksichtigen soll [E. Vogt (1926)], und daß die Frage der späteren Zeugungsfähigkeit der an gonorrhoischer Vulvovaginitis erkrankt gewesenen Kinder noch weiter scharf im Auge behalten und auf Grund eines möglichst gleichartigen Materials — etwa Nachuntersuchungen nach einer Endemie — endgültig geklärt werden muß. Man wird Kjellberg beistimmen, wenn er solche grundsätzlich zur Pubertätszeit verlangt.

Prophylaxe. Besteht eine Gonorrhöe bei der Wöchnerin oder an den Augen des Kindes, so ist eine strenge Unterweisung der Mutter und des Pflegepersonals über die großen Gefahren der Infektion erforderlich, damit diese die denkbar größte Vorsicht (Händedesinfektion! Wäsche! usw.) anwenden. Epstein (1891), Taussig (1914) u. a. haben eine prophylaktische Einträufelung einer Silbersalzlösung (1 bis 2%, Argentum nitricum, 2 bis 3% Protargol) in das Vestibulum jedes Neugeborenen anempfohlen. Nach Feststellung einer Vulvovaginitis gonorrhoica bei einem älteren Kind in einer Familie oder einer Anstalt hat zur Verhinderung einer Endemie sofortige Isolierung des Erkrankten bis zur erfolgten Heilung stattzufinden. W. Fischer (1895) betont, daß man mit Halbmaßregeln nicht auskomme. Das Kind müsse besondere Gebrauchsgegenstände, wie Schwamm usw., erhalten und vom Schulbesuch ausgeschlossen werden. Bei Aufnahme eines gonorrhoischen Kindes in ein Spital seien die Genitalien aller Kinder häufig zu untersuchen. Taussig (1914) forderte die Anzeigepflicht der Vulvovaginitis, die Untersuchung aller in Kinderhospitäler aufzunehmenden Kinder auf Gonorrhöe, die sofortige strenge Isolierung einer etwa Erkrankten, die genaueste Nachforschung nach dem mutmaßlichen Ausgangspunkt der Infektion, die Belehrung der Eltern, die Kontrolle der Pflegerinnen und die Hygiene der Schulklosetts. Zur Verhütung einer Übertragung sind z. B. von der Stadt Stuttgart [Bendig (1909)] Bestimmungen für diejenigen Anstalten ausgearbeitet worden, die Kinder im Sommer zur Erholung aufnehmen. Eine städtische Quarantänestation besitzt Amsterdam [van der Reyden (1925)].

Die Therapie der Vulvovaginitis ist verschieden, je nachdem die katarrhalische oder gonorrhoische Form vorliegt.

Bei der katarrhalischen genügt oft schon die Beseitigung der Ursachen: Masturbation, Oxyuren, Smegmazersetzung, Unsauberkeit. Zu täglich zweimaliger Seifenwaschung der Vulva-Analgegend sind die Kinder bzw. die Pflegepersonen anzuhalten. Die Anwendung von Lysoform, Lysol u. dgl. ist zu unterlassen, die Abwaschung mit gerbenden Mitteln, wie Kamillentee, Alaun, Tannin, Eichenrindeabkochung, Kaliumpermanganat, und die Puderbehandlung zu empfehlen. Wer die Trichomonas vaginalis nachgewiesen hat und ihr eine pathogene Bedeutung beimessen will, mag das Vestibulum und die Scheide mit sehr dünner Sublimatlösung ausspülen, dann trockenwischen und mit 5%igem Boraxglycerin betupfen (Hoehne).

Die Behandlung der gonorrhoischen Vulvovaginitis hat die Vernichtung der Gonokokken in der Vulva und Vagina sowie auf allen übrigen erkrankten Schleimhäuten und die Steigerung der Abwehrkräfte des Körpers zum Ziel. Wer nicht alle Schlupfwinkel der Gonokokken sehr genau untersucht und behandelt, wird Rezidive, Autoinfektionen und Übertragungen auf andere Kinder erleben. Die Behandlung muß auch möglichst schnell wirken, um verschleppten und dann immer schwerer heilbaren Entzündungen vorzubeugen und die Psyche der Kinder, die durch die häufigen therapeutischen Manipulationen leiden kann, möglichst zu schonen. Es ist daher Bettruhe, zum mindesten in den ersten beiden Wochen nach dem Auftreten der Infektion, sorgsamste Aufsicht und Pflege der Kinder erforderlich, schon deshalb, um ein Ascendieren des Prozesses auf Uterus und Harnblase und die Entwicklung von Bubonen zu verhindern. Auch Schlafen in geschlossenen Beinkleidern ist der Möglichkeit der Autoinfektionen wegen von Wichtigkeit. Zur Unterstützung der Heilung dient täglich zweimalige Reinigung der Vulva unter Entfaltung der kleinen Labien und des Anus mit warmem Wasser und Seife und anschließende Sublimat-, Oxycyanat- oder Sublaminabwischung. Im Anschluß daran ist Gaze mit steriler Vaseline vorzulegen.

Die keimtötenden Mittel kommen am häufigsten in flüssiger Form zur Anwendung. Desinfizientien, vorwiegend spezifisch-antigonorrhoische Mittel, wie es die Silbersalze sind, dienen zu Spülungen, Einspritzungen und Abwischungen der Schleimhaut. Spülungen werden unter Verwendung eines dünnen Nélatonkatheters vorzugsweise mit Kaliumpermanganatlösung (etwa 1 : 5000), 1%$_{00}$igem Argentum nitricum oder Albargin, Ichthargan, 1—5%$_{00}$igem Protargol in steigender Konzentration, 1 : 3000 Sublimat vorgenommen. Doch scheinen mir Quecksilberlösungen, selbst wenn sie stark verdünnt sind, bei der sehr faltenreichen Vagina der Kinder und der damit verbundenen Retentions- und Intoxikationsgefahr nicht ganz unbedenklich zu sein. Ausspülungen der Vagina sind immer, auch wenn nicht gewöhnliche Nélaton- oder andere Harnblasenkatheter, sondern Rücklaufkatheter verwendet werden und die Spülflüssigkeit unter niederem Druck steht, mit den Gefahren einer aufsteigenden Infektion verbunden. Geringer sind diese bei vorsichtigen, langsamen Ausspritzungen unter niederem Druck. Den Vorzug vor den Spülungen verdienen, falls die Vagina nicht gar zu eng ist, Abwischungen der Schleimhaut mit Wattestäbchen, die in Kaliumpermanganat- oder besser in eine Silbersalzlösung eingetaucht sind, oder eine jeweils kurzdauernde Vaginaltamponade mit Gaze, die mit diesen Präparaten getränkt ist. Reißt dabei der Hymen ein, so wird die Zugänglichkeit zur Vagina nur begünstigt und damit die Heilungsdauer abgekürzt. Zu den täglich einmal vorzunehmenden Ätzungen verwendet man 1—2%ige Argentum-nitricum-Lösung oder andere Silberpräparate, wie 1%iges Protargol, Sophol, Argyrol, Albargin (2%). Allzu energisch dürfen die Medikamente nicht wirken, weil sonst Adhäsionen der Vagina mit partiellem oder totalem Verschluß derselben und im Gefolge Hämatokolpos und Hämatometra entstehen könnten. Taussig empfahl in den ersten beiden Wochen Bettruhe und Hospitalaufenthalt und täglich 2 malige Einspritzungen von 2,5%iger Argyrollösung; in der 3. bis 5. Woche riet er, täglich eine 1%ige, in der 5. bis 6. Woche jeden zweiten Tag eine 2%ige Silbernitratlösung zu instillieren. Den Spülungen und Ätzungen lassen viele Austrocknung der Vulva und Vagina mit Gazestreifen unter Anwendung von sterilem Dermatol, Bolus alba, Vasenol, Reismehl, Lenicetpuder usw. folgen. Auch die ausschließliche Trockenbehandlung mit Pulver ist viel in Gebrauch. Bolus alba hat Nassauer (1912) eingeführt. Einige wenden Protargol-Boluspuder oder 3%iges Choleval-Bolus an. Ich schätze diese Mittel nicht, da ich keine Erfolge gesehen habe. Carol (1927) hat bei einem 3jährigen Kind, das wegen Vulvovaginitis mit Bolus alba und Zinkoxyd behandelt worden war, einen Stein in der Vagina gefunden, der chemisch Al und Si enthielt und durch Lithothrypsie entfernt werden mußte. Von Géber (1902) wurde Einblasung von Tierkohle empfohlen. Eine Maceration der Haut in der Umgebung von Vulva und Anus und eine Verschmierung des Eiters wird nach J. Müller (1923) durch Bepuderung mit 10%igem Protargin-Boluspulver verhütet. Lanolin-, Vaselin- oder Zinksalbe tun dieselben Dienste. Auch die Behandlung mit medikamentösen Stäbchen der verschiedensten Art ist vielfach angewendet und empfohlen worden. Es sind Bacilli oder Styli von Ichthyol, Jodoform (10%ig), 2—5%igem Protargol usw. im Gebrauch.

Der Erfolg der lokal wirkenden spezifischen Antigonorrhoica läßt sich durch Wärmebehandlung unterstützen. Ihr liegt zugrunde die oben bereits erwähnte klinische Beobachtung, daß die Gonorrhöe nach akuten hochfieberhaften Erkrankungen zuweilen plötzlich zur Heilung kommt, und die bakteriologische Feststellung, daß die Gonokokken bei 42° C absterben. Von der Diathermie will Lindemann gute Resultate gesehen haben. Heiße Sitzbäder bis 40° C mit Kaliumpermanganatlösung, Eichenrinde- oder Kamillenabkochung können in Anwendung kommen. Der Versuch von O. Weiß (1915), durch künstliche Erhöhung der Körpertemperatur auf 41—43° im Anschluß an ein heißes Bad von 42—43° die Vulvovaginitis zu heilen, hat nach Engwer (1916), Ylppö (1916), Bendig (1917), Nast (1917) in einigen Fällen gute, nach Brückner (1918), Lade (1919) u. a. keine befriedigenden Erfolge gezeitigt, weshalb die Methode heute verlassen zu sein scheint. Über die vaginale Reizsondenbehandlung nach Gauß liegen Erfahrungen bei der Vulvovaginitis nicht vor.

Die Behandlung der Cervixgonorrhöe muß unter peinlichster Vorsicht vorgenommen werden; sie ist mit der großen Gefahr der ascendierenden Infektion verbunden und wird daher von vielen grundsätzlich abgelehnt. Die Therapie der Urethragonorrhöe darf als allgemein bekannt vorausgesetzt werden; am besten eignet sich dazu die Einträufelung von Silberlösungen mit der Fritschschen Celluloidkanüle. Zur Beseitigung der Rectalgonorrhöe sind Suppositorien mit Argentum nitricum 0,01, Ichthyol 1,0, Albargin (Buschke und Flügel), Ausspülungen mit Argentum nitricum 1 : 3000, Protargol, Ichthargan, Albargin, Mikroklysmen mit 3—5%iger Protargollösung vorgeschlagen und empfohlen worden. In den Fällen, über die Flügel berichtet hat, wurde das Rectum durch die Behandlung früher gonokokkenfrei als Vulva, Vagina und Urethra. In den Beobachtungen Wolffensteins zeigte sich die Gonorrhöe des Rectums mindestens ebenso hartnäckig wie die der Vulva; es waren durchschnittlich 60, im Maximum 260 Behandlungstage zur Heilung erforderlich. Von dieser darf man nur sprechen, wenn lange Zeit hindurch mikroskopische Untersuchungen auf Gonokokken, denen provokatorische Maßnahmen vorausgehen müssen, negative Ergebnisse hatten.

Zum Zweck der Immunisierung kann Gonokokkenvaccine und -Autovaccine Verwendung finden. Die meisten erklären die Resultate als wenig ermutigend. Nur amerikanische Ärzte rühmen bei ausschließlicher Vaccinebehandlung Heilungen bis zu 80 und 90%

innerhalb von 1—2 Monaten. Zur Anwendung können z. B. intramuskuläre Injektionen der polyvalenten Gonokokkenvaccine, Gonargin (zweimal wöchentlich in steigender Dosis von 25 Millionen Keimen im Kubikmillimeter) oder Arthigon (0,5—1,0 ccm) kommen. Die Proteinkörpertherapie hat sichere Resultate nicht gezeigt. Das gleiche Urteil gilt über die intravenöse Injektion von Kollargol.

3. Die Vulvitis diabetica.

Die „Vulvitis diabetica" habe ich oft gesehen. Sie ist in meinen Fällen meist eine Soorvulvitis, also eine Dermatomykose gewesen (S. 222), d. h. es war unter verschiedenen Keimen vorwiegend das Oidium albicans nachzuweisen. Aber der Soorpilz, der auch von anderer Seite ausschließlich oder mit dem Leptothrixpilz vergesellschaftet angetroffen worden ist, tritt erst sekundär auf, wenn er auf der durch den zuckerhaltigen Urin gereizten Schleimhaut unter gewissen, noch unbekannten Bedingungen einen ihm zusagenden Nährboden findet. Denn es gibt eine Vulvitis bei Diabetes, die Soor vermissen läßt. Diese Frage bedarf also noch weiterer Untersuchung. Bei der Soorvulvitis sieht man dicke weiße Beläge in herdförmiger oder diffuser Ausbreitung auf der stark geröteten, oft purpurroten und etwas geschwollenen Haut und Schleimhaut, vorwiegend an den Innenseiten der großen Labien, auf den Nymphen und in den Nympho-Labialfalten. Die Auflagerungen können sich bis zu dem Damm, der Circumanalgegend und den Innenseiten der Oberschenkel ausdehnen. Sie gehen in der Regel mit einer intertriginösen Rötung der Genitocruralfalten und der Adductorenregionen der Oberschenkel, mit schmierigen Absonderungen, Vaginitis purulenta und starkem Pruritus einher, der sekundär Kratzeffekte hervorruft, welche das makroskopische Bild variieren und seine Deutung erschweren können. Auch Furunkel, Phlegmonen und selbst Gangrän sind neben lichen- und pachydermieartigen Veränderungen beschrieben worden [Maurice-Roger (1911)]. Einmal sah ich von den Belägen jederseits nur die Außenfläche des Klitorispraeputiums und die braungefärbte Kante der Nymphe und großen Labie verschont, so daß sich bei diesem außerordentlich schönen Bild der Vergleich mit steilen Felsengraten aufdrängte, die aus dem schnee- und eisbedeckten Hochgebirge herausragen. Über die Vulvitis diabetica sagt Scherber, daß sie teils durch eine samtartige Lockerung des Epithels, teils durch Entwicklung diphtherischer Erosionen, teils durch die Bildung grauweißer bis graugelber, entweder schmieriger oder fibrinöser, ablösbarer Beläge charakterisiert sei; es sollen sich neben den auf der Vulva üblicherweise vorkommenden Mikroorganismen auch Pilze vom Typus Oidium (Soor) oder Aspergillus nachweisen lassen. Ein sehr schönes und lehrreiches Farbenbild einer „Vulvitis bei Diabetes" hat Stoeckel in der soeben erschienen zweiten Auflage seines Lehrbuches der Gynäkologie (1928, Taf. 5, Abb. 103) gegeben.

4. Soor-Vulvitis in der Schwangerschaft.

Auch bei hochschwangeren Frauen, zumal wenn sie irgendeine Zuckerart mit dem Urin ausscheiden, wird eine Soor-Vulvitis und -Vaginitis mit Pruritus beobachtet, wie ich selbst mehrmals gesehen habe (S. 222). Bisweilen ist gleichzeitig ein Soor der Mundhöhle festzustellen. Le Blaye (1928) will 3 Formen der vornehmlich bei Schwangeren und bei Diabetes angetroffenen Erkrankung unterscheiden: eine exsudative Form mit rahmig-exsudativen Belägen auf der Vulva- und besonders Vaginalschleimhaut, intertriginös-ekzematöse Efflorescenzen auf den Innenflächen der großen und den Außenflächen der kleinen Labien und einen pustulösen Typus auf der Haut in der Umgebung der Vulva, der mit Ulcerationen, der Folge von Kratzeffekten, verbunden sein kann.

K. Verklebungen und Verwachsungen der Vulva.

1. Conglutinatio s. Agglutinatio vulvae.

Die erworbene Verklebung oder Verwachsung der großen oder kleinen Labien kommt häufiger dem Kinder- als dem Frauenarzt zu Gesicht. Abbildungen haben Peter Müller (1866), Rauschning (1890) (s. Abb. 137), Howard Kelly (1898) (s. Abb. 138), J. Veit

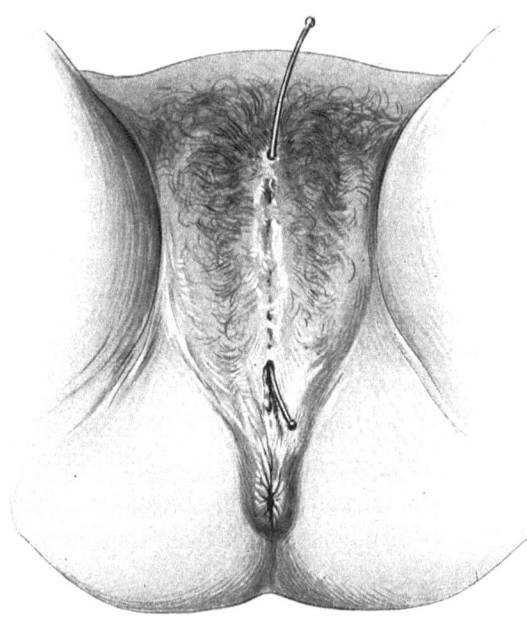

Abb. 137. Verklebung der kleinen und großen Labien bei einem 30 Jahre alten Mädchen mit vorderer und hinterer] Öffnung. (Nach Rauschning.)

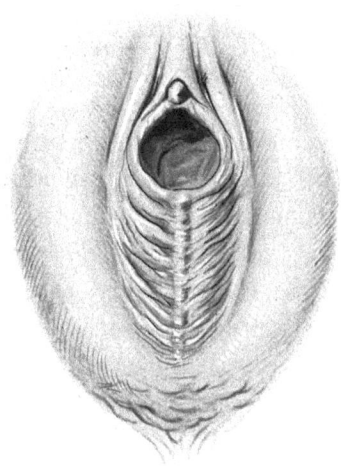

Abb. 138. Agglutination der Labien bei einem kleinen Mädchen. [Nach Kelly: Operative Gynäkologie. (1898) Bd. I.] Es besteht eine deutliche Raphe in der Mitte mit einer durchscheinenden, leicht gefurchten Membran an beiden Seiten, welche die Urethra und den Hymen verbirgt.

(1908) und Jäger (1911) gegeben. Im Laufe der Zeit wird die Verklebung immer fester und narbenartiger, zumal wenn nicht nur ein Epithel-, sondern auch ein Cutisdefekt besteht. Der Verschluß ist aber niemals vollständig, sondern immer nur partiell, weswegen die in der Literatur oft anzutreffende Bezeichnung Atresia vulvae keine Berechtigung hat. Denn stets findet sich am vorderen Ende der Verschlußmembran, die ventralwärts bei Verwachsung der Labia majora in den Mons pubis, bei Verwachsung der Labia minora zur Klitorisregion ausläuft und das eine wie das andere Mal als nach vorne verlängerter Damm erscheint, eine, wenn meist auch nur sehr enge Öffnung für den Austritt des Urins. Dieser hält sich dauernd einen Weg offen und wird infolge der Verwachsung der Labien in einem nach oben gerichteten Strahl und meist etwas mühsam entleert. In späterer Lebenszeit nehmen auch das Menstrualblut und der Vaginalinhalt diese Bahn. Die Verschlußmembran ist meist glatt und bleibt nach den Entwicklungsjahren unbehaart; sie scheint nur in einem Fall Sängers dürftig behaart gewesen zu sein; von Lenger wurde sie als pergamentartig geschildert. Öfters ist noch am hinteren Ende der Haut- oder Schleimhautplatte, nahe dem Damm, eine zweite Öffnung vorhanden. Dann kann sich, wie in einem Fall von Lencert und Boeckel (1921), durch den unter der Klitoris befindlichen Kanal der Urin, durch den hinteren das Menstrualblut entleeren. Nicht selten wird der Verlauf der Rima pudendi durch eine Art Raphe oder eine feine weiße Längsnarbe oder -Linie angedeutet, von der aus feine striemenartige Furchen (Max Sänger, Kelly) oder feine narbige Streifen (Cederschjöld, Zangemeister) radiär in Richtung zu den Genitocruralfalten, zum Damm und Mons pubis ausstrahlen. Betrifft die Verlötung nur die Nymphen, so findet sich in der Tiefe zwischen den großen Labien eine Membran, die über das Vestibulum wie ein Vorhang herabhängt, der vorne oder hinten eine kleine Öffnung für den Urinaustritt besitzt und ventralwärts in das Praeputium clitoridis, dorsalwärts in die Commissura posterior übergeht. Ausnahmsweise ist die Stelle vor der Harnröhre verklebt (Bokai, Ashwell, v. Winckel), so daß der Urin nur nach schweren Anstrengungen entleert werden kann und operatives Einschreiten erforderlich ist. Kaufmann (italienische Arbeit 1906) sah bei Konglutination der Vulva die Bildung eines frauenfaustgroßen Konkrements in der Scheide. Der Stein war aus dem Harn entstanden, der sich hinter den verwachsenen kleinen Labien gestaut und nur durch eine an der hinteren Commissur vorhandene kleine Öffnung Abfluß gefunden hatte. Die Entfernung des Steins war schwierig und gelang erst nach seiner Verkleinerung.

Hutin (1856) und Bokai (1859) haben die ersten Beobachtungen von Conglutinatio vulvae mitgeteilt. Letzterer konnte von 1859—1872 bei systematisch auf die Affektion gerichteten Untersuchungen von Tausenden von Kindern im Kinderspital in Budapest 39 Fälle sammeln; von ihm stammt die ausführlichste Arbeit über die Erkrankung. Max Sänger hat 1891 je eine Beobachtung bei einem 3jährigen und 21jährigen Mädchen veröffentlicht. Seit jener Zeit enthält die Literatur eine ziemlich reiche Kasuistik. Doch scheint in Europa mit dem Rückgang der Vulvovaginitis gonorrhoica bei Kindern auch die Conglutinatio labiorum jetzt seltener geworden zu sein.

Denn die Ursache ist in der Mehrzahl der Fälle eine im Säuglings- und Kleinkindesalter erworbene, entzündliche, meist gonorrhoische Reizung der Haut der großen oder der Schleimhaut der kleinen Schamlippen, die, auf diese Weise wundgemacht, begünstigt durch die dauernde Berührung beim Liegen, miteinander verkleben. Die ätiologische Bedeutung der Gonorrhöe hat Sänger zuerst erkannt. Aus der Tatsache, daß die Vulvovaginitis gonorrhoica zuweilen schon in den ersten Lebenstagen (Bokai u. a.) angetroffen worden ist, erklärt sich, daß oftmals von einer angeborenen Anomalie, die auf einer Entwicklungsstörung im Embryonalleben beruhen sollte, gesprochen wurde. Heute wissen wir, daß diese Ursache, welche der Pädiater Carl Hennig (1859), später Rauschning (1890), Gelbke (1891), Zweigbaum (1893) und neuerdings noch Rouvier und Jahier (1924) annahmen, nur ganz außerordentlich selten in Frage kommt. Man hat dann eigentlich nicht von einer Konglutination, sondern von einer Aplasie zu sprechen, wie sie bei Neu- und Frühgeborenen, welche die verschiedensten Mißbildungen aufweisen, und vornehmlich bei nicht lebensfähigen Früchten beobachtet wird. So hat beispielsweise Marocco (1898) bei einem dem 7. Monat entsprechenden Frühgeborenen, das 5 Tage gelebt hatte, die kleinen Labien in den unteren zwei Dritteln miteinander verschmolzen gefunden; es zeigten sich noch andere Veränderungen, wie Anus imperforatus, Mündung des Rectums in den oberen

Teil der Vagina und bilaterale Pyonephrose. Es muß in diesem Fall wohl eine embryonale Entwicklungsstörung angenommen werden. Daß aber auch eine in der letzten Zeit des Intrauterinlebens auftretende Hautentzündung zu einer Konglutination der Vulva führen kann, halte ich für sicher. Ich erinnere dabei an den intrauterin erworbenen Pemphigus, über den von Lacasse (1903), Labhardt und Wallert (1908), Cathala (1911) u. a. berichtet wurde, und den ich selbst mehrmals gesehen habe, sowie an die Maceration der Haut bei lebendgeborenen und am Leben gebliebenen Kindern [Heinrich Schreiber (1898), Meyer-Ruegg (1920), Lorenzen (1920), Koerting (1924)], die wahrscheinlich auf diese Hauterkrankung bzw. auf eine intrauterine Dermatitis exfoliativa zurückzuführen ist.

Was die extrauterine Entstehung der Konglutination der Vulva anbelangt, so weist, wenn man von der Gonorrhöe absieht, die Angabe der Angehörigen eines Kindes, daß die „unten vorhandene Verwachsung" sich an einen „scharfen gelben Ausfluß" oder an eine „fieberhafte Erkrankung" im Säuglings- oder Kleinkindesalter angeschlossen hat (z. B. Peter Müllers Fall), auf irgendeinen frühinfektiösen Vorgang hin. Schon den alten Ärzten war bekannt, daß Erosionen und Ulcerationen der Vulva bei Diphtherie [Angabe von A. Vogel (1860), Fall v. Neugebauer (1910)] und anderen Infektionskrankheiten, wie Scharlach, Dysenterie, Typhus, Pocken, Cholera, zu Synechien der großen oder kleinen Labien, gleichwie der Vagina, im Kindesalter führen können, zumal wenn die kleinen Kranken lange bettlägerig sind und es an der gehörigen Reinlichkeit und Sorgfalt fehlt. Nélaton (1853) und Soenens (1871) beschrieben Verwachsungen infolge von Cholera, die allerdings in der unteren Vagina ihren Sitz hatten. Burdachs Fall (1837) ist ein Unikum: Ein 3 jähriges Mädchen lief auf dem Felde in einen Ameisenhaufen; Insekten krochen in die Geschlechtsteile und erzeugten eine heftige Entzündung derselben. Die ältere Literatur führt auch Reizungen der Vulva durch Würmer, die aus dem Darm ausgewandert sind, als Ursache der Conglutinatio vulvae an [Baginsky (1887)]. Adam hat neuerdings (1924) aus Französisch-Westafrika 7 Fälle beschrieben und als eine in Europa angeblich sehr seltene Mißbildung bezeichnet, 6 bei Kindern in den ersten Lebensjahren und 1 bei einer jungverheirateten Frau, in denen ebenfalls irgendeine entzündliche Ursache anzunehmen sein wird. Max Sänger hat bemerkt, daß die Verwachsung der äußeren Geschlechtsteile das Vorbild für die im Orient und in Afrika weitverbreitete Vernähung kleiner Mädchen, die Infibulation (S. 178), abgegeben haben könne. Eine Vulvitis adhaesiva mit Konglutination der Labien hat Elischer (1898) bei einer 50 jährigen Klimakterischen beobachtet. Ich habe sie mehrmals nach entzündlichen Hautdemarkationen im Gefolge von Radiumbestrahlungen des Vulva- und Vaginalcarcinoms gesehen. Auch bei Wöchnerinnen, die etwa wegen einer Thrombophlebitis längere Zeit ruhig mit geschlossenen Beinen zu Bett liegen, kommt eine Konglutination der Labien als Folge einer Geburtsverwundung gelegentlich einmal zur Beobachtung (J. Veit und eigener Fall).

Allen Fällen von entzündlicher oder traumatischer Entstehung der Vulvakonglutination ist ein ausgedehnter Epidermisdefekt gemeinsam. Die Verklebung kommt wohl nicht zustande, wenn Kinder mit Vulvovaginitis oder Wöchnerinnen sich genügend bewegen. Mit der Zeit kann sich die Verklebung von selbst lösen (Bokai), wohl begünstigt durch Bewegungen, durch die Urinentleerung — daher meist Beginn der Lösung in der Klitorisgegend — und durch die mechanischen Manipulationen bei der Reinigung. So erklärt sich wohl, daß der Kinderarzt die Conglutinatio vulvae verhältnismäßig viel häufiger zu Gesicht bekommt als der Frauenarzt.

Symptome können bei der Verklebung und Verwachsung der Vulva bisweilen völlig fehlen, zumal in der ersten Lebenszeit. Nur nimmt der Urinstrahl eine falsche Richtung, in der Regel mehr nach vorne zu an. Die Verklebung oder Verwachsung wird meist durch irgendeinen Zufall entdeckt. Nach der Menarche kann sie den Abfluß des Vaginalinhaltes und des Menstrualblutes erschweren und selbst zu einer Hämatokolpos und Hämatometra [Fall Latis (1905)] Veranlassung geben. Doch ist das sehr selten, weil immer noch ein Teil der Flüssigkeit durch die enge Öffnung austreten kann. Die häufigste Erscheinung, zumal bei Kindern, ist die Erschwerung der Urinentleerung. Eine ausgesprochene Dysurie kommt vorzugsweise bei Verklebung der Harnröhrenmündung oder deren Nachbarschaft zustande. Durch die häufigen Schmerzen werden die Kinder unruhig und nervös. Selbst eine vollständige Ischurie kann eintreten: Bokai hat sie einmal schon bei einem 2 Tage alten Mädchen beobachtet, bei dem die Verklebung die Harnröhrenmündung überdeckt hatte. J. Veit gab an, daß eine an der vorderen Commissur übriggebliebene Öffnung Harnstagnation und starke Reizerscheinungen der Haut herbeiführe, während eine an der hinteren Commissur befindliche Öffnung den sofortigen Urinabfluß gestatte und die Haut nicht schädige. Ein späterer Geschlechtsverkehr in regulärer Weise ist natürlich unmöglich, wenn die Öffnung, wie meist, stecknadelkopf- bis bleistiftdick ist. In solchen Fällen wird ärztliche Hilfe des Kohabitationshindernisses wegen in Anspruch genommen.

Die Diagnose ist nach dem Mitgeteilten nicht schwer zu stellen, zumal wenn die großen Schamlippen verklebt sind. Bei Konglutination der Nymphen kommen diese und der Scheidenvorhof nach Auseinanderziehen der großen Labien nicht in gewohnter Weise zum Vorschein, die Schamspalte fehlt; die Diagnose wird dann erleichtert durch Einführen der Sonde. Die Entdeckung der Verwachsung geschieht nur selten im Kindesalter durch die Mutter, meist erst in späterer Lebenszeit durch den Arzt, wenn er von der Patientin angesichts einer bevorstehenden Verheiratung oder wegen der Unmöglichkeit des geschlechtlichen Verkehrs um Rat gefragt wird. Eine Verwachsung der kleinen Labien allein könnte einmal zur Verwechslung mit einem fleischigen, atretischen Hymen führen. Bei diesem aber liegt die Harnröhrenmündung frei, während sie im ersteren Fall überdeckt ist, so daß der Urin einen Umweg machen muß. Hierzu kommt von der Zeit der Geschlechtsreife an, daß die Hymenatresie stets, die Conglutinatio vulvae nur höchst selten einmal zu Okklusionsbeschwerden und Hämatokolpos führt.

Therapie: Zur Prophylaxe der Konglutination und gleichzeitig zur Heilung der Vulvovaginitis kleiner Mädchen hat v. Derera (1907) das gleiche Verfahren wie bei Augengonorrhöe der Neugeborenen: Einträufeln einer 1%igen Silbernitratlösung in die Scheide empfohlen. Ist bei einem Kind eine leichte Verklebung eingetreten, so läßt sie sich lösen durch starkes digitales Spreizen der Labien und durch kräftigen Druck einer Sonde oder eines ähnlichen stumpfen Instrumentes, welches von der an der vorderen oder hinteren Commissur liegenden Öffnung aus vorgeschoben wird (Bokai). Bei älteren Verwachsungen ist eine scharfe Trennung auf einer eingeführten Hohlsonde mit Messer oder feiner Schere erforderlich, wobei man sich zur Einschränkung der Blutung genau in der Medianlinie zu halten hat. Die Überhäutung der entstandenen Wundflächen wird durch Einlegen von steriler, mit geeigneten Salben oder mit Epithelogen bestrichener Gaze befördert. Ich habe einer Wiederverwachsung dadurch vorbeugen können, daß ich die Patientin selbst täglich zweimal ein Milchglasspeculum einführen und Epithelogen auftragen ließ.

2. Atresia hymenalis acquisita.

Im Anschluß an die Konglutination der Labien ist der erworbenen Hymenatresie zu gedenken, welche durch Verklebung, später Verwachsung des freien Hymenrandes entsteht. Welche Bedeutung der Gonorrhöe dabei zukommt, weiß man nicht. Da sich die Folgezustände der Atresia hymenalis, die in Hämatokolpos, Hämatometra und Hämatosalpinx bestehen, im Bereich des inneren Genitalapparates abspielen, ist die Hymenatresie im Kapitel der Pathologie der Vulva nicht zu besprechen, wie bereits auf S. 181 bemerkt worden ist.

3. Phimosis clitoridis.

Unter der von Morris (1892), Bacon (1898) und Nijhoff (1907) als Phimose der Klitoris beschriebenen Veränderung versteht man eine Verklebung oder Verwachsung zwischen Glans und Praeputium clitoridis oder eine zu enge Öffnung der Vorhaut. Die Folge ist, daß sich diese nicht über die Glans zurückschieben läßt. Es liegt hier grundsätzlich die gleiche Erscheinung vor [nach Bokai (1860)], die bei Knaben zwischen Vorhaut und Eichel in den ersten Lebenstagen und Monaten beobachtet wird. Morris will die Phimosis der Klitoris bei 80% aller arischen amerikanischen Frauen festgestellt, bei Negerinnen aber stets vermißt haben. Er betrachtete sie als Degenerationserscheinung und als Ursache der Masturbation. Eine Zeitlang ist dieser, auch „Adhäsion des Praeputiums" bezeichneten Veränderung in Amerika eine gewisse ätiologische Bedeutung für Neurosen und Mangel an Libido beigelegt worden. Einen solchen Zusammenhang hat bereits J. Veit, und zwar mit Recht zurückgewiesen.

4. Narbige Veränderungen der Vulva.

Narbenbildungen und -verwachsungen im Bereich der Vulva entstehen am häufigsten durch Geburtstraumen im Anschluß an eine ausgedehnte, spontan oder instrumentell entstandene Verletzung, zumal bei eingetretener Infektion von Wunden, Bildung eines Ulcus puerperale und längerem Aneinanderliegen der Oberschenkel bei Ruhelage der Wöchnerin. Auch durch andere zur Heilung tendierende Ulcerationen können narbige Verwachsungen der Vulva zustandekommen, z. B. nach Diphtherie. Die Narben, die nach Kohabitations-, Pfählungs- oder sonstigen Verletzungen (S. 160 ff) entstehen, wurden oben bereits besprochen. Die Physiognomie der Vulva kann durch die narbigen Verwachsungen zuweilen nicht unbeträchtlich entstellt werden. Am häufigsten finden sie sich im Gebiet des Frenulum und der hinteren Abschnitte der kleinen Labien. Hier können sie eine quere Brücke bilden, welche die Schamspalte in einen kleineren hinteren und einen größeren vorderen Abschnitt zerlegt. Fälle mit ausgedehnten puerperalen Verwachsungen haben Seggel (1851), Hastings Hamilton (1858), Wyder (1885), Léon (1891), Brooks-Wells (1893), Woodman (1893), Pompe van Meerdervoort (1899), Zangemeister (1901), Olga Knopf (1922) u. a. beschrieben. In Zangemeisters Fall hatten sich schwere Verätzungen der Vulva nach Umschlägen mit fast konzentrierter Carbolsäure auf einen Dammriß entwickelt.

Wiederholt ist eine ausgedehnte narbige Verwachsung der Labien durch schwere Brandwunden oder Verätzungen entstanden. Gleichwohl kam es zu einer Konzeption. Aber bei der Geburt war ein absolutes Hindernis vorhanden, so daß sie nur durch eine eingreifende Operation, eine tiefe laterale Episiotomie und Forceps erkauft werden konnte. Eine Verbrennung oder Verätzung lag in den folgenden Fällen von Sarbois, Willoughley (1871), Meisels (1894), Kroemer (1905), Franz Jäger (1911) und Holzapfel (1921) vor.

Willoughley: Sehr ausgedehnte Brandnarben zwischen den Oberschenkeln, an Vulva und Perineum. Geburt unmöglich, weil der kindliche Schädel durch einen zollangen, zwischen dem hinteren Rand der Vulva und dem Perineum ausgespannten fibrösen Narbenstrang aufgehalten wurde. Erst nach der völligen Durchschneidung desselben und nach wiederholten Incisionen in die halb verknorpelte Vulva trat endlich der Kopf nach außen. — Kroemer fand bei einer Erstgebärenden, die als 6jähriges Kind mit einem Zimmerofen umgestürzt war und sich dabei schwere Brandwunden zugezogen hatte, feste Verwachsungen der Innenflächen der oberen Teile beider Oberschenkel und eine häutige Verwachsung am Damm und der hinteren Partie der großen Labien. Eine vaginale Untersuchung war nicht möglich. Die Geburt verlief zunächst ohne Störung, bis der Kopf die Dammgegend vorzudrängen begann und die Narben unter nicht unbeträchtlichen Schmerzen der Kreißenden zu sprengen drohte. Durchschneidung der Narbenbrücken ermöglichte die Spreizung der Oberschenkel und die Entwicklung des Kindes mit der Zange unter Entstehung eines Dammrisses. Es folgte Nahtvereinigung der auf Handbreite klaffenden Wunde. — Das 14jährige Mädchen, über das Jaeger aus der Klinik L. Seitz berichtete, war als 1jähriges Kind auf einen Topf mit heißem Wasser gesetzt und dadurch an der Glutäal- und Genitalgegend bis hinauf zum After stark verbrannt worden. Das ganze Gebiet der Vulva bedeckte eine strahlige Narbenfläche. Der Anus klaffte durch Narbenzug. Die Rima pudendi zeigte sich fast vollständig, mit Ausnahme an der Urethramündung, verklebt. Von den Labien war nichts zu sehen. Zwischen den Oberschenkeln fand sich eine schwimmhautähnliche Hautbrücke, welche sich bei Abduction der Beine straff anspannte, das Gehen aber nicht behinderte. Die Heilung wurde durch eine von Seitz ausgeführte Operation erreicht. — In Zangemeisters Fall war nach einer normalen Entbindung vor 1³/₄ Jahren ein Dammriß entstanden, der mit Umschlägen von fast reiner Carbolsäure behandelt worden war. Es kam zu einer ausgedehnten Vereiterung und Nekrose der Vulva, so daß mehrere große Incisionen gemacht werden mußten. Später Beschwerden beim Gehen und Sitzen. Die Vulva war in einen knapp zweifingerweiten, ovalen, knorpelharten Narbenring umgewandelt, der die großen Labien nicht erkennen ließ, den Scheideneingang zum Klaffen und die vordere und hintere Vaginalwand zum Senken brachte. Bei der Geburt erweiterte sich der harte Vulvaring nicht; der Kopf schob ihn weit in der Richtung zur Symphyse vor und spannte den narbigen Damm bis aufs äußerste. Tiefe seitliche Einschnitte durch das knirschende Gewebe. Zangenextraktion des Kindes. Handtellergroßes Klaffen der Vulva. Vereinigung der Scheide- und Dammwunde nach Art einer Kolpoperineoplastik. Zangemeister machte darauf aufmerksam, daß der Verlauf der Geburt dem nach einer zuvor ausgeführten Kolpoperineoplastik ähnlich sei, bei welchem die Narbe auch ein Hindernis abgebe.

L. Entzündung der Bartholinischen Drüse.

Die Entzündung der Bartholinischen s. vulvo-vaginalen s. Vorhofsdrüse, die ziemlich allgemein mit der wenig schönen Bezeichnung Bartholinitis oder von seiten der Dermatologen „venerische Bartholinitis" belegt wird (Abb. 139—143), spielt sich entweder, und das ist die Regel und zuerst von Breton (1861) und Zeißl (1865), später Bumm (1887), Jadassohn (1890) u. a. gezeigt worden, im Drüsenausführungsgang oder in der Drüse selbst ab. In beiden Fällen entsteht kein eigentlicher Abszeß, sondern ein Pseudoabsceß (Jadassohn), da der Eiter sich in präformierten Hohlräumen ansammelt. Nur wenn, was sehr selten beobachtet wird, auch die bindegewebige Umgebung der Drüse in den Entzündungsherd einbezogen, eitrig infiltriert und eingeschmolzen wird, darf von einem echten Abszeß gesprochen werden. Bei Entzündung des Ausführungsganges kann seine Mündung verschlossen und er selbst dilatiert sein. Dann zeigt sich eine ziemlich oberflächlich gelegene, zunächst spindelförmige, dann rundliche, kleine Geschwulst, während das Parenchym der tiefer gelegenen Drüse von der Erkrankung verschont geblieben und durch den dilatierten Kanal verdrängt ist. Andere Male kommt es nicht zu einem Verschluß der Duktusmündung; sie bleibt normal weit oder ist weiter als normal und läßt Eiter in den Scheidenvorhof austreten.

Die Infektion entsteht akut oder subakut. Selten ist der Verlauf von Anfang an chronisch [Huguier (1850), Hamonic (1883)]. Den Literaturangaben nach soll es auch zu einer Entzündung einer zuvor schon vorhanden gewesenen Bartholinischen Cyste kommen können (Huguier, Velpeau, Guérin, Bonnet), was ich nie gesehen habe und fast als Verwechslung von Ursache und Wirkung bezeichnen möchte. Bei der akuten Bartholinitis bildet sich unter Fieber und allgemeinem Krankheitsgefühl eine zunehmende Schwellung der großen Schamlippe mit den üblichen Lokalerscheinungen einer akuten Entzündung, wie starker klopfender Schmerz, der nach den Oberschenkeln ausstrahlen kann, Gefühl von Spannung und Hitze aus. Die Labie wölbt sich buckelartig bald in ihrem mittleren und hinteren, der Lage der Drüse entsprechenden Abschnitt, bald mehr medianwärts in der Richtung zur Nymphe, bald in ihrer ganzen Ausdehnung ventralwärts bis in den Mons pubis, dorsalwärts bis zum Perineum vor und geht mit einer derb-ödematösen Schwellung der unmittelbaren Umgebung einher. Auf dem Höhepunkt der entzündlichen Erkrankung ist eine mehr oder weniger deutlich umschriebene ovale Schwellung von Kirsch- oder Walnuß- bis Hühnereigröße, zuweilen selbst von Gänseei-, Mandarinen- und Faustgröße vorhanden, welche die Interlabialfalte zum Verstreichen bringt, die angrenzende kleine Schamlippe entfaltet und mit zur Seite gerichteter Konvexität verdrängt und die kontralaterale große und kleine Schamlippe verschiebt. Die Haut über dem Tumor hat eine intensive Rötung und am Ort der stärksten Spannung ein glänzendes, braunrotes oder mißfarbenes Aussehen angenommen, ist aber über der Vorwölbung verschiebbar geblieben. Meist ist die kleine Labie von der entzündlichen Schwellung, Ödembildung und Rötung mit betroffen, wenngleich die letztere bei der an sich roten Färbung der Nymphe nicht immer deutlich in Erscheinung tritt. Mitunter soll die Schwellung ausschließlich in der Nymphe sitzen, ohne auf das Gebiet der großen Labie überzugreifen. Der Tumor weist bei der Betastung entweder derb-elastische Konsistenz oder leichte Fluktuation und in jedem Fall Schmerzhaftigkeit auf. Bei starkem Innendruck des die Drüse oder den Ausführungsgang prall füllenden Eiters bahnt sich dieser nach Ausstoßung eines die Mündung verschließenden Eiterpfropfs einen Weg in das Vestibulum. Eine ausgedehnte und rasche Gewebseinschmelzung der Drüse selbst und ihrer Nachbarschaft durch pyogene Bakterien besonders starker Virulenz führt zu einem echten Abszeß im paraglandulären Gewebe. Bei ihm zeigen sich die Erscheinungen der akuten Entzündung viel intensiver als beim Pseudoabsceß, und Drüsenschwellungen der Leistenregion sind als Zeichen der Infektion des zugehörigen Lymphgebietes vorhanden. Die Kranken klagen über denselben klopfenden, stechenden Schmerz im Bereich der Labie und oft auch der zugehörigen Leiste, wie er bei einem Furunkel oder einer Phlegmone auftritt; sie können nur mit gespreizten Beinen liegen, nicht arbeiten und sind an jeder Bewegung behindert. Fieber und Störung des Allgemeinbefindens sind stärker als beim Pseudoabsceß vorhanden. Drüsenschwellungen kommen vorwiegend beim echten Absceß vor; sie wurden von Johann Kaestle unter 15, von Rille unter 20 Abscessen je 6mal gesehen, was einer Häufigkeit von 30—40% entspricht.

Vornehmlich beim echten Bartholinischen Absceß sucht der eitrige Inhalt an einer zuvor vorgewölbten und verdünnten Haut- oder Schleimhautstelle eine Verbindung nach außen zu gewinnen. Der Ort der Perforation entspricht der medialen Seite, der Kante oder der Außenfläche der großen Labie oder der Interlabialfalte, seltener der Innenfläche der Nymphe vor dem Hymenalsaum, ganz selten dem Damm. Manchmal sind multiple siebförmige Perforationen vorhanden (Kelly). Auch eine wie mit dem Locheisen ausgestanzte,

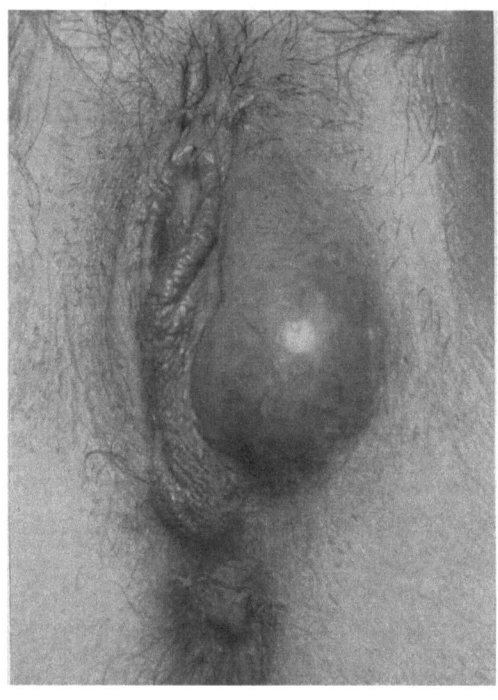 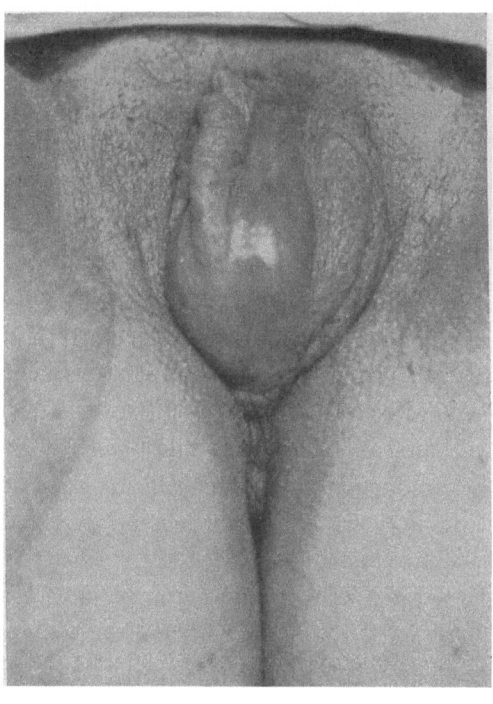

Abb. 139.   Abb. 140.

Abb. 139. Subakuter Pseudoabsceß der Glandula Bartholini sinistra. Entwicklung desselben lateralwärts in Richtung zur linken Genitocruralfalte. An der weißen Hautstelle, die der stärksten Vorwölbung entspricht, war eine weißgelbe fluktuierende Vorwölbung sichtbar. Unmittelbar vor der beabsichtigten Incision, 12 Stunden nach der klinischen Aufnahme, Perforation an dieser Stelle nach außen. Es entleerte sich Eiter, der keine Bakterien enthielt. Leistendrüsen frei.

Abb. 140. Chronischer Pseudoabsceß der Glandula Bartholini sinistra. Tumorartige pralle Vorwölbung der linken großen Labie und der linken Interlabialfalte. Entwicklung des Eiterherdes medianwärts in der Richtung zur Schamspalte. Ödem und partielle Entfaltung der linken kleinen Labie. Große und kleine Schamlippe der rechten Seite intakt. Keine Leistendrüsenschwellung. Ausgedehnte Incision. Im Eiter keine Bakterien.

mit gewulstetem Rand versehene Ulceration kann angetroffen werden, die an ein Ulcus molle oder gonorrhoicum erinnert. Ich habe ein solches Geschwür gesehen, das bereits 8 Monate lang bestanden (s. Abb. 143) und mir differentialdiagnostische Schwierigkeiten gegenüber einem Ulcus molle bereitet hatte. Die genaue Untersuchung, deren Ergebnis durch einen namhaften Dermatologen bestätigt wurde, ergab eine Fistelbildung nach Spontanperforation eines Bartholinischen Abscesses; im Eiter wurden Gonokokken gefunden. Nach dem Durchbruch des Eiters kann eine Rectolabial-, Rectovestibular- oder Rectovaginalfistel von großer Hartnäckigkeit — die Franzosen und Amerikaner sprechen von einem stercoro-vulvaren Absceß [J. W. Taylor (1895), Howard Kelly (1898)] — und eine Gonorrhöe des Mastdarms zurückbleiben. Denn der Tripper ist, wie wir sehen werden, die weitaus häufigste Ursache der Bartholinitis. Aus der Perforationsstelle bzw. Fistel entleert sich dünngelber, durch Blutbeimischung meist braunrotgelb gefärbter, mit abgestoßenen Bindegewebsfetzen vermischter, fadenziehender Eiter, der bald den für Gonorrhöe charakteristischen, bald einen fauligen Geruch aufweist, wie er vornehmlich durch eiweißzersetzende Bakterien: Kolibacillen, Proteus vulgaris und gewisse Anaeroben hervorgerufen wird. Im Eiter lassen sich in akuten Fällen meist Gonokokken, bei mehr

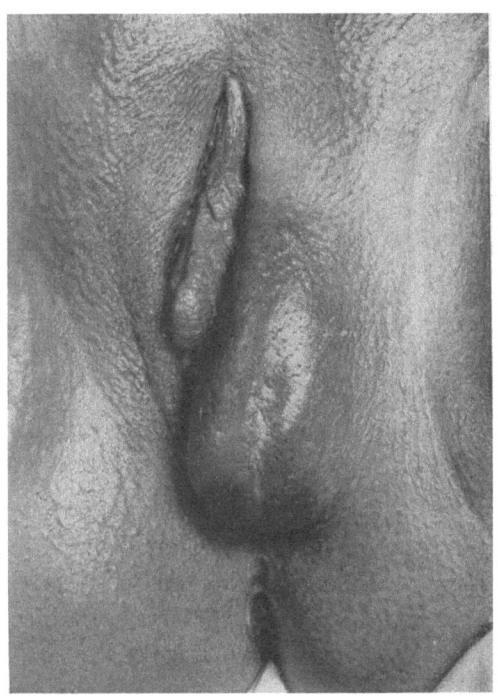 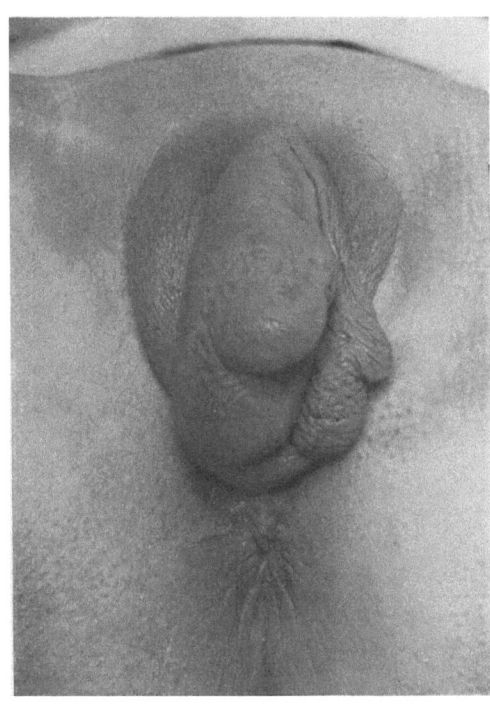

Abb. 141. Abb. 142.

Abb. 141. Echter gonorrhoischer Absceß der linken Bartholinischen Drüse. Senkung nach dem Damm zu. Mischinfektion mit Gonokokken und Staphylokokken.

Abb. 142. Gonorrhoischer Pseudoabsceß der rechten Bartholinischen Drüse mit eigenartiger ödematöser Schwellung und Konfiguration der rechten kleinen Labie. Die sie bedeckende Haut stark entzündlich gerötet und glänzend. Ödem der ganzen Vulva, am Frenulum und der hinteren Commissur, von der rechten auf die linke Seite übergreifend. Aus dem Ausführungsgang der Glandula Bartholini dextra, dessen Umgebung stark gerötet war, trat Eiter aus. In der Vagina und in der Urethra Eiter mit Gonokokken. In dem bei der Incision des Pseudoabscesses gewonnenen Eiter konnten keine Bakterien nachgewiesen werden.

chronischem Verlauf als Zeichen der Mischinfektion zugleich oder ausschließlich andere Bakterien nachweisen; bisweilen ist er steril. Nach dem Durchbruch des Eiters können die Entzündungserscheinungen und die Beschwerden verschwinden, der Sack fällt zusammen, das entzündete Gewebe und die Haut in der Umgebung der Perforationsstelle vernarben. Doch ist die Heilung meist nur vorübergehend. Nach einiger Zeit pflegt ein Rezidiv einzutreten. Es bildet sich von neuem Eiter, der nun dünnflüssiger geworden ist und infolge der Stenose oder Atresie des Ausführungsganges die Wand des Pseudoabscesses wiederum und nicht selten stärker ausdehnt als zuvor. In diesen Fällen spricht man von einer rezidivierenden Bartholinitis. Zeißl hat von einer Patientin berichtet, die 20mal, Jullien von einer solchen, die 12mal an Absceß der Bartholinischen Drüse erkrankt war. Als Residuum des Prozesses kann eine Bartholinische Cyste oder ein Stein [Patel (1902)] gefunden werden.

Mitunter wird ein bilateraler Bartholinischer Pseudoabsceß angetroffen, wobei die beiden Tumoren entweder gleichzeitig oder, wie in der Regel, nacheinander entstanden sind und alternierend vorübergehend zuheilen und wieder aufgehen können. Manchmal ist ein Absceß auf der einen, eine Cyste, die einen Absceß als Vorstadium hatte, auf der anderen Seite nachzuweisen. Doppelseitige Entzündungen, nicht Abscesse, hat v. Bärensprung (1855) unter 47 Fällen 15 mal = 31,9%, Johann Kaestle (1891) unter 44 Fällen 11 mal = 25% gefunden. Doch sind diese Zahlen wohl etwas zu hoch.

Ein bei der Bartholinitis häufiger Befund ist noch zu besprechen: eine Rötung zirkulär um die Mündungsstelle des Ausführungsganges der Drüse, die Max Sänger als Macula gonorrhoica bezeichnet, als „flohstichartig, linsengroß und dunkel purpurrot" beschrieben und als pathognomonisch für Gonorrhöe angesehen hat. Dieser Auffassung treten selbst noch die modernen Lehrbücher bei. Und doch ist sie in ihrer Verallgemeinerung durchaus unrichtig, wie daraus folgt, daß sich die Macula sehr oft lediglich auf der Basis sexueller Überreizungen oder eines atypisch verlaufenden Sexualverkehrs findet, mit einer nur wässerig-schleimigen, bakterienfreien Sekretion einhergeht und meist bilateral angetroffen wird, während die Entzündung der Bartholinischen Drüse in der Regel nur auf einer Seite vorhanden ist. Auf Gonorrhöe weist die Macula nur dann ohne weiteres hin, wenn eitriger Schleim aus der Drüse austritt und anderweitige einwandfreie Zeichen oder Residuen einer Tripperinfektion vorhanden sind. Freilich darf nicht unerwähnt bleiben, daß glasiger, unverdächtig aussehender Schleim einmal Gonokokken enthalten kann, und daß die Macula gonorrhoica bei eitriger gonorrhoischer Bartholinitis auch einmal fehlt.

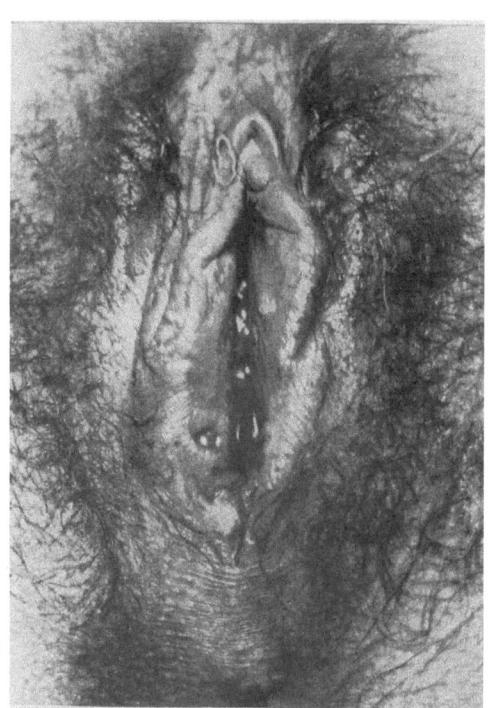

Abb. 143. Spontan perforierter rechtsseitiger Bartholinischer Absceß. Stärkeres Ödem der rechten, geringeres der linken Labialseite. Die Perforationsstelle befindet sich an der Innenseite des hinteren Teils der rechten großen Schamlippe und sieht einem Ulcus molle nicht unähnlich. Die Perforation war schon 8 Monate zuvor aufgetreten. Außerdem bestand eine gonorrhoische Mastdarmfistel.

Eine Vulvitis, eitrige Urethritis und Cervixendometritis wird als sehr häufige, eine eitrige Kolpitis, ein kleiner Absceß oder eine Fistel der Skeneschen Paraurethraldrüsen als gelegentliche Begleiterscheinung des akuten oder subakuten Bartholinischen Pseudoabscesses beobachtet. Entzündung der Vulva und Pruritus können durch den Abfluß eitriger Sekrete aus Harnröhre, Scheide und Gebärmutter auch bei der chronischen Bartholinitis eine Zeitlang bestehen bleiben. Bei dieser ist der Drüsenkörper geschwollen, fühlt sich hart an und entleert auf Druck aus seinem Ausführungsgang ein eitrig-schleimiges Sekret, in dem Gonokokken oft nicht mehr zu finden sind. Doch ist die Methode der Praxis, den Eiter auszudrücken nicht unbedenklich, zumal im akuten und subakuten Stadium, und entspricht nicht modernen chirurgischen Grundsätzen. Denn zum mindesten besteht bei stärkerer Kompression der Drüse die Gefahr, daß die Infektionserreger in das benachbarte Bindegewebe hineingepreßt werden, wodurch der relativ harmlose Pseudoabsceß in einen echten Absceß mit eitriger Einschmelzung des Drüsenparenchyms, phlegmonöser Entzündung und Leistendrüsenschwellungen übergeht. Beim Fortschreiten der Eiterung auf die Nachbarschaft soll man nach Leblanc (1895), Colombini (1899) im Umkreis des Drüsenausführungsganges die Bildung kleinster „pericaniculärer Abscesse" beobachten. Sie geben nach Nobl (1902) die Erklärung für das häufige Rezidivieren der Bartholinitis. Eine chronische Entzündung der Bartholinischen Drüse ist übrigens von Stevens und Heppner röntgenographisch dargestellt worden, indem sie mittels Luerscher Kanüle eine 50%ige Suspension von Barium sulfuricum in den Ausführungsgang injizierten und dann einen Film in die Vagina einlegten.

Mit der Histopathologie gonorrhoisch infizierter Bartholinischer Drüsen haben sich Touton (1893), Ch. Herbert (1893), Jadassohn (1894), R. Bergh (1895), Hallé (1895), Leblanc (1895), Ernst Bumm (1897), Menge (1897), Colombini (1899), Hügel (1900), G. Nobl (1902), Sitzenfrey (1906) und später nochmals Ernst Bumm (1907) beschäftigt. Die zahlreichsten Untersuchungen sind Nobl zu verdanken. Bezüglich der genauen Beschreibung seiner 15 Fälle muß ich auf die sehr ausführliche Originalarbeit verweisen. Als Untersuchungsmaterial dienten ihm bald exzidierte Teile der Absceßwand, bald totalexstirpierte Drüsen in verschiedenen Stadien der Entzündung. Zum Verständnis des folgenden muß ich daran erinnern, daß die normalhistologische Auskleidung des Gangsystems der Bartholinischen Drüse in den einzelnen Abschnitten eine verschiedene ist. Von den Drüsenalveolen gehen die „präglandulären Ursprungskanälchen" aus; sie tragen eine einfache Schicht niedriger zylindrischer Zellen. In den anschließenden „Sammelröhrchen" zeigt sich — ebenso wie in den Milchdrüsenausführungsgängen — ein zweireihiges und im Hauptausführungsgang ein im allgemeinen dreireihiges Cylinderepithel. Die Mündung des letzteren trägt ein vom Vestibulum vaginae ausgehendes mehrschichtiges Plattenepithel. Bei den Entzündungen des Gangsystems erfährt das mehrschichtige Cylinderepithel seiner beiden äußeren Abschnitte eine starke Proliferation und eine Metaplasie in ein mehrschichtiges Plattenepithel von solcher Mächtigkeit, daß es die Drüsengänge fast völlig verschließt (Touton, Menge, Bumm, Nobl, Hügel, Sitzenfrey), also epidermoidalen Charakter annimmt. Im übrigen ist das Lumen der Ausführungsgänge und mitunter der Drüsenschläuche mit Eiterkörperchen, abgestoßenen Epithelzellen und Gonokokken ausgefüllt, die bald frei, bald in Eiterzellen eingeschlossen liegen. Herbert, Menge trafen die Gonokokken auch zwischen den der Unterlage aufsitzenden Epithelzellen und nach Lockerung und Abstoßung derselben im Bindegewebe an, was Colombini und Hügel nicht gefunden hatten. Alle Untersucher haben kleinzellige, vorwiegend aus Plasmazellen zusammengesetzte Infiltrate in der Umgebung der Ausführungsgänge und Gefäße beschrieben. Beide wurden von jenen zuweilen mantelartig umhüllt und gingen manchmal in pericaniculäre Eiterherde über. Die meisten Untersucher bestätigten die Jadassohnsche Feststellung, daß die Eiterherde meist nicht durch Einschmelzung von Drüsengewebe, sondern durch Eiteransammlung in den präformierten Drüsengängen zustandekommen, ferner die Ergebnisse von Menge und Bumm, daß sich die Gonokokkeninfektion meist nur im Ausführungsgang und seinen Verzweigungen, seltener in der Drüse selbst abspielt und endlich, daß massenhaft Leukocyten teils in die Ganglichtung, teils in das den Epithelmänteln benachbarte Bindegewebe ausgewandert sind.

Ätiologie: Die Infektion der Bartholinischen Drüse geschieht immer nur vom Ausführungsgang aus. Eine hämatogene, embolisch-metastatische oder eine lymphogene Erkrankung, wie erstere im Gefolge der Pyämie bei der Parotitis vorkommt, die manche Ähnlichkeit mit der Bartholinitis zeigt, ist noch nicht nachgewiesen worden. Als Erreger wurde in der Literatur früher lediglich der Gonokokkus Neisser angegeben, und damit in Übereinstimmung findet sich in den Lehr- und Handbüchern die Bartholinitis fast stets unter den gonorrhoischen Erkrankungen besprochen. Tatsache ist, daß sich die Bartholinitis der Hochzeitsreise fast immer auf den Gonokokkus zurückführen läßt, und daß Puellae publicae, Kellnerinnen, Dienstmädchen das Hauptkontingent zur Erkrankung stellen, während sie vor der Zeit der Geschlechtsbetätigung und bei älteren Frauen nur ganz außerordentlich selten beobachtet wird. Richtig ist auch, daß Gonokokken weitaus am häufigsten unter allen Bakterien im Eiter des Bartholinischen Pseudoabscesses nachgewiesen werden und daß sie, wenn man sie hier vermißt, anderswo in den Harn- oder Genitalwegen festzustellen sind. Hügel (1900) hat unter 350 Fällen von Bartholinitis der Straßburger dermatologischen Klinik eine gonorrhoische Infektion stets sicherzustellen vermocht. Interessant sind die Angaben über die Häufigkeit der gonorrhoischen Bartholinitis im Vergleich zur Urethritis und Cervixendometritis. Die Harnröhre ist in frischen Fällen von Gonorrhöe nach Steinschneider (1887) jedesmal, nach Bumm (1891) in 91%, nach Neisser (1890) in 66%, nach Stevens und Heppner (1920) in 32% aller Fälle infiziert. Ich fand 80% unter meinen Fällen. Die Zahlen dieser Autoren für die Cervix uteri schwanken zwischen 50 und 75% der Fälle. Die Bartholinische Drüse ist nach den Angaben der Wiener Krankenhäuser in 10—13%, nach Bergh (1887) in 17%, Johann Kaestle (1891) in 8,1%, Dupuy und Rullier (1908) in 20%, Stevens und Heppner (1920) in 23%, Sieber (1924) in 75% aller Infektionen des Genitalapparates erkrankt. Die letztere Zahl ist zweifellos viel zu hoch und vielleicht auf die irrtümliche Deutung der Macula gonorrhoica zurückzuführen. Mit ungefähr 15—20% wird man wohl das Richtige treffen. Zugleich ist zu betonen, daß Cervix und Urethra viel häufiger an Gonorrhöe erkranken als die Glandula Bartholini.

Seit langer Zeit weiß man, daß sich gar nicht selten andere Bakterien als Gonokokken im Eiter der Vorhofsdrüse feststellen lassen. Die Frage ist dann die, ob es sich um eine primär andere Art pyogener Infektion oder um eine sekundäre Invasion saprophytischer oder pyogener Keime in den Gonokokkeneiter handelt, nachdem zuvor die Gonokokken durch ihre eigenen Toxine zugrunde gegangen sind. Daß dieser letztere Vorgang in gonorrhoisch entstandenen Eiterherden ganz gewöhnlich ist, zeigt z. B. der Nachweis der verschiedensten Bakterien in alten gonorrhoischen Eitertuben. Dujon (1897) hatte folgende bakteriologische Ergebnisse: bei 9 Fällen von primärer eitriger Bartholinitis 6 mal nur Gonokokken und zweimal Gonokokken im Verein mit Staphylokokken, einmal Streptokokken; unter 5 Fällen von rezidivierender Bartholinitis zweimal Gonokokken, 3 mal Streptokokken. Menge und Krönig (1897) fanden vielfach neben oder ohne Gonokokken eine Reihe anderer Keime, vorwiegend Staphylokokken und Kurzstäbchen, also wohl Kolibacillen, Wiener hat die nicht gonorrhoische Bartholinitis für häufig erklärt und wiederholt Kolibacillen im Eiter gefunden. Zeißl (1865), Neumann (1888),

Grünfeld, Felkin (1889), Polascek (1889), Hallé (1899) u. a. haben die Bartholinitis nicht ausschließlich als eine Manifestation der Blennorrhöe aufgefaßt, sondern andere bakterielle Erreger festgestellt und auch einen traumatischen Ursprung, vor allem onanistische Exzesse und heftige Kohabitationen, wie sie sagen, angenommen. Paul Zweifel sprach von kleinen spitzen Kondylomen, die sich dicht vor dem Ausführungskanal oder in ihn hinein entwickelt hatten. Polascek hat die Entzündung der Bartholinischen Drüse in folgende 4 Gruppen eingeteilt: 1. Catarrhus simplex ductus glandulae Bartholini: Eitriger, aber nicht spezifischer Katarrh des Ausführungsganges und seiner Nebenzweige. Im Sekret keine Gonokokken. 2. Blennorrhoea ductus glandulae Bartholini: Spezifische Entzündung des Ausführungsganges ohne Abszeßbildung, selten mit einer geringen Anschwellung der Drüse einhergehend. Diese Form sei chronisch und hartnäckig und komme meist bei Prostituierten vor. 3. Bartholinitis abscedens idiopathica: Ein nicht spezifischer, sondern von Eitermikroben, besonders dem Staphylococcus pyogenus aureus hervorgebrachter Abszeß, der akut entstehe, rasch verlaufe und ebenso bei Kindern wie bei Erwachsenen vorkomme. 4. Blennorrhoea ductus glandulae Bartholini cum abscessu glandulae: Mischinfektion von Gonokokken und Staphylokokken. Wochen-, ja monatelanges Bestehen des Katarrhs auch nach Eröffnung des Abscesses. Manchmal schwierige Ausheilung der Abszeßhöhle, die mit dem Ausführungskanal eine Fistel bilde.

Nach Doléris (1905) kann der einfache Bartholinische Abszeß saprophytischer, blennorrhagischer oder septischer, besonders puerperaler Natur sein. Auch im Gefolge von Infektionskrankheiten, wie Typhus, komme er zur Beobachtung. Im Wochenbett neige die Drüse zur Vereiterung. Bumm hat im Veitschen Handbuch der Gynäkologie (1907) angegeben, daß er manchmal Stäbchen verschiedener Herkunft oder Staphylo- und Streptokokken im Eiter gefunden habe; er sagte aber, „der Eiter enthält in solchen Fällen keine Gonokokken mehr", woraus zu schließen ist, daß er für eine sekundäre Ansiedelung der anderen Bakterien eintrat. Andererseits hat er davor gewarnt, ohne Nachweis einer gonorrhoischen Infektion und von Gonokokken ohne weiteres eine Tripperinfektion der Drüse anzunehmen. Nach Dupuy und Rullier (1908) soll sich die Bartholinitis an eine traumatische Vulvitis oder an Ekzem oder Erythem der Vulva, besonders im Wochenbett, anschließen können; sie sprechen von einer „einfachen Bartholinitis" im Gegensatz zur gonorrhoischen. Lippert (1921) hat bei einer 17jährigen Virgo intacta, die keinen Ausfluß hatte und bei der ein Geschlechtsverkehr angeblich bestimmt auszuschließen war, eine akut entstandene linksseitige Bartholinitis beobachtet, bei der sich auf Druck aus dem Ausführungsgang dicker gelber Eiter entleerte, der massenhaft Stäbchen und auf den verschiedensten Nährböden immer ganz überwiegend Kolibacillen neben Sarzinen und unspezifischen Kokken enthielt. Die „Bartholinitis colica" veranlaßte ihn zu den Bemerkungen, daß die richtige Erkennung dieser Krankheit eine Patientin vor einem zu Unrecht ausgesprochenen Verdacht auf Gonorrhöe schützen könne und daß es erstaunlich sei, daß die Bartholinische Drüse so selten, die Harnblase so häufig den Sitz einer Kolientzündung abgebe. Nach Callomon wird auch eine Bartholinitis typhosa, ein Bartholinischer Abszeß mit Nachweis der Eberthschen Typhusbacillen, in der Literatur erwähnt. Doch konnte ich außer der vorhin erwähnten Bemerkung von Doléris keinen Beleg für diese Angabe finden. Wohl habe ich einmal bei Puerperalfieber mit massenhaft in Vagina und Uterus vorhandenen Streptokokken einen akut entstandenen Bartholinischen Abszeß gesehen, welcher die gleichen Erreger enthielt; ob hier, was wahrscheinlich ist, eine ascendierende, vom Ausführungskanal aus weitergewanderte oder eine hämatogene Infektion vorlag, war nicht zu entscheiden. Auch Dujon (1897) hat über einen im Puerperium zur Entwicklung gekommenen Streptokokkenabsceß der Bartholinischen Drüse berichtet, und v. Herff hat in seiner Bearbeitung des Wochenbettfiebers im v. Winckelschen Handbuch der Geburtshilfe (1906) die puerperaleitrig entstandene Bartholinitis erwähnt.

Nimmt man alles, was bisher ätiologisch erforscht ist, zusammen, so kann man vielleicht sagen, daß in ungefähr 90% aller akuten Bartholinischen Pseudoabscesse der Gonokokkus, in den übrigen Fällen Staphylo-, Streptokokken oder Kolibacillen die primären Erreger sind, und daß sich im subakuten und besonders im chronischen Stadium häufig pyogene und saprophytäre Bakterien, zuweilen noch mit Gonokokken vermischt, nachweisen lassen. Doch ist der Bacillenbefund in dieser letzteren Gruppe von Fällen nur bedingt maßgebend für die Ätiologie. Ein positiver Gonokokkenbefund beweist eine Gonorrhöe, ein negativer spricht nicht gegen sie. Ein echter, mit Einschmelzung des paraglandulären Bindegewebes einhergehender Absceß, ein „interstitieller Absceß", wird in der Regel nur Staphylo- und Streptokokken enthalten; doch kann hierbei eine Mischinfektion mit Gonokokken gelegentlich nachweisbar sein.

Daß nach allem, was mitgeteilt wurde, die gonorrhoische Entzündung der Bartholinischen Drüse eine fortgesetzte Ansteckungsgefahr sowohl für die Erkrankte selbst, als auch für den sexuellen Verkehr bedeutet, ist einleuchtend. Denn wie bei jeder Schleimhautgonorrhöe können Gonokokken von Zeit zu Zeit aus den Schlupfwinkeln der Drüsenacini und -gänge in das Vestibulum vaginae gelangen und andere Schleimhautgebiete infizieren.

Die Diagnose des typischen akuten Bartholinischen Pseudoabscesses ist auf Grund der tumorartigen entzündlichen, oft fluktuierenden Schwellung im Bereich des unteren Teils einer großen Labie oder beider Labien und aus dem in nächster Nachbarschaft vorhandenen Ödem in der Regel leicht zu stellen. Auf die Macula gonorrhoica darf man sich, wie oben auseinandergesetzt wurde, nicht so verlassen, wie allgemein zu geschehen scheint. Differentialdiagnostisch kommt eine Bartholinische Cyste, ein vereitertes Hämatom, ein ungewöhnlich großer Furunkel, eine Hernia labialis inguinalis, ein parametraner Eiterherd, der sich nach der Labie zu senkte, in Frage. In allen diesen Fällen ist nichts von Gonorrhöe nachzuweisen. Die Cyste ist frei von Entzündungserscheinungen, scharf abgegrenzt, fluktuierend. Beim Hämatom läßt sich durch die Anamnese ein Trauma, durch die Blaufärbung der Nachbarschaft und den, auch bei Infektion noch mehr oder weniger hämorrhagischen Inhalt des Tumors eine Blutung feststellen. Ein Furunkel sitzt oberflächlicher und schließt sich meist an einen Eiterpustel der Haut an. Ein Bruch gibt tympanitischen Schall, sofern sein Inhalt aus Darm besteht, und ist meist in den Leistenkanal zu reponieren. Ein parametritisches Exsudat steht paravaginal mit der großen Schamlippe in Zusammenhang, wie sich bei vaginaler und besonders rectaler Untersuchung nachweisen läßt. Ist der Bartholinische Absceß nach außen durchgebrochen und dann kollabiert, so kann die Perforationsstelle irgendeinem Ulcus, vornehmlich einem Ulcus molle, wie in meinem oben mitgeteilten Fall, ähnlich sehen. Schwieriger ist die Diagnose im subakuten und besonders chronischen Stadium, zumal wenn sich die Kranken die Vorhofdrüsen vor der ärztlichen

Untersuchung ausdrücken, was nach Weitgasser (1922) Prostituierte häufig tun sollen, um nicht geschlechtskrank zu erscheinen. Die relativ beträchtliche Wanddicke chronischer Pseudoabscesse gestattet die richtige Diagnose manchmal erst zu stellen, wenn Eiter spontan oder durch Incision entleert wird; zuvor kann ein maligner Tumor angenommen werden [Howard Kelly (1898)].

Therapie: Im ersten Anfang des akuten Stadiums, solange noch nichts von einer Absceßbildung nachzuweisen ist, sind Bettruhe mit gespreizten Beinen, antiphlogistische Umschläge mit eisgekühlten antiseptischen Lösungen, etwa essigsaurer Tonerde, Alsol, Bleiwasser, anzuwenden. Auf diese Weise läßt sich manchmal einer Vereiterung vorbeugen. Handelt es sich um deutliche Fluktuation oder um den bevorstehenden Aufbruch eines Abscesses, so hat man diesen früher durch Auflegen von Leinsamen- oder Kartoffelmehlkataplasmen beschleunigt. In unserer Zeit wird man der spontanen Perforation durch eine genügend lange Stich- oder Schnittincision unter lokaler Chloräthylvereisung oder im Chloräthylrausch der Patientin zuvorzukommen suchen. Doch wird man sich, um die Erweichung zu beschleunigen, auch heute noch der Kataplasmierung vorteilhaft bedienen können. Der Einschnitt ist an der am meisten geröteten und gespannten Haut- oder Schleimhautstelle, des leichteren Eiterabflusses wegen an einer möglichst weit dammwärts gelegenen Partie anzulegen. Man bevorzugt dabei die Mucosaoberfläche, weil sie eine weichere und unsichtbarere Narbe verspricht als die Haut (Kelly). Bei der Incision entleert sich der unter hohem Druck stehende Eiter meist im Strahl, weswegen es sich empfiehlt, der Beschmutzung der Umgebung und des Operateurs durch vorgehaltene Gaze vorzubeugen. Nicht selten ist es mir und gewiß auch anderen begegnet, daß einer für den nächsten Vormittag festgesetzten Incision eines Abscesses eine Spontanruptur in der Nacht zuvorkam. Dann muß man sich die Frage vorlegen, ob es sich nicht doch empfiehlt, die Perforationsstelle, zumal sie sich oft an einer dem Eiterabfluß ungünstigen Stelle befindet, nach unten und innen durch breite Spaltung zu erweitern, damit eine breite Verbindung nach außen hergestellt werde, die eine Zeitlang zur Ausheilung erforderlich ist. Dupuy und Rullier (1908) rieten, in akuten Fällen möglichst viel von der Absceßwand mit zu entfernen und die Wunde dann durch Granulationen heilen zu lassen. Andere ließen der Incision eine Ausschabung, Thermokauterisation mit energischer Ätzung durch den Argentum nitricum-Stift oder nach Kelly mit konzentrierter Carbolsäure folgen. Alle diese Maßnahmen bezwecken der nach der bloßen Absceßspaltung erfahrungsgemäß bald wieder eintretenden Vernarbung der Wunde und einer neuen Eiterbildung in der Tiefe vorzubeugen. Der Incision hat Tamponade der Wundhöhle mit Jodoform- oder Dermatolgaze und ein Verband mit Gaze und Zellstoff zu folgen, der mit einer T-Binde oder einem dreieckigen Tuch fixiert wird, das die Gesäß- und Beckengegend umfaßt, auf der Schoßfuge geknotet und am besten bei jeder Urinentleerung erneuert wird. Die Drainage der Wunde ist nur für einige Tage erforderlich.

Bei einem chronischen Verlauf der Entzündung kann die Entscheidung zwischen einer konservativ-medikamentösen und einer operativen Behandlung nicht immer einfach sein. Bald in den Ausführungsgang, wenn er wegsam war, bald unmittelbar in das Parenchym der erkrankten Drüse, bald in das paraglanduläre Bindegewebe hat man Injektionen mit bactericiden und besonders spezifisch-antigonorrhoischen Mitteln vorgenommen, um die Gonokokken abzutöten, den ganzen Drüsenkomplex zur Verödung und das paraglanduläre

Bindegewebe zur Sklerosierung zu bringen. Empfohlen wurden für diese Einspritzungen schon von Huguier, jenem französischen Forscher, der sich 1846 mit den Erkrankungen der Bartholinischen Drüse monographisch eingehend beschäftigt hat, 1%ige Argentum nitricum-Lösung, von Breton (1861) Jodtinktur, von Cordier (1897) mit Salicylsäure gesättigter Alkohol, von Jullien (1903) Chlorzinklösung. Im allgemeinen scheinen die Dermatologen jetzt tägliche Injektionen in den Ausführungskanal mit 1—3%igem Argentum nitricum, 2—3%igem Protargol, 1%igem Choleval, Jodthionöl und dgl. zu bevorzugen. Die dazu zu verwendende Nadel der Pravaz- oder Rekordspitze muß gebogen und abgestumpft sein, sog. Anelsche Spritze, oder es muß eine Tränensackkanüle verwendet werden, um in den Duktus richtig einzugehen und sein feines Epithel vor Verletzungen zu bewahren. Andernfalls sind unangenehme Abscedierungen die Folge. Ist der Gang eng oder gewunden, so begegnet der Versuch, in ihn einzudringen, großen Schwierigkeiten. Weitgasser (1922) riet, nach gründlichem Ausdrücken des Eiters aus einem weiten Ausführungsgang in diesen 0,2 g einer Paste einzuspritzen, die aus Choleval 2,5, Cetacei 15,0, Ol. oliv. 30,0 besteht und nach Einziehen in die Spritze erwärmt wird. Trotz der diesem Verfahren nachgerühmten guten Wirkung und Schmerzlosigkeit scheint es kaum Nachahmung gefunden zu haben; nur von R. Franz (1927) wird es gerühmt. Will man bei engem oder gewundenem Ausführungskanal Medikamente einspritzen, so muß er zuvor durch die feinsten Nummern von Metallsonden (Feis) oder Neusilberdilatatoren, von $^{1}/_{2}$—1 mm angefangen, wegsam gemacht oder mit einem feinen spitzen Skalpell erweitert werden. Pozzi (1892) nahm dazu das Webersche Tränenpunktmesser und ätzte nachher mit dem Höllensteinstift oder einer schwachen Chlorzinklösung (1:50). Lippert (1921) erweiterte mit der Sonde oder mit der Schere und injizierte danach täglich abwechselnd eine 10%ige Argentum nitricum-Lösung und Jodtinktur. Sind Fisteln, etwa nach dem Rectum oder Sphincter ani zu vorhanden, so sind sie mit dem Messer oder dem schneidenden Thermokauter zu spalten und gründlich mit dem Argentum nitricum-Stift zu verätzen.

Bei der Bartholinitis sind noch andere Behandlungsmethoden versucht worden, so die Biersche Stauungshyperämie und die Vaccinebehandlung. Die Erfolge befriedigten nicht. Der Röntgentherapie hat sich Siebert bedient in der Annahme, dadurch eine den Gonokokken nachteilige Umstimmung des Nährbodens erreichen zu können. Doch berichtete er nur über einen Fall, in dem er durch zweimalige Bestrahlung zuerst mit 80% der Hauterythemdosis, dann mit 1 HED bei einem Intervall von ungefähr 6 Wochen Heilung ohne Zerstörung der Drüse erreichen konnte. Im Anschluß an die zweite Bestrahlung klagte die Patientin über „Trockenheit" am Scheideneingang, die nach etwa 10 Wochen wieder verschwand, woraus wohl zu schließen ist, daß eine Heilung tatsächlich ohne Verödung der Drüse zustandegekommen und der verschlossen gewesene Ausführungskanal später wieder wegsam geworden war. Von Hübner ist 1924 die Umspritzung der erkrankten Bartholinischen Drüse mit Eigenblut empfohlen worden, nachdem er von 15 derartigen Patientinnen 10 damit geheilt hatte. In 12 Fällen genügte diese Behandlung einmal, in 3 Fällen mußte sie 2—3 mal angewendet werden. Doch dürfte diese von manchen Chirurgen (z. B. Laewen) bei Furunkeln heute viel angewandte Methode wohl nur bei den echten Bartholinischen Abscessen, die ins paraglanduläre Bindegewebe fortgeschritten sind, Sinn haben.

Die Erfahrungen, daß bei diesen konservativ-medikamentösen Verfahren sich die Heilung meist lange hinzieht, daß die Injektionen oft sehr schmerzhaft sind und mehrtägige Bettruhe verlangen, daß Rezidive durch neue Eiteransammlungen in der Tiefe eintreten und Fisteln zurückbleiben können, lassen verstehen, daß heutzutage die Totalexstirpation der Drüse samt ihrem Ausführungsgang als diejenige Methode der Behandlung gilt, die am sichersten ist und gewiß in jedem, konservativen Maßnahmen trotzenden Fall zur Anwendung zu kommen hat. Für die Exstirpation ist bereits Hugier (1850), später Bonnet (1888), Schauta (1896), Nobl (1897), Wolff, Verchère, Henkel (1905), Doléris (1905), Stevens und Heppner (1920) eingetreten. Doch gestaltet sie sich nicht immer einfach, zumal sie mit starker Blutung aus dem Bulbus cavernosus vestibuli und benachbarten Venen verbunden zu sein pflegt. Sie wird meist von einem die Mündungsstelle der Drüse umgreifenden Längsspindelschnitt aus präparando vorgenommen. Einfach einen Längsschnitt in der Interlabialfalte zu machen (Hügel u. a.), halte ich nicht für ratsam, weil dabei der Drüsenausführungsgang durchschnitten werden kann, während er doch in toto exstirpiert werden muß. Die Entfernung des ganzen Abscesses gelingt am besten, wenn er durch die Hand der Assistenz nach der inneren und unteren Seite der großen Labie vorgedrängt worden ist. Geht man dann behutsam unter Verwendung der Cooperschen Schere vor, so läßt sich eine Eröffnung des Pseudoabscesses und eine Infektion des Operationsgebietes am sichersten vermeiden (Henkel). Die Wunde wird in zwei Etagen, in der Tiefe mit Catgutknopfnähten oder fortlaufender Naht, oberflächlich mit Silkworm vereinigt. Auf restlose Entfernung des entzündeten Drüsengewebes ist großes Gewicht zu legen. An Stelle des wohl ziemlich allgemein üblichen Operationsweges von der Innenfläche der großen und kleinen Labie aus wird in einer Arbeit von Barringer, Dunning, Williams und Wilson (1922) der Zugang von der unteren Vagina her empfohlen, weil dabei die Drüse unmittelbar erreicht und die Blutungsgefahr verringert werde, auch eine Heilung in mindestens der gleichen Zeit zustandekomme wie bei der gewöhnlichen Schnittführung.

Daß auch der Versuch, auf chirurgischem Weg Heilung zu erzielen, mit Schwierigkeiten verbunden sei, hat Cordier (1899) in der Chirurgischen Gesellschaft zu Lyon behauptet. Die einfache Incision des Abscesses sei nicht von dauerndem Erfolg begleitet; die Exstirpation der vereiterten Drüse gehöre nicht zu den allerleichtesten Eingriffen und schütze nicht vor Rezidiven, weil kleine, aberrante, Kokken enthaltende Drüsenpartien noch späterhin zur Abszeßbildung führen könnten. Er hat statt des chirurgischen Eingriffes auf Grund vieler günstiger Erfahrungen die bereits oben erwähnte Injektion von $^1/_2$ ccm einer gesättigten alkoholischen Salicylsäurelösung mit der Pravazspritze in das Parenchym der erkrankten Drüse empfohlen. Eine einmalige Injektion sei weder von besonderen Schmerzen, noch von sonstigen üblen Erscheinungen begleitet und genüge meist, das Leiden zu beheben. Schon am kommenden Tage sei die entzündliche Schwellung zurückgegangen und die Sekretion zum Stillstand gekommen; einer zweiten Einspritzung habe es nur in seltenen Fällen bedurft.

Wie immer man aber den Bartholinischen Pseudoabsceß behandeln will, ob konservativ oder operativ, es ist von größter Wichtigkeit, gleichzeitig auch die Gonorrhöe der Urethra, Cervix, Vagina und paraurethralen Gänge zu behandeln, und zwar bis zur sichergestellten vollkommenen Heilung. Man darf sich niemals dazu verleiten lassen, auf Grund nur eines negativen Gonokokkenbefundes und ohne vorherige Provokationsmaßnahmen die Beseitigung jeder Ansteckungsgefahr auszusprechen und ein Gesundheitsattest auszustellen. Denn in den Schlupfwinkeln der Drüsenacini können Gonokokken wochen- bis monatelang verborgen bleiben.

Bisher war immer nur von der venerologischen und rein gynäkologischen Bedeutung der Entzündung der Bartholinischen Drüse die Rede. Sie liegt aber auch auf geburtshilflichem Gebiet. Die Beziehungen der Bartholinitis zu Schwangerschaft und Geburt wurden durch Beobachtungen von Verneuil, Peter Müller (1889), Bonnet (1889), Grube (1902), Peters (1904), Andérodias und Balard (1923), Commandeur und Gaucherand (1925) erwiesen. In Verneuils Fall war nach Incision des Abscesses Abortus und eine tödlich endende septische Infektion eingetreten. In 2 Fällen der Berner Klinik sah P. Müller die Erweiterung der Schamspalte durch den Abseß etwas behindert. Bonnet entfernte abscedierende Vulvovaginaldrüsen während der Schwangerschaft. Grube berichtete über einen faustgroßen, sehr schmerzhaften Abseß der linken großen Labie, welcher bei der Geburt den spontanen Austritt des kindlichen Kopfes hinderte, nach Incision rasch heilte und keine puerperale Infektion zur Folge hatte. Peters machte im 4. Monat der Schwangerschaft die Totalexstirpation eines großen Abscesses der linken Bartholinischen Drüse unter Lokalanästhesie mit Schleichscher Lösung und Adrenalinzusatz, ohne daß eine Blutung oder Fehlgeburt eintrat. Andérodias und Balard berichteten über eine I.-Gravida, bei der im 3. Monat ein nußgroßer Tumor der großen Labie aufgetreten war, der bei der Incision reines Blut entleerte. Ein Monat später Rezidiv und in der Folgezeit mehrere spontane Entleerungen. Im 8. Monat wurde der Abseß, der als „infizierte Cyste der Bartholinischen Drüse" bezeichnet wurde, exstirpiert. Danach kam es zur Geburt. Forceps wegen Nabelschnurvorfall. Feststellung einer schweren Infektion schon einige Stunden p. op. Tod am 5. Tag. Einige der genannten Autoren meinten, daß die Incision des Abscesses während der Schwangerschaft fast stets deren Unterbrechung und wahrscheinlich auch ein Puerperalfieber zur Folge habe, daß andererseits aber auch die Unterlassung der Incision die Schwangere schwerer Infektionsgefahr aussetze. Sie gingen so weit, in einer Vereiterung der Bartholinischen Drüse eine Indikation für den abdominalen Kaiserschnitt zu sehen. Commandeur und Gaucherand haben 15 Fälle von Bartholinitis während der Schwangerschaft zusammengestellt. Ihre Ergebnisse sind folgende: 9mal Incision und Drainage, 3mal Spontanruptur beim Durchschneiden des Kopfes, 3mal keine Operation. Die Incisionen wurden je 3mal im 4. und 8., einmal im 7., je einmal im 9. Monat und unmittelbar nach der Entbindung gemacht. Niemals war es zur Unterbrechung der Schwangerschaft gekommen. Nur zwei Kranke hatten leichtes Fieber. In keinem der 15 Fälle mußte später geburtshilflich operiert werden; stets war die Spontangeburt am Endtermin eingetreten.

Ein Überblick über diese Beobachtungen im Verein mit einigen, die ich selbst gemacht habe, dürfte zu folgenden Richtlinien für die Behandlung eines Bartholinischen Abscesses in der Schwangerschaft führen: Bei einem akuten Abseß und bei drohender Perforation wird man, ohne die Schwangerschaft und ihre Zeit zu beachten, sofort inzidieren müssen. Wird der Abseß erst bei einer kurz vor oder in der Geburt stehenden Frau festgestellt und droht keine Perforation, so tut man gut, die Entbindung abzuwarten. Eine vaginale Untersuchung wird dann unbedingt unterbleiben und durch die rectale zu ersetzen sein, und eine vaginale geburtshilfliche Operation, etwa die Zange, darf, wie es heutzutage eigentlich immer sein sollte, nur aus striktester Indikation vorgenommen werden. Jeder operative Eingriff ist bei dem vestibularen Eiterherd mit hoher Infektionsgefahr verbunden. Eine Zangenoperation wird sich oftmals durch Injektion von Hypophysenpräparaten und eine rechtzeitige laterale, auf der nicht erkrankten Seite angelegte Episiotomie ersetzen lassen, wodurch zugleich einer Spontanruptur des Abscesses vorgebeugt wird. Im chronischen Stadium des Bartholinischen Pseudoabscesses kann man die Totalexstirpation desselben entweder in der Schwangerschaft oder im Spätwochenbett vornehmen. Bei starkem Blutreichtum des Vulvagebiets, und wenn es sehr darauf ankommt, eine Frühgeburt zu vermeiden, wird man aber besser tun, die Operation auf später zu verschieben. Denn Wehen können auch bei vorsichtigem und blutleerem Operieren schon rein psychisch oder durch die Anwendung von Nebennierenpräparaten bei der Lokalanästhesie ausgelöst werden.

M. Entzündung der paraurethralen Drüsen und Lakunen.

Die in der Umgebung der Harnröhrenmündung liegenden kleinen Skeneschen Paraurethraldrüsen, sowie hier befindliche Krypten und Blindgänge, ferner die noch innerhalb der Harnröhre an deren seitlicher und hinterer Wand ausmündenden „Urethrallakunen", endlich kleine paravaginale Gänge, die am Harnröhrenwulst zutage treten und Rudimente eines Gartner-Wolffschen Kanals oder einen überzähligen Ureter darstellen, können bei der Tripperinfektion des Urogenitalapparates mit ergriffen sein. Die Erkrankung findet sich auch unter dem Namen „Paraurethritis", „periurethrale Blennorrhagie", „periurethraler oder paraurethraler Absceß", „Urethritis externa" beschrieben. Sie ist nur kurz von Cory (1870), Guérin (1874), Göbel (1889), Lottl (1893), Dittel sen. (1893), Chrobak (1893), Etesse (1902), Anspach (1907), O. Fellner (1907), Bumm (1907) und einigen französischen Autoren, die Fellner zitiert hat, erwähnt worden. Doch ist die Entzündungsform beim Tripper schon lange bekannt und bereits von Reynier de Graaf (1672) beschrieben worden. Ihre Bedeutung liegt darin, daß die Drüschen und ihre vielen feinen Verzweigungen bei ihrer versteckten Lage als Herde einer latenten Gonorrhöe lange Zeit die Neisser-Kokken beherbergen können, und daß diese immer wieder an die Schleimhautoberfläche treten und die Nachbarschaft einer Infektion oder Reinfektion aussetzen. Chrobak erwähnte einen Fall, in dem sich die Lakunen so tief ausgedehnt hatten, daß sie mit der Urethra parallele Schläuche von 2 cm Tiefe bildeten; er mußte die Harnröhre spalten, um die langen, mit Eiter gefüllten Röhren freizulegen. In allen diesen Fällen entleert sich aus Vertiefungen in der Umgebung des Ostium urethrale, die, wie die Lupenuntersuchung zeigt, mit stark geröteten und etwas gewulsteten ganz feinen Rändern umgeben zu sein pflegen, Eiter, der die Tripperereger bald in Reinkultur, bald in Symbiose mit Staphylokokken oder Kolibacillen enthält. Aus den entzündeten Drüsen und Krypten können bei Verschluß des Ausführungsganges bzw. der Mündung und bei folgender Sekretverhaltung paraurethrale Pseudoabscesse von der Größe einer Kirsche, Maulbeere oder gar Pflaume hervorgehen. Auch zu paraurethralen Infiltrationen kann es kommen, die bis in das Gebiet der kleinen Labie reichen, die äußere Harnröhrenmündung zur Seite und zugleich nach vorne oben verdrängen oder zu einem schmalen

Spalt verengern. Manchmal ist der Übergang eines paraurethralen Infiltrates in einen größeren, die Wand des Vestibulums oder der unteren Vagina vorwölbenden Eiterherd, sowie der spontane Durchbruch eines solchen in den Scheidenvorhof (Fellner) oder in die Urethra mit anschließender Fistelbildung beobachtet worden. Stoeckel hat im Handbuch der praktischen Chirurgie (1927) eine schöne Abbildung eines Abscesses der rechten Skeneschen Drüse gebracht; sie ist in Abb. 144 wiedergegeben. Weitere lehrreiche Bilder eines „periurethralen Abscesses" haben Halban und Tandler (1904) veröffentlicht. Doch gehört deren Fall streng genommen nicht hierher, da keine Vereiterung paraurethraler Skenescher Drüsen, sondern ein angeborenes Divertikel der Hinterwand der Urethra vorlag, welches sich entzündet, die vordere Vaginalwand nach Art einer kleinen Cystocele vorgewölbt und sie mittels eines engen Fistelganges durchsetzt hatte. Das ist wohl der einzige derartige Fall der Literatur.

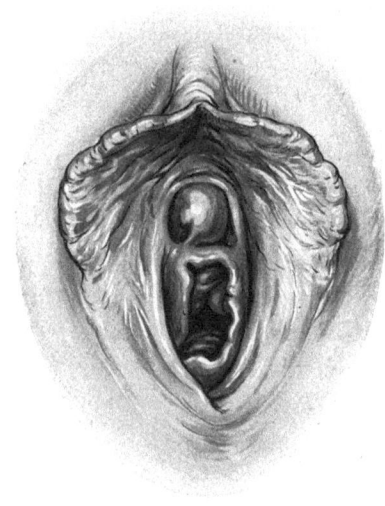

Abb. 144. Absceß der rechten Skeneschen Drüse, der die äußere Harnröhrenmündung völlig verlegt. (Nach Stoeckel: Chirurgie der weiblichen Harnorgane im Handbuch der praktischen Chirurgie von Garré-Küttner-Lexer, 1927.)

Diagnose: Nach Dittel sen. läßt sich ein paraurethraler Pseudoabsceß neben der Harnröhre tasten. Das den Eiterherd umgebende Gewebe kann nach Chrobak so stark verdickt sein, daß es sich derb und hart wie ein solides malignes Neoplasma anfühlt und der Verdacht auf Eiterung nicht auftaucht. Bei kleinen Eiterretentionen kann die genaue Beobachtung der Umgebung der Harnröhrenmündung und die Urethroskopie zur Klärung des Befundes beitragen und gelegentlich die Ausmündung eines eitergefüllten Ganges, der etwa an der Kante der Urethramündung oder in der Urethra selbst gelegen ist, zur Darstellung bringen. Wie leicht selbst ein maulbeergroßer Absceß einer Skeneschen Drüse der Feststellung entgehen kann, zeigt ein von O. Fellner mitgeteilter Fall, in dem sich nach gestellter Diagnose die Patientin seiner Behandlung entzogen hatte und kurz danach von anderer ärztlicher Seite vollkommen gesund erklärt worden war.

Symptome besonderer Art machen die paraurethralen Entzündungen kaum. Da sie fast stets mit einer eitrig-gonorrhoischen Urethritis oder Bartholinitis verbunden sind, werden sie von dem Symptomenbild dieser Erkrankungen, besonders von eitrigem Fluor, Schmerzen und Brennen beim Urinieren, Spannungsgefühl in einer großen Labie, verdeckt. Starke Dysurie hat vornehmlich ein die Harnröhrenmündung einengender Absceß im Gefolge. Bei der Geburt kann von den Gängen aus das Kind gonorrhoisch infiziert werden.

Zur Therapie eignet sich Ätzung mit Argentum nitricum in Substanz oder wohl besser in Lösung. Amann ist im Handbuch der Frauenheilkunde von Menge-Opitz für Behandlung durch Galvanokaustik, Elektrolyse oder einen mit Argentum nitricum armierten Platindraht eingetreten. Einige rieten zur Anwendung des Thermokauters. Andere hielten eine Stichincision für nötig (R. Franz). Heidingsfeld (1904) empfahl die Injektion kleiner Mengen von Trikresol. Fellner sah sich in 2 Fällen nach längerer vergeblicher Behandlung mit Einspritzungen von Jodtinktur, Lapislösung, Jodoformglycerin, Wasserstoffsuperoxyd in den jeweils digital ausgedrückten Skeneschen Pseudoabsceß zur Exstirpation desselben gezwungen. Sie war blutig, und beide Male mußte ein kleiner Riß der sehr innig mit dem Absceß verwachsenen Harnröhre in Kauf genommen werden. Bei zwei anderen Kranken konnte Fellner Heilung durch Spaltung des Abscesses unter Durchtrennung des Hymen bis in die Vagina und durch anschließende Lapisstiftätzungen der Höhle erreichen. Auch hier sei nochmals betont, von wie großer Wichtigkeit bei der Entzündung der paraurethralen Drüsen, ebenso wie bei derjenigen der Glandula Bartholini, die Behandlung der gleichzeitig vorhandenen anderweitigen gonorrhoischen Erkrankungsherde ist.

N. Elephantiasis vulvae.

Unter Elephantiasis vulvae versteht man prall-ödematöse Durchtränkungen und Hyperplasien der bindegewebigen Bestandteile der Haut und Schleimhaut, sowie des subcutanen und submucösen Gewebes, die zu tumorartigen, plumpen, oft in Form und Größe grotesken Verunstaltungen führen (Abb. 145 bis 157). Die Erkrankung kommt in Europa selten, in den Tropen, was nachher zu begründen sein wird, viel häufiger zur Beobachtung und wird in der Regel bei Erwachsenen, aber auch bei Kindern und in sehr seltenen Fällen sogar bei Neugeborenen angetroffen. Die Kranke von Traina und Marconi war 6 Jahre alt; der eigroße, aus beiden großen Labien gebildete Tumor war schon im 3. Lebensjahr entstanden. Die Kinder in den Fällen von P. Ruge (1878) und zur Nieden (1890) waren 9 Jahre alt. Die elephantiastische Tumorbildung hatte im Fall Lauwers mit dem 10., im Fall E. Lesser mit dem 11. Jahr begonnen.

Die elephantiastischen Wucherungen sind anfangs durch Ödem teigig-weich oder weich-elastisch, so daß Fingereindrücke, wie beim Ödem, zurückbleiben, oder gummiweich (Vonwyl); sie werden bei längerem Bestehen derb oder derb-elastisch. So erklärt sich, daß man von einer Elephantiasis mollis und dura zu sprechen pflegt. Die Bildungen sind von unverschieblicher, ödematöser, sklerotischer Haut überzogen, die blaß oder braun, glatt oder runzlig, trocken und rauh oder nässend ist und zuweilen Rhagaden oder schmierig belegte Ulcerationen aufweist. Eine Gewebs- und Volumzunahme ist also das Wesen der chronisch verlaufenden Elephantiasis (Luithlen). Um eine Organisation eines durch Abflußstauung demnach rein mechanisch bedingten Ödems handelt es sich nach Kyrle. Bei Sitz der Elephantiasis an der Vulva kann sie mit oder ohne Schwellung der Inguinaldrüsen und der einen oder der beiden unteren Extremitäten einhergehen.

Zuweilen nimmt die geschwulstartige Wucherung vorzugsweise oder ausschließlich von der Klitoris ihren Ausgang, so daß sich diese in einen etwa wurst-, penis- oder birnartigen Tumor umgewandelt zeigt, der am Frenulum und Praeputium einer Seite (Flatau) oder beider Seiten (Fritsch) aufgehängt ist. Einen solchen Klitoristumor von 22 cm Länge und 9 cm Umfang hat Wissing beschrieben. Andere Male nehmen die elephantiastischen Bildungen von den großen oder kleinen Labien, ein- oder doppelseitig, ihren Ursprung. Dann pflegen auch andere Teile der Vulva multiple warzenartige Wucherungen aufzuweisen oder zum mindesten ödematös angeschwollen zu sein. Selten sitzen die Wucherungen an allen Teilen der Vulva, sehr selten auch noch am Damm (Brosz), After, Mons pubis oder an den benachbarten Teilen der Glutäen und Adductoren. Manchmal ist zugleich der

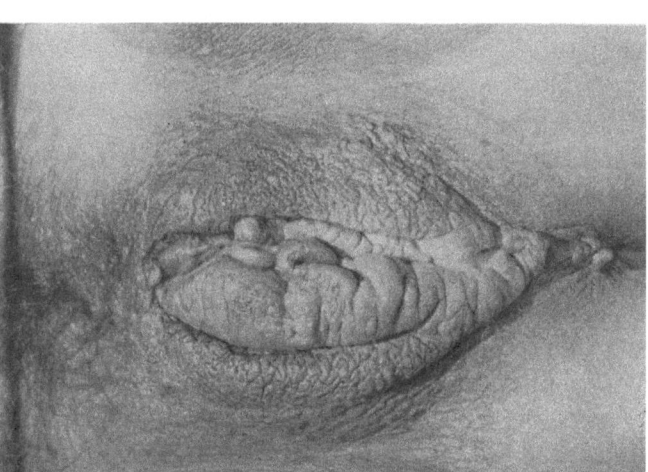

Abb. 145.

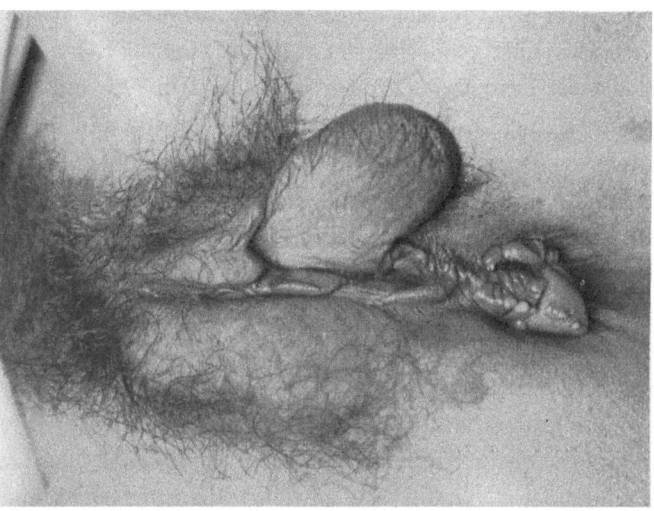

Abb. 146.

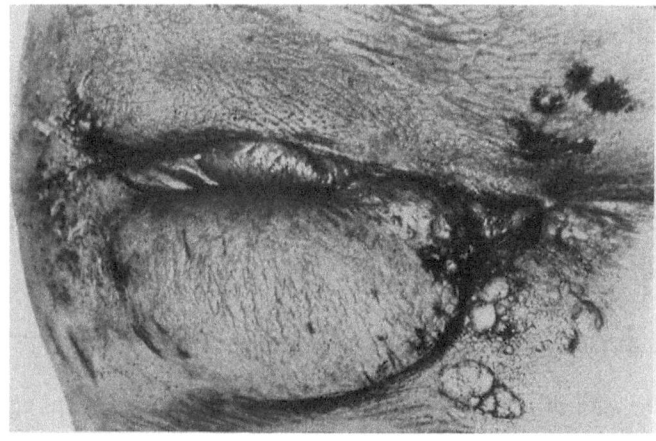

Abb. 147.

Abb. 145. Elephantiasis vulvae, wahrscheinlich tertiär-syphilitische Veränderung bei einer I.-Gravida. Halsdrüsenschwellungen seit den Kinderjahren. Skrofulöse Conjunctivitis, Stauungspapille. WaR positiv. Starkes Ödem der ganzen Vulva, besonders der rechten kleinen Labie. An der Innenfläche der letzteren ein unregelmäßiger Substanzverlust und 1 cm daneben eine kirschkerngroße papilläre Bildung.

Abb. 146. Elephantiasis vulvae bei tertiärer Lues. Syphilitische Infektion vor 15 Jahren mit Geschwür an den äußeren Geschlechtsteilen. Fast die ganze linke kleine Labie ist in einen pflaumengroßen, seitlich plattgedrückten Schleimhautlappen umgewandelt. Linkes Labium majus unverändert, rechtes ödematös. Auch Ödem der Klitoris. Rechts vom Anus zwei mit hahnenkammartigen, stecknadelkopf- bis erbsengroßen Wucherungen besetzte Hautwülste. Beiderseitige mäßig starke Leistendrüsenschwellungen.

Abb. 147. Elephantiasis des Labium majus dextrum. Frau A. M., 29 Jahre. 3 Geburten. Enteneigroße Geschwulst der rechten großen Labie, vom Mons Veneris bis zur hinteren Commissur reichend. Konsistenz derb bis weich. Druckempfindlichkeit in den hinteren Partien. Knotenbildungen zwischen dem Tumor der rechten großen Labie und dem Anus, sowie circumanal. Derbe, blasse, die Haut überragende Knotenbildungen. Diffuse Verdickung der linken großen Labie, besonders im vorderen Teil. Hinter der Harnröhrenmündung, auf der vorderen Vaginalwand, mehrere unregelmäßige, fast knorpelharte, bohnengroße Prominenzen. Der Fall ist auf Lues stark verdächtig und müßte als Esthiomène bezeichnet werden, wenn Ulcerationen vorhanden gewesen wären.

Elephantiasis vulvae.

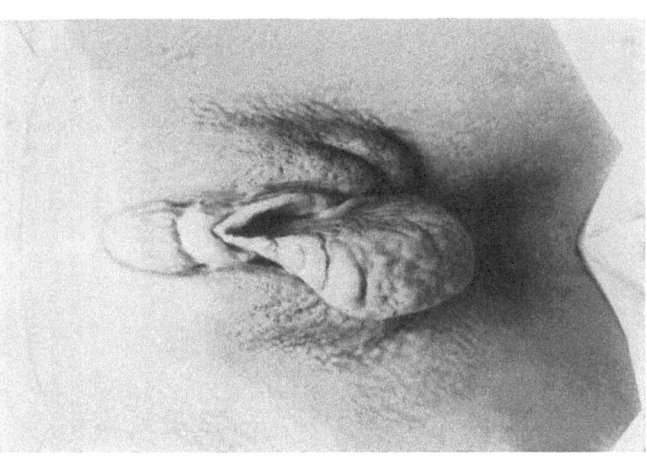

Abb. 148.

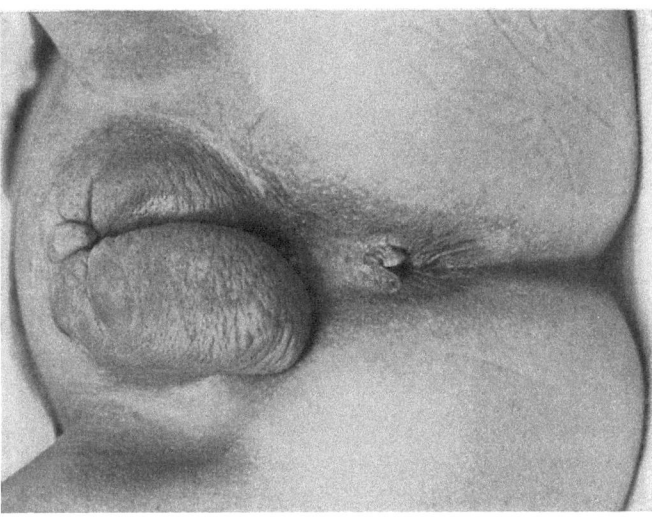

Abb. 149.

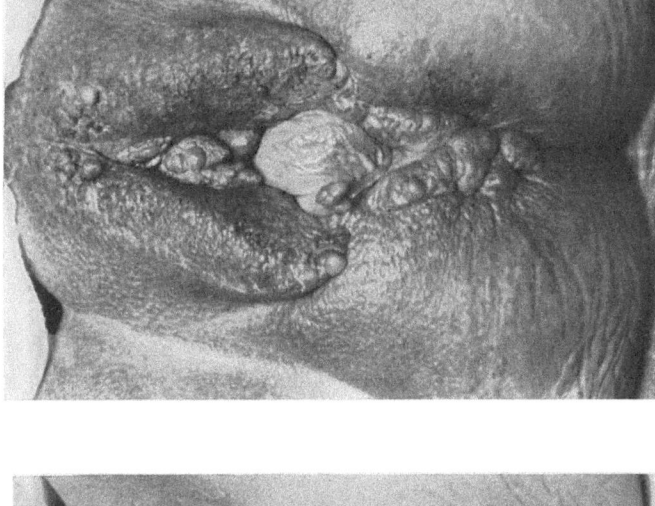

Abb. 150.

Abb. 148. Elephantiastischer Tumor der rechten kleinen Labie und der Klitorisregion. Mäßiges Ödem der linken großen Labie. Ursache unklar.

Abb. 149. Diffuse Elephantiasis glabra der ganzen Vulva, vornehmlich der rechten großen Labie und des Mons pubis. Haut derb-ödematös, stark verdickt und in viele kleine Falten gelegt. (Haare durch Rasieren entfernt.)

Abb. 150. Elephantiasis tuberosa diffusa des Vulva-, Damm-, Anus- und Mons pubis-Gebiets. Die befallenen Haut- und Schleimhautteile sind derb und mit harten Knoten übersät, welche um so größer werden, je mehr sie sich dem Anus nähern.

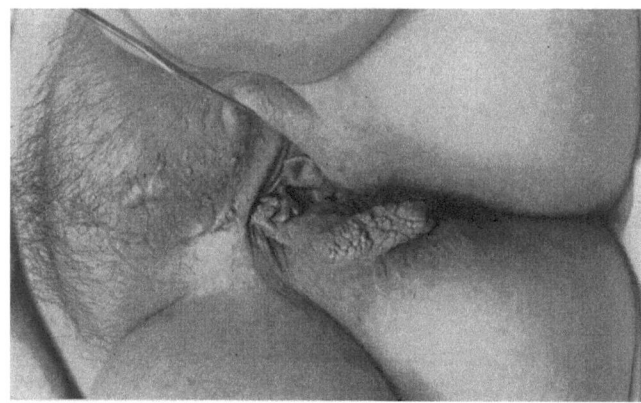

Abb. 151.

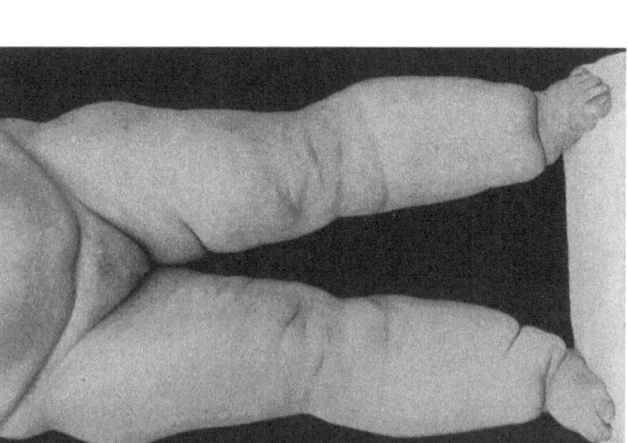

Abb. 152.

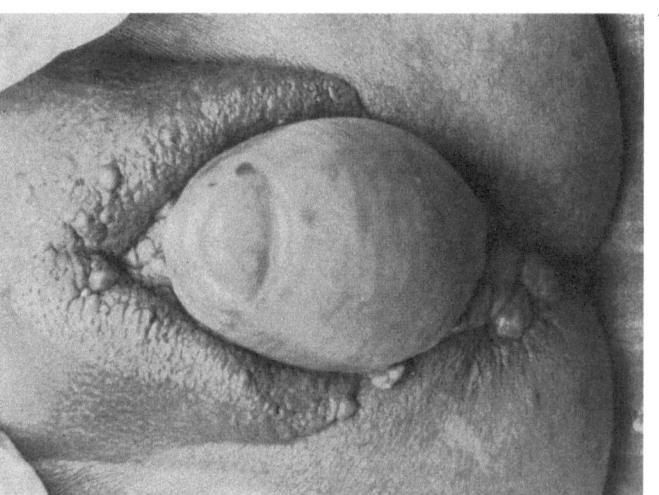

Abb. 153.

Abb. 151 zeigt die gleiche Patientin wie Abb. 150 mit einem Totalprolaps von Vagina und Uterus sowie sehr großer Cystocele, welcher bei Anstrengung der Bauchpresse aus der klaffenden Schamspalte hervortrat.

Abb. 152 und 153. Hochgradige Elephantiasis beider Beine. Geringe Elephantiasis tuberosa der rechten kleinen Labie. 49jährige Patientin. Als Schulkind mehrere Jahre hindurch Ausschlag im Gesicht und am behaarten Kopf. Mit 16 Jahren Brustfellentzündung. Von da an zunehmende Schwellung und Rötung der beiden Beine, in der linken Kniegegend beginnend. Angeblich kein Fieber. Verheiratung im 23. Jahr. Ein Jahr zuvor Schwellung der äußeren Geschlechtsteile im Anschluß an eine fieberhafte Erkältung. In der folgenden Zeit Anschwellung der rechten großen Schamlippe bis zu Kindskopfgröße, welche die Ausübung des Geschlechtsverkehrs sehr behinderte. Bildung von Blasen auf der Oberfläche der Geschwulst. In der 2. Schwangerschaft Anwachsen der Geschwulst auf das Doppelte und Entstehung zahlreicher erbsengroßer warzenförmiger Erhebungen auf der Oberfläche. Operative Entfernung. In der Folgezeit Anschwellung der rechten kleinen Schamlippe zu der aus der Abb. 153 ersichtlichen Größe und Form. Auch geringe derb-ödematöse Anschwellung der Klitoris, der linken kleinen Labie und des Mons pubis mit Bildung multipler derber Knoten. Ulcerationen niemals vorhanden.

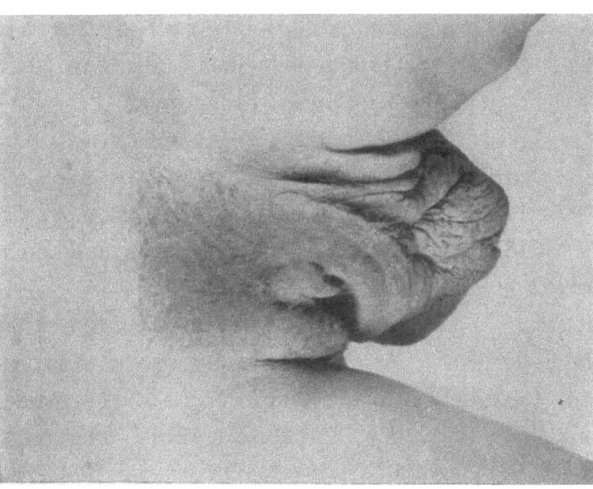

Abb. 154.

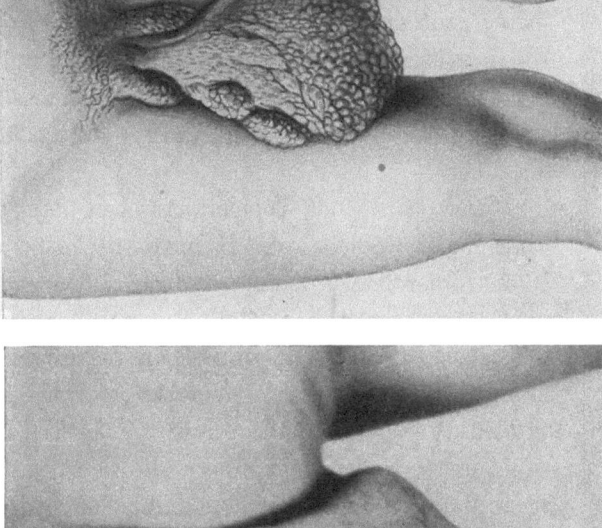

Abb. 155.

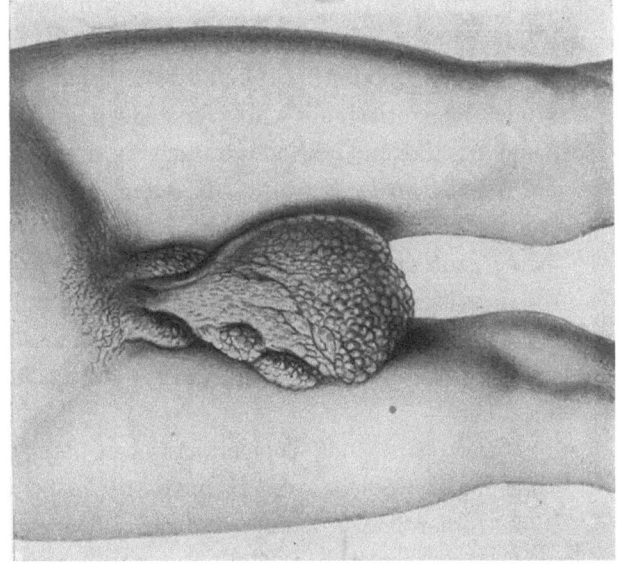

Abb. 156.

Abb. 154 und Abb. 155. Elephantiasis vulvae congenita bei einer 27jährigen Virgo. (Fall Karl Heil-Darmstadt.) Tumor der linken großen Schamlippe und Genitocruralfalte, des Dammes, der linken Glutäalgegend und des linken Gesäßbackens. Die Geschwulstbildung wurde bereits 3 Monate nach der Geburt der Patientin bemerkt, wuchs rascher mit Eintritt der Pubertät, um dann stationär zu bleiben. Keine besonderen Beschwerden. Zahlreiche hell- bis dunkelbraune, verschieden große Pigmentflecken auf der Haut der Oberschenkel und des Bauches. Operative Behandlung durch Karl Heil, dem ich für die Überlassung der Bilder zu Dank verpflichtet bin. Heilung per primam. Abb. 154 Betrachtung von vorne; Abb. 155 Betrachtung von hinten.

Abb. 156. Elephantiasis papillomatosa pendula der Klitoris, in geringem Grad auch der beiden großen und kleinen Labien. Fast kindskopfgroßer Tumor, gestielt von der Klitoris entspringend und mit zahllosen knolligen, erbsen- bis haselnußgroßen Vorwölbungen besetzt.

Scheideneingang und der unterste Teil des Vaginalrohres durch ein knorpelhartes Ödem oder durch kleinere elephantiastische Tumoren (Labbé, E. Kehrer) eingeengt. Endlich kann mit der Elephantiasis des Vulvagebietes auch eine solche einer unteren Extremität (Mc Reynolds) oder beider (E. Kehrer, Stokes) (Abb. 152 und 157) verbunden sein; dann ist die Elephantiasis der Vulva entweder das Primäre, die der Beine das Sekundäre, oder es schritt umgekehrt, wie in einem Fall von L. Hauck, ein Ödem des Fußrückens auf den Unter-, dann Oberschenkel fort, und erst 2 Jahre später griff der Krankheitsprozeß, der indessen zu verrukösen, später traubenartigen, prall mit Lymphe gefüllten Erhabenheiten geführt hatte, mit genau demselben Verlauf auf die linke untere Extremität sowie auf das äußere Genitale über.

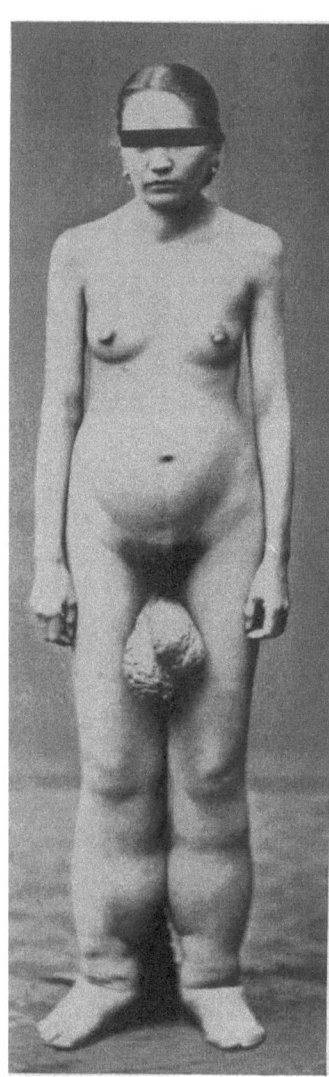

Abb. 157. Elephantiasis papillomatosa vulvae und beider Beine. 1½ kindskopfgroßer, grob papillärer Tumor, von der Klitoris ausgehend.

Die Größe der elephantiastischen Tumoren ist sehr verschieden. Solche von Hühnerei-, Faust-, Kindskopf-, Mannskopfgröße wurden beschrieben. Oft waren die Dimensionen so beträchtlich, daß Riesentumoren entstanden, welche die Vulva- und Dammregion verdeckten. Die exorbitante Größe, die bei Elephantiasis des Hodens beobachtet worden ist — z. B. Fall Rodriguez de Vera (1926) von angeborener Hodenelephantiasis, die sich bei einem 34jährigen Mann zu einem auf dem Fußboden schleifenden und dadurch ulcerierten Tumor entwickelt hatte — wurde bei elephantiastischen Tumoren der Vulva 2mal festgestellt (nach Loose, Handbuch der Tropenkrankheiten 1914): de Souza Moral behandelte in Rio de Janeiro eine elephantiastische Geschwulst des rechten Labium majus, welche beim Stehen der Patientin den Boden berührte, und Breeze sah in Marokko eine Kranke, bei welcher die elephantiastisch erkrankte rechte große Schamlippe bis auf die Knöchel reichte und nach der Amputation 42 Pfund wog. Ich bringe weiter folgende Angaben: Bortkjewicz 820 g, Koblanck 1700 g bei einer Länge von 20 cm und einem Umfang von 45 cm, Renner 6 Pfund, Ritter und Klemperer 3700 g, Delétrez 5½ kg, Koch 14 Pfund, Siedentopf 15 Pfund, Pozzi 10 kg, Key 20 Pfund und 40 cm lang, Villeneuve 10,2 kg (Melonengröße), Lauwers 13½ kg, Nicolas 14,3 kg bei 52 cm Länge und 37 cm Breite. Der Tumor in Jurinacs Fall hatte 73 cm Umfang.

Sitzt die elephantiastische Wucherung der Unterlage auch meist breitbasig auf, so kann sie, wie eben diese Fälle lehren, bisweilen zu einem großen schweren Tumor anwachsen und gestielt werden. Der Stiel kann eine Länge von 15—50 cm erreichen und dann bis zur Mitte der Oberschenkel (Rokitansky, Kötschau, Kidd) oder gar bis zur Patella (Hume, Bullard, Schlank, Ritter und Klemperer) oder, wie in den Fällen Renner und Lauwers, bis zwei Hände breit unter die Kniee herabhängen. Man spricht dann von einer Elephantiasis pendula, wozu manche Fälle von Molluscum pendulum der alten Literatur gehören. Auch außergewöhnliche Dicke des Stiels ist beschrieben worden, so von Rennert Armdicke. Zuweilen war der Stiel in ganzer Länge von bleistiftdicken Blutgefäßen durchzogen (Kidd). In einer Arbeit von Senebier (1882) finden sich zwei eigenartige Beobachtungen aus der französischen Literatur: In einem Fall [Cellard (1878)] war der Tumor, dessen Stiel fingerdick und von pulsierenden Gefäßen durchsetzt war, 2 m lang, so daß die Trägerin ihn um den Leib herumlegen mußte, um nicht auf ihn zu treten. In einem anderen Fall wog die Geschwulst 21,5 Pfund und mußte beim Gehen nach hinten, beim Sitzen nach vorne gelegt werden. Es handelte sich beide Male aber wohl um ödematöse Fibrome, die irrtümlich als Elephantiasis bezeichnet wurden.

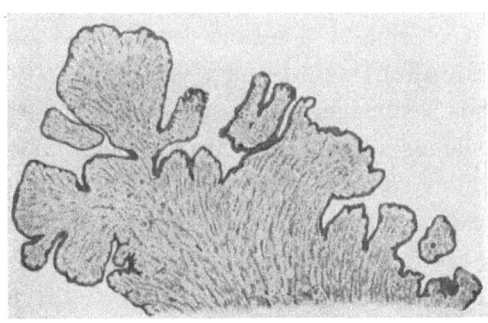

Abb. 158. Mikroskopisches Präparat von Elephantiasis tuberosa. (Fall 1 von Hellendall.) Die sehr verdünnte Epidermis überzieht die stark hypertrophische, warzige Vortreibungen bildende Cutis, ohne selbst Wucherungen zu zeigen.

Je nach der Form, Entwicklungsart und besonders der Oberfläche werden seit Virchow mehrere Formen der Elephantiasis unterschieden, die auch für das Vulvagebiet Gültigkeit haben: 1. Bei der Elephantiasis glabra s. fibrosa (Abb. 145—149) sind die Labia majora oder minora oder die Klitoris in verschieden große Wülste oder wurstförmige Gebilde umgewandelt, was, wie wir sehen werden, auf einer diffusen tumorartigen Verdickung der Subcutis beruht. Der Hautüberzug ist entweder glatt, gespannt und dadurch glänzend oder derb und gerunzelt und oft ähnlich verdickt wie beim Keloid (Elephantiasis dura-Kyrle). 2. Bei der Elephantiasis tuberosa s. verrucosa s. „Lappenelephantiasis" (Abb. 150—155) findet man zahlreiche grobe Knoten, Knollen

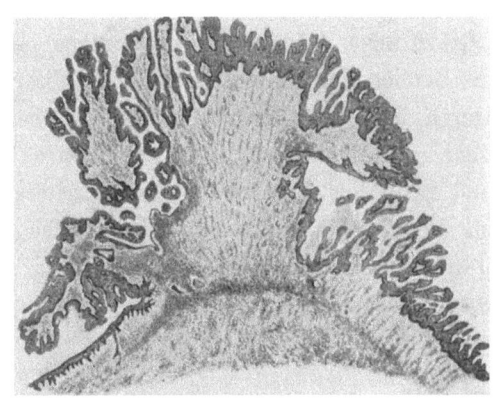

Abb. 159. Mikroskopisches Präparat von Elephantiasis condylomatosa. (Fall 2 von Hellendall.) Man sieht die scharfe, fast lineäre Begrenzung der gewucherten Epidermis gegenüber dem unterliegenden hypertrophischen Bindegewebe, den Spitzen-Condyloma-Charakter der einzelnen Excrescenzen und links den Übergang des erkrankten Epithels in die normale Haut der Nachbarschaft.

und Warzen von Erbsen- bis Haselnuß- und Walnußgröße, die wiederum gestielte, kleine Auswüchse tragen können. 3. Die Elephantiasis condylomatosa s. papillaris s. papillomatosa (Abb. 156 u. 157) stellt einen Komplex drusiger, hahnenkamm- oder blumenkohlartiger Tumoren dar, deren einzelne Höcker oder Warzen bald breitbasig, bald gestielt aufsitzen. Nach C. Gebhards und Hellendalls Abbildungen sind die Excrescenzen mehr oder weniger spitz und konisch im Gegensatz zu den mehr halbkugeligen oder kuppelförmigen der Elephantiasis tuberosa. Wegen der großen Ähnlichkeit mit spitzen Kondylomen, die bei der makroskopischen Betrachtung und selbst im mikroskopischen

Bild besteht, ist auch die Bezeichnung weiße Kondylome für diese Elephantiasisform gebraucht worden, welcher wir aber nicht folgen werden. Bei Verhornung der papillären Wucherungen entsteht ein an die Ichthyosis hystrix (S. 183) erinnerndes Bild. 4. Bei der Elephantiasis neuromatosa (v. Recklinghausen, Carmichael) entstehen elephantiastische Hautverdickungen um Nervenfibrome herum infolge von hypertrophischen Wucherungen des Bindegewebes des Coriums und der Subcutis (s. S. 494). 5. Die Elephantiasis haematodes geht mit reichlicher Vascularisation, sowohl Erweiterung wie Neubildung von Venen einher. 6. Die Elephantiasis ulcerosa ist mit Geschwürsbildung verbunden. An der Vulva findet sich die 1. und 2. oder die 1. und 3. Form öfters kombiniert, zuweilen derart, daß der elephantiastische Tumor am proximalen Teil glatt, am distalen tuberös oder papillomatös ist. Die 2. und 3. Unterart ist am häufigsten anzutreffen, was mit der Feuchtigkeit und Wärme im Gebiet des äußeren Genitale zusammenhängen dürfte, welche eine Hypertrophie und Hyperplasie der Oberhaut unterstützen.

Während bei der makroskopischen Betrachtung die Schnittfläche durchscheinend, wie gelatinös, sulzig, und zuweilen mit siebförmigen Durchlöcherungen (Rennert, Hellendall) versehen ist, welche den zahlreichen, stark erweiterten Lymphbahnen entsprechen und reichlich Lymphe austreten lassen, findet man bei der mikroskopischen Untersuchung als eine der wesentlichsten und charakteristischsten Veränderungen eine sehr beträchtliche, entzündlich entstandene Hypertrophie und Hyperplasie des Bindegewebes im Bereich des ganzen Stratum papillare und reticulare des Corium und der Subcutis. Durch diese Veränderungen, welche die beiden lehrreichen Abb. 158 und 159 von Hellendall erkennen lassen, wird die Derma beträchtlich gegenüber der Norm verbreitert und kann das Fettgewebe der Subcutis fast ganz verschwinden. Häufig, und stets im Beginn des Prozesses, ist das neugebildete Bindegewebe locker, ödematös durchtränkt und dadurch schleimgewebsartig, gallertig oder gelatinös; im späteren Stadium wird es derb-fibrös. Das dem Papillarkörper angehörende Bindegewebe ist vielfach reich an Rundzellen, das tiefer gelegene Bindegewebe zellarm-fibrös angetroffen worden. Beide Gebiete zeigten eine scharfe Abgrenzung bei der Elephantiasis condylomatosa im Fall Hellendall. Die im Stratum reticulare corii gelegenen Talgdrüsen und die im Subcutangewebe befindlichen Schweißdrüsen und Haarzwiebeln sowie die Drüsenausführungsgänge gehen durch Kompression seitens des mächtig hyperplastischen Bindegewebes zugrunde. Häufig sind hyaline Entartungen des Stützgewebes beschrieben worden.

Die Lymphspalten und Lymphgefäße sind im Bereich der Epidermis und Cutis und oft auch der Subcutis beträchtlich dilatiert, oft so stark, daß lymphangiomähnliche Bilder entstehen (Serafini, Taussig, Tobias). Wahrhaftig (1907) sah ein weiches, blutleeres Gewebe mit vielen erweiterten Lymphgefäßen. Nobili (1927) fand, daß die den elephantiastischen Labien aufsitzenden papillomatösen Wucherungen so beträchtliche Lymphektasien enthielten, daß er von „lymphatischen Lakunen" sprach. Im Gegensatz zu der Dilatation der peripheren Lymphgebiete zeigen die proximalen Abschnitte der Lymphbahnen häufig entzündliche Veränderungen mit Wucherungen des Endothels und Organisation von Lymphthromben, wodurch Stenosen oder Obliterationen zustande kommen. Auch die kleinen Venen lassen häufig Entzündungserscheinungen, Dilatationen und Thrombosen erkennen. Häufig sind Lymph- und Blutgefäße gleichartig verändert. Farner sah neben gut erhaltenen Blutgefäßen vielfach solche, die atrophisch und in Bindegewebsstränge umgewandelt waren, und Lymphgefäße, die bald starke entzündliche Veränderungen, bald Dilatationen aufwiesen. Otto Seitz und Hellendall sahen bei Elephantiasis papillomatosa beträchtliche Erweiterungen der Lymphspalten und -capillaren und der kleinen Venen. Bortkjewicz (1910) fand Veränderungen der Venen und Capillaren neben Erweiterungen der Lymphgefäße. Prigara (1907) sah in 5 Fällen eine Verengerung der Arterien durch Verdickung der Adventitia, Media und Interna, Wandverdünnung und Dilatation der Venen, Thromben in Arterien und Venen, und teils Dilatation, teils Obliteration der Capillargefäße. Fraenkel sah eine hochgradige Erweiterung der Blut- und Lymphgefäße. Bei der von Klaus Hoffmann beschriebenen Elephantiasis, die nach wanderndem Erysipel entstanden war, fehlten Lymphgefäße völlig, während die Arterien und Venen eine strotzende Blutfüllung zeigten. Jirasek (1926) fand in einem seiner beiden Fälle perivasculäre plasmocelluläre Infiltrate und Knötchen, die frischen luetischen Gummen ähnlich sahen, im anderen eine Endarteriitis obliterans. Auch in 2 Museumspräparaten älterer Fälle konnte er diese letztere und Knötchen mit Riesenzellen nachweisen, so daß er in der Lues die Ursache für die Elephantiasis erblickte.

Reichliche Infiltrate mit Rundzellen wurden bei der Elephantiasis vulvae fast immer gefunden, und zwar bald diffus, bald strangartig, bald herdförmig (Croom, Bortkjewicz, Prigara) und vorzugsweise perivasculär (Schramm, v. Tischendorf, Fraenkel), um die Lymphgefäße (Hellendall), öfters auch um die Capillaren, kleinsten Venen (Rennert) oder Arterien des Stratum papillare und reticulare des Corium angeordnet. Lymphocyteninfiltrate von besonderer Dichtigkeit und fast den Eindruck von Sarkomgewebe erweckend fanden sich in der Umgebung von Venen (Rennert), von Lymphgefäßen (Hellendall), von Blut- und Lymphgefäßen (v. Tischendorf). Plasmazellen in diesen Infiltraten haben Serafini, Jäger, Ritter und Klemperer, Tobias-Taussig, Jirasek, Mastzellen Sorrentino beschrieben. Polynukleäre Leukocyten wurden meist nur spärlich gesichtet. Über den Befund von Riesenzellen haben Sorrentino, Vonwyl, Jäger, Bortkjewicz, Janus, Babès, Jirasek berichtet. Er hat vielfach zur Verwechslung mit Tuberkulose geführt, obwohl typische Langhanszellen nicht beschrieben wurden. Janus sah die Riesenzellen entlang den Gefäßen und betrachtete sie als Fremdkörperriesenzellen; ebenso faßte sie Jäger auf, der sie in der Umgebung von Talgdrüsen und von Fettsäurenadeln antraf. O. Frankl meint, die Riesenzellen könnten Umwandlungsprodukte der Lymphgefäßendothelien sein. Babès (1925) fand bei Elephantiasis vulvae einer Achtzehnjährigen Riesenzellen in außergewöhnlicher Zahl und Form; sie lagen ohne Beimengungen anderer Zellgattungen inmitten des Bindegewebes und sollen deutlich von den Tuberkulose-, Syphilis- und Fremdkörperriesenzellen zu unterscheiden gewesen sein; er hielt sie, gleich vor ihm Alberca, für spezifische Gebilde und hat ihnen den Namen „Elephantiasisriesenzellen" beigelegt.

Die Epidermis zeigt im Gegensatz zu der außerordentlich starken Verbreiterung der Cutis, die allen Elephantiasisfällen eigen ist, bei der Elephantiasis fibrosa und tuberosa nur unwesentliche Veränderungen, höchstens eine geringe, auf Druckatrophie zurückzuführende Verdünnung, während bei der Elephantiasis condylomatosa mit einer Vergrößerung und Wucherung des Papillarkörpers (Fränkel, Hellendall) eine Hypertrophie und Hyperplasie, besonders im Gebiet des Stratum Malpighii, einhergeht und so Bilder entstehen, welche denen der Condylomata accuminata sehr ähnlich sehen. Doch sind bei der Elephantiasis die hyperplastischen Papillen plumper, mehr halbkugelig-kuppelförmig und nicht so fein, spitz, konisch und verästelt wie bei spitzen Kondylomen (Gebhard, Otto Seitz, Hellendall). Vakuolenbildungen im Stratum Malpighii erwähnte Farner. Ablagerungen von braunem Pigment im Stratum Malpighii und papillare waren in v. Tischendorfs Fall so reichlich, daß er in ihnen den Reiz zu den Entzündungs- und Wucherungsvorgängen der Lymphgefäße und Lymphspalten erblicken wollte. Auch anderen Untersuchern (Ritter und Klemperer) sind sehr reichliche inter- und intracelluläre Pigmentablagerungen aufgefallen. In v. Tischendorfs Fall war auch eine enorme Hyperplasie der Leistenlymphdrüsen vorhanden. Bei den kleinen papillären Blasen, nach deren spontaner oder absichtlicher Eröffnung Lymphorrhöe eintritt, findet man mikroskopisch (Prochownik, Unna) die Lymphgefäße des Papillarkörpers dilatiert und das darüberliegende Epithel verdickt.

Nach Kyrle (1925) zeigt das histologische Bild der Elephantiasis neben den Zeichen der Lymphstauung im wesentlichen eine Verdickung des Bindegewebes, vornehmlich in der Subcutis; es handelt sich in erster Linie um eine Hyperplasie der kollagenen, leimgebenden Fibrillen, wobei mit einer Hypertrophie präexistenter die Bildung neuer Bündel Hand in Hand geht. „Vielfach verschmelzen die kollagenen Bündel zu einer homogenen, von Ödemen durchsetzten Masse, die in ihrer Struktur kaum mehr an normales Bindegewebe erinnert." „Im ersten Stadium handelt es sich um eine weiche Elephantiasis, im zweiten um eine harte."

Zur Vervollständigung des histologischen Bildes bringe ich schließlich noch die ältere histologische Beschreibung von Gebhard. Nach ihm besteht bei der Elephantiasis glabra und tuberosa die Hauptmasse des Tumors aus einem zellarmen faserigen Bindegewebe, dessen Elemente häufig durch Ödemflüssigkeit auseinandergedrängt sind. Blutgefäße sind nur in geringer Zahl vorhanden. Die oberflächlich gelegenen, senkrecht gegen die Epitheldecke aufsteigenden Capillaren und kleinen Arterien zeigen in der Regel eine geringe perivasculäre Infiltration, die sich in dem sonst so zellarmen Gewebe besonders stark markiert. Der Papillarkörper ist nur in geringem Grade entwickelt, die Epitheldecke etwas dünner als normal; Talg- und Schweißdrüsen sind gar nicht oder nur äußerst spärlich vorhanden, wodurch die Haut eine spröde Beschaffenheit erhält. Während also bei der Elephantiasis glabra und tuberosa die Hauptmasse der Geschwulst durch eine exzessive Wucherung des subepithelialen Bindegewebes gebildet, der Papillarkörper aber geradezu atrophisch gefunden wird, gerät bei der Elephantiasis condylomatosa auch der letztere in einen Zustand der Hypertrophie, so daß sowohl makroskopisch als mikroskopisch eine Unterscheidung von spitzen Kondylomen kaum möglich ist.

Wir kommen zur Ätiologie der Elephantiasis vulvae. Diese ist nicht einheitlich, wie schon daraus hervorgeht, daß es eine angeborene und eine erworbene Form der Erkrankung gibt. Was die erstere anbelangt, so kann man eine kongenitale diffuse Lymphangiektasie mit reichlicher Lymphgefäßentwicklung, meist kombiniert mit einem Naevus, sowie ein kongenitales cystisches und kavernöses Lymphangiom s. Lymphangioma cystoides und Lymphangioma cavernosum unterscheiden. Das Lymphangiom gehört als tumorale Bildung des Saftbahnsystems strenggenommen nicht zur Elephantiasis. Es wird S. 451 besprochen werden und scheidet an dieser Stelle aus. In die Gruppe der angeborenen Vulva-Elephantiasis gehören die folgenden Fälle von Bryk (1869), Siemers (1869), v. Tischendorf (1891), Karl Heil (1904), Drews (1913), Tobias und Taussig (1923).

Bryk: Bei einem 3½jährigen Kind war ein 1,5 Pfund schwerer, bis auf die Knie herabhängender lymphorrhagischer Tumor einer großen Labie entfernt worden. In zwei anderen Fällen von Bryk waren seit der Geburt kleine Hautgeschwülste an den Labien vorhanden, welche sich im Verlauf vieler Jahre zu elephantiastischen Geschwülsten entwickelt hatten, aus denen milchige Flüssigkeit heraussickerte. — Siemers berichtete über einen Fall von Esmarch: Eine 22jährige Putzmacherin hatte seit der Geburt zahllose, über den ganzen Körper verstreute Muttermäler und eine elephantiastische Vergrößerung des rechten Beins, welche den Gang nicht erheblich beeinträchtigte, obwohl das Bein 8 cm länger war als das linke. Schon in den Kinderjahren entstanden neue Knoten und lappige, durch tiefe Querfurchen geschiedene Wülste von schmutzig-brauner Farbe, besonders an der ganzen Hinterseite des Oberschenkels und der Hinterbacke, welche je nach der Stellung der Kranken Form und Gestalt veränderten. Schamberg und Vulva waren dunkelbraun pigmentiert und großenteils in eine faustgroße schwappende Geschwulst umgewandelt, welche ohne deutliche Grenzen in die des rechten Oberschenkels überging. Zwischen Darmbeinkamm und Glutäalfalte der rechten Seite hingen beutelförmige Falten von 7—8 cm Länge und weicher, fast schwappender Konsistenz herab. Esmarch versuchte die Tumoren am Oberschenkel zu exstirpieren. Die Kranke starb 14 Tage später an Verblutung. Der Fall scheint mir auf die v. Recklinghausensche Krankheit verdächtig (S. 494). — v. Tischendorf: 1½jähriges Kind. Am linken Oberschenkel ein Naevus pigmentosus hypertrophicus, welcher das Poupartsche Band, die linke große und einen Teil der linken kleinen Labie mit einbezog und einem derb-lederartigen elephantiastischen Tumor als Ausgang diente. Dieser verlegte die Schamspalte und glich von hinten unten gesehen dem Scrotum eines erwachsenen Mannes. Die linke Schamlippe war schon von Geburt an erheblich geschwollen. — Karl Heil (Abb. 154 u. 155): 27jährige Virgo. Eine von der linken großen Labie ausgehende und auf die angrenzende Gesäßbacke übergreifende Elephantiasisgeschwulst war bereits im Alter von 3 Monaten bemerkt worden und mit Eintritt der Pubertät zu rascherem Wachstum gelangt, um dann stationär zu bleiben. — Ganz eigen- und einzigartig ist der von Drews mitgeteilte Fall von „halbseitiger Teleangiektasie und Varizenbildung mit lymphangiektatischer Elephantiasis". Bei einer 23jährigen, im 5. Monat graviden Frau fand sich ein Ödem der ganzen rechten Körperhälfte, und auf der gleichen Seite war die Haut, von der rechten Mamma bis zur rechten Fußspitze, in der Linea alba scharf abschneidend, blaurot bis braunrot gefärbt und mit durchschimmernden varikösen Venen versehen. Die rechte große Labie trat stark hervor und zeigte die gleichen Veränderungen der Haut, Venen und Lymphgefäße. Große und kleine Labie der linken Seite waren von normaler Beschaffenheit. — Ein Fall von „lymphangiektatischer Hypertrophie auf der Basis eines Naevus congenitus" ist von zwei Autoren gleichzeitig, von Norman Tobias und Fred Taussig, beschrieben worden: Bei einem 15jährigen Mädchen zeigte sich ein Tumor der rechten großen Labie vom doppelten Umfang einer normalen, mit gelbroter Farbe und kondylomähnlicher Oberfläche. Eine Lymphabsonderung, die der Menarche gefolgt war, hatte zu einer ekzematösen, etwas juckenden Dermatitis an der Innenfläche des rechten Oberschenkels geführt. Auch die Haut der rechten Gesäß- und Analseite war verdickt und mit papillären Excrescenzen besät. Bei dem Mädchen bestand außerdem je ein unilateraler hyperkeratotischer Naevus auf der rechten Seite der Zunge und der Lippe.

Während die seltene angeborene Elephantiasis eine primäre Krankheit darstellt, entsteht die erworbene Elephantiasis der Vulva stets sekundär infolge einer Infektion. Durch einen entzündlichen oder narbigen Verschluß der abführenden Lymphbahnen oder eine entzündliche Verödung oder radikale Exstirpation der entzündeten regionären inguinalen Lymphdrüsen kommt es zu einer chronischen Lymphstauung; sie führt zur Überernährung des Bindegewebes und damit zur Wucherung desselben. Es bildet sich erst eine ödematöse Schwellung vornehmlich der an lockerem Bindegewebe reichen großen Schamlippen, dann, beim Hinzukommen von lymphatischer und bindegewebiger Hyperplasie des Subcutangewebes, die Elephantiasis lymphangiektatica, die zu Lymphvarizen und einer geradezu kavernösen Lymphgefäßausbildung führen kann. Diese Genese zeigen vornehmlich Fälle von E. Lesser und Lehmann, in denen zuerst Bläschenbildungen an der Vulva aufgetreten waren, die nach Monaten und Jahren in Elephantiasis übergingen. Vielleicht ist so auch eine Beobachtung W. Taylors von angeblichem rezidivierendem Herpes genitalis zu deuten, an den sich später eine Elephantiasis angeschlossen hatte; doch könnte man auch denken, daß wirkliche Herpesbläschen vorhanden waren, von welchen aus Bakterien in die Lymphbahnen eintraten und diese entzündlich veränderten. Eine zur Elephantiasis lymphangiektatica führende Lymphgefäßentzündung mit chronischem oder rezidivierendem Verlauf kann hervorgerufen sein durch eine Strepto- oder Staphylokokkeninfektion, vornehmlich Erysipel, durch den Ducreyschen Streptobacillus des Ulcus molle, durch Tuberkulose, durch Syphilis und die ihr ähnliche Skerljevokrankheit, durch Gonorrhöe, Filariose, Frambösie und Lepra. In allen diesen Fällen kommt es durch die Erreger der betreffenden Krankheit zu einer Lymphangitis und anschließenden Lymphadenitis s. Skleradenitis obliterans, so daß die Lymphgefäße in harte Stränge, die Inguinaldrüsen in derbe, narbige, auf der Fascie fest adhärente Knoten und Knollen umgewandelt sind. Auf die Bedeutung der Ausschaltung sämtlicher Lymphbahnen und -drüsen für die Entstehung der Elephantiasis ist schon von R. Virchow, später von Schreiber, F. Koch, Brouardel, Jadassohn u. a. hingewiesen worden. Doch muß mit einer Ausschaltung der direkten und kollateralen Lymphgefäße wohl stets eine Verlegung der venösen Capillaren verbunden sein, wenn eine Elephantiasis zur Entwicklung kommt. Denn die Abflußkanäle der Gewebsflüssigkeit gegen die Blutbahn sind nicht allein die Lymphwege, sondern auch die venösen Capillaren, und nicht durch experimentelle Unterbindung dieser oder jener, sondern nur durch die Beseitigung beider Abflußwege lassen sich Ödeme erzeugen, wie denn auch eine einfache Narbe [Eloesser (1923)] oder eine Bubonenexstirpation die Lymphbewegung nicht völlig abzusperren vermag. In den Fällen, in denen Elephantiasis vulvae nach Ausräumung der Leistendrüsen beobachtet worden ist (Croom, Schreiber, zum Busch, Nobili) dürften daher zugleich die Venen zur Verödung gekommen sein.

1. Auf Erysipel haben die Elephantiasis vulvae v. Ziemssen, Brocq, Sabouraud, Leredde, Duret (1902), Weinlechner (1904), Klaus Hoffmann (1920), auf Ekzem W. Taylor, Neumann zurückgeführt. Vornehmlich ist es die rezidivierende Streptokokken-Lymphangitis, welche zur Verödung der Lymphbahnen führt. Der gleiche Zusammenhang wird bekanntlich auch an den unteren Extremitäten beobachtet. Man muß sich aber hüten, Ursache und Folge zu verwechseln, denn es können beide Hauterkrankungen auch sekundär in einem elephantiastischen Tumor auftreten. Eine gleichzeitige Elephantiasis der Vulva und eines Beines im Gefolge von Erysipel oder Ekzem ist von Fritsch und E. Kehrer beobachtet worden. Auch beim Ulcus molle hat man elephantiastische Wucherungen der Vulva angetroffen.

2. Auf Tuberkulose ist die Elephantiasis der Vulva zurückgeführt worden von Lesser (1891), Sabouraud, Mc. Reynolds (1902), Pöwerlein (1903), Petit und Bender (1903), Hellendall (1904), Bender (1906), Kroemer (1907), Boursier (1908), Forgue et Massabuau (1909), Mériel (1909), Daniel (1911), Purslow (1911), Konstantin Daniel (1913), Thorn (1913), Stokes (1923), Parkes Weber (1923). In der Mehrzahl dieser Beobachtungen waren tuberkulöse Leistendrüsen, in einigen auch Fisteln derselben, in anderen tuberkulöse Halslymphdrüsen ohne oder mit Fistelbildungen vorhanden. Es liegt nahe, in Fällen der letzteren Art eine digitale oder anderweitige Übertragung der Tuberkelbacillen in kleinste Wunden des Vulvagebietes anzunehmen. Die Literatur zeigt,

daß dadurch eine tuberkulöse Lymphangitis und eine Lymphadenitis entstehen kann. Ein gleichzeitiges Ulcus tuberculosum pflegt zu fehlen, kann aber vorhanden sein. Nach Forgue et Massabuau gibt es zwei Möglichkeiten: Entweder erzeugt der Tuberkelbacillus eine tuberkulöse Lymphangitis und Perilymphangitis oder er bereitet das Terrain nur vor zur Aufnahme von anderen Entzündungserregern.

In E. Lessers Fall waren die Leistenlymphdrüsen durch tuberkulöse Entzündungen zerstört. Die Patientin hatte seit ihrem 2. Lebensjahr an allgemeiner Lymphdrüsentuberkulose gelitten. Im Alter von 11 Jahren traten zuerst Bläschen an der Vulva auf, die später wäßrige Flüssigkeit entleerten. — M. Reynolds: Elephantiasis vulvae bei einer Neunzehnjährigen, gleichzeitig mit Tuberkulose der Halslymphdrüsen. — In Hellendalls zweiter Beobachtung, bei einer Elephantiasis condylomatosa, hatte die 29jährige Kranke als Kind an multiplen Drüsenschwellungen, insbesondere auch in beiden Inguinalgegenden, gelitten, wo Narben zurückgeblieben waren. — Kroemer: Elephantiasis auf dem Boden eines Lupus vulvae. Die ganze Vulva, der Damm und die rechte Gesäßbacke eines 15jährigen Mädchens waren mit zahlreichen, seit dem 10. Jahr begonnenen, dicken, braunroten Warzen bedeckt. Aus den Randzonen waren auf Druck die typischen gelben Lupusknötchen zu gewinnen. Man hätte der Beschreibung und Abbildung nach meines Erachtens richtiger von einem papillomatösen Lupus als von einer Elephantiasis bei Lupus gesprochen. — Im Fall Forgue et Massabuau war die Elephantiasis vulvae mit fistulösen Lymphomen der Leistenbeuge und allgemeiner Tuberkulose kombiniert. — Bei der Kranken von Purslow, einer 37jährigen Frau, war wegen tuberkulöser Peritonitis eine Laparotomie vorgenommen worden. Bald darauf entstand auf der linken großen Labie ein Geschwür, dem sich Eiterungen der beiderseitigen Leistendrüsen, elephantiastische Wucherungen und multiple Ulcerationen der Vulva anschlossen. — Die 31jährige Patientin von Stokes hatte vom 5.—15. Jahr an tuberkulösen Halslymphdrüsen gelitten, die mehrfach inzidiert worden waren. Vom 14.—25. Jahr auch tuberkulöse Leistendrüsen. Ein Jahr später Hauterkrankungen, teilweise mit Lymphstauungen, Fieber und Schüttelfrostattacken, fleckige Rötungen und starke Anschwellungen der Beine. Bei der Untersuchung zeigten sich tuberkulöse Narbenbildungen in beiden Leistenbeugen mit Gruppen durchsichtiger Bläschen, die auf Anstechen klare Lymphe entleerten. Teigiges Ödem des Mons pubis. Elephantiasis condylomatosa an beiden großen Labien mit trockener Oberfläche und den gleichen Lymphbläschen wie in den Leisten.

Aber trotz dieser Fälle ist die tuberkulöse Elephantiasis als außerordentlich selten zu bezeichnen, und ein so erfahrener Dermatologe wie Jesionek erklärte: „Eine Kombination des tuberkulösen Geschwüres mit den Erscheinungen der Pachydermie, mit Symptomen, die als elephantiastische Veränderungen der Schleimhaut und der Haut hätten gedeutet werden können, haben wir niemals gesehen."

3. Syphilis ist in sehr vielen Fällen einer Elephantiasis vulvae, besonders der ulcerösen Form, vorausgegangen (Abb. 145 u. 146). Pick, Larrey, Gaetani, Castelnuvo, Carmichael, Charac, Brassac, Pokrowsky, Mazziotti, Veh, Schramm, Lauro, Bandler, Rille, Waelsch, Bamberg, Matzenauer, Kozinsky, Jirasek sprachen von einer Elephantiasis syphilitica. Die Neigung syphilitisch erkrankter Gewebe zu Hyperplasien ist von den verschiedensten Körperstellen her, z. B. den Extremitäten, bekannt, wobei eine entzündliche Reizung der Lymphgefäße und Lymphdrüsen durch die Spirochäten die Hauptrolle spielt. Die syphilitische Ätiologie solcher Fälle läßt sich durch den positiven Ausfall der WaR, den in einem probeexzidierten Gewebsstück zu erbringenden Nachweis einer Endarteriitis und Endomesophlebitis mit Zerfall der Tunica elastica und dem günstigen Einfluß einer antisyphilitischen Behandlung erweisen. Bei der Elephantiasis auf dem Boden der Syphilis handelt es sich meist wohl um eine spätsyphilitische gummöse oder eine sog. parasyphilitische Veränderung, die später zu besprechende Esthiomène (S. 405). Peckham (1891) hat 23 Fälle ausschließlicher Klitoristumoren zusammengestellt, in denen meist Syphilis vorangegangen und Ulcerationen und in der Regel warzenartige Excrescenzen vorhanden waren. In einem Fall von Tschlenow (1902)

hatte sich eine 38jährige Frau mit 34 Jahren syphilitisch infiziert. Die Syphilis rezidivierte fortwährend, und besonders hartnäckig waren gummöse Ulcerationen an der Vulva. Seit 2 Jahren Vergrößerung der äußeren Genitalien und Bildung von warzenförmigen Wucherungen in der Scheide. Die großen Schamlippen waren kolossal, die Klitoris in geringem Maße vergrößert. An der Harnröhrenmündung, der hinteren Vaginalwand und im Scheideneingang waren zahlreiche blaßrote, warzenförmige Gebilde und dazwischen leicht blutende Geschwüre vorhanden. Aus beiden Gründen war das Einführen eines Speculums unmöglich. Die mikroskopische Untersuchung zeigte typische syphilitische Veränderungen der Gefäße. Heilung durch kombinierte Kalomel-Jodkali-Behandlung. — Hier verdienen auch die gelegentlichen Kombinationen der Elephantiasis vulvae mit dem ano-rectalen Syphilom von Fournier Erwähnung, auf die ich bei der Esthiomène (S. 405) zurückkomme.

4. Zur syphilitischen Form der Elephantiasis gehört auch die „Elephantiasis pudendorum skerljevitica", die Suttina (1884) beschrieben hat. Denn die Skerljevo ist eine in Bosnien endemische, zum Teil auf extragenitalem Weg sich verbreitende Syphilis. Die Erkankung hatte in diesem Fall in der Gegend der Schlüsselbeine begonnen, sich auf andere Körpergegenden ausgebreitet und die großen Labien in kindskopfgroße, mit Geschwüren und Narben bedeckte Geschwülste umgewandelt. Sie bildeten sich durch Jodkali zurück, rezidivierten aber nach einem Jahr, bis dann durch operative Entfernung endlich Heilung eintrat.

5. In einer Beobachtung von Janus (1920) ist in der Anamnese Lues und Gonorrhöe mit Bartholinitis vermerkt. Auch in Fällen von Farner (1895), Majocchi, Sorrentino, Weinlechner (1904), soll sich die Elephantiasis an Gonorrhöe angeschlossen haben,

6. Sowohl Gonorrhöe wie Syphilis ist bei derjenigen Elephantiasis vulvae anzunehmen, bei der das Rectum in ein starres, schwieliges Rohr umgewandelt und mit Strikturen versehen ist. In einem solchen von Vonwyl mitgeteilten Fall starb die Kranke nach der operativen Entfernung der elephantiastischen Neubildung. Die Sektion ergab eine chronische Nephritis, alte Lungentuberkulose, sowie Tuberkulose des Ileums und des Colon ascendens. Die Schleimhaut des Rectums war geschwürig zerfallen und von einer dicken Narbenmasse umgeben. In der gestielten Vulvageschwulst fanden sich eigentümliche Riesenzellen, aber nichts, was für Tuberkulose sprach, da die Suche nach Tuberkelbacillen und die Impfung eines Meerschweinchens mit Geschwulstgewebe negativ ausfiel. Rectumstrikturen mit ulcerativen Prozessen und gleichzeitiger Elephantiasis vulvae haben auch Schuchardt, Koch, Bandler, Jadassohn, Richard Freund, Bamberg, Waelsch gesehen. Alle diese Fälle muß ich mit Syphilis in Beziehung bringen und als Esthiomène der Vulva mit elephantiastischen Wucherungen auffassen. Sie werden bei diesem Kapitel erörtert. Lues als gemeinsame Ursache für diese Gruppe von Elephantiasis ist auch von F. Koch wahrscheinlich gemacht, von Bandler, Waelsch, Bamberg durch sehr genaue histologische Untersuchungen nachgewiesen worden. Das Primäre der Elephantiasis sind hier gleichzeitige Störungen in der Funktion des Lymphapparates und der Blutgefäße (Rennert, Prigara, Waelsch, Fall 2 von Hellendall), was in Übereinstimmung steht mit alten Experimenten von Cohnheim, der nach vollkommener Ausschaltung aller Lymphbahnen eines Körperteils keine Ödembildung beobachten konnte, solche aber regelmäßig auftreten sah bei gleichzeitiger Veränderung der Blutgefäße. Daraus ist zu folgern, daß nach Absperrung der Lymphabfuhr durch Obliteration der Lymph-

gefäße oder Lymphdrüsen die venösen Bahnen deren Funktion übernehmen solange sie gesund sind; vermögen sie das nicht mehr, so tritt Lymphstauung und elephantiastische Wucherung auf.

7. Die Elephantiasis der tropischen Länder kommt nach Pozzi besonders auf den zentralamerikanischen Antillen, speziell auf Barbados, nach Esmarch-Kulenkampff (1885) und Hirsch auch auf den Inseln des indischen und polynesischen Archipels, in Vorderindien, Arabien und vielen Provinzen des afrikanischen Kontinents zur Beobachtung. Die Tropenelephantiasis ist vorwiegend auf drei besondere Erreger, eine Filariaart, eine Spirochätenart und den Leprabacillus zurückzuführen: a) Die Filariosis-Elephantiasis wird durch die zu den Nematoden gehörende Filaria Bancrofti der tropischen und subtropischen Länder hervorgerufen und durch Zwischenwirte, wie Moskitos und ähnliche Fliegen, auf den Menschen übertragen. Es kommt zu einer akuten Lymphangitis und Lymphadenitis mit Schüttelfrost und Fieber, sog. „elephantoid fever", und zur Anschwellung der Haut über den entzündlich verdickten Lymphgefäßen. Diese selbst werden durch die kleinen Würmer teils mechanisch verstopft, teils zu Schwellungen und Wucherungen der Wandung, vorzugsweise der Intima, angeregt. — b) Die Frambösie-Elephantiasis. Nach Cappellani (1912) sollen manche Fälle von Elephantiasis Beziehungen zur Framboesia tropica, jener durch eine besondere Spirochäte, das Trepanoma pertenue (Castellani), vorwiegend extragenital übertragenen und besonders auf den Inselgruppen der Südsee vorkommenden Tropenkrankheit aufweisen. Bei dieser Erkrankung, die ganz wie die Syphilis durch einen 2—3 Wochen nach der Infektion auftretenden Primäraffekt und 20—30 Tage später durch den Ausbruch eines Exanthems charakterisiert ist und die Hutchinson u. a. für eine durch Rasse und Klima modifizierte Syphilis ansahen, finden sich himbeerartige Wucherungen der Haut mit Schwellungen der benachbarten Lymphdrüsen. — c) Auch bei der Lepra kommen elephantiastische Wucherungen der äußeren Genitalien vor, die wohl durch die Ausbreitung der Bacillen in den Lymphspalten zustandekommen: Lepra-Elephantiasis.

8. Auch Leistendrüsenmetastasen nach Vulvacarcinom [Fall Bulyginsky (1923)] oder nach Vaginalcarcinom [Fall von der Mey (1898)] können die Ursache elephantiastischer Wucherungen der Vulva sein. Daß aber noch etwas anderes, zum mindesten ein Verschluß der abführenden venösen Blutbahnen, hinzukommen muß, lehren die Fälle, in denen beim Carcinoma vulvae die bilateralen Leistendrüsen radikal ausgeräumt wurden und höchstens ein leichtes Ödem, aber ohne elephantiastische Wucherungen zurückblieb. Bemerkenswert ist ein von Nikolaus Temesvary (1926) beschriebener Fall, in welchem sich an ein häufig rezidivierendes Erysipel eine Elephantiasis vulvae angeschlossen hatte und ein Krompechersches Basalzellencarcinom in die Lymphgefäße eingewuchert war. Der Befund einer Rectumstriktur in Form eines starren, knapp für einen Finger durchgängigen Ringes am oberen Ende der Ampulle macht diesen Fall meines Erachtens auf Esthiomène verdächtig.

9. Als weitere Ursachen für Elephantiasis der Vulva finden sich angegeben: Abusus in venere (Panarolus, Klewitz, Thilon, W. Taylor), Masturbation (Fritsch, Jadassohn, Taylor, Mangiagalli), Tribadie (Mangiagalli), Trauma (Decio, Taylor, Valdagni, Verneuil). Elephantiasis vulvae ist nach Biß eines Seetieres bei einer Syphilitischen von Mazziotti, nach einem Notzuchtsversuch bei einem 7jährigen

Mädchen von Valdagni, nach einer Verwundung bei einer 36 jährigen Frau durch Sturz auf ein eisernes Treppengeländer in einem der drei Taylorschen Fälle beobachtet worden. Bureau berichtete bei einer 59 jährigen Frau von einem kindskopfgroßen, als Elephantiasis bezeichneten Tumor, der ausschließlich von der Klitoris ausging und in seinem ersten Beginn darauf zurückgeführt wurde, daß die Kranke als 16 jähriges Kind mit gespreizten Beinen auf die Geschlechtsteile aufgeschlagen war. Alle diese Einwirkungen können sich wohl nur so geltend gemacht haben, daß sie einer bakteriellen Lymphangitis, vielleicht mit gleichzeitiger Phlebitis, den Weg bahnten.

Auch eine rein mechanische Störung des Lymphabflusses aus dem Vulvagebiet scheint bei vorhandener Disposition zu Elephantiasis der Vulva führen zu können. So hatte in einem von Gabriel (1905) mitgeteilten Fall ein Mädchen seit dem 15. Lebensjahr eine anfangs haselnußgroße Geschwulst an der Vulva, welche mit beiderseitigen Leistenhernien verbunden war. Die linke große Labie zeigte eine kolossale, etwa 8 kg schwere Geschwulst, deren Umfang der Länge nach 92 cm, der Breite nach 84 cm betrug; sie bestand zum Teil aus einer elephantiastischen Neubildung, zum Teil aus Darmschlingen, welche sich reponieren ließen. Endlich sei erwähnt, daß elephantiastische Verdickungen der unteren Körperhälfte auch nach spinalen Querschnittserkrankungen auftreten können, worauf z. B. Lichtwitz (1923) hingewiesen hat.

Manche Elephantiasisfälle der Vulva sind in ihrer Ätiologie ungeklärt geblieben. Dazu gehört ein Fall, den Lehmann als essentielle Elephantiasis bezeichnete, in dem bei einer Virgo Tuberkulose und Syphilis auszuschließen waren und das Leiden zur Zeit der Pubertät mit einigen Bläschen an der Vulva begonnen hatte. Meines Erachtens liegt nahe, eine unbemerkt verlaufene Infektion, etwa einen Herpes oder ein Streptokokkenerysipel, anzunehmen.

Verlauf: Die erste Erscheinung ist in der Regel die ödematöse Anschwellung einer Labie oder der Klitoris, die zuweilen für ein Fibrom oder, wie im Fall Villeneuve (1877), für einen Bruch gehalten wurde. Im Fall Petters war $4^1/_2$ Jahre vor der Beobachtung einer taubeneigroßen, drüsig-knotenartigen, blaßroten Geschwulst der linken großen Labie zufällig ein stecknadelkopfgroßes Wärzchen beobachtet worden, welches beim Aufkratzen milchige Flüssigkeit entleerte (Lymphorrhöe). Das Wachstum geschieht anfangs meist langsam, so daß Jahre und Jahrzehnte vergehen können, bis die elephantiastischen Bildungen beträchtliche Größe erreichen, später schneller; doch sind in der Kasuistik auch Mitteilungen von primär rapider Entwicklung niedergelegt.

Bemerkenswert ist, daß Frauen mit großen elephantiastischen Geschwülsten schwanger werden und gebären können (Karl Schröder, Tschnewsky, Ladinski, Koblanck, Green-Armytage, Jurinac). Bei der Patientin Tschnewskys waren die Geschlechtsteile durch eine kindskopfgroße, von der Klitoris und den kleinen Schamlippen ausgehende Geschwulst beim Liegen vollständig verdeckt, und doch war, wie man vermuten muß, durch eine Cohabitatio more bestiarum bzw. a posteriore, Konzeption eingetreten. In einem Fall von Kozinski war der Geschlechtsverkehr durch elephantiastische Wucherungen der Klitoris und kleinen Labien behindert. Jurinac beschrieb einen Partus bei einer 38 jährigen, welche seit dem 9. Lebensjahr einen Tumor hatte, der bei der ersten Geburt, 15 Jahre zuvor, mannskopfgroß war und trotz weiterer Größenzunahme noch sechs Entbindungen ohne Störung gestattete. Mehrmals wird angegeben, daß die elephantiastischen

Bildungen im Anfang einer Schwangerschaft zuerst auftraten, während derselben schnell wuchsen (v. Winckel, Schroeder, Hofmeier, Fehling, Villeneuve, Veh, Kötschau, Brandt, Richard von Braun-Fernwald, Serafini, Koblanck, Green-Armytage, Doiteau und Lantuéjoul) und im Wochenbett eine erhebliche Abnahme, wenngleich in der Regel auch nur vorübergehend, erfuhren, was durch das Verschwinden der serösen Durchtränkung Erklärung findet. In einem Bericht über 30 Fälle der Literatur von Rudolf Brandt wird 8mal eine Abnahme, 3mal eine Zunahme der Geschwulst im Puerperium angegeben, in den Restfällen darüber nichts berichtet. Über ein Geburtshindernis wird einige Male — laut einer Marburger Dissertation von Rudolf Brandt (1899) unter 30 Fällen der Literatur 4mal (nicht 6mal, wie er angab) — berichtet [Klewitz (1825), Kiwisch (1857), Behrend-Ed. Martin sen. (1874), Tschnewsky (1887)]. In diesen Fällen wurde der so unnachgiebige, knorpelige Scheideneingang durch multiple Incisionen erweitert und das Kind meist durch Zange oder eine zerstückelnde Operation entwickelt. Aus der neueren Literatur kommt der Fall von Green-Armytage (1912) hinzu, in welchem ein zweifaustgroßer, aus der Vulva heraushängender Elephantiasistumor der Frenulumgegend und eine sehr starke Verdickung der Labia majora den Kaiserschnitt nach Porro erforderten; Gangrän des Tumors am 3. Wochenbettstag; Abtragung; Heilung von Mutter und Kind. In vielen Fällen der Literatur trat keine Geburtsbehinderung ein, obwohl der elephantiastische Tumor kindskopf- bis mannskopfgroß (Doiteau und Lantuéjoul) gewesen war. In einem von Skutsch (1886) mitgeteilten Fall bildete nicht der faustgroße, elephantiastische Tumor der kleinen Labien, sondern ein plattes Becken den Grund zum Kaiserschnitt. Im allgemeinen scheint es, daß die Geburt spontan verläuft, wenn nur ein elephantiastischer Tumor, mag er auch beträchtliche Größe aufweisen, vorhanden ist, während zahlreiche elephantiastische Wucherungen oder gar Verhärtungen an den Labien und vornehmlich am Scheideneingang eine Erschwerung oder Behinderung der Geburt bedeuten.

Eine Besonderheit der elephantiastischen Tumoren verdient noch Erwähnung: die Lymphorrhöe, die durch eine meist spontan entstandene Berstung von durchscheinenden tautropfenähnlichen Bläschen zustande kommt, welche ektatischen Lymphgefäßen des Stratum papillare der Cutis entsprechen: Elephantiasis lymphangiektatica und lymphorrhagica [Klebs, Petters, Bryk (3 Fälle), zur Nieden (1890), E. Lesser (1891), Duret (1902), Lehmann (1905), Lombardo (1906), Prochownik (1906), Bureau und Pasquereau (1909), Ercoli (1911), Spillmann und Hoppe (1912), Ritter und Klemperer (1925)]. Diese Lymphangiektasien waren an der Vulva oft im Bereich papillärer Excrescenzen und zuweilen auch am Damm und in den Leisten (Stokes) vorhanden. Manchmal entleerte sich die milchartige Lymphe erst beim Anstechen der Bläschen [Stokes (1923)]. Delétrez (1900) beobachtete bei einer 50jährigen Frau eine $5^1/_2$ kg schwere, knollige, außerordentlich bluthaltige Geschwulst, die sich seit Eintritt der Menopause vierwöchentlich rötete und aus kleinen Einrissen der gespannten Haut serös-blutige Flüssigkeit absonderte. In einem Fall von Prochownik, in welchem nicht nur das äußere Genitale, sondern auch die Vagina und Portio mit Bläschen und Wärzchen versehen waren, trat milchige, fettreiche Flüssigkeit in derartigen Strömen aus, daß eine Chylorrhöe und Kommunikation der Hautlymphgefäße der Vulva mit den Ursprungsorten der Chylusgefäße angenommen werden mußte. Die Lymphorrhöe ist in einem nach mehr als einer Richtung bemerkenswerten Fall von Petters als erste Erscheinung beobachtet worden, der erst später, im Verlaufe eines halben Jahres, die elephantiastische Schwellung folgte. Hier, bei einer Dreiundzwanzigjährigen, soll nach jedem Geschlechtsverkehr die weißliche Flüssigkeit in großer Menge ausgetreten und erst während der bald zustande gekommenen Schwangerschaft wieder versiegt sein. Bevor sich der Lymphausfluß aus der taubeneigroßen Geschwulst der linken großen Labie einstellte, wurde diese praller; dann sickerten aus der scheinbar unveränderten Oberhaut hirsekorngroße, milchige Tropfen heraus, die herabfielen oder zu gelblichweißen Borken eintrockneten. Ihre Menge hatte während einer 24 tägigen Beobachtungszeit insgesamt 1225 g betragen und häufig einen blutigen Farbenton gezeigt. Die zugehörigen linken Leistendrüsen waren geschwollen. Der linke Oberschenkel war um 3 cm verdickt und ließ während des Stockens des Lymphabflusses fingerdicke, derbe Lymphgefäße erkennen. Der Tod trat nach einem Abortus an Peritonitis und Lymphangitis femoris sinistri ein. In den Fällen von zur Nieden, Lesser und Lehmann hat die Lymphorrhöe das ganze Krankheitsbild beherrscht. Bei zur Niedens Patientin, bei der sich im 9. Lebensjahr angeblich im Anschluß an Barfußgehen eine Lungentuberkulose eingestellt hatte, spritzte von da an und vornehmlich während der ersten, mit 13 Jahren eingetretenen Menstruation chylusartige Flüssigkeit in zahlreichen feinen Strahlen aus Bläschen der großen Schamlippen heraus. Nun erst kamen die elephantiastischen Veränderungen zur Ausbildung. Schwellungen der Leistendrüsen und Lymphstränge waren vorhanden. Nach Durets Beobachtung können hartnäckige Lymphorrhagien der Vulva zu schwerer Kachexie führen. Doch hat im Fall Lesser die Lymphorrhöe 11 Jahre lang ununterbrochen bestanden, ohne daß das Allgemeinbefinden eine Störung erlitt. Im Fall Lehmann war eine periodische Lymphorrhöe derart vorhanden, daß jedesmal, wenn die papillär-elephantiastische Schwellung eine gewisse Größe erreicht hatte, an einer der kleinen Papillen eine Ruptur der Haut und eines Lymphgefäßes auftrat, worauf sich einige Tage lang Lymphe literweise nach außen entleerte. Nach Verschluß der Abflußstelle entstand jeweils ein unangenehmes Gefühl der Spannung, so daß die Kranke sich gezwungen sah, durch Anstechen irgend einer kleinen Warze die Entleerung der Lymphe von neuem zu befördern. Bemerkenswert ist endlich, daß bei starker Verhornung der bedeckenden Haut und Vermischung reichlich desquamierter Hornmassen mit aussickernder Lymphe eine Vernix-caseosa-artige Schmiere entstehen kann, welche die Oberfläche der elephantiastischen Bildungen bedeckt, und daß laut einem von Ritter und Klemperer mitgeteilten Fall die Lymphorrhöe einen äußerst üblen, jaucheartigen Geruch verbreiten kann. Hier hatte sich die Lymphe andauernd aus zwei geschwürsartigen Öffnungen am unteren Pol eines bis unter die Kniee herabreichenden Tumors entleert.

Verjauchung ohne Lymphabfluß ist von Rokitansky und Duff-Bullard beobachtet worden. Doch ist sie selten, obwohl man meinen sollte, daß die Spannung der Haut der elephantiastischen Tumoren sehr bald zu Rhagaden und die Benetzung der Oberfläche mit Lymphe, Urin, Darminhalt, Genitalausflüssen, zumal bei Wundscheuern an den Oberschenkeln, zu Ulcerationen und Sekundärinfektionen disponiere. So bestand im Fall Lauwers ein Riesentumor, der trotz Unsauberkeit der Patientin und fortgesetzten Reibungen in 20 Jahren keine Geschwürsbildung aufwies. Eine Gangrän am 3. Wochenbettstag hat Green-Armytage bei einem zweifaustgroßen Tumor der großen Labie gesehen. Es handelte sich in allen diesen Fällen um eine primäre Elephantiasis mit sekundärer Ulceration. Man muß diese abzutrennen versuchen von den primären ulcerativen Prozessen mit sekundären elephantiastischen Wucherungen, wie sie die Esthiomène charakterisieren.

Den Übergang eines elephantiastischen Tumors in ein Sarkom hat Chrobak beschrieben; es scheint mir aber näher zu liegen, ein ödematöses Fibrom als Matrix der malignen Entartung anzunehmen. Als weitere Komplikationen der Elephantiasis hat Luithlen häufige Katarrhe und Entzündungen der Vaginal-, Urethral- und Vesicalschleimhäute erwähnt. Doch kann ich diese Angabe weder auf Grund der Mitteilungen der Literatur noch nach eigenen Beobachtungen bestätigen.

Symptome: Als erste Erscheinung der Elephantiasis findet sich häufig Pruritus vermerkt. Schmerzen fehlen in der Regel, so lange als nicht eine Geschwürsbildung aufgetreten ist. Elephantiastische Wucherungen von größerem Umfang führen zu Beschwerden im Sinne mechanischer Behinderung und Zerrung beim Gehen und Sitzen. Im Fall Lauwers, in dem die elephantiastische Geschwulst zwei Händebreit unter die Knie herabreichte, war Gehen nur mit weit gespreizten Beinen möglich. Die Harnentleerung wird nur bei Sitz der elephantiastischen Bildungen nahe der Urethralmündung und Klitoris erschwert. Durch Ablenkung des Urinstrahls und die dadurch unvermeidliche Benetzung des ganzen Wucherungsgebietes entsteht, zumal bei Unsauberkeit und ungenügender Abtrocknung, leicht Pruritus, Intertrigo und Ekzem. Kohabitationsstörungen werden mehrmals erwähnt, und zwar vor allem in denjenigen Fällen, in denen der Scheideneingang durch knollige Geschwülste stark verengt war (z. B. Fall Brosz). Einige Male wird ausdrücklich von einer Cohabitatio more bestiarum berichtet. Manchmal ist das erste oder das alleinige und sehr belästigende Symptom die vorhin erwähnte Lymphorrhöe. Sie war in Lessers Fall so stark, daß die Kranke oft dreimal am Tag Wäsche und Kleider wechseln mußte, weil die Lymphe an den Beinen herunterlief, die Strümpfe durchnäßte und sogar die Schuhe beschädigte. Zu einer Geburtsstörung kann es durch knorpelhafte Verengerung oder tumorale Verlegung des Scheideneingangs kommen. Einige Male wird Amenorrhöe in Gefolgschaft der Elephantiasis angegeben, so z. B. bei der 35jährigen Patientin von Lauwers, bei der sich nach Exstirpation des elephantiastischen Tumors der normale Menstruationszyklus wieder herstellte. Doch ist über die Beziehungen der Elephantiasis zu innersekretorischen Störungen nichts bekannt.

Die Diagnose der Elephantiasis vulvae an sich ist im allgemeinen nicht schwer zu stellen. Lues, Tuberkulose, Gonorrhöe müssen berücksichtigt werden. Esthiomène ist möglichst auszuschließen. Bei ihnen allen — bei Lues im Tertiärstadium — können elephantiastische Wucherungen auftreten. Oft mit großen Schwierigkeiten verbunden ist dagegen die Erkennung der Ursache, da die entzündlich-ätiologische Erkrankung zur Zeit, da die Elephantiasis zur Beobachtung gelangt, in der Regel längst abgelaufen und ein Bakteriennachweis nicht mehr möglich ist. Für die Esthiomène sprechen ausgedehnte, nicht zur Heilung neigende Ulcerationen, Abscesse und Fisteln, den Anus kranzartig umgebende Knollenbildungen, sowie Strikturen und Narbenschrumpfungen des Rectums (s. S. 406). Manche Fälle sind als „Elephantiasis vulvae" beschrieben, während sie meiner Auffassung nach zur Esthiomène gehören [Beobachtungen von Fisch (1885), Werner Baumgartner (1924) u. a.]. Bei Vermutung eines tuberkulösen Prozesses sind einige Leistendrüsen zu exstirpieren, um histologisch, bakteriell, kulturell und tierexperimentell nach Tuberkelbacillen in ihnen zu fahnden. Bei Verdacht auf Filariosis-Elephantiasis ist die Untersuchung des Bluts während der Abend- und besonders Nachtstunden vorzunehmen, weil zu dieser Zeit das Ausschwärmen der Bancrofti-Mikrofilarien aus den Capillargebieten der inneren Organe, vorwiegend der Lunge, in die allgemeine Blutbahn stattfindet. Differentialdiagnostisch kommen ferner in Frage: Eine einfache Ödembildung, das Oedema indurativum lueticum, die Papillome und spitzen Kondylome. Diese letzteren sind braunrot, weicher und spitzer als die Wucherungen der Elephantiasis; auch nässen sie stark, verbreiten meist einen sehr unangenehmen Geruch, was beides bei nicht ulcerativer Elephantiasis fehlt, und zeigen starke entzündliche Veränderungen im mikroskopischen Bild. Daß morphologische Ähnlichkeiten zwischen der Elephantiasis condylomatosa und den Condylomata accuminata bestehen, sagt schon der Name „weiße Kondylome", mit welchem diese Elephantiasisform zuweilen belegt worden ist. Auch Fibromen, Myomen und Myxomen, zumal wenn sie kurzgestielt sind und in Mehrzahl auftreten, können elephantiastische Bildungen zuweilen ähnlich sehen (z. B. Abb. 148). Jene aber erscheinen als scharf begrenzte Geschwülste, deren Einreihung in das onkologische System durch die makro- und mikroskopische Untersuchung geschehen muß. In manchen Fällen von Elephantiasis freilich wurde erst ein Fibrom einer Labie diagnostiziert und operativ entfernt, und einige Wochen oder Monate später hatte sich eine ähnliche, aber knollig-ödematöse Geschwulst an irgendeinem anderen Teil der Vulva gebildet (Brosz). Endlich kommt differentialdiagnostisch ein Carcinom in Frage. Bei diesem aber finden sich Blutungen, grob-papilläre Wucherungen, Geschwüre mit callösen Rändern, Leistendrüsenvereiterungen oder -metastasen. Die histologische Untersuchung gibt die Entscheidung.

Die Prognose der Elephantiasis vulvae ist quoad vitam gut, quoad sanationem ungünstig. Eine Spontanheilung tritt nicht ein, da eine Involution des neugebildeten Bindegewebes nicht oder kaum möglich ist. Nur im Wochenbett sind vorübergehende Größenreduktionen der elephantiastischen Tumoren beobachtet worden.

Die Prophylaxe besteht in dem Bestreben, einen irgendwie gearteten Entzündungsprozeß der Vulva zur Lokalisation zu bringen, in dem Verbot jeden Drückens und Quetschens entzündeter Vulvateile, weil sonst Bakterien in die Lymphbahnen eingepreßt werden, und in der Vermeidung jeder nicht unbedingt notwendigen Radikalausräumung der inguinalen Lymphdrüsen.

Therapie: In leichten Fällen von Elephantiasis ist, sofern Entzündungserscheinungen fehlen, ein Versuch mit Massage angeraten worden. Doch kann ich Bedenken gegen sie nicht zurückhalten. Hyperämiebehandlung kann in Form heißer Sitzbäder, Leinsamenkataplasmen u. dgl. zur Anwendung kommen. Bei Verdacht auf Syphilis ist Jodkali angezeigt. Auch intramuskuläre Kalomel- oder subcutane Sublimatinjektionen sind dabei empfohlen worden. Eine sehr günstige Beeinflussung kindskopfgroßer, weicher, mit speckigen Geschwüren belegter Geschwülste erfolgte durch Jodkali im Fall Suttina (1884), in dem die oben erwähnte, zur Syphilis gezählte, für Bosnien eigentümliche Skerljevos-Erkrankung vorlag. Auch Tschlenow (1902) sah nach Jodkali- und Kalomeleinspritzungen schnelle Heilung der Ulcerationen und Verkleinerung der elephantiastischen Wucherungen, die in großer Zahl, wenn auch nicht in besonderer Größe, vorhanden waren. In früherer Zeit wurden die elephantiastischen Tumoren abgeschnürt, bisweilen von der Patientin selbst. Allein der Versuch der Abbindung war schmerzhaft, so daß er bald aufgegeben werden mußte [Vonwyl (1909)]. Vielfach wurde die Entfernung mit dem Paquelin vorgenommen, jedoch nicht mit befriedigendem Erfolg. Die richtigste Behandlung besteht in der Exstirpation der elephantiastischen Wucherung. Sie ist am leichtesten bei einer tumorartigen Bildung, weil hier die Umschneidung an der Geschwulstbasis genügt. Beträchtliche venöse und arterielle Blutungen sind bei der Operation öfters eingetreten. Daher hat Karl Schröder angeraten, mit der Excision der elephantiastischen Tumoren am Damm zu beginnen, jede Schnittwunde sofort durch tiefe Nähte zu vereinigen und von hier aus schrittweise weiterzugehen, um so die Anlegung von Ligaturen zu vermeiden. Von ähnlichen Erwägungen ausgehend hat A. Martin eine präventive Blutstillung durch Anlegung eines Kranzes von oberflächlichen und tiefen Ligaturen rings um die zu exzidierende Masse empfohlen, welcher nach Abtragung des Tumors isolierte Gefäßunterbindungen zu folgen haben. Im Anschluß an die operative Entfernung elephantiastischer Wucherungen ist zuweilen eine plastische Rekonstruktion der zurückgebliebenen Vulvateile und eine Dammplastik erforderlich und von Brosz ausgeführt worden. Bemerkenswert ist der Fall von Lauwers. Er beobachtete einen Riesen-Elephantiasistumor — ich vermute ein Fibroma lymphangiektaticum elephantiasticum — der bis zwei Hände breit unter die Knie herabreichte und mit einem außerordentlich breiten Stiel von dem Mons Veneris, der ganzen Vulva und dem Damm ausging. Bei der Operation entleerte sich aus der Geschwulst eine große Menge gelblicher, ihrem Aussehen nach an Blutserum erinnernder Lymphe, die auch während mehrerer Wochen aus zwei in die Ecken der genähten Wunde eingelegten Drains in großer Menge abfloß. Viele betonen die schlechte Heilungstendenz der Operationswunde und die Gefahren der Infektion, die offenbar durch die Lymph- und Blutgefäßobliterationen in der nächsten Nachbarschaft der elephantiastischen Wucherungen begünstigt werden und selbst durch strengste Asepsis und Antisepsis und bei Fehlen von Ulcerationen nicht immer vermeidbar sind. Doch ist über postoperative Heilung per primam wiederholt, so von Richard von Braun-Fernwald und Weinlechner, berichtet worden. Zuweilen trat kürzere oder längere Zeit nach operativer Entfernung eines Elephantiasistumors ein Rezidiv ein- oder mehrmalig ein (Schreiber, McReynolds, Hellendalls 2. Fall, Lehmann, Schlank). In des Letzteren Fall machten sich erst nach 16 Jahren die ersten Neubildungen wieder bemerkbar, die dann in Jahresfrist zur Entstehung eines bis zu den Knieen herabhängenden Tumors führten. Im Falle die elephantiastischen Tumoren ein Geburtshindernis abgeben, ist Schnittentbindung (Sectio caesarea) angezeigt. Die von den Chirurgen für die Elephantiasis der Extremitäten angegebenen, vorwiegend die Pumpkraft der Muskulatur auf die Lymphbahnen erzielenden Methoden können im Vulvagebiet kaum zur Anwendung kommen. Die Radiumbestrahlung hat Stokes bei einer Elephantiasis lymphangiektatica, die sekundär nach tuberkulös-entzündlicher Veröddung der Leistendrüsen entstanden war, in langdauernder, 18 monatlicher Behandlung mit Erfolg durchgeführt; auch die Lymphbläschen waren großenteils verschwunden.

Eine gewisse Ähnlichkeit mit der Elephantiasis haben auch zwei ganz außerordentlich seltene Erkrankungen: die offenbar auf kongenitaler und hereditärer Anlage beruhende Cutis laxa s. Cutis hyperelastica, die durch Vernichtung des Unterhautzellgewebes,

Vermehrung der elastischen Fasern der Haut und eine darin begründete stark gesteigerte Dehnbarkeit und Elastizität derselben charakterisiert ist, sowie die von v. Kétly als Chalodermie oder Schlaffhaut bezeichnete Erkrankung, bei der das Integument infolge einer bedeutenden Vermehrung des Unterhautzellgewebes in großen Falten herabhängt. v. Kétly bildete einen ganz merkwürdigen Fall derart von einer 30jährigen, mit Lungentuberkulose behafteten Köchin ab, bei der im Bereich der ganzen unteren Körperhälfte, vor allem an den Glutäalgegenden, Oberschenkeln und am Mons Veneris, die Haut in mächtigen, meist querverlaufenden Falten abgehoben war. Die Veränderungen schnitten scharf unter den Knien ab, wodurch der Vergleich mit Pumphosen und Wickelgamaschen aufgedrängt wurde. v. Kétly macht zwar in diesem, durch drei Abbildungen erläuterten Krankheitsfall keine Angaben über Veränderungen der äußeren Genitalien. Aber aus seiner Beschreibung und Abbildung folgt, daß auch die Vulva an der Erkrankung teilgenommen haben muß.

O. Pruritus vulvae.

Dem Pruritus vulvae bei den Erkrankungen des äußeren Genitale ein besonderes Kapitel zu widmen, kann vielleicht als nicht ganz moderner Standpunkt bezeichnet werden. Denn Pruritus ist keine Krankheit, sondern lediglich ein Symptom, es bedeutet Jucken. Die Pathologie der Vulva habe ich aber nach den einzelnen Krankheitsbildern und nicht nach den einzelnen Symptomen besprochen. Wenn hier trotzdem eine Ausnahme gemacht wird, so kann ich als Grund nur anführen, daß ich von der Tradition der Lehr- und Handbücher nicht abweichen wollte.

Der Pruritus vulvae ist ein qualvolles Leiden, das weniger von physischen Veränderungen, als von psychischen Irritationen begleitet ist. Die häufigsten Lokalisationen sind gleichzeitig die Klitoris und die kleinen Labien, die nervenreichsten Stellen des Vulvagebiets, oder diese oder jene allein, daneben vornehmlich die Analregion. Oftmals wird der Juckreiz auf das ganze äußere Genitale bis zum After und selbst in den unteren Teil der Vagina lokalisiert. Zunächst pflegt keine andere örtliche Veränderung vorhanden zu sein als eine Rötung und eine mehr oder weniger starke Schwellung der Haut und vorzugsweise der Schleimhaut; insbesondere erscheinen die kleinen Labien und die einzelnen Abschnitte der Klitoris wie gesteift, oft wie gequollen. Häufig lassen sich alle Veränderungen, die man im Gefolge der Masturbation zu sehen gewohnt ist (S. 120), beobachten. Oftmals werden Rhagaden, Kratzeffekte, leicht erhabene und infiltrierte Streifen und Erosionen angetroffen. Sie werden vielfach als Ursache des Pruritus betrachtet, sind aber weit häufiger sekundäre Veränderungen, welche durch Scheuern der Vulva und ihrer Umgebung durch die Oberschenkel, die Unterkleidung, die Menstruationsbinde beim Gehen und in erster Linie durch Finger und Fingernägel der reibenden und kratzenden Hand oder etwa durch ein Tuch, das zum Reiben verwendet wird, hervorgerufen werden. Andererseits gibt es, wie wir sehen werden, auch einen Pruritus, welcher als Folge von Veränderungen der Haut und Schleimhaut zu betrachten ist. Man hat also einen Pruritus ohne und einen mit lokalen Veränderungen zu unterscheiden und bei diesem letzteren einerseits Kratzeffekte als Folge des Pruritus und andererseits Dermatosen und kleine Wunden als mögliche Ursache des Pruritus von einander zu trennen.

Der Krankheitsbegriff des Pruritus wird durch keine Schilderung besser charakterisiert als durch die folgende alte Beschreibung von Kaposi. Er sagt:

„Wie qualvoll dieser Zustand der Kranken ist, vermögen diese selbst kaum zu beschreiben. Der Impetus scabiendi (Juckreiz) zwingt die Kranken zu den heftigsten und nachdrücklichsten Insulten gegen die juckenden Genitalien mittelst Kratzen, Reiben und Drücken. Trotz all der genannten Manipulationen dauert der Juckanfall oft eine halbe bis mehrere Stunden fort und hört allgemach auf. Heftiges Brennen an den zumeist insultierten Stellen, Hitzegefühl in den Geschlechtsteilen, Rötung der Schleimhaut, vermehrte Schleimsekretion folgen einem solchen Anfall. Daß die Kranken wegen der auf die spezielle Örtlichkeit gerichteten Angriffe sich den Anschein von Onanisten, von mit Nymphomanie behafteten Personen geben, ist selbstverständlich. Wahrhaft keusche Frauenspersonen leiden unter diesem so leicht auf sie fallenden Makel nicht wenig Gewissensbisse. Daß tatsächlich die eine oder andere zuweilen statt der Frottierung mit leblosen Gegenständen den Coitus herbeisehnt oder herbeiwünscht, ist um so begreiflicher, als der Reiz eines leichten Pruritus der Geschlechtsteile wohl den spezifischen sexuellen Reiz anzufachen vermag und die Kranken mit der Befriedigung des letzteren auch die quälende Juckempfindung zu besänftigen hoffen. Doch ist eine solche noch keineswegs die Äußerung der Nymphomanie oder des gesteigerten Geschlechtstriebes überhaupt. Denn der vollzogene und befriedigende Coitus macht keineswegs den Juckanfällen ein Ende."

Ätiologie: In einem Teil der Fälle werden toxische Stoffe im weitesten Sinn des Wortes als Ursache für den Pruritus angegeben. Aber aus zwei Tatsachen: daß sie nur bei einzelnen Frauen oder bei einer Frau nur zu bestimmten Zeiten, etwa in dem Prämenstruum oder den letzten Monaten der Schwangerschaft, zum Pruritus führen, sodann daraus, daß sie in der Blutbahn des ganzen Körpers kreisen und nicht an allen Hautstellen, sondern nur an der Vulva Juckreiz hervorrufen, also keinen universellen, sondern einen lokalisierten Pruritus zur Folge haben, ergibt sich schon, daß im allgemeinen noch ein zweiter Faktor hinzukommen muß, wenn das Symptom ausgelöst werden soll. Als häufige Ursache des Pruritus wird allgemein der Diabetes bezeichnet und in der Tat kann er sich bei dieser Krankheit schon frühzeitig bemerkbar machen, ja bisweilen als erstes Symptom erscheinen [Wiltshire (1881) u. a.]. Auch J. Veit hat betont, daß es Fälle gibt, in denen der Gynäkologe wegen eines Pruritus konsultiert wird, den Urin untersucht und Glykosurie feststellt, bevor der Hausarzt der Patientin die Erkrankung erkannte. Und doch hat der Diabetes in der Ätiologie des Pruritus bisher wohl eine zu starke Betonung gefunden. Der Juckreiz wird von J. Veit durch die Einwirkung des zuckerhaltigen Urins auf die Vestibulumschleimhaut und von ihr aus auf die Nerven erklärt. Nach dem heutigen Stand medizinischer Erkenntnis scheint mir eher eine Umspülung der Nervenkörperchen des Vulvagebietes durch das zuckerhaltige und säurereiche Blut verantwortlich zu sein; denn ein hoher Blutzuckerspiegel und eine Acidose gehören zum Wesen des Diabetes. Der gleiche Einwirkungsweg wird bei dem Ikterus, der Urämie, der Arthritis urica, sowie bei abnormen Zersetzungsvorgängen im Magendarmkanal anzunehmen sein. Auch hier ist es viel weniger der Urin oder der Kot, welcher Gallenfarbstoffe und Gallensäuren oder Harnsäure enthält, der die Schleimhaut reizt, als vielmehr das Blut, das diese abnormen Stoffe direkt auf die Nervenendigungen des äußeren Genitale einwirken läßt. Daß Gallensäuren und Harnsäuren die Nervenapparate erregen und Pruritus veranlassen können, ist lange schon bekannt. Über den Pruritus vulvae, der den Lehr- und Handbüchern nach bei Tuberkulose und Malaria vorkommen soll, vermag ich mich bei den vagen Vorstellungen der Literatur und mangels eigener Erfahrungen nicht zu äußern. Bei Carcinomkranken, z. B. bei inoperablem Magencarcinom, soll nach Hermann Küttner (1924) Pruritus universalis auftreten und durch toxische Abbauprodukte der Tumoren entstehen können.

Er sprach von einem „Pruritus als prämonitorisches Symptom bei malignen Tumoren", vorwiegend solchen des Magens und der Leber. Ich kenne solche Fälle aus eigener Beobachtung nicht, möchte aber darauf hinweisen, daß Pruritus vulvae bei sensiblen Frauen ein Anfangssymptom des Vulvacarcinoms sein kann. Endlich sei erwähnt, daß bei Lymphogranulomatose Pruritus beobachtet wird, über dessen Lokalisation an der Vulva bisher freilich nichts bekannt ist.

Neben den biochemisch-toxischen Stoffen können chemisch-toxische, also Medikamente der verschiedensten Art, zu Pruritus führen, besonders wenn sie chronischem Gebrauche dienen. So wird Pruritus vulvae, und gleicherweise Pruritus universalis, bei Abusus von Morphium, Opium, Cocain und anderen hypnotischen und sedativen Mitteln, mögen sie enteral oder parenteral einverleibt werden, nach Straßmann auch nach Antipyrin und Migränin, ferner nach reichlichem Genuß von Kaffee und Alkohol, sowie bei starken Zigarettenraucherinnen beobachtet. Auch unrichtige und einseitige Ernährung, so übertriebene Fleischnahrung, Genuß von stark gewürzten, fetten und gesalzenen Speisen (z. B. Käse, Heringe, Leber, Gänsefett, Bratensauce) können bei vorhandener Disposition zu einem offenbar hämatogen bedingten Pruritus führen, wobei ich an die von der Urticaria her bekannten, auch in Pruritus sich bisweilen äußernden Idiosynkrasien gewisser Menschen gegenüber bestimmten Speisen oder Genußmitteln erinnere, die als allergische Reaktionen aufzufassen sind. Auch der Hinweis darauf scheint mir wichtig, daß fast ein Drittel des ganzen Chlors des Körpers in der Haut aufgestapelt ist, und daß nach NaCl-Zufuhr der prozentuale Chlorgehalt der Haut so beträchtlich ansteigt, daß bis zu 76% der verabreichten Salzmenge im Integument deponiert werden.

Neben den endogenen können auch „exogene Ursachen", lokal auf die Haut und Schleimhaut der Vulva wirkende Medikamente und mechanische Reizungen, zu Pruritus Veranlassung geben. Von chemischen Stoffen dieser Art und Einwirkung nenne ich Lysoform, Formol und die heute nur noch wenig angewendeten Mittel Chlorzink, Carbol und Jodoform. Mechanisch entsteht der Pruritus durch ungeeignete Leibwäsche aus Wolle oder Halbwolle, durch rauhe Menstruationsbinden, zumal wenn sie mit Chlor behandelt sind, durch Haarstummel der großen Labien, die bei alten Frauen bisweilen nach innen, der Schamspalte zu (v. Mars) gerichtet sind — eine Veränderung, die mit den entropionierten Augenlidern bei Blepharitis verglichen werden kann —, oder durch Haare, die ausnahmsweise einmal an den Innenflächen der Labia majora vorhanden sind [Ehrenpreis (1907)]. Maschinennähen und Radfahren begünstigen die mechanische Entstehungsart des Pruritus.

Eitrige Absonderungen der Vulva, Vagina und Urethra, des Uterus und des Rectums, wie sie bei Zersetzung von stagnierendem Smegma, bei verschiedenen Ulcerationen, wie Ulcus syphiliticum durum und Ulcus molle, bei Gonorrhöe und den Condylomata accuminata, bei Entzündung der großen und kleinen Vorhofsdrüsen, bei Urethritis und Cystitis, bei Urininkontinenz, besonders bei Urinfisteln, bei mit Jauchung verbundenen Pessaren, bei Vaginitis und Endometritis purulenta vorkommen, können, zumal bei vorhandener Disposition, zum Pruritus vulvae führen. In allen diesen Fällen wird eine Vulvitis pruriginosa, eine Bezeichnung, die Sänger zuerst gebraucht hat, und zwar ein symptomatischer, kein essentieller oder idiopathischer Pruritus vorliegen.

Hautkrankheiten und Hautpilzkrankheiten verschiedener Art: Dermatitis, Follikulitis,

Ekzem, Herpes, Acne, Aphthen, Lichen, Kraurosis sind in einem Teil der Fälle für den Pruritus verantwortlich zu machen. Eine bekannte Ursache ist der Soor, vornehmlich dann, wenn er in den letzten Monaten der Schwangerschaft auftritt, zu welcher Zeit sein Wachstum durch Ausscheidung irgendeiner Zuckerart und durch eine stark hyperämische Auflockerung der Vagina- und Vulvaschleimhaut begünstigt wird. van de Velde (1905) hat Hefepilze, Arthur Littauer Soor und Trichomonas beschuldigt. Castellani (1925 und 1927) hat systematische mykologische und bakteriologische Untersuchungen beim Pruritus der Vulva und des Anus vorgenommen, mehrmals den Soorpilz, mitunter Trichophytonpilze und in mehr als 20% der Fälle Fadenpilze s. Epidermophyten gefunden (Epidermophyton cruris, interdigitalis, pedum, inguinalis und rubrum). Doch ist wohl unwahrscheinlich, daß die Fadenpilze die Erreger des Pruritus sind, sie dürften sekundäre Ansiedler sein. Auch Ungeziefer, wie Flöhe, Filzläuse, Krätzemilben können Pruritus hervorrufen.

In dem Zeitalter der Überwertung endokriner Funktionsveränderungen kann es nicht verwundern, daß der Pruritus vulvae auf Ausfall der Ovarien oder Hypersekretion der Schilddrüse oder nach Szondi, Ludwig Haas (1924), Földes (1925) auf polyglanduläre Insuffizienz oder nach Arnoldi-Warnekros (1925) auf Störungen des intermediären Stoffwechsels zurückgeführt wurde. Anlaß dazu gaben vornehmlich die häufige Beobachtung des Pruritus nach dem Klimakterium oder nach der Kastration und besonders bei Frauen mit allgemeiner Adipositas, sowie das nicht seltene Auftreten des Pruritus im Verein mit thyreotoxischen Erscheinungen. Beweise für das Bestehen unmittelbarer Zusammenhänge sind bis jetzt aber noch nicht erbracht.

Von Olshausen (1891) ist beim Pruritus vulvae von einer funktionellen Neurose, von anderen, etwas neurologisch und psychologisch eingestellten Gynäkologen von einer Psychose, von Walthard von einer Psychoneurose gesprochen worden. Tatsache ist, daß sich Übererregbarkeitszustände der Psyche und des Nervensystems bei Frauen mit Pruritus vulvae in der Regel feststellen lassen, und daß es Fälle von Pruritus gibt, in denen er rein psychogen bedingt ist. Die ersteren sind aber nicht Ursache des Pruritus, sondern diesem koordiniert auf die nämliche, gleich zu besprechende Entstehungsart zurückzuführen. Scheuer (1909) berichtete von einer 33jährigen Frau, bei der als Ursache des Pruritus vulvae Masturbation angesehen wurde. Die Kranke sei auf sie als ein Beruhigungsmittel verfallen. Die Zusammenhänge dürften hier in Wirklichkeit ein wenig komplizierter liegen, und zwar so, daß häufiges sexuelles Verlangen und psycho-sexuelle Vorstellungen eine Hyperämisierung der Vulva und Erregung ihrer Nerven hervorriefen, welche sekundär die Masturbation veranlaßten. **Für mich bedeutet der primäre Pruritus vulvae die Folgeerscheinung einer psycho-sexuellen Funktionsstörung. Durch eine starke, jahrelang anhaltende, auf atypische sexuelle Erregungen zurückzuführende Blut- und Lymphüberfüllung des Vulvagebietes kommt es zu einer Reizung der Nervenendapparate.** In der so entstandenen Hyperämie muß die vielgenannte Disposition zum Pruritus vulvae erblickt werden. Daß dem so ist, zeigt ein sehr einfaches Experiment, das bei Frauen mit geschlechtlichem Verkehr leicht anzustellen ist. Es besteht darin, daß es oftmals gelingt, durch Aufklärung und Beratung über den notwendigen physiologischen Ablauf desselben und durch Beseitigung psychosexueller Hemmungen den Pruritus vulvae in allerkürzester Zeit, oft innerhalb weniger

Tage, zu beseitigen. Ich habe mich über diese Frage und vornehmlich über die Schädigungen der Dyspareunie und die Vorteile der Eupareunie in einer „die Ursachen und Behandlung der Unfruchtbarkeit des Weibes" genannten, im Jahre 1922 erschienenen Arbeit ausführlich geäußert, auf deren Einzelheiten ich verweise. Hinzufügen möchte ich nur noch, daß eine Reizung der Nervenendapparate der Vulva nicht nur durch eine langdauernde Hyperämisierung bzw. Blut- und Lymphüberfüllung, sondern auch durch Säuerung oder Alkalisierung des gestauten Blutes zustandekommt. Auf letzterem Wege kommt es zu einer Störung des physikalisch-chemischen Gleichgewichts der Haut [Wirz (1925)].

Zusammenfassend kann man über den Pruritus und seine Ätiologie folgendes sagen: **Der Pruritus ist keine selbständige Erkrankung, er ist lediglich ein Symptom: das Symptom der Wirkung biochemischer und chemischer Stoffe oder mechanischer Irritationen, das Symptom irgendeiner Hautkrankheit oder — und das ist in erster Linie der Fall — das Symptom einer psycho-sexuell bedingten langdauernden Blut- und Lymphüberfüllung und einer damit in Zusammenhang stehenden Übererregung des Nervensystems der Vulva.**

Diagnose: Die Feststellung des unkomplizierten Pruritus ist durch objektive Untersuchung nicht möglich. Immerhin lassen sich bei der Inspektion, zumal wenn man das Vergrößerungsglas zu Hilfe nimmt, dessen ich mich bei allen Vulvaaffektionen seit langer Zeit bediene, die Erscheinungen der Hyperämie und Schwellung des Vulva- und Vaginagebietes feststellen. Beim komplizierten Pruritus sieht man als Folgezustände des Kratzens und Scheuerns Risse oder leicht entzündlich gerötete, mitunter eitrig belegte Streifen und Flecken, die in manchen Fällen Erysipel oder Furunculose, vielleicht auch Lymphadenitis der Leistenregion im Gefolge haben können. Wichtiger als die Erkennung der Pruritusveränderungen ist die Erkennung der Pruritusätiologie. Denn man muß sich bemühen, an Stelle der bisher fast ausschließlich geübten symptomatischen Therapie die kausale zu setzen. Durch genaue Untersuchung der Haut und Schleimhaut der Vulva lassen sich alle die Dermatosen und Dermatomykosen feststellen oder ausschließen, deren mögliche ätiologische Bedeutung wir oben kennen gelernt haben. Der Soor ist aus den weißen Pilzrasen und der Neigung zu kleinen Blutungen beim Abstreifen derselben zu erkennen. Das Erythrasma vulvae, das vom Gynäkologen wohl meist verkannt und als Erythem, Intertrigo oder Vulvitis angesehen wird, ist aus den auf S. 220 angegebenen Kriterien und aus dem Nachweis des spezifischen Pilzes festzustellen. Die Speculumuntersuchung der Vagina gibt Aufklärung über einen eitrigen Fluor vaginalis. Dieser „beißt" und „ätzt" bisweilen die Schleimhaut, ohne daß ein Grund dazu recht ersichtlich ist. Nur Erosionen oder kleine flache erosive Geschwüre der Haut und Schleimhaut der Vulva weisen dann auf diese Wirkung hin. Der Urin ist auf Eiweiß und Zucker, bei Verdacht auf Gicht und Gelbsucht auf Harnsäure, Gallenfarbstoffe und Gallensäure zu untersuchen. An Darmparasiten, Vergiftung durch Nicotin, Coffein usw. ist zu denken. (Zigarettenraucherinnen!)

Stets ist dem Nervensystem und der Psyche genügende Beachtung zu schenken. Von der allergrößten Bedeutung ist die Feststellung derjenigen Veränderungen, die auf anomale sexuelle Funktionen: Masturbation, Coitus interruptus oder condomatosus, psychosexuelle Hemmung hinweisen, weil sie es sind, die den Pruritus in vielleicht 80% aller Fälle hervorrufen. Die Zahl dieser Folgezustände sexueller Funktionsstörungen ist sehr groß.

Neben den charakteristischen masturbatorischen Veränderungen im Vulvagebiet, die S. 120 besprochen worden sind, nenne ich die Hypersekretion der Bartholinischen Drüsen und die Rötung ihrer Mündungsstellen; die Hyperämie der Vagina und den Fluor vaginalis, der teils als Transsudation der Capillaren und kleinen Venen der Scheidenschleimhaut, teils als Hypersekretion der Cervixschleimhaut, teils als Eiterbildung aufzufassen ist; die Retentionscysten der Cervixschleimhaut; die als Parametritis posterior bezeichnete Verdickung und Druckschmerzhaftigkeit der Ligg. sacro-uterina; die chronische Induration (chronische Metritis oder Metropathie der Autoren) und die Myomatosis des Uterus; die sog. Endometritis hyperplastica und vornehmlich fungosa, die mit Ödem, kleinen Hämorrhagien oder Cystenbildungen der Korpusmucosa einhergeht; die kleincystische Entartung, die Bildung von Retentionscysten und Hämatomen der Ovarien; die Hyperästhesie aller Beckennerven, die aus erhöhter Druckempfindlichkeit der vorderen, seitlichen oder hinteren Beckenwand, der Levatorenmuskelplatte, des Uterus und der Ovarien feststellbar ist. Auch die „Neuralgie des Uterus und der Ovarien" und die „irritable bladder" gehören hierher. Alle diese Veränderungen, die langdauernden sexuellen Funktionsstörungen auf dem Fuße folgen, muß man kennen, wenn man einen Pruritus vulvae richtig beurteilen und eine wirklich kausale Therapie desselben betreiben will. Denn sie allein vermag an Stelle einer vorübergehenden Besserung eine dauernde Heilung zu erreichen.

Die Therapie des Pruritus vulvae ist, wie sich aus dem Gesagten bereits ergibt, in eine symptomatische und eine kausale zu trennen. Als symptomatisch-lokal wirkende Mittel dienen diejenigen, welche die Nervenendigungen beruhigen, den Juckreiz mildern oder beseitigen, Rhagaden und Erosionen heilen oder vielleicht die Hyperämie bessern wollen. Zu diesem Zweck können folgende Medikamente von den unzähligen, die empfohlen worden sind, angewendet werden: 10—15%ige Ichthyol- oder Thigenolsalbe, Menthol-Olivenöl (5%ig), Mesothan-Olivenöl (10,0: 20,0), Bromokoll-Lanolinsalbe, Hebrasalbe, Naphthalanpaste, Cocain- oder Mentholsalbe oder etwa, nach Frigyesi, eine Cocain-Mentholsalbe, die folgende Zusammensetzung hat: Cocaini hydrochlor. 1,0, Mentholi 0,2, Ol. olivar. 2,0, Lanolini, Vaselini āā 10,0. Auch andere Salbenrezepte wurden empfohlen, von Straßmann: Menthol 0,3—0,5, Cocain 0,2—0,5, Salol und Ol. olivar āā 2,0, Lanolin ad 40,0, von Dalché: Menthol 0,5, Gujacol 0,1—0,3, Zinkoxyd 10,0, Vaselin 30,0, von Castellani: 3—6% Acid. salicyl. und Schwefelvaselin, von Littauer: Bismut subnitr. 1,0, Zinci oxydati 2,0, Ungt. lenientis, Vaselini āā ad 50,0. Ich gebrauche seit Jahren mit gutem Erfolg eine Salbe folgender Zusammensetzung: Tumenol 2,0, Anästhesin 0,5, Acid. borici 1,0, Zinc. oxyd. 6,0, Ungt. lenientis 30,0, M. f. ungt. sterilisatum! Sie wird täglich zweimal, morgens und abends, mit einem federnden Metallspatel auf die zuvor getrocknete Vulva aufgetragen, worauf die Patientin mit gespreizten Beinen im Bett zu liegen hat. Notwendig ist auch die Anhaltung der Kranken zu peinlichster Sauberkeit, die vornehmlich P. Ruge verlangt hat, unter Benutzung der milden Seifen, die bei der Pflege Neugeborener Verwendung finden (sog. Babyseifen). Unterstützende Faktoren der Behandlung sind eine möglichst vegetabilische, salz-, fett- und gewürzfreie Kost, Verbot von Alkohol, Kaffee, Tee, Zigaretten und die Sorge für täglich zweimalige Darmentleerung. Von Wichtigkeit ist, daß die Rectumampulle nachts keine Scybala enthält. Dank diesen Maßnahmen pflegt auch bei einem starken Pruritus schon nach wenigen Tagen die Rhagadenbildung und der Juckreiz wesentlich gebessert zu sein. Rasieren der Pubes ist nur bei gleichzeitig vorhandenen Pyodermien erforderlich.

Bei sehr hartnäckigem qualvollem Pruritus, bei dem nach vergeblicher Anwendung aller möglichen Behandlungsmethoden kein Ausweg mehr zu finden schien, ist die Anästhesierung oder operative Durchschneidung der Genitalnerven vorgenommen worden. Nach Siebourg (1901) kann man die Nervenleitung zum juckenden Gebiet mittels der Schleichschen Umspritzung durch subcutane Injektion von physiologischer Kochsalzlösung unter Zusatz von Cocain oder einem Ersatzpräparat desselben aufheben. Salomon Wiener (1923) hat eine 1%ige Novocainlösung — je 4 ccm auf der Außenseite jeder großen Labie — injiziert. Frigyesi (1923) hat diese Methode durch die Pudendus-Anästhesie ersetzt. Es ist merkwürdig, daß sowohl Siebourg wie Frigyesi nicht nur von Besserungen, sondern von längeren Heilungen berichtet haben. Ich selbst habe in mehreren Fällen die Sakralanästhesie angewendet, doch mit nur flüchtigem Erfolg. Karl Schröder, Sänger, Gummert, Pönitz, Eberhard u. a. haben die Teile der Vulva, auf welche sie den Pruritus lokalisieren zu können glaubten, exzidiert. Um eine Anästhesie der Vulva zu erzielen, sind von Tavel (1902), Rochet (1903), Markoff (1921) die beiderseitigen Nn. pudendi, von Mauclaire (1917), die Nn. perineales superficiales und profundi, von Hirst (1903) die Nn. genito-crurales, ileo-inguinales, pudendi inferiores und perinei superficiales durchschnitten oder exstirpiert worden. Nach den gleichen Grundsätzen der Ausschaltung der Nervenversorgung hat Payr (1925) beim Pruritus ani unter Adrenalinblutleere das von einem sehr reichen Nervennetz umsponnene Steißbein samt umgebendem Bindegewebe exstirpiert. Doch nehme ich alles zusammen, so scheinen mir die Nervendurchschneidungen auf dem Gebiet des Pruritus vulvae weit über das Ziel hinauszuschießen.

Von anderen Behandlungsmethoden des Pruritus, die angewendet wurden, sei der intravenösen hypertonischen NaCl- oder Glykoselösung, der Autoserotherapie, die vorwiegend beim Pruritus in der Schwangerschaft, der auch als Graviditätstoxikose aufgefaßt wird, beliebt ist, und der Autohämatotherapie gedacht.

In den letzten 25 Jahren hat man beim Pruritus vulvae et ani vielfach die Röntgenbestrahlung angewendet. Über deutliche Erfolge vermag eine strenge, vorsichtige Kritik nichts zu berichten. Cottenot (1923) hat gemeinsam mit Zimmern und Darieux die Zentralganglien der das Vulvagebiet versorgenden Genitalnerven der Röntgenstrahlenwirkung ausgesetzt. Howeg, Delherm und Laquerrière (1904) haben Radium angewendet. Blaues Bogenlicht hat Rothschuh (1906), Uviollicht Oskar Scheuer (1909), K. Baisch (1911), ultraviolette Strahlen mittels der Kromayerschen Quarzlampe Pitcher (1922), Hochfrequenz Pautrier (1925) gute Dienste erwiesen. Auch der elektrische Strom und die Höhensonne werden vielfach angewendet. Daß jeder, der solche Behandlungen vornahm, Erfolge gesehen hat, mag zu nicht geringem Teil auf suggestive Wirkung oder auf Selbsttäuschung zurückzuführen sein.

Der Überblick, den J. Veit in seinem Handbuch über die Auffassung des Pruritus vulvae und vornehmlich seiner Ursache gegeben hat, bringt nur das sehr unbefriedigende Ergebnis, daß bei allen Pruritusfällen, die nicht auf einer Hautkrankheit oder einer besonderen endogenen oder exogenen Ursache beruhen — und das sind, wie bereits erwähnt, mindestens 80% aller Fälle — lediglich eine symptomatische Therapie mit einer Unzahl von Methoden betrieben und dementsprechend nur eine vorübergehende Heilung erreicht wurde. Aber nicht diese, sondern eine Dauerheilung muß das Ziel sein; sie hat im allgemeinen, wie bereits bemerkt, eine kausale Therapie zur Voraussetzung. Diabetes, Urämie, Oxyuren, Genitalausflüsse, Dermatosen und Dermatomykosen erfordern die entsprechenden Behandlungsmethoden, die, soweit sie die Erkrankungen der Vulva betreffen, in den einzelnen Kapiteln nachzusehen sind. Eine ausführliche Bearbeitung der verschiedenen dermatologischen Pruritusformen hat Lévy - Franckel (1923) gegeben. Durch die dem einzelnen Fall angepaßte Kausaltherapie kommt der symptomatische Pruritus meist bald zur Heilung. Das Streben nach der Kausaltherapie hat auch zur Anwendung der verschiedenen Hormonpräparate geführt. Wer den Pruritus durch Ausfall der Keimdrüsenfunktionen erklärte, hat Ovarialpräparate verabreicht [Hofbauer, Babesch und Buia (1923), Robert Bauer (1923), Földes (1926) u. a.]. Die Wechselbeziehungen zwischen Ovarium und Thyreoidea haben Bregmann (1921) veranlaßt, eine Schilddrüsentherapie (täglich 0,1 g frisch getrockneter Drüsensubstanz) einzuleiten, welche aber nach den Erfahrungen anderer den Pruritus verschlimmern soll. Arnoldi und Warnekros (1925), welche als Ursache des Pruritus, wie wir sahen, eine Störung des intermediären Stoffwechsels, besonders der Leberfunktion, vermuteten, berichteten von Erfolgen einer antidiabetischen Kostverordnung, die im wesentlichen in sog. Gemüse- und Hafertagen besteht und im Original nachgesehen werden kann. Das Regime geht auf einen gewissen Zusammenhang zurück, der offenbar zwischen der Haut und der Leberfunktion besteht [ältere französische Autoren, Arnoldi und Ettinger (1924)].

Der springende Punkt in dem ganzen Pruritusproblem ist, sofern nicht die angegebenen besonderen Ursachen vorliegen, die Erkennung der psychosexuellen Wurzel des Pruritus. Nicht durch bloße Psychotherapie, sondern nur durch Regelung der sexuellen Betätigung kann eine wirklich kausale Therapie durchgeführt werden. Bei Frauen mit geschlechtlichem Verkehr ist die sexuelle Beratung des Ehemannes oder, wenn solche, wie mitunter, nichts fruchtet, der Frau selbst in einer so vorsichtigen und taktvollen Art und Weise vorzunehmen, daß ihr Schamgefühl nicht verletzt wird. Der größte Nachdruck ist dabei auf die Notwendigkeit des Synchronismus des Orgasmus von Mann und Frau apud cohabitationem zu legen. Bei Unverheirateten oder Witwen, die unter sexueller Abstinenz oft viel mehr leiden, als allgemein angenommen und zugegeben wird, ist entweder auf den Vorteil einer harmonischen Heirat, die freilich oft ein pium desiderium bleiben wird, hinzuweisen oder gänzliche psychisch-geschlechtliche Enthaltsamkeit anzuraten. Die Heilung unterstützende Faktoren sind vor allem diejenigen, welche die Blutzirkulation im hyperämisch-gestauten Vulva- und Genitalgebiet verbessern: Sorge für regelmäßige Verdauung, Obstipationskuren, reichliche Bewegung in frischer Luft, Sport der verschiedensten Art, ganz vornehmlich Schwimmen. Es kommen hinzu die Verfahren, welche die Erregbarkeit des Nervensystems herabsetzen, wie etwa die Hydrotherapie. Die Frauen mit Pruritus vulvae psychischen, d. h. doch wohl in der Regel psychosexuellen Ursprungs einem Psychoanalytiker zuzuweisen, wie Földes (1925) verlangt hat, dürfte nur sehr selten nötig und nicht immer nützlich sein. Der moderne Gynäkologe, von dem man auch eine psychologische und psychosexuelle Einstellung gegenüber seinen Patientinnen verlangen muß, wird mit den Erfolgen, die er bei der Beachtung der von mir angegebenen Grundsätze erreichen wird, zufrieden sein können.

P. Ulcerationen der Vulva.
I. Ulcerationen durch Geschlechtskrankheiten.
1. Die syphilitischen Erkrankungen der Vulva.
Der syphilitische Primäraffekt.

Nach einer Latenzzeit von $1^1/_2$—$6^1/_2$, meist von 2—3 Wochen, die zwischen Übertragung und Auftreten der ersten sichtbaren Veränderungen an der meist am äußeren Genitale gelegenen Eintrittstelle des Syphilisgiftes vergeht, entsteht irgendwo an der Vulva eine Gewebsverdichtung, die bald in ein Geschwür übergeht. Sie wird als syphilitischer Primär- oder Initialaffekt s. syphilitische Primär- oder Initialsklerose s. Sclerosis syphilitica s. primäre Syphilis, oft auch als Schankergeschwür s. Ulcus durum s. harter Schanker bezeichnet, obwohl das weniger richtig ist, da zu Beginn fast nie eine Ulceration vorliegt. Ein Geschwür von allem Anfang an bildet sich nur, wenn zugleich Diphtheriebacillen oder Eiterkokken oder fusospirilläre Bacillen (S. 380) in die kleine Wunde hineingelangten oder wenn gleichzeitig mit den Syphilisspirochäten die Ducreyschen Streptobacillen des weichen Schankers (S. 324) eingeimpft wurden — die Kombination beider heißt gemischter Schanker s. Ulcus mixtum. In seltenen Fällen läßt sich ein Primäraffekt nicht nachweisen. Dann sind die Syphiliserreger durch einen winzigen Haut- oder Schleimhautdefekt der Vulva oder an einer tief in den inneren Genitalien, an der Portio oder im Cervicalkanal (Erosion, Ectropium) gelegenen Stelle, in den Körper eingedrungen. Eine solche „symptomlose Syphilisinfektion" kommt beim Menschen zweifellos vor; sie ist von Kolle (1926), Priggs (1926), Prigge und Rothermundt (1927) auch bei der tierexperimentellen Syphilisinfektion am Kaninchen nachgewiesen worden, darf aber nicht mit latenter Syphilis verwechselt werden, welche das Überstehen einer manifesten Infektion zur Voraussetzung hat.

Der syphilitische Primäraffekt der Vulva (Abb. 160—169) kommt fast stets durch den Geschlechtsverkehr zustande. Ausnahmsweise, so bei Kindern, kann er außergeschlechtlichen Ursprungs sein [Tulinow (1899) 9jähriges Mädchen; Gaucher und Rostaine (1903) 2 Kinder von 6 und 7 Jahren]. Er tritt in der Regel in Einzahl auf (Abb. 164 und 166), wodurch er sich vom weichen Schanker, der multipel und oft in zahlreichen Eruptionen erscheint, unterscheidet. Als kleiner rundlicher, scharf begrenzter, roter, noch überhäuteter Flecken von etwa 2 mm Durchmesser beginnend, geht er bald danach in eine Verhärtung über, die Knorpelhärte erreichen kann. Durch Vergrößerung der Macula von Linsen- bis auf etwa Pfennigstückgröße, sowie durch eine flache, meist lividrote Erhebung über die Umgebung entsteht eine sog. „initiale Papel". Sie kann in seltenen Fällen nur stecknadelkopfgroß sein und damit leicht der Beachtung entgehen, so daß von einem „Zwergschanker" gesprochen wird. An die Macula schließt sich durch Abschilferung der dünnen Epitheldecke die Bildung einer scharfrandigen Erosion, die einem gewöhnlichen Herpes ähneln kann, dann eines Geschwüres an, es geht also die „erodierte Papel" oder die „erodierte Sklerose" in einen „ulcerierten Primäraffekt" über. Dieser bildet ein scharfrandiges, hartes Ulcus mit einem zackigen, wallartig aufgeworfenen, nicht unterhöhlten Rand und einem braunroten, oft hämorrhagischen, feucht-glänzenden, knorpelharten Grund und sondert eine dünne, serofibrinöse Flüssigkeit ab, die sich als speckig-eitriger Belag niederschlägt. Zuweilen gleicht ein erodierter Primäraffekt einer „Kokarde" (Abb. 160), indem ein runder, gelblich belegter Bezirk von einem roten erodierten Rand umsäumt wird (Jadassohn); zuweilen sieht er wie mit einem glühenden Instrument erzeugt aus: Sclerosis ambustiformis.

Der Charakter des Sekrets und des befallenen Gewebes, sowie ein Hinzukommen von Blutung, Gewebszerfall oder Gewebswucherung führen zu verschiedenem Aussehen der syphilitischen Initialsklerose. Der Grund ist somit bald samtartig rot, bald graugelb, pseudomembranös, zuweilen mit kleinen Hämorrhagien oder mit Wucherungen versehen, bald eitrig bei gleichzeitiger Ansiedlung und Eindringen von Eitererregern, bald krustös, bald, und das in der Regel bei Mischinfektionen, bei denen die fusiformen Bacillen eine Rolle spielen, gangränös. Dann spricht man von einem nekrotisierenden oder gangränösen Primäraffekt s. Sclerosis syphilitica phagedaenica s. phagedänischen syphilitischen Geschwür.

Die Vulva ist das Gebiet, in dem die solitäre Initialsklerose am charakteristischsten in Erscheinung tritt. Multiple Initialsklerosen am äußeren Genitale der Frau werden von den Dermatologen als Seltenheit betrachtet und selbst in der Literatur noch beschrieben [z. B. Schwartz und Busman (1924)]. Doch zeigen meine Beobachtungen vorzugsweise multiple Initialsklerosen (Abb. 160—163 und 165 und 168). Sehr schön ist ein Farbenbild derselben im Atlas von Engel-Reimers (Tab. 5, Abb. 19). Eine schöne Moulage derselben, aus dem Besitz der dermatologischen Klinik Rostock (Frieboes) stammend, ist in Rob. Schroeders Lehrbuch der Gynäkologie (2. Aufl. 1926, S. 171) abgebildet. Meist verbindet sich der Primäraffekt mit einem auffallend derb-elastischen entzündlichen Ödem eines Labium majus oder beider Labien, über dem die Haut eine tiefbraunrote oder blauviolette Farbe anzunehmen pflegt. Es wird begünstigt durch das lockere, lymphgefäßreiche Bindegewebe und hervorgerufen durch eine ausgedehnte Spirochätenlymphangitis. Schöne Bilder dieses Oedema indurativum der Vulva von Erwachsenen und Kindern haben Taylor (1907), Engel-Reimers (1908, Tab. 4, Abb. 16 und 18, Tab. 5, Abb. 20), Jacobi-Zieler (1924, Taf. 132) u. a. gegeben und zeigen meine Abb. 164—167 und 169. Manchmal begegnet dem Untersucher nur die ödematöse Anschwellung und die derbe Resistenz der Labien, während die Suche nach einem Primäraffekt aus dem oben angegebenen Grunde vergeblich ist; dann wurde wohl auch vom Oedema indurativum als „idiopathischer Affektion" gesprochen [Taylor (1907)], was nicht richtig ist, weil eben irgendwo im Bereich des Ödems die Initialsklerose doch vorhanden und zuweilen bei genauem Suchen auch nachweisbar ist. So war es z. B. in einem von Belgodore (1922) mitgeteilten Fall, in dem sich bei einer Puella publica trotz eingehender Untersuchung wegen eines suspekten Labienödems kein Schanker auffinden ließ, bis schließlich in einer scheinbar oberflächlichen, rechts von der Urethramündung gelegenen Furche, die sich erst beim Auseinanderziehen der benachbarten Schleimhaut als ziemlich tief erwies, eine kleine Initialsklerose mit der Spirochaeta pallida entdeckt werden konnte. Vom Oedema indurativum, das vielfach auch den Zusatz sclerodermaticum syphiliticum führt oder kurzweg als Oedema scleroticum (Pick) bezeichnet wird, gibt es Übergänge zur Elephantiasis, wie u. a. aus der eben erwähnten, durch Abbildungen ergänzten Arbeit von Taylor hervorgeht, wenn durch Übergreifen des syphilitischen

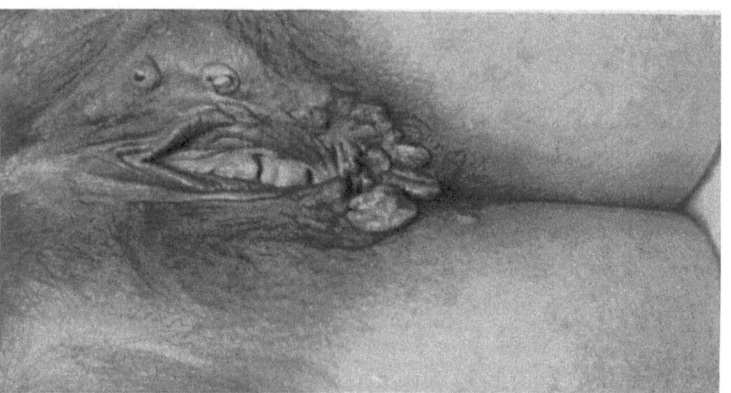

Abb. 160.

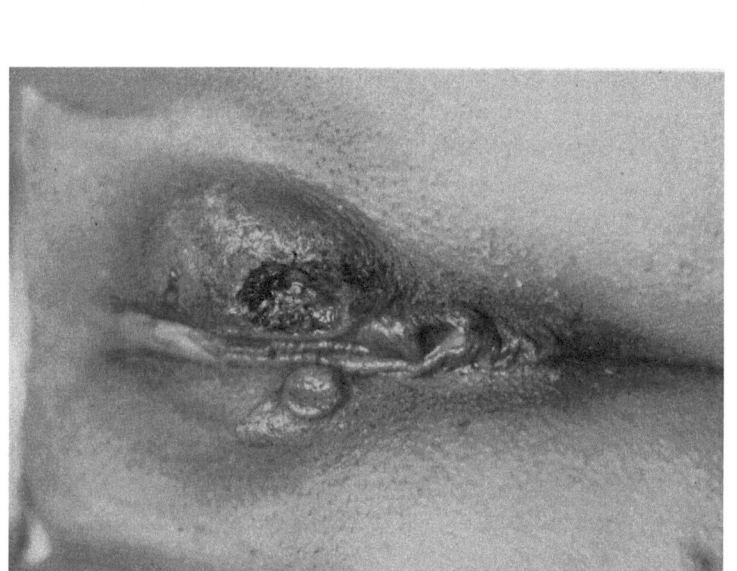

Abb. 161.

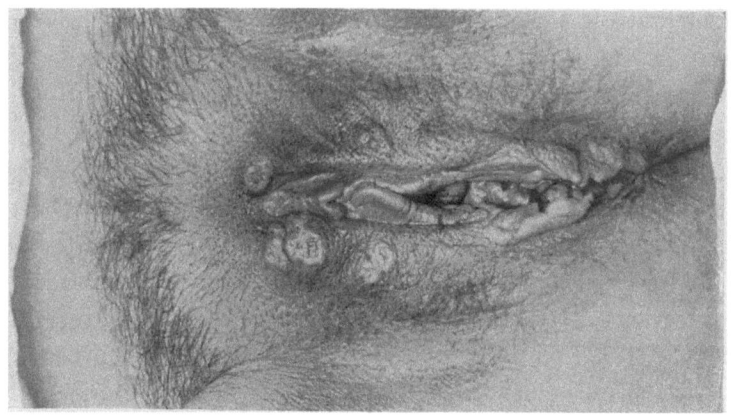

Abb. 162.

Abb. 160. Drei syphilitische ulcerierte Papeln an der Innenseite der linken kleinen Labie von der Form einer „Kokarde". Papeln auch auf dem durch die früheren Geburten verkürzten narbigen Damm. Starke Vergrößerung der beiderseitigen Leistendrüsen, links mehr als rechts. Die Beobachtung gehört zu den seltenen Fällen von syphilitischen Initialsklerosen mit anfangs negativer, erst auf Provokation durch Salvarsan positiver WaR. (Diagnose von namhaftem Dermatologen bestätigt.)

Abb. 161. Syphilitische Initialsklerose an linker großer Labie mit geringem Oedema indurativum. Große, etwas eingedellte Papel am rechten Labium majus. Abklatschsklerose an symmetrischer Stelle. WaR stark positiv. Spirochäten positiv.

Abb. 162. Multiple syphilitische Initialsklerosen der großen Labien nahe der Klitoris. WaR und Spirochäten positiv.

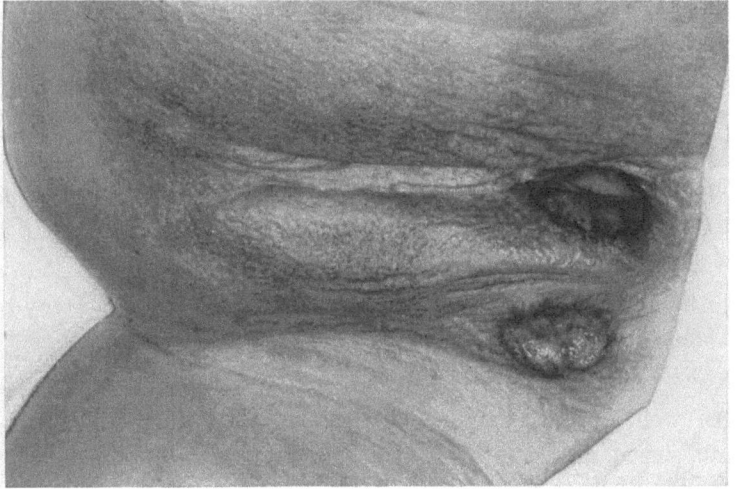
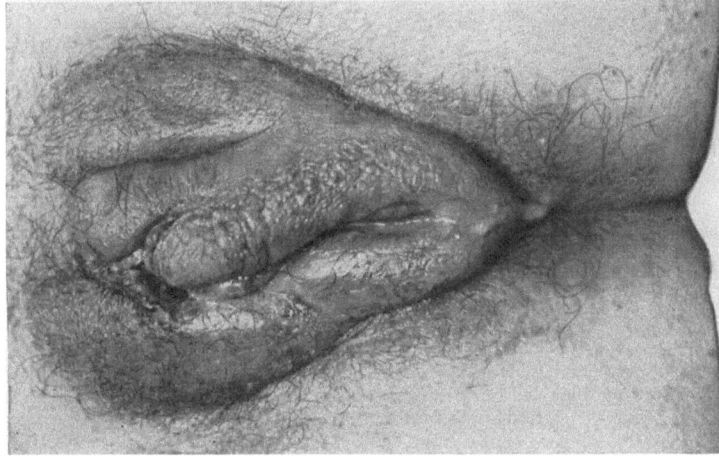
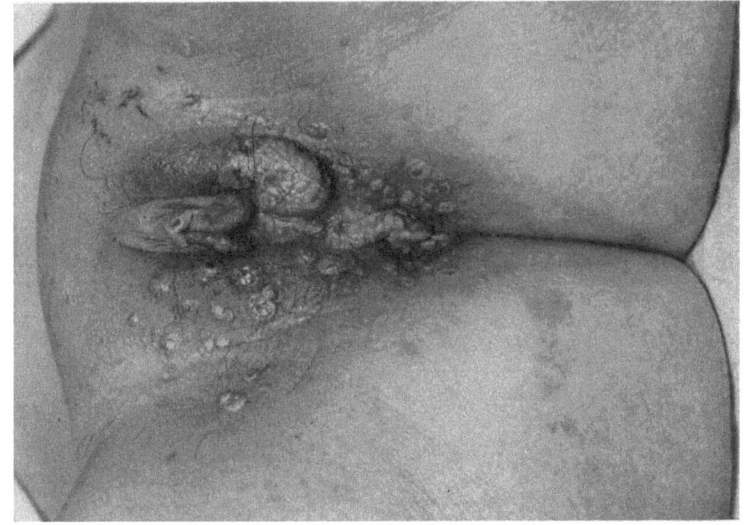

Abb. 163. Abb. 164. Abb. 165.

Abb. 163. Zwei syphilitische Initialsklerosen am hinteren Teil der Innenfläche der rechten großen Labie und der hinteren Commissur, sowie in der rechten Genitocruralfalte.
Abb. 164. Starkes Oedema induratīvum lueticum der ganzen Vulva. Primäraffekt an der Innenseite des linken Labium majus.
Abb. 165. Multiple frische syphilitische Initialsklerosen im Vulvagebiet, großenteils erodiert. Geringes Oedema induratīvum der linken großen Labie.

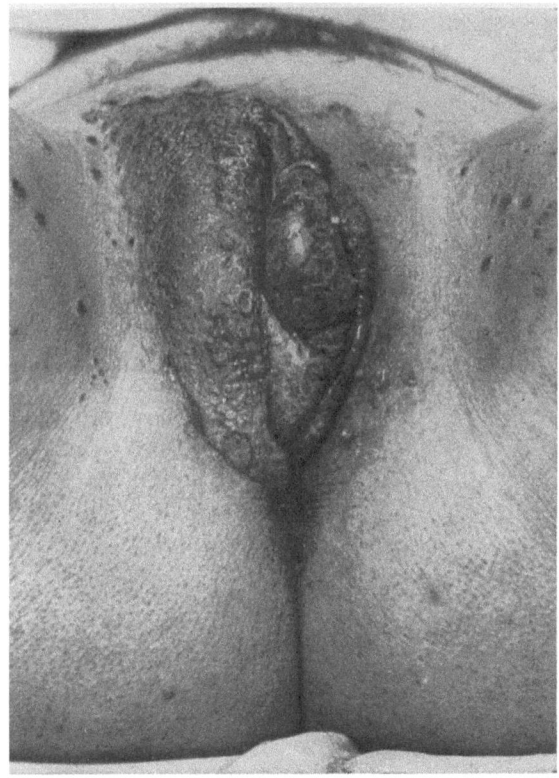 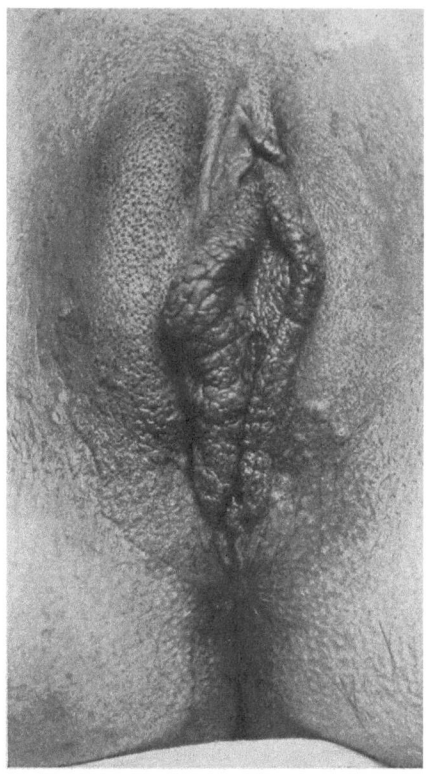

Abb. 166. Abb. 167.

Abb. 166. Syphilitischer Primäraffekt an der rechten kleinen Labie mit Oedema indurativum, besonders des Labium majus dextrum. Dieses mit eigenartiger hyperkeratotischer, dunkelbraun gefärbter, rissiger Haut versehen. Zahlreiche Erosionen der Haut und Schleimhaut. Papeln am Mons pubis und an den Adductorengegenden. Vor der Salvarsanbehandlung.

Abb. 167. Der gleiche Fall von syphilitischem Primäraffekt wie in Abb. 166 gleich nach der Salvarsanbehandlung. Außer einem geringen Ödem der rechten großen und beider kleinen Labien sind keine Veränderungen im Vulvagebiet mehr nachweisbar.

Infiltrates auf die Lymphbahnen der Lymphabfluß behindert wird. Dann finden sich warzige Erhabenheiten, die wir bei der Elephantiasis genauer kennen lernten. Anders als die großen verhalten sich die kleinen Schamlippen. An ihnen findet sich in der Regel nur eine umschriebene oberflächliche Erosion oder Ulceration, die mit einer dünnen Eiterkruste bedeckt ist; eine derbere Infiltration und eine stärkere Anschwellung, geschweige denn Ödembildung, fehlt meistens, was in der anatomischen Struktur der Nymphen Begründung findet. Aimé Martin (1878) hat das Fortschreiten des harten Ödems auf die Labia minora mehrmals beobachtet, und Taylor (1907) hat es im Bilde wiedergegeben. Auch ich habe diese Lokalisation gesehen. In der Schwangerschaft pflegt sich eine auffallend starke Ausdehnung der Initialsklerosen (Dreyer und Grouven) und des Ödems bemerkbar zu machen.

Die Prädilektionssitze der Primäraffekte am äußeren weiblichen Genitale, die von dem Nichtdermatologen wohl häufig verkannt werden, sind vor allem die Haut- und Schleimhautbezirke, mit denen das Membrum virile am ehesten in Berührung kommt: die hintere Commissur der großen, das Frenulum der kleinen Schamlippen, die Fossa

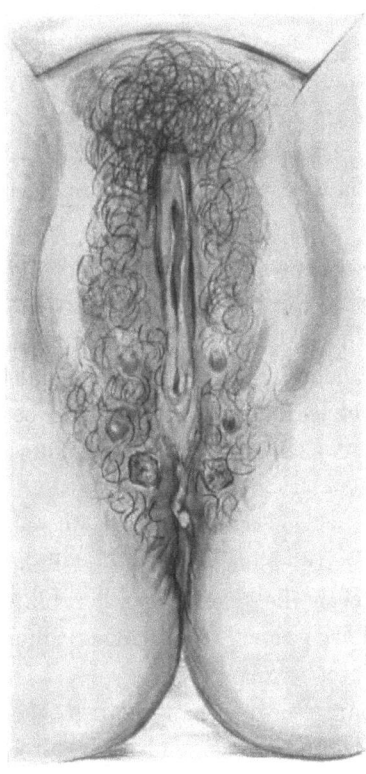 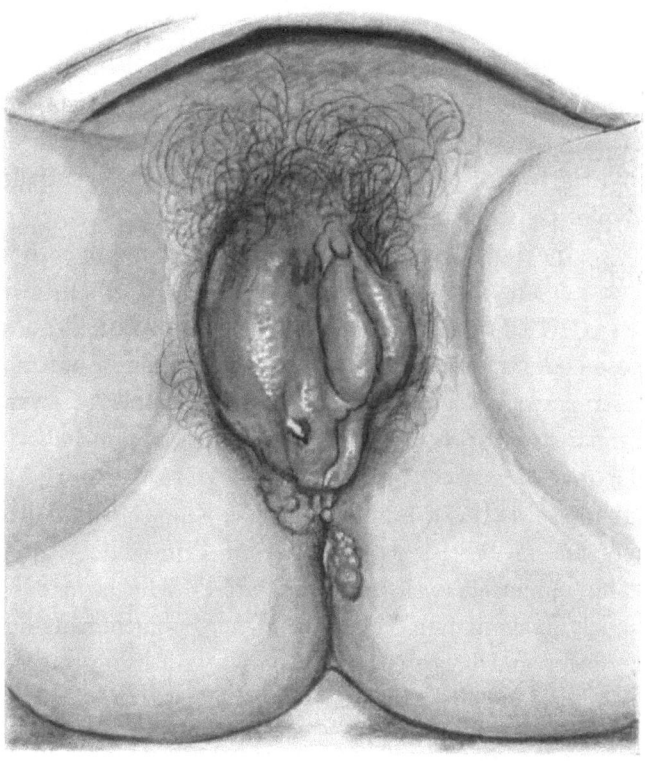

Abb. 168. Abb. 169.

Abb. 168. Multiple symmetrische syphilitische Abklatschsklerosen s. Ulcera dura. Anamnese: 23jähriges Mädchen. 25. März letzte Kohabitation. Wenige Tage danach starker gelblicher Fluor und brennender Schmerz beim Urinieren. 11. April Feststellung von Gonorrhöe seitens eines Arztes. Spülungen und Tampons. 3. Juni WaR negativ. 12. Juni 2 Tage post menstruationem Auftreten kleiner nässender Stellen unter Brennen an den äußeren Geschlechtsteilen. Keine Allgemeinerscheinungen. 16. Juni, ungefähr 12 Wochen post coitum, vergebliches Suchen nach Spirochäten (Reizserum), Ducrey-Unnaschen Streptobacillen (Methylgrünpyroninfärbung), Gonokokken, Bacillus crassus (Oberarzt der dermatologischen Klinik Marburg Dr. Schubert). 20. Juni WaR zweifelhaft (Eigenhemmung). 21. Juni: das den Efflorescenzen entnommene Reizserumpräparat frei von Spirochäten. Erst 24. Juni, genau 13 Wochen post coitum, Nachweis reichlicher Spirochaetae pallidae bei Dunkelfelduntersuchung.
(Prof. Ruete und Privatdozent Dr. Schubert, Univ.-Hautklinik Marburg.)

Abb. 169. Syphilitischer Primäraffekt des rechten Labium majus mit entzündlich-indurativem Ödem der ganzen Vulva, vornehmlich des Labium majus und minus rechts. Verdrängung der Schamspalte nach links. Kurz vor Anfertigung der Zeichnung Ruptur der rechten Labie durch das Ödem. Luetische paraanale Papeln, links in floridem exkoriiertem, rechts in bereits abgeheiltem Stadium. Intertrigo der linken Genitocruralfalte.
WaR und Spirochäten positiv.

navicularis, die freien, sich berührenden Medianflächen der großen und kleinen Labien, der Hymen und seine Reste, die Umgebung der Harnröhrenmündung und die Klitoris, besonders deren Praeputium. Der Sitz der Initialsklerose wird gewiß auch von den Variationen der feineren topographischen Anatomie der einzelnen Vulvakomponenten, der Weite der Schamspalte und dem Grade der Beckenneigung abhängen, wobei ich nur daran erinnere, daß die Harnröhrenmündung oder auch die Klitoris sich bisweilen sehr nahe, andere Male auffallend weit vom Scheideneingang befinden. Ganz selten kann lediglich die Klitoris vom syphilitischen Schanker befallen sein [Fournier (1873), Severeanu (1903)]. Die Häufigkeit dieser Lokalisation gibt ersterer mit 4, letzterer mit 2,7% aller Initialsklerosen der Vulva an. In solchen Fällen ist die Klitoris zu einem tumorartigen

Gebilde vergrößert, fast knorpelig induriert und mit rotvioletter derber Schleimhaut überzogen, während sich ihr Praeputium erheblich verlängert und verdickt zeigt, so daß es die kleinen Schamlippen überragt. Die Schwellung der Inguinaldrüsen ist dabei, wie wir das beim Klitoriscarcinom sehen werden (S. 544), stets doppelseitig, wenn sich an ihr auch vorzugsweise die dem Primäraffekt entsprechende Seite beteiligt. Vergrößerung und Härte der Klitoris soll nach Severeanu noch auffallend lange Zeit nach stattgefundener Syphilisbehandlung bestehen bleiben.

Die Lokalisation des Primäraffektes im Bereich des inneren Genitalapparats kann hier nur angedeutet werden. Er findet sich selten im hinteren Scheidengewölbe [Erwin Graff (1925)] und in 8—10% aller Primäraffekte des Weibes an der Portio vaginalis, besonders zirkulär um das Os externum herum auf dem Boden einer Erosion oder eines Ectropiums. Aber auch im scheinbar gesunden Cervixsekret und in der Urethra sind bei primärer und vornehmlich sekundärer Lues Spirochäten — zuweilen als einzige Erscheinung der Lues — nachgewiesen worden [Graefenberg (1909), Fritz Lesser, Gelhorn-Ehrenfeld (1921), Fräulein Fuchs, Klinik Jadassohn], und das selbst dann, wenn sich nirgends im Bereich des Genitale ein Primäraffekt gezeigt hatte. Eine solche Feststellung kann mißlingen, weil der Primäraffekt sehr klein oder durch die Schwellung der blut- und lymphgestauten Vagina oder Cervixschleimhaut und durch einen vorhandenen Fluor verdeckt und höchstens mit dem Vergrößerungsglas gesichtet werden kann.

Bei Syphilis des äußeren oder inneren Genitalapparates wird häufig auch eine Vulvitis und ein Intertrigo beobachtet (Pott u. a.). Diese Veränderungen sind nicht durch die Syphiliserreger selbst hervorgerufen, sondern auf die dauernde Benetzung der Schleimhaut und Haut durch die aus den luetischen Geschwüren abfließenden Sekrete zurückzuführen. Eine Vulvitis bei Ulcus induratum hat z. B. Tulinow bei einem 9jährigen Mädchen beschrieben: Schwellung und Rötung der Labia minora ohne Verletzung des Hymen bei einem an der Grenze zwischen Mons pubis und großer Schamlippe gelegenen Ulcus durum und im Verein mit beiderseitigen Leistendrüsenschwellungen. Die Infektion soll in diesem Falle nicht durch Notzucht, sondern durch Zusammenschlafen mit einem an Syphilis erkrankten Kind zustandegekommen sein. Auch Phlegmonen, Furunkel oder Erysipele können sich an ein hartes Schankergeschwür anschließen.

Zuweilen sind bei Initialsklerosen im Bereich der Vulva auch solche der Nachbarschaft, des Mons pubis, der Innenseiten der Oberschenkel und Glutäen und vornehmlich des Anus und Rectum vorhanden: peri- oder paragenitale, anale und perianale, anorectale Primäraffekte. In Detroit gibt es eine besondere „Mastdarmklinik", aus welcher Martin und Kallet (1925) 20 sichere und 5 fragliche Ulcera luetica des Rectum mitgeteilt haben.

Auch symmetrische „Abklatschsklerosen" durch Kontakt eines bereits wund gewordenen Primäraffekts mit der Nachbarschaft, etwa von der einen auf die andere Schamlippe, kommen vor (Abb. 161 und 168), und zwar zuweilen multipel, gleichwie solche von der Portio auf das Scheidengewölbe, von der Ober- auf die Unterlippe, vom einen auf den andersseitigen Glutaeus beobachtet werden. Sie sind auf die Autoinokulation oder auf Kratzeffekte bei Vulvitis oder Scabies zurückzuführen. Endlich kann bei Vorhandensein des Primäraffektes an irgendeiner Stelle der Vulva innerhalb der ersten 10—12 Tage nach der ersten Ansteckung eine neue Genitalinfektion hinzukommen und so eine zweite, durch ihren Altersunterschied meist erkennbare Initialsklerose zur Entwicklung gelangen (Jadassohn u. a.).

Jedem Primäraffekt folgt die Entzündung der regionären Lymphgefäße und Lymphdrüsen. Diesem allgemeinen Satz entspricht auch die Vulvainfektion, bei welcher die Leistendrüsen, die der erkrankten Labie zugehören, zuweilen aber auch die kontralateralen und häufig die beiderseitigen erkranken. Das findet seine Begründung in dem im anatomischen Teil (S. 22) und beim Vulvacarcinom (S. 543) ausführlich dargelegten Verlauf der Lymphbahnen. Die Lymphdrüsen erkranken ziemlich langsam, erst 4—6 Wochen nach der syphilitischen Ansteckung und einige Tage nach dem Auftreten des Primäraffektes. Und die durch die Spirochäten hervorgerufenen Schwellungen beschränken sich auf die Drüsen selbst und gehen nicht auf das umgebende Bindegewebe über, sofern nicht eine Mischinfektion mit Ulcus molle, Erysipel usw. eingetreten ist. Die Drüsen sind demgemäß derb und verschieblich. Sie zeigen keine oder nur im Anfang eine geringe Druckempfindlichkeit und in der Regel keine spontane Schmerzhaftigkeit: „primäre, indolente Poly- und Skleradenitis". Auch die tiefen Beckendrüsen, die Lgl. hypogastricae und iliacae externae, einschließlich des vorgeschobenen Postens der letzteren, der Lgl. obturatoriae, können durch Syphilis erkranken. Als ich in den Kriegsjahren bei der damals weiten Verbreitung der Syphilis einmal systematisch die Beckendrüsen vom Rectum aus abtastete und sie mehrmals auf mir damals unerklärliche Weise angeschwollen fand, vermutete ich die Ursache in entzündlichen Veränderungen von Erosionen oder Ektropien der Portio und Cervix. Damals wußte man noch kaum etwas von der latenten Syphilis der unteren Gebärmutterabschnitte. Später, nachdem ich die Veröffentlichungen über Spirochätenbefunde in der Cervix gelesen und selbst einige Male Primäraffekte der Portio gesehen hatte, war es mir wahrscheinlich, daß die Drüsenschwellungen auf Syphilis beruhten und mancher Fall von Syphilis meiner Beobachtung entgangen sein mußte.

Die Symptome des Primäraffektes pflegen an der Vulva, wie an vielen anderen Körperstellen, sehr gering zu sein. Eine Ausnahme machen diejenigen Schankergeschwüre, die an der Harnröhrenmündung oder in der Umgebung eines engen Hymenalringes sitzen, oder die mit Ulcus molle, Gonorrhöe, spitzen Kondylomen oder irgendeinem anderen Entzündungsherd der Vulva vereint sind.

Der Verlauf der Initialsklerose der Vulva ist günstiger in den Fällen ohne Oedema indurativum als in denen mit Ödem. Die Hartnäckigkeit in den letzteren Fällen ist selbst bei richtiger antiluetischer Behandlung auffallend. Einen Grund dafür habe ich in der Literatur nicht angegeben gefunden. Vielleicht kann zu ihrer Erklärung die Lymphgefäßentzündung, eine ihr folgende retrograde Infektion, der Austritt von Spirochäten in das Gewebe und die schwache Heilkraft eines ödematösen Gewebes überhaupt herangezogen werden. Bei der Heilung der Initialsklerosen pflegt die Erweichung der derb-ödematösen Infiltration mit der Überhäutung der Ulceration gleichen Schritt zu halten. Zuweilen aber bleibt das Ödem noch lange nach der Verheilung der Geschwüre bestehen (Aimé Martin). Schließlich bleibt nur eine elastische Verdickung an der erkrankt gewesenen Stelle zurück. Narbenbildungen werden nur in ganz außerordentlich seltenen Fällen beobachtet. Die eben erwähnte Lagerung der Spirochäten im Gewebe erklärt auch die sog. „Reinduration", d. h. das Wiederauftreten einer neuen Sklerose nach Jahr und Tag genau an derselben Stelle, an welcher der Primäraffekt einst gesessen hatte, ohne daß eine neue Ansteckung stattgefunden hat (Jadassohn).

Die Diagnose hat sich nicht nur auf das makroskopische Bild des Primäraffektes, sondern auch auf die Art der Schwellung der Leistenlymphdrüsen zu erstrecken. Die anfangs glatte, oberflächliche Erosion, dann die knorpelharte Induration des Geschwürs und seiner Umgebung, die, nach Jacobi, oft wie lackiert aussehende rotbraune Oberfläche, die Schmerzlosigkeit des flachen Ulcus, ein eigenartig dünner, gelber Belag auf dem Grund desselben, das derbe Ödem der Nachbarschaft, das meist vorhanden ist, bieten dem Erfahrenen ein im allgemeinen durchaus charakteristisches Bild. Doch werden wir noch Ulcerationen kennen lernen, welche große Ähnlichkeit mit dem Ulcus durum aufweisen. Die Diagnose ist vor allem vom Nachweis der Spirochaeta pallida, nicht von Spirochäten allein, abhängig zu machen. Denn im Vestibulum vaginae und in der Vagina hat man, was oben schon bemerkt worden ist, gleichwie in der Mundhöhle, eine ganze Reihe von saprophytären Spirochäten (z. B. Spirochaeta refringens) aufzufinden vermocht. Auch der Frauenarzt pflegt heute bei einer verdächtigen Schwellung und Ulceration im Vulvo-Analgebiet, zumal bei Intumescenz der Leistendrüsen, genaue Nachforschungen nach Syphilisspirochäten anzustellen. Wenn irgend möglich, und stets im Zweifelsfalle, ist die Untersuchung auf diese sowohl im Ausstrichpräparat, als auch in einem probatorisch exzidierten Gewebsstück vorzunehmen. Auf die Notwendigkeit zahlreicher Untersuchungen ist von den Dermatologen immer wieder hingewiesen worden, wobei ich an die jetzt als berechtigt anerkannte Forderung erinnere, daß von der Portio vaginalis, aus dem Cervicalkanal und der Urethra oft 6—8 Präparate und noch mehr angefertigt werden müssen. Sind in einem auf Syphilis der Vulva verdächtigen Fall die Untersuchungen negativ ausgefallen, aber Schwellungen der Leistenlymphdrüsen vorhanden, so läßt sich durch Untersuchung des aus dem Randbezirk einer Drüse gewonnenen Punktates auf Spirochäten oft — nach Zieler in etwa 90% der Fälle — schnell die Entscheidung treffen.

Zum Nachweis der Syphilisspirochäten dient der Gewebssaft, das „Reizserum". Es wird nach Reinigung des zu untersuchenden Herdes von anderen Bakterien und den Spirochaetae refringentes, die mit Benzin oder Alkohol, dann Kochsalzlösung geschehen kann, durch Quetschen des Gewebes mit einer Pinzette oder durch Aspiration mittels einer Pravazspritze oder durch Ausquetschen einer aus der Papel ausgeschnittenen Randpartie gewonnen. Nach Ausstreichen des Reizserums auf dem Objektträger erfolgt die Untersuchung:

a) Mittels Dunkelfeldbeleuchtung (Mindestlichtstärke von 100 Kerzen). Bei dieser für den Praktiker geeigneten Methode erscheinen die charakteristisch sich bewegenden, aber eine Ortsbewegung nicht vornehmenden Spirochäten leuchtend hell auf schwarzem Grund.

b) Mittels des Burrischen Tuscheverfahrens: Mischung von je einem Tropfen Reizserum mit chinesischer Tusche auf gut entfettetem Objektträger und rasches Ausstreichen mit einem zweiten Objektträger. Schnelle Lufttrocknung. Untersuchung mit Ölimmersion. Die Spirochäten erscheinen als ungefärbte helle Spiralen auf schwarzbraunem Grund.

c) Mittels verschiedener Färbemethoden, so nach Giemsa: Rötliche Spiralen auf gelbbraunem Grund, nach Fontana: schwarzbraune Spiralen auf hellgelbem Grund, durch Carbolfuchsin: leuchtend rote Spiralen auf blasser Unterlage.

Zur Untersuchung eines durch Probeexcision gewonnenen Gewebsstückes dient die Silberimprägnierung nach Levaditi, durch welche die im Bindegewebe, in den Saftspalten, Lymph- und Blutgefäßchen liegenden Spirochäten tiefschwarz auf gelbbraunem Grund erscheinen.

Differentialdiagnose. Ein ähnliches Aussehen wie die syphilitischen Primäraffekte können die Ulcera mollia darbieten. Sie treten, wie bereits angedeutet wurde und später genauer auszuführen sein wird (S.326), gerade umgekehrt wie die Initialsklerose, in der Regel in der Mehrzahl, nur ausnahmsweise solitär auf, zeichnen sich durch einen nicht erhabenen, scharf geschnittenen, unterminierten, überhängenden Rand, einen roten, akutentzündlichen Hof, große Schmerzhaftigkeit und kurze Inkubationszeit von 1—3 Tagen aus. Dazu kommt, daß das Ulcus molle mit schmerzenden eitrigen Schwellungen der Lymphdrüsen verbunden ist, welche deren Grenzen überschreiten und zu Verwachsungen mit der Umgebung führen (Perilymphadenitis), während bei Syphilis die fast schmerzlose Schwellung lediglich die Lymphdrüsen selbst, aber nicht deren Nachbargewebe, ergreift. Große Schwierigkeiten können sich der Abgrenzung eines unkomplizierten Ulcus molle von einem Ulcus mixtum, Chancre mixte s. Syphilide chancriforme der Franzosen, bieten, zumal wenn das Ulcus molle in unrichtiger Weise zuvor mit dem Argentum nitricum-Stift oder dgl. behandelt worden war. Die Entscheidung im Sinne des Ulcus mixtum gibt im allgemeinen die Härte des Geschwürs, der Nachweis der Spirochaeta pallida, der aber nach Angabe der Dermatologen (Jadassohn u. a.) beim „Chancre mixte" viel weniger leicht gelingt als beim einfachen Primäraffekt, und der positive Ausfall der WaR, welcher freilich nur eine vorhandene Syphilis, möglicherweise eine solche alten Datums, anzeigt. Auch ein gewöhnlicher Herpes genitalis bzw. herpetische Erosionen können bei vorhandener Syphilis den Verdacht auf luetische Erosionen aufkommen lassen (Callomon). Die Schwierigkeit der Deutung von Scabiesefflorescenzen, die sekundär syphilitisch infiziert worden sind, muß hier der Vollständigkeit halber wenigstens angedeutet werden. Sie war z. B. in dem in Abb. 172 wiedergegebenen Fall vorhanden. Es können auch Typhus- und Diphtherieulcerationen, wie die folgenden beiden Fälle zeigen, sowie die Papeln des Lichen ruber (S. 209) Ähnlichkeiten mit syphilitischen Ulcera dura zeigen, zumal wenn diese ausnahmsweise in Mehrzahl auftreten. Hier entscheidet die Aufdeckung der Luesinfektionsquelle und die mikroskopische und kulturelle Untersuchung des abgeschabten Geschwürseiters.

Callomon (1924) wurde bei einer 21 jährigen Virgo zu einem Typhusfall gerufen, da der behandelnde Arzt ein nekrotisches Ulcus typhosum an der hinteren Commissur irrtümlich als syphilitisch erklärt hatte. Ein von Egyedi (1916) mitgeteilter Fall von „Kombination von syphilitischem Primäraffekt mit isolierter Vulvitis diphtherica" verdient Interesse: Bei einem 7jährigen Bauernmädchen konnte er in einem mit graugelben speckigen Membranen belegten Vulvageschwür bakteriologisch einwandfrei Diphtheriebacillen nachweisen. Die Membran stieß sich nach Diphtherieseruminjektion ab. Das Geschwür heilte aber nicht. Spirochätenuntersuchung und WaR waren positiv. Das Kind war bei einem Stuprum luetisch infiziert worden.

Den Gynäkologen interessiert am meisten die Differentialdiagnose zwischen Ulcus durum und einem frühen Ulcus carcinomatosum, wenngleich dieses letztere im Anfangsstadium nicht häufig zur Beobachtung kommt, weil Frauen mit Vulvacarcinom erfahrungsgemäß erst spät in ärztliche Behandlung zu treten pflegen. Im Sinne des Carcinoms spricht die langsame Entstehung des Geschwürs, seine Neigung zu feinpapillären Wucherungen und Blutungen, das Fehlen der Lymphdrüsenschwellungen zu so früher Zeit, der mehrmals negative Versuch des Nachweises der Spirochaeta pallida. Im Zweifelsfall hat sich die unverzüglich auszuführende mikroskopische Untersuchung eines durch Probeexcision gewonnenen Gewebsstückchens anzuschließen.

Die sekundären Syphilide.

Nachdem der syphilitische Primäraffekt sich in der 2.—4. Woche nach der Ansteckung gezeigt hat, nachdem in der 5. Woche die regionären Lymphbahnen und Lymphdrüsen erkrankt und in der 6.—8. Woche die Allgemeininfektion durch Überschwemmung des

Blutes und von da aus aller Lymphdrüsen des Körpers stattgefunden hat, tritt die Kranke in der 8.—13. Woche nach der Ansteckung in das Stadium der Sekundärerscheinungen, der Sekundärsyphilis oder Lues II ein. Nun stellen sich im Anschluß an Allgemeinerscheinungen, wie Fieber, Kopfschmerz, Abgeschlagenheit, Appetitmangel, Schmerzen an den unter der Haut gelegenen Knochen — Symptome, die bisweilen gering sind — die sekundären makulösen, papulösen und pustulösen Hautsyphilide ein. Die pustulösen Syphilide kommen an der Vulva selten zur Beobachtung; sie werden als eitrig belegte Papeln von etwa Kirschkerngröße beschrieben, die mit einem weißlichen oder gelblichen Belag versehen sind. Die Syphilis maculosa s. das erythematöse Fleckensyphilid erscheint vornehmlich an den Nymphen in Form von blauroten, scharf umschriebenen, nur bei sehr starker Beleuchtung erkennbaren und daher oft übersehenen Schleimhautroseolen. Diese sind es, die zur Infektion seitens Prostituierter in erster Linie beitragen. Von den verschiedenen Arten der papulösen Hautsyphilis können an Vulva, Mons pubis, Analfurche und Schenkelfalten das kleinknotige Syphilid s. Syphilis papulosa miliaris und das ringförmige Syphilid s. Syphilis papulosa annularis oder circinata gelegentlich einmal auftreten. Die papulösen Schleimhautsyphilide kommen an den kleinen Labien, der Klitoris und besonders ihrem Praeputium, der Harnröhrenmündung und auch auf der Scheide, Portio, Cervix, Urethra, Harnblase und am Rectum zur Beobachtung. Das warzenähnliche Syphilid s. die Syphilis papulosa papillaris, auch als Syphilis cutanea verrucosa beschrieben, bevorzugt talgdrüsenreiche Hautstellen, wie sie an den großen und kleinen Labien vorhanden sind. Demjanowitsch (1913) hat eine über den ganzen Körper ausgebreitete Syphilis verrucosa beschrieben und abgebildet, bei der die Warzenbildungen vornehmlich Vulva- und Anusgebiet einnahmen und teilweise gestielt waren, so daß sie bis 2,5 cm Höhe bei 4 cm Breite erreichten. Entgegen der gleich zu besprechenden Regel zeigten die mächtigen, konfluierenden, da und dort mit eitrigen Krusten belegten Papeln teilweise kein Nässen, sondern waren trocken und mit dicken weißen Hornmassen bedeckt, welche durch starke Wucherungen der Hautpapillen und eine sehr beträchtliche Hyperkeratose hervorgerufen waren.

Die vierte, weitaus häufigste und bekannteste Form der syphilitischen Manifestationen im Vulva-Analgebiet, die noch viel häufiger als der Primäraffekt angetroffen wird, ist das kondylomatöse Syphilid, das auch die Namen Papulae vegetantes s. luxuriantes s. hypertrophicae s. madidantes s. nässende Papeln s. Condylomata lata s. breite Kondylome s. hypertrophische Syphilide trägt (Abb. 170—176). Die Eigenarten dieser Form sind durch die Eigenschaften der Vulva- und Analregion bedingt, wo Hautfalten aneinanderliegen und sich bei Bewegungen aneinander reiben, und wo die Haut durch Ausscheidungen wie Schweiß, Talg, bzw. Smegma, Urin, die Sekrete der großen und kleinen Vorhofsdrüsen und der Cervix uteri und vornehmlich das Transsudat oder Exsudat der Vagina, also durch physiologische und pathologische Absonderungen, die alle an der bedeckten Körperstelle nicht zur Verdunstung kommen können, sehr leicht in den Zustand der Maceration und Desquamation gelangt. Auf diesem Boden, und begünstigt durch die Wärme der Körpergegend und die Unreinlichkeit vieler Personen, steigert sich das Wachstum der nässenden Papeln bis zur Höhe von 0,5—1 cm und durch Konfluenz zahlreicher Nachbarherde bis zu Breiten, die an Ausdehnung einem Handteller

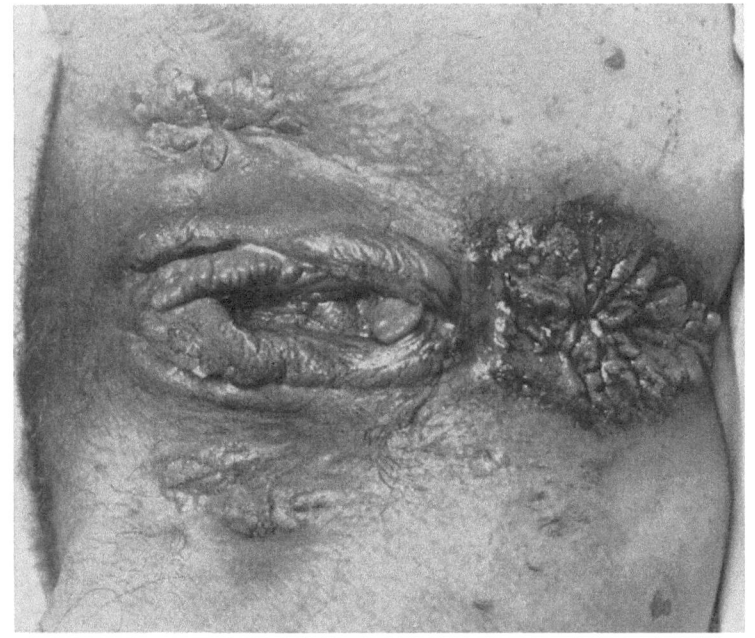
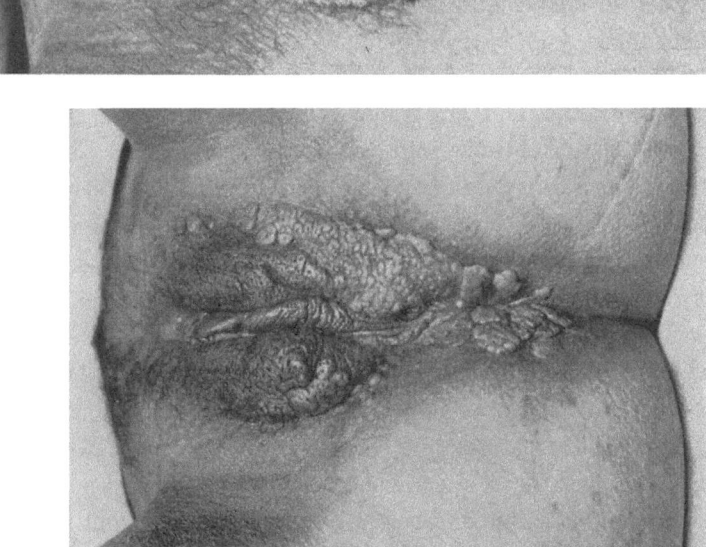

Abb. 170.   Abb. 171.   Abb. 172.

Abb. 170. Condylomata lata an Vulva und Circumanalgegend. Geringes Oedema indurativum.

Abb. 171. Condylomata lata am hinteren Teil der rechten großen Labie und links vom Damm. 22jährige I.-Gravida. Auftreten der Schwellungen vor 7 Wochen. WaR positiv. 3 Tage später Frühgeburt im 8. Mondmonat. Blut der Nabelschnurvene ergab positive Sternsche, negative WaR. Schnelle Heilung durch Neosalvarsan. (Lichtbildaufnahme am 1. Tag p. p.)

Abb. 172. Condylomata lata an Vulva, Genitocruralfalten und besonders circumanal. Erodierte Papeln in den Gesäßgegenden. Schwerer sekundär-syphilitischer Ausschlag mit zahllosen Wunden und Kratzeffekten am ganzen Körper. Scabies. An der Außenfläche des rechten Oberschenkels handtellergroßer Hautdefekt. Lichtbildaufnahme gleich nach der Geburt eines Kindes von 43 cm Länge und 1625 g Gewicht. Kind mit Pemphigus syphiliticus an Handtellern und Fußsohlen; Tod 2. Tag p. p. Durch sofortige Behandlung mit Neosalvarsan in Kombination mit Neovasol (Anempfehlung durch Prof. Galewsky-Dresden) Rückgang aller Erscheinungen in kürzester Zeit.

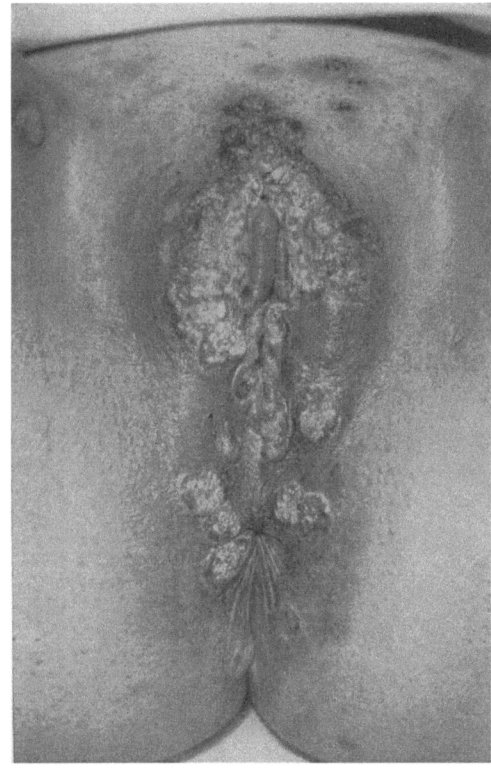 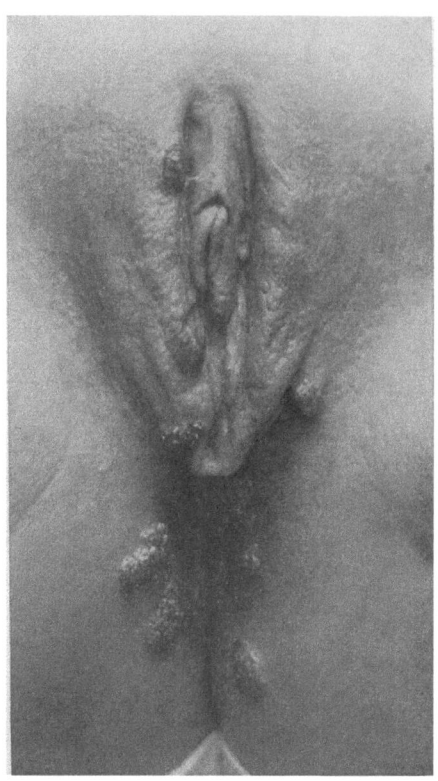

Abb. 173. Abb. 174.

Abb. 173. Papulae madidantes luxuriantes im Sekundärstadium der Lues, seit 3 Monaten bestehend. WaR positiv. Labia majora von einer zusammenhängenden Masse breiter, papillärer, stark eitriger Kondylome bedeckt. Fortschreiten derselben von den großen Labien, dem Damm und der Circumanalregion auf den Mons pubis, die Innenseiten der Oberschenkel und den Hinterdamm. Die linsen- bis pfennigstückgroßen warzigen Bildungen sind teilweise mit einer weißen, macerierten Haut versehen, teilweise exkoriiert. Beide Leistendrüsen derb infiltriert. Nach Spreizen der großen Labien zeigten sich auch die ganzen Innenflächen derselben und die kleinen Labien mit gleichen kondylomatösen Gebilden bedeckt.

Abb. 174. Papulae madidantes luxuriantes auf den großen Labien und circumanal.

oder einer Handfläche entsprechen können. Dabei verlaufen die Grenzen der erkrankten zur gesunden Haut in nach außen konvexen Bogenlinien, so die Verschmelzung zahlreicher Papeln zu einem umfangreichen Beet zum Ausdruck bringend.

Große und kleine Labien, Damm und Analfurche und die benachbarten, über den Adductoren und Glutäen gelegenen Hautteile sind Sitz der vegetierenden, nässenden Papeln. Zuweilen, und vornehmlich bei unsauberen Schwangeren, können sie an allen diesen Gegenden umfangreiche Pakete bilden und die Vulva völlig deformieren [z. B. Fall Rudaux (1913), Pery und Favreau (1921)]. Ausnahmsweise schreiten sie von der Vulva auf die Scheide fort oder kommen in der Scheide fast allein zur Beobachtung. So hat Rille bei einer Schwangeren breite Kondylome beschrieben, die der Vaginalwand aufsaßen und mit bläulich-weißen, speckig-glänzenden Belägen versehen waren. Die Oberfläche der Papulae madidantes ist graugelb oder grauweiß belegt und nimmt bei umfangreichen Rasenbildungen nicht selten ein feinhöckrig-papilläres Aussehen an, das zuweilen fast an Carcinom erinnert. Sehr saftreiche große Papeln wuchern zuweilen vorwiegend an ihren Rändern, so daß diese pilzhutförmig nach außen überhängen. Gelegentlich, und besonders

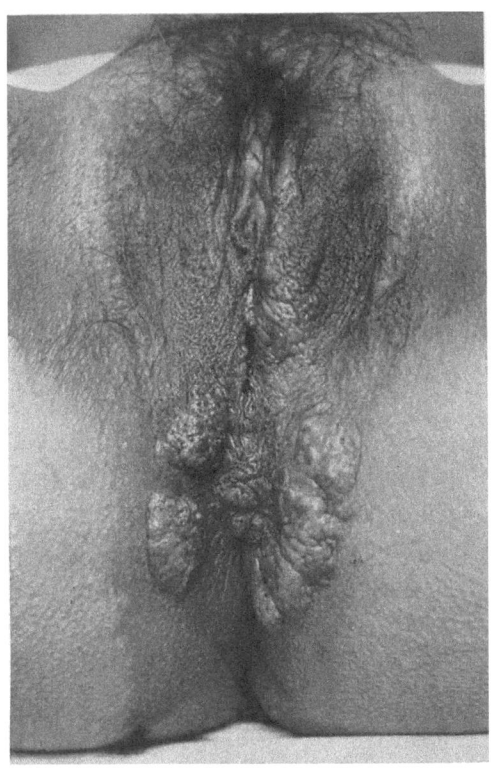 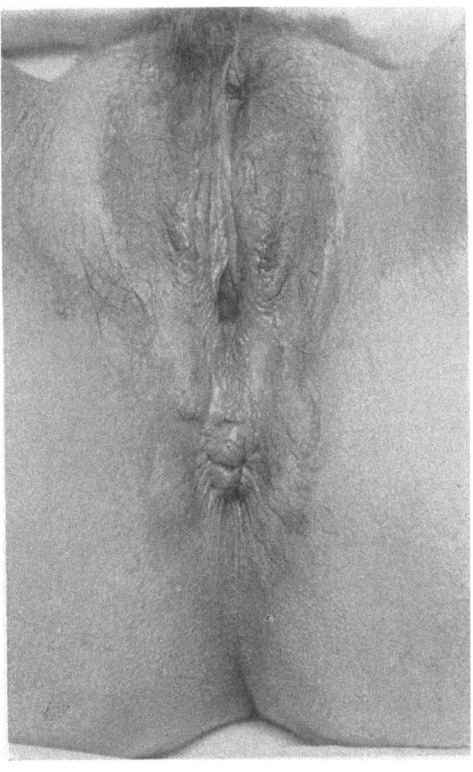

Abb. 175.   Abb. 176.

Abb. 175. Condylomata lata auf den großen Labien und vorwiegend in der Circumanalregion.

Abb. 176. Derselbe Fall wie im vorigen Bild nach der 3. Salvarsanbehandlung 12 Tage später. Man sieht, wie die Papulae madidantes luxuriantes abgeflacht und nur noch als ganz minimale Erhabenheiten, fast nur als Schatten, vorhanden sind.

bei Unsauberen, tritt geschwüriger Zerfall der zentralen Papelanteile unter Erhaltung der Peripherie ein, wodurch tiefe Krater zustandekommen. Daß sowohl derartig starke, vielfach zerklüftete Wucherungen, zumal sie sich durch häufige Rezidive auszeichnen, als auch die stagnierenden Sekrete eine Brutstätte für die Syphilisspirochäten und eine Hauptquelle für die Weiterverbreitung der Infektion bilden, ist ohne weiteres einleuchtend. In seltenen Fällen wird eine Spontaneintrocknung der Papulae madidantes zu bindegewebigen, flachen, knotenartigen Gebilden oder gar Narben beobachtet: „organisierte Papeln". In anderen Fällen verbinden sich die Condylomata lata des Genitalgebiets mit dem von der Initialsklerose her uns bekannten Oedema indurativum (Taylor, Jadassohn) oder mit hyperplastischen, teils papillomatösen, teils elephantiastischen Bildungen (Taylor), wodurch Übergänge zur Esthiomène bestehen. Die seltene Wucherung von spitzen Kondylomen auf breiten Kondylomen zeigt Abb. 177. Einen eigenartigen atrophischen Zustand nach Oedema indurativum der Vulva bei Lues II hat Taylor abgebildet.

Symptomatologie. Die subjektiven Beschwerden der nässenden, nicht ulcerierten Papeln sind gering und bestehen in leichtem Brennen und Jucken, sowie in Schmerzhaftigkeit bei der Benetzung mit Urin. Nach eingetretener Ulceration entsteht starke

Spontan- und Druckschmerzhaftigkeit. Der ekelerregende, ziemlich charakteristische Geruch kann störend auf das Allgemeinbefinden und abstoßend auf die Umgebung wirken. Sind Vulva- und Analkondylome kombiniert, so machen mehr die letzteren Beschwerden; die Kranken suchen wegen „Afterjucken" oder „Hämorrhoiden" ärztliche Hilfe auf.

Verlauf. Bei Patientinnen, die auf Körperpflege achten, werden die exzessiven Wucherungen der Condylomata lata in gewissen Schranken gehalten. Bei unsauberen, indolenten Frauen und zumal in der Schwangerschaft pflegen sie sich immer weiter auszudehnen und nach eingetretener Besserung oder Heilung wiederholt zu rezidivieren. Durch zweckmäßige und frühzeitige Behandlung verschwinden selbst umfangreiche Wucherungen in erstaunlich kurzer Zeit und restlos durch Resorption und hinterlassen dann eine pigmentierte oder, vergleichbar dem Leucoderma syphiliticum, depigmentierte Stelle. Narbenbildungen pflegen nur im Gefolge von ulcerierten Papulae madidantes oder nach lokalen Ätzungen derselben zurückzubleiben.

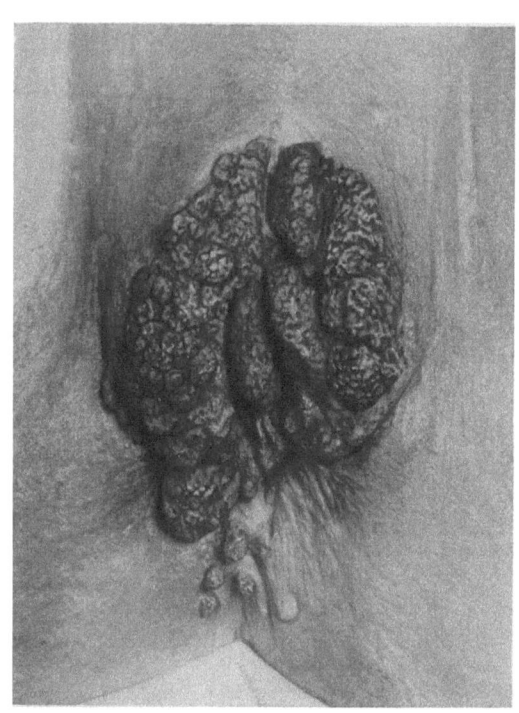

Abb. 177. Condylomata accuminata auf dem Boden von Condylomata lata. Man sieht circumanal die Papulae madidantes und auf den großen Labien ausgedehnte fein- und grobpapilläre Bildungen, die gewissen Korallen ähnlich sehen. WaR positiv.

Die Diagnose der Condylomata lata ist im allgemeinen leicht und auch von demjenigen Arzt zu stellen, der sich in seinen Kenntnissen mehr auf Abbildungen und Moulagen als auf Beobachtungen an Kranken stützen kann. Einen schnellen Entscheid gibt im Zweifelsfall die Untersuchung auf Spirochäten, die sich zwischen den papillären Wucherungen der Vegetationen massenhaft angereichert finden, und die Wassermannsche oder eine ähnliche Serumreaktion. Die sekundären Schleimhautsyphilide, die Erosionen ähnlich sehen, entgehen der Erkennung häufig, was bedauerlich ist, da sie die gleiche Ansteckungsgefahr bedeuten wie die deutlich in Erscheinung tretenden Hautsyphilide.

Differentialdiagnostisch kommen gegenüber den Condylomata lata eine Reihe anderer, vornehmlich ulcerativer Krankheiten der Vulva in Frage: die Condylomata accuminata, die sich, wie oben bemerkt, mit den lata zuweilen kombiniert finden (s. Abb. 177), der Pemphigus vegetans (S. 231), dessen Ähnlichkeit allgemein hervorgehoben wird, die Mollusca contagiosa (S. 453), die Ulcera mollia (S. 324), die Ulcera gonorrhoica (S. 332), der syphilitische Primäraffekt, das flächenhaft wachsende papilläre Carcinom (S. 522), das intertriginöse und impetiginöse Ekzem (S. 228 u. 233), wenn es, wie gelegentlich vorkommt, kleine papillomatöse Bildungen zeigt, endlich das Granuloma inguinale (S. 336). Die

Entscheidung zwischen spitzen und breiten Kondylomen gibt in der Regel die genaue Betrachtung der Formen der Wucherung, wie sie durch die Namen schon zum Ausdruck gebracht ist; jedoch können spitze Kondylome auch einmal breit und niedrig und umgekehrt breite Kondylome spitzer als gewöhnlich sein. Am ehesten läßt sich die Entscheidung aus dem jungen, den Randpartien angehörenden Vegetationen stellen. Der Pemphigus vegetans hat ungefähr dieselbe Lokalisation wie die syphilitischen nässenden Papeln und ist mit einem ähnlichen, übelriechenden, schmierigen Belag verbunden. Er findet sich aber meist gleichzeitig an den Leisten, in den Achselhöhlen und Submammärfalten und beginnt nicht mit papillomatösen Wucherungen wie die breiten Kondylome, sondern mit schlaffen, am Rand des Erkrankungsherdes noch meist nachweisbaren Blasen, aus denen Pusteln hervorgehen, deren serös-eitriger Inhalt zu Borken eintrocknet. Dazu kommt, daß die Efflorescenzen beim Pemphigus durch eine antiluetische Behandlung nicht beeinflußbar sind und sich nur schwer und langsam zurückbilden, sofern sie nicht zum Tode führen, der bei der malignen Form stets, bei der benignen Form zuweilen auch eintreten kann. Auf die genaueren Unterscheidungsmerkmale zwischen syphilitischen Papulae madidantes einerseits, den Ulcera mollia elevata, manchen Formen der Mollusca contagiosa, den syphilitischen Initialsklerosen und den erwähnten Ekzemformen andererseits kann hier im einzelnen nicht eingegangen werden. Sie sind nicht immer ganz einfach und müssen den dermatologischen Lehrbüchern und den veröffentlichten Kasuistiken entnommen werden. Die papillären Carcinome zeichnen sich gegenüber den Papulae madidantes durch derbere Konsistenz, Neigung zu Blutungen und einen Fötor aus, durch welchen der mit einem guten Riechorgan ausgestattete Arzt beim Betreten des Krankenzimmers vielfach schon auf die richtige Fährte gelenkt wird. Eine endgültige Entscheidung gibt die histologische Untersuchung eines durch Probeexcision gewonnenen Gewebsstückes, wobei aber zu bemerken ist, daß auch bei den breiten Kondylomen Wucherungen des Rete Malpighii in das Corium stattfinden, wenn auch lange nicht in dem Maße wie beim Carcinom. Im Sinne der Papulae madidantes entscheiden in solchen Grenzfällen ausgedehnte und tiefreichende entzündliche Infiltrate, die auch im Rete Malpighii sitzen, stärkere Ödembildung und der Defekt des Stratum corneum.

Das Tertiärstadium der Syphilis, die Spätsyphilis.

Die Tertiärlues ist durch die Neigung zu chronisch verlaufenden Gewebseinschmelzungen und geschwulstartigen, sehr derben Gewebsverdichtungen charakterisiert. Sie zeichnet sich durch zwei Eigenschaften aus: durch die die geringe Übertragungsgefahr erklärende Armut an Spirochäten, deren Propagation durch die veränderte Gewebsreaktion stark eingeschränkt ist, und durch die prompte Rückbildung auf Jodpräparate. Jadassohn unterscheidet zwei Gruppen: einerseits das tuberöse Spätsyphilid mit den drei Unterabteilungen des gruppierten tuberösen Syphilids, des tubero-serpiginösen Syphilids und des tubero-serpigino-ulcerösen Syphilids, andererseits das gummöse Syphilid s. Syphilom. Ähnlich lauten die Einteilungen von Jacobi-Zieler und anderen Dermatologen und Syphilidologen. Die erste Abart, die in Gruppenform auftretenden tuberösen Spätsyphilide, die den sekundären Papeln ähnlich sind, interessieren uns hier nicht, da sie nur am Stamm und nicht an der Vulva vorkommen. Bei den tubero-serpiginösen Efflorescenzen sind derbe, rotbraune Knötchen und Knoten zu Gruppen mit peripherwärts konvexen Rändern vereinigt. Zu dieser Ausbreitungsart gesellen sich bei den tubero-serpigino-ulcerösen Herden noch Bildungen von scharf abgeschnittenen, nicht unterhöhlten, mit unregelmäßig-höckerigem Grund versehen, in der Fläche und in der Tiefe sich ausbreitenden Geschwüren hinzu. Die an den beiden letzten Stellen vorhin genannten Formen sind den dermatologischen Lehrbüchern nach an der Vulva als Raritäten anzusehen. Sie stehen aber nach dem, was ich bei der Esthiomène anzuführen habe (S. 405), mit dieser Krankheit sicherlich in engem Zusammenhang. Ja es scheint mir fast, als ob manche Esthiomènefälle gar nichts anderes als tubero-serpigino-ulceröse Syphilide darstellen, deren in der uneingeschränkten Wachstumstendenz und dem Heilungswiderstreben gelegene Eigenheiten durch die besondere, feuchtwarme, von Sekreten der verschiedensten Art dauernd beschickte Lokalität der Vulva bestimmt werden.

Zahlreiche Publikationen liegen über das Gumma s. Syphilom der Vulva, und zwar vornehmlich in der amerikanischen Literatur, vor. Ob sie alle einer strengen Kritik standzuhalten vermögen, weiß ich nicht, da die Beobachtungen wiederholt recht kurz beschrieben sind und über den Nachweis der Pallida und den Erfolg einer antisyphilitischen Kur vielfach nichts bemerkt wird. Man versteht unter Syphilom einen meist im Unterhautzellgewebe, selten in der Haut sich bildenden kugligen Knoten von derb-elastischer Konsistenz und ziemlich scharfer Abgrenzung, über welchem das Integument rotblau oder rostbraun, oft eigentümlich kupferfarbig sowie pergamentartig und eine zeitlang verschieblich, später verwachsen erscheint. Zuweilen sind mehrere Knoten aneinander gereiht. Beim Sitz in der großen Labie kann ein „induratives Ödem" angetroffen werden, wie wir es ganz gewöhnlich bei der syphilitischen Initialsklerose, selten auch im Sekundärstadium bei den Papulae madidantes vorgefunden haben; es ist nicht schmerzhaft und nicht mit einer Entzündung verbunden [Taylor (1907) u. a.]. Einige Male ist das Syphilom des Labium majus gestielt angetroffen worden [Price (1921), Levin (1921)]. Zuweilen finden sich keine umschriebenen Gummata, sondern diffuse gummöse Infiltrate, durch deren Zerfall tiefe und große, entstellende, auf Carcinom verdächtige Geschwüre mit speckigem Grund zustandekommen, die zu entstellenden Narben ausheilen können (Abb. 178). Arthur Stein-New York hat sich in mehreren Publikationen (1920 und 1925) mit dem Syphiloma vulvae beschäftigt und einige Fälle von circumscripten Tumoren der Labien abgebildet. Diese waren mehrmals mit pergamentähnlicher Haut bedeckt und zeigten keine Ulcerationen. Eine der Kranken, eine 23jährige Frau, war an Ruptur einer Pyosalpinx zugrunde gegangen. Bei der histologischen Untersuchung von Vulva und Rectum fand Stein ausgedehnte Zerstörungen der Schleimhaut, die durch zellreiches Granulationsgewebe ersetzt war, reichlich Plasmazellen, fibröses Bindegewebe und perivasculäre Infiltrate. Stein hob die Schmerzlosigkeit der Syphilome, das ungestörte Allgemeinbefinden, somit das Mißverhältnis zwischen den lokalen Veränderungen und den Symptomen, hervor. Erst wenn ein Ulcus gummosum eingetreten ist, und zumal wenn es an der Urethramündung oder nahe dem Anus sitzt, können Beschwerden, vorwiegend schmerzhafte Miktionen oder Defäkationen, die Folge sein. Neumann (1896), Bollag (1914), Arthur Stein (1920), Löwenbach, Fleischmann (1925), Bernhart (1925) haben ein solches Ulcus gummosum beschrieben. Aber selbst bei Ulcerationen können stärkere Beschwerden fehlen, woran die Indolenz solcher Frauen die Schuld tragen mag, wie sich z. B. aus einem Fall Fleischmanns zeigt, in dem bei einer 26 jährigen Patientin schon seit 10 Jahren ein handbreites, scharfrandiges, eitrig belegtes, tief in die Vulva hineinragendes gummöses Ulcus bestand. Mit ulcerierten Syphilomen der Vulva können ebensolche der Vagina verbunden sein: „Vaginitis und Perivaginitis gummosa". Dadurch wird die Scheide in ein starres, enges, mit multiplen, gummösen Ulcerationen versehenes Rohr (Bollag) verwandelt, das ein schweres Geburtshindernis abgeben

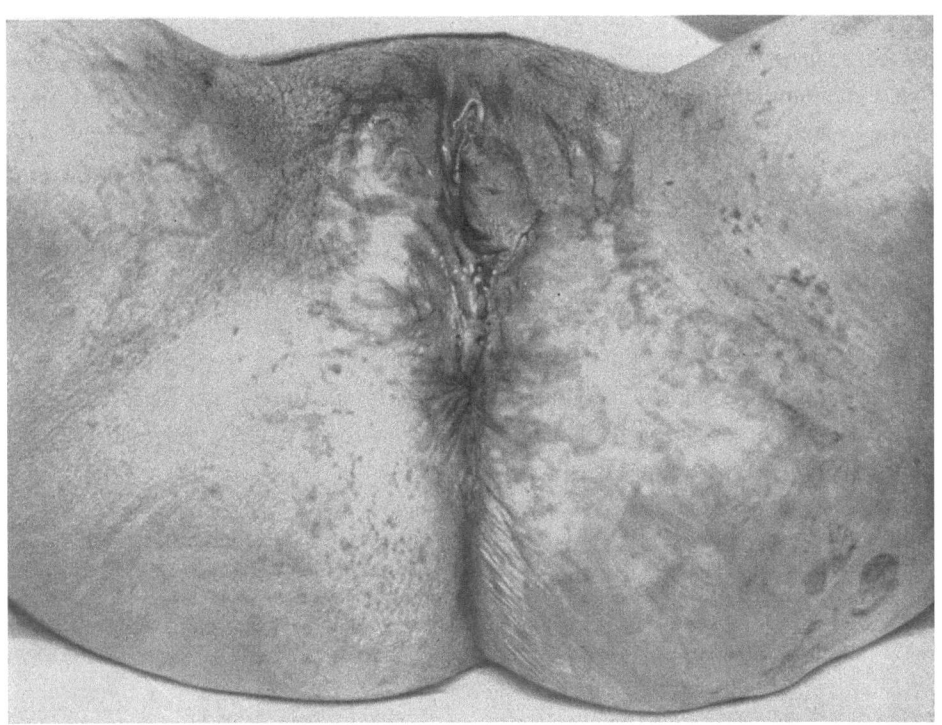

Abb. 178. Tertiär-luetische Keloidbildungen der Vulva bei einer 20jährigen, kongenital luetischen Gebärenden. Spontangeburt in der Dresdener Frauenklinik 9. März 1916. Vater und Mutter der Patientin waren früher wegen Syphilis behandelt worden, und zwar wahrscheinlich schon vor der Geburt der Tochter. Die großen Schamlippen sollen seit vielen Jahren immer an mehreren Stellen wund und geschwürig gewesen, aber in den letzten 2 Jahren durch Zinnkrautbäder zur Heilung gekommen sein. Die Kreißende hatte eine typische Sattelnase mit Defekt des Septum, welche sie auf einen Fall im 6. Lebensjahre zurückführte. WaR bei Mutter und Kind positiv. Ausgedehnte derbe Narbenbildungen in der Umgebung der Vulva, des Perineum und vornehmlich an den korrespondierenden Stellen der Glutäen. Diese Teile sehen fast so aus, wie wenn sie durch eine Verbrennung verunstaltet wären, sind aber nach jahrelangen Geschwüren entstanden. Rechte große und kleine Labie vollkommen zerstört und durch Narben ersetzt. Fistelbildungen fehlen. Über die Veränderungen des Rectum finde ich leider keine Angabe mehr. [Der Fall hat Ähnlichkeit mit einem von Bollag aus der Klinik v. Herff-Basel (1914) veröffentlichten. Er erinnert auch an Esthiomène.]

kann (Fälle von Bollag, Neumann u. a.). Andere Male hat das Syphilom Teile der Beckenbodenmuskulatur (Levatormuskelplatte) infiltriert oder zerstört, so daß ein Totalprolaps von Scheide und Uterus selbst bei Nulliparen entstand [2 Fälle von Percy Boulton (1883) und ein Fall von E. Kehrer]. In Boultons Fall war die Klitoris samt den kleinen Labien in eine zweifaustgroße, derbe, durch eine tiefe Furche getrennte, kupferfarbene Geschwulst umgewandelt; nach Reposition des Totalprolapses zeigte sich der Sphincter ani zerstört und seine Stelle von einem tiefen Krater eingenommen. Der Fall scheint dem ähnlich, den ich in den Abb. 150 u. 151 gebracht habe. Von Interesse ist folgende von Franz Xaver Bernhart (1925) mitgeteilte Beobachtung:

Bei einer 45jährigen, seit 23 Jahren steril verheirateten Frau, die Jahre zuvor zweimal wegen eines Harnröhrenpolypen operiert worden war, fand er, neben einer Cystitis, im Vestibulum vaginae, dicht hinter der Urethralmündung und auf dem Harnröhrenwulst der vorderen Vaginalwand, ein seichtes, speckigmißfarbig belegtes, scharf begrenztes, weiches, von einem wallartigen Rand umgebenes, serpiginöses Ulcus gummosum, das die hintere Lippe der Harnröhre zerstört hatte. Die bogenförmigen Begrenzungen zeigten kupfrige Rötung. Leistendrüsen nicht geschwollen. Das nicht nennenswert schmerzhafte Ulcus gelangte nach anderweitigen langen vergeblichen Behandlungsversuchen durch intravenöse Neosalvarsaninjektionen zur Heilung. 2 Jahre später Rezidiv. Die Untersuchung zeigte nun zwar kein Ulcus, aber einen neuen Polypen an der Urethra und in ihr drei Strikturen, welche teilweise nicht einmal einen Ureterkatheter passieren ließen.

Wiederholt ist gleichzeitig mit einem Syphilom der Vulva eine Elephantiasis derselben oder ein Syphiloma ano-rectale mit Ulcerationen und Strikturen des Mastdarms oder eine perineo-ano-rectale Elephantiasis ulcerosa beschrieben worden, z. B. Fournier, Jersild, Bamberg (1902), Arthur Stein (1925), Schoenhof (1925). Die interstitiell-hyperplastischen Infiltrationen der Mastdarmwand und vor allem die elephantiastischen Veränderungen des Vulvo-Analgebiets wurden auf spezifisch entzündliche Vorgänge in den Lymphbahnen bezogen, die man wohl als Lymphangitis chronica obliterans und Lymphadenitis atrophicans bezeichnen könnte. Man erkennt auch aus dieser Kombination wieder, gleichwie aus den Fällen von tertiärluetischen Veränderungen des Anus und Rectum, die sehr nahen Beziehungen zum Krankheitsbild der Esthiomène. Diese werden besonders deutlich aus folgendem, von Gravagna (1922) mitgeteilten Fall von „Elephantiasis der Schamlippen".

28jährige Puella publica. Luesinfektion vor 6 Jahren mit Oedema indurativum der rechten großen Schamlippe. Sekundärsymptome am Stamm. Nach zwei Hg-Kuren stets Rezidive und dauernde Zunahme der Vulvaschwellung. Geringe Vergrößerung der Labia majora. Umwandlung der Nymphen mitsamt der Klitoris in einen harten, elastischen, indolenten, mit kirschgroßen, weintraubenähnlichen Knoten besetzten Tumor. Im Introitus rechts gummöse Ulcerationen von grauer Farbe mit positivem Spirochätenbefund. Histologisch Granulationsgewebe im Stratum reticulare des Corium und Endarteriitis obliterans.

Die Diagnose des Syphiloms und des Ulcus gummosum wird sich nach dem Mitgeteilten wohl häufig stellen lassen, wenn man nur beachtet, daß die Lues III bisweilen erst viele Jahrzehnte, ja 50 Jahre nach der syphilitischen Infektion auftritt. Gravagnas Fall lehrt, daß ein Ulcus gummosum noch 6 Jahre nach der syphilitischen Infektion Syphilisspirochäten enthalten kann. Auch zeigen sich manchmal an anderen Organen oder an den Knochen Veränderungen, die nur durch tertiäre Syphilis entstanden sein können und dann einen Wegweiser zur richtigen Erkennung geben. Ähnlichkeiten bieten gegenüber den gummösen Ulcerationen ulcerierte Melanosarkome, wenn sie ganz ausnahmsweise einmal keine schwarze, sondern eine weißliche Farbe zeigen, ulcerierte Fibrosarkome, die Lymphogranulomatose, das venerische Granulom, die Aktinomykose, die Sporotrichose und vornehmlich carcinomatöse und tuberkulöse Geschwüre. In dem erwähnten Fall Bollag (Klinik v. Herff-Basel) war dermatologischerseits neben einer „Lues III auch Carcinom der Vagina" diagnostiziert worden. Es zeigten sich bei der 44jährigen Unverheirateten alte keloidartige blasse Narben an der Vulva (s. auch Fall in Abb. 178), Analfurche und den Innenseiten der Oberschenkel, mehrere Ulcerationen mit tief unterminierten Rändern im Vestibulum, am Hymen und in der Vagina und eine Narbenstenose der letzteren. Der tertiär-luetische Charakter der Veränderungen wurde teils makroskopisch, teils mikroskopisch, teils durch die auf Neosalvarsan und Jod schnell eintretende Vernarbung sämtlicher Ulcera festgestellt. Nicht nur makroskopisch, sondern auch histologisch können tertiär-luetische und tuberkulöse Ulcera Ähnlichkeiten aufweisen, wie die drei folgenden Beobachtungen zeigen. Denn hier wie dort können Riesen-, Rund- und Epitheloidzellen vorhanden sein.

Hirst (1904): Die Differentialdiagnose schwankte zwischen Lues, Tuberkulose und Carcinom. Die Entscheidung wurde erst auf Grund der Heilung durch Radiumbehandlung in letzterem Sinn getroffen. — Carreras (1921): Schuppende Schwellung an der großen Labie bei einer 21jährigen Patientin mit eiternden Halslymphdrüsen. In Frage kamen Lues, Epitheliom, Tuberkulose. Mikroskopisch: Atypisches Papillom. WaR positiv. Durch antiluetische Behandlung schnelle Heilung. — Fleischmann (1925): Ein bereits 10 Jahre bestehendes, zuvor lange unter der Diagnose: „tuberkulöses Geschwür" behandeltes und wiederholt röntgenisiertes Ulcus wurde als gummöser Art erkannt, nachdem schließlich antiluetische Behandlung schnell Heilung gebracht hatte.

Die Prognose des Vulvasyphiloms ist bei richtiger Erkennung und Therapie nicht als ungünstig, dagegen in den Fällen, die in Esthiomène übergehen, als trostlos zu bezeichnen. In selteneren Fällen können sich maligne Epitheliome auf dem Boden eines tertiär-syphilitischen Gummas der Labien entwickeln, wie Beobachtungen von Taylor (1907) und Kauszynski (1924) gelehrt haben.

Auf die Therapie der Vulvasyphilis näher einzugehen, ist hier nicht der Platz. Sie fällt mit der Allgemeinbehandlung der Erkrankung nach den Grundsätzen und Erfahrungen der Syphilidologen zusammen und wird durch lokale Reinigung und lokale Behandlung unterstützt. Diese letztere kann, zumal bei den nässenden Wucherungsformen, in einem Streupulver von Kalomel und Talcum āā oder in Betupfen mit 5%igem Sublimatalkohol bestehen. In den Fällen, die ich durch Abbildungen wiedergegeben habe (z. B. Abb. 176), sah man einen erstaunlich schnellen Heilungserfolg bei breiten Kondylomen Nichtschwangerer und Schwangerer durch intravenöse Neosalvarsan- oder Silbersalvarsaninjektionen. Meist unmittelbar nach Stellung der Diagnose war Neosalvarsan — 0,15 bis 0,2 als erste Dosis, 0,3—0,4 als weitere Dosen und ungefähr 5,0 als Gesamtdosis in Intervallen von je 4 Tagen — verabreicht worden. Bei Schwangeren wurden etwas kleinere Mengen gewählt, weil bei ihnen, laut den Mitteilungen der Literatur, einige Male [z. B. Frühwald (1914)] Todesfälle beobachtet wurden, die man auf die in der Gravidität leicht eintretende Insuffizienz der Nieren und der mit entgiftender Funktion ausgestatteten Leber und Nebennieren zurückführen zu können glaubte. W. Wechselmann (1914) hat daher zuvor die Nierenfunktionsprüfung mit Milchzucker nach Schlayer anempfohlen. Von allergrößter Wichtigkeit ist die richtig eingeleitete Frühbehandlung. Zahlreiche Fälle der Literatur, auch diejenigen von ulcerösen Gummen, die Bollag und Bernhart mitgeteilt haben, lehren, daß man bei allen unklaren, längerer Behandlung gegenüber sich refraktär verhaltenden Geschwürsprozessen an Lues zu denken und selbst bei negativer WaR, wie sie im Tertiärstadium bekanntlich häufig ist, so schnell wie möglich eine antiluetische Kur einleiten soll. Bei den Syphilomen der tertiären Lues spielt neben dem Salvarsan das Jod noch immer eine wichtige Rolle. Durch längere kombinierte antiluetische Behandlung gelingt es, selbst umfangreiche Syphilome zum Verschwinden zu bringen. So berichtete Price (1921) über ein 8 cm langes und 5 cm breites, aus der Vulva herausragendes Syphilom bei einer im 9. Monat graviden Mulattin, das auf 2,5 und 1,25 cm Länge und Breite bei sechsmonatlicher Behandlung zurückgegangen war. Arthur Stein verlangte neben der antiluetischen Allgemeinbehandlung eine operative Entfernung der Syphilome einschließlich der hypertrophischen und ulcerierten Gewebe mit sofort anschließender durchgreifender Kauterisation.

2. Ulcus molle s. Ulcus venerum vulvae.

Der weiche Schanker ist eine Geschwürsbildung an der Vulva, die für den Gynäkologen eine geringere Bedeutung besitzt als für den Dermatologen bzw. Venerologen. Trotzdem verdient er wegen seiner Verwechslungsmöglichkeit mit der Initialsklerose der Syphilis. mit der er lange Zeit identifiziert worden ist, und wegen der Ähnlichkeit mit manchen anderen, auch gynäkologisch wichtigen Ulcerationen des äußeren Genitale in einem Handbuch der Gynäkologie volle Beachtung.

Das Ulcus molle ist eine Infektionskrankheit, die durch einen spezifischen Mikroorganismus hervorgerufen wird, welcher im Gegensatz zur Syphilis keine allgemeine, sondern nur eine lokale eitrige Infektion mit Erkrankung der regionären Lymphbahnen und Lymphdrüsen hervorruft und somit auch keine Immunität gegen eine spätere analoge Ansteckung verleihen kann. Der Krankheitserreger ist der Unna-Ducreysche Streptobacillus. Er läßt sich aus dem Geschwürseiter (Ducrey) und in Gewebsschnitten aus dem Geschwürsrand (Unna) nachweisen, wie denn auch eine Autoinokulation von einem vorhandenen Geschwür aus auf Haut- oder Schleimhautstellen der Kranken durch Kratzen, Wäschestücke u. dgl. oder eine Scarification mit folgender Inokulation des Eiters oder einer Reinkultur[1] der Streptobacillen [Tomaszewski, Lipschütz, Davis (1904 und 1905)] einen „Impfschanker" leicht und ungefährlich zu erzeugen vermag. A. Sommer, F. Lesser, Karl Bruck (1921) haben den Nachweis erbracht, daß auch im Scheideninhalt einer gesunden Frau, die nicht Ulcus molle-krank ist, die Erreger vorhanden sein können, und daß eine solche Streptobacillenträgerin eine weiche Schankerinfektion beim Mann hervorrufen kann. Der Bacillus läßt sich mit polychromem Methylenblau oder Boraxmethylenblau und nachfolgender Differenzierung mit Glycerinäther färben[2] und nach Gram — was differentialdiagnostisch wichtig sein kann — entfärben. Besonders empfohlen wird zur Darstellung des Erregers die Gramsche Färbung und Nachfärbung nach Unna-Pappenheim mit Methylgrün-Pyronin. Er erscheint als kleines, meist kurzes Stäbchen mit rundlichen oder eckigen Enden, einzeln oder zu zweien, und oft in Eiterzellen eingeschlossen, oder in kurzen, bei Wachstum im Kondenswasser langen Ketten. Durch eine Art Polfärbung entstehen als Ausdruck der Teilung „Hantel-", „Biskuit-" und „Schiffchenformen". Charakteristisch ist die Unbeweglichkeit im hängenden Tropfen und das Ausbleiben jeden Wachstums bei Überimpfung auf die gewöhnlichen Nährböden.

Die Übertragung geschieht — gleich Syphilis, Gonorrhöe, Granuloma inguinale ulcerativum — fast nur auf geschlechtlichem Weg und immer nur an der Stelle einer kleinsten Haut- oder Schleimhautwunde. Doch sind auch Ulcera mollia bei ganz kleinen

---

[1] Der geeignete Nährboden besteht aus zwei Teilen Agar und einem Teil Blutserum oder Blut von Mensch, Kaninchen, Hund. Der Bacillus wächst nur auf der Oberfläche und vor allem — und im Gegensatz zu anderen Bakterien — in dem Blutagar-Kondenswasser. Vor der Entnahme des Impfmaterials ist das Ulcus zu reinigen (Sublimat) und für 24 Stunden mit einer Kollodiumdecke zu versehen, um einem Überwuchern der gewöhnlichen Eitererreger vorzubeugen.

[2] Nach Unna (zit. nach Bruhns in Rieckes Lehrbuch) Färbung 24 Stunden in Methylenblau.

Methylenblau			Coque ad remanent.		100,0
Kal. carbonici	āā	1,0	Adde: Methylenblau		
Aq. dest.		100,0	Boracis	āā	1,0
Spirit.		20,0	Aq. dest.		100,0

Trocknen der stark überfärbten Schnitte mit Löschpapier, Entfärbung wenige Sekunden lang in Glycerinäther, Trocknen mit Löschpapier, kurzes Entwässern in Alkohol absol., Öl, Balsam.

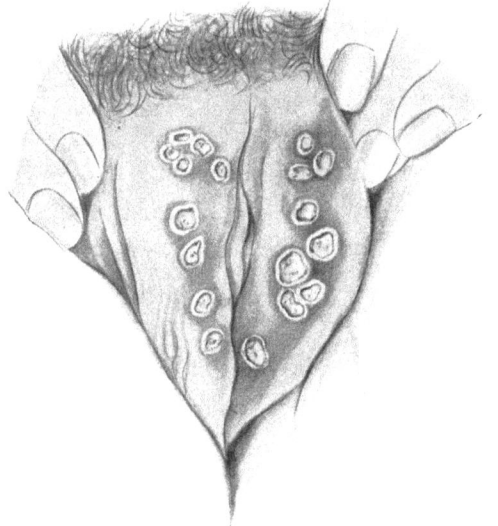
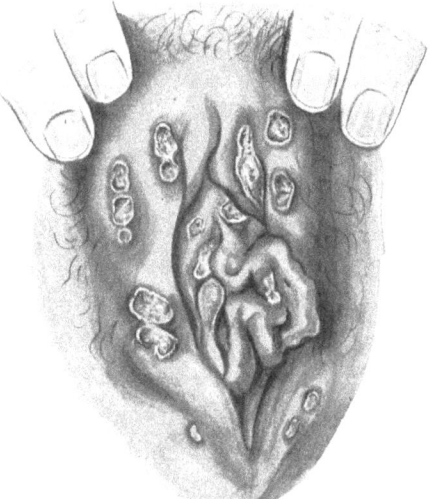

Abb. 179. Innere Fläche der großen weiblichen Schamlippen, nach außen gedrängt. Auf jeder Fläche je neun bis erbsenflächengroße weiche Schanker, die in natürlicher Lage der Labien größtenteils aufeinander fallen. Die große Anzahl von Schankern ist durch sukzessive Autoinokulation entstanden.

Abb. 180. Multiple Ulcera mollia. Die großen und kleinen Labien, das Praeputium clitoridis mit zahlreichen bis pfenniggroßen weichen Schankern besetzt. Das linke kleine Labium faltig-wulstig vergrößert und hervorragend, fühlt sich sehr hart und starr an.

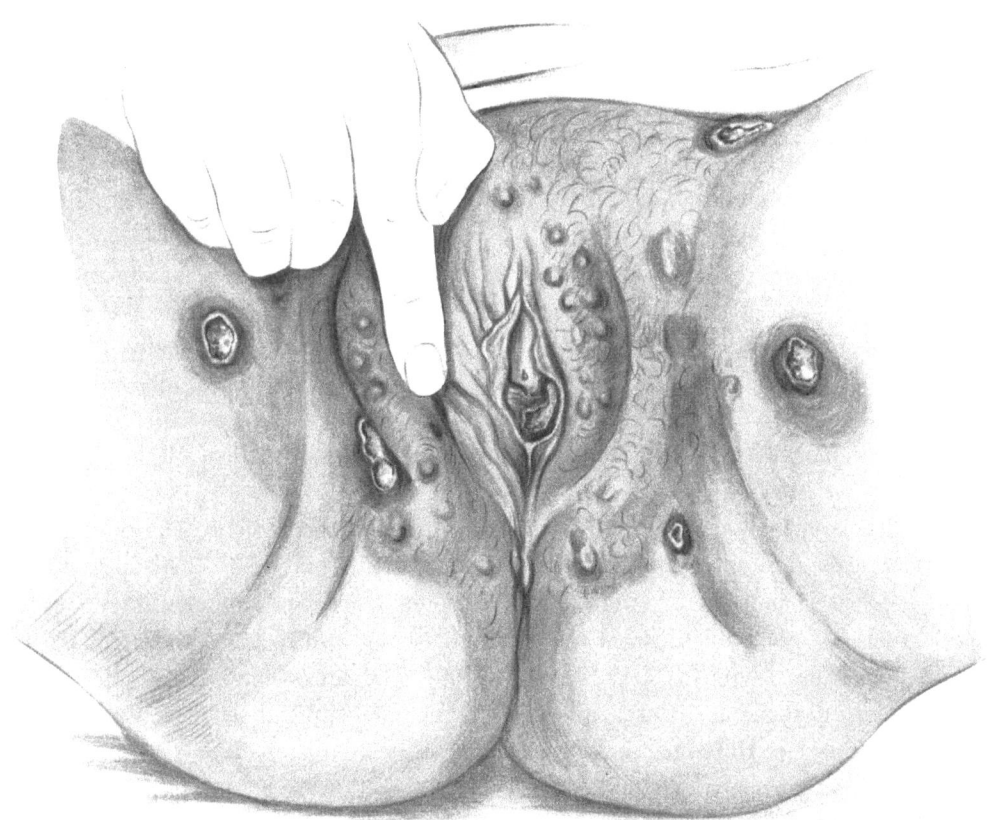

Abb. 181. Ein weicher Schanker in der schiffchenförmigen Grube und je zwei auf den Schenkelflächen. Links ein offener schankröser Leistenbubo. Überdies auf der Außenfläche der großen Schamlippen und am Schenkel zahlreiche erbsengroße, teils konische, teils flach-erhabene, derbe, rotbraune Knoten (Papeln), deren einzelne mit der Pustelbildung an ihrer Spitze sich in der Umwandlung zu Schanker befinden.
(Abb. 179—181 nach Kaposi: Die Syphilis der Haut und der angrenzenden Schleimhäute 1873.)

Kindern, so von Buschke und Erich Langer (1925) bei einem 2jährigen Mädchen, beobachtet worden. In diesem Fall waren außer einem zehnpfennigstückgroßen Ulcus am linken großen Labium und einem etwas kleineren Abklatschgeschwür an der korrespondierenden rechten Seite auch Ulcerationen am Scheideneingang, am rechten Handgelenk und an der Außenseite des rechten Malleolus vorhanden. Im Ausstrich aus den Geschwüren fanden sich massenhaft Streptobacillen. Die Infektionsquelle blieb unbekannt. Der Übertragung der Streptobacillen folgt nach der kurzen Inkubationszeit von zwei, spätestens drei Tagen, während welcher leichte Temperatursteigerungen vorhanden sein können, ein rotes Knötchen oder ein Bläschen mit infiltrierter Basis. Auf der Kuppe der papulösen Erhebung bildet sich bald eine Pustel, die rasch zerfällt. Aus ihr entwickelt sich ein weich, nicht derb, wie bei der syphilitischen Initialsklerose, sich anfühlendes, rundliches oder, falls die Übertragung auf einen Einriß geschah, längliches Geschwür (Abb. 179—181). Es zeigt einen scharf geschnittenen, steil abfallenden, etwas zackigen und ein wenig unterminierten, bei Berührung schlaffen, schmerzhaften, nur geringe Granulationsbildung zeigenden Rand, einen entzündlich stark geröteten Saum und höckrigen Grund. Dieser ist mit einem gelb- oder graugelb-eitrigen, speckigen oder borkigen, ziemlich festhaftenden Belag versehen. Eine diffuse ödematöse Schwellung kann sich vornehmlich an den kleinen Labien einstellen. Auf Berührung ist das Ulcus molle stark empfindlich, während es spontane Schmerzhaftigkeit meist nicht verursacht.

Prädilektionssitze der Ulcera mollia sind die Schleimhäute der Umgebung des Scheideneingangs: die Fossa navicularis, die Urethralmündung, der Hymenalsaum oder seine Karunkeln, die Innen- und Außenflächen der kleinen Labien und ihr Frenulum, die Ausmündungsstellen der Bartholinischen Drüsen. Geschwüre in Einzahl sind nicht häufig. In der Regel findet sich die für die Ulcera mollia charakteristische multiple Anordnung, die durch zufällige Überimpfungen (Autoinokulationen) des Eiters an gegenüberliegenden Stellen der Vulva, an der Haut des Dammes, der benachbarten Oberschenkelgegenden, des Afters oder an entfernteren Körperregionen zustandekommt und zumal dann beobachtet wird, wenn vorher mehrere Herpesbläschen oder Scabieskratzeffekte vorhanden gewesen sind. Auch an der Schleimhaut der Vagina, besonders der des Fornix posterior, und an der Portio vaginalis können solche Geschwüre vorhanden sein. Vielfach wurden gleichzeitig 30—40 Ulcera mollia gesehen. Sehr schöne farbige Abbildungen der Ulcera mollia vulvae haben Jacobi-Zieler (1924, Tafel 167) gegeben.

Die Neigung der Geschwüre zur Heilung ist gering. Der progrediente Charakter, erkennbar an dem angenagten, unterhöhlten, überhängenden Rand, bleibt 2—4—6 Wochen bestehen. Erst dann pflegt Heilung und Vernarbung einzutreten. Zuweilen kommen durch die multiplen, chronisch verlaufenden Ulcera mollia merkwürdige elephantiastische Hypertrophien der kleinen Labien [R. W. Taylor (1890)] oder zahlreiche kleinere oder größere Lochbildungen zustande. Durch die letzteren nehmen die Labien das Aussehen eines Netzes oder eines vom Holzwurm befallenen Holzes an. In einem solchen Fall Nassauers legten sich die netzförmigen Schamlippen zu einem kleinen Konvolut zusammen und boten dem Manne, mit dem die Frau eine neue Ehe eingehen wollte, ein buchstäblich netzförmiges Hindernis, das die Patientin veranlaßte, Abhilfe zu suchen, die Nassauer durch die Exstirpation beider Labien erreichte.

Die histologische Struktur des Ulcus venereum ist aus Jacobi-Zieler und vor allem aus Kyrles „Vorlesungen über Histo-Biologie der menschlichen Haut" zu ersehen. Sie ist verschieden, je nachdem das wegen seines schnellen Verlaufs selten zu sehende Knötchenstadium oder das Pustelstadium (Abb. bei Jacobi-Zieler) oder das Geschwürsstadium (Abb. bei Kyrle) zur Untersuchung kommt. Die eitrige Pustel läßt unter der aus der abgehobenen Hornschicht bestehenden Bläschendecke eine eitrige Einschmelzung der Lederhaut und in der Umgebung starke Gefäßerweiterungen mit perivasculären Infiltrationen, bestehend aus Lymphocyten, mehrkernigen Leukocyten und Plasmazellen, sowie eine ödematöse Durchtränkung erkennen. Das Ödem und die gruppenweise vorhandene Infiltration bedingen die Weichheit des Ulcus venereum, während die Härte des syphilitischen Primäraffektes auf der gleichmäßigen zelligen Gewebsverdichtung beruht. Die an das scharf abgesetzte Ulcus angrenzende Epidermis zeigt die Erscheinungen der Akanthose.

Zuweilen stellt sich eine lokale Lymphangitis, häufiger eine Lymphadenitis der Leistengegenden in Begleitung oder auch im Gefolge der an sich lokalen Ulcera venerea vulvae — oft erst nach Wochen, während der Vernarbung derselben, oder gar erst nach Monaten, nach eingetretener Heilung — ein. Mit den Drüsenschwellungen, Bubonen, pflegt sich eine Vereiterung des Drüsenparenchyms und eine Entzündung des sie umgebenden Bindegewebes (Periadenitis) zu verbinden, so daß rundliche, prall-elastische oder gar fluktuierende, von geröteter und gespannter Haut überzogene, schmerzhafte Tumoren, sowie Verwachsungen mehrerer Drüsen untereinander und mit der Nachbarschaft entstehen. Dann kommt es nicht zur spontanen Rückbildung, sondern zum Durchbruch des Eiters nach außen durch die Haut der Leistengegend, sofern nicht für längere Zeit eine Geschwürs- und Fistelbildung bestehen bleibt. Bei einseitigem Sitz des Ulcus molle finden sich die Leistenbubonen bald gleichseitig, bald kontralateral, bald bilateral, was in dem typischen oder atypischen anatomischen Verlauf der Lymphgefäße begründet ist. Beiderseitige Bubonen werden fast nur bei multiplen Ulcera mollia beobachtet. Von dem Bubo zu unterscheiden ist der sog. Bubonulus, eine umschriebene Lymphgefäßentzündung auf der Strecke zwischen Vulva und Regio inguinalis. Er erscheint als halbkugeliger Abszeß mit Rötung und Schmerzhaftigkeit der Haut, der nach außen durchbrechen kann. Die Dermatologen sagen in solchen Fällen: Der Bubonulus ist „schankrös" geworden, d. h. er bietet das Bild des Schankers dar. Alle diese Entzündungen der Lymphgefäße und Lymphdrüsen werden in der Regel ausschließlich durch den Ducrey-Unnaschen Streptobacillus, selten durch eine Mischinfektion mit anderen pyogenen Bakterien hervorgerufen, wie sich nicht nur aus der bakteriologischen und histologischen Untersuchung (Tomaszewsky), sondern auch aus der sich anschließenden Bildung eines Tochtergeschwürs an der Perforationsstelle eines Bubo oder Bubonulus (sog. schankröser Bubo oder Bubonulus) ergibt.

Neben den typisch aussehenden und verlaufenden Ulcera mollia gibt es auch atypische, und diese gerade an der Vulva; sie haben vor allem differentialdiagnostische Bedeutung; es sind die folgenden:

1. Harmlos, „abortiv" verlaufende Ulcera mollia, die, kaum zur Beobachtung gekommen, sich schon wieder zurückbilden.

2. Ulcera mollia elevata. Hierbei treten auf dem Grund des Geschwürs durch

starke Wucherungen von Granulationen üppige Höcker- oder Warzenbildungen auf, die sich über die unterminierten Geschwürsränder pilzförmig erheben und diese verdecken. Nach Jadassohn bevorzugen sie die Interlabialfalten.

3. Ulcera mollia follicularia s. miliaria s. lochartige Follikularschanker. Es sind kleine multiple, acnepustelartige Geschwürchen, die sich vorwiegend um die infizierten Haarfollikel bilden, woraus sich erklärt, daß aus ihrer Mitte anfangs ein Haar herausragt. Sie entstehen dadurch, daß die Streptobacillen längs der Haarwurzeln in die Tiefe vordringen. Diese Ulcera zeigen demgemäß eine beträchtliche Tiefe und finden sich nicht auf der Schleimhaut der Vulva, sondern nur an den Hautstellen mit Behaarung: den Außenflächen der großen Labien, den Genitocruralfalten, der Damm- und Analregion.

4. Das seltene, durch Konfluenz zahlreicher benachbarter Schankergeschwüre entstandene Ulcus molle serpiginosum ist nach Bruhns (Rieckes Lehrbuch der Haut- und Geschlechtskrankheiten) „durch die beständige Neigung, nach der einen Seite weiterzugreifen, während von der anderen Seite her vorwärtsschreitende Heilung eintritt, wobei aber immer eine offene Geschwürsfläche bestehen bleibt", charakterisiert. Das Geschwür bleibt also nicht auf seinen ursprünglichen Sitz beschränkt. Es ist von konvexen, girlandenähnlichen Rändern begrenzt, schreitet von der Vulva oder eröffneten Leistenbubonen auf die Nachbarschaft, auch auf Oberschenkel, Damm, Gesäß und Bauch, und zwar mehr in der Fläche als in der Tiefe, fort und bleibt viele Monate oder gar Jahre bestehen, ohne daß es ausheilt. Es erinnert durch seine Gestalt und seinen Verlauf an ein Ulcus serpiginosum syphiliticum, nach Taylor an einen Lupus, nach Thalmann an ein Ulcus gonorrhoicum. Ein schönes Farbenbild hat Jadassohn in seiner Neubearbeitung des Lesserschen Lehrbuchs und Strümpke im Jadassohnschen Handbuch — es ist der gleiche Fall — gegeben. Als charakteristisch wird hier die narbige Abheilung im Zentrum des vielleicht handtellergroßen, wesentlich die rechte Glutäalgegend einnehmenden, bis zum Damm und zur Vulva fortschreitenden Geschwüres bezeichnet. Fälle von Ulcus molle serpiginosum hat vornehmlich der New Yorker Dermatologe R. W. Taylor (1890) beschrieben. Gerade bei dieser Form des Schankers können neben den Ulcerationen rotgefärbte, bald weichere, bald derbere Hyperplasien und Hypertrophien der Vulva und des Anus vorkommen, die in den gerunzelten Falten des letzteren verborgen liegen. Taylor hat auch auf die Indolenz der Kranken und die Schmerzlosigkeit der Ulcerationen, welche den Coitus trotz der Stenosierung des Introitus vaginae weiter auszuführen gestatte, hingewiesen. Doch geht aus seinen Beschreibungen von gleichzeitig vorhandenen derben Schwielen und Ulcerationen an Vagina, Rectum, Anus, Septum recto-vaginale und vesico-vaginale für mich hervor, daß es sich in diesen Fällen nicht mehr um ein verschlepptes und sehr chronisch gewordenes Ulcus molle, sondern um eine im Gefolge desselben aufgetretene Esthiomène gehandelt hat (s. S. 408). Cordes (1923) hat Ulcera mollia serpiginosa beschrieben, deren enorme Ausdehnung von der Vulva über die Leistengegend bis zum Nabel und Rippenbogen im Anschluß an einen inzidierten Bubo entstanden war und sich erst nach jahrelangem Krankenlager bis auf einen kleinen Rest am Labium majus zurückbildete; von hier aus erneutes flächenhaftes Fortschreiten auf Gesäß und Hinterseite des Oberschenkels. Der Fall ist auch durch die großen Schwierigkeiten der Diagnose bemerkenswert. Die Kranke wurde wegen Verdacht auf die als venerisches Granulom (s. S. 336) bezeichnete Geschlechtskrankheit, obwohl sie nie in den Tropen gewesen war, dem Tropen-

institut in Hamburg zugewiesen, wo man in Gewebsschnitten die Unna-Ducreyschen Bacillen des Ulcus molle nachzuweisen vermochte.

5. Das Ulcus molle gangraenosum (Abb. 182) ist nicht nur durch ein ziemlich gleichmäßiges Fortschreiten in der Fläche und Tiefe, sondern auch durch einen starken Zerstörungs- und Nekrotisierungsprozeß und somit Gewebszerfall und Blutungen, die durch Gefäßarrosionen entstehen, gekennzeichnet. Jacobi-Zieler bringen in ihrem Lehrbuch und Atlas der Haut- und Geschlechtskrankheiten ein sehr gutes Farbenbild der beträchtlichen Ausdehnung der die ganze Vulva und die angrenzenden Oberschenkelpartien einnehmenden Ulcerationen, welche von intensiv geröteten Rändern umgeben und mit mächtigen, schwarzbraunroten, offenbar aus hämorrhagischem, eingedicktem Eiter bestehenden Krusten bedeckt sind. Der mit starker Schmerzhaftigkeit und oft mit Fieber und Allgemeinerscheinungen verbundene Geschwürsprozeß kann gelegentlich zu Sepsis und Tod führen. Nach Jacobi entsteht diese Geschwürsform vorzugsweise bei Diabetikern und Kachektischen durch Mischinfektion. Matzenauer faßt diese gangränösen Ulcera als Schanker in Kombination mit dem Hospitalbrand (S. 376) auf; sie sind danach nicht allein auf Streptobacillen, sondern gleichzeitig auf fusiforme Stäbchen und Spirochäten zurückzuführen. Doch ist die Frage der „fusospirillären Infektion" noch nicht genügend geklärt. Nach Jacobi-Zieler ist die Zugehörigkeit

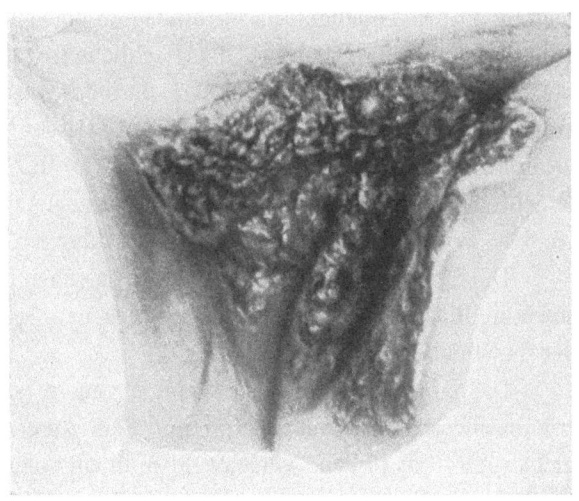

Abb. 182. Ulcus molle gangraenosum. (Nach Jacobi-Zieler, Bild im Original farbig.) Großes, unregelmäßig begrenztes serpiginöses Ulcus mit nekrotischen Massen belegt. Stark entzündlich gerötete Umgebung.

dieser Form von Ulcus gangraenosum zum Ulcus molle nur aus dem gleichzeitigen Vorhandensein von weichen Schankergeschwüren an anderen Stellen zu erkennen.

6. Das Ulcus molle phagedaenicum s. phagedänischer Schanker stellt einen dem Ulcus gangraenosum ähnlichen, aber harmloser verlaufenden und sich vorwiegend in der Fläche ausbreitenden Zerstörungsprozeß dar, der auf die gleiche fusospirilläre Mischinfektion zurückgeführt wird.

7. Das Ulcus mixtum, der gemischte Schanker, ist auf eine Doppelinfektion mit den Ducrey-Unnaschen Streptobacillen und den Syphilis-Spirochäten zu beziehen, die in gegenseitiger Unabhängigkeit zustandekommt. Es zeigt anfangs alle Eigenschaften des Ulcus molle, vor allem dessen Weichheit, entwickelt sich aber im Verlauf von mehreren Wochen, nach der üblichen Inkubationszeit der Syphilis, unter zunehmender Verhärtung, zu einem syphilitischen Primäraffekt mit Auftreten luetischer Allgemeinerscheinungen und einer Skleradenitis. Diese Ulcerationsform gab Finger (1902) Veranlassung, beim Ulcus molle grundsätzlich zur Vorsicht in diagnostisch-prognostischer Hinsicht zu mahnen

und anzuempfehlen, eine Entscheidung erst 3—4 Monate nach eingetretener Infektion zu treffen, nach welcher Zeit Induration und Skleradenitis eingetreten sind.

Verlauf. Das Ulcus molle der Schleimhaut pflegt sich schneller auszubreiten als das der Haut, was in der Succulenz der ersteren gegenüber der relativen Derbheit der letzteren Begründung findet. Eine starke Blut- und Lymphüberfüllung der Mucosa, wie sie bei sexuellen Störungen, im Prämenstruum und in der Schwangerschaft vorhanden ist, begünstigt eine stärkere Ausbreitung der Ulcerationen in der Fläche wie in der Tiefe, einen längeren Verlauf des Prozesses und die Entstehung von Drüsenvereiterungen. Wenn man von den sehr seltenen destruktiven Formen: dem Ulcus molle serpiginosum, gangraenosum und phagedaenicum, sowie den schweren Lymphdrüsensuppurationen absieht, so tritt, selbst wenn eine Behandlung unterbleibt, meist innerhalb von 3—6 Wochen Spontanheilung ein; sie geschieht, da die bindegewebigen Teile der Cutis zur Nekrose kommen, unter Bildung einer scharfrandigen, oberflächlichen, weißen Narbe. Diese kann in späterer Zeit verschwinden. Manchmal können derb-ödematöse, tumorartige, hyperplastisch-hypertrophische Verdickungen und elephantiastische Bildungen der Labien und Hymenalkarunkeln zurückbleiben [Gosselin (1877), R. W. Taylor (1890)], die dann meines Erachtens, wie bereits bemerkt, als Esthiomène zu bezeichnen sind und in diesem Kapitel (S. 398) erörtert werden. Auch Lochbildungen der Nymphen kommen vor (S. 180).

Die Symptome der Ulcera mollia bestehen in eitrigem Ausfluß, Juckreiz, Schmerzen, sowie in Blutungen beim Geschlechtsverkehr. Schmerzen bereiten auch die Schwellungen der Leistendrüsen.

Die Diagnose der Ulcera mollia venera ist nach dem Mitgeteilten aus der kurzen Inkubationszeit, der Multiplizität und dem Aussehen der Geschwüre makroskopisch meist nicht schwer zu stellen. Gleichwohl muß sie auch mikroskopisch und möglichst auch kulturell durch die oben erörterte Methode des Nachweises der Streptobacillen und gegebenenfalls durch die Inokulation des Eiters auf andere Körperstellen des Erkrankten erhärtet werden. Die Abgrenzung der Ulcera mollia gegenüber dem Ulcus durum der primären Syphilis ergibt sich schon aus dem Namen: dort in der Regel mehrere weiche Geschwüre, hier oft nur ein einzelnes hartes, meist knorpelhartes Geschwür oder besser gesagt eine entzündliche Neubildung. Doch ist es auch für den Gynäkologen wichtig zu wissen, daß gerade bei schwangeren und besonders hochschwangeren Frauen multiple, flache, schmerzhafte Ulcerationen auftreten können, die der wenig Erfahrene als Ulcera mollia auffassen möchte, bis dann einige Tage später typische Condylomata syphilitica erscheinen (einen solchen Fall zeigt Abb. 168). Dem Gesagten hinzuzufügen ist, daß sich die Ulcera mollia durch starke Schmerzhaftigkeit und zackige, überhängende, unterminierte Ränder und einen nur mäßig infiltrierten Grund auszeichnen, während das Ulcus durum schmerzlos, mit derben, ziemlich glatten Rändern und einem derben, oft knorpelharten Grund versehen ist. Die geschwollenen Leistendrüsen sind beim weichen Schanker weich, schmerzhaft und auf der Unterlage meist nicht verschiebbar, da sie akut-entzündlich entstanden sind und zu Vereiterung neigen, beim harten Schanker derb, da eine Skleradenitis besteht, und zugleich schmerzlos und verschieblich. Zudem findet man beim Ulcus molle häufig nur wenige Drüsen geschwollen, während bei Syphilis viele harte Drüsen vorhanden sind. Die örtliche Beschränkung der Infektion und das Ausbleiben einer Allgemeininfektion sprechen gegen Syphilis, der Spirochätenbefund und die positive WaR für sie.

Differentialdiagnostisch kommen noch andere Ulcerationen, so in erster Linie die Ulcera herpetica, aphthosa, diphtherica, gonorrhoica und diabetica, die Ulcera vulvae acuta Lipschütz und in den Tropen die Ulcerationen beim Granuloma venereum — s. den oben erwähnten Fall Cordes — in Frage. Sie alle lassen sich nach dem, was in den entsprechenden Kapiteln anzugeben sein wird, meist wohl ohne große Schwierigkeiten abgrenzen. Von ausschlaggebender Bedeutung ist aber immer der Nachweis des spezifischen Erregers der betreffenden Krankheit.

Die Prognose der Ulcera mollia ist durchaus günstig, wenn man von den sehr seltenen destruierenden Formen absieht. Sie hängt vornehmlich von der oft gleichzeitigen Übertragung der Syphilis ab, aus welchem Grund bei langsam oder nicht heilenden Geschwüren, wie bereits angegeben, erst 3—4 Monate nach der Ansteckung eine endgültige Entscheidung zu treffen ist.

Die Therapie des Ulcus molle kann hier nicht in allen Einzelheiten erörtert werden; solche sind den dermatologischen Lehrbüchern zu entnehmen. Sie ist bestrebt, das spezifische in ein gewöhnliches und dann schnell heilendes Ulcus umzuwandeln. Operative Methoden sind beim Ulcus heute verlassen. Besonders im Gebrauch und von Erfolg sind der Lapisstift, welcher aber unschöne Narben erzeugt, und Acidum carbolicum liquefactum, deren jetzt allgemeine dermatologische Anwendung — wie wenig bekannt sein dürfte — auf des Gynäkologen v. Herff (1895) Empfehlung und seine ausgezeichneten Resultate zurückgeht. Die Carbolsäure wird nach seinem Vorschlag heute wohl allgemein mit watteumwickelten Holzstäbchen auf die Ulcera aufgetragen. Auch die unterminierten Geschwürsränder werden damit ohne stärkeren Druck ausgewischt, während die umgebende Haut vor der Carbolätzung sorgsam bewahrt bleiben muß. In unmittelbarem Anschluß an die Ätzung ist Jodoformpulver, das geradezu als Specificum des Ulcus molle wirkt, oder Jodtinktur oder ein Jodoformbrei (nach Jacobi-Zieler Jodoform 1,0—2,0, Bolus alba 10,0, Mucilago Gummi arabici 4,0, Glycerin 60,0) aufzutragen. Um einer Jodoformdermatitis vorzubeugen, hat Jadassohn empfohlen, zuvor durch einen „Reizversuch" die Empfindlichkeit der Kranken gegen Jodoform zu prüfen: Aufpudern auf irgend eine leicht angeschabte Hautstelle und sorgfältige Abdeckung derselben durch Gaze und Heftpflaster. Bei Idiosynkrasie tritt nach 24 Stunden eine Entzündung ein; bleibt sie aus, so kann man Jodoform verwenden. Will man die genannten Mittel besonders gut zur Wirkung bringen, so kann es erforderlich sein, unterhöhlte Ränder und beim Ulcus molle elevatum auch den Geschwürsgrund mit dem scharfen Löffel zu glätten und anzufrischen und mit dem Paquelin zu verschorfen. Beim Ulcus molle serpiginosum hat Sauerhering (1923) die Kaltkaustik angeraten, mit der ein Graben im umgrenzenden gesunden Gewebe gezogen wird, um dem Fortschreiten des Prozesses Einhalt zu tun. Die Lymphangitis und Lymphadenitis pflegt durch Bettruhe, die im akuten Stadium immer erforderlich ist, und gründliche Geschwürsbehandlung schnell zurückzugehen. Während die Dermatologen bei venerischen Bubonen im Beginn immer kühle Umschläge verordnet haben, hat Tomasczewsky, gestützt auf seinen Nachweis, daß Streptobacillen-Reinkulturen bei Temperaturen über 38° C sich nicht vermehren und bei 39° absterben, lokale Wärmezufuhr empfohlen. Bei ausgesprochen vereiterten Bubonen wenden die Dermatologen Punktion mit nachfolgender Injektion von Jodtinktur oder 2%iger Argentum nitricum-Lösung an. Ausgedehnte Bubonen ohne oder mit Fistelbildungen sind nach den Regeln der Chirurgie durch breite Incision mit folgender Auskratzung, Abtragung der Wundränder und Jodoformbehandlung oder durch operative Radikalausräumung der Drüsen zu behandeln. Doch empfehlen manche, von der letzteren nach Möglichkeit abzusehen, weil sich danach stets ausgedehnte, derbe, tief eingezogene Narben einstellen. Daß sich an die Radikaloperation der Leistendrüsen elephantiastische Wucherungen anschließen können, wurde im Kapitel Elephantiasis (S. 285) erörtert und begründet. Genaueres über die Behandlung der Bubonen und Bubonuli ist aus Tomasczewskis Arbeit zu ersehen.

3. Ulcus gonorrhoicum vulvae.

Der Gonokokkus wird im allgemeinen als Epithelparasit bezeichnet. Die Gonorrhöe des weiblichen Genitalapparats wird als eine katarrhalisch-entzündliche oder eitrige Erkrankung der Schleimhaut, vorzugsweise der Cylinderepithel tragenden, aufgefaßt. Denn wir wissen, daß die mit Plattenepithel versehene Vagina und Portio vaginalis nur selten gonorrhoisch erkranken. Von der starken Bevorzugung der Mucosa seitens der Gonokokken gibt es aber Ausnahmen. Denn abgesehen davon, daß man zuweilen bei Gonorrhöe oberflächliche Erosionen der Haut oder Schleimhaut des Vulvo-Analgebiets findet, die nicht durch den Gonokokkus selbst, sondern durch den Reiz des Eiterausflusses, wahrscheinlich durch Gonokokkentoxine, und begünstigt durch die Hautmaceration dieser Gegend, zustandekommen, so wird selten auch beobachtet, daß der Gonokokkus auf das benachbarte submucöse und subcutane Bindegewebe der Vulva fortschreitet und Geschwürsbildungen hervorruft. Daß solche gonorrhoische Ulcerationen sekundär auf dem Boden eines gonorrhoischen Abscesses der Glandula Bartholini oder, was eine Rarität ist, der vestibularen Schleimhautdrüsen zustandekommen und sich dann durch eine tiefe Lage auszeichnen, ist schon länger bekannt; daß sie auch primär entstehen, weiß man erst seit einiger Zeit. Im ersteren Fall bildet sich innerhalb eines vom Epithel der Bartholinischen Drüse ausgekleideten Hohlraumes zunächst ein Pseudoabsceß (S. 260). Bei Steigerung des Innendrucks weicht die Wand an irgend einer Stelle auseinander und schreitet die Eiterung auf das umgebende Bindegewebe fort, so daß sich ein echter gonorrhoischer Absceß anschließt. Durch Zunahme der eitrigen Einschmelzung gegen die Oberfläche kann der Absceß durch die Schleimhaut des Introitus nach außen durchbrechen, wonach entweder Heilung eintritt oder ein tiefer, mit unterminierten Rändern versehener Substanzverlust zurückbleibt. Ein solches im Anschluß an einen Bartholinischen Absceß entstandenes Geschwür der Vulva hat zuerst wohl Nivet (1888) beschrieben; es hatte einen weichen Schanker vorgetäuscht. Die gleichen Geschwüre wurden von Planner und Remonovsky (1922) beobachtet und als keineswegs selten bezeichnet.

Fall Planner und Remonovsky: 19jährige Magd. Hochgradige Schwäche und Anämie. Florider Lungenspitzenkatarrh. Körpergewicht 32,5 kg. Kürzlich wegen luetischem Primäraffekt und Oedema indurativum mit Neosalvarsan- und Hg-Injektionen behandelt. Seit 8 Tagen Schmerzen am Genitale und eine das Gehen hindernde Schwellung, die vor 3 Tagen Eiter und Blut entleerte. Entzündliche Rötung, Schwellung und starke Druckschmerzhaftigkeit der beiden kleinen Schamlippen. Auf der Mitte der Außenseite des rechten Labium minus linsengroßes, ovales, scharf geschnittenes, glattrandiges, mit unterminierten Rändern versehenes und mit leicht entfernbarem, blutig-eitrigem Sekret bedecktes Ulcus. Eindringen der Sonde weit in die Tiefe bis zu einem zweiten, etwas größeren, perforierten Geschwür, welches die Innenfläche der kleinen Labie in der Nähe des Frenulum einnahm und von da über die Mittellinie hinaus auf die Innenfläche der linken Nymphe fortschritt. Nach sehr schmerzhaftem Entfalten der kleinen

Labien trat eine stark gerötete, entzündlich geschwellte und aufgelockerte Vorhofsschleimhaut und Eiter in großer Menge zutage. Gonorrhoische Urethritis und Cervixendometritis. In dem Eiter aller erkrankten Gewebe typische Gonokokken in Reinkultur. Es handelte sich somit um eine Gonorrhöe mit Ausbildung eines rechtsseitigen Bartholinischen Abscesses und doppelter Perforation desselben an der Außen- und Innenseite der rechten kleinen Labie. Die Geschwüre waren im Anschluß an die Abszeßbildung entstanden und zeigten Tendenz zu weiterer Ausbreitung und zu geringer Heilung.

Daß auch primär gonorrhoische Geschwüre an der Vulva als selbständig verlaufende Erkrankung zustandekommen können, haben Beobachtungen von Salomon (1903), Thalmann (1904), Fräulein Fuchs [Klinik Jadassohn (1922)] gelehrt. Nach dem heutigen Stand der Kenntnisse hat man demnach drei Formen der Ulcera gonorrhoica zu unterscheiden: Oberflächliche (Fuchs), tiefe (Salomon), die nach einer Beobachtung von Hahn die Ausmündungsstelle der Bartholinischen Drüse bevorzugen, und die „Ulcera gonorrhoica serpiginosa" von Thalmann. Die oberflächlichen Trippergeschwüre haben einen flachen, wenig belegten, kaum indurierten und selten unterminierten Grund, der auffallend leicht blutet (Fuchs); sie dürften wohl nicht zu den Seltenheiten gehören, wenn man nur in jedem Fall von Urethralgonorrhöe auf sie achten würde. Durch spezifische Behandlung lassen sie sich leicht beeinflussen. Sie heilten in den 5 Fällen von Fuchs, darunter zweimal nach einem Partus, durch 10%ige Argentum nitricum-Bepinselung in 2—3 Wochen unter Zurücklassung einer ganz oberflächlichen glatten Narbe aus. Die tiefen Ulcera gonorrhoica haben ein scharfrandiges, wie mit dem Locheisen ausgestanztes Aussehen und sind sehr schmerzhaft; auch bei ihnen ist eine Neigung zur Blutung bemerkenswert. Die Ulcera serpiginosa endlich zeichnen sich durch ihren bösartigen Verlauf aus. Die beiden letztgenannten, von Salomon und Thalmann beschriebenen Ulcerationen will ich wegen ihrer offenbaren Seltenheit und Wichtigkeit hier anführen:

Salomon (Klinik Herxheimer) nahm in seinem Fall von gonorrhoischen Hautgeschwüren eine direkte Überimpfung von Gonokokken auf die äußere Haut an: 20jährige Patientin. Starke Eiterung aus Harnröhre und Cervix mit zahlreichen Gonokokken. Sehr beträchtliche Schwellung der großen und kleinen Labien. Intakte Bartholinische Drüsen. Auf dem Kamm der stark geröteten rechtsseitigen Nymphe ein 3 cm langes, 1½—2 cm tiefes, keilförmiges, scharf geschnittenes, sehr schmerzhaftes Geschwür mit mäßig stark indurierten Rändern und einem schwärzlich-schmutzigen, im Abstoßen begriffenen Belag. Große Neigung des Ulcus zur Blutung. Bald entstand noch ein zweites Geschwür auf dem Kamm der linken kleinen Labie. Ausschließlich Gonokokken wurden durch die mikroskopische Untersuchung, die Kultur auf Ascitesagar, den Tierversuch und in Schnitten eines exzidierten Gewebsstückes nachgewiesen. Nach Rückgang des Ödems und Reinigung der Geschwüre hatte man beim einen Ulcus den Eindruck einer mit einem scharfen Messer gesetzten Schnittwunde, während das andere eine tiefe, spitz zulaufende Tasche zurückließ. — Thalmanns 1. Fall (Klinik Lesser): Bei einer 23jährigen Patientin, bei welcher die Diagnose auf Lues, Ulcus molle und Gonorrhöe gestellt worden war, zeigte die linke große Labie in ganzer Ausdehnung eine starke Schwellung mit blauvioletter Hautverfärbung und ein Oedema indurativum. Die linksseitigen Leistendrüsen bildeten ein faustgroßes, zusammenhängendes, mit stark livide verfärbter Haut überzogenes Paket ohne Fluktuation und fast ohne Schmerzhaftigkeit bei der Berührung. Auch die Empfindlichkeit der Vulva war gering und entsprach nicht einem akut-entzündlichen Prozeß. Es fand sich ein zehnpfennigstückgroßes Ulcus an der Commissura posterior der Labien und dem untersten Teil der hinteren Vaginalwand mit unregelmäßigen Rändern und einem höckrigen, eitrig belegten, nicht verhärteten Grund. Nymphen, Scheideneingang und Harnröhrenmündung mit zahlreichen oberflächlichen Epitheldefekten bedeckt. Trotz Schmierkuren mit grauer Salbe und Einspritzungen von 1%iger Protargollösung in die Harnröhre trat keine Besserung ein. 15 Tage später wurden im Ulcuseiter Gonokokken festgestellt, und zwar in der Folgezeit mehrmals und ausschließlich. Auch in Schnitten ließen sich weit im Gewebe und in den Lymphspalten Gonokokken mit Vordringen in die Tiefe nachweisen. In der Folgezeit entstanden noch einige neue Geschwüre, in deren eitrigem Belag immer wieder lediglich Gonokokken gefunden wurden. Nach Ausheilung des Prozesses blieben überall feste Narben zurück. — Thalmanns 2. Fall: Eine 20jährige Verkäuferin bekam eine schmerzhafte Anschwellung der rechtsseitigen Leistendrüsen, woselbst ein gut hühnereigroßer, auf der Höhe mit einer linsengroßen frischen Durchbruchsstelle versehener Bubo entstanden war. In Harnröhre, Vagina und Cervix ließen sich trotz vorhandener Eiterung keine Gonokokken, sondern nur Eiterkörperchen nachweisen. Der Bubo heilte nicht und mußte operativ entfernt werden. In den aus ihm gefertigten Gewebsschnitten zeigten sich ausschließlich typische Gonokokken. 10 Wochen später trat auf der Innenseite der linken kleinen Labie eine linsengroße Öffnung auf, die in einer Tiefe von 2 cm in eine von der Bartholinischen Drüse ausgehende Absceßhöhle führte. Spaltung des Abscesses. Jetzt waren im Absceßeiter und bei der mikroskopischen Untersuchung des Urethralinhaltes ausschließlich Gonokokken nachzuweisen. Den Scheideneingang bedeckte ein schmutzig belegtes Ulcus von Groschengröße. Auch eine Rectalgonorrhöe war vorhanden. Feststellung der Gonokokken auch in den Schnitten des Geschwürsrandes. Sekundäre Ulcera zu erzeugen, gelang Thalmann in beiden Fällen nicht, obwohl im ersten Fall in eine winzige Schnittwunde der vorderen Bauchwand eine geringe Menge einer 24 stündigen Ascitesagar-Kultur eingeimpft worden war.

Ergänzt man diese drei Beobachtungen durch zwei Fälle von „Ulcus gonorrhoicum serpiginosum" der Glans penis beim Manne, die Xylander (1909) beschrieben hat, durch eine Mitteilung von Almkvist aus der dermatologischen Klinik von Welander (1899) über eine durch Gonokokken verursachte Phlegmone, und durch die allen diesen Beobachtungen weit vorauseilende bedeutsame Feststellung von Wertheim (1892), daß der Gonokokkus allein die Fähigkeit hat, vom Epithel der Uterus- oder Tubenschleimhaut aus in das Bindegewebe einzudringen und, dem Verlauf der Gewebs- und Lymphspalten folgend, eine gonorrhoische Parametritis zu erzeugen, so ist damit erwiesen, daß der Gonokokkus unter besonderen Bedingungen imstande ist, hartnäckige und schwere ulcerative Eiterungen im subcutanen und submucösen Gewebe herbeizuführen. Voraussetzung dafür ist eine Schädigung der Gewebe, wie sie nach Thalmann durch langdauernde gonorrhoische Eiterungen und das wiederholte Eindringen der Infektionserreger, nach Planner und Remonovsky durch die Kombination von Lues, Tuberkulose und Gonorrhöe hervorgerufen wird.

Der Lokalisation nach fanden sich die gonorrhoischen Geschwüre sowohl an der Haut wie an der Schleimhaut, und zwar an der hinteren Commissur der großen Labien, an diesen selbst, an den kleinen Labien, im Scheideneingang, neben der Harnröhrenmündung und in der Umgebung der Analöffnung. Die Charakteristica der Ulcera gonorrhoica serpiginosa gibt Thalmann ungefähr folgendermaßen: Im ersten Stadium finden sich stecknadelkopfgroße Geschwürchen mit steilem Rand, höckrigem Grund und wenig entzündeter Umgebung, die Ähnlichkeit mit Follikulärschankern aufweisen. Die sehr schmerzhaften Hautdefekte vergrößern sich nur langsam, aber unaufhaltsam und können durch Fortschreiten im Unterhautzellgewebe die Haut auf eine Strecke von 1—2 cm unter Taschenbildungen unterminieren. Der Eiter hat oft eine hämorrhagische Beschaffenheit, weil der Geschwürsgrund zu Blutungen neigt. Die Geschwüre brechen schließlich an einer vom Primärherd etwas entfernten Stelle von unten her durch die bis dahin bläulich verfärbte und allmählich nekrotisierte Haut hindurch. Auf diese Weise kann es zu einer vollständigen Zerstörung der Cutis, zur Abhebung der kleinen Labien von ihrer Unterlage und zu Fistelbildungen am Damm kommen. Die schädigende Einwirkung auf den Allgemeinzustand beweist das intermittierende Fieber, das meist vorhanden ist. Die Unterminierung der Haut erklärt Thalmann, ebenso wie Xylander in seinen beiden Fällen, für besonders bezeichnend und diagnostisch wichtig, wohl auch gegenüber dem syphilitischen Primäraffekt, dem Ulcus molle venereum und anderen Ulcerationen der Vulva. Nach Thalmann kann das Ulcus gonorrhoicum serpiginosum sowohl durch Fortsetzung eines gonorrhoischen Prozesses tieferer Gewebe in die Haut, als auch durch direkte Gonokokkeninfektion der Haut von außen entstehen. Er meint, daß „ein Teil der bisher als Ulcera mollia serpiginosa beschriebenen Erkrankungen ganz oder zugleich in das Gebiet der gonorrhoischen Ulcera gehören". Auch eine metastatische Entstehung mancher Gonokokkengeschwüre wird angenommen. Ich füge hinzu, daß Thalmanns Beschreibung auf nahe Beziehungen der Ulcera gonorrhoica serpiginosa zur Esthiomène hinweist, bei welcher, wie wir sehen werden, die Gonorrhöe eine wichtige Rolle spielen kann (S. 407).

Der histologische Befund besteht nach Thalmann bei den Ulcera serpiginosa in einer außerordentlich starken kleinzelligen Infiltration am Geschwürsrand, die sich von der Epidermis bis in die Tiefe des subcutanen Bindegewebes erstreckt. Vom Geschwürsrand aus erfolgt ein Fortschreiten des Prozesses in strangförmigen Ausstrahlungen sowohl ins subcutane Bindegewebe als auch nach oben in das Stratum papillare, ja an manchen Stellen bis in die Epidermis. An den Stellen der stärksten Infiltration finden sich intracellulär und freiliegend Gonokokken. Bei den oberflächlichen Ulcera gonorrhoica, die Fräulein Fuchs beschrieben hat, reichte die Entzündung nicht weit in die Umgebung und in die Tiefe. Die Blut- und Lymphgefäße waren erweitert, die fixen Bindegewebszellen auffallend vermehrt und durch Leukocyten und Plasmazellen auseinandergedrängt. Doch zeigten sich die letzteren nicht so zahlreich und massig, wie in den Ulcera mollia. Die Gonokokken fanden sich vorzugsweise an den Übergangsstellen des Geschwürs zur Epidermis.

Der Verlauf der von Thalmann beschriebenen Geschwüre ist chronisch-serpiginös und nimmt Monate in Anspruch. Im Gegensatz zu ihnen nehmen die übrigen Ulcera gonorrhoica einen viel harmloseren Verlauf. Er wird aber in jedem Fall auch durch die fast stets gleichzeitig vorhandene Urethra- und Cervixgonorrhöe bestimmt. Den Übergang in Esthiomène möchte ich bei den Thalmannschen Geschwüren, wie bereits erwähnt, als sehr wahrscheinlich bezeichnen.

Die Symptome sind verschieden. Bald sind die Ulcerationen spontan und bei Berührung äußerst schmerzhaft, bald ist die Empfindlichkeit der Vulva gering. Anschwellung der Leistendrüsen kann die erste Erscheinung sein. Eine gleichzeitige Rectalgonorrhöe führt zu Tenesmen und zu Schmerzen bei der Darmentleerung. Intermittierendes Fieber ist meist vorhanden.

Die Diagnose der Ulcera gonorrhoica stützt sich auf die angegebenen Beschreibungen von Salomon, Thalmann und Fuchs und den Nachweis der Gonokokken im Eiter und in Gewebsschnitten aus den Randstellen der Geschwüre. Doch sind die Erreger lange nicht so zahlreich wie im Eiter der akuten Urethralgonorrhöe, weswegen die Durchmusterung zahlreicher Gesichtsfelder und die Provokation von Reizserum durch Argentum nitricum gefordert wird. Differentialdiagnostisch steht neben dem Ulcus gonorrhoicum serpiginosum vornehmlich das oberflächliche Ulcus gonorrhoicum und das Ulcus bei Gonorrhöe, das durch Gonotoxine hervorgerufen sein dürfte. Beide sind oberflächlich. Das Ulcus bei Gonorrhöe gleicht mehr einer Erosion als einer Ulceration. Ähnlichkeiten zeigen auch die Ulcera mollia serpiginosa mit den Ulcera gonorrhoica serpiginosa, mit denen sie bisher gewiß oft verwechselt wurden, zumal beiden die Neigung zur Unterminierung der Haut, der hartnäckige Verlauf und die Verbindung mit Leistenbubonen eigentümlich ist. Das Ulcus molle besitzt aber nicht die allen Ulcera gonorrhoica zukommende hämorrhagische

Beschaffenheit des Eiters, die Neigung zur Blutung aus dem Geschwürsgrund und das intermittierende Fieber. Daß auf Ducreysche Bacillen und Gonokokken in solchen Fällen wiederholt und besonders genau zu untersuchen ist, bedarf keiner besonderen Begründung. Auch gegenüber syphilitischen, besonders tertiär-syphilitischen Geschwüren (S. 320) und gegenüber den von Welander beschriebenen „insonten oberflächlichen Ano-Genitalgeschwüren bei Frauen" (s. S. 354) kann einmal die Entscheidung zu treffen sein.

Die Prognose ist abhängig von der Ausbreitung, welche die Krankheit bereits genommen und von der Zerstörung, die sie gesetzt hat. Hervorgehoben wird von Thalmann eine auffallende Hartnäckigkeit des Widerstandes gegenüber der Behandlung.

Zur Therapie empfahl dieser Autor den Lapisstift oder Argentum nitricum in 10%iger Lösung nach vorheriger Cocainisierung der Ulcerationen. Er wendete die Methode täglich 1—2 mal und so lange an als Gonokokken nachweisbar waren und riet, alltäglich nach ihnen zu suchen, damit bei ihrem Verschwinden die entzündungserregende Silbernitratbehandlung abgebrochen werden könne. Auch Abtragung der abgehobenen unterminierten Haut und daran anschließend energische Ätzung mit dem Lapisstift nahm er vor. Durch die $AgNO_3$-Behandlung kamen die Thalmannschen Ulcera schwer, die von Fräulein Fuchs beschriebenen leicht und schnell zur Heilung. Neben die lokale hat die allgemeine Behandlung durch Arthigon usw. zu treten. Auch scheint mir die Kräftigung des Allgemeinzustandes, zumal bei dem offenbar möglichen Übergang in Esthiomène, von großer Bedeutung zu sein.

4. Granuloma ulcerativum venereum oder pudendi.

Das venerische Granulom oder Granuloma inguinale, von den Engländern auch als groin ulceration oder sclerotising granuloma bezeichnet, ist eine in den Tropen, vornehmlich beim Weib vorkommende infektiöse, ausschließlich durch die Kohabitation übertragene Erkrankung der Vulva und Leistengegenden, welche klinisch, pathologisch-anatomisch und bakteriologisch als vierte zu der in Europa bekannten Trias der Geschlechtskrankheiten hinzukommt, aber von diesen völlig getrennt werden muß. Sie ist sehr kontagiös und auf den Kranken autoinokulabel. Nach Scheube („Die Krankheiten der warmen Länder" 1903) wurde die Erkrankung zuerst 1896 von Conyers und Daniels in Britisch-Guayana bei Negern, später in Ostindien und auf den melanesischen Inseln bei Melanesen und Papuas beobachtet. Weitere Berichte konstatierten das Vorkommen der Krankheit auch bei den Eingeborenen in Nordaustralien und an der Westküste von Afrika [Plehn (1914) u. a.]. Das venerische Granulom ist bisher in allen Erdteilen, außer Europa, beobachtet, scheint aber nach den angegebenen Verbreitungsbezirken hauptsächlich in den heißen Zonen vorzukommen. Obwohl es sich fast ausschließlich unter der dunklen Bevölkerung dieser Länder verbreitet zeigt, ist nach Goldsmith aus Australien und Neumecklenburg auch schon über Ansteckungen Weißer durch eingeborene Frauen berichtet worden. Doch scheint die Ansteckungsgefahr für andere Rassen bedeutend geringer zu sein (nach Martin Mayer und Da Rocha Lima).

Nach Kuhn, Plehn u. a., die sich mit dem Studium des venerischen Granuloms besonders beschäftigt haben, sieht man an der Infektionsstelle des äußeren Genitale, meist einer großen Schamlippe, oder nahe der Afteröffnung zuerst eine knötchenartige Verdickung, eine Papel, die unter der Oberhaut beginnt, leicht juckt, bald oberflächlich zerfällt und

Granuloma ulcerativum venereum oder pudendi.

nach außen durchbricht, also frühzeitig Geschwürscharakter annimmt. Das Ulcus zeigt rote, blutreiche und granulationsartige Wucherungen: Ulcus fungosum und papillomatosum, die sich meist über die umgebende Haut erheben, leicht bluten und eine dünne, blutigseröse, abscheulich riechende Flüssigkeit absondern (Abb. 183). Die gebildeten Granulationen und Ulcerationen breiten sich in zentrifugalen Richtungen unter der Haut aus: Ulcus serpiginosum. Auch wird der Geschwürseiter von den erkrankten Teilen auf die nähere und weitere Umgebung verschleppt. Durch eine solche Autokontaktinfektion kann in vorgeschrittenen Stadien der Krankheit die ganze Haut und Schleimhaut der Vulva und ihrer Nachbarschaft

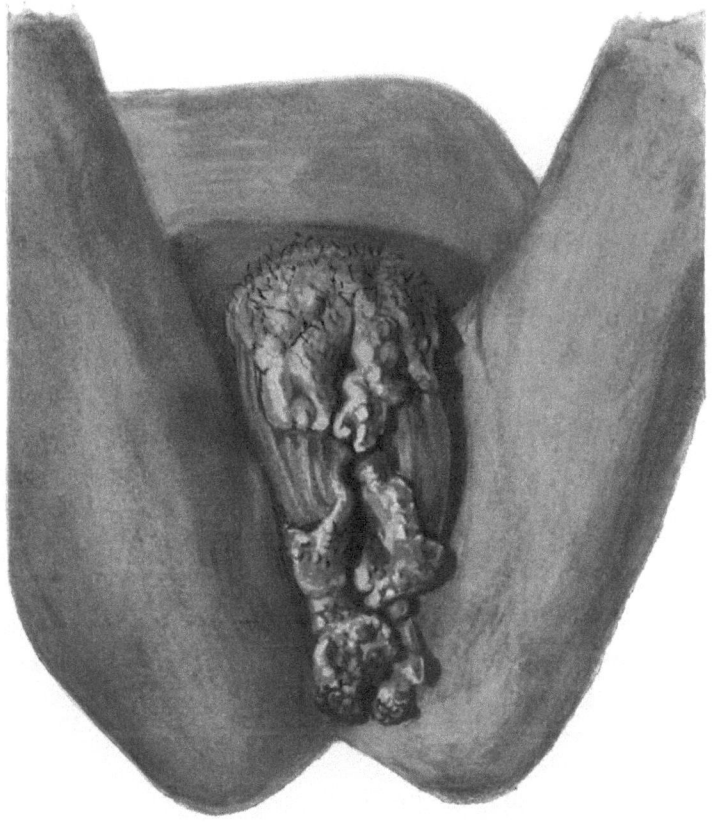

Abb. 183. Venerisches Granulom. (Nach Rocha da Lima.) (Aus Jadassohn: Handbuch der Haut- und Geschlechtskrankheiten. Bd. 21. Julius Springer, Berlin 1927.)

— meist kontinuierlich, seltener diskontinuierlich — mit kleineren und größeren Knötchen, grobpapillären Bildungen und Geschwürsflächen bedeckt sein, die mitunter bis zu dem Unterbauch, den Oberschenkeln, dem Damm und den Inguinalfalten reichen — daher auch der Name Granuloma inguinale. Infolge der gerade bei Frauen vorhandenen Neigung zu tiefgehendem Zerfall kann schließlich ein großer, kloakenartiger Geschwürstrichter entstehen, der sich von der Steißbeingegend über Perineum, Anus und Vulva bis zu den Leisten erstreckt, und in den Scheide, Mastdarm und Harnröhre einmünden. Auch Strikturen und Fistelbildungen der Vagina und Urethra und des Rectum können sich ausbilden. So kommt es zu Veränderungen, wie wir sie in ähnlicher Weise bei der weit vorgeschrittenen Esthiomène kennen lernen werden und die, gleich dieser, durch Mischinfektionen das Leben bedrohen. Selbst die Bauchhöhle kann eröffnet werden, wie W. H. Hoffmann (1903/04) und Kuhn (1906) bei Sektionen in Neu-Guinea nachgewiesen haben.

Das venerische Granulom zeichnet sich durch sehr chronischen Verlauf aus. Es bleibt Jahre und Jahrzehnte bestehen und kann in den älteren, ursprünglich zentralen Herden durch Bildung einer harten, oft überpigmentierten, leicht verletzbaren, schrumpfenden Narbe ausheilen, während es in der Peripherie weiter fortschreitet. Die Ulcerationen scheinen mir daher genau dieselben Eigenschaften darzubieten, die als charakteristisch für das Ulcus molle serpiginosum bezeichnet werden. Das Allgemeinbefinden wird in der Regel auffallend wenig gestört. Die regionären Leistenlymphdrüsen bleiben meist frei, können aber auch vereitern und geschwürig zerfallen (Thierfelder). Unter zunehmendem körperlichem Verfall pflegt endlich der Tod einzutreten. Die Granulationen haben im allgemeinen mehr Neigung zur flächenhaften als zur tiefen Ausbreitung. Kuhn bildete eine Melanesin ab, bei der sich an den großen Schamlippen und in den Leistenbeugen mit stinkenden Belägen versehene Geschwüre und schlaffe Granulationen fanden. Auch Martini (1912) und Martin Mayer-Da Rocha Lima (1927) brachten je ein Bild; das letztere, das aus einer Sammlung von Thierfelder stammt, gebe ich in Abb. 183 wieder. In den deutschen Lehr- und Handbüchern der Gynäkologie und Venerologie ist das Granuloma ulcerativum bis vor kurzem nur im „Bakteriologischen Grundriß und Atlas der Geschlechtskrankheiten" von Lipschütz (1913), im Lehrbuch von Jacobi-Zieler (1924) und im Handbuch der Tropenkrankheiten von Mense durch Plehn (1914) ganz kurz beschrieben worden. Erst Mayer und Lima haben die Erkrankung im Jadassohnschen Handbuch ausführlich behandelt. Auf diese Bearbeitung und die dort zu findende Literatur verweise ich den, der dem venerischen Granulom spezielles Interesse entgegenbringt.

Ätiologie: Als Erreger der Krankheit betrachtete man eine Zeitlang die Syphilisspirochäten oder andere Spirochätenformen, die Tuberkelbacillen oder gewisse Protozoen. Plehn nahm noch 1914 einen „besonders bösartigen phagedänischen Schanker an, wie er zuweilen auch in nördlichen Klimaten vorkommt". Siebert, Martini, de Beaurpaire, Vianna haben ein besonderes Kapselbacterium, das Calymmatobacterium granulomatis s. das Donovansche Körperchen gefunden, dessen Züchtung Flu gelungen ist. Ob es wirklich als Erreger der Krankheit angesprochen werden darf, ist durch neuere Untersuchungen in Frage gestellt (Aragão und Vianna).

Die Diagnose stützt sich auf den Nachweis des Erregers in dem durch Auskratzung gewonnenen Geschwürsgrund oder im Schnittpräparat. Differentialdiagnostisch kommen nach Kuhn, Jeanselme, Lipschütz außer Syphilis, Tuberkulose und besonders dem Lupus vulgaris, mit dem die Krankheit früher meist verwechselt worden ist, noch Lepra, ganz vornehmlich das Ulcus molle venereum, ferner die Esthiomène, Aktinomykose, Sporotrichose, Frambösie und das Ulcus endemicum tropicum in Frage, worauf hier nicht näher eingegangen werden kann. Nur die auffallende Ähnlichkeit der Erkrankung mit dem Ulcus molle serpiginosum und gangraenosum, sowie der Esthiomène möchte ich hervorheben. Die mikroskopische Diagnose des venerischen Granuloms scheint am einfachsten in Schnittuntersuchungen gemacht werden zu können. Es zeigt sich dann, nach den histologischen Studien von Siebert, Plehn, Galloway, Fred Taussig (1923) u. a., ein mächtiges Plasmom oder Granulom ohne Riesenzellen, eine beträchtliche Wucherung des interpapillären Gewebes und der Papillen, eine starke Dilatation der Blut- und Lymphgefäße, daneben der Kapseldiplokokkus in reichlicher Ausbreitung.

Therapeutischen Maßnahmen setzte das Granulom lange Zeit große Schwierigkeiten entgegen. Conyers und Daniels verwendeten ein Causticum, das zu gleichen Teilen aus Campher und Carbolsäure besteht, und eine Salicylsäure-Kreosotsalbe (ungefähr 2,0:30,0). Trotzdem konnten völlige Heilungen nicht erreicht und Rezidive nicht aufgehalten werden. Jeanselme erklärte eine Excision weit im Gesunden für das am ehesten zu vollkommener Heilung führende Verfahren. Der Brechweinstein (Tartarus emeticus), in intravenösen Injektionen von 4—10 ccm einer 1%igen Lösung, gilt heute als Specificum des vulvaren-inguinalen Granuloms. Doch kann seine Anwendung, zumal bei nicht genügender Vorsicht, von sehr unangenehmen Nebenwirkungen begleitet sein. So hat Taussig (1923) in einem der beiden von ihm publizierten Fälle nach der 4. Injektion plötzlichen Exitus erlebt. Mc Glinn machte auf den völligen Verschluß des Venenlumens nahe der Injektionsstelle und auf allgemeine rheumatische Schmerzen während dieser Behandlung aufmerksam. Laut Thierfelder (zit. nach Mayer und Lima) ist nach erfolgreicher Behandlung die Heiltendenz oft so stark, daß plastische Operationen nötig sind, um das Zuheilen der Vagina zu verhindern.

II. Ulcerationen bei akuten Infektionskrankheiten.
1. Ulcus aphthosum vulvae s. Vulvitis aphthosa.

Bei den Aphthen s. Aphthae s. Vulvitis aphthosa findet sich im ersten Stadium eine Eruption von Bläschen, die nach 1—2 Tagen platzen und dann als punktförmige bis höchstens linsengroße, runde, gelbliche, öfters etwas blutige Flüssigkeit entleerende Erosionen oder Ulcerationen erscheinen: Ulcera aphthosa. Sie sind von einem charakteristischen roten, meist schmalen, zuweilen aber breiten Saum umgeben und veranlassen ein sehr schmerzhaftes brennendes Gefühl. Obwohl sie vorzugsweise an der Mundschleimhaut, an Lippen und Wangen und vornehmlich bei Kindern, auftreten, kommen sie auch an der Vulva zur Beobachtung, welche Lokalisation vor allem französische Ärzte, großenteils im Gefolge von Masern, beschrieben haben [Parrot (1881), Faure et Siredey (1914), Labadie, Lagrave et Legueu (1914), L. M. Bonnet (1922)]. In 1—2 Wochen pflegen die Aphthen der Vulva bei Kindern abzuheilen; sie können aber bei Kachektischen, wie Fälle von Parrot, Epstein gezeigt haben, in Gangrän der Vulva übergehen. Von Chriestlieb (1895), J. Neumann (1895), Sachs (1904), Aug. Mayer (1908), Engel-Reimers (1908) u. a. wurden die Aphthen am äußeren Genitale von Frauen, teilweise mit der gleichen Veränderung an der Mundschleimhaut kombiniert, beschrieben und betont, daß die Aphthen das weibliche Geschlecht vorwiegend im Alter von 17—27 Jahren befallen. Die deutschen Lehr- und Handbücher der Kinderheilkunde erwähnen die Erkrankung kaum. Nur Engel-Reimers gibt ein wunderschönes Farbenbild (Tab. 47, Abb. 148). Sachs hat eine Aphthae vulvae bei Diabetes gesehen. Aug. Mayer berichtete von einem Ulcus aphthosum bei einer 32jährigen IX.-P., das er auch abgebildet hat. In der 5. Schwangerschaft multiple Geschwüre im Mund, die später prämenstruell häufig exazerbierten oder rezidivierten. In der 8. Schwangerschaft ähnliche Geschwüre an den großen Labien. Seit der 10. Woche der 9. Gravidität Wiederkehr der Vulva- und Mundschleimhautulcerationen. Lues und Tuberkulose konnten ausgeschlossen werden. Mayer fand im 6. Monat dieser Schwangerschaft eine ödematöse Schwellung und entzündliche Rötung der rechten großen Labie, welcher ein talergroßes, scharfrandiges, 2 mm tiefes, speckig belegtes Ulcus mit etwas aufgeworfenen Rändern aufsaß. Es zeigte übrigens Ähnlichkeit mit demjenigen, das ich in Abb. 187 als Ulcus vulvae acutum-Lipschütz-Scherber wiedergebe. Eine eigene Beobachtung von mir ist folgende: Bei einer 25jährigen Dame, die mich wegen plötzlich aufgetretenem starkem Jucken der äußeren Geschlechtsteile aufsuchte, fand ich an den Innenflächen der großen Labien und in ganzer Ausdehnung der Nymphen sehr zahlreiche weißgelbliche Bläschen, die nach Abhebung der Oberhaut teils serösen, teils eitrigen Inhalt zeigten und sich zu winzigen, ganz flachen serpiginösen Ulcerationen auf etwas gerötetem Grund umwandelten; sie waren oval oder etwas unregelmäßig begrenzt, hatten Linsen- bis Halbbohnengröße und enthielten Staphylokokken. Gleichzeitig war eine Grindbildung der behaarten Partie der großen Labien vorhanden. Der Versuch, irgendwelche Parasiten zu finden, mißlang. Nach einmaliger Wasserstoffsuperoxydbehandlung kam die Bläschenbildung sofort zur Abheilung.

Mit dem Namen Ulcera aphthosa vulvae wurden bisher eine Reihe untereinander ungleichwertiger Geschwürsformen belegt, deren Kreis durch neuere Untersuchungen von Scherber, Lipschütz, Neumann, Planner und Remonovsky immer mehr eingeschränkt worden ist. So hat z. B. Scherber anläßlich der Beschreibung seiner pseudotuberkulösen Geschwüre i. e. Ulcera vulvae acuta-Lipschütz-Scherber (S. 346) die Ansicht ausgesprochen, daß viele der früher als aphthöse Geschwüre diagnostizierten Fälle dieser Geschwürsform zuzurechnen sein dürften. Das ist gewiß richtig. Und auch der Fall, den Aug. Mayer (1908) als Ulcus aphthosum beschrieben hat, ist vermutlich als Ulcus vulvae acutum-Lipschütz-Scherber aufzufassen. Andere „aphthöse" Geschwüre sind in Wirklichkeit Typhusulcera (S. 372). Die richtige Diagnose kann nur durch Ausschluß aller anderen bekannten Geschwürsformen und deren Ursachen gestellt werden.

Mit dem Studium der Ulcera aphthosa der weiblichen Genitalien hat sich besonders J. Neumann beschäftigt. Nach ihm zeigt sich die Erkrankung hauptsächlich bei Jugendlichen, vor allem bei Mägden, die auf faulem Heu und Stroh schlafen. Außer der Vulva werden auch die Schleimhäute der Vagina, der Portio und der Mundhöhle befallen. Meist erfolgt der Ausbruch der Aphthen wie bei einer akuten Infektionskrankheit mit Schüttelfrost, hohem Fieber bis zu 40° und Allgemeinerscheinungen, auch öfters in mehreren Schüben, welche von immer neuen Temperatursteigerungen begleitet zu sein pflegen. Damit können sich andere, unter dem Bild toxischer oder infektiöser Exantheme auftretende Hauterscheinungen an dem Stamm, den Extremitäten und den Nates verbinden, welche die Form des Erythema papulatum oder des Erythema nodosum annehmen. Chriestlieb (1895), Kauczynski (1923), Elly Schnabl (1927) haben über Stomatitis und Vulvitis aphthosa, ersterer und letztere zugleich mit Erythema nodosum der Unterschenkel, berichtet. In Schnabls Fall zeigten die Tonsillen und ihre Nachbarschaft Ulcerationen im Sinne einer Plaut-Vincentschen Angina und die Labien zahlreiche fibrinös-eitrig belegte Ulcera mit scharfem, zackigem, stellenweise unterminiertem Rand. In beiden Geschwüren wurden fusiforme Bacillen nachgewiesen, deren Toxine die Knoten des Erythema nodosum hervorgerufen haben sollen. Das Krankheitsbild der Aphthen vulvae beschrieb J. Neumann ungefähr folgendermaßen: Anfangs erscheinen linsen- bis hellerstückgroße, rundliche, manchmal zackig begrenzte und scharf umschriebene, im Niveau der stark geröteten Mucosa vulvae gelegene, mit einer gelben oder gelbweißen fibrinösen Membran belegte Efflorescenzen. Schneller als an der Mundschleimhaut kommt es zur Umwandlung derselben in mehr oder weniger tiefe, sehr schmerzhafte Geschwüre mit scharf begrenzten, meist nicht oder nur leicht unterminierten Rändern, einem dünnen, festhaftenden fibrinösen oder diphtheroiden Belag und reichlicher Absonderung eines dünnflüssigen Eiters. Zuweilen konfluieren die aphthösen Geschwüre zu größeren Bändern und Plaques und greifen sogar auf Vagina und Portio vaginalis über. Manchmal ist leichte Schwellung und Schmerzhaftigkeit, aber niemals Vereiterung der Leistendrüsen beobachtet worden. Der Verlauf und die begleitenden Erscheinungen erinnern an eine Infektionskrankheit. Der Erreger der Aphthosis ist bisher nicht gefunden. Die aphthösen Geschwüre unterscheiden sich gegenüber den luetischen Primäraffekten, mit denen sie im Anfang manchmal Ähnlichkeit haben, durch die exzessive Schmerzhaftigkeit, gegenüber den Ulcera mollia auch durch die Nichtübertragbarkeit bei Überimpfung, gegenüber den Geschwüren beim Herpes genitalis durch die größere Tiefe.

In dem Fall, den Planner und Remonovsky (1922) als Aphthosis vulvae, vaginae et oris mit gleichzeitigem makulösem und pustulösem Ekzem beschrieben haben, war neuartig der Befund einer komplizierenden Iritis, die infolge ihres gleichzeitigen Auftretens mit dem Exanthem des Stammes und ihrem synchronen Abklingen mit den übrigen Erscheinungen auf eine Infektionskrankheit bezogen werden mußte.

25 jährige, stets blutarme und schwächliche Arbeiterin. Plötzliche Erkrankung aus voller Gesundheit mit Schüttelfrösten, Appetitlosigkeit und Abgeschlagenheit, Rachenschmerzen und Schluckbeschwerden. Einige Tage später starke Schmerzen am Genitale, Brennen beim Urinieren, eitriger Scheidenausfluß und Schwellung der beiderseitigen Leistendrüsen. Am 3. Krankheitstag wurde Rachendiphtherie angenommen und Diphtherieserum injiziert, jedoch ohne Erfolg, so daß sie ausgeschlossen werden konnte. Nun Ausschlag auf der Brust, Schmerzen und Tränen der Augen, intensive Rötung der Bindehaut und Verschleierung des Sehens. Nach der Verlegung in die Hautklinik starke Rötung und Schmerzhaftigkeit der Mundschleimhaut, Erschwerung der Nahrungsaufnahme und des Schluckens. Auf hartem und weichem Gaumen, Uvula, Zahnfleisch und hinterer Rachenwand zahlreiche dichtstehende, seichte, scharfrandige, hirsekorn- bis linsengroße, teilweise zu größeren Flächen zusammenfließende Geschwüre von rundlicher, länglicher oder zackiger Form, mit festhaftenden, gelblich-grauen Belägen versehen. An der Haut des Stammes, insbesondere der Mammae, livid-rote, auf Druck vollkommen verschwindende Flecken von Linsen- bis Hellergröße; dazwischen zerstreut stecknadelkopfgroße Bläschen mit eitrigem Inhalt und geröteten Höfen. Genitalbefund: Intensive Rötung der kleinen Labien, der Scheide und ihres Vorhofs. Starke Schmerzhaftigkeit der Vulva bei Berührung. Vagina und Introitus zugleich mit zahlreichen, sehr dichtstehenden, seichten Geschwüren bedeckt. Sie glichen in ihrem Aussehen denen der Mundschleimhaut, zeigten nur stellenweise größere Tiefe, größere Ausdehnung durch Konfluenz und beträchtlichere Sekretion von Eiter. Nach Abtupfen desselben, der zahlreiche, nicht charakteristische Bakterien enthielt, wurden auch am Genitale festhaftende Membranen und scharf geschnittene, stellenweise etwas unterminierte Ränder sichtbar. Beiderseits Druckschmerzhaftigkeit der geschwollenen Leistendrüsen. Die WaR, die Agglutination auf Typhus und Dysenterie, die Untersuchung des Urins auf Albumen, Zucker und Aceton, die Inokulation des Geschwüreiters auf den Oberarm (Versuch der Erzeugung eines Impfschankers) fielen negativ aus. Heilung der Geschwüre ohne sichtbare Narben.

2. Ulcus herpeticum vulvae und Herpes zoster.

a) Als **Herpes genitalis** s. **progenitalis simplex** s. **Herpes vulvae** wird der akute, oft schubartige Ausbruch von kreisförmigen, etwa hanfkorn- oder linsengroßen, zunächst wasserklaren Bläschen auf der anfangs nicht entzündlich geröteten und nicht geschwollenen Haut und Schleimhaut der Vulva bezeichnet. Farbige Abbildungen dieser gänzlich harmlosen Erkrankung finden sich in Auvards Lehrbuch der Gynäkologie (veraltet) und besonders schön in den Atlanten von Kaposi (1873), Jacobi (Tab. 39, Abb. 72), Julius Engel-Reimers (Tab. 45, Abb. 143), im Lehrbuch und Atlas von Jacobi-Zieler (1924, Taf. 89, Abb. 159, s. meine Abb. 184) und im Lehrbuch der Gynäkologie von Stoeckel-Reifferscheid. Im letzteren Fall, der als „Vulvitis bei Diabetes" bezeichnet wird, war der Herpes offenbar mit einem trockenen, chronischen Ekzem der Nachbarschaft kombiniert. Ob Kaposis Fall auch heute noch so bezeichnet würde, scheint mir fraglich. Die Erkrankung ist keineswegs selten. Levin (1900) hatte 1584 Frauen der Station für Geschlechtskranke der Stadt Berlin auf Herpes untersucht. Davon hatten 83 Herpes genitalis. (Ob diese Diagnose neueren Anschauungen nach immer richtig war, dürfte zweifelhaft sein.) Gleichwohl hat der Herpes, entgegen früherer Anschauung, und wie wir noch genauer sehen werden, nichts mit einer Geschlechtskrankheit zu tun und kann daher auch nicht als „Berufskrankheit der Prostituierten", wie Unna einst meinte, bezeichnet werden.

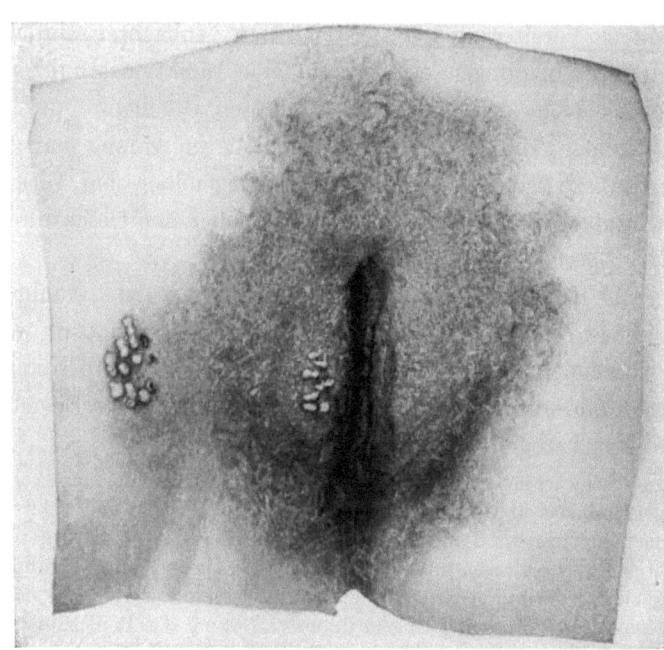

Abb. 184. Herpes simplex progenitalis. (Nach Jacobi-Zieler.) Diffuse Rötung der Vulva. Gruppen von Bläschen auf der rechten großen Labie und nahe der rechten Genitocruralfalte, mit gelbem Inhalt versehen und von feinen geröteten Höfen umgeben. Bildung von einigen Erosionen nach Platzen der Bläschen.

Der Eruption, die ganz allgemein die Übergangsstellen der Haut zur Schleimhaut und die Umgebung der Ostien bevorzugt: Lippen, Mundwinkel, Vulva, pflegt, besonders wenn sie die letztere befällt, ein prickelnder oder leicht brennend-juckender, manchmal sogar nicht unerheblicher Schmerz und zuweilen eine geringe Temperatursteigerung (Herpes febrilis) unmittelbar vorauszugehen. Die Vesiculae finden sich zuweilen in nur wenigen, meist aber in zahlreichen Exemplaren und zeigen Neigung zu unregelmäßigen Gruppenbildungen und zum Zusammenfließen. Die umgebende Haut rötet sich. Durch Eintritt von Bakterien nimmt der primär-seröse Inhalt der Bläschen eine gelbliche Farbe und eine eitrig-dünnflüssige Beschaffenheit an. Die abgehobenen obersten Epidermisschichten werden maceriert und reißen ein, so daß zunächst seichte, von schmalen roten

Säumen umgebene Erosionen entstehen, welche in scharfrandige, ganz oberflächliche Geschwürchen übergehen, die ohne Narben abheilen. Die Geschwürchen sind von entzündlichem Ödem der näheren Umgebung und zuweilen von Schwellung der regionären Leistendrüsen begleitet. — Die ersten Beschreibungen des Herpes der Vulva haben Legendre (1853) und v. Bärensprung (1855) gegeben. Spätere Publikationen stammen von zahlreichen Dermatologen, unter denen Unna, Bergh, Levin, Bataille, Jacquet, Kopytowski, Scherber, Ravaut und Darré genannt sein mögen. Einen schweren Herpes genitalis mit Ulcerationen hat Scherber in 2 Fällen von Typhus abdominalis beobachtet und dabei auf die entzündlich geröteten, relativ großen Epitheldefekte im Vulvagebiet aufmerksam gemacht. Es erwächst die Frage, ob hier nicht von Anfang an typhöse Veränderungen vorlagen (S. 372). Über einen infektiösen Herpes der Vulva ist von Lutaud (1906) berichtet worden. Nach operativen Eingriffen sah ich den Herpes der kleinen Schamlippen gleichzeitig mit Herpes labialis in der Umgebung des Mundes. Bei Männern wurde als sog. „Herpes sexualis" (E. Riecke) ein Bläschenausschlag am Penis nach jedesmaligem Sexualverkehr beschrieben. Bei der Frau ist ein solcher Zusammenhang noch nicht festgestellt worden. Einen aus zahllosen Efflorescenzen bestehenden Herpesausschlag am Ende der Schwangerschaft in Kombination mit einem diffusen und streifenförmigen Erythem zeigt Abb. 185.

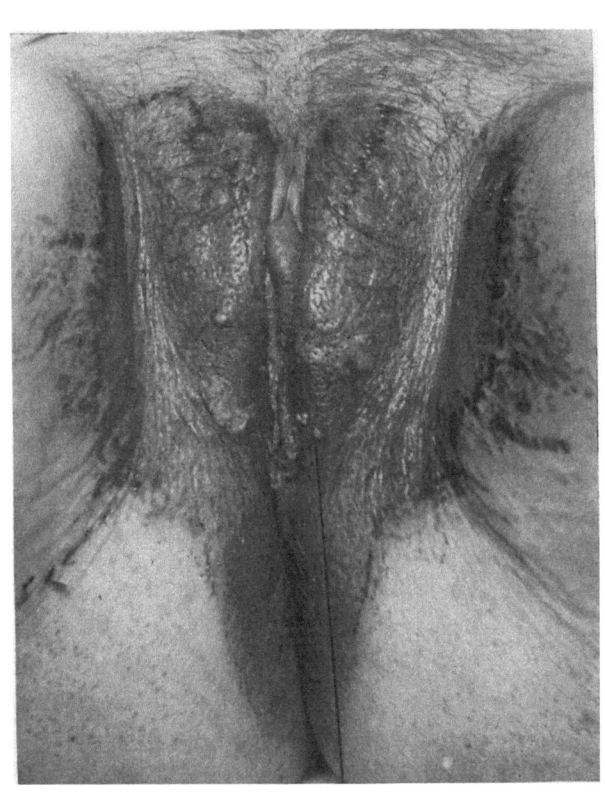

Abb. 185. Herpes vulvae am Ende der Schwangerschaft. Bläschenausschlag und feuerrote Verfärbung der Vulva einschließlich der kleinen Labien, der Genitocruralfalten und der benachbarten Teile der Oberschenkel. Auf den genannten Stellen fanden sich zahllose stecknadelkopf- bis linsengroße Bläschen, die an der Kuppe leicht abgeplattet und mit weißtrüber Flüssigkeit gefüllt waren. Am Tag danach war ein Teil der Efflorescenzen aufgeplatzt und konfluiert und zu stellenweise schmierig belegten Erosionen umgewandelt. Nur im hintersten Teil des Labium majus sinistrum sind noch 4 Bläschen erkennbar, wie Lupenvergrößerung an der mit dem Pfeil bezeichneten Stelle der Abbildung ergibt. WaR negativ. Gonokokken negativ. In den eitrigen Belägen nur grampositive Kokken und gramnegative Stäbchen mit Leukocyten.

Am bekanntesten sind der Lokalisation nach — laut Angabe von Audebert, Auvard, Bergh, Max Joseph, Bettmann, Rauvaut und Darré u. a. — die herpetischen Erkrankungen an den großen Labien: Hautherpes. Es folgen der Häufigkeit nach die Nymphen, am seltensten die Klitoris und das Vestibulum: Schleimhautherpes. Der Bläschenausschlag kann zugleich auch am Anus und Perineum, in den Genitocrural- und Glutäalfalten, in den Adductorengegenden und an der Schleimhaut der Urethra: Herpes urethrae oder Urethritis herpetica, Vagina, Portio vaginalis angetroffen werden.

Herpes menstrualis vulvae oder „habitueller Herpes genitalis menstrualis" ist derjenige Bläschenausschlag, der sich im prämenstruellen, menstruellen und wohl auch postmenstruellen Stadium, hier oft rezidivierend, einstellt [Bettmann, Faure und Siredey (1914)]. Auch ich habe einen solchen Fall bei einem jungen Mädchen gesehen.

Als **Herpes gestationis** bezeichnet man eine ziemlich häufige Dermatose, die zuweilen schon Ende des ersten und im zweiten Monat der Schwangerschaft, meist aber erst nahe dem Endtermin, sowie im Wochenbett, zumal bei Fettleibigen, beobachtet wird und bei der anfallsweise Bläschen von verschiedenen Größen auftreten. Die Vulva ist dabei meist nur nebensächlich beteiligt und nicht als Prädilektionsstelle zu bezeichnen, weil häufiger als sie Extremitäten, Brust und Kopf befallen werden. In einem von Wyndham Cottle (1879) beobachteten Fall war auch die Schleimhaut der Vulva neben derjenigen der Wangen und des Kehlkopfs ergriffen. Neuerdings wird der Herpes gestationis vielfach als Schwangerschaftsdermatose betrachtet, eine Anschauung, deren Berechtigung nach den experimentell-ätiologischen Untersuchungen von W. Grüter (s. nachher) zweifelhaft sein dürfte. In einem interessanten Fall fand ich (Abb. 185) bei einer 30jährigen II.-Gravida wenige Tage vor der Geburt 3 linsengroße, oberflächliche, frische Substanzverluste auf der rechten großen Labie, 1 cm nach innen von der Kante derselben gelegen; sie waren etwas gelblich belegt und sahen fast wie syphilitische Primäraffekte aus, aber es fehlten Spirochäten und Drüsenschwellungen. Der konsultierte Dermatologe Professor Galewsky-Dresden diagnostizierte „herpesartige, sehr suspekt aussehende Efflorescenzen, jedoch keine Lues". 3 Tage später trat die Geburt ein. Schon innerhalb der ersten Tage des Wochenbetts waren die Bläschen verschwunden.

Über Herpes simplex an der Vulva von Säuglingen und Kindern habe ich in der Literatur keine Angaben gefunden, obwohl doch an ihr Bläschenbildungen nach Infektionskrankheiten nicht allzu selten sind. In diesem Alter scheint der Herpes andere Haut- und Schleimhautgebiete als diejenigen des äußeren Genitale zu befallen. Bei klimakterischen Frauen soll der Herpes der Vulva angeblich nicht zur Beobachtung kommen.

Die Ätiologie des Herpes kann dank den verdienstvollen und grundlegenden Untersuchungen von Grüter (1912—1914) heute als ziemlich geklärt bezeichnet werden. Danach ist der Erreger ein dem Variola-Vaccine-Virus ähnliches Virus, das auf den Schleimhäuten, vornehmlich des Respirations- und Verdauungstraktus, latent vorhanden ist, von hier auf die Genitalmucosa oder die Cornea übertragen wird und unter gewissen Bedingungen und Dispositionen die Efflorescenzen aufschießen läßt. Zu diesen Dispositionen gehören offenbar Menstruation und Schwangerschaft. Daß es sich um eine infektiöse Dermatose handelt, ergibt sich aus folgenden Feststellungen: Von Grüter ist experimentell der Herpesvirus auf die Kaninchencornea und in zahlreichen Passagen von ihr auf die Hornhaut anderer Tiere übertragen worden. Lipschütz hat das Virus auch vom einen auf den anderen Menschen übergeimpft. Doerr und seine Mitarbeiter konnten durch Übertragung des Virus beim Kaninchen eine meist tödliche, mit schweren Lähmungen verlaufende Encephalitis erzeugen. Ravaut und Darré haben beim Genitalherpes eine Lymphocytose und einen erhöhten Eiweißgehalt der Spinalflüssigkeit festgestellt. Endlich hat Grüter durch gleichzeitige Übertragung des Herpesvirus und pyogener Hautkokken das typische Bild der Impetigo contagiosa hervorzurufen vermocht. Über die von Lipschütz beim Herpes genitalis gefundenen „Zelleinschlüsse" s. „Einschlußkörper" im Zellkern, die er als „eigenartige Abwehr- und Reaktionsprodukte der vom Virus befallenen Zellen" auffaßt, ist die Diskussion noch nicht geschlossen. Es kann auf diese Frage hier nicht eingegangen werden.

Die Diagnose des Herpes vulvae ist im frischen Stadium, im Fall keine Behandlung vorausgegangen ist, leicht zu stellen. Dagegen können differentialdiagnostische Schwierigkeiten zwischen den Erosionen des Herpes genitalis und frischen syphilitischen Primäraffekten von erosivem Charakter entstehen, wie mein vorhin mitgeteilter Fall lehrt. Bei den letzteren finden sich tiefere, schon eigentlich als Geschwüre zu bezeichnende Erosionen, sowie Infiltrationen und grauweiße, pseudomembranöse Beläge, während bei den ersteren diese Charakteristica fehlen, eine Gruppenstellung vorhanden ist und sich zuweilen noch peripher die Reste der Bläschendecken in Form von kleinen weißlichen Epidermisfetzen nachweisen lassen. Zu beachten ist aber, daß zuweilen bei einer schon bestehenden Syphilis vor der Ausbildung des Primäraffektes der gewöhnliche Herpes genitalis auftritt, und daß eine Herpesblase nachträglich luetisch infiziert werden kann. Notwendig ist daher — diese wohl allgemein von den Dermatologen befolgte Regel sollte auch von den Gynäkologen beachtet werden — bei allen Herpeserosionen, auch wenn sie harmlos erscheinen, grundsätzlich den Blaseninhalt auf Spirochaeta pallida nach den auf S. 312 angegebenen Methoden und das Blut nach Wassermann zu untersuchen. Leistendrüsenschwellungen sprechen mehr für Lues, können aber auch bei Herpes im entzündlichen Stadium zur Beobachtung kommen. Nach Max Joseph ist es gerechtfertigt, Prostituierte, welche an Herpes progenitalis leiden, für die Dauer desselben, also mindestens 3—6 Tage lang, in klinische Behandlung zu nehmen, da sie durch die Bläschen leichter eine syphilitische Infektion vermitteln können als bei intakter Vulva.

Die Prognose des Herpes vulvae ist stets günstig. Doch ist, wie bemerkt, daran zu denken, daß er der Vorläufer eines syphilitischen Primäraffektes sein kann.

Auf die Therapie des Herpes genitalis kann hier nicht näher eingegangen werden. In der Regel wird nur Puderbehandlung mit eintrocknenden Streupulvern, wie Dermatol, Vioform, Xeroform, empfohlen. Die dermatologischen Lehrbücher weisen ausdrücklich darauf hin, daß eine lokale Behandlung nicht vorgenommen werden soll, solange nicht die Frage nach einer gleichzeitigen Luesinfektion entschieden ist, weil sonst das Krankheitsbild verwischt werde.

b) **Herpes zoster der Vulva.** Auf Herpes zoster s. Gürtelrose im Vulvagebiet finden sich in den dermatologischen Lehrbüchern nur sehr spärliche Hinweise. Einiges wenige darüber ergibt sich aus Nothnagels spezieller Pathologie und Therapie. Die Erkrankung ist bekanntlich durch plötzliches Aufschießen von Bläschen auf entzündlich gerötetem Grunde entsprechend der Ausbreitung von Hautnerven charakterisiert. Sie soll nach Grüter mit dem gewöhnlichen Herpes in Zusammenhang stehen, weil er beim Kaninchen durch lokale Hirnimpfung des Herpesvirus eine Verbreitung desselben in den Gehirnnerven und im Rückenmark aus entsprechenden Symptomen feststellen konnte (Beziehungen zu den ektodermalen Gebilden, neurotrope und dermotrope Komponente des Virus). Doch ist diese Anschauung nicht unwidersprochen geblieben. Callomon erwähnt den Herpes genitalis als „Teilerscheinung von Zostereruptionen im Ausbreitungsgebiet der die Gegend der Geschlechtsteile versorgenden Lumbal- und Sakralnerven: Herpes zoster sacro-genitalis und sacro-ischiadicus, auch als Ausläufer von Herpes zoster abdominalis oder lumbo-inguinalis". Herpes zoster dicht oberhalb des Darmbeinkamms und des Leistenbandes habe ich einige Male, erst jüngst wieder bei einer 59jährigen Frau gesehen; jedoch nie im Vulvagebiet. Beim Herpes zoster, der bei Schwangeren, oftmals rezidivierend, beschrieben worden ist (Treymann, Goth u. a.), saßen die gürtelförmigen Bläschenbezirke nicht in der Beckenregion, sondern im Bereich des Thorax, der Brustdrüsen oder des Halses.

3. Ulcus vulvae acutum Lipschütz-Scherber.

Diese Geschwüre hat B. Lipschütz in der Fingerschen Klinik in Wien erstmals im Jahre 1905 gesehen und zunächst als Ulcera pseudovenerea bezeichnet. 1913 hat er sie als eigenartige, selbständige, verhältnismäßig seltene Erkrankung, die sich in mehrfacher Hinsicht von allen bis dahin am weiblichen Genitale beobachteten Ulcerationen unterscheide und am ehesten noch den Ulcera venerea mollia und in manchen ihrer Formen auch einer Nosokomialgangrän leichten Grades ähnlich sei, beschrieben und abgebildet. Kurz danach erschien eine Mitteilung über die gleichen Ulcerationen von Scherber, der angab, daß sie bis dahin als aphthöser oder herpetischer Art angesprochen worden seien, und anfangs den Namen Ulcera pseudotuberculosa gebrauchte, den er später selbst widerrufen hat, weil er falsche Vorstellungen und Verwirrungen über den von Tuberkulose gänzlich verschiedenen Krankheitsprozeß erwecke. Offenbar sind schon lange vor den österreichischen Dermatologen diese Ulcerationen gesehen, aber falsch und meist als Ulcera mollia gedeutet worden. So hat bereits Schneider (Fulda 1830) bei mehreren 1—2jährigen Mädchen schmerzhafte, rasch um sich greifende, mit speckigem Grund versehene Geschwüre der Labien von Erbsen- bis Bohnengröße beschrieben, die ebenso schnell abheilten wie sie gekommen waren. Und Welander hat 1900 über 20 Fälle von Ulcerationen berichtet, die den Beschreibungen nach den Ulcera-Lipschütz zum mindesten sehr ähnlich sind. Gleichwohl bleibt Lipschütz und Scherber das Verdienst, in einer ganzen Reihe von Arbeiten die theoretische und praktische, die bakteriologische, klinische und forensische Bedeutung dieser Geschwürsbildungen hervorgehoben zu haben. J. Groß, Volk, Appel, Oppenheimer, Lenartowicz, Dreyer, Hammer, Brünauer, Loewi, Werther, Schugt haben sich auf Grund von vielleicht 80 Fällen, die bisher veröffentlicht sein mögen, mit der Erkrankung beschäftigt und zum Teil Moulagen demonstriert. Reifferscheid hat als Ulcera vulvae acuta gedeutete Geschwüre, die an symmetrischen Stellen der kleinen Labien saßen, abgebildet [Lehrbuch der Gynäkologie von Stoeckel-Reifferscheid (1924, S. 106)]. Labhardt hat in der „Biologie und Pathologie des Weibes" von Halban-Seitz Bd. 3 auf Taf. 20, Abb. 3 eine Abbildung gebracht, auch Rost (1926) in seinem Lehrbuch. Die genaueste Beschreibung der Hautaffektion und lehrreiche Bilder verdanken wir einer Monographie von Lipschütz aus dem Jahr 1923. Eigenartig ist, daß fast alle Beobachtungen aus Österreich und Deutschland stammen, während England, Frankreich und andere Länder, wie Lipschütz (1927) angab, sich an ihnen bisher nicht beteiligt haben. Doch fand ich eine Arbeit von Marcel Pinard (1922) über „syphiloide" Ulcera, bei denen Lues und weicher Schanker bestimmt ausgeschlossen werden konnten und in 3 Wochen Spontanheilung eingetreten war. Ich vermute, daß hier Ulcera-Lipschütz vorgelegen haben. Auch Mc. Donagh (1927) hat mehrere Mitteilungen gebracht. Kürzlich (1928) haben Carol und Charlotte Ruys aus Amsterdam drei genau beobachtete Fälle mitgeteilt; im einen war das Ulcus vulvae acutum mit Aphthosis kombiniert.

Die Ulcera acuta kommen in der Regel bei Mädchen zwischen dem 14. und 20. Lebensjahr und meist bei Virgines intactae (70%, aller Fälle) zur Beobachtung[1]. Ausnahmsweise wurden sie bei kleinen Kindern und bei verheirateten Frauen, so von Lipschütz, Volk und Verfasser, nur zweimal bei einer Schwangeren (6. Monat, Dreyer, 7. Monat, Carol und Ruys) und einmal bei einer schwer kachektischen Person (Scherber) gesehen. Trotzdem scheint keine eingeschlechtliche Erkrankung vorzuliegen; denn Volk und Lipschütz haben die gleichen Ulcera bei Männern an der Peniswurzel, dem Perineum und der Analgegend gefunden.

Die Ulcera acuta sind beim weiblichen Geschlecht nur auf die Vulva, den Damm, die Genitocruralfalten und die Analregion beschränkt, bevorzugen aber die Innenflächen der großen und besonders der kleinen Schamlippen, an denen sie zuweilen an annähernd symmetrischen Stellen gefunden werden. Je nach dem Sitz der Geschwüre sind gleichzeitig oder der Reihe nach und meist in rascher Folge die Labien geschwollen, gerötet, ödematös und zuweilen durch Eiter miteinander verklebt. Ohne nachweisbare Gelegenheitsursache treten die Ulcera meist plötzlich mit Temperatursteigerungen bis zu 39 und 40° C, zuweilen sogar mit Schüttelfrösten und schwerem, das Allgemeinbefinden störendem Krankheitsgefühl auf, um sich innerhalb der nächsten 2—3 Tage zu vergrößern. Heftige Schmerzen, Brennen und Hitzegefühl im Vulvagebiet machen sich spontan, besonders aber beim Gehen, Urinieren und bei der Betastung bemerkbar. Milzvergrößerung haben Lipschütz (1913, Fall 2) und Scherber (4jähriges Kind) beobachtet. Inguinale Drüsenschwellungen wurden fast stets vermißt und nur je einmal von Scherber und Groß gefunden, wobei bemerkenswert scheint, daß in des letztgenannten Fall die Erkrankung langsam und nicht fieberhaft verlief. Die Beteiligung der Drüsen ist danach wechselnd und uncharakteristisch. Ausnahmsweise kann das „Ulcus acutum" auch einen mehr subakuten (Fall Lenartowicz und Fälle von Lipschütz) oder gar schleichend-chronischen Verlauf nehmen; dann sind die subjektiven Erscheinungen von Anfang an gering, Fieber pflegt zu fehlen und Heilung tritt nicht, wie in der Regel, in 2—3 Wochen, sondern innerhalb eines Monats ein. Im einen wie im anderen Fall ist der Verlauf ein gutartiger, was nicht ausschließt, daß sich Rezidive zeigen, die aber ohne Allgemeinsymptome einhergehen (Lipschütz, Groß u. a.); sie wurden bis zu sechsmal im Laufe von 1—2 Jahren beobachtet.

Morphologisch sind von Lipschütz 3 Varietäten beschrieben, von Scherber bestätigt worden:

1. Das „Ulcus vulvae acutum miliare": multiple, stecknadelkopf- bis über linsengroße, rundliche, wie mit dem Locheisen ausgestanzte, gleichsam „über Nacht" aufgeschossene Geschwürchen von überall gleichem Aussehen. Sie gehen teils aus Erosionen, teils aus Bläschen, die schnell vereitern und platzen (Lipschütz), teils aus stecknadelkopfgroßen, grauweißen, gelbweißen oder graugelblichen, diphtheroid belegten Knötchen hervor. Die Substanzverluste sind meist flach, von einem leicht entzündlich geröteten Hof umgeben, bei der Betastung sehr schmerzhaft und mäßig infiltriert; daß sie sich tiefer einsenken, hat bisher nur Scherber an der Klitorisgegend beobachtet. Das Zentrum

---

[1] Welander sah unter seinen 20 Fällen nur 2 bei Verheirateten. — Unter 14 Fällen, die Lipschütz in einem Jahrzehnt beobachtet hat, waren 7 Virgines intactae und 7 deflorierte Mädchen und Verheiratete. Scherber hat etwa 20 Fälle ausschließlich bei Virgines beobachtet, darunter 4mal bei Kindern im Alter von 3—8 Jahren. Groß, Lenartowicz und Appel sahen je einen Fall bei virginellem Genitale. Volks 4 Fälle betrafen nur verheiratete Frauen, und zwar 2 Nullipare und 2 Pluripare.

jedes Geschwürchens ist leicht vertieft, der Rand scharf geschnitten, etwas erhöht; er wird von Lipschütz als unterminiert, von Scherber als nicht unterminiert beschrieben. Konfluenz der Geschwüre kommt vor. Lipschütz fand die miliaren Geschwürchen vorzugsweise auf den Rändern der großen, selten auf den Innenflächen der kleinen Labien

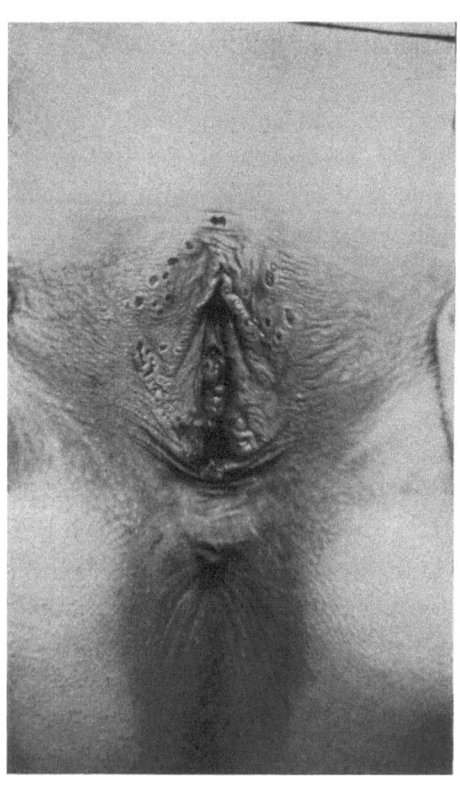
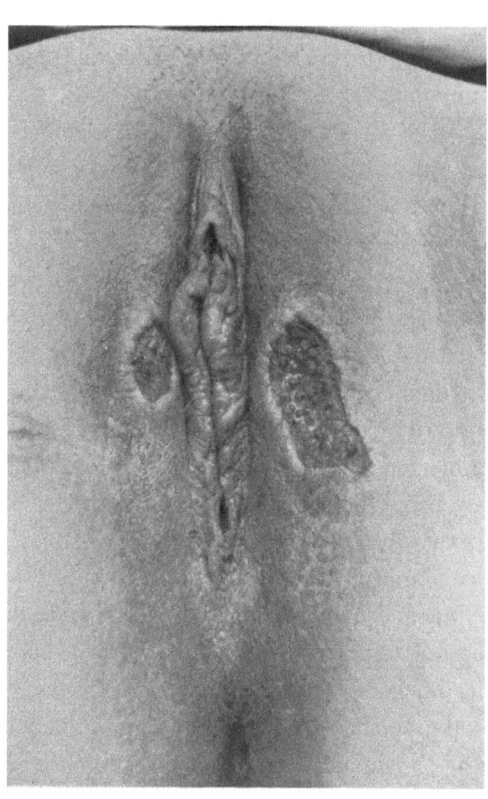

Abb. 186. Abb. 187.

Abb. 186. Wahrscheinliche Ulcera vulvae acuta miliaria (Lipschütz, Scherber) bei einer 21jährigen Fabrikarbeiterin. WaR des Blutes positiv. Unter geringer Temperatursteigerung plötzliches Auftreten von linsengroßen, rundlichen, wie mit dem Locheisen ausgeschlagenen Geschwürchen, die eitrig belegt und von einem etwas derben Rand umgeben sind. Anordnung derselben vornehmlich in den beiderseitigen Interlabialfalten, an den Innenflächen der dürftig entwickelten großen Labien, in der Fossa navicularis zu größeren Substanzverlusten zusammenfließend. Labia minora nur wenig von den Ulcerationen befallen. In der Scheide und auf der Vulva eitriges Sekret, das grampositive Stäbchen und Kokken reichlich enthält. Mikroskopisch zeigte ein durch Probeexcision gewonnenes Gewebsstück ein sehr stark entzündlich infiltriertes Bindegewebe. Ich dachte anfangs an multiple syphilitische Primäraffekte; doch waren Syphilisspirochäten bei mehrmaligen Untersuchungen nicht zu finden. Auch kamen die Ulcerationen schnell zur Spontanheilung.

Abb. 187. Ulcera vulvae acuta pseudovenerea (Lipschütz, Scherber) bei einem 17jährigen Mädchen. Auf den Außenseiten der großen Labien fanden sich 2 flache, unregelmäßig begrenzte, flächenhaft sich ausbreitende Geschwüre. Der unebene Grund ist mit einem feinen graugelben Schleier bedeckt. Die Ränder sind gerötet, eleviert und etwas gezackt.

oder auf der Haut des Perineum. Ich habe diese Form in einem Fall gesehen und in Abb. 186 wiedergegeben.

2. Größere Geschwüre von über Pfennigstückgröße und rundlicher oder ovaler Form, von Lipschütz nachträglich als venerische Form der Ulcera benannt, könnten, da sie Ulcera venerea mollia täuschend ähnlich sehen, vielleicht als Ulcera vulvae acuta pseudovenerea bezeichnet werden (Abb. 187 und 188). Die Gewebseinschmelzungen vergrößern sich der Fläche und Tiefe nach und verraten durch ihre etwas unregelmäßige Begrenzung

die Entstehung aus den vorhin genannten miliaren Geschwürchen, in deren Begleitung sie auch angetroffen werden können. Im Vergleich zu diesen letzteren sind ihre Ränder etwas stärker entzündlich gerötet, leicht eleviert, scharf geschnitten, bald glatt und steil abfallend oder abgeschrägt, bald unregelmäßig gebuchtet und gezackt und immer etwas unterminiert. Oft findet sich peripher von den Geschwürsrändern ein schmaler roter

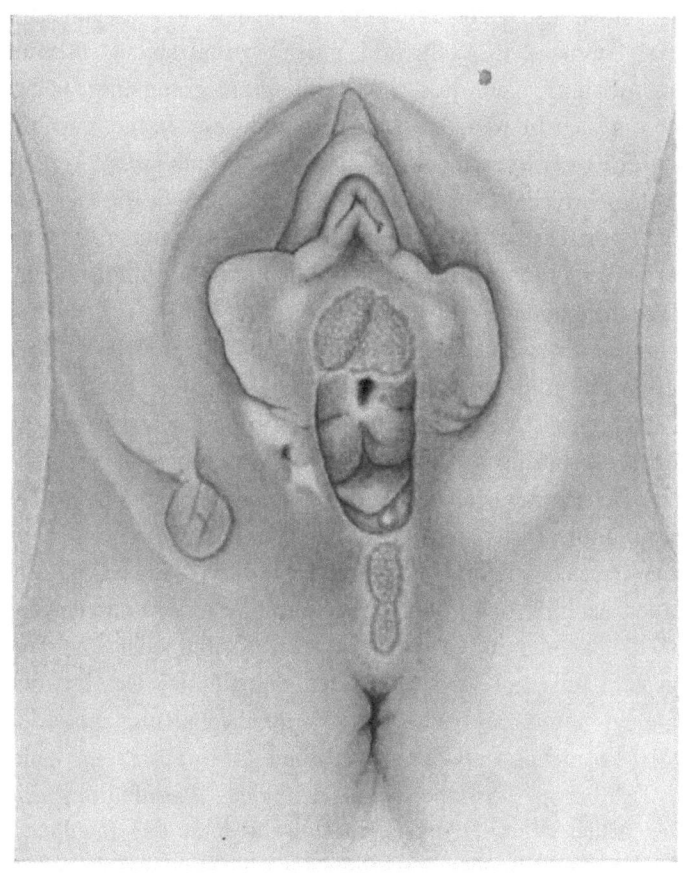

Abb. 188. Ulcera vulvae acuta (Lipschütz-Scherber). 2 ganz seichte Ulcerationen zwischen Klitoris und Urethramündung und am Damm. Kleines Fibroma pendulum der rechten Genitocruralfalte. Ein Ulcus tuberculosum, gonorrhoicum, molle konnte ausgeschlossen werden. Der Eiter enthielt vorwiegend Stäbchen, aber nicht sicher den Bacillus crassus. Schnelle spontane Abheilung.

Infiltrationssaum und außerhalb desselben ein verschiedengradiges Ödem. Der Geschwürsgrund ist flach, aber etwas uneben, weich, schmerzhaft, von graugelber, speckiger Farbe und mit einem anfangs ziemlich fest, später locker haftenden, dicken, zähen, mißfarbiggraugelblichen, nekrotischen Belag versehen, der von Lipschütz als „pseudodiphtherische Membran" bezeichnet wird und anfangs einen eigenartig faden, niemals aber fauligen, jauchigen oder fötiden Geruch aufweist. Scherber hat beobachtet, daß dieser Belag sich gelegentlich in Form kleinster konfluierender Knötchen über die Randpartie erstreckt. Frommer sah eine durch das Geschwür hervorgerufene erbsengroße Perforation der linken kleinen Labie (S. 180). Beim Abklingen des Entzündungsprozesses kommt es nach Lipschütz und Scherber zu stärkerer Durchfeuchtung, Lockerung und Abstoßung des eitrigen Belags von der Peripherie her, worauf der flache, grobgranulierte, rötliche Grund des Geschwürs und die überragenden Ränder deutlich zutage treten. Alsdann wird der Defekt mit Granulationen ausgefüllt, die Geschwürsränder legen sich wieder ihrer Unterlage an, und eine langsam fortschreitende Epithelisierung setzt am Ulcusrand ein. Nach vollendeter Heilung hinterbleibt eine dem oberflächlichen Sitz der Ulceration entsprechende weißlich-zarte Narbe (Lipschütz) oder eine kleine leicht atrophische Stelle (Scherber).

3. In ihrer dritten seltensten Form sind die Ulcera acuta ausgezeichnet durch brandigen Zerfall, sehr starke Schmerzhaftigkeit und einen festhaftenden, schmutzig-graugelben bis bläulichschwarzen Schorf, nach dessen Abstoßung ein graugelber, belegter Geschwürsgrund hinterbleibt, der sich in wenigen Tagen überhäutet. Damit gewinnt dieses Ulcus vulvae acutum gangraenosum weitgehende morphologische Ähnlichkeit mit den gangränösen Genitalgeschwüren (Nosokomialgangrän S. 376). Die Geschwüre bilden sich nach Beschreibungen von Lipschütz, Werther (1905), Frommer (1925) unter Fieber und Schüttelfrost und meist mit heftigen, freilich rasch abklingenden Entzündungserscheinungen in der Umgebung.

Mikroskopisch haben Lipschütz (1913) und Lipschütz-Brünauer (1921) die Geschwüre untersucht und gegenüber anderen ähnlichen Geschwürsprozessen abzugrenzen versucht. Auf deren Arbeiten kann hier umsomehr verwiesen werden, als von anderer Seite (Schugt) spezifische histologische Veränderungen vermißt worden sind.

Ätiologie: Als Erreger des Ulcus vulvae acutum bezeichneten Lipschütz, Scherber u. a. einen großen, plumpen, selten schlanken, in der Länge fast den Durchmesser eines roten Blutkörperchens erreichenden Bacillus, dem Lipschütz den Namen crassus beilegte. Er färbt sich mit allen Anilinfarben intensiv, ist grambeständig und zeigt keine Beweglichkeit. Bald vereinzelt, seltener in Gruppen, kurzen Ketten oder längeren Fäden findet man ihn in großer Zahl teils frei in der obersten Schicht des Geschwürseiters, teils von polynukleären Leukocyten phagocytiert. Eine Vergesellschaftung mit anderen Bakterien wurde von Lipschütz nicht beobachtet, während Scherber eine solche mit gramnegativen dünnen Stäbchen, grampositiven Kokken, Pseudodiphtheriebacillen oder Streptokokken gelegentlich gefunden hat. Im Gewebe fehlt der Bacillus, eine Tatsache, die meines Erachtens kaum allzusehr im Sinne des Erregers sprechen dürfte. Auch das scheint mir bedenklich, daß, wie Lipschütz selbst angibt, der Bacillus crassus bei anderen entzündlichen Veränderungen: bei Vulvitis von Kindern, bei Urethritis, Cystitis und Cervixendometritis (Volk) von Frauen, sowie bei den verschiedensten Geschwürsbildungen der Vulva: Ulcus molle, lueticum, tuberculosum, grangraenosum festgestellt worden ist. Endlich hat Schugt (Klinik Reifferscheid) in einem Fall, in dem er auf den Vulvaulcerationen ausschließlich den Bacillus crassus nachweisen konnte, gleichzeitig analoge Geschwüre paraanal, sowie im Munde: Zunge, Zahnfleisch, Wangenschleimhaut, festgestellt, in denen diese Bacillen niemals zu finden waren. Und schließlich haben Carol und Charlotte Ruys bei serologischen Untersuchungen keine Stütze für die Auffassung des Bacillus crassus als Erreger der Krankheit finden können. Aus allen diesen Gründen muß man wohl mit Schugt annehmen, daß der Bacillus crassus nicht der Erreger, sondern ein auf irgendwie entstandenen Ulcerationen sekundär wachsender Saprophyt ist. In der Mundhöhle von Frauen wurden die gleichen Geschwüre außer von Schugt bereits in einem Fall von Lipschütz gefunden, der aber ein zufälliges Zusammentreffen zweier verschiedener Ulcusformen annahm (perverser Congressus durch Cunnilinctio?). Die Form der Geschwüre an beiden Orten war aber die gleiche; nur die Dauer war verschieden, insofern sie nach Schugt im Mund nur 3—4 Tage, an der Vulva 2—3 Wochen lang bestanden.

Die Züchtungsversuche des Bacillus crassus auf den üblichen anaeroben Nährböden sind trotz vieler Bemühungen von Lipschütz (1904 und 1911) und Scherber (1918) lange Zeit mißlungen. Sie sind Scherber (1918) zuerst auf anaerobem Wege (Strichkulturen auf eiweißreichem Serumzuckeragar, der mit dem gleichen Nährboden überschichtet war, und noch besser auf Serumzuckeragarplatten — Maltose, Nutrose, Dextrose — unter Stickstoffgas), später, mit freilich kümmerlichem Wachstum, auch aerob auf den gleichen Nährböden geglückt. Das nämliche Resultat hatte E. Loewi. Der Geschwürseiter und der Bacillus crassus sind nicht autoinokulabel, denn Lipschütz konnte durch deren Übertragung auf noch gesunde Teile der Vulva oder auf andere Hautabschnitte desselben Individuums keine Geschwüre erzeugen, auch dann nicht, wenn die Haut zuvor scarifiziert oder mechanisch-chemisch gereizt worden war. Dagegen führt Scherber Geschwüre, die er auf intracutane Einverleibung von Bacillenreinkulturen in der Genitalregion von Kaninchen entstehen sah, auf den Bacillus crassus zurück, zumal er mit dem Blutserum vorbehandelter Tiere Agglutinationserscheinungen des betreffenden Bouillonstammes feststellen konnte.

Der Befund des Bacillus crassus wurde vielfach als nicht genügend zum Beweis der Pathogenität desselben angesehen, besonders nachdem die Autoinokulationsversuche mißglückt waren. Manche haben ihn mit dem Döderleinschen Scheidenbacillus identifiziert, so Scherber, Lenartowicz u. a., da Scherber die morphologische, kulturelle und chemische Identität derselben zeigen konnte (beide bilden keine Sporen, bringen Milch nicht zur Gerinnung, sind Milchsäurebildner und zeigen in Gelatine kein Wachstum; beiden gemeinsam ist die Entwicklung auf Glycerinzuckeragar unter aeroben Bedingungen und auf Serumzuckeragar in Stickstoffatmosphäre). Wäre diese Deutung richtig, so würde die Frage entstehen, welche die besonderen Bedingungen sind, unter denen der harmlose saprophytäre Döderleinsche Bacillus eine Virulenzsteigerung und Pathogenität auf der Vulva erhält. Denn es ist darauf hinzuweisen, daß auf der Haut und Schleimhaut derselben fast immer ein alkalischer Nährboden zu finden ist, während der Döderleinsche Bacillus nur im sauer reagierenden Inhalt der Scheide der geschlechtsreifen gesunden Frau lebt, in der Vagina und auf der Vulva des Kindes, das doch das Hauptkontingent zu den Ulcera acuta stellt, fast stets fehlt, ferner, daß er aus der Scheide der Erwachsenen sofort verschwindet, wenn durch entzündliche Prozesse oder Anwesenheit von blut- und eiweißreichem Sekret ein Umschlag des sauer reagierenden Vaginalinhalts zur lackmusalkalischen Reaktion eintritt (Vaginitis, Geburt, Wochenbett).

Neuerdings sind in Geschwüren, die morphologisch und klinisch den Ulcera vulvae Lipschütz durchaus gleich waren, andere Bakterien als der Bacillus crassus, z. B. besondere Pseudodiphtheriebacillen, gefunden und als Erreger der Krankheit angesprochen worden [Crosti (1925), Buquicchio (1925)].

Trotz dieser Unstimmigkeiten über die pathogenetische Bedeutung des Bacillus crassus läßt sich kaum daran zweifeln, daß das Ulcus vulvae acutum eine Infektionskrankheit ist — vielleicht entsteht sie in ähnlicher Weise wie der Herpes durch irgend ein Virus. Im Sinn einer solchen spricht neben den oben erwähnten

Erscheinungen, wie Fieber usw., auch eine Beobachtung von Scherber, in der zwei Schwestern, Kinder von 5 und 3 Jahren, die das gleiche Bett miteinander teilten, derart erkrankt waren, daß das zweite frische Geschwürsbildungen darbot, als sie beim ersten bereits im Abheilen begriffen waren. Man könnte versucht sein, daraus geradezu auf eine Inkubationszeit wie bei einer Allgemeininfektion zu schließen. Jedenfalls wird eine Übertragung durch den Geschlechtsverkehr als ausgeschlossen erklärt (Lipschütz, Scherber, Welander u. a.). Es sprechen gegen eine Kohabitationsinfektion auch das Vorkommen der Krankheit bei Kindern, das Gesundbleiben des Ehemannes bei Erkrankung der Frau, wenn auch, wie wir sahen, bisher in zwei Fällen der Literatur Ulcerationen des Penis beschrieben sind, die Rezidivierfähigkeit der Ulcera nach längeren Intervallen und, wie die Dermatologen angeben, die Seltenheit der Erkrankung bei einem reichhaltigen venerologischen Material.

Die Diagnose des Ulcus vulvae acutum ist nicht nur für den Dermatologen, sondern auch für den Pädiater, Gynäkologen, praktischen Arzt und Gerichtsarzt von Wichtigkeit. Sie läßt sich bisweilen schon aus der bloßen Betrachtung stellen, und zwar am ehesten bei der miliaren Form. Am schwierigsten ist nach Lipschütz die Unterscheidung des Ulcus vulvae acutum gegenüber dem Ulcus molle und dem Ulcus gangraenosum. Bei diesen beiden werde im Gegensatz zum ersteren ein gutartiger Verlauf und eine schnelle Heilungstendenz vermißt. Der Geschwürsgrund sei beim Ulcus molle wurmstichig, beim Ulcus vulvae acutum mit einem zarten fibrinösen Belag versehen, nach dessen Abstoßung ein glatter roter Grund zutage trete. Das Ulcus gangraenosum mache sich durch eine rapide Gewebseinschmelzung, einen schwarzgrünen Schorf und einen entsetzlichen Geruch bemerkbar. Lipschütz und Scherber machen die differentialdiagnostische Beurteilung des Geschwürscharakters abhängig vornehmlich vom bakteriologischen und histologischen Ausschluß: a) der Ducreyschen Stäbchen des Ulcus molle, die zart, schlank und nicht gramfest sind, b) der für gangränöse Genitalgeschwüre (Nosokomialgangrän) charakteristischen Symbiose der fusiformen Bacillen mit den grobwelligen Spirochaetae refringentes und der für diese Erkrankung typischen Veränderungen der Koagulationsnekrose, der ausgedehnten Gewebsblutungen und der Blutgefäßthrombosierungen in exzidierten Gewebsstückchen und c) der beim Ulcus molle venereum immer anzutreffenden Plasmazellen, bzw. eines ausgebildeten Plasmoms. Weiterhin wird die Abtrennung des Ulcus vulvae acutum von syphilitischen, herpetischen, aphthösen und anderen Erosionen und Ulcerationen der Vulva verlangt. Vor allem fordern beide Dermatologen den Nachweis des grampositiven Bacillus crassus, der in großen Mengen und besonders auf der Acme des Prozesses in Ausstrichpräparaten des Geschwüreiters und in exzidierten Gewebsstückchen, auch während der Abheilung der Geschwüre, gefunden wird, wenn man nach Gram, Pappenheim oder Giemsa färbt. Den gleichzeitigen Befund von Kokken, Pseudodiphtheriebacillen und dgl. führt Lipschütz auf sekundäre Verunreinigungen durch Vaginalinhalt usw. zurück.

Die Prognose ist eine durchaus günstige. Doch mahnen die Fälle, in denen Rezidive beobachtet werden, zur Vorsicht in der Beurteilung endgültiger Heilung und zur längeren Beobachtung der erkrankt gewesenen Personen.

Eine besondere Therapie des Ulcus vulvae acutum scheint im allgemeinen nicht notwendig, da die spontane Reinigung und Abheilung bald einzutreten pflegt. Doch wird man versuchen, die Reparationsvorgänge durch Reinhalten und Trockenbehandlung mit

Pudern, wie Dermatol, Vioform, Xeroform (Scherber, Bingel), zu beschleunigen. Lipschütz verwendete Hydrogeniumabspülung, Jodoformpuderung und Dermatolsalbe. Andere brachten Sitzbäder etwa mit Kamillen oder indifferente Salben (Werther) zur Anwendung. Bei den hartnäckigen rezidivierenden Ulcerationen hat Lipschütz eine Autovaccine aus dem Bacillus crassus versucht; auch von einer nichtspezifischen, parenteralen Eiweißbehandlung hat er gesprochen.

Beziehungen zu den Ulcera vulvae acuta kommen nach Lipschütz und Scherber auch Ulcerationen zu, die von O. Sachs (1925) in einem Fall als „Vulvitis aphthosa pseudotuberculosa" beschrieben, von Tschopin (1908) in 9 Fällen fast ausschließlich bei Jungfrauen beobachtet worden sind. Doch ist eine Identifizierung deshalb erschwert, weil die Ulcera-Tschopin erst am 6.—10. Tag nach Beginn einer fieberhaften Erkrankung und gleichzeitig mit tiefen, großen, gangränösen Geschwüren der Leisten aufgetreten waren. Anderen, den Ulcera vulvae acuta ähnlichen Ulcerationen, die Binger und Meta Oelze-Rheinboldt beschrieben und den Ulcera vulvae acuta zugerechnet haben, versagte Lipschütz die Anerkennung, weil alle möglichen Bakterien und Spirochäten, aber nicht der Bacillus crassus in Prävalenz gefunden worden waren. Auch die Ulcera pseudovenerea von Bachrach und Herxheimer-Bachrach weisen vermutlich Beziehungen zu den Ulcera vulvae acuta - Lipschütz auf. Es wurde eine traumatische Ursache dieser Ulcerationen angenommen und darauf

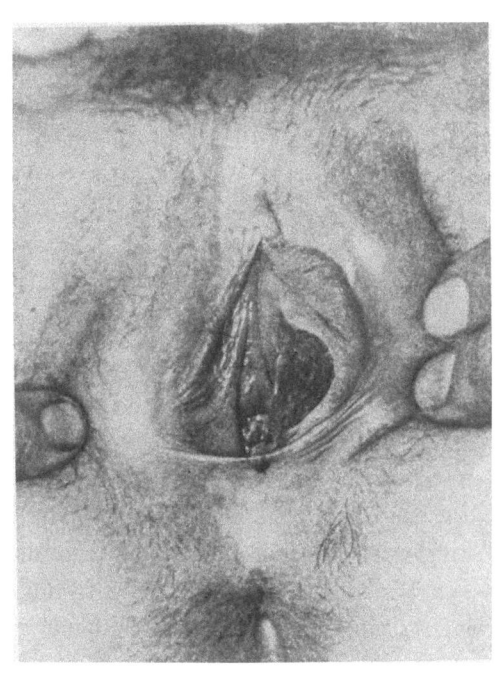

Abb. 189. Insontes Genitalgeschwür.
(Nach Welander: Arch. f. Dermat. 58.)

hingewiesen, daß sie nur bei kleinen Mädchen oder jungen Frauen vorkommen, bei denen das Epithel der Schleimhaut leicht lädierbar ist.

In Bachrachs Fall erkrankte ein 6 jähriges Mädchen plötzlich mit Fieber, Abgeschlagenheit, Appetitlosigkeit, Schmerzen am Genitale und Ausfluß. Es gab an, daß ein Spielgenosse ihm vor 2 Tagen mit dem Finger an den äußeren Geschlechtsteilen herumgebohrt habe. Beim Spreizen der ängstlich zusammengepreßten Oberschenkel wurden lebhafte Schmerzen geäußert. Die großen Labien waren in ganzer Ausdehnung stark ödematös. Die vordere und hintere Commissur wurden von je einem über zehnpfennigstückgroßen, tiefgehenden, nekrotisch belegten Geschwür mit steilem, infiltriertem Rand eingenommen. Von gleichem Aussehen waren zahlreiche stecknadelkopfgroße, über die großen und kleinen Labien zerstreute Ulcera. Reichlicher grüngelber, stinkender Ausfluß. Untersuchung auf Gonokokken, Spirochäten und Streptobacillen negativ. Nachweis von Streptokokken, Staphylokokken und Pseudodiphtheriebacillen. — Im Fall Herxheimer-Bachrach war eine 25jährige Patientin seit 3 Wochen mit Geschwüren an den Genitalien behaftet, die ihr besonders beim Gehen Schmerzen bereiteten. Es zeigten sich zahlreiche linsengroße, zum Teil leicht schmierig, zum Teil diphtherisch belegte, von kleinen roten Höfen umgebene Ulcera mit etwas infiltrierten, nicht gezackten und nicht unterminierten Rändern. Bakteriologisch fand man lediglich grampositive und -negative Stäbchen, die als Pseudodiphtheriebazillen bezeichnet wurden. Nach 6 Tagen waren die Ulcerationen abgeheilt.

Ulcera insontia vulvae-Welander. Als insonte oberflächliche Ano-Genitalgeschwüre bei Frauen hat Welander Ulcera bezeichet, die ohne bekannte Ursache und ohne Unbehaglichkeit an der Vulva und am Anus entstehen (Abb. 189). Es bildet sich zuerst ein Bläschen, das größer wird und platzt, um sich in ein rundes, grüngelbes Geschwür mit geringer schleimig-eitriger Absonderung umzuwandeln und zuweilen bis auf Einmarkstückgröße anzuwachsen. Die Umgebung ist nicht entzündet. Der Rand des Geschwürs ist sehr scharf und eigentümlich stark rötlich gefärbt. Drüsenschwellungen sind sehr selten. Bei unsauberen Patientinnen kann es zur Entzündung durch sekundäre Infektion kommen, die aber bei antibakterieller Behandlung schnell zurückgeht. Die Heilung erfolgt mit Bildung von kleinen Narben, die leicht eingesenkt, ganz glatt und mit scharfen Rändern versehen sind. Differentialdiagnostisch wichtig ist die Abgrenzung besonders gegenüber dem Ulcus gonorrhoicum, der syphilitischen Papula madidans und dem Ulcus molle, und zwar auch deshalb, um den Verdacht einer Infektion durch den Geschlechtsverkehr zu entkräften. Dieser Verdacht kann besonders dann auftauchen, wenn gleichzeitig eine Gonorrhöe vorhanden ist. Bakteriologisch hat Welander neben anderen Bakterien konstant Staphylokokken gefunden. Auf Gonokokken, Syphilisspirochäten, Unna-Ducreysche Bacillen wurde stets vergeblich gefahndet. Auch Inokulationsversuche waren immer negativ. Eine besondere Therapie erübrigt sich. Reinlichkeit, warme Sitzbäder, schwach antibakterielle Mittel, Dermatolbepuderung wurden empfohlen.

4. Die diphtherischen Erkrankungen der Vulva.

a) Die echte Diphtherie der Vulva s. Vulvitis s. Vulvo-Vaginitis diphtherica ist unter den extrapharyngealen und -laryngealen Diphtherieerkrankungen verhältnismäßig häufig, unter der Gesamtzahl der Diphtheriefälle jedoch so außerordentlich selten, daß auf einige Tausend derselben nur eine solche Erkrankung an der Vulva kommt. Sie befällt unter den bekannten Allgemeinerscheinungen sowohl die Schleimhaut als auch die Haut des äußeren Genitale, aber wohl immer nur dann, wenn Excoriationen oder Rhagaden vorhanden sind (Baginsky u. a.). Daß sie sehr viel häufiger bei kleinen Mädchen als nach der Pubertät erscheint, findet durch die an die Entwicklungsjahre gebundene Infektionskrankheit, die Zartheit der Vulvaepidermis und die Unreinlichkeit der Kinder Erklärung. Bei Neugeborenen ist die Diphtherie der Vulva ungemein selten, obwohl doch echte Diphtheriebacillen im Nasensekret derselben und auch in den Lochien von Wöchnerinnen nachgewiesen sind. Farbenbilder einer Diphtherie der Vulva haben Jochmann (1914) (Abb. 190) und Rost (1926), ein solches einer schweren letalen Diphtherie der Gesäßgegend einer Neonata Frieboes (1927) gegeben (Atlas Tafel 92).

Von den Dermatologen und Pädiatern wird bei der Haut- und Schleimhautdiphtherie der Vulva eine starke Schwellung und Rötung der großen und kleinen Labien, der Fossa navicularis oder der Umgebung der Urethramündung beschrieben. Graugelbliche, gelbweiße oder grauweiße, schmierig-speckige, im allgemeinen geruchlose, fibrinreiche „Pseudomembranen" überziehen die erkrankten Teile, haften fest auf ihnen und bedecken Nekrosen, linsen- bis markstückgroße Erosionen und ziemlich oberflächliche, unregelmäßige, mit etwas unterminierten, kaum erhabenen Rändern versehene Geschwürsflächen. Diese finden sich oft symmetrisch an gegenüberliegenden Stellen: Abklatschulcera. Sehr bald breiten sich die Diphtheriemembranen über die Geschwürsränder in die gesunde Umgebung aus, fließen zusammen, so daß sie große Flächenausdehnung annehmen und auf die Urethramündung, die Vagina, den Mons pubis, den Damm, die Analgegend, die Interglutäalfalten und die Innenseiten der Glutäen und Oberschenkel übergreifen. Alle diese Teile pflegen sich an den spezifischen Entzündungserscheinungen auch mit einer akuten Ödembildung zu beteiligen. Die Schleimhaut der Nachbarschaft zeigt häufig eine braunviolette Färbung [Billquist (1924)]. In den fibrinös-eitrigen Pseudomembranen ist der Diphtheriebacillus in Massen zu finden. Nach Ablösung der Membranen entstehen Blutungen. Die beiderseitigen Leistendrüsen sind meist geschwollen, derb und schmerzhaft. Manchmal können die Ulcera, zumal die Abklatschulcera, an Ulcera mollia und an syphilitische Primäraffekte erinnern [Biberstein (1922)].

In ähnlicher Weise ist die Diphtherie der Vulva schon lange vor der Entdeckung des spezifischen Bacillus durch Löffler (1884) beschrieben worden, zuerst wohl von Ebert (1856), der aus der Charité-Kinderklinik Berlin über starke Schwellung und tief blaurote Verfärbung der großen Schamlippen und über Nekrosen und Geschwüre mit zerrissenen Rändern und gelblich-weißen Membranen der kleinen Labien bei zweijährigen Mädchen berichtet hat; die Ulcerationen hatten den Scheideneingang bis zum Hymen ergriffen und sich bis zu den Leistengegenden ausgedehnt. Dann hat Trousseau (1861) bei Diphtherieepidemien Erkrankungen der Genitalschleimhaut beobachtet.

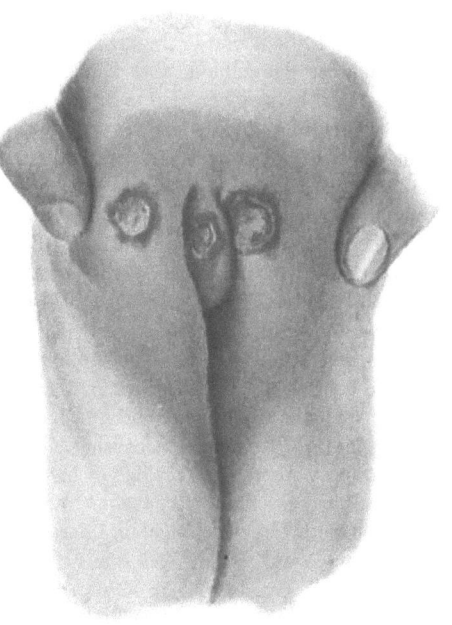

Abb. 190. Diphtherie der Vulva. (Nach Jochmann-Hegler: Handbuch der Infektionskrankheiten. 2. Aufl. Julius Springer, Berlin 1914.)

Neben der typischen Diphtheria ulcerosa cutis et mucosae vulvae ist bei Kindern besonders im Bereich intertriginöser Genitocruralfalten eine einfache erythematöse Form, bei der nur eine Rötung und Schwellung nachzuweisen ist, und eine pustulöse und ekzematöse Form: Ekzematoide Hautdiphtherie s. Eccema diphthericum [Atzrott (1920)] beschrieben worden. Auch gangränöse Ulcerationen, welche im Gegensatz zu den einfachen diphtherischen einen üblen Geruch verbreiten, kommen vor, wie nachher und nochmals beim Noma vulvae (S. 379) zu erörtern sein wird.

Man unterscheidet eine sekundäre und eine primäre Vulvadiphtherie. Die sekundäre Form ist relativ häufig und tritt vornehmlich bei Kindern im Anschluß an Rachen- oder Nasendiphtherie, oder, wie in einem Fall von Frieboes, nach Augendiphtherie, hier bei einer Neonata, auf. Bereits Baginsky bemerkte, daß er unter 300—400 diphtheriekranken Kindern jährlich 2—3mal Diphtherie der Vulva, meist im Gefolge von Rachendiphtherie, zu sehen Gelegenheit habe, so daß die Genitalerkrankung als sekundär zu betrachten sei. Die Übertragung aus Rachen-, Mund- und Nasenhöhle geschieht meist durch die Hände (Silberstein); sie soll in einer Beobachtung von Hill (1889), wo

3 Personen gleichzeitig an Vulva- und Perineumdiphtherie erkrankt waren, durch ein mangelhaft konstruiertes Wasserklosett zustande gekommen sein. Bei der primären Vulvadiphtherie werden irgendwelche anderen Krankheitserscheinungen an Mund-, Rachen- und Nasenschleimhaut und auch Diphtherieerkrankungen in der Umgebung der Kranken vermißt. Beobachtungen von primärer Vulvadiphtherie, meist bei Kindern, haben Lenaerts (1890), de Smet (1890), Reichold (1900), Leick (1900), Ware (1901), Erikson (1903), Mondolfo (1918) 2 Fälle, Leendertz (1920), Atzrott (1921), Kleinschmidt (1921), Tripputi (1922), Ferreira (1924, 26jähriges Mädchen), Leszczynski (1924), Füllenbaumowna (1925, 35jährige Frau), Vital (1926), Coggi (1927) mitgeteilt. Ich bringe hier einige Beispiele dieser seltenen Erkrankung:

Leendertz: Ausgedehnte primäre Haut- und Vaginadiphtherie bei einem 5jährigen Kind. Erst am 19. Krankheitstag wurde die ärztliche Untersuchung vorgenommen. An den großen Labien nur Rötung und ödematöse Schwellung, aber keine Beläge oder Ulcerationen. Oberhalb der Klitoris ein Geschwür mit trockener, bräunlicher Membran bedeckt. In der Interglutäalfalte, über dem Steißbein, von hier auf beide Gesäßhälften übergreifend, sowie auf der linken Gesäßbacke je eine ungefähr markstückgroße, tiefe, schmierig belegte Ulceration mit infiltrierten, stark geröteten Rändern und übelriechender sanguinolenter Absonderung. Schwellung und Schmerzhaftigkeit der beiderseitigen Inguinaldrüsen. In der Vagina, besonders an der Hinterwand, ein tiefgreifendes, mit schwarzbrauner Membran überzogenes Ulcus, das große Mengen einer äußerst übelriechenden, schmutzig verfärbten, sanguinolenten Flüssigkeit abgab. Der Diphtheriebacillennachweis wurde mittels der Neißerfärbung und der Kultur in allen Belägen der Haut- und Schleimhautgeschwüre erbracht. Offenbar handelte es sich hier um die gangränöse Form der Vulvadiphtherie. — Mondolfo: Diphtherie der großen Labien und der Vagina bei einem 2jährigen Mädchen. Nachweis der Löfflerbacillen. Tod trotz Serumeinspritzungen. — Leick: Ein 16jähriges, noch vor der Menarche befindliches Mädchen bekam 3 Tage nach allgemeinem Krankheitsgefühl und Fieber eine Schwellung der äußeren Genitalien, verbunden mit lebhaftem Schmerz, besonders beim Urinieren. Rachen und Nase gesund. Kein geschlechtlicher Umgang. Unerklärliche Ansteckung. Labia majora und besonders minora intensiv gerötet und mäßig geschwollen. An symmetrischen Stellen der Innenflächen der Nymphen ein graugelblicher, schmieriger, aus nekrotischem Gewebe bestehender Belag und unter diesem die Schleimhaut exulceriert. In der Umgebung der Beläge mehrere punktförmige Hämorrhagien. Scheideneingang stark gerötet, geschwollen und mit übelriechendem, gelblichem Sekret bedeckt. Hymen intakt. In Abstrichen Diphtheriebacillen in Reinkultur. Schnelle Heilung durch Diphtherieserum. — Ware: 4jähriges Mädchen. Seit 5 Tagen an Kopfschmerzen, Mattigkeit und heftigen Urinbeschwerden erkrankt. Zunächst nur Rötung der Vulva ohne weitere Veränderungen. Am Tag danach waren an den kleinen Schamlippen graubelegte Flecken entstanden. Die Kultur der Beläge ergab Diphtheriebacillen. Am 3. Tag Einspritzung von Diphtherieserum. Schon am 5. Tag Heilung der Vulvaveränderungen und Abnahme der Beschwerden. Am 20. Krankheitstag leichte Parese der Gaumenmuskulatur, die eine Woche anhielt. — Leszcynski hat eine primäre Diphtherie der Vulva bei einer 35jährigen Frau unter schweren allgemeinen und lokalen Symptomen auftreten sehen. Die klinische Diagnose wurde durch bakteriologische Untersuchung und das Tierexperiment erhärtet.

Bemerkenswert ist folgender von Egyedi (1916) beschriebener Fall, in dem die primäre Vulvadiphtherie in Verbindung mit Syphilis nach einem Notzuchtsversuch aufgetreten war. Er nahm eine Superinfektion in dem Sinne an, daß entweder gleichzeitig Diphtheriebacillen und Spirochäten übertragen wurden, oder daß die Diphtheriebacillen schon längere Zeit vor der Infektion an der Vulva vorhanden waren und im Primäraffekt einen guten Boden für ihre pathogene Tätigkeit fanden.

7jähriges Bauernmädchen in elendem Ernährungszustand. Seit 2 Tagen Schmerzen in der Schamgegend und Beschwerden beim Gehen. Große Labien stark gerötet, mit graugelben, schmierigen Membranen und einer serös-eitrigen Flüssigkeit belegt. Leistendrüsen beiderseits mäßig vergrößert, aber schmerzlos. Rachenmandeln, Nasenhöhle und Halsdrüsen, ebenso die inneren Organe unverändert. In den Ausstrichpräparaten der Vulvamembranen fast ausschließlich Diphtheriebacillen, nur vereinzelte grampositive Kokken. Durch Seruminjektion sank die Temperatur zunächst auf die Norm, hielt dann aber mit kurzen

Intermissionen weiter an. Auch änderte sich das lokale Bild der Vulva: die Hyperämie und Schwellung und ebenso die Membranen schwanden, und an Stelle der letzteren blieben flache, sezernierende Geschwüre zurück, die sich vergrößerten und eine immer härtere Umgebung bekamen. Bei weiteren genauen Untersuchungen wurde die Spirochaeta pallida gefunden.

Außer der sekundären und primären Vulvadiphtherie gibt es auch, nach einer Beobachtung von Penkert (1913) zu schließen, eine rezidivierende-menstruelle Form der Vulva- und Rachendiphtherie mit eigenartigem Verlauf. Die Erkrankung war in diesem Fall jahrelang bei jeder Menstruation aufgetreten und hatte zu den verschiedensten Fehldiagnosen: Gonorrhöe, Lues usw. geführt. Sie lehrt, daß die Diphtheriebacillen auf der Vulva als Epiphyten ein harmloses Dasein führen und von Zeit zu Zeit, in diesem Fall fast nur bei der Menstruation, einen virulenten Charakter annehmen können.

Penkert: Bei einer 42jährigen, steril verheirateten Frau war im Anschluß an eine 3 Jahre zuvor mit Tonsillenbelag einhergehende Erkältung Ausfluß, Leistendrüsenschwellung, brennender Schmerz beim Urinieren und außerdem ein intensiv juckender Ausschlag an der Vulva mit graubläulicher Verfärbung aufgetreten. Seitdem stellte sich die Erkrankung 8 Tage vor jeder Menstruation mit starker Störung des Allgemeinbefindens ein, um bald nachher wieder zu verschwinden. Die Frau nahm eine venerische Infektion von seiten ihres Ehemannes an und ließ sich scheiden. Als einmal hohes Fieber außerhalb der Periode auftrat, untersuchte Penkert und fand schmierige, gelblich-graue Beläge auf den Tonsillen, Schwellungen der Hals- und Leistendrüsen und eine Rötung der Vulva. WaR negativ. Eine Woche später, 3 Tage vor der Menstruation, zweite Untersuchung. Nun zeigte sich dicht oberhalb der Ausführungsgänge der Bartholinischen Drüsen, sowie rechts und links am Scheideneingang ein halbpfennigstückgroßer, gelblichgrauer, fest auf der Unterfläche haftender Belag, nach dessen Entfernung es aus dem unterliegenden Gewebe leicht blutete. Eine gleich aussehende Membran fand sich auch im Rachen. Die Vermutung auf echte Diphtherie bestätigte sich durch den einwandfreien Nachweis der Löfflerschen Bacillen. Einer Seruminjektion folgte dauernde Heilung und Hebung des Allgemeinzustandes.

Der Verlauf der Vulvadiphtherie ist verschieden. Zuweilen sind Fieber und Allgemeinerscheinungen gering. Andere Male, und das ist die Regel, tritt ein schweres Krankheitsbild mit Vergiftungserscheinungen auf, so daß die Kinder etwa an Myokarditis (drei Fälle von Tripputi) sterben können. Fritsch sah — nach Angabe von Stoeckel (Lehrbuch der Gynäkologie 1928) — eine tödliche Verblutung aus einer bis zuletzt übersehenen „diphtherischen" Zerstörung der Vulva. Postdiphtherische Lähmungen sind auch nach Vulvadiphtherie, gleichwie nach Rachen-Nasen-Diphtherie, beobachtet worden, und zwar von Gayton (1894), Ware (1901) und Leendertz (1920). Ein Übergreifen diphtherischer Geschwüre auf die Harnröhrenmündung haben v. Winckel und Heinz Sachs gesehen. Bei der primären Diphtherie sind die Gefahren und Ansteckungsgefahren größer als bei der sekundären, weil bei der naheliegenden Verkennung der wahren Natur der Krankheit eine rechtzeitige Seruminjektion und Isolierung der Kranken unterbleibt. Findet die richtige Behandlung statt, so pflegen unter lytischem Abfall des Fiebers die Membranen und Ulcerationen schnell zu verschwinden. Auch Spontanheilungen kommen vor. Im einen wie im anderen Fall können noch längere Zeit Diphtheriebacillen nachweisbar sein. Ausnahmsweise führt die Diphtherie, wie bereits bemerkt, zu so tiefgreifenden Ulcerationen, daß eine fast vollständige Zerstörung der Vulva zustande kommt: Vulvitis ulcerosa gangraenosa s. Noma genitalium. Eine Atresia vulvae oder vaginae mit anschließender Hämatokolpos ist die Folge (Fall Neugebauer). Solche schwere Ulcerationen wurden zweimal, von Freymuth und Petruschky (1898) und Biro (1902), beschrieben:

Im Fall Freymuth-Petruschky trat bei einem 3jährigen, sehr mageren, an frischen Masern mit einer Temperatur von 40,5° erkrankten Kind am 1. Tag nach Ausbruch der Infektion eine Rötung, am 2. Tag eine blaurote starke Anschwellung und Verdickung der Labia majora und minora auf. Die

Innenflächen der großen und die ganzen kleinen Schamlippen, die Klitoris, die vordere und hintere Commissur, der Damm bis zum Anus und der Scheideneingang waren grünlich-schwarz verfärbt und nekrotisch-succulent. Die nekrotischen Flächen ließen zwischen sich kleine Inseln normalen Gewebes stehen, die sie mit bogenförmig gezackten Rändern umgriffen. In der Umgebung des Afters und an den benachbarten Oberschenkelteilen fanden sich vier kreisrunde, oberflächliche Ulcerationen von $1\frac{1}{2}$ cm Durchmesser. Keine Leistendrüsenschwellungen. Rachen, Gaumen und Tonsillen normal. Eitrige Schleimabsonderung aus den Nasenlöchern. Infiltrate in der rechten Hornhaut. Die Diagnose wurde auf eine Mischinfektion von Masern und Diphtherie gestellt. Der Nachweis der Löffler-Bacillen gelang durch Kultur und Neißerfärbung. Die Erkrankung kam durch Einspritzen von v. Behringschem Heilserum derart schnell zur Heilung, daß schon nach 2 Tagen ein scharfer, roter Demarkationssaum in der Umgebung der nekrotischen Flächen und eine Abschwellung der Vulva zu beobachten war.

Die Diagnose der Vulvadiphtherie ist nicht immer leicht zu stellen, wie gerade auch die erwähnten Fälle von Egyedi und Penkert gezeigt haben und eine Beobachtung von Kromayer beweist, in der bei einem 22jährigen Dienstmädchen auf Grund der Fehldiagnose Ulcus molle 10 Wochen lang vergeblich mit Karbolätzungen behandelt worden war, bis schließlich die Diphtherie festgestellt und durch spezifische Therapie schnell geheilt werden konnte. Man muß bei jeder Rachen-Nasendiphtherie, bei jeder Diphtherie-Epidemie und bei unklaren Fieberfällen grundsätzlich auch die Vulva besichtigen und die Möglichkeit einer Diphtherie derselben in Erwägung ziehen. Auch ist bei allen Geschwürsbildungen am äußeren Genitale, zumal im Kindesalter, immer auch an Diphtherie zu denken. Zur Diagnose Diphtherie muß der Diphtheriebacillennachweis gefordert werden. Er ist nicht nur morphologisch durch die Neißer-Färbung der Babes-Ernstschen Polkörnchen, die Kultur auf der Löffler-Platte und die Gärprobe, sondern auch durch den Tierversuch zu erbringen. Dieser letztere ist notwendig, um den möglichen Einwand, daß Pseudodiphtherie vorliege, zu entkräften. Denn gerade vor der Verwechslung mit Pseudodiphtheriebacillen muß man sich hüten, deren häufiges Vorkommen als Saprophyten an der Vulva und in der Vagina, vor allem auf Pseudomembranen von Puerperalgeschwüren, die durch Streptokokken und Staphylokokken hervorgerufen sind, sichergestellt ist (Walthard u. a.). In irgendwie zweifelhaft gebliebenen Fällen entscheidet der prompte Erfolg der Diphtherieseruminjektion auf die Geschwürsbildungen im Sinne der Diphtherie. — Schwierigkeiten kann die Frage, ob eine sekundäre oder primäre Diphtherie der Vulva vorliegt, in den Fällen bereiten, in denen zunächst die Genital- und erst nach einigen Tagen die Rachen- oder Nasendiphtherie zum Ausbruch kommt, wie Beobachtungen von Toch (1896), W. A. K. Müller (1899), Silberstein (1900), Erikson (1903) gelehrt haben. Die Kinderärzte neigen dazu, hier den gewöhnlichen Modus der Infektion anzunehmen; es sollen, wie W. A. K. Müller angab, die Krankheitserscheinungen an der Vulva schneller zur Ausbildung gelangen als im Rachen, weil an ihr Kontinuitätstrennungen, Excoriationen und Intertrigo vorhanden sind. Ob diese Deutung der Wahrheit entspricht, steht dahin. In manchen Fällen von „primärer" Genitaldiphtherie schienen die Rachen- und Nasenschleimhäute zwar gesund zu sein, enthielten aber gleichwohl Diphtheriebacillen, so daß hier wohl Bacillenträger anzunehmen sind, die durch Autoinokulation die Keime aus Mund- und Nasenhöhle auf die Haut und Schleimhaut der Vulva verschleppt haben.

Differentialdiagnostisch ist nach Jacobi-Zieler wichtig, daß eine nachträgliche Ansiedlung von Diphtheriebacillen auf ekzematösen, ekthymaähnlichen oder irgendwelchen anderen Geschwüren, auch Primäraffekten, zustande kommen kann. Frieboes betonte die Verwechslungsmöglichkeit mit herpetischen Ulcerationen. Die Schwierigkeiten, welche sich der Diagnose entgegenstellen können, mögen noch folgende Beispiele zeigen:

Müller: 10jähriges Mädchen. Beginn der Krankheit mit Schmerzen am Genitale, besonders beim Urinieren. 2 Tage später Kopfschmerzen mit Schluckbeschwerden, die aber gegenüber den Schmerzen an den Geschlechtsteilen in den Hintergrund traten. Am linken Daumen Paronychie mit intensiver Rötung, Schwellung und Schmerzhaftigkeit des ganzen Nagelgliedes. Nun Schwellung und grauweißer Belag der Tonsillen, sowie starke Rötung und ödematöse Schwellung der großen Schamlippen. An der Innenseite des rechten Labium majus zwei runde, exulcerierte, gelblich verfärbte Stellen von 5 mm Durchmesser mit wallartig geröteten Rändern. Ödematöse Schwellung der kleinen Schamlippen und teilweise grauer Belag derselben. Ulceration mit graugelbem Belag an der hinteren Commissur. Starke Schwellung und Rötung der Klitoris und des Hymen. Graue membranöse Auflagerungen auf dem Scheideneingang. Pusteln am Damm. An symmetrischen Stellen der Nates linsengroße Substanzverluste, mit Krusten bedeckt und mit geröteten wallartigen Rändern und eitrigem Grund versehen. Mikroskopisch ließ sich aus dem Eiter der Paronychie, von den exulcerierten Stellen der Vulva und des Dammes, sowie von den membranösen Auflagerungen der Vaginalschleimhaut auf Blutserum eine Reinkultur von Diphtheriebacillen züchten, die sich im Tierversuch als hochvirulent erwies. Im Halsabstrich zeigten sich neben Diphtheriebacillen Streptokokken und Staphylokokken. Bereits am 1. Tag nach der Diphtherieseruminjektion wesentliche Besserung aller Beschwerden und Erscheinungen sowie Reinigung und bereits nach 2 Tagen Verheilung der ulcerierten Partien. In diesem Falle war also eine Diphtherie mit schweren Lokal- und leichteren Allgemeinerscheinungen vorhanden. Wenn auch die ersten Symptome an den Genitalien kurze Zeit vor dem Erscheinen der Rachendiphtherie auftraten, so wurde doch der Primärsitz der Diphtherie in die Genitalien verlegt. — Silberstein: 4½jähriges Mädchen erkrankte an Urinverhaltung, hohem Fieber und starker Schwellung der Geschlechtsgegend. Ödem des Mons pubis und der großen Labien. Nymphen, Klitoris, Vestibulum und Scheideneingang feurig gerötet. 12 Stunden später hatte sich in der Gegend des Hymen ein gelblicher, fest klebender Belag und auf der rechten großen Labie ein nekrotisches Geschwür gebildet. Da im gleichen Hause in letzter Zeit mehrere Diphtheriefälle mit einem Todesfall vorgekommen waren, entstand der Verdacht auf Diphtherie. Man fand gelbliche Beläge auf beiden Tonsillen und Druckempfindlichkeit der Halsdrüsen. Durch Diphtherieserum langsame Heilung. — Erikson: Bei einem 8jährigen Mädchen, dessen Geschwister an Diphtherie erkrankt waren, traten Schmerzen beim Wasserlassen auf, die das Katheterisieren unmöglich machten. Am 4. Tag Halssymptome. Es fand sich eine Vulvitis, Vaginitis und Pharyngitis, verursacht durch Diphtheriebacillen, deren Nachweis erbracht wurde.

Die Therapie der Vulvadiphtherie besteht in der sofortigen Injektion von Diphtherieheilserum. Danach schwinden bei genügender Dosierung und bei reiner echter Diphtherie die Temperatursteigerungen, die Hyperämie und Schwellung der Vulva, die diphtherischen Membranen und Ulcerationen schnell. Tritt keine Heilung, sondern eher eine Verschlimmerung oder gar der Tod ein, so wurden die Serum-Einspritzungen zu spät oder in ungenügender Dosis vorgenommen, oder es bestand eine Mischinfektion mit anderen hochvirulenten Bakterien. Auch der allgemeinen Kräftigung und der Lokalbehandlung muß Aufmerksamkeit zugewendet werden. Erstere ist hier nicht weiter zu erörtern; letztere läßt sich durch Aufstreuen von pulverisiertem Trockendiphtherieserum durchführen.

b) Puerperale Diphtherie der Vulva. Dieses Krankheitsbild durch den Nachweis der spezifischen Löfflerschen Diphtheriebacillen entdeckt zu haben, ist das Verdienst von v. Herff (1890) und von Bumm (1895). v. Herff hatte zwei Fälle von Diphtherie an der Vulva von Wöchnerinnen kurz beschrieben, in denen eine „Ansteckung durch echte Rachendiphtherie mit aller Bestimmtheit nachgewiesen werden" konnte. Die zu einer gewissen Berühmtheit gelangte Beobachtung von Bumm stammt aus seiner Baseler Tätigkeit. Er fand als Konsiliarius bei einer 21jährigen Frau, die mittels Zange von einem Arzt entbunden worden war, der zuvor diphtheriekranke Kinder behandelt hatte, am 3. Tag p. p. ein mit Kopfschmerz und hohem Fieber entstandenes schweres Krankheitsbild. Da Schüttelfrost und nachweisbare Veränderungen an Uterus und Scheide fehlten, paßte es nicht zu den Streptokokkeninfektionen, die man bis dahin fast allein zu sehen gewohnt war. Dagegen zeigten sich die kleinen und großen Labien ödematös und an ihren Innenflächen mit glänzend-weißen, mehrere Millimeter dicken, etwas rissigen und auf der Oberfläche unebenen Membranen bedeckt, die, von roten Höfen eingesäumt, mit gezackten Ausläufern die geschwollene Harnröhrenmündung umgeben und die ganze Scheide, die Portio vaginalis und den klaffenden Cervicalkanal ausgekleidet hatten. Beim Versuch, die Beläge abzulösen, blutete es. Wider Erwarten fand Bumm statt Streptokokken eine Reinkultur von Löffler-Bacillen. Bald nach der Injektion von Diphtherieserum kam auch eine Diphtherie der Rachen- und Nasenhöhle zum Ausbruch. Gleichzeitig stießen sich die Membranen im Vulvagebiet ab, eine rote Schleimhaut ohne Narbenbildung zurücklassend. Als Merkwürdigkeit betonte Bumm den gänzlichen Mangel an Entzündungserscheinungen in den Parametrien und am Peritoneum trotz des schweren, mit Somnolenz verbundenen Krankheitsbildes, die großen flächenhaften Ausdehnungen der diphtherischen Membranen, sowie die Tatsache, daß nach Ablösung derselben keine eigentlichen Geschwüre hinterblieben.

Weitere Beobachtungen von ulceröser Scheiden- und Vulvadiphtherie bei Wöchnerinnen wurden von Fitzgerald (1896), Nisot (1896), Longyear (1897), Williams (1898), Brinkmann (1898), Hassenstein (1899), H. W. Freund (1905), Orband (1907), Bourut (1911), Walther Haupt (1921) (Klinik v. Franqué-Bonn), Lang, Kühn, Lash (1925, 2 Fälle) veröffentlicht. Echte Diphtherie bei zwei genähten Scheiden-Dammrißwunden hat H. W. Freund mitgeteilt. Im ersten seiner Fälle waren mehrere Familienangehörige gleichzeitig mit der Wöchnerin an Halsdiphtherie erkrankt; das Kind starb an Nasen-Rachendiphtherie. Im zweiten Fall waren weder bei der Mutter noch beim Kind andere diphtherische Entzündungsherde festzustellen. Bei beiden Wöchnerinnen wurden auf den grauen Belägen der übrigens nicht vereiterten Dammwunden fast ausschließlich Löfflersche Diphtheriebacillen mit nur wenigen Streptokokken vermengt gefunden. Im folgenden bringe ich einige Beispiele für die puerperale Vulvadiphtherie:

Im Fall Williams trat die fieberhafte Erkrankung am 12. Tag p. p. auf. Zunehmende Schwellung der äußeren Genitalien, ein immer intensiver werdendes Schmerzgefühl und die Unmöglichkeit, spontan zu urinieren, zwangen die Kranke, ärztlichen Rat einzuholen. Die ganze Vulva war gerötet, geschwollen, derb und von einem gelblichen Sekret bedeckt. Die Innenflächen der Labien, der Scheidenvorhof und der unterste Teil der Scheide zeigten sich von einer weißgrauen, festhaftenden, $1^1/_2$ mm dicken Membran kontinuierlich überzogen, nach deren Abstreifen Blut austrat. Die inneren Genitalien, die Mund- und Rachenhöhle waren gesund. Beiderseits Schwellung und Druckempfindlichkeit der Leistendrüsen. Der wenige Tage vorher durch Diphtherie erfolgte Tod der beiden Kinder der Patientin veranlaßte den Arzt Verdacht zu schöpfen. Nun gelang der Nachweis der typischen Löffler-Bacillen. — Hassenstein berichtete über eine Wöchnerin, bei welcher plötzlich Fieber, Schmerzhaftigkeit, sowie eine Anschwellung der äußeren Geschlechtsteile und der Scheide auftrat. Beide zeigten graue, häutige Beläge. Obwohl der bakteriologische Bacillennachweis im Vulvagebiet nicht erbracht werden konnte, wird man gleichwohl den Fall als echte Diphtherie auffassen müssen, weil auf die Injektion von v. Behringschem Heilserum die Anschwellung fast augenblicklich sich besserte, weil im gleichen Hause gleichzeitig zwei Todesfälle an Diphtherie vorgekommen und auch noch andere Hausbewohner an Rachendiphtherie erkrankt waren. Dazu kommt, daß beim Neugeborenen eine diphtherische Nabelinfektion vorhanden war. Die Übertragung hat Hassenstein durch die Hände der Hebamme erklärt. — Kühn hat eine Gangrän mit Ausstoßung der Scheide infolge einer Mischinfektion durch Diphtheriebacillen, Diplokokken und Streptokokken bei einer Frau mit schwerem Krankheitsbild und Schwellung der Adnexa uteri beschrieben. An allen Herden wurde der entsprechende Bacillennachweis erbracht. Die Patientin erlag der Infektion.

Die puerperale Infektion mit dem Diphtherie-Bacillus wird, wie schon aus der geringen Zahl von Beobachtungen der Literatur ersichtlich ist, nur selten beobachtet. Der Löffler-Bacillus zeigt wenig Neigung, sich auf der Vulva und Vagina von Gebärenden und Wöchnerinnen anzusiedeln, und zwar auf jener scheinbar noch weniger als auf dieser. Denn es hat Lash (1925) eine echte puerperale Diphtherie der Vagina beschrieben, bei der die Vulva gesund geblieben war. Immerhin ist bei der heute nicht mehr bestreitbaren Fähigkeit des Diphtheriebacillus zur Erzeugung von Erosionen, Ulcerationen und Eiterungen auf der Schleimhaut und der mit irgendwelchen Epithelverlusten versehenen Haut eine Gelegenheit zu dieser spezifischen Erkrankung, auch nach einer normalen Geburt, gegeben. Die ersten Erscheinungen: Rötung, entzündlich-ödematöse Schwellung und Schmerzhaftigkeit der Labien, und bei gleichzeitiger Erkrankung der Scheide ein fötidpurulenter Ausfluß, treten meist am 3. Tag nach der Infektion auf. Sehr bald erscheinen die typischen, dicken, fest auf der Unterlage haftenden grauweißen Membranen, die gewöhnlich von einem roten Hof der nächsten und einem starken Ödem auch der weiteren Nachbarschaft umgeben sind und sich schwer und nicht ohne eine leichte Blutung abstreifen lassen. Das Erscheinen der diphtherischen Beläge bei Wöchnerinnen ist wohl immer von einem auffallend schweren Krankheitsbild, vornehmlich von Kräfteverfall, Somnolenz und Fieber und einer schmerzhaften Schwellung der beiderseitigen Leistenlymphdrüsen, begleitet. Die Diphtheriemembranen können leicht mit Pseudomembranen, wie sie bei Streptokokkeninfektionen bisweilen vorkommen, verwechselt werden. Doch besitzen jene eine weiße oder grauweiße Farbe, und der Belag besteht aus Fibrin, das in amorphen Massen oder in vielfach gekreuzten Fäden und Netzen angetroffen wird und von Leukocyten und Erythrocyten durchsetzt ist. Im Gegensatz dazu pflegen die Streptokokkenbeläge eine graubraune, schmutzige Farbe zu besitzen und mit tiefen Gewebsnekrosen verbunden zu sein. Die Entscheidung über die Art der Membranen gibt letzten Endes der Nachweis der Streptokokken oder der Diphtheriebacillen.

Die Prognose der puerperalen Vulvadiphtherie ist als ernst zu bezeichnen. Das betonte auch Bourut (1911), der im Anschluß an eine eigene Beobachtung 42 Fälle von reiner puerperaler Diphtherie des Genitalapparates aus der Literatur zusammenstellen konnte, von denen 33 bei Gelegenheit größerer Epidemien beobachtet wurden. Die Prognose bessert sich aber schlagartig mit der Injektion von Diphtherieserum. Es ist daher von größter Bedeutung, diese Therapie so früh wie möglich einzuleiten. Mischinfektionen scheinen besonders gefährlich zu sein, wie ein von Bourut erlebter Todesfall zeigt.

Eine Mischinfektion mit Diphtheriebacillen und Streptokokken ist beim Puerperalfieber aber glücklicherweise selten und nach Fabre und Bourut (1910) nur 5 mal in der Literatur beschrieben worden. In einem von diesen Autoren beobachteten Fall war bei einer 21 jährigen, nach mehreren vergeblichen Zangenversuchen spontan niedergekommenen Primipara am ersten Tag p. p. ein schweres Krankheitsgefühl mit Schüttelfrost und Somnolenz, am 3. Wochenbettstag ein hochgradiges Vulvaödem und ein übelriechender Belag auf der gangränescierenden Wunde eines totalen Dammrisses aufgetreten. Aus den Lochien wuchsen auf Blutagar Streptokokken. Dauernde Verschlechterung des Allgemeinbefindens. Thrombose am linken Arm. Abszeß am rechten Sprunggelenk. Am 4. Tag p. p. Feststellung eines Belages an Uvula und Gaumen mit Schwellung der Kieferwinkeldrüsen. Erst am 19. Tag nach der Entbindung, an dem die Kranke verschied, wurden im Rachen- und Dammbelag außer Streptokokken auch Diphtheriebacillen kulturell nachgewiesen.

Fälle dieser Art sind von besonderer Wichtigkeit für die Diagnose. Sie zeigen die Notwendigkeit, bei jedem Puerperalfieber, zumal bei einer schweren, mit Somnolenz einhergehenden Form, und bei Belägen von Vulva und Vagina wiederholt die Rachenhöhle zu besichtigen und eine tinktorielle und kulturelle Untersuchung des Mund-, Vulva- und Vaginalinhaltes auf Diphtheriebacillen vorzunehmen, und das auch dann, wenn zunächst nur Staphylokokken gefunden wurden. Solche Untersuchungen sind um so notwendiger, als man im Krieg erfahren hat, welche Bedeutung der Wund- und Narbendiphtherie zukommt und wie sehr sie die Heilung der Wunden erschwert oder gar unmöglich macht.

c) Eine Pseudodiphtherie der Vulva hat nur Heinz Sachs (1924) beschrieben. Es scheint mir aber sehr fraglich, ob man von einem solchen Krankheitsbild sprechen darf. Er fand bei einer 33jährigen Frau, die, früher an Lues und Gonorrhöe erkrankt, eine langdauernde Ätzbehandlung der Harnröhre mit Argentum nitricum durchgemacht hatte, auf der wulstig geschwollenen Harnröhrenmündung eine harte blaurote Verfärbung mit einem feinen, grauweißen, schwer abwischbaren Belag. Die Abimpfung desselben auf Löffler-Platte ergab Diphtheriebacillen (Stäbchen mit typischer Neißer-Polfärbung). Auf der Innenfläche der rechten großen Labie fanden sich einige stecknadelkopf- bis kleinerbsengroße, nicht belegte Epitheldefekte, die als diphtherische oberflächliche Hautnekrosen angesprochen wurden. Bei der Endoskopie der Harnröhre zeigten sich in deren ganzem Verlauf mehrere konfluierte, flache, schmierig belegte Ulcera. Wegen des positiven Befundes von Diphtheriebacillen in der Urethra und auf der großen Schamlippe wurde zunächst eine Diphtherie angenommen. Injektion von Diphtherieserum brachte aber keine Veränderung der Ulcerationen. Auf Grund des Tierversuches konnte dann eine Pseudodiphtherie festgestellt werden. — Auch in zwei anderen Fällen, bei einer 24jährigen und 27jährigen Frau, hat Sachs ein merkwürdiges, ganz leicht nekrotisierendes, schmierig belegtes Ekzem der linken Genitocruralfalte und ein erbsengroßes, leicht nekrotisierendes, nässendes, nicht belegtes oberflächliches Ulcus der linken großen Schamlippe gesehen. Diphtheriebacillen wurden morphologisch und kulturell, aber nicht durch den Tierversuch nachgewiesen. Sachs glaubte in seinen 3 Fällen, in denen die Rachenorgane stets gesund waren, eine Pseudodiphtherie annehmen zu dürfen. Sie soll sich im ersten Fall auf der Basis einer primär-syphilitischen Infektion der Harnröhre entwickelt haben. Doch scheint mir naheliegend, daß sich die Geschwürsbildungen in der Harnröhre und an der Schamlippe im Anschluß an die Silbernitratätzungen gebildet und dann mit Pseudodiphtheriebacillen belegt hatten.

5. Ulcus vulvae durch Pneumokokken.

Geschwüre der Vulva durch den Fränkelschen Pneumokokkus s. Diplococcus pneumoniae haben Albeker (1906), Powell (1915) und Chapple (zit. nach Callomon) beschrieben. Die Erkrankung ist äußerst selten, obwohl doch Pneumokokkenentzündungen der Adnexa uteri und des Beckenperitoneums, entstanden durch hämatogene, ascendierende, transdiaphragmatische oder intestinale Infektion, dem Gynäkologen, Pädiater und pathologischen Anatomen gelegentlich einmal zur Beobachtung kommen. In einer neueren Arbeit über die „genitale Pneumokokkeninfektion der Frau" von

Soimaru (1925) wird der Vulva nicht gedacht. Auch in den Lehrbüchern der Kinderheilkunde und inneren Medizin fand ich darüber nichts. Sie erwähnen von extrapulmonalen Pneumokokkenentzündungen nur solche der Gelenke und der diesen benachbarten Schleimbeutel und Sehnenscheiden, der Harnblase, der Eileiter usw. Nach Beitzke (in Brüning-Schwalbes Handbuch) wurde an den Genitalorganen von Knaben „Pseudomembranöse Entzündung der Glans penis" (Cary und Lyon), sowie Orchitis beschrieben. In Albekers Fall war zuerst eine Pneumokokken-Vulvitis bei einem 8jährigen Mädchen entstanden; einige Tage später trat eine typisch verlaufende Pneumonie hinzu. Chapple hat eine Vulvovaginitis infolge von Pneumokokkeninfektion beschrieben. Eine „ausgedehnte Zerstörung der Vulva und ihrer Umgebung, wahrscheinlich verursacht durch Pneumokokken", hat Powell beobachtet:

Bei einer 48jährigen schwächlichen Frau war durch die Monatsbinde ein Wundscheuern der äußeren Geschlechtsteile zustande gekommen. Es trat eine starke schmerzhafte Schwellung und Dunkelfärbung der Labien auf. Dann bildete sich eine große, mit übelriechenden nekrotischen Fetzen bedeckte Geschwürsfläche, die vom Mons pubis über die Vulva bis über den Anus hinaus und auf die Innenflächen der Oberschenkel fortschritt. Abstrichpräparate und Kulturen ergaben eine große Menge Pneumokokken mit wenigen Streptokokken. Durch energische antiseptische Behandlung wurde völlige Heilung mit gutem kosmetischem Erfolg erreicht. Die inneren Genitalien waren gesund.

6. Ulcus vulvae bei Erythema nodosum und Erythema exsudativum multiforme.

1. Beim Erythema nodosum der Haut kommt es nach allgemeiner Erfahrung so gut wie niemals zu einem geschwürigen Zerfall der für die Krankheit eigentümlichen cutanen und subcutanen Knoten. Nur Planner und Remonovsky haben dabei Ulcerationen an der Vulva beobachtet, deren Entstehung sie durch die lokalen Eigenschaften der äußeren Genitalien: Maceration, Fluor usw. erklärten. Sie berichteten über folgende 3 Fälle:

Fall 1: 32jährige lungenleidende Frau mit Fieber und Halsdrüsenschwellungen. Seit längerer Zeit Schmerzen an verschiedenen Gelenken, beiden Unterschenkeln und Unterarmen. Seit einer Woche heftig schmerzende Geschwüre am äußeren Genitale. Letzter Coitus vor 14 Tagen. Neben den dem Erythema nodosum entsprechenden, subcutan gelegenen, flachen, äußerst druckschmerzhaften Knoten an beiden Unterschenkeln und Unterarmen, die an ersteren von bläulich-grüner Haut überzogen waren (Blutergüsse), und neben starken Schwellungen zahlreicher Gelenke fanden sich an den Innenflächen beider kleinen Labien und am unteren Teil der vorderen Vaginalwand zahlreiche rundliche, linsen- bis hellergroße Geschwüre mit der Neigung zur Konfluenz. Geschwürsränder steil, stellenweise leicht unterminiert und oft etwas überhängend. Geschwürsbasis 2—3 mm unter dem Hautniveau gelegen und mit einem glatten, festhaftenden, dunkelgefärbten Belag bedeckt. Außer diesen größeren Ulcerationen fanden sich an der Innenfläche und dem Rande des Labium majus noch folliculäre Knötchen, die an ihrer Oberfläche ein von einem Haar durchbohrtes kleines Pustelchen oder bereits eine kleine kraterförmige Ulceration trugen und gleich den ersterwähnten Geschwüren eine reichliche serös-eitrige Sekretion zeigten. Mikroskopisch war die gewöhnliche saprophytäre Bakterienflora des Genitale vorhanden. Trotz der großen Ähnlichkeit der Geschwüre mit Ulcera venerea mollia follicularia und Ulcera acuta vulvae-Lipschütz konnten beide bestimmt ausgeschlossen werden, zumal weder der Ducreysche Bacillus des Ulcus molle, noch der Bacillus crassus des Ulcus Lipschütz nachzuweisen war. Auch syphilitische und gangränöse Ulcera ließen sich ausschließen. Eine endgültige Diagnose der Genitalgeschwüre war zunächst nicht möglich. Die Therapie bestand in interner Verabreichung von täglich 3,0 g Natrium salicylicum. Bereits in den nächsten Tagen reinigten sich die Geschwüre unter Aufhören der Eiterabsonderung und heilten unter Hinterlassung zarter oberflächlicher Narben. Auch die Gelenkschwellungen nahmen ab, und die Eryheme bildeten sich zu speckigen Stellen zurück. In der Folgezeit zwei Schübe von Purpura rheumatica an den Streckflächen beider Unterschenkel.

Fall 2: 45jährige grazile, abgemagerte Witwe. In der Jugend mehrmals Drüsenschwellungen am Hals, die Narben hinterlassen hatten. Zwei Geburten vor 25 und 16 Jahren. Seit 2 Wochen Geschwüre am Genitale, verbunden mit Schmerzhaftigkeit und Schwellung mehrerer Gelenke. Letzter Coitus vor 5 Jahren. An der Innenfläche der linken kleinen Schamlippe, und von hier auf das Vestibulum fortschreitend, sehr schmerzhafte, linsen- bis hellergroße rundliche Geschwüre mit scharfen, steil gegen die 2 cm tiefer gelegene Basis abfallenden, leicht geröteten, nicht unterminierten Rändern und einem ebenen, von einem diphtheroiden Belag bedeckten Grund. Der Ausstrich des reichlichen Eiters zeigte die übliche Bakterienflora. Keine Leistendrüsenschwellungen. Keine Gonokokken. Negative WaR. Keine Albuminurie. Eine Inokulation mit dem Geschwüreiter am Oberarm der Patientin hatte negatives Ergebnis. Nach Verabreichung von Aspirin wegen der Polyarthritis Abheilen der Geschwüre und Zurückgehen der Gelenkschwellungen.

Fall 3: 42jährige Witwe. Seit Jahren wiederholt auftretender Gelenkrheumatismus, der durch eine Purpura rheumatica und dann ein Erythema nodosum kompliziert war. Später Drüsenschwellungen am Hals mit Bildung einer Fistel unterhalb des Kinns und Rezidivieren der Fußgelenkschmerzen. Seit einem halben Jahr Lupus vulgaris der Nase. Vor 14 Tagen Fieber, Verschlimmerung der Gelenkschmerzen und schubweise im Verlauf einiger Tage entstehende, über erbsengroße Eiterblasen am Genitale, welche sich nach 2 Tagen zu schmerzhaften Geschwüren umwandelten. Patientin war bereits zweimal, vor 12 und 1 Jahr, bei Gelegenheit von rheumatischen Attacken an ähnlichen eitrigen Geschwüren an den Geschlechtsteilen erkrankt. Letzter Coitus vor 15 Jahren. Bei der schwerkranken, hilflosen, mit zahlreichen schmerzhaften Gelenkschwellungen behafteten Patientin bestanden zahlreiche Purpuraflecken der Haut der Unterschenkel und der Fußrücken. An den Innenseiten beider großen und kleinen Schamlippen, am Vestibulum und an der angrenzenden vorderen Vaginalwand, sowie in der Perineal- und Perianalgegend fanden sich ungefähr 20 rundliche, äußerst schmerzhafte Geschwüre von Stecknadelkopf- bis Zwanzighellerstückgröße und 4—5 mm Tiefe. Grund mit festhaftendem, graugelbem Belag bedeckt; Rand meist scharf, wie mit dem Messer ausgeschnitten, manchmal weit überhängend. Auffallend reichliche, serös-eitrige Sekretion. Nach einigen Tagen Auftreten von schmerzhaften Knoten an den Unterschenkeln: Erythema nodosum. Die mikroskopische Untersuchung des Eiters der den Ulcera vulvae acuta-Lipschütz ähnlichen Genitalgeschwüre ergab keine besonderen Bakterien. Die Autoinokulation mit Geschwüreiter am Oberarm der Patientin fiel negativ aus. Gutartiger Verlauf und rasche Heilungstendenz der Geschwüre. Spontane Heilung ohne Medikamente innerhalb von 4 Wochen.

Planner und **Remonovsky** teilten noch einen weiteren, von **Kyrle** beobachteten Fall mit. Auch hier waren im Verlaufe von fieberhaften nodösen Erythemen und schmerzhaften rheumatischen Kniegelenkschwellungen zahlreiche Ulcerationen im Scheidenvorhof und an den Scheidenwänden eingetreten. Auch hier akut-gutartiger Verlauf der Ulcerationen und vollständige Ausheilung derselben gleichzeitig mit dem Schwinden des rheumatischen Leidens. Zu den genannten Beobachtungen gehört wohl noch je ein weiterer Fall, den **Sachs** in seiner Arbeit über Vulvitis bei Arthritis rheumatica und **Jadassohn** in einer Abhandlung über infektiöse und toxische Gestosen und Dermatosen beschrieben hat, ferner je eine Beobachtung von **Chriestlieb** (1895) und **Elly Schnabl** (1927), über die ich im Kapitel Aphthen vulvae bereits berichtet habe (S. 339). Das wären im ganzen 8 Fälle. In **Jadassohns** Fall waren bei einem 13jährigen Mädchen plötzlich unter Fieber aphthenartige Geschwüre am Genitale und leicht erhabene, hochrot infiltrierte Knoten über den Schulterblättern und an den Unterschenkeln aufgetreten. **Jadassohn** vermochte das Bild weder als typisches Erythema nodosum, noch als typische Aphthen zu bezeichnen.

Auf Grund der vier erstgenannten Beobachtungen besteht nach **Planner** und **Remonovsky** ein Zusammenhang der genitalen Geschwürsbildungen mit den rheumatischen Gelenkerkrankungen. Die Ulcerationen treten nicht im Anschluß an einen Geschlechtsverkehr, sondern plötzlich und gleichzeitig mit Erythema nodosum, akuten multiformen Gelenkschwellungen und in der Regel einer Purpura rheumatica auf. Diese letztere ist unter den vier Fällen nur in dem von **Kyrle** vermißt worden. Im Fall 3 stellten sich die Ulcera nach vorangegangenen Bläschenbildungen unter brennenden lokalen Schmerzen ein. Eine tuberkulöse Natur der Geschwüre, die bei den 3 Patientinnen wegen den Zeichen noch bestehender oder überstandener Tuberkulose der Lungen naheliegend war, konnten die Autoren ausschließen. Die Form der Geschwüre läßt sich aus den Mitteilungen der Fälle ersehen. Der Verlauf ist gutartig, so daß in 3—4 Wochen vollständige Heilung eintritt. Die Differentialdiagnose der Ulcera vulvae bei Erythema nodosum gegenüber anderen Geschwürsformen ist von Planner und Remonovsky ausführlich erörtert worden. Es dürfen nicht nachweisbar sein der Gonokokkus, der Bacillus crassus des Ulcus-Lipschütz, der Ducreysche Bacillus des Ulcus molle, der Tuberkelbacillus und die bei der Gangrän gefundenen Bakterien. Im einzelnen wird sich die Differentialdiagnose nach diesen beiden Autoren folgendermaßen gestalten:

a) Gegenüber den Ulcera vulvae acuta Lipschütz: Übereinstimmend sei bei beiden der klinische Anblick, das akute Auftreten der Schwellung, der gutartige Verlauf, die große Schmerzhaftigkeit, die Entstehung ohne Zusammenhang mit einem Geschlechtsverkehr. Das Ulcus-Lipschütz zeige den charakteristischen Bacillus crassus und pflege bei jüngeren, meist sogar auffallend kräftigen Personen aufzutreten, während das Ulcus bei Erythema nodosum, laut den drei Beobachtungen von Planner und Remonovsky, bei sehr schwächlichen und heruntergekommenen Frauen und nur im Fall Kyrle bei einer kräftigen Patientin beobachtet worden sei. — b) Gegenüber Ulcera mollia venerea: Bei ersteren sei die Tiefe beträchtlicher als beim Ulcus venereum, der Rand zwar unterminiert, aber glatt und gezackt, die Basis eben und mit diphtheroidem Belag versehen im Gegensatz zu der unebenen, höckrigen, „wurmstichigen", mit Eiter bedeckten Basis der Ulcera mollia. Die Schmerzhaftigkeit der Geschwüre sei viel stärker als bei den Ulcera mollia. Endlich spräche gegen die Annahme von Ulcera venerea das Fehlen des Ducreyschen Bacillus, der negative Ausfall der Autoinokulation mit Geschwürseiter, sowie die Tatsache, daß der letzte Coitus lange zurückliege. — c) Gegenüber den Ulcera gangraenosa: Bei diesen foudroyanterer Verlauf, Nekrotisierung, putrider, widerlicher Geruch, stark entzündliche Rötung und Infiltration der Umgebung der Geschwüre mit charakteristischem bakteriologischem Befund. — d) Gegenüber den herpetischen Ulcerationen: Beide Geschwürsformen hätten eigentlich keine Ähnlichkeit und seien schon durch das klinische Verhalten zu unterscheiden. — e) Gegenüber aphthösen Geschwüren: Große klinische Ähnlichkeit zwischen beiden. Aber bei Aphthen fehle die Abhängigkeit der Geschwüre von dem rheumatischen Leiden des Erythema nodosum. — f) Gegenüber den Erosionen bei Erythema multiforme, die ebenfalls an den Genitalien und in Begleitung von rheumatischen Symptomen beobachtet würden. Beim Erythema multiforme handle es sich niemals um tiefgreifende, unterminierte Ulcerationen, sondern nur um ganz oberflächliche, seichte, glattrandige Substanzverluste, die aus ursprünglich elevierten, papulösen Efflorescenzen hervorgingen.

Die Therapie der Ulcera bei Erythema nodosum kann nach dem Gesagten kaum eine lokale, sondern nur eine allgemeine, gegen die rheumatische Erkrankung gerichtete sein und besteht vor allem in der Verabreichung der geradezu spezifisch wirkenden Salicylpräparate.

2. Ulcus vulvae bei Erythema exsudativum multiforme. Bei dieser, auf irgend einen noch unbekannten Erreger zurückzuführenden Allgemeininfektion, bei welcher an den verschiedensten Körperstellen rote Flecken, flache Knötchen und Blasen auftreten können, habe ich nur in einem einzigen Fall von Crosti (1925) eine Lokalisation an der Vulva feststellen können. Es fanden sich zugleich Herde im Gesicht und an den oberen Extremitäten.

7. Ulcera bei Pocken s. Blattern s. Variola der Vulva.

Die echten Pocken sind bekanntlich eine hochgradig ansteckende Krankheit, die mit einem universellen Exanthem einhergeht, an dem sich die äußere Haut stets, die Schleimhäute häufig beteiligen. Bei den Pocken-Epidemien, die in Deutschland (Dresden) im Dezember 1918 aufgetreten waren, sind einige Male Veränderungen an der Vulva beobachtet worden. Der pathologische Anatom Geipel (Dresden) hat solche demonstriert und die Vulva in einzelnen Fällen sogar als Prädilektionssitz bezeichnet. Die Pockenefflorescenzen der Vulva waren bei diesen Kranken meist synchron mit den Hauteruptionen, zuweilen diesen gegenüber etwas verspätet, aufgetreten und mit besonderer

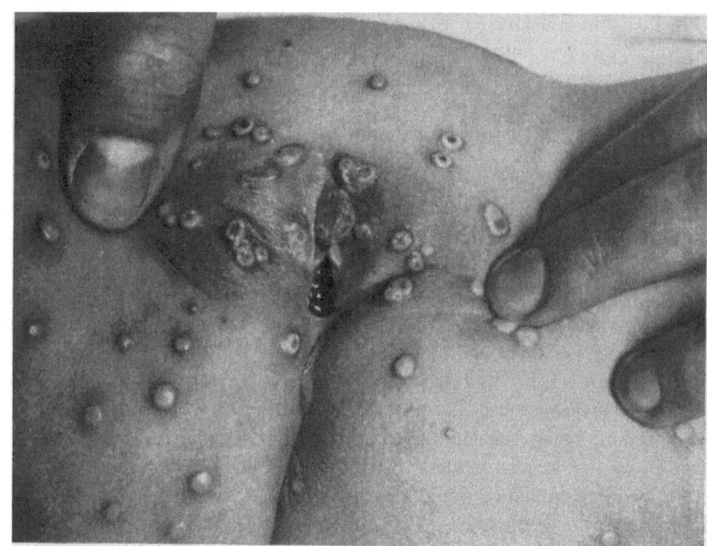

Abb. 191. Pocken der Vulva bei 3jährigem Kind. (Prof. Geipel-Dresden.)

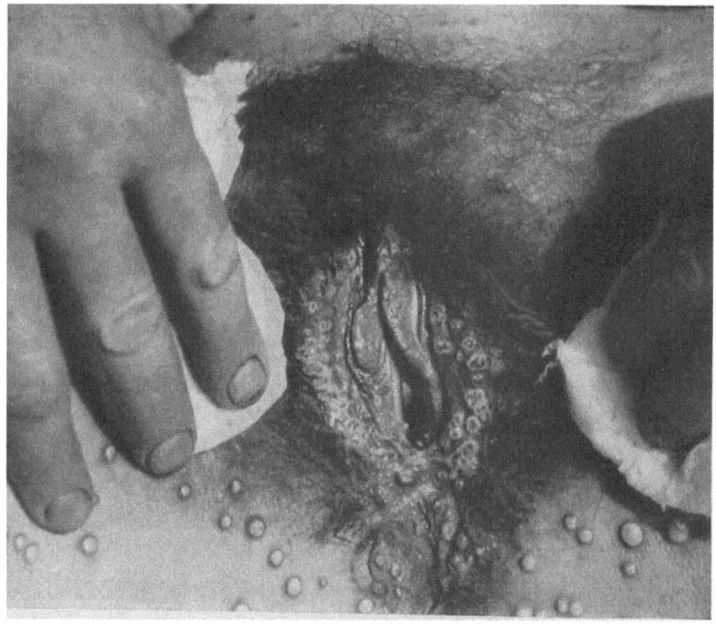

Abb. 192. Pocken der Vulva bei 31jähriger Frau. (Prof. Geipel-Dresden.)

Deutlichkeit unter 52 sezierten weiblichen Pockenkranken bei 4: einem 3jährigen Kind, einer 31-, 40- und 60jährigen Frau zu sehen. Für die sehr schönen Abb. 191—193 bin ich Herrn Professor Geipel zu großem Danke verpflichtet. Man sieht, was bei einem Leichenbefund begreiflich ist, nicht mehr den der 10- bis 14tägigen Inkubationszeit folgenden Frühausschlag, der sich aus rötlichen oder hämorrhagischen Flecken und Knötchen zusammensetzt, sondern das aus ihnen hervorgegangene Bläschenstadium in Form zahlloser, meist dicht, bis zur gegenseitigen Berührung zusammenstehender Blasen, die großenteils mit der charakteristischen zentralen Vertiefung, dem Pockennabel, versehen sind. Auch der Übergang der Blasen in die von roten Höfen umgebenen Pockenpusteln ist gut erkennbar. Bei den 3 Erwachsenen standen die Blasen so dicht zusammen, daß von der Haut und Schleimhaut der Vulva nur noch wenig zu erkennen war. Die seltenen schwarzen oder hämorrhagischen Pocken, die bei Frauen mit Vorliebe an Gravidität und Puerperium gebunden sind, und die Variolois, die Pocken der Geimpften, scheinen am äußeren Genitale bisher nicht beschrieben worden zu sein. Wenn die letzteren einmal auftreten würden, dürften sie dank dem Impfschutz wohl nur angedeutet sein. Da Blattern intrauterin auf die Frucht übertragen werden können, ist anzunehmen, daß gelegentlich auch einmal die Vulva einer Neugeborenen sich an der Erkrankung beteiligt. Bei Blatternerkrankungen von Frauen, über die Potenko (1906, Rußland), Forgues (1909, Toulouse), Capellani (1912, Neapel) berichtet haben, wird in den mir zugängigen Referaten nichts von einer Beteiligung der äußeren Geschlechtsorgane berichtet. Hansen und Nölke (1897) haben bei einer Mutter und ihrem Kind an den großen Schamlippen,

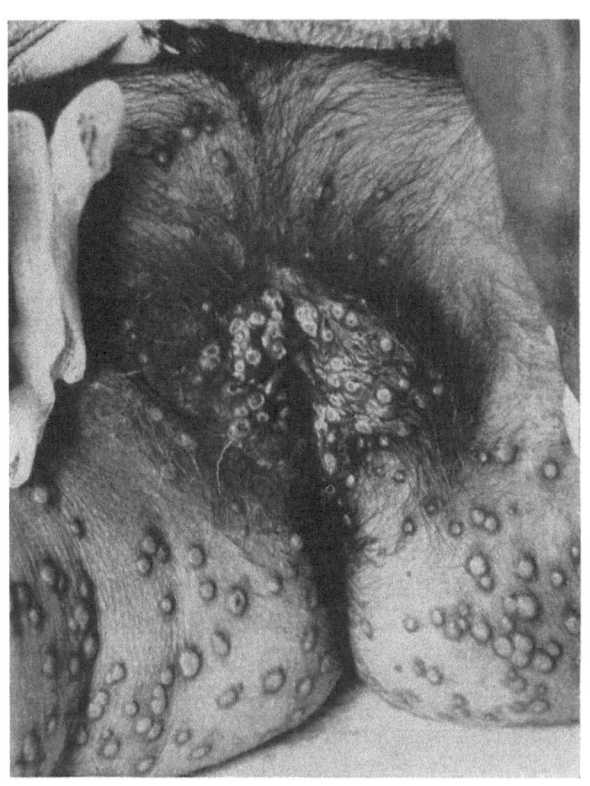

Abb. 193. Pocken der Vulva bei 60jähriger Frau.
(Prof. Geipel-Dresden.)

dem Anus, den Nates und den Innenseiten der Oberschenkel stecknadelkopf- bis linsengroße Pockenblasen, teilweise mit Dellenbildungen und Pockenpusteln, gesehen.

Die Gefahr der Variola liegt nicht nur in der Erkrankung an sich, sondern auch in der nachträglichen Infektion mit Eitererregern, die besonders bei Schwangeren und Gebärenden sehr groß ist, weswegen innere Untersuchungen und operative Eingriffe wenn irgend möglich vermieden werden müssen. Kommt es zur Rückbildung der Pockenefflorescenzen im allgemeinen, so findet eine solche natürlich auch an der Vulva statt. Ein Beweis dafür, daß die Geschwürsbildungen zu Stenose der Vulva führen, habe ich in der Literatur nicht gefunden; daß sie vorkommen kann, ist wohl aus einer Beobachtung von Schenk (1902) über „akquirierte Stenose der Vagina infolge früherer Blatternerkrankung" zu schließen.

Die Diagnose der Variola im vesiculösen und pustulösen Stadium scheint, nach meinen Abbildungen zu schließen, leicht, zumal wenn gleichzeitig eine Pockenepidemie vorhanden ist oder die Vulvaaffektion bei einer aus einem verseuchten Gebiet zugereisten Frau zur Beobachtung kommt. Doch muß beachtet werden, daß pockenähnliche Pusteln bei Syphilis vorkommen, hier aber, zum Unterschied von den Variolapusteln, aus Papeln hervorgehen und eine indurierte Basis aufweisen. In zweifelhaften Fällen entscheidet der Nachweis der Spirochaeta pallida und die positive WaR für Lues, der positive Ausfall der Guarneri-Paulschen Reaktion nach Überimpfung verdächtigen Materials auf die Kaninchenhornhaut für Variola.

8. Impfpocken s. Impfvaccine s. Impfblattern der Vulva.

Durch Übertragung des Impfstoffs von Impfpusteln auf andere Körperstellen, auch auf das äußere Genitale und die Analgegend, können analoge Vaccineblasen, -pusteln, und -ulcerationen zustande kommen. Ja, es kann sogar durch Übertragung auf dem Blutweg eine Vaccinia generalisata (Voigt) oder ein masern- oder scharlachartiges Vaccineexanthem unter Mitbeteiligung der Vulva entstehen. Die Impfblattern der Vulva gleichen in ihrem Aussehen ganz den primären Impfblattern am Arm oder Bein. Es treten in Gruppenform Bläschen mit einem dunkelroten, bald schmäleren, bald breiteren Hof s. „Area" auf, deren Zentrum sich, ganz wie beim „Pockennabel" (Aula), vertieft und braunrot mißfärbt, während der Inhalt durch Bakterieneinwanderung eine Trübung erfährt und als gelber, peripherer Saum erscheint. Zusammenstehende Bläschen können konfluieren. Die Pusteln trocknen ganz ebenso wie die primären Impfpusteln zu einem Schorf ein. Jucken und Brennen, ein entzündliches und stark schmerzhaftes Ödem der Vulva, verbunden mit Hautrötung und Allgemeinerscheinungen, die zu höherem Fieber hinzutreten können, werden selten vermißt. Rein mechanisch, durch Reiben der großen Labien aneinander oder an den Innenflächen der Oberschenkel oder an Kleidungsstücken, werden die Pusteln wundgescheuert, so daß verschieden gestaltete, scharf- und steilrandige Geschwüre von Linsen- bis Pfennigstückgröße entstehen, die an ihren Rändern die Reste der einstigen Blasen oder Pusteln in Form schmaler, weißgelber Säume aufzuweisen pflegen: vaccinale Ulcera. Doch können Impfulcera der Vulva auch ohne vorherige Pustelbildung sich ausbilden, was damit zusammenhängt, daß sich die Impfstelle auf einer feuchtgehaltenen Hautpartie findet. Zuweilen werden Abklatschulcera an genau gegenüberliegenden Stellen der beiden großen Labien beobachtet [Joachimovits (1926)]. Die Abb. 194 und 195, nach Farbenbildern von Löwenbach und Brandweiner reproduziert, lassen eine eigenartige Anordnung der Impfvaccineblasen und -ulcera auf den Kanten der großen Labien erkennen. Am Infektionsprozeß beteiligen sich auch die Leistendrüsen durch eine weiche Schwellung und Empfindlichkeit spontan und auf Druck. Die Übertragung der Impfpusteln auf die Vulva kann in verschiedener Weise stattfinden, und zwar:

1. Durch Autoinokulation von Arm oder Bein mittels des Fingernagels auf kleine Kratzwunden am äußeren Genitale, wie in Fällen von Asloan (1903, 21jährige Frau), Polano (1908, 11jähriges Mädchen), Jochmann (1908), O. Frankl (1914).

2. Seltener erfolgte die Übertragung von einem kürzlich geimpften, mit Vaccinepusteln behafteten Kind auf ein anderes Kind, wie in Fällen von Kerl (1924), Joachimovits (1926), Berglund (1927). Kerl sah sie bei einem 16 Monate alten Kind, das mit

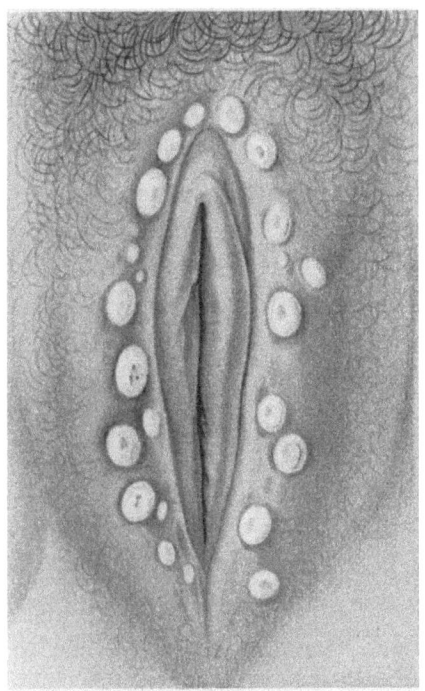 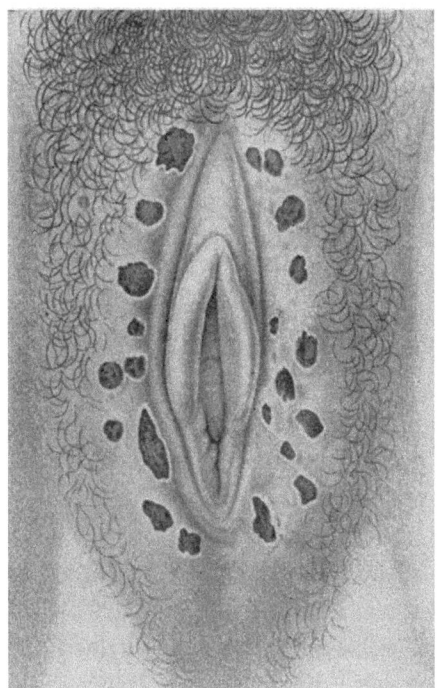

Abb. 194. Abb. 195.
Abb. 194 und 195. Vaccine der Vulva. (Nach Löwenbach und Brandweiner.)

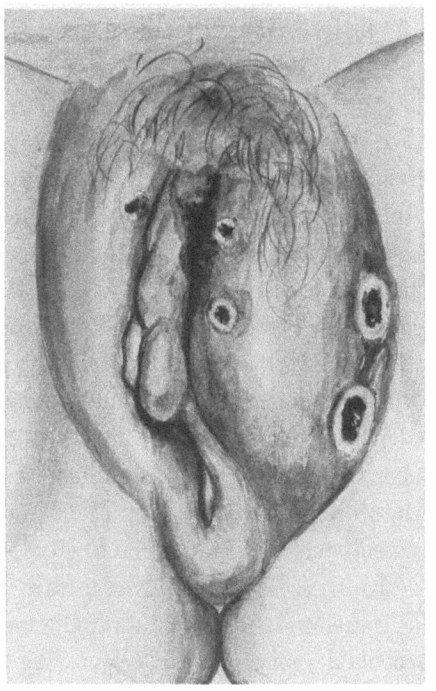

Abb. 196. Multiple Impfpusteln an der Vulva. (Klinik Marburg-Zangemeister.) Eine 65jährige Frau, die 5mal geboren hatte, litt seit 6 Monaten an Krätze mit starkem allgemeinem Jucken. Vor 4 Wochen war ein Enkelkind geimpft worden; vor 3 Tagen waren die Borken abgefallen. An diesem Tag bemerkte die alte Frau plötzlich eine starke Schwellung der äußeren Geschlechtsteile mit brennenden Schmerzen und Eiterabsonderung. Befund: Starkes Ödem mit Rötung der ganzen Vulva, vornehmlich der linken großen Labie und der hinteren Commissur. Am vordersten Teil der linken Interlabialfalte zweipfennigstückgroßes, mit einem bräunlich schmierigen Schorf belegtes, von einem scharfen, etwas erhabenen, weißlichen Wall umgebenes Ulcus. Mehrere typische Impfbläschen mit gesprengter Decke, besonders auf dem Labium majus sinistrum. Schmerzhafte Schwellung der beiderseitigen Leistendrüsen. Im Eiter der Pusteln Staphylo- und Streptokokken. Nach 14 Tagen Abheilung zu kleinen rundlichen, weißen Narben, die ganz wie Pockennarben aussahen.

Abb. 196.

einem 14 Tage vorher geimpften Brüderchen, Joachimovits bei einem 3jährigen Kind, das mit einem älteren, 8 Tage zuvor geimpften zusammen geschlafen hatte. An den Innenflächen der circumscript dunkelrot gefärbten großen Labien waren Abklatschulcera von Kaffeebohnengröße mit erhabenem, perlmuttergrauem Rand und graugelblichem, mattglänzendem Grund vorhanden. Berglund beobachtete bei einem 14jährigen, noch nicht geimpft gewesenen Mädchen eine schwere, ungewöhnlich verlaufene Vulvitis, die den Eindruck einer diphtherischen machte, zumal aus der geröteten und geschwollenen Nase, deren Öffnungen fast ganz durch Borken verklebt waren, ein Sekret, ähnlich dem der Nasendiphtherie, abfloß. Das Mädchen hatte das Bett mit einem jüngeren Bruder geteilt, der 10 Tage vor seiner Erkrankung pockengeimpft worden war.

3. Beobachtungen von Löwenbach und Brandweiner (beide haben die bisher bekannten Fälle der Literatur zusammengestellt), je eine Beobachtung von Leven (1908), Weißwange (1910), Ramorino (1922), Diosszilagyi (1925) zeigen die in Geschwürsform aufgetretene Vaccineübertragung von einem frisch geimpften Kind auf die äußeren Geschlechtsteile einer nicht geimpften Frau. Diese Infektionsweise hat auch in dem durch Abb. 196 erläuterten Fall aus der Marburger Klinik [Zangemeister (1917)] stattgefunden. In 3 Fällen von Löwenbach und Brandweiner war die Übertragung durch die Mutter der Kinder selbst, in einem 4. Fall durch die Hand des Arztes zustandegekommen, der unmittelbar nach Verbinden der Impfstelle des Kindes eine vaginale Untersuchung der Mutter ohne vorausgeschickte Händedesinfektion vorgenommen hatte. Leven fand die beiden Labia majora einer Frau mit großen Ulcerationen besetzt, die an syphilitische Initialaffekte erinnerten, aber akut unter Fieber und Schüttelfrost aufgetreten waren; $3^{1}/_{2}$ Wochen zuvor hatte sich die Patientin mit einem Ölläppchen, welches bei ihrem geimpften Kinde zur Bedeckung der Impfpusteln benutzt worden war, die äußeren Geschlechtsteile abgewischt. In Weißwanges Fall hatte eine 34jährige, an Pruritus vulvae leidende Frau nachts ihrem schreienden, wenige Tage zuvor geimpften Kind die Impfpusteln verbunden und sich danach an Vulva und Damm, den Crural- und Inguinalfalten gekratzt. Alle diese Stellen waren mit typischen, teilweise durch das Scheuern entstellten Impfpusteln übersät. Die Diagnose war von einem Impfarzt bestätigt worden. Die letzterwähnten Fälle lehren, daß die Impfstellen mit einem Schutzverband zu versehen und die Angehörigen auf die leichte Übertragungsmöglichkeit der Lymphe und der Pusteln aufmerksam zu machen sind. Levens Fall zeigt zugleich, daß Impfpocken an der Vulva in wochenlang persistierende Ulcerationen übergehen können. Endlich berichtete Ramorino (1922) über eine Pflegerin, die sich am Scheideneingang von den Impfpusteln eines Kindes aus infiziert hatte, und Diosszilagyi von einem Fall mit multiplen genitalen und analen Vaccinepusteln.

Schöne, meist farbige Abbildungen über die Vaccineinfektion der Vulva haben Löwenbach und Brandweiner (1903), wie die Abb. 194 und 195 zeigen, Hofmeier in seinem Handbuch der Frauenkrankheiten (1921, Taf. I) — es ist der Fall von Polano (1908) — Jochmann (1914), Ehrmann (Atlas, Tab. 84) gegeben. Im „Lehrbuch und Atlas der Haut- und Geschlechtskrankheiten" von Jacobi und Zieler (1924) findet sich das Farbenbild einer Vaccinia auf den Geschlechtsorganen eines Knaben (Taf. 98, Abb. 176). Zur weiteren Illustration dient Abb. 196 eines Falles der Marburger Klinik.

Der Verlauf der Erkrankung an der Vulva entspricht nach Angabe der Autoren ungefähr dem gleichen wie bei den primären Impfpusteln mit dem üblichen Sitz an Armen oder Beinen. Nur Joachimovits sagt ohne weitere Begründung: „Die Affektion verlor sich im Laufe von 14 Tagen, aber eigentlich nicht in der typischen Art, wie man es am Arm von den Erstlingspusteln gewöhnt ist." Nach einigen Tagen kommen die Geschwüre zur Reinigung und Ausheilung.

Zur Differentialdiagnose gegenüber den echten Blattern ist die zur Erkennung dieser dienende Guarnerische Methode anzuwenden. Sind Ulcerationen aus den Vaccinepusteln der Vulva entstanden, so ist eine Verwechslung mit syphilitischen zerfallenden Papeln, mit Ulcera mollia, Ulcera vulvae acuta Lipschütz, Ulcera pseudo-venerea Buschke, Ekthyma gangraenosum staphylogenes, Ulcera Vincenti, Ulcera pseudo-diphtherica Heinz Sachs, sowie mit einem diphtherischen und tuberkulösen Ulcus naheliegend (teilweise zit. nach Joachimovits). Der rote, auf eine akute Entzündung hinweisende Hof in der Umgebung der Geschwürchen, der helle Geschwürsrand, die Möglichkeit einer Übertragung von einem frisch geimpften Menschen sprechen für Vaccinationseffekte. Abbildungen von Halle (1908) zeigen, daß bei Säuglingen vornehmlich an der Genital-, Perineal- und Glutäalgegend Eruptionen von Bläschen und Pusteln vorkommen, die Ähnlichkeit mit der Impfvaccine aufweisen. Es handelt sich hier um die als „Dermatitis pseudo-syphilitica vacciniformis infantum" bezeichnete Erkrankung, die S. 206 besprochen worden ist.

9. Varicellen der Vulva.

Varicellen s. Wasserblattern s. Windpocken sind wiederholt bei Kindern, von Swoboda auch bei Erwachsenen an der Vulva beobachtet worden. Bei dieser vereinzelt oder zuweilen epidemisch, vornehmlich im Kindesalter auftretenden Infektionskrankheit, die mit den echten Pocken nichts zu tun hat, treten unter Fieber und leichten Allgemeinerscheinungen auf der Haut und Schleimhaut rötliche Flecken, meist in großer Zahl auf, die zu runden oder zackig begrenzten, von einem roten Hof umgebenen Bläschen werden. Ihr anfangs wasserheller Inhalt trübt sich und trocknet zu dunklen Borken ein. Das Erscheinen der Efflorescenzen ist mit Brennen, Jucken, schmerzhaftem Urinieren oder gar Anurie (Swoboda) verbunden. Durch Kratzen und Unreinlichkeit werden die Bläschen infiziert, wodurch tiefe schmerzhafte Geschwürchen, Nekrosen, Gangrän, Phlegmone, Lymphadenitis und Sepsis entstehen können. Die Abbildung eines Varicellenexanthems auf der Vulva eines 5jährigen Mädchens hat Swoboda im Handbuch der Kinderheilkunde von Pfaundler und Schloßmann gegeben. Es waren hier auf der Zunge und dem Gaumen kleine Bläschen und speckig belegte Geschwürchen, auf den Innen- und Außenflächen der Labia majora und deren Nachbarschaft lediglich Vesiculae aufgetreten. Er berichtete auch von einer 20jährigen Patientin mit einer Masseneruption von Bläschen sowohl auf der Haut und Schleimhaut der Vulva, als auch auf der Schleimhaut des Aftereinganges und von Pusteln am Anus, die zu mehrere Tage anhaltenden hartnäckigen Tenesmen führten und trotz ausgiebiger Abführmittel die Stuhlentleerung verhinderten. Genaueres über die Varicellen ist aus Swobodas Bearbeitung und den Hand- und Lehrbüchern der Kinderheilkunde zu ersehen. Hier sei nur noch gesagt, daß in seltenen Fällen Varicellen von einer Schwangeren auf das intrauterine Kind übertragen werden können, und dieses das Varicellenexanthem sofort nach der Geburt oder in den ersten Lebenstagen aufweisen kann, wie Beobachtungen von Hubbard und Wells (1878), Brindeau (1910), Pridham (1913) beweisen. Über Mitbeteiligung der Vulva habe ich keine Angaben gefunden.

10. Ulcus bei Typhus abdominalis.

Die Genitalveränderungen beim Bauchtyphus können verschiedenartig sein. Curschmann erwähnte ein Ödem der kleinen Labien und schmerzhafte Erosionen, eine Entzündung und Vereiterung der Bartholinischen Drüsen und komplete oder partielle Gangrän der Vulva, ohne bakteriologische Befunde mitzuteilen. Echte Typhusgeschwüre gleichzeitig an der Vulva und Vagina haben Spillmann (1881), Lartigan (1899), Scherber (1913) und andere, vornehmlich Wiener Dermatologen gesehen. Spillmann hat unter 66 Fällen von Typhus 4mal eitrige Entzündungen am Genitalapparat mit Ausgang in Gangrän beobachtet; unter diesen 4 Fällen handelte es sich meist um Ödem und Gangrän der Vulva und der Scheide mit Zerstörung des Septum recto-vaginale. Schauta hat sich zu diesem Befund dahin geäußert, daß die Veränderungen wahrscheinlich „durch Hinzutreten anderer Organismen, besonders von Streptokokken, Staphylokokken und Kolibacillen, bei den ohne Bewußtsein schwer darniederliegenden, mangelhaft oder nicht rechtzeitig gereinigten Patientinnen hervorgerufen wurden". Lartigan hat bei zwei typhuskranken Mädchen von 16 und 20 Jahren auf der Haut und Schleimhaut der Labia majora und minora und der untersten Vagina zahlreiche kleine, oberflächliche, rundliche, eitrig belegte, scharf umschriebene Ulcera gesehen, die im einen Fall bei noch bestehendem Fieber in wenigen Tagen abheilten, während die andere Patientin an Typhus starb. Die einzigen Klagen bestanden in Schmerzen beim Wasserlassen. Im Eiter ließen sich kulturell Typhusbacillen nachweisen. Vidalsche Reaktion positiv. — Sachs (1905) hat ähnliche Ulcera als „aphthenartige Geschwüre" in einem Fall von Typhus abdominalis beschrieben, die vermutlich ebenfalls durch die Eberthschen Bacillen hervorgerufen waren, obwohl ein bakteriologischer Untersuchungsbefund nicht vorliegt. Von Schottmüller wurden bis markstückgroße typhöse Ulcera am Scheideneingang beobachtet und auf lymphogene Entstehung zurückgeführt. Scherber beobachtete im Verlauf eines Bauchtyphus gangränöse und „pseudotuberkulöse" Geschwüre am Genitale mit typischem Typhusbacillenbefund. Er sagt in seiner Arbeit, aus der nicht hervorgeht, ob er mehr Ulcerationen des äußeren Genitale oder mehr die der Scheide beschreibt, folgendes: „Was die im Verlaufe eines Typhus am weiblichen Genitale auftretenden Ulcerationen anbetrifft, so werden rundliche oder ovale oberflächliche Substanzverluste mit gelblich-eitrigem Belag und positivem Typhusbacillenbefund als echt typhös beschrieben. Andererseits können im Verlauf des Typhus Ulcerationen anderer Natur, so von klinischem Aussehen und bakteriologischem Befund der Ulcera gangraenosa und pseudotuberculosa sich am weiblichen Genitale entwickeln. Daß auch im Verlaufe eines Typhus ein schwerer Herpes genitalis mit der Setzung herpetischer Ulcerationen auftreten kann, davon habe ich mich in zwei Fällen selbst überzeugen können, so daß die Annahme, Herpes spreche gegen die Diagnose Typhus, nicht zutrifft." Planner und Remonovsky (1922) sahen folgenden Fall:

22jährige Frau, wegen Verdacht auf venerische Erkrankung der Hautklinik Finger-Wien eingeliefert. Geringe ödematöse Schwellung und Rötung der kleinen Labien. An der Innenseite der linken

Nymphe ein solitäres, über kronenstückgroßes, kreisförmiges, durch Ausbuchtungen unregelmäßig gestaltetes Geschwür, dessen oberer Rand bis in den Scheideneingang reichte. Geschwürsrand entzündlich infiltriert, stellenweise speckig belegt, großenteils glatt, nicht gezackt. Auf dem Geschwürsgrund dicke, grünbraun gefärbte, schmierige, nekrotische, leicht zerreißliche und locker an der Unterlage haftende Beläge. Nach Entfernung derselben blieb eine ebene, nicht gekörnte, leicht blutende, allenthalben 2 mm tiefe Geschwürsfläche zurück. Unter den unterminierten Rändern setzte sich das Ulcus in der Tiefe der kleinen Labie fort, so daß die Sonde stellenweise bis zu 1 cm vordringen konnte. Das Geschwür war bei Berührung nur mäßig schmerzhaft und sonderte reichlich serösen Eiter ab. Nach Abstoßung der nekrotischen Beläge und Fetzen vom Grund des Geschwürs präsentierte sich eine ziemlich ebene, glatte, leicht blutende und hochrote Fläche. Nun erst wurde die Roseola der Bauchhaut deutlicher, und es entleerte sich erbsenbreiartiger Darminhalt, in dem Typhusbacillen festgestellt wurden. Die mikroskopische Untersuchung des Geschwüreiters hatte zunächst nur Leukocyten und verschiedenartige Kokken und Stäbchen ergeben; erst in dem der Tiefe der Geschwürsnischen entnommenen Eiter ließen sich einwandfrei Typhusbacillen nachweisen.

Nach den mitgeteilten Beobachtungen gibt es bei Typhuskranken echte typhöse Geschwüre der Vulva. Sie treten bald in Einzahl, bald multipel auf, zeigen rundliche Form, Linsen- bis Pfennigstückgröße, entzündlich infiltrierte Ränder und einen ebenen, leicht blutenden Grund, auf dem ein dicker, bräunlicher, nekrotischer Belag locker haftet. Das Ulcus unterhöhlt die unmittelbare Nachbarschaft und ist nur mäßig schmerzhaft. Zuweilen wird es gangränös. Sein wahrer Charakter läßt sich erkennen, wenn alle anderen Geschwürsformen ausgeschlossen werden können, und wenn die Entnahme der Geschwürsbeläge unter den unterminierten Rändern unter Kautelen stattfindet, welche den Einwand einer oberflächlichen Verunreinigung mit bacillenhaltigem Darminhalt oder Urin möglichst entkräften. Ulcerationen durch Typhus sollen auch zu Verwachsungen der Labien führen können.

11. Ulcus dysentericum vulvae.

Dysenterie der Vulva wird von J. Veit nur ganz kurz, in der gesamten übrigen Literatur nicht erwähnt, auch nicht in der Arbeit von Max Stolz: ,,Der Einfluß der akuten Infektionskrankheiten auf die weiblichen Geschlechtsorgane". Scheinbar der einzige, der die Erkrankung gelegentlich einer Ruhr-Epidemie in Dresden (1917) bei Sektionen gefunden und beschrieben hat, ist Geipel. In 3 Fällen sah er kleine Ulcerationen in der Vagina, in 2 derselben, bei Säuglingen, gleichzeitig an der Vulva im Verein mit Dysenterie des ganzen Dickdarms und unteren Ileums: Bei einem 5 Monate alten Kind lag unter der Klitoris eine linsengroße, 4 cm lange, gelbliche Schleimhautnekrose, welche von einem schmalen roten Saum umgrenzt wurde. Bei einem 9jährigen Mädchen war die ganze Vulva mit stecknadelkopfgroßen Geschwüren besetzt; zugleich zeigte sich in der Vorderwand der stark geröteten Scheide ein 2 cm langes und $1/_2$ cm breites Ulcus mit einem ziemlich dicken, fest anhaftenden grauen Belag und ein analoges an der korrespondierenden hinteren Wand, offenbar durch Kontaktinfektion entstanden. Im 3. Fall, bei einer 44jährigen Frau, war nur die Scheide erkrankt; auf der rechten hinteren Wand, 3 cm hinter dem Introitus beginnend, war eine Gruppe von zumeist einzelnen, zum Teil konfluierenden Geschwüren vorhanden, die bis ins vordere Scheidengewölbe und auf die vordere Muttermundslippe hinaufragten. Die Ulcera waren durchweg scharfrandig, wie mit einem Locheisen ausgeschlagen; ihr Grund war ziemlich eben. Die Entstehung der Dysenterie-Ulcerationen an Vulva und Vagina müssen auf Infektion bei den zahlreichen Darmentleerungen, begünstigt durch ungenügende Sauberkeit, zurückgeführt werden. Allgemein gehaltenen Literaturangaben nach können sie, gleichwie die typhösen Geschwüre, Verwachsungen der Labien zur Folge haben.

12. Die verschiedenen Gangränformen der Vulva.

Unter Gangrän der Vulva s. Vulvitis gangraenosa versteht man einen seltenen, durch weitgehende Gewebszerstörung ausgezeichneten Geschwürsprozeß. Man hat ihn gelegentlich nach Diabetes, Thrombose, Leukämie und Infektion durch Urin oder Jauche (Rosenbach und Matzenauer) oder im Gefolge verschiedener Erkrankungen, vornehmlich Infektionskrankheiten, beobachtet. Beim Ekthyma gangraenosum können sich unter Eiterpusteln, wie sie auf Kratzeffekte bei Pruritus vulvae, Scabies und Pediculosis zurückzuführen sind, locheisenartig ausgestanzte, steilrandige Geschwüre bilden. Auch bei Diphtherie, Pocken, Impfpusteln, schwerer Syphilis, beim Ulcus vulvae acutum Lipschütz sind gangränöse Geschwüre beobachtet worden. Über eine ausgedehnte gangränöse Zerstörung der Vulva und ihrer Umgebung durch Pneumokokkeninfektion hat Powell in dem bereits früher besprochenen Fall (S. 363) berichtet. Eine Gangrän nach Intertrigo der Innenflächen beider Oberschenkel und der Vulva hat v. Herff (1890) beschrieben:

Eine Kratzwunde bei einer 43jährigen Frau entzündete sich und führte innerhalb von 3 Tagen unter Mattigkeit und hohem Fieber zu eigentümlichen Geschwüren an der Außenseite der rechten großen Schamlippe. Von deren unterem Drittel, auf die benachbarten Teile des Oberschenkels übergreifend, fand sich ein im Durchmesser über 3 cm großes Geschwür, in dessen Tiefe eine kleine Arterie spritzte. Die scharfen, stellenweise unterminierten Geschwürsränder waren zum Teil stark gerötet, ihre Umgebung war beträchtlich infiltriert. Den Geschwürsgrund bedeckten braunschwarze, zerfließende Blutgerinnsel. Ein zweites größeres, elliptisches Geschwür befand sich nahe dem ersteren an der Innenfläche des Oberschenkels. Beide Ulcerationen waren gegen Berührung äußerst empfindlich und verbreiteten einen höchst unangenehmen, charakteristischen, durchdringenden Geruch. Das rechte Bein war steif und bei Bewegung schmerzhaft.

Über Gangrän der äußeren Genitalien nach Coitus haben Grenser (1890) und Michailoff (1894) berichtet. Die Fälle sind ätiologisch nicht genügend geklärt, zumal sie aus älterer Zeit stammen, in der die in Frage kommenden Erreger des Ulcus durum, molle usw. noch nicht bekannt waren.

Grenser beobachtete eine Gangrän 10 Tage nach der Defloration bei einer Neuvermählten. Lues war angeblich auszuschließen. Vulva und ihre Umgebung mit blutigem Eiter bedeckt. Rechte Schamlippe in der hinteren Hälfte stark geschwollen. Das zerissene Frenulum und seine Nachbarschaft bedeckte ein mißfarbiges, jauchiges, mit dicken Rändern versehenes Geschwür von 2 cm Länge und 1 cm Breite. Ein ähnliches Ulcus fand sich an der Außenseite der rechten Schamlippe und der anschließenden Genitocruralfalte; es war von blauroten, zackigen Rändern umgeben. Die Schmerzhaftigkeit der beiden Geschwüre nahm unter Verschlimmerung des Allgemeinbefindens zu. Nach Spaltung des Abscesses trat Heilung ein. Die Erkrankung war durch ein linksseitiges parametritisches Exsudat kompliziert. — Michailoff sah eine Gangrän der äußeren Genitalien und der Vagina infolge eines Coitus, der zunächst wohl eine Durchbohrung des Septum recto-vaginale und sekundär eine Mischinfektion hervorgerufen hatte.

Gangrän der Vulva wird auch bei Hämatom oder Ödem der Vulva am Ende der Schwangerschaft oder nach der Entbindung beobachtet, sei es, daß dieses oder jenes spontan platzte — das geschah beim Ödem in Fällen von Bué (1899), Góth (1906), Herzog (1917), Hoehne (1917 — 2 Fälle) —, sei es, daß beim Ödem Scarificationen vorangegangen waren, wie Hohl (1862) in seinem Lehrbuch der Geburtshilfe zuerst erwähnt und auch P. Müller im Handbuch der Geburtshilfe (1889) beschrieben hat.

Fall Góth: Eine 18jährige, im Anfang der Schwangerschaft befindliche Frau war 2 Wochen vor der Untersuchung beim Aufheben eines schweren Korbes gefallen und hatte angeblich dabei das Mißgeschick, mit der entblößten Ferse gegen die äußeren Geschlechtsteile zu schlagen. Unmittelbar nachher fühlte sie, offenbar an der Stelle eines subcutanen Hämatoms, ein Taubsein. 3 Tage nachher Rötung und stark schmerzende ödematöse Schwellung beider großen Schamlippen, insbesondere der rechten, den Schamhügel und die Innenfläche des linken Labium majus einbeziehend. Dann hob sich die Oberhaut der rechten Schamlippe großenteils ab und hing, einen schlaffen, schmutzig blaugrünlich verfärbten Sack bildend, bis zum Anus herab. Schmutzig rotbraune, oberflächliche Exulceration an der Fossa navicularis. Beiderseitige Inguinaldrüsenschwellungen mit Druckempfindlichkeit. Mikroskopisch Bacillen, Kokken und Streptokokken. Die operative Entfernung des nekrotischen Gewebes legte einen tief in das lockere Zellgewebe des Schamhügels vordringenden handtellergroßen brandigen Herd frei, über dem die Haut unversehrt war. Eiter zeigte sich dabei nicht. Nachdem die rechte kleine Schamlippe ganz, die rechte große Labie größtenteils der Zerstörung zum Opfer gefallen war, trat endlich Heilung unter Klaffen der Schamspalte, einem inkomplett verheilten Dammriß vergleichbar, ein. — Fall Herzog (Klinik Labhardt-Basel): Bei einem 22jährigen gesunden Mädchen trat im 8. Monat der Schwangerschaft eine schwere Zirkulationsstörung in Form von beträchtlichen Ödemen der äußeren Geschlechtsteile auf, mit starker Spannung, Schmerzen und Gehunfähigkeit verbunden. Gleichzeitig beträchtliche Ödeme an Ober- und Unterschenkeln. Keine Nierenerkrankung. Rechte große Labie zu einem von glänzender Haut überzogenen Tumor umgewandelt, der am Oberschenkel etwa 25 cm herabreichte. Linke große Labie faustgroß, durch die dreimal größere rechte verdeckt. Einige Tage später zeigte die tiefliegendste Stelle des Labium majus dextrum eine dunkelrote, fünffrankstückgroße nekrotische Stelle, der zunächst eine kleine Ulceration folgte, aus welcher Ödemflüssigkeit heraussickerte. Das Geschwür vergrößerte sich unter plötzlichem Fieberanstieg zu einem fast die ganze rechte große Labie einnehmenden gangränösen, stark eiternden Ulcus, das Streptokokken und Staphylokokken enthielt. Abstoßung der nekrotischen Massen unter Zurückbleiben einer mäßigen Schrumpfung der rechten großen Labie. Normaler Verlauf von Geburt und Wochenbett. — Hoehne, Fall 2: Erstschwangere, 7 Wochen vor der Geburt. Sehr starkes Ödem der Vulva. Spontane Berstung der linken großen Schamlippe. Wenige Stunden später Ablösung der Oberhaut in Fetzen. Plötzlicher hoher Temperaturanstieg. Sehr schnelles Fortschreiten der Gangrän vom linken auf das rechte Labium majus und Ausbreitung auf die ganze blauschwarz verfärbte Vulva. Am Tag danach Spontangeburt einer toten Frucht. Atonische Blutung. Feststellung von großen Einrissen an der hinteren Scheidenwand und an den Innenflächen der kleinen Labien. Unter zunehmenden Erscheinungen von Sepsis, Peritonitis und Jauchung aus der gangränösen Wunde und einem in die linke Leistengegend fortschreitenden Erysipel erfolgte der Exitus. Autopsie: Peritonitis, Lymphangitis der Parametrien, Gangrän der Vulva- und Vaginalschleimhaut, Erysipel der Schamgegend. — In einem anderen Fall von Hoehne (Fall 3) war ebenfalls eine geringgradige Gangrän der stark ödematösen Labien zustande gekommen. Der Gangränherd enthielt hämolytische Streptokokken. Da eine Spontangeburt bedenklich erschien, machte Hoehne den Kaiserschnitt nach Porro mit gutem Erfolg.

Der Brand der äußeren Geschlechtsteile ist auch bei bislang gesunden Schwangeren von Hüter (1852), bei Wöchnerinnen von v. Herff (1890), Philipps (1894), Gret (1923), nach einem Abortus von Markoe (1909) beschrieben worden. Teilweise waren schwierige Zangenoperationen vorausgegangen.

Vulvagangrän wird auch bei Gasphlegmone s. Gangrène foudroyante der Franzosen beobachtet, sei es, daß sie durch den Ghon-Sachsschen oder Kochschen Bacillus des malignen Ödems oder durch den Bacillus phlegmones emphysematosae (E. Fraenkel) oder durch andere anaerobe gasbildende Stäbchen, die zur Gruppe der Ödembacillen gehören, oder durch Kolibacillen bei Diabetes zustande kommt. Sie schritt in einem letal verlaufenen Fall von Schönbauer auf die Bauchhaut fort. Genaueres über diese Erkrankung siehe bei Hitschmann und Lindenthal (1892) und in v. Hiblers Monographie „Über die pathogenen Anaeroben" (1908).

Über eine Vulvitis und Vaginitis gangraenosa mercurialis ist von Friedrich Hammer (1919) in 4 Fällen, sowie von Joers (1921) berichtet worden. Neubeck (1902), Bartsch (1907) und Wolffenstein (1913) haben die sehr seltene mercurielle

Scheidengangrän, die in dem Neubeckschen Fall mit Rectovaginalfistel verbunden war und in den Beobachtungen von Neubeck und Bartsch tödlich endete, beschrieben. Diese Erkrankungen sind den mercurialen an der Schleimhaut des Mundes, des Zahnfleisches und des Magendarmkanals gleichzusetzen. Sie entstehen teils nach übermäßig starker Quecksilberbehandlung, vornehmlich Einreibungen grauer Salbe bei Lues, teils nach Einführen einer Sublimatpastille in das Vaginalrohr, die eine geschlechtliche Infektion oder Konzeption vermeiden sollte. Hammers Beobachtungen sind die folgenden:

Fall 1: Eine 34jährige syphilitische und gonorrhoische Kellnerin bekam im Anschluß an eine Inunktionskur von 4,0 g Quecksilber eine Gangrän am weichen Gaumen und starb unter schweren allgemeinen und lokalen Erscheinungen schon am nächsten Tag. Bei der Sektion fand sich ein Ödem beider Schamlippen mit Fistelbildungen an den Labien, eine hochgradige nekrotische Vaginitis, Endometritis und Cystitis. — Fall 3: Nach 21 Quecksilbereinreibungen trat unter Temperatursteigerung eine Gingivitis mercurialis, ein schmieriges, übelriechendes Ulcus in der Umgebung der äußeren Harnröhrenmündung und eine Reihe analoger Ulcerationen in der Vagina auf. — Fall 4: Nach 21 Inunktionen ein mißfarbiges Geschwür am Muttermund, nach der 38. Inunktion übelriechende, mißfarbige Ulcerationen an der Vulva und Scheide mit Schmerzen beim Urinieren. — Fall 5: Nach 18 Inunktionen, die wegen Papeln an den Labien, Nymphen und Mundwinkeln vorgenommen worden waren, traten Schwierigkeiten beim Urinieren ein. Es wurden an der hinteren Commissur der Labien und am Scheideneingang gangränöse, wenn auch oberflächliche Geschwüre mit aashaftem Geruch und grünlicher Verfärbung gefunden. — Joers (1921): Eine Arbeiterin hatte sich eine Pastille Hydrargyrum oxycyanatum zur Verhütung einer Ansteckung in die Scheide eingeführt. Danach brennende Schmerzen in der Scheide, Ödeme der Labien mit Nekrose und Gangrän. Schwellung der Lippen. Entzündung des Zahnfleisches. Tod nach einigen Tagen an typischer Hg-Vergiftung.

Noma vulvae.

Das größte Interesse unter den Gangränformen des äußeren Genitale verdient die Noma s. Nosokomialgangrän der Vulva s. Hospitalbrand s. Schamlefzenbrand s. Wasserbrand der alten Autoren, da sie eine besonders bösartige Wundinfektionskrankheit darstellt und eine ätiologische und klinische Sonderstellung einnimmt. Schöne Abbildungen der seltenen Erkrankung habe ich nicht gefunden; ich kann sie daher auch bildlich nicht darstellen. Zwei Bilder hat Matzenauer gegeben. Die Erkrankung wurde aus dem Grunde früher als Hospitalbrand bezeichnet, weil sie, gleich der analogen Gangrän der Extremitäten, nur in Lazaretten und Krankenhäusern vorkam. Matzenauer hat aber darauf hingewiesen, daß Frauen und Kinder bereits mit der Vulvagangrän behaftet in klinische Behandlung eintreten. Die Erkrankung ist in der vorantiseptischen Zeit viel häufiger beobachtet worden als heute — sie mag manchmal wohl zu Unrecht so bezeichnet worden sein —, wird aber gelegentlich auch noch in der Zeit der Asepsis und Antisepsis, und zwar meist sporadisch, nur ganz außerordentlich selten epidemisch, angetroffen. Nach Godlee (1882) gehört Noma der Vulva unter der Armenbevölkerung Londons nicht zu den Seltenheiten. Mit der Gangränform haben sich vornehmlich Rosenbach (1888), Henoch (1890) und Matzenauer (1901) befaßt. Rosenbach sagte etwa: Der Hospitalbrand ist eine durch einen örtlichen Zerstörungsprozeß der Gewebe charakterisierte Wundinfektion. Er breitet sich nach Fläche und Tiefe kontinuierlich aus, entzündet das ergriffene Gewebe in einer spezifischen nekrotisierenden Weise und löst endlich die tote Substanz, sowie die gesetzten Exsudate zu einem fauligen Detritus auf. Ist eine Zone des Gewebes entzündet und mortifiziert, so wird inzwischen die konzentrisch angrenzende Zone in bestimmter, ringsum wesentlich gleicher Breite ergriffen. Die Infektion hat die Neigung zur Lokalisierung, schreitet also nicht auf dem

Wege der Lymphbahnen oder Blutbahnen fort, wodurch sie sich von den übrigen eitrigen Entzündungen wesentlich unterscheidet. Auch besteht das Exsudat anfangs nicht aus eigentlichem Eiter, sondern aus Fibrin und seröser Flüssigkeit mit Leukocyten. Matzenauer gab an, daß die genitale Form des Hospitalbrands bis zu seiner Publikation überhaupt nicht bekannt gewesen sei, was aber auf einem Irrtum beruht, denn bereits in den alten Lehrbüchern der Gynäkologie, so bei Kiwisch Ritter v. Rotterau (1858) und in den alten Lehrbüchern der Kinderheilkunde, so bei Hennig (1855), finde ich den Hospitalbrand der Vulva beschrieben. Folgen wir Matzenauer, so beginnt die Erkrankung plötzlich unter Fieber mit Hitze- und Frostgefühl, Abgeschlagenheit, Schlaflosigkeit und heftigen Schmerzen in der Genito-Analgegend, welche Bewegungen erschweren oder unmöglich machen. Sehr bald pflegen die Kranken eine kleine Wunde oder grauweiße Stelle an den Labien zu bemerken, die rapid auf Fünfmarkstück- oder Handtellergröße fortschreitet und den Charakter eines Geschwürs annimmt. Meist findet man mehrere Ulcera, unter denen aber ein einzelnes vorherrscht. In dessen Umgebung, an den Hautstellen, die durch abfließendes Wundsekret bestrichen werden, oder an Kontaktflächen treten bald mehrere kleine, oberflächliche, unregelmäßige, zackig begrenzte Substanzverluste auf, durch welche die Haut wie angenagt erscheint. Das Hauptgeschwür ist mit einem dichten und dicken, gelatinös-pulpösen oder zunderartigen, von der Unterlage nicht abhebbaren, aber auf ihr verschieblichen Belag bedeckt, der aus nekrotischem Gewebe besteht, schmutzig-graugrünliche bis braunschwarze, an den Randpartien schmutzig-graue Farbe aufweist und einem durch ätzende Säure hervorgerufenen Schorf ähnlich sieht. Der Geschwürsrand wird von einem schmalen, hellroten Entzündungshof begrenzt und ist je nach dem Stadium verschieden: im progredienten Stadium schräg abgeflacht, wie die Facette einer Spiegeltafel, im bereits stationär gewordenen Stadium wie mit dem Messer ausgeschnitten, steil und scharf abfallend oder unterminiert oder angenagt. Eiter läßt sich nicht abstreifen, sondern nur eine spärliche Menge eines dünnen, fibrinösen, diphtheroiden Belags oder in späterer Zeit ein Gewebsdetritus, der aus schmutzig-grauen Fetzen und Bröckelchen besteht. Mit der Geschwürsbildung ist ein der Krankheit eigentümlicher, penetrant übler Geruch nach fauligem, verwesendem Fleisch und eine Störung des Allgemeinbefindens verbunden. Sobald die Geschwüre mit antiseptischen Lösungen oder Pulvern behandelt werden, wird dem Fortschreiten des Prozesses sofort Einhalt geboten. Dann stößt sich in wenigen Tagen vom Rande her der Nekroseschorf ab, und unter ihm erscheint eine glatte, saubere, granulierende Wunde. Matzenauer beobachtete immer die von den älteren Autoren als pulpöse oder gelatinöse Noma bezeichnete Gangränform der Vulva und bemerkte, daß die Geschwüre am Genitale teils selbständig und primär auftreten, teils zu einer bereits bestehenden venerischen Affektion sich hinzugesellen können, wodurch diese letztere gleichsam ihren Charakter verliere und durch die Gangrän substituiert werde. Die seltene hämorrhagische Form der Noma s. Gangraena sanguinolenta scheint am Genitale nicht beschrieben zu sein.

Matzenauers Fälle sind folgende:

Fall 1: 21jährige Magd. Vor 8 Tagen plötzlich Erkrankung mit Schüttelfrost, hohem Fieber und sehr starker, jede Bewegung verhindernder Schmerzhaftigkeit der Vulva. Stark ödematöse Nymphen. Flachhandgroßes Geschwür, die hintere Commissur der großen Labien, den Damm, die Analgegend, beide Natesflächen und die Crena ani bis zum Kreuzbein einnehmend. An Stelle der Analöffnung fand sich ein mißfarbig belegtes, für die ganze Hand durchgängiges, trichterförmiges, tiefes Loch, an das sich nach oben zu ein großes, 5 cm hoch auf die Mastdarmschleimhaut übergreifendes Ulcus anschloß. Es war mit einem über fingerdicken, grüngrauen, aus nekrotischen Fetzen bestehenden, schwammig dichten Belag versehen, der einen stechend-fauligen Geruch verbreitete und nach seiner Abstoßung eine reine, glatte Wundfläche in der Tiefe zurückließ. — Fall 2: 17jährige Arbeiterin. Beginn der Erkrankung vor einer Woche mit Fieber, Hitze- und Frostgefühl, großer Mattigkeit, Schlaflosigkeit, brennenden Schmerzen in der linken Schenkelbeuge, Schmerzhaftigkeit beim Gehen und Verbreitung eines stechend-fauligen Geruches. Rötung und vielfach leichte Erodierung der Vulva. Rechte große Schamlippe auf das Dreifache vergrößert, ödematös, dunkel gerötet, ihre untere Hälfte von einem talergroßen, tiefgreifenden Geschwür eingenommen, das mit einem schmutzig-grünlich-gelben oder graubraunen, zunderförmig-weichen, über fingerdicken Belag versehen war, von dem nekrotische Gewebsfetzen fransenförmig herabhingen. Geschwürsgrund zerklüftet. In der linken Genitocruralfalte ein analoges, etwa einfingerlanges und zweiquerfingerbreites Geschwür, dessen Belag sich pastös-gelatinös anfühlte und auf der Unterlage etwas verschieblich, aber nicht von ihr abhebbar war. Es begrenzte sich mit einem scharfen, wie mit dem Messer ausgeschnittenen Rand gegen die livide, dunkelrote, durch kleine Hämorrhagien schwärzlich gesprenkelte Haut der anliegenden linken großen Labie und legte die Muskulatur der Adductorengruppe des Oberschenkels bloß, wie sich bei der Thermokauterisation des am nächsten Tag beträchtlich vergrößerten Geschwürs ergab. An den Labien fanden sich außerdem noch mehrere kleine, vielfach den Haarfollikeln entsprechende schmutzig-eitrig belegte Geschwüre. Schwellung der rechtsseitigen Inguinaldrüsen bis fast auf Taubeneigröße. — Fall 3: 18jährige Arbeiterin. Vor 7 Tagen plötzliche Erkrankung unter Unwohlsein, Fieber, brennenden Schmerzen in der Genitalgegend und Verbreitung eines penetrant-fauligen Geruchs. In der Crena ani, oberhalb des Steißbeins, am Damm, in den Genitocruralfalten, hier offenbar auf dem Boden eines Eccema intertrigo, und an den Innenflächen der kleinen Labien fand sich ein großes gangränöses Geschwür, das mit grünlich-weißen, fest anhaftenden, membranösen Auflagerungen bedeckt war. Ein analoges Ulcus rechts von der Klitoris.

Etwas häufiger als bei Erwachsenen ist die Noma genitalium bei Kindern beschrieben worden, z. B. von Beaugrand (1843), Hennig (1848), Deutsch (1851), Godlee (1882), Woronichin (1887), Ranke (1888), Henoch (1890), Fournier (1893). Meist war die Vulva in ganzer Ausdehnung von Anfang an trocken und schwarz, worauf sich die erkrankten Teile unter Eiterung abstießen und oft der Tod durch Sepsis eintrat. Daß die Krankheit aber auch im frühen Lebensalter nur außerordentlich selten zur Beobachtung kommt, ist daraus zu schließen, daß sich die modernen Lehr- und Handbücher der Pädiatrie mit der Erkrankung nicht oder kaum befassen. Wohl als erster hat Ranke 3 Fälle von Noma genitalium et ani bei Kindern mitgeteilt; einmal trat Heilung, einmal der Tod ein. Fournier beobachtete Herpes vacciniformis bei einem kleinen Kind mit Übergang in Gangrän ohne fieberhaften Verlauf, aber mit plötzlichem letalem Ausgang. Doch ist wohl die Frage berechtigt, ob nicht der Herpes das Initialstadium der Noma darstellte; denn in manchen Fällen von Vulvagangrän wurden im ersten Erkrankungsstadium linsengroße Flecken oder Bläschen festgestellt. Henoch sah bei einem zweijährigen Mädchen eine Vulvagangrän angeblich traumatischen Ursprungs. Nach ihm beginnt die Noma an der Vulva kleiner Mädchen in zwei Formen: entweder als einfache harte Schwellung der großen Labien bei noch intakter Haut und Schleimhaut oder als dunkle, livide Rötung der Haut und Schleimhaut mit Abhebung der Epidermis zu Blasen und fetzenförmiger Abstoßung derselben. Beide Male treten dann auf den ödematösen, hart infiltrierten Labien schmutziggraue oder blaurote Ulcerationen auf, die anfangs mit diphtherischen, schon bald aber mit gelblichgrauen oder schmutziggrünen Auflagerungen belegt sind und die Neigung haben, in die Fläche und besonders Tiefe bis zum Scheideneingang vorzudringen und große Strecken der Schamlippen anzufressen. In Godlees Fall entwickelte sich bei einem 10monatigen Mädchen aus einer kleinen wunden Stelle der linken Schamlippe innerhalb von 14 Tagen eine großes Geschwür mit graugelbem, fetzigem Grund und verdicktem, rotem Rand, das auf den Schenkel und zur Leistengegend hin fortschritt; beide Labien waren tiefrot verfärbt und stark geschwollen; es trat der Tod ein. Werther (1926) beobachtete eine Noma bei einem 4jährigen Mädchen, die tödlich endete.

Relativ häufig findet sich Noma an der kindlichen Vulva nach überstandenen Infektionskrankheiten: Masern, Scharlach, Diphtherie, Typhus, Blattern, Grippe und vornehmlich bei Kombinationen solcher beschrieben. Ihr Auftreten wird offenbar durch allgemeine Kachexie und die damit verbundene Gewebsschädigung begünstigt. Hierher gehören Fälle von Hennig (1848), A. Vogel (1856), Woronichin (1887), Henoch (1890), Freymuth-Petruschky (1898), Mohr (1900), Jochmann (1914), Perlmann (1922), Hermann (1922), Krukowski (1923). Vornehmlich die Löfflerschen Diphtheriebacillen vermögen Nekrosen zu erzeugen, wie aus dem Krankheitsbild der gangränösen Schlunddiphtherie bekannt ist.

Woronichin hat über 24 Beobachtungen von Noma bei Kindern berichtet, unter denen sich dreimal die Geschwürsbildung an den Genitalien fand: Fall 4: Vulvitis diphtherica. Noma sinistra. — Fall 9: Typhus abdominalis. Diphtheria faucium. Noma der Genitalien. — Fall 14: Scharlach, Diphtherie, Nephritis. Noma der Genitalien. — Freymuth-Petruschky: 3jähriges, sehr mageres Kind mit frischen Masern und Temperatur 40,5°. Am folgenden Tag Rötung der Vulva. Gleich danach blaurote fingerdicke Schwellung und Verhärtung beider großer Schamlippen. Ihre Innenflächen, ebenso die ganzen Labia minora, der Introitus vaginae, die Klitoris, die vordere und hintere Commissur, der Damm bis zum Anus grünlich-schwarz, nekrotisch, succulent. Zwischen den nekrotischen Herden lagen kleine Inseln normalen Gewebes. In der Umgebung des Afters und an den Oberschenkeln vier kreisrunde oberflächliche Ulcerationen von $1/2$ cm Durchmesser. Keine Leistendrüsenschwellungen. Absonderung von eitrigem Schleim aus den Nasenlöchern. Infiltrate in der rechten Hornhaut. Rachen, Gaumen, Tonsillen normal. Diagnose: Mischinfektion von Masern und Diphtherie. 2 Tage nach Injektion von v. Behringschem Heilserum war unter Temperaturabfall die ganze nekrotische Fläche von einem scharfen, roten Demarkationssaum begrenzt und eine frischrote Granulationsbildung und eine Abschwellung der großen Schamlippen zustande gekommen. Diese prompte Serumwirkung und der Nachweis der echten Löfflerschen Diphtheriebacillen durch Kultur und Neißersche Färbung sicherten die Diagnose. — Perlmann sah Gangrän der Labia majora mit Symbiose von echten Diphtheriebacillen und Streptokokken bei einem $2^1/_2$jährigen Mädchen, das 3 Wochen zuvor an Masern und Windpocken erkrankt war. Große Schamlippen geschwollen, gerötet, weit klaffend, ihre Innenseiten bis zum Introitus vaginae mit grün-schwärzlichen, in Fetzen abhebbaren Belägen bedeckt; darunter eine eitrige Geschwürsfläche mit unregelmäßigem Rand. Unter Kaliumpermanganat-Bädern und Camphersalbeneinlagen stießen sich die nekrotischen Beläge ab, die Geschwürsflächen reinigten sich und die Schwellung der Schamlippen ging unter Besserung des Allgemeinbefindens zurück. — Krukowski hat innerhalb von 14 Jahren fünf Fälle von Gangrän der Vulva — er spricht von Nekrose —, davon zwei bei Erwachsenen, drei bei Kindern beobachtet, alle im Anschluß an Typhus und Masern. In dem einzigen geheilten Fall handelte es sich um ein 14 Monate altes Mädchen, das kurz zuvor Masern durchgemacht hatte. Conjunctivitis, Blepharitis, Soor, Bronchopneumonie. Von der Gangrän der Vulva waren die beiden großen Schamlippen, die Klitoris und die rechte Leistenfalte, später auch die Innenseite des rechten Oberschenkels befallen. Hohes Fieber. Schlechter Allgemeinzustand. Eine Woche nach der klinischen Aufnahme Diphtherie. Rapider Kräfteverfall. Dann aber Demarkation und Abstoßung der Nekrosebezirke, so daß die tiefen Muskelschichten des Oberschenkels und die großen Venen der Leiste bloßgelegt wurden. Heilung nach monatelangem schwerem Krankenlager unter sehr ausgedehnten Narben an Stelle der Gangränherde. Ein Zusammenhang mit Diphtherie wurde abgelehnt, zumal sie erst nachträglich aufgetreten und die Vulvanekrose durch Diphtherieserumeinspritzungen nicht beeinflußt worden war.

In einigen wenigen Fällen der Literatur wurde Noma der kindlichen Vulva nach allgemeiner Hautfurunculose oder nach Erysipel beobachtet.

So berichtete Seitz (Gynäkol. Ges. Hamburg 1919) über eine symmetrische Gangrän der Vulva bei einem 12jährigen Mädchen, das mehrere Jahre zuvor durch eine erwachsene Schwester gonorrhoisch infiziert worden war. Krankenhausbehandlung wegen ausgedehnter Furunculose des Körpers. 3 Wochen nach Abschluß derselben plötzliche Erkrankung unter stürmischen Erscheinungen, schlechtem Allgemeinzustand, hohem Fieber, Schüttelfrost, heftigen, juckenden Schmerzen an der Vulva. Diese zeigte samt ihrer Umgebung eine streng symmetrische, flächenhafte, schwärzliche Verfärbung, mit übelriechender Sekretion verbunden. Auch der Damm und der Anus bis zum Sacrum hin waren von dem gleichen gangränösen Prozeß befallen. Die nekrotischen Massen stießen sich unter Behandlung bald ab, so daß eine große Wundfläche mit guter Heilungstendenz zurückblieb. Seitz befürchtete eine ausgedehnte Narbenbildung mit Störungen der Defäkation und Kohabitation. Doch wurde darüber sowie über die bakteriologische Untersuchung nichts weiter berichtet.

Die epidemische Nosokomialgangrän der Vulva bei Kindern ist von Wood in der Mitte des vorigen Jahrhunderts [unter 12 Fällen 10 mal letaler Ausgang nach Angabe von Kiwisch Ritter v. Rotterau (1852)] und neuerdings von Stephansky (1924) beobachtet worden.

Stephansky hat in Odessa innerhalb von einem halben Jahr 20 Fälle von Gangrän der äußeren Geschlechtsteile bei kleinen, bis dahin in befriedigendem Allgemein- und Ernährungszustand befindlichen Mädchen im Gefolge von Masern, Scharlach, Keuchhusten und in einem Falle sogar bei einem gesunden 12 jährigen Mädchen auftreten sehen. Auf Grund von neun genauer untersuchten Fällen begann die Noma akut mit hohem Fieber, Rötung, Ödem und Schmerzhaftigkeit der Vulva, worauf an den großen und kleinen Labien, dem Kitzler, dem Vestibulum, der Vaginalschleimhaut, seltener am Damm, After und unterstem Teil der Mastdarmschleimhaut, kleine, oberflächlich auf Haut und Unterhautzellgewebe oder Schleimhaut beschränkte, von einem scharfen roten Demarkationssaum umgebene, oft symmetrisch lokalisierte Geschwüre erschienen, die rasch an Größe zunahmen. Der Boden der Geschwüre war schmutziggrau, trocken, nekrotisch und verwandelte sich nach 3—4 Tagen in eine feuchte Gangrän mit stechend-fauligem Geruch. Unter Verschlimmerung des Allgemeinzustandes mit Delirien und Durchfällen trat nach 2—7 Tagen unter 9 Fällen nicht weniger als 7 mal der Tod an Sepsis ein. In drei zur Obduktion gelangten Fällen wurden septische Veränderungen der inneren Organe und neben den Geschwürsbildungen an der Vulva und Scheide noch solche auf der Kolonschleimhaut festgestellt. Bei der mikroskopischen Untersuchung der Ausstriche, die freilich nur unvollständig war, fand sich lediglich eine Symbiose des Bacillus fusiformis im Verein mit Spirochäten. Die Identifizierung dieser Gangränform mit der Noma der Vulva- oder Wangenschleimhaut und daher die Bezeichnung Noma genitalium wollte Stephansky nicht gelten lassen. Er bemerkte, daß in seinen Fällen stets eine trockene Gangrän der feuchten Gangrän vorausging, während beim Noma auf den geröteten, infiltrierten und ödematösen Labien zuerst Blasen entständen, aus denen sich dann schnell in der Fläche und Tiefe ausbreitende Herde mit feuchter Nekrose entwickelten.

Aber gerade die Vereinigung des Vincent-Plautschen Bacillus fusiformis mit einem Spirillus wurde von Rona, Buday (5 Fälle), Matzenauer (3 Fälle) und in je einer Beobachtung von Fabricius und Finger-Scherber als charakteristisch und spezifisch für Noma bezeichnet, da beide an den Übergangsstellen der Geschwüre auf die Umgebung sowohl in Ausstrichen als auch in nach Weigert gefärbten Schnittpräparaten in enormer Menge sich nachweisen ließen. Jacobi-Zieler setzten als synonym für Noma sogar die Bezeichnung „fusospirilläre Infektion". Rona erklärte, daß sich durch diese Bakterienflora die Noma von jeder anderen gangränösen oder nekrotischen Geschwürsform unterscheiden lasse, und viele Dermatologen scheinen ihm zuzustimmen. Matzenauer konnte beide Bacillen anaerob, jedoch nicht in Reinkultur, züchten und durch Übertragung derselben auf zuvor gequetschte Gewebe von Meerschweinchen typische gangränöse Geschwüre erzeugen. Zugleich erklärte er die vielfach übertriebene Ansteckungsgefahr von Mensch auf Mensch bei genügender Sauberkeit für gering. Spillmann (1913) hat die Vincentschen Spirillen in Kombination mit fusiformen Bakterien gefunden. Andere wiederum, wie Baumgarten, messen der Symbiose des Bacillus fusiformis mit dem Spirillus keine ätiologische Bedeutung bei und fassen die Noma als eine durch irgendwelche innere Einflüsse hervorgerufene Nekrose auf, in welche die Bacillen und Spirillen erst sekundär und zufällig hineingeraten, weil sie in nekrotischem Gewebe einen guten Nährboden finden.

Die Symptomatologie der Noma vulvae ergibt sich aus dem Vorstehenden. Auf die Histologie der Erkrankung kann hier nicht eingegangen werden; es sei auf Matzenauers Untersuchungen und Abbildungen verwiesen. Das Wesen des Prozesses ist eine Entzündung, die frühzeitig zu einer Koagulationsnekrose des Gewebes führt.

Die Diagnose der Gangrän und besonders der Noma vulvae hat sich auf die genaue Betrachtung der Geschwürsform, die progrediente Nekrose, bisweilen die Gasbildung und den Befund des Vincent-Plautschen Bacillus fusiformis in Symbiose mit Spirillen oder Diphtheriebacillen zu stützen. Ein gangränöser syphilitischer Primäraffekt, eine Gangrän bei Diphtherie, Pocken, Impfpusteln, Ekthyma gangraenosum, Ulcus acutum Lipschütz und Diabetesulcerationen sind zu berücksichtigen.

Die Prognose ist sehr ernst. Sie hängt ab von der Ausdehnung, welche die Erkrankung angenommen hat, und der richtigen, möglichst frühzeitigen Behandlung.

Die Therapie der verschiedenen Gangränformen der Vulva richtet sich teils nach allgemein chirurgischen Grundsätzen, teils nach der festgestellten Ätiologie und der neuerdings danach eingerichteten Serumbehandlung. Vielfach ist besonders bei der Noma die Exstirpation der ganzen Geschwürsfläche unter Wegnahme des benachbarten gesunden Gewebes mit dem Thermokauter ausgeführt worden, und in einigen Fällen scheinbar mit gutem Erfolg. Bei der Gasphlegmone ist eine Heilung nach dem jetzigen Stand der Wissenschaft noch nicht zu erwarten. Bei der Diphtherie muß möglichst frühzeitig Heilserum eingespritzt werden. In jedem Fall ist es wichtig, die Vulva sorgfältig rein zu halten, vor Berührung mit Darminhalt zu bewahren und einen feuchten antiseptischen Verband mit essigsaurer Tonerde, Dakinscher Lösung, Pepsin anzulegen. Spillmann (1924) hat ein „antigangränöses Serum" („Serum antiperfringens, antioedematicus, antihystolyticus und septischer Antivibrio") bei einem großen, zwischen Gesäßbacke und Labium majus gelegenen und rapid sich ausbreitenden gangränösen Ulcus einer Kellnerin angewendet und schnelle Abstoßung der brandigen Stellen mit Heilung innerhalb von 4 Wochen beobachtet.

13. Ulcus vulvae bei Maul- und Klauenseuche.

Als „Aphthae epicooticae vulvae" wurden von Chmelar in einer polnischen Zeitschrift 4 Fälle von Maul- und Klauenseuche s. „Aphthenseuche" bei 16- bis 19 jährigen Mädchen beschrieben. Diese hatten sich gelegentlich einer Epidemie während der Viehwartung infiziert. Bei der gleichen Epidemie hatte er 23 Fälle von Lippen- und Mundhöhleninfektion beobachtet. Auf den stark geschwollenen, geröteten und schmerzhaften großen und kleinen Labien waren zahlreiche Bläschen aufgetreten, die zum Teil von der Epidermis entblößt waren und stark sezernierten. Nach Einpudern mit Kalomel heilten sie in einigen Tagen ab. Kraft-Dresden hat in einer Diskussionsbemerkung zu einem Vortrag von Galewsky über einen angeblichen Fall von Maul- und Klauenseuche der Scheide, nicht der Vulva, berichtet, den er in Alexanderbad im Fichtelgebirge beobachtet hatte. Die Spärlichkeit der Mitteilungen der Literatur über Maul- und Klauenseuche des äußeren Genitale beim menschlichen Weibe scheint zu zeigen, daß es für die hauptsächlich von Rindern, aber auch von Schweinen, Ziegen, Schafen und Pferden übertragene spezifische Infektionskrankheit nur wenig empfänglich ist. Die beim Menschen ziemlich harmlose Erkrankung beginnt mit einem akuten Blasenexanthem, dem ein Prodromalstadium mit Allgemeinerscheinungen, wie leichtes Fieber, Kopf- und Gliederschmerzen, vorausgeht. Platzen die Blasen, so bilden sich schmerzhafte Geschwürchen, mit denen eine Schwellung der regionären Leistendrüsen verbunden sein kann. Die Übertragung der noch unbekannten Erreger geschieht durch den Speichel und die serösen Exsudate der aphthösen Entzündungsherde der Tiere sowie durch die von einem erkrankten Euter abgegebene Milch.

14. Ulcus vulvae bei Milzbrand.

Geschwüre bei Milzbrand mit blutig verfärbtem, schwarzrotem Pustelinhalt und nekrotischem Zerfall der Haut sind von Ledermann (zit. nach Callomon) im Anschluß

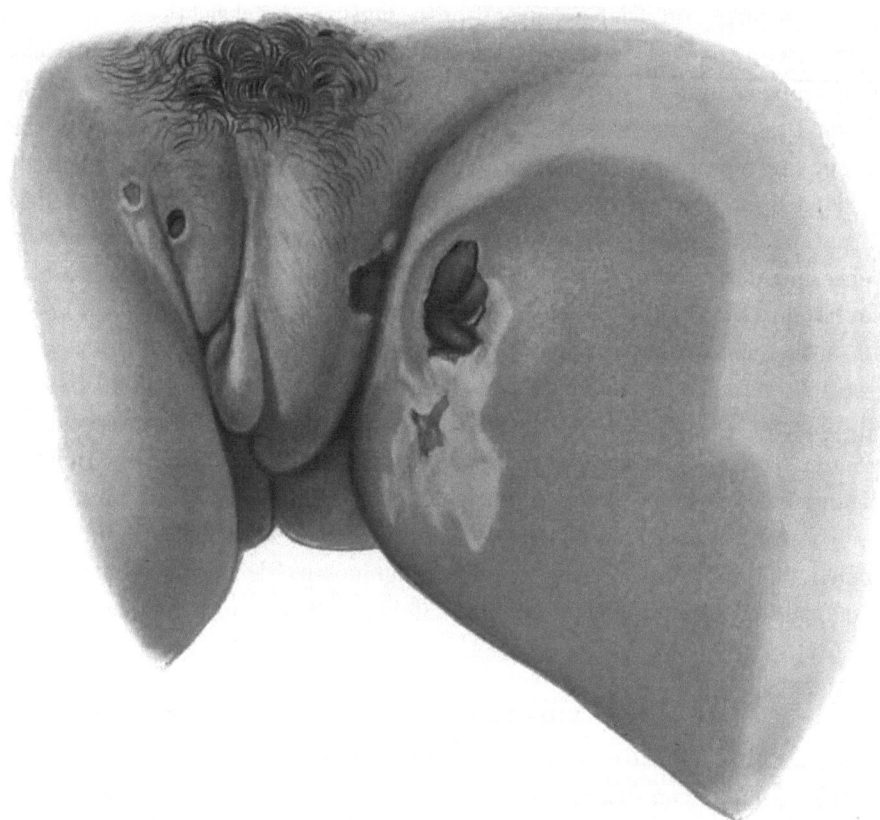

Abb. 197. Milzbrandkarbunkel der Vulva. (Nach Jochmann-Hegler: Handbuch der Infektionskrankheiten 2. Aufl. Berlin: Julius Springer 1914.)

an Anthraxkarbunkeln der Scrotalgegend beobachtet worden. Daß Milzbrandkarbunkel auch an der Vulva und am Oberschenkel vorkommen können, zeigt das Farbenbild 197, das ich dem Lehrbuch der Infektionskrankheiten von Georg Jochmann (1914) entnommen habe. Es lehrt, daß die Pustula maligna nach primärem Milzbrandkarbunkel des Gesichts, der Hände und Arme auf dem Wege der Selbstübertragung durch Kratzen mit infizierten Fingern an der Vulva entstehen kann und daß die Karbunkeln von einem entzündlichen Ödem umgeben und von Schwellungen der regionären Leistendrüsen begleitet sind. Daß sich bei der Erkrankung nach einer Inkubationszeit von zwei bis mehreren Tagen an der infizierten Hautstelle zunächst ein flohstichartiger, etwas erhabener Fleck, aus ihm eine juckende Papel und dann ein, später dellenartig einsinkendes Milzbrandbläschen entwickelt, ist aus der allgemeinen Pathologie bekannt. Das weitere Krankheitsbild mag den Lehr- und Handbüchern der Infektionskrankheiten entnommen werden.

III. Ulcerationen bei chronischen Infektionskrankheiten.
1. Tuberkulose der Vulva.

Die Vulvatuberkulose ist eine sehr seltene Erkrankung. Sie steht an Häufigkeit hinter der Tuberkulose der übrigen Abschnitte des Genitalapparats weit zurück. Karl Bender (1906) und Jesionek (1909) haben sie monographisch bearbeitet. Instruktive Abbildungen verdanken wir ersterem. In jedem Lebensalter kommt sie zur Beobachtung, nach M. X. Bender in $^1/_4$ aller Fälle bei kleinen Mädchen. Doch hat Brüning (1902) bei Tuberkulose der inneren weiblichen Geschlechtsorgane im Kindesalter eine Vulvatuberkulose unter 42 Fällen nur zweimal, Graefe (1914) unter 19 Fällen überhaupt nicht, Bertolini-Rob. Meyer (1921) unter 55 Fällen nur einmal gefunden. Zu den vielgestaltigsten und wechselndsten aller Hauterkrankungen gehörend (Neißer), kann sie in folgenden Formen auftreten:

a) Das Vorkommen des Lupus vulgaris s. der Tuberculosis luposa vulvae, einer sehr hartnäckigen Form der Hauttuberkulose, wird von vielen bestritten oder bezweifelt (Winter, Schauta, Pozzi, Besnier, Rieck, Hebra, Jadassohn, Taylor, Rille). Auch Jesionek hat bei dem großen Material der Münchener Hautklinik niemals einen Fall gesehen, und die Arbeiten und Lehrbücher der Dermatologie und Gynäkologie streifen die Erkrankung nur mit allgemeinen Bemerkungen. Daß sie vorkommen muß, ergibt sich schon daraus, daß Lupus am Scrotum und Penis beobachtet und besonders nach der rituellen Circumcision durch Infektion der frischen Wunde mit tuberkelbacillenhaltigem Speichel beschrieben worden ist. Den ersten Fall von Lupus der Vulva haben v. Winckel und Birch-Hirschfeld mitgeteilt; es wurden Riesenzellen und Verkäsung, jedoch keine Tuberkelbacillen gefunden. O. Küstner, Fehling, A. Martin, Schröder, Hofmeier, R. W. Taylor haben den Lupus anerkannt. K. Bender (1888) hat unter 380 Lupuskranken nur ein einziges Mal einen Lupus der äußeren Genitalien und des Rectums bei einer 46jährigen Kranken beobachtet.

Meist fand man den Lupus exulcerans: flache, weiche, scharf geschnittene, mit schlaffen, morschen Granulationen gefüllte und mit unregelmäßigen, oft unterhöhlten Rändern versehene oberflächliche Geschwüre, die in ihrer Umgebung diffuse Infiltrate und die charakteristischen weichen, roten oder rotbraunen „Lupusknötchen" aufweisen: Lupus maculosus. Histologisch zeigten sich Tuberkel mit Riesenzellen, meist aber keine Tuberkelbacillen, was nicht auffallend ist, da sich solche beim Lupus bekanntlich nicht oder nur spärlich auffinden lassen. Auch der Lupus serpiginosus, der flächenhaft fortschreitet und mit breiten, derben, strahligen Narben ausheilen kann, ist an der Vulva beobachtet worden [Taylor (1887)]. Mitunter kommt der Lupus hypertrophicus vulvae vor, der je nach seinem Aussehen als verrucosus, papillaris, papillomatosus oder elephantiasticus benannt worden ist und mit so beträchtlichen hypertrophischen Wucherungen des Epithels und Bindegewebes der großen und kleinen Labien und der Klitoris einhergeht, daß sie fast eine Geschwulstbildung annehmen lassen würden, wenn die Oberfläche nicht näßte und nicht exulceriert wäre.

Diese Fälle haben Beziehung zur Esthiomène (S. 407), die ja auch als Lupus esthiomenos oder gar Lupus vulvae bezeichnet worden ist. Der Lupus hypertrophicus der Vulvahaut fällt also aus dem Rahmen des in den dermatologischen Lehr- und Handbüchern beschriebenen Formenbildes des Lupus der verschiedensten Körperteile insofern heraus, als die charakteristischen lupösen Veränderungen gegenüber den ödematösen, knolligen, tumorartigen Bildungen zurücktreten (Petit und Bender), wenigstens bei Erwachsenen. Denn an der Vulva von Kindern sind lupöse Gebilde von knolliger Form beschrieben worden, die rein morphologisch dem Lupus anderer Körperregionen Erwachsener an die Seite zu stellen waren.

Der primäre Hautlupus war nach Jesionek bis 1906 nur in 4 Fällen beschrieben und abgebildet worden: zuerst von K. Bender (1888, Klinik Doutrepont-Bonn) — diesen Fall haben einst Dimitroff (1897), der sich mit den tuberkulösen Geschwüren der Analgegend beschäftigt hat, und Jesionek als einzigen wahren Lupus der Vulva bezeichnet —, einmal von Petit und Bender (1903), zweimal von M. X. Bender (1906). Weitere Beobachtungen derart haben Mériel (1907), Kroemer (1907), Boursier (1908), Forgue und Massabuau (1909), M. Oppenheim (1925) mitgeteilt, das wären insgesamt 9 Fälle. Als wahrscheinliche, aber nicht ganz sichere Fälle sind solche von Lewers (1889) und Hintze (1896) anzusehen. Ich bringe hier einige dieser Beobachtungen, die in Hinsicht auf ihre große Seltenheit von hohem Interesse sind:

K. Bender: Bei einer 46jährigen Frau war die linke große Labie stark ödematös geschwollen und in ganzer Ausdehnung mit flachen Geschwüren besetzt, welche eingetrocknete, fest anklebende, schmutzigbraune Borken trugen. Der Infiltrations- und Geschwürsprozeß griff an der hinteren Commissur der Labien etwa 2 cm weit auf das rechte Labium majus über. Vagina und Portio intakt. Kleine Ulcerationen an der mäßig prolabierten Mastdarmschleimhaut. Im Rectum zahlreiche große, flache, weißglänzende Narben und zwischen ihnen zirkuläre und serpiginöse Geschwüre mit schlechten Granulationen und eitrigen Belägen. In den Narben selbst waren zahlreiche, zum Teil exulcerierte, zum Teil aber auch noch als typische Primärefflorescenzen des Lupus deutlich erkennbare, braunrotglänzende Knötchen sichtbar. Beiderseitige Lungentuberkulose. — Im Fall Mériel wurden Tuberkelbacillen nachgewiesen; es bestand gleichzeitig Lungentuberkulose. — Kroemer: Ein 15jähriges Mädchen hatte jahrelang an einer Hauterkrankung gelitten, die an der rechten Gesäßbacke begonnen und sich allmählich auf die Anus- und Vulvaregion ausgebreitet hatte. Seit 5 Jahren zunehmende Anschwellung der Schamlippen. Die ganze Vulva, die rechte und teilweise linke Gesäßbacke und der Damm waren eingenommen von braunroten, papillomatösen, durch tiefe Furchen voneinander getrennten Wucherungen, die Kroemer als „elephantiastisch" bezeichnete, obwohl er der Abbildung nach wohl besser von einem Lupus hypertrophicus papillomatosus gesprochen hätte. In den Randzonen fanden sich die für den Lupus charakteristischen gelbbraunen Knötchen, aus denen sich auf Druck gelbe Eiterpfröpfe entleerten. In der Basis der linken großen Labie ein kirschgroßer, nach außen durchgebrochener Absceß. — Im Fall Boursier war gleichzeitig eine Tuberkulose der Inguinaldrüsen vorhanden. — M. Oppenheim: 37jährige Frau. Vor 14 Jahren Beginn der Erkrankung. Starke Schwellung und Verhärtung der Vulva, besonders der linken großen Labie. Schwimmhosenähnlich ausgebreiteter Lupus vulgaris tumidus et exulceratus. Periphere Zonen an den Nates und Oberschenkeln von atrophischen, polyzyklisch begrenzten Narben gebildet, die zum Teil verschiedene Arten von Lupusherden zeigten. Steißbeingegend und Innenseiten der Nates von einem mächtigen, über handgroßen, mit glatter Basis und callösen Rändern versehenen Ulcus eingenommen. Ein blaurötlicher Wulst verband die linke große Schamlippe mit dem in Narben und Geschwüren eingebetteten Anus. Zahlreiche papilläre Excrescenzen und Fistelbildungen. Zerfall der keloidischen Narben. Histologisch: Altes und junges Bindegewebe, Fibroblasten in jungem Granulationsgewebe, Reste von Epithel und Talgdrüsen. An der Peripherie Wucherungen des Epithels, aber keine Atypien. — Lewers bezeichnete als Lupus hypertrophicus Wucherungen der Vulva, die bei einer 22jährigen Frau mit dem Thermokauter abgetragen wurden. In der Diskussion zu seinem Vortrag wurde offen gelassen, ob es sich wirklich um Lupus oder um Lues gehandelt hat. — Hintze beschrieb als Lupus vulvae eine Affektion, die über den ganzen Mons pubis, die Labien und einen Teil des Perineums ausgebreitet war. Sie hatte in Form von Knötchen und nässenden Geschwüren seit $2^3/_4$ Jahren bestanden und war 3 Wochen nach der dritten Spontangeburt zur ärztlichen Beobachtung gekommen. Neben alten abgeheilten, vernarbten Stellen zeigten sich frische, mit borkigen Belägen versehene, 1 cm tiefe Geschwüre mit unregelmäßigen, unterhöhlten, speckigen Rändern. Tuberkulose der inneren Genitalien oder der übrigen Organe des Körpers nicht nachweisbar. Es fanden sich nur Riesenzellen, aber keine Tuberkelbacillen. J. Veit hatte den Fall als Esthiomène gedeutet. Doch fehlten elephantiastische Wucherungen, Fistelbildungen usw.

Zum Hautlupus kann man mit einem gewissen Recht wohl auch die Hauttuberkuloide rechnen. Werther (1922) hat eine junge Puella publica mit Knötchen, eitrigen und hämorrhagischen Pusteln am äußeren Genitale demonstriert, die an Lupus erinnerten und geradezu von einem tuberkulösen Schanker sprechen ließen. Bei diesem „papulopustulösen Tuberkuloid" bildete sich im Zentrum der Knötchen eine Delle durch Nekrotisierung. Über die verschiedenen Formen der Tuberkuloide, welche die Dermatologen unterscheiden, ist im Vulvagebiet nichts bekannt.

Noch seltener als der Hautlupus ist der Schleimhautlupus beobachtet worden. Die Dermatologen und Gynäkologen (Amann, Kroemer) wollten bis zum Jahr 1913 nur einen einzigen Fall, den von K. Bender mitgeteilten, anerkennen. Hier aber lag ein Hautlupus vor, wie oben angegeben worden ist. Im Gegensatz dazu gab Fehling an: „Der Lupus vulvae beginnt stets auf der Schleimhaut".

Einen Fall von Lupus der Vulvaschleimhaut, in dem eine typische lokale Herdreaktion nach Injektion von Tuberkulin auftrat und Tuberkelbacillen nachgewiesen wurden, hat Germain Katte (1891) mitgeteilt. Havas (1897) fand im Scheideneingang einer 21 jährigen Prostituierten ein linsengroßes, leicht blutendes, unterminiertes Geschwür und an dessen Rand mehrere graue oder gelbe, rasch zerfallende Knötchen. Lymphdrüsen und Lymphgefäße der Nachbarschaft scheinbar gesund. Tuberkelbacillen wurden nachgewiesen. Während der Beobachtung trat Hämoptoe auf. — Kroemer (1913): Bei einer 24 jährigen Frau entstand im Anschluß an das erste Wochenbett eine juckende Hauterkrankung der Schamgegend und im Anschluß daran eine knötchenartige Geschwulst am Kitzler. Es entstand hier ein Geschwür, welches zur Abheilung kam. In der zweiten Schwangerschaft erschien es von neuem. Im zweiten Wochenbett fand sich ein großes Ulcus, dessen Grund mit grauroten, wenig blutenden Granulationen bedeckt war. Es hatte die rechte kleine Schamlippe von der Klitoris vollkommen abgetrennt, die sehr stark angeschwollene Urethralmündung umkreist, den rechten Schambeinast freigelegt und den Harnblasenschließmuskel zerstört. „Außerdem erschienen bei Druck auf den Geschwürsgrund gelbe Knötchen wie bei Lupus". Bei der Probeexcision wurden verkäsende Tuberkel und zahlreiche Plasmazellen festgestellt. Exstirpation des kranken Herdes mit Resektion der Harnröhre. Der Versuch, durch operative Verengerung des Blasenhalses eine Art Sphincter herzustellen, mißlang. — Auf Lupus der Vulvaschleimhaut stark verdächtig erscheint mir ein von Karl Neuwirth (1917) als Melanosarcoma labii minoris mitgeteilter Fall zu sein: Die 47 jährige, erblich tuberkulös belastete und wegen Lupus des Gesichts lange Zeit behandelte Patientin war $2^1/_2$ Jahre zuvor an „Geschwüren" erkrankt, die an dem Frenulum, der Klitoris und der Harnröhrenmündung und an beiden kleinen Labien aufgetreten waren. Es fanden sich stecknadelkopf- bis kleinerbsengroße, weißgelbe Knötchen von mehr oder minder derber Konsistenz bei gleichzeitiger blauroter Färbung des Randes der beiden kleinen Schamlippen und des Praeputium clitoridis. Auf Tuberbacillen konnte aus äußeren Gründen nicht gefahndet werden, so daß der Fall als nicht sicher anzusehen ist. $2^1/_2$ Jahre später als der Lupus war ein Melanosarkom zur Ausbildung gelangt.

Wie die Infektion in den wenigen Fällen von Lupus entstanden ist, weiß man nicht. Sie erfolgt bekanntlich vorwiegend auf exogene Weise durch Kontakt mit infizierten Fingern, Schwämmen, Wäsche: „primärer Lupus", sekundär auf hämatogenem Weg oder per continuitatem von dem benachbarten Urogenital- und Darmtractus aus. Das ist v. Baumgartens descendierende Tuberkulose. Die Geschwürsbildung entsteht durch den Zerfall der verkästen Konglomerattuberkel. Vorausgegangene Traumen und Entzündungen sollen zur Infektion disponieren (Bender u. a.). Heilung erfolgt durch Bildung von Narben — Lupus sclerosus —, in deren Bereich Rezidive gewöhnlich sind.

Die Diagnose des Lupus vulvae stützt sich auf den sehr chronischen Verlauf, die Beschränkung auf Haut, Schleimhaut und Unterhautzellgewebe, die Schmerzlosigkeit, das deutliche Hervortreten der charakteristischen roten oder rotbraunen, ins Corium eingebetteten Lupusknötchen (Primärefflorescenzen) bei Untersuchung mit Glasdruck, wodurch die Hyperämie ausgeschaltet wird, und das Einbrechen einer aufgesetzten Sonde unter leichter Blutung (positiver Sondendruckversuch, der den Gynäkologen als „Chrobaksches Zeichen" vom Carcinom der Portio vaginalis uteri her bekannt ist). Dazu kommt die charakteristische Herdreaktion bei subcutaner Einspritzung des alten Kochschen Tuberkulins, welches sich durch akute Steigerung der Entzündung des Lupusherdes und seiner Umgebung, besonders durch intensive Rotfärbung und Eiterabsonderung 6—12 Stunden danach bemerkbar macht, aber bekanntlich selbst bei ausgesprochener Tuberkelinfektion, besonders in schweren Fällen, fehlen kann. Von besonderer Wichtigkeit ist ferner, in den durch Probeexcision gewonnenen Geschwürsrändern den Nachweis typischer, wenngleich oft auch nur spärlicher Tuberkel mit Lymphocyten, Epitheloidzellen, Riesenzellen, Tuberkelbacillen und Verkäsungen zu erbringen. Riesenzellen werden freilich auch bei Syphilis und Hautcarcinom angetroffen, und Tuberkelbacillen finden sich bei allen lokalisierten Tuberkeln bekanntlich nur in sehr geringer Zahl; sie sind am Genitale von Smegmabacillen schwer zu unterscheiden. Nicht vergessen werden darf endlich der Tierversuch, der freilich auch bei einwandfreier Tuberkulose durchaus nicht immer positiv ausfällt. Auch erbliche tuberkulöse Belastung und anderweitige tuberkulöse Veränderungen im Körper sind bei der Diagnose mit zu berücksichtigen.

b) Scrofuloderma s. Tuberculosis colliquativa subcutanea s. erweichende Hauttuberkulose. Diese nach Jadassohn, Jesionek u. a. als eine selbständige Form aufzufassende tuberkulöse Hauterkrankung befällt vornehmlich das kindliche Alter und ist mit Skrofulose vergesellschaftet. Sie entsteht auf dem Lymphweg und sitzt in den Lymphgefäßen und Lymphdrüsen, bald auf dem Blutweg meist in disseminierter Form, bald durch unmittelbares Übergreifen (per continuitatem) von tuberkulös erkrankten Nachbarorganen und -geweben, von Beckenknochen, periproktitischen Abscessen, Urogenitaltractus. Es finden sich zunächst vereinzelt stehende oder strangförmig angeordnete, kugelige, schmerzlose Knötchen von blauroter Farbe, die aus entzündlichem Granulationsgewebe gebildet und meist im Unterhautfettgewebe an der Grenze der Lederhaut gelegen sind, allmählich erweichen, mit der Lederhaut verlöten, nach außen aufbrechen und Eiter entleeren. Nach Zusammenfallen der Wände des sog. kalten Abscesses hinterbleibt ein flaches, oft mit Borken bedecktes fungöses Geschwür, das die blaubraun verfärbte Haut mehr oder weniger weit unterminiert; es kann mit vielfach verzweigten Höhlenbildungen und nach außen führenden Fisteln verbunden sein. Mikroskopisch tritt neben verkäsenden und frühzeitig erweichenden Tuberkeln mit Langhansschen Riesenzellen, spärlichen Tuberkelbacillen, atypischen Epithelwucherungen an den überhängenden Geschwürsrändern ein aus Lymphocyten und Plasmazellen gebildeter Demarkationswall und eine tuberkulöse Lymphangitis der Cutis und Subcutis hervor. Nur drei der sehr seltenen Fälle von Scrofuloderma vulvae glaube ich aus der Literatur hier anführen zu können. Der eine stammt von Jesionek aus der dermatologischen Klinik in München. Den zweiten hat Kroemer ganz kurz mitgeteilt; er war durch rapide Verschlimmerung in der Schwangerschaft und raschen Rückgang im Wochenbett ausgezeichnet. Eine knotenförmige

Vulvatuberkulose bei gleichzeitiger Peritoneal-, Tuben-, Ovarien- und Uterustuberkulose hat Chiarabba (1904) beschrieben: auf den großen Labien waren drei kleine Tuberkelknoten vorhanden; die Vagina allein zeigte keine tuberkulösen Veränderungen. Doch könnten in diese Gruppe vielleicht noch andere der später zu besprechenden Fälle gehören, wie z. B. die drei nachher zu erwähnenden Beobachtungen von R. W. Taylor (S. 391).

Fall Jesionek: 23jährige Virgo intacta. Fünf Geschwister lungenleidend. Vor 7 Jahren Geschwür an der Steißbeingegend mit häufigem Eiter- und Blutabgang. Später Knoten und Geschwüre an den Schamlippen. Befund: Scharf ausgeschnittenes, oberflächliches, mit mattrosaroten bis graugelben Granulationen versehenes Ulcus der hinteren Commissur. Anhäufung mehrerer grauweißer, punktförmiger Gebilde innerhalb der Schleimhaut der Fossa navicularis in linsengroßem Bezirk. Auf der Haut der großen Labien und in den Genitocruralfalten zahlreiche erbsen- bis kaffeebohnengroße Knötchen. Unterhalb der linken Genitocruralfalte, auf der Höhe der Analöffnung, und in der Steißbeingegend zahlreiche lappige, taubeneigroße, erweichte, geschwulstartige Bildungen. Sie waren zum Teil oberflächlich exulceriert, mit Borken bedeckt, und ließen bei Druck schmierig-eitrigen und nekrotischen Brei austreten. Keine Leistendrüsenschwellungen. Nachweis von Tuberkelbacillen im Geschwür der Fossa navicularis.

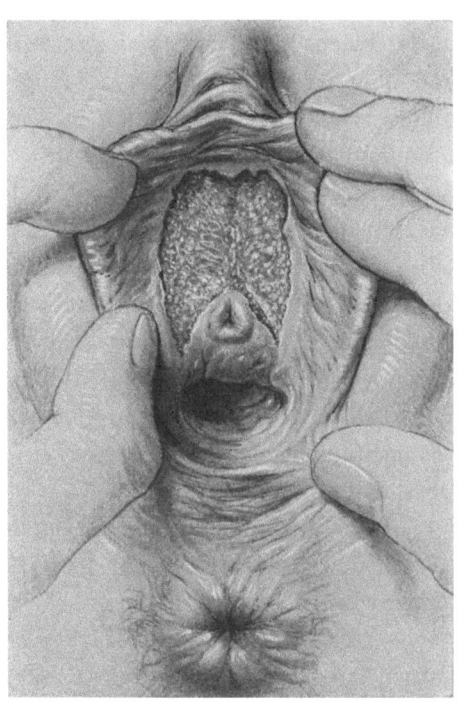

Abb. 198. Tuberkulose des Vestibulums. (Nach Howard Kelly.) Flaches, 2 mm tiefes Geschwür von Rechteckform im Gebiet des Limbus clito-urethralis. Klitoris und übrige Nachbarschaft rot und geschwollen.

Die Diagnose des Skrofuloderms beruht auf der ziemlich charakteristischen Form, dem Nachweis anderweitiger tuberkulöser Herde der näheren oder ferneren Umgebung, der positiven Herdreaktion nach Tuberkulininjektion, dem eben angegebenen histologischen Befund, dem anamnestischen Ausschluß einer ätiologisch denkbaren Syphilis und dem negativen Ergebnis der WaR. Denn diejenige Hautaffektion, die zur Verwechslung mit dem Skrofuloderm führen könnte, ist, wenn man von der außerordentlich seltenen Aktinomykose der Vulva absieht, das ulcerierende gummöse Syphilid. Doch ist bei diesem letzteren — nach Jacobi-Zieler — die derbe Härte, die geringe Erweichung und die Bildung bezeichnender, kraterförmiger, scharf geschnittener Geschwüre vorhanden.

c) Eine verhältnismäßig häufige, dem Lupus anatomisch nahe verwandte Form der Vulvatuberkulose ist die **ulceröse miliare Tuberkulose s. Tuberculosis cutis et mucosae miliaris ulcerosa.** Kaposi (1873), Jarisch (1879), Chiari (1886), Isaak Taylor (1887), Riehl (1894), Kelly (1898), Jesionek (1909), Gravagna (1922), Maccari (1924), Halter (Klinik Keitler-Wien, 1928) haben Fälle mit diesem Krankheitsbild beschrieben. Jesionek hat sich in einer Monographie mit ihm beschäftigt, nachdem er es in München unter 4500 weiblichen Kranken 14mal, und fast stets bei Prostituierten, beobachtet hatte; in 6 Fällen war das äußere Genitale allein, 8mal gleichzeitig Mastdarm und After tuberkulös erkrankt. Das, was diese Tuberkuloseform kennzeichnet, ist das Auftreten kleinster miliarer, zarter, graugelber oder grauweißer Tuberkelknötchen, aus welchen sich in kurzer Zeit, nach Jesionek schon innerhalb von 3—8 Tagen, durch Konfluenz ein oder mehrere linsengroße tuberkulöse Geschwürchen entwickeln. Sie sind oberflächlich gelegen, seicht, rundlich, zeigen einen unregelmäßigen gefransten, zackigen, leicht unterhöhlten oder steil abfallenden Rand, der zuweilen graue, miliare Knötchen erkennen läßt, und einen weichen, flachen oder höckrigen, teilweise schmierig belegten, zu Blutungen neigenden, mit gelblichroten Granulationen bedeckten Grund. Die kleinen Geschwüre erweisen sich spontan oder auf Druck schmerzhaft, eitern wenig, zeigen keine Neigung zur Heilung und pflegen rasch zu größeren Ulcerationen anzuwachsen (Abb. 198). Eine beträchtliche Ausdehnung in der Fläche und Tiefe gewinnen sie meist nicht, was Jacobi-Zieler damit begründen, daß „die Kranken meist vorher zugrunde gehen". Dieses Argument trifft aber nicht immer zu. Lieblingssitze der Ulcerationen sind die Innenflächen der Nymphen, Frenulum und hintere Commissur, Urethramündung und Damm. Eine Tuberkulose der Klitoris hat W. Weibel (1926) beschrieben und mikroskopisch abgebildet (Handbuch von Halban-Seitz). Mikroskopische Befunde hat Jesionek mitgeteilt; er sah mehrmals eine Neigung der freiliegenden Papillarkörper des Geschwürsgrundes zu kleinen papillären, feigwarzenähnlichen Wucherungen, die teilweise mit einem zarten, hinfälligen Epithel bedeckt waren: Tuberculosis mucosae papillaris. Daneben zeigen sich bei akutem Verlauf Rundzellentuberkel mit sehr wenig Riesenzellen, reichlich Tuberkelbacillen, Verkäsungen und entzündliche Granulationswucherungen. Im chronischen Stadium gewinnen gegenüber diesen letzteren Tuberkel und Riesenzellen die Oberhand (Jacobi-Zieler).

Was den Infektionsmodus bei den auf dem Boden der lokalen Miliartuberkulose entstehenden Ulcerationen anbetrifft, so geschieht er nach Jesionek fast nie von außen, sondern fast immer von irgendwelchen tuberkulös erkrankten Organen, meist solchen der Nachbarschaft, aus: sekundär-tuberkulöse Vulvaerkrankung. So können bei Frauen mit schwerer Tuberkulose der Lungen, der Drüsen, des Darms, besonders bei Anorectaltuberkulose, der Nieren und Blase, des inneren Genitale (Uterustuberkulose, tuberkulöse Adnextumoren) Tuberkelbacillen durch Autoinokulation mit Speichel, Darminhalt, Urin oder Eiter auf der Vulva verbreitet werden. Auch auf hämatogenem Weg vermögen Tuberkelbacillen auf die Haut und Schleimhaut des Genitoanalgebietes zu gelangen. Kroemer vermutete, daß die Übertragung auch durch ein Mittelglied geschehen könne, nämlich dadurch, daß eine Cyste der Bartholinischen Drüse durch einen Fistelgang vom Rectum aus tuberkulös infiziert werde, worauf der Abszeß in den Scheidenvorhof durchbreche und eine Recto-Vestibularfistel zustandekomme. Ein Beweis für diesen Infektionsweg ist aber nicht erbracht. Nur in sehr seltenen Fällen bildet die Vulva die erste Eingangspforte für die Tuberkelbacillen. Das ist z. B. dann anzunehmen, wenn ein Kind, das sich bei genauester Untersuchung sonst tuberkulosefrei erweist, mit einem schwer tuberkulösen Angehörigen zusammenwohnt (Fall Flarer). Manchmal wurde die Tuberkulose von einer erkrankten Vulva aus auf die Vulva einer gesunden Frau oder eines Kindes übertragen.

Kroemer (1907), Fall 5 (mit Abb.): 55jährige Frau. Seit 30 Jahren verheiratet. Vor 27 Jahren einziger Partus. Seit 10 Jahren Menopause. Senile Involution des inneren Genitale. Starke ödematöse Schwellung der ganzen Vulva, besonders der linken großen und kleinen Labie. Auf der Innenfläche der linken Nymphe gut markstückgroßes, mäßig schmerzhaftes Ulcus mit vielzackigem, teilweise unterminiertem Rand, über den Hymensaum bis an die Vagina verfolgbar. Geschwürsgrund bei Berührung blutend. Beiderseitige Leistendrüsenschwellungen. Diagnose erst möglich auf Grund der Probeexcision und eines in der rechten Genitocruralfalte aufgetretenen pfennigstückgroßen flachen Ulcus mit rotem Grund, polyzyklischer Begrenzung und gelbroten Knötchen in der näheren Umgebung. Im Abstrich dieses letzteren Geschwürs Tuberkelbacillen. Im exzidierten Gewebsstück Lymphoidzellen-Tuberkel mit Riesenzellen und Verkäsung. — Flarer (1925) beschrieb eine seit 3 Wochen bestehende initiale Vulvatuberkulose bei einem zarten grazilen Kind angeblich gesunder Eltern, das mit einer an Tuberkulose verstorbenen Großmutter zusammengewohnt hatte. Das Geschwür war von dem Mädchen selbst infolge Brennens beim Urinieren bemerkt worden. Schwellung und Rötung der rechten großen Labie, die ein flaches, auf die Nymphen und die Umgebung der Harnröhre übergreifendes, wenig schmerzhaftes, weiches Ulcus mit überhängenden Rändern und unebenem, graurötlichem Grund zeigte. Rechtsseitige Inguinaldrüsenschwellung. Untersuchung auf WaR, Diphtheriebacillen, Gonokokken negativ. Im Abschabematerial des Ulcus und im Drüsenpunktat Tuberkelbacillen. Tierversuch mit Punktat positiv. Lungen auch röntgenologisch gesund. Keine Allgemeininfektion. — Von Halter (1928) ist ein tuberkulöses Geschwür an der Innenseite der linken Nymphe und ein analoges an der Portio vaginalis bei einer 34jährigen Patientin beobachtet und ersteres abgebildet worden. Ihre Eltern waren an Tuberkulose gestorben. Die Kranke hatte 8 Jahre zuvor eine Lungen- und Rippenfellentzündung überstanden. Bilaterale tuberkulöse Adnextumoren seit einem Jahr.

Über den Verlauf der miliaren ulcerösen Tuberkuloseform sagt Jesionek, daß zwar eine Tendenz zu spontaner Rückbildung, aber keine Ausbildung von kräftigem Narben- und Epithelgewebe beobachtet werde. Entstehe solches, so pflege es bald wieder zu zerfallen.

Symptome: Die akute Haut- und Schleimhauttuberkulose des Vulvoanalgebietes verläuft anfangs symptomlos, ist aber später mit ziemlicher Schmerzhaftigkeit und Brennen verbunden, besonders wenn die Geschwürchen an der Harnröhrenmündung oder in Rhagaden am Anus sitzen, wo sie gelegentlich der Urin- und Stuhlentleerung mechanisch und chemisch gereizt werden. Fieber oder Störungen des Allgemeinbefindens fehlen in der Regel; sind sie vorhanden, so lassen sie sich durch tuberkulöse Erkrankungen anderer Organe erklären.

Diagnose: Der angenagte Rand der Geschwüre kann den Verdacht auf Tuberkulose erwecken. Der tuberkulöse Charakter ergibt sich mit Sicherheit aber erst aus dem Nachweis von Tuberkelbacillen. Dieser gelingt vorwiegend in den einige Millimeter von der Peripherie der kleinen Ulcerationen entfernt gelegenen disseminierten Knötchen, im dünnflüssigen Eiter und in kleinen gelben Klümpchen, die sich mittels der Platinnadel aus den Randbuchten gewinnen lassen. Diese Befunde sind nach Jesionek für die miliare Tuberkulose der Haut und Schleimhaut charakteristisch.

d) Als **Ulcus vulvae chronicum tuberculosum** bezeichnet man eine langsam und mit besonderer Hartnäckigkeit verlaufende Geschwürsform, bei der sich eine starke Neigung zum Vordringen in die Tiefe mit Fistelbildungen zu den benachbarten Hohlorganen: Rectum, Urethra, Harnblase, Vagina und zu dem diese umgebenden Beckenbindegewebe bemerkbar macht, wodurch große, zuweilen zu einer gemeinsamen Kloake führende Defekte entstehen. Diese Geschwürsart ist häufig, doch oft mit Unrecht, unter dem Namen: Ulcus rodens vulvae, Esthiomène usw. beschrieben worden, einer Erkrankung, von der sie tatsächlich in vielen Fällen nicht getrennt werden kann. Zum chronisch-tuberkulösen Ulcus zähle ich bei Erwachsenen folgende Gruppen:

α) Solche, in denen neben Tuberkeln mit Langhansschen Riesenzellen auch Kochsche Tuberkelbacillen gefunden wurden, so daß die tuberkulöse Natur einwandfrei festgestellt werden konnte. Der Bacillennachweis war fast immer mühsam und gelang meist erst bei einer wiederholten Probeexcision. In einigen dieser Fälle hatte der tuberkulöse Prozeß offenbar im Uterus oder in der Vagina oder in den Harnwegen begonnen.

Chiari (1886): Bei der 30jährigen Patientin wurde allgemeine chronische Tuberkulose diagnostiziert. Histologischer und bakteriologischer Nachweis von tuberkulösen Ulcerationen der Vulva. Der Primärsitz der Erkrankung wurde im Rectum angenommen, von wo aus die Einimpfung der Tuberkelbacillen durch Dejektionen in die Vulva- und Vaginalschleimhaut stattgefunden haben soll. — Zweigbaum (1887): 32jährige Frau, die fünfmal geboren hatte. Sämtliche Angehörige waren jung gestorben. Fungöse Ulceration der Portio vaginalis, die durch Kauterisation mit dem Paquelin nach 3 Wochen heilte. Bald darauf ulcerierendes Lokalrezidiv mit starkem Ausfluß. Nun fand sich links auf der Hinterwand der Scheide, dicht an deren Eingang, ein Geschwür, das in eine walnußgroße Höhle führte. Ränder hart; Grund mit grauem, speckigem Belag versehen. Anschwellung der Leistendrüsen. Lungentuberkulose. In der Folgezeit wucherte das Vaginalgeschwür auf die linke kleine Schamlippe fort und zerstörte sie gänzlich. In einem durch die Geschwürsbildung abgestoßenen Stück der linken Nymphe wurden massenhaft Tuberkelbacillen gefunden. Reinigung der Geschwüre nach Bestreuen mit Jodoform. Auf der granulierenden Geschwürsfläche zahlreiche graue, prominente Knötchen. Zunahme des tuberkulösen Prozesses der linken Labie und des Darmes. Nach Auftreten einer Mastdarm-Scheidenfistel erfolgte der Tod. — Emanuel (1894) berichtete von einem Fall von Genitaltuberkulose, der gerade noch in das Gebiet der Vulvatuberkulose gehört. Bei einer 50jährigen Nullipara zwischen Anus und Scheideneingang, die ganze Breite des Dammes einnehmend, ein 10 cm langes und 2 cm hohes Geschwür mit unregelmäßigem, zackigem Rand und zahlreichen stecknadelkopfgroßen, grauen Knötchen auf dem Grund. Portio vaginalis in einen apfelgroßen, höckrigen, bereits auf das Scheidengewölbe übergreifenden Tumor umgewandelt. Beiderseitige Leistendrüsenschwellungen. Es wurde ein Sarkom der Portio angenommen. Aber die Probeexcisionen aus Portio und Damm ergaben typische Tuberkel, Riesenzellen und Kochsche Bacillen. Laparotomie mit vaginaler Totalexstirpation von Uterus und Scheide. Tod p. op. Miliartuberkulose in Leber, Milz, Nieren, Peritoneum; Schwellung der Mesenteriallymphdrüsen bei gesunden Lungen. — Viatte (1891): Bei einer 32jährigen, tuberkulös nicht belasteten Frau lag laut Beschreibung und Abbildung eine ulcerative Tuberkulose der Vulva vor. Kombination mit polypenartigen Wucherungen, besonders an der Urethralmündung und der hinteren Scheidenwand, und mit fistulösen Gängen, die von der Innenfläche der linken Nymphe bis an den Mastdarm führten. Tuberkelbacillen in den ausgeschabten Massen der Geschwüre, aber nicht in den polypösen Wucherungen. Reaktion auf Tuberkulininjektion positiv. — Winter (1896): An der Innenfläche der linken Nymphe Ulcus mit zackigen Rändern und speckigem Grund. Schleimhaut der Umgebung gerötet, infiltriert und mit einem hirsekorngroßen Substanzverlust bedeckt. Fistelgang vom Ulcus aus vor der hinteren Commissur zur Vorderfläche des Rectums ziehend. In einem exzidierten Gewebsstück Riesenzellen und Tuberkelbacillen. — Rieck (1899): Primäre Vulvatuberkulose bei einer 39jährigen Kellnerswitwe. Eine Geburt. Zwei Fehlgeburten. Früher Absceß am Hals, angeblich nach Zahncaries entstanden. Ehemann war syphilitisch und vor 9 Jahren an galoppierender Schwindsucht gestorben. Zunächst Geschwür an Harnröhrenmündung erfolglos operiert. Dann wegen Luesverdacht Schmierkur und 1 Jahr später lokale Kalomelbehandlung; beide ohne jede Einwirkung auf das Ulcus. Der Dermatologe Lassar (Berlin) diagnostizierte „Arrosionsgeschwür bei Cystitis mit indurativer Reaktion der Umgebung", fand den Verdacht auf Tuberkel nicht bestätigt und riet zur Operation. Erst 1 Jahr später Rückkehr der Patientin in ärztliche Behandlung. Nun fand Rieck ein fast zweimarkstückgroßes Geschwür mit schlaffen unterminierten Rändern, Ödem und Rötung der Nachbarschaft zwischen Klitoris und der teilweise zerstörten Urethra. Mit ihm communicierten mehrere kleinere Ulcera auf den Nymphen. Elephantiastische papillomatös-ödematöse Wucherungen an der freien Kante der linken kleinen Labie. Bohnengroße Schwellung mit zwei Fistelbildungen, die Eiter entleerten, auf der Kuppe der rechten Nymphe. Fisteln auch an anderen Stellen vorhanden. Beiderseitige Leistendrüsenschwellungen. Der Verdacht auf Tuberkulose wurde durch positiven Bacillenbefund im Geschwürseiter bestätigt. In exzidierten Geschwürsteilen keine für Tuberkulose charakteristischen Veränderungen. Operative Entfernung mittels Messer und Ferrum candens. In den mikroskopischen, sehr genau beschriebenen Präparaten fanden sich starke entzündliche Veränderungen besonders in Begleitung der Gefäße, sehr erweiterte Lymphgefäße, Granulationsgewebe, Tuberkelknötchen mit Riesenzellen, Verkäsungen und massenhaft Tuberkelbacillen. — Davidsohn (1899) beschrieb das anatomische Präparat einer an akuter Miliartuberkulose, besonders der großen drüsigen Organe, verstorbenen Frau, bei welcher 3 Wochen vor dem Tode, 2 Tage nach der Entbindung von einem ausgetragenen Kind, plötzlich die fieberhafte Krankheit aufgetreten war. Ovarien durch 3—4 haselnußgroße Abscesse mit käsigem Inhalt zugrunde gegangen. Pyosalpinx tuberculosa bilateralis. Käsige Zerstörung der Fundusschleimhaut. Unteres Korpus, ganze Vagina und kleine Schamlippen mit frischen miliaren Tuberkeln besetzt, in denen Tuberkelbacillen und die entsprechenden histologischen Befunde festgestellt wurden. Cervix, Harnröhre, Harnblase und Harnleiter gesund. In diesem Falle von einer angeblich alten tuberkulösen Erkrankung der inneren Genitalien war nach der Geburt rapid eine frische Tuberkulose des Genitalapparats, besonders der Vagina und Vulva, aufgetreten. — Bender und Naudet (1904): 39jährige Patientin. Keine Luessymptome. In jeder der beiden großen Schamlippen ein walnußgroßer, mit Fistelgängen verbundener Knoten. In der Umgebung mehrere oberflächliche Ulcerationen und nicht ulcerierte Erhabenheiten mit rundem Hof. Starke Verengerung und Induration des Scheideneingangs. Keine Drüseninfiltrationen. Gesunde Lungen. Histologischer Tuberkulosenachweis. — Daniel und Jianu (1908): 2 Fälle. Geschwürsbildung im einen Fall an der linken großen Labie, im anderen an Klitoris und Nymphen. Zugleich proliferierende Tuberkulose des Anus und Rectum. Bei beiden Kranken histologisch starke Verdickung des Unterhautzellgewebes mit leukocytären Infiltrationen, zahlreichen Riesenzellen und Kochschen Bacillen. — Brandt (1910): Starke Vergrößerung, Verhärtung und Ulceration der rechten großen Labie. Geschwür auf die hintere Commissur übergehend. An der Innenfläche Fistelgänge bis ans Rectum. Mikroskopisch im exzidierten Gewebe starke eitrige Infiltration und typische Tuberkel. — Schade (1920): 28jährige Frau. Vor 3 Jahren nach Geschlechtsverkehr mit ihrem Ehemann Drängen beim Urinieren und bald danach Vereiterung einer rechtsseitigen Leistendrüse. Trotz negativer WaR wiederholt Kuren mit Salvarsan und Hg, jedoch ohne Erfolg. Gesunde Lungen. Ulcus an Fossa navicularis, Frenulum und vorderer Dammhälfte bis zu den Bartholinischen Drüsen in die Tiefe und unter der Epidermis in der Fläche fortschreitend. Am Damm kammartige, an Elephantiasis erinnernde Wucherungen und ein bis zur Rectumschleimhaut in die Tiefe gehender Fistelgang. Perforation des Hymen an seiner Basis. Ulcusränder blauweiß, wie ödematös. Beide kleine Labien mit derbem Ödem und dadurch verdickter Haut versehen. Für Tuberkulose, Syphilis, Aktinomykose bei Frau und Ehemann zunächst kein Anhaltspunkt. Keine lokale oder Herdreaktion auf Injektion von $1/_2$ mg Alttuberkulin; solche trat aber stark, sowohl lokal als auch im Erkrankungsgebiet, bei der zweiten Einspritzung von 1 mg ein. Tierversuch mit überimpftem Ulcusgewebe negativ. Tuberkelbacillen anfangs lange nicht gefunden, aber schließlich nachgewiesen bei einer zweiten Probeexcision aus einem unterhöhlten Ulcusrand. Auch sehr reichliche Plasmazellen, epitheloide Zellen, Tuberkeln und Riesenzellen vorhanden. — Gravagna (1922): 21jährige Frau. Tuberkulöses, angeblich primäres Geschwür der Vulva, das die Urethra und Harnblase ergriffen hatte. Bestätigung der klinischen Diagnose auf histologischem und experimentellem Weg.

β) In einer zweiten Gruppe von Ulcus chronicum tuberculosum-Fällen der Literatur wurde vergeblich nach Tuberkelbacillen gesucht. Es gelang nur, Langhanssche Riesenzellen und schwere entzündliche Veränderungen aufzufinden und gelegentlich einen positiven Tierversuch zu erhalten. Die tuberkulöse Natur der Geschwüre wurde aber durch den Nachweis anderer schwerer tuberkulöser Erkrankungen im Körper, sei es an der Lebenden, sei es an der Toten, sichergestellt. Hierher gehören folgende Beobachtungen:

Cayla (1881): Bei der Sektion einer an Lungenphthise Verstorbenen fanden sich an den großen Labien beträchtliche Schwellungen und tiefgreifende Geschwüre, welche sich auf die Nymphen und in die Scheide fortsetzten, so daß Vagina und Rectum eine gemeinsame Kloake bildeten, die mit bläulichen Vegetationen besetzt war. In der Umgebung der Ulcerationen zahlreiche Knötchen, die sich als tuberkulös erwiesen. Bandartige Verwachsungen beider Glutäalgegenden. — Deschamps (1885): 25jähriges Dienstmädchen. Zwei Schwestern an Lungenkrankheiten gestorben. Patientin selbst mit Lungentuberkulose, tuberkulösen Hautgeschwüren am rechten Handrücken und einem ausgedehnten tuberkulösen Ulcus der großen und kleinen Labien behaftet, das sich auf die hintere Vaginalwand fortsetzte. Auf dem Grund dieser Ulcerationen eine Menge kleiner tuberkulöser Knötchen. Beiderseits Inguinaldrüsenverhärtung. Tod $2^1/_2$ Monate später. Die Diagnose auf Tuberkulose wurde gefestigt durch die mikroskopische Untersuchung des Geschwürs und durch Impfungen. — R. W. Taylor (1890) hat kurz über 3 Fälle berichtet, in denen Ulcerationen, die er als tuberkulös bezeichnete, im untersten Teil der Vagina begannen. Sie zeigten eine fein- oder grobkörnige, papillomatöse und fungöse Oberfläche, harte, angefressene Ränder und waren aus runden oder ovalen, tiefgelegenen, violettroten Knoten entstanden. Die drei Patientinnen hatten Lungentuberkulose. — Bruno Wolff (1907): 51jährige Frau, seit 4 Jahren in der Menopause, seit $1/_2$ Jahr Geschwür an den äußeren Geschlechtsteilen, unklar, ob traumatischer, syphilitischer, carcinomatöser oder tuberkulöser Art. Diagnose: Tuberkulose, mikroskopisch mit Sicherheit bestätigt. Die Kranke hatte kurz zuvor eine tuberkulöse Sehnenscheidenentzündung durchgemacht und litt an einer Lungenphthise mit bacillenhaltigem Sputum. Annahme einer hämatogenen Infektion. — Rütter (1917): 47jährige Frau, die sechs gesunde Kinder geboren hatte. Menopause im 43. Jahr. Normaler Lungenbefund. Seit 2 Jahren Fluor purulentus und zunehmende Schmerzen beim Urinieren. Blaufärbung der Schamlippen und Geschwürsbildung. Rötung und Ödem der Klitoris und kleinen Labien. In der Mitte der Basis der linken

Nymphe eine große unregelmäßige Öffnung, die sie von der großen Labie trennte. An den Innenflächen der Nymphen, an der Klitoris und der linken vorderen Vaginalwand großes höckriges Geschwür mit unterhöhlten Rändern und infiltrierter Umgebung. In einem exzidierten Gewebsstück Langhanssche Riesenzellen mit sehr zahlreichen Kernen, Lymphocytenanhäufungen, Nekrosen. WaR und Pirquet negativ. Knapp 3 Monate später Ascites und Absceß auf der rechten Beckenschaufel. Nun erst Wahrscheinlichkeitsdiagnose auf Tuberkulose. Tod an Miliartuberkulose. Tuberkulöse Geschwüre an Vulva, Uterus, Tuben, Darm. Alte primäre Tuberkulose in beiden Lungen. Tuberkulöse Caries des rechten Darmbeins. Tuberkulöse Peritonitis. Verkäste Herde in Milz, Nieren und der linken Nebenniere. — Bertolini [Rob. Meyer (1921)]: Tuberkulöse Geschwüre der Vulva. Ebensolche auf Cervixschleimhaut, Harnblase, Darmserosa und Beckenperitoneum. Die Autopsie ließ keinen Zweifel an dem sekundären descendierenden Charakter der Genitalerkrankung, für die als Ausgangspunkt eine alte ausgebreitete Bauchfelltuberkulose festgestellt wurde.

γ) In einer dritten Gruppe chronischer Vulvaulcerationen konnten keine Tuberkelbacillen, dagegen Granulationsgewebe mit typischen, zentral verkästen Tuberkeln und Langhansschen Riesenzellen gefunden werden. In der Mehrzahl dieser Fälle wurde Syphilis laut negativer WaR und der Unbeeinflußbarkeit der Geschwürsbildungen durch antiluetische Kuren ausgeschlossen. Dadurch war die Diagnose auf Ulcus chronicum tuberculosum nahezu sichergestellt. Hierher gehören folgende Fälle:

Russel (1900): Bei einer 26jährigen Frau, welche an Ausfluß und Jucken litt, fand sich an der Vulva ein Ulcus mit granulierendem Grund, gelblichem Belag und etwas erhabenen Rändern, das anfangs für ein Epitheliom gehalten wurde. Die mikroskopische Untersuchung ergab Riesenzellen und Infiltrationen von kleinen Rundzellen. Der Fall wurde als Ulcus tuberculosum der linken großen Labie bezeichnet. — Poewerleins Fall (1902) wurde anfangs als Sarkom der beiden großen Labien gedeutet, aber als hypertrophische Form der primären tuberkulösen Erkrankung der Vulva aufgefaßt, obwohl der Tuberkelbacillennachweis nicht gelang. Es lag eine tuberkulöse Schwellung der rechten großen Labie und eine derb-ödematöse Verdickung der ganzen Vulva vor. Im Unterhautzellgewebe Riesenzellen mit randständigen Kernen. — Logothetopulos (1906) fand bei einer 75jährigen Unverheirateten, deren beide Eltern an Lungentuberkulose gestorben waren und die über Urinbeschwerden klagte, einen mandelgroßen, dunkelroten, höckerigen, bei Berührung leicht blutenden ulcerierten Tumor an der Harnröhrenmündung. Er enthielt Granulationsgewebe mit Knötchenbildungen und Langhansschen Riesenzellen, keine Tuberkelbacillen. 6 Tage p. op. Tod an allgemeiner Schwäche. In der rechten Lungenspitze alter haselnußgroßer tuberkulöser Herd; Vermehrung der Hilusdrüsen; sonst nichts von Tuberkulose der inneren Organe. Annahme einer sekundären hämatogenen Infektion. Diese erscheint aber bei dem alten eingekapselten Herd der Lunge wohl fraglich. — Daniel (1913): 36jährige Frau, drei Fehlgeburten. Lues und Lungentuberkulose des Ehemanns. Seit 1½ Jahren Schwellung der rechten Schamlippe zu Kirschgröße ohne Geschwürsbildung. 3 Monate später Schwellung der linken Labie. Beiderseitige Leistendrüsentumoren, die wenig schmerzten, aber das Gehen erschwerten. Ophthalmoreaktion positiv. WaR negativ. Vulva im ganzen stark angeschwollen und mit verdickter Haut versehen. Leistendrüsen verwachsen und durch verdickte Lymphgefäße mit der Vulva in Zusammenhang. Energische intramuskuläre Kalomelkuren erfolglos. Dann Exstirpation der Vulva in toto mit den beiderseitigen medialen Inguinallymphdrüsen. Die anatomische Untersuchung ergab fibröses Gewebe, das beim Schneiden knirschte, Erweiterung der Lymphspalten, entzündliche Veränderungen der Gefäße und Capillaren, circumscripte Entzündungsknötchen mit epitheloiden und typischen Riesenzellen und zentralen Verkäsungen. Daniel faßte den Fall als primäre tuberkulöse Elephantiasis auf, ist aber den Nachweis von Tuberkelbacillen schuldig geblieben. — Lasek (1915): 17jährige, hereditär belastete Virgo mit Lungenspitzenkatarrh. An der Vulva Infiltrate und Ulcerationen, die teils mit Borken bedeckt waren, teils zu kraterförmigen Vertiefungen und Durchlöcherungen der Schamlippen, sowie zu größeren Defekten geführt hatten. Strahlenförmige Narben in der Umgebung. Leistendrüsenschwellungen. Antiluetische Behandlung erfolglos. In den exzidierten Massen histologisch Veränderungen wie bei infektiösem Granulom, aber keine Tuberkelbacillen. Stark positive Pirquetreaktion mit Allergin. ½ Jahr p. op. Ulcusrezidiv in der Narbe. Heilung des Geschwürs nach Röntgenbestrahlung und innerlicher Arsendarreichung. Schließlich Zunahme der Tuberkulose unter Fieber und Nachtschweißen. — Hellier (1921): Tuberkulöse Ulcerationen an Vulva, Perineum und circumanal. Bacillenbefund nicht erwähnt. — Weiter gehören wohl hierher Fälle von Taylor (1887), Barbour und Walker (1897), die mir im Original nicht zugängig waren.

e) Relativ häufig ist auch eine elephantiastische papillomatöse Form der Vulvatuberkulose beschrieben (Forgue und Massabuau) und meist als „**Elephantiasis tuberculosa**" bezeichnet worden. Manche dieser Fälle mögen zu dem oben erörterten Lupus hypertrophicus nodosus papillomatosus, andere, und vornehmlich die mit Fistelbildungen kombinierten, zur Esthiomène gehören. Leistendrüsenschwellungen und Vereiterungen, die Boursier, Mériel, Forgue und Massabuau, Konstantin Daniel u. a. beobachtet haben, können in beiden Gruppen vorkommen. Elephantiasis in Verbindung mit tuberkulöser Ulceration der Vulva ist veröffentlicht worden von Poewerlein (1902), Petit und Bender (1905), Bender (1906), Meriel (1908), Boursier (1908), Forgue und Massabuau (1909), Konstantin Daniel (1911), Wayneroff-Vinarow (1912).

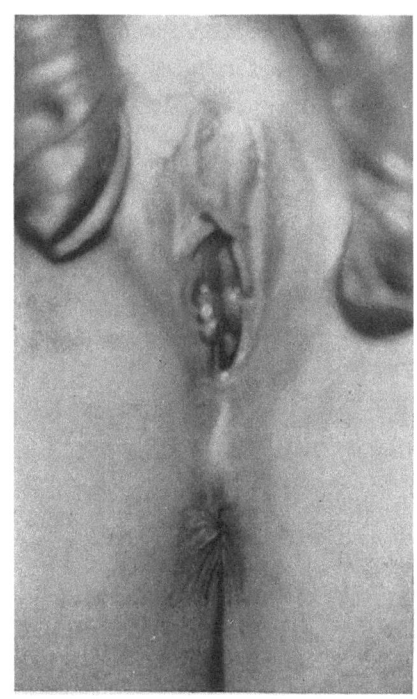

Diese sekundäre Elephantiasis der Vulva infolge ulceröser Tuberkulose ist von der primären Elephantiasis, d. h. einer solchen, bei welcher eine Ulceration nicht vorausgegangen ist, zu unterscheiden. Die Vegetationen treten bald in nuß- bis apfelgroßen knolligen Geschwülsten der großen und kleinen Labien, des Frenulum oder der Klitoris in Ein- oder Mehrzahl, bald in diffusen, derben Schwellungen auf, die mehr oder weniger alle Teile der Vulva einnehmen können, und haben oft starke Mißgestaltungen derselben zur Folge. Histologisch sind sie ausgezeichnet durch Hypertrophie des Stratum papillare und reticulare der Lederhaut, Wucherung des subcutanen Bindegewebes, entzündlichen Verschluß der Lymphgefäße und ein derbes Ödem, also durch die Veränderungen, die zum Wesen der Elephantiasis gehören (S. 282 ff.).

Abb. 199. Tiefes tuberkulöses Ulcus der Vulva. Geschwür mit tumorartigen Granulationsbildungen an der Innenfläche der rechten kleinen Labie, in der Mitte zwischen der Kante derselben und dem Hymenalsaum, bei einem 14jährigen Kind.

f) Eine **Tuberkulose der Bartholinischen Drüse** ist nur viermal beschrieben worden, und zwar eigentümlicherweise zweimal von demselben Autor Lecène (1909) im Verein mit Lymphadenitis in inguine; beide Male war irrtümlich erst Carcinom diagnostiziert worden. Vielleicht würde man sie häufiger finden, wenn man in Fällen von Urogenitaltuberkulose genauer darauf achtete.

In Lecènes erstem Fall zeigte sich 18 Monate nach der abdominalen Totalexstirpation eines Cervixtumors, über dessen histologischen Charakter nichts erwähnt wird (papilläre Tuberkulose?), ein kleiner harter Tumor, der in seiner Lage der Bartholinischen Drüse entsprach. Mikroskopisch fanden sich Riesenzellen und Tuberkelbacillen. Es wurde eine hämatogene Infektion angenommen. — Fall 2: Tuberkulöse Lymphadenitis in beiden Leisten. Eine dicht außerhalb des Sphincters gelegene Analfistel stand in Verbindung mit einem Knoten der Bartholinischen Drüse, dessen Oberfläche ein tuberkulöses Geschwür mit Tuberkelbacillen einnahm. In der Bartholinischen Drüse, die relativ gut erhalten war, fanden sich Riesenzellen neben Lymphocytenanhäufungen. — Curschmann erwähnte einen Fall von primärer Vulvatuberkulose mit tuberkulösem Absceß der Bartholinischen Drüse, festgestellt durch den Befund echter Tuberkelbacillen, und späterem Übergreifen auf das Rectum. Es erfolgte der Tod. Die Obduktion ergab Darmtuberkulose. — Der in der russischen Literatur niedergelegte Fall von Baldowsky (1914) war mir im Original nicht zugängig.

g) Ganz selten kommt ein **tuberkulöser Absceß der Vulva nach tuberkulöser Caries eines Schambeinknochens** zur Beobachtung, wie Fälle von Coudray (1895), Erna v. Arnim (1917), Bucura (1919) und eine eigene Beobachtung (Abb. 199) zeigen. Die Granulationen, welche die Fistelöffnung begrenzen, können tumorartiges Aussehen haben. Auf die Behandlung der ursächlichen Tuberkulose des Os pubis kann hier nicht weiter eingegangen werden. Ausschabung oder Eröffnung des Abscesses, Abmeißelung des cariösen Knochens, wie es Stoeckel im v. Arnimschen Fall tat, hat hier in Anwendung zu kommen. Durch nachfolgende Röntgenbestrahlung und andere Behandlungsmethoden der Knochentuberkulose ist einem Rezidiv nach Möglichkeit vorzubeugen.

Coudray: Ostitische Tuberkulose des Schambeins mit nachfolgendem Absceß des Labium majus bei einem 8jährigen Mädchen. — v. Arnim: Eine 23jährige Patientin bekam 3 Wochen nach der ersten Spontangeburt eine langsam, aber dauernd wachsende Schwellung der rechten großen Schamlippe. In ihr fand sich ein pflaumengroßer, rundlicher, cystisch sich anfühlender, glattwandiger Tumor, der auffallend weit nach vorne bis in die Nähe der Klitoris reichte. Wahrscheinlichkeitsdiagnose: Cyste eines verlagerten Teils der Glandula Bartholini. Bei der operativen Mobilisierung derselben gelangte man in der Mitte des rechten Schambeins zu einer Knochenhöhle. Abmeißelung der cariösen Knochenteile. Histologischer Nachweis der Tuberkulose. Jedoch keine Angaben über Bacillenbefunde. — Bucura: 60jährige Frau, die fünfmal geboren hatte. Seit 2 Monaten an den äußeren Geschlechtsteilen eine an Größe stetig zunehmende Geschwulst, die Gehen und Sitzen behinderte. Gleichzeitig starke Körpergewichtsabnahme. Lungentuberkulose. Verdrängung der linken großen Schamlippe durch einen kindskopfgroßen, elastischen, fluktuierenden, der Vorderfläche des linken horizontalen Schambeinastes aufsitzenden Tumor. Unter der Haut des Mons pubis lag eine gleichartige cystische Geschwulst. Haut über beiden Schwellungen verschiebbar. Bei der anschließenden Operation ließ sich zwischen den beiden Tumoren keine Kommunikation nachweisen. Keine Fistelgänge. Mikroskopisch zeigten sich in der exstirpierten Cyste Tuberkelknoten mit epitheloiden Elementen und Riesenzellen. Tuberkelbacillen wurden nicht gefunden. Bucura stellte noch 10 Fälle von Schambeintuberkulose aus der Literatur zusammen. Wie oft dabei die Vulva miterkrankt war, gab er nicht an. — E. Kehrer: An der Innenfläche der rechten kleinen Labie doppelerbsengroße, längsovale, intensiv gerötete und an einer Stelle leicht blutende Neubildung, die wie ein Granulom oder ein beginnendes weiches Carcinom aussah. Am seitlichen rechten Rand derselben kam die dünnste Sonde in eine Vertiefung, die man einen Augenblick für den Ausführungsgang der rechten Bartholinischen Drüse halten konnte; doch drang die Sonde steil nach rechts oben hinten 3 cm tief ein und traf auf rauhen Knochen an der Hinterfläche des rechten absteigenden Schambeinastes. Seitlich von der rechten Genitocruralfalte fand sich eine ebensolche Fistelöffnung. Eine hier eingeführte Sonde stieß in der Tiefe gleichfalls auf rauhe Knochenteile und traf mit der zuvor von der rechten Labie aus eingeführten Sonde zusammen.

h) In einer besonderen Gruppe der **tuberkulösen Vulvaulcerationen** fasse ich diejenigen Fälle zusammen, die **bei kleinen Kindern** beobachtet worden sind. Sie gehören großenteils wohl zur ulcerösen, miliaren Tuberkulose, vereinzelt zum Ulcus chronicum tuberculosum. Demme, Heubner, Hansen, Küttner, Schenk, v. Karajan, Hamburger, Audry und Combéléran, Arndt, Lagane, Curschmann, Brault, Weibel (Sternberg) haben über derartige Fälle berichtet. Auch die Elephantiasis tuberculosa ist schon im frühen Kindesalter beobachtet worden (v. Karajan).

Demme (1887) beschrieb 3 Fälle von Vulvatuberkulose bei Kindern im Alter von 7—15 Monaten: 1. 13 monatliches Kind einer tuberkulösen Mutter. An der Innenfläche der linken Nymphe erbsengroßes Geschwür mit gezacktem, infiltriertem Rand und einem mit hirsekorngroßen Knötchen bedeckten Grund. Starke Schwellung der gleichseitigen Leistendrüsen. In den abgekratzten Knötchen Tuberkel mit zahlreichen Bacillen. 3 Monate später Tod. Bei der Sektion zeigte sich außer einer tuberkulösen Basilarmeningitis ein vernarbtes Ulcus auf der Vaginalschleimhaut und Tuberkelbacillengehalt der linksseitigen Leistendrüsen. Brust- und Bauchorgane gesund. — 2. 7 Monate altes, erblich tuberkulös belastetes Mädchen. Linsengroße tuberkulöse Schleimhautgeschwüre im Scheideneingang. — 3. 15 Monate altes, erblich nicht belastetes Mädchen. Schleimig-eitriger Genitalausfluß im Gefolge von Masern. Im Scheideneingang drei linsengroße Schleimhautgeschwüre, deren tuberkulöse Natur durch Tuberkelbacillenbefund in einer exzidierten linksseitigen Leistenlymphdrüse erwiesen wurde. — Hansen fand bei einem 4jährigen Mädchen außer einer allgemeinen Tuberkulose tuberkulöse Geschwüre der Nieren, Käseherde in beiden Eileitern und dem Uterus, tuberkulöse Geschwüre der Harnblase, Scheide und Vulva. Nur die Ovarien waren gesund. Er nahm eine hämatogene Infektion der Nieren und von da aus eine sekundäre Infektion des Genitalapparates an. — Küttner (1896) 6jähriges Mädchen mit gesunden inneren Organen. Incision wegen einer Inguinaldrüsenschwellung ohne Eiterentleerung. Einige Tage später Beginn einer Eiterung aus der Wunde, die jahrelang jeder Behandlung trotzte. Allmähliche Entwicklung eines Ulcus auf der rechten großen Schamlippe mit speckigem Belag, grauweißem Grund und zackigen Rändern. In dessen Umgebung verschiedene kleinere Geschwüre. Schwellung der Leistendrüsen. Ulcera und ausgeräumte Leistendrüsen tuberkulös. Eine primäre Leistendrüsentuberkulose lehnte Küttner ab und meinte, es sei ein schon vor der Drüsenaffektion vorhanden gewesenes kleines Geschwür am Genitale übersehen worden. — Schenk (1896): Bei einem 4½jährigen Kind, das viel mit einer tuberkulösen Schwester und einem Nachbarskind, welches an Lungentuberkulose starb, verkehrt hatte, waren zuerst Schwellungen der Leistendrüsen aufgetreten. In ihnen wurden Riesenzellen und Tuberkelbacillen gefunden. Nun erst Entdeckung eines Geschwürs in der Klitorisgegend mit graugelbem Belag und ohne scharfen Rand. Exstirpation desselben und Ausräumung der Leistenlymphdrüsen. Keine weiteren tuberkulösen Herde im Organismus nachweisbar. Wahrscheinlich primäre Vulvatuberkulose durch Kontaktinfektion mit tuberkulösem Virus. — v. Karajan (1897): Bei einem 2jährigen Mädchen, das an Augenkatarrh litt, bestand ein von der Klitoris ausgehender, 3 cm langer, 1 cm dicker, elephantiastischer Tumor von penisartiger Gestalt, höckriger Oberfläche, blauroter Farbe, derber Konsistenz, mit einigen stecknadelkopfgroßen, dellenförmigen Substanzverlusten versehen. Umgebende Haut gerötet, exkoriiert, nässend und mit Borken belegt. Außerdem Ulcus der Vagina. Abtragung der Geschwulst. 10 Monate später Rezidiv. Es fanden sich bindegewebige Wucherungen, Tuberkelknötchen und Tuberkelbacillen. In keinem anderen Organ Anhaltspunkte für tuberkulöse Herde. Daher primäre Tuberkulose der äußeren Genitalien angenommen. — Renaud (1903): 4jähriges Kind mit einem bohnengroßen, offenbar primären Geschwür auf der Höhe einer bläulich-roten, etwas fluktuierenden Geschwulst der linken großen Labie. Ulcusränder wenig infiltriert, zum Teil scharf, zum Teil etwas unterminiert. Beteiligung der linken Nymphe. In der Interlabialfurche zwei weißgelbe, linsenförmige, etwas über die Schleimhaut hervorragende Punkte. Mikroskopisch große Mengen Tuberkelbacillen neben Kolibacillen. Gutes Allgemeinbefinden. Schnelle Heilung unter Jod und Jodoformbehandlung. (Ob nicht irgendeine andere harmlose Ulceration, etwa ein Ulcus vulvae acutum Lipschütz vorgelegen haben könnte?) — Hamburger (1906): Bei einem 3jährigen Mädchen fand sich als Ursache einer beiderseitigen, seit 1½ Jahren bereits bestehenden starken Leistendrüsenschwellung ein unscheinbares Geschwür an der Innenseite des Frenulum der Nymphen, das Tuberkelbacillen enthielt. Dann Abmagerung, allgemeine Skrofulose mit Ekzem, Lichen scrofulosorum, beiderseitiger Conjunctivitis und Otitis. Nach längerem Landaufenthalt Besserung des Zustandes und Verheilung des Vulvageschwürs zu einer feinen Narbe. Die Infektion kam wahrscheinlich dadurch zustande, daß das Kind im Zimmer einer Tuberkulösen auf dem Fußboden herumrutschte. — Audry und Combéléran (1906): Tuberkulöse Ulceration der Vulva bei einem 11 Monate alten Mädchen. — Arndt (1907): Tumorartige Tuberkulose der Vulva bei einem 4jährigen Mädchen. Differentialdiagnostisch kamen elephantiastische Bildungen, Lupus verrucosus und Oedema indurativum in Frage. — Lagane (1910): 6jähriges Mädchen mit Incontinentia urinae. Seit 1 Monat häufiger Urindrang und starker Schmerz beim Wasserlassen. Urin eitrig-blutig. Ganze Vulva einschließlich Hymen von einer grauen, andauernd von Urin benetzten Geschwürsfläche bedeckt. Harnröhrenmündung durch das Ulcus völlig zerstört und nach hinten verlagert. In den Ulcerationen massenhaft Tuberkelbacillen. Wenige Tage später Tod an ausgedehnter Lungen- und Miliartuberkulose. Tuberkulöser Absceß der Nieren und tuberkulöse Ulceration der Harnblase mit Zerstörung des Blasenschließmuskels und der Urethra. — Curschmann (1911): 2jähriges, erblich tuberkulös belastetes Mädchen mit großem, seit 3 Monaten bestehendem tuberkulösem Geschwür an der Vulva. Anfangs Verdacht auf Lues und auf Infektion durch Stuprum. WaR positiv. Salvarsan, Kalomel, Sublimat erfolglos. Hektische Temperaturen. Zunehmender Kräfteverfall. Stark positive Pirquetsche Cutanreaktion. Entwicklung einer Lungentuberkulose. — Brault (1912): Geschwüriger Zerfall der Klitoris, der großen und kleinen Labien bis in die Vagina hinein. Das 7jährige Mädchen ging an der Erkrankung zugrunde. In den exzidierten Teilen massenhaft Tuberkelbacillen. Als Ursache der weitgehenden Zerstörung wurde die Symbiose mit Streptokokken und Pyocyaneus angenommen. — W. Weibel bringt im Handbuch von Halban-Seitz (1926, Bd. V., Teil 1, Tafel XI) das histologische Bild einer verkäsenden Tuberculosis miliaris clitoridis bei einem 1jährigen Kind.

Nach der Besprechung der verschiedenen Formen der chronisch tuberkulösen Erkrankungen der Vulva frägt es sich nun, ob und wie oft sie als primäre oder sekundäre aufzufassen sind. In der weit überwiegenden Mehrzahl der Fälle liegen zweifellos sekundäre Manifestationen einer anderweitigen Tuberkulose vor. Als Fälle von primärer Vulvatuberkulose sind wohl diejenigen von Schenk, Küttner, v. Karajan bei Kindern, von Viatte, Rieck bei Erwachsenen anzuerkennen.

Als Symptome der chronischen Vulvatuberkulose werden angegeben: Schwellung und Schmerzhaftigkeit der erkrankten Partien, Behinderung und Schmerzen beim Gehen, Eiterabsonderung, bei Beteiligung der Urethralmündung Brennen und Schmerz beim Urinieren, bei Zerstörung von Blasen- oder Afterschließmuskel Incontinentia urinae oder alvi.

Die Diagnose der tuberkulösen Ulcerationen stützt sich zunächst auf die ziemlich charakteristische Form derselben. Sie sind zackig, unregelmäßig, mit unterhöhlten schlaffen Rändern und einem roten Geschwürsboden versehen, der einen käsigen Belag aufzuweisen pflegt. Die endgültige Entscheidung über den Geschwürscharakter muß aber, wie nachdrücklich hervorzuheben ist, abhängig gemacht werden nicht nur von dem Nachweis von Tuberkelknoten mit Lymphocyten, Epitheloidzellen, Riesenzellen, die aber alle auch bei Lues und Lepra vorkommen können, sondern auch von der Feststellung der Kochschen Tuberkelbacillen und der Herdreaktion nach Intracutaneinspritzung von Tuberkulin. Man darf sich auf der Suche nach den Bacillen selbst durch wiederholte Mißerfolge nicht irre machen lassen und muß die probatorischen Excisionen vornehmlich an den Geschwürsrändern und dem Geschwürsgrund ausführen, und zwar an Stellen, wo das Ulcus noch frisch ist und Tendenz zum Fortschreiten auf die Nachbarschaft zeigt. Analogien für diese Schwierigkeit des Bacillennachweises haben wir z. B. ja auch bei der Gonorrhöe. Auch von ihr wissen wir, daß ein positiver Befund mehr wert ist als 10 negative. Freilich gibt J. Veit an, „daß der Nachweis der Tuberkelbacillen auf einem Ulcus nicht stets beweise, daß die Erkrankung als tuberkulös zu deuten ist, weil oft genug eine tuberkulöse Infektion höherer Teile ihr Sekret auf die tieferliegenden senden kann". Das mag für Ausnahmefälle richtig sein. Daß bei allen tuberkulösen Ulcerationen auch auf gleichzeitige Lymphdrüsenaffektionen der Retroperitoneal-, Mesenterial-, Mediastinal-, Bronchial- und Halsregion und auf das Vorhandensein von alter oder frischer Knochencaries, auch durch Röntgenuntersuchung des Thorax und Beckens, zu achten ist, daß eine nach Tuberkulininjektion auftretende lokale Herdreaktion an der Ulceration des äußeren Genitale und ihrer Umgebung im Sinne einer tuberkulösen Affektion spricht und daß auch das Tierexperiment anzuwenden ist, mag, obwohl oben schon bei der Diagnose des Lupus erörtert, hier noch einmal hervorgehoben werden. In einigen Fällen (z. B. Rieck) ist das Tierexperiment negativ ausgefallen, was bekanntlich leicht vorkommen kann, und doch wurden Tuberkelbacillen im Ulcus gefunden.

Differentialdiagnostisch kommt beim tuberkulösen Ulcus die Syphilis, und zwar vornehmlich der phagedänische harte Schanker und die ulceröse Form des Tertiärstadiums, ferner Carcinom und die Elephantiasis, bei welcher durch Wundscheuern beim Gehen und Sitzen sekundär Geschwüre entstanden sind, in Frage. Beim Ulcus syphiliticum ist eine auf Syphilis I hinweisende Anamnese, positive WaR im Blut oder der Cerebrospinalflüssigkeit, positiver Spirochätenbefund im Geschwürssekret, das Fehlen von Hypertrophie der Nachbarteile und die geringere Tendenz zur Tiefenwucherung hervorzuheben. Die weiteren Charakteristica der syphilitischen Veränderungen sind dem entsprechenden Kapitel (S. 304 ff.) zu entnehmen. Das Ulcus carcinomatosum ist härter, mehr grob-papillär und mehr zu Blutungen neigend, und läßt die morschen, graugelben, überhängenden Geschwürsränder vermissen. Auch fehlt beim Carcinom die knotige und polypöse Hypertrophie der nächsten Nachbarschaft, die beim tuberkulösen Ulcus bisweilen angetroffen wird. Beiden Erkrankungen ist Infektion der Leistendrüsen gemeinsam. Erweichungen und Abscesse derselben können sich auch beim ulcerierenden, jauchenden Carcinom anschließen. Bei einem Vulvacarcinom, das schon so lange Zeit besteht wie die tuberkulösen Ulcerationen, sind außerdem neben den regionären Metastasen in den Lymphdrüsen meist solche in entfernten Körpergegenden vorhanden, obwohl freilich das Vulvacarcinom älterer Frauen durch langsames Wachstum ausgezeichnet ist. Im Notfall kann probatorische Excision von Leistendrüsen Aufschluß über die pathologisch-histologische Natur der Erkrankung geben.

Die Prognose aller Tuberkuloseformen der Vulva, die als sekundäre Manifestationen eines anderweitigen Tuberkelprozesses im Körper erscheinen, ist schlecht. Zuweilen treten sie erst gegen das Lebensende hin auf und dann in Form schlaffer Geschwüre und Granulationen, die jede Heilungstendenz vermissen lassen. In weniger schweren Fällen kann die Dauer der Erkrankung sich auf viele Jahre, ja auf 1—2 Jahrzehnte erstrecken. Rectovaginal-, Vesicovaginal-, Urethrovaginalfisteln, Tuberkulose der Bauch- und Brustorgane oder disseminierte Tuberkulose beobachtet man als Ausdruck dafür, daß der tuberkulöse Prozeß unaufhaltsam weiterschreitet. Die Neigung zur Heilung der sekundären Vulvatuberkulose ist somit sehr gering. Vorübergehende Besserungen und scheinbare Heilungen können mit Rezidiven abwechseln. Als besonders gefährlich ist offenbar die Vulvatuberkulose kleiner Mädchen zu betrachten. Meist tritt der Tod ein durch allgemeine Tuberkulose oder Darm-, Peritoneal- oder Meningealtuberkulose. Nur bei der primären Vulvatuberkulose ist die Heilungsaussicht günstiger, falls frühzeitig die richtige Behandlung, d. h. die Radikaloperation (Kroemer, Bruno Wolff) vorgenommen wird.

Die Behandlung der verschiedenen Formen der Tuberkulose, wie sie die moderne Dermatologie in Anwendung bringt, kann hier nicht im einzelnen erörtert werden und ist den Lehrbüchern derselben zu entnehmen. Von großer Wichtigkeit ist die Kräftigung des Gesamtorganismus. Bei den Geschwüren hat man neben der therapeutisch gänzlich nutzlosen und nur aus diagnostischen Gründen erforderlichen Abkratzung die Röntgen- oder Finsenbestrahlung, die Quarz- oder Kohlenbogenlichtlampe in Anwendung gebracht. Dem Gynäkologen näher liegt die operative Beseitigung der Ulcerationen mit dem Messer und Paquelin möglichst weit im Gesunden. Doch kann man sie nur anraten bei primärer Vulvatuberkulose (Daniel und Jianu) und nur, wenn jeder Schnitt gleich danach mit dem Paquelin verschorft wird, während bei der sekundären Form vor ihr zu warnen und nur die Anwendung palliativer Maßnahmen anzuempfehlen ist. Die Exstirpation der ganzen Vulva mit den zugehörigen Leistendrüsen, soweit sie erkrankt waren, haben Konstantin Daniel und Rieck mit guten Erfolgen ausgeführt. Einige Male hat die Operation aber zu akuter Miliartuberkulose oder Sepsis mit letalem Ausgang geführt, so in Beobachtungen von Richard Freund (Fall 2) und Rütter. In Rütters Fall, in dem zuvor nirgends tuberkulöse Veränderungen nachweisbar waren, stellte sich bald nach dem Eingriff Ascites und rapide Abmagerung ein und der Tod an Miliartuberkulose mit

Erkrankung fast aller inneren Organe. Im Fall 2 von Richard Freund trat gleich nach der Excision der tuberkulösen Geschwüre Fieber, Schüttelfrost und trockener Husten und am 3. Tag der Tod ein. Es fand sich eine Sepsis neben tuberkulösen Geschwüren der Flexura sigmoidea, einer Blasenscheidenfistel und einem paraproktitischen Absceß. Als palliative Maßnahmen kommen Tuberkulineinspritzungen, örtliche Behandlung mit Kalomel und Jodoform in Frage.

2. Esthiomène.

Als „Esthiomène de la vulve et du périnée" hat Huguier (1848) eine ganz wunderliche „fressende" Geschwürsform auf Grund von 9 Fällen beschrieben, von den bis damals bekannten tuberkulösen, syphilitischen und anderweitigen Ulcerationsarten abzutrennen versucht und nach ihrer vorwiegenden Eigenschaft der Gewebszerstörung (εσθιομενος = fressend) benannt. In den 80 Jahren, die seitdem vergangen sind, ist das wenig bekannte und außerordentlich interessante Krankheitsbild bis zum heutigen Tag ein Sammelbegriff für chronisch-ulcerative Prozesse recht verschiedener Art geblieben (Riedel, Karl Schroeder, Jadassohn, Jesionek, Kroemer u. a.). In Deutschland hat die Esthiomène zuerst Karl Schroeder (1877) als „chronische Ulcerationen der Vulva" beschrieben. J. Veit (1908) versuchte den Namen „Ulcus rodens vulvae", die ungefähre lateinische Übersetzung von Esthiomène, einzuführen, mit dem bekanntlich schon die flache Form des Hautcarcinoms, das Epithelioma malignum oder Cancroid, von Rokitansky (1846) und Virchow belegt worden war; ihn auch auf die Esthiomène anzuwenden, bedeutete keinen Fortschritt und auch keine Beseitigung der über die Esthiomène bestehenden Unklarheit und Verwirrung. Man sollte die Bezeichnung Ulcus rodens vulvae für eine nicht carcinomatöse Vulvaulceration daher ein für alle Male fallen lassen.

Aber auch aus der Unmenge anderer Namen der Literatur, mit denen die Esthiomène, vornehmlich von den Dermatologen, getauft worden ist, kann kaum einer beibehalten werden, da keiner von ihnen das Wesen der Erkrankung voll erfaßt, und ihre reiche Zahl nur der beredte Ausdruck für die Divergenz der Auffassungen der Krankheit ist. Man nannte sie: „sinuöse Ulcera" (Breisky), Esthiomenos vulvo-vaginalis, Esthiomène serpigineux, Esthiomène hypertrophique induré-Jobert, Esthiomène hypertrophique vegetant-Stadfeldt, Esthiomène hypertrophica und perforans, Herpes esthiomenos, Ulcus serpiginosum vulvae-Unna, Ulcus chronicum vulvae (Linnert), Ulcus vulvae chronicum simplex non speciale, hypertrophisch-ulcerative Vulvitis-Taussig, Herpes exedens (Dupuy-Rullier). Die Neigung der Ulcerationen zur Sklerosierung wird durch Bezeichnungen wie Ulcus vulvae chronicum sclerosum [Ristic (1921)], genito-ano-rectales Sklerom (Dupuy-Rullier), sclerotising granuloma of the pudenda (A. Powell) hervorgehoben. Auch von einem ulcerating granuloma of the pudenda (Galloway, Donovan), Syphiloma vulvae (Hyde), Ulcera venerea chronica (Pescione) wird gesprochen. Die Betonung der mit den Ulcerationen oft verbundenen elephantiastischen Veränderungen führte zu den Namen Elephantiasis vulvae [Louis Mayer, Wernher (1876), Fox und Fahrquahr, Schramm (1888), Pescione (1889), Lauro (1890), Jesionek] — ein Ausdruck, der keine Berechtigung hat und zwei an sich verschiedene Krankheitsbilder miteinander vermischt —, ulceröse Form der Elephantiasis vulvae, Ulcus vulvae chronicum elephantiasticum [Koch (1896), Bandler (1899), Matzenauer (1904), Kroemer (1910), Krüger

(1921), Beckman (1922)], Ulcus elephantiasticum vulvo-anale (Björling) und Elephantiasis vulvae chronica ulcerosa syphilitica (Bamberg). Endlich hat die Ähnlichkeit und meist gar irrtümliche Identifizierung mit dem Lupus vulgaris des Gesichts, auf die schon Guibourt (1847), Huguier (1848), Eduard Martin sen. (1861), Eduard Martin sen.-Lorent (1861), Mac Duncan (1862), Bernutz (1871), Piquet (1876), Macdonald (1884), P. Zweifel (1885), Pozzi, Breisky (1888), Mazaraki (1894) und noch Crosti (1922) hingewiesen haben, zu den von Jesionek als unglückselig bezeichneten Begriffen Lupus vulvae, Lupus vulvae hypertrophicus et perforans (v. Winckel, Häberlin), Lupus esthiomenos vulvo-vaginalis, Lupus exulcerosus serpiginosus geführt. Diese Zusammenstellung von Namen habe ich mit Absicht gebracht, weil sie zeigen, wie schwer es ist, für das Wort Esthiomène eine kurze lateinische oder deutsche Bezeichnung zu finden. Vom pathologisch-anatomischen Standpunkt aus scheint mir am klarsten der Name Ulcus corrosivum serpiginosum, wobei je nach der besonderen Ätiologie und Eigenart der Geschwürsform einer der später zu begründenden Zusätze: postlueticum, postgonorrhoicum, tuberculosum, die schon Leinert vorgeschlagen hat, sowie hypertrophicum, papillomatosum elephantiasticum, perforans oder fistulosum gewählt werden könnte. Doch ist eine solche Bezeichnung viel zu lang und daher ungeeignet. Auch scheint es mir bedenklich, nach den vielen vorhandenen Namen noch einen weiteren, es wäre der 27. (!), vorzuschlagen. Ich halte daher trotz eines gewissen inneren Widerstrebens den Namen Esthiomène, der sich nun einmal, und vornehmlich im Ausland, überall eingebürgert hat, zum mindestens für so lange noch erlaubt, bis einer fortschreitenden wissenschaftlichen Erkenntnis gelungen ist, die einzelnen Formen der Erkrankung in klarerer Weise gegeneinander abzugrenzen, als das bisher möglich gewesen ist.

Unter Esthiomène versteht man einen sehr schweren und gefährlichen, in den einzelnen Krankheitsmanifestationen überaus komplizierten und wechselnden Zerstörungsprozeß der Vulva und ihrer Nachbarschaft, besonders des Anal- und Rectal-, aber auch des Glutäalgebiets (Abb. 200—205). Er zeigt einen ulcerativ-eitrigen und meist gleichzeitig hyperplastisch-hypertrophischen Charakter, chronischen Verlauf und unaufhaltsames Fortschreiten, wodurch sich die starken Verunstaltungen der Vulvaregion erklären, welche in der Regel beobachtet werden. Nur bei Erwachsenen der untersten Volksschichten, niemals bei Virgines intactae, immer nur bei Deflorierten und ganz auffallend häufig bei Prostituierten ist die Erkrankung angetroffen worden, womit in Zusammenhang steht, daß sie fast nur die Dermatologen und Gynäkologen der großen Städte zu Gesicht bekommen. Wollte man deren Angaben folgen (F. Koch, Schüler Jadassohns, Jesionek, Straßmann, Heinsius u. a.), so würde die Esthiomène wohl als nicht so selten angesehen werden, wie man nach den Beschreibungen der Weltliteratur annehmen könnte. Es mögen bis jetzt laut meiner Zusammenstellung vielleicht 320 Fälle, die meisten in englischer und französischer Sprache, veröffentlicht sein. Die jüngste Patientin war ein 17 jähriges italienisches Mädchen (Calderone). Schöne Abbildungen der Erkrankung haben Haeberlin, Viatte, O. Küstner (Lehrbuch), Callomon, Fabry u. a. gegeben. Gute Beschreibungen des Krankheitsbildes verdanken wir, neben Huguier, Karl Schröder, Peckham, R. W. Taylor, J. Veit, Jesionek u. a.

Die Esthiomène beginnt meist mit einer Ulceration. Jesionek ist der einzige, der auf Grund seiner Erfahrungen diese als sekundär, die Wucherungen als primär bezeichnet,

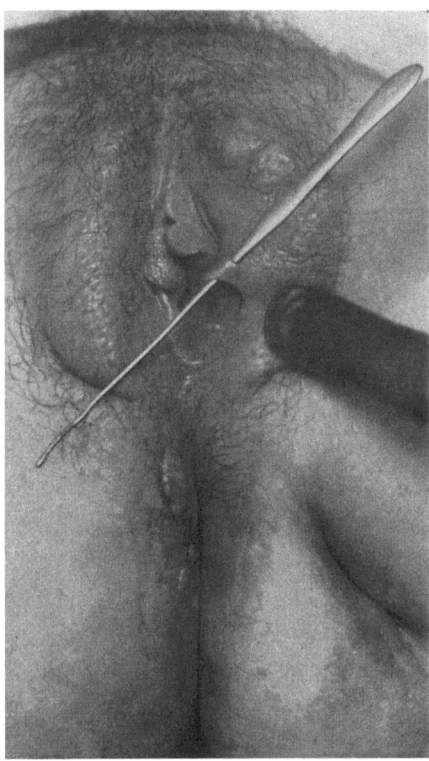 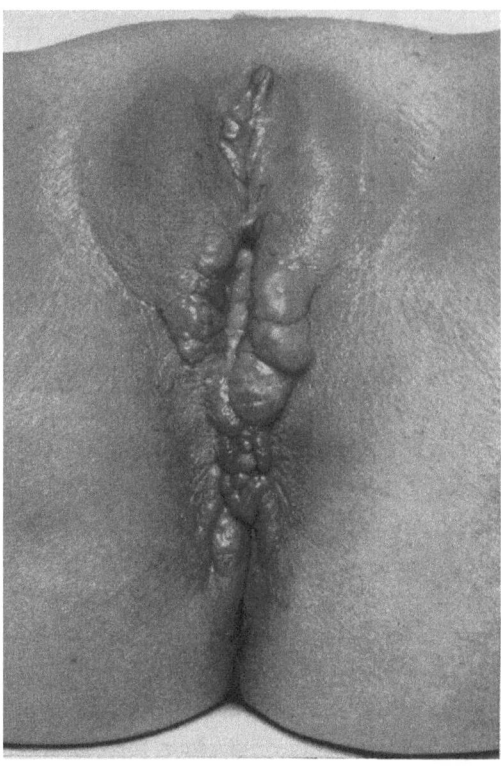

Abb. 200.   Abb. 201.

Abb. 200. Esthiomène der Vulva, seit 10 Jahren bestehend, vermutlich auf Gonorrhöe zurückzuführen. Angeblich später syphilitische Infektion. Tuberkulöse Herde nicht auffindbar. WaR im Blut positiv. Große Labien in dicke ödematöse Wülste umgewandelt und mit derber, höckeriger, teilweise an Quaddeln erinnernder Haut versehen. Kleine Labien unverändert. In der Umgebung des Anus Erosionen und Ulcerationen. Rechts von dem bei dem Fettreichtum der Glutäalgegenden tief eingezogenen Anus ein derber, prominenter Knoten, der mit glatter, stark geröteter, leicht runzliger Haut bedeckt ist. Dahinter eine 3 cm tiefe, von einem Granulationswall umgebene Fistelöffnung. In der linken vorderen Glutäalgegend eine stark eingezogene Schrägnarbe, die sich in eine 5 cm in die Tiefe gehende Fistel fortsetzt. Über dem Steißbein ein walnußgroßer, unregelmäßiger Tumor, der mit kleinen Fistelbildungen versehen ist. Nach Spreizung der großen Labien zeigt sich an der Innenfläche der linken Nymphe ein wie mit dem Locheisen ausgestanzter haselnußkerngroßer Substanzverlust, von dem die Schleimhaut als quere Brücke abgehoben ist, wie die Lage der Sonde erkennen läßt. An der korrespondierenden rechten Seite eine tiefe Narbe, die offenbar einer verheilten Ulceration bzw. Fistelöffnung entspricht. Bei der vaginalen Betastung läßt sich eine bretthrte Infiltrationszone im oberen Teil des Septum recto-vaginale nachweisen und distal davon eine tiefe Narbe, welche den unteren Teil der hinteren Scheidewand weit nach hinten oben in Richtung zum Rectum verzieht. Bei der Rectaluntersuchung zeigt sich der Analring in ein außerordentlich derbes Gebilde umgewandelt. Etwa 6 cm darüber eine Mastdarmstriktur, die in eine zum rechten absteigenden Schambeinast ziehende Narbe ausläuft. Daneben ein haselnußkerngroßer derber Knoten innerhalb der Rectumwand.

Abb. 201. Esthiomène der Vulva. 29jährige Frau, die 1911 und 1914 gesunde Kinder geboren hat. Angeblich keine Tuberkulose in der Familie. Vor der Ehe gesund. Vor 4 Jahren Krätze. Starke Schwellung der Schamlippen im Anschluß an die 2. Entbindung. Operative Eröffnung eines Abscesses. Nun knollige Schwellungen an den äußeren Geschlechtsteilen mit Fisteln nach dem Mastdarm zu. Ein Jahr nach dem 2. Partus Incontinentia alvi und Schmerzen im Mastdarm und After spontan und bei der Darmentleerung. Beide große Labien verdickt und derb-ödematös. Im Bereich der dorsalen Hälften der großen und kleinen Schamlippen, des Vorder- und Hinterdammes zahlreiche grobe, harte, durch tiefe Einziehungen voneinander getrennte, mit glatter, dicker Epidermis überzogene Knollen von Erbsen- bis Haselnußgröße und teilweise Hahnenkammform. Sie greifen auch auf die untere Hälfte der vorderen und hinteren Vaginalwand, besonders auf die Umgebung der Harnröhrenmündung, über. Dicht rechts vom Anus eine eiternde Fistel, durch welche die Sonde nach einer Strecke von 3,5 cm ins Rectum eindringt. Außerdem noch eine Rectovaginalfistel. Rectum durch höckerige Massen so stark eingeengt, daß der Finger nur knapp 6 cm emporringen kann. Das Beckenbindegewebe des Septum recto-vaginale ist bis zu dieser Rectumstenose fast knorpelhart und laut Sondenuntersuchung an vielen Stellen siebartig verändert. Beiderseitige Leistendrüsenschwellungen. An den Unterschenkeln, an den Innenseiten der Oberschenkel und der Glutäen zahlreiche, über kirschkerngroße, tiefgehende Narben, die den Eindruck machen, als wenn sie durch Wunden entstanden wären, die mit dem Locheisen ausgestanzt seien. Mehrmalige negative Untersuchungen des Eiters und der Gewebe auf Gonokokken, Tuberkelbacillen und Syphilisspirochäten. WaR des Blutes zweimal negativ. Der Liquor cerebrospinalis zeigte nach Nonne-Apelt die Phase I und reagierte nach Pandy negativ; es ließ sich keine Pleocytose in ihm nachweisen. Der Prozeß wurde durch eine Silbersalvarsankur in keiner Weise beeinflußt. Die Operation der Fisteln war nicht von Erfolg begleitet. Die Patientin starb am 15. Januar 1924, 2 Jahre und 4 Monate nach dem klinischen Eintritt an Lungen- und Miliartuberkulose.

Esthiomène.

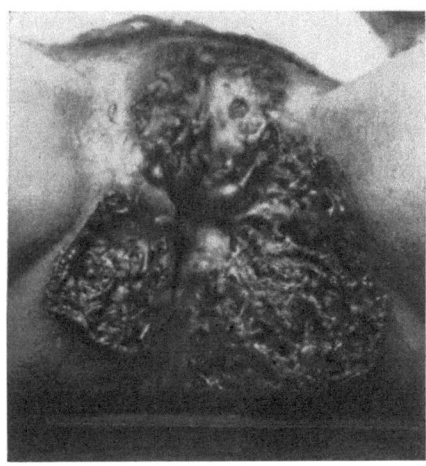
Abb. 202.

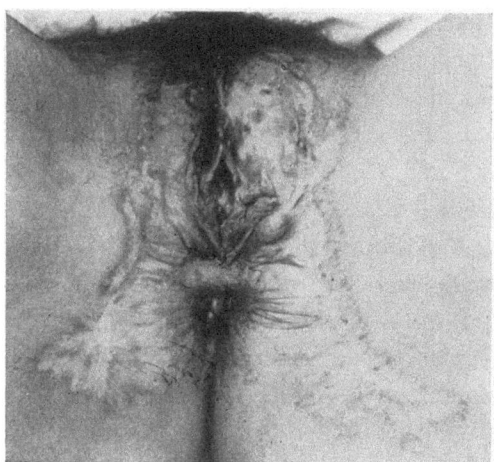
Abb. 203.

Abb. 202 und 203. Wahrscheinlicher Fall von Esthiomène aus der Sammlung meines Vaters F. A. Kehrer (Univ.-Frauenklinik Gießen, Ende der 70er Jahre). Ausgedehnte Geschwürs- und Fistelbildungen zeigt die erste, Vernarbung der Ulcerationen die zweite Abbildung. Tuberkulose bzw. Lupus scheint mir möglich. (Vergrößerungsglas!)

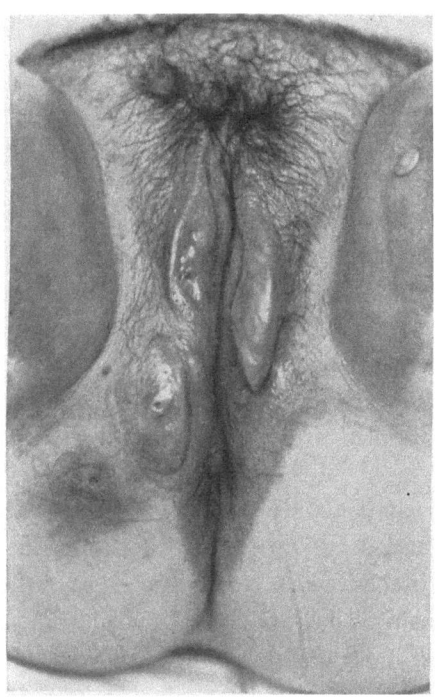
Abb. 204.

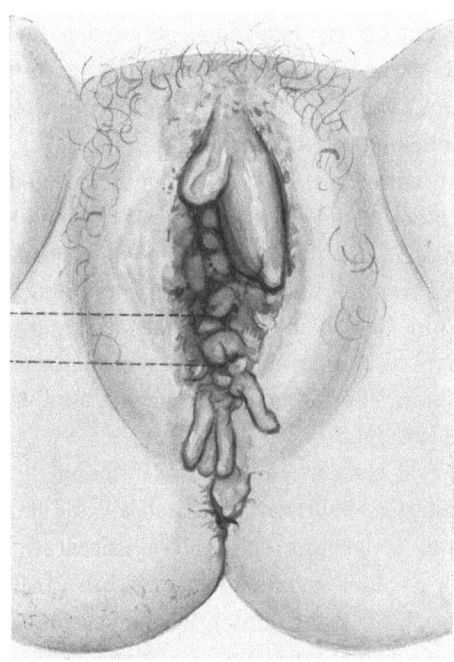
Abb. 205.

Abb. 204. Esthiomène der Vulva mit zahlreichen ins Beckenbindegewebe gehenden Abscessen. (Das Bild verdanke ich Herrn Professor Keitler-Wien.)

Abb. 205. Esthiomène der Vulva mit elephantiastischen Bildungen und tiefgreifenden Ulcerationen. (Nach Peckham Murray, 1902. — Originalbild farbig.)

gibt aber an, daß die Frauen mit Elephantiasis vulvae und ulcerösem Zerfall i. e. Esthiomène längere Zeit zuvor ausnahmslos wegen schwerer luetischer Geschwüre in Behandlung gestanden hatten. Die Substanzverluste sind mehr oder weniger tief, haben einen glatten, eitrig-schmierig belegten, von schlaffen Granulationen gebildeten Grund, einen aufgeworfenen oder nach innen gerollten, derb-ödematösen, callösen, oft speckigen Rand und sondern einen dünnflüssigen, meist ziemlich geruchlosen, schmutzigbraunen Eiter ab. Prädilektionsstellen der Ulcerationen sind die Umgebung der Urethralmündung oder der Klitoris, die Fossa navicularis, das Frenulum der kleinen, die hintere Commissur der großen Labien und die Analgegend. Szasz. will einen genitalen von einem rectalen Typus trennen, wozu ein tieferer Grund kaum vorliegen dürfte, zumal beide häufig kombiniert sind. Von den genannten Stellen aus breiten sich die Ulcerationen in der Fläche und Tiefe auf große Abschnitte des äußeren Genitale aus, so daß Haut und Schleimhaut auf weite Gebiete unterhöhlt werden und in lappenförmigen Resten in den Scheideneingang hineinhängen oder aus ihm herausragen. Sitzt der Prozeß im ventralen Teil der Vulva, so kann das Septum urethro-vaginale und die hintere Urethralwand zerstört und die vordere freigelegt oder die Harnröhre samt einem Teil der vorderen Vaginalwand aus der Umgebung ausgelöst werden; ja, es kann an Stelle der Urethramündung eine wie ein Bohrtrichter aussehende Vertiefung entstehen, die bis an den Blasenhals reicht, der zuletzt auch noch zur Einschmelzung gebracht wird. Befindet sich der Zerstörungsherd mehr am dorsalen Teil der Vulva, so fällt ihm der Damm und das Septum recto-vaginale zum Opfer. Schließlich kann durch das immer weiterfressende Geschwür die ganze Vulva und das ganze Perineum bis zu dem Mons pubis, den Leisten, den Innenflächen der Oberschenkel, den Glutäalgegenden (Abb. 202), sowie der untere Abschnitt von Vagina und Rectum samt Urethra angefressen und vernichtet werden, so daß eine mehr oder weniger große Kloake zustandekommt, in welche sich Faeces, Urin, eitriger Scheideninhalt und Wundabsonderungen entleeren. Es ist verständlich, daß bei einem derartig schweren und ausgedehnten Gewebszerfall die topographisch-anatomische Orientierung über die einzelnen Teile der Vulva sehr erschwert oder unmöglich gemacht wird. Wie tief der Einschmelzungsprozeß gehen kann, zeigt eine der Heinsiusschen Beobachtungen. Hier wurde bei einer Nullipara nicht nur die Scheide zum größten Teil ausgelöst, sondern auch der muskulöse Beckenboden zerstört; es kam zu einer Inversion, dann zu einem sehr großen, mit Decubitalgeschwüren bedeckten Totalprolaps von Vagina und Uterus, welchem sogar eine Totalinversion der Harnblase folgte.

Fast stets ist in der unmittelbaren Nachbarschaft der Geschwürsbildung ein starres, sklerosiertes, bald derb-elastisches, bald knorpelhartes Gewebe und in der näheren und ferneren Umgebung ein prall-elastisches-lymphatisches Ödem vorhanden, das mit dem bei der Syphilis gebräuchlichen Zusatz „indurativum" belegt wird. Es zeigt bald mehr diffuse, bald mehr umschriebene Ausbreitung, erinnert an das Sklerödem und bildet, gleichwie beim Carcinom, die Abwehrzone der gesunden Gewebe gegenüber dem infektiösen Zerstörungsprozeß.

Verbindet sich mit dem geschwürigen Gewebszerfall eine auf Verschluß der Lymphbahnen zurückzuführende Bindegewebshyperplasie, unterstützt vermutlich durch bakterientoxinhaltige Lymphe, die in das Stützgewebe ausgetreten ist und dieses reizt, so entstehen geschwulstartige Wucherungen, „elephantiastische Bindegewebshyperplasien" von wulstigen, knotigen, knolligen, hahnenkammähnlichen, polypösen, warzigen oder papillomatösen Formen und von meist dunkelbraunroter, blauvioletter oder lividblasser Farbe (Abb. 205). Je nachdem diese Bildungen schlaff oder derb, etwa speckschwartenartig sind, erinnern sie an die Konsistenz des Gumma oder des Carcinoms. Nach Jesionek sind sie „wie Kautschuk oder wie ein alt und hart werdender, eintrocknender schwarzer Radiergummi". Die elephantiastischen Wucherungen erheben sich bald von den Ulcusrändern, bald frei von der Haut und Schleimhaut der Vulva, besonders den hinteren Verbindungen der Labien, der Dammraphe und sogar den Gesäßbacken (letzteres im Fall Szasz) und hängen, ähnlich den vorhin beschriebenen Resten zerstörten Gewebes, zuweilen schürzen- oder quastenartig herunter. Meist sind sie erbsen-, dattelkern- oder nußgroß, können aber bis zu Hühnereigröße und darüber erreichen, beträchtliche Teile des Vulvoanalgebiets verdecken und die Scheidenöffnung einengen. Beckman hat bei einer Graviden einen polypösen, faustgroßen Tumor der Klitoris bei gleichzeitigem Geschwür der rechten Labie beobachtet. Heinsius hat im 3. seiner Fälle sogar einen mannskopfgroßen, gelappten, fibrös-ödematösen Tumor gesehen. Auch in der Umgebung des Anus, vorzugsweise auf dem Boden von äußeren, ektropionierten oder prolabierten Hämorrhoidalknoten, finden sich multiple Wucherungen von gleicher Art, hier aber von hellrot-gelber, glasiger Beschaffenheit, kranzartig angeordnet, durch tiefe Spalten voneinander getrennt, nässend und oft stellenweise ulceriert (Fall 4 von Szasz, Fall Kroemer, Fall 2 von Richard Freund). Zuweilen wurde die Umwandlung perianaler Geschwüre in Narben beobachtet. Man kann bei allen diesen Bildungen geradezu von einer Elephantiasis glabra (glatte Hautbedeckung) oder tuberosa oder papillomatosa sprechen; nur muß man sie von der eigentlichen Elephantiasis trennen, da sie sich immer erst sekundär an die Ulcerationen angeschlossen haben. Ganz wie bei der unkomplizierten Elephantiasis können auch auf der Oberfläche dieser elephantiastischen Wucherungen durch Dilatation der periphersten Äste der Lymphgefäße warzenartige transparente Bläschen, Lymphvarizen, entstehen, die beim Platzen oder beim Anstechen klare, klebrige Lymphe entleeren: Lymphorrhöe [Rona (1898), Szasz (1903, Fall 3 und 4), Arthur Stein-Heimann (1913)]. In einigen wenigen Fällen von Esthiomène wurden elephantiastische Bildungen, stärkere Ödeme und Infiltrationen vermißt (O. Küstner, Heinsius, Heller, Weinlechner).

Durch das unaufhaltsame Fortschreiten des Entzündungsvorgangs des Vulvoanalgebietes in die Tiefe kommt es nicht nur zu der bereits besprochenen Kloakenbildung, sondern auch zu labialen, paravaginalen, paraurethralen, paravesicalen und paraproktalen Abscessen und im Anschluß daran zu labyrinthartigen Hohlraumsystemen und tiefgehenden, von Granulationen umgebenen Fisteln. Die Fisteln führen teils nur unter die Schleimhaut von Scheide, Harnröhre oder Mastdarm, teils dringen sie tief ins Beckenbindegewebe bis dicht an diese Hohlorgane vor, teils communicieren sie mit ihnen, so daß die verschiedensten Vaginalfisteln in Ein- oder Mehrzahl zustandekommen. Auch können die Fisteln bis in die Tiefen der Gesäßbacken, der Oberschenkel, der Leisten und der vorderen Bauchwand reichen und mit Hämorrhagien und phlegmonösen oder erysipelatösen Entzündungen verbunden sein.

Das Beckenzellgewebe antwortet auf den Entzündungsprozeß mit Schwielen- und Schwartenbildungen, die sich im B.B. vor allem in der Umgebung des Rectum ausbreiten, eine Größe und Ausdehnung erreichen können wie beim weit vorgeschrittenen Vagina- und Uteruscarcinom, zumal wenn diese Carcinome mit Radium überdosiert bestrahlt worden sind (Radiumschwielen), und beim Ein- und Durchschneiden ein knirschendes Geräusch erkennen lassen (Waelsch). Grundsätzlich die gleichen Veränderungen wie an der Vulva, Vagina und Urethra finden sich auch im Rectum und hier oft in größter Intensität und stärkster Ausbreitung. Der Mastdarm ist in ein enges Rohr umgewandelt, das stellenweise derb infiltriert und dickwandig, stellenweise so morsch ist, daß man bei der Betastung in viva oder in mortua geradezu einbricht. Geschwüre in Mehrzahl, callöse Narben und Strikturen von zirkulärer oder spiraliger, strang- oder spangenförmiger Anordnung, haselnußgroße Wulstbildungen und Buchtungen legen Zeugnis ab von den hochgradigen Veränderungen, die sich auf der ganzen Schleimhautstrecke zwischen Sphincter ani externus und tertius abspielen. Rose hat sie — freilich in anderem Zusammenhang als mit der Esthiomène — ,,Elephantiasis recti" benannt. Ob sie mit der Esthiomène selbst etwas zu tun haben, ist sehr die Frage. Sie kommen im Gefolge der Syphilis und Gonorrhöe vor und sind für diese beiden Erkrankungen charakteristisch.

Genaue histologische Untersuchungen wurden nur in wenigen Esthiomènefällen ausgeführt (Jesionek, Ina van Gieson in einem der Taylorschen Fälle, Ristic, Mazza, Tschlenow, Soimaru, Lena Kurz und Werner Baumgartner in einem fälschlich als Elephantiasis bezeichneten Fall). In der Regel zeigten sich unspezifische, chronisch-entzündliche Zellinfiltrationen, die besonders in der Umgebung der Gefäße des Corium und Unterhautzellgewebes angeordnet waren. Sie bestanden vorzugsweise aus Lymphocyten, Epitheloid-, Plasma- und Riesenzellen, die nicht dem Langhansschen Typus entsprachen. Zentrale Verkäsungen wurden meist vermißt. Die Venen und Lymphbahnen waren einige Male beträchtlich erweitert (Beckman) und stark entzündlich verändert, andere Male (z. B. in Pesciones Fall) fast gänzlich zugrunde gegangen. Die Epidermis zeigte die Erscheinungen der Para- und Hyperkeratose. Bei gleichzeitigen elephantiastischen Bildungen fanden sich beträchtliche Bindegewebshyperplasien mit stark dilatierten, teilweise zu kleinen Cysten umgewandelten Lymphgefäßen. Pescione fand in einem solchen Fall Bilder ähnlich einem ,,lamellären Fibrom". Heller stellte eine starke Erweiterung der Lymphbahnen und eine strotzende Füllung derselben mit geronnener Lymphe fest, obwohl bei seiner Kranken nur die ersten Anfangsstadien der Elephantiasis vorhanden waren; er fand Plasmazellen so reichlich, daß geradezu Plasmome vorlagen, und überall im Gewebe freie Hämorrhagien; von Verkäsungen, typischer Anordnung epitheloider Zellen, Langhansschen Riesenzellen, also Tuberkulose, sah er nichts; die entzündlichen Infiltrationen beherrschten das Bild. Über Verdickungen der Arteriolenwandungen, wie sie bei Syphilis beobachtet werden, hat zuerst Dienst berichtet. Starke Vernarbungen des Bindegewebes hat Ristic betont. In einem der Esthiomène durchaus gleichen Fall, den Schoenhof (1925) als Elephantiasis ani et recti beschrieben hat, fand sich ein unspezifisches Granulationsgewebe, das aus Lymphocyten und Plasmazellen mit neugebildetem Bindegewebe aufgebaut war.

Die genaueste und wertvollste histologische Untersuchung hat Waelsch in dem ersten von Bandler beschriebenen Fall ausgeführt. Die Kranke war zunehmender Kachexie unter den Erscheinungen pulmonaler und intestinaler Tuberkulose erlegen, die bei der

Sektion dann auch festgestellt wurden. Der Mastdarm war vom After an auf eine Strecke von 18 cm in eine derbe Bindegewebsmasse eingemauert. Seine geschwollene, teilweise erodierte Schleimhaut stand durch mehrere Fistelöffnungen mit dem Beckenbindegewebe und durch einen Kanal mit der unteren Vagina in Kommunikation. Waelsch fand folgendes: Im Rectum vollständige Zerstörung der Mucosa durch Geschwüre, die ins submucöse Gewebe hineinreichten und die Bündel der inneren Muskelschicht auseinanderdrängten; in der Submucosa und Muscularis hochgradige Veränderungen der Blutgefäße, die sich trotz der Ausdehnung der Geschwürsbildung auffallend lange erhalten hatten: starke Wandverdickung und Einengung der Lumina der Venen, welche teils durch Endothelproliferationen, teils durch subendotheliale Bindegewebswucherungen, also Endo- und Mesophlebitis, entstanden waren; ferner Ablösungen der Endothelien von den Capillarwänden. Unter Betonung der Übereinstimmung dieser Befunde mit denen, die an Venen und Capillaren bei syphilitischen Magenulcerationen von E. Fraenkel, bei Dickdarmulcerationen von Oberndorfer festgestellt worden sind, führte Waelsch auch die Rectum- und Vulvageschwüre seines Falles auf Syphilis zurück und glaubte die den klinischen und anatomischen Befunden nach naheliegende tuberkulöse Natur derselben ablehnen zu müssen. In den paraproktalen Schwarten war eine enorme Zunahme des Bindegewebes, sowie Degeneration und Schwund der elastischen Fasern nachzuweisen. In den inguinalen und iliacalen Lymphdrüsen zeigte sich das adenoide Gewebe durch Bindegewebe ersetzt, wodurch die Lymphsinus und Lymphbahnen ausgeschaltet wurden. Auch im Bereich der Lymphdrüsen und in ihrer Umgebung fand sich eine Endarteriitis obliterans und eine Dilatation der Lymphgefäße neben Wucherungsvorgängen des Endothels. Auch diese Lymphdrüsenveränderungen sind nach Waelsch durch Syphilis hervorgerufen. Ich komme auf die grundlegende Bedeutung dieses Falles für die Ätiologie der Esthiomène gleich zurück.

Die bakteriologische Untersuchung der Esthiomènefälle hat bisher keine besondere Ausbeute ergeben. Die verschiedensten pyogenen Keime, vorwiegend Staphylokokken und Streptokokken, wurden im Eiter und im Geschwürsgrund nachgewiesen. Healy hat zuerst nicht hämolytische Streptokokken, später vorwiegend Proteusbacillen gefunden.

Ätiologie: Die oben bereits hervorgehobene Tatsache, daß die Esthiomène niemals bei Kindern und unbefleckten Jungfrauen, außerordentlich häufig dagegen bei Prostituierten beobachtet worden ist, hat von jeher die Vermutung einer spezifischen Krankheit wachgerufen. Denn Puellae publicae haben immer eine syphilitische und gonorrhoische Infektion überstanden und sind auch von Tuberkulose nur selten verschont.

Auf Lues wurde die Esthiomène bezogen von Hutchinson, Malcolm, Morris, Deschamps, West, Karl Schröder, Ehrmann, Weniger (in 6 von 7 Fällen), Landau, Koch (in 18 unter 20 Fällen), Rille, Bamberg (2 Fälle), Dienst, Szasz (Fall 2 und 6 bestimmt; im Fall 4 meines Erachtens vermutlich kongenitale Syphilis), Heinsius (4 Fälle), Matthew, Duncan, Kroemer, Jesionek, Bjoerling, Lewers, Bandler (3 Fälle), Waelsch, Ristic (7 venerisch erkrankte Prostituierte), Buquicckio (12 Frauen mit Esthiomène, die alle Prostituierte waren), Medani (4 Fälle mit stark positiver WaR). Unter 33 von Murray Peckham zusammengestellten Fällen hatten 7 bestimmt, 19 wahrscheinlich Syphilis. Unter 13 eigenen Fällen von Taussig (1922) ließ sich in 80—90% Lues festellen. Syphilis scheint mir auch mit im Spiel gewesen zu sein in 2 von Rich. Freund als reine Tuberkulose gedeuteten Esthiomènefällen, wie aus der Anamnese und den anatomischen Befunden, insbesondere den perianalen Wucherungen, zu schließen ist. Linnert sah die Ulcerationen in allen seinen 3 Beobachtungen bei Syphilitischen; im ersten und zweiten Fall lag Tabes dorsalis vor. Kerz und Günther sprechen geradezu von einer tertiär-luetischen Geschwürs- und Neubildung, obwohl gummöse Bildungen bei der Erkrankung fehlten. Jesionek sagt: „Alle die Personen, ausnahmslos ältere oder wenigstens schon lange Zeit hindurch der Gewerbsunzucht ergebene Individuen, bei welchen wir Elephantiasis vulvae mit vorhandenem ulcerösem Zerfall an der Harnröhre im Laufe der Jahre sich entwickeln sahen, waren wegen schwerer ulceröser luetischer Vorgänge an der Harnröhrenmündung in früheren Jahren schon in unserer Beobachtung gestanden". Gleichwohl betrachtete er die Esthiomène nicht als Manifestation einer luetischen Gesamterkrankung, etwa wie ein Gumma oder ein aus einem gummösen Prozeß hervorgegangenes Ulcus, sondern als einen Wucherungsvorgang, der sich auf dem Boden früherer luetischer Veränderungen entwickelt. Die Dermatologen sprechen in solchen Fällen von einer „parasyphilitischen Erkrankung". Von Dienst, Heinsius, Szasz, Waelsch wurden Gefäßwandverdickungen gefunden, die sie für Syphilis beweisend angesprochen haben. In einer der Bandlerschen Beobachtungen hat Waelsch, wie wir vorhin sahen, durch die Sektion und vor allem die histologischen Untersuchungen den Nachweis von syphilitischen Prozessen im Rectum und Beckenbindegewebe, sowie in den Lymphdrüsen, Lymph- und Blutgefäßen erbracht; im Verein mit Bandler hat er der Syphilis, die den Anstoß zur Erkrankung gebende Rolle in allen Esthiomènefällen, vornehmlich in den mit Rectumulcerationen und -strikturen verbundenen, zugeschrieben. Wie schwer aber die Beurteilung sein kann, erhellt aus dem einen der Heinsiusschen Fälle, den er zuerst mit Wahrscheinlichkeit auf Tuberkulose, dann wegen einer aufgetretenen Rectumstriktur auf Syphilis bezog, was durch die positive WaR bestätigt wurde, nachdem die Untersuchungen auf Tuberkelbacillen und Spirochäten negativ ausgefallen waren. Nach manchen Autoren, so Winter, Jadassohn, F. Koch, Straßmann, Linnert, ist die Esthiomène zwar nicht durch die Erreger der Syphilis hervorgerufen; die syphilitischen Gewebs- und Gefäßveränderungen bereiten aber den Boden für das Zustandekommen der Ulcerationen vor. Koch bringt dabei in Erinnerung, daß es luetische Schwielenbildungen gibt, die als postsyphilitisch oder parasyphilitisch bezeichnet werden, aber in keinem Abhängigkeitsverhältnis mehr zu Syphilis stehen. Schuchardt hat die ulcerativen und stritkurierenden Rectumveränderungen im allgemeinen, ohne auf die Esthiomène zu sprechen zu kommen, auf Syphilis zurückzuführen vermocht. Und Jesionek betonte den tertiär-luetischen Charakter der bei Esthiomène sich findenden Geschwüre im Rectum, da sie nach seiner Angabe im Gegensatz zu den elephantiastischen Geschwüren der Vulva auf antiluetische Kuren mit rascher Ausheilung reagieren. Mauriac spricht von einer sklero-gummösen Infiltration des Darmrohrs, Fournier von einem Syphiloma ano-rectale, Lang von syphilitischen Schwielen des Anus und Rectum. Manche Beobachter einer Esthiomène dagegen und so autoritative Dermatologen wie Matzenauer stellen jeden Zusammenhang derselben mit Lues in Abrede, obwohl letzterer selbst zugeben muß, daß in der Hälfte aller Fälle Syphilis vorausgegangen ist; sie stützen sich mit dieser Ablehnung vornehmlich auf die völlige Wirkungslosigkeit der antiluetischen Behandlung.

Eine tuberkulöse Infektion als Ursache der Esthiomène findet sich angegeben in den Beobachtungen von Leroy de Barres (1870), Cayla (1881), Macdonald (1883), Viatte (1891), Nicolle (1895), Winter (1896), Weinlechner (1899), Rieck (1899), Richard Freund (1901), Poewerlein (1902), Matzenauer (1904), Bender und Naudet (1904), Daniel und Jianu (1908), Heinsius (1908), Kroemer (1913), Bracht (1917), Weinbrenner (1920), Schade (1920), E. Kehrer (1922), Rivière und Boursier (1923), Milian und Lafourcade (1925). Besonders Rieck ist wiederholt für die tuberkulöse Natur der Erkrankung eingetreten. In den eben angegebenen 21 Fällen — es sind nicht erst, wie Rieck (1927) meinte, 8 Fälle derart publiziert — wurden teils Tuberkelbacillen in den Ulcerationen oder im Eiter, teils Tuberkelknötchen, teils Verkäsungen in probatorisch entnommenen Geschwürsteilen (Rieck) gefunden. Die Ulcerationen können in diesen Fällen nach ihrem ganzen Aussehen und Verlauf nur der Esthiomène zugehören, wenn sie auch nicht immer als solche bezeichnet worden sind. Mehrmals fanden sich bei Frauen mit Esthiomène tuberkulöse Drüsenabscesse am Hals oder in den Leisten (z. B. Rivière und Boursier). Häufig sind in der Antecedens und Ascendens der Erkrankten schwere tuberkulöse Erkrankungen nachweisbar gewesen. In Fällen von Cayla und Rütter zeigte die spätere Sektion hochgradige Tuberkulose der inneren Organe, vorwiegend der Lungen und des Urogenitalapparats. Auch in einem meiner beiden Fälle ist die Patientin 28 Monate nach dem klinischen Aufenthalt zugrunde gegangen; die Autopsie ergab ausgedehnte Lungen- und Miliartuberkulose. Eine Beobachtung von M. Oppenheim (1925) spricht für die Identität mancher Esthiomènefälle mit Lupus vulgaris; er hat diesen Fall als „Lupus esthiomène" bezeichnet; seine Beschreibung der das Vulva- und Anusgebiet einnehmenden Ulcerationen paßt genau ebensogut zum Lupus wie zur Esthiomène. Durch alle diese Feststellungen schien die alte Vermutung, daß die Esthiomène mit dem Gesichtslupus zu identifizieren (Bernutz, Fiquet, Pozzi) oder wenigstens als Tuberkulose aufzufassen sei, ihre Bestätigung gefunden zu haben. Freilich ist dabei zu bedenken, daß die älteren Autoren unter Lupus lediglich einen mit Gewebsneubildungen einhergehenden Geschwürsprozeß verstanden hatten, und daß die Tuberkelbacillen erst im Jahre 1882 von Rob. Koch entdeckt worden sind. Den vielen, welche die Esthiomène mit Tuberkulose in Zusammenhang bringen, stehen diejenigen gegenüber, welche — wie Jadassohn und sein Schüler Koch, O. Küstner, Kroemer, Bjoerling, Arthur Stein-Heimann — einen scharfen Strich zwischen beiden Krankheiten ziehen wollen. Sie lehnen eine „primär tuberkulöse Esthiomène" ab und können sich im äußersten Fall nur zu einer Superinfektion zuvor schon vorhanden gewesener, etwa luetischer Geschwüre mit Tuberkelbacillen verstehen.

Mehrfach ist in einer jahrelang unbehandelt gebliebenen Gonorrhöe die Ursache der Esthiomène erblickt worden, wobei ich darauf hinweise, daß der Gonokokkus nicht nur tiefe, ins submucöse und subcutane Bindegewebe gehende Schleimhautulcerationen, sondern sogar Bindegewebseinschmelzungen, Abscesse und Fistelbildungen hervorrufen kann (S. 332ff). Stein und Heimann (1912), Linnert (1919), Jeß (1922), Callomon (1924), Lwow und Plotkina (1925) haben für die gonorrhoische Ätiologie ihrer Fälle Wahrscheinlichkeitsbeweise zu erbringen vermocht. Heinsius wollte im 3. seiner Fälle „vereinzelte" Gonokokken gefunden haben, was freilich wenig beweisen dürfte. Im Sinne der Gonorrhöe scheinen auch drei Beobachtungen von Szasz zu sprechen; in zweien hatten die Ulcerationen und elephantiastischen Veränderungen mit Abscessen der Bartholinischen Drüsen begonnen — es sind aber auch Fälle von tuberkulöser Bartholinitis beschrieben (S. 393) —; in einem Fall wurde eine primäre Rectumgonorrhöe mit späteren Ulcerationen und Strikturen angenommen. An Gonorrhöe könnte man, wenn Syphilis in einer konkreten Beobachtung von Esthiomène einmal ausgeschlossen worden ist, in den Fällen mit ulcerativen narbigen und geschwulstartigen Veränderungen des Rectum denken, weil solche nur durch Lues und Gonorrhöe, nicht aber durch Tuberkulose hervorrufen werden. Die gonorrhoische Ätiologie derselben haben der pathologische Anatom Ponfick (1884), der Chirurg König (1902) u. a. gezeigt. König hat auch darauf hingewiesen, daß an den Erkrankungen des Mastdarms infolge von Infektion durch Gonorrhöe und Syphilis vorzugsweise das weibliche und fast gar nicht das männliche Geschlecht beteiligt ist, und daß diese Rectumveränderungen nur bei geschlechtskrank infizierten und besonders bei Prostituierten vorkommen. Er erklärte die Mastdarmulcerationen teils mit Infektion der Analgegend durch gonorrhoische Sekrete, die den Geschlechtsorganen entstammen, teils, gleich Ponfick, mit einem Coitus praeternaturalis rectalis, eine Anschauung, die von anderen zurückgewiesen worden ist. Auch Neubert, Ponfick, Bär u. a. nennt König als Kronzeugen dafür, daß diese infektiöse Erkrankung des Rectum in erster Linie mit Gonorrhöe in Zusammenhang steht. Endlich hat Verchère (1898) als häufige Begleiterscheinung einer gonorrhoischen Urethritis das Scleroma ano-vulvare beschrieben und in ihm eine Reaktion der Gewebe auf die chronisch-irritierenden Reizungen gonorrhoischer Sekrete erblickt.

Mit dem Ulcus molle ist die Esthiomène in Zusammenhang gebracht worden von Pescione (1889), R. W. Taylor (1889), Jakobi (1889), Haeberlin (1890), Brau (1894), Dubreuilh (1900). Es war in mehreren dieser Beobachtungen mit Lymphdrüsenabscessen der Leisten verbunden, und bald nachher schloß sich die Esthiomène an. In neuerer Zeit ist es über diese Beziehungen still geworden.

Im Proteus vulgaris wollte Healy den Erreger der Esthiomène sehen, obwohl er diesen Bacillus erst zu später Zeit der Erkrankung nachweisen konnte. Daß er nur eine nebensächliche saprophytäre Rolle spielt, kann nicht zweifelhaft sein.

In der funktionellen Ausschaltung der Lymphdrüsen und Lymphgefäße haben Jadassohn und F. Koch die wesentlichste Veranlassung zur Esthiomène erblickt. Nebensächlich dabei ist, ob die Drüsensubstanz durch Eiterung (z. B. Fall Haeberlin und 6. Fall von Szasz) oder das Lymphogranuloma inguinale oder eine beiderseitige Bubonenexstirpation [z. B. Fall Audry und Dalous (1903)] in Wegfall gekommen ist. Koch konnte aus der Literatur mehrere Esthiomènefälle und unter 10 eigenen 8 zusammenstellen, in denen Drüsenabscesse vorausgegangen und Drüsenausschälungen vorgenommen worden waren. Doch genügt der Lymphdrüsenausfall nur dann zur Begründung elephantiastischer Bildungen, wenn er zugleich mit einer Ausschaltung der venösen Rückflußbahnen verbunden ist (S. 286); er gibt aber keine Erklärung für die entzündlichen Prozesse und Ulcerationen, welche zum Wesen der Esthiomène gehören. Diese können nur an einen spezifischen Infektionsprozeß gebunden sein.

Das Zusammentreffen von Syphilis und Tuberkulose, auf das schon J. Veit in der Ätiologie der Esthiomène hingewiesen hatte, wird durch Fälle von Weinbrenner, Weinlechner, Rieck, Heinsius (Fall 1) und E. Kehrer gezeigt. Weinbrenner demonstrierte als Ulcus vulvae chronicum postlueticum tuberculosum eine Zerstörung des ganzen äußeren Genitale und seiner Umgebung bis weit hinauf zu den beiderseitigen Inguinalregionen. Auf Grund von positivem Tuberkelbacillenbefund in der Tiefe des Geschwürs diagnostizierte er eine primäre Tuberkulose der Vulva, und zwar auf der Basis einer chronischen Lues; die gleichzeitige Syphilis ergab sich auch daraus, daß nach Behandlung mit Jodkalium vollkommene Heilung eintrat. Eine „geschwürige Tuberkulose der Vulva auf luetischer Basis" hat Wichmann bei einer 37 jährigen Näherin beschrieben. Sie hatte früher Gonorrhöe und Syphilis überstanden und war auf Prostitution verdächtig; der Geschwürsprozeß hatte auf die Scheide übergegriffen. Der Fall ist sicherlich eine Esthiomène. Die Kombination von Syphilis und Gonorrhöe läßt die Beobachtung von Jeß vermuten. Das gleichzeitige Vorkommen von Gonorrhöe, Ulcus molle und Leistendrüsenvereiterungen ist durch Haeberlins Fall von Esthiomène erwiesen. Andererseits hat Krüger (1921) in der Wiener dermatologischen Gesellschaft eine Kranke mit Esthiomène demonstriert, bei der angeblich weder Lues, noch Gonorrhöe, noch Tuberkulose in Betracht kamen.

Manche Autoren erblicken die Ursache der Esthiomène in chronisch-bakteriellen, immer wiederkehrenden Reizzuständen der Vulva, in Ekzem, Furunculose, Phlegmone, Erysipel — z. B. soll im Fall Fiquet und im Fall 4 von Szasz die Erkrankung mit Erysipel begonnen haben —, in Zersetzung der bei gehäuften sexuellen Beiwohnungen zurückgebliebenen Spermaflüssigkeit, in Unreinlichkeit und schlechten hygienischen und sozialen Verhältnissen, in geschlechtlichen Überreizungen und dabei eintretenden mechanischen Insulten der Genitalien, in onanistischen Manipulationen (Esmarch und Kulenkampff), in immer wieder von neuem stattfindendem Aufreißen vernarbter Ulcera mollia oder luetica durch die Traumen der Kohabitationen (Jakobi). Die Bevorzugung des Urethraostiums seitens der Ulcerationen wollte schon Karl Schröder durch eine abnorm weit nach vorne gelagerte Vulva erklären, wodurch es leicht Verletzungen und Infektionen bei den mechanischen Reizungen des Coitus ausgesetzt werde. Doch muß ich darauf hinweisen, daß die Esthiomènegeschwüre etwa ebenso häufig in der Gegend der Fossa navicularis wie nahe der Harnröhrenmündung ihren Anfang nehmen.

Sicher ist, daß eine Prädisposition der Gewebe zur Esthiomène vorhanden sein muß. Für wichtig nach dieser Richtung hin betrachte ich die Lymphstauung, deren Ursache wir vorhin kennen gelernt haben, und eine mangelhafte Blutzirkulation. Daß eine Zunderweichheit des Vulvagebiets, wie sie sich bei einer gynäkologischen Untersuchung, bei der Dammnaht nach einer Geburt usw. nicht selten feststellen läßt, die Folge langdauernder starker, durch sexuelle Störungen bedingter Blutstauungen ist, kann nicht bezweifelt werden. Ich verweise auch auf Beobachtungen von Heller u. a., die mikroskopisch ausgedehnte Hämorrhagien im ganzen von der Esthiomène befallenen Gebiet feststellen konnten. Und ich erinnere daran, daß das Ulcus chronicum cruris und die mit ihm zuweilen verbundenen ödematösen Bildungen und elephantiastischen Wucherungen im Gefolge von chronischen starken Stauungen im Venengebiet eintreten und Ähnlichkeit mit der Esthiomène aufweisen, worauf schon von Tschlenow, Zieler u. a. hingewiesen worden ist.

Noch möchte ich zwei Beobachtungen bei der Besprechung der Ätiologie der Esthiomène erwähnen: einmal das rapide Fortschreiten des Prozesses im Anschluß an einen operativen Eingriff — so waren in einem Esthiomènefall von Bjoerling bei einer Syphilitischen an der Analgegend papillomatöse Bildungen mit Erosionen und oberflächlichen Ulcerationen vorhanden, und erst an die Excision eines Knotens schloß sich eine nicht mehr zur Heilung kommende Wunde mit folgenden Geschwürsbildungen an; sodann darauf, daß Gougerot (1925) genau die gleichen Veränderungen, die man als Esthiomène der Vulva bezeichnet, auch in der Mundhöhle, an Zunge und Gaumen beschrieben hat. Er unterscheidet eine recto-perineo-anale und eine bucco-linguale Form. Unter dem relativ großen Material von 20 Fällen hat er 14mal genaue bakteriologische Untersuchungen angestellt; dabei konnte er 7mal Tuberkulose und 4mal Nokardiose, eine Mykoseform, im Eiterausstrich und in Gewebsschnitten nachweisen. Dieser Befund von Nokardiapilzen ist bisher sonst nicht erhoben worden. Es dürfte sich wohl um Saprophyten dabei handeln.

Nach dem heutigen Stand der Kenntnisse über die Ätiologie der Esthiomène komme ich zu folgendem Ergebnis: Das Krankheitsbild der Esthiomène ist an drei Vorbedingungen geknüpft: erstens an eine Schädigung der Gewebe, vornehmlich der kleinen Arterien im Sinne der Endarteriitis obliterans durch eine vorangegangene syphilitische Infektion; zweitens an eine Insuffizienz und hochgradige Dilatation der Venen durch eine lange Zeit bestehende, sehr starke Blutüberfüllung, die Folge chronisch-sexueller Störungen und Überreizungen; drittens an eine funktionelle Ausschaltung der regionären Lymphgefäße und Lymphdrüsen durch Entzündung oder operative Entfernung. Kommt es auf einem derart vorbereiteten Boden zu Ulcerationen durch irgendeine bacilläre Infektion, ganz vornehmlich durch Tuberkelbacillen, in zweiter Linie durch Gonokokken, Strepto- oder Staphylokokken oder die Ducreyschen Bacillen des Ulcus molle, so trotzen die Geschwüre bei den weitgehenden Schädigungen der Gewebe und der Zirkulationsapparate jeder Therapie. Die Seltenheit der Erkrankung erklärt sich dadurch, daß vier Bedingungen zusammentreffen müssen um sie auszulösen, Bedingungen, welche am ehesten bei Prostituierten gegeben sind. Durch meine Feststellungen über die Ätiologie der Esthiomène hat der Standpunkt, den J. Veit in seinem Handbuch, Hofmeier u. a. eingenommen haben: „Syphilis und Tuberkulose muß man als Basis der Erkrankung nunmehr ansehen", eine Stütze und Ergänzung und die Bezeichnung der Erkrankung durch Weinbrenner als Ulcus vulvae chronicum postlueticum tuberculosum, wenigstens für die meisten Fälle, eine Berechtigung gefunden. Zugleich ist der Auffassung der Autoren der Boden entzogen, welche nur diejenigen Geschwulstbildungen des Vulvo-Analgebiets als Esthiomène gelten lassen wollen, welche keinen syphilitischen oder tuberkulösen Charakter aufweisen (O. Frankl).

Der Verlauf der Esthiomène kann nach dem schweren chronischen und unaufhaltsam fortschreitenden Zerstörungsprozeß, welcher demjenigen an der Nasenscheidewand und am Gaumen bei Lues, Lupus und Lepra ähnlich ist, nur ein trauriger sein: Nach R. W. Taylor (1890) können Frauen mit diesem Leiden zwar 8—15 Jahre am Leben bleiben; die Regel jedoch ist 2—5 Jahre. Nur ausnahmsweise werden Remissionen der Krankheit beobachtet, etwa in der Weise, daß strahlige Narben und Pigmentierungen im Vulvo-Analgebiet und seiner Umgebung, Verwachsungen der großen Schamlippen, der beiden Gesäßbacken oder der Außenseite einer großen Labie mit der Innenfläche des Oberschenkels entstehen. Doch halten die Besserungen nicht stand, und einer partiellen Ausheilung steht ein Weitergreifen des Prozesses an einer anderen Stelle gegenüber. In der Regel bildet sich in fortgeschrittenen Fällen durch die ständige Eiterung und Angst vor den schmerzhaften Darmentleerungen, durch die Entstehung von Kot- und Urinfisteln schließlich ein höchst bedauernswerter Zustand von Appetitmangel, Abmagerung, Kachexie aus. Die Kranken erliegen einer ascendierenden Cystitis und Pyelonephritis, einer septischen Infektion oder, und das scheint die Regel zu sein, einer rapid verlaufenden Lungen-, Darm- oder Miliartuberkulose. Die dabei entstehende Frage, ob diese tuberkulösen Manifestationen mit der Esthiomène in ursächlichem Zusammenhang stehen oder sekundär in einem durch sie aufs höchste geschwächten und dadurch einer tuberkulösen Infektion preisgegebenen Organismus auftreten, ist nach dem, was bei der Ätiologie erörtert worden ist, bald in letzterem, bald in ersterem Sinn zu beantworten. Eigenartig ist, daß bei der Esthiomène mehrmals eine Konzeption und selbst eine ungestörte Schwangerschaft beobachtet worden ist, und zwar von Füth[1] (1905), Bjoerling (1916), O. Küstner (1919), Healy (1922), Rivière und Boursier (1923), Beckman (1923). Die Beobachtungen von Küstner und Beckman beweisen, daß, selbst wenn bei der Esthiomène faustgroße elephantiastische Wucherungen und Ulcerationen bestehen, eine Spontangeburt eintreten kann und der aseptische Verlauf des Wochenbetts nicht gefährdet wird. In den Fällen von Healy (1922) und Brandt (1924) freilich bildete die Esthiomène der Vulva ein Geburtshindernis, das die Sectio caesarea erforderlich machte, und im Fall Füth mußte nach multiplen Incisionen in die Vulva und untere Vagina die Perforation und Kranioklasie des Kindes ausgeführt werden. Auch Rivière und Boursier (1923) haben die Schnittentbindung ausgeführt, jedoch weniger wegen der elephantiastischen Hypertrophie der Vulva, als wegen einer beträchtlichen Verdickung und Fixierung der vorderen Vaginalwand. Während in den erwähnten Fällen nichts von einer Verschlimmerung der Esthiomène während der Schwangerschaft berichtet wird, hat Brandt eine solche beobachtet. Aber in diesem und in den anderen Fällen kam eine gewisse Rückbildung der mit elephantiastischen Tumoren verbundenen Esthiomène zustande. So war die in Beckmans Fall bei der Geburt kleinfaustgroße Geschwulst nach 4 Monaten auf Hühnereigröße abgeschwollen.

Symptome: Die lokalen Erscheinungen der Esthiomène entsprechen der großen Ausdehnung und dem gefährlichen Aussehen der ulcerativen Prozesse nach übereinstimmender Angabe lange Zeit hindurch nicht. Daß die Ulcerationen auch fast nie von allgemeinen Krankheitserscheinungen begleitet sind, ja, daß sich die Erkrankten meist merkwürdig lange Zeit ziemlich wohl fühlen, betonen schon die Beschreibungen aus der Mitte des vorigen Jahrhunderts. Die Schmerzhaftigkeit ist oft so gering, auch dann, wenn schon ausgedehnte Mastdarmveränderungen vorhanden sind (Rille, Jesionek), daß die Kranken erst spät ärztliche Hilfe aufsuchen oder sich ihr nach kurzer Behandlung wieder entziehen. Nach J. Veit suchte ein Teil der Patientinnen das Krankenhaus nicht der Heilung halber, sondern nur durch die Polizei gezwungen auf. F. Koch hat die geringen

---

[1] Füth hat in seinem Fall zwar von einem Molluscum der Scheide als absolutes Geburtshindernis gesprochen. Doch lag ein großer, wulstiger, gelappter Tumor der Vulva und eine Stenose der Vagina vor, die durch starre Bindegewebsmassen eingemauert war. Es kann sich hier nur um eine Esthiomène oder ein Syphilom handeln.

Symptome vorwiegend durch die starke Indolenz der fast immer dem niedersten Proletariat angehörenden Patientinnen erklärt, und man wird ihm beipflichten müssen, wenn man erfährt, daß solche Frauen oft erst durch die weitgehendsten Zerstörungen und starke Blasen- und Darmbeschwerden zum Arzt geführt worden sind (z. B. Fall Duncan). Es gibt aber auch eine nicht geringe Zahl von Esthiomènekranken, die über Juckreiz, Brennen und Spannung in den äußeren Geschlechtsteilen, Druckgefühl beim Sitzen, Erschwerung des Gehens, Unmöglichkeit oder Schmerzhaftigkeit des Geschlechtsverkehrs klagen. Coitusschmerzen entstehen vornehmlich dadurch, daß die Narben immer wieder unter Blutungen aufgerissen werden, wie schon Karl Schröder, später J. Veit hervorgehoben haben. Am stärksten sind die Beschwerden in vorgeschrittenen Esthiomènefällen von seiten der Blase und des Darms: Drang zum Wasserlassen, Brennen beim Urinieren, Druckgefühl im Mastdarm, schmerzhafter Stuhlgang, krampfhafter Schmerz im After bei und nach der Defäkation, Incontinentia alvi bei Zerstörung oder schwieliger Veränderung des Afterschließmuskels, schleimig-blutig-eitriger, übelriechender Darmabgang, welcher der Defäkation folgen oder ihr vorausgehen kann. Funktionsstörungen von Blase und Darm im Sinne von Ischurie, Cystitis, Incontinentia urinae, Hydro- oder Pyonephrose, Inanition, Marasmus, Ileus sind die Folgen von Schwielen, die mehr oder weniger zirkulär um diese Organe sitzen und Verzerrungen und Verengerungen derselben herbeiführen.

Die Diagnose der Esthiomène stützt sich auf das Vorhandensein einer oder mehrerer schmerzloser, verschieden tiefer, immer weiter fressender Ulcerationen, die mit einem lividen, weichen, zu einem Grat aufgeworfenen, in der Regel callös verdickten Rand und einem glatten, meist prall-ödematösen, speckig-derben Grund versehen sind. Mit länger bestehenden Ulcerationen geht die Ausbildung eines derben Sklerödems und tumorartiger, elephantiastischer Wucherungen, Perforationen und Fistelgängen einher. Jenes bietet bei der Betastung eine Konsistenz, die der gegerbten Leders ähnlich und nach Ristic (1921) für die Esthiomène so charakteristisch ist, daß sie eine Unterscheidung gegenüber anderen Geschwürsformen gestattet. Die Veränderungen der Esthiomène treten nur auf bei Frauen, die sehr häufigen anomalen, d. h. ohne Orgasmus einhergehenden, zu einer sehr starken Blut- und Lymphüberfüllung führenden Sexualverkehr haben, ganz vorzugsweise bei Prostituierten, sowie fast immer bei Personen, die durch jahrelang bestehende Syphilis und Tuberkulose geschädigt sind. Mit Ausnahme von der Vulvo-Analregion, dem Rectum, der Urethra und unteren Vagina, die von Ulcerationen angefressen und zerstört und von Narben, Strikturen und tumorartigen Gebilden besetzt sind, ist am ganzen übrigen Körper von ähnlichen Prozessen meist nichts zu finden. Nur ein einziger Autor (Gougerot) hat, wie wir sahen, auch in der Mundhöhle, die doch auf dem Gebiet der Pathologie manche Ähnlichkeit mit dem weiblichen äußeren Genitale aufweist, einen esthiomèneartigen Prozeß nachzuweisen vermocht. Charakteristisch für die Esthiomène und von diagnostischer Bedeutung ist auch der „ungemein chronische Verlauf, der weder zur schnellen Progredienz Neigung zeigt, noch viel weniger aber zur Heilung" [Riecke (1921)], und die Unbeeinflußbarkeit des ganzen Geschwürsprozesses durch alle lokalen und spezifischen Heilmethoden. Viele betonen, daß die Diagnose auf Esthiomène erst gestellt werden solle nach Ausschluß aller anderen Ulcerationen, die möglicherweise in Frage kommen könnten, also derjenigen bei Syphilis, Tuberkulose, Ulcus molle, Ulcus gangraenosum, Aktinomykose, Sporotrichosis und Gonorrhöe. In dieser Fassung aber ist die Forderung nicht ganz richtig. Richtig ist nur, daß nach den Erregern und spezifischen Produkten dieser Krankheiten gefahndet werden muß, um den Kreis der Möglichkeiten einzuengen und Syphilis und Tuberkulose, gleichsam die Basiskrankheiten der Esthiomène, nachzuweisen. Diese Aufgabe kann auf sehr große Schwierigkeiten stoßen, wie ich selbst in 2 Fällen erlebt habe. Doch darf man in der Verfolgung dieser Ziele auf dem Weg zur Erforschung der Ätiologie nicht müde werden und sich selbst durch mehrmaligen negativen Ausfall histologischer, bakteriologischer, serologischer und tierexperimenteller Untersuchungen noch nicht zur bestimmten Ablehnung der Tuberkulose oder Lues verleiten lassen. Rieck (1924) fordert, gewiß mit Recht, nach Möglichkeit den Zeitpunkt einer akuten Propagation abzuwarten, die man aus einer leichten Schwellung und Rötung in der Nachbarschaft der Geschwüre erkennen könne, und dann aus Grund und Rand des Ulcus genügend Gewebe für Serienschnittuntersuchungen zu exzidieren.

Mit der Differentialdiagnose hat sich Hirst (1903) in einer mir leider nicht zugängig gewesenen amerikanischen Arbeit beschäftigt. Zunächst kommen rein syphilitische Veränderungen in Frage. Der Primäraffekt, das Ulcus durum, ist meist solitär, knorpelhart, scharf umgrenzt und mit indurativem Ödem beider Labien oder der ganzen Vulva, aber nicht mit tiefgreifenden Zerstörungen und elephantiastischen Schwellungen, wie die Esthiomène, verbunden. Wie sehr die Bilder beider Affektionen ähnlich sein können, zeigt unter anderem ein von Szasz beobachteter Esthiomènefall, in dem die Luesdiagnose erst durch den prompten Erfolg von Hg-Kuren sichergestellt werden konnte. Für Syphilis im zweiten Stadium der Erkrankung spricht die Anamnese, eine Reihe der für sie charakteristischen Symptome und Veränderungen, der Nachweis der Spirochaeta pallida im Geschwürseiter oder in einem exzidierten Gewebsstück, die positive WaR, welche im Blut und bei negativem Ausfall, wenn irgend möglich, auch in der Cerebrospinalflüssigkeit angestellt werden sollte, und die Heilung durch eine antiluetische Behandlung. Die Ähnlichkeit zwischen einer spätsyphilitischen Ulceration im Sinne des Gumma, die an der Vulva ganz außerordentlich selten und selbst von vielbeschäftigten Dermatologen kaum gesehen worden ist, und der Esthiomène findet man mehrmals hervorgehoben; sie beruht vornehmlich darauf, daß beiden Krankheiten die Tiefe der Geschwüre und die Erhebung ihrer Ränder eigen ist. Nach Jesionek und Straßmann soll in jedem Esthiomènefall auf tertiär-luetische Erscheinungen und deren Residuen: periostale Knochenauftreibungen, gummöse Ulcerationen oder Narben an irgendeiner Stelle des Körpers untersucht werden. Zwei Fälle Linnerts von Esthiomène und Tabes dorsalis zeigen, daß es notwendig ist, auch auf Rückenmarkssymptome zu prüfen. Durch die Rectoskopie ist festzustellen, ob Erosionen, eitrig belegte Ulcera, Wulst-, Knollen-, Balken- und Warzenbildungen der Schleimhaut, Abscesse, welche sich vorwölben, Narben und Strikturen vorhanden sind. Ihr Nachweis, der bei Strikturen im Rectum zuweilen auch in Narkose kaum zu erbringen ist, spricht für Syphilis oder Gonorrhöe als Ursache der Esthiomène.

Der Verdacht auf einen rein tuberkulösen Charakter der Ulcerationen entsteht, wenn der Geschwürsrand zernagt, der Geschwürgrund, wie sich nach Abwischen des schmutzigen Belags mit bloßem Auge oder bei Vergrößerung mit der Lupe erkennen läßt, mit miliaren käsigen Knötchen besetzt ist, und auch in der Umgebung der Ulcera isolierte Tuberkelknötchen, wie vornehmlich beim Lupus, sich finden. Besteht ein solcher Verdacht, so sind alle Organe auf Tuberkulose zu untersuchen, vor allem auch röntgenologisch. Zugleich ist anamnestisch in der Antecedens und Ascendens auf Tuberkulose zu fahnden. Das Eintreten einer Herdreaktion im Bereich und in der Umgebung der Vulvaulceration nach Injektion von Tuberkulin Koch (0,001) spricht stark, wenn auch nicht unbedingt, im Sinne einer tuberkulösen Affektion. Eine endgültige Entscheidung bringt erst die wiederholte mikroskopische Untersuchung von Gewebsstückchen, die aus den Geschwulsträndern in dem vorhin erwähnten Sinn von Rieck exzidiert worden sind. Infiltrationsherde mit Epitheloidzellen, Langhans-Riesenzellen, zentralen Verkäsungen, und besonders der gleichzeitige Befund von Tuberkelbacillen im Gewebe sind für Tuberkulose beweisend. Riesenzellen aber finden sich auch bei Syphilis und eingeheilten Fremdkörpern — etwa Catgutresten einer Dammnaht. Ein Tuberkelbacillenbefund nur im Geschwürseiter läßt selbst dann, wenn eine Verwechslung mit Smegmabacillen oder anderen säurefesten Stäbchen auszuschließen ist, die Möglichkeit des Einwandes einer erst sekundär stattgefundenen Tuberkuloseinfektion zu. Histologische Intaktheit der arteriellen Blutgefäße spricht eher für Tuberkulose als für Syphilis; denn bei syphilitischen Erkrankungen sind die Arterien in der Regel verändert. Eine Periphlebitis beweist nichts anderes als eine Entzündung oder langdauernde Blutstauung, aber noch lange keinen spezifischen Prozeß.

Das Ulcus molle ist charakterisiert durch akutes Auftreten, kurze Krankheitsdauer mit einer Inkubationszeit von allerlängstens 10 Tagen, Multiplizität, oberflächlichen Sitz eines scharf begrenzten, nicht zerstörenden Geschwürs, Nachweis der Ducreyschen Streptobacillen, leichte Überimpfbarkeit und histologische Feststellung von Gefäßneubildungen. Das Ulcus gangraenosum zeichnet sich aus durch brandigen Zerfall und penetranten Geruch, was beides bei der Esthiomène fehlt. Bei der Aktinomykose werden die charakteristischen leicht nachweisbaren Pilzdrusen niemals vermißt. Die Lepra läßt sich unter anderem aus dem Bacillennachweis diagnostizieren. Die Sporotrichosis, jene seltene, aber wichtige Pilzerkrankung (S. 218), die mit der Esthiomène vielfache Ähnlichkeiten zeigen kann — worauf Buquicchio (1924) hingewiesen hat — läßt sich aus dem Auffinden des Pilzes, der auf Glykose-, Maltose- oder Traubenzuckeragar gedeiht, und der guten therapeutischen Beeinflußbarkeit durch Jodnatrium oder Jodkalium erkennen. Beim Carcinom der Vulva werden meist nicht die Lokalisationen bevorzugt, die für die Esthiomène ziemlich charakteristisch sind, nämlich die Umgebung der Urethra und die Fossa navicularis. Der Krebs entsteht viel häufiger an den großen oder kleinen Labien oder der Klitoris. Doch gibt es die vulvo-urethralen Carcinome nach Ehrendorfer (S. 531). Viel wichtiger als die Topographie sind andere Eigenschaften, die für das Carcinom sprechen: die harte Infiltration des Randes, des Grundes und der Umgebung des Geschwürs, die Neigung zu Blutungen, die ziemlich frühzeitige Erkrankung der Leistendrüsen, das Fehlen der bei Esthiomène so häufigen und fast für sie charakteristischen zottigen, elephantiastischen Wucherungen. Sehr selten scheint an der Vulva ein „cancer en cuirasse", analog der Mamma vorzukommen und dann Ähnlichkeit mit der Esthiomène aufzuweisen; er ist in dem von Muller mitgeteilten Fall von Rectumcarcinom vorhanden gewesen und fälschlich als Esthiomène beschrieben worden. Die Entscheidung im Zweifelsfall bringt die mikroskopische Untersuchung eines Gewebsstückes, dessen Excision sowohl beim Carcinom wie bei der Esthiomène gefordert werden muß. Daß ein Krebs auf dem Boden einer Esthiomène der Vulva sich entwickeln kann, ist bisher nicht bewiesen, jedoch von Sutejev und

Antschislawsky für möglich erklärt worden. Eine solche Entstehung hat Schoenholz (Klinik Pankow) bei der sehr seltenen Esthiomène der Portio beobachtet. Zu unterscheiden ist endlich zwischen der Esthiomène mit sekundären elephantiastischen Wucherungen und der primären Elephantiasis, bei welcher sekundär einmal Ulcerationen zustandekommen können. Die Trennung beider Krankheiten ist in den meisten Fällen gar nicht versucht worden, und J. Veit und F. Koch haben sie ohne weiteres identifiziert und auf die gleiche Ätiologie zurückgeführt. Die unkomplizierte Elephantiasis hat aber, worauf auch Heller hingewiesen hat, mit der Esthiomène nichts gemein. Es liegen zwei verschiedene, wenn auch gewisse Ähnlichkeiten aufweisende Krankheiten vor. Zeigen sich bei einer Elephantiasis gleichzeitig die oben beschriebenen Rectumveränderungen (Rectoskopie!), so ist sie ohne weiteres der Esthiomène zuzuteilen.

Die Esthiomène gibt eine schlechte Prognose ab. Heilungen sind nur ganz ausnahmsweise beobachtet worden. Sie werden verhindert durch die völlige Unfähigkeit der schwer geschädigten Gewebe zur Neubildung von Gefäßen und von gesunden, die Substanzverluste ersetzenden Granulationen. Mit einer vorübergehenden Besserung wird man sich zufriedengeben müssen. Sie läßt sich, wenn sie überhaupt möglich ist, nur von einer geeigneten Behandlung erwarten.

Als Therapie wurde in der Mehrzahl der Literaturfälle in Hinsicht auf den meist elenden Zustand und die Abmagerung der Kranken immer wieder die Notwendigkeit allgemeiner Kräftigung hervorgehoben. Und in der Tat ist sie von der allergrößten Bedeutung. Die Beeinflussung des Leidens durch spezifische Methoden wurde vorgenommen, je nachdem man es auf Syphilis, Tuberkulose, Gonorrhöe oder Ulcus molle bezog. Vornehmlich die Lues hat man durch eine Kombination der üblichen Spezifica: Salvarsan, Quecksilber und Jodkali zu heilen versucht, in der Hoffnung, damit die Ulcerationen und die Schwielen- und Schwartenbildungen im Beckenbindegewebe und besonders im Rectum beseitigen zu können. Doch erwies sich dieser Weg meist ergebnislos, was mit den Erfahrungen der Syphilidologen übereinstimmt, daß sich das Spätstadium der Lues und die sog. Parasyphilis, zu der man die Esthiomène rechnen kann, gegenüber einer spezifischen kausalen Behandlung meist refraktär verhalten, weil diese Therapie nur die spezifischen Infiltrate, aber nicht die irreparablen Veränderungen der Lymphbahnen, Blutgefäße und Gewebe beseitigen kann (Waelsch). Linnert erklärte, daß eine Behandlung nur dann mit einiger Aussicht auf Erfolg unternommen werden könne, wenn sie lange und intensiv durchgeführt werde; er empfahl, die einmal begonnene antiluetische Therapie nicht vorzeitig als zwecklos anzusehen und abzubrechen. Immerhin bilden Fälle von Kroemer, Bandler und Linnert (2. und 3. Fall) eine gewisse Ausnahme, in denen auf kombinierte Salvarsan-Hg-Behandlung zwar keine Heilung, aber ein Stillstand der Zerfallprozesse und eine Resorption des chronischen Vulvaödems eintrat. Rieck (1927), der die Esthiomène auf Tuberkulose, wie wir sahen, bezieht, wendete Jodtinktur an, die bei der Tuberkulose fast spezifisch wirke. Healy, der die Ursache der Esthiomène in einer Infektion mit Proteus vulgaris erblickte, will nach dreimonatlicher Injektion einer Autovaccine (30 Einspritzungen von 50—100 Billionen Keime) Heilung der Ulcerationen beobachtet haben, die 5 Monate anhielt. Es handelte sich hierbei aber wohl um den Effekt einer Protoplasmaaktivierung. Healy hat sich auch der Röntgenbestrahlung, jedoch ohne Erfolg, bedient. Fabry hat von ihrer Anwendung abgeraten. Heinemann konnte in Schades Fall durch künstliche Höhensonne vorübergehend Heilung erreichen. Die lokale Radiumbestrahlung habe ich in einem weit vorgeschrittenen Fall ohne Erfolg versucht; Fabry (1927) hat danach in zwei Initialfällen überraschend gute und andauernde Heilungen gesehen. Die lokale Behandlung besteht in Anwendung des scharfen Löffels, Ätzung, Absceßeröffnung, Fistelspaltung, Excision, Salben, desinfizierenden Lösungen, wie Wasserstoffsuperoxyd, Dakinsche Lösung u. a. m. In zwei weit fortgeschrittenen Fällen habe ich alle diese Mittel, auch Jodtinktur lokal in großen Mengen, und von Wundsalben Scharlachrot-, Pellidol-, Argentum nitricum-, Perugen-, Desitinsalbe ohne jeden Erfolg angewendet. Fabry hat eine Kombination von Resorcin und Ichthyol āā 10,0 zu Spirit. dil. 80,0 und Aq. dest. ad 1000,0 empfohlen. Nur der Paquelin hat sich in einigen wenigen Fällen bewährt (Heller) oder gar zur endlichen Heilung geführt (Th. Landau). Doch sind nach der Thermokauterisation zuweilen Mastdarmscheidenfisteln entstanden. In der Mehrzahl der Fälle hat sich das schreckliche Leiden trotz monatelanger klinischer Behandlung, die man möglichst lange Zeit durchführen muß, als fast unbeeinflußbar erwiesen. Im günstigsten Fall ließen sich vorübergehende Erfolge erzielen. Mehrmals wurde die operative Abtragung der polypösen Neubildungen oder die Excision der Geschwüre und Wucherungen möglichst im Gesunden vorgenommen. Aber nur O. Küstner, Heinsius, Healy und Karl Schröder haben über operative Erfolge berichten können. Schon letzterem war es gelungen, eine durch Esthiomène hervorgerufene Rectovestibularfistel durch Operation zu heilen. In einem Fall von Heinsius wurde an die Excision eine Plastik mit gutem Erfolg angeschlossen. Doch hat ein solcher nach Heinsius zur Voraussetzung, daß es zuvor gelungen ist, den ulcerativen Prozeß, etwa durch eine kombinierte Salvarsan-Quecksilber-Jodbehandlung oder eine Tuberkulinkur, zum Stillstand zu bringen. Den wenigen günstigen Operationsresultaten stehen sehr viele unbefriedigende gegenüber. Die Gewebe fielen bald nachher wie Zunder auseinander, was darin begründet ist, daß, wie bereits bei der Prognose erwähnt wurde, die Blut- und Lymphgefäße derart geschädigt sind, daß sich neue Capillarsprossen nicht bilden können. Auch darin ist übrigens eine Analogie mit der operativen Behandlung von Fisteln nach Radiumverbrennung gegeben. Schlimmer noch ist, daß sich an die Operation manchmal ein rapides Fortschreiten des Zerstörungsprozesses (Fall Bjoerling und ein Fall von Heinsius) oder eine tödlich verlaufende Sepsis (Rütter, Richard Freund) angeschlossen hat. Letztere erklärt sich daraus, daß die Operation in einem infizierten und nicht genügend desinfizierbaren Gebiet ausgeführt wird und mahnt dazu, an Stelle des Messers den Thermokauter anzuwenden. Healy hat durch Radikaloperation und Plastik eine temporäre Heilung erreicht; jedoch war ein halbes Jahr nach der Operation in der transplantierten Haut ein neues Geschwür entstanden. Auch hier wieder eine auffallende Ähnlichkeit mit der Excision von Radium- und Röntgengeschwüren!

Bei der Machtlosigkeit der bisher bei der Esthiomène angewandten Mittel würde ich in einem künftigen Fall erst die kombinierte antiluetische Behandlung, dann die Tuberkulinbehandlung im Verein mit Bogenlichtbestrahlung versuchen. Bei einer durch Mastdarmulcerationen, -strikturen und -schwielen komplizierten Esthiomène würde ich, zumal in Hinsicht auf den geringen Erfolg einer Dehnung der Rectumstenose durch Bougies, die dauernde Ausschaltung des kranken Rectumrohrs durch Bildung eines Anus praeternaturalis vornehmen, um Eiter und Kot, die im Rectum bei seiner Striktur und auf den

Vulvaulcerationen bei einer Rectovaginalfistel sich ansammeln und den Geschwürsprozeß immer von neuem unterhalten und anregen, von der Wunde fernzuhalten. Nur einmal, im Fall Günther, gelangte die Kolostomie zur Anwendung, die bei den Erkrankungen des Mastdarms infolge von gonorrhoischen und syphilitischen Infektionen wohl zuerst von dem Chirurgen König ausgeführt und empfohlen worden ist. Der künstliche After, ein an sich gewiß nicht idealer Zustand, dürfte immerhin ein Erfolg versprechender Versuch sein, die Kranken vor dem Tode durch Kachexie, Infektion und Sepsis zu bewahren und ihr Dasein, wenn es sonst lebenswert ist, zu verlängern. Ist Schwangerschaft bei Esthiomène ausnahmsweise einmal eingetreten, so wird man bei der Entbindung den Infektionsherd zu umgehen und grundsätzlich die Sectio caesarea und dabei die supravaginale Amputation oder Totalexstirpation des Uterus auszuführen haben.

3. Ulcus leprosum vulvae.

Ulcera der Vulva von sehr torpidem Verlauf können auch durch Lepra zustandekommen. Die deutschen Lehrbücher der Gynäkologie und Dermatologie erwähnen davon fast nichts. Nur Callomon sagt, daß durch Zerfall des entzündlichen Granulationsgewebes tuberöser Leprome Ulcerationen im Ano-Genitalgebiet entstehen können, deren Natur durch den Leprabacillennachweis im Gewebeabstrich festzustellen sei. In einer die „Lepra der Ovarien" betitelten Arbeit von Gluck und Wodynski (1903) wird kurz auch von Lepraknoten an der Vulva gesprochen. Welche von den beiden Haupttypen, die Lepra tuberosa cutanea s. Pemphigus leprosus oder die aus ihm hervorgehende Lepra maculosa anaesthetica nervorum an der Vulva beobachtet wird, kann ich nicht angeben, da mir die ausländische Literatur über die Lepra und Mitteilungen aus den Lepraheimen (Orient, Norwegen) nicht zur Verfügung stehen. Ich weiß daher auch nicht, wie oft neben dem Gesicht und den Extremitäten, die als Prädilektionsgegenden der Lepra allgemein bekannt sind, das äußere weibliche Genitale von der Erkrankung befallen ist. Da die Lepra des Hodens oft erwähnt wird, dürfte auch an der Vulva Lepra nicht selten sein.

IV. Ulcerationen durch besondere Spirochäten- und Protozoenkrankheiten.

1. Ulcus framboesiforme vulvae.

Die Frambösie ist eine in den Tropen endemische, im wesentlichen auf außergeschlechtlichem Weg, wahrscheinlich durch Insekten übertragene Erkrankung, bei der sich nach einer Inkubationszeit von 2 oder 3 Wochen oder ebenso vielen Monaten ein Geschwür bildet, das als „Primäraffekt" bezeichnet wird, weil es mit dem der Syphilis gewisse Ähnlichkeiten aufweist. Das um so mehr, als 2—3 Wochen nach seinem Auftreten Allgemeinerscheinungen und Hautausschläge folgen. Die Ulceration kommt vorzugsweise in der Genito-Anal- und Glutäalgegend, aber auch in der Umgebung von anderen Körperöffnungen (Lippe, Nase) zur Beobachtung. Als Erreger gilt die Spirochaeta pertenuis pallidula.

2. Ulcus endemicum tropicum vulvae.

Unter dieser Erkrankung, die auch als Leishmaniosis ulcerosa cutis bezeichnet wird, versteht man eine nur im Orient, etwa von Marokko bis zum Ganges endemisch vorkommende Geschwürsbildung von chronischem Charakter und vereinzeltem oder multiplem Auftreten, die auch am äußeren Genitale, wenn auch selten, beobachtet worden ist. Nach einer Inkubationsdauer von mehreren Wochen bis zu einigen Monaten entsteht ein juckendes, hartes Knötchen, welches in ein scharfrandiges, tiefes, mit warzenartigem Grund und harten Rändern versehenes rotbraunes Geschwür übergeht. Dieses zeigt sich mit einer Borke bedeckt, ist von einem roten Hof umgeben und weist mit einem Lupus zuweilen Ähnlichkeit auf. Der Erreger ist ein Trypanosoma, die Leishmania tropica. Die Protozoe wird mittels Insekten übertragen. Im Lehrbuch und Atlas der Haut- und Geschlechtskrankheiten von Jacobi-Zieler (1924 Tafel 87) findet sich ein sehr gutes Farbenbild dieser Ulcerationen, mit Sitz allerdings nicht am Genitale, sondern an einer Extremität.

V. Ulcerationen durch Fliegenlarven und Würmer.

Sieht man davon ab, daß gelegentlich durch Kratzen mit den Fingernägeln bei den juckenden Haut- und Schleimhauterkrankungen, z. B. bei der Oxyuriasis, kleine Geschwüre im Vulvagebiet entstehen können, so werden Ulcerationen auch durch Fliegenlarven und Würmer erzeugt.

1. Ulcus bei Myiasis.

Als Myiasis, hervorgerufen durch Larven einer Fliege, der Cochliomyia macellaria, haben Greenway und Marciano (1926) bei einer 52jährigen Frau eine Erkrankung beschrieben, bei welcher eine kraterförmige scharfrandige Öffnung an der großen Schamlippe unter stechenden Schmerzen aufgetreten war. In der Tiefe des Ulcus fanden sich, unter einer Eiterschicht verborgen, 8 Fliegenlarven. Nach deren Entfernung und lokaler Behandlung trat schnell Heilung ein. Das ist der zweite Fall dieser Art. Der erste wurde, nach Angabe dieser beiden Autoren, bei einem Mann am Penis beobachtet.

2. Ulcus bei Bilharziosis vulvae.

Die Bilharzia-Krankheit ist nur aus ihren beiden großen Verbreitungszentren, aus Ost-Asien (China, Japan) und Afrika (Norden und Süden), beschrieben worden. Sie wird durch Wurmarten, die zu den Trematoden gehören: das Schistosomum japonicum und das Schistosomum haematobium (Ägypten) hervorgerufen, welche durch den Magendarmkanal (Trinkwassertheorie) und durch die unverletzte Haut — wie auch an Tieren und durch Matsuura im Selbstexperiment nachgewiesen ist — in den Körper eindringen und das venöse Blutgefäßsystem, vor allem die Pfortader mit ihren Ästen, bewohnen. Nach Kolle-Hetsch, Madden u. a. findet man als Gewebsreaktionen auf die Ansiedelungen der Wurmeier an den weiblichen Genitalien polypöse und knollige Wucherungen: Bilharziosis vulvae papillomatosa, an der Harnblase entzündliche Infiltrationen und Granulationstumoren, in der Haut teils starke Verdickungen um die Entzündungsherde, die zu Geschwüren und Fisteln führen, teils Hautfibrome in der Nähe der Ausführungsgänge der letzteren. Im Blutbild zeigt sich starke Eosinophilie mit beträchtlicher Verminderung der polynukleären Leukocyten-Befunde, wie sie auch bei anderen Wurmkrankheiten angetroffen werden. Zur Diagnose der Bilharziosis ist neben dem ulcerösen oder papillomatösen Charakter der Epidermiswucherungen der Nachweis der Wurmeier in der Haut und ihren Blutgefäßen erforderlich. Das makroskopische Aussehen der Bilharziosis vulvae papillomatosa zeigt ein Bild von Frank Cole Madden (1907), das ich in Abb. 206 wiedergebe. Das zugehörige mikroskopische Bild (Abb. 207) läßt in den Wucherungen der Haut deutlich die Wurmeier erkennen; ein ähnliches Bild, einen der großen Labie entstammenden Schnitt von Eugen Fraenkel, hat L. Nürnberger im Handbuch von Halban-Seitz wiedergegeben. Ich bringe hier wörtlich zwei kurze Beschreibungen aus der Monographie: „Die Bilharziosis der weiblichen Geschlechtsorgane" von Cole Madden und aus Menses Handbuch der Tropenkrankheiten von Loos (1914):

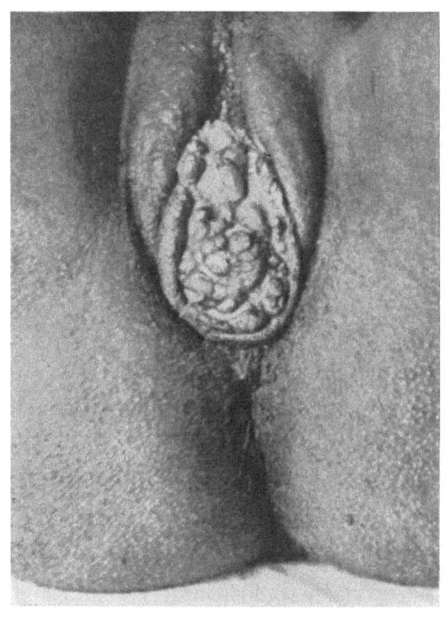

Abb. 206. Bilharziosis vulvae papillomatosa. (Nach Frank Cole Madden.)

Cole Madden: „Bei der Allgemeininfektion des Körpers durch den Bilharziawurm werden die weiblichen Geschlechtsorgane auch nicht verschont; und hier können alle Veränderungen vorkommen, die der Bilharziosis der Schleimhäute eigen sind. In meiner eigenen persönlichen Erfahrung habe ich Fälle beobachtet, bei denen alle Teile des Genitaltraktus von der Vulva bis zum inneren Muttermund befallen worden sind. An der Vulva sind papillomatöse Massen, die beim ersten Anblick sehr venerischen Warzen gleichen, sehr gewöhnlich. Eine bilharzielle Infiltration der Haut rings um die Vaginalöffnung kann mit diesen Massen vergesellschaftet sein. Oder aber es kann ein Bezirk zerfallender Ulcerationen vorkommen, die einem dreieckigen Raum entsprechen, der den oberen Rand des Hymen und das Vestibulum einschließt und der sogar innerhalb der Klitoris sich ausbreiten und diese zerstören kann. Diese Ulcerationen können beträchtliche Zerstörungen des Gewebes in dieser Gegend verursachen. Die Urethralöffnung kann vollständig von solch einer Ulceration umgeben sein. Bisweilen nehmen die Ulcerationen an den Rändern ein exzessives Wachstum an und können leicht mit Epitheliomen verwechselt werden." — Loos: „Bei Frauen sind die schwereren Formen der Bilharziosis, in Ägypten sowohl wie in Südafrika, ungleich seltener als beim männlichen Geschlecht. Relativ häufig ist nach Milton und Madden die Bilharziosis der Vagina, die den Charakter einer subakuten Vaginitis annimmt. Die Schleimhaut wird verdickt, eigentümlich hart und trocken und auf ihrer Oberfläche von Quer- und Längsspalten zerrissen. Nicht selten finden sich auch polypoide oder blumenkohlähnliche Excrescencen, die mitunter (Madden) die ganze Vagina ausfüllen, daneben aber auch auf der Cervix uteri und an den äußeren Genitalien auftreten können. In einigen der beobachteten Fälle bestand gleichzeitig Erkrankung der Blase und des Rectum, in anderen waren nur die Genitalien befallen. Madden bemerkt, daß diese Bilharziosispapillome leicht mit Epitheliomen zu verwechseln sind. Recto- und vesicovaginale, mit Leukorrhöe verbundene Fisteln beobachtete Wild".

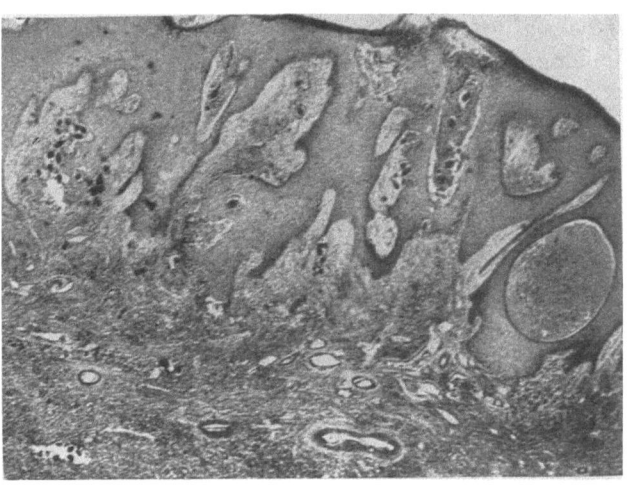

Abb. 207. Mikroskopisches Bild zum vorigen. Die schwarzen Punkte entsprechen den Wurmeiern, die in der stark hypertrophischen Epidermis liegen.

Die Diagnose der Bilharziosis ergibt sich aus den papillomatösen Wucherungen, die an Condylomata accuminata erinnern, und wird durch die anamnestische Angabe, daß die Erkrankte in einer Gegend weilte, in der die Bilharziosis vorkommt, erleichtert. Die Erkennung derselben gründet sich auf den Nachweis der Bilharziaeier im Urin, den Faeces, vielleicht auch im Vaginalinhalt, sowie in mikroskopischen Schnitten exzidierter Gewebsstückchen.

Die Prognose wird nicht als durchaus ungünstig bezeichnet, jedoch kommen Todesfälle an Sepsis vor.

Die Therapie der Vulva-Bilharzosis kann nur in Exstirpation der Tumoren weit im Gesunden geschehen. Ein spezifisches Heilverfahren gegen die Wurmkrankheit gibt es bis jetzt nicht.

VI. Toxische Ulcerationen.

Urämische Ulcerationen der Vulva scheinen bisher am äußeren Genitale nicht beschrieben zu sein, brauchten danach hier auch nicht erwähnt zu werden. Wenn ich es trotzdem tue, so geschieht es, weil ich überzeugt bin, daß sie vorkommen, und weil mir der Oberarzt einer Heil- und Pflegeanstalt versichert hat, er beobachte bei ganz alten, nierenkranken Frauen nicht selten ausgedehnte Geschwüre, die jeder Behandlung trotzten. Es wäre möglich, daß diese mit Nephritis und Urämie zusammenhängen. Daß Exantheme, urticarielle, papulöse und vesiculöse Efflorescenzen, sowie Ulcerationen, die durch Zerfall von nekrotisierenden Hautknötchen entstehen, bei Urämie an den verschiedensten Körperstellen auftreten, ist den Internisten und Dermatologen bekannt. Ulcera uraemica auf der Schleimhaut der Scheide hat Eichhorst (1912) beschrieben. Sie wurden teils auf Schädigungen der Intima der Capillaren, teils auf Ammoniakausscheidungen durch die Haut zurückgeführt. Die Franzosen sprechen von einer „Uraemia cutanea". Ascoli, Dalché und Claude, Chiari, Georg Gruber (1917) haben darüber an verschiedenen Körperstellen berichtet. Genaueres ist aus Grubers Arbeit „Über die Pathologie der urämischen Hauterkrankungen" und den Abbildungen, die er gibt, zu ersehen. Man wird künftig darauf zu achten haben, ob solche Ulcerationen nicht in Fällen schwerster Niereninsuffizienz öfters und vielleicht vornehmlich in der Umgebung der Harnröhrenmündung angetroffen werden.

VII. Ulcera vulvae bei trophischen Störungen.

Ob es ein Ulcus der Vulva bei trophischen Störungen der Weichteile und bei Parästhesien gibt, wie sie bei Degeneration der hinteren Rückenmarkswurzeln (Tabes, Myelitis, multipler Sklerose) vorkommen und bei der Tabes als „Mal perforant" der Fußsohle und als Decubitus der Sakralgegend am bekanntesten sind, vermag ich nicht anzugeben. Die Lehr- und Handbücher der inneren Medizin und Neurologie berichten darüber nichts. Auch in der neuen Bearbeitung der „Erkrankungen des Rückenmarks" durch Eduard Müller (1927) finde ich keine diesbezügliche Angabe. Auf mündliches Befragen namhafter Internisten erhielt ich die Auskunft, daß Vulvaulcerationen bei Rückenmarkskrankheiten durchaus im Bereich des Möglichen lägen. Vielleicht ist zur Entstehung des Ulcus trophicum vulvae, wenn es überhaupt vorkommt, eine Druckwirkung erforderlich, wie sie an den eben genannten beiden Körperstellen wohl immer Voraussetzung ist und an der Vulva nur unter ganz besonderen Bedingungen, etwa beim Tragen eines Bruchbandes zur Zurückhaltung einer Labialinguinalhernie, möglich scheint. Es wäre erwünscht, wenn die neurologisch tätigen Ärzte den hier angeschnittenen Fragen ihre Aufmerksamkeit zuwenden würden.

VIII. Vorwiegend traumatische Ulcerationen.

1. **Deflorationsulcera** kommen durch kleine Verletzungen bei der Defloration, vornehmlich durch den Fingernagel bei unsauberen Händen, zustande. Solche schmerzhafte Geschwürchen mit charakteristischer Lokalisation am Hymen hat Jadassohn als Pseudoulcera venerea beschrieben und auf Eiterkokken zurückgeführt. Die regionären Lymphdrüsen fand er oft geschwollen und schmerzhaft. Es ließ sich nachweisen, daß die Deflorationsulcera mit irgendeiner Geschlechtskrankheit nichts zu tun hatten, obwohl es nahe lag, an multiple Ulcera mollia zu denken.

2. Die **Ulcera puerperalia** bilden sich auf irgendwelchen Riß- oder Quetschwunden, die im Gebiet des äußeren Genitale durch den Durchtritt des Kindes bei der Geburt zustandekommen. Sie sind in der Regel mit einem leicht gelblichen oder bräunlich-schmierigen Belag versehen und von einem geringen Ödem der nächsten Nachbarschaft umgeben. Sie heilen innerhalb weniger Tage ohne wesentliche Temperatursteigerungen hervorzurufen, sofern sie nicht mit virulenten Bakterien vor oder bei der Geburt infiziert worden sind. Als besondere Form der Ulcera puerperalia haben wir diejenigen kennen gelernt, die durch den echten Löfflerschen Diphtheriebacillus hervorgerufen sind (S. 359).

3. **Ulcera varicosa** scheinen bisher an der Vulva nicht beschrieben zu sein. Ich habe ein solches Geschwür bei einer älteren Frau mit Uteruscarcinom und starken Varizen der Vulva und unteren Extremitäten gesehen. Es bildete sich durch Reibung der Vulva an den Oberschenkeln, offenbar unterstützt durch Eiter- und Jaucheabfluß, der aus dem Cervixcarcinomkrater kam, an der Innenfläche der großen Labie über einem großen Varixknoten erst eine Erosion auf der Kuppe einer von dünner Schleimhaut überzogenen Stelle, die in eine Ulceration mit dunkelviolettem Rand überging. Ulcera varicosa sind an den Unterschenkeln bekanntlich häufig und in der Vagina von Rob. Schröder und Kuhlmann beobachtet worden. Auch Unger hat ein Ulcus teleangiectaticum im oberen Drittel der Scheide beschrieben, das zu tödlicher Blutung durch Arrosion der ektatischen Gefäße geführt hatte.

4. **Ulcera bei den verschiedensten Tumoren** wie Lipomen, Sarkomen, Carcinomen werden bei den entsprechenden Kapiteln erörtert werden. Sie entstehen teils durch Wundscheuern der Geschwülste zwischen den Oberschenkeln, teils durch das aggressive Verhalten der malignen Geschwülste gegenüber dem Mutterboden.

5. Wesentlich auf mechanischem Weg dürften die **Ulcera bei primärer Elephantiasis** zustandekommen. Die **Ulcera bei Esthiomène** haben eine andere Genese, wie in dem Kapitel S. 398 erörtert worden ist.

6. Ulcerationen können auch durch heftiges Kratzen bei **Pruritus** der verschiedensten Art, vornehmlich bei Scabies und Pediculosis, auftreten. Genaueres über die parasitären Dermatosen s. S. 215.

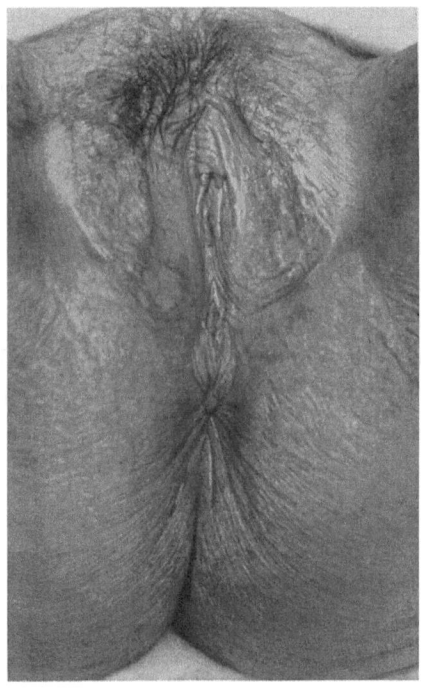
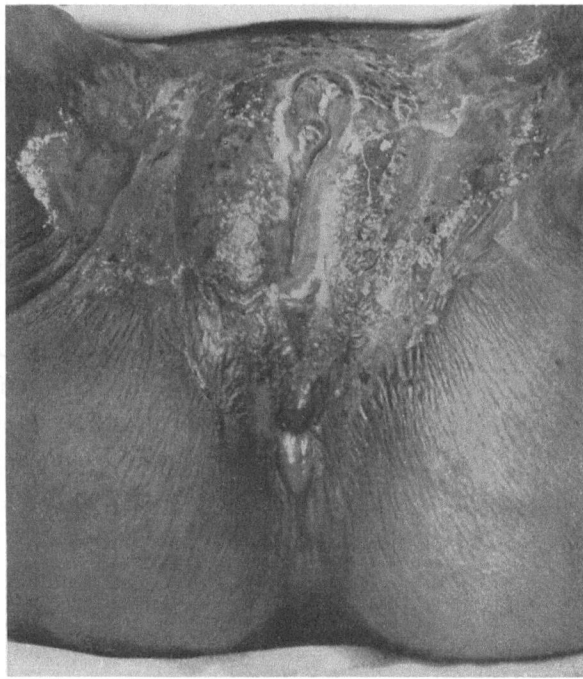

Abb. 208.

Abb. 209.

Abb. 208. Röntgenschädigung der Vulva I. bis II. Grades: Erythem. Man sieht in den beiden Genitocruralfalten weißliche haarlose Stellen, an denen die Haut teilweise fein gefältelt ist.

Abb. 209. Radiumschädigung der Vulva II. Grades, nach intravaginaler Radiumbestrahlung wegen Vaginalcarcinom.

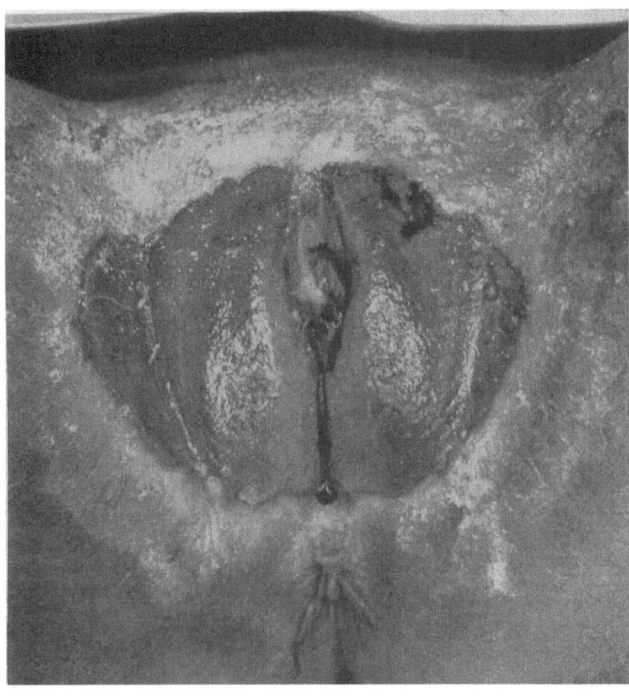

Abb. 210. Radiumschädigung der Vulva III. Grades 5 Wochen nach direkter tumoraler Bestrahlung eines walnußgroßen Klitoriscarcinoms. Man sieht als Folge der Bestrahlung eine Hautschädigung der ganzen Vulva, welche in einer ausgedehnten Excoriation besteht und von einem depigmentierten, etwas wallartig erhobenen breiten Hautbezirk, einem Nebelring vergleichbar, umzogen wird. Die großen Labien sind etwas eitrig belegt.

7. Radium- und Röntgenschädigungen der Vulva (Abb. 208—212) kamen in der ersten Zeit der Radium- und Röntgenära nicht selten zur Beobachtung, sind aber auch später noch gesehen worden und wohl keinem Röntgentherapeuten erspart geblieben. Sie hatten ihre Ursache zum Teil in Überdosierung (Überexposition), mangelhafter oder ungeeigneter Filterung oder anderweitiger, nach dem heutigen Stand der Röntgenwissenschaft als unrichtig zu bezeichnender Bestrahlungstechnik. Sie entstanden vorwiegend nach direkter Radium- oder Röntgenbestrahlung des Vulvacarcinoms, aber auch durch Fernwirkung bei intravaginaler Radiumbestrahlung des Scheidencarcinoms (Abb. 209), zu der Zeit als man die für die Radiosensibilität der Haut geltenden Gesetze und die für die

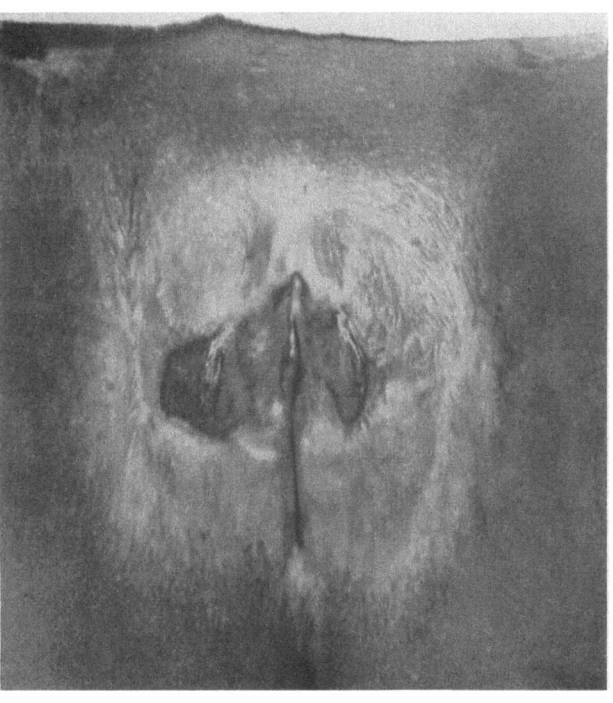

Abb. 211. Die Radiumschädigung des Falles der Abb. 210 fast 4 Monate nach der Radiumbestrahlung. Man sieht das Weiterschreiten der exkoriierten Partien und ihren Ersatz durch weißes Narbengewebe in der Peripherie.

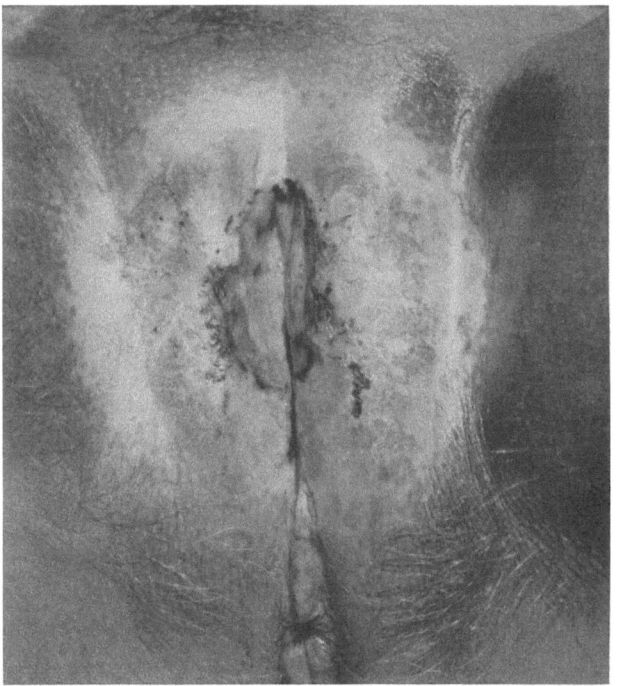

Abb. 212 zeigt den weiteren Verlauf des durch die beiden vorigen Abbildungen erläuterten Falles von Radiumschädigung nach Klitoriscarcinom. Das Carcinom ist verschwunden, und zwar auch nach dem Ergebnis der mikroskopischen Untersuchung eines durch Probeexcision gewonnenen Gewebsstückes der Klitorisgegend. Fast die ganze Vulva, einschließlich der Genitocruralfalten, wird von einem weißen, sehnigglänzenden Gewebe eingenommen, das zackig in die Umgebung übergeht. Die Haut der Kanten der großen Labien ist rot-marmoriert und bei genauer Betrachtung mit zahllosen feinen Blutpunkten und Gefäßcapillaren versehen. In der Gegend der Klitoris und der kleinen Labien ist ein etwas in die Tiefe greifendes Ulcus vorhanden, das von einem knorpelharten callösen Ring von 0,5 cm Breite peripher abgeschlossen wird. Die beiden Leistengegenden enthalten trotz der vorgenommenen Röntgenbestrahlung unterhalb einer weißen, haarlos gewordenen Haut ein großes Konvolut von haselnußgroßen Tumoren, die bis auf den Darmbeinteller fortschreiten und den carcinomatösen Lgl. inguinales superficiales und profundae und den Lgl. hypogastricae entsprechen.

Anwendung der Meßapparate der Strahlen geltenden Regeln (Kienböck) noch nicht kannte und noch nicht genügend zu beobachten verstand. Man hat Verbrennungen 1., 2. oder gar 3. Grades, von den Erythemen, Pigmentverschiebungen, Teleangiektasien angefangen über nässende Excoriationen und Geschwürsbildungen bis zu tiefer Nekrose und Gangrän gesehen. Am gefährlichsten sind die Röntgenschädigungen 3. Grades in Form der Spätulcerationen, weil sie äußerst hartnäckig sind, in der Fläche und Tiefe eine Zeitlang fortschreiten und lange Zeit jeder Therapie widerstreben. Nach der Röntgenschädigung 2. und 3. Grades tritt ein bis zur völligen Alopecie führender Haarausfall ein und bleibt eine Atrophie der ganzen Vulva in Verbindung mit einer derb-ödematösen, schwielenartigen Hautverdickung zurück (Abb. 210 bis 212). Solche Veränderungen können, wie in Fällen von Pautrier (1925), anfangs mit sehr starken Juckbeschwerden einhergehen. Von größerer Bedeutung sind unerträgliche, die Kranken Tag und Nacht zur Verzweiflung treibende Schmerzen. Über Röntgenschädigungen der Vulva bei Bestrahlung des Vulvacarcinoms haben auch Bumm, E. Kehrer, E. Vogt u. a. berichtet. So mancher sonst zur Beobachtung gekommene Fall mag aus naheliegenden Gründen nicht veröffentlicht worden sein. Auch Röntgencarcinome, d. h. Carcinome, deren Entstehung man auf Röntgenbestrahlung zurückführt, sind beschrieben. Bumm glaubte als solches ein talergroßes Geschwür in der rechten Schenkelbeuge, mikroskopisch ein diffus wachsendes scirrhöses Plattenepithelcarcinom, auffassen zu dürfen, und E. Vogt, der das „gynäkologische Röntgencarcinom" einer Kritik unterzog, hat den Fall von Bumm, wenn auch bedingt, als ein solches bezeichnet. Das Vulvageschwür war hier bei einer 61 jährigen Frau nach 8 jähriger Behandlung eines Pruritus und 1¼ jähriger, außerhalb der Berliner Universitäts-Frauenklinik wegen dieses Symptoms vorgenommenen Röntgenoberflächen- und Radiumbestrahlung am Rand einer großen geschwürig und nekrotisch veränderten Verbrennung der Vulva entstanden. Nach jedem operativen Heilungsversuch rezidivierte es. Gleichwohl erklärte Bumm, daß Heilung durch Exstirpation der geschädigten Stellen erreicht werden könne, wenn man mit der Operation nur so lange warte, bis eine Abgrenzung der nekrotisierenden Gewebe eingetreten sei und dann weit im Gesunden operiere. Meinen Erfahrungen nach können aber auch dann, wenn man diese beide Forderungen genau erfüllt hat, noch Rezidive der Geschwüre eintreten, weil

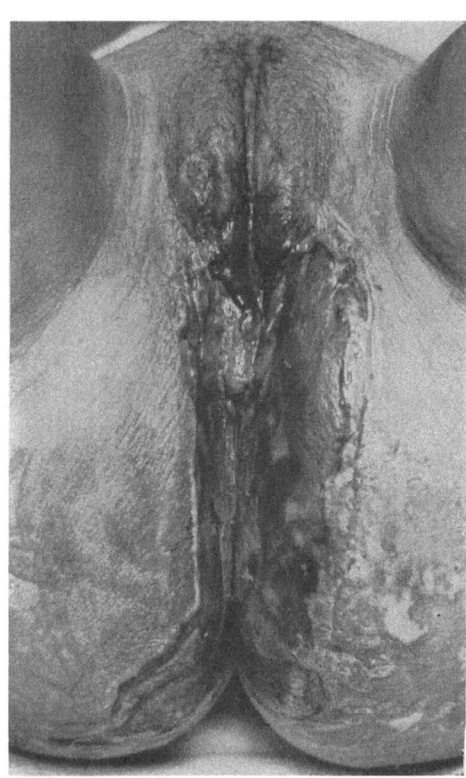

Abb. 213. Hautveränderungen an Vulva, Damm, Anus und Glutäen durch Verbrühung. Patientin war außerhalb der Klinik bei Abortus im dritten Monat der zweiten Schwangerschaft wegen starker Blutung durch heiße Spülungen und Tamponade behandelt worden. Später entstand an Stelle der Verbrennung eine außerordentlich schmerzhafte tiefgehende Nekrose, die nur langsam heilte.

der Prozeß, wie ich an anderer Stelle einmal gesagt habe, dem Feuer in einem Torfmoor vergleichbar unter der Haut weiterschreitet. Jedenfalls sind sich alle darüber einig, daß die Spätulcerationen die gefürchtesten Komplikationen der Radium- und Röntgenbestrahlung darstellen und für die Kranken ein qualvolles Leiden bedeuten, das nun hoffentlich der Geschichte der Röntgen- und Radiumwissenschaft angehört.

8. **Ulcera durch Erfrierung und Verbrühung.** Die diesbezügliche Literatur ist sehr spärlich. Ich finde nur einen Fall von Teplaschin (1886), der hierher gehört. Er hat bei einer 18 jährigen Erstgebärenden am Tag nach der Geburt ein vollkommenes Erfrieren der Schamlippen und des Dammes bemerkt. Beide Hautstellen waren mit Blasen bedeckt und stießen sich langsam gangränescierend ab. Die Kranke war bei 35° R Kälte, nicht genügend bekleidet und auch ohne Unterbeinkleider, nach Abfluß des Fruchtwassers zu Fuß mehr wie 1 km von ihrer Wohnung nach dem Krankenhaus gegangen und hatte sich bei jeder Wehe auf den mit Schnee bedeckten Boden gesetzt. Ulcerationen und Nekrosen nach Verbrühung zeigt Abb. 213 (eigene Beobachtung).

IX. Weitere sehr seltene Ulcerationen der Vulva

sind in Fällen von Ekzem, bei verschiedenen Arten von Pemphigus, Impetigo, Ekthyma gangraenosum, Dermatitis pseudosyphilitica vacciniformis infantum, Soor, Psoriasis beobachtet worden. Ich verweise diesbezüglich auf die entsprechenden Kapitel dieser Dermatosen. Über Ulcera durch Pyodermitis vegetans am Genitale hat Bachrach (1913) berichtet:

Ein 15 jähriges Mädchen erkrankte mit Schmerzen an der Vulva, Ausfluß, starkem Kopfweh, Mattigkeitsgefühl, Appetitlosigkeit, leichtem Fieber. Ernster Krankheitseindruck. In der Umgebung des Afters spärliche, auf der Schleimhaut der großen Labien rundliche, oberflächliche Substanzverluste mit schmierig belegtem Grund und weichem scharfgeschnittenem Rand. Auf den Nymphen größere, offenbar durch Konfluenz entstandene Geschwüre von demselben Typus. Ödematöse Schwellung der großen Labien. Der Fieberverlauf in Verbindung mit dem übelriechenden Ausfluß und dem Allgemeinzustand ließen zuerst an einen Pemphigus vegetans denken. Der Befund von Pusteln in der Umgebung der Ulcera führte zur Diagnose Pyodermitis vegetans. Nach 10 tägiger Krankenhausbehandlung waren an Stelle der Erosionen weiche papulöse Efflorescenzen aufgetreten. 3 Tage später erschienen plötzlich an den großen Labien und an den Innenseiten der Oberschenkel Pusteln, die rasch wieder verschwanden und dasselbe Bild darboten wie bei der Krankenhausaufnahme der Patientin.

X. Vulvo-Perinealfisteln.

Im Anschluß an die verschiedenen Ulcerationen will ich hier noch der Vulvo-Perinealfisteln gedenken. Diese können nach den verschiedensten Geschwürsbildungen beobachtet werden, so beispielsweise nach solchen, die durch Syphilis, weichen Schanker, Gonorrhöe, Tuberkulose, Esthiomène entstanden sind. Aber auch nach Geburts- und anderweitigen Verletzungen, besonders partalen Scheidendammrissen, und bei Bartholinitis werden die Fisteln angetroffen. Je nach ihrer Ätiologie entstehen sie bald von außen nach innen, oder, wie beim Bartholinischen Pseudoabsceß, von innen nach außen. Durch die Fisteln, die von einer meist eingezogenen Haut- oder Schleimhautöffnung umgeben sind, kann man eine Sonde verschieden tief in einen geraden oder gewundenen Kanal einführen. Enden sie meist auch blind, so können sie doch zuweilen, und vornehmlich bei Gonorrhöe und Tuberkulose, mit dem Rectum in direkter Verbindung stehen. Ihre Gefahr besteht in der Möglichkeit einer Lymphangitis, Phlegmone, Beckenbindegewebsentzündung. Alvarez Sainz hat sich mit der „Ursache und Prophylaxe der Vulvo-Perinealfisteln" beschäftigt, auf dessen Arbeit ich hier verweise (Dermatol. Wochenschr. Bd. 61, S. 751, 1915). Von Wichtigkeit ist, daß die Fisteln richtig erkannt und möglichst frühzeitig behandelt werden. Die Therapie kann nur eine chirurgische sein, da Ätzung der Fisteln meist nicht zum Ziele führt.

Q. Pathologie der Schweißdrüsen der Vulva.

Bei der Pathologie der Schweißdrüsen der Vulva sind zu besprechen die funktionellen Änderungen der Schweißdrüsen, dann die Retentionscysten, die Hypertrophien und Hyperplasien, schließlich die Tumoren.

1. **Hyperhidrosis vulvae.** Eine abnorm starke Schweißsekretion kommt in der Regel am ganzen Körper, mitunter als Begleiterscheinung von Allgemeinerkrankungen oder Schwächezuständen oder als Ausdruck einer Übererregbarkeit des sympathischen Nervensystems vor. Bisweilen aber kann sie auf bestimmte Körperstellen lokalisiert sein, so auf die Vulva, den Mons pubis, die Genitocruralfalten, so daß ein intertriginöses Ekzem entsteht, die Achselhöhlen oder auf Hände und Füße. Die Ursache auch der lokalisierten Hyperhidrosis ist ein psychogener, durch den Sympathicus vermittelter Reizzustand, der besonders bei anämischen und neurasthenischen, sexuell gestörten und vornehmlich Masturbation betreibenden Personen angetroffen wird. Eine Disposition ist allgemein durch Neurasthenie oder Ausfall der Keimdrüsenfunktion, lokal durch beträchtlichen Fettreichtum, sehr starke Behaarung oder Hyperämie der Genitalgegend gegeben.

Therapeutisch ist der Allgemeinzustand zu heben, für gute und häufige Hautpflege zu sorgen, um einer Dermatitis, Furunculose oder Ekzembildung vorzubeugen, und die Blutzirkulation anzuregen, was durch gesundheitsgemäßes Leben, genügende Bewegung in frischer Luft, vor allem Schwimmen, Sport und, nicht zu vergessen, durch richtiges sexuelles Verhalten geschehen kann. Von internen Mitteln werden Atropin, Agaricin und Bromural mit der Absicht verordnet, mildernd auf den Reizzustand der sympathischen Schweißfasern zu wirken. Ein Erfolg ist wohl fraglich. Lokal werden empfohlen: tägliche Waschungen mit kaltem Wasser, dem etwas Franzbranntwein, Essig, Alkohol, Thymol, Menthol, kölnisches Wasser zugesetzt ist, anschließend Abtupfungen mit Thymol-Glycerinspiritus und zum Schluß Bepuderung mit Lenizet-, Vasenol-, Salicyl-, Tannoformpulver oder dgl. Neigung zur Ekzembildung wird durch Ungt. diachylon Hebrae, gleichzeitiger Juckreiz durch Tumenolsalbe beseitigt.

2. Im Verein mit einer, wie immer entstandenen Hyperhidrosis wird gelegentlich auf den großen Labien und dem Mons pubis die **Miliaria s. Schweißfriesel** angetroffen. Es sind kleinste (miliare) Bläschen von meist Hirsekorn-, selten Erbsen- bis Haselnußkerngröße, deren Aussehen und Farbe von dem augenblicklichen Keimgehalt der Schweißdrüsenporen abhängt. Sind die Bläschen frei von Bakterien, so erscheinen sie wasserklar, durchsichtig, tautropfenähnlich: **Miliaria crystallina**; sind Bakterien vorhanden, so entstehen rötliche, hyperämisch-ödematöse Entzündungsherdchen mit aufsitzenden Bläschen: **Miliaria rubra** oder Bläschen mit getrübtem, leukocytenreichem Inhalt:

Miliaria alba (nach Jacobi-Zieler). Auf den Zusammenhang der letzteren mit Impetigo und Ekzem weisen die dermatologischen Lehrbücher hin. J. Neumann hat in seinem Atlas ein lehrreiches Bild einer Aussaat der Miliaria über die ganze vordere Bauchwand gegeben. Eine Abbildung einer isolierten Miliaria der Vulva habe ich nicht gefunden. Die Miliaria oidiomycetica (Miescher) gehört zu den Soorpilzerkrankungen; daß sie an der Vulva beobachtet wurde, ist mir unbekannt. Die Miliaria kommt in Begleitung der verschiedensten fieberhaften Erkrankungen vor. Beim Wochenbettfieber sah ich die wiederholt dabei beschriebene Miliaria puerperalis vornehmlich an Vulva, Bauchhaut und Sternalgegend. Auch eine Miliaria beim Typhus: Miliaria typhosa, bei Scharlach, sowie ein selbständiger ,,epidemischer Frieselausschlag" ist bekannt. Der letztere kann, wie eine von J. Neumann mitgeteilte Epidemie lehrt, letal enden (14 Todesfälle unter 150 Fällen). Die Miliariabläschen bilden sich nach Verschluß der Schweißdrüsengangmündungen durch angehäufte Hornzellen oder angeblich durch große Leukocyten. Die Folge ist, daß ein Schweißtröpfchen sich den Weg in die Hornschicht bahnt. Dementsprechend sieht man im histologischen Bild neben dem Verschluß des Schweißdrüsenporus ein im Stratum corneum gelegenes kleines Bläschen, unter welchem sich meist ein Schweißdrüsengang befindet.

3. Hypertrophien der Schweißdrüsen finden sich nach Rob. Meyer als Begleiterscheinung von Entzündung und Carcinom der Labien. Sie treten auf als umschriebene, kleine, etwa hirsekorngroße Knötchen oder als langgestreckte Züge stark geschlängelter, enger oder erweiterter Drüsenschläuche, die keine abnormen Verzweigungen erkennen lassen.

4. Hyperplasien der Schweißdrüsen fand Rob. Meyer in Verbindung mit entzündlich-lymphocytären Infiltrationen und konzentrischen Schichtungskugeln ohne Verhornung, ähnlich wie sie beim Plattenepithelcarcinom vorkommen. Er spricht von ,,adenomartiger Hyperplasie der Schweißdrüsen".

5. Die multiplen tubulären Syringoadenome (Unna) und Syringocystadenome s. die Schweißdrüsennaevi, welche die Dermatologen auch als Naevi cystepitheliomatosi disseminati bezeichnen, finden sich in Form flacher, linsengroßer, derber, rundlicher Knötchen von blaßgelber oder blaßbrauner, an die der Xanthome (S. 571) erinnernder Farbe und — das wird als makroskopisch charakteristisch angegeben — von multiplem Auftreten (Jacobi-Zieler). Ihre Bevorzugung von Brust und Hals zeigt eine Abbildung im Lehrbuch und Atlas der Haut- und Geschlechtskrankheiten von Jacobi-Zieler (Tafel 44). Histologisch sieht man in den Geschwülstchen verzweigte Schläuche, Stränge und cystische Hohlräume innerhalb der Lederhaut, deren organischer Zusammenhang mit Schweißdrüsen nachweisbar ist. Die kleinen Tumoren gehen nach Unna von den Schweißdrüsenausführungsgängen aus, was freilich nicht unwidersprochen geblieben ist, und können mit Naevuszellenwucherungen verbunden sein. Ich verfüge aus der Dresdener Frauenklinik über folgende eigene Beobachtung von multiplen Syringocystadenomen, über welche in Hinsicht auf ihre große Seltenheit vom dermatologischen Standpunkt aus bereits Galewsky (1925) berichtet hat (Abb. 214—216). In der Literatur konnte kein ähnlicher Fall gefunden werden.

Bei einer 38jährigen Frau habe ich am 12. Juli 1922 folgenden Befund erhoben: ,,Im Bereich der Brust, des Bauches und an den Vorderseiten der Oberschenkel findet sich eine große Zahl von leicht gelb

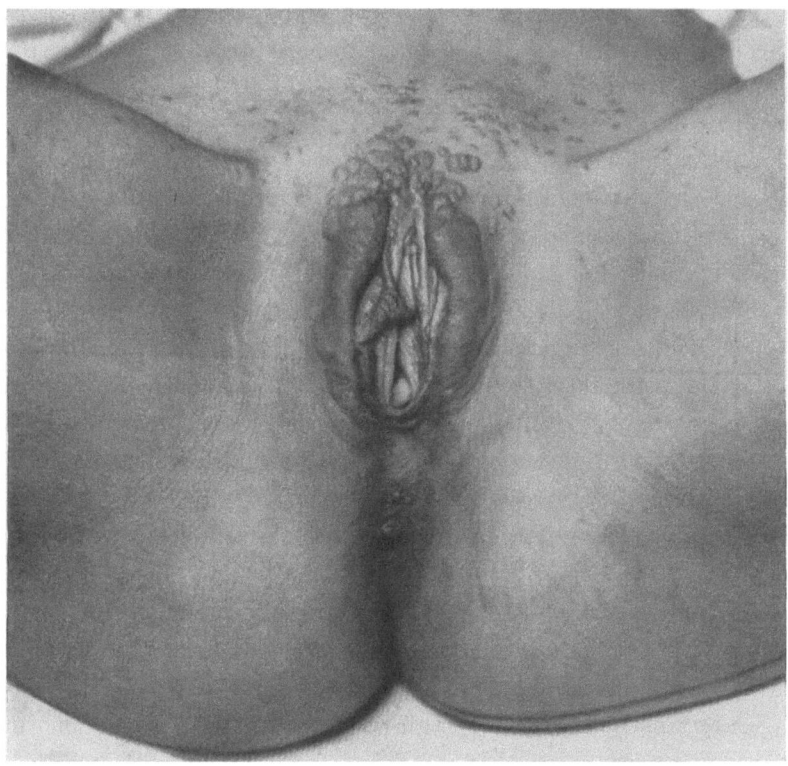

Abb. 214. Multiple Syringocystadenome s. Schweißdrüsenadenome der Vulva und des Mons pubis. Bei einer 38jährigen Frau fand sich im Bereich der Brust, des Bauchs und der Vorderseiten der Oberschenkel eine große Zahl leicht gelb gefärbter, papelartiger, ziemlich derber Knoten von Hirsekorn- bis Linsengröße. An dem Mons pubis und den großen Labien waren die Erhabenheiten stärker ausgeprägt und mehr warzenförmig. Labia majora verdickt, derb-ödematös. Mikroskopisch: Komplexe von tief im Corium gelegenen cystischen Hohlräumen, die mit den Schweißdrüsen in Zusammenhang standen.

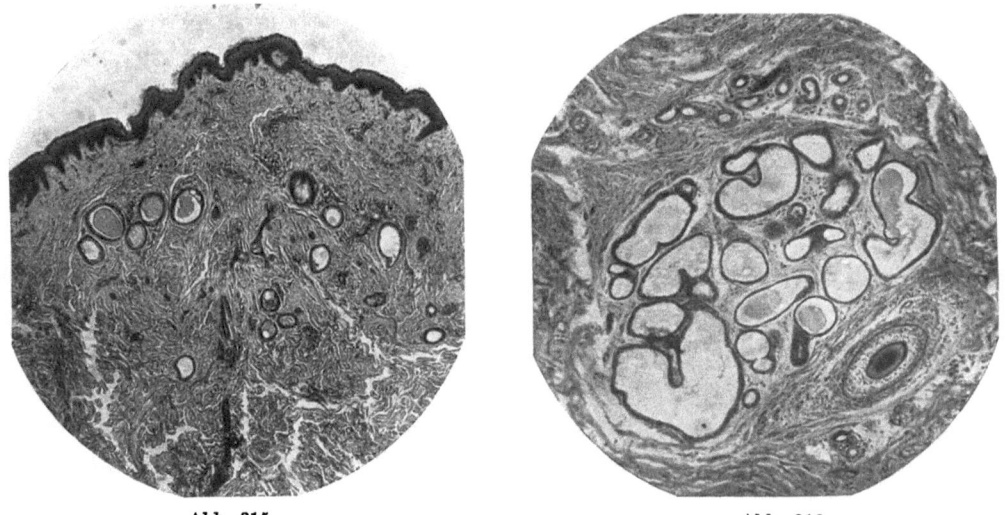

Abb. 215.   Abb. 216.
Abb. 215 und 216. Histologische Bilder des Syringocystadenoms meines Falles der Abb. 214. (Übersichtsbild und starke Vergrößerung.)

gefärbten, über das Niveau der Haut erhabenen, nicht schilfernden, nicht geröteten Flecken von papelähnlicher Beschaffenheit; sie haben im allgemeinen Kleinlinsen-, seltener Hirsekorngröße und zeigen keine Neigung zur Konfluenz. Im Bereich des Mons pubis und der großen Labien ist das Bild ein etwas anderes. Hier sind die rundlichen Erhabenheiten stärker ausgebildet und prominenter als an den übrigen Hautstellen, mehr warzenförmig. Häufig finden sich, besonders an der vorderen Commissur der großen Labien, drei oder vier miteinander vereinigt. Die Labia majora sind im ganzen verdickt und machen einen derbödematösen, fast elephantiastischen Eindruck, und zwar zunehmend in der Richtung von der Damm- bis zur Klitorisregion. Die kleinen Labien zeigen keine wesentliche Veränderung". Am übrigen Genitale war ein Lacerationsectropium der Cervix und ein Uterus myomatosus von Mannsfaustgröße nachweisbar. Anamnese o. B. Periode stets regelmäßig bis zuletzt. Zwei Geburten, die letzte 8 Jahre zuvor. Das mikroskopische Bild zeigte einen Komplex von tief im Corium gelegenen cystischen Hohlräumen.

6. Das Schweißdrüsenadenom s. Adenoma und Cystadenoma hidradenoides vulvae s. Hidradenoma tubulare, Hidrocystadenom s. Spiradenom (Unna) — es sind alle diese Namen in der dermatologischen Literatur zu finden — kommt an der Vulva vielleicht häufiger vor, als man nach den 30 Fällen, die ich aus der Literatur zusammenstellen konnte, annehmen möchte. Das scheint schon daraus hervorzugehen, daß allein L. Pick (1904) zwei eigene Fälle bearbeitet hat und zwei in einer Dissertation von Hammer mitteilen ließ. Sie wurden beschrieben von H. Braun (1892), Schickele (1902), L. Meyer (1903), L. Pick (1904, 2 Fälle), Karl Fleischmann (1905), Williamson (1906), Emanuel Groß [Klinik v. Franqué (1907)], Schröder (1911), Eduard Kaufmann (1911), Rob. Stern (1914), Hammer (1914, 2 Fälle), Outerbridge (1915), Rob. Koehler (1916), E. Kehrer (1919), Emil Schwarz (1921), Falco (1921), Rob. Meyer (1922, 4 Fälle), Aschheim (1922), Schellekens (1923), Arns[1] (1924), Kowalewicz (1925, 3 Fälle), Hoeck (1926), Albert Blau (1928). Fälle mit sehr ähnlichem histologischem Befund [Werth (1878) und Gebhard (1895)] sind von den einen zu den Schweißdrüsenadenomen gerechnet, von anderen (L. Pick) als Abkömmlinge frühembryonaler entodermaler Verlagerungen aus dem Sinus urogenitalis aufgefaßt worden. Schickele hatte seinen Fall als mesonephrischen Tumor gedeutet; Pick hat ihn aber den Schweißdrüsenadenomen zugezählt. Letzterer hat das anatomische, histologische und klinische Bild des Adenoms der Schweißdrüsen zuerst gezeichnet. Mit dieser Tumorgattung im allgemeinen haben sich Klauber (1904), Ricker und Schwalb (1914) ausführlich beschäftigt. Makroskopische Abbildungen sind von Fleischmann, mikroskopische von Schickele, L. Pick, Fleischmann, E. Groß, Rob. Schröder, Outerbridge, Hoeck, Arns, Blau gegeben worden.

Die Schweißdrüsenadenome der Vulva werden als klinisch und anatomisch wohlcharakterisierte Geschwülstchen bezeichnet. Sie erscheinen als umschriebene, erbsen- bis kirschkern- oder mandelgroße, selten 1 cm im Durchmesser übertreffende gutartige Blastome, die ausnahmsweise, vor allem bei Cystenbildungen, auf Haselnußgröße (H. Braun, Falco) oder Walnußgröße (Rob. Schröder) anwachsen können. Sie sitzen in der Regel der Außenfläche der großen Labie auf, finden sich zuweilen aber auch am nicht behaarten Innenrand derselben, nahe dem Sulcus interlabialis, wie je eine Beobachtung von Schickele, Groß, E. Kehrer, Hoeck gezeigt hat. Ähnlich wie kleine,

---

[1] Arns (Klinik Menge) hat seinen Fall zwar als intracystäres Papillom des linken Labium majus, als „Kombination von Retentionscyste eines Drüsenausführungsganges, wahrscheinlich einer Schweißdrüse, mit einem echten proliferierenden Tumor, ausgehend von der Wand einer Cyste", bezeichnet. Er unterscheidet sich aber in nichts von anderen Beschreibungen der Hidradenome.

niedrige, aber nicht zerklüftete Warzen aussehend und zumeist für solche gehalten, entwickeln sie sich in der Regel in Einzahl oder, wie im Fall Groß, multipel, ganz selten beiderseitig. Auffallend langsam ist ihr Wachstum, so daß sie jahrelang meist ohne irgendwelche Beschwerden, geschweige denn Schmerzen bestehen und meist zufällig, gelegentlich irgend einer gynäkologischen Untersuchung oder Operation, aufgefunden werden. Die kleinen Tumoren sitzen ungefähr im Niveau der Haut, sie bisweilen ein wenig nach außen überragend, und besitzen meist eine etwas derbe, selten eine weichere Konsistenz, was von dem Füllungszustand (Cyste) und dem Blutgehalt abhängt. Von der bedeckenden glatten oder mit Haaren besetzten Hautoberfläche lassen sie sich palpatorisch meist nicht deutlich trennen, obwohl sie entsprechend der Topographie der Schweißdrüsenknäuel in oder unter dem Corium liegen. Auf der Unterlage dagegen, der sie breitbasig, seltener pilzförmig aufsitzen, sind sie verschieblich. Wird die Haut über dem kleinen Tumor durch zunehmendes Wachstum desselben vorgewölbt, so kommt durch ihre Spannung eine Verdünnung oder gar Druckatrophie zustande (Koehler, E. Kehrer). Entleert sich der Inhalt, wie in des letzteren Fall, nach außen, so kann zunächst der Eindruck eines geplatzten Atheroms erweckt werden. Auch eine Erosion (Aschheim) und vermutlich auch eine Ulceration ist möglich als Folge einer mechanischen Irritation der bedeckenden Haut. Die letztere ist noch nicht beschrieben; zu ihr wäre es in meinem Fall wohl bald gekommen.

Bei den histologischen Untersuchungen sieht man, daß die Neubildung aus zahlreichen spalt-, halbmond-, sichelförmigen oder ähnlich geformten drüsigen Hohlräumen besteht, die entweder in verschiedenen Richtungen regellos-knäuelartig durcheinander laufen oder parallel, „Harfensaiten" oder einer Flöte vergleichbar — Syrinx ist der Name für die Flöte des Pan — angeordnet sind. Neben diesem rein drüsigen Bau, der öfters mit dem des Adenoma malignum verglichen worden ist, findet sich ein cystischer. Man beobachtet Erweiterungen der Drüsenschläuche und Einstülpungen da und dort an der Cystenwand. Dadurch kommt es zu papillären intracystischen s. intracanaliculären Erhebungen (H. Braun, Rob. Meyer, L. Meyer, E. Kehrer) und zu einem Bild, das dem des Cystadenoma serosum papilliferum der Ovarien oder der Mamma weitgehend ähnelt. So entsteht die Frage, ob das „Cystoma papilliferum mammae erraticae", das auf S. 439 kurz beschrieben wird, nicht als Schweißdrüsenadenom aufzufassen ist. Es sei dabei der Ähnlichkeit zwischen Brustdrüsencystadenom und Schweißdrüsenadenom gedacht, die sich vornehmlich dadurch erklärt, daß eine solche schon im morphologischen Bau der Schweißdrüsen und Brustdrüsen vorhanden ist (Kölliker und Bender). Auch darauf muß ich hinweisen, daß Cystadenome der Bartholinischen Drüsen mit den gleichen intracystischen papillären Bildungen beschrieben worden sind (S. 439). Es wird daher Aufgabe künftiger Forschungen sein müssen, Kriterien dafür zu suchen, ob ein Cystadenom der Vulva von Schweißdrüsen oder von akzessorischem aberriertem Brustdrüsengewebe oder von der Glandula Bartholini ausgeht. Erwähnen möchte ich noch, daß sowohl bei den Schweißdrüsen- wie bei den Bartholinischen Drüsenadenomen der gleiche Befund beschrieben worden ist, daß nämlich eine Cyste das ganze histologische Bild oder gar den ganzen Tumor beherrscht, während die Drüsenwucherungen an die Peripherie verschoben sind. Mitunter ist, wie im Fall Hoeck, der zentrale Teil in eine homogene, derb-sklerotische, fibrilläre Masse umgebildet und eine schlauchförmige, nicht intracystisch-papilläre Struktur vorhanden gewesen.

Nach der Entstehung der Schweißdrüsenadenome hat Pick zwei Gruppen unterschieden: das Hidradenoma tubulare und das Adenoma hidradenoides tubulare. Bei dem ersteren ist eine unmittelbare Kontinuität der Drüsenschläuche des Tumors mit den fertigen Knäuelschweißdrüsen oder deren Ausführungsgängen nachzuweisen und somit der Ausgang von diesen anzunehmen. Bei dem letzteren läßt sich ein solcher Zusammenhang nicht erbringen; es ist aus dem Oberflächenepithel der Epidermis oder aus rudimentären embryonal verlagerten oder mißbildeten Schweißdrüsenanlagen hervorgegangen. Der zweiten Gruppe sollen nach Pick die bis zu seiner Arbeit veröffentlicht gewesenen Fälle zugehören. Auch Kombinationen beider Adenomtypen hat er anerkannt. Der Pickschen Annahme einer embryonalen Verlagerung widerspricht nicht, daß die Schweißdrüsenadenome beim weiblichen Geschlecht, sowohl an der Vulva, als auch an anderen Körpergegenden, fast immer erst zwischen dem 35. und 53. Lebensjahr, meist zur Zeit des Klimakteriums, zur Beobachtung gekommen sind — nur in dem von Groß mitgeteilten Fall waren schon seit früher Kindheit kleine Knötchen entstanden, die erst etwa um das 40. Jahr zu wachsen anfingen. Denn es ist bekannt, daß auch aus anderen kongenitalen Bildungen in den Jahrzehnten der Geschlechtsreife gut- oder bösartige Neoplasmen sich entwickeln. Krompecher und nach ihm v. Meyenburg meinten, daß die Hidradenome aus versprengten Basalzellen der fertigen Epidermis des Erwachsenen hervorgehen könnten, was von Unna und Rob. Meyer bezweifelt, von G. Ricker entschieden bestritten worden ist. Für das oben erwähnte papilläre Schweißdrüsencystadenom vertritt Landsteiner den Standpunkt, daß es sich vor allem aus dem Ausführungsgang fertiger Schweißdrüsen entwickelt. In diesen Fällen sollen die Knäuel nur in geringem Grad an der Neubildung beteiligt und im wesentlichen nur cystisch erweitert sein. Neuerdings will Friedrich Neugebauer (1925) erworbene cystische Hidradenome in zwei Laparotomienarben gefunden haben, die offenbar durch das Operationstrauma veranlaßt waren.

Der Verlauf der Schweißdrüsenadenome der Vulva ist ein harm- und symptomloser. Bald kommen die Frauen wegen irgend einem anderen Genitalleiden zum Arzt, bald treibt sie die Furcht, die von ihnen beobachtete „Warze" könne bösartig sein oder werden. Eine carcinomatöse Entartung liegt im Bereich der Möglichkeit, wie Schellekens u. a. hervorgehoben haben und die nachher zu besprechenden Fälle beweisen. Schon aus diesem Grunde muß die Therapie darin bestehen, die Tumoren trotz ihrer Kleinheit und Gutartigkeit zu exstirpieren, und zwar weit im Gesunden, weil sie sonst auch bei histologischer Gutartigkeit erfahrungsgemäß rezidivieren können.

Für die histologische Diagnose des Schweißdrüsenadenoms stellte Pick die folgenden Forderungen auf:

1. Vorkommen des Adenoms an einer Stelle, an der sich normale Schweißdrüsen finden. Diese Forderung ist aber nur bedingt aufrecht zu erhalten, seitdem 3 Fälle mit Sitz des Neoplasmas an der Innenfläche der großen Labien bekannt geworden sind, wo normalerweise Schweißdrüsen nicht vorkommen. — 2. Nachweis eines sicheren Zusammenhangs des Adenoms mit den Schweißdrüsen. — 3. Kontinuierlicher Übergang der drüsigen Hohlräume, Kanäle und Cysten in einen oder mehrere, auf der Oberfläche der Epidermis mündende Schweisdrüsenausführungsgänge (Fälle Braun, Pick, Fleischmann). Hierbei muß man sich vor einer Verwechslung mit der ebenfalls beschriebenen Einmündung von Talgdrüsenausführungsgängen in die peripheren Hohlräume des Adenoms hüten. — 4. Septierter lobulärer Aufbau mit radiären

Einlagerungen der Drüsenschläuche in spärliches Stroma. Nach Rob. Meyer (1902) kann aber das Stroma stark wechseln; je zellreicher sich das Stroma zeige, desto lebhafter sei auch die Ausbildung der drüsenähnlichen Schläuche in den papillären Leisten. — 5. Nachahmung der Schweißdrüsenknäuel (Sekretionskanäle) wenigstens in der Mehrzahl der Drüsenschläuche im Sinne einer Zweischichtigkeit des Epithels: lumenwärts hohe, flimmerlose, radiär gerichtete Cylinderepithelien mit scharfer Innenkontur und basalem Kern, nach außen zu eine Reihe von niedrigen kubischen Zellen, deren Kerne senkrecht zur Verlaufsrichtung der Cylinderzellen und parallel der Schlauchrichtung gelagert sind. Die letzteren sind die von Kölliker (1849) entdeckten Muskelzellen der Schweißdrüsen. Dazu ist zu sagen, daß die Epithelauskleidung der Drüsenschläuche keine einheitliche ist, und daß nach Koehler sogar eine Umkehrung des eben erwähnten, für Schweißdrüsenschläuche als typisch angesehenen Epithelbelags vorkommt, innen also flache Epithelzellen und außen Cylinderzellen liegen. — 6. An der Außenseite der äußeren kubischen Zellschicht findet sich eine elastische Basalmembran (Membrana propria). Diese kann aber nach Koehler zuweilen fehlen. — 7. Scharfe Abgrenzung des Adenoms durch eine fibröse Kapsel, also keine Wucherung der Adenomschläuche in das umgebende Subcutangewebe hinein. — 8. Lumen der Drüsenkanälchen entweder leer oder mit einer homogenen, aus geronnener Flüssigkeit, Zell- und Kerntrümmern bestehenden Masse, mitunter auch mit konzentrisch geschichteten Kalkkonkrementen gefüllt. — Als Eigentümlichkeiten hob Rob. Meyer in seinen 4 Fällen hervor: In einem Fall fand sich ein breiter Zusammenhang der Cyste mit dem Plattenepithel der äußeren Haut und gleichzeitig ein mehrschichtiger Plattenepithelbelag an umschriebener Stelle der Cysteninnenwand. In zwei Beobachtungen war die Cyste nicht ringsum scharf abgekapselt; es durchbrachen vielmehr unregelmäßige Schläuche das Kapselstroma gegen die äußere Haut zu. In einem vierten Fall verlief ein einem Schweißdrüsenausführungsgang sehr ähnlicher Gang von der Hautoberfläche bis in unmittelbare Nähe des Cystenepithels. Dasselbe Bild war auch in dem von mir untersuchten Fall zu sehen.

Die Diagnose des Cystadenoma tubulare hidradenoides läßt sich, wie aus dem Mitgeteilten hervorgeht, nur auf Grund einer sehr genauen histologischen Untersuchung stellen. Makro- und mikroskopisch ist die Abgrenzung gegenüber einem Atherom, Papillom, vielleicht auch dem ungemein seltenen Talgdrüsenadenom und vornehmlich einem Adenom und Cystadenom der Bartholinischen Drüse oder einer aberrierten akzessorischen Mamma anzustreben. Die charakteristische Zweischichtigkeit des Epithels, wie sie in den Knäuelgängen der Schweißdrüsen normalerweise vorhanden ist, wird nach den in diesem Punkt übereinstimmenden Angaben aller Autoren, die sich mit der Frage beschäftigt haben, als Kriterium für die Diagnose Schweißdrüsenadenom gefordert. Trotzdem scheinen aus den Schweißdrüsen auch Tumoren von anomalem, diese Zweischichtigkeit des Epithels nicht aufweisendem Typus hervorgehen zu können.

7. In außerordentlich seltenen Fällen nehmen auch atypische Wucherungen im Sinne des Carcinoms ihren Ausgang von Schweißdrüsen oder Schweißdrüsenadenomen. Primäre solitäre Schweißdrüsenadenocarcinome sind an den verschiedensten Körperstellen, in einem Falle von Darier (1889) auch multipel beobachtet worden. In den folgenden 6 Fällen hat man an der Vulva carcinomatöse Umwandlungen von Schweißdrüsenadenomen beschrieben. Doch ist die maligne Natur solcher Adenome von unseren führenden Histologen nicht immer anerkannt worden, z. B. nicht von Robert Meyer in dem sogleich zu besprechenden Fall von Hermann Ruge.

Antonelli (1902) hat über einen Tumor der Leistengegend bei einer 43jährigen Frau berichtet, welcher die rechte große Schamlippe und die rechte Seite des Mons pubis und der Scheide mitgriffen hatte. Die Neubildung wurde als Adenom der Schweißdrüsen bezeichnet, welches da und dort in Carcinom übergegangen sei. — Hermann Ruge (1905) hat ein „malignes Adenom der Schweißdrüsen" der Vulva mit schrankenlos in die Umgebung vordringender Epithelproliferation, Durchbrechung der Membrana propria der Drüsenräume, partieller Metaplasie der Cylinder- in Plattenepithelien und Hornperlenbildung mitten im Cylinderepithel gefunden. — Von Fornero (1913) liegt ein Bericht über eine vom Labium majus ausgehende kleine adenocarcinomatöse Neubildung vor, die angeblich dem Epithel der Schweißdrüsen entstammte und teilweise melanosarkomatöse Struktur aufwies. Nach dieser mir nur im Referat zugänglichen

Mitteilung könnte vielleicht ein „Schweißdrüsennaevus" den Ausgang des seltenen Neoplasmas gebildet haben. — Schiffmann (1920) beschrieb ein „Schweißdrüsenadenocancroid" der Vulva. Der pilzförmige, durch tiefe Einschnitte gegliederte Tumor ging von der Außenseite des oberen Drittels der linken großen Schamlippe einer 40jährigen Nullipara aus. Histologisch zeigte er einen adenomartigen Anteil, der aus einem Konvolut von Drüsenschläuchen mit bald zweischichtigem, bald einfachem zylindrischem, kubischem oder flachem Epithel bestand; zwischen diesen Schläuchen fanden sich Anhäufungen von polygonalen Zellen mit großen blasigen Kernen, die teilweise zu flachen und schließlich zu plattenepithelähnlichen Zellen und Hornperlen umgewandelt waren. Ob dieser Tumor wirklich ein Cancroid ist, scheint mir mit Schiffmann selbst etwas fraglich. Destruktives Wachstum fehlte ihm. Doch war solches auch in meinem Fall, den ich nur in makroskopischer Abbildung (Abb. 267) wiedergeben kann, da ich die histologischen Präparate leider nicht mehr besitze, noch nicht vorhanden. Auch an Naevuszellen könnte man vielleicht in Schiffmanns Beobachtung denken, deren epitheliale Natur heute sichergestellt und deren Umwandlung in Hornperlen beobachtet ist. Auch in dem oben erwähnten Fall von Adenoma hidradenoides der Vulva von Falco (1921) hat der Tumor an der Stelle, an der er mit der Haut in Verbindung stand, eine beginnende maligne Degeneration gezeigt.

Die Diagnose einer malignen Neubildung der Schweißdrüsen ist mit Sicherheit nur auf histologischem Wege zu stellen. Differentialdiagnostisch kommt auch hier, gleichwie beim Adenoma und Cystadenoma papilliferum, ein Tumor der Bartholinischen Drüse oder einer akzessorischen aberrierten Brustdrüse in Frage. Makroskopisch könnte man vielleicht die Verwechslung mit einer kleinen Metastase eines Adenocarcinoms des Uterus (S. 562), eines Chorionepithelioma malignum (S. 567) oder eines Hypernephroms (S. 567) für möglich halten. Allein diese finden sich niemals dort, wo die Schweißdrüsenadenome sitzen, d. h. an der Außenfläche, ganz selten einmal an der Innenfläche der großen Labie, sondern stets in der Umgebung der Urethramündung und am distalen Teil des Harnröhrenwulstes der vorderen Vaginalwand, im äußersten Fall an der Basis der ventralen Abschnitte der kleinen Labien.

R. Geschwülste der Vulva.
I. Cystische Bildungen der Vulva.

Der Lokalisation nach unterscheide ich solche der großen Labien, der kleinen Labien, der Klitoris- und Paraurethralregion, des Hymen, welchen sich die hier nicht näher zu erörternden des Dammes und der Harnröhrenmündung anschließen.

a) Cysten der großen Labien.

Sie lassen sich der Art nach einteilen in:

1. Retentionscysten der Labia majora.

    Retentionscysten der Bartholinischen Drüsen.

    Retentionscysten von Talgdrüsen.

    Lymphcysten.

    Beckenbindegewebscysten.

2. Cystadenome der Labia majora.

    Cystadenome der Schweißdrüsen.

    Cystadenome der Bartholinischen Drüse.

    Cystadenome akzessorischer überzähliger Brustdrüsen.

Cystisches Adenom, Adenofibrom und Adenofibromyom des Lig. rotundum.
Cystische Endometriome.
Vermutliche „Urogenitalsinuscysten", teils mit einfachem flimmerndem Cylinderepithel, teils mit ein- oder vornehmlich mehrschichtigem Plattenepithel ausgekleidet.
Flimmerepithelcysten, teilweise vom Typus des Cystadenoma papilliferum.
Cysten mit mehrschichtigem Cylinder- oder kubischem (prismatischem) Epithel.

3. Anderweitige cystische Neubildungen der Labia majora.
Dermoidcysten.
Cystische Lymphangiome.

4. Cysten der Labia majora infolge embryonaler Entwicklungsstörungen im Gebiet des Leistenkanals.
Hydrocele muliebris.
Herniencyste.
Hernia labialis inguinalis mit einer Ovarialcyste oder Hydrosalpinx als Inhalt.
Pseudocyste.

5. Parasitäre Cysten der Labia majora.
Echinokokkuscyste.

1. Retentionscysten der Labia majora.

Am häufigsten sind die Cysten der großen Labien mit Huguier (1850) auf die Bartholinischen Drüsen zurückzuführen. Wissenschaftliche Bearbeitungen derselben liegen vorwiegend aus der ausländischen Literatur vor. Es sind in der Regel einfache einkammerige Retentionscysten und keine eigentlichen Geschwulstbildungen, die sich während der Jahre der Geschlechtsreife entwickeln, durch glatte Wandung und Oberfläche und langsames Wachstum auszeichnen und keine allzu große praktische Bedeutung besitzen. Denn oft werden sie zufällig bei einer gynäkologischen Untersuchung gefunden, ohne daß sie den Trägerinnen zum Bewußtsein gekommen sind. Ausnahmsweise schwellen sie bei der Menstruation an oder erschweren das Sitzen, die Kohabitation, die Entbindung (Fall Kleinwächter), die Urinentleerung, letzteres dann, wenn sie beträchtlichen Umfang angenommen haben und bis in die Nähe der Urethra vorgedrungen sind. Bilaterale Cystenbildungen, die zuerst Cruveilhier (1834), später v. Recklinghausen (1881) in drei Fällen beschrieben hat und die auch ich mehrmals gesehen habe, können leichte Störungen im Sinne der Dyspareunie zur Folge haben; liegt doch die physiologische Aufgabe der Bartholinischen Drüsen darin, durch ihr schleimiges Sekret den Scheideneingang vor dem Begattungsakt anzufeuchten und schlüpfrig zu machen.

Der Sitz der Bartholinischen Retentionscyste entspricht der Topographie der Drüse in der Tiefe des hinteren Drittels der großen Schamlippe. Eine kleine Cyste ist mit dem Auge noch nicht erkennbar; sie läßt sich nur palpatorisch als ovales oder spindliges, prall gespanntes Gebilde nachweisen, das innerhalb des Labium majus hin- und herzuschieben ist und keine Beziehung zum Introitus vaginae oder zur Innenfläche der Labie aufweist. Eine größere, aus der Drüse hervorgegangene Cyste nimmt mehr und mehr rundliche Gestalt an, führt zu einer Formveränderung der großen Schamlippe, wölbt die Haut der Außen- und Innenfläche derselben, sowie die Schleimhaut des Scheideneingangs vor, flacht den Kamm des Labium minus bis zum Verstreichen ab und verdrängt die Schamspalte zur gesunden Seite hinüber. Sehr große Cysten können den ganzen Raum des Labium majus einnehmen und dann vor dem absteigenden Schambeinast, neben der Klitoris vorbei, bis ins Gebiet des Mons pubis, auf paravaginalem Weg angeblich bis über das Scheidengewölbe hinauf [Hoening (1869) — ob hier nicht eine Cyste des Wolff-Gartnerschen Ganges vorlag?], in die Tiefe der Fossa ischio-rectalis, in den Vorderdamm [Boys de Loury (1840), Huguier (1850), Kleinwächter (1895)] oder lateralwärts unter die Genito-Cruralfalte hineinwachsen. Im allgemeinen zwar überschreiten die Cysten der Bartholinischen Drüse Pflaumen- bis Hühnereigröße nicht; sie sind meist nur haselbis walnußgroß und erreichen sehr selten Apfel- bzw. Mandarinengröße (Kleinwächter) oder darüber. Abbildungen haben J. Veit, Reifferscheid im Lehrbuch der Gynäkologie von Stoeckel-Reifferscheid (1924) u. a. gegeben. Zuweilen finden sich die Cysten, wie bereits bemerkt, bilateral; Cysten derart von Orangegröße hat Wiener (1912) bei einer Schwangeren beschrieben.

Der Inhalt der glattwandigen, einhöhligen Bartholinischen Cyste ist ein heller, glasiger, fadenziehender Schleim; selten ist er von mehr seröser Beschaffenheit. Ein Schokoladeton desselben weist auf Blutbeimengung, eine graugelbe Farbe auf Eiterung hin. Im letzteren Fall kann sowohl ein Pseudoabsceß der Drüse der Cyste vorausgegangen sein, als auch die sekundäre Vereiterung einer Cyste vorliegen [Breton (1861)]. Shtol (1891) sprach unter Berücksichtigung des Inhalts von einem „Cystoma colloides glandularum Bartholini". Auch Gebhard u. a. fanden kolloide Flüssigkeit. Lawson Tait sowie Scott (1885) haben in den Cysten Kalkkonkremente angetroffen, wie sie beim Atherom oder im späten Stadium eines Bartholinischen Abscesses gefunden werden.

Bereits Huguier hat die Unterscheidung zwischen einer Retentionscyste des Ausführungsganges — angeblich das häufigere — und einer solchen des acinösen Drüsenkörpers gemacht. Zuweilen aber kann die Cyste gleichzeitig vom Ausführungsgang und vom Drüsenkörper ausgehen und dann infolge einer tiefen Einschnürung Biskuitform annehmen. In einer derart gestalteten kleinfaustgroßen Cyste (Kleinwächter) standen die beiden Cysten durch eine für die Fingerkuppe durchgängige Öffnung in Kommunikation. Die 4. und 5. Gruppe bildet die Retentionscyste eines aberrierenden Drüsenlappens (Dobbert u. a.) und ein Komplex verzweigter Cysten der Bartholinischen Drüse, wie ihn Huguier und de Loury beschrieben haben. Eine Cyste des Ausführungsganges sitzt oberflächlich, dicht an der Ausmündung desselben ins Vestibulum. Sie ist langgestreckt, oft spindelförmig. In späterer Zeit kann auch sie die rundliche Form annehmen, die der Cyste des Drüsenparenchyms selbst schon von Anfang an eigen ist.

Histologisch besteht die Wand der Cyste nach Untersuchungen von Ferroni (1898), C. Gebhard (1899), Raffalli (1903), Serafini (1907), Moraller-Hoehl (1909) u. a. aus einem dünnen, oft sogar sehr dünnen Bindegewebssack. Das ihn innen bekleidende Epithel ist zylindrisch-kubisch oder abgeflacht und bald ein-, bald mehrschichtig; es ist in kleineren Cysten noch erkennbar, in größeren durch Druckatrophie zugrunde gegangen. Der Rest des Drüsengewebes findet sich durch den Cysteninhalt nicht selten an eine kleine Stelle der Wand verlagert und komprimiert [Kleinwächter (1896)], etwa dem Stein des Siegelrings vergleichbar. Die Acini des peripherwärts verdrängten Drüsenkörpers können mit der Cystenhöhle communicieren (Serafini). Das Pflasterepithel des Ausführungsganges der Drüse ist in Zusammenhang mit seiner Verklebung oder als Folge seiner starken Dilatation meist zugrunde gegangen; nur selten läßt es sich noch als verhältnismäßig intakt nachweisen.

Die Entstehung der Bartholinischen Retentionscyste wird von den Lehr- und Handbüchern fast allgemein auf eine vorausgegangene purulente Entzündung der Drüse, meist gonorrhoischer Art, zurückgeführt. Der Eiter eines so entstandenen Bartholinischen Abscesses soll resorbiert und durch schleimig-seröse Flüssigkeit ersetzt werden. Viel häufiger aber dürfte sein, daß der Ausführungsgang durch spezifische oder nicht spezifische Eitererreger entzündlich verklebt und so den Abfluß des Drüsensekrets hindert, das physiologischerweise bei sexuell Tätigen und besonders bei sexuell sehr Erregbaren in viel beträchtlicher Menge gebildet wird, als man gemeinhin annimmt. Die Stauung des Sekrets führt dann zur Ausdehnung des Ausführungsganges oder der Acini der Drüse selbst. Die ätiologische Bedeutung eines gonorrhoischen Infekts wird bei der Bartholinischen Cyste sicherlich überschätzt, wie sich schon daraus ergibt, daß sie sich bei intakten Jungfrauen und Kindern, bei denen von Tripper nachweisbar keine Rede ist und nur eine Masturbation mit unsauberen Fingern in Frage kommen kann, sowie bei Greisinnen beobachten läßt. Die von Max Sänger und seitdem allgemein als Macula gonorrhoica bezeichnete umschriebene, flohstichartige Rötung in der Umgebung der Mündung des Ausführungsganges einer Bartholinischen Drüse hat meinen vieljährigen darauf gerichteten Beobachtungen nach sehr oft nichts mit Gonorrhöe zu tun; sie ist häufig nichts anderes als der Ausdruck einer psycho-sexuell oder lokal-mechanisch-sexuell bedingten Überreizung der Vorhofsdrüsen. Eine Bartholinische Retentionscyste kann auch durch Umwachsung und Verlegung des Drüsenausführungsganges seitens einer Geburtsnarbe, die sich an einen extramedianen Scheidendammriß oder eine laterale Episiotomie anschloß, oder seitens einer Kolpoperineoplastiknarbe entstehen. Man muß sich daher hüten, bei der Dammnaht und der Dammplastik den Drüsenausführungsgang mit den Nähten zu fassen, wenn man die Drüse in ihrer physiologischen Funktion erhalten will. Die partale Ätiologie, die ich nur von O. Küstner und Reifferscheid erwähnt finde, zeigt unter mehreren eigenen Beobachtungen die folgende der jüngeren Zeit:

Frau G. (11. 10. 1926): In der rechten großen Schamlippe findet sich ein längsovaler, gut verschieblicher, prall-elastischer Tumor, der ziemlich weit symphysenwärts reicht. Der erste Blick ergibt eine Retentionscyste der rechten Bartholinischen Drüse. Die Ausmündungsstelle derselben ist nicht zu erkennen. Sie ist sichtlich geschlossen und von einer pfennigstückgroßen, weißen, derben, eingezogenen Narbenmasse eingenommen, welche die benachbarten Hymenalkarunkel nach rechts hinten verzieht. Die hintere Scheidenwand ist infolge der rechtsseitigen Scheidendammnarbe nach rechts unten außen verzogen. Die Ursache der Bartholinischen Cyste ist in einer Geburtsnarbenbildung zu sehen.

Das Wachstum der Bartholinischen Retentionscyste ist ein langsames; das Tempo desselben hängt ab von der sexuellen Inanspruchnahme der Vorhofsdrüsen und dem Blut- und Lymphgehalt des Vulvagebiets. Durchbruch der Cyste nach dem Scheideneingang zu ist möglich und zuerst von v. Recklinghausen (1881) beschrieben worden.

Die Diagnose der Bartholinischen Retentionscyste kann aus der typischen Lage, der elastisch-cystischen Konsistenz, dem sehr langsamen Wachstum und der Schmerzlosigkeit gestellt werden. Differentialdiagnostisch ist an die vor dem äußeren Leistenring gelegenen Cystenbildungen: abgesackte Hydrocele muliebris des Lig. rotundum, Cystadenom dieses Bandes, Hernia inguinalis labialis zu denken, die aber alle eine etwas andere Topographie zeigen, mehr nach dem Mons pubis und der Leiste zu liegen, in jedem Fall dorthin zu verfolgen und zu verschieben sind, sowie eine Vergrößerung des Inhalts beim Pressen und Husten durch Eintritt von Darm, Netz, Ovarium, Tube erkennen lassen. Ähnlichkeit kann auch zwischen einer Bartholinischen Cyste und einem Fibrom, Myom, Lipom oder großem Atherom des Labium majus bestehen, zumal diese eine ähnliche prallelastische Konsistenz aufweisen können. So hat Reifferscheid ein Myom des linken Glutäalmuskels abgebildet, das sich nach der Vulva zu entwickelt und als Pseudocyste einen ähnlichen Befund hervorgerufen hatte. Auch an das seltene Carcinom der Bartholinischen Drüse ist zu denken. Erstreckt sich eine Cyste von der Tiefe der großen Labie paravaginal nach oben bis zum Beckeneingang, so daß etwa ihre obere Kuppe, wie in einem von Hoening (1869) mitgeteilten Fall, durch die Bauchdecken zu tasten ist, so liegt nach J. Veit, Gebhard, Hofmeier von vornherein nahe, sie nicht mit der Bartholinischen Drüse, sondern mit dem Wolffschen Gang in Zusammenhang zu bringen. Hoening (1869) hat auch auf die Ähnlichkeit einer Bartholinischen Cyste mit einem tief herabreichenden Hämatokolpos bei Verschluß einer Hälfte eines doppelten Genitalkanals hingewiesen.

Therapie: Eine Behandlung der Retentionscyste ist nicht immer nötig, zumal zahlreiche, auch eigene jahrelange Beobachtungen ergeben haben, daß sie meist keine Unbequemlichkeiten, geschweige denn Beschwerden verursacht, im Gegenteil zuweilen, und zwar bei mittlerer Größe, den sexuellen Reiz bei der Kohabitation durch den mechanischen Widerstand und die Einengung der Schamspalte eher zu erhöhen vermag. Will man aber zur Operation schreiten oder wird sie von der Klientin verlangt, so soll man keine einfache Incision zur Entleerung des Cysteninhalts vornehmen, weil danach entweder ein nur langsam durch Granulationen heilender Fistelgang zurückbleibt oder eine Verwachsung der Einschnittsstelle der Cystenwand mit folgender neuer Retention des von den nicht zerstörten Epithelien gebildeten Sekrets, also ein Rezidiv, eintritt. Am besten ist es, die Cyste zu exstirpieren. Man dringt dabei unter Wahrung strengster Asepsis schrittweise von einem spindelförmigen, die Drüsenmündung umfassenden Schleimhautschnitt teils mit dem Messer, teils stumpf in die Tiefe vor und bemüht sich, die Cyste uneröffnet und möglichst blutleer herauszupräparieren. Das gelingt aber nur bei großer Vorsicht. Auch muß man auf eine starke Blutung aus den angrenzenden Schwellkörpern und aus Venen und Arterien vorbereitet sein, zumal wenn Varizenbildungen in der Nachbarschaft vorhanden sind oder die Cyste seitlich gegen das Tuber ischii, wo die A. und V. pudenda liegen, vorgedrungen ist. Allgemeinnarkose verdient den Vorzug vor der Lokalanästhesie. Das Wundbett, das meist tiefer, größer und blutreicher ist als man zuvor erwartete und sich, wie in einem Fall von Kleinwächter, pararectal bis zur Spina ischii erstrecken kann, muß nach Versorgung der einzelnen Gefäße zweischichtig vernäht oder im Notfall auf kurze Zeit drainiert werden. Tiefe Narbenbildungen stellen sich nach der Operation gern ein; der Operateur muß bestrebt sein, sie durch richtige Nahtanlegung zu verhüten. Als einfacher und im

Erfolg sicherer als die Exstirpation der Cyste hat Hofmeier in seinem „Grundriß der gynäkologischen Operationen" (1888) und ihm folgend Kleinwächter, später auch Labhardt im Handbuch von Halban-Seitz (1927) eine von Karl Schröder für Vaginalcysten angegebene kleine Operation empfohlen. Bei dieser wird die Kuppe der Cyste in den Scheidenvorhof vorgezogen und abgetragen, worauf der Rest der Cystenwand durch Knopfnähte radiär mit der Schleimhaut vereinigt wird. „Man bringt so am sichersten die Cyste zur Verödung und verhindert die Wiederansammlung" (Hofmeier). Ich habe über diese Methode keine eigenen Erfahrungen. Sie kommt an Stelle der meist geübten Radikaloperation wohl nur in Frage, wenn eine große tiefgehende Cyste mit beträchtlichen Varizenbildungen im Vulvagebiet vorhanden ist, die starke Blutungen erwarten lassen. Neuerdings hat man auch Röntgenbestrahlung von Bartholinischen Cysten vorgenommen; doch kann sie nicht empfohlen werden.

Die Retentionscysten der Talgdrüsen werden später (S. 451) besprochen. Sie sind für die Vulva in keiner Weise charakteristisch.

Lymphcysten s. lymphangiektatische Cysten der großen Schamlippen sind in seltenen Fällen beobachtet worden. Die Vulva ist kein Prädilektionssitz für sie. Von Lymphcysten der Vulva hat zuerst der pathologische Anatom Klob (1864) gesprochen; er fand sie bis zu Erbsengröße und in Mehrzahl aneinander gereiht. Über diffuse Lymphangiektasien der äußeren Genitalien ist von Kast (1891) berichtet worden. Einen Fall von Lymphangiektasie und Lymphorrhagie der Vulva hat Eger (1891) demonstriert. Lymphcysten kommen vornehmlich bei der Elephantiasis und Esthiomène der Vulva vor. In diesen Kapiteln ist ihrer gedacht worden. Vermutlich gehören zu einer dieser beiden Affektionen auch multiple Lymphgefäßektasien von Haselnußgröße, die schon von Klob erwähnt und auch von Cederschjöld und Busch beschrieben worden sind.

Ganz selten werden cystische Tumoren des Beckenbindegewebes von beträchtlichem Umfang in den großen Schamlippen angetroffen, die aus der Tiefe des Beckens herausgewachsen sind und manchmal als perineale Hernien aufgefaßt wurden. Wie sie entstehen, ist unbekannt. Vielleicht sind sie auf den Gartner-Wolffschen Kanal zurückzuführen. Auch an Echinokokkencysten ist zu denken.

Froriep (1839): Mannskopfgroße Geschwulst der linken Gesäßgegend und faustgroße elastische Cyste des linken Labium majus. Beide Cysten durch eine tiefe, am Damm befindliche Furche voneinander getrennt und communicierend. Sie waren bei der 35jährigen Frau offenbar schon seit dem 14. Lebensjahr vorhanden und einer im 26. Jahr eingetretenen Gravidität und Geburt nicht hinderlich gewesen. Erst in der zweiten Schwangerschaft erschien in der Gegend der Incisura ischiadica magna der linken Seite zuerst eine Cyste von Hühnereigröße. — Prochownik (1906) hat bei einer 37 Jahre alten Frau eine faustgroße, nach weiteren 4 Wochen auf Mannskopfgröße angewachsene cystische Geschwulst zwischen linker großer Labie und Schenkelfalte gesehen. Sie ließ sich leicht komprimieren und ins Becken hinaufschieben, ohne hierbei die Rectalwand vorzudrängen und gab absolute Dämpfung bei der Perkussion. Schon bei der Probelaparotomie traf man die Kuppe des Tumors zwischen Gebärmutter und Harnblase an und fand durch Punktion eine klare, seröse, eiweißreiche Flüssigkeit, welche ein Blasendivertikel auszuschließen gestattete. Bei der folgenden operativen Inangriffnahme des Tumors von einem Dammschnitt aus zeigte sich, daß er aus vielen kleinen Cysten bestand und hoch ins pararectale Gewebe hinaufreichte. Zweimalige Rectumverletzungen mit Entstehung einer Kloake, die schließlich operativ geschlossen werden konnte, zeigen die Schwierigkeiten bei der Operation.

2. Cystadenome der Labia majora.

Neben den erwähnten Cysten stehen die Cystadenome der großen Schamlippen. Sie können von den verschiedenen drüsigen Gebilden ausgehen, die in ihnen angetroffen werden. Auf die Schweißdrüsencystadenome bin ich ausführlich im Abschnitt über die Pathologie der Schweißdrüsen (S. 429) eingegangen.

Die wenigen Fälle von Cystadenomen der Bartholinischen Drüse, die Coen (1890) und J. Marx (1905) beschrieben haben, führe ich hier an. Ihre Ähnlichkeit mit den Schweißdrüsenadenomen kann ich nicht unerwähnt lassen. Papilläre Erhebungen der Cystenwand ins Lumen werden in den Fällen beider Gruppen beschrieben.

Coen: Gänseeigroße Geschwulst aus dem rechten Labium majus eines 16 jährigen Mädchens exstirpiert. 4 Jahre zuvor in Haselnußgröße wahrgenommen, hatte sie in den letzten 5 Monaten ein Gefühl von Schwere in der Schamlippe und Schmerzen beim Sitzen verursacht. Der Tumor wies eine zentrale größere und eine laterale haselnußgroße Cyste mit schleimigem Inhalt auf. In sein Grundgewebe waren fleischfarbige Knötchen mit acinösem Bau und Cylinderepithelauskleidung eingestreut. Cystenwand vorwiegend von niedrigem Cylinderepithel, stellenweise von mehrschichtigem und fast kubischem Epithel bekleidet. Papillenartige Erhebungen ins Cystenlumen. Die Neubildung wurde als ein Adenom der Bartholinischen Drüse mit einer aus dem Ausführungsgang derselben entstandenen Retentionscyste angesehen. — Marx: Eine 42 jährige Frau hatte im 2. Monat der vierten Schwangerschaft eine walnußgroße Geschwulst in der rechten großen Labie bemerkt, die bis zum 6. Monat unter heftigen Schmerzen allmählich bis auf Kleinfaustgröße angewachsen war. Die mikroskopische Untersuchung der exstirpierten, teils cystischen, teils soliden beweglichen Geschwulst ergab ein multilokuläres papilläres Cystadenom. Marx glaubte in der unter v. Bollinger und Oberndorfer angefertigten Dissertation den Tumor auf die Bartholinische Drüse zurückführen zu sollen, hat aber auch an embryonale Epithelversprengungen gedacht.

In 7 Fällen der Literatur kamen Cysten der großen Labien zur Beobachtung, die auf überzählige verirrte Brustdrüsenanlagen, Polymastie, bezogen worden sind. Das versteht man leichter, wenn man erfährt, daß bei manchen Tieren eine sog. Inguinalbrust, bei anderen Tieren in der Nähe der Vulva und an der Vulva eine sog. Vulvabrustdrüse vorkommt. Auch in der Leistengegend sind Mammae accessoriae beschrieben worden.

Hartung (1875): Kurz gestielter Tumor der Innenfläche der linken großen Labie nahe dem unteren Rand bei einer 30 jährigen Frau. Als die Frau ihr Kind stillte, entleerte sich milchartige Flüssigkeit aus einer oberflächlichen Ulcerationsstelle des gut gänseeigroßen Tumors, welche einer eingezogenen verkümmerten Brustwarze entsprach. Bei der operativen Entfernung der Geschwulst zeigte sich, daß sie aus zwei isolierten Tumoren, einem größeren, welcher die Hauptmasse bildete, und einem kleineren, etwa walnußgroßen gebildet war. Nach Durchschneiden des gelappten Tumors entleerte sich Milch aus zahlreichen Drüsengängen und Drüsenbläschen, die durchaus denen der normalen Mamma glichen, was dann die mikroskopische Untersuchung bestätigte. — De Blasio (1905) sah bei einer jungen Frau auf der Außenfläche jedes Labium majus je eine Brustdrüse von Hühnereigröße, welche von einer gut geformten Warze überragt wurde. Von der Pubertät an wurden nur die Warzen beobachtet; die Drüsen entwickelten sich erst später und erreichten ihre maximale Größe während der Schwangerschaft. — Eisenreich (1906) hatte bei einer 43 jährigen Frau histologisch genau die gleichen Geschwulstbildungen in der linken Mamma und in der rechten großen Labie beobachtet und von „multiplem Fibroadenoma intracaniculare der Mamma und Vulva" gesprochen. Im Vulvatumor sah er intracystische papilläre Wucherungen, die er in der Mamma nicht erwähnte. — Bartcky (1925): Pflaumengroßer Tumor des linken Labium majus aus Drüsenschläuchen gebildet, die durch junges Bindegewebe zusammengehalten wurden und eine lobuläre Struktur zeigten. Auskleidung mit mehrschichtigem Cylinderepithel, das auf einem Saum länglicher, abgeplatteter, einer Tunica propria aufsitzender Basalzellen ruhte. Der Autor selbst hebt eine gewisse Analogie des Tumors mit dem Adenoma hidradenoides von Pick hervor und lehnt die Herkunft vom Urnierengewebe oder Serosaepithel ab. Die Möglichkeit des Ausgangs von der Bartholinischen Drüse ist nicht erörtert worden. Der Ursprung wurde in versprengtem Mammagewebe gesucht. — Gomoiu und Ionescu (1925) haben bei einer 23 jährigen Frau eine in der rechten Schamlippe gelegene Brustwarze, aus deren Öffnung bald nach der Entbindung Milch floß, beobachtet und exstirpiert. Die histologische Untersuchung bestätigte die makroskopisch-anatomische Diagnose. — J. Bell (1926) fand an der Vulva einer in der dritten Schwangerschaft befindlichen Frau einen gut hühnereigroßen, etwas gestielten Tumor, der gelblichweiße Flüssigkeit absonderte. Die Frau hatte im ganzen neun Geburten und zwei Fehlgeburten überstanden. Die später im 59. Lebensjahr exstirpierte Cyste erwies sich mikroskopisch als eine teilweise cystisch entartete Brustdrüse. — Das Referat eines von Purves und Hadley (1927) beobachteten Falles lautet in den Berichten über die ges. Gynäkol. u. Geburtsh. Bd. 13, S. 552 folgendermaßen: „Akzessorische Brüste in den großen Schamlippen: Bei einer 34 jährigen Mehrgebärenden wurde die linke hypertrophische Brustdrüse entfernt. Histologisch: hypertrophisches Brustdrüsengewebe. 1 Jahr später mußte auch die rechte vergrößerte Brustdrüse entfernt werden. Histologisch: Adenocarcinom. 2 Jahre später wurden in der Schwangerschaft beiderseits auf der Brust einige Knoten entfernt. Histologisch: Fibroadenom. Kurze Zeit später, noch in der Schwangerschaft, traten in beiden großen Labien Knoten von Orangegröße auf. Diese wurden nach der Entbindung entfernt. Histologisch: lactierendes Brustdrüsengewebe."

Cystische Adenome, Adenofibrome und Adenofibromyome der großen Labien, die in inniger Verbindung mit dem runden Mutterband stehen, wurden früher auf Urnierenkeime im Sinne von v. Recklinghausen bezogen. Ein Teil von ihnen wird neuerdings im Sinn von Endometriomen (S. 454) gedeutet.

Cystadenome, deren einer Abschnitt mit einer einfachen Schicht von flimmerndem Cylinderepithel, der andere mit ein- oder mehrschichtigem Plattenepithel ausgekleidet ist, dürften an der Übergangsstelle des Sinus urogenitalis, aus welchem das Vestibularepithel hervorgeht, gegen das Ektoderm der kleinen Labien entstehen und auf eine Epithelverlagerung dieser Gegend zurückzuführen sein. Durch Rob. Meyers embryologische Untersuchungen weiß man, daß die Grenze nicht immer scharf, sondern oftmals durch allmähliche und verschwommene Übergänge gebildet ist. In diese Gruppe, deren Repräsentanten man vielleicht, und jedenfalls bis auf weiteres, als „vermutliche Urogenitalsinuscysten" bezeichnen könnte, kann man wohl Fälle von Werth (1878), Lagrange (1886), Ludwig Meyer (1903), Bella (1925), Seidler (1925) einreihen.

Werth: Kirschgroße Cyste des Sulcus interlabialis zwischen mittlerem und oberem Drittel der kleinen Schamlippe, die im allgemeinen von Plattenepithel ausgekleidet war. An einer Stelle der Cysteninnenwand fand sich eine zweierbsengroße, rundliche gestielte Erhabenheit, die drüsige Beschaffenheit aufwies und an ihrer Oberfläche mit Cylinderepithel bedeckt war. — Lagrange (Fall 2): Cyste der rechten großen Schamlippe, die teils mit geschichtetem Plattenepithel, teils mit zylindrischem Flimmerepithel ausgekleidet war und auf der Innenfläche acinöse Drüsen aufwies. Der Fall wurde irrtümlich als Dermoidcyste angesprochen. — In Ludwig Meyers Fall war eine walnußgroße verschiebliche, gut abgrenzbare Cyste von der Mitte des linken Sulcus interlabialis einer 22 jährigen ausgegangen. Die Innenbekleidung zeigte bald ein- oder mehrschichtiges Plattenepithel, bald ein hohes, palisadenförmiges, einschichtiges Cylinderepithel, das da und dort mit deutlichen Flimmern ausgestattet war; dazwischen Übergänge. An einer Stelle der Cystenwand ein Herd von tubulösen Drüsen. — Seidler: Cystisch-elastischer, transparenter Tumor von der Größe des Kopfes eines Neugeborenen in der rechten großen Labie einer 47 jährigen Frau. Die exstirpierte Cyste enthielt hellgelbe, seröse Flüssigkeit. Neben der Hauptcyste, die eines Epithelüberzuges entbehrte, lagen kleinere Cysten, die teils mit Cylinderzellen, teils mit mehrschichtigen kubischen Zellen ausgekleidet waren. Die Entstehung wurde derart gedacht, daß in frühem Embryonalleben eine Insel des Ektodermepithels allseitig vom Ektodermepithel der großen Labien bedeckt wurde und später drüsenförmig zu wuchern begann, worauf Stauungscysten entstanden, die zu einer großen Cyste konfluierten. — Bella: Hühnereigroße Cyste der linken großen Labie, auf den Wolffschen Gang bezogen.

Auch reine Flimmerepithelcysten kommen in den großen Labien vor. Sie sind mit cilientragendem Cylinderepithel austapeziert und pflegen drüsige Wucherungen innerhalb der Cystenwand und intracystische papilläre Wucherungen aufzuweisen. Diese haben alle Beobachter veranlaßt, mit Nachdruck die weitgehende Ähnlichkeit mit dem Cystadenoma papilliferum s. papillare des Ovariums oder der Mamma zu betonen. Ein solches Cystadenoma papilliferum des Labium majus ist von v. Recklinghausen (1881), Gebhard (1895), L. Pick, Ludwig Meyer (1903), Bégouin und Roche (1907),

Hugo Ehrlich (1914), Walter Gut (1915), Tourneux (1923) beschrieben, aber genetisch verschieden gedeutet worden. Daß diese Cysten auch gestielt sein können, zeigt der Picksche Fall. Pick, Rob. Meyer, Tourneux haben auch diese Cysten auf frühembryonale Versprengung von Entodermteilen des Urogenitalsinus bezogen. Ohne so kompetenten Forschern widersprechen zu wollen, halte ich es nach dem heutigen Stand der Kenntnisse über die Cystenbildungen der Vulva für wahrscheinlicher, daß sie Adenome der Bartholinischen Drüsen oder der Schweißdrüsen oder akzessorische Brustdrüsen sind, bei denen allen papilläre Bildungen vorkommen können.

v. Recklinghausen fand im unteren Teil der linken großen Schamlippe an Stelle der Bartholinischen Drüse eine walnußgroße Cyste mit leicht fadenziehendem Inhalt. Die 1 mm dicke Cystenwand bestand aus faserigem Bindegewebe und einem zweischichtigen Epithel, dessen innere Zellage aus flimmerlosen Cylinderzellen gebildet war. Eine Stelle der Innenwand trug eine flache Prominenz mit einem zentralen Grübchen. In der rechten großen Labie an korrespondierender Stelle ein derber, flacher Tumor, in den der Ausführungsgang der Bartholinischen Drüse einmündete. In der Wand Drüsenschläuche, ihr aufsitzend papilläre Erhebungen. v. Recklinghausen nahm Cysten der beiden Bartholinischen Drüsen an. Später wurde der Tumor bald als Cystadenom der Schweißdrüsen, bald als solches der Bartholinischen Drüse aufgefaßt, bald mit Pick und Rob. Meyer auf das Urogenitalsinusentoderm bezogen. — Eine von C. Gebhard beschriebene, als höchst merkwürdig bezeichnete erbsengroße Cyste saß dem hinteren Teil der großen Labie oberflächlich auf. Im Inneren der mit Cylinderepithel ausgekleideten Cyste fanden sich papilläre Excrescenzen. Die Vermutung, daß die Metastase eines papillären Ovarialcystoms vorliege, wurde durch die klinische Diagnose nicht bestätigt. Ausgang der Cyste rätselhaft. — L. Picks „Adenocystoma papilliferum vulva polyposum", dessen makroskopisches Bild er wiedergegeben und das auch Ludwig Meyer beschrieben hat, stammt von einer 46jährigen Frau. Langsam entwickelte sich eine das Gehen und Sitzen behindernde, apfelgroße, rundliche, undeutlich fluktuierende Geschwulst, die mit daumendickem kurzem Stiel vom oberen Teil der rechten großen Schamlippe und dem Sulcus interlabialis ausging. Klinische Diagnose schwankte zwischen polypöser Cyste und pendelndem Fibroma molluscum. Exstirpierte Cyste durch ein Septum in zwei Kammern geteilt, aus denen sich bräunlich-trüber kolloider Inhalt entleerte. Die Innenflächen beider Höhlen zeigten bald ein trabekuläres, bald ein blumenkohlartiges, papilläres Aussehen; das Septum war beiderseits mit papillären Beeten dicht besetzt. Teils kubischer, teils mehrschichtiger Cylinderepithelbezug. Auch Drüsenbildungen in der Wand. Der Tumor wurde auf eine Verlagerung entodermalen Epithels aus dem Sinus urogenitalis zurückgeführt. — Bégouin und Roche: Fast hühnereigroßer, ovaler, nicht druckschmerzhafter Tumor der rechten großen Labie bei einer Frau von 52 Jahren seit 2 Jahren langsam entwickelt. Die exstirpierte Cyste enthielt eine leicht viscöse, blutige Flüssigkeit und bestand aus mehreren ungleichgroßen Einzelcysten. Sie waren ausgekleidet mit einer einfachen Lage von Cylinderzellen, die intracystische papilläre Wucherungen und in der Wand drüsige Hohlräume bildeten. — Hugo Ehrlich: 24jährige Frau. Drei Geburten. Während der ersten Entbindung vor 4 Jahren war eine kleine Erhabenheit auf der rechten großen Schamlippe bemerkt worden, die seitdem langsam, aber stetig bis auf Zweifaustgröße anwuchs. Den Stiel der Geschwulst bildete das in die Länge ausgezogene Labium. Diaphanie wie bei einer Hydrocele. Keine nachweisbare Verbindung des Tumors mit dem Leistenkanal, dem Lig. rotundum oder der Bartholinischen Drüse. Die Cyste enthielt 250 ccm heller, durchsichtiger, grünlich-gelber Flüssigkeit, die bei Zimmertemperatur nach einiger Zeit ein trübes, milchiges Aussehen annahm. Innenwand bald epithellos, bald mit mehrschichtigem Plattenepithel, bald mit flimmerndem Cylinderepithel ausgekleidet, das stellenweise papilläre Excrescenzen bildete. Bemerkenswert waren Riesenzellen. — Walter Gut: Der Ursprung des kleinkindskopfgroßen ovalären Tumors des rechten Labium majus wurde im Gartner-Wolffschen Gang angenommen. Die Cyste war mit mehrschichtigem Cylinderepithel ausgekleidet und mit papillären Bildungen versehen. — Tourneux fand in der linken großen Labie einer Fünfundvierzigjährigen einen kirschgroßen, ovoiden Tumor, der sich innerhalb von 5—6 Monaten zu dieser Größe entwickelt hatte. Nach Durchschneiden entleerte sich ein Löffel zäher Flüssigkeit. Die 3—4 mm dicke Wandung hatte eine weiß-rosa gefärbte Innenfläche, von der an einer Stelle mit einem ziemlich dicken Stiel ein kleiner kugliger Tumor abging. Auskleidung mit mehrschichtigem Cylinderepithel. Das kleine kuglige Gebilde wurde von zusammenhängenden Strängen aufgebaut, die alle mit dem gleichen Epithel bekleidet waren und miteinander anastomosierten, so daß sie an die Struktur papillärer Ovarialcysten erinnerten. Zurückführung der Cyste auf abgezweigte Epithelreste.

3. Anderweitige cystische Neubildungen der Labia majora.

Von anderweitigen cystischen Blastomen der großen Schamlippen erwähne ich die Dermoidcysten, deren Existenz fraglich ist, und die cystischen Lymphangiome. Erstere werden S. 572, letztere S. 451 beschrieben.

4. Cysten der Labia majora durch embryonale Entwicklungsstörungen des Leistenkanals.

Sie stehen mit dem runden Mutterband in Zusammenhang und liegen ursprünglich vor dem Inguinalkanal, um sich dann erst gegen die Labien auszubreiten. Ihrem Sitz nach wurden sie von Morpain (1852) als „obere Cysten" der großen Labien bezeichnet und den anderweitigen „unteren Cysten", vor allem denen der Bartholinischen Drüsen, gegenübergestellt. Hierher gehört die Hydrocele, die auf S. 587 besprochen werden wird, die Bruchsackcyste s. Herniencyste und die Hernia labialis inguinalis (S. 574), die in sehr seltenen Fällen eine Ovarialcyste oder eine Hydrosalpinx als Inhalt aufweisen kann. Eine Pseudocyste s. apoplektische Cyste der großen Labie wurde mehrmals mit blutig-seröser Flüssigkeit als Inhalt beschrieben und auf ein abgekapseltes Hämatom zurückgeführt [Klob, Chunn (1883), Gottschalk (1887)]. Doch wird hier wohl ein Bluterguß in das Innere einer Hydrocele anzunehmen sein.

5. Parasitäre Cysten der Labia majora.

Unter den parasitären Cysten verdienen in Europa nur die Echinokokkuscysten Erwähnung, über die auf S. 573 berichtet wird.

b) Cysten der kleinen Labien.

Cysten der Nymphen haben de Loury (1840), Huguier (1850), Léon Wéber (1898), Pichevin (1898), Agnes Bluhm (1901), Vladimirow (1901), Morestin (1902), Fredet (1903), Prat (1903), Mac Gregor (1903), Péraire, Alfred Marx (1905), Ricke (1905), Josef Bondi (1908), Mondor et Huet (1923), E. Wéber (1924), Uluhogian (1926) u. a. genauer untersucht. Aus meinem Beobachtungsmaterial seien die Abb. 217 und 218 gegeben, denen eine solche aus Kellys operativer Gynäkologie angeschlossen werden mag (Abb. 219). Wir folgen Agnes Bluhm und unterscheiden:

1. Cysten, welche von normalen Bestandteilen des kleinen Labium ausgehen. Bildungen idiotoper Art. 2. Cysten, die aus pathologischer Weise im kleinen Labium vorhandenen Gebilden entstehen: Bildungen heterotoper Art. Diese letzteren gehen entweder aus versprengten oder verlagerten Keimen (Drüsenheterochthonie), oder aus abnormerweise vom Labiumepithel gebildeten Drüsen (Drüsenheteroplasie) hervor.

Von normalen Bestandteilen der kleinen Labien gehen, gleichwie in den großen Labien, kleine Retentionscysten der Hauttalgdrüsen, Milien oder Comedonen (S. 451), und größere Retentionscysten dieser Drüsen, Atherome (S. 452), aus. Über die letzteren wurde mehrmals berichtet [v. Baerensprung (1855), Pana (1858), Klob (1864), Kirmisson (1874), Syme, Taylor (1890), v. Winckel (1890), Bagot (1891), A. Brandt (1894), Fischer und Brandt (1895), Ulesco-Stroganowa (1895), Palm (1896), Binaud (1898), E. Weber (1925)]. Die Talgdrüsencysten liegen bald in der Substanz der kleinen

Labien, bald mehr oberflächlich und sind unilokulär. Durch sehr langsames, jahrelanges Wachstum ausgezeichnet, erreichen sie im allgemeinen Erbsen- bis Haselnußgröße, aber auch Hühnereigröße (Pana, v. Winckel, Bagot) und Orangegröße. Auch Konglomerate von Talgdrüsencysten sind beschrieben worden. Labhardt hat ein ungefähr dattelgroßes Atherom der linken kleinen Labie abgebildet. Von Weibel wurde ein apfelgroßes Atherom, das sich vom Leistenkanal bis zur Klitoris und Nymphe hinzog, exstirpiert. E. Weber (1924) sah eine erbsengroße Talgdrüsencyste in der oberen Hälfte der rechten Nymphe. Der Inhalt ist „talgig-käsig" oder „gelblich-cremeartig" oder „krümelig". Er besteht

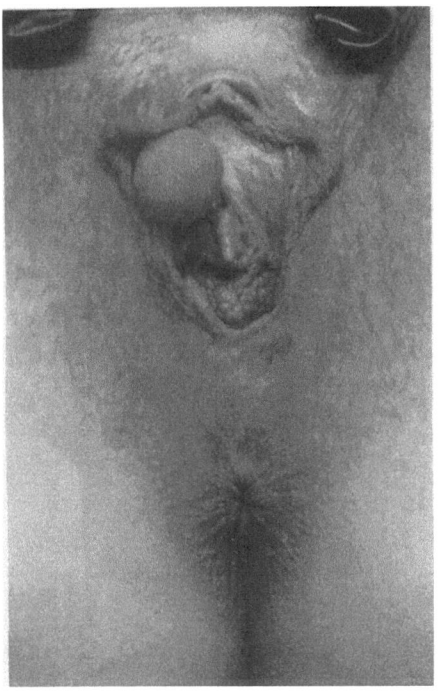 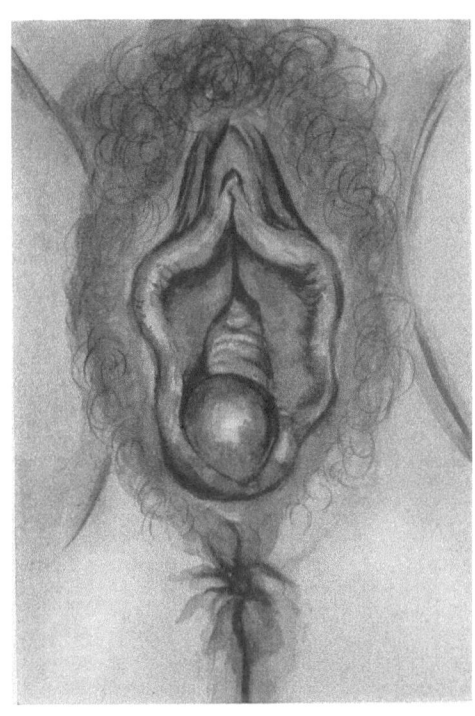

Abb. 217. Abb. 218.

Abb. 217. Cyste an der Innenfläche der rechten kleinen Labie.
Abb. 218. Cyste des Frenulum labiorum minorum bei einer Wöchnerin nach der 3. Geburt. Entstehung angeblich im Anschluß an einen bei der ersten Entbindung erworbenen Dammriß.

mikroskopisch aus Cholesterinkrystallen, Fettkugeln und abgestoßenen großen Epithelzellen. Die Cystenwand wird von mehrschichtigem Plattenepithel gebildet. J. Bondi beschrieb eine Cyste mit atheromatösem Inhalt, die 2 Jahre vor der Exstirpation unter hohem Fieber und Schüttelfrost mit starken Schmerzen in der linken kleinen Schamlippe entstanden und dann unter Entleerung übelriechenden Eiters spontan rupturiert war. Die Wand der Cyste wurde teilweise von Granulationsgewebe mit großen, polymorphen, stark granulierten Zellen, wie man sie in alten Exsudatresten antrifft, teilweise von Cylinderepithelien gebildet. Bondi glaubte nachweisen zu können, daß kein Atherom, sondern eine alte vereiterte Schleimdrüsencyste mit atheromartigem Inhalt vorlag.

Als wahrscheinliche Lymphcysten der kleinen Labien hat A. Bluhm bei einer Sichtung der Literatur Fälle von Klob (1864), Wiltshire (1881), Jacobson

(1897), Krecke (1898), Kelly (1898), Kleinwächter (1899) bezeichnet. Auch eine Beobachtung Pierings von kleinen, zartwandigen, meist prall gefüllten Cysten nahe dem freien Rand des Hymen einer 27jährigen Virgo gehört vielleicht hierher. Die durchsichtigen Cysten waren öfters in Mehrzahl rosenkranzähnlich hintereinander gelagert. Die beste Abbildung dieser Lymphcysten hat Kelly (Abb. 219) gegeben. Ihre Größe schwankt zwischen der einer Haselnuß und eines kleinen Hühnereies. Zuweilen können die Lymphcysten noch größere Dimensionen annehmen und gestielt werden. So ist von Kleinwächter eine am Rand der rechten kleinen Labie hängende halbeigroße Cyste, von Wiltshire und Krecke eine orangegroße Cyste der rechten und eine taubeneigroße Cyste der linken kleinen Labie, beide waren gestielt, beobachtet worden. Die Wand der Lymphcyste pflegt von ektatischen Lymphbahnen durchsetzt und innen entweder epithellos oder mit flachem Endothel ausgekleidet zu sein. Der Inhalt ist eine klare, seröse Flüssigkeit.

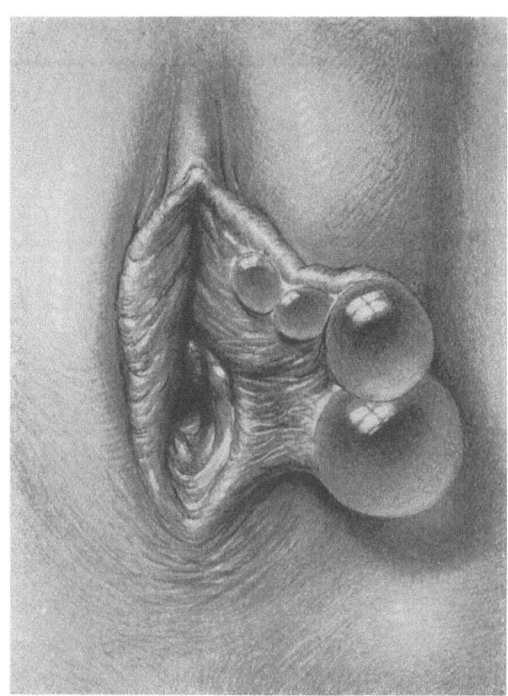

Abb. 219. Multiple Cysten des linken Labium minus. (Nach Howard Kelly.)

Bei den Cysten der kleinen Labien, die aus anomaler Weise in ihnen vorhandenen Gebilden, meist Schleimdrüsen, hervorgehen und daher als Schleimcysten bezeichnet werden, handelt es sich um sehr langsam wachsende kleine Tumoren, die meist in den Jahren der Geschlechtstätigkeit zur Beobachtung kommen, beschwerdelos sind und so den Trägerinnen oft lange Zeit unbemerkt bleiben, keine maligne Degeneration erfahren und sich während Menstruation, Gravidität und Puerperium nicht verändern. Nur bei Sitz nahe der Harnröhre können sie das Wasserlassen erschweren. Durch sekundäre Entzündung vermögen sie Schmerzen auszulösen. Sie finden sich am häufigsten im vorderen Teil der kleinen Schamlippe, zwischen den beiden Schleimhautblättern derselben eingelagert, zuweilen auch im Sulcus interlabialis (L. Meyer), haben im allgemeinen Erbsen- bis Kirschgröße, selten bis Mandarinen-, Apfelgröße [Gottschalk (1901)] oder darüber. Auch sie können sich, ähnlich den erwähnten Lymphcysten, derart vom Mutterboden emanzipieren, daß sie die Hautduplikatur des Labium minus ausziehen und pendelnd, wie eine Beere an einem kurzen Stiel, von der Vulva herunterhängen [z. B. Agnes Bluhm (1902), Tedenat (1904)]. Meist ist nur eine solitäre, andere Male eine mehrkammerige Cyste vorhanden. Zuweilen ist multiples Auftreten, bald ein- bald beiderseitig, beobachtet und auch abgebildet worden. Der Inhalt dieser Cysten ist bald schleimig oder gallertig-kolloid, wie die entsprechenden Reaktionen ergeben, bald transparent wie eine Hydrocele des Hodens und dann durch eine vorgehaltene Kerze nachweisbar, bald grünlich-gelb gefärbt, bald serös-blutig [Auvard (1898)].

Histologisch bestehen die Schleimcysten der Nymphen aus einem sehr dünnen bindegewebigen Balg, der innen glatt oder da und dort mit Einziehungen versehen ist. Glatte Muskelfasern fehlen [Bondi (1907)]. Das auskleidende Epithel ist in der Regel einschichtig-zylindrisch, selten mehrschichtig, und zeigt ebenso in den verschiedenen Cysten wie in ein und derselben Cyste Übergänge von flimmerndem Cylinderepithel (2 Fälle von Kümmel, je ein Fall von Agnes Bluhm, Weber und Pichevin sowie Ludwig Meyer) oder flimmerlosen, hohen, schleimsezernierenden Cylinderepithelien [Fredet (1903)] zu kubischen oder flachen Zellen (A. Brandt, Bondi). Léon Weber (1898) sah eine taubeneigroße Cyste der linken Nymphe, teils von geschichtetem Plattenepithel, teils von geschichtetem kubischem Flimmerepithel, teils von mehrschichtigem, polymorphem, tiefe Einwucherungen in die Cystenwand treibendem Epithel ausgekleidet. Das bindegewebige Stroma kann drüsige Einschlüsse enthalten. Auch bei diesen Schleimcysten sind epitheliale Wucherungen, die als papilläre Excrescenzen der Cystenwand ins Lumen hineinragten und an das Cystadenoma ovarii papilliferum erinnerten, gefunden worden, offenbar die gleichen, die man bei den Flimmerepithelcysten und Schweißdrüsencystadenomen der großen Labien (S. 429) angetroffen hat, und zwar von Mac Gregor (1903), Politi (1903), Bondi (unter 8 von ihm publizierten Fällen zweimal), Blanchard und Magalhaes: Cystadenoma papilliferum des Labium minus.

Pathogenese: Für die Entstehung der Schleimcysten der kleinen Labien kommen nach Bluhm und Bondi, da schleimproduzierende Epithelialgebilde normalerweise in den Nymphen von Kindern und Erwachsenen nicht vorkommen, vornehmlich aberrierte und persistierende Schleimdrüsen des Scheidenvorhofs in Frage, wie sie bei Feten und Neugeborenen von Rob. Meyer u. a. hier gefunden worden sind, normalerweise aber im extrauterinen Leben verschwinden. Anlage oder Versprengung der Glandulae vestibulares minores bilden also nach diesen Autoren den Ausgangspunkt der Cysten. — Cysten der Nymphen mit serösem Inhalt werden von Léon Wéber und Pichevin, Mondor und Huet auf den Endteil des Wolff-Gartnerschen Ganges bezogen: „Cystes Wolffiens" der Franzosen, was besonders dann nahe liegt, wenn sich die Cyste von der kleinen Labie aus längs dem absteigenden Sitzbeinast erstreckt oder gar im paravaginalen Bindegewebe verliert.

Fall Pichevin und Wéber: Eine 48jährige klimakterische Frau, die mehrmals geboren hatte, hatte seit 7—8 Jahren eine kleine Geschwulst bemerkt, die seit etwa 1½ Jahren schnell angewachsen war und das Gehen behinderte. Ein taubeneigroßer Tumor saß dem oberen Drittel der linken kleinen Labie, dicht links neben der zur Gegenseite verdrängten Klitoris auf und reichte mit einem Stiel weit hinter dem Sitzbeinast nach oben. Die Innenwand war teils glatt, teils mit mehrschichtigem kubischem Epithel, dessen innerste Zellage stellenweise zylindrisch war und Flimmern trug, teils mit einfach geschichtetem Pflasterepithel ausgekleidet. Die Epithelformationen gingen ineinander über.

Nach Bluhm und Bondi lassen sich gegen die Entstehung der Cysten aus dem Wolff-Gartnerschen Gang der Mangel an Muskulatur in der Cystenwand, die wiederholt beobachtete Multiplizität der Cysten und vor allem die embryologisch festgestellte Tatsache (G. Klein, Rob. Meyer) anführen, daß der Wolffsche Gang im Hymen endet, die Hymengrenze nach außen also nicht überschreitet. — L. Pick endlich will die Ursache mancher Cysten der kleinen und übrigens auch der großen Labien in der frühzeitigen embryonalen Versprengung von entodermalem Epithel des Sinus urogenitalis über die physiologische Schleimhaut-Hautgrenze nach außen sehen. Folgende Gründe führt er dafür an:

1. die beobachtete Polymorphie des Epithels, die sich als eine generelle Eigenschaft des fetalen Urogenitalsinusepithels zeige, wobei er an die Übergangsepithelien der Harnblase und das physiologisch schwankende Epithel der weiblichen Harnröhre (bald einschichtiges Cylinderepithel, bald geschichtetes Plattenepithel) erinnert; 2. das mehrmals festgestellte Flimmerepithel, das bei pathologischen Bildungen, die aus dem Entoderm hervorgehen, eine große Rolle spiele (Kiemengangcysten, Ranula, Flimmerepithelcyste des Ösophagus usw.); 3. den schleimigen oder kolloiden Inhalt der Cysten, der mit dem physiologischen Sekret der kleinen und großen Vorhofsdrüsen übereinstimme. Er bezieht sich weiter auf Rob. Meyers (1901) Arbeit „Über Drüsen der Vagina und Vulva bei Feten und Neugeborenen", in der nachgewiesen ist: a) das entodermale Epithel des Sinus urogenitalis flutet in früher Embryonalzeit peripherwärts über seinen eigentlichen, d. h. durch die entwicklungsgeschichtliche Topik bedingten Bereich gleichsam hinüber und wird erst im Verlauf der späteren fetalen und selbst noch postfetalen Entwicklung durch das vorrückende Ektoderm auf sein definitives Gebiet zentripetal eingedämmt. b) Das entodermale Epithel des Sinus urogenitalis zeigt in früher Embryonalzeit eine sehr ausgesprochene Neigung zur Bildung richtiger Drüsen und drüsiger Buchten, die auch ihrerseits wieder Drüsen bilden können. c) Mit dem Zurückebben des entodermalen Epithels verfällt ein Teil desselben der physiologischen Rückbildung, jedoch in unregelmäßiger Weise, so daß Teile desselben vor dem Untergang bewahrt bleiben.

In welche histogenetische Gruppe die von de Loury (1840), Lérat (1881), Soutougine (1887), Kümmel (2 Fälle, 1888), Riedinger (1888), Lindner (1891), Monnier (1892), Dobbert (1896), Agnes Bluhm (3 Fälle, 1901), Gottschalk (1901) beschriebenen Cysten der kleinen Labien gehören, ob sie mit A. Bluhm auf versprengte Schleimdrüsen, Glandulae vestibulares minores, mit den Franzosen auf den Wolff-Gartnerschen Kanal, mit L. Pick (1904) auf entodermale Epithelverlagerungen des Urogenitalsinus zu beziehen sind, ist kaum zu entscheiden, zumal die mikroskopischen Beschreibungen meist ungenau sind. Vielleicht werden spätere histologische Untersuchungen weitere Rubrizierungen und Klassifizierungen gestatten.

c) Cysten des Hymen.

Hymencysten trifft man ziemlich selten an. Sie sind von mehreren Seiten histologisch untersucht worden, zuerst von Bastelberger (1884), dann von A. Döderlein (1886), Fleischmann (1886), Piering (1887), Ziegenspeck (1888), O. Schaeffer (1890), Görl (1892), Oskar Müller (1893), Ulesco-Stroganowa (1895), Richard Palm (1896), Agnes Bluhm (1901), Ricci (1902), Marchesi (1900 und 1904), Roche (1905), Kuntzsch (1907), Haller (1910). Die ersten dieser Beobachtungen stammen aus der früher v. Winckelschen Klinik in München. Wiederholt hat man die Hymencysten bei Neugeborenen gesehen (Bastelberger, A. Döderlein, Ziegenspeck, O. Müller, Haller, J. Veit) und auch im Bilde (A. Döderlein, J. Veit) wiedergegeben. Die Hymencysten sind bald auf der Außenseite des Hymen, besonders nahe der Fossa navicularis, bald auf dem inneren vaginalen Blatt desselben beobachtet worden und saßen zuweilen gestielt einer Caruncula myrtiformis auf (Marchesis 2. Fall). Sie erreichen meist nur Linsen- bis Erbsengröße, selten Haselnuß- oder Walnußgröße. Die Cystenhöhle enthält seröse oder trübe milchartige Flüssigkeit und reichlich Zelldetritus, bei Entstehung aus dem Oberflächenepithel auch verhornte Epithelzellen (Bastelberger). Ihre Wand wird bald von geschichtetem Plattenepithel, bald von einschichtigem Cylinderepithel ausgekleidet und von drüsenförmigen Vertiefungen durchsetzt (Marchesi).

Die Herkunft der Hymencysten ist im Einzelfall schwer zu ergründen (O. Frankl). Vielfach lassen sie sich, wie die Fälle bei Neugeborenen zeigen, auf intrauterine Entwicklungsstörungen zurückführen. Sie sind bisher auf Verklebungen der freien Ränder von konvergierenden Schleimhautfältchen des Hymen, wobei ein kleiner Hohlraum abgeschlossen wird (A. Döderlein), auf Einstülpung und Abschnürung von Epithelzapfen (Bastelberger, Ziegenspeck), auf den Wolff-Gartnerschen Gang (G. Klein), der am Hymenrand mündet (G. Klein, Rob. Meyer), auf Retentionscysten von Talgdrüsen (Ulesco-Stroganowa, Palm), auf Lymphektasien (Piering) oder auf Schleimdrüsen zurückgeführt worden.

Die Symptome der Hymencysten sind gering. Wohl nur beim Neugeborenen können sie praktische Bedeutung gewinnen, während sie im späteren Lebensalter in der Regel symptomlos verlaufen und nur durch Zufall entdeckt werden. Erst wenn sie groß sind, können sie die Schamlippen auseinanderdrängen (Fall Döderlein) oder bei Sitz an der Innenwand des Hymen die Harnröhrenmündung verlagern (O. Müller), so daß Erschwerung des Urinierens oder gar Harnverhaltung die Folge ist. In einem Fall von Kuntzsch (1907) bildete eine Hymenalcyste von Pflaumengröße ein Deflorationshindernis, da sie dem Hymen eine große Festigkeit verlieh. Der Fall ist zugleich dadurch bemerkenswert, daß die Öffnung des Hymen nur 3 mm weit und trotzdem Schwangerschaft eingetreten war. Ein Zusammenhang zwischen Hymencyste und Pruritus vulvae, wie er sich mehrmals angegeben findet, besteht natürlich nicht.

Die Diagnose der Hymencysten ist stets leicht zu stellen. Nur beim neugeborenen Mädchen können vielleicht einmal Schwierigkeiten entstehen. So hatte in Döderleins Fall die Hebamme eine Zwitterbildung angenommen. In O. Müllers Beobachtung wurde der Urinverhaltung wegen zunächst an eine Atresia urethrae gedacht.

Eine Therapie der Hymencysten ist wohl nur ausnahmsweise im Sinne einer Abtragung bzw. Exstirpation notwendig.

d) Cysten der Klitoris- und Paraurethralregion.

Die angeborenen Cysten dieser Gegend hat Payne-Ficot (1903) bearbeitet. Sie sind nach Otto Sachs mit mehrreihigem Cylinderepithel ausgekleidet. Der Ursprung der Paraurethraldrüsen dürfte in seitlichen Ausbuchtungen der Urethra [Sachs (1921)], den paraurethralen Skeneschen Vestibulardrüsen, verirrten Schleimdrüsen, die Rob. Meyer bei Feten und Neugeborenen auch in dieser Gegend gefunden hat, im Gartner-Wolffschen Kanal oder in Talgdrüsen zu suchen sein. Die Cystenbildungen im Sulcus coronarius des Praeputium der Klitoris und im Sulcus interlabialis hat Rob. Meyer als häufig bezeichnet. Lefèvre und Loubat (1913) stellten 21 Fälle von Klitoriscysten aus der Literatur zusammen, von denen 14 mikroskopisch untersucht worden waren. Sie teilten dieselben in 4 Kategorien ein: in kubische, mucoide, gemischte Cysten und in Cysten ohne epithelialen Überzug. Das klinische Interesse der Klitoriscysten ist meist ebenso gering wie das der meisten anderen Cysten des Vulvagebiets. Ihre Diagnose ergibt sich ohne weiteres. Die Therapie fällt mit der der übrigen Vulvacysten zusammen. Ich bringe hier kurz einige Fälle von Klitoriscysten und verweise auf die beigegebene Abb. 220 einer solchen Cyste von Kelly.

Peckham (1891): Cyste, die 60 g schokoladefarbene Flüssigkeit enthielt. — Resinelli (1897) beobachtete eine größere Cyste. — Cazin (1904): Kleiner gestielter polycystischer Tumor bei einer 40jährigen Frau. — Eine nußgroße Cyste glandulären Ursprungs hat Roche (1904) beschrieben. — Über eine hühnereigroße Cyste in der linken Hälfte der Klitoris und der oberen Hälfte der linken Schamlippe berichtete A. Marx (1905). Sie wurde von einem im allgemeinen zylindrisch-kubischen, teilweise plattgedrückten Epithel ausgekleidet. — Swanton (1907) sah eine schmerzhafte Talgcyste von 1½ Zoll Länge und ¾ Zoll Breite bei einer 20 jährigen Tänzerin; sie enthielt Blut und eine ölige Flüssigkeit. — Bei einer 65 Jahre alten Nullipara hat Stukowski (1924) eine sehr große Klitoriscyste gesehen. Länge 11,4 cm, Umfang 14 cm; der Inhalt war eine klare, schleimig-klebrige Flüssigkeit; die Cystenwand war mit einem kubischen Endothelbelag ausgekleidet. — Wéber (Straßburg 1924) sah je eine erbsengroße Cyste zwischen Klitoris und Harnröhrenmündung, sowie an der rechten kleinen Labie. Die letztere wurde auf Talgdrüsen, die erstere, da sie an den Typus der Urethraldrüsen erinnerte, auf versprengte Elemente der Urethra zurückgeführt.

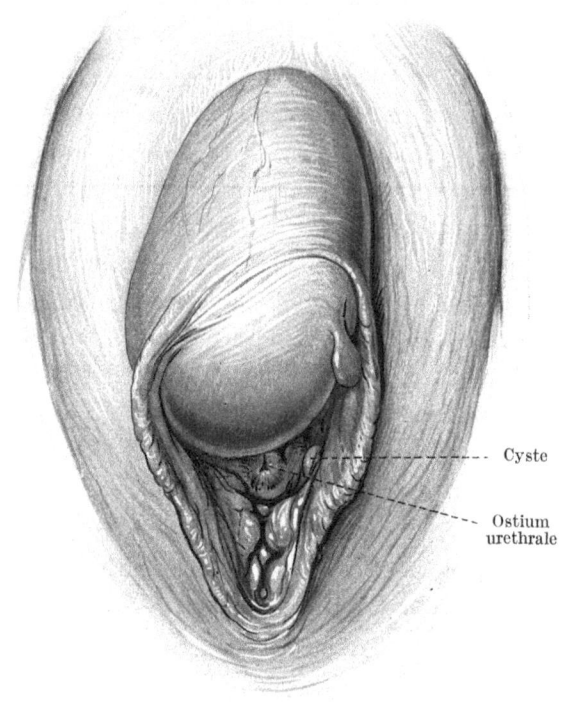

Abb. 220. Ovoide fluktuierende Cyste der Klitoris. (Nach Howard Kelly.) Das Präputium überzieht schräg von einer zur anderen Seite die größte Wölbung des Tumors, eine seichte, sichelförmige Falte bildend. Eine kleine linsenförmige Vaginalcyste liegt auf der Basis des linken Labium minus.

Auch ein cystisches Adenocarcinom scheint an der Klitoris vorzukommen. Bertino (1903) hat ein solches von Hühnereigröße und Birnform beschrieben, das sich zweimal spontan entleert hatte. Die Cystenwand war innen mit Epidermis bedeckt, wies ektatische Talgdrüsen und epitheliale Zellstränge, Zellnester und Epithelperlen auf. Es wurde ein primäre Dermoidcyste der Klitoris angenommen, aus deren Talgdrüsen sich sekundär das Carcinom entwickelt hatte. Der Fall erscheint mir etwas unklar.

e) Cysten der Raphe perinei.

Mit den Cysten der Raphe perinei haben sich Englisch (1901), Wechselmann (1903) beschäftigt und sie auf eine unvollständige Vereinigung der Genitalfalten in der Raphe zurückgeführt. Es sind an dieser Stelle Schleimhautcysten, Atherome und angeblich auch Dermoidcysten beobachtet worden, und zwar viel häufiger beim männlichen als beim weiblichen Geschlecht. Genauer kann auf diese Bildungen hier nicht eingegangen werden, da sie streng genommen nicht zur Vulva gehören.

f) Cystenartige Bildungen der Harnröhrenmündung.

Cystenartige Bildungen der Harnröhrenmündung und ihrer Umgebung stellen teils eine Ureterocele, teils eine Cyste eines überzähligen Ureters vor. Ihre Besprechung kann daher hier nicht stattfinden und muß der urologischen Bearbeitung überlassen bleiben.

II. Vasculäre Geschwülste.
1. Hämangiome der Vulva.

An der Vulva ist sowohl das Haemangioma simplex teleangiectaticum s. Capillarangiom als auch das Haemangioma cavernosum beschrieben worden. Man versteht unter einem Angiom bekanntlich eine gutartige, meist in Einzahl und einseitig auftretende Gefäßneubildung, die von einem Naevus vasculosos congenitus, der hellrote oder Weinhefefarbe zeigt und danach Naevus flammeus und Naevus vinosus benannt wird, ausgeht. Dieser kommt an der Vulva ebenso oft wie am übrigen Integument des Körpers vor, wird aber infolge seiner Kleinheit und der späteren Bedeckung durch Haare oft übersehen oder wenigstens ohne Beachtung gelassen. Er kann sich schon in den ersten Lebenswochen nicht unbeträchtlich ausdehnen und wird in der Regel im frühesten Lebensalter, zuweilen erst in späterer Zeit beobachtet, nachdem er weiteres Wachstum mit Beginn der Pubertät und vielleicht auch unter dem Einfluß anderweitig ausgelöster Hyperämien des Genitalapparates erfahren hat. Das Haemangioma cavernosum besteht, wie der Name sagt, makroskopisch aus einem schwammigen bluthaltigen Gewebe und histologisch im wesentlichen aus einem Netzwerk neugebildeter, innig aneinander gelagerter Capillaren und variköser Venen, die mit den präexistenten Gefäßen in unmittelbarem Zusammenhang stehen und zuweilen mit Wucherungen des Bindegewebes, welches in geringen Mengen stets vorhanden ist und die Stützsubstanz bildet, einhergehen. Kavernöse Angiome der Vulva sind von Hennig,

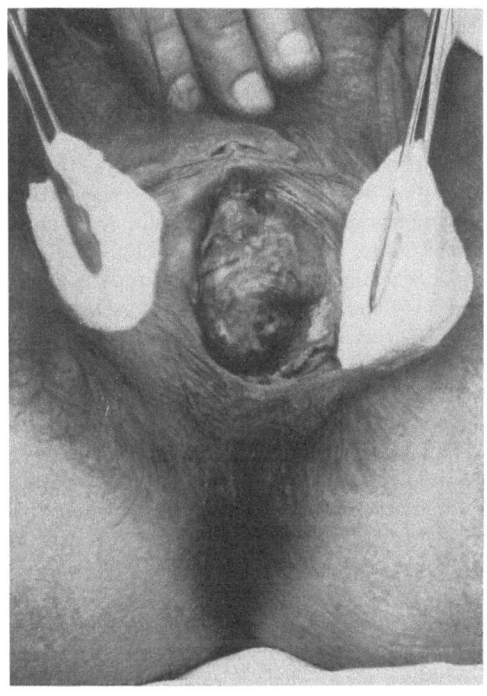

Abb. 221. Haemangioma cavernosum vulvae, am Harnröhrenwulst und der ganzen Innenfläche der linken kleinen Labie sitzend.

Sänger, Glantenay und Lardenois, Burgio, Guyot, Markus, Fred Taussig, Leo Neumann, de Rouville mitgeteilt worden. Ich habe einen Fall in Abb. 221 wiedergegeben. In den Fällen von Sänger, Guyot, Markus zeigte sich der Blutgefäßtumor, der im ersten Fall bei einem 10 Wochen, im zweiten Fall bei einem 6 Jahre alten Kind angetroffen wurde, als ein ziemlich scharf umschriebenes, gelapptes, hahnenkammartiges, dunkelblaurotes Gebilde. Meist ist es als weich, einige Male als derb-elastisch beschrieben worden. Bisweilen nahm es einen recht beträchtlichen Umfang an und hatte unscharfe Grenzen; so erreichte es Haselnußgröße im Fall Burgio, Hühnereigröße im zweiten Fall von Taussig. Als Sitz des Haemangioms ist meist die große Labie (Sänger, Burgio, Taussig, Fall 1), seltener die kleine Labie oder die hintere Commissur (Markus), oder die große Labie im Verein mit der Klitoris (Taussig, Fall 2) angegeben worden. Kardschieff (1922) berichtete über ein „Fibroteleangioma labii majoris dextri", dessen Ausgangspunkt er im Bulbus vestibuli annahm. Manchmal sind Hämangiome beschrieben worden, die nichts anderes als Phlebektasien von besonders großer Ausdehnung waren (z. B. Fall Amandoni). Ich bringe hier von den seltenen Hämangiomen die wichtigeren Fälle der Literatur.

Über Hennigs Beobachtung kann ich keine genauen Angaben machen, da sein Handbuch in keiner deutschen Universitätsbibliothek zu erhalten ist. Das Angiom fand sich bei einem 2jährigen Mädchen und hatte einen Durchmesser von 5 cm. — Sänger (1882): 10 Wochen altes Mädchen mit dunkelblau gefärbter, hahnenkammartiger, 3 cm hoher, 1,5 cm breiter und 1 cm dicker Angiomgeschwulst der rechten großen Labie. Sie war bei der Geburt zwanzigpfennigstückgroß. Excision. — Burgio (1902): Haselnußgroßer, derb-elastischer, der rechten großen Labie aufsitzender Knoten bei einer 39jährigen Frau, der innerhalb von $1^1/_2$ Monaten sich entwickelt hatte. Histologisch zeigte das intercapilläre Bindegewebe und die Wandung der größeren Gefäße amyloide, soll wohl heißen hyaline Degeneration. — Guyot (1903): Zweilappiger angiomatöser Tumor der Vulva von beträchtlicher Größe. — Markus (1910): Kammartiges, dunkelblaues, weiches Gebilde an der hinteren Commissur. Von ihm zogen sehr derbe, bläulich durch die Haut schimmernde Stränge in die Tiefe der großen Labien. — Fred Taussig (1922), Fall 1: Angiom der linken großen Schamlippe bei einem 4 Monate alten Säugling. Schon bei der Geburt war hier ein flaches Muttermal aufgefallen, das sich langsam weiter entwickelte. Der kleine Tumor war vor der Exstirpation 15 × 13 mm groß. Er überragte die Hautoberfläche, die in der Umgebung eine geringe Neigung zur Ulceration aufwies. — Fall 2: Teleangiektatisches Angiom bei einer 20jährigen Frau, der Klitoris und der rechten großen Schamlippe aufsitzend, an welchen Stellen sich schon bei der Geburt ein Muttermal gezeigt hatte, das seit Beginn der Pubertät gewachsen war und öfters leicht geblutet hatte. Die rechte große Schamlippe zeigte sich umgewandelt in eine hühnereigroße Masse, die aus einem Netzwerk variköser Venen bestand. Die Klitoris bildete eine Blutschwellung von der Größe einer Eichel. In den mikroskopischen Schnitten der entfernten Geschwulst waren zahlreiche teleangiektatische Venen sichtbar. — Leo Neumann (1921): 33jährige Frau. Bei der Geburt an der linken großen Schamlippe erbsengroße Geschwulst, welche im 15. Jahr Taubeneigröße erreicht hatte. Während der ersten Schwangerschaft Gefühl der prallen Füllung des Tumors mit Drängen nach unten. Spontangeburt. In der zweiten Schwangerschaft (31. Jahr) war die Geschwulst auf Gänseeigröße angewachsen und hatte das Gefühl des Platzens hervorgerufen. Da in ihr ein Geburtshindernis erwartet wurde, wurde sie im 7. Monat operativ entfernt. Spontangeburt am Endtermin. Die exstirpierte hahnenkammartige Geschwulst wog 36 g und war ein typisches Angiom. — De Rouville (1924): Seit 9 Monaten bei einer 45jährigen Frau bestehende, schmerzlose, bewegliche, nußgroße Geschwulst unter der Haut der linken großen Schamlippe. Operative Entfernung. Mikroskopisch: Angiom.

Kieß (1926) beschrieb als „Angiofibroma circumscriptum symmetricum multiplex" eine Mißbildung, die er als Hamartom im Sinne Albrechts auffaßte. Es fanden sich bei einer 31jährigen Frau an symmetrischen Stellen der Außenflächen der hinteren Hälften der großen Labien, bis zur Circumanalgegend reichend und auf die angrenzenden Seiten der Innenflächen der Oberschenkel übergreifend, zahlreiche scharf umschriebene, stecknadelkopf- bis haselnußgroße, halbkugelige, prall-elastische Tumoren mit glatter Oberfläche und hell- bis dunkelbraunroter Farbe. Histologisch zeigten sich Veränderungen lediglich in der Cutis: großer Reichtum an Gefäßen, die in ein mäßig dickes, kernhaltiges Bindegewebe mit reichlichen Mastzellen eingeschlossen waren, und Fehlen der elastischen Fasern bis auf geringe Reste. Die Gefäße hatten in den oberen Coriumschichten ein enges, in der Pars reticularis ein weites Lumen. Die Mißbildung ist offenbar angeboren gewesen, denn sie war von der Kranken schon in frühester Jugend bemerkt worden. Die ganze Beschreibung der Tumoren, auch die Kombination mit Spina bifida, scheinen mir die Berechtigung, sie als Angiofibrome zu bezeichnen, nicht gerade zu beweisen, dagegen nahe Beziehungen zum „schwimmhosenartigen Naevus pigmentosus congenitus" (s. S. 186) und zur v. Recklinghausenschen Krankheit darzutun, zumal bei dieser Naevusform eine okkulte Spina bifida mehrmals beschrieben worden ist. Auffallend war, daß sich die Tumoren während des Krankenhausaufenthaltes spontan wesentlich zurückbildeten.

Die Symptome der Hämangiome sind unwesentlich. Schmerzen bestehen nicht. Über gelegentliche Blutungen wurde nur im 2. Fall von Taussig berichtet.

Die Diagnose ist nach dem Gesagten nicht schwierig zu stellen. Das Hämangiom der Vulva erscheint als dunkelroter, scharf umschriebener, weicher Tumor, der sich auf Druck meist verkleinern läßt und offenbar wenig Neigung zu maligner Entartung zeigt.

Wenigstens ist über ein Haemangiosarcoma oder richtiger gesagt Haemangioma sarcomatodes an der Vulva bisher nichts bekannt, obwohl es in der Vagina Erwachsener nach A. Seitz (1925) in 5 sicheren und 2 wahrscheinlichen Fällen beobachtet worden ist.

2. Lymphangiome.

Auch eine Lymphgefäßgeschwulst ist in ihren beiden Formen: dem Lymphangioma simplex und cavernosum von Jayle und Bender (1905), Brindeau (1906), Fred Taussig (1922, Fall 3), Delbet (1924) an der Vulva beobachtet worden. Der Tumor im Fall Brindeau war kindskopfgroß und erreichte damit den größten bisher bekannten Umfang.

Taussig (1922, Fall 3) berichtete von einem Lymphangiom bei einem 16jährigen Mädchen, das von einem schon bei der Geburt bemerkten roten Muttermal ausgegangen war. Es hatte sich schon beim 18 Monate alten Kind vergrößert, aber erst bei Eintritt der Menses im 13. Lebensjahr deutlich zu wachsen angefangen. Die rechte große und kleine Schamlippe zeigten sich, zusammen mit der Hälfte der Klitoris, in eine Schwellung mit warzigen Vorsprüngen nach der Gegend des Praeputium zu umgewandelt. Die Perianalhaut der rechten Seite war ebenfalls verdickt und wies papilläre Excrescenzen auf. Gleichzeitig bestand ein universeller Naevus auf den Lippen und der Zunge. Mikroskopisch zeigte sich in der entfernten Geschwulst eine Kombination von callös-epithelialer Proliferation mit einer scharf begrenzten lymphangiektatischen Schwellung der Nachbarschaft. — Delbet (1924): 32jährige Frau. Unscharf umschriebener, weicher, schmerzloser Tumor der linken großen Labie, von da nach der Genitocruralfalte sich erstreckend. Überziehende Haut normal. Der Tumor ließ sich auf Druck auf ein kleineres Volumen reduzieren und ging bei Nachlassen desselben auf den früheren Umfang zurück. Erkannter Wachstumsbeginn vor 18 Monaten.

Von den angegebenen Lymphangiomen sind die als „erworbene Lymphangiome" beschriebenen Tumoren abzusondern, d. h weiche, sehr lymphgefäßreiche Bildungen, die in Wirklichkeit nur elephantiastische, lymphangiektatische Tumoren waren [z. B. Fälle von Duret (1902), John Stokes (1924)]. Für sie ist charakteristisch das Auftreten zahlreicher kleiner, bläschenförmiger Lymphcysten, die sich im Anschluß an eine Lymphangitis und Lymphadenitis der Leistendrüsen ausbilden und mit einer Lymphorrhöe verbunden sein können.

Die Therapie des Hämangioms und Lymphangioms besteht in der Excision weit im Gesunden oder in der in Guyots Fall mit Erfolg angewendeten elektrolytischen Entfernung. Eine Beseitigung derselben ist notwendig wegen des möglichen Übergangs in Sarkom. Über die Beeinflussung der Tumoren durch Röntgen- oder Radiumbestrahlung ist nur wenig bekannt.

III. Epitheliale gutartige Tumoren der Vulva.

Nach der Einteilung von Darier gehören hierher vor allem zwei Gruppen von Geschwülstchen: einerseits „Cysten, deren Inhalt aus Epidermiszellen oder Talgdrüsensekret" besteht — es sind die Milien, die falschen Atherome, die echten Atherome und die Dermoidcysten —, andererseits „Cysten mit serösem Inhalt" s. „cystische Adenome der Schweißdrüsen". Jeder Repräsentant dieser Gruppen kommt am äußeren weiblichen Genitale zur Beobachtung. Die Dermoidcysten und Schweißdrüsentumoren werden an anderer Stelle (S. 572 und S. 427 ff.) besprochen.

1. Milien.

Die Milien s. Hautgrieß sind stecknadelkopf- bis hanfkorngroße, weiß-gelblich durch die Epidermis hindurchschimmernde matte Knötchen, die zerstreut oder in Gruppen angeordnet sind. Sie sitzen intracutan und werden nach Darier an den Genitalien beider

Geschlechter, nach Max Joseph, Wolff-Mulzer u. a. bei Frauen nur an den kleinen Labien angetroffen, was sich wohl daraus erklärt, daß das Milium seinen Lieblingssitz an zarten Hautstellen, wie Augenlidern, Wangen und Schläfen, hat. Die Milien kommen nach fast allgemeiner Anschauung durch Retention von Talgdrüsensekret in den Talgdrüsengängen oder in Abschnitten einer Talgdrüse zustande, sollen sich aber auch nach Darier als Erweiterungen von Schweißdrüsengängen oder Haarfollikeln erweisen. Mikroskopisch setzen sie sich aus meist konzentrisch geschichteten Hornperlen und einem zentralen Fettkern zusammen, sind also kleine Horncysten, und werden von der Epidermis und einer durch den Druck der kleinen Cyste verdünnten Papillarschicht bedeckt (Wolff und Mulzer).

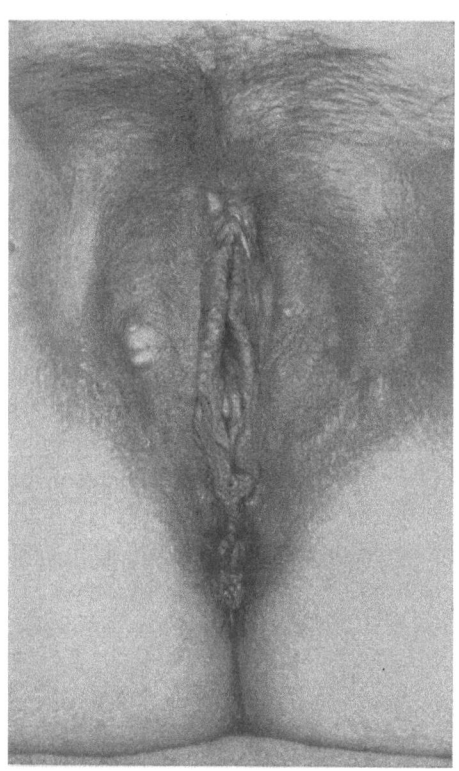

Abb. 222. Atherome der großen Labien bei einer Gebärenden. Zwei Comedonen sitzen an der Außenfläche des Labium majus sinistrum, einige kleinere in der Umgebung der Klitoris, zwei auf der rechten großen Labie. Die letzteren sind zu einem kirschkerngroßen Knoten zusammengeflossen, wie aus einer queren Furche erkennbar ist. Die Comedonen wurden mit der Skalpellspitze angeritzt und entleerten dicken, eitrigen Grützebrei, der harmlose Diplokokken und Stäbchen enthielt.

2. Falsche Atherome.

Die falschen Atherome s. Follikelcysten s. Talgdrüsencysten entstehen durch eine Erweiterung von Haarfollikelausführungsgängen oder von Talgdrüsenausführungsgängen. Sie sind oberflächlich gelegen und können mit einer kleinen Delle versehen sein. Als ihr erstes Stadium wird nach Darier der Comedo angesprochen.

3. Echte Atherome.

Die echten Atherome s. Balggeschwülste finden sich meist in Einzahl, seltener in Mehrzahl. Sie sind meist kleine, erbsen-, hanfkorn- bis bohnen-, seltener tauben- bis hühnereigroße Tumoren von kugeliger Form und weicher bis derber Konsistenz, die im Corium (intracutan) oder im Subcutangewebe ihren Sitz haben, wodurch sich ihre Verschieblichkeit auf der Unterlage und unter der von ihnen emporgehobenen und gespannten Epidermis erklärt, welche bei den Milien nicht vorhanden ist (Abb. 222). Sie lassen gelblichweißen Inhalt, besonders bei Glasdruck, durchschimmern, der aus dem „Atherombrei" oder eingedicktem Eiter oder Kalkbrei besteht. Die überziehende Haut ist normal gefärbt oder blaß oder durch venöse Blutstauung bläulich. Infolge der Hautzerrung atrophieren die in der nächsten Umgebung der Atherome gelegenen Haare. Die echten Atherome sind Talgepidermiscysten s. Epidermoide s. Cystes sebaceae, die aus embryonalen Epitheleinstülpungen in das Corium hervorgehen, somit kleine Mißbildungen der Haut darstellen. Die Innenwand der Cystchen ist mit Plattenepithel überzogen. Der Talgbrei besteht aus verfetteten und verhornten Epithelien, Lanugohärchen, Cholesterinkristallen und Kalkkrümeln. Atherome der Vulva von außergewöhnlicher Größe wurden von v. Winckel, Taylor, Kimura, Weibel u. a. beschrieben. Sie saßen fast immer in den großen Labien. Eine hühnereigroße Talgdrüsencyste hat v. Winckel (1886), einen „Cholesterintumor" der Vulva Taylor (1889) operiert. Fritsch gibt in seinem Lehrbuch an, er habe Atherome der Vulva von 1—8 cm Durchmesser oftmals entfernt. Ich habe einige Male bohnen- bis haselnußkerngroße, durch Konfluenz entstandene Atheromcysten als zufällige Befunde festgestellt. Manchmal waren die Atheromcysten in der Leistenregion entstanden und hatten mehr zufällig einen Zusammenhang mit der Vulva gewonnen. Im Fall Weibel bestand bei einer im 6. Monat der Schwangerschaft befindlichen Frau seit 6 Jahren in der linken Leistengegend eine Geschwulst, die in den letzten Monaten rasch zu Apfelgröße angewachsen, cystisch und allseitig frei beweglich war und sich in das linke Labium und unter die Klitoris hinab erstreckte. Die Wahrscheinlichkeitsdiagnose wurde auf Hydrocele muliebris gestellt. Bei der Operation zeigte die Cyste keinen Fortsatz zum Leistenkanal und war leicht auszuschälen. Ihre Eröffnung ergab ein Atherom mit charakteristischem Cystenbalg und breiigem Inhalt.

4. Mollusca contagiosa vulvae.

Die Mollusca contagiosa, nach Virchow, Max Joseph, Unna u. a. besser als Epitheliomata contagiosa bezeichnet und unter mannigfachen Namen in der Literatur beschrieben, sind meist hirsekorn-, linsen- bis erbsengroße, in seltenen Fällen bohnen- bis haselnußgroße epitheliale Bildungen. Sie treten einzeln oder in Gruppen, und zwar ausschließlich an der Vulva auf, die nach Petit, C. Merkel, Callomon u. a. eine besondere Vorliebe für die kleinen Oberhautgeschwülste zeigt (Fälle von Legueu und Morell, Petit und Curt Merkel), bald verteilen sie sich über die äußeren Genitalien und andere Körperstellen in annähernd gleicher Ausdehnung und bisweilen in Dutzenden oder Hunderten von Exemplaren. In der gynäkologischen Literatur fand ich nur ein einziges makroskopisches Bild des Molluscum contagiosum von Merkel (Klinik J. Veit-Halle), in der syphilidologischen Literatur ein wunderschönes Farbenbild im Atlas von Engel-Reimers (Tab. 47, Abb. 147). Die Mollusca contagiosa stellen eine Erkrankung der Haarfollikel vor und bevorzugen Menschen mit zarter Haut. Sie bilden halbkuglige, über die Hautoberfläche erhabene, glatte Papeln von gelblich-weißlichem, wachsartigem, perlmutterähnlichem oder rötlichem Aussehen und sind mit einer charakteristischen, mattverfärbten, trichterförmigen Dellenbildung versehen, welche dem Eingang zu dem erkrankten Haarfollikel entspricht. Die Knötchen fühlen sich nicht, wie die alte Bezeichnung annehmen läßt, weich, sondern derb-elastisch an; weich werden sie erst durch starkes Auspressen zwischen zwei Fingern, wobei die die Decke bedeckende Hülle gesprengt wird und ein teigiger oder dickflüssiger, rahm- oder grützeartiger Brei nach außen tritt. Dieser besteht mikroskopisch aus Hornzellen, abgestoßenen Epithelien und den glänzenden, ovalen, polygonalen oder scholligen „Molluscumkörperchen", die umgewandelte Retezellen vorstellen. Diese Körnchen sind infektiös und vermögen durch Autoinokulation neue Epitheliome bei einer Inkubationsdauer von 3—6 Wochen zu erzeugen. Auch Übertragungsversuche vom einen auf den anderen Menschen sind gelungen.

Subjektive Symptome machen die Epitheliomata contagiosa kaum. Nur Petit erblickte in ihnen eine der häufigsten Ursachen des Pruritus vulvae. Einen leicht entzündlichen Schmerz und Juckreiz verursachen sie, wenn sie, etwa bei einem Fluor purulentus vaginalis, in Eiterung übergehen. Wegen der meist geringen Größe, dem langsamen Wachstum und dem Mangel an subjektiven Beschwerden haben sie dermatologisch keine große und gynäkologisch nur eine sehr geringe Bedeutung. Daß sie aber praktisch wichtig werden können, zeigen die Molluscumepidemien und -endemien.

Zuweilen nehmen die kleinen Tumoren ein bläschen- oder variolaähnliches, andere Male ein warzenartiges Aussehen an: Epithelioma oder Molluscum contagiosum verrucosum (Kaposi). Die auch bei dieser Form vorhandene Dellenbildung, sowie der durch seitlichen Druck zu erzielende Austritt der talgartigen Masse ist differentialdiagnostisch gegenüber einer gewöhnlichen Warze von Bedeutung. Manchmal kommt eine Stielung und eine stärkere Ausdehnung eines Molluscumknotens gerade an den äußeren Geschlechtsteilen zur Beobachtung. Ein solches Molluscum oder Epithelioma contagiosum pendulum der Vulva kann die Größe einer Traubenbeere oder darüber erreichen. Doch darf es nicht mit dem unter dem Namen „Molluscum pendulum fibrosum" in der Literatur (Orillard, M. Neumann, Schütze u. a.) beschriebenen weichen Fibrom der Labien verwechselt werden, mit dem es ätiologisch und dem genaueren Aussehen nach nichts zu tun hat. Endlich kann durch Zusammenfließen zahlreicher Epitheliomata contagiosa ein Molluscum contagiosum giganteum (Kaposi) den dermatologischen Lehrbüchern nach zustandekommen.

Die Therapie geschieht am einfachsten und sichersten durch Abkratzen der kleinen Erhebungen mit dem scharfen Löffel und anschließender Kauterisation des Mutterbodens oder durch Ritzen der Horndecke mit dem Lanzettmesser und Expression des Inhalts zwischen zwei Fingernägeln. Manche erklären eine Behandlung für meist unnötig, da eine spontane Rückbildung erfolgen könne.

5. Trachom.

Als Trachoma pudendorum hat Tarnowksi (1887) Knötchen der Vulvaschleimhaut beschrieben. Sie überragten die Mucosa, waren mit lästigem Jucken verbunden und erwiesen sich mikroskopisch als „Epithelialpapillome". Er fand die Papeln besonders bei Prostituierten und hat auch Übertragungen auf das Auge beobachtet.

6. Adenosis und Endometrioma vulvae.

a) Unter Adenosis oder Adenofibromatosis heterotopica oder ectopica, Endometriom oder endometrioider Epithelheterotopie versteht man umschriebene oder diffuse, in Form von Knoten oder Infiltraten wachsende, oft symptomlos verlaufende drüsige Bildungen vom Bau der Schleimhaut des Corpus uteri. Sie kommen ausschließlich beim Weibe, niemals beim Manne, fast stets erst nach dem 30. Lebensjahr zur Beobachtung und sind an das Vorhandensein funktionierenden Ovarialgewebes geknüpft. Die Angabe, daß sie hauptsächlich bei Frauen, die nie geboren haben, vorkommen sollen, kann ich nicht bestätigt finden. Die Adenosis ist an der Vulva und in ihrer Nachbarschaft: am Mons pubis, am Damm und in den Leistengegenden nur einige wenige Male beschrieben worden. Viel häufiger hat man die verschiedensten Stellen innerhalb des Beckens und in seiner Umgebung als Lokalisationen der Bildungen festgestellt: Uterus- und Tubenwand, Ovarien, Douglasscher Raum und

Excavatio vesico-uterina, Serosa des Sigmoids, des Dünndarms, des Processus vermiformis und der Appendices epiploicae, parametranes Gewebe des Lig. latum und sacro-uterinum, recto-vaginales und recto-cervicales Bindegewebe, Lig. sacro-spinosum, regionäre Lymphdrüsen des Korpus und der Cervix uteri, Scheide, Nabel, infraumbilicale Laparotomienarben, besonders Bauchwandhernien. Endometrioide Wucherungen sind in der großen Labie von Rob. Meyer (1914), Palmer (1925), Henry Stewart (1927), am Mons pubis von Palmer, in der Leistengegend bzw. in einem Leistenbruch von Elisabeth Weishaupt (1913), Bungart (1925), Hollmann (1926), Sampson (1926) in 4 Fällen, Edgar Schmitz, schließlich am Perineum, und zwar angeblich in einer bei der Geburt entstandenen Dammrißnarbe, von Palmer und Neuweiler beschrieben worden.

Palmer (Fall 2) sah im oberen Teil der linken großen Labie einer 34 jährigen Frau, die viermal geboren hatte, eine Schwellung, aus der sich seit 2 Jahren bräunliche Flüssigkeit bei jeder Periode unter Schmerzen entleert hatte. Es fand sich ein kirschgroßer Knoten, der von einem indurierten Bezirk und einer unmittelbar an ihn heranreichenden Leistenhernie umgeben war. Bei der mikroskopischen Untersuchung der exstirpierten kleinen Geschwulst zeigten sich Drüsenschläuche mit einzelligem Cylinderepithel, die teilweise durch Blut dilatiert waren, tubulöse Gänge in der Umgebung des Nuckschen Kanals und Hämorrhagien im Zwischengewebe. — Henry Stewart fand bei einer 42 jährigen Frau, die zwei Geburten überstanden hatte, zwei Knötchen am oberen Pol der rechten großen Labie, die er als ektopisches Endometrium auffaßte. — Am Mons pubis, und bis in die rechte Leistengegend reichend, saß der Tumor in der dritten Beobachtung von Palmer bei einer 29 jährigen Frau, die zweimal geboren hatte. Er zeigte sich in Form eines kleinen harten Knotens als Nebenbefund bei einer geplatzten Tubargravidität, war symptomlos verlaufen und erst seit einigen Tagen bemerkt worden. Die Struktur des Endometrioms war teilweise durch Blutergüsse in und um die Drüsenschläuche verdeckt. — Das Endometriom in der ersten Beobachtung von Palmer fand sich bei einer 41 jährigen Frau, die drei Geburten, zuletzt einen Abortus vor 4 Jahren, durchgemacht hatte und $1^{1}/_{2}$ Jahre vor der Beobachtung wegen Blutungen ausgeschabt worden war. Vor 6 Monaten supravaginale Amputation des Uterus. Die Patientin klagte über Schmerzen in der Vulva und juckendes Unbehagen in der Dammgegend. In der Dammnarbe fand sich eine kleine blutende Stelle und in deren Umgebung ein kirschgroßer, scharf begrenzter Knoten, der exstirpiert wurde. Mikroskopisch zeigte er sich aus einem dem Endometrium analogen Konvolut tubulärer Gänge, die einschichtiges Cylinderepithel ohne Wucherungserscheinungen trugen, und aus einer mit Plattenepithel ausgekleideten Cyste aufgebaut. Man könnte dazu neigen, diesen Fall auf die Bartholinische Drüse zu beziehen, wenn nicht das Gewebe des Tumors entsprechend den Menstruationen an- und abgeschwollen wäre. — Neuweiler (Klinik Guggisberg-Bern): Am Damm fand sich ein fast hühnereigroßer, höckriger, derber, unscharf begrenzter Tumor, der etwa 1,5 cm in die Tiefe und bis zur Vaginalschleimhaut reichte. Durch die Oberfläche schimmerten einige blaue Cystchen durch. Während der Menstruation trat aus einigen kleinen fistulösen Öffnungen Blut aus. Der exstirpierte Tumor enthielt histologisch Inseln vom Typus der Corpusmucosa mit teilweise cystisch erweiterten Drüsenschläuchen.

Den heterotopischen Drüsenbildungen ist eine auffallende Übereinstimmung mit der Corpusschleimhaut, und zwar nicht nur im histologischen Bild, sondern auch in funktioneller Hinsicht gemeinsam. Die häufig, wenn auch nicht konstant anzutreffenden Beweise für diese funktionellen Analogien sind: Anschwellung, Rotfärbung, Erweichung, Schmerzhaftigkeit und sogar sichtbarer Blutaustritt aus den Knoten gelegentlich der Menstruation (Palmer, Neuweiler), der histologische Nachweis von Glykogen in den Drüsenepithelien (Aschheim), Phasenwechsel der Drüsen entsprechend dem Menstruationszyklus, deziduale Reaktion des „cytogenen", die Drüsenschläuche umgebenden Gewebes während der Gravidität (Sampson, Rob. Meyer, Amos, Lauche, Aschheim, Winestine, Ulesco-Stroganowa, White), was natürlich zur Voraussetzung hat, daß die Drüsen nicht cytogenfrei, also nicht „nackt" am fremden Ort liegen, endlich Rückbildung der endometrioiden Wucherungen im Puerperium, nach einem Abortus (Bungart u. a.), im Anschluß an die Menopause (Sampson, Groß) oder an eine operative Kastration

(Füth, Sampson, Cullen, Graves, Keene). Bei den im Vulvo-Perinealgebiet bisher gefundenen Endometriomen ist freilich nur ein kleiner Teil dieser Veränderungen festgestellt worden.

Auf die Theorien über die Entstehung der Adenosis kann hier nur insoweit kurz eingegangen werden, als sie für das äußere Genitale, den Damm und die Leistengegend in Frage kommen: Die Serosaepithel- bzw. Cölomtheorie von Iwanoff und Rob. Meyer nimmt an, daß Serosaepithel oder am Eierstock das vom Cölomepithel abzuleitende Oberflächenepithel in Wucherungen gerät und sich in Cylinderzellen umwandelt, welche dann aus unbekannten Gründen, vielleicht unter dem Einfluß von Ovarialhormonen, die Fähigkeit gewinnen, den normalen Uterusdrüsen gleichartige Drüsen zu bilden. Die Autoimplantationstheorie von Sampson führt die Adenosis auf Wucherung von Autoimplantaten menstruell abgestoßener und durch die Tuben, zugleich mit Menstrualblut, in antiperistaltischer Richtung in die Bauchhöhle ausgeschwemmter Uterusepithelien zurück. Gegen beide Hypothesen sind verschiedene Bedenken erhoben worden, die Mestitz (1927) jüngst ausführlich erörtert hat. Das wichtigste unter den Gegenargumenten dürfte sein, daß der Beweis noch aussteht, daß bei der Menstruation abgestoßene Schleimhautteile zum Weiterwachstum befähigt sind. Die beiden Theorien könnten die Endometriome der Leiste und der großen Labie, die früher wohl meistens als mesonephrische Adenomyome des Lig. rotundum im Sinne von v. Recklinghausen aufgefaßt wurden, nur dann erklären, wenn eine mit der Bauchhöhle communicierende pathologische Leistenhernie der großen Labie, wie im 2. Fall von Palmer, vorhanden ist oder, wie im Fall Hollmann, Jahre zuvor operiert worden war, oder wenn ein primäres Offenbleiben und ein späterer Verschluß des Processus vaginalis peritonei, der auch als physiologischer Leistenbruch bezeichnet worden ist, angenommen würde (Lauche). Hat doch Bungart (1925) im Anschluß an die Untersuchung eines bohnengroßen Geschwülstchens der rechten Leiste es wahrscheinlich gemacht, daß die extraperitoneal gelagerten endometrioiden Wucherungen ursprünglich auf dem Epithel des Bauchfells entstehen und erst im weiteren Verlauf die Neigung bekommen, die Bauchhöhle zu verlassen, sich zu extraperitonealisieren, und damit die konstante Eigentümlichkeit der Endometriome: einer vom Peritoneum abgewandten Wachstumsrichtung zum Ausdruck zu bringen. Keine der beiden Theorien vermag die Entstehung der kleinen Geschwülste am Perineum zu erklären; denn bis in einen bei einer Entbindung entstandenen Dammriß kann sich ein vom Leistenkanal kommender Peritonealfortsatz nicht erstrecken. Und wenn Neuweiler das Endometriom seines Falles auf Implantation abgestoßener Korpusschleimhautteilchen im Frühwochenbett in eine noch etwas offene Dammwunde zurückführte, so könnte man ihm entgegenhalten, daß der Dammriß zweiten Grades bei der schon 5 Jahre zuvor stattgefundenen Geburt genäht und glatt geheilt war. Freilich sind Endometriome in Laparotomienarben bisweilen auch erst mehrere Jahre (Cullen $9^1/_2$ Jahre) nach der Operation zur Beobachtung gekommen. Eine andere Auffassung über die Genese der Adenosis vertritt Halban (1926). Er nimmt, gleich Sampson, eine Loslösung von Uterusdrüsen aus ihrem Verband im Korpus an, läßt sie aber nicht, wie dieser, via Peritonealhöhle, sondern durch die Lymphbahnen verschleppen und am Deportationsort weiterwachsen; er spricht demgemäß von einer „Hysteroadenosis metastatica". Diese lymphogene Theorie, welche sich unter anderem auf die angeblichen Befunde endometrioider

Bildungen in den Lymphdrüsen stützt, könnte die Adenosisknoten an der Vulva und am Damm meines Erachtens vielleicht durch retrograden Transport auf den paravaginalen Lymphbahnen, also auf demselben Weg erklären, den man beim Carcinom und Chorionepitheliom des Uteruskörpers nachgewiesen hat; doch ist das unwahrscheinlich.

Die Diagnose der Endometriome kann klinisch nicht sicher gestellt werden. Selbst die bei ihnen beobachtete Anschwellung und Erweichung im Prämenstruum ist nicht pathognomonisch, da diese temporären Veränderungen auch bei Tumoren von anderer Genese vorkommen können. Im mikroskopischen Bild bietet die Beurteilung der drüsigen Hohlräume und der anderen Gewebskomponenten große Schwierigkeit, so daß in jedem einzelnen Fall sehr genau zu prüfen sein wird, welche Wahrscheinlichkeitsbeweise sich für Endometriome, Urnierenadenome, Schweißdrüsenadenome, Bartholinische Adenome anführen lassen.

Die Therapie der Endometriome des Vulva-Anal-Inguinalgebiets deckt sich mit derjenigen dieser Tumoren überhaupt. Ich erwähne nur kurz ihre Rückbildung nach Kastration durch Operation oder Röntgenbestrahlung. Heineberg (1927) hat bei zwei Endometriomen des Septum recto-vaginale von der Radiumtherapie (Radiumspickmethode) vollen Erfolg gesehen.

b) Adenome, Adenofibrome und Adenofibromyome der großen Labien, die nicht zu den endometrioiden Bildungen gehören, wurden auf die Urniere [Cullen (1896), v. Recklinghausen (1896), Aschoff (1899), Emanuel (1903)], oder auf die Bartholinische Drüse [Nina Jerschoff (1910)] bezogen. Der Beschreibung und Abbildung nach scheint der kleine Tumor im Fall der letzteren weitgehende Ähnlichkeit mit den Adenomen der Schweißdrüsen (S. 429) aufzuweisen. Über den tatsächlichen Ausgangspunkt in diesem Fall wage ich keine Entscheidung zu treffen. Auch der Adenome der Vulva, die am Orificium externum der Urethra angetroffen worden und auf diese zu beziehen sind, sei hier gedacht (Beigel, Froquart, Wallart, Spencer, Schürenberg u. a.).

7. Papillome der Vulva.

Die Papillome der Vulva scheinen in mehreren Formen vorzukommen, am häufigsten als spitze Kondylome, viel seltener als echte gutartige Papillome. Ausnahmsweise können auch andere entzündliche und neoplasmatische Wucherungen in Papillomform erscheinen. Histologisch lassen sich die beiden ersteren Gruppen nicht immer voneinander trennen, da sie Fibroepitheliome oder fibroepitheliale Blastome, d. h. Neubildungen sind, die sich aus dem Bindegewebs- und Gefäßapparat der Cutispapillen und aus Epithel aufbauen. Das Primäre ist eine starke und oft sehr beträchtliche Wucherung und dadurch Verlängerung und Verzweigung des Papillarkörpers: Papillenhypertrophie. Hand in Hand mit ihr geht eine ebensolche der beiden, die Papillen überziehenden Epidermisschichten: des Stratum Malpighii und des Stratum granulosum s. spinosum. Das Bindegewebe der peripheren Cutispartien ist also bei den Papillomen mehr aktiv, das Epithel mehr passiv, woraus sich schon die Gutartigkeit der Tumoren ergibt, während beim Carcinom gerade umgekehrt das Epithel ein aktives, das Bindegewebe ein passives Verhalten zeigt. Ähnlich den Papillomen nehmen auch bei der Elephantiasis (S. 283 u. 284) die bindegewebigen Wucherungen vornehmlich von der Tiefe der Cutis ihren Ausgang [Vollmer (1906)].

a) Die spitzen Kondylome s. Condylomata accuminata.

Die vom Volk Feigwarzen oder Feuchtwarzen genannten spitzen Kondylome, die ich in den Abb. 223—229 vorführe, werden von Eduard Kaufmann als „akut entstandene entzündliche Papillome", von L. Aschoff als „fibroepitheliale Blastome" bezeichnet. Die eigenartige, entzündlich entstehende Tumorform wird ursprünglich dargestellt von anfangs flachen, bald warzen-, bald kegel- oder zottenförmigen, also abgerundeten oder zugespitzten Geschwülstchen, deren Form Cronquist durch Rekonstruktion mittels des Bornschen Plattenverfahrens wiedergegeben hat. Sie schießen zunächst in Einzahl als knapp stecknadelkopfgroße körnige Prominenzen von blaßrötlicher Farbe, sehr bald aber multipel, in großer Zahl und rasenförmig, auf der Haut oder Schleimhaut des Vulva- und Anusgebietes auf, bedecken oft sammetartig die Schleimhaut und fließen in der Regel zu größeren Herden zusammen. Die einzelnen Gruppen werden entweder von spitzen, hahnenkammartigen oder von rundlichen, halbkugligen, warzigen bis blumenkohlartigen, flächenhaft sich ausbreitenden Erhabenheiten, welche wieder zur Konfluenz mit benachbarten neigen, oder von baum- oder strauchartig nach außen sich verzweigenden gestielten Geschwülstchen gebildet. An den Randpartien lösen sich die größeren Wucherungen in kleine charakteristische Einzelefflorescenzen auf, und außerhalb derselben, in der Nachbarschaft, stehen solche meist da und dort noch isoliert. In den Enden der feinsten Excrescenzen sind nach Ehrmann (1912) mit bloßem Auge oder mit der Lupe, dank dem durchscheinenden Epithel, die axial verlaufenden Blutgefäße als rote Streifchen und Pünktchen wahrzunehmen, besonders wenn durch Kompression der Rücklauf des Bluts behindert wird. Abklatschkondylome an sich berührenden Haut- und Schleimhautstellen: z. B. an den Außenflächen der großen Labien und den Innenseiten der Oberschenkel oder an den Glutäen beiderseits vom Anus sind ganz gewöhnlich. Derartige durch Kontakt entstehende Geschwulstbildungen werden sonst nur noch bei wenigen Erkrankungen, so beim Carcinom und bei der Syphilis, angetroffen.

Schon sehr bald kommt es zu Erosionen, seltener, infolge Scheuerns beim Gehen, zu Entzündungen und Ulcerationen der Oberfläche der spitzen Kondylome. Dann tritt eine trübe, seröse, abscheulich und oft geradezu aashaft riechende Flüssigkeit zutage, die sich zersetzt, eintrocknet und borken- oder ekzemartig die Vertiefungen zwischen den einzelnen Papillen und Papillenkomplexen bedeckt und überbrückt. Durch diese fötiden Absonderungen und Zersetzungen kommt es bei den längere Zeit beschwerdelos sich entwickelnden Kondylomen zu Brennen und Jucken und gelegentlich auch zu sekundären pyogenen Infektionen.

Das Wachstum ist ziemlich schnell, oft geradezu erschreckend rasch. Die stärkste Entwicklung der entzündlichen Papillome wird beobachtet bei Gonorrhöe in der Schwangerschaft, weil hier die Genitalsekrete und der Blut- und Lymphgehalt der Gewebe vermehrt und dadurch, vielleicht auch noch auf andere Weise, die Disposition zur Erkrankung gesteigert ist, ferner bei Prostituierten, hier begünstigt durch die die Haut macerierenden und ätzenden Genitalausflüsse, endlich durch einen sexuell bedingten starken Blut- und Lymphreichtum der Gewebe.

Lokalisation: Die spitzen Kondylome wachsen auf allen Teilen der Vulva, einschließlich dem Introitus vaginae, der Urethralmündung und dem Mons pubis, sowie den Genito-Cruralfalten. Die Analgegend wird besonders bei Durchfällen, die zu Excoriationen

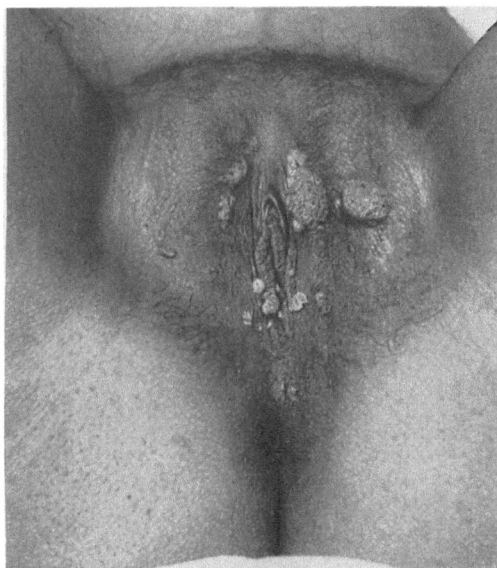 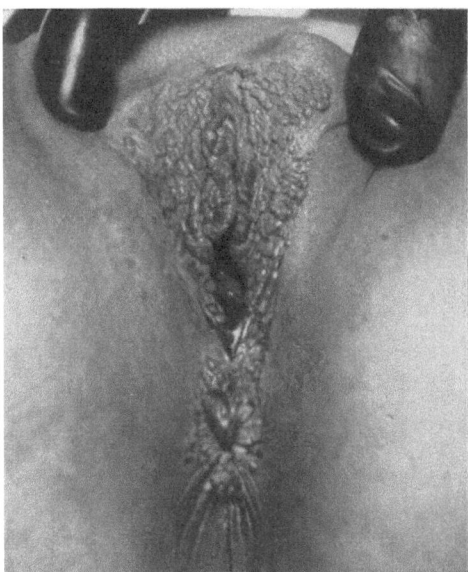

Abb. 223.   Abb. 224.

Abb. 223. Condylomata accuminata in isolierten knötchenartigen Wucherungen über die Vulva bei einer hochschwangeren Frau verteilt.

Abb. 224. Condylomata accuminata vulvae mit auffallend gleichmäßiger Verteilung und von flacher Form. 19jähriges Mädchen mit Gonorrhöe, einem großen linksseitigen parametritischen Absceß und einem Douglasexsudat. Große Labien flache Hautwülste, welche nur an ihrer Innenfläche von den Wucherungen besetzt sind. Diese nehmen im übrigen das ganze Genitale, vornehmlich die beiderseitigen Sulci nympho-labiales ein. Auch der kümmerlich entwickelte hypoplastische Damm und die Aftergegend sind von zahllosen flachen, nur 1—2 mm hohen, grauweißen Erhabenheiten besetzt. Sie sind brüchig, ähnlich wie bei der Kraurosis, so daß das bloße Ansetzen eines kleinen hinteren Speculums einen Frenulumriß zur Folge hatte.

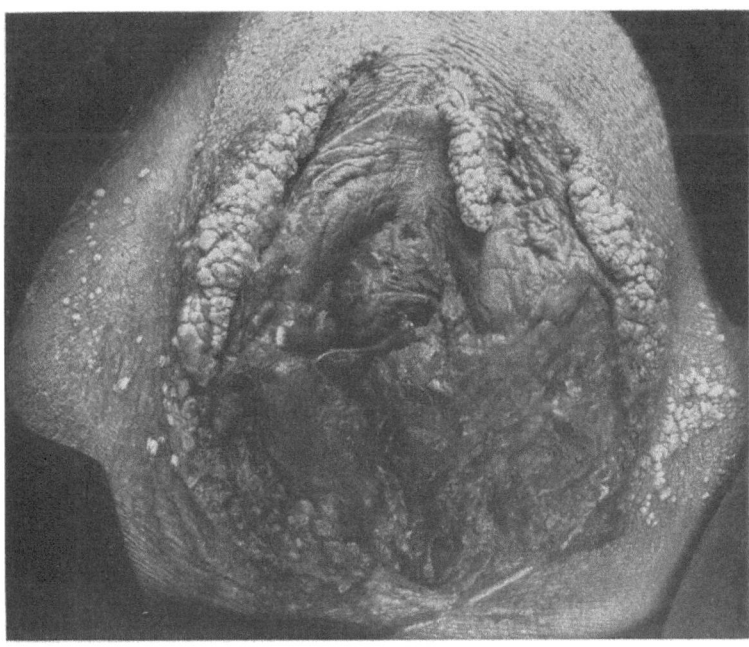

Abb. 225. Condylomata accuminata bei einem der Leiche einer alten Frau entnommenen Präparat. (Das Bild verdanke ich dem Prosektor Herrn Professor Geipel-Dresden).

der Haut in der Umgebung des Anus geführt haben, ergriffen. Zuweilen umsäumen die Kondylome nur den Scheideneingang oder nur das Ostium urethrae oder nur den Anus. Der Prozeß kann auf die Innenseiten der Oberschenkel, die Vagina — bei Nulliparen oft zwischen den Columnae rugarum versteckt — und selbst die Portio vaginalis (Bruno Rhomberg u. a. und eigene Beobachtungen) fortschreiten. Nach Fritsch kann auch der Ausführungsgang der Bartholinischen Drüse sowohl an seinem Ende als auch innerhalb seines Lumens mit einigen Excrescenzen besetzt sein. Lieblingssitze sind vornehmlich die Fossa navicularis, in zweiter Linie die Interlabialfalten, die Innenflächen der großen

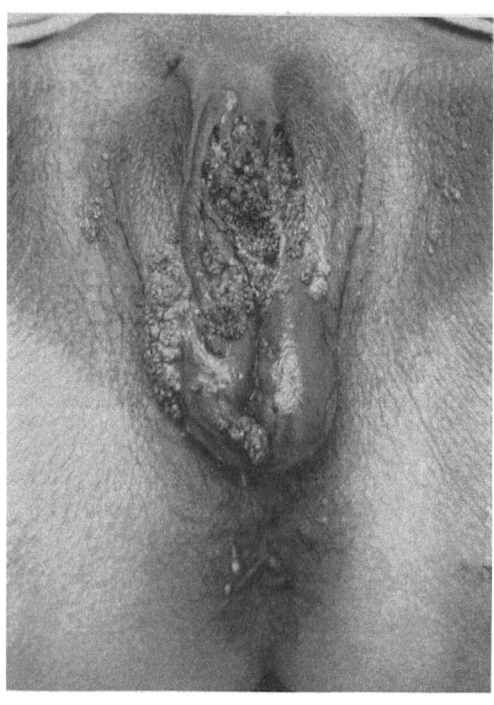 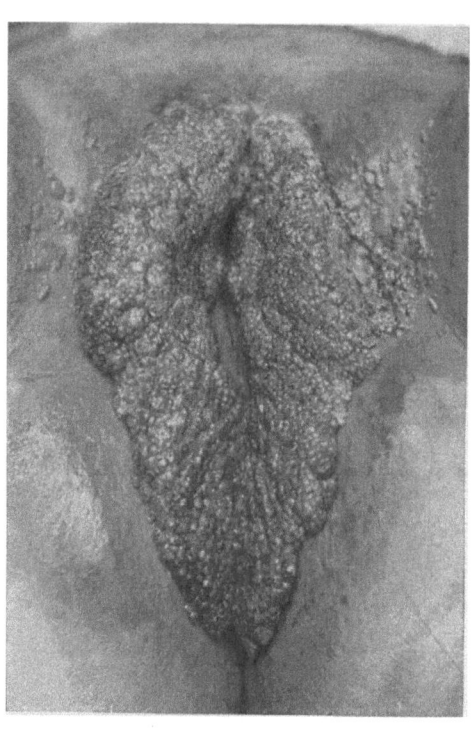

Abb. 226.   Abb. 227.

Abb. 226. Condylomata acuminata vulvae sofort nach der Spontangeburt. Man sieht das entzündliche Ödem des Frenulum, das erst bei derselben durch Quetschung der Gewebe zustande gekommen ist. Beginnende Aussaat der Wucherungen auf die Genitofemoralfalten und die Circumanalgegend.

Abb. 227. Condylomata acuminata in diffuser Ausbreitung und schürzenförmig die Vulva eines jungen Mädchens einnehmend. Sie schreiten bis zu der Damm- und Analgegend und den Innenseiten der Glutäen fort.

Labien, die kleinen Labien, der Vorhof und der Damm, d. h. Gegenden, an denen am ehesten Gelegenheit zur Maceration der Haut und Schleimhaut gegeben ist.

Die Oberfläche der Geschwülste erscheint zunächst körnig, später tief und unregelmäßig zerklüftet, maceriert, stark nässend. Die Farbe ist anfangs durchscheinend, blaßrot oder eigenartig weißlich. In der Schwangerschaft nehmen die Kondylome durch Ödem ein gequollenes, glasiges Aussehen an. Kommt es zu ausgedehnten Wucherungen, so besiedeln sie ringsum in mehr oder weniger unregelmäßiger Weise die Schamspalte, so daß sie diese nahezu verschließen können. Eine Abplattung der spitzen Kondylome und dadurch eine Ähnlichkeit mit breiten Kondylomen kommt an den Stellen zustande, wo sie einem Druck ausgesetzt sind, so in den Interlabialfalten oder an den kleinen Labien, wodurch diese eine hahnenkammartige Schwellung und Abplattung erfahren, oder in der Umgebung des Anus durch Kompression von seiten der Gesäßbacken, oder gar da, wo zwei größere seitliche Konglomerattumoren, der eine etwa von der linken, der andere von der rechten großen Labie ausgehend, sich median berühren.

Die Konsistenz ist bald weich, bald derb, bei größeren Wucherungen selbst am Ende der Schwangerschaft auffallenderweise oft sehr derb, wie in einem von Adolf Bauer beschriebenen und abgebildeten Riesentumor. Denn zuweilen breiten sich die Kondylome nicht nur in der Fläche aus, sondern erheben sich bei ungehindertem Wachstum

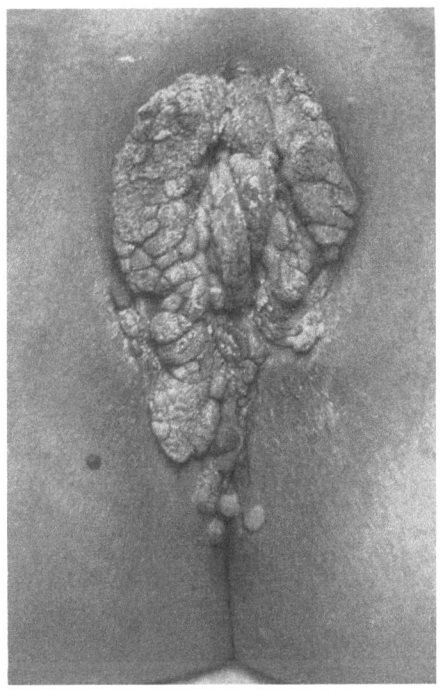
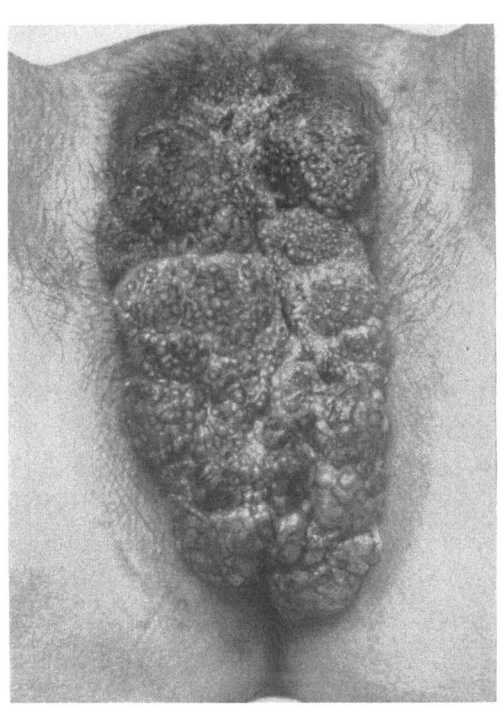

Abb. 228.   Abb. 229.

Abb. 228. Condylomata accuminata. Konglomerattumor der Vulva mit vorwiegendem Sitz in der Gegend der Klitoris und der kleinen und großen Labien, in Kombination mit Condylomata lata.

Abb. 229. Riesentumor der Vulva, aus spitzen Kondylomen gebildet und auf der Basis von Condylomata lata entstanden. Junges Mädchen. Tumor von Faustgröße aus zahllosen abscheulich riechenden großen und kleinen Knollen aufgebaut. Ausgang wesentlich die großen Labien, aber auch der Introitus vaginae. Vaginale Exploration oder Speculumuntersuchung wegen großer Schmerzhaftigkeit nicht möglich. Hämorrhagische luetische Nephritis und rapide Abmagerung. Albuminurie 5⁰/₀₀. WaR positiv. Vor 1¼ Jahren juckender Ausschlag an den Genitalien und starker eitriger Ausfluß. Behandlung seitens eines Naturheilkundigen angeblich mit Quecksilbereinspritzungen. Erstes Auftreten der Wucherungen vor 11 Monaten.

zugleich zu ansehnlicher Höhe durch Bildung primärer, knolliger oder blumenkohlartiger Tumoren und sekundärer Excrescenzen, so daß ein „Konglomerattumor" s. Tumor vulvae condylomatosus oder Riesenkondylom zustandekommt. Fritsch, O. Küstner, Auvard, v. Jaschke-Pankow, Rob. Schroeder, Stoeckel-Reifferscheid haben solche in ihren Lehrbüchern abgebildet. Ähnliche Beobachtungen liegen vor von Kraus (1887), Schnabel (1893), Kaposi, Gascoyen, Lehmann, Osterloh (1899), Pexa, Stoeckel (1911) u. a. Ich selbst habe einige Male faustgroße Feigwarzenkonglomerate gesehen, die zuweilen breitbasig von der ganzen Vulva ausgingen, häufiger mit schmaler Basis oder gestielt einer umschriebenen Stelle aufsaßen (Abb. 228 und 229). Einige Beispiele geben die folgenden Fälle:

Everke (1900): Mannsfaustgroßer Tumor der linken, kindsfaustgroßer Tumor der rechten großen Labie. — Adolf Bauer (1908): Bei einer 24jährigen Erstgebärenden wurde eine mannskopfgroße, in der Mitte zweigeteilte Geschwulst festgestellt, die aus zwei Teilen, einem etwas größeren linksseitigen und einem etwas kleineren rechtsseitigen bestand und teilweise durch Ödem zu ihrem gewaltigen Umfang gelangt war. Sie hing scrotumartig zwischen den Beinen des Mädchens herab, übte durch ihr erhebliches Gewicht einen starken Zug auf die Vulva aus und bestand aus zahllosen haselnuß- bis kleinkartoffelgroßen, derben Knollen, deren Oberfläche mit schmutzigen Borken belegt und mit fötid riechender Flüssigkeit benetzt war. — Schülein (1908): $1^1/_2$ mannsfaustgroßer, 17 cm langer, 12 cm breiter Tumor, vom Mons pubis bis 6 cm unterhalb des Afters reichend und vollkommen den Scheideneingang und den After verdeckend; er war innerhalb von $1^1/_2$ Jahren zu dieser Größe angewachsen. — Bruno Rhomberg (1915): Faustgroßes Kondylom an der hinteren Vulvahälfte und am Damm eines 16jährigen Mädchens. — Hofmeier (1917) bildete einen großen Konglomerattumor ab, der von den hinteren Teilen der Vulva ausging und die Damm- und Analregion bedeckte.

Der histologische Aufbau der spitzen Kondylome wurde, sofern er mit dem der Papillome zusammenfällt, oben bereits kurz erörtert. Genaueres darüber siehe bei Vollmer (1906). Nur das sei hier gesagt, daß man die Blut- und Lymphgefäße erweitert und an der Wucherung des Papillarkörpers beteiligt findet, daß die zarte voll ausdifferenzierte Epidermis im allgemeinen nur an den Stellen nachweisbar ist, an denen zwei Flächen der Wucherungen aneinanderliegen, während die freie Oberfläche zur Verhornung neigt, und daß bei den Kondylomen das Stroma der Papillen, vorwiegend perivasculär, mehr oder weniger stark kleinzellig-lymphocytär und durch Plasmazellen infiltriert ist. Verzweigen sich die Papillenwucherungen erst über der Hautoberfläche, so kommen die gestielten Kondylome zustande. Neuerdings hat Hermann Hoepke (1925) in einer Arbeit aus dem Anatomischen Institut von Kallius-Heidelberg Studien über den Aufbau des Epithels im spitzen Kondylom bekanntgegeben: danach erweist sich die Basalmembran als ein Geflecht von Bindegewebsfasern, und jede Epithelzelle ist von einem „Epithelfaserkorb" umgeben, dessen Fasern als Brücken zu den Nachbarzellen gehen und mit den Fasern dieser letzteren die sog. „Brückenknötchen" bilden.

Ätiologie. Mit Syphilis, wie man früher glaubte, haben die spitzen Kondylome nichts zu tun, wenn es auch richtig sein mag, daß sie sich nach Fritsch bei 75% aller Puellae publicae antreffen lassen. Der Nachweis der echten Spirochaeta pallida in spitzen Kondylomen syphilitischer Personen durch Majocchi besagt nur, daß gleichzeitig zwei verschiedene Erkrankungen vorlagen. Eine Reihe von Spirochäten, besonders die Spirochaetae refringentes, sind häufig, wenn auch inkonstant, in den oberflächlichen Epidermisschichten der spitzen Kondylome festgestellt worden, so von Fontana und Sangloigi (1921), Lombardo (1922), Scaglione (1923). Sie alle haben die Notwendigkeit einer scharfen Unterscheidung von den Spirochaetae pallidae betont und zugleich gezeigt, daß sie nur die Rolle von Saprophyten, nicht von Erregern spielen und bei den trockenen Kondylomen viel spärlicher als bei den feuchten, nässenden Formen vorkommen. Bei diesen letzteren dringen sie zwischen den Epithelzellen und in diese selbst bis zu den Basalzellen in die Tiefe und zuweilen sogar in das Lumen der Blut- und Lymphcapillaren der Cutis ein. Die Nekrotisierung der Oberfläche der Condylomata accuminata soll durch diese Spirochätenarten veranlaßt werden.

Übereinstimmend wird von allen Lehr- und Handbüchern der Gynäkologie und Dermatologie „meist Gonorrhöe" als ursächliche Erkrankung der Kondylome angegeben, doch nicht mehr, wie das in früheren Zeiten geschah, ausschließlich. Gibt es doch Beobachtungen genug, in denen der Tripper unter genauer Berücksichtigung des Einzelfalls als unwahrscheinlich oder ganz unmöglich abzulehnen ist, zumal wenn Kondylome der Vulva und Vagina bei kleinen Kindern oder gar Säuglingen (Fritsch) oder, was ausnahmsweise vorkommt, bei Greisinnen beobachtet werden. Auch die allgemein zu findende Angabe, daß den spitzen Kondylomen ein stark ätzendes und zur Maceration der Haut führendes Sekret vorausgehen müsse, wie es am häufigsten bei gonorrhoischen Infektionen vorhanden oder nach solchen zurückgeblieben ist, oder wie es durch Zersetzung des Smegmas bei Unsauberen entsteht (Petters), sowie die Bemerkung von O. Frankl, daß Kondylome „nicht selten auch im Gefolge der stark vermehrten Schleimsekretion in der Schwangerschaft vorkommen", trifft nach dem heutigen Stand der Wissenschaft nur insofern zu, als die Haut und Schleimhaut der Vulva, wenn sie Genitalsekrete erst einmal längere Zeit hindurch gereizt und maceriert haben, der Aufnahme der Kondylomerreger willfähriger geworden ist. Denn man weiß heute, daß die spitzen Kondylome eine kontagiöse Erkrankung darstellen. Ihre Übertragbarkeit, die Petters (1875), Güntz (1876), E. Bumm (1886) auf Grund von negativen experimentellen Übertragungsversuchen auf die gesunde Vulvaschleimhaut, auch auf die von Schwangeren, entschieden bestritten hatten, geschieht nach neueren Untersuchungen durch Autoinokulation, Inokulation auf andere Menschen und künstliche Impfung. Oftmals infiziert ein nie gonorrhoisch oder syphilitisch erkrankt gewesener Ehemann, der nur kleine, wenig beachtete, etwa im Sulcus coronarius penis sitzende Feigwarzen aufweist, seine Frau bald nach der Hochzeit. Sie bekommt 2—4 Monate später Kondylome von meist größerer Ausdehnung [Heller (1921), Ladislaus Lichtenstein (1922)]. Cronquist hat 11 solcher Übertragungsfälle zusammengestellt, von ihnen allerdings 6 für nicht genügend bewiesen bezeichnet. Manchmal wird auch beobachtet, daß ein Kind an Vulvakondylomen leidet und daß einige Monate später eines der Geschwister in gleicher Weise befallen wird, z. B. Fall Pexa (1907): Ausgedehnte Kondylome bei $3^{1}/_{2}$jährigem Mädchen. 4 Monate danach erkrankte ebenso das 5jährige Schwesterchen. Kein Gonokokkennachweis.

Auf experimentellem Weg haben die Dermatologen Ludwig Waelsch (1917 und 1923), Ziegler (1921, Klinik Jadassohn-Breslau), E. Frey (1924), sowie Cooper und Kranz gezeigt, daß durch Verimpfung des Sekrets der Condylomata accuminata auf die Haut und Schleimhäute des Erkrankten oder eines anderen Menschen bald spitze Kondylome, bald verschiedenartige Warzen, die entweder den planen oder den venerischen gleichen, entstehen, und zwar erst nach der auffallend langen und eigenartigen individuellen Schwankungen unterworfenen Inkubationszeit von $2^{1}/_{2}$—9 Monaten. Insbesondere konnte Waelsch an der Schleimhaut des Introitus vaginae eines Mädchens nach $2^{1}/_{2}$ Monaten ein typisches spitzes Kondylom aufschießen sehen. Der Wiener Laryngologe Egon Ullmann (1921) hat das Kehlkopfpapillom eines Kindes auf die Oberarmhaut desselben (Erscheinen nach 3 Monaten), sowie auf die Vaginalschleimhaut einer Hündin (Auftreten nach knapp 5 Wochen) und auf andere Menschen zu überimpfen vermocht. Ein ähnliches, doch natürliches Experiment am Menschen zeigt ein von Kurt Wiener demonstrierter Fall von spitzen Kondylomen der Vulva und Papillomen an Uvula und Gaumenbogen, die alle den gleichen histologischen Aufbau aufwiesen. E. Frey (1924, Dermatologische Klinik Bern) konnte 11 Monate nach der Verimpfung von spitzen Kondylomen nach einer von

Waelsch angegebenen Methode bald plane Warzen, bald Kondylome auftreten sehen; die Differenz soll vorzugsweise von der histologischen Struktur des Gewebes, auf das die Impfung stattfand, und der dadurch bedingten verschiedenen Reaktionsweise abhängig gewesen sein. Es entstehen nach E. Freys Versuchen auf harter Haut, wie an Händen, Vorderarmen, Gesicht, Kopfhaut, selten der Fußsohle, gewöhnliche Warzen, in der Genital- und Analregion spitze Kondylome, während an den anderen Übergangsstellen der äußeren Haut zur Schleimhaut, auf der Mund- und Lippenschleimhaut, den Augenlidern und auch auf macerierter Haut, makroskopisch und histologisch Übergangsbilder vulgärer Warzen zu spitzen Kondylomen zustandekommen, also der filiforme, papillomatöse Charakter mehr im Vordergrund erscheint, die Verhornung mehr zurücktritt. Damit ist bewiesen, daß spitze Kondylome Warzenbildungen herbeiführen, wenn auch die Übertragung nicht immer gelingt. Aber auch das Umgekehrte läßt sich beobachten. Waelsch (1917 und 1923) und Habermann (1924) haben experimentell gezeigt, daß unter besonderen Verhältnissen aus Warzen spitze Kondylome entstehen können, daß beide „sich auf dieselbe Ätiologie zurückführen lassen und daß sie nur verschiedene Reaktionen auf eine gleichartige Ursache sind, die in ihrem klinischen Bild beeinflußt werden durch ihre Lokalisation und durch sekundäre Einflüsse". Aus den mitgeteilten Versuchen folgt für die Praxis, daß man Trägerinnen von Warzen auf spitze Kondylome der Vulva und umgekehrt beim Vorhandensein der letzteren den übrigen Körper genau auf Hautwarzen untersuchen muß. Die Übertragbarkeit der spitzen Kondylome wird von Waelsch auf eine Inokulation von Gewebe, von Ullmann-Ziegler-Jadassohn auf ein filtrierbares Virus bezogen. Aber wenn auch der Erreger selbst noch nicht nachgewiesen ist, so kann doch an der spezifisch-infektiösen Natur der spitzen Kondylome heute nicht mehr gezweifelt werden.

Symptome und Verlauf. Oft verlaufen die entzündlichen Wucherungen ziemlich symptomlos. Doch kann der starke Ausfluß Beißen und Brennen, Kribbeln, Stechen und Jucken hervorrufen. Zuweilen entstehen überaus empfindliche Fissuren nahe der Basis der Vegetationen. Beträchtliche Schmerzen können bei der Urinentleerung oder der Defäkation, je nach dem Sitz der Wucherungen in der Umgebung der Urethra oder des Anus, vorhanden sein. Der Grad der Schmerzauslösung ist von der allgemeinen Empfindlichkeit der Kranken und der Ausbildung der Nerven in den Vegetationen abhängig. Das Vorkommen von Nerven und Nervenendigungen in spitzen Kondylomen wurde früher geleugnet oder bezweifelt. Doch ist der Nachweis derselben durch Nervenfärbungsmethoden von Vollmer (1895), Simonelli (1902), Stankanelli (1908) und durch genaue Sensibilitätsprüfungen von Fontana (1913) erbracht worden. Erschwerung des Gehens und Sitzens findet sich bei größeren Tumoren als gewöhnliche Erscheinung angegeben. Der Patientin Schüleins war es ein halbes Jahr unmöglich sich zu setzen. Eine Kreißende mit einem Riesentumor [Fall Bauer (1908)] hatte in den letzten 3 Wochen vor der Geburt weder stehen noch gehen können. In einer Beobachtung Kroemers (1914) zwang ein Konglomerattumor die Patientin, mit weit auseinandergespreizten Beinen zu humpeln und im Bett zu liegen. Bei Geburten sah ich aus eingerissenen Kondylomen des Scheideneingangs mehrmals stärkere Blutungen entstehen. Auch bei der Kohabitation oder durch andere mechanische Irritationen können solche zustandekommen. Ein Zeichen für die unglaubliche Indolenz mancher Personen ist, daß bei Freudenmädchen trotz beträchtlicher, vielleicht faustgroßer und noch umfangreicherer Geschwulstbildungen und trotz der sehr übelriechenden Absonderungen der Geschlechtsverkehr fortgesetzt wird (das z. B. in einem Fall Adolf Bauers von mannsfaustgroßem Konglomerattumor bei einer Schwangeren). Intra partum besteht die Gefahr der Genitalinfektion, weswegen vor der vaginalen Untersuchung zu warnen, von der operativen Entbindung nach Möglichkeit abzusehen ist. P. Zweifel sah einen Fall von tödlich verlaufener Beckenzellgewebseiterung von einem Vaginalriß ausgehen, der bis in die Masse der spitzen Kondylome reichte und eine profuse Blutung veranlaßte. Im Wochenbett pflegen die Wucherungen eine mehr oder weniger starke Abschwellung, die interpapillären Spalten eine Abflachung, die Knollen und Knoten eine schärfere Abhebung wie zuvor zu erfahren, was durch die Rückbildung eines vorhanden gewesenen Ödems und der Blut- und Lymphgefäße bedingt ist. Nach manchen Autoren zeigen die Kondylome im Puerperium sogar eine sehr weitgehende Involution, die in seltenen Fällen bis zum Verschwinden derselben fortschreiten kann.

Die Diagnose der Condylomata accuminata ist im allgemeinen leicht zu stellen auf Grund der charakteristischen spitzen oder abgerundeten, nässenden und übelriechenden Vegetationen. Wenn möglich soll der Scheideneingang und die Urethramündung, die Scheide und Portio vaginalis im Speculum eingestellt werden, was freilich außerordentlich schmerzhaft oder gar unmöglich sein kann, wenn ausgedehnte und umfangreiche Tumormassen den Introitus vaginae überlagern oder einengen, wie es in der in Abb. 229 wiedergegebenen Beobachtung der Fall war. Die breiten syphilitischen Kondylome sind rundlicher und meist weniger erhaben als die spitzen Kondylome. Auch der wenig Erfahrene wird beide leicht unterscheiden können. Im Zweifelfall ist die Spirochätenuntersuchung vorzunehmen, wobei jedoch auf das erwähnte häufige Vorkommen nicht spezifischer, saprophytischer Spirochäten bei den spitzen Kondylomen gegenüber der Konstanz der Spirochaeta pallida bei der Lues hinzuweisen ist. Zuweilen wachsen Condylomata accuminata auf dem Boden von breiten Kondylomen, wie in den auf S. 318 und 461 abgebildeten Fällen, so daß zwei verschiedene spezifische Infektionen vorliegen, wie es auch der oben mitgeteilte Befund Majocchis von Spirochaeta pallida in spitzen Kondylomen zeigt. Schwierig kann die richtige Deutung in allen Fällen von grobknolligen, rundlichen, blumenkohlartigen Papillomen werden. Dann ist an den jüngeren peripheren Teilen die spitze, gezähnte Form der Excrescenzen erkennbar (Fall Adolf Bauer), während in der Nachbarschaft, so am Damm oder After, sich die jüngste Aussaat der Wucherungen feststellen läßt. Doch muß man daran denken, daß die von Lipschütz (1924) im Gebiet der proximalen Teile der Innenflächen der kleinen Labien beschriebenen „Geschlechtspapillen" (S. 31) mitunter, wie er selbst angibt, kleinsten akkuminierten und filiformen Kondylomen fast bis zur Verwechslung ähnlich sehen können. Die histologischen Unterscheidungsmerkmale zwischen dem spitzen Kondylom, dem flachen und verrukösen Papillom und dem Carcinoma papillomatosum hat Rob. Meyer (1922) zwar nicht an der Vulva, wohl aber an der Portio vaginalis uteri, untersucht. Auch die Ähnlichkeit zwischen Papillomen und elephantiastischen Tumoren der Vulva kann eine große sein, wie schon von Hofmeier (1917) bemerkt worden ist. Bisweilen können Carcinome der Vulva ein ähnliches Aussehen zeigen wie manche auf umschriebener Haut- oder Schleimhautstelle gewachsene Konglomeratkondylome. Flatau (1899) demonstrierte ein Papillom des linken Labium majus bei einer 52jährigen Frau, das infolge oberflächlicher Ulceration den Eindruck eines malignen Tumors gemacht hatte. Umgekehrt beschrieb Sahler (1927) einen „Naevuskrebs an der Vulva", dessen

Ähnlichkeit mit spitzen Kondylomen er hervorhob und durch eine gute Abbildung erläuterte.

Prognose: An sich sind die spitzen Kondylome vom onkologischen Standpunkt aus gutartig. Sie können aber carcinomatös entarten oder als Carcinome rezidivieren. Der pathologische Anatom Eduard Kaufmann untersuchte folgenden Fall einer 37jährigen Frau: Nach Gonorrhöe zunächst spitzes Kondylom in der Analfalte; dieses wurde abgetragen. Im Jahre nachher an derselben Stelle papillärer Plattenepithelkrebs. Bald nach der Entfernung desselben enormes Rezidiv in Gestalt eines suppentellergroßen Ulcus. Ende desselben Jahres Exitus. Metastasen in der Klitoris. Die mikroskopische Feststellung war in allen Stadien der Erkrankung erfolgt.

Prophylaxe und Therapie. Eine prophylaktische Bedeutung hat peinlichste Sauberhaltung des Vulva- und Anusgebiets und möglichste Vermeidung der Berührung von Personen, die mit Warzen oder spitzen Kondylomen behaftet sind. Zeigen sich die Kondylome schon in größerer Ausdehnung, so sind sie im allgemeinen so bald wie möglich zu beseitigen und zwar am besten in der ersten Woche nach der Menstruation, wenn der Blutgehalt der Genitalien verhältnismäßig gering ist. Jeder Lokalbehandlung hat Rasieren der Schamhaare voranzugehen. Von einer Lokalbehandlung in der Schwangerschaft wird teils wegen der erhöhten Blutungsgefahr, teils wegen der starken, zu dieser Zeit schwer beeinflußbaren Wachstumstendenz vielfach abgeraten. Nach Radiumbestrahlung hat Degrais (1921) die spitzen Kondylome in der Schwangerschaft restlos innerhalb von 3 bis 4 Wochen ohne eine unangenehme Reaktion verschwinden sehen (10 mg Radiumbromid in Lack-Radiumträger von 4 qcm strahlender Fläche eine Stunde lang täglich aufgelegt). Jacobi-Zieler sagen in ihrem Lehrbuch und Atlas der Haut und Geschlechtskrankheiten: „Während der Schwangerschaft wird Formalin (gemeint sind wohl auch die übrigen Ätzmittel) zweckmäßig nicht verwendet, ebenso nicht für sehr große Wucherungen. Da hierbei die größeren Gefäße nicht veröden, weil die teilweise gehärtete Wand nicht mehr fähig ist sich zusammenzuziehen, können nach dem Abfallen der Geschwülste unangenehme Blutungen entstehen". Doch habe ich, wohl gleich manchen anderen, im 6. und 7. Schwangerschaftsmonat kondylomatöse Konglomerattumoren ohne nennenswerte Blutung und ohne Gefährdung der Schwangerschaft exstirpiert. Immerhin wird man im allgemeinen gut tun, in der zweiten Schwangerschaftshälfte nur kleinere Kondylomherde zu behandeln und nach Möglichkeit das Wochenbett abzuwarten.

Allgemein angewandt wird von jeher das Betupfen mit Ätzmitteln: Chlorzink, 25%ige Chromsäurelösung, 10%ige Resorcinlösung, 40%iges Formalin, Acid. carbol. liquefactum, Plumbum causticum, Acid. nitricum fumans, Trichloressigsäure, salpetersaures Quecksilberoxyd (Auvard). Der früher so beliebte Liquor Belostii ist heute wohl nur noch selten im Gebrauch. Trockenbehandlung mit Pulvis frondum Sabinae s. Summitates Sabinae pulv. (Sadebaumspitzen) und Alumen ustum pulv. āā oder mit Alaun und rotem Präcipitat āā oder am besten mit Resorcin. pulv. leistet bei kleinen Wucherungen gute Dienste. Zu beachten ist dabei, daß Resorcin ziemlich stark ätzt und brennt und daher nur auf kleineren Flächen verwendet werden soll. Zur Salbenbehandlung kommt Ungt. Sabinae seit alters her, in neuerer Zeit eine 30%ige Resorcinpaste zur Anwendung (Resorcin 15,0, Zinkoxyd 10,0, ad Vaseline 50,0; morgens und abends aufzustreichen). Sie wirkt nach Fritsch u. a. bei spitzen Kondylomen „fast spezifisch". Nach wenigen

Tagen werden die Kondylome nekrotisch, fallen ab und hinterlassen kleine schmierige Ätzwunden, die sich schnell unter Jodoform oder Dermatol reinigen. Auch Vereisung mit dem Äthylchloridspray [Courant (1905)] oder Gefrieren mit Kohlensäureschnee ist erfolgreich. Die umgebende oder zwischenliegende Haut ist dabei, gleichwie bei Anwendung der verschiedenen Ätzmittel, mit Watte und Lanolin oder Vaselin zu schützen. Schon 2—3 Tage nach der Vereisung pflegen die Kondylome auf ein Drittel ihres Volumens geschrumpft, nach 1—2 Wochen verschwunden zu sein. Gestielte Kondylome wird man am einfachsten abbinden und nahe der Seiden- oder Silkligatur mit dem Glüheisen abtragen.

Will man die Kondylome nicht allein durch Ätzmittel zum Schrumpfen und Eintrocknen bringen, so kann man sie durch Abkratzung mit dem scharfen Löffel und eventuell nachherige Anwendung der Caustica entfernen. Oft aber, und vornehmlich bei Schwangeren, wachsen sie sofort wieder nach. Es verdient daher Abtragung mit Pinzette, Schere und Glüheisen bzw. Ferrum candens in Narkose den Vorzug. Vor der Abtragung ist Umstechung der Basis mit sofortigem Knüpfen der Ligaturen empfohlen worden, um größere Blutungen zu verhüten (Schülein u. a.). Fritsch riet, jedes einzelne Kondylom, auch das kleine, noch flache, kaum hervorragende, mit der Pinzette zu erheben und mit der Cooperschen Schere so abzuschneiden, daß an ihm als Basis ein linsengroßes Stück Haut sitzt. Doch ist die Möglichkeit von Nachblutungen dabei zu beachten. Die Lokalanästhesie nahm ich in Hinsicht auf das infektiöse Haut- und Schleimhautgebiet niemals vor. Eher würde ich die Pudendus- oder Sakralanästhesie oder das neue Narkoseverfahren mit Avertin anwenden. Nach Inhalationsnarkose mit Äther-Chloroform hat Bruno Rhomberg (1915) an der Klinik Torggler-Klagenfurt im Anschluß an die Abtragung der Kondylome einen akut-letalen Ausgang in einem Fall von Status thymico-lymphaticus erlebt, der mit der Operation als solcher natürlich nichts zu tun hat. Um der bei der Entfernung der Kondylome oft stark auftretenden Blutung vorzubeugen, wird empfohlen, die Beseitigung in mehreren Sitzungen auszuführen oder unmittelbar nach Abtragung oder Abkratzung das Glüheisen anzuwenden. Auch mit der galvanokaustischen Schlinge können die Wucherungen abgetragen werden. Im Anschluß an die Entfernung der Kondylome ist das Vulvagebiet mit sterilem Dermatol zu bepudern und die Kranke für einige Tage ins Bett zu bringen. Anschließend daran muß die ambulante Behandlung der fast stets vorhandenen, bald rein eitrigen, bald gonorrhoischen Vaginitis, am besten mit 3%igem $AgNO_3$ im Milchglasspeculum nach Menge vorgenommen werden.

Neuerdings ist vielfach die Radium- und Röntgenbestrahlung spitzer Kondylome ausgeführt worden. Kroemer (1914) hat eine Thorium-X-Lösung, mit Vaseline vermischt, im 6. Monat der Gravidität bei einer Primigravida mit gestieltem Konglomerattumor aufgetragen. Nach wochenlanger Behandlung zeigte sich endlich eine Verkleinerung der Kondylome; aber erst nach langer Zeit fielen sie vollkommen ab. Über befriedigende Erfolge der Röntgenbehandlung haben F. M. Meyer, Matt (1912), R. O. Stein (1921), Schoenhof (1923), Gal (1924), W. Ernst (1925) berichtet. Ich habe davon so gut wie keine Erfolge gesehen, vor allem nicht bei älteren Wucherungen, dagegen Schädigungen, die mich veranlaßten, die Methode ganz aufzugeben. Nach J. Wetterer (1925) verschwinden zwar spitze Kondylome unter Röntgenbestrahlung, jedoch nur langsam und erst nach mehrmaliger Wiederholung. Für nötig erklärt er Lagerung der Patientin in Steinschnittlage mittels besonderer Beinhalter und Verabreichung von kräftigen Dosen, $1/2$—$3/4$ Erythemdosis. Schoenhof hat bei 5 Frauen spitze Kondylome durch Röntgenbestrahlung heilen können, ohne daß Rezidive auftraten. Die größte Radiosensibilität sah er bei jungen turgescenten Wucherungen, während trockene, mehr warzenartige und stark verhornte sich renitent verhielten. Die Schamhaare, die nach den Bestrahlungen ausfielen, sind stets vollständig wieder nachgewachsen. Die allgemeine Durchführung der Röntgenbestrahlung scheitert wohl auch an den hohen Kosten derselben. Die tumorartigen Wucherungen empfiehlt Schoenhof in allen Fällen zu bestrahlen. Interessant ist, daß bei Zerstörung des zuerst aufgetretenen Kondyloms die übrigen von selbst abheilen können (Lestideau u. a.). Auch bei Röntgenbestrahlung eines Teils der Kondylome hat Miescher (1923) den nicht bestrahlten Rest spontan verschwinden sehen; er führt diese eigenartige Erscheinung auf Immunisierungsvorgänge, die von den bestrahlten Warzen ausgehen, zurück. Ich verweise hier auch auf die von Dermatologen neuerdings gemachte sehr merkwürdige Beobachtung, daß Warzen auf Verbalsuggestion und Hypnose sich zurückbilden.

b) Die echten Papillome s. Papillomata verrucosa s. Hautwarzen der Vulva.

Diese Bildungen haben Himbeer-, Trauben- oder Blumenkohlform und gehen von einer umschriebenen Haut-, seltener Schleimhautstelle der Vulva aus. Sie sind derber, rundlicher, blumenkohlartiger als die Condylomata accuminata. In der gynäkologischen und dermatologischen Literatur finden sie sich nur selten, und nur von Aubenas (1869),

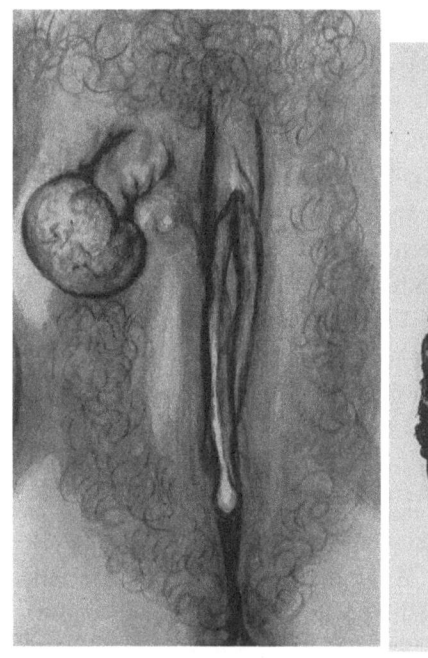
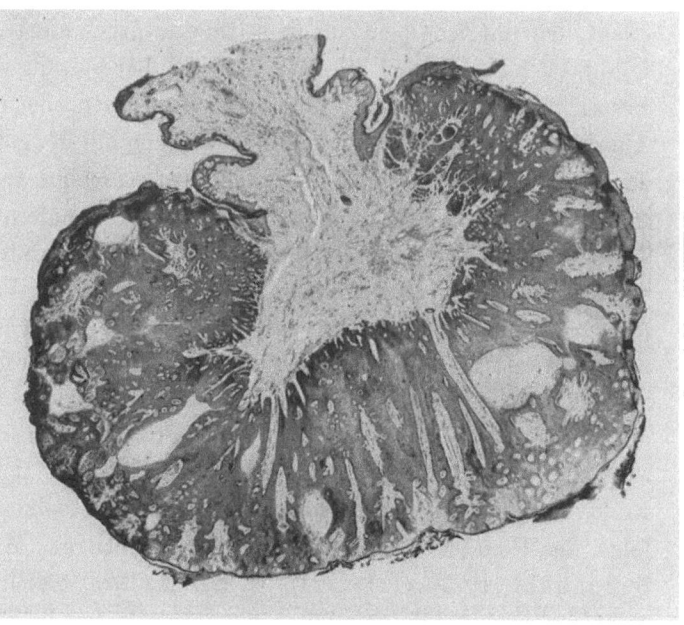

Abb. 230. Abb. 231.

Abb. 230. Gutartiges Papillom der Vulva bei einer 22jährigen Frau am Ende der Schwangerschaft. Von der Außenfläche des vordersten Teils der rechten großen Labie geht mit einem fast kleinfingerdicken Stiel ein nach außen und unten herabhängender gut walnußgroßer Tumor ab. Oberfläche überall glatt, papillär, nicht ulceriert. Histologisch Papillom. Aus der Schamspalte fließt grüngelber Eiter ab: gonorrhoische Vaginitis.

Abb. 231. Typisches histologisches Bild vom Tumor des Falles der Abb. 230.

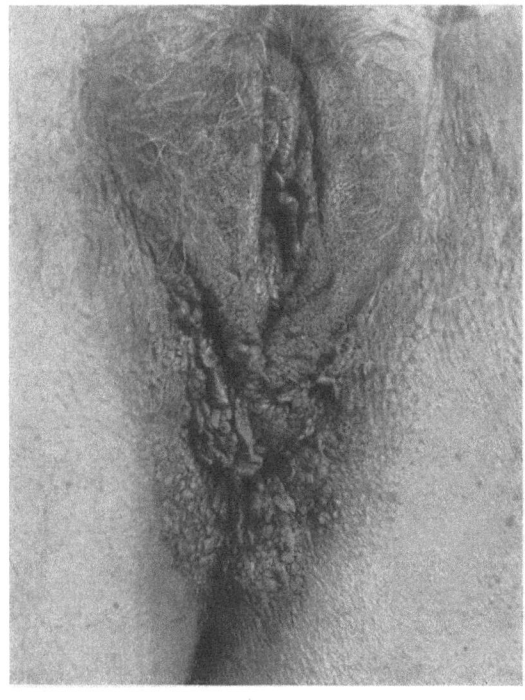 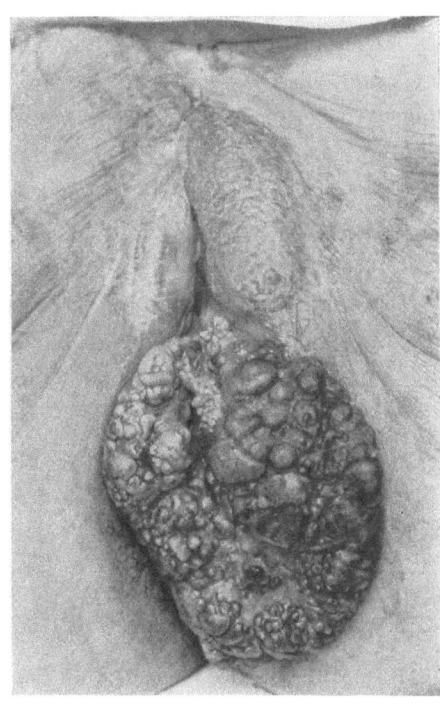

Abb. 232. Abb. 233.
Abb. 232. Echte Papillome des Vulva- und Circumanalgebiets in Form von multiplen Efflorescenzen. (Vergrößerungsglas!)
Abb. 233. Solitäres echtes Papillom des Frenulum der kleinen und der hinteren Commissur der großen Labien. Der kleinfaustgroße rundliche Tumor, der über Damm- und Aftergebiet herunterhängt, hat Ähnlichkeit mit einem Riesenkondylom und einem außerordentlich großen papillomatösen Carcinom.

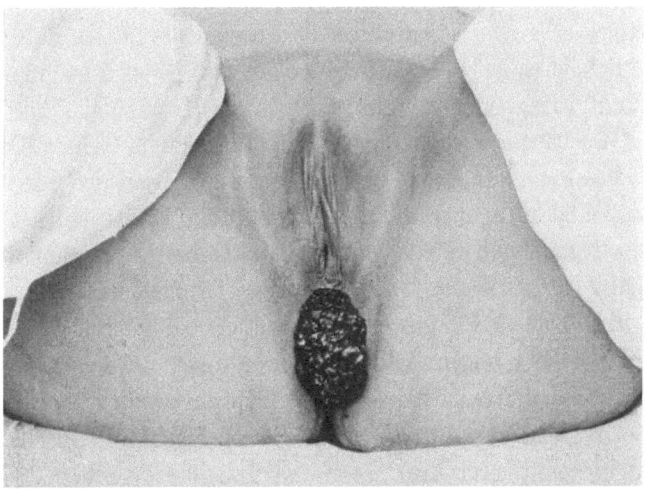

Abb. 234 zeigt im Vergleich zur vorigen Abb. 233 ein echtes Papilloma recti bei einer Schwangeren, aus dem prolabierten Mastdarm hervorragend.

Klob, v. Winckel, Gilette (1879), Burtseff (1881), Benicke (1892) beschrieben. Nach v. Winckel sieht man sie namentlich am Mons pubis, auf kurzem Stiel wie ein Pilz aufsitzend, aber auch an den großen und kleinen Schamlippen. Drei Fälle habe ich in den Abb. 230—233 wiedergegeben. Abb. 234 zeigt im Vergleich zu ihnen ein Papilloma recti. Im Gegensatz zu den Condylomata accuminata sezerniert und riecht die Neubildung nicht, und histologisch zeigen sich keine spitzen, dentritischen, sondern rundliche, kolbige Wucherungen, keine entzündlichen Erscheinungen und wenig Blutgefäße im bindegewebigen Grundstock (s. histologische Abb. 231). Benicke hat bei einer 36 jährigen Frau eine taubeneigroße, schmerzhafte, kurzgestielte Geschwulst des rechten Labium minus demonstriert, die „große Ähnlichkeit mit einer kleinen, aus etwa einem Dutzend Beeren bestehenden blauen Weintraube, die einzelnen Beeren ohne Stielbildung nebeneinander sitzend" aufwies. Sie scheint mir ein Papillom zu sein, wenn sie auch als Elephantiasis aufgefaßt wurde — eine Erkrankung, bei welcher papillomatöse Bildungen häufig zur Beobachtung kommen. Von Rob. Schroeder wurde ein Papillom der Vulva abgetragen, das als Plattenepithelcarcinom rezidivierte. Nicht selten tritt auch die als Bilharziosis bezeichnete Wurmerkrankung der Tropen (S. 418) in Papillomform auf. Ausnahmsweise erscheint auch das Melanoblastom in knolligen, grobpapillären Wucherungen (Sahler, s. S. 507).

c) Blastome mesodermaler, vorwiegend sarkomatöser Art

können in sehr seltenen Fällen papillomatöse Vulvatumoren bilden. Zu dieser eigenartigen Gruppe gehört je ein Fall von Hallauer (1910), Olshausen (1910), Popov (1925). Hallauer demonstrierte ein 4 jähriges, sonst gesundes Mädchen mit zahlreichen kleinen, schmerzlosen, kondylomartigen Wucherungen von gutartigem Charakter am äußeren Genitalapparat, besonders an der hinteren Commissur der großen Labien, und im Scheideneingang. Drei Monate zuvor war, anscheinend im Anschluß an ein Auffallen der Vulva oder des Dammes auf ein Nachtgeschirr, eine kleine Blutung entstanden. Knollige, weiche, traubenmolenartige, erbsen- bis walnußgroße Geschwulstmassen füllten auch die ganze, enorm dilatierte Scheide aus. Sie saßen so locker, daß sie sich leicht mit dem Finger entfernen ließen, und waren so reichlich, daß sie gut ein Weinglas füllten. Mikroskopisch zeigten sich die Wucherungen aus einem teils zellreichen, teils zellarmen, stellenweise ödematösen Bindegewebe und aus jungem Granulationsgewebe mit vereinzelten Riesenzellen zusammengesetzt und überall mit geschichtetem Plattenepithel bekleidet. Sarkom oder Carcinom soll angeblich nicht vorgelegen haben. Aber schon bald nach der Entfernung der Neubildungen waren lokale Rezidive aufgetreten. In der Diskussion zu Hallauers Vortrag bemerkte Olshausen, daß er bei einem 26 Jahre alten Mädchen mit großer Mühe aus der engen Vagina ganz ähnlich aussehende traubenmolenartige Massen entfernt habe, die rezidivierten und noch ein zweites und drittes Mal exstirpiert werden mußten. In Popovs Fall nahm die blumenkohlartige Geschwulst an der Grenze zwischen Scheideneingang und dem untersten Teil der vorderen Scheidenwand, dicht hinter der Urethralmündung, bei einem zweijährigen Kind ihren Ausgang. Die abgetragene Neubildung bestand makroskopisch aus einzelnen Läppchen, die alle Farbentöne von reinweiß bis dunkelrot und fast schwarz aufwiesen und in gangränösem Zerfall begriffen waren. Mikroskopisch zeigte sich ein Papillom von typischem Bau mit nicht entzündlich infiltriertem, aber sehr zellreichem Stroma, so daß es als dem Fibrosarkom nahestehend aufgefaßt wurde. 6 Monate später war ein ausgedehntes Rezidiv vorwiegend in der Scheide aufgetreten. Diese war mit polypösen, erbsen- bis haselnußgroßen Wucherungen angefüllt und in ihren Wandungen bis hinauf zu den Scheidengewölben infiltriert. Es scheint mir sehr naheliegend, daß diese Blastome, von denen zwei, die von Hallauer und Popov bei Kleinkindern beobachtet wurden, jenen Neoplasmen zugehören, die wir besonders durch Wilms und E. Kehrer näher kennen gelernt haben, und die als „traubenförmige Sarkome der Scheide im Kindesalter" oder als „mesodermale Mischtumoren" der Cervix, viel seltener des Corpus uteri, beschrieben worden sind. Sonach meine ich, daß in den 3 Fällen keine primären Papillome der Vulva, sondern Implantationsmetastasen im Vestibulum vaginae nach einem anfangs unentdeckt gebliebenen vaginalen Mischtumor vorgelegen haben dürften. In künftigen Fällen derartiger Vulvaneoplasmen wird sowohl der Ausgangspunkt als auch der histologische Charakter genau festzustellen und nach den in diesen mesodermalen Mischgeschwülsten nachgewiesenen Gewebselementen: Fett-, Knorpel- und Knochengewebe, quergestreifter Muskulatur, Schleimgewebe, embryonalem Rundzellengewebe und verschiedenen Sarkomformationen zu fahnden sein.

IV. Desmoide gutartige Geschwülste der Vulva.

1. Fibroma vulvae.

Die häufigsten gutartigen soliden Bindegewebsneubildungen der Vulva sind die Fibrome. Doch gehören auch sie zu den Seltenheiten. In der ausführlichsten Arbeit über dieses Gebiet von Leonard (Baltimore 1917) sind 131 Fälle aus der Literatur zusammengestellt; darunter befinden sich 7 eigene Beobachtungen an der Lebenden und fünf Beschreibungen von Präparaten; doch hat er auch Fibromyome, Fibrolipome, Myxome und Sarkome aufgenommen, so daß die angegebene Zahl nicht stimmt. Die Vulvafibrome werden fast ausnahmslos zwischen dem 20. und 52. Jahr beobachtet und sind in der Regel größer als die meisten Fibrome anderer Körperstellen, was vermutlich mit der stärkeren Vascularisation der Gegend des äußeren Genitale und dem verborgenen Tumorsitz zusammenhängt, demzufolge die Geschwulstträgerinnen recht spät ärztliche Hilfe nachsuchen. Das geschah einige Male erst vor der Verheiratung, obwohl die Geschwulst schon seit vielen Jahren bestanden hatte. Abbildungen der Vulvafibrome haben Marfan (1882), Fürst (Leipzig 1884), Kirchhoff (1893), Holzmann (1896), Geldner (1897), Ladinsky (1902), Leonard (1917), Hofmeier (1921) in seinem Lehrbuch, Ottow (1926) gegeben. Auch sei auf meine Abb. 235 bis 237 verwiesen.

Die Fibrome der Vulva sind meist in einer Kapsel gelegene und, solange sie noch ihrem Mutterboden aufsitzen, von der Umgebung deutlich abgrenzbare, halbkuglige oder kuglige oder ovale Tumoren mit glatter Oberfläche. Ausnahmsweise zeigen sie diffuses Wachstum. Zuweilen sind sie multipel entwickelt und bestehen dann entweder aus einem einzigen Konglomerat kleinerer oder größerer, flacher oder grober Knollen oder Lappen (Vandermissen, Merkel, Hofmeier), oder es finden sich zwei Fibrome in naher räumlicher Beziehung zueinander. So sah Simpson ein Fibrom der rechten großen Schamlippe und nicht weit entfernt davon ein anderes an der rechten Hinterbacke. Die Konsistenz ist derb oder derb-elastisch, bisweilen weich, wenn ödematöse Durchtränkungen, Blutergüsse oder lymphangiektatische Hohlräume entstanden sind:

„cystisches Fibrom" (Tuttle, Selcke). Die Haut über den Fibromen ist verschieblich, normal oder verdünnt oder durch ödematöse Durchtränkung verdickt (z. B. Fall v. Tischendorf), manchmal faltig und runzlig und dann, zumal wenn Venen durch die Haut durchschimmerten, mit dem Scrotum verglichen worden (Leonards 3. Fall). Bisweilen sitzen der Haut hahnenkammartige elephantiastische oder papillomatöse Bildungen [E. Cohn (1897), Ill (1900)] auf, welche an spitze Kondylome erinnern und durch Ödem und Epidermiswucherung entstanden sind: „papillomatöses Fibrom". Bei einem großen Fibrom kann die Haut so gespannt und dabei haarlos (Leonards Fall 1) sein, daß sie trotz lang-

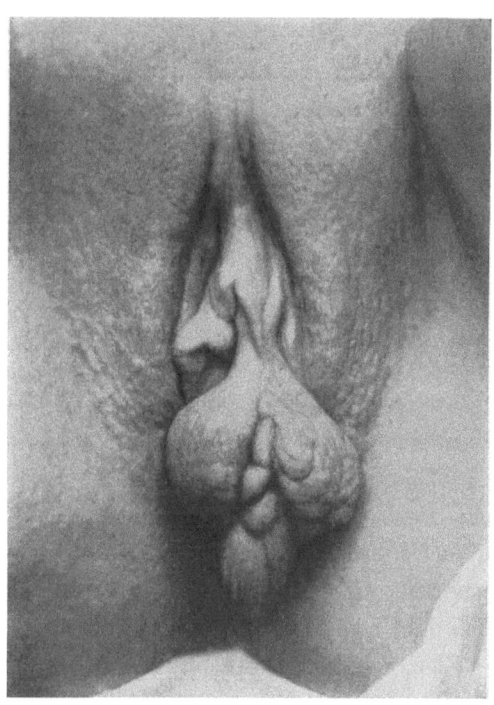

Abb. 235. Gelapptes Fibroma pendulum der Klitoris.

samem Tumorwachstum durch Druckatrophie zugrunde geht. Solche exkoriierte und ulcerierte Fibrome können Bösartigkeit vortäuschen, wie ein von Hofmeier abgebildeter Fall beweist.

Die Größe der Fibrome ist sehr verschieden. Zu den kleinsten von Mandel-, Walnuß- oder Pflaumengröße gehören, wie wir sehen werden, diejenigen, die vom Lig. rotundum ausgehen und sich sehr langsam zu entwickeln pflegen. In der Mehrzahl der Fälle sind große, ja riesige Tumoren beobachtet worden. Es finden sich darüber folgende Angaben: Schütze, apfelgroß; Mc Clintock, Oreillard, Souligoux, orangegroß; Canuyt und Princetau, bananengroß; Prokeß, halbfaustgroß; v. Scanzoni, v. Tischendorf, Weber, Penrose, Merkel, Bylkot, Fromme, mannsfaustgroß; Tarnier, L. Fürst, Morestin (Beobachtung 1), Esser, Mond, Zubrzycki, Gironcoli, kindskopfgroß, bzw. doppelfaustgroß; Polaillon, doppelkindskopfgroß; E. Cohn, kleinmannskopfgroß; Amourel, Cielewicz, Holzmann, Geldner, mannskopfgroß. In Acrels Fall (1877) war bei einer 27 jährigen Frau je eine Geschwulst von der rechten Gesäßgegend und vom Labium majus dextrum ausgegangen; erstere wog 11, letztere 15 Pfund. Umfangreiche Tumoren erfahren durch ihre Schwere eine zunehmende Stielung, so daß sie beim Liegen die Adduction der Beine unmöglich machen, beim Stehen nach Art einer großen Birne zwischen den Oberschenkeln herabhängen und hin und her pendeln. Ein Tumor dieser Form wird in der Literatur als Fibroma pendulum permagnum oder polypöses Fibroid bezeichnet. Ein kleines gelapptes Fibroma pendulum der Klitoris zeigt Abb. 235. Der Tumor in den Fällen v. Scanzoni, Polaillon, Merkel, in Leonards 3. Fall und in einer meiner Beobachtungen hing beim Stehen bis über die Mitte der Oberschenkel, in den Fällen von Holzmann, Morestin (Fall 1), Albert, Zubrzycki bis zu den Knien, in denen von Mauclaire, Perewaloff bis zu den Unterschenkeln herab. Er hatte in des letzteren Beobachtung 31 Pfund gewogen. Die kindskopfgroßen

Geschwülste in den Fällen Morestin und Gironcoli wurden von den Trägerinnen nach dem Bauch hinaufgeschlagen und dann mit einer Bandage fixiert. Der Tumor, den Mauclaire sah, hatte einen vertikalen Durchmesser von 34 und einen größten Umfang von 67 cm, derjenige in Kaisers Fall und Gironcolis 2. Beobachtung einen Umfang

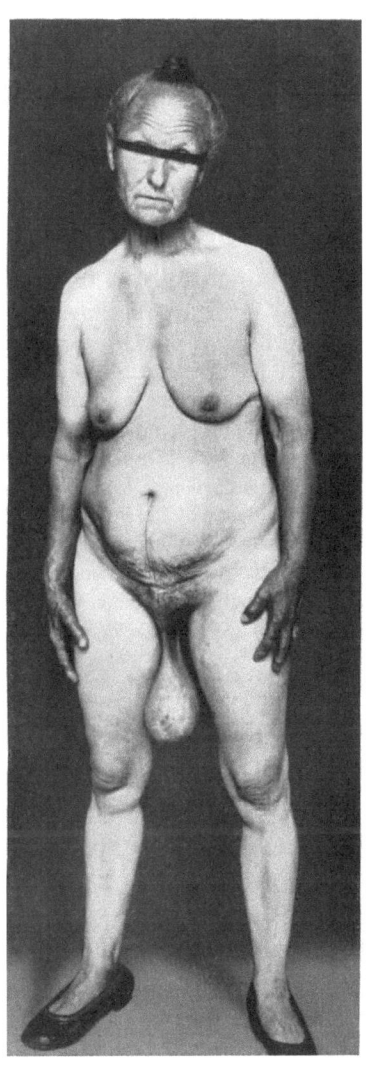

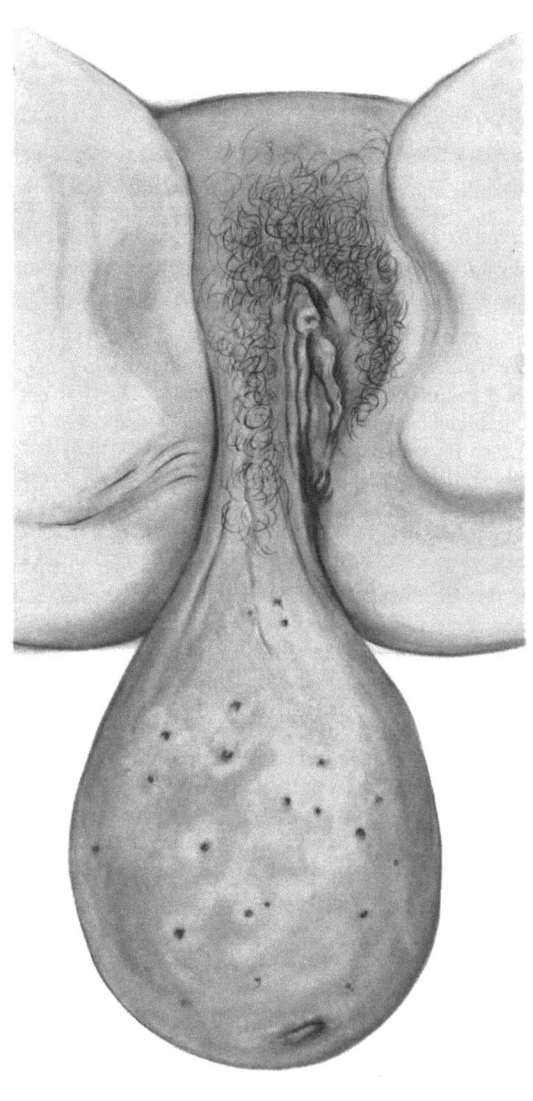

Abb. 236.   Abb. 237.

Abb. 236. Fibrolipoma permagnum pendulum der rechten großen Schamlippe bei einer 67jährigen Frau. (Marburger Frauenklinik.)

Abb. 237. Fibrolipoma permagnum pendulum labii majoris dextri (Fall der vorigen Abbildung). Die punktförmigen Vertiefungen entsprechen den auseinandergedrängten Haarscheiden. Decubitalulcus am unteren Pol.

von 34 cm. Grime beschrieb ein gestieltes Riesenfibrom der rechten großen Labie, das aus drei Tumoren zusammengesetzt war, welche Umfänge von 25, 18 und 11 Zoll aufwiesen. Zielewicz beobachtete ein 6 Pfund schweres Fibrom der großen Labie mit 59 cm Umfang bei einer Graviden, Pawlowski ein $8^3/_4$ Pfund, Holzmann ein 6850 g schweres, weiches, $1^1/_2$ mannskopfgroßes Fibrom der rechten großen Schamlippe, das bis zu den Knien herunterreichte. Ganz erstaunliche Größe zeigten auch die Vulvafibrome in den Fällen von Virchow, Demoulin, Acrel. Die größten je beobachteten Fibroidtumoren der Vulva und wohl aller Tumoren überhaupt haben Buckner (1851), sowie Whitney und Harrington (1905) beschrieben[1]. Das Fibrom in Buckners nachher zu erörterndem Fall hatte ein Gewicht von 268 englischen, i. e. 241,2 deutschen Pfund, wobei zu berücksichtigen ist, daß es zugleich im ganzen Becken und Abdomen entwickelt war.

Der Stiel hatte zuweilen ganz beträchtliche Länge und Dicke. So beschrieben ihn z. B. Esser, Oreillard, Calmann, Schumann als 9—10 cm lang und kleinfingerdick, Holzmann als 17 cm lang und 13 cm dick, Fürst, Gilette, Schütze als 18 cm lang und fingerdick, Mc Clintock dreifingerdick. Grime, Fürst, Penrose, Morestin, Leonard (Fall 3) tasteten in ihm sehr kräftige Venen und pulsierende Arterien, Fürst beobachtete zugleich eine ausgesprochene Fluktuation des ganzen Tumors. Bei Fibromen, die von den kleinen Labien ausgingen, wurden einige Male (Baer) mehrere dünnste Stiele beschrieben.

Eigener Fall (auch mitgeteilt von H. O. Neumann, 1928): Fibrolipoma permagnum pendulum labii majoris dextri von Kindskopfgröße und 900 g Gewicht bei einer 67 jährigen Frau, die sechsmal geboren hat (Abb. 236 und 237). Der 100 cm lange und 4 cm breite Stiel wird von der großen Labie gebildet und ist mit ektatischen Venen versehen. Die Haut über dem Tumor ist verdickt, etwas ödematös, fleckenartig braun pigmentiert und läßt sich wie ein Tragsack über den ganzen Tumor verschieben und in Falten abheben. Haare fehlen. Punktförmige Vertiefungen entsprechen den Haarscheiden. Am distalen Pol markstückgroßes, schmierig belegtes, von einem roten Hof umgebenes Decubitalulcus. In dem weichen Tumor sind nur da und dort härtere knollige Gebilde durchzutasten. Die im ganzen 22 ccm lange Geschwulst reicht im Stehen bis fast zu den Knien herunter. Operative Abtragung. Auf der Schnittfläche der Geschwulst wechseln derbe, weiße Stellen mit eigenartig speckig-glasigen Partien und gelben weichen Stellen ab, so daß der Vergleich mit einer Bienenwabe nahe liegt. Die beiden ersteren entsprachen fibrösem und durch Lymphstauung ödematösem Bindegewebe, die letzteren den lipomatösen Anteilen. Außerdem kleinzellige Infiltrate, vornehmlich perivasculär.

Der Ausgangspunkt der Fibrome ist in der Regel eine große, viel seltener eine kleine Schamlippe. Fibrome der letzteren sind von Baer (1882), Kirchhoff (1893), Prokeß (1897), Bovée (1903), Dreyfuß (1903), Legneu und Morel (1905), Goldreich (1909) mitgeteilt worden. Vulvafibrome können auch aus dem Praeputium clitoridis (2 Fälle von Ottow), der Klitoris selbst [Glantenay und Lardennois (1898), Bournier (1899), Attwenger (1924)] oder dem Hymen [Spencer (1914)] hervorgehen. Der Scheidenvorhof oder eine paraurethrale, etwa zwischen Klitoris und Orificium urethrae externum gelegene Stelle war der Sitz der Fibrome in den Fällen Churchill (1857), Condamin (1894), Thomaß (1902), Parsons (1906), Fullerton (1925). Einen hühnereigroßen, teilweise ulcerierten Tumor rechts oberhalb der Urethralmündung hat Condamin beschrieben. In Fullertons Fall hatte bei einer 24 jährigen Negerin ein gelapptes Fibrom die Harnröhrenmündung nach hinten verdrängt und den Scheideneingang fast völlig verschlossen. Auch von der hinteren Commissur der großen oder dem Frenulum der kleinen Labien, sowie vom Damm [Newman (1897)] können Fibrome ausgehen. Fromme (1894) hat als Mutterboden eines mannsfaustgroßen Fibroms der rechten großen Labie bei einem 18 jährigen Mädchen, in freilich nicht überzeugender Weise, das interstitielle Bindegewebe der Bartholinischen Drüse bezeichnet. Lala (1856), Piering (1896), v. Recklinghausen (1899) nahmen in ihren Fällen den gleichen Ursprung an. Auch mit dem extrapelvinen Teil des Lig. rotundum können Fibrome der großen Labie in engem Zusammen-

---

[1] Abbildung siehe in Ernst Pagenstecher: Die klinische Diagnose der Bauchgeschwülste. Verlag Bergmann Wiesbaden 1911. S. 116.

hang stehen; doch dürften hier wohl Fibroadenome mit Urnieren- oder Endometriumbestandteilen (mesonephrische Adenome oder Endometriome) vorgelegen haben.

v. Recklinghausen (1899): Der Tumor war zuerst vor 3 Jahren in der rechten großen Schamlippe bemerkt und für eine Hernie gehalten worden; daher Verordnung eines Bruchbandes. Bei der Operation wurde der Zusammenhang der Geschwulst mit dem Lig. rotundum entdeckt. Sie erwies sich als ein cystisches Adenofibrom mit allen für die Urniere sprechenden Bestandteilen. — Aschoff (1899) faßte ein cystisches Adenofibrom, das vom extraperitonealen Teil des Lig. rotundum ausging, als v. Recklinghausensche Urnierengeschwulst auf. Der gut mandelgroße, völlig in das subcutane Fettgewebe eingebettete Tumor war bei einer 42jährigen Frau, die seit 10 Jahren ein linksseitiges Bruchband getragen hatte, exstirpiert worden. Er war langsam gewachsen, anfangs weich gewesen, später hart geworden. Die Neubildung hatte keine Kapsel und ragte mit halbkugligen Vorsprüngen in das umliegende Fettgewebe hinein. Ihr wesentliches Merkmal war die cystische Beschaffenheit. Die Hohlräume erreichten Erbsengröße und waren bald rund, bald retorten-, bald spaltförmig. Der Inhalt war kolloidartig und in den verschiedensten Tönen: grau, grün, bräunlich, rötlich gefärbt. Zwischengewebe sehr blutreich und von Blutungen durchsetzt, womit eine streifige und fleckige Braunfärbung des Gewebes in Zusammenhang stand.

Der Ausgangspunkt der Fibrome kann auch die die Unterfläche des Diaphragma pelvis bedeckende Fascia pelvis (Kiwisch, Cielewicz, Schwarz), das Periost der Beckenknochen (Kiwisch) und das Bindegewebe des Septum vesico-vaginale, urethrovaginale, recto-vaginale (Kiwisch, Kleinwächter) sein. In allen diesen Fällen breiten sich die Fibrome in der Richtung des geringsten Widerstandes aus und erscheinen erst sekundär in der Fossa ischio-rectalis und in der vulvaren und perinealen Region. Je tiefer der Ausgangspunkt und der primäre Sitz im Becken ist, um so mehr dehnen sich die Tumoren von der Klitoris- bis zur Dammgegend aus (Odebrecht). Die Fibrome dieser Art beanspruchen aus mehrfachen Gründen besonderes Interesse: genetisch und diagnostisch, weil ihr Ursprung oft nicht leicht feststellbar ist und sie meist erst in Erscheinung treten, wenn sie vulvare Tumoren geworden sind, operativ wegen der Schwierigkeit der Entfernung aus einem in der Tiefe des Beckens gelegenen, meist außerordentlich blutreichen und oft schwer zugängigen Geschwulstbett. Ich stelle daher die hierher gehörigen Fälle, von denen Leonard schon mehrere gesammelt hat, im folgenden zusammen:

1. Einzig in ihrer Art ist eine Beobachtung von Fibrolipom von Buckner (1843): Bei einer 25jährigen Frau wurde rechts im Unterbauch eine große weiche, unbewegliche Geschwulst festgestellt. 4 Jahre später erschien ein anderer weich-elastischer Tumor in der rechten großen Labie, der sich bis zum Gesäß erstreckte und in das Becken zurückgedrängt werden konnte. Die beiden Geschwülste wurden achtmal punktiert oder inzidiert, ohne daß sich jemals Flüssigkeit entleerte. Die Beschwerden waren so außerordentlich stark geworden, daß die Kranke lange Zeit fast nur auf den Händen und Knien liegen konnte. Der Abdominaltumor hing über die Schenkel bis zu den Knien herab. 1 Jahr später zweite Schwangerschaft und operative Entbindung von einem toten Kind. Nach zwei weiteren Jahren war die Geschwulst so enorm groß geworden, daß sie bei der 269 Pfund wiegenden Patientin auf 180 Pfund geschätzt wurde. 3 Jahre später Tod im Alter von fast 37 Jahren. Die Geschwulst, welche dem Damm, der Vulva, dem ganzen kleinen Becken und der Bauchhöhle angehörte, war so groß, daß die Tote erst in den Sarg gelegt werden konnte, nachdem der äußere Tumor von einem Arzt abgeschnitten worden war. Dabei zeigte sich in der zurückgebliebenen extraperitoneal liegenden Beckengeschwulst eine Höhle, in welche der Vorderarm bis zum Ellbogen eingeführt werden konnte. Das Gesamtgewicht der Geschwulst wurde auf 268 englische Pfund geschätzt. — 2. Fleming (1854): Fibrom des Labium majus dextrum, neben der Vagina entwickelt und von der Gegend der beiden rechten Ligg. sacro-ischiadica ausgehend. — 3. Küster: 42jährige Frau. Großes, weiches, gelapptes Fibrom der linken großen Labie und zwei haselnußgroße Knoten links vom Anus, die in Zusammenhang standen. — 4. Bigelow (1875): 31jährige Frau. Kokosnußgroße Geschwulst der linken großen Schamlippe und der linken Hinterbacke, die allmählich von oben her neben Cervix und Vagina heruntergewachsen war. — 5. v. Langenbeck (Fall 1): Ein haselnußgroßer Tumor der rechten großen Schamlippe war nach einem Trauma bei einer 20jährigen Patientin entstanden. 3 Jahre später daselbst und im Damm eine mannskopfgroße Geschwulst, welche in inniger Verbindung mit Vagina

und Rectum stand, beide komprimierte und tief aus dem Becken entsprang. Bei der operativen Entfernung blieb ein kleines Stück zurück, das am Peritoneum adhärent war. Ödematöses Fibrom. — 6. v. Langenbeck (Fall 2): 36jährige Frau. Doppelfaustgroßes ödematöses Fibrom im unteren Teil der rechten großen Schamlippe und im Damm, das sich auf den Oberschenkel etwas fortsetzte, die Vagina nach links, das Rectum nach hinten verdrängte und bis in die Tiefe des Beckens zu verfolgen war. Bei der Exstirpation Abtrennung der Geschwulst von Scheide und Mastdarm. — 7. Edge (1896): Orangegroßes Fibrom des linken Labium majus und der Fossa ischio-rectalis, das bei einer 35jährigen Frau bis zur Gegend des Uterus hinaufragte. — 8. Gallet (1898): 38jährige Frau. Drei große Fibrome: dasjenige der linken großen Schamlippe entsprang gestielt hinter dem Arcus pubis, das von Mannskopfgröße und 1800 g Gewicht von der linken Hinterbacke. Zwischen diesen beiden Tumoren lag ein kleinerer, lappiger, der mit einem Stiel vom Foramen obturatorium ausging. Die Patientin starb p. op. Bei der Autopsie ließen sich alle drei Stiele bis zu einem kindskopfgroßen Tumor im Bindegewebe der linken Beckenseite verfolgen, welcher mit den Bauch- und inneren Genitalorganen nicht in Verbindung stand. Die Fibrome enthielten viele kleine cystische Hohlräume und sehr zahlreiche, knäuelartig verlaufende Gefäße. — 9. Kaan: Seit 5 Jahren langsam wachsender Tumor des linken großen Labiums bei einer 20jährigen Frau, die zweimal geboren hatte. Er hing in Faustgröße zwischen den Oberschenkeln herab und war die Fortsetzung einer Geschwulst, die im kleinen Becken neben der Vagina lag und in ihrer Größe dem Uterus einer sechsmonatigen Schwangerschaft entsprach. Bei der Sektion zeigte sich der Ursprung des ödematösen Fibroms im subperitonealen Bindegewebe. — 10. Schwarz (1900) fand ein zweifaustgroßes Fibrom der linken großen Schamlippe und des Dammes, das mit einem sehr massiven, zwei- bis dreifingerbreiten Stiel von der Levatormuskelfascie ausgegangen sein dürfte; es war, solange es kleiner war, von der Patientin selbst in die Scheide reponiert worden. — 11. In einem Fall von Willy Thomaß (1902) ragte aus der Vulva eines 17jährigen Mädchens eine nicht gestielte, kleinhühnereigroße, derbe, glattwandige Geschwulst hervor, die zwischen der äußeren Harnröhrenmündung, den unveränderten kleinen Labien und dem untersten Teil der vorderen Scheidenwand saß. Das Fibrom, aus dessen derber Kapsel zwei kirschkerngroße Knollen herausragten, ließ sich aus der Umgebung allseitig gut ausschälen, wobei sich zeigte, daß die hintere Wand der Urethra nur durch eine dünne Bindegewebslamelle von ihm getrennt war. Mikroskopisch: zellreiches Fibrom. — 12. Simpson (1905): Eine 43jährige Frau hatte vor 18 Monaten einen Tumor der äußeren Geschlechtsteile bemerkt. Er wurde operativ aus der großen Schamlippe entfernt, wobei sich ergab, daß er, entlang Vagina und Rectum ziehend, mit denen er innig verbunden war, von den ischio-sakralen Ligamenten und dem Steißbein seinen Ausgang genommen hatte. Er wog 1 Pfund und 3 Unzen und hatte einen Durchmesser von 9: 4 Zoll. — 13. Harrington (1905): Operative Entfernung eines kindskopfgroßen gestielten Fibroms der linken großen Labie einer 46jährigen Frau. 6 Jahre später hing ein kleiner Tumor von der gleichen Schamlippe und ein analoger von der linken Hinterbacke, letzterer mit einem Umfang von 18,5 Zoll, herab. Der Katheter zeigte, daß die Harnblase mit dem hinteren Fibrom in Zusammenhang stand. Operative Entfernung. — 14. Mac Ewen: Exstirpation eines 3 Pfund schweren ödematösen Fibroms der linken großen Labie einer 49jährigen Frau, die neunmal geboren hatte. Die Geschwulst war seit 9 Jahren vorhanden und von der Fossa ischio-rectalis entsprungen. Sie hatte sich von da einerseits in die Schamlippe, andererseits nach Durchwachsung des linken Levatormuskels und seiner Fascie nach der Vorderfläche der Harnblase entwickelt. Die Geschwulst scheint mir auf Sarkom verdächtig zu sein.

Die histologische Struktur der Vulvafibrome entspricht derjenigen der Fibrome aller Körpergegenden. Das Gewebe ist mehr oder weniger zell-, blut- und lymphgefäßreich und bald lockerer, bald derber gefügt; es kann, zumal beim Ausgangspunkt vom Lig. rotundum, auch glatte Muskelfasern aufweisen.

Wiederholt ist ein Fibroma molluscum, das auch unter dem Namen Molluscum fibrosum s. Molluscum pendulum s. Fibroma molluscum pendulum geht, beschrieben worden[1]. Durch diese Namen sollte aber nur zum Ausdruck gebracht werden, daß eine sehr weiche, rundliche, im allgemeinen kleine Bindegewebsgeschwulst an einem Stiel pendelnd herunterhing, während sie nichts mit der Tumorgattung gemein hat, die an anderen Körperstellen, vielfach unter dem gleichen Namen, veröffentlicht und als Neurofibrom

---

[1] Villeneuve, Baer, Marfan, Barry, Carnesi, Chérot, Oreillard, Gfoerer, Holzmann, Neumann, Giles, Geldner, Morestin, Zaharoff, Calmann, Legneu und Morel, Eberhart, Podaliri.

s. Neurinom s. v. Recklinghausensche Krankheit erkannt worden ist (s. S. 494), und auch nicht, wie schon J. Veit bemerkte, mit den Tumoren identifiziert werden darf, welche zu den elephantiastischen Wucherungen gehören.

Sekundäre Veränderungen kommen in mannigfacher Weise und vor allem bei gestielten und dadurch schlecht ernährten Vulvafibromen zustande. In der Schwangerschaft können in Zusammenhang mit verstärkter Blut- und Lymphgefäßversorgung außer einem gesteigerten Wachstum des Fibroms Blutungen, im Wochenbett Verfettungen und Erweichungen und dadurch cystenartige Bildungen entstehen. Hämorrhagien in den Tumor wurden wiederholt beobachtet, so bei einer Entbindung von Mittermaier (1896). Zuerst von v. Scanzoni, später von Selcke, Schwarz, Leonard, Emanuel, Weber sind zahlreiche cystische Hohlräume in Vulvafibromen beschrieben worden, die durch Erweiterung von Lymphgefäßen zustandegekommen waren: Fibroma lymphangiecticum. Die Tumoren in den beiden letzteren Fällen wurden auf das Lig. rotundum bezogen. Ein Cystofibroid des Labium majus bei einer Graviden hat Cielewicz beschrieben. Über sehr weiche, stark vascularisierte, fast kavernöse- teleangiektatische Fibrome haben Marcano, Eichholz, Canuyt und Princetau, Fergusson berichtet. Eine ödematöse Durchtränkung zeigte sich sehr häufig, wiederholt auch in Verbindung mit einer schleimigen Entartung: Fibroma myxomatodes oder Myxofibrom. Eine diffuse Verkalkung eines hühnereigroßen Fibroms der rechten großen Labie, das Harnverhaltung herbeigeführt hatte, war im Falle d'Hofman-de Villiers-Damage, eine partielle im 1. Fall Leonards zustandegekommen. Drei verkalkte Fibrome der großen Labie sah Leonard in seinem 11. Fall. Eine Vereiterung wurde von Esser, eine Gangrän, die Folge einer Aufhebung der arteriellen Blutzufuhr, von E. Cohn, Pozzi beobachtet. Doch scheinen die Fälle von Cohn und d'Antona (1909) auf Elephantiasis verdächtig, um so mehr als hahnenkammartige papilläre Hautwucherungen mit der Fibrombildung verbunden waren. Zu Decubitalgeschwüren kam es vorwiegend bei großen, weichen, gefäßreichen, langgestielten Fibromen durch Wundscheuern an den Oberschenkeln und Benetzung mit Urin und Vaginalausflüssen; sie wurden von Marfan, Amourel, Blocq, Oreillard, Bloch, v. Tischendorf, Morestin, Leonard, Ottow, Schütze, Gioncolli (2 Fälle), Attwenger beschrieben und sind auch von mir beobachtet worden. Bei der Kranken Morestins entleerte sich aus dem unteren Pol des Tumors eine serös-sanguinolente Flüssigkeit. Im Fall Garrigues begann der birnförmige, kleinfaustgroße, gestielte Tumor sich unter Gangrän von seiner Ursprungsstelle an der linken großen Labie spontan abzulösen. Maly (1905) beschrieb ein Neoplasma, das er als sarkomatös entartetes Fibromyom des Lig. rotundum deutete. Fibromyxosarkome sah Leonard (Fall 4).

Über die Entstehungsursache der Vulvafibrome weiß man wenig. Einige sind in der Schwangerschaft, andere in der Menopause entstanden, manche haben sich, wie v. Scanzoni, v. Langenbeck, Morestin, Demarquay durch je eine Beobachtung erwiesen haben, an ein Trauma, das die Vulva getroffen hatte, angeschlossen. In Morestins 2. Fall soll sich ein hühnereigroßes „Molluscum fibrosum" der rechten großen Labie aus einem Hämatom entwickelt haben, das im Anschluß an eine sehr heftige Kontusion der Vulva und der Regio pubis entstanden war. In Attwengers Beobachtung wird ein heftiger Schlag gegen die Schamgegend durch den Fuß eines mit der Kranken im Bett schlafenden Kindes beschuldigt. Auch eine angeborene Anlage kommt vor. So hat Goldreich (1909) ein gestieltes haselnußgroßes Fibrom des rechten Labium minus bei einem 10 Monate alten Säugling und Hervieux ein ähnliches kongenitales Fibrom zwar nicht an der Vulva, aber an der Regio glutaealis beobachtet.

Das Wachstum der Vulvafibrome erfolgt im allgemeinen ebenso langsam und stetig wie bei den Fibromen aller anderen Körpergegenden. Nur ausnahmsweise ist über eine schnellere Entwicklung in der letzten Zeit oder in einer Schwangerschaft berichtet worden, so z. B. bei myxomatöser Degeneration (Graefe) oder bei Ödem (Leonards 2. Fall), also auch ohne daß eine sekundäre sarkomatöse Entartung vorlag. Bei der 58jährigen Patientin von Baer war der erste Beginn der Geschwulstentwicklung schon 31 Jahre zuvor beobachtet worden. L. Fürst gab an, die Entwicklung habe vor 12 Jahren während einer Schwangerschaft begonnen. In den Fällen Holzmann (1896), Morestin (1898, Beobachtung 1) hatte der Tumor ungefähr 10 Jahre, in den Fällen E. Cohn (16jähriges Mädchen) und Oreillard 7 Jahre gebraucht, um zu den oben angegebenen Größen sich zu entwickeln. Bei der Kranken von Esser dauerte es 4 Jahre, bis er von Bohnen- auf Kindskopfgröße gewachsen war. In einem Fall von Amourel (1883) war die 33jährige Trägerin eines mannskopfgroßen Fibroms mit einem kleinen Tumor an der linken großen Labie zur Welt gekommen. In der Schwangerschaft wurde meist schnelles Wachstum festgestellt (Barry, Legneu und Morel, Newman, Tarnier). Doch kehrte das große Fibrom in Tarniers Fall nach der Entbindung zu seinen früheren Dimensionen zurück. Ein Zusammentreffen mit der Geburt, jedoch ohne Hindernis, wurde von Johannes Albert (1908) beobachtet. In diesem Fall von „Fibroma molluscum vulvae" dürfte aber wohl eine Elephantiasis vorgelegen haben.

Symptome macht das Fibrom der Vulva, von gelegentlichem Jucken abgesehen, durch seine Größe, sein Gewicht und seinen Sitz. Ein Fibrom, das sich nahe dem Ostium urethrae entwickelt, verengt und verzerrt die Urethra und kann erschwerte Miktion und häufige Harnentleerung (Fullerton, Attwenger), Harnverhaltung (d'Hofmann-de Villiers-Damage) oder Drängen nach unten (Kirchhoff) hervorrufen. Ein Tumor von Hühnerei- bis Frauenfaustgröße verursacht das Gefühl von Ziehen und Zerren, erschwert das Sitzen und Gehen, zumal wenn er frei zwischen den Beinen hin und her pendelt und an den Innenflächen der Oberschenkel reibt, oder wenn Arbeit im Gehen oder Stehen verrichtet wird. Die Trägerin des kindskopfgroßen Fibroms im Fall Gironcoli wurde besonders beim Radfahren, zu dem sie beruflich gezwungen war, behindert. Die Patientin von Holzmann (Ahlfeld-Marburg) vermochte mit ihrem $1\frac{1}{2}$-mannskopfgroßen Tumor nur so auf einem Stuhl zu sitzen, daß sie die Ecke desselben benutzte und die Geschwulst zwischen den gespreizten Schenkeln frei herabhängen ließ. Die Trägerin des mannskopfgroßen Fibroma molluscum im Falle Geldner konnte nur in der Weise sitzen, daß sie zwei Stühle dazu benutzte und die Geschwulst zwischen ihnen herabhängen ließ. Webers Kranke mußte beim Gehen den frei zwischen den Beinen pendelnden faustgroßen Tumor mit den Händen in die Höhe halten. Aber nicht nur die Bewegungs- und Arbeitsfähigkeit, sondern auch die Kohabitation wird bisweilen erschwert, wenn die Schamspalte durch das Fibrom verengt und verschoben ist und der Tumor die ganze große Labie von der Symphysengegend bis zum Damm einnimmt (Fromme, Odebrecht, Coates). Die Riesentumoren in den Fällen Buckner und Hofmann störten die Kohabitation angeblich nicht, obwohl sie über die Oberschenkel bis zu den Knieen herabhingen; doch kann diese nur in abnormer

Lage ausgeübt worden sein. Wiederholt hat man eine Anschwellung und zunehmende Empfindlichkeit des Fibroms bei der Menstruation und ein Abschwellen nach derselben beobachtet (Lagrange, Duret, Gangolphe, Esser, Holzmann, Leonards Fall 2). In Penroses Fall schwoll der faustgroße, birnförmige, gestielte Tumor während der Dauer der Menstruation jedesmal sogar auf die doppelte Größe an; es handelte sich um ein sehr gefäßreiches ödematöses und myxomatöses Fibrom. Häufig freilich wurde die Abwesenheit dieser Erscheinungen ausdrücklich betont (Leonards 3. Fall).

Diagnose: Von Wichtigkeit ist die Bestimmung des Mutterbodens, von dem das Fibrom seinen Ausgang nimmt, wozu eine genaue Anamnese über die erste Lokalisation des Tumors und das Wachstumstempo von Bedeutung sein kann. Für einen Zusammenhang der Neubildung mit dem Lig. rotundum spricht neben einer cystischen Beschaffenheit eine strang- oder bandartige Verbindung nach dem äußeren Leistenring hin. Leonard hebt einen besonderen Palpationseffekt: das Gefühl von Unbehagen der Kranken beim leichten Quetschen des Tumors hervor. Differentialdiagnostisch kann zunächst ein Lipom in Frage kommen. Von einer solchen, praktisch übrigens belanglosen Verwechslung wird im Fall Grzankowski berichtet, in dem das Fibroma pendulum sich hinterher als ein Lipom erwies. Bei der Elephantiasis und der Esthiomène können ähnliche fibröse Tumoren beobachtet werden wie bei den Fibromen. Die ersteren sind jedoch weich, mehr diffus als circumscript und meist gelappt, sowie mit ausgedehnten Infiltrationen der Haut und warziger Oberfläche versehen. Einen von Schiele veröffentlichten, von P. Zweifel abgebildeten Tumor wollte J. Veit als elephantiastisch ansehen. Bei einer syphilitischen Patientin von Collyer schwankte die Diagnose zwischen Condyloma latum mit Hypertrophie der kleinen Labie und diffusem Fibrom; ich halte eine Esthiomène für wahrscheinlich. Auch ein Fall von Prokeß scheint mir die nahe Verwandtschaft zur Elephantiasis und Esthiomène zu zeigen. Hier waren die beiden großen Schamlippen ödematös, und von der kleinen Labie ging eine halbfaustgroße, harte, vielknollige Geschwulst, von der hinteren Commissur eine ähnliche aus, die beide histologisch als Fibrome bezeichnet wurden. Eine Verwechslung ist auch zwischen einem Fibrom und einer Leisten-Labialhernie möglich, zumal wenn diese reichlich Bruchwasser oder Omentum majus enthält. Aber bei der nicht eingeklemmten Hernie vermehrt sich das Volumen bei Hustenstößen oder durch Pressen, und es gelingt die Reposition in die Bauchhöhle, sofern kein incarcerierter Netzbruch besteht, der noch größere Ähnlichkeit mit einem Vulvafibrom aufweisen kann als ein nicht eingeklemmter. Auch der Befund bei einer Hydrocele muliebris der großen Labie kann ähnlich sein wie bei einem Fibrom. Bemerkenswert ist diesbezüglich ein Fall Palettas: Das faustgroße, vor dem Leistenring und im oberen Teil der linken großen Schamlippe gelegene „Cystofibrom des Lig. rotundum" entleerte klare Flüssigkeit, und nach Abtragung der Geschwulst tastete der in den Leistenkanal eingeführte Finger den Rest derselben als eine kleine fibröse Masse. Hier hat Sänger, gewiß mit Recht, angenommen, daß ebensogut eine Hydrocele mit hypertrophischer Wandung vorgelegen haben könne. Endlich sei auf die Verwechslungsmöglichkeit zwischen einem weichen Fibrom einerseits und einer prallgespannten Cyste oder einem alten Absceß der Bartholinischen Drüse andererseits hingewiesen. Eine solche scheint mir trotz des mikroskopischen Befundes eines zell- und blutgefäßreichen, schleimig-hyalin degenerierten Fibroms in einem Fall von Piering naheliegend, in dem sich bei einem 26jährigen Mädchen in der rechten großen Labie ein nicht ausschälbares „Fibrom" befand, nachdem vor längerer Zeit ein Absceß der Vorhofsdrüse vorhanden gewesen war.

Die Therapie der Vulvafibrome hat grundsätzlich in radikaler operativer Entfernung zu bestehen, was wohl zuerst O. Küstner gefordert hat, seitdem sich ein Tumor, den er als Fibrom angesprochen und in dessen Exstirpation die Kranke mehr zufällig eingewilligt hatte, bei der mikroskopischen Untersuchung als Sarkom erwies. Werden Teile der Geschwulst versehentlich zurückgelassen, so kann nach Jahren ein Rezidiv des Fibroms eintreten (Bochenski) und zwar auch dann, wenn keine sarkomatöse Entartung einsetzte. Am leichtesten ist die Abtragung bei den mehr oder weniger gestielten Neoplasmen. Sie geschieht nach vorheriger Lokalanästhesie durch eine elliptische oder zirkuläre Umschneidung der Basis des Stiels, Unterbindung der Gefäße, Naht des Wundbetts mit versenkten Catgutnähten und Vereinigung der Haut durch Silkfäden oder Michelsche Klammern. Auch nicht gestielte Fibrome, sofern sie nur mit einer deutlichen Kapsel versehen sind, können nach Spaltung der Haut der Schamlippe leicht ausgeschält werden. Wesentlich schwieriger kann sich die Exstirpation tiefsitzender Fibrome gestalten, weil hier mit starken Blutungen aus den Schwellkörpern, varikösen Venen und der Basis des Geschwulstbettes, sowie mit der Möglichkeit einer Verletzung von Urethra oder Harnblase zu rechnen ist. Bei einem Fibrom des Lig. rotundum kann eine Eröffnung der Peritonealhöhle meist nicht vermieden werden; hier ist die Wunde ebenso exakt mit Etagennähten zu schließen, wie bei der Alexander-Adams-Operation oder der Herniotomie, damit einer späteren Bruchbildung vorgebeugt wird.

Keloidbildungen der Vulva.

Zu den Bindegewebssubstanzgeschwülsten gehören auch die Keloide ($\varkappa\eta\lambda\acute{\eta}$ = Krebsschere), jene glatten oder knolligen, derben, narbig oder sehnig glänzenden, mit verzweigten krebsscherenartigen Ausläufern versehene Bildungen, die sich an operativ oder durch irgendwelche Verletzungen entstandene Wunden anschließen (traumatische Keloide, Narbenkeloide) und nach der Entfernung sogar rezidivieren können. Man beobachtet sie nach einer Verwundung im hinteren Teil der großen Labien, nach der medianen oder seitlichen Episiotomie im Damm, vornehmlich an Stellen, an denen Ligaturen eingekapselt sind, endlich da, wo chronische Ulcerationen vorhanden waren. Sie sind histologisch durch ungewöhnlichen Reichtum an Spindelzellen, eine homogene Intercellularsubstanz und völligen Mangel an elastischen Fasern ausgezeichnet. Zacharias (Erlangen 1905) hat über einen Fall berichtet, in dem $2^{1}/_{4}$ Jahre nach Exstirpation eines gonorrhoischen Adnextumors bei einer 26 jährigen Frau multiple, breit aufsitzende Knollen im unteren Teil der einst per primam verheilten Laparotomiewunde dicht oberhalb der Symphyse entstanden waren und ein ebensolcher Knoten im Labium majus dextrum sich zeigte. Es waren Narbenkeloide. Das Keloid der Schamlippe wurde auf eine bei der Vorbereitung zur Laparotomie entstandene Rasiermesserverletzung zurückgeführt.

2. Fibromyoma vulvae.

Wenn sich in Fibromen der Vulva, besonders in den Wandabschnitten, vereinzelt glatte Muskelzellen nachweisen lassen, so können sie auf die pinselförmig in den großen

Labien aufgefaserten Ausläufer des runden Mutterbandes oder auf die glatten Muskelfasern des subcutanen Bindegewebes zu beziehen sein, und es liegt kein Anlaß vor, von einem Fibromyom zu sprechen. Erst wenn die glatten Muskelzellen des Lig. rotundum oder des Subcutangewebes in eine blastomartige Wucherung geraten, entsteht ein reines Leiomyom, und wenn sich daran gleichzeitig das Bindegewebe beteiligt, ein Fibromyom. Ein reines Leiomyom der Vulva, bei dem das Stützgewebe völlig zurücktrat, ist nur von Goldschmied (1921) beschrieben worden.

In sehr seltenen Fällen kann der histologische Ausgangspunkt eines Fibromyoms die quergestreifte Muskulatur in der Tiefe der Vulva, also der M. constrictor cunni, ischiocavernosus oder bulbo-cavernosus sein, worauf die beiden einzigen Rhabdomyome der Literatur, über welche Bertolin und Stevens berichtet haben, hinweisen, wenn man nicht ihren Ursprung in embryonal versprengten Keimen von quergestreifter Muskulatur suchen will.

Aus der Literatur habe ich 56 primäre Fibromyome der Vulva zusammenstellen können. Sie hatten alle in den großen Schamlippen ihren Sitz und gingen niemals von den mit Schleimhaut überzogenen Teilen der Vulva aus. Bei ungefähr der Hälfte von ihnen konnte der Ursprung auf den extraperitonealen s. extrapelvinen s. extracaniculären Teil des runden Mutterbandes zurückgeführt werden. In den anderen Fällen[1] lag kein Anhaltspunkt dazu vor. Von 76, zuerst von Sänger (1880) ihrer wahren Natur nach erkannten Tumoren des runden Mutterbandes, die R. Emanuel in einer ausführlichen Arbeit zusammengestellt hat, hatten 18 ihren Sitz im Becken und 58 extrapelvin, meist außerhalb des Leistenkanals. Genauer betrachtet scheinen ungefähr je 25% dieser Fibromyome im intraabdominalen Teil des Lig. rotundum, unmittelbar vor dem äußeren Leistenring, im Leistenkanal und in den großen Schamlippen zu sitzen. Von den Fibromyomen des runden Mutterbandes, die in ein Labium majus hinein entwickelt waren, konnte ich in der Literatur 26 ziemlich sichere und 7 wahrscheinliche Fälle[2] finden. In Beobachtungen von Doorman, Cullen, F. Weber, Emanuel und Nebesky waren zugleich adenomatöse cystische Bestandteile vorhanden, welche teils Lymphangiektasien waren (Weber, Nebesky), teils auf die Urniere im Sinne von v. Recklinghausen (v. Recklinghausen, Emanuel), teils auf den das Lig. rotundum in einem gewissen Entwicklungsstadium der Länge nach durchsetzenden Peritonealkanal (Doorman) bezogen wurden.

Ein Unikum in der Literatur ist ein von Alfieri (1908) untersuchtes bösartiges Leiomyom, dessen Ursprung mit großer Wahrscheinlichkeit im Endteil des Lig. rotundum

---

[1] 1. W. Fischer (1868), 2. Monod (1876), 3. Blocq (1884), 4. Valude (1884), 5. Brigidi (1892), 6. Largeau (1892), 7. A. Martin (1893), 8. Bluhm (1898), 9. Burgio (1899), 10. v. Mars (1900), 11. Merkel (1901), 12. Zangemeister (1905), 13. Mond (1906), 14. Parsons (1906), 15. Schneider-Sievers (1907), 16. Opitz (1908), 17. Alfieri (1908), 18. Letulle (1910), 19. Strina (1911), 20. Bertolini (1913), 21. Stevens (1916), 22. Goldschmied (1921).

[2] Paletta (1876), Aumoine (1876), (2 Fälle), Acrel (1877), Hecker (1882), Verneuil (1882), Dupley (1882), Hofmokl (1882), Rouston (1884), Reboul (1888), Pollailon (1891), Doorman (1892), Reverdin und Buscalet (1894), Cullen (1896), Guinard (1898), Madlener (1898), F. Weber (1899), H. Kauffmann (1901), Clarke (1901), Fothergill (1901), Baermann (1901), E. Emanuel (1903), Nebesky (1903), Heidemann (1905), Gemmel (1906), Blisner (1909). Weniger sichere Beobachtungen stammen von Chr. Martin (1898), Raynaud (1898), Coates (1900), Desnier (1906), Géroulanos (1906), Backmann (1911), Mestron (1923).

gesucht werden dürfte. Hier war eine kleine Geschwulst des Labium majus innerhalb von 8 Jahren 7 mal rezidiviert. Auch Goldschmied's Fall (s. vorhin) gehört vielleicht hierher.

Andere Fibromyome der Vulva gingen von der benachbarten Glutäalregion — Reifferscheid (Lehrbuch der Gynäkologie von Stoeckel-Reifferscheid) hat ein solches abgebildet —, vom Damm, vom Septum recto-vaginale und urethro-vaginale aus und wuchsen erst sekundär in das Vulvagebiet hinein, wie z. B. zwei untereinander ähnliche Fälle von E. Kehrer (1909) und Letulle (1910) und eine Beobachtung von Kretschmer zeigen, in denen ungefähr hühnereigroße paravaginal oder paraurethral entstandene Tumoren bis zum Scheidenvorhof vorgedrungen waren.

Die Fibromyome der Vulva sind circumscripte, von einer Bindegewebskapsel eingeschlossene, mit glatter Oberfläche versehene, bisweilen gelappte und auf der Unterlage verschiebliche Tumoren, die bald im oberen Teil, bald im ganzen Gebiet der großen Labie gelegen sind. Sie fühlen sich im allgemeinen infolge des Gehalts an Muskulatur und der meist reichlichen Gefäßversorgung weicher an als die Fibrome, sofern man von den ödematösen Formen dieser Tumoren absieht. Ausnahmsweise können sie prall-elastische Konsistenz und sogar Fluktuation zeigen und damit eine größere Cyste der Bartholinischen Drüse vortäuschen, wie in den Fällen von Wilhelm Fischer (1868), Reverdin und Buscalet (1894), Madlener (1898), Goldschmied (1921). Coates hat auf die Ähnlichkeit des von ihm beobachteten Tumors nach Größe, Form und Hautrunzelung mit einem Hodensack aufmerksam gemacht.

Die Fibromyome hatten, ähnlich wie die Fibrome, die Größe einer Nuß oder eines Taubeneies (Aumoine Fall 1, A. Martin, Burgio, H. Kauffmann, Heidemann, Parsons), einer Pflaume, eines Apfels, eines Hühner- oder Gänseeies (Wilhelm Fischer, Verneuil, Hofmokl, Rouston, Doorman, Reverdin und Buscalet, Nebesky, Cullen, Weber, Guinard, Emanuel, Goldschmied). Beträchtliche Dimensionen zeigten die Geschwülste in den Fällen Gemmel und Blisner: Apfelsinengröße, Valude, Paletta: Faustgröße, Duplay: Straußeneigröße, Mond: Kindskopfgröße, Polaillon: Größe des Kopfes eines 1—2jährigen Kindes, Opitz: fast Mannskopfgröße. Umfangreiche Fibromyome waren gestielt, hatten Birnform und hingen verschieden weit am Oberschenkel herab. Ein solches Fibromyoma pendulum vulvae haben Mestron (Stiel 12 cm lang), Strina (Stiel 10 cm lang), Géroulanos beschrieben. In des letzteren Fall hatte der Tumor ein Gewicht von 8,5 kg bei einer Gesamtlänge von 48 cm, einem Umfang am dicksten Ende von 67, am gestielten Ende von 17 cm. Die mechanischen Irritationen, denen solche Tumoren ausgesetzt sind, und die Dehnung der sie überziehenden Haut erklären die Neigung zu Druckatrophie derselben, zu Geschwürsbildung, Gangrän (Fälle von Opitz, Hofmokl). Einige Male wurde das Fibromyom in Verbindung mit einer Inguinalhernie (Hofmokl), etwa einer Hernia ovaria congenita (Hecker), oder einer Hydrocele des Canalis Nuckii (Reboul) beobachtet.

Verlauf und Symptome: Die Erscheinungen der Fibromyome sind meist gering wegen des langsamen, anfangs schmerzlosen Wachstums, das fast stets hervorgehoben wurde und nur ganz ausnahmsweise (Valude) in letzter Zeit oder bei interkurrenter Schwangerschaft ein schnelleres Tempo angenommen hatte. So brauchte es z. B. in den Fällen Mond, Valude, Burgio 7, 8 und 9 Jahre, in Fällen von Letulle und Reboul 16 Jahre zu seiner Entwicklung. In des letzteren Beobachtung war es 16 Jahre zuvor in

Taubeneigröße bemerkt worden. In Emanuels Fall hatte die pflaumengroße Geschwulst 21 Jahre, in Webers Fall das gänseeigroße Fibromyom 31 Jahre zur Entwicklung gebraucht. Über prämenstruelle Anschwellung und Schmerzhaftigkeit des Tumors haben Aumoine (Fall 1), Hecker, Verneuil, Reboul, Cullen, Guinard, Madlener, Emanuel, Heidemann berichtet. Die erste Erscheinung besteht meist in Wahrnehmung der Geschwulst selbst, die wiederholt im Anschluß an ein Wochenbett gemacht wurde (Aumoine Fall 1). In späterer Zeit können Schmerzen auftreten, die in die Leiste und Bauchhöhle ausstrahlen und sich beim Gehen und Arbeiten verstärken. In einer von F. Weber mitgeteilten Beobachtung hatte sich die gänseeigroße Geschwulst beim Heben einer schweren Last unter einem plötzlichen Schmerz von der Leiste in das Labium majus gesenkt. Ein Hindernis beim Coitus wird im Fall Madlener angegeben. Geschwürsbildungen lassen sich auf Wundscheuern der Geschwulst zwischen den Oberschenkeln zurückführen.

Die Diagnose auf Fibromyom scheint nur in den Fällen Doorman und Guinard richtig gestellt worden zu sein, was wohl in dem seltenen Vorkommen der Geschwülste begründet ist. Sonst wurde sie offen gelassen, sofern man nicht, wie in der Regel, eine Leistenhernie annahm und jahrelang ein Bruchband tragen ließ. Die Diagnose eines Fibromyoms der Vulva im allgemeinen ergibt sich aus dem sehr langsamen, meist schmerzlosen Wachstum, der kugligen oder ovalen Gestalt, der in der Regel nur mäßigen Größe, der glatten Oberfläche, der derben Konsistenz, der Schmerzlosigkeit bei der Betastung. Ein Fibromyom des Lig. rotundum befindet sich zunächst mehr im vorderen ventralen Teil der großen Labie und vor dem äußeren Leistenring. Dazu kommt meist einseitiges Auftreten an der Auffaserungsstelle des Bandes — nur in den beiden Fällen von Cullen und H. Kauffmann waren bilaterale Tumoren vorhanden —, der Nachweis eines bleistiftdicken Stranges oder eines verschmälerten Tumoranteils oder mehrerer Blutgefäße, die in den Leistenkanal hinein verfolgbar sind. Bei kleineren Tumoren derart besteht bisweilen totale oder partielle Reponierbarkeit in den Canalis inguinalis, die bei zunehmendem Wachstum der Geschwulst nicht mehr möglich ist. Differentialdiagnostisch kommen vornehmlich in Frage: eine Cyste der Bartholinischen Drüse, eine Hernia labialis inguinalis, besonders adiposa und omentalis, und eine Hydrocele muliebris, von denen später zu sprechen sein wird. Ein starkes Hervortreten beim Husten und Pressen und die Reponierbarkeit sind im Sinne eines nicht eingeklemmten Bruches zu verwerten. Eine Abgrenzung kann auch einmal gegenüber einem inmitten des Lig. rotundum gelegenen Hämatom (Emanuel), einem Lymphdrüsentumor, einem Psoasabsceß, einem Lipom, Fibrom, Myxom, Sarkom oder einem elephantiastischen Tumor der großen Labie, schließlich gegenüber einer fibrösen oder sarkomatösen Neubildung der vorderen Beckenwand notwendig sein.

Therapie: Die Therapie hat die richtige Erkennung der Neubildung zur Voraussetzung. Die Annahme einer Hernie hat, wie bereits bemerkt, häufig zum Tragen eines Bruchbandes geführt, das aber Schmerzen oder gar Entzündungserscheinungen hervorrief und nur eine Zeitlang die Geschwulst zurückzuhalten vermochte. Die richtige Behandlung kann nur in der Exstirpation des Fibromyoms bestehen. Nach Umschneidung der Haut läßt es sich in der Regel glatt ausschälen. Um seinen Ausgangspunkt festzustellen, wird vornehmlich auf die Beziehung zum Lig. rotundum zu achten sein. Gewisse operative Schwierigkeiten können eintreten, wenn das Fibromyom von der Labie aus wurstförmig durch den Leistenkanal bis in die Bauchhöhle entwickelt ist, wie in den Fällen Clarke, Heidemann, Gemmel, oder wenn so ausgedehnte Verwachsungen bestehen, wie sie Emanuel gesehen hat, oder wenn der Blutreichtum der Geschwulst und ihrer Umgebung ein beträchtlicher ist. Von einer außerordentlich starken Vascularisation und von der Schwierigkeit der Blutstillung bei der operativen Ausschälung des Tumors wurde in den Fällen von Valude, Mond, Mestron berichtet. Bei tiefem Wundbett kann eine kurzdauernde Drainage desselben durch den hinteren Wundwinkel nützlich sein, falls es nicht gelingt, es durch tiefgreifende Nähte zusammenzufassen.

Aus der Zahl der 26 vorhin erwähnten Fälle von Fibromyomen der großen Labien, die auf das runde Mutterband zurückgeführt werden konnten, bringe ich, weil sie selten und in mancher Hinsicht eigenartig sind, hier einige Beispiele:

Duplay (1882): Eine 58jährige Frau hatte vor 18 Monaten einmal Schmerz in der rechten Leistengegend, ausstrahlend nach Gesäß und Kniekehle, und seit 8 Monaten eine kleine Geschwulst in der rechten Leiste bemerkt. Ziemlich schnelles Wachstum nach der großen Schamlippe zu. Der eiförmige, schließlich straußeneigroße, bewegliche, aber irreponible, harte, nur an einer Stelle weiche Tumor ging mit einem kleinfingerlangen Stiel von der äußeren Öffnung des rechten Leistenkanals aus. Fibromyom des rechten Lig. rotundum mit zum Teil myxomatösem Charakter. — Polaillon (1891): In der linken großen Labie einer 45jährigen Frau hatte sich seit mehreren Jahren langsam eine leicht verschiebliche Geschwulst von der Größe des Kopfes eines 1—2jährigen Kindes entwickelt, die sich verschmälert in den Leistenkanal fortsetzte. Birnförmig gestielt hing sie vom Labium majus bis zum unteren Drittel des Oberschenkels herab. Bei der operativen Ausschälung erwies sich das Lig. rotundum dextrum als Ausgangspunkt und als abdominale Fortsetzung der Geschwulst. — v. Recklinghausen (1896): Der Tumor war zuerst vor 3 Jahren in der rechten großen Schamlippe bemerkt und für eine Hernie gehalten worden; daher Verordnung eines Bruchbandes. Bei der Operation wurde der Zusammenhang der Geschwulst mit dem Lig. rotundum entdeckt. Sie erwies sich als cystisches Adenofibrom mit allen für die Urniere sprechenden Bestandteilen. — Cullen (1896): Eine 37jährige Patientin hatte seit Jahren einen Tumor am oberen Ende des rechten Labium majus beobachtet, welcher Schmerzen in der Inguinalgegend bei jeder Menstruation hervorrief. Er war eigroß und irreponibel. Bei der Operation zeigte sich, daß die Geschwulst vom extraperitonealen Teil des rechten Lig. rotundum ihren Ausgang genommen und sich abdominalwärts in das Band fortgesetzt hatte. Mikroskopisch: Adenofibrom. 2 Jahre später kehrte die Patientin mit einem Tumor in der linken Inguinalregion zurück. Laparotomie und Entfernung eines Adenomyoms des intraperitonealen Teils des linken Lig. rotundum. — Guinard (1898): Eine 35jährige Multipara hatte schon vor 15 Jahren einen vielfach knötchenartigen Tumor in der linken Leiste bemerkt, der allmählich in das Labium majus sinistrum hineingewachsen war. Nach und nach traten in der Nachbarschaft 3—4 kleinere Geschwülste auf. Seit 1 Jahr Schmerzen und Schwellung der Tumoren während der Menses. Linke große Labie zu einem kleinapfelgroßen, scrotumähnlichen Tumor umgewandelt, der sich aus 5—6 rundlichen, unempfindlichen, leicht nach der Inguinalgegend verschiebbaren Knoten zusammensetzte. — F. Weber (1899): 58jährige Frau. Wenig empfindliche, glatte, harte Geschwulst der linken Inguinalgegend, die sich vom äußeren Leistenring schräg nach unten und innen in den oberen Teil der linken großen Schamlippe erstreckte. Haut über ihr in Falten abhebbar. Beim Verschieben des Tumors nach unten in das Labium majus fühlte man im oberen Teil desselben einen Strang, der sich in der Tiefe des für die Endphalange des Zeigefingers durchgängigen Inguinalkanals verlor. Beim Husten und Drängen veränderte der Tumor seine Lage und Größe nicht. Diagnose: Irreponible Netzhernie. Bei der Operation ließ sich die Geschwulst aus ihrer fibrösen Kapsel stumpf auslösen. Sie war vom extraperitonealen Teil des Lig. rotundum ausgegangen; eine Kommunikation mit der Bauchhöhle bestand nicht. Das entfernte Neoplasma hatte die Form einer Niere mit einer Art Hilus. Länge: Breite: Dicke wie 8 : 5 : 3 cm. Im Zentrum communicierende Höhlen, mit einer glänzenden Membran ausgekleidet. Fibroma lymphangiektodes, mit glatten Muskelfasern vermischt. Die Kranke, die fünfmal geboren hatte, hatte vor 31 Jahren zum erstenmal eine kleine harte Geschwulst in der linken Leistengegend beobachtet. Zunehmendes Wachstum verursachte schließlich Schmerzen, die von der linken Schamlippe in das Bein ausstrahlten und beim Gehen und Arbeiten sich verstärkten. Vor einem Jahr beim Heben einer Last plötzlich das Gefühl, als wenn der Tumor sich vergrößert und in die große Schamlippe gesenkt hätte. Er hing beim Gehen frei zwischen den Beinen, so daß ihn die Trägerin mit den Händen halten mußte. — Clarke (1901) fand bei der Operation einer Uterusgeschwulst, die sich als Sarkom erwies, einen wurstförmigen Körper, der durch den Leistenkanal in die linke große Schamlippe hineinreichte und als Fibromyom erkannt wurde. — R. Emanuel (1903): Eine 31jährige Frau hatte seit dem 10. Lebensjahr in der rechten Leiste eine mit Ziehen und Unbehagen verbundene bohnengroße Anschwellung bemerkt. In den letzten 3 Monaten erhebliche Größenzunahme. Vor dem rechtsseitigen äußeren Leistenring saß eine pflaumengroße, längliche, harte, nach oben bis in den Inguinalkanal reichende Geschwulst. Repositionsversuche vergeblich und mit Schmerzen verbunden. Rechte Uteruskante nach dem rechten Leistenkanal verzogen. Da das rechte Ovarium nicht getastet werden konnte, wurde — zumal wegen des An- und Abschwellens des Tumors vor und nach der Menstruation — eine Ovarialhernie diagnostiziert. Bei der Operation zeigte er sich mit der Umgebung fest verwachsen. Ein dünner Stiel ging vom äußeren Leistenring aus. Fadenziehende Flüssigkeit entleerte sich aus dem operativ angeschnittenen Tumor. Er gehörte dem distalen Ende des Lig. rotundum an; der nach oben sich fortsetzende Teil wurde vom eigentlichen Lig. rotundum gebildet. Der ellipsoide Tumor enthielt zentral einen mit Endothel ausgekleideten Hohlraum. Es wurde ein Urnierenfibromyom im Sinne von v. Recklinghausen angenommen.

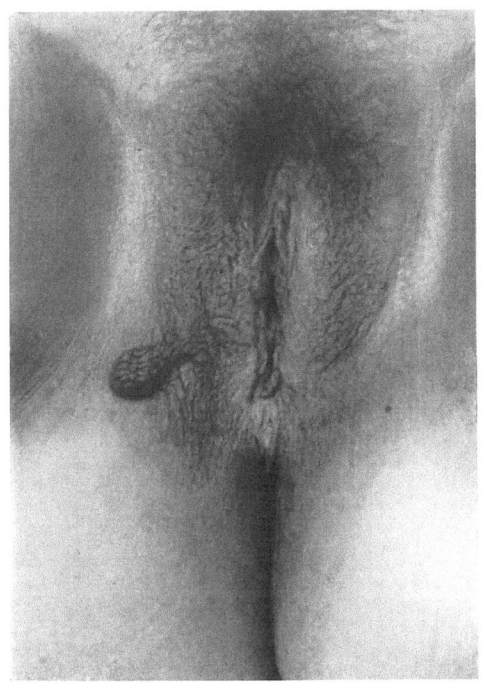 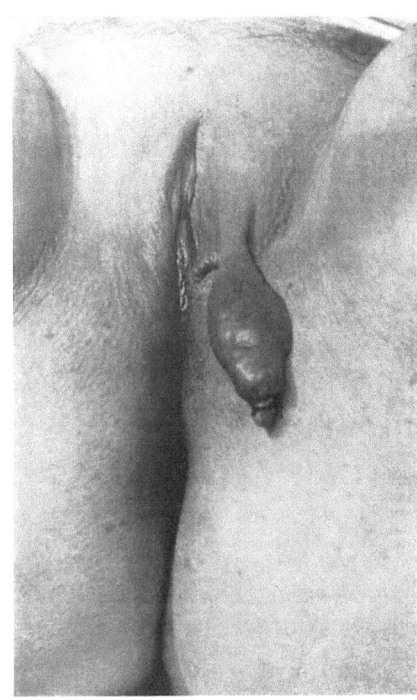

Abb. 238.   Abb. 239.

Abb. 238. Kleines gestieltes Lipom der rechten Genitocruralfalte (durch Mastisol-Fixation nach außen gezogen).
Abb. 239. Nekrotisierendes Lipoma pendulum der Außenfläche der linken großen Schamlippe. Zirkuläres Ulcus nahe der Kuppe.

3. Lipoma vulvae.

Die aus Fettgewebe zusammengesetzten gelblichen Geschwülste sind am äußeren weiblichen Genitale selten, was immerhin auffallend ist bei dem oft enormen Fettreichtum der großen Labien und des Mons pubis klimakterischer, alter und kastrierter Frauen. Ich selbst habe sie recht oft und in verschiedenen Variationen gesehen, wie Abb. 238 bis 243 zeigen.

Nachdem Carmalt (1902) 38 Beobachtungen aus der Literatur zusammengestellt hat, konnte ich bis heute 55 solcher Tumoren finden, die von Frauen in allen Jahren der Geschlechtsreife stammen. Abbildungen liegen nur vor in den Fällen von Opielinski und Lovelace (Abb. 245). Über zwei anatomische Präparate berichtete J. Veit; das eine hatte er im Hunterschen Museum in London, das andere im Boerhave-Laboratorium in Leiden gesehen.

Die Lipome sitzen in der Regel in den großen Schamlippen und im Mons pubis, sind oval oder gelappt, weich, weich-elastisch oder pseudofluktuierend und lassen sich samt ihrer dünnen fibrösen Kapsel unter der Haut auf der Unterlage und, sofern sie noch im Labium majus sitzen, bis zur Leistengegend verschieben. Die Haut über den Lipomen ist meist gespannt, oft derb-ödematös, oft varikös und zuweilen stärker bräunlich pigmentiert (Graefe) als an der übrigen Vulva. Im Fall Maximow waren durch Reibung an den Oberschenkeln und durch Benetzung mit Urin Geschwüre entstanden. Solche zeigen auch Abb. 239 und 243 bis 245. Prämenstruelles An- und postmenstruelles Abschwellen, Vergrößerung durch rasches Wachstum in der Gravidität [Grad (1902), Braun (1903)] und Verkleinerung im Puer-

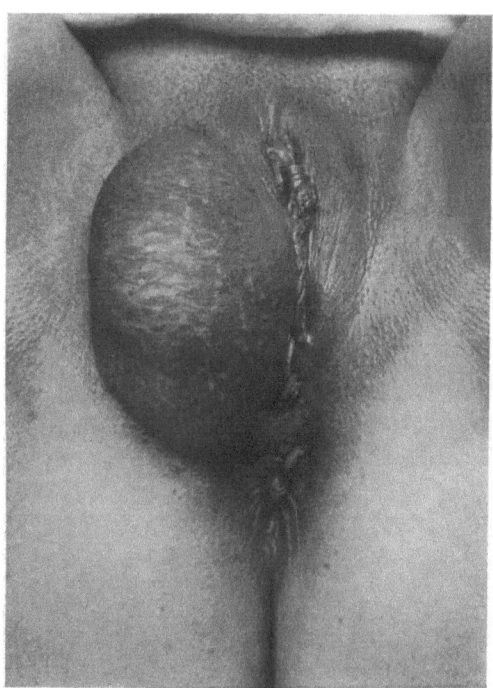
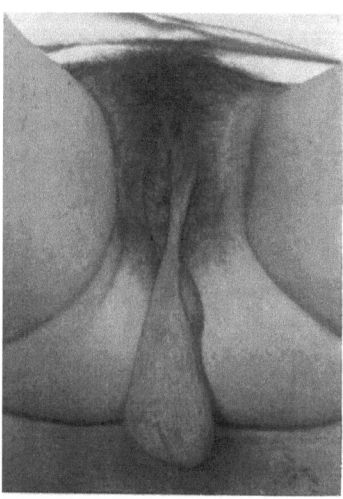

Abb. 240.   Abb. 241.

Abb. 240. Lipom der rechten großen Labie, eine Bartholinische Cyste vortäuschend.
Abb. 241. Lipoma pendulum von 15 cm Länge bei einer 20jährigen Frau. Abtragung des birnförmigen Tumors mit dem Paquelin an seiner Abgangsstelle von der linken großen Schamlippe.

perium sind mehrmals festgestellt worden. In je einem von Bruntzel (1922) und von mir beobachteten Fall war eine Zunahme in der Schwangerschaft ausgeblieben. Wohl aber bildete in des ersteren Fall das mannsfaustgroße, weich elastische Lipom eine Komplikation bei der Geburt, so daß das Kind mit der Zange entwickelt werden mußte. Eigenartig ist in dieser Beobachtung, daß das Lipom, das vor der Geburt hühnereigroß war, während der Preßwehen Kindskopfgröße erreichte. Da von einem gleichzeitigen Bluterguß nicht gesprochen wird, ist nur anzunehmen, daß ein durch bloße Blutstauung innerhalb des Beckens zustandegekommenes Pseudohämatom (S. 145) vorlag, oder daß die Geschwulst teilweise paravaginal oder pararectal entwickelt war und erst durch den Kopf des Kindes nach außen verdrängt wurde. In der Beobachtung Sturmdorfs gab die Fettgeschwulst der Vulva ein Geburtshindernis ab, so daß sie intra partum exstirpiert werden mußte.

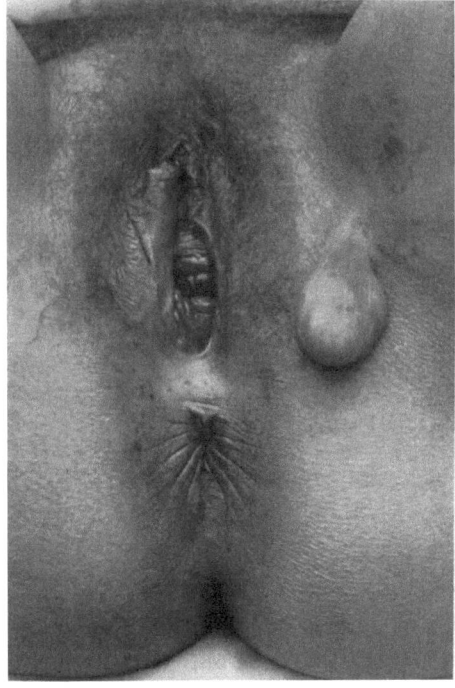

Abb. 242.

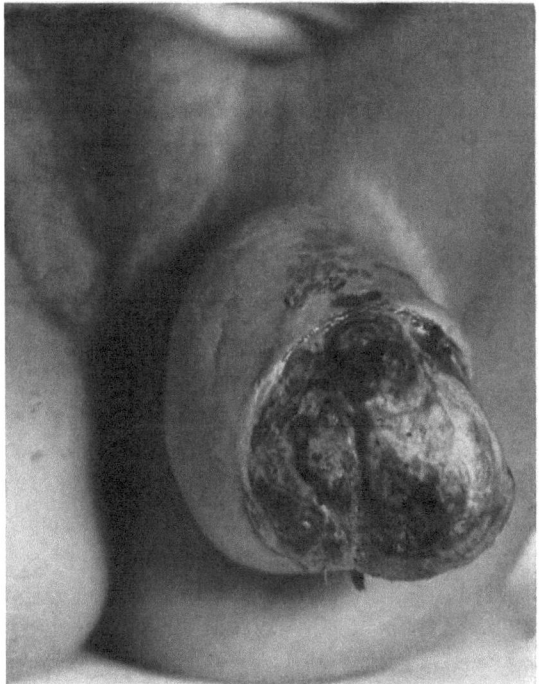

Abb. 243.

Abb. 242. Lipoma pendulum der linken Genitocruralfalte bei einer 42jährigen Frau. Zugleich Pruritus vulvae et ani und Leukoplakie an dem Damm und der rechten großen und kleinen Labie bei Diabetes.

Abb. 243. Großes Lipom der linken Fossa ischiorectalis, an der Genitocruralfalte nach außen tretend. Gangrän im peripheren Teil.

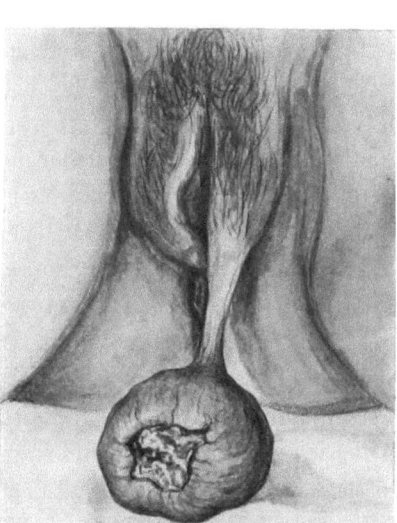

Abb. 244.

Abb. 244. Lipoma pendulum der linken großen Schamlippe bei einer 49jährigen Frau, die 7mal geboren hat. Decubitalulcus am untersten Pol der Geschwulst.
(Frauenklinik Marburg-Zangemeister.)

Abb. 245. Lipofibroma permagnum vulvae von 20 kg Gewicht bei einer 40jährigen Frau, in Gestalt einer Schürze von der Vulva ausgehend und bis zur Mitte der Unterschenkel herunterreichend. Substanzverlust am unteren Teil. (Fall Lovelace, 1923.)

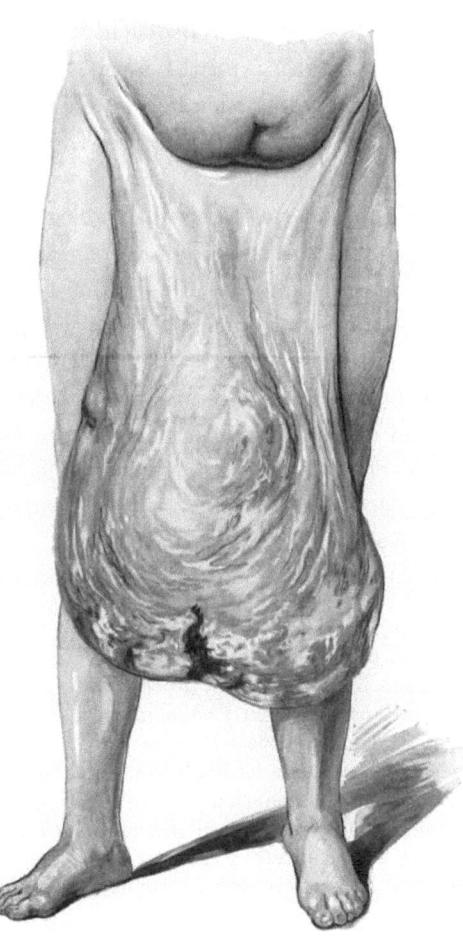

Abb. 245.

Im allgemeinen waren die Vulvalipome nuß-, pflaumen- bis apfelsinengroß. Aber auch Riesenlipome der großen Schamlippen und der benachbarten Leisten- oder Dammregion sind beobachtet worden. Sie hatten ein Gewicht von $6^{1}/_{2}$ Pfund (Konoplew), von 8 (Maximow und Jakowski), von 10 (Stiggle), von 12 (Fahner) und sogar von 40 Pfund (Lovelace — s. Abb. 245). Beträchtliche Größe zeigten auch die Lipome in Beobachtungen von Capelle, Jakowski und Dorosch. Es ist einleuchtend, daß, wie wir schon bei den Fibromen sahen, proportional der Größenzunahme eine Stielung, ein „Lipoma pendulum permagnum" entstehen muß, wodurch die Geschwulst eine birnförmige Gestalt annimmt, sich immer mehr von ihrem Ausgangspunkt entfernt und schließlich bis ungefähr zu den Knien herunterhängt. In der Beobachtung von Lovelace reichte das Lipofibrom einer 40jährigen Frau in Gestalt einer breiten, dicken Schürze sogar bis zur Mitte der Unterschenkel herab (s. Abb. 245). In einem von Flatau (1904) mitgeteilten Fall war der Stiel eines nur kartoffelgroßen Lipoms teils durch den Gewichtszug, teils durch ulcerative Prozesse so brüchig geworden, daß der Tumor spontan, wie eine reife Frucht vom Baum, abfiel.

Trotz der oft beträchtlichen Größe der Lipome pflegt die Wachstumszeit sehr lang zu sein. Der von Dorosch beschriebene Tumor war vor 15 Jahren als bohnengroßer Knoten zuerst bemerkt worden, fing nach 8 weiteren Jahren an schneller zu wachsen und reifte erst in den letzten 2 Jahren zu einem kindskopfgroßen Gewächs heran. In Roustans Fall war ein orangegroßes Lipom bei einer 52jährigen Frau 25 Jahre lang vorhanden gewesen. In Konrads Beobachtung hatte das Lipom seit 16 Jahren bestanden.

Der Ausgangspunkt ist in der Regel der Panniculus adiposus der großen Labien und des Mons pubis oder Fettgewebe in der Nachbarschaft der Vulva. So bezog Urich (1925) ein daumendickes gelapptes Lipom der linken großen Labie auf den im Leistenkanal gelegenen Imlachschen Fettkörper, weil es durch einen bleistiftdicken Fortsatz mit einem zweiten, im äußeren Leistenring gelegenen kleinen Lipom in Verbindung stand und vom Inguinalkanal aus seine Gefäßversorgung erhielt, wie sich bei der operativen Entfernung ergab. Ferner kann bei einem Leistenbruch ein vom präperitonealen Fettgewebe der vorderen Bauchwand entspringendes Lipom bis zur Vulva gelangen und dabei das Peritoneum hinter sich herziehen (Jonathan Hutchinson), oder es kann bei einem in die große Labie herabgetretenen inguinalen Netzbruch der Bruchsackhals zur Verödung kommen und aus dem Netz ein Lipom entstehen. Aus dem Fettgewebe der Fossa ischiorectalis oder des paravaginalen Bindegewebes sind Lipome in Fällen von Opielinski (1876), M. Graefe (1888), Balls-Headly (1888), Murray (1924) und in dem in Abb. 243 wiedergegebenen Fall hervorgegangen. Endlich können Lipome der Nachbarschaft der Vulva, die etwa von den Innenflächen der Oberschenkel, nahe den Genitocruralfalten, der Leiste oder der suprasymphysären Region ausgehen, in das Vulvagebiet hineinwachsen.

Bei der 36jährigen Kranken von Opielinski nahm ein Lipom von der Größe des Kopfes eines einjährigen Kindes die rechte große und kleine Schamlippe, die benachbarte Innenseite des Oberschenkels und den Raum neben der Vagina und dem Rectum bis hinauf zum Sitzbeinstachel ein. — Im Fall Graefe entsprang das Lipom vom Fettgewebe zwischen Vagina und absteigendem Schambeinast. Es hatte sich, den Weg einer Hernia labialis posterior gehend, etwa 9 Jahre auf der Größe einer Walnuß gehalten, war dann aber in 5 Monaten schnell zu einem mannskopfgroßen Tumor angewachsen. — Balls-Headly beschrieb bei einer 51jährigen Frau ein enteneigroßes Lipom der großen Schamlippe, das bis zum Leistenring sich erstreckt hatte und mit gespannter und entzündeter Haut versehen war; mit ihm hing, durch eine Einschnürung getrennt, ein bananengroßer zweiter Tumor zusammen, der links neben der Scheide lag und bis zur Gegend der hoch hinaufgedrängten Cervix reichte, so daß der Muttermund dem Finger nicht erreichbar war; ein dritter Teil des Tumors lag über dem linken Sitzbein. — In Murrays Beobachtung hatte das Lipom einen ähnlichen Sitz, war jedoch wesentlich kleiner (Gewicht 300 g). — Ich schließe zwei weitere Berichte hier an: In dem Fall der Abb. 243 entsprang ein 1½ faustgroßes Lipom mit einem zweifingerbreiten Stiel aus der linken Fossa ischio-rectalis und trat an der Genitocruralfalte nach außen. Der periphere Teil war ausgedehnt gangränös und durch eine rote Demarkationszone vom übrigen Teil abgegrenzt. — Im zweiten Fall Lipoma pendulum der linken großen Schamlippe (Abb. 244). 49jährige Frau. 7 Partus. Vor 6 Jahren Auftreten einer erbsengroßen Geschwulst, die allmählich größer und langgestielt wurde, schließlich als apfelgroßer Tumor das Gehen erschwerte und durch Wundscheuern am distalen Pol Schmerzen machte. An letzterem ein markstückgroßes, unregelmäßig begrenztes, ungefähr viereckiges Decubitalulcus. Tumor dunkelbraunrot, mit Hämorrhagien versehen und in beginnender Nekrose. Operative Abtragung.

Histologie. Wie in jedem Lipom findet man auch in dem der Vulva typisches Fettgewebe in einer bindegewebigen Grundsubstanz. Mit den Fettwucherungen kann eine starke Vermehrung des Bindegewebes einhergehen: Lipofibrom (Souligoux, Demarquay). Auch kann das Bindegewebe eine schleimige Entartung erfahren: Lipomyxom oder besser Lipoma myxomatodes. Dadurch oder durch einfache Verflüssigung des Fettes kann der Tumor cystisch werden. Ein Fibroma lipo-myxomatodes hat Fromme beschrieben. Über Variationen der Lipome, wie sie an anderen Körperstellen vorkommen: Lipoma teleangiektodes, cavernosum, ossificans ist bisher bei den Vulvageschwülsten nichts veröffentlicht worden. Eine Verkalkung, die nach Nekrosen oder Blutungen entstehen kann, hat Leopold beobachtet. Eine fortschreitende Gangrän war auch in einem meiner Fälle (Abb. 243) vorhanden.

Über die Ätiologie der Vulvalipome weiß man nichts Sicheres. In Traumen, wie Virchow annahm, erblickt man heutzutage nur ein bei bestehender Disposition auslösendes Moment. Für eine traumatische Entstehung findet sich in keinem der Fälle von Vulvalipom ein Anhaltspunkt. Lovelace gab an, daß große Lipome der äußeren Genitalien auffallend häufig bei Frauen und Männern im Sudan gesehen werden; eine Erklärung dafür steht aus. Es ist die Frage aufzuwerfen, ob nicht eine Verwechslung mit elephantiastischen Tumoren vorliegt. Vielleicht hängt die Bildung der Lipome mit Störungen im Lipoidstoffwechsel zusammen. Daß die Anlage zur Lipombildung angeboren sein kann, zeigt neben manchen Beobachtungen aus der allgemeinen Pathologie ein von Quénu (1890) mitgeteiltes „kongenitales Lipom im großen Labium eines 5 monatlichen Mädchens", das mit einem Angiom kombiniert und rasch gewachsen war. Auch in den Fällen von Morel und Maximow war das Lipom von früher Jugend an vorhanden. In 5 Fällen wurde außer dem Vulvalipom zugleich eine Fettgeschwulst an einer oder mehreren anderen Körperstellen beobachtet, was auf eine allgemeine Ursache, vermutlich die eben erwähnte Stoffwechselanomalie hinweist.

Die Symptome der Lipome sind sehr gering. Es entstehen solche meist erst dann, wenn die Tumoren größeren Umfang angenommen haben. Durch ihren Sitz und ihr Gewicht wird das Gehen, die Arbeit, die Kohabitation erschwert. Im Fall Morel (1905) wurden Coitus und Geburt durch den faustgroßen, seit Jahren vorhandenen Tumor nicht behindert, obwohl er den Scheideneingang bedeckte. Schmerzen sind nur ausnahmsweise, so bei schnellem Wachstum, angegeben worden.

Die Diagnose ergibt sich aus den genannten Eigenschaften der Neubildung, besonders aus der weichen Konsistenz. Der lappige Bau, den Lipome im allgemeinen aufweisen, ist an der Vulva nicht regelmäßig vorhanden. Differentialdiagnostisch kann eine Cyste der Bartholinischen Drüse, eine Hydrocele muliebris, eine mit Netz gefüllte Leistenlabialhernie (Balls-Headly) oder Perinealhernie (Bruntzel) in Frage kommen. Daß es schwierig sein kann, ein großes Vulvalipom von einem Netzbruch zu unterscheiden, zeigt ein Fall von Th. Landau, in welchem ein von der linken Leiste und Labie und dem Mons pubis entspringender, bis zu den Knien herunterreichender Tumor als Riesenlipom aufgefaßt, aber bei der Operation als eine außergewöhnlich große, zugleich mit sehr starkem Panniculus adiposus versehene Leistenhernie erkannt wurde; das Bruchsackwasser hatte gedämpften Perkussionsschall gegeben. Gerade in Hinsicht auf die Operation ist die richtige Erkennung der Fettgeschwulst von großer Bedeutung, wie bereits Graefe hervorgehoben hat.

Die Therapie hat in der operativen Ausschälung des Lipoms zu bestehen und gestaltet sich in der Regel einfach. Auf stärkere Blutungen muß man gefaßt sein, wenn das Lipom der Tiefe des Beckens, dem paravaginalen Gewebe oder der Fossa ischiorectalis, entstammt. Bei einem solchen Ursprung hat man sich auch vor der Verletzung der Nachbarorgane zu hüten. Bei der naheliegenden Möglichkeit einer Netzhernie muß man sehr vorsichtig präparatorisch vorgehen, da diese auch einmal Darm enthalten kann.

4. Myxoma vulvae.

Reine Myxome, jene weichen, gelatinösen Geschwülste, die ausschließlich aus einer der Whartonschen Sulze des Nabelstrangs analogen schleimigen Grundsubstanz bestehen, sind an der Vulva außerordentlich selten und stets nur in den großen Labien oder in den Genito-Cruralfalten (Abb. 246) angetroffen worden. Reine Myxome der verschiedensten Größe dürften wohl anzunehmen sein in den Fällen Atthill (walnußgroß), Aschenborn (mannskopfgroß und 12 Pfund schwer), Winckel (hühnereigroß), Suchard (faustgroß), Barbour Simpson (faustgroß), Handfield-Jones (kindskopfgroß), Okintschiz, Macdonald und H. Fischer (7 Pfund schwer). Sie erschienen als rundliche knollige Geschwülste, die zuweilen (Aschenborn, Simpson) sehr blutgefäßreich waren, bei jeder Menstruation anschwollen (Suchard) und auf der Oberfläche gelegentlich Ulcerationen (Simpson, Handfield-Jones) zeigten. Gestielt polypös waren die Myxome in den Fällen von Aschenborn, Suchard, Simpson, Handfield-Jones. Eine Abbildung hat Simpson gegeben.

Mikroskopisch enthalten die Neubildungen, welche von der Schnittfläche eine gallertartige Masse abstreifen lassen, die charakteristischen vielgestaltigen, meist sternförmig verästelten, mit langen Ausläufern versehenen fixen Schleimgewebszellen, sowie rundliche, vorwiegend perivasculär angeordnete Wanderzellen in einem Netzwerk von feinem fibrösem Gewebe.

Häufiger als ein reines Myxom kam eine Kombination von Myxom- mit Fibromgewebe, ein Myxofibrom oder Fibromyxom, je nachdem der eine oder andere Gewebsbestandteil überwiegt, zur Beobachtung. Sie wurden von Garrigues, Bindemann (2 Fälle), M. Graefe, Schumann, Schwaiblmair, van Dam, Podaliri beschrieben. Auf Myxofibroma cavernosum multiplex lautete die Diagnose im Fall Dienst, auf Fibromyxomyom im Fall Th. Rosenthal, auf Fibroma lipomyxomatodes im Fall Fromme. Es ist schwer zu sagen, in welchen dieser Beobachtungen von myxomatösen Mischgeschwülsten eine einfache schleimige Degeneration oder eine Ödematisierung eines

Fibroms oder Fibromyoms, und in welchen eine Neubildung echten Schleimgewebes, dann vermutlich aus Überresten von Embryonalgewebe, neben einer Neubildung von Bindegewebe und vielleicht auch von Muskulatur, stattgefunden hat. Die letztgenannte Entstehungsweise möchte ich in den Fällen für wahrscheinlich halten, in denen multiples Auftreten der Blastome (Dienst) oder lokale Rezidivierung, die Bindemann (Fall 1), Macdonald, van Dam nach unvollständigen Operationen gesehen haben, festgestellt worden sind. Ist doch gerade von den echten Myxomen bekannt, daß sie zu lokalen Rezidiven und darüber hinaus sogar zu Metastasen von reinem Myxomtypus, also ohne jedes Sarkomgewebe, führen können, wie es ähnlich von den malignen Uterusmyomen, Enchondromen und Strumen bekannt ist.

Der Ausgangspunkt der Myxoblastome ist meist das Mesenchymgewebe einer großen Schamlippe gewesen. Sie können aber auch von einem Herd ausgehen, der tief in der Fossa ischio-rectalis oder im paravaginalen oder paravesicalen, unterhalb der Beckenbodenmuskelplatte befindlichen Bindegewebe gelegen ist, und von hier aus sich erst sekundär in ein Labium majus entwickeln, wie die unten in kurzem Auszug wiedergegebenen, interessanten und untereinander ähnlichen Beobachtungen von Esmarch, Bindemann, M. Graefe, Schwaiblmair, van Dam zeigen. Im Fall Rosenthal wurde der Ausgang vom Lig. rotundum angenommen. Die Entwicklung des Myxoblastoms zwischen den pinselförmig aufgefaserten Endabschnitten des runden Mutterbandes erklärt vielleicht in diesen und anderen Fällen den Befund von glatter Muskulatur und die auf Myxofibromyom gestellte Diagnose.

Verlauf und Symptome. Der Beginn der Geschwulstentwicklung liegt meist mehrere Jahre vor der ersten ärztlichen Beobachtung, was damit in Zusammenhang steht, daß der Tumor lange Zeit keine Beschwerden macht und solche erst bei schnellerem Wachstumstempo, beträchtlicher Größenentwicklung oder bei sekundärer Ulceration hervorruft. Sie bestehen dann in Behinderung beim Gehen und Sitzen, Wundscheuern und bei aufgetretener Ulceration in Absonderung einer sanguinolenten oder blutig-eitrigen Flüssigkeit.

Die Prognose ist im allgemeinen günstig zu stellen, hat jedoch die Möglichkeit der eben erwähnten Lokalrezidive zu berücksichtigen und ist somit von der Vollständigkeit der Exstirpation abhängig.

Als Therapie kann nur die operative Entfernung der Neubildung im Gesunden in Anwendung kommen. Sie ist nicht schwierig bei umschriebenen Myxoblastomen, wenn sich die Tumoren samt ihrer Kapsel aus der Umgebung ausschälen lassen, und besonders bei vorhergehender Unterbindung der zuführenden Blutgefäße. Wie außerordentlich blutreich aber die operative Entfernung bei den tiefsitzenden, aus dem kleinen Becken in das Vulvagebiet herausgewachsenen Myxomen sein kann, zeigen die 5 letzterwähnten Beobachtungen, die sich genauer in der folgenden Zusammenstellung von 19 solcher Fälle finden:

1. Atthill (1877) beobachtete ein walnußgroßes Myxom während der Schwangerschaft. Im Wochenbett verschwand es, um später wiederzukommen. Dann operative Entfernung. — 2. Aschenborn (1880): 35jährige Patientin, bei der ein mannskopfgroßes, 12 Pfund schweres, weiches, sehr blutreiches Myxom mit einem dicken Stiel von der linken großen Schamlippe ausging. Es war ungefähr 4 Jahre zuvor entstanden. Ligierung des Stiels. Dann Abschneiden des Tumors unter nicht unbeträchtlichem Blutverlust. Verzögerung der Heilung durch späte Abstoßung des Stiels. — 3. Winckel (1882): Exstirpation eines eigroßen Myxoms der rechten Nymphe bei einem 18jährigen Mädchen. — 4. Suchard (1882): 35jährige

Frau. Vor 2 Jahren zuerst Anschwellung der großen Labie, die bei jeder Menstruation zunahm. Stielung der Geschwulst seit einem Jahr. Starkes Wachstum seit 8 Monaten. Tumor faustgroß, weich. Leichte operative Ausschälung. Reines Myxom. — 5. Garrigues (1884): Myxofibrom von 8 cm Länge, 7 cm Breite und 4 cm Dicke, der linken großen Labie gestielt aufsitzend. — 6. Esmarch (1888): Eine 30jährige Frau hatte 1872 eine kleine Schwellung in der linken großen Labie bemerkt, die allmählich an Größe zunahm. 3 Jahre später zwei gleiche Tumoren an der rechten Hinterbacke und in der rechten Leiste. 1 Jahr danach (1876) wurden drei Tumoren festgestellt: Der erste, derb-elastisch und von Kindskopfgröße, erstreckte sich mit einem Stiel neben der Scheide tief ins Becken; der zweite von Mannskopfgröße ging mit einem dicken Stiel von der rechten Hinterbacke aus; der dritte faustgroße saß in der rechten Leiste. Erfolgloser Versuch, die Myxome der Labie und der Hinterbacke ganz zu entfernen. 1877 wurde die Geschwulst der rechten Leiste, welche in letzter Zeit rasch gewachsen war, exstirpiert und von dem zweifingerdicken Stiel, der bis zum Peritoneum zog, so viel wie möglich entfernt. 9 Jahre später (1886) lokales Rezidiv in der Leiste in Verbindung mit einer Hernie. Indessen war das Myxom der Vulva wieder bis auf Mannskopfgröße angewachsen, während das der Hinterbacke einen Umfang von 62 cm erreicht hatte und bis zu den Knien herabhing. — 7. und 8. Bindemann (1894, 2 Fälle): Im ersteren Fall Myxofibrom der rechten großen Schamlippe von Doppelmannskopfgröße bei einer 49jährigen Frau, die einmal geboren und die Geschwulst 3 Jahre zuvor zuerst wahrgenommen hatte. Enorme Ausdehnung der Haut des Labium majus und der rechten Vaginalwand, so daß diese fast vor den äußeren Genitalien sichtbar geworden war. Tumor auch zur Glutäalgegend entwickelt. Starke Beschwerden beim Gehen. Bei der Operation (Frommel-Erlangen) zeigte sich, daß die Geschwulst ohne Kapsel diffus in die Umgebung überging. Es mußte daher auf den Tumor selbst eingeschnitten werden, wobei man auf weiche, gallertartige, grauweiße Massen und zahlreiche Blutgefäße kam, aus denen es enorm blutete. Die Neubildung hatte sich auch weit hinauf in das parametrane und paravesicale Bindegewebe erstreckt und zu innigen Verwachsungen mit der Harnblase geführt, die bei der Operation einriß. Es mußte ein großer Teil der Geschwulst in der Tiefe zurückgelassen werden. Erschwerung der Heilung durch langdauernde Eiterung und Entstehung eines bedeutenden Prolapses der rechten Vaginalwand. 3 Monate später in einer zweiten Sitzung Prolapsoperation. Dabei ließ sich vom Rest der Geschwulst nur wieder ein Teil entfernen, da er sehr fest mit der Umgebung, besonders der Harnblase, verwachsen war. — Im zweiten Fall Bindemanns hing zwischen den Schenkeln einer 33jährigen Frau eine doppelmannskopfgroße, eiförmige, ziemlich derbe Geschwulst, die mit breitem Stiel vom linken Labium majus ausgegangen war. Bei der operativen Entfernung zeigte sich, daß sie ohne deutliche Grenze in die Umgebung überging. Schnittfläche gallertartig und reichlich schleimige Flüssigkeit entleerend. Mikroskopisch Fibromyxom, jedoch mit Fettropfen versehen. — 9. M. Graefe (1897): 36jährige Frau. Vor 5 Jahren beim Tanzen heftiger Schmerz im linken Unterbauch, der nach den äußeren Geschlechtsteilen ausstrahlte. Bald darauf flache, anfangs beschwerdelose Schwellung der linken großen Labie, die „4 Jahre lang unverändert bestand". Im letzten Jahr schnelles Wachstum und dadurch Behinderung beim Gehen und Sitzen. Vergrößerung der Neubildung jeweils unmittelbar nach Ablauf der Menstruation. Es fand sich eine mannsfaustgroße, halbkuglige, etwas druckempfindliche Geschwulst der linken großen Labie, die den Verdacht auf Hernie mit Darminhalt oder incarcerierte Netzhernie oder Lipom erweckte. Operative Ausschälung der aus verschiedenen traubigen Gebilden zusammengesetzten Schleimgeschwulst aus ihrer Kapsel. Sie entsprang mit einem kleinfingerdicken Stiel hoch oben zwischen absteigendem linkem Schambeinast und Vaginalwand. Mikroskopisch reines Myxom. Nur an der äußersten Peripherie und in der Umgebung der Gefäße fand sich ein schmaler Bindegewebssaum, woraus ein ursprüngliches Fibrom vermutet wurde, das nahezu völlig eine schleimige Metamorphose erlitten hatte. — 10. Dienst (1903) demonstrierte bei einer 73jährigen Greisin als „Myxofibroma cavernosum multiplex" eine weder das Gehen noch das Sitzen gestattende, apfelgroße, weiche, auf der Oberfläche durch Venektasien schwarzblau verfärbte Geschwulst, deren unterer hühnereigroßer Teil der linken großen Labie breitgestielt aufsaß. Mit diesem Tumor stand ein zweiter taubeneigroßer in Verbindung, der etwas weiter oben vom gleichen Labium majus sinistrum ausging. Eine dritte bohnengroße, höckrige Neubildung von derberer Beschaffenheit saß in der rechten großen Schamlippe. Die operativ entfernten Neubildungen zeigten eine buntscheckige Schnittfläche und makroskopisch kavernöse Räume, ein ödematös durchtränktes fibrilläres Bindegewebe und dazwischen sternförmige, mit ihren Verästelungen untereinander in Verbindung stehende Zellen in einer homogenen Grundsubstanz. — 11. Barbour Simpson (1905): Gestieltes faustgroßes Myxom der großen Schamlippe bei einem 16jährigen Mädchen. Reichliche Blutungen aus Excoriationen der Oberfläche. Mächtige Gefäßentwicklung. Gelatinöse Masse als Inhalt. Mikroskopisch fanden sich in einem Netzwerk von fibrösem Gewebe zahlreiche verästelte Zellen. — 12. Handfield-Jones (1905): Polypöses kindskopfgroßes reines Myxom, das der linken großen Schamlippe aufsaß und im Laufe von 5 Jahren langsam gewachsen war. Beschwerden erst seit aufgetretener Ulceration. — 13. Okintschiz (1905):

Myxom der rechten großen Labie. Erfolgreiche Operation. — 14. Macdonald (1905): Der Tumor wurde bei einer 19 jährigen Frau in der ersten Schwangerschaft beobachtet und sofort exstirpiert. 3 Jahre später Rezidiv in einer neuen Gravidität. Diagnose: beide Male Myxom. — 15. Th. Rosenthal (1910): Eine 53 jährige Frau bemerkte seit der 8 Jahre zurückliegenden Menopause ein warzenartiges, weißliches Gebilde, das im letzten Halbjahr plötzlich stark zu wachsen begann und durch seine Schwere beim Gehen hinderlich war. Von der rechten großen Labie entsprang mit kleinfingerdickem, 3—4 cm langem Stiel ein apfelsinengroßer, festweicher Tumor, der am distalen Ende ein Decubitalgeschwür trug. Nach Exstirpation erwies er sich histologisch als ein mäßig gefäßreiches Fibromyxomyom. Muskelbündel prävalierten besonders im Stiel. Obwohl sich der Tumor nicht bis zum Leistenkanal verfolgen ließ, wurde als Ausgangspunkt

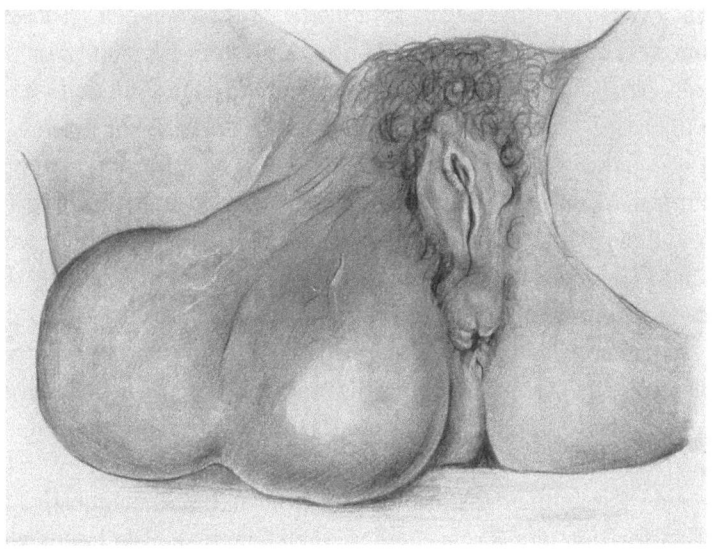

Abb. 246. Myxolipom der rechten großen Labie. Ausgangspunkt tief im Becken von der Fossa ischio-rectalis und dem paravaginalen Beckenbindegewebe. Beginn der Geschwulst vor 30 Jahren.

das Lig. rotundum angenommen. — 16. Schwaiblmair (1912): 29 jährige Frau. Mannskopfgroßes, breit- und kurzgestieltes, aus knolligen, derben, untereinander nicht deutlich abgrenzbaren Lappen gebildetes Myxofibrom der linken großen Labie. Es war in Walnußgröße bei der $4^1/_2$ Jahre zuvor stattgefundenen Geburt von der Hebamme bemerkt worden und dann langsam, aber stetig gewachsen. Leichte operative Ausschälung. Die Neubildung erstreckte sich mit einem mehrere Finger dicken, 20 cm langen Strang gegen die linke Fossa ischio-rectalis. Der exstirpierte Tumor war 1740 g schwer und an seiner Oberfläche von brauner, gerunzelter, der männlichen Scrotalhaut ähnlicher, stark pigmentierter Haut bedeckt. Auf dem Durchschnitt wechselten graurötliche Partien, welche Ähnlichkeit mit kollabierten Schwellkörpern hatten, mit weißlichen Strängen. Histologisch enthielten erstere Schleimgewebe mit sternförmigen Zellen, letztere Bindegewebe und verdickte Gefäße. Die mikroskopische Diagnose lautete: ,,Myxofibrom mit Lymphgefäßwucherungen". — 17. van Dam (1915) beschrieb als ,,Fibromyxom des Beckenbindegewebes" eine eigenartige, langsam gewachsene Geschwulst, die vom rechtsseitigen parametranen Gewebe ausgegangen und einerseits durch das Foramen obturatorium nahe der rechten Vaginalwand bis zur Vulva, andererseits innerhalb des kleinen Beckens zwischen Harnblase und Vagina vorgedrungen war. Ausschälung der Geschwulst, jedoch offenbar unvollkommen, da nach einem Jahr ein lokales Rezidiv entstanden war. Man würde den Verdacht auf Sarcoma myxomatodes äußern müssen, wenn nicht der Verfasser eine maligne Entartung derart ausdrücklich abgelehnt hätte. — 18. H. Fischer (1919): Myxom von 7 Pfund bei einer 50 jährigen Frau, das zuerst vor 5 Jahren als kleine Geschwulst in der rechten großen Schamlippe aufgetreten war.

19. Ein weiterer Fall ist in Abb. 246 wiedergegeben. Es handelt sich um ein Myxom der rechten großen Labie, dessen Ausgangspunkt tief im Becken in der Fossa ischio-rectalis und im paravaginalen Bindegewebe gelegen war. Die Geschwulst hatte 30 Jahre gebraucht, bis sie auf die Riesengröße, die sie schließlich erreichte, angewachsen war. Genauere Daten des Falles stehen mir leider nicht mehr zur Verfügung. (Klinik Leopold Dresden.)

5. Das Neurom, das Neurofibrom und die Neurofibromatosis der Vulva.

Von Gebhard in seiner „Pathologischen Anatomie der weiblichen Sexualorgane" und von J. Veit im Handbuch der Gynäkologie ist angegeben worden, daß von den Nerven ausgehende Geschwülste an der Vulva nicht vorkommen. Aber wenn auch ein wahres Neurom noch nicht bekannt geworden ist, so wurde doch einige Male ein Neurofibrom, andere Male eine multiple Haut- und Nervenfibromatosis s. die v. Recklinghausensche Krankheit, die neben anderen Körperstellen auch die Vulva befallen hatte, und einmal ein Rankenneurom gefunden. Wahrscheinlich ist auch, daß manche Fälle, die als Fibroma molluscum oder Elephantiasis — dann Elephantiasis neuromatosa — beschrieben worden sind, zur Neurofibromatose gehören; doch läßt sich eine Entscheidung mangels mikroskopischer Untersuchungen nachträglich nicht mehr treffen.

Bondi (1907) hat ein symptomlos verlaufenes Neurofibrom von Kirschkerngröße bei einem 26jährigen Mädchen im unteren Drittel einer kleinen Labie gesehen (genauer mikroskopischer Befund fehlt). Einen histologisch wohl analogen Tumor sah Maczewski (1925): Bei einer 51jährigen, 12mal schwanger gewesenen Frau war $2^1/_2$ Jahre nach der angeblich wegen Portiocarcinom ausgeführten vaginalen Totalexstirpation des Uterus eine hühnereigroße, elastische Geschwulst des rechten Labium majus aufgetreten, die von gespannter, stellenweise geröteter Haut überzogen war und im Gehen Beschwerden machte. Die Innenseite der Labie nahm ein 2 cm langes Geschwür mit graubraunem Belag und entzündlich infiltrierter Umgebung ein. Die Leistendrüsen waren vergrößert und schmerzhaft. Es wurde eine Carcinommetastase auf der großen Labie diagnostiziert und vor der beabsichtigten Exstirpation eine Probeexcision vorgenommen. Die histologische, auch von pathologisch-anatomischer Seite bestätigte Diagnose lautete auf Neurofibrom. Es war vermutlich aus Zweigen des N. pudendus entstanden. Der Fall scheint mir nicht ganz klar, zumal intensive Röntgenbestrahlung vorausgegangen war.

Zur multiplen Neurofibromatosis, welche in Form weicher, meist blaurot gefärbter, der Haut flach oder gestielt aufsitzender Geschwülste erscheint, die in und unter der Lederhaut sitzen und angeboren sind, gehören mit Sicherheit 3 Fälle der Literatur. Bei anderen als Neurofibrome beschriebenen Neubildungen bleibt es mangels Sicherung der Diagnose durch die histologische Untersuchung zweifelhaft, ob sie der v. Recklinghausenschen Krankheit angehören; ich meine Fälle von Simpson (1850) und Kennedy (1914), in denen multiple Knötchen auf dem Labium minus vorhanden waren. Hier handelte es sich möglicherweise um sog. falsche Neurome der Nervenendorgane der Haut und Schleimhaut der Vulva, also um fibröse Entartungen der Bindegewebsscheiden der Vater-Pacinischen Körperchen.

v. Walther (1814): Bei einem 19jährigen Mädchen saßen auf einem sehr ausgedehnten, teilweise stark behaarten Naevus pigmentosus an Bauch, Rücken und Vulva-Dammgebiet 24 Tumoren, von denen der größte über die rechte Hüfte bis zur Höhe des Knies herabreichte; am übrigen Körper waren außerdem noch zahlreiche behaarte Naevi pigmentosi congeniti vorhanden. — Einen weiteren Fall von Okterlony (1875) hat v. Recklinghausen in seiner Arbeit: „Über die multiplen Fibrome der Haut" als zugehörig bezeichnet: Bei einer 60 Jahre alten Negerin fand sich neben multiplen Hautfibromen auch ein Tumor, der von der linken großen Schamlippe in Form eines Penis herabhing. — Scharpenack (1907) und Joh. Albert (1908) beschrieben aus der vormals Zweifelschen Klinik in Leipzig ein hierher gehörendes Fibroma molluscum vulvae: Eine 25jährige Frau hatte zahlreiche, über den ganzen Körper verteilte kleine Fibrome und pigmentierte Naevi und eine riesige weiche Geschwulst, welche von der Beugeseite des linken Oberschenkels über die linke Gesäß-, Damm- und Vulvahälfte bis in das Cavum praeperitoneale Retzii reichte und mit ihren Ausläufern den Scheideneingang und die Scheide in ein starres, völlig undehnbares Rohr eingeengt hatte. Von der großen Geschwulst hingen zahlreiche schlaffe Wülste und Säcke fast bis zum Knie herab. Die Neubildung war in ihren Anfängen schon mit zur Welt gebracht worden. Sie hatte sich beschwerdelos zu so großem Umfang entwickelt und ein nur durch den Kaiserschnitt zu umgehendes Geburtshindernis abgegeben.

Die von v. Bruhns als Rankenneurom, von Verneuil als plexiformes Neurom beschriebene Geschwulst, d. h. eine Neurofibromform, die aus einem lokal entwickelten Konvolut rankenartiger Stränge und Knoten gebildet wird, stets kongenital angelegt ist und aus Nervenbindegewebswucherungen im Verein mit einem Längenwachstum der erkrankten Nerven besteht, ist nur in einem einzigen Fall der Literatur von G. Schmauch (1900) beobachtet worden. Der Tumor saß zugleich an der Vulva und Vagina und entsprach dem Verzweigungsgebiet des N. pudendus: Bei einer 26jährigen Schwangeren war von G. Winter ein Tumor der Scheide, der ein Geburtshindernis abgegeben hatte, operativ entfernt worden. Bei der Sektion der an Sepsis Verstorbenen fand sich an der Basis der linken großen Schamlippe ein walnußgroßer Tumor, von welchem sich längs der ganzen linken Vaginalwand, unter der Schleimhaut, ein Konvolut strangförmiger, weit verzweigter, geschlängelter Knoten von Erbsen- bis Walnußgröße nach oben bis ins Lig. latum erstreckte. Während die operativ entfernte Neubildung mikroskopisch das Bild eines Fibroms gezeigt hatte, wurde die der Leiche entnommene Geschwulst als Rankenneurom mit markhaltigen, fibrös degenerierten Nervenbündeln erkannt. Das Rankenneurom hatte ein unüberwindliches Geburtshindernis abgegeben und damit eine Komplikation geschaffen, wie sie bei fast allen größeren Neurofibromen s. Ganglionneuromen der Beckengenitalregion, die infolge ihrer verborgenen Lage in der Tiefe des Beckens meist erst im Verlauf der Schwangerschaft oder unter der Geburt diagnostiziert wurden, beobachtet worden ist. Solche Ganglionneurome im kleinen Becken gingen vom Beckensympathicus, vielleicht auch vom Frankenhäuserschen Paracervicalganglion und vom N. ischiadicus aus, wie folgende Fälle lehren:

Benecke (1898): Kindskopfgroßer, retrorectaler Tumor, Geburtshindernis, Tod intra partum. — Brossok (1911): 30 Fälle von Neuroma gangliocellulare an der vorderen Kreuzbeinfläche, darunter einmal Geburtshindernis. — Breitung (1913): Geburtshindernis durch ein an der Vorderfläche des Os coccygis gelegenes doppeltes Ganglionneurom des Sympathicus. — Law (1913): Ganglionneurom vor dem Kreuzbein, ein Geburtshindernis abgebend. — Pock (1914): Mannsfaustgroßer Tumor des rechten Ischiadicus, vor der linken Kreuzhüftfuge gelegen; Geburtshindernis. — Stoeckel (1923): Intraligamentäres, vor der linken Kreuzhüftfuge gelegenes Ganglionneurom von über Faustgröße, durch Laparotomie beseitigt bei einer 19jährigen Nullipara. — Paul Sippel (1923): Faustgroßes präsakrales Neurofibrom, der Beckenfascie und der Kreuzhüftfuge aufsitzend. Geburtshindernis; Sectio caesarea; unvollständige Tumorexstirpation. — Bohnen (1925): Paravaginales Rankenneurom bei einer 27jährigen Frau, von Rob. Schroeder operativ entfernt.

6. Enchondroma vulvae.

Ob es Knorpelgeschwülste, Chondroblastome der Vulva gibt, ist in hohem Maße fraglich. Sehr harte Geschwülste, wie sie Bartholin (1657) und Bellamy an der Klitoris beschrieben haben, sind vielleicht als derbe und verkalkte Fibrome aufzufassen. H. Hildebrandt hat in seinen „Krankheiten der äußeren weiblichen Genitalien" gesagt: „Bartholins Fall betrifft ein Freudenmädchen in Venedig mit einer so bedeutenden Verknöcherung der Klitoris, daß die Männer, welche sie besuchten, sich daran beschädigten". Pozzi spricht im gleichen Fall von „jener vornehmen venezianischen Courtisane, welche ihre Liebhaber mit der verknöcherten Klitoris zu verletzen pflegte". Bellamy legte der pathologischen Gesellschaft zu London das Präparat von einer 70 Jahre alten Frau vor, das unter dem Praeputium clitoridis eine „hornartige Geschwulst" erkennen ließ, die „in Größe und Form einer Tigertatze" herausgewachsen war. Es ist hier wohl ein verhorntes, in Rückbildung begriffenes Hyperkeratom (S. 184) oder ein verhorntes Epithelioma malignum anzunehmen. Schneevogt (1855) hat als „Enchondrom" eine über mannsfaustgroße, höckrige, sehr derbe Geschwulst beschrieben, die „auf dem Durchschnitt knorpeliges Gewebe, das hier und da in Erweichung übergegangen war, und auf anderen Stellen Verknöcherung zeigte". Eine Beurteilung dieses mikroskopisch nicht untersuchten Falles ist nachträglich nicht möglich. L. Fraenkel demonstrierte bei einer 41jährigen Frau ein sehr hartes, subcutan und submucös gelegenes Neoplasma, welches zirkulär den Scheideneingang umgeben und fast vollkommen verschlossen hatte; es hatte bei intaktem und etwas verschieblichem äußerem Integument alle Vulvagebilde von der Klitoris bis zum Damm in sich aufgenommen; die Leistendrüsen waren infiltriert. Später zeigte sich, daß ein langsam wachsendes, scirrhöses Carcinom vorlag. Zur Kritik der sog. Enchondrome der Vulva ist zu sagen, daß in keinem einzigen Fall eine histologische Untersuchung vorgenommen worden ist und daß ohne eine solche der Geschwulstcharakter nicht sicher erkannt werden kann. Zudem gibt es an der Vulva keine Stelle, welche normalerweise Knorpel enthält. Gleichwohl könnte einmal von einer in das Gebiet des äußeren Genitale embryonal versprengten Knorpelinsel ein Enchondrom ausgehen, wie es an der Cervix und im Corpus uteri bekannt ist. Auch scheint es möglich, daß von der vorderen Beckenwand oder deren Periost oder vom Symphysenknorpel ein periostales oder perichondrales Enchondrom entstehen und in das Vulvagebiet hineinwachsen kann.

V. Primäre bösartige Geschwülste der Vulva.

1. Sarcoma vulvae.

Die primären Sarkome der Vulva stehen an Seltenheit ungefähr auf gleicher Stufe mit den nachher (S. 504) zu besprechenden malignen Melanomen. Ich habe 75 Fälle — einschließlich eines neuerdings von Wéber-Straßburg veröffentlichten Falles von „Epitheliosarkom der großen Schamlippe" — zusammengestellt[1]. Bis zum Jahre 1908

---

[1] 1. Gustav Simon (1858), 2. Saexinger (1864), 3. und 4. L. Mayer (1868), 5. Kleeberg (1868), 6. Küster (1871), 7. Wagstaffe (1873), 8. Boissier (1874), 9. Beigel (1875), 10. Hildebrandt (1877), 11. Thomas (1880), 12.—14. v. Winckel (1881), 15. Launois-St. Germain (1883), 16. Sänger (1883), 17. L. Fürst (1885), 18. und 19. Bruhn-B. S. Schultze (1887), 20. Maas-König (1887), 21.—23. Maas-Olshausen (1887), 24. Janvrin (1889), 25. Hunter Robb (1890), 26. Ehrendorfer (1892), 27. Wernitz (1894), 28. Chrobak (1895), 29. Caruso (1896), 30. Franke-Olshausen (1898), 31. Steffek (1898), 32. Morris (1898), 33. Orloff (1900), 34. Szili (1900), 35. Gummert (1900), 36. Driessen (1900). 37. Kouwer (1901), 38. Maiß (1903), 39. Agnes Bluhm (1904), 40. Fedoroff (1904), 41. Schmidlechner-Tauffer (1905), 42. Maly (1905), 43. Hermanns (1905), 44. Grigorowitsch (1905), 45. Weil (1905), 46. Peyrache (1905), 47. Arcangelis (1905), 48. Thomson (1906), 49. Fothergill (1906), 50. Delfino (1906), 51. H. W. Freund (1906), 52. Guibal (1907), 53. Chiaje (1907), 54. Hartmann-Engström (1908), 55. Cauwenberghe (1908), 56. Bell (1908), 57. Hofmeier (1908), 58. Lichtenstein (1908), 59. O. Schmidt-Küstner (1910), 60. Aulhorn (1910), 61. Rothschild (1912), 62. Newton (1914), 63. Ahlström (1914), 64. Martin (1913), 65. Rhomberg (1915), 66. Paul Rupprecht (1915), 67. und 68. Leonard [Fall 4 und 12 (1917)], 69. Burckhardt-Socin (1919), 70. Hennig (1923), 71. Rudolf Veit (1924), 72. Stevens (1924), 73. Netzer (1924), 74. Carbone (1926), 75. Weber (1926). — Nachträglich finde ich noch je einen Fall von Klaus v. Dittrich (1922) und Hermann Simon (1928).

hat Hartmann (Klinik Engström) 31, bis 1912 M. F. Rothschild 35 Sarkome der Vulva auffinden können. Abbildungen der Neoplasmen haben L. Fürst, Schmidlechner, Peyrache, Hofmeier, Paul Rupprecht (Klinik Henkel), Netzer gegeben. Ich zeige in Abb. 247 ein lokales Sarkomrezidiv in der linken großen Labie nach einer von anderer Seite ausgeführten Operation. Die Neubildungen können in jedem Teil der Vulva, mit besonderer Bevorzugung der großen Labien, entstehen; selten nehmen sie von der Klitoris, ausnahmsweise von dem Raum zwischen Urethralmündung und Hymen ihren Ursprung. Auf Grund von 70 Angaben gingen sie aus von: der Klitoris 8 mal = 11,4%; der linken großen Labie 20 mal = 28,57%; der rechten großen Labie 23 mal = 32,85%; der linken und rechten kleinen Labie je 3 mal = 4,28%. Von den beiden großen Labien, den beiden großen und kleinen Labien, der Gegend zwischen rechter großer Labie und M. gracilis, dem untersten suprasymphysären Teil der Bauchfascie und dem Vestibulum nahmen sie je einmal, von der Umgebung der Urethramündung 8 mal = 11,4% ihren Ursprung.

Auch der „vulvo-urethralen" Sarkome ist zu gedenken, die an der äußeren Harnröhrenöffnung ihren Sitz haben und sich von da in das Vulvagebiet ausbreiten können. Nebesky hat die bis zum Jahre 1914 bekannt gewordenen Beobachtungen der „Sarkome der weiblichen Urethra" gesammelt und Wandsarkome von Schleimhautsarkomen unterschieden. Von den ersteren hat er 4 Fälle einschließlich eines eigenen, von den letzteren 11 Fälle zusammengestellt, aus deren Zahl aber ein von Reed beschriebenes Melanosarkom auszuscheiden hat. Aus späterer Zeit kommen zu den Wandsarkomen noch Beobachtungen

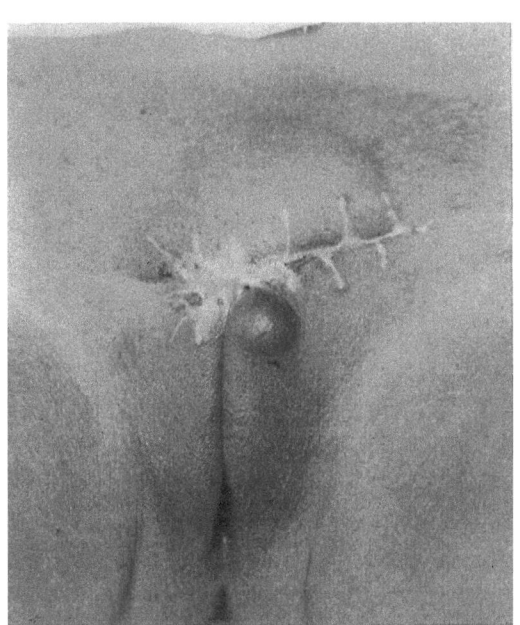

Abb. 247. Lokales Sarkomrezidiv der Vulva. Der zuerst als juckende Hautstelle aufgetretene Tumor war 3 Monate danach von anderer Seite entfernt worden. Das Bild zeigt 9 Monate später ein lokales Rezidiv nahe der Operationsnarbe. Gleichzeitig multiple, weiche, hellbraun gefärbte haselnußgroße Metastasen an zahlreichen Körperstellen: Rücken, Kreuzbein, Mamma, Glutäen und Oberschenkel, alle von gleicher Größe und Beschaffenheit. Histologisch: Riesenzellensarkom mit vielen Pigmentzellen, jedoch kein Melanosarkom.

von Ed. Kaufmann (1911) und H. R. Schmidt (1926) hinzu (Abb. bei beiden). Die der Muskulatur und dem Bindegewebe der Wand der Urethra entstammenden Sarkome breiten sich im paraurethralen und paravaginalen Gewebe, vornehmlich auf dem Harnröhrenwulst der Scheide (Ed. Kaufmann), aus und wachsen längs der Urethra in den Scheidenvorhof und damit sekundär in das Vulvagebiet hinein (Watson). Die Urethralschleimhautsarkome dagegen entwickeln sich im Urethralkanal mehr oder weniger polypös, erfahren je nach ihrem Ursprung vom äußeren oder vesicalen Abschnitt der Harnröhre eine kürzere oder längere Stielung und erscheinen schließlich, beim Urinieren nach außen gepreßt, vor der Harnröhrenmündung, um diese als kirsch- oder walnußgroße, lappige, dunkelrote, weiche Knoten oder als multiple hahnenkammartige, dunkelrote Excrescenzen zu überlagern. Unter den 11 Schleimhautsarkomen Nebeskys dürften 8 vom proximalen Teil der Urethra ausgegangen sein. Eine Beobachtung Galabins von Schleimhautsarkom der Urethra bei einem 3jährigen Mädchen käme hinzu. Nur 3 Fälle, die von Beigel, Ehrendorfer — beide abgebildet — und Thomson, kann ich streng genommen als vulvourethral ansehen; sie wären durch Fälle von Hildebrandt, Watson (1914) und vielleicht Amann (1912) zu ergänzen. In Hildebrandts Beobachtung dürften Harnröhrencarunkeln die Matrix gebildet haben. Im Fall Amann ist nur kurz von einem papillären großen Tumor die Rede, der von der Umgebung der hypospadischen Urethramündung eines $1^1/_2$jährigen Kindes bei gleichzeitiger Hydronephrose ausgegangen war.

Sehen wir von den vulvo-urethralen Sarkomen ab, so entsteht das eigentliche Sarkom der Vulva bald primär in Form eines anfangs derben Knotens unter unveränderter Haut und zeichnet sich dann von allem Anfang an durch schnelles Wachstum aus. Andere Male entwickelt es sich sekundär aus einem Fibrom (v. Winckels Fall 1, Weil, Lichtenstein), einem Fibromyom (2 Fälle von L. Mayer, je ein Fall von Hildebrandt und Maly) oder einem Lipofibrom (Kleeberg); dann hat schon jahrelang eine Geschwulst bestanden, die erst in später Zeit eine schnelle Vergrößerung erfuhr. In Lichtensteins Fall war aus der Kapsel eines seit 3 Jahren unverändert in Hühnereigröße bestehenden Fibroms ein erbsengroßes Sarkom herausgewachsen.

Die Ätiologie ist unbekannt wie die aller Sarkome. In den Fällen H. W. Freund und Rothschild könnte man die Vermutung hegen, daß ein Trauma die Gelegenheitsursache abgab. Denn die 64jährige Patientin von H. W. Freund war beim Fensterputzen bei gespreizten Beinen mit den Geschlechtsteilen auf die Kante eines Wassersteins aufgefallen und hatte seitdem Blutabgang und Schmerzen beim Urinieren verspürt; die Schleimhaut der Urethralöffnung war zerrissen, die ganze Vulva mit Hämorrhagien versehen; in der Mitte der großen Schamlippe saß ein kindskopfgroßes, warziges Sarkom, das bei Berührung blutete. Die Kranke Rothschilds war auf der Treppe ausgeglitten und mit den äußeren Geschlechtsteilen auf die Treppenkante gefallen, worauf sich Blaufärbung, pralle Spannung, starke Schmerzhaftigkeit und der Tumor einstellten. Es ist in beiden Fällen wohl anzunehmen, daß das Sarkom schon einige Zeit zuvor unerkannt vorhanden war und erst infolge der Verletzung entdeckt wurde.

Man hat ein circumscriptes von einem diffusen Sarkom der Vulva zu unterscheiden. Ersteres zeigt meist rundliche oder ovale Gestalt, glattwandige, höckrige, gelappte oder schwammartige Oberfläche, rote oder gelblich-weiße Farbe und derbe, häufiger aber prall- oder weich-elastische Konsistenz. Diese kann durch Bluterguß, Erweichung oder Nekrose cystisch-fluktuierend werden (Beobachtung von Simon, v. Winckels 1. Fall, Bruhn-B. S. Schultzes 2. Fall, Wernitz, Maly). Sehr selten fand sich Blumenkohlform (Arcangelis). Im Fall Rupprecht fühlten sich die Knollen des Riesentumors teils knorpelhart, teils prall-elastisch, teils breiig-weich an. Verschieblichkeit unter der Haut und auf der Unterfläche ist lange vorhanden. In späterer Zeit verwächst das Sarkom mit der Haut und seiner Unterlage. Rupprecht hob hervor, daß sich die Haut über dem mannskopfgroßen Tumor bedeutend wärmer anfühlte als an den übrigen Körperteilen. Ausnahmsweise können Sarkome multipel auftreten (Louis Mayer Fall 1 und 2). In Mayers erstem Fall sind „mehrere hochrote, leicht blutende, aus der Cutis hervorragende schwammartige Tumoren, stecknadelkopfgroß bis einige Zentimeter im Durchmesser" beschrieben.

Das Sarkom der Vulva ist in allen Größen beobachtet worden. Es war den Angaben nach taubeneigroß (Carbone), kirschgroß (L. Mayers 2. Fall, Driessen), halbhühnereigroß (Peyrache, 8 monatliches Kind), hühnereigroß (G. Simon, Gaillard Thomas bei 18 monatlichem Kind, Maas-Olshausen Fall 2, Orloff, Delfino, Rudolf Veit), kinderfaustgroß (Chrobak, Rhomberg), gänseeigroß (Maly, Szili), apfelgroß (Rothschild, Richard Franke), apfelsinengroß (Janvrin), mannsfaustgroß (Fall Simon, zweites Rezidiv, Wernitz, v. Winckels 3. Fall, Maiß), emueigroß (!) (L. Fürst), dem Kopf eines 7 monatlichen Fetus entsprechend (Arcangelis), kindskopfgroß (Kleeberg, v. Winckels 2. Fall, Gummert, Grigorowitsch), mannskopfgroß (Fall Simon, drittes Rezidiv, v. Winckels 1. Fall). Umfangreiche Tumoren verdecken die Schamspalte, verdrängen und verengen den Scheideneingang und führen durch Druck auf die Vulvaschleimhaut Erosionen und hämorrhagische Nekrosen derselben herbei. Schon kirschgroße Tumoren können sich, wie Driessens Fall zeigt, vom Mutterboden emanzipieren und eine ausgesprochene Stielung und polypöse Entwicklung annehmen: „Sarcoma pendulum" (Kleeberg, v. Winckels Fall 1, Driessen, Burckhardt-Socin, Arcangelis, Stevens). So hing z. B. in v. Winckels Fall der mannskopfgroße Tumor an einem kinderarmdicken Stiel von der linken kleinen Labie herab. Ungünstiger als die circumscripte Form ist das diffuse Sarkom, das sich in infiltrierendem Wachstum, etwa so wie die entsprechende Form des Vulvacarcinoms, auf die Nachbargebiete: den Mons pubis, die beiden Leisten und die vordere Bauchwand (Rupprecht), die Scheide (Olshausen Fall 1, König, Morris, Guibal), das paravaginale Bindegewebe und die Harnblase (L. Fürst), das Septum recto-vaginale und den After (Guibal), den Damm (Morris), die Fossa ischio-rectalis (Wernitz), das Adductorengebiet des Oberschenkels, den M. glutaeus maximus (Gustav Simon) ausbreitet. In diesen Fällen gewinnt das Sarkom eine untrennbare Verbindung mit dem Scham- und Sitzbein oder den Organen, die es erreicht hat. Mit dem schnellen Wachstum der Tumoren pflegt, ganz wie beim Carcinom, ein schneller Zerfall einherzugehen, der zur Ulceration, Jauchung und Gangrän führt.

Die Malignität der Vulvasarkome äußert sich auch in frühzeitig und offenbar gerade im Anschluß an unvollständige Operationen auftretenden Metastasen. Diese wurden, zuweilen auch multipel, in der Nähe der Operationsnarbe, im unteren Teil der Vagina, in den regionären Leistendrüsen oder in weit entfernten Organen gefunden. Inguinaldrüsenmetastasen schon in ziemlich frühen Stadien sahen König, Olshausen (Fall 3), Kouwer, Netzer, bei sehr weit fortgeschrittener Erkrankung G. Simon, Mayer (Fall 2), Launois. Allgemeine Metastasen waren besonders reichlich vorhanden bei einer 18 jährigen Patientin von G. Simon; hier auch faustgroße Geschwulst über der Clavicula und Metastasen im Sternum und in der Leber. Im Fall Launois-St. Germain saßen die Metastasen bei einem 5 jährigen Kind in den Lungen und Nieren, in der Leber und Harnblase, in den Inguinal- und Lumbaldrüsen. Bei der Kranken von König-Maas wurden blutende Metastasen 14 Tage vor dem Tod im Munde gefunden. In Olshausens 3. Fall war bei einem ulcerierten, kleinapfelgroßen Sarkom der linken großen Labie ein Abklatschtumor an der entsprechenden Stelle der rechten großen Labie entstanden. Im übrigen fällt auf, wie selten in den Sarkomfällen der Literatur von Sektionsberichten und der Lokalisation der Metastasen die Rede ist.

Die histologischen Ausgangspunkte der Vulvasarkome sind das Bindegewebe des Corium (z. B. Fall Louis Mayer von multiplen Sarkomknötchen), das Unterhautzellgewebe (G. Simon, Wernitz), die Fascien der im Vulvagebiet vorhandenen Muskeln, das Diaphragma urogenitale, das Periost der vorderen Schambeinfläche (Säxinger und vermutlich die beiden ersten Fälle von v. Winckel) — hier müßte man aber von einer periostalen Beckengeschwulst reden — und das Lig. rotundum (Sänger, L. Fürst, 2 Fälle von Bruhn, Bluhm, Maly). In Rupprechts Fall war das anfangs suprasymphysär entwickelte Sarkom wahrscheinlich vom untersten Teil der Bauchfascie ausgegangen und hatte Mons pubis und Vulva erst einbezogen, als es Mannskopfgröße erreichte; insofern ist der Fall ein Unikum. Hofmeier, Agnes Bluhm, van Cauwenberghe, v. Dittrich, Hennig und Stevens glaubten in ihren Fällen eine sarkomatöse Entartung der Bartholinischen Drüse annehmen zu müssen; allein diese Annahme stützt sich nicht auf einen einwandfreien histologischen Nachweis, sondern nur auf die Lokalisation des Tumors in der großen Labie, weswegen mir eine Kompression und schließliche Substitution der Glandula Bartholini durch den sarkomatösen Tumor näher zu liegen scheint. In den Beobachtungen von Fothergill und Martin ist der Ausgangspunkt unbekannt, zumal aus den Beschreibungen nicht klar hervorgeht, ob es sich um ein Sarkom oder um ein Melanosarkom gehandelt hat. In Fothergills Fall saß bei einem 19jährigen Mädchen in der großen Schamlippe ein birnförmiges hartes Spindelzellensarkom von Gänseeigröße und auf der rechten großen Labie und einem Teil der rechten Hinterbacke ein behaartes Pigmentmal. Der Franzose Martin beschrieb einen ähnlichen Fall: Hier hatte sich ein Spindelzellensarkom 3 Monate nach Entfernung eines melanotischen Naevus auf der großen Schamlippe entwickelt und bereits die Leistendrüsen ergriffen. In beiden Beobachtungen liegt es nach dem, was im Kapitel Melanoblastome zu erörtern sein wird (S. 512) nahe, ein primäres malignes Melanom mit einer pigmentfreien Metastase anzunehmen. Doch geben die Lehrbücher der pathologischen Anatomie (Eduard Kaufmann) an, daß selbst ein gewöhnliches Hautsarkom auf dem Boden eines Naevus entstehen kann.

Histologisch herrschen, was auch O. Frankl hervorhob, die unreifen Sarkomformen an der Vulva vor, d. h. diejenigen, die in morphologischer und physiologischpathologischer Hinsicht keine Ähnlichkeit mit normalen, fertig differenzierten Bindegewebsformationen, sondern nur mit unreifen Entwicklungsstadien der Bindesubstanz aufweisen, also groß- und kleinzellige Rundzellensarkome. Doch fand man häufig auch groß- und kleinzellige Spindelzellensarkome (Driessen, Delfino, H. W. Freund, Hartmann), seltener Sternzellen- und Polymorphzellensarkome. In den Fällen Szili, Maiß, Rupprecht, Rudolf Veit wurde die Diagnose auf Spindelzellensarkom mit reichlicher Einlagerung von Riesenzellen gestellt. Ödematöse Durchtränkung und hämorrhagische Gewebszertrümmerung sind in Vulvasarkomen gewöhnliche Befunde: hämorrhagisches Sarkom. O. Küstner ließ durch O. Schmidt ein außerordentlich gefäßreiches Sarkom beschreiben, das er als teleangiektatisch bezeichnete. Ein Myxosarkom war von v. Winckel, Hunter Robb, Bluhm, Peyrache, Arcangelis, Aulhorn, Watson diagnostiziert worden. Ob es sich in diesen Fällen um eine aus einem Myxom und Sarkom bestehende Mischgeschwulst oder um ein Sarcoma myxomatodes, also eine schleimige

Degeneration eines Sarkoms, handelte, steht dahin. Ein Fibromyxosarkom der linken großen Labie hat Leonard (Beobachtung 4) gesehen. Chrobaks Fall ist von Interesse, weil sich auf dem Boden einer alten Elephantiasis das Spindelzellensarkom entwickelt hatte. Kleeberg berichtete über ein Lipofibrosarkom der großen Labie. Eine Kombination von Sarkom und Carcinom hat neuerdings Wéber-Straßburg in einem „Epitheliosarkom der großen Schamlippe" überschriebenen Fall mitgeteilt.

Krankheitsbild. Die Sarkome der Vulva können in jedem Lebensalter auftreten, im allgemeinen bevorzugen sie aber frühere Dezennien als die malignen Melanome und besonders die Carcinome. Das Durchschnittsalter ist 40,5 Jahre, berechnet aus 61 unter 74 Fällen, während es bei den malignen Melanomen 54,3 Jahre beträgt (S. 507). Einige wenige Male wurden Vulvasarkome in den frühesten Kinderjahren beobachtet, so von Gaillard Thomas bei einem 18 Monate alten, von Launois-St. Germain und Ernst Küster bei einem 5- und 6jährigen Mädchen, von Peyrache bei einem 8monatigen Kind, bei dem die Geschwulst bereits mit $4^{1}/_{2}$ Monaten bemerkt worden war. Auch in Weils Beobachtung von gänseeigroßem Fibrosarkom bei einer 26jährigen Frau bestand seit den Jugendjahren eine haselnußgroße Geschwulst, die erst in den letzten Monaten schnell gewachsen war; vermutlich handelte es sich um eine sarkomatöse Entartung eines Fibroms. Die danach jüngsten Patientinnen hatten in den Fällen Netzer, Gustav Simon, Morris, Agnes Bluhm ein Alter von 17, 18, 20 und 21 Jahren.

Verlauf. Das primäre Vulvasarkom tritt zuerst als ein Knoten oder „dicker Pickel" (Agnes Bluhm) oder als eine kleine Geschwulst oder, wie in den Fällen von Mayer und Hildebrandt, als eine „Warze" auf, welche oft lange Zeit eine langsame Entwicklung und damit einen gutartigen Verlauf zeigt und dann plötzlich ein rascheres Wachstumstempo einschlägt. Im Fall Arcangelis war seit 3 Jahren ein gut erbsengroßer Knoten vorhanden, der langsam zunahm. Im 1. Fall v. Winckels und im Fall Kleeberg hatte seit 8, im Fall Wernitz seit 17, im Fall Maly seit 16 Jahren eine kleine Geschwulst bestanden, die lange Zeit unverändert blieb, bis sie seit einigen Monaten dann ein schnelles Wachstum zeigte. Die Leistendrüsen erkranken oft erst nach der ersten Operation oder einer Rezidivoperation. Ein stärkeres Wachstum der Geschwulst in der Schwangerschaft wurde in keinem der dafür in Frage kommenden Fälle (G. Simon, Fürst, Kleeberg, v. Winckels 1. Fall, Morris) erwähnt. Bei der Kranken von Fürst bildete die Geschwulst ein Geburtshindernis. Im Fall Simon, in dem ein riesiger Tumor der rechten Labialseite aus einem vorderen, über mannsfaustgroßen und einem hinteren, über kindskopfgroßen, geschwürig veränderten Teil bestand, welche beide den Scheideneingang ganz verschlossen, war ein starkes Hindernis bei der Geburt erwartet worden; trotzdem konnte diese, freilich unter starker Blutung aus den Geschwürsflächen, erfolgreich mit der Zange beendet werden; das Wochenbett verlief normal. Bei einer 20jährigen Kranken, über die Morris berichtete, hatte ein knolliges ulceriertes Sarkom den Scheideneingang verlegt und sich auf die rechte hintere Scheidenwand und den Damm erstreckt. Im 5. Monat der Schwangerschaft operative Entfernung; später Spontangeburt.

Die Symptome des Vulvasarkoms sind anfangs und oft lange Zeit sehr gering und beginnen mit Gefühl von Jucken, Stechen oder leichtem Druck und Drängen nach unten, besonders beim Sitzen, bei körperlicher Anstrengung oder beim Tragen der Menstruationsbinde. Zuweilen war eine Blutung mit folgendem fleischwasserähnlichem Abfluß die erste Erscheinung (Olshausen Fall 2). Schmerzen, vorwiegend beim Sitzen und Gehen und bei der Kohabitation (Ehrendorfer), und Behinderung der Arbeitsfähigkeit stellen sich erst ein bei schnellem Wachstum eines größeren Tumors, bei Verengerung des Scheideneingangs, bei Fortschreiten auf die Nachbarschaft und bei aufgetretener Nekrotisierung und Ulceration. Das Entstehen der letzteren wird begünstigt durch Berührung mit Darminhalt, Urin, Schweiß, Schmutz und durch mechanische Reibungen beim Gehen. Die Ulceration führt zur Blutung, besonders beim Coitus, und zur Absonderung von Eiter und übelriechender Jauche. Entwickelt sich die Geschwulst in der Umgebung der Urethralmündung, so entstehen Schwierigkeiten, Schmerzen und Blutungen bei der Harnentleerung. Eigenartig ist, daß selbst ein mannskopfgroßes Sarkom (v. Winckels 1. Fall) keine Schmerzen hervorgerufen hatte.

Diagnose. Das Sarkom der Vulva kann, besonders bei langsamem Wachstum und noch nicht eingetretener Ulceration, einem Fibrom oder Fibromyom (Arcangelis, Rhomberg, Stevens), vor allem aber, und zumal bei geringer Größe, einer Bartholinischen Cyste (Agnes Bluhm, Maly, Delfino) oder einem Bartholinischen Absceß (Hennig, Rudolf Veit) täuschend ähnlich sehen, welche Diagnosen denn auch mehrmals vor und noch bei und nach der Operation gestellt worden waren, bis dann der wahre Charakter des Neoplasmas durch die mikroskopische Untersuchung enthüllt wurde. Diese wird künftig auch die Behauptung über die Entstehung mancher Sarkome von der Bartholinischen Drüse zu berücksichtigen haben. Bemerkenswert ist neben den oben genannten Eigentümlichkeiten der Geschwulst der Mangel an Schmerzen und an Druckempfindlichkeit. Sind Ulcerationen aufgetreten, so nähert sich das Aussehen des Sarkoms dem des Carcinoms und zuweilen dem der Esthiomène (Guibal). Das vulvo-urethrale Sarkom ist vom vulvo-urethralen Carcinom, das außer von der Harnröhrenmündung auch von den paraurethralen Drüsen seinen Ausgang nimmt, sowie von gutartigen Polypen und größeren Carunkeln der Urethramündung zu unterscheiden; auch hier wird man ohne mikroskopische Untersuchung kaum auskommen können. Zu denken ist auch daran, daß Sarkome der Vagina, die sog. mesodermalen Mischtumoren, sowohl bei Erwachsenen, wie ganz besonders im Kindesalter zwischen den Labien nach außen treten oder gar, wie in einem Fall von Prochownik (1906), in diese einwachsen können.

Die Prognose ist auf Grund der bisherigen Fälle als ungünstig zu bezeichnen und zumal bei diffusem Wachstum wegen der häufigen Metastasierung auf dem Blutweg und somit der Schwierigkeit der Radikaloperation wohl noch schlechter als die des Carcinoms und Melanoms. Im allgemeinen hängt die Prognose vom Zeitpunkt ab, in dem die Kranke operative Hilfe aufsucht, und von dem Radikalismus, mit dem bei der Operation vorgegangen wird.

Die Behandlung des Vulvasarkoms, das seine Trägerin wegen der spät auftretenden Schmerzen meist erst im vorgeschrittenen Stadium der Jauchung zum Arzt führt, kann durch Operation oder Röntgenbestrahlung geschehen. Erstere verdient unbedingt den Vorzug und ist durch Nachbestrahlung zu ergänzen. Die circumscripten, mit einer bindegewebigen Kapsel versehenen Sarkome lassen sich unschwer aus der Umgebung ausschälen, nachdem die Hauptblutgefäße, die je nach dem Sitz und Ursprung des Sarkoms seitlich aus der V. pudenda externa oder, wenn die Neubildung vom Lig. rotundum ihren Ausgang nahm, vom Leistenring aus an den oberen Pol des Neoplasmas herantreten (Fall Maly), unterbunden worden sind. Große Schwierigkeiten können der Exstirpation bei den von dem Periost oder den Beckenfascien ausgehenden diffusen Sarkomen begegnen, besonders wegen der Blutstillung. Die nur in wenigen Fällen beobachtete sarkomatöse Erkrankung der regionären Leistendrüsen läßt die Frage aufwerfen, ob die Exstirpation derselben in jedem Fall von Vulvasarkom grundsätzlich vorzunehmen ist, wie es nur Kouwer, Bell und Ahlström getan haben, oder ob es genügt, sie auf vorgeschrittene Fälle zu beschränken. In letzterem Sinn könnte die Beobachtung von G. Simon sprechen, in der Leistendrüsenmetastasen erst beim vierten lokalen Rezidiv auftraten. Aus der Tatsache, daß sich Rezidive in weit entfernt gelegenen Organen meist schon wenige Monate nach der operativen Entfernung des Primärtumors einstellten, ergibt sich die Notwendigkeit einer möglichst radikalen Entfernung der Geschwulst weit im Gesunden unter peinlichster Vermeidung der Berührung der Wunde mit Geschwulstpartikeln, meiner Meinung nach mitsamt der Ausräumung der beiderseitigen oberflächlichen und tiefen Leistendrüsen. Wie notwendig ein sehr radikales Vorgehen ist, erhellt aus der Seltenheit mehrjähriger Rezidivfreiheit in den bisher operierten Fällen, die so groß ist, daß noch J. Veit in seinem Handbuch erklärte, daß „das Sarkom der Vulva kaum jemals bisher zu einer dauernden Heilung hat gebracht werden können". Eine Rezidivfreiheit bestand in Rudolf Veits Fall nach 8 Monaten, in Steffeks Fall nach $1^1/_2$ Jahren, im 1. und 2. Fall von Bruhn-B. S. Schultze nach 3 und 2 Jahren p. op. Das sind die besten Resultate, die bisher erreicht worden sind. Nur in Maaß-Olshausens 1. Fall kann wohl von einer Dauerheilung gesprochen werden, da sie noch nach 5 Jahren 11 Monaten vorhanden war. Zu berücksichtigen ist hierbei aber, daß auch noch nach 5 Jahren, wie der Fall Rhomberg zeigt, ein Rezidivsarkom auftreten kann. Über Erfolge nach Röntgenbestrahlungen ist bisher noch nichts bekannt geworden; sie waren in den Fällen Netzer (Klinik Henkel) und Rothschild (Klinik Opitz) ausgeblieben.

2. Sarcoma vulvae idiopathicum multiplex haemorrhagicum Kaposi.

Dieses von Kaposi (1872) beschriebene Krankheitsbild, das kurzweg als Kaposisches Pigmentsarkom bezeichnet wird und nach Bernhardt (1902) fast ausschließlich bei Ostjuden vorkommt, ist bisher nur einmal, von Garbien (1927), an der Vulva beobachtet worden. Ich erwähne die Erkrankung im Anschluß an die Besprechung der Sarkome, obwohl die Ansichten darüber, ob hier tatsächlich ein Sarkom oder vielmehr eine infektiöse Granulationsgeschwulst vorliegt, noch geteilt sind. Die Erkrankung ist in der Regel bei Männern, sehr selten bei Frauen — nach einer Zusammenstellung von Garbien nur in 10 Fällen beim weiblichen Geschlecht — gefunden worden. Sie bevorzugt die Extremitäten, kam ausnahmsweise aber an Nase, Augenlidern, Ohrmuscheln, Mundhöhlenschleimhaut, Glans penis und Scrotum zur Beobachtung, vornehmlich in symmetrischer Anordnung und den Ausbreitungswegen der feinen Nerven folgend [Saphier (1923)]. Die Krankheit beginnt mit roten, ziemlich harten, wenig schmerzhaften Knoten auf etwas ödematöser Grundlage, die durch Blutungen ins Gewebe sich braunrot verfärben. Mikroskopisch zeichnen sich die Knotenbildungen durch Reichtum an neugebildeten Blut- und Lymphgefäßen, Hämorrhagien und aus ihnen hervorgegangene Pigmente, sowie sarkomähnliche, im Corium gelegene Spindelzellen aus, welche die einen von Gefäßendothelien, die anderen

[Sternberg (1912)] von Muskelzellen, die dritten von Plasmazellen ableiten wollen. Garbien fand bei einer Patientin, die gleichzeitig ein inoperables, auch durch Radiumbestrahlung unbeeinflußbares Vaginalcarcinom hatte, im Bereich der ventralen Hälfte der Vulvahaut und in annähernd symmetrischer Verteilung, die er durch eine schematische Zeichnung erläuterte, zahllose Knotenbildungen von stahlblauer Farbe und bald weicherer, bald derberer Konsistenz. Sie erstreckten sich von den großen Labien und dem Mons pubis auf die Genito-Femoralfurchen und vereinzelt auf die Adductorengegenden. Je ein Knötchen fand sich außerdem in der linken Kniekehle und am rechten Vorderarm. Durch Röntgenbestrahlungen gelang es, alle Knoten zur Rückbildung zu bringen, so daß 15 Monate später die Vulva nur noch mit dunkelblauen Pünktchen besät war. Diese Therapie scheint demnach geeignet, den bisher stets durch Metastasen in innere Organe und Kachexie zum Tode führenden Verlauf des Kaposischen Pigmentsarkoms günstig zu beeinflussen.

3. Endothelioma und Perithelioma vulvae.

Zu den Sarkomen gehören auch die Endotheliome und Perithelionie, die ich bereits in der auf S. 496 gebrachten Zusammenstellung der publizierten Sarkom-Fälle aufgeführt habe. Endotheliome und Perithelionie sind bekanntlich Sarkome, welche die meisten Pathologen auf das Endothel oder Perithel der Blut- und Lymphgefäße zurückführen, manche aber als Carcinome bezeichnen. Sie sind früher Hämangio- und Lymphangiosarkome, später Hämangioendotheliome und Lymphangioendotheliome bzw. -perithelionie, von Borst angioblastische Sarkome benannt worden. Hierher gehörige Fälle haben Caruso (1896), Richard Franke-Olshausen (1898), Schmidlechner-Tauffer (1905), Chiaje (1907), Hartmann-Engström (1907), M. F. Rothschild (1912), Newton (1914), Stevens (1924), Carbone (1926) beschrieben. Die Tumoren gingen fast immer von der großen Schamlippe, nur bei der Kranken von Chiaje von der Nymphe aus. Der von Stevens mitgeteilte Tumor hing an einem dünnen Stiel von der Mitte des rechten Labium majus herunter und war in 20 Jahren langsam gewachsen. Rothschild gab an, daß die Struktur an den verschiedensten Tumorstellen im Sinn des Perithelioms, des Fibrosarcoma reticulare und des Sarcoma carcinomatosum gewechselt habe.

4. Die mesodermalen Mischgeschwülste.

Auch die sehr seltenen mesodermalen Mischgeschwülste der Vulva, die oben auf S. 470 erörtert worden sind, können den Sarkomen zugezählt werden.

5. Malignes Melanom, Melanosarkom und Melanocarcinom der Vulva.

Diese Blastome (Abb. 248) gehören histologisch, onkogenetisch, biologisch, biochemisch und operativ zu den interessantesten Neubildungen. Sie sind in der Onkologie der Vulva m. E. etwa von gleichem Interesse wie auf dem Gebiet der infektiösen Erkrankungen die Esthiomène.

Die Geschwulst hat ihren Namen von dem schwärzlichen Farbstoff, der von außerordentlich bösartig wuchernden Pigmentzellen gebildet wird. Sie geht sowohl in der allgemeinen, als auch in der gynäkologischen Literatur unter den verschiedensten

Benennungen: Pigmentzellensarkom, malignes Melanom, Melanosarkom, melanotischesR und-
oder Spindelzellensarkom, Melanoma sarcomatodes, Sarcoma melanodes, melanoblastisches
Sarkom, Chromatophorom nach Ribbert, Melanocytoblastom oder Pigmentzellengewächs
nach Lubarsch. Während man bis ungefähr zum Jahre 1900 meist den sarkomatösen
Charakter der Geschwulstgattung betonte und danach den Namen gab, obwohl doch schon
R. Virchow in seiner Geschwulstlehre ganz allgemein und C. Gebhard und Klob in

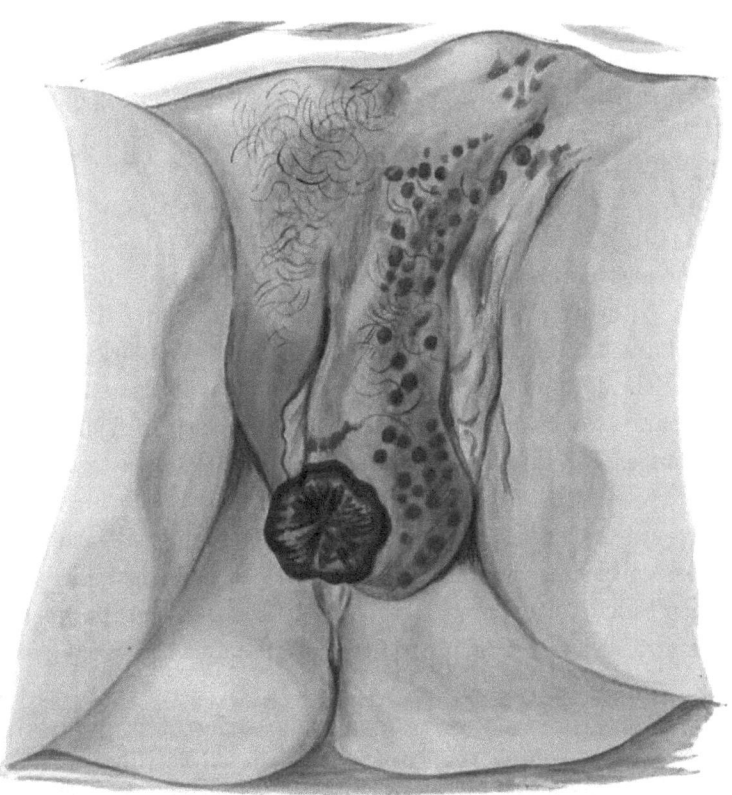

Abb. 248. Melanotischer Krebs der linken großen Schamlippe. An deren unterem Rande eine zweitalergroße, fungus-
artige, schwarzblaue Excrescenz. An ihrer äußeren Fläche zahlreiche schrotkorn- bis erbsengroße, schwarzblaue,
harte Knoten, teils eingesprengt, teils hervorragend. Das linksseitige Drüsenpaket knollig, hervorragend.
(Nach Kaposi: Die Syphilis der Haut und der angrenzenden Schleimhäute. Wien 1873.)

bezug auf die Vulva von melanotischen Sarkomen und Carcinomen geredet hatten, konnte
seitdem die Ansicht von Unna, daß die melanotischen Neubildungen der Haut eine
epitheliale Genese haben, also Melanoepitheliome s. Melanocarcinome sind, weitverbreitete
Anerkennung finden (Marchand, Orth, Borst, Lubarsch, Jores). Neuerdings
sprechen Treuherz (1922) u. a. wieder von „carcinomatösen oder sarkomatösen Melanomen",
um zu betonen, daß sich neben der vermehrten Bildung von Pigment zwei grundsätzlich
verschiedene Prozesse abspielen: die Proliferation von Epidermis oder von Bindegewebszellen.

Obwohl die kleinen Labien sich bei vielen und vorzugsweise dunkel gefärbten Frauen,
zumal infolge von Masturbation und Schwangerschaft, durch starken Pigmentgehalt
auszeichnen und ich, gleich J. Veit, stecknadelkopfgroße Melanome, seitdem ich darauf

achte, auf der Haut und Schleimhaut des äußeren Genitale nicht selten gesehen habe, konnte ich aus der Literatur aller Länder bis zum heutigen Tag nur 82 Beobachtungen von malignem Melanom der Vulva zusammenstellen [1]. Unter ihnen findet sich auch ein von Horn beschriebener Fall, der von Bab und Hinselmann, jedoch wohl zu Unrecht, als „nicht ganz sicher" und „vielleicht als Sarcoma haemorrhagicum" aufgefaßt worden ist, neben zwei Beobachtungen meines früheren Assistenten Nikolaus Temesvary: je ein Fall aus dem pathologisch-anatomischen Institut von Geipel-Dresden und aus der Frauenklinik von Asch-Breslau, die beide bearbeitet, aber nicht veröffentlicht sind. In der angegebenen Zahl sind nicht die malignen Melanome der Analgegend (Gilette, Kolaczek u. a.), wohl aber diejenigen enthalten, 12 an Zahl, die sich in unmittelbarer Nachbarschaft der Vulva vorgefunden haben: Sitz je einmal am Mons pubis [Fergusson (1851)], am Damm [S. Fischer (1889)], zwischen Vulva und linker Schenkelbeuge [Offergeld (1914) [2]], viermal an der Urethralmündung [Reed (1895), O. Küstner (1904), Sänger (1924), J. Koerner (1927)] und fünfmal am untersten Teil der Scheide, in nächster Nähe des Orificium urethrae externum und des Introitus vaginae [Horn (1896), August Schmidt (1897), Eggel (1906), Boldt (1906), Hinselmann-Werth (1908)]. Diese letzteren Fälle sind unter dem Namen „Melanosarkom der Scheide" oder der „Vulva und Scheide" publiziert worden. Unter den übrigen Abschnitten des weiblichen Genitalapparats kommen maligne Melanome nur noch in den Ovarien vor, wo sie, laut 8 Beobachtungen der Literatur (zit. nach O. Frankl), aus teratogener Hautanlage hervorgehen.

Lokalisation. Außer den 12 Beobachtungen von malignen Melanomen der nächsten Nachbarschaft der Vulva finde ich unter den weiteren 70 Melanoblastomfällen 59 verwertbare Angaben über den Sitz der Tumoren. Danach verteilten sie sich in folgender Weise auf die einzelnen Abschnitte der Vulva: Klitoris 14; Klitoris und obere Teile der beiden kleinen

---

[1] 1. Cruveilhier (1829), 2. Fergusson (1851), 3. Hewett-Prescott (1861), 4. Klob (1864), 5. Bailly und Demarquay (1868), 6. Kaposi (1873), 7. Behrend-C. J. Müller (1874), 8. Goth (1881), 9. C. J. Müller (1881), 10. Weiß (1882), 11. Green (1884), 12. Terillon (1886), 13. Maaß (1887), 14. Churchill (vor 1888), 15. Häckel-Braun (1888), 16. Lafleur (1888), 17. Zimmermann (1889), 18. und 19. S. Fischer (1889), 20. Taylor (1889), 21. v. Langsdorff (1890), 22. Gebhard (1890), 23. Blümcke (1891), 24. Battle (1895), 25. Horn (1896), 26. Reed (1895), 27. Aug. Schmidt (1897), 28. Hirschlaff (1898), 29. Balfour Marshall (1898), 30. Franke-Koll-Gebhard (1899), 31. und 32. Torggler (1900), 33. Rosenbaum-Holzapfel (1901), 34. Sneguireff (1902), 35. Piollet (1902), 36. Otto Simon (1902), 37. Jahn (1904), 38. und 39. O. Küstner (1904), 40. Schwarzwäller (1905), 41. Wiener (1906), 42. Boldt (1906), 43. Eggel (1906), 44. Hertel (1906), 45. Anderson (1906), 46. Siegel und Deval (1906), 47. P. Meyer (1908), 48. P. Meyer-Straßmann (1908), 49. Hinselmann (1908), 50. Hinselmann-Werth (1908), 51. Gräfenberg (1908), 52. Holland (1908), 53. J. Veit (1908), 54. Versé-Littauer (1909), 55. Littauer (1909), 56. Mériel (1909), 57. Clermont und Timbal (1910), 58. Amann (1910), 59. White (1910), 60. Markus (1911), 61. Fornero (1912), 62. Lockhardt (1912), 63. Schiller (1913), 64. E. Vogt (1913), 65. Offergeld (1914), 66. Labhardt (1915), 67. Neuwirth (1917), 68. Kotzareff (1917), 69. Andrewes (1921), 70. Aurvroy und Thinh (1921), 71. Sänger (1924), 72. Tauber (1924), 73. Huter (1925), 74.—76. Goforth (1926), 77. J. Koerner (1927), 78. Ivens (1927), 79. Gatter (1927), 80. Sahler (1927), 81. und 82. Nikolaus Temesvary. Ein 83. Fall wurde von Knoop jüngst (1927) demonstriert.

[2] Möglicherweise gehört hierher auch ein Fall von Wagstaffe (1873) von alveolärem „Pigmentmyxom", das als taubeneigroßer, dunkel gefärbter Tumor neben der rechten großen Schamlippe über dem Ursprung des N. gracilis bei einer 42jährigen Frau vorhanden war und schon seit 7 Jahren bestand. Doch könnte es sich auch um ein hämorrhagisches Myxosarkom handeln. Die Beschreibung ist ungenau. Der Fall wurde bei den Sarkomen aufgeführt.

Labien 7; Raum vor der Klitoris 2; Labium majus (sowohl Außen- wie Innenfläche) links 12, rechts 11, beiderseits 1; Labium minus links 1, rechts 7, beiderseits 1; hintere Commissur 1; Interlabialfalte 2. Die Angabe von Grete Gatter (1927), daß auch von der Bartholinischen Drüse und dem Lig. rotundum Melanosarkome ausgehen können, ist nicht richtig.

Alter. Die Entwicklung der Vulva-Melanoblastome fand nach P. Meyer meist im 6. Lebensdezennium statt; aber noch bei Frauen im 8. und 9. Jahrzehnt sind sie beschrieben worden. Unter den 82 Fällen meiner Zusammenstellung sind 66 Angaben dafür verwertbar, auf Grund deren ich ein Durchschnittsalter von 54,3 Jahren ausrechne. Die früheste Zeit, in der Melanoblastome zur Beobachtung kamen, war: 20 Jahre (Markus), 28 und 29 Jahre (Labhardt, Aug. Schmidt). Dann folgt das 4. und 5. Dezennium mit je 10, das 6. mit 18, das 7. und 8. mit 25 Fällen. Es ergibt sich daraus eine starke Bevorzugung der Zeit nach dem 40. Lebensjahr: unter 66 Fällen 53 mal = 80%.

Die Melanoblastome sind, wie allerorts, so auch an der Vulva, in verschiedenen Farbenvariationen beobachtet und als blauschwarz, sepia-, tinten- oder tuscheschwarz, dunkelblau, dunkelbraun, tiefschwarzbraun, schwarzgrün, hellbraun, gelbbraun beschrieben worden. Einige Male war der Vulvaknoten nicht einheitlich, sondern stellenweise dunkel und stellenweise weißlich gefärbt. In einem als „Naevuskrebs der Vulva" von Sahler bezeichneten Fall war die Geschwulst selbst ganz unpigmentiert und nur ihre Basis, ein Naevus pigmentosus, von schwarzer Farbe. Die Tumoren sitzen bald in breiter Ausdehnung als rundliche oder gelappte Knoten, bald gestielt (Fergusson, Taylor, Torggler, Hinselmann, Sahler) ihrer Unterlage auf. Die Konsistenz ist im allgemeinen als weich, mehrmals als schwammig (Battle, August Schmith), seltener als derb oder derb-elastisch beschrieben worden. Die Oberfläche ist glatt oder flach-höckrig, ausnahmsweise grob-höckrig. Durch die Weichheit der Tumoren, das schnelle, die Epidermisdecke durchbrechende Wachstum und die Irritationen, denen die bedeckende, anfangs intakte Haut oder Schleimhaut durch Benetzung mit Sekreten und Reibungen an den Kleidern ausgesetzt ist, kommt es in der Regel zu Erosionen und Ulcerationen und in weit vorgeschrittenen Fällen durch nekrotischen Zerfall der zentralen Teile der Neubildung zur Ausbildung einer kraterförmigen Höhle.

Über die Größe der Melanoblastome finden sich unter den 82 Fällen nur 61 genaue Angaben. Die Neubildungen hatten die Größe einer Fingerbeere, Kirsche, Haselnuß oder Kastanie 19 mal, einer Walnuß 9 mal, einer Pflaume, Kinderfaust oder eines Hühnereies 25 mal, eines Gänseeies 3 mal, einer Orange oder Mannsfaust 5 mal. In der Regel hindert am Zustandekommen umfangreicherer Geschwülste die bereits erwähnte Weichheit und die Geschwindigkeit des Wachstums, welche den Keim zu frühzeitigem Zerfall in sich tragen.

Histologisch kann das Melanom eine derartige Mannigfaltigkeit des Aufbaues und Vielgestaltigkeit der Zellen aufweisen, daß man vielfach Bedenken trug, es einheitlich aufzufassen; man sprach nicht nur, wie oben bereits bemerkt, von bindegewebigen und epithelialen, sondern sogar von endothelialen Melanomen (nach Ribbert und Lubarsch). Bald zeigen sich die Zellen ohne jede Intercellularsubstanz epithelähnlich aneinander gelagert und durch ein zartes bindegewebiges Stroma in Komplexe von großzellig oder kleinzellig alveolärem Bau, wie beim Carcinom, zusammengefaßt. Bald finden sich verflochtene Bündel von Rund-, Spindel-, Netz- oder Riesenzellen, so daß das Bild eines Rund-, Spindel- und gemischtzelligen Sarkoms zustandekommt. Einige Male sind in ein und demselben Tumor carcinom- und sarkomartige Bezirke angetroffen worden, andere Male waren die Metastasen eines primär als Krebs erscheinenden Melanoms sarkomatös, oder umgekehrt hatte ein als Melanosarkom der Vulva histologisch diagnostizierter Tumor epithelähnliche, großzellig-alveoläre Metastasen erzeugt. Das braune Pigment lag teils in den Geschwulstzellen, die es gebildet hatten und dann entweder so fein verteilt, daß diese wie bestäubt aussahen, oder in so dichten Körnchen und Schollen, daß deren Kerne verdeckt waren, teils frei im Gewebe, teils bereits von Leukocyten aufgenommen. Ein Teil der Tumorzellen war häufig ungefärbt. Die Pigmentzellen wurden vielfach auch in den Blut- und Lymphcapillaren der Umgebung der Neubildung gefunden. Wer sich über die Entstehung des melanotischen Pigments unterrichten will, sei auf die allgemein-pathologisch-anatomische Arbeit von Rößle verwiesen, welcher gezeigt und auch durch Abbildungen erläutert hat, daß das braune Pigment aus der Nucleolarsubstanz der Kerne rundlicher oder spindliger Zellen hervorgeht und in das Protoplasma derselben in einzelnen tropfenartigen Gebilden austritt.

Es gibt zwei Stellen der Haut und Schleimhaut der Vulva, in denen sich Pigment befindet: die Basalzellenschicht der Epidermis: Pigmentbildner s. Chromatoblasten s. Melanoblasten s. Melanocyten und die Papillarschicht des Corium: Pigmentträger s. Chromatophoren s. Melanophoren, die als Bindegewebszellen aufgefaßt werden. Aus den letzteren will Ribbert die Melanoblastome hervorgehen lassen, weswegen er sie als Melanophorome bezeichnet. Andere betrachten die Basalzellen als Ausgangsmaterial der Melanome. Doch bilden sich aus ihnen wohl nur die durch Cancroidperlenbildungen ausgezeichneten Hautcarcinome der Vulva, einschließlich der Krompecherschen Basalzellencarcinome. Zu diesen beiden konstant in jeder Haut anzutreffenden Pigmentzellen kommen gelegentlich die sog. Naevuszellennester hinzu, d. h. Herde oder Stränge rundlicher oder eckiger Zellen von epithelialem Aussehen und bindegewebiger und elastischer Zwischensubstanz, die meist im Corium, seltener, und mehr im frühen Kindesalter (Versé), in der Epidermis liegen, oft nur mikroskopisch nachweisbar sind und erst bei größerer Ausbreitung makroskopisch als Pigmentnaevi erscheinen. Daß sie kleine Mißbildungen der Haut darstellen, wird heute allgemein anerkannt; nur ihre Genese ist noch strittig. Ob sie im Embryonalleben abgeschnürte und nicht ganz ausdifferenzierte Epidermiszellen (P. G. Unna) oder ob sie bindegewebiger Natur sind und dann unvollkommen ausgebildete Chromatophoren (Ribbert) oder „unphysiologisch gewordene Epithelfasermutterzellen" (Frieboes) darstellen, ob man also bei den aus ihnen hervorgehenden Neoplasmen von Naevocarcinomen (Unna) s. Melanocarcinomen oder von Naevosarkomen s. Melanosarkomen oder gar von Melanocarcinosarkomen zu sprechen hat, sind Fragen, deren Beantwortung der pathologischen Anatomie überlassen bleiben muß. Uns interessiert hier nur, daß als Mutterboden der Vulva-Melanoblastome in den Fällen Hewett, Wiener, Markus, Offergeld, Kotzareff, C. Gebhard, Versé-Littauer, P. Meyer, Aurvroy und Thinh, Goforth, Sahler ein Naevus congenitus pigmentosus, im Fall Neuwirth ein Naevus pigmentosus papillomatosus mit Sicherheit festgestellt worden ist. Daß das Vulvamelanoblastom früher Entwicklungsstadien nur in einem Teil der Fälle im Corium saß und noch von gänzlich unveränderter Epidermis überzogen wurde (P. Meyer, Markus, Hinselmann, E. Vogt), daß es, wie im Fall Neuwirth, von der Tiefe kommend, gegen das geschichtete Plattenepithel vordrang und dieses usurierte und daß nur in einer kleinen Zahl von Fällen der Anfangssitz des Tumors die Epidermis selbst war (Franke-Gebhard), widerspricht nicht der Inanspruchnahme der Naevuszellen als Geschwulstmutterboden, weil diese Zellen, wie bereits bemerkt, nicht nur im Corium, sondern auch, wenn freilich seltener, in der Epidermis liegen. Nur die Angabe, daß das Melanoblastom im subcutanen Fettgewebe saß (Markus, E. Vogt), scheint kaum zur Entstehung aus einem Naevuszellenherd zu passen, weil nichts davon bekannt ist, daß dieser in einer solchen Tiefe vorkommen kann.

Die Symptome des Vulvamelanoblastoms sind verhältnismäßig gering, wenn wir sie vergleichen mit denen bei anderen Tumoren der Vulva. Die geringen Beschwerden im Anfang der Erkrankung erklären den meist späten klinischen Eintritt der Patientinnen. Lästiges Brennen oder Jucken in den äußeren Geschlechtsteilen oder Brennen beim Urinieren (Goth, Horn) werden am häufigsten verzeichnet. Vielfach war blutig-eitriger Ausfluß die erste, viele Monate lang bestehende Erscheinung (Franke, Graefenberg, J. Koerner u. a.). Blutungen entstehen spontan, besonders aber bei Berührung des Tumors. Eine stinkende Flüssigkeit wird abgesondert bei Ulceration, sei es, daß diese durch Oberflächenzerfall oder durch zentrale Erweichung zustande kam. Zuweilen werden zuerst Schmerzen in der Leistengegend angegeben, die auf frühzeitige Drüsenschwellungen zurückzuführen sind, wie sie bereits bei erbsen- oder kirschkerngroßer Primärgeschwulst beobachtet werden können (Horn u. a.); sie waren im Fall Horn so beträchtlich, daß die Kranke die Beine nicht bewegen konnte. Die stärksten Erscheinungen entstehen dann, wenn der Tumor sich in der Nähe der Urethralmündung und Klitoris entwickelt. Sänger erwähnt bei diesem Sitz Unbequemlichkeit beim Gehen und beim Urinieren und Ablenkung des Harnstrahls gegen einen Oberschenkel zu.

Der Verlauf der Krankheit ist in der Regel ein rapider. Hinselmann hat die durchschnittliche Krankheitsdauer auf 18 Monate, die durchschnittliche Lebensdauer nach der Operation auf nur $4^3/_4$ Monate ausgerechnet. Ist auch das Wachstum des Primärtumors an sich nicht immer schnell, so wird es doch schnell im Anschluß an einen unvollkommenen operativen Eingriff, wie er bisher fast immer vorgenommen worden ist. Schon sehr frühzeitig entwickeln sich Schwellungen der regionären Lymphdrüsen, die fast niemals auf entzündlicher Hyperplasie, wie doch so häufig beim Carcinom, sondern immer auf Metastasierung beruhen. In einigen wenigen Beobachtungen hatten sich schon Lymphdrüsenmetastasen gezeigt, als der Primärtumor an der Vulva noch so klein war, daß er für eine gutartige Warze gehalten wurde; das deckt sich mit dem, was aus der Pathologie der Melanoblastome im allgemeinen bekannt ist. In anderen Fällen (Wiener u. a.) ließen sich bei der Exstirpation des Primärtumors keine Drüsen tasten; doch hatten sich in ihnen wenige Monate später umfangreiche Rezidivtumoren entwickelt, welche weitere Operationen erforderlich machten. Nur ausnahmsweise, so bei Greisinnen, die nicht operiert worden waren, zeigte das Melanoblastom eine sehr langsame Wachstumstendenz. Diese Feststellung, die ich vornehmlich den Beobachtungen von Vianney und J. Koerner entnehme, halte ich für wichtig. Der Körper scheint danach offenbar Schutzstoffe bilden zu können, welchen er eine Vernichtung und Einkapselung der Tumorzellen auf Jahre hinaus verdankt. Eine solche ist anzunehmen im Fall Fischer, in der erst zwei Dezennien nach Entfernung des Primärtumors ein Lymphdrüsenrezidiv aufgetreten war. P. Meyer hat unter 38 Fällen von Vulvamelanoblastomen 7, J. Veit unter 36 Fällen 4, Holland unter 53 Fällen 1 Rezidivfreiheit feststellen können. Berücksichtigt man, daß die Beobachtungszeit fast nie länger als höchstens 3 Jahre betrug, so muß man diese Zahlen als zu günstig ansehen und eine endgültige Heilung bei der bisher beliebten Art der Therapie als ganz außerordentlich selten bezeichnen. In der Tat ist unter den 82 Fällen nur zweimal über Rezidivfreiheit nach 3 Jahren (Müller, Schiller), nur zweimal über „Heilung von der Operation" (Piollet, Küstner), je einmal über Heilung nach 9 Jahren (P. Meyer-Straßmann) und nach 12 Jahren (S. Fischer, primäres Melanoblastom des Damms) berichtet worden. Im Fall Müller ist wohl mit einer Dauerheilung zu rechnen, weil eine junge, 33jährige Frau noch nach 3 Jahren gesund war. Es wurden danach unter 82 Kranken 3 = 3,4 % oder nach Ausschaltung des Falles Müller höchstens 2 = 2,7 % dauernd geheilt.

Behrend (1874), Offergeld (1914), Labhardt (1915) haben darauf hingewiesen, daß die Melanoblastome, die im gebärfähigen Alter beobachtet wurden, bei eintretender Schwangerschaft ein schnelleres Wachstum erfuhren, was nach Labhardt in 50 % der Beobachtungen der Fall gewesen ist. Das steht in Einklang mit so manchen anderen Beobachtungen über Geschwulstbildung und -wachstum und physiologische Pigmentzunahme in der Gravidität und ist vielleicht unter dem Gesichtswinkel einer gesteigerten Tätigkeit der Nebennierenrinde zu betrachten. Schwangerschaft und Geburt selbst aber verlaufen ungestört. Metastasen in die Placenta oder den Fetus wurden bei Vulvamelanoblastomen noch nicht gesehen; daß sie einmal vorkommen können, folgt daraus, daß Markus (Asch) in einem Fall von Melanosarcoma ovarii mit allgemeiner Melanosarkomatose multiple Placentametastasen festgestellt hat. Wie schwer sie aber zustandekommen, zeigt nicht nur diese einzige Beobachtung der ganzen Literatur, sondern auch eine weitere von Treuherz: eine 26jährige Frau hatte seit der Kindheit eine bohnengroße „Warze" oberhalb des 4. Brustwirbeldorns, die ein Kurpfuscher wiederholt mit Höllenstein geätzt hatte. Der Naevus wuchs in einer nun eingetretenen Schwangerschaft stärker als bisher; auch entstanden auf der Haut weit über 100 Metastasen, denen die Frau 5 Wochen nach einer Frühgeburt erlag. Trotzdem war das melanotische Pigment nicht von der Mutter zum Kind übergegangen; die Placenta war intakt; auch die 1440 g schwere Frucht zeigte bei der Sektion keine melanotischen Geschwülste.

Die starke Bösartigkeit der Melanoblastome äußert sich in ausgedehnter Ausbreitung auf die Nachbarschaft und in frühzeitiger Metastasierung zunächst auf dem Lymphweg. Es ist eigenartig, wie oft sich bei den Vulvamelanoblastomen die Angabe findet, daß in der näheren oder weiteren Umgebung der Neubildung zahlreiche oberflächliche, stecknadelkopf- bis erbsengroße, schwarze, ruß- oder schrotkornartige Flecken oder Knötchen, teils in die Haut oder Schleimhaut eingesprengt, teils diese überragend, angetroffen wurden (Terrillon, Haeckel, Kaposi — s. Abb. 248 —, Torggler Fall 2, O. Simon, Hertel, Hinselmann Fall 1, Versé, Schiller). So saß in Terrillons Fall ein haselnußgroßer Tumor an der Innenfläche der rechten kleinen Labie, auf die Klitoris übergreifend, und die Schleimhäute der übrigen Vulvapartien, der Vagina und sogar der Portio vaginalis waren mit dunkelbraunen Pigmentherden, welche normale Schleimhautstellen zwischen sich ließen, übersät. In Hinselmanns Fall saß das Melanoblastom in der rechten kleinen Labie, und das Labium minus sinistrum wies eine diffuse Blaufärbung auf. Bailly fand eine taubeneigroße Geschwulst an der linken Nymphe und schwarze Flecken in der Vagina, die sich langsam vergrößerten. Alle diese eigenartigen Befunde erklären sich teils durch Verschleppung der Geschwulstzellen in den oberflächlichen Lymphnetzen: „Lymphangitis melanotica", teils durch einen Implantationsvorgang auf die Schleimhautoberfläche. Dieser letztere ist durch die Abklatschcarcinome der Vulva (S. 542) und durch manche nahe dem Pharynx gelegene Oesophaguscarcinome, die dem Magen benachbarte Schleimhautstellen infizieren, als bewiesen anzusehen. Andere Male waren braune oder schwarze derbe Stränge bis in die Vagina, hinter die Symphyse oder einen Schambeinast zu verfolgen (Goth, Haeckel, Franke-Koll-Gebhard, Gräfenberg, Markus). Im Fall Markus zogen von der an der Commissura posterior sitzenden zweipfennigstückgroßen Neubildung zwei kleinfingerdicke knorpelharte Stränge bis ungefähr in die mittleren Partien der großen Labien und in Richtung zur Vagina, so daß eine Art Schmetterlingsfigur entstanden war. Diese Ausbreitungswege sind darin begründet, daß die Lymphe der Vulva, die physiologischerweise im allgemeinen zu den Leistendrüsen und nur zu einem ganz geringen Teil auch zu den paravaginalen Lymphgefäßen und den hypogastrischen Drüsen abfließt, nach Verstopfung der Inguinalbahnen durch Geschwulst- oder Lymphthromben vornehmlich auf letzterem Weg abgeführt wird. Auch von ventralen Teilen der Vulva nach dorsalen und von da weiter auf retrovaginalen Lymphbahnen scheint eine Verschleppung von Geschwulstmaterial stattfinden zu können, wie aus einem Fall von Goth zu schließen ist, in dem der mannsfaustgroße Primärtumor in der linken kleinen Labie saß und von da über das Praeputium clitoridis zur rechten kleinen Labie übergriff, während ein Ausläufer der Geschwulst an der hinteren Vaginalwand festzustellen war.

Die Leistendrüsen erkranken in der Regel zuerst auf der Seite des Neoplasmasitzes, zuweilen auch nur kontralateral („gekreuzt" Hinselmann) oder bilateral. Die Inguinaldrüsentumoren hatten die Größe einer Kinderfaust (Blümcke, Haeckel), eines Hühnereies (Kaposi), eines Gänseeies (Müller), einer Orange (Torggler Fall 1 und 2), einer Mannsfaust (Goth, O. Küstner, Rosenbaum). Der lymphatische Ausbreitungsweg ist genau derselbe wie der, den wir beim Carcinom der Vulva noch kennen lernen werden (S. 543) und der an die topographisch-anatomischen Verhältnisse des Lymphgefäßgebiets der äußeren Genitalien (S. 22) gebunden ist. Die Lymphgefäße, die zur Inguinalregion teils mehr lateral, teils mehr medial über den Mons pubis ziehen, sind beim malignen Melanom oft strotzen mit einer schwarzen Masse gefüllt, die aus pigmentzellenhaltiger Lymphe und ebensolchen Lymphthromben besteht, so daß sie durch die Haut durchschimmern können (Abb. 248), mit einer Krähenfeder (Battle) oder einem anatomischen Injektionspräparat verglichen wurden und, bei der Operation verletzt, einen tinten- oder tuscheschwarzen Brei auf das Operationsfeld ergießen. Dieser zeigt sich auch beim Durchschneiden der operativ entfernten schwarzbraunen Lymphdrüsenpakete. Ziemlich frühzeitig erkranken auch die hypogastrischen und iliakalen Lymphdrüsen, die 3. Etappe des Lymphdrüsengebiets der Vulva.

Die lymphatische Ausbreitung ist fast immer zuerst vorhanden, wie manchen anders lautenden Angaben entgegengehalten werden muß. Erst ihr folgt der Einbruch der Pigmenttumorzellen in die Blutbahn, die allgemeine Metastasierung oder Generalisierung, die freilich bei den Melanoblastomen meist frühzeitig auftritt. Sowohl Leistendrüsenmetastasen als auch Generalisation haben sich vor allem an einen unvollständigen operativen Eingriff angeschlossen, wie Probeexcision, Auslöffelung, Excision, die zu nahe an den Tumorgrenzen geschah, Beschränkung der Operation auf die Vulva ohne Entfernung der unilateralen oder bilateralen Leistendrüsen. Die Generalisation geschieht etwa ebenso wie die der Tuberkelbacillen. Das eine Mal kommt eine akute allgemeine Melanose mit braunschwarzen Metastasen in fast allen inneren Organen (Ribbert), das andere Mal eine akute allgemeine Miliartuberkulose zustande. Doch ist sehr eigenartig, daß diese Pigmentzellenüberschwemmung der Blutbahn in sehr seltenen Fällen nicht die Beschleunigung des letalen Ausgangs, sondern eine „Heilung", wenn vielleicht auch nur eine vorübergehende, zur Folge hat. Eine solche benigne Melanosis, die von Treuherz als „Clark-Steward-Typus" derselben bezeichnet worden ist, hat man beim Vulvamelanoblastom freilich noch nicht beobachtet. Clark-Steward hatten bei der operativen Entfernung eines melanotischen Parovarialtumors (er wird wohl aus akzessorischem intraligamentärem Ovarialgewebe hervorgegangen sein) eine peritoneale Dissemination unzähliger schwarzer Geschwülstchen festgestellt. Postoperativ schwollen bei der 34jährigen Frau beide Brüste an und sonderten tintenschwarze Flüssigkeit ab, während gleichzeitig Melanurie auftrat. Diese Erscheinungen wiederholten sich zwei Jahre später in einem Wochenbett. Dann folgte Genesung.

Die Dissemination der Pigmenttumorzellen der Vulvaneoplasmen ist vor allem in Leber, Lungen, Perikard, Milz, Nieren, Nebennieren, Gehirn, Pons, Dura mater und Rückenmark beobachtet worden und soll nach Kotzareff besonders in Organen mesodermalen Ursprungs auftreten. Die allgemeine pathologisch-anatomische Erfahrung, daß Metastasen bei kleinen Primärtumoren sehr zahlreich, bei großen spärlicher zu sein pflegen, scheint auch für die Melanoblastome zuzutreffen. Tochterknoten im Gehirn oder seinen Häuten haben Cruveilhier, Prescott Hewett, Behrend-Müller, Taylor, Gebhard, Kotzareff, Sahler gesehen. Über besonders ausgedehnte Metastasen in den inneren Organen wurde in mehreren Fällen berichtet. Dabei ist eigenartig, aber von den Melanomen aller Körpergegenden her bekannt, daß die Metastasen verschiedenartig: nicht nur schwarz oder braun, sondern nur weiß oder grauweiß gefärbt oder weiß und braun gesprengelt sein können.

Behrend-C. J. Müller: Metastasen in Gehirn, Lunge, Perikard, Leber, Milz, Nieren, Excavatio recto-uterina, Harnblase, Lig. rotundum, Magendarmkanal, Schilddrüse, Nebennieren. — Terrillon: Metastasen auf der vorderen Wand der Harnröhrenmündung, in der rechten Subclaviculargrube, am Rücken, in der Leber und Milz, den retroperitonealen und mediastinalen Lymphdrüsen und in der ganzen Haut. — Haeckel: Hochgradige Kachexie, Ödem der unteren Extremitäten, Ascites und Metastasen in sämtlichen Bauchorganen, besonders der Leber. — Battle: Metastasen in der ganzen Haut, in Knochen und Eingeweiden einschließlich den Ovarien. — Franke-Koll-Gebhard: Metastasen in allen Organen, besonders im Becken und in der V. cava inferior. — Im Fall Jahn war bei einer an puerperaler Sepsis zugrunde gegangenen Wöchnerin neben einem großen rechtsseitigen parametranen Absceß eine ausgedehnte Melanosarkomatose im Becken, in den beiden Mammae, den Lungen, der Schilddrüse, den retroperitonealen Drüsen, dem Dickdarm und Magen vorhanden; in diesem waren durch Erosion der die schwarzen Geschwulstknoten bedeckenden Schleimhaut Geschwüre entstanden. Die Lebermetastasen erschienen ganz oder nahezu pigmentlos. Versé (Fall 1 Littauer) hat in der Bauchhöhle 4 l bräunlich gefärbter Ascitesflüssigkeit und teils tiefschwarze, teils unpigmentierte metastatische Knoten, vornehmlich in der Leber, aber auch an vielen anderen Stellen gefunden: Linkes Ovarium, rechte Nebenniere, Magen, Pankreas, Mesenterium, Lungen, subepikardiales Fettgewebe, Gehirn, Rückenmuskulatur, Lendenwirbel, Haut. — Sahler: Metastasen im Gehirn, linker Lunge, Pleura, Zwerchfell, Herz, Peritoneum parietale und viscerale, Omentum majus, Mesenterium, Ovarien, Uterus, Brustwirbelsäule. — Metastasen in den

Ovarien sahen auch Battle, Horn. — Zahllose Hautmetastasen in der Gegend der Schläfe, Schulter, Brust, Rücken, in Schilddrüse, Mammae beobachtete Offergeld; ganz eigenartig war in diesem Fall, daß die Knoten spontan und oft vollständig verschwanden, um wenige Tage später in der Nachbarschaft in vermehrter Zahl aufzutreten, so daß man versucht sein könnte, von einer Melanosis maligna migrans zu sprechen. Dieser Fall ist weiter dadurch bemerkenswert, daß auch die Retina (ob primär?) einen Tumor aufwies, die sonst in keinem einzigen Fall von Vulvamelanom erkrankt war.

Nach dem, was bisher gesagt wurde, können wir zu der Frage Stellung nehmen, ob das Melanoblastom der Vulva als Carcinom oder Sarkom aufzufassen ist. Im Sinne des Carcinoms spricht folgendes: die sehr häufige Bevorzugung des höheren Alters; die Ausbreitung auf die Lymphbahnen und Lymphdrüsen, die dem Carcinom und nicht dem Sarkom eigen ist; der Befund von Zell- und Detritusbrei in beiden, der sich rein morphologisch von dem des Carcinoms nur dadurch unterscheidet, daß es bei diesem milchig-breiig, beim Melanoblastom tusche- oder tintenschwarz ist; die übrige Ausbreitungsart auf die nächste Nachbarschaft in Form kleinster Geschwulstknötchen der Haut und Schleimhaut, die teils auf dem Weg der Lymphspalten, teils durch Inokulation zustandekommt; der so häufig gefundene alveoläre Aufbau des primären Tumors und der Metastasen — mochten diese letzteren pigmentiert oder unpigmentiert gewesen sein —; die sich häufenden Nachweise der Entstehung eines malignen Melanoms aus einem Naevus, dem doch wohl eine epitheliale Entstehung zuzuerkennen ist; endlich der von Neuwirth mitgeteilte Fall, in welchem der maligne Pigmenttumor bei einer Lupuskranken wahrscheinlich auf dem Boden eines Lupus vulvae entstanden war, von dem man weiß, daß er nur zum Carcinom, nicht zum Sarkom in Beziehung steht. Andererseits muß betont werden, daß es zahlreiche histologische Beschreibungen von Vulvamelanoblastomen gibt, aus denen nur das Vorhandensein des Spindelzellen- oder Rundzellencharakters eines Sarkoms, nicht aber der groß- oder kleinzellige alveoläre Aufbau eines Carcinoms hervorgeht (Haeckel, Behrend, v. Langsdorff, Wiener, Torggler, Rosenbaum, Jahn, Neuwirth, Markus, Hinselmanns 1. Fall, Versé in Littauers 1. Fall), und daß in einer dritten Gruppe sarkomatöse und carcinomatöse Bilder gemischt vorkamen. So spricht auch die Sichtung der malignen Vulvamelanome dafür, daß man neben den weitaus am häufigsten vorkommenden melanoblastischen Carcinomen auch Sarkome und Carcinosarkome anerkennen muß.

Die Diagnose der Pigmentgeschwülste bereitet im allgemeinen keine Schwierigkeiten, wenn man ihre charakteristische braune oder schwarze Farbe, die nur ganz ausnahmsweise einmal fehlt (Fall Sahler), berücksichtigt. Die Geschwulstform möglichst frühzeitig zu erkennen, ist von größter Wichtigkeit, damit die Kranken so schnell wie möglich zur richtigen klinisch-operativen Behandlung gelangen. Eine schwarze kleine Geschwulst, die anamnestisch als ein braunroter oder braunschwarzer Fleck begonnen, dann sich zu einem Knoten vergrößert hatte, kann infolge des Wachstums innerhalb verhältnismäßig kurzer Zeit kaum etwas anderes als ein Melanoblastom sein. Denn gewöhnliche Warzen pflegen sich in etwas schnellem Tempo nur in der Schwangerschaft zu vergrößern. Die melanotische Neubildung zeigt bei Berührung und bei Druck keine Schmerzempfindlichkeit, wohl aber eine ausgesprochene Neigung zu Blutungen. Das Chrobaksche Symptom, das man besonders vom Portiocarcinom her kennt: das Einfallen einer mit leichtem Druck aufgesetzten Sonde in den Tumor, muß beim Melanoblastom vorhanden sein. Doch möchte ich gerade bei den weichen und so malignen Melanoblastomen anempfehlen, eine mechanische

Reizung und Quetschung des Gewebes nach Möglichkeit zu unterlassen, nur eine ganz kleine Probeexcision zum Zwecke der mikroskopischen Untersuchung mit dem Messer vorzunehmen, die wunde Stelle sofort mit dem Paquelin zu verschorfen und Ätzungen unbedingt zu vermeiden. Denn die Literatur über Melanoblastome im allgemeinen und die kritische Durchsicht derjenigen der Vulva zeigt, wie leicht durch eine Probeexcision oder eine unvollständige Entfernung der Geschwulst die Propagation und Dissemination der Tumorzellen begünstigt werden kann. Diesbezüglich erinnere ich zugleich an den vorhin mitgeteilten Fall von Treuherz. Die Untersuchung hat sich selbstverständlich auch auf die Besichtigung der Vagina, die digitale Austastung des Beckens und seiner Organe und die genaueste Suche nach Metastasen (Röntgendurchleuchtung der Brust- und Bauchhöhle) zu erstrecken. Nur ein einziges Mal (Goth) zeigte sich der Scheideneingang durch einen gelappten, mannsfaustgroßen Tumor so stark eingeengt, daß die Speculumuntersuchung nicht möglich war. Mit der genauen Lokalisierung der Gehirn- und Rückenmarksmetastasen aus dem klinischen Bild hat sich Kotzareff beschäftigt. Mit zur Diagnose verwertbar sind, jedoch nur in fortgeschrittenen Fällen, die Melanurie, der Melaningehalt des Blutserums und der Leukocyten (Melanämie) und die ganz ausnahmsweise einmal beobachtete Schwarzfärbung der Milch. Der Harn führt das Pigment entweder als Melanin oder als farblose Vorstufe, als Melanogen. Im ersteren Fall wird der Urin gleich braun entleert, im letzteren Fall dunkelt er beim Stehen an der Luft durch Oxydation zu einer braunen oder tintenschwarzen Flüssigkeit nach. Auf Melanurie scheint selten untersucht worden zu sein; öfters und sogar in vorgeschrittenen Fällen mit allgemeiner Melanose, wie in Offergelds Beobachtung von genereller Haut- und Organmelanose, wurde sie vermißt. Auch mikroskopisch und chemisch ist das Melanin im Urin feststellbar (Eiseltsche Melaninreaktion), was in dem Nachweis Eberths von Pigmenttumorzellen in den Harnkanälchen der Nieren Begründung findet. Differentialdiagnostisch kommen in Frage: ein gewöhnlicher Pigmentnaevus oder eine Pigmentwarze, ein hämorrhagisches Sarkom, eine Chorionepitheliom- oder Hypernephrommetastase (S. 567—571), eine Esthiomène (S. 398), wenn sie mit Haut- und Schleimhautpigmentation verbunden ist — die Ähnlichkeit wurde in Forneros Fall betont —, endlich, bei Entwicklung des Melanoblastoms am Orificium der Urethra, ein hämorrhagisch infarzierter Schleimhautprolaps derselben (Sänger). Bei ulcerierten Melanoblastomen könnte vielleicht einmal ein ähnliches Bild entstehen, wie wir es bei verschiedenen Ulcerationen kennen gelernt haben. Die richtige Diagnose wird aber durch die braunschwarze Färbung und die auffallende Weichheit der Geschwürsränder und -basis leicht gestellt werden können. Erstere kann freilich, wie wir sahen, anfangs auch einmal fehlen und erst mikroskopisch oder in dem lokalen Rezidiv nachweisbar sein (J. Koerner).

Die Prognose der Vulvamelanoblastome ist nach allem außerordentlich schlecht. Ganz allgemein wird das Melanoblastom in seinen verschiedenen Lokalisationen am Körper als eine fast immer zum Tode führende Krankheit aufgefaßt (Eiselt, Dieterich). Wenn Eiselt 1861 sagte: „Der Pigmenttumor ist eine absolut tödliche Krankheit. Ist einmal die Diagnose gestellt, so ist damit die schreckliche und unabwendbare Notwendigkeit des Todes ausgesprochen", so gilt dieser Ausspruch für das Vulvamelanoblastom beinahe noch heute. Er findet seine Erklärung im wesentlichen durch die bisher beliebte Art der Behandlung, die vom modernen operativen Standpunkt aus sehr zu beanstanden ist.

Merkwürdig ist bei den Melanoblastomen der Vulva, wie bei denen anderer Organe, die Rezidivierung noch nach einer sehr langen Reihe von Jahren, zu einer Zeit, da man die Patientin durch die Operation längst geheilt glaubte. Insofern besteht eine Ähnlichkeit mit den Chorionepitheliomen im allgemeinen und mit den Carcinomen der Vulva im besonderen. Lubarsch hat Fälle von Melanoblastomen — nicht solche der Vulva — seziert, in denen erst 7, 8 und 13 Jahre nach der Operation Rezidive aufgetreten waren. In dem von Versé untersuchten Fall Littauers von Vulvamelanoblastom stellte sich das Rezidiv erst 8 Jahre nach der ersten Operation ein. S. Fischer sah ein Drüsenrezidiv bei einer 74 jährigen Frau sogar 20 Jahre nach der Exstirpation eines Vulvamelanoblastoms; sie blieb nach der Entfernung der erkrankten Drüsen noch 12 Jahre lang gesund am Leben.

Therapie: Bei dem sehr malignen Wachstum und der großen Neigung zur Metastasierung ist möglichst frühzeitige und richtige Behandlung erforderlich. Sie kann nur operativ geschehen. Die bloße Abbindung oder die bloße Abtragung des Tumors mit Schere, Messer, galvanokaustischer Schlinge oder Thermokauter muß heute als antiquiert und unstatthaft zurückgewiesen werden. Auch die kombinierte Radium- und Röntgenbestrahlung, Radium am Primärtumor der Vulva, Röntgen bei den Leistendrüsenmetastasen, hat bisher im günstigsten Fall Besserungen, aber noch niemals längere Heilungen, geschweige denn Dauerresultate erzielt. Die Ergebnisse der Melanosarkombestrahlung an allen Körpergegenden scheinen bisher immer negativ gewesen zu sein. Entsprechend der Auffassung der Tumoren als Melanocarcinome oder Melanocarcinosarkome müßte freilich die Röntgencarcinomdosis und nicht die -sarkomdosis verabreicht werden. Was das operative Vorgehen anbelangt, so wurde in der Regel so vorgegangen, daß man erst das Melanom, bei einer zweiten Operation, die sich meist schon nach wenigen Monaten durch ein lokales Rezidiv notwendig machte, dieses möglichst weit im gesunden Gewebe exstirpierte, dann in einer dritten Sitzung einen Teil der Vulva und Monate später die indessen entstandenen Leistendrüsenpakete einer Seite, manchmal wiederholt (Littauer), entfernte. Es gibt nur den Fall Markus, in dem trotz Beschränkung der Exstirpation auf den von der hinteren Commissur ausgegangenen Primärtumor eine Dauerheilung ohne Drüsenexstirpation zu verzeichnen ist; diese bei der Operation im November 1910 20 jährige Frau erfreut sich laut den Nachforschungen, die ich Asch-Breslau, dem Operateur, verdanke, noch heute, nach 18 Jahren, voller Gesundheit. Da aber das Melanom hier einem frühen Stadium entsprach, halte ich gleichwohl die primäre Exstirpation der oberflächlichen und tiefen Leistendrüsen beider Seiten für grundsätzlich angebracht. Die einseitige Leistendrüsenexstirpation wurde in den Fällen Horn, Zimmermann, Müller, Franke-Koll, Simon, Hertel, P. Meyer vorgenommen; stets folgte ihr ein baldiges Rezidiv. In dem Sinne, daß gleichzeitig mit der Exstirpation des Vulvatumors auch die bilateralen Leisten primär sorgfältig von Lymphdrüsen ausgeräumt wurden, sind nur 6 Operateure vorgegangen: Aug. Martin in C. J. Müllers Fall (1881), der Chirurg Braun (Jena) in Haeckels Fall (1888), Siegfried Fischer (1889), v. Langsdorff (1890), Werth in Rosenbaum-Holzapfels Fall (1901) und Leopold in dem von E. Vogt (1913) veröffentlichten Fall. Welches sind die Ergebnisse? Bei der Kranken von Martin-Müller bestand Rezidivfreiheit nach 8 Jahren. Braun hat die ganze Vulva samt den beiderseitigen melanotischen Leistendrüsen entfernt; doch mußte die Operation unvollständig bleiben, da eine zum Schluß derselben in der Tiefe des linken Schenkelkanals noch gesichtete schwarz verfärbte Lymphdrüse eine genauere Untersuchung veranlaßte, bei welcher sich die ganze Drüsenkette bis tief in das Becken hinein, also der Komplex hypogastrischer und iliakaler Drüsen, erkrankt zeigte. Fischer beobachtete bald nach Abbinden eines schwarzen Gewächses am Damm eine zweifaustgroße Geschwulst in der Leistengegend; bei der radikalen Drüsenausräumung wurde auch ein Teil der Bauchmuskulatur mit entfernt; Heilung noch nach 12 Jahren. In v. Langdorffs Fall ist über das weitere Schicksal nichts bekannt. Die von Werth operierte Kranke ging bald an Lebermetastasen zugrunde. Leopold hat bei einer 70jährigen Frau in Äthertropfnarkose die ganze Vulva mit einem Teil der Urethra, den beiderseitigen Lymphgefäßgebieten und den oberflächlichen und tiefen Leistenlymphdrüsen entfernt. Die Greisin starb nach glatter Wundheilung und ohne Zeichen eines Rezidivs 3 Monate später in ihrer Heimat angeblich an Altersschwäche, ohne daß eine Sektion vorgenommen werden konnte. Mitsamt der Vulva und den oberflächlichen und tiefen Leistendrüsen sind die Lgl. iliacae und hypogastricae, die dritte Drüsenetappe, die mehrmals bei der Operation oder Sektion melanotisch gefunden wurde (Haeckel - Braun, Terrillon u. a.), bisher nur ein einziges Mal operativ entfernt worden: In dem von P. Meyer-Straßmann mitgeteilten Fall ist ein namhafter Berliner Chirurg, dessen Name nicht angegeben wurde, dreimal möglichst radikal vorgegangen, zuletzt unter Wegnahme der inguinalen und retroperitoneal erreichbaren Drüsen. Da die Kranke dieses Falles, bei der anfänglich nur ein ganz kleines Melanoblastom der linken großen Schamlippe bestand, noch nach 9 Jahren völlig gesund war, darf er als Dauerheilung registriert werden. Gerade diese Beobachtung erweist gleich den beiden von Martin-Müller und Fischer von der positiven, die überwiegende Mehrzahl der anderen Fälle von der negativen Seite aus die unbedingte Notwendigkeit eines möglichst frühzeitigen radikalen oder radikalsten Vorgehens, und das selbst in Fällen, in denen der Tumor noch klein ist, etwa Haselnußgröße aufweist. Unter „radikaler" Operation verstehe ich die Exstirpation des ganzen äußeren Genitalapparats samt Vulvatumor mit Ausräumung aller oberflächlichen und tiefen Leisten- und Schenkeldrüsen in der Kontinuität auf beiden Seiten, so daß die entfernten Gewebsmassen ungefähr Schmetterlingsform darstellen. Als „radikalste" Operation bezeichne ich die Wegnahme aller Lgl. inguinales superficiales und profundae, iliacae externae, obturatoriae und hypogastricae gleichzeitig und in anatomischer Einheit mit den ausgedehnten Gewebsmassen der Vulva, etwa nach der Methode, die ich 1918 veröffentlicht habe und im Kapitel Vulvacarcinom besprechen werde (S. 554). Dieses ultraradikale Vorgehen halte ich für noch nicht nötig, wenn der Primärtumor der Vulva ganz klein ist und noch kein Verdacht auf metastatische Erkrankung der Leistendrüsen besteht, denn in solchen Fällen genügt die Exstirpation der ganzen Vulva und die restlose Ausräumung der beiden Leistendrüsenregionen; es ist dann nicht mehr nötig, wenn schon ausgedehnte, als blau- oder braunschwarze Stränge erscheinende Metastasen in der Richtung zu der Vagina, dem paravaginalen Gewebe und den Leisten gesichtet oder getastet sind. Hier verbietet sich eine Operation und bleibt nur kombinierte Röntgentiefen- und Radiumbestrahlung, vielleicht mehr als palliatives, denn als kuratives Heilverfahren übrig. Ist schon eine ausgedehnte Metastasierung oder Generalisation eingetreten, so läßt sich nach dem heutigen Stand der

Wissenschaft von keiner Art der Behandlung, wie immer sie gestaltet werden mag, eine Rückbildung der Geschwülste, geschweige denn eine Heilung erhoffen. Dann sind, wie bei jeder weit fortgeschrittenen malignen Neubildung, nur symptomatische Mittel zur Linderung der Schmerzen und zur Einschränkung der Blutung und Jauchung anzuwenden. Die von Coley und Haguet bei inoperablen und unvollständig operierten Melanosarkomen empfohlenen Impfungen mit einem Gemisch von Erysipelstreptokokken- und Prodigiosusbacillentoxinen, die auf der gänzlich abwegigen Auffassung der Genese der Tumoren seitens dieser Autoren als infektiöse Granulome beruhen, seien nur der Vollständigkeit wegen erwähnt.

6. Carcinoma vulvae.

Häufigkeit. Das Vulvacarcinom wurde früher als sehr selten angesehen (L. Mayer, Karl Schroeder, Hildebrandt, J. Veit, Hannes, Boyer, Fileux, Henkel, v. Jaschke u. a.), was der Seltenheit der kasuistischen Mitteilungen in damaliger Zeit entspricht. In den letzten drei Jahrzehnten ist es zweifellos viel häufiger beobachtet und beschrieben worden. Und so versteht sich, daß schon Schwarz, Schottländer, O. Frankl, Labhardt, denen ich mich anschließen muß, das Vulvacarcinom nicht als besondere Rarität bezeichnet haben. Nach Graham machen die Vulvacarcinome 1%, nach Gurlt 1,08%, nach Hecht 1,84%, nach Pissemsky 1,7%, nach R. Williams 2,32%, nach L. Mayer 3%, nach Schottländer 2,12—4%, nach Savaré 4%, nach Gönner 5%, nach Dittrick 5,6% aller Carcinome des weiblichen Genitalapparats aus. Über das Verhältnis des Vulvacarcinoms zum Carcinom von Cervix und Corpus uteri finden sich folgende Angaben: Gurlt (1880) 1:48, Schwarz (1893) 1:38, R. Virchow und Burghele (1902) 1:35—40, Dittrick (1906) 1:13, Flater (1911) 1:27, Schottländer (1913) 1:20,1, Oskar Frankl (1915) 1:29, Mattmüller-Labhardt (1922) 1:26,7, Brady (1923) 1:40. Nach Jacoby (1904) und nach Mattmüller-Labhardt (1922), die sich auf ein Material von 355 bzw. 620 Genitalcarcinomen stützen, waren die einzelnen Teile des Geschlechtsapparats mit folgenden Prozentzahlen beteiligt:

	Jacoby	Mattmüller-Labhardt
Tuben	—	0,3%
Vagina	2,8%	2,8%
Vulva	1,4%	3,2%
Ovarien	6,5%	7,5%
Corpus uteri	} 89,3%	15,0%
Collum uteri		71,2%

Daraus ergibt sich, daß die Tuben am seltensten carcinomatös entarten und daß die Vagina ungefähr ebenso oft wie die Vulva erkrankt. Das Vulvacarcinom steht also unter den Carcinomen des weiblichen Genitalapparats an zweiter oder dritter Stelle.

Alter. Vom Vulvacarcinom werden meistens alte Frauen im 6. und 7. Lebensjahrzehnt [Grünbaum (1906), Rupprecht (1912), Winkelmann (1912)] befallen. Labhardt hat das Durchschnittsalter der ersten Symptome auf Grund seines Materials mit 57,7 Jahren berechnet. Nach Eberhardt, Björkqvist, E. Kehrer, Teller, West, Dittrick, Winkelmann liegt die bevorzugte Zeit zwischen dem 60. und 70. Lebensjahr. Nach Zusammenstellungen von Schwarz, Goldschmidt, Teller, Ossing, Roth-

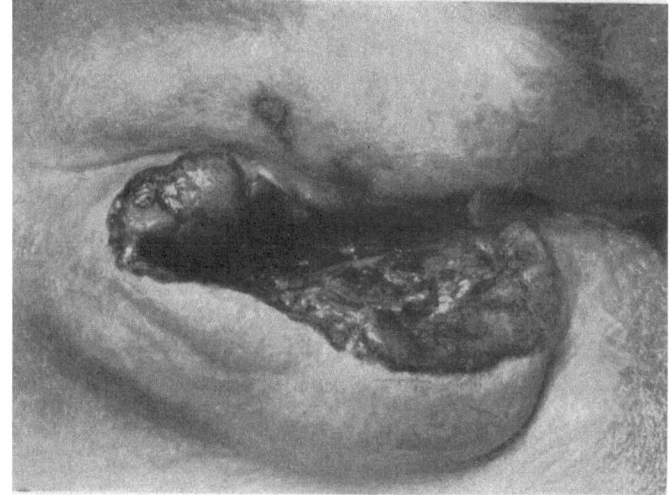

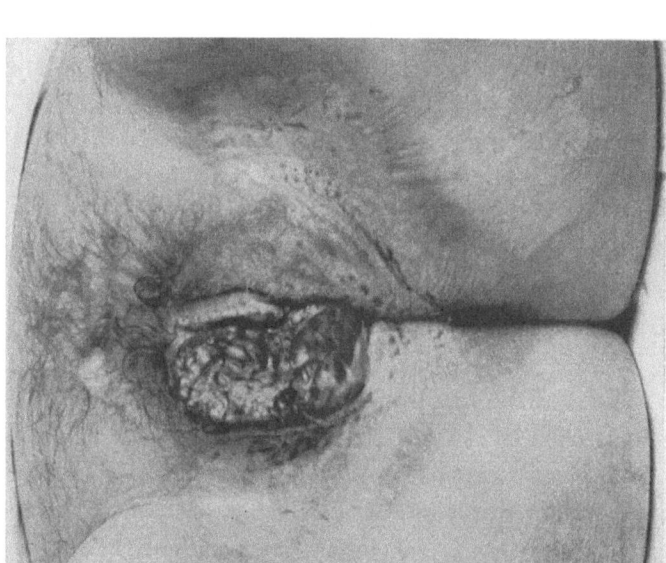

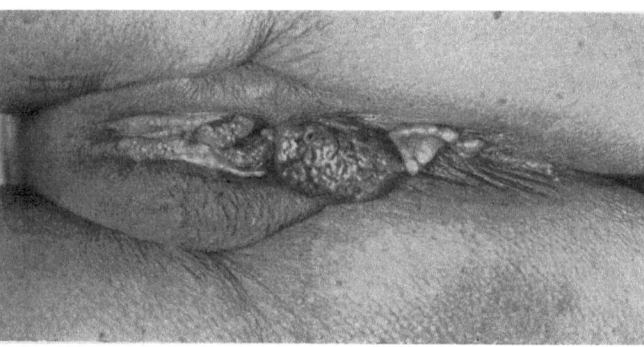

Abb. 249.

Abb. 250.

Abb. 251.

Abb. 249. Carcinom der hinteren Abschnitte der beiden kleinen Labien und ihres Frenulums bei elephantiastischer Verdickung der ganzen Vulva. (Photographische Aufnahme infolge der starken Beckenneigung bei stark erhobenen Beinen.)

Abb. 250. Ulceriertes Carcinom des Labium majus dextrum.

Abb. 251. Großes ulceriertes Carcinom der rechten großen und kleinen Labie sowie der Klitoris.

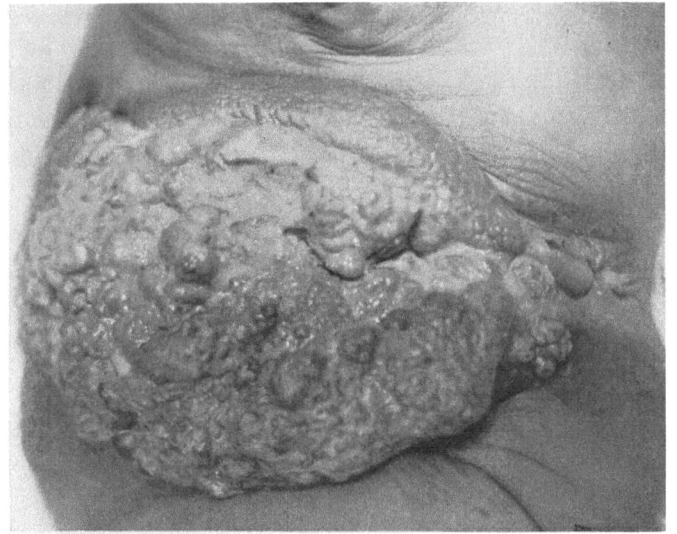

Abb. 254.

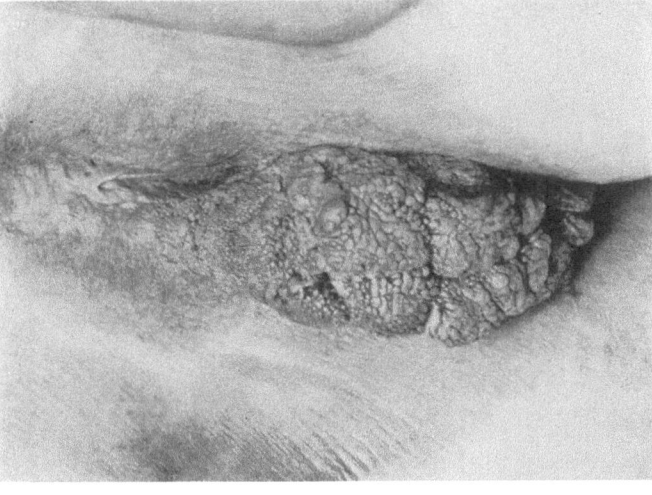

Abb. 253.

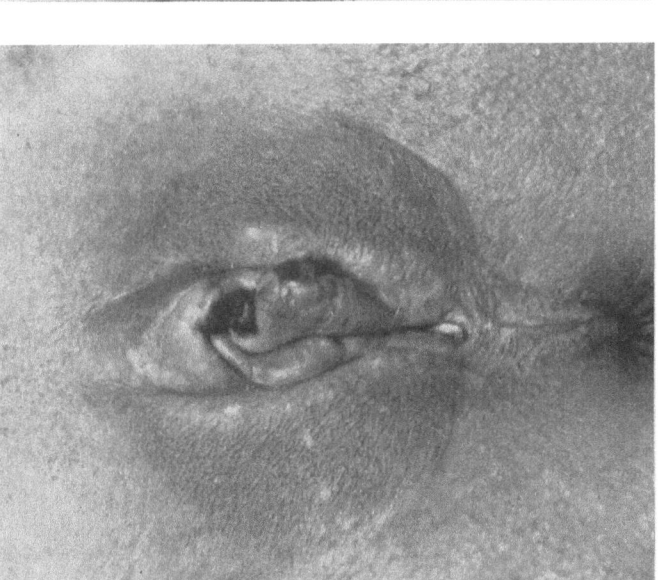

Abb. 252.

Abb. 252. 2 Ulcera carcinomatosa der linken kleinen Labie, die wie mit dem Locheisen ausgestanzt erscheinen. Derbe Infiltration der linken Nymphe und der ganzen Klitoris. Äußeres Genitale senil-atrophisch, zugleich aber fettreich. Innenflächen der kleinen Labien und Klitorisgegend von weißem trockenem Aussehen (Leukoplakie). In beiden Leistengegenden zahlreiche haselnußgroße, mit der unterliegenden Fascie fest verwachsene Tumoren. Der Fall ist bemerkenswert, weil in ihm trotz scheinbar nicht weit fortgeschrittenem Carcinom der linken Nymphe und der Klitoris bereits ausgedehnte Drüsenmetastasen auf beiden Seiten nebst hochgradiger Kachexie vorhanden waren. Das primäre Vulvacarcinom und die Leistendrüsenmetastasen sind von intensiver Röntgenbestrahlung fast völlig unbeeinflußt geblieben.

Abb. 253. Papilläres Carcinom der Vulva und des Dammes, an einen Konglomerattumor bei Condylomata accuminata erinnernd.
(Der Fall ist von mir 1911 in der Berner Frauenklinik operiert worden.)

Abb. 254. Außergewöhnlich großes papilläres schnell wachsendes Vulvacarcinom, vornehmlich von dem rechten Labium majus ausgehend.

schild betragen die Frequenzzahlen im 20.—30. Jahr 2,9%, im 4. Jahrzehnt 8,4%, im 5. 17,9%, im 6. 26,5%, im 7. 32,3%, im 8. und 9. zusammen 11,6%. Björkqvist fand speziell beim Klitoriscarcinom 19% im 5., 22% im 6. und 38% im 7. Jahrzehnt. Giesecke (Klinik Stoeckel-Kiel) fand auf Grund von 44 Fällen einen Prozentsatz von 56,8 im 7. und 25 im 8. Jahrzehnt. Das Altersoptimum ist also höher als beim Uteruscarcinom.

Einige Male ist das Vulvacarcinom vor dem 40. Jahr, ja sogar im jugendlichen Alter beobachtet worden, so mit 14 Jahren 11 Monaten von Kinoshita (1907), mit 15 Jahren

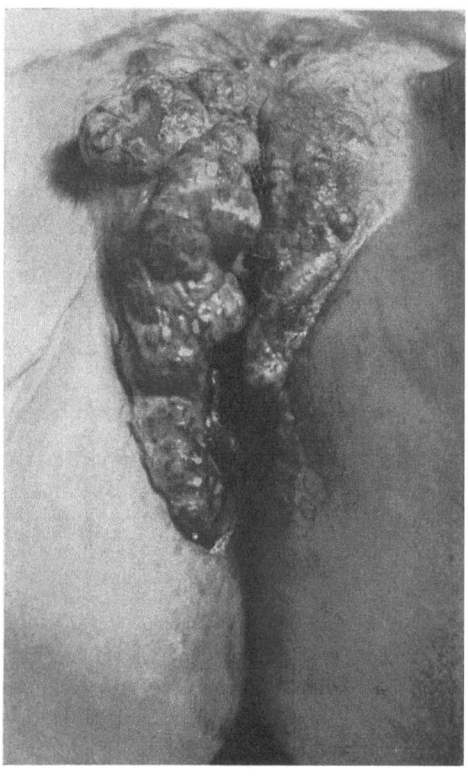 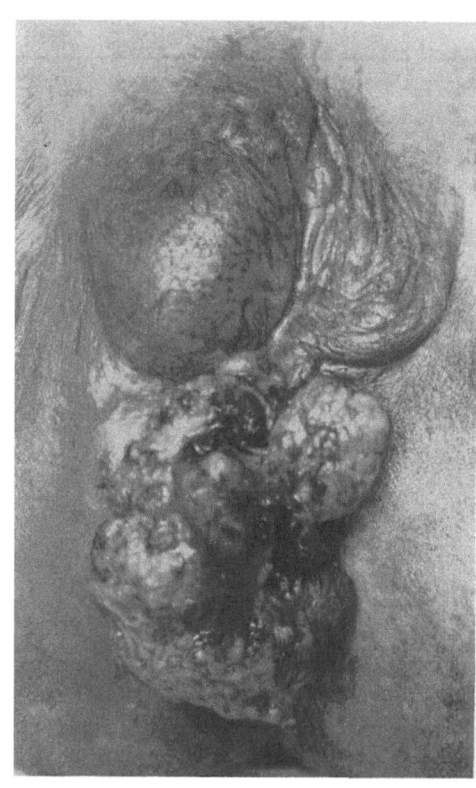

Abb. 255.   Abb. 256.

Abb. 255. Primäres grobknolliges Plattenepithelcarcinom der Vulva, ausgehend von der rechten großen Labie. Fortschreiten in der Fläche und Tiefe. Völlige Zerstörung des Dammes, des Sphincter ani, des Septum recto-vaginale und der vorderen unteren Rectumwand.

Abb. 256. Adenocarcinom der ektropionierten Rectumschleimhaut, von der Anal- und Circumanalgegend auf den ganzen Damm und den hinteren Teil der rechten großen Labie fortgeschritten (zum Vergleich mit dem vorigen Bild). Der grobknollige Tumor war kleinfaustgroß und bestand aus einer größeren rechtsseitigen, tief ulcerierten und einer kleineren linksseitigen Masse. Seine Umgebung bis zum Steißbein und den beiden Glutäen ausgedehnt derb infiltriert, gerötet und schmerzhaft (Phlegmone). Schwellung der rechten großen Labie, zum größeren Teil durch ein derbes entzündliches Ödem gebildet. Laut Exploration per vaginam Fortschreiten des Tumors im Septum recto-vaginale längs der ganzen hinteren Scheidenwand bis in eine Tiefe von 6—7 cm. Hochgradige Kachexie. Entlassung der Kranken wegen Aussichtslosigkeit jeder Operation oder Bestrahlung.

von Scipiades (1911), mit 16 Jahren von Mertz, mit 18 Jahren von Fritsch, O. Küstner, Lambert (1905), mit 20 Jahren von Arnott (1872), Albert (1912), Ossing (1913), Rob. Müller (1917), mit 21 Jahren von Engström-Björkqvist (1903), mit 23 bis 26 Jahren von Townsend (1891), Lutzenberger (1894), Perruchet (1904), Berecz (1912), Rob. Müller (1917), Hugo Müller (1921), Fohr (1921) in zwei Fällen. Mit

27—29 Jahren wurde es beobachtet von Dubar (1890), Leeck (1894), J. L. Faure (1910), Rupprecht (1912), Ackermann (1918). In fast allen diesen Fällen zeichneten sich die Vulvacarcinome durch besonders schnelles Wachstum, frühzeitige und ausgedehnte Lymphdrüsenerkrankungen und einen frühen ungünstigen Ausgang aus, und in ungefähr der Hälfte dieser Fälle war die Klitoris carcinomatös, so daß diese im jugendlichen Alter als Prädilektionssitz zu bezeichnen ist. Auch bei einem kleinen Kind ist ein Vulvacarcinom, und zwar ein solches der Klitoris, von Krysiewicz (1906) bei einem 4jährigen Mädchen beschrieben worden.

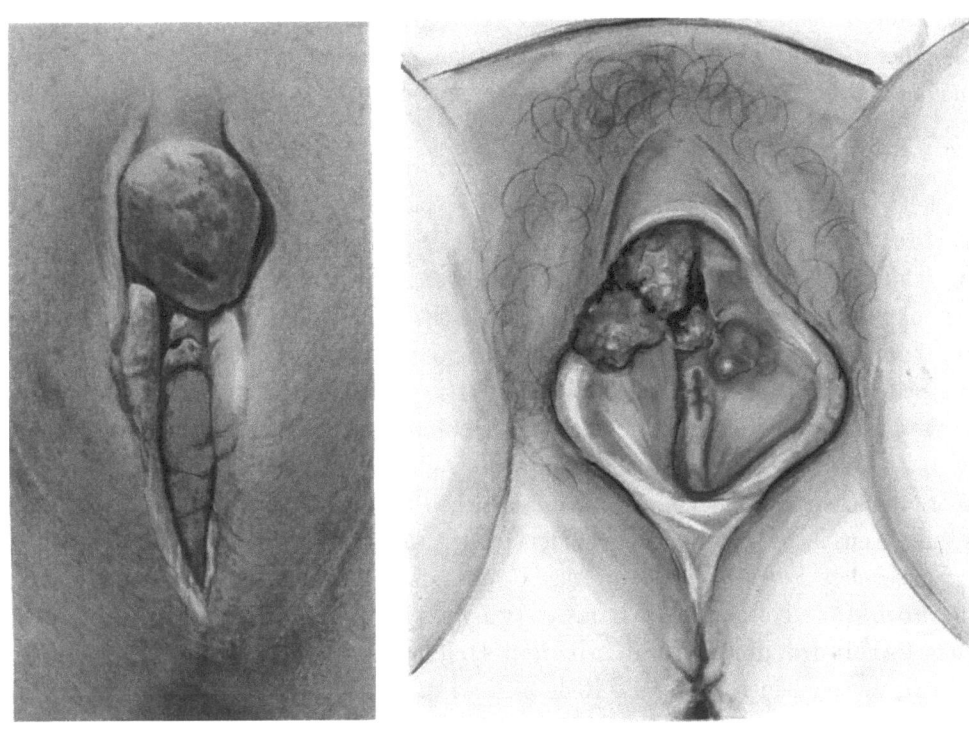

Abb. 257. Abb. 258.
Abb. 257. Primäres Klitoriscarcinom. Circumscripter, oberflächlich ulcerierter Tumor von Walnußgröße. Eitriger Belag am vorderen Rand. Derb-ödematöse Infiltration des Torus clitoridis. Beiderseitige Leistendrüsenmetastasen.
Abb. 258. Primäres papilläres Klitoriscarcinom, einen tiefen Krater zwischen der nach hinten verdrängten Harnröhre und dem derb infiltrierten, stark verbreiterten Torus clitoridis bildend. Zwei Abklatschcarcinome an den korrespondierenden Innenflächen der kleinen Labien.

Makroskopischer Befund. Das primäre Vulvacarcinom beginnt, wie einige wenige Male in Frühstadien beobachtet worden ist, im allgemeinen als ein glatter, glanzloser Knoten, von dem noch nicht zu sagen ist, in welcher der nun zu besprechenden verschiedenen Formen er weiter wachsen wird:

1. Primär circumscripter, solider Tumor von rundlicher Form, Walnuß- bis Hühnereigröße und ziemlich derber Konsistenz (Abb. 249, 250, 251 und 257). Später kommt es zur Erosion, dann Ulceration mit großer Neigung zu oberflächlichem Zerfall und Druckschmerzhaftigkeit, schließlich zur Bildung eines Kraters mit höckrigem knolligem, mißfarbigem Grund.

2. Primär ulceröse Form (Abb. 252). Das Ulcus unterscheidet sich anfangs in

nichts von einer gewöhnlichen Excoriation, wie sie etwa durch Durchscheuern zustandekommt (P. Petit). Später ist es durch seine Härte, einen scharfen, aber unregelmäßig gestalteten, wallartig aufgeworfenen, oft pilzförmig überhängenden Rand, höckrigen, mißfarbigen Grund und derb-ödematöse Umgebung charakterisiert.

3. Die infiltrierende und knotig-infiltrierende Form des Carcinoms ist selten. Sie wurde von L. Fraenkel, O. Frankl, Labhardt [Taf. XXI, Fig. 3 in Halban-Seitz Bd. 3], E. Kehrer (Abb. 255) u. a. gesehen. Man findet eine diffuse, starre Infiltration eines höckrig und knollig, vorwiegend in der Fläche unter der Haut und Schleimhaut sich ausbreitenden, höchstens gänseeigroßen Carcinoms, das später in ein ausgedehntes Ulcus mit aufgeworfenen, derben dunkelvioletten Rändern übergeht. In manchen Fällen derart war die Haut auf weite Strecken unterminiert, und es sprangen auf Druck „aus der Mitte Knöpfe wie Comedonen heraus" (R. Schaeffer, Rupprecht, E. Kehrer).

4. Papilläres oder Blumenkohlcarcinom. Man kann hier drei Arten unterscheiden: ein primäres Blumenkohlcarcinom s. papilläres Carcinom, wie in Fällen von Lovrich (1899), Rupprecht (1912), E. Kehrer-Nissen (1925) — ein weiteres Bild gebe ich in Abb. 258 —, zweitens den Übergang eines ulcerierten Cancroids in einen Blumenkohltumor [Sommer (1885)] und drittens das Papilloma carcinomatosum, d. h. den Übergang eines benignen Papilloms in ein Carcinom (Abb. 253 und 254). Alle diese Tumoren können einen beträchtlichen Umfang erreichen. So beschrieb Lovrich ein kindskopfgroßes papilläres Carcinom der rechten großen Labie bei einer 66jährigen. Ich habe durch Nissen das Beckenpräparat eines $1^1/_2$ kindskopfgroßen Blumenkohltumors demonstrieren lassen, der im wesentlichen von der rechten großen Labie ausging, bis zum Anus reichte und den Scheideneingang völlig verlegte.

Besondere Formen bietet 5. das Paget-Carcinom, 6. die Bowensche präcarcinomatöse Dermatose, 7. das vulvo-urethrale Carcinom von Ehrendorfer, 8. das Carcinom der Bartholinischen Drüse und 9. das Schweißdrüsenadenocarcinom, von denen später die Rede sein wird. Eine eigenartige, nicht näher geklärte Carcinomform mit Tendenz zur Ausheilung und Bildung ausgedehnter, weißer, haarloser Narben hat Cornil (1874) bei einer an eitriger Pyelonephritis Verstorbenen beobachtet. Es fanden sich in der Umgebung von Ulcerationen, die sich bis auf das Gesäß ausgedehnt hatten, himbeerartige Wucherungen, vornehmlich an den kleinen Schamlippen. Der Beschreibung nach kann man an das Paget-Carcinom, vielleicht auch an einen der Esthiomène ähnlichen Prozeß denken.

1. Die primäre Lokalisation des Vulvacarcinoms läßt sich nur in nicht zu weit vorgeschrittenen Stadien der Erkrankung bestimmen. Kommen die Kranken erst spät in ärztliche Behandlung, so sind meist bereits mehrere Teile des äußeren Genitale vom Carcinom befallen, so daß der Ausgangspunkt nicht mehr sicher anzugeben ist. Dann hat die Neubildung meist von einer großen auf eine kleine Labie oder von der Klitoris auf die Schamlippen oder umgekehrt von diesen auf die Klitoris übergegriffen. Die Kombination eines Klitoris- und Nymphencarcinoms kann man mit P. Petit (1908) als „klitori-nympheales Carcinom" bezeichnen. Über die Häufigkeit des primären Sitzes des Vulvacarcinoms gibt die folgende Zusammenstellung Auskunft, deren Verhältniszahlen jedoch aus dem eben angegebenen Grund nicht absolut richtig sein können.

Man ersieht aus diesen Zahlen, daß die großen Schamlippen mit durchschnittlich 43% am häufigsten erkranken, und zwar unter Bevorzugung der Innenflächen (Goldschmidt). Secundo et aequo loco stehen die kleinen Labien und die Klitoris mit 20% im Durchschnitt. Das Klitoriscarcinom hat Birch-Hirschfeld als die häufigste, O. Küstner (1882) und Jacobs (1894) als eine seltene Form des Vulvakrebses bezeichnet. Von ihm hat Björkqvist (1903) 69, Jacoby (1904) 82, Basset (1912) 147, Ederle (1918) 183 Fälle aus der Literatur gesammelt. Doch genügen sie nicht alle einer strengen Kritik, weil oft auch die angrenzenden Teile der Labien erkrankt waren und der Ausgangspunkt dann nicht immer ganz sicher festgestellt werden konnte. Ederle ist durch Berechnungen aus mehreren Statistiken zu 16% gekommen — eine Zahl, die dem Ergebnis meiner Tabelle nahesteht. An Häufigkeit die dritte Stelle mit etwa 5% nimmt das Carcinom der Bartholinischen Drüse, der hinteren Commissur der großen Labie und das sog. vulvourethrale Carcinom von Ehrendorfer ein. Ausnahmsweise bildet die Interlabialfalte, die freilich nach Koppert, Teller, Schwarz, J. Veit, O. Küstner häufiger befallen sein soll, das Frenulum der kleinen Labien oder der Hymen [Eduard Kaufmann, O. Frankl, Ottocar Gerich (1926)] den Primärsitz des Carcinoms. Gerich fand auf einer Hymenalcarunkel

Autor und Jahr	Gesamtzahl der Fälle	Labium majus	Labium minus	Klitoris	Glandula Bartholini	Vulvo-urethral	Hintere Commissur	Anderweitiger oder kombinierter Sitz
Schwarz (1893)	23	12 = 52,1 %	7 = 30,43%	2 = 8,7 %	—	—	2 = 8,7 %	—
Lutzenberger (1894)	105	59 = 56,1 %	16 = 15,2 %	20 = 19,9 %	—	2 = 1,9 %	8 = 7,6 %	—
Goldschmidt (1902)	213, davon 123 verwertbar	45 = 36,58 %	21 = 17 %	24 = 19,5 %	6 = 4,8 %	16 = 13 %	7 = 5,69%	4 = 3,25%
Teller (1908)	39, davon 24 verwertbar	11 = 45,83 %	8 = 33,3 %	5 = 20,8 %	—	—	1 = 4 %	—
Rupprecht (1912)	25	14 = 56 %	4 = 16 %	6 = 24 %	—	—	—	—
Rothschild (1912)	395, davon 327 verwertbar	105 = 32,14 %	35 = 10,7 %	62 = 18,9 %	17 = 5,2 %	6 = 1,8 %	11 = 3,3 %	91 = 27,8 %
Ossing (1913)	18, davon 16 verwertbar	3 = 18,75 %	6 = 37,5 %	2 = 12,5 %	—	—	—	5 = 31,25%
Rob. Müller (1917)	46, davon 17 verwertbar	11 = 64,7 %	2 = 11,76%	4 = 23,53%	—	—	—	—
Labhardt (1921)	29, davon 26 verwertbar	10 = 38,46 %	6 = 23 %	5 = 19,23%	1 = 3,85%	3 = 11,53%	—	1 = 3,85%
Brady (1923)	19, davon 16 verwertbar	5 = 31,25%	1 = 6,25%	6 = 37,5 %	1 = 6,25%	2 = 12,5 %	1 = 6,25%	—

einer 36jährigen Frau einen ganz kleinen, harten, blauschwarzen, nicht ulcerierten Carcinomtumor von der Größe eines Streichholzköpfchens. Die Glandarfalte der Klitoris, welche aus einer zusammenfließenden Epithelanlage der Glans und der kleinen Labien hervorgeht, hat Nikolaus Temesvary als Prädilektionsort des Carcinoms bezeichnet, da er in ihr merkwürdige hornperlenartige Bildungen des Plattenepithels gefunden hat, von denen er den späteren Ausgang eines Carcinoms annimmt. Ich weiß nicht, ob er recht hat. Übrigens vermute ich, daß es sich bei den Hornperlenbildungen um die zapfenähnlichen Epitheleinsenkungen handelt, die Vertreter der Tiermedizin: Eichbaum, A. Frankmann und F. Koch, Schmaltz bei den verschiedensten Vierfüßlern nachgewiesen haben. Ederle hat versucht, die Epithelzapfen im Sinne der Cohnheim-Ribbertschen Theorie für die Entstehung des Klitoriscarcinoms heranzuziehen.

Über die Ätiologie des Vulvacarcinoms weiß man ebensowenig wie über die aller anderen Carcinome. Als Causa occasionalis wurde beim Klitoriscarcinom manchmal ein Trauma beschuldigt [Nimsch (1884), Ingermann-Anitin (1893), Sand (1897) u. a.]. So war die Vulva im Fall Behrend (1896) bei einer 43jährigen Frau durch Stolpern über einen Baumstumpf, im Fall West durch Sturz auf die Ecke eines Stuhls, bei je einer Kranken von West (1863) und L. Mayer (1868) durch Scheuern eines Bruchbandes, in einem Fall von Engström-Björkqvist (1903) beim Abrutschen von einem Berg verletzt worden. Doch muß in allen diesen Fällen das Carcinom schon vorhanden gewesen sein. Einige wollten den Klitoriskrebs auf Masturbation und Pruritus zurückführen, wozu keine Berechtigung vorliegt, zumal wenn man die außerordentliche Verbreitung der ersteren und die ihr gegenüberstehende Seltenheit des Klitoriscarcinoms bedenkt. Auch Lues spielt in der Ätiologie des Vulvacarcinoms keine Rolle trotz verschiedentlicher gegenteiliger Angaben. Dagegen ist das hohe Alter und offenbar auch Unreinlichkeit von einer gewissen Bedeutung, wobei ich daran erinnere, daß nach meinen oben gemachten Angaben das Carcinom das 6. und besonders 7. Lebensjahrzehnt bevorzugt, und darauf hinweise, daß es vornehmlich bei nicht genügend sauberen Frauen der einfachsten Stände zur Beobachtung kommt. Schwangerschaft, in der der Carcinombeginn in Fällen von Gönner, Koppert, Franke festgestellt worden ist, findet sich bisweilen als prädisponierendes Moment angegeben, ist aber tatsächlich von keiner Bedeutung. Zuweilen ist ein Carcinom aus einer jahre- oder jahrzehntelang vorhanden gewesenen Warze entstanden [Arthur Stein (1916), Rob. Müller (1917)]. Es handelte sich dann um ein carcinomatös entartetes kleines Papillom oder einen Naevuskrebs oder ein Melanocarcinom. Für das Carcinom der Bartholinischen Drüse und vornehmlich ihres Ausführungsganges scheint in chronischer Gonorrhöe desselben und in der durch sie hervorgerufenen Metaplasie und Proliferation des Epithels eine Prädisposition zur Carcinomentwicklung gegeben zu sein.

Sehr oft wird in der Literatur der Zusammenhang zwischen Vulvacarcinom und Pruritus betont. Aber was will es besagen, wenn Bunge (1898) u. a. erzählten, daß seit 5 oder 10—20 Jahren ein Pruritus bestand, auf dessen Boden sich ein Carcinom entwickelt habe? Der Pruritus hat, wie ich J. Veit und Theilhaber entgegenhalten muß, mit der Ätiologie des Carcinoms wohl nichts zu tun. Ich gehe also noch weiter als O. Frankl (1915), der angab, daß der Pruritus in seiner Bedeutung für das Carcinom ungeheuer überschätzt werde. In anderen Fällen ist der Pruritus die erste Erscheinung eines beginnenden, wenn auch von der Patientin noch nicht bemerkten Carcinoms [O. Küstner (1882), Jacoby (1904) u. a.]. Doch gibt es sehr viele Fälle von Vulvakrebs ohne Pruritus.

Im Sinne der „allgemeinen Carcinombereitschaft" spricht wohl eine Beobachtung von Zeiß (1892) — haselnußgroße ulcerierte Geschwulst an der rechten kleinen Labie bei nicht nachweisbar veränderten Leistendrüsen; 3 Jahre später, während der Lactation, Mammacarcinom und inoperables Portiocarcinom —, ein Fall von Rothschild (1913), in dem sich ein Vulvacarcinom bei einer Frau entwickelt hatte, bei der 2 Jahre zuvor ein Hautcancroid der linken Schläfe exstirpiert worden war, und ein Bericht von Schottländer (1913) über ein angeblich metastatisches Hymencarcinom nach primärem Mammakrebs.

Histologie. Das Carcinom nimmt in der Regel von der Haut oder Schleimhaut seinen Ausgang, ist also ein Plattenepithelkrebs, ein sog. Hautcancroid. Nach O. Frankl beobachtet man „meist primär solide, sehr häufig reife, auch Verhornung zeigende Tumoren". Ich selbst habe, gleich R. Schaeffer, Schottländer, O. Frankl, L. Fraenkel meist ausgereifte solide Carcinome mit Neigung zur Verhornung, ja sogar mit sehr ausgedehnten Hornperlenbildungen, aber auch Carcinome mittlerer oder niederer Zellreife — sie entsprechen den Krompecherschen Basalzellenkrebsen — gefunden. Mehrmals ließ sich in ein und demselben Tumor an einer Stelle ein unreifes, an einer anderen ein voll ausgereiftes Carcinom und vielleicht noch in einem dritten Bezirk eine Übergangsform nachweisen. Auch das kommt vor, daß die lokalen Rezidive und die Metastasen eines Plattenepithelcarcinoms histologisch ein anderes Bild zeigen als der Primärtumor, die ersteren etwa das eines plexiformen, den Gewebsspalten folgenden, oder das eines lymphatischen, in den präformierten Lymphbahnen sich ausdehnenden Carcinoms. So fand Paul Rupprecht unter seinen 25 Fällen von primärem Vulvacarcinom einmal ein gewöhnliches Cancroid mit Zwiebelbildung, also einen ausgereiften Krebs, während das bald auftretende Rezidiv ein außerordentlich malignes, rasch in die Tiefe dringendes, plexiformes Carcinom niederster Zellreife darstellte. Zuweilen, und zwar bei alten Frauen, enthalten die Epithelnester reichlich Kalksalzniederschläge, wie Jacoby (1904) und O. Frankl (1915) angegeben haben und auch ich gesehen habe, so daß man von einem Psammocarcinom gesprochen hat.

a) Häufig läßt sich das Plattenepithelcarcinom der Vulva, besonders das der Klitoris, makro- und mikroskopisch auf eine Leukoplakie (S. 190 und 199) zurückführen, ähnlich wie das Carcinom an Lippen, Zunge, Pharynx und Larynx in über 30% der Fälle sich an eine Leukoplakie anschließt. Das zeigen auch mehrere eigene Fälle, von denen ich 2 in Abb. 259 und 260 wiedergebe. Die Franzosen, unter ihnen Petit (1899), Borderès (1905), Boyer (1909), Bonney (1912), Savaré (1912), erklären sogar, daß das Vulvacarcinom sich stets auf dem Boden dieser Hautveränderung entwickele, diese also für jenes von ätiologischer Bedeutung sei. Daß Beziehungen zwischen Leukoplakie und Carcinom bestehen, ist nicht zu bezweifeln; jene pflegt daher als präcanceröses Stadium bezeichnet zu werden [Pichevin et Petit (1896), v. Mars (1898), Dubreuilh (1901), Ph. Jung (1903), v. Franqué (1907), Taussig (1912)]. Ein Fall von Butlin (1901), je zwei Beobachtungen von Szasz (1903), Bucura (1912) und Hans R. Schmidt (1921 aus der Klinik von v. Franqué) zeigen auch histologisch den direkten

Übergang von Leukoplakie in das Carcinom. Doch gibt die Leukoplakie gewiß nur eine besondere Disposition — nicht, wie viele meinen, ein ätiologisches Moment — für die Carcinomentwicklung ab. Daß diese Disposition aber von großer Bedeutung ist, zeigt z. B. eine Angabe von Fred Taussig (1923), daß er unter 40 Fällen von Leukoplakie der Vulva 18 = 45% mit Carcinom kombiniert fand. Im übrigen pflegt ein aus einer Leukoplakie hervorgegangener carcinomatöser Tumor, auch wenn er schon Walnuß- bis Hühnereigröße erreicht hat, bis zum Auftreten einer Ulceration mit derselben weißen, dicken, glatten, trockenen Schleimhaut überzogen zu sein, welche die leukoplakischen

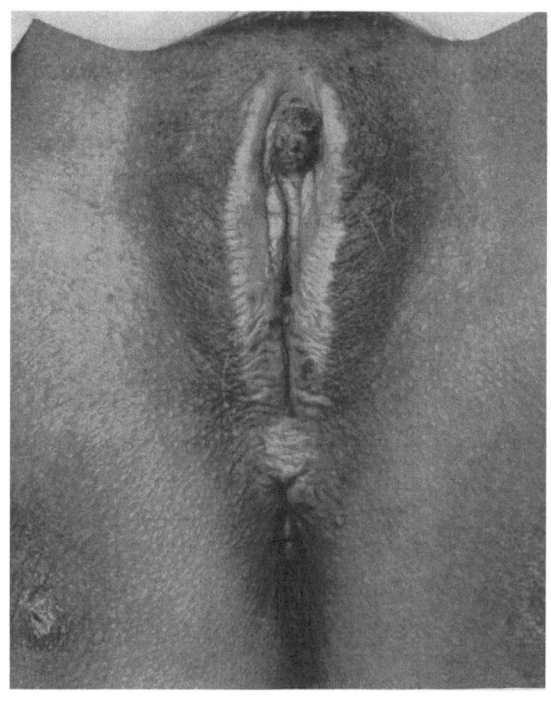 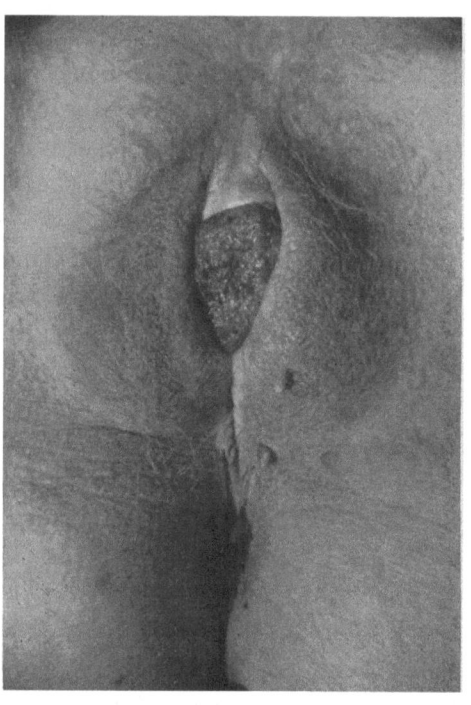

Abb. 259.   Abb. 260.

Abb. 259. Plattenepithelcarcinom des Praeputium und Frenulum clitoridis der linken Seite auf dem Boden einer Leukoplakie-Kraurosis II. Grades. 50jährige Patientin, 3. und letzte Geburt vor 15 Jahren. Menopause seit 2³/₄ Jahren. Seitdem unerträgliches Jucken in der Kitzlergegend. Der kleinhaselnußgroße, ziemlich flache, feinhöckerige Tumor ist mit gelblichen trockenen Borken belegt. Die weiße, trockene, rissige Haut und Schleimhaut hebt sich deutlich von den dunkel pigmentierten Nachbarbezirken ab und zeigt da und dort, besonders am Damm und am hinteren Teil des Labium majus sinistrum, eigenartige rote epithellose Flecken.

Abb. 260. Klitoriscarcinom auf dem Boden einer Leukoplakie, welche auch an der Innenseite und Kante der linken großen Labie vorhanden ist. Beide Labia majora derb-ödematös und durch den Tumor auseinandergedrängt. Die ihn bedeckende Schleimhaut ist durch fein-papilläre, intensiv gerötete, an einzelnen Stellen gelb gefärbte Bildungen zerstört. Nach Spreizen der Labien und Erheben des Tumors zeigte sich, daß dieser nur auf die Klitoris beschränkt und die unveränderte Harnröhre 1,5 cm von der Tumorbasis entfernt war. Zwei ganz kleine gestielte Atherome zwischen linkem Labium majus und Damm, mit weiß-gelbem Talginhalt.

Stellen charakterisiert. Eine weitere Eigentümlichkeit für das aus der Leukoplakie hervorgehende Carcinom ist, daß sich auf der leukoplakischen Schleimhaut und Haut mehrere Carcinomherde gleichzeitig entwickeln können, wie Fälle von Fromme (1905), v. Franqué (1907), v. Zubrzycki (1913), Hans R. Schmidt (1921) gezeigt haben. Doch dürfen diese primär multiplen Vulvacarcinome, deren Existenz übrigens von O. Frankl bestritten worden ist, nicht mit den, besonders im späteren

Stadium gelegentlich auftretenden sog. Abklatschcarcinomen (Abb. 258 und S. 542) verwechselt werden.

Mehrmals finden sich in der Literatur auch Beobachtungen niedergelegt, nach denen das Carcinom aus einer Kraurosis hervorgegangen sein soll. Die von J. Veit anerkannte Berechtigung einer solchen Annahme ist von Terruhn (1928) unterstrichen, von Jayle und Bender (1910), O. Frankl (1915) u. a. bestritten worden. Sicher ist, daß Leukoplakie und Kraurosis im Verein mit Carcinom nicht selten zur Beobachtung kommen. Nach Trespe (1902) und Jayle (1912) kompliziert sich die Kraurosis leucoplastica in ungefähr 10%, nach Gårdlund (1916) in 14% der Fälle mit Carcinom. Aber nicht die Kraurosis in ihrem zweiten Stadium geht in Carcinom über, sondern die Leukoplakie, das erste Stadium der Kraurosis. Die Leukoplakie kann sich bei längerem Bestehen einerseits in der Richtung zur Kraurosis II, andererseits in der Richtung zum Plattenepithelcarcinom entwickeln; auch können sich die beiden letztgenannten Veränderungen ziemlich gleichzeitig an verschiedenen Stellen abspielen, wie den unten angeführten Fällen[1] zu entnehmen ist.

b) Nach dem Typus des Plattenepithelkrebses sind auch die von einem gutartigen Papillom ausgehenden Vulvacarcinome gebaut. Beweise für diese Gruppe bilden je zwei Beobachtungen von Paul Rupprecht (1912), O. Frankl (1915) und mir (Abb. 253 und 254) und je ein Fall von L. Mayer (1866), Sommer (1885), Ingermann-Amitin (1893), Lutzenberger (1894), Koppert (1898), Ill (1900), Czerwinski (1901), Flatau (1902),

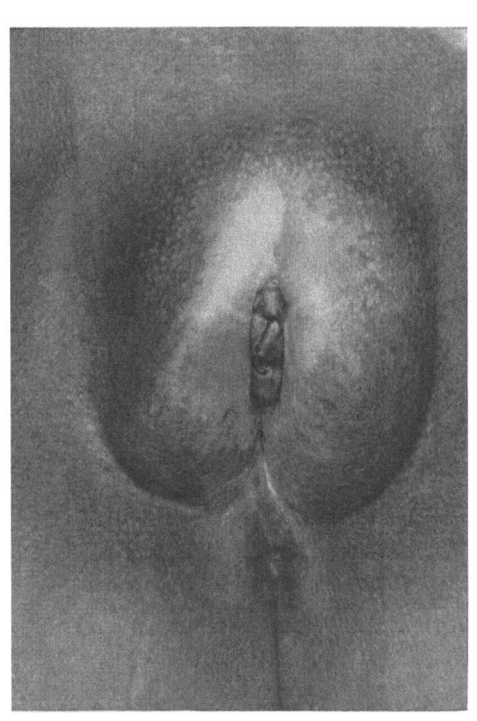

Abb. 261. Klitoriscarcinom nach lokaler Radiumbestrahlung und nach Röntgenbestrahlung der beiderseitigen Leistenregionen. Fall der Abb. 260 2½ Monate später. Das Carcinom ist verschwunden und an seiner Stelle und in der Nachbarschaft eine weiße, derbe, unregelmäßig begrenzte Narbe entstanden.

Schulze (1903), Hellendall (1904), O. v. Frisch (1904), P. Petit (1908), Ricci (1915), Robert Müller-O. Küstner (1917), Bracht (1918), Ederle (1918). Ein solches Neoplasma, das nicht mit dem primären Blumenkohlcarcinom der Vulva, dem Carcinoma papillare, verwechselt werden darf, zeigt makroskopisch den aus den

---

[1] Schwarz (1893), A. Martin (1894), Jacobs (1894), Czempin (1896), Mendes de Leon (1898), Brettauer (1899), Holleman (1900), Butlin (1902), O. Kreiß (1902), Trespe (1902), Szasz (1903), Ph. Jung (1903 und 1904), Jayle und Bender (1905), Lorentowicz (1906), Edgar (1907), Abadie (1907), Bochenski (1907), Chassning de Borredon (1908), Rosenfeld (1908), Späth (1910), Beauréale (1910), Becker (1912), Boni (1912), Seeligmann (1912), Savaré (1912), Gördes (1912), Bucura (1912), Teuffel (1913), v. Zubrzycki (1913), Wetterwald (1919), Hans R. Schmidt (1921), Reder Francis (1921), Labhardt (1924), Delbet (1924), Louste, Thibaut und Biedermann (1924), Reifferscheid (1924), Terruhn (1929).

bekannten dendritischen Wucherungen bestehenden breitbasigen oder leicht gestielten Tumor, histologisch an einzelnen Stellen noch den papillomatösen, an anderen den bereits carcinomatösen Bau, zuweilen auch schon letzteren ausschließlich. Man spricht dann von einem malignen Papillom s. Papilloma carcinomatosum. Es ist im weiteren Verlauf durch destruktives Tiefenwachstum, Metastasierung auf die regionären Lymphdrüsen und nach seiner operativen Entfernung durch eine lokale Rezidivierung ausgezeichnet, die nicht dem Bau des Papilloms, sondern dem des Cancroids entspricht.

Rupprecht (Fall 2) sah neben dem von einem Papillom gebildeten Haupttumor massenhaft kleine, weiche, papilläre Carcinome, die das Innere der Vulva, Damm, After und Hinterbacken wie ein feiner Rasen überzogen. Man könnte an Condylomata accuminata denken, wenn die Beschreibung nicht von einem sehr exakten Beobachter stammte und die Kranke nicht 69 Jahre alt gewesen wäre. — Czerwinski beschrieb multiple Papillome der Vulva, deren eines carcinomatös entartet war. — Bei Hellendalls 38jähriger Patientin war seit $1/2$ Jahr an der rechten großen Labie ein schmerzhaftes Papillom von Mannsfaustgröße gewachsen, das an einigen Stellen ein Plattenepithelcarcinom mit Verhornung zeigte und den Damm und die vordere Rectumwand weitgehend carcinomatös infiltriert hatte. Baldiges postoperatives lokales Rezidiv und Exitus. Bei der Sektion fand sich eine ausgedehnte carcinomatöse Durchwucherung der rechten großen Labie, von welcher der Blumenkohltumor ausgegangen war, des Anus, der vorderen Rectumwand und des Beckenbodens. — In dem Fall von v. Frisch war es ein Krebs der Bartholinischen Drüse oder ihres Ausführungsganges, das lappigen-papillären Bau angenommen und den Scheideneingang verlegt hatte. — Eine 38jährige Nullipara von Rob. Müller hatte von jeher eine „Warze" an der Außenseite des Labium majus dextrum. Vor 12 Jahren wuchs sie auf Haselnußgröße an, um bald danach zu nässen und zu zerfallen. Dann antiluetische und Strahlenbehandlung. Das immer größer werdende und sich bis auf die Innenfläche des Oberschenkels und des Glutaeus ausbreitende Carcinom erwies sich histologisch als Cancroid. — Bei Ederles Patientin ist bemerkenswert, daß 15 Jahre lang ein gutartiger papillomatöser Tumor bestanden hatte, der schließlich carcinomatös degenerierte.

c) Manche Vulvacarcinome nehmen von einem Naevus pigmentosus ihren Ausgang. Diese Naevocarcinome [z. B. Fall Sahler (1927)] gehören aber wohl nicht eigentlich zu den Carcinomen, sondern zu den Melanocarcinomen, einer Unterart der Melanoblastome (s. S. 508).

d) In seltenen Fällen sind Plattenepithelcarcinome der Vulva auf dem Boden von Syphilomen beschrieben worden, so von Taylor (1907) und Kauczinsky (1924, s. S. 323).

e) Als „Epithelsarkom der großen Schamlippe" hat Wéber-Straßburg (1925) bei einer 56jährigen Frau eine enteneigroße, gegen Haut und Unterlage verschiebliche Mischgeschwulst bezeichnet, die aus atypischen Epithelwucherungen und großen Rundzellen zusammengesetzt war.

f) Vom „Cancer en cuirasse", jener Carcinomform, bei der das Integument sklerodermieartig verdickt und flächenhaft von Krebsnestern durchsetzt ist, die sich in den Lymphbahnen und Gewebsspalten der Haut ausbreiten, scheinen bisher keine Fälle an der Vulva beschrieben zu sein, obwohl sie wahrscheinlich auch vorkommen dürften. Sie stehen, was den zentrifugalen Verbreitungsweg der Carcinomzellen anbelangt, der nun zu besprechenden Tumorform nahe.

g) Eine besondere Art des oberflächlichen und langsam wachsenden Vulvacarcinoms bildet das Pagetsche Epitheliom, die Morbus Paget s. Paget disease. Von dieser Erkrankung sind bisher 6 Fälle beschrieben worden: von Dubreuilh (1901), Fordyce (1903), Paul Rupprecht (1912), Hidaka (1924), Arzt und Kren (1925), van der Hoop-Bonne-Wassink (1927). Eine weitere, auch von Arzt und Kren mitgeteilte Beobachtung ist wohl als ungewiß anzusehen. Das Vorkommen des Pagetkrebses ist am bekanntesten im Bereich der Areola der Mamilla, an der er auch einst von Paget (1874) beschrieben und später meist angetroffen worden ist. Man hat ihn bisweilen aber auch an der Aftergegend und Achselhöhle, am Penis, Scrotum, Perineum, Nabel, an Glutäen, Nase und Lippen beobachtet. Er ist durch das klinische Bild: die Vergesellschaftung von knötchenartigen Wucherungen der Haut mit einem eigenartigen, entzündlich-ekzemähnlichen, juckenden und schuppenden Zustand derselben und durch zwei bestimmte histologische Veränderungen: das Auftreten einer breiten subpapillären Entzündungszone und der sog. Pagetzellen charakterisiert. Als solche bezeichnet man in der Epidermis, vornehmlich im Rete Malpighii gelegene, aber offensichtlich keinen unmittelbaren Zusammenhang mit diesem zeigende, voluminöse, meist vereinzelt, seltener gruppenweise gelagerte Zellen mit großem Kern und reichlichem hellem Protoplasma. Histologische Abbildungen von Jakobaeus, Hannemüller und Laudois, Arzt und Kren erinnern mich stark an Vakuolisierungen und Aufblähungen von Krebszellen in radiumbestrahlten Uteruscarcinomen.

Die wiederholt untersuchte Frage nach der Entstehung des Morbus Paget hat durch Feststellungen von Jakobaeus (1904), die von Ribbert (1905), Schambacher (1905), Kyrle (1907), sowie Arzt und Kren (1925) bestätigt worden sind, insofern eine Klärung gefunden, als ein primäres Carcinom der Milchdrüse oder der Milchdrüsenausführungsgänge oder des Rectums direkt und kontinuierlich in die Haut eindringen und so das Pagetsche Krankheitsbild hervorrufen kann. Danach wären die Pagetzellen nicht, wie man immer meinte, lokal aus dem Plattenepithel hervorgegangene Carcinomzellen, und der Pagetkrebs wäre kein primäres Epithelcarcinom, sondern jene wären als intraepidermoidal wuchernde, eigenartige, hydropische Zellen eines Drüsenkrebses der Nachbarschaft anzusehen und das Pagetcarcinom der Vulva und des Dammes müßte auf ein Adenocarcinom bezogen werden, das von dem Rectum, der Bartholinischen Drüse oder anderen Drüsen des Vulvagebiets, etwa einer akzessorischen Brustdrüse, seinen Ausgang nähme. Daß diese Genese aber nicht für alle Fälle zutreffen kann, scheinen mir 5 der folgenden Fälle zu zeigen, in denen ein Drüsenkrebs nicht vorhanden war.

Die wegen des großen Interesses, das sie verdienen, hier einzeln aufgeführten Fälle von Pagetschen Carcinomen des Vulva- und Anusgebiets ergeben weiterhin die sehr bemerkenswerte Tatsache, daß bei keinem von ihnen eine Metastasierung auf die Leisten- oder Beckendrüsen gefunden werden konnte. Diese Carcinomfreiheit der regionären Lymphknoten haben auch Arzt und Kren für den zweiten ihrer nun anzuführenden Fälle betont. So gelangt man zu dem Ergebnis, daß ein primäres Carcinom der Haut oder Schleimhaut der Vulva oder ein Adenocarcinom des Mastdarms oder vielleicht der Bartholinischen Drüse oder einer überzähligen Mamma gelegentlich einmal und unter noch unbekannten Bedingungen nicht auf die regionären Lymphgefäße und Lymphdrüsen, sondern atypisch in die Epidermis der Umgebung ausschwärmt und daß diese intraepidermoidale Proliferation das Pagetcarcinom hervorruft.

Die Fälle von Dubreuilh und Fordyce waren mir im Original nicht zugängig. — Paul Rupprecht beschrieb das Pagetcarcinom der Vulva folgendermaßen: „Hier war das Geschwür auffallend flach und gar nicht in die Tiefe greifend, ohne Anschwellung seiner Umgebung und fast ohne Verhärtung seines Grundes, daher die vom Geschwür ergriffene Hautpartie ziemlich faltbar blieb, nur stellenweise zu linsenbis erbsengroßen flachen Knötchen sich verhärtend. Den Rand bildete ein feiner, weißer, wenig erhabener Epidermissaum von serpiginösem Umkreis, der eine größtenteils epithelisierte, vernarbte, daher kaum absondernde Geschwürsfläche umschloß. Dieser Fall glich vollkommen dem von der Mamilla her unter dem

Namen „Pagets disease" bekannten, sehr flachen Cancroid. Auch mikroskopisch: In der Tiefe der Cutis und des Unterhautfettes vereinzelte Plattenepithelherde, durch eine mit Rundzellen infiltrierte Gewebsschicht getrennt von der nur wenig veränderten äußeren Epitheldecke. Klinisch war der Fall ausgezeichnet durch einen zwar sehr langsamen, aber dennoch bösartigen Verlauf. Nach Totalexstirpation der Vulva und der Leistendrüsen trat Heilung auf volle 10 Jahre ein. Dann ergriff das rückfällige Geschwür die Umgebung der Vulvagegend samt einem großen Teil der rechten Hinterbacke, und nach einer Gesamtdauer der Krankheit von 18 Jahren starb die Frau, wahrscheinlich an Lungenmetastasen." — Hidaka: Eine 74jährige Frau hatte 5 Jahre zuvor eine allmählich fortschreitende Veränderung am äußeren Genitale bemerkt. Vor 4 Monaten Bildung einer heftig schmerzenden Geschwulst zwischen den beiden großen Labien. In der Klitorisgegend zwei hellrote, leicht blutende Tumoren von gleicher Beschaffenheit. Histologisch typisches Bild des Morbus Paget mit Vakuolisierung der epithelialen Elemente. Infiltration im Corium, Vermehrung der Pigmentzellen unmittelbar unterhalb des Infiltrates. Bei der Sektion 7 Monate später zeigten Harnröhrenmündung, Harnröhre, Harnblase, Scheide analoge Veränderungen. Regionäre Drüsen frei. Am Magen ein Carcinom von anderer histologischer Beschaffenheit und mit regionären Drüsenmetastasen. — Arzt und Kren berichteten von einer „präcarcinomatösen Pageterkrankung" (ihr Fall d) bei einer 70jährigen Frau, deren Vulva seit mehreren Monaten die verschiedenste Lokalbehandlung und in der letzten Zeit auch Röntgenbehandlung erfahren hatte. Es fand sich eine gleichmäßige Verdickung des ganzen Labium majus dextrum mit Pagetzellen in den tiefsten Schichten der Epidermis bei gleichzeitigen entzündlichen Veränderungen in der Cutis. Der Beschreibung nach scheint mir fraglich, ob die vakuolisierten Zellen dieses Falles als Pagetzellen gedeutet werden dürfen, und ob man von einem präcancerösen Paget sprechen kann. — Bemerkenswert ist dagegen die zweite Beobachtung von Arzt und Kren (ihr Fall 10): 74jährige Frau, die viermal geboren hat. Ehemann vor 2 Jahren an Magenkrebs gestorben. Beginn der Erkrankung vor 5 Jahren mit Jucken im Mastdarm; dann Auftreten von Hautveränderungen in der Umgebung des Afters. Am Damm, beiderseits gegen die Oberschenkel zu fortschreitend, an den Genitofemoralfalten und an den hinteren Teilen der großen Labien ein handtellergroßer Herd konfluierter, teilweise schuppender Knötchen. An der Peripherie desselben scharfrandige Begrenzung, hellrote oder gelbliche Verfärbung und Ulceration. An der linken Nateshälfte papillomatöser und erodierter Charakter. Vom Labium majus sinistrum Fortsetzung des Prozesses in die etwas prolabierte Vagina. Ausgedehntes Rectumcarcinom. Obduktionsbefund: Carcinoma recti mit Ulcerationen im Anus. Keine allgemeinen oder Drüsenmetastasen. Die Pagetsche Krankheit wurde als Metastasierung eines vom Übergangsepithel zwischen Rectum und Anus ausgehenden Drüsencarcinoms in die Epidermis der Anus- und Vulvahaut aufgefaßt. — van der Hoop, Bonne und Wassink haben nach ihren Angaben den 3., in Wirklichkeit den 6. Fall der Literatur von Pagetcarcinom der Vulva beschrieben: Die 43jährige Patientin hatte seit 4 Monaten Pruritus und Schmerzen, Erscheinungen, die von einem steilrandigen, bei Berührung blutenden, mit infiltrierter Basis versehenen Geschwür der rechten kleinen Labie ausgingen. Die ganze Vulva war gerötet, infiltriert, erodiert und granulierend. Diese Veränderungen setzten sich scharf von der Umgebung ab. Radikale operative Entfernung. Die klinische Diagnose „pagetartige Erkrankung der Vulva mit Epitheliombildung" wurde auch histologisch bestätigt. Es zeigten sich neben einer Dyskeratose und Desmolyse des Epithels Spalten- und Höhlenbildungen in den basalen Epithelschichten, große, blasse, isoliert oder in Gruppen auftretende sog. Pagetzellen und subepitheliale Plasmazelleninfiltrate, an anderen Stellen Carcinomnester. Die Verfasser erklärten, daß ebensowohl die Möglichkeit bestehe, daß die Pagetzellen eine intraepitheliale Ausbreitung eines primären Hautcarcinoms seien, als auch umgekehrt, daß aus dem Pagetepithel das Hautcarcinom sich entwickelt habe.

h) Dem Pagetcarcinom soll die Bowensche präcarcinomatöse Dermatose, ein außerordentlich seltenes Krankheitsbild, nahestehen. Sie ist bisher nur einmal, von Mondain und Cailliau (1923), auf der Vulva- und Vaginalschleimhaut einer 66jährigen Frau beschrieben worden. Es fand sich an der Innenseite jeder kleinen Schamlippe eine rötliche, scharf umgrenzte, nicht ulcerierte, stark indurierte Stelle, die sich nach der Harnröhre und Vagina fortsetzte. Die Eigenart der Erkrankung besteht klinisch darin, daß sie Jahre und Jahrzehnte oberflächlich und gutartig verläuft, histologisch darin, daß sie durch „starke Verwilderung des Epithelcharakters, intracelluläres Ödem, Dyskeratose, zahlreiche Kernteilungen und das Auftreten sehr großer Epithelzellen mit verklumpten, stark gefärbten Riesenkernen" charakterisiert ist [Jacobi-Zieler (1924), daselbst auch mikroskopische Abbildung Nr. 28, S. 145].

Bei manchen Vulvacarcinomen wird bald ein Plattenepithelcarcinom, bald ein Adenocarcinom angetroffen, so bei den vulvo-urethralen Carcinomen und den Carcinomen der Bartholinischen Drüse und ihres Ausführungsganges, die auch nach ihrer Topographie und mancher klinischen Eigentümlichkeit eine Sonderstellung einnehmen und daher ausführlicher zu besprechen sind.

i) Als „Vulvo- s. Vestibulo-Urethralcarcinom" (Abb. 262) hat Ehrendorfer (1899) das von der äußeren Umrandung der Harnröhrenmündung, an der Grenze zwischen dem mehrschichtigen Plattenepithel der Vestibularschleimhaut und dem mehrschichtigen Cylinderepithel der Urethralschleimhaut, ausgehende Carcinom bezeichnet. Diese Carcinomform, der trotz manchem Widerspruch eine gewisse Sonderstellung zuzuerkennen ist, war freilich schon früher bekannt und als urethrales oder periurethrales, von der Urethraschleimhaut ausgehendes Carcinom beschrieben worden [v. Winckel (1881), Dietzer (1893), Wassermann (1895), O. Bosse (1896), Hottinger (1897)]. Nach Ehrendorfer sind die vulvo-urethralen Carcinome „Plattenepithelcarcinome, welche anfänglich mehr in der Form einer drüsigen papillären Wucherung oder als ein hartes, anscheinend unter der Schleimhaut gelegenes Knötchen, oder als eine mehr tiefere derbknotige Verhärtung erscheinen, worauf erst nach einiger Zeit oberflächlicher Zerfall sich anschließt. Oder es entwickelt sich nach früherem Zerfall ein mehr flaches, fressendes Krebsgeschwür, welches, unmittelbar an der äußeren Harnröhrenmündung gelegen, sich ebenso nach innen wie nach außen allmählich ausbreitet". Das Carcinom geht auch in die Tiefe entlang dem lockeren, blut- und lymphreichen Bindegewebsmantel, welcher die Lichtung der Harnröhre zirkulär umgibt und zwischen ihr und den quergestreiften Muskelbündeln des M. urethralis gelegen ist (s. Abbildung eines Quer-

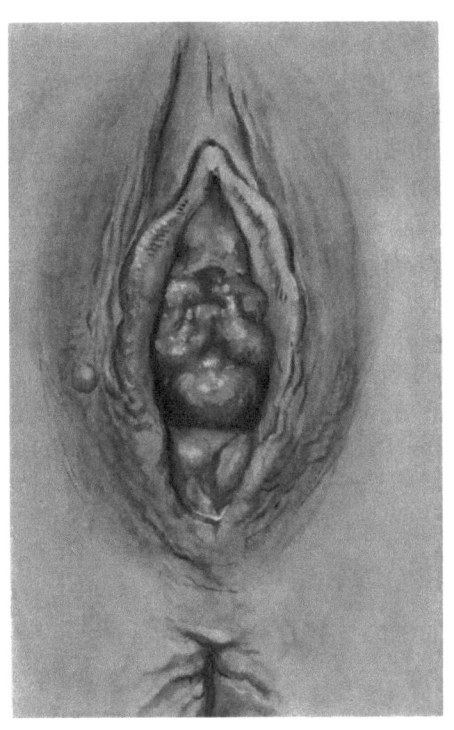

Abb. 262. Vulvourethrales Carcinom - Ehrendorfer. Man sieht einen papillären, blutreichen, teilweise ulcerierten Tumor vom hinteren Teil der Urethralmündung ausgehend und diese einengend. Der Limbus clitourethralis ist derb infiltriert, aber seine Schleimhaut noch unversehrt. Hervortreten der hinteren Vaginalwand an der Stelle eines alten Dammrisses. Die Patientin lehnte eine Radikaloperation ab, so daß sich der Eingriff auf die bloße Exstirpation des Tumors beschränken mußte. Den weiteren Verlauf und die baldigen Rezidive zeigen die beiden Abbildungen 268 u. 269.

schnitts durch die weibliche Harnröhre in Josef Schaffers Lehrbuch der Histologie 1922), es wird also sekundär periurethral und kann, von außen kommend, die Urethraschleimhaut zerstören.

Von den echten vulvo-urethralen Carcinomen, die histologisch immer Plattenepithelcarcinome sind, müssen die Krebse der Harnröhrenschleimhaut nach Möglichkeit abgetrennt werden. Karaki hat 1908 57 Fälle von Harnröhrencarcinom in der Literatur gefunden, davon 34 vulvo-urethrale, 19 urethrale und 4 zweifelhaften Ausgangs. O'Neil hat 68, Fletscher Shaw (1923) insgesamt 160 Fälle zusammengestellt. Diese Carcinome treten in mehrfacher Form auf. Teils entstehen sie primär irgendwo auf der normalen Schleimhaut des Urethralkanals und können dann nach innen in die Blase vordringen, in der sie die bekannten flottierenden schwammigen Zotten- oder Papillarcarcinome bilden, oder die Harnröhrenwand zerstören und periurethral weiterwachsen; oder sie können als gestielte, polypöse, die Harnröhrenschleimhaut ausziehende Tumoren mit dem Urinstrahl aus dem Ostium urethrae externum herausgeschwemmt werden. In anderen Fällen und zumal bei alten Frauen nehmen die Urethracarcinome nahe der Urethramündung von einer prolabierten, durch starken Gefäßreichtum hochrot gefärbten, sammetartig-weichen, leicht blutenden Urethralschleimhaut oder einer sog. Harnröhrencarunkel ihren Ursprung. Und da die Grenze zwischen dem mehrreihigen Cylinderepithel der Harnröhre und dem Übergangsepithel der Harnröhrenöffnung an sich schon unscharf, bei Prolaps der Harnröhrenschleimhaut nach außen verschoben oder bei chronischer Urethragonorrhöe in mehrreihiges Plattenepithel umgewandelt ist, wird verständlich, daß auch die Urethracarcinome Plattenepithelcarcinome sein können und sich dann in nichts von dem vulvo-urethralen Carcinom unterscheiden. Ich trenne daher die echten vulvo-urethralen Carcinome von den sekundären vulvo-urethralen Carcinomen, die primär auf der Harnröhrenschleimhaut entstanden sind, wenn auch eine Scheidung oftmals nur in frühen Stadien und nur bei sehr genauer histologischer Untersuchung möglich ist. Als zweifellos echte vulvo-urethrale Carcinome müssen vornehmlich diejenigen bezeichnet werden, die kombiniert aus Drüsen- und Plattenepithelcarcinom bestehen (Fall 1 von Zeitler). Doch sind diese sehr selten im Vergleich zu der Häufigkeit der vulvo-urethralen Plattenepithelcarcinome. Auch das Epithel der paraurethralen Gänge wurde als Ausgangspunkt für vulvo-urethrale Carcinome angenommen (Knoll, 3 Fälle von Ehrendorfer, Wassermann). Als sekundäre Vulvo-Urethralcarcinome, die in der Harnröhre entstanden, dann aus der weiten Mündung als hasel- oder walnußgroße, ulcerierte, zerklüftete, weiche Wucherungen herausragten und zuweilen gleichzeitig die Umgebung der Harnröhre, vornehmlich deren Hinterwand im äußeren Drittel und zuweilen bis nahe an den Blasenhals infiltrierten, möchte ich die Fälle von Bardenheuer (1876), Thomas (1876), v. Winckel (1885, Fall 1), Lahaye (1888), Lwow (1889), Soullier (1889), Überschuß (1891), Munn (1892), Dietzer (1893), Serph (1901), Knoll (1905), Puppel (1908), Mansfeld (1914) bezeichnen. Sie waren teils Plattenepithelcarcinome, teils, in den Fällen Lahaye, Soullier, Serph, Knoll, Puppel, v. Klein, Cylinderzellenkrebse und gingen dann vom Cylinderepithel der Harnröhre oder von kleinen Drüsen derselben aus. Im Fall Knoll könnte der rechts unten an der Harnröhrenumrandung vorhanden gewesene haselnußgroße zottige Tumor den Skeneschen Paraurethraldrüsen entsprungen sein. Um echte vulvo-urethrale Carcinome dagegen dürfte es sich wohl in folgenden 42 Beobachtungen gehandelt haben: Riberi (1844), Schlesinger (1868,) Melchiori (1869, 4 Fälle), Péan (1880), Lester Frankenthal (1889), Reichel (1891), Paul Zweifel (1893), M. Wassermann (1895), Daumy (1895), Sand (1895), Bosse (1897), Hottinger (1897), Richard Franke (1898), Ehrendorfer (1899), Schramm (1899), David (1899), Zeitler (1900, 3 Fälle), Miller (1901), Wichmann (1901), Usemann-Madelung (1901), Petersen (1903), H. W. Freund (1904), Auvray (1905), Eggel (1906), Burckhardt (1906), v. Klein (1906), Hock (1907), Boursier (1907), Heinsius (1910), Zieler (1914), O. Frankl (1915), Robert Müller (1917, Fall 2 und 6), Pomeroy und Milward (1922), Fletscher Shaw (1923, 2 Fälle).

Ich selbst habe 4 Fälle derart gesehen und einen in Abb. 262 wiedergegeben. Einige wenige Mitteilungen der ausländischen Literatur kommen hinzu, die mir weder im Original, noch im Referat zugängig waren. In den meisten dieser Fälle zeigte sich die äußere Harnröhrenmündung halbkreis- oder kreisförmig und meist wallartig von weichen, papillären, seltener (Wichmann) knorpeligen, anfangs nicht ulcerierten Wucherungen umgeben, so daß sie ungefähr im Zentrum und an der Kuppe der Neubildung lag; doch ist ein solcher Befund auch bei dem sekundären vulvo-urethralen Carcinom ausnahmsweise (Serph) festgestellt worden. Gleichwohl ist die mantelartige Entwicklung, wie schon Ehrendorfer hervorgehoben hat, für das vulvo-urethrale Carcinom charakteristisch — daher die früher gebrauchte Bezeichnung „periurethral" — und dient zur Unterscheidung gegenüber dem eigentlichen Vulvacarcinom, das ein flächenhaftes tumorales Wachstum zeigt, und gegenüber demjenigen Carcinom, das ursprünglich im Kanal der Urethra gelegen ist. Interesse verdient eine Beobachtung von Heinsius. Er hat einen kleinapfelgroßen, blumenkohlartigen, blauroten und leicht blutenden Tumor zwischen Urethramündung und Klitoris beschrieben, in dessen Mitte sich eine, wie eine Harnröhrenmündung aussehende Einsenkung fand. Der Versuch, einen Katheter einzuführen, mißlang wegen heftiger Schmerzen und auch in Narkose. Beim Wasserlassen rieselte der Urin scheinbar aus allen Falten der Geschwulst hervor. Einige Male war nur der untere, selten nur der obere Rand der Urethramündung sehr derb infiltriert, später ulceriert [Fletscher Shaw (1923)]. Es gibt also, gleichwie beim Vulvacarcinom im allgemeinen, 3 Formen von Vulvo-Urethralcarcinomen: 1. eine papilläre s. papillomatöse, die oft als „Carunkel" bzw. „Gefäßcarunkel" oder „kleiner Polyp" der Harnröhrenmündung beginnt, 2. eine ulceröse, zu Kraterbildung führende, die dadurch ausgezeichnet ist, daß das Ostium urethrae externum mit einem etwa pfennigstückgroßen, tiefen, von höckrigen Rändern umgebenen Geschwür versehen ist, und 3. eine infiltrierende Form, bei welcher der Krebs periurethral weiterwuchert, sekundär von außen nach innen die Harnröhrenschleimhaut durchwächst und gleichzeitig nach der vorderen Vaginalwand vordringt, so daß dann Urethro-Vaginalfisteln zustandekommen [Venot und Parcelier (1921)]. Die Ausbreitung vornehmlich auf den Urethralwulst erklärt sich aus dem reichlichen muskellosen Venennetz, dem Corpus spongiosum von Kobelt, und dem ausgedehnten lymphatischen, aus Lymphfollikeln und Keimzentren bestehenden Gewebe, das im Harnröhrenwulst nach neueren Untersuchungen von Otto Sachs (1923) aus dem I. Anatomischen Institut in Wien vorhanden ist. Die beiden ersten der 3 Carcinomformen sind häufiger als die letzte; auch Kombinationen kommen vor. Bei seinem weiteren Wachstum erreicht das vulvo-urethrale Carcinom das Periost der Außen- und Innenfläche der Schambeinäste in der Nachbarschaft der Symphyse und durchsetzt infiltrierend die Schwellkörper der Klitoris, sowie die basalen Teile der kleinen oder gar großen Labien.

Als prädisponierende Momente für die Entstehung der vulvo-urethralen Carcinome sind von Ehrendorfer Narben nach Geburtstraumen und Urethralpolypen, von anderen Rhagaden und Fissuren, von den dritten die chronische Urethritis, von Hallé (1896), Burckhardt (1906) die im Gefolge von chronischen Entzündungen auftretende Leukoplakie des Epithels der Harnröhre bezeichnet worden. Genaueres über Prädisposition und Genese weiß man ebensowenig wie bei anderen Carcinomen. Doch möchte ich hervorheben, daß bei alten Frauen die Mündung der Urethra, gleichwie der

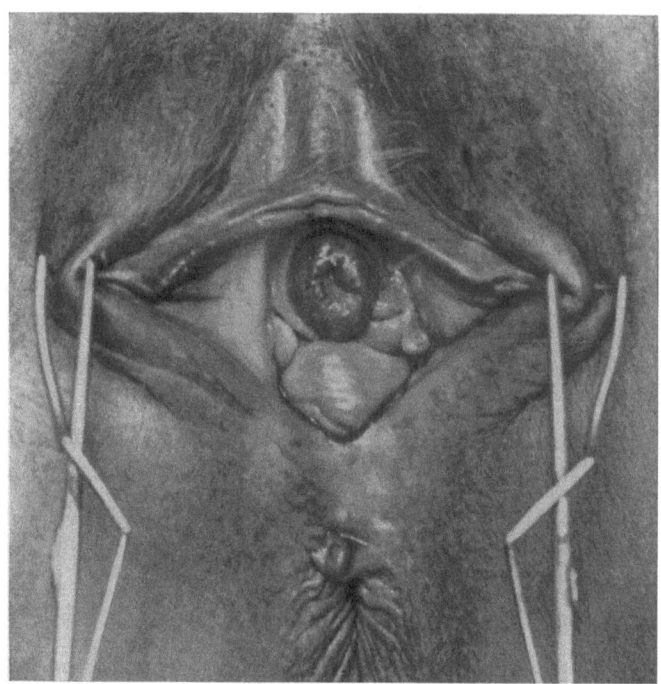

Abb. 263. Zirkulärer Prolaps der Urethraschleimhaut bei einer alten Frau. Descensus vaginae. Das Bild soll den Unterschied gegenüber dem vulvo-urethralen Carcinom-Ehrendorfer zum Ausdruck bringen.

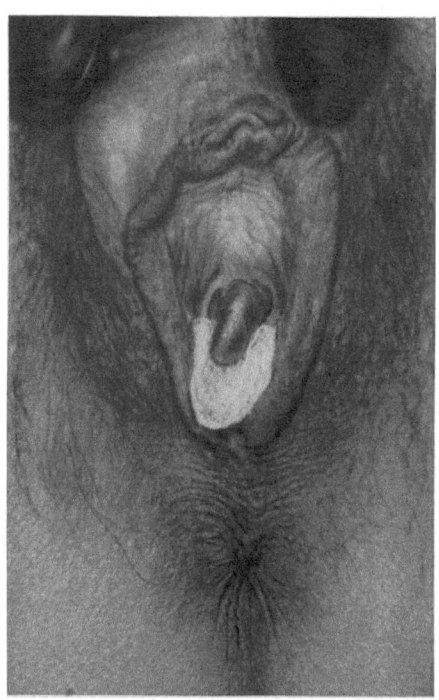 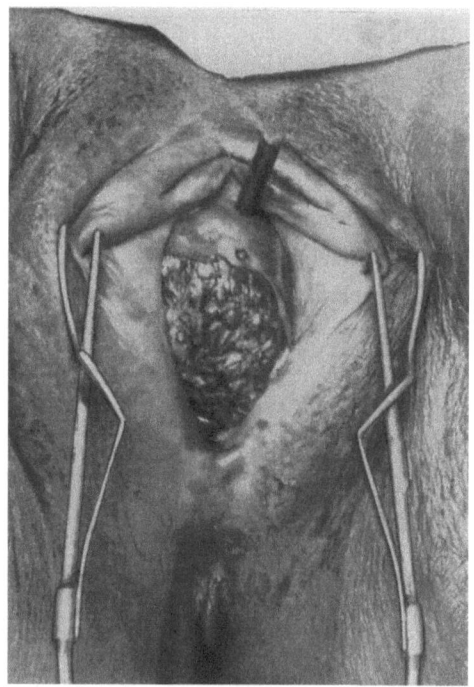

Abb. 264.   Abb. 265.

Abb. 264. Umschriebener Prolaps der Schleimhaut der hinteren linken Urethrawand von Doppelkirschkerngröße. Der Tumor entsprang mit einem langen breiten Stiel von der Grenze zwischen Urethra- und Harnblasenschleimhaut und verzog das linke Ureterostium urethralwärts. (In den Scheideneingang ist Gaze zum Zweck der Demonstration eingelegt.) Das Bild soll, gleich dem vorigen, den Unterschied gegenüber einem vulvo-urethralen Carcinom zeigen.

Abb. 265. Plattenepithelcarcinom des Harnröhrenwulstes der Scheide in nächster Nähe der äußeren Harnröhrenmündung. Offenbar periurethrales Carcinom. In der Harnröhre, deren ganze Hinterwand derb infiltriert und vaginalwärts verzogen ist, liegt ein Katheter. Das Bild soll den Unterschied gegenüber einem vulvo-urethralen Carcinom (Abb. 262) zum Ausdruck bringen.

Introtus vaginae, klafft [M. Lange (1903)] und dadurch die Schleimhaut der Harnröhre äußeren Einflüssen ausgesetzt ist.

Die Symptome des vulvo-urethralen Carcinoms bestehen in Schmerzen und Blutungen, die spontan oder beim Wasserlassen oder bei der Kohabitation (Fall Puppel) auftreten. Beide können sehr beträchtlich (Knoll) und später fast andauernd vorhanden sein. Zuweilen, wie in Heinsius Fall, war das Urinieren nur im Stehen und unter heftigen Schmerzen möglich, oder der Urin ging unwillkürlich unter Schmerzen ab. Oft sind die Blutungen das erste und eine Zeitlang einzige Symptom gewesen, so daß eine atypische Menstruation angenommen worden ist. Bisweilen wurde von der Patientin zuerst eine in den Leisten auftretende Drüsengeschwulst bemerkt und ärztlich behandelt (Usemann-Madelung, Wichmann) und erst bei späterer Untersuchung das vulvo-urethrale Carcinom entdeckt. Einige Male war die Kranke vom Arzt anfangs wegen „chronischer Urethritis" mit Ätzungen (Zeitler Fall 2) oder wegen Cystitis mit Spülungen behandelt worden.

Die Diagnose des vulvo-urethralen Carcinoms beruht auf dem direkten, zunächst durch Inspektion und Palpation zu erbringenden Nachweis der tumoralen oder ulcerierten oder infiltrierenden Neubildung an der Harnröhrenmündung. Dort die grobpapilläre, leicht blutende Geschwulst, hier das Geschwür mit dick aufgeworfenen Rändern, im letzteren Fall die derbe, diffuse Infiltration. Dazu kommt in vorgeschritteneren Fällen der eigenartige Geruch des Geschwürs und seiner Jauche. Diese Befunde gestatten es meist, die Unterscheidung gegenüber Carunkeln, Polypen, zirkulär oder circumscript

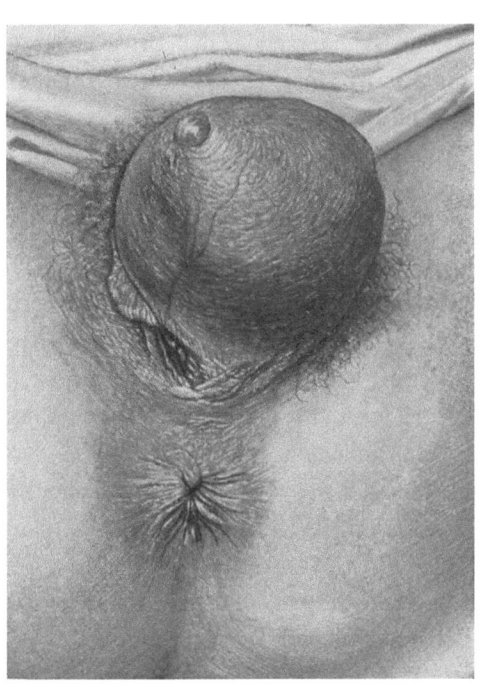

Abb. 266. Adenocarcinom der linken Glandula vulvovaginalis Bartholini. (Nach Kelly: Operative Gynäkologie.) Die Haut ist dünn; die Poren sind grob und weit voneinander getrennt. Einige wenige Haare sind über die Oberfläche verteilt. Eine große Vene läuft über die rechte untere Fläche des Tumors, welcher eine blutige Flüssigkeit enthält.

prolabierter Urethraschleimhaut (Abb. 263 und 264) und ulcerierenden Papillomen zu treffen. Die meiste Ähnlichkeit mit manchem ulceriertem vulvo-urethralem Carcinom kann ein syphilitisches oder tuberkulöses Ulcus zeigen. Auch an die Möglichkeit der paraurethralen Metastasierung eines Uteruscarcinoms oder eines primären, nahe der Urethramündung sitzenden Vaginalcarcinoms (Abb. 265) muß man denken. Von Wichtigkeit ist die genaue Palpation des Urethrawulstes von der Vagina aus und die Urethro- und Cystoskopie zur Unterscheidung gegenüber einem urethralen Carcinom, welches das Urethralrohr zu einem dicken, oft leicht knolligen Längswulst umwandelt und die Tendenz hat, auf die Harnblase fortzuschreiten. In früher Zeit der Carcinomentwicklung kann nur eine eigenartige, unregelmäßig-zackige Zerklüftung am Orificium urethrae externum ohne irgendwelche Beschwerden, vielleicht bei bereits nachweisbaren Leistendrüsentumoren, vorhanden sein (Fall Wichmann). In jedem Fall, und vornehmlich bei irgend einem Zweifel über die Natur der Neubildung, ist die Probeexcision zum Zwecke endgültiger und schneller Entscheidung vorzunehmen.

k) Das Carcinom der Glandula Bartholini tritt in zwei, topographisch und histogenetisch verschiedenen Formen auf:

1. Auf die Entstehung aus dem Drüsenkörper, vielleicht auch auf den ihm benachbarten tiefsten Teil des Ausführungsganges, weist schon makroskopisch die der Bartholinischen Drüse entsprechende Lage der Geschwulst in der Tiefe der großen Schamlippe hin. Dazu kommt histologisch der Nachweis eines Adenocarcinoms oder eines von den Cylinderzellen der Drüse oder des innersten Duktusabschnittes ausgehenden medullaren, primär oder sekundär soliden Carcinoms. Im einen wie im anderen Fall läßt sich vom Drüsengewebe selbst mikroskopisch nichts mehr finden, da es in das Carcinom aufgegangen ist. Adenocarcinome haben Geist (1887), Wolff (1890), Blümcke (1891), August Martin (1893), Howard Kelly [1898 (Abb. 266)], Lestrade (1901), R. Schaeffer (1903), Burghele (1903), Peham-v. Frisch (1903 und 1904), Pape (1906), Chaboux (1906), Graham (1909), Latzko (1913), Spencer (1913), Tobler-Labhardt (1921), Nassetti (1921), Hunt-Verne-Powell (1926) beschrieben. Das Cylinderzellencarcinom war im Fall Tobler durch hochgradige schleimige Entartung, im Fall Nassetti durch reichliche Cysten, die mit zylindrischem bis kubischem Epithel ausgekleidet und mit papillären Wucherungen angefüllt waren, ausgezeichnet. Ich mache auf die Ähnlichkeit dieses Carcinoma cysticum papilliferum der Bartholinischen Drüse mit dem Adenoma und Adenocarcinoma cysticum papilliferum der Schweißdrüsen (S. 432) aufmerksam. Ein primär solides Cylinderzellencarcinom dürfte in den Fällen Fabricius (1914) und Frederick Falls (1923), ein sekundär solides und sogar Verhornung zeigendes im Fall Sinn (1880) anzunehmen sein. Denn es können, wie O. Frankl unter Hinweis auf Beobachtungen beim Uteruscarcinom bemerkt hat, auch primär drüsige Carcinome der Glandula Bartholini solid werden. Graham beschrieb ein Carcinoma solidum simplex partim cylindrocellulare, Geist einen Scirrhus mit tubulärem Drüsenscarcinom. Insgesamt sind 20 wohl sichere Fälle von Carcinom der großen Vorhofsdrüsen selbst veröffentlicht worden.

2. Entstehung des Carcinoms aus dem Ausführungsgang der Bartholinischen Drüse. In diesen Fällen, zu denen die in der Anmerkung[1] aufgeführten 20 gehören dürften, liegt der Tumor dicht unter der Schleimhaut des Sulcus nymphohymenalis, in welchem sich die Ausmündungsstelle des Bartholinischen Hauptausführungsganges befindet. Dieser ist in manchen Fällen stark erweitert, mit der Sonde auf eine Strecke von $1/2$—2 cm in den Tumor verfolgbar und zuweilen (Mackenrodt) mit carcinomatösen Wucherungen ausgefüllt gewesen. Mit solchen war die Ausmündungsstelle bei den Kranken von Chaboux und Sitzenfrey bedeckt. Aus dem Duktus konnte auf Druck in den Fällen Schweizer und Godart Blut, im Fall Geist

---

[1] Fritz Schweizer (1893), Mackenrodt (1893), Honan (1897), H. Fritsch (1898), Godart (1898/99), Trotta (1899), Polaillon (1901), Boguslawsky (1905), Sitzenfrey (1906), Groß (1906), Boursier et Roche (1907), Fritz Frank (1908), Savournin (1908), Spencer (1914), Rouville (1914), Wittkopf (1915, Fall 2), Taussig (1917), Lynch (1923), Brady (1923), Robinson (1926).

Carcinombrei entleert werden. Andere Male (Honan) war die Mündung verschlossen und nicht auffindbar. Histologisch zeigte sich stets ein solides Plattenepithelcarcinom, zuweilen (Fall 2 von Wittkopf) mit Hornperlenbildungen. Der Ausgangspunkt des Carcinoms ist entweder die Mündungsstelle des Hauptausführungsganges im Vestibulum, die gleich diesem mit mehrschichtigem Plattenepithel überzogen ist, oder eine tiefer gelegene Stelle des Duktus, wobei ich auf die Feststellungen von Nobl und Touton (1893) hinweise, nach denen eine Metaplasie und Proliferation des mehrschichtigen Epithels desselben das Kennzeichen einer chronisch-gonorrhoischen Entzündung bildet, und daran erinnere, daß verhornende Krebse auch an Körperstellen gefunden worden sind, die normalerweise geschichtetes Cylinder- bzw. Flimmerepithel tragen (Borst), wie solches im Hauptausführungsgang der Drüse zuweilen gefunden worden ist. In der Peripherie des Carcinoms des Ausführungsganges ist das Drüsengewebe der Glandula Bartholini einige Male, meist seitlich oben, nachweisbar gewesen (Honan), sei es in Form einer Begrenzung mit einer einfachen Lage von Cylinderepithel, sei es in einzelnen Schläuchen, die denen der normalen Drüse entsprachen. Den direkten Übergang des Duktus in das Carcinom konnte Honan dank dem frühen Stadium seines Falles histologisch nachweisen.

Was das klinische Bild anbelangt, so findet man bei beiden Carcinomformen der Bartholinischen Drüse einen ovalen oder rundlichen, walnuß- bis hühnereigroßen Tumor, der nur im Fall Mackenrodt Faustgröße erreicht hatte. Er ist teils hart, teils elastisch-weich, niemals ausgesprochen fluktuierend, öfters leicht knollig und sitzt im hinteren Teil der großen Labie genau an der Stelle, an der man die Abscesse und Cysten der Drüse oder ihres Ausführungsganges beobachtet. Nur ausnahmsweise war der Tumor teilweise von cystischer Beschaffenheit (Graham). Die Geschwulst wölbt die mehr oder weniger gespannte Haut der Außen- und Innenfläche der großen Labie ziemlich gleichmäßig, wenn sie größer ist auch die untere Vaginalwand nach innen vor und läßt sich gegen die Umgebung im allgemeinen gut abgrenzen. Lange Zeit bleibt das die circumscripte Neubildung überziehende Integument auch mikroskopisch normal, so daß es von vornherein nicht als Ausgangspunkt des Carcinoms in Frage kommen kann. Erst in späterem Entwicklungsstadium, wenn die fibröse Kapsel der Drüse vom Neoplasma durchwuchert ist, zeigt es sich mit der Haut, dann auch mit dem Schambein (Sinn, Geist, Fritz Schweizer, Schaeffer, Tobler) fest verwachsen und kommt es, am ehesten an der Innenseite, innerhalb des Vestibulum, zur Ulceration. Eine solche ist nur in den Fällen von Burghele, Chaboux, Latzko, Polaillon, Wittkopf (Fall 1) und Tobler vorhanden gewesen. In vorgeschrittenem Stadium kann der Tumor auf das Beckenbindegewebe (Fritsch) und die Urethra (Fabricius, Tobler) übergreifen.

Das Wachstumstempo des Carcinoms der Bartholinischen Drüse oder ihres Ausführungsganges wird allgemein, und vornehmlich bei letzterem, als langsam bezeichnet. Das hängt mit der Lage der Neubildung in der Tiefe der großen Schamlippe, wo es von den die Haut treffenden Reizungen lange verschont bleibt, und mit der Wucherung des Carcinoms innerhalb der fibrösen Kapsel der Vorhofsdrüse zusammen. Infolgedessen erkrankt das regionäre Lymphdrüsengebiet erst ziemlich spät und wird die Kapsel erst spät durchbrochen. Mehrmals hat eine solche Krebsgeschwulst innerhalb von 3 Jahren nur von Tauben- auf Hühnereigröße zugenommen. Das Leiden hatte im Fall Schweizer vor $1^{1}/_{2}$, im Fall Honan vor 2, in den Fällen von v. Frisch und Lestrade vor 3, im Fall Trotta vor 6 Jahren die ersten Erscheinungen gemacht. Bei Grahams 45 jähriger Patientin war bereits 19 Jahre zuvor eine Schwellung der großen Labie aufgetreten, die zu Orangegröße angewachsen und dann entfernt worden war; 15 Monate danach walnußgroßes lokales Rezidiv; weitere 3 Monate später linksseitiges inguinales Drüsenpaket. In solchen Fällen könnte der Einwand gemacht werden, daß anfangs eine chronische Entzündung der Bartholinischen Drüse vorlag, auf deren Boden erst viele Jahre später sich das Carcinom entwickelte. Jene dürfte zu diesem die Disposition gegeben haben, wofür als Beispiele Fälle von Sitzenfrey und Polaillon dienen können. Aber auch schnelles Wachstum eines Bartholinischen Drüsenkrebses kommt vor. So war im Fall Mackenrodt binnen 3 Monaten ein faustgroßer Tumor entstanden, und im Fall Polaillon war das Carcinom an mehreren, an der Innenfläche der großen Labie gelegenen Hautstellen nach außen durchgebrochen.

Zur Diagnose des Carcinoms der Bartholinischen Drüse oder ihres Ausführungsganges verwertbar ist die Lage des Tumors in der Tiefe des hinteren Drittels oder bei größerer Tumorbildung in der Tiefe der ganzen großen Schamlippe oder dicht unter der Mündungsstelle des Duktus, die nach O. Frankl erhalten geblieben sein muß, sowie die Tatsache, daß Haut, Schleimhaut und selbst Unterhautzellgewebe lange Zeit intakt bleiben. Öfters, und besonders wenn das Carcinom die Größe einer Walnuß oder höchstens einer Pflaume nicht überschritten hatte, wurde ein chronischer Abszeß oder eine Cyste der Bartholinischen Drüse angenommen, auf Grund dieser Fehldiagnose inzidiert und trotzdem das Carcinom verkannt (Fritz Schweizer, Kelly, R. Schaeffer, Chaboux, Fabricius, Polaillon). Zwei dieser Beobachtungen verdienen besonderes Interesse: im Fall Schweizer wurde auf Grund der Diagnose chronisch-entzündliche Bartholinitis die Kranke nach einigen Wochen wiederbestellt; sie erschien aber erst 3 Jahre später mit einem hühnereigroßen, am Schambein angewachsenen Tumor und gleichwohl erst erbsengroßen Inguinaldrüsen. Im Fall Schaeffer erweckte eine auffallend starke Infiltration der Abszeßwandung den Verdacht auf ein Carcinom, das dann durch die vorgenommene Probeexcision aufgedeckt wurde. Ist die Haut frisch ulceriert oder der Tumor, wie in den Fällen Polaillon, Chaboux, Fabricius, von anderer Seite schon inzidiert worden, dann kann eine Verwechslung mit einem bereits zur Perforation gekommenen Abszeß der Bartholinischen Drüse möglich sein. Der Forderung von Fritz Frank, daß die Bartholinische Drüse oder ihr Gangsystem nur dann als Mutterboden eines Plattenepithelkrebses angesehen werden dürfe, wenn die äußere Haut auch in nächster Umgebung des Ausführungsganges frei von Carcinom sei, entgegnete Wittkopf: „Es muß gestattet sein, ein Carcinom, das sich an der Stelle, wo sonst Cysten und Abscesse der Bartholinischen Drüse gefunden werden, entwickelt hat und dessen Wachstum sich vorwiegend in die Tiefe erstreckt, als Carcinom der Bartholinischen Drüse zu bezeichnen, auch wenn die Umgebung des Ausführungsganges bereits von dem Carcinom ergriffen ist." Ungefähr den gleichen Standpunkt nehmen Latzko, Mackenrodt, O. Küstner ein. Ob das Carcinom vom Drüsenkörper oder vom Gangsystem der Bartholinischen Drüse ausgegangen ist, läßt sich in der Regel erst durch die mikroskopische Untersuchung nachweisen. Auf ersteren deuten ein typisches Adenocarcinom oder ein erfahrungsgemäß von Cylinderzellen ausgehendes Medullarcarcinom oder der direkte Nachweis von Stellen, in denen normales Drüsenepithel in Adenocarcinom übergeht. Der Drüsenausführungsgang wird nur dann mit Sicherheit als Mutterboden angenommen werden können, wenn er sich mitten in einem Plattenepithelcarcinom noch mikroskopisch nachweisen läßt und wenn das normale Drüsengewebe der Glandula Bartholini zur Seite gedrängt ist und mondsichel- oder siegelringförmig einer Stelle der Peripherie des Carcinoms anliegt. Es ist klar, daß diese Desiderate nur in einem nicht zu weit vorgeschrittenen Geschwulststadium und nur bei eingehender

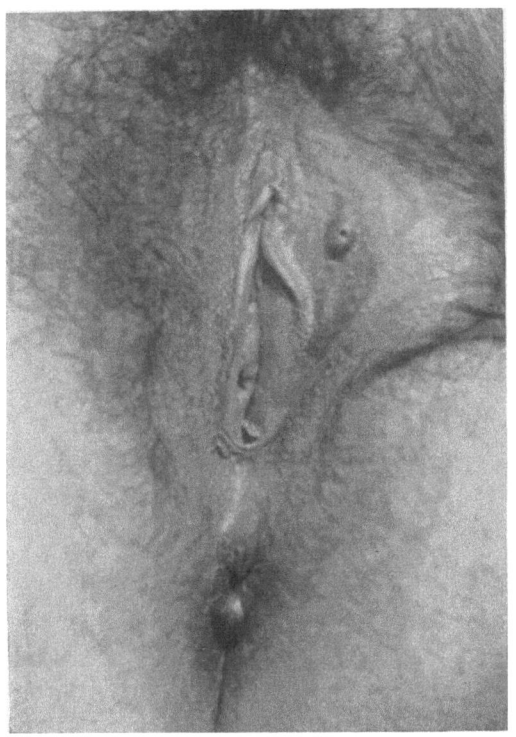
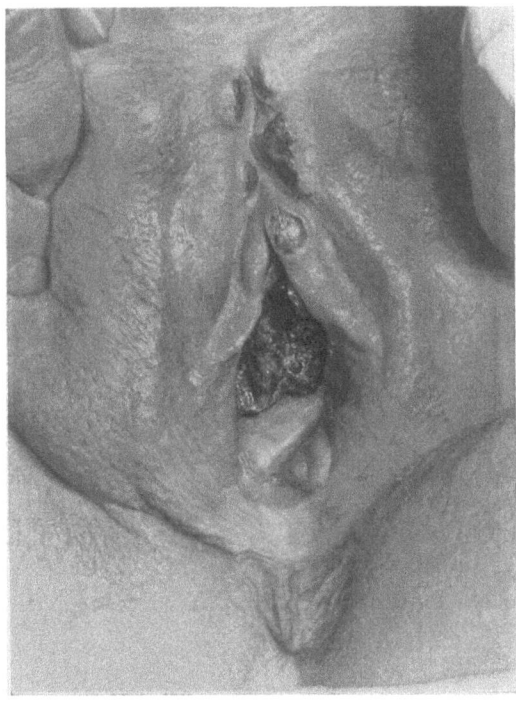

Abb. 267. Abb. 268.

Abb. 267. Kleines Schweißdrüsenadenocarcinom der Vulva. Auf der Innenseite der linken großen Schamlippe kirschkerngroßer, 0,5 cm die Haut überragender derber Knoten, der in der Mitte mit einer Delle versehen ist. Klinische Diagnose: Atherom mit Spontandurchbruch. Histologische Diagnose: Adenocarcinom. Der Knoten soll bereits 6 Jahre in gleicher Größe bestanden und sich vor einigen Monaten nach außen geöffnet haben. Exstirpation des Tumors weit im gesunden Gewebe.

Abb. 268. Fall der Abb. 262 von vulvo-urethralem Carcinom. Metastasen 6 Monate später mit multiplen carcinomatösen Geschwüren an den kleinen Labien und an der Stelle der exstirpierten Urethramündung und Klitoris. Offenbar Abklatschcarcinome.

histologischer Untersuchung erfüllt werden können. Daß in einem Fall Schlüters von angeblich bilateralem sekundärem Adenocarcinom der Bartholinischen Drüse nach primärem Adenocarcinom des Uterus kein Beweis für den behaupteten Ausgang erbracht worden ist und ein solcher auch sehr unwahrscheinlich ist, wird später (S. 564) zu begründen sein.

l) Rein nach dem Typus des Drüsencarcinoms gebaut ist das Schweißdrüsenadenocarcinom s. Hidradenoma malignum vulvae, das im Kapitel „Pathologie der Schweißdrüsen" auf S. 432 erörtert und in Abb. 267 wiedergegeben worden ist.

m) Auch das eine oder andere Carcinom, das auf irgendwelche embryonale Versprengungen von Schleimdrüsen oder des Gartner-Wolffschen Kanals zurückzuführen ist, gehört dem Drüsentypus an. Ein primär drüsiges, stellenweise sekundär solides Carcinom des Hymen hat O. Frankl (1915) bei einer 57jährigen Virgo beschrieben; es war als wenig erhabener, leicht zottiger Tumor von einer zehnhellergroßen Stelle der hinteren Umrandung des intakten Hymen ausgegangen.

n) **Cylinderzellencarcinome dürften auch aus den neben den Corpora cavernosa der Klitoris von Rob. Meyer und Boyd gefundenen Drüsen entstehen,** worauf künftig bei beginnenden Carcinomen dieser Gegend zu achten wäre. An diesen

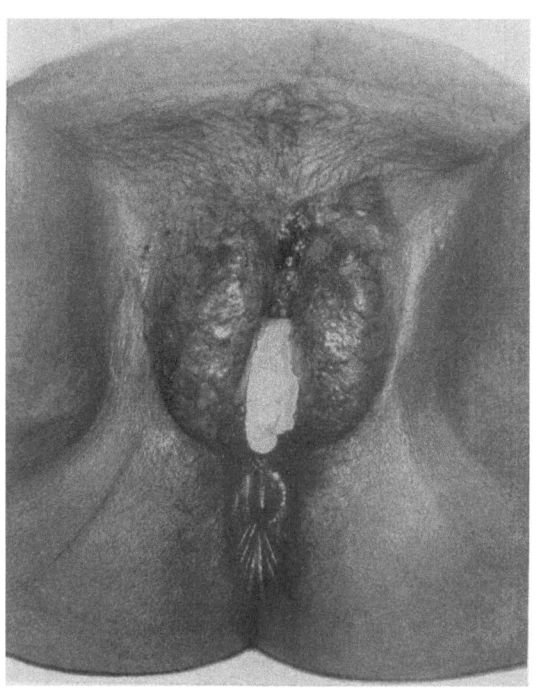 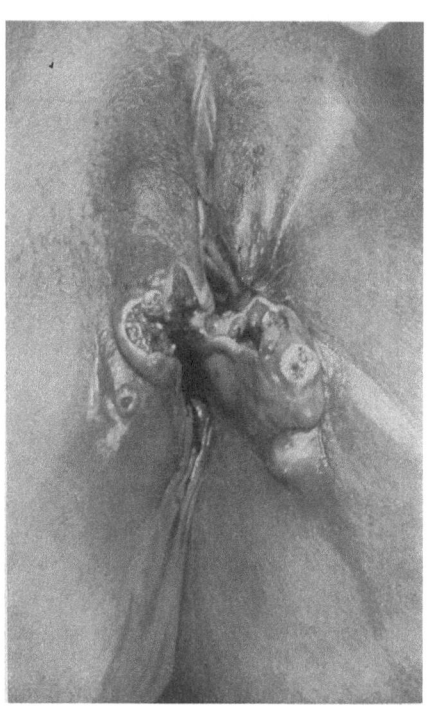

Abb. 269. Abb. 270.

Abb. 269. Zweites postoperatives Rezidiv des Falles der vorigen Abbildung nach weiteren 4 Monaten. Zahlreiche knollige subcutane Metastasen in den beiden großen Labien; eine große Metastase in der Mitte des Mons pubis. An diesen 3 Stellen durchwuchsen bald danach die Carcinome von innen nach außen die Haut. Beiderseitige sehr ausgedehnte Leistendrüsenschwellungen. Die Schamspalte ist durch einen Gazetampon kenntlich gemacht. Bei der Sektion der bald danach Verstorbenen fanden sich Metastasen in der ganzen Bauchhöhle und in allen Becken- und Retroperitonealdrüsen.

Abb. 270. Postoperative lokale Vulvacarcinomrezidive nach einer von anderer Seite ausgeführten unvollständigen Operation. Man sieht multiple knollige, von der Tiefe nach außen vordringende Tumoren im Gebiet der Narben neben einem sehr defekten Damm.

Ursprung würde ich in den beiden von Koppert (1898) und Bertino (1903) beschriebenen Fällen von Carcinomentwicklung aus einem cystischen Adenom der Klitoris denken. Bertino wollte es freilich auf ein Hautdermoid zurückführen.

o) Auch **Adenome des Lig. rotundum** in seinem extraperitonealen, also inguinalen und labialen Verlauf können, wenn offenbar auch nur in außerordentlich seltenen Fällen, den Mutterboden für ein Carcinom abgeben, wie folgende Beobachtung zeigt:

Fall Dubar: Einer 29jährigen Patientin war wegen einer für eine Netzhernie angesehenen kleinen Schwellung des rechten Leistenkanals ein Bruchband verordnet worden. Es wurde nach einem Jahr wegen Wachstums der kleinen Geschwulst und wegen aufgetretener Schmerzen nicht mehr vertragen. Ein höckriger, harter, orangegroßer, nach dem Leistenkanal ziehender Tumor nahm die rechte große Labie ein und war mit dem absteigenden Schambeinast verwachsen. Die schließlich doppelfaustgroße Neubildung wurde exstirpiert. Es fand sich ein Carcinoma mucosae und in den peripheren Teilen vielfach eine myxomatöse Entartung. Als Ausgangspunkt des Carcinoms nahm Dubar Reste des Wolffschen Körpers in Anspruch, während Emanuel ihn in einem Adenomyom des Lig. rotundum suchte.

Wenden wir uns nun nach der Betrachtung der zahlreichen bisher bekannten Formen des Vulvocarcinoms der Ausbreitung desselben zu. Diese geschieht in sehr verschiedenem Tempo und nach verschiedenen Richtungen hin. Meist ist ziemlich schnelle Ausbreitung und bei Jugendlichen, in der Schwangerschaft und nach unvollständiger Exstirpation sogar ein rapides Wachsen und Metastasieren beobachtet worden. Zuweilen sah man aber im Gegenteil ein so auffallend langsames Wachstum, daß man „fast von

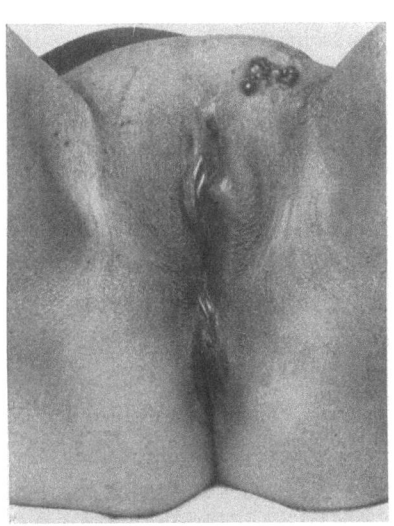
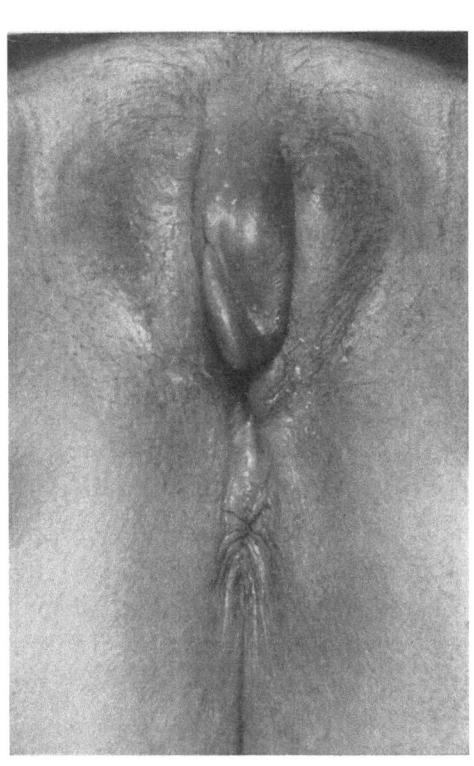

Abb. 271.   Abb. 272.

Abb. 271. Postoperatives lokales und Drüsenrezidiv nach einem von anderer Seite unvollständig operierten Klitoriscarcinom. Die Metastasen zwischen Vulva und linker Leiste wuchern als braunrote kleine Tumoren von den carcinomatösen medianen Leistendrüsen durch die Haut nach außen.

Abb. 272. Carcinomrezidiv an der Stelle der Klitoris nach röntgenbestrahltem vulvo-urethralem Carcinom. Man sieht äußerlich nichts als einen dattelgroßen, von glatter Haut überzogenen Tumor, der von der Klitorisgegend ausgeht, den ganzen Torus clitoridis einnimmt und über die Schamspalte fast gestielt herabhängt. Linke kleine Labie in den Tumor aufgegangen. Geringe ödematöse Schwellung der beiden großen Labien. Nach Emporheben der Geschwulst zeigte sich die Innenfläche der beiden Nymphen und die Harnröhrenmündung von einem tiefen Carcinomgeschwür eingenommen, das sich bis weit nach oben in die Vagina erstreckte. Fortschreiten des Tumors längs der vorderen Scheidenwand bis zur Portio vaginalis hinauf. Derb-ödematöse Infiltration des Mons pubis. Beiderseits hochgradige Leistendrüsenschwellungen.

einem stationär gebliebenen Carcinom" sprechen konnte (Rob. Müller-O. Küstner). Die Ausbreitung geschieht:

1. Auf die benachbarte Haut und Schleimhaut des äußeren Genitale, und zwar kontinuierlich, diskontinuierlich oder durch Kontaktinfektion. Im ersteren Falle wird ein Teil der Vulva nach dem anderen vom Carcinom ergriffen, so daß eine zusammenhängende, derbe, zuweilen fast steinharte Infiltration vorhanden und der primäre Ausgangspunkt nicht mehr feststellbar ist. Im zweiten Falle kommt es zur Dissemination von Geschwulstteilchen in der Haut, die von innen nach außen durchwachsen wird. Dann

können auf dem Schamhügel (Abb. 271) vornehmlich beim Klitoriskrebs oder auf dem Vorderdamm und der Perianalregion vorwiegend beim Carcinom der hinteren Commissur oder im Gebiet der großen Labien (Abb. 269) neue Carcinome wie Pilze aus dem Boden schießen. Abklatsch- s. Kontaktcarcinome der Vulva sind wiederholt und auch von mir mehrmals beobachtet worden (Abb. 258 u. 268)[1]. Sie entstehen durch Kontaktinfektion von der großen oder der kleinen Labie oder dem Praeputium clitoridis einer Seite auf die genau entsprechende Stelle der Gegenseite. Bevor man sich zu ihnen in einem Fall bekennt, wird man die gekreuzte und retrograd-lymphogene Metastasierung nach Möglichkeit auszuschließen und festzustellen haben, daß bei genauerer Betrachtung und Betastung kein Zusammenhang zwischen dem primären, meist größeren Tumor einer Seite und dem sekundären, meist kleineren der anderen Seite besteht.

2. Wesentlich seltener als auf die Haut ist der kontinuierliche Übergang des Vulvacarcinoms auf die Schleimhaut der benachbarten Hohlorgane: Vagina, Rectum, Urethra und Vesica urinaria. Relativ am häufigsten ist das Fortschreiten des Carcinoms über die Hymengrenze, zumal des Klitoriscarcinoms (O. Frankl), auf den unteren Teil der Scheide. Solches hat Koppert unter 25 Fällen 3mal, Lutzenberger unter 104 Fällen 4mal, Goldschmidt unter 214 Fällen 18mal, Ossing unter 18 Fällen einmal, E. Kehrer zweimal festgestellt. Das Fortschreiten längs der Urethra bis zum Blasenhals ist nur einige Male, fast nur bei Ehrendorfers vulvo-urethralem Carcinom, sowie beim Klitoriscarcinom [O. Schmidt (1891), Jacobs (1894)] gesehen worden. Die gleiche Ausdehnung wird ein von den Skeneschen Paraurethraldrüsen ausgehendes Carcinom nehmen können. Ein Gesamtüberblick über die Fälle der Literatur von Vulvacarcinom im allgemeinen ergibt, daß die vaginale Grenze in der Regel und jedenfalls sehr lange Zeit respektiert wird. Auch um die Urethramündung wächst das Carcinom nur herum, aber nicht in sie hinein, sofern nicht ein primär vulvo-urethrales Carcinom vorliegt. Eine schöne Abbildung von O. Frankl eines aus der Piskačekschen Klinik stammenden Falles zeigt, daß das Klitoriscarcinom als ein dicker zirkulärer Wall das Ostium urethrale umgeben kann. Rupprecht hat unter 25 Fällen von Vulvacarcinom niemals eine Zerstörung der Harnröhre gesehen, auch dann nicht, wenn das Carcinom bis dicht an ihre Mündung herangereicht oder sie gar umwachsen hatte. Mit Ehrendorfer kann man die die Urethra ergreifenden Vulvacarcinome als sekundäre Urethracarcinome bezeichnen.

3. Auf das paravaginale und schließlich parametrane Bindegewebe, besonders desjenige des Septum recto-vaginale und urethro-vaginale, geschieht die Ausbreitung selten. Rupprecht hat sie unter 25 Fällen nur einmal beobachtet. Stumpf (1890) sah ein apfelgroßes Carcinom der vorderen Teile der rechten großen und kleinen Labie, das unter der intakten Vaginalwand nach hinten oben bis zur Spina ischii reichte und diffus in die Tiefe überging.

4. Ganz gewöhnlich ist dagegen im fortgeschrittenen Stadium der Carcinomentwicklung der Übergang auf das Periost der Schambeine, der vornehmlich dann beobachtet wird,

---

[1] Behrend (1869), Hildebrandt (1877), O. Küstner (1882 und 1886), Rochelt (1882), Paul Zweifel (1885), Blümcke (1891), Ove Hamburger (1892), Schwarz (1893), Kelly (1898), Koppert (1898), Richard Franke (1898), Barbry (1900), Orthmann (1901), Goldschmidt-Straßmann (1902), Sippel (1904), Zacharias (1909), Hoffmann (1910), Rupprecht (1912), O. Frankl (1915), Bracht (1918), E. Kehrer (1925).

wenn die Neubildung im vorderen Teil der großen oder kleinen Labie, an der Klitoris, der Commissura anterior oder der Urethramündung sitzt. Dann ist die ursprüngliche Verschieblichkeit des Carcinoms gegen den Knochen verloren gegangen, und gleichzeitig pflegen Metastasen in den Lymphdrüsen vorhanden zu sein.

5. Fast alle Beobachter — Teller und wenige andere ausgenommen — stimmen darin überein, daß schon frühzeitig die Erkrankung der regionären Lymphdrüsen zustandekommt. Sie können schon in walnußgroße carcinomatöse Tumoren umgewandelt sein, wenn das Vulvacarcinom nur halb so groß oder nur als ganz kleines Geschwür vorhanden ist. Die Lymphwege des Vulvagebiets wurden im anatomischen Teil (S. 22) besprochen. Hier erinnere ich nur noch einmal kurz daran, daß die erste Drüsenetappe von den Lgl. inguinales superficiales, die zweite von den Lgl. inguinales profundae gebildet wird. Beide erkranken in vielen Fällen von Vulvacarcinom allein, in fast jedem Fall aber zuerst unter allen in Frage kommenden Lymphdrüsen. Manchmal sind die in den Weg zur ersten Etappe eingeschalteten, vor der Symphyse, nahe dem Lig. suspensorium clitoridis gelegenen Lgl. pubicae, die offenbar eine anatomische Varietät bilden, von Krebsmetastasen durchsetzt gewesen, so vor allem beim Carcinom der Klitoris, der Urethramündung und der benachbarten Abschnitte der kleinen Labien. Diese Schambergdrüsen sind beim weiblichen Kind von Bartels durch Injektion dargestellt, dann zuerst bei der Operation des Peniscarcinoms von Küttner, bei der des Vulvacarcinoms von Rupprecht erkrankt gefunden worden; wenigstens hat Rupprecht Carcinommetastasen am Schamhügel, die er in 16% seiner Fälle von Vulvakrebs beobachtet hat, auf die Lgl. pubicae zurückführen zu dürfen geglaubt. Die Franzosen erwähnen außerdem noch oft das carcinomatös gefundene Ganglion Cloquet. Es ist die tiefe Leistendrüse, die von den Deutschen als Rosenmüllersche Drüse bezeichnet wird.

Zur 1. und 2. Drüsenetappe der Lymphabfuhr kommen als 3. und 4. die Lgl. iliacae externae, einschließlich der ihrem Gebiet zuzurechnenden Lgl. obturatoriae, und die Lgl. hypogastricae hinzu. In diese tiefen Beckendrüsen gelangen die Carcinomzellen mit der Lymphe in der Regel erst, wenn die oberflächlichen und tiefen Leistendrüsen bereits von Krebsnestern eingenommen sind. Sie können aber auch unmittelbar, d. h. ohne daß die Leistendrüsen befallen sind, somit als erste Drüsenetappe vom Carcinom erreicht werden. Das geschieht bei den Vulvacarcinomen, die median an der Klitoris oder der Urethramündung sitzen, durch Inanspruchnahme von Lymphgefäßen, die unterhalb der Symphyse an der Innenseite der vorderen Beckenwand und paravesical liegen. Von Blümcke und Stoeckel ist nach Exstirpation eines Klitoriscarcinoms ein solches Drüsenrezidiv im kleinen Becken, von Percheron eine gleichzeitige Metastasierung in den inguinalen, iliakalen und hypogastrischen Drüsen beobachtet worden. Bei den beiden eben genannten Carcinomformen und in allen vorgeschritteneren Fällen ist daher immer schon mit einer Metastasierung in die Beckendrüsen als wahrscheinlich zu rechnen. An diesem Grundsatz darf man sich nicht irre machen lassen durch Beobachtungen, in denen sie selbst in späteren Stadien der Progredienz gesund gefunden wurden.

Bei der Metastasierung auf dem Lymphweg ist zunächst die durch anatomische Injektion gewonnene und durch eine große Zahl klinischer Fälle (Goldschmidt, Eden, Rupprecht, Weyl, Asch, O. Frankl, E. Kehrer u. a.) bestätigte Feststellung hervorzuheben, daß beim Krebs einer Vulvahälfte die kontralateralen Leistendrüsen bald vornehmlich, bald zugleich mit denen der kranken Vulvaseite carcinomatös entartet sein können. Diese gekreuzte Metastasierung auf die regionären Lymphdrüsen findet Erklärung durch die in der Gegend der vorderen Commissur der großen Labien von der einen Vulvaseite zur anderen Inguinalregion hinziehenden Lymphbahnen (Abb. 15, S. 23). Es ist also beim Vulvacarcinom stets, und beim Klitoris- und vulvo-urethralen Carcinom, bei denen soeben die Neigung zum Fortschreiten auf die Beckendrüsen betont wurde, ganz besonders, mit der Möglichkeit von beiderseitigen Drüsenmetastasen zu rechnen, wie diese den Chirurgen beim Penis-, Lippen- und Zungencarcinom längst bekannt sind.

Die carcinomatösen Leistendrüsen sind zunächst als erbsen-, bohnen- oder haselnußgroße, schmerzlose, verschiebliche derbe Knoten feststellbar. In der Literatur findet sich vielfach die Angabe, daß sie wegen dieser Eigenschaften nicht carcinomatös erkrankt gewesen sein konnten — und doch brachten schon wenige Wochen oder Monate später ausgedehnte, mit der darunter gelegenen Fascie innig verwachsene Drüsenpakete peinliche Überraschungen. Nach mikroskopischen Untersuchungen von O. Küstner (1871), Gussenbauer (1881), Rupprecht (1886 und 1893), Koblanck (1897) u. a., mit denen die meinen übereinstimmen, pflegen die Leistendrüsen aber viel frühzeitiger und ausgedehnter carcinomatös erkrankt zu sein, als sich palpatorisch nachweisen läßt. Giesecke (1921) z. B. fand in 47% der exstirpierten Lymphknoten Carcinom. Daß sie gesund geblieben sind, ist nur in einigen wenigen Fällen, so von Ederle, bei der Sektion festgestellt worden. Dann ist der Tod, wie bei dieser Kranken, auf allgemeine Carcinose durch relativ frühzeitigen Einbruch des Krebses in die venöse Blutbahn zurückzuführen. Andererseits sind selbst größere Drüsenpakete nicht immer der Beweis für eine carcinomatöse Erkrankung; denn sie können bei einem jauchenden Vulvacarcinom durch eine bakterielle Lymphadenitis zustandekommen, ganz ebenso wie das von den Beckendrüsen beim Uteruscarcinom oder von den regionären Drüsen irgend eines anderen Carcinoms des Körpers bekannt ist.

Beim Vulvacarcinom im vorgeschrittenen Stadium pflegen die Leistendrüsen hühner-, enten- oder gänseeigroß und sehr innig mit der Fascie und der Haut verwachsen zu sein, wobei eine Vereiterung, die Folge des Krebsgeschwürs, mitspielt. Dann kann es zum Durchbruch durch die Haut mit multiplen Fisteln und Ulcerationen oder zum Verschluß der großen Schenkelgefäße durch Blut- oder Carcinomthromben, vielleicht mit anschließender Gangrän des Unterschenkels (Fall 2 von Rupprecht), oder zur Arrosion der großen Schenkelgefäße durch Carcinomwucherungen und damit zum Verblutungstod kommen. Diesen hat Rupprecht unter 25 Fällen zweimal eintreten sehen. Beim Fortschreiten des Carcinoms auf den perineuralen Lymphscheiden des N. cruralis kommt es zu unerträglichen, das Leben zur Qual gestaltenden Schmerzen.

6. Die hämatogene Metastasierung wird im allgemeinen erst verhältnismäßig spät und nicht einmal konstant angetroffen. Ganz ausnahmsweise kann sie, wie beim Klitoriscarcinom beobachtet ist, sogar einmal an die Stelle einer Metastasierung in die regionären Lymphdrüsen treten, so daß diese gesund gefunden worden sind. Andere Male sind gerade beim weit vorgeschrittenen Klitoriscarcinom wiederholt Organmetastasen vermißt worden. Das erinnert an Erscheinungen beim Peniscarcinom, bei dem die kavernösen Bluträume mit Carcinomzellen erfüllt sein und trotzdem Körpermetastasen fehlen können [Winiwarter (1878), Goldmann (1897)], und findet seine Erklärung in dem von Goldmann

für das Carcinom im allgemeinen erbrachten Nachweis, daß es anfangs längs den Venen fortzukriechen pflegt, die Vene zur Bildung eines blanden Thrombus anregt und erst nach einiger Zeit die Wand carcinomatös durchsetzt, dann durch das Endothel durchbricht und das durch den Thrombus vom übrigen Venensystem abgeschlossene Lumen eröffnet. Durch diese Wachstumsart des Carcinoms dürften die Fälle der Literatur Erklärung finden, in denen ein weit vorgeschrittenes Carcinom des äußeren Genitale mit ausgedehnten Zerstörungen am Damm, Anus und Rectum vorhanden war, ohne daß bei der Sektion Körpermetastasen gefunden werden konnten. Über einen derartigen Fall von Vulvacarcinom berichtete Goldmann (1897), in dem er mikroskopisch ein Einwuchern von Geschwulstzellen in die Venen nachweisen konnte. Nur die infiltrierenden Vulvacarcinome scheinen sich durch frühzeitigen Einbruch von Carcinomzellen in die Venen auszuzeichnen, was mit den Feststellungen von Goldmann über diese Carcinomform an anderen Körperstellen übereinstimmt. Durch hämatogene Metastasierung in entlegene Organe erkranken am häufigsten Leber, Lunge und Milz. Ich gebe folgende Auslese aus der Literatur: Leber allein (Strauß, Boivin und Dugès), Lungen allein (Blümcke), Nieren (Koppert), Nieren und Lungen (Léger), Herzmuskel (Blumensohn, E. Kehrer), Gehirn (Schwarz), Wirbelsäule (Fabricius), miliare Carcinome der Lungen, des Herzens, der Leber, Milz und Niere (O. Küstner), Pleura, Herz, Lunge (Arnoth). Eine ganz außergewöhnlich ausgedehnte Metastasierung und Generalisierung habe ich in einem durch Nissen (1925) demonstrierten, durch Geipel sezierten Fall von $1^1/_2$ kindskopfgroßem Carcinom der großen Labie gesehen. Klinisch bestand eine hochgradige Kachexie und eine ödematöse Schwellung des Oberschenkels, eigenartigerweise nicht des Unterschenkels, die auf eine Thrombose der V. femoralis zurückgeführt werden mußte. Geipel fand große carcinomatöse Lymphdrüsenpakete, eine Durchsetzung der angrenzenden Adductorenmuskulatur durch zahlreiche, dem Verlauf der Muskelfasern entsprechend angeordnete Knötchen und Knoten, die durch Verlegung der inguinalen Lymphdrüsen und retrograde Verschleppung zustandegekommen waren, und zahllose, offenbar lymphogene Metastasen auf Peritoneum, Pleura, Perikard, ferner multiple Metastasen im rechten Ventrikel und in der Hirnschale, die an den Stellen, wo sie den Knochen substituierten, pergamentartig eindrückbar war. „Die hohe Affinität zum Lymphgefäß- und Knochensystem" (Geipel) und die carcinomatösretrograde Erkrankung stempelt diesen Fall zu einem Unikum. Eine weitere eigenartige Metastasierung hat Chrisholm (1926) nach Excision eines ulcerierten Plattenepithelcarcinoms der linken Labie beschrieben. Es fanden sich bei der 43jährigen Frau Krebsherde in fast allen inneren Organen und zu Dutzenden in der Haut des ganzen Rumpfes in Form kleiner subcutaner, beweglicher Knötchen.

Symptome. Die Carcinomgeschwulst ist anfangs klein und unscheinbar und wird von der Kranken in der Regel als „Knötchen", „Warze", „Verhärtung", „kleine Wunde" bemerkt. Jucken, in jeder Intensität auftretend, findet sich in einem sehr großen Teil der Fälle — nach Goldschmidt z. B. in $32^0/_0$, nach Brady in $50^0/_0$ unter ihren Fällen — angegeben, und zwar vorwiegend beim Carcinom der Klitoris und der kleinen Labien, viel weniger bei denen anderer Vulvateile, was mit dem großen Nervenreichtum dieser beiden Gebiete zusammenhängen dürfte. Die Frage, ob Pruritus primär vorhanden gewesen, also vielleicht die Carcinomentwicklung begünstigt hat, oder ob er das erste Zeichen, also ein Folgesymptom darstellt, hat bereits J. Veit aufgeworfen und beides mit Recht für möglich erklärt. Oft bestand der Pruritus schon seit vielen Jahren, so daß ein Zusammenhang mit dem Carcinom als unwahrscheinlich zu bezeichnen ist; oft, und Jacoby gibt das als Regel an, machte er sich bemerkbar, als das Carcinom schon vorhanden war. Über Schmerzen wird anfangs auffallend lange Zeit nicht oder nur ganz geringfügig geklagt, wie das auch bei Carcinomen anderer Körperstellen beobachtet wird. Ja, es sind Fälle beschrieben worden, in denen das Vulvacarcinom angeblich schon 7 und 8 Jahre vor der klinischen Aufnahme von der Frau bemerkt und beschwerdelos vertragen worden war [2 Fälle von Brady (1923)], andere, in denen es als zufälliger Befund bei der Sektion angetroffen wurde (Sinn). Je genauer die Kranke auf ihren Körperzustand und seine Regungen achtet, umso früher wird sie das Carcinom gewahr werden, während umgekehrt alte, indolente, unsaubere Frauen erst im weit vorgeschrittenen Stadium der Jauchung zum Arzt zu kommen pflegen. Manchmal wurde zuerst ein im Laufe von Monaten langsam wachsendes Geschwür, andere Male eine Geschwulst, die später ulcerierte, beobachtet. Oft machte erst die Ulceration, mochte sie spontan oder mechanisch durch Pruritus entstanden sein, Erscheinungen: brennende und juckende Schmerzen, die sich vornehmlich beim Wasserlassen durch Urinbenetzung oder beim Abwaschen oder bei vorhandenem Ausfluß oder Blutabgang einstellten. Größere Geschwüre führen zu starker Absonderung, die serös-eitrig oder fleischfarbig, blutigbraun oder übelriechend-jauchig ist. Mit dieser „Krebsjauche" pflegt ein Erythem oder Ekzem der Hautgebiete in der näheren und weiteren Nachbarschaft verbunden zu sein. Beim Pagetkrebs ist trotz großer Ausdehnung kaum Eiter- oder Blutabgang beschrieben worden, was wohl mit einer gewissen Vernarbungstendenz dieser Carcinomform zusammenhängt. Zuweilen ist von einem Druck- oder Spannungsgefühl die Rede. Heftige lokale Schmerzen verursacht das Vulvacarcinom meist nicht, am ehesten noch das der Klitoris, so daß zuweilen schon die leichteste Berührung, z. B. seitens der Wäsche, unerträglich ist (Stoeckel-Reifferscheid); solche Schmerzen treten aber auf bei Eiterung oder Abszeßbildung. Schmerzen in der Kreuzgegend und an den Hinterseiten der Oberschenkel weisen auf Fortschreiten des Carcinoms auf dem Weg der perineuralen Lymphscheiden der Nn. sacrales und ischiadici hin, wie es Paul Ernst (1901) beim Carcinom im allgemeinen zuerst beschrieben hat. Enorme Schmerzen hatte die Kranke beim Carcinom der Bartholinischen Drüse im Fall Mackenrodt. Schmerzen bei der Kohabitation bis zur Unausführbarkeit derselben können schon kleinere, nicht ulcerierte Knoten (Fall Honan), vornehmlich aber größere Carcinome verursachen, wie z. B. im Fall Frank von hühnereigroßem Carcinom der Bartholinischen Drüse. Eine Blutung aus dem Carcinom stellt sich erst nach stattgefundener Ulceration, zumal bei der Kohabitation oder bei einem Trauma ein (z. B. Fall auf der Straße im 1. Fall von Wittkopf). Aber während sie beim Portio- und Vaginalcarcinom ein relativ frühes Symptom ist, tritt sie beim Vulvacarcinom erst spät in Erscheinung. Eine stärkere Blutung ist selten und wird in keinem unter den 25 Fällen von Rupprecht vermerkt; ich habe einmal eine abundante erlebt. Erreichen die Carcinome Hühner- bis Gänseeigröße, so behindern sie das Gehen und Sitzen. Die Harnentleerung wird beim vulvo-urethralen oder Klitoriscarcinom am meisten erschwert. Cystitis ist nur selten vorhanden; sie tritt oft erst dann ein, wenn ein ulceriertes Carcinom bis nahe an den Blasenhals heranreicht. Greift der Krebs auf Damm und Analgegend über (Geist, Finter), so kann die Defäkation behindert werden. Selbst größere Leistendrüsenschwellungen machen oft keine Symptome; andere

Male gehen sie mit Spannungsgefühl und Schmerzen beim Gehen einher; sie können auch zuerst Erscheinungen machen und die Kranke zum Arzt führen, wie es Rupprecht, Stoeckel, E. Kehrer u. a. beobachtet haben. Zuweilen ist hochgradige ödematöse Schwellung eines Beines vorhanden und auf Kompression der V. femoralis seitens des Carcinoms oder seitens entzündlich angeschwollener Leisten- oder Beckendrüsen zurückzuführen. Im letzten Stadium der Vulvakrebsentwicklung beherrschen heftige Schmerzen, vorwiegend im Gebiet des N. cruralis und ischiadicus, und die Erscheinungen der Kachexie das Krankheitsbild. Zugleich verbreiten die jauchigen Absonderungen einen kaum erträglichen Geruch. Als Komplikation des Ulcus hat Morestin (1900) eine ausgebreitete Phlegmone der Nachbarschaft beobachtet.

Verlauf. Das Wachstum des Vulvacarcinoms ist nicht so schnell wie das des Uteruscarcinoms. Aus einer Beobachtung des pathologischen Anatomen Eduard Kaufmann von 16jähriger Krankheitsdauer und aus anderen Fällen der Literatur mit langsamem Verlauf möchte man beinahe den gleichen Schluß ziehen, zu dem mich das Literaturstudium der Melanoblastome geführt hat (S. 515), daß ein nicht operiertes Vulvacarcinom eine bessere Prognose bietet als ein nicht genügend radikal operiertes. Die Wachstumstendenz ist eine sehr verschiedenartige. Nach Björkqvist beträgt auf Grund der Zusammenstellung von 20 Klitoriskrebsen die Durchschnittszeit, welche eine derart erkrankte, nicht operierte Frau noch zu leben hat, ungefähr 15—16 Monate von dem von ihr bemerkten Beginn der Neubildung an. Der Verlauf hängt zum Teil vom Alter der Patientin ab. Wie bei allen Carcinomen pflegt auch das Wachstum des Vulvacarcinoms in der Jugend und vornehmlich in der Schwangerschaft [O. Küstner, Lewers (1906), Berecz (1912)] ein schnelles, im Greisenalter ein ziemlich langsames zu sein. Auch die primäre Lokalisation ist von Einfluß auf den Verlauf. So nimmt das Schweißdrüsencarcinom oder das Carcinom der Bartholinischen Drüse, weil es, wie oben erwähnt, lange Zeit innerhalb der Drüsenkapsel wächst, stets einen sehr viel günstigeren Verlauf als das Klitoris- und vulvo-urethrale Carcinom, welche bei dem Reichtum dieser beiden Gegenden an tiefliegenden Blut- und Lymphgefäßen und der zuweilen nicht auf die Leisten- und Schenkeldrüsen, sondern unmittelbar auf die tiefen Beckendrüsen erfolgenden Metastasierung besonders bösartig sein können. Von einem gewissen Einfluß ist weiter der histologische Charakter des Carcinoms. Hornkrebse der Vulva sind von O. Küstner u. a. als außerordentlich bösartig, von L. Fraenkel und den meisten anderen als relativ langsam wachsend und spät rezidivierend und damit dem Scirrhus ähnelnd bezeichnet worden. Drüsenmetastasen treten im allgemeinen frühzeitig, manchmal aber erst spät ein, so daß auch hier eine strenge Gesetzmäßigkeit nicht vorhanden ist. Der Tod erfolgt durch Metastasen und Krebskachexie oder durch aufsteigende Infektion der Harnwege oder durch chronische Sepsis, welche sich an die Ulceration des Carcinoms anschließt, sofern er nicht durch Altersschwäche, Arteriosklerose, Schrumpfniere oder andere mit der Carcinomerkrankung nicht in unmittelbarem Zusammenhang stehende interkurrente Krankheiten verursacht wird.

Die Diagnose des Vulvacarcinoms im allgemeinen ist nicht schwierig (über die Erkennung der selteneren Carcinomformen wurde oben bereits gesprochen). Man findet bald einen derben, ulcerierten Knoten, bald einen breitbasig oder gestielt aufsitzenden Tumor, bald eine mehr oder weniger ausgedehnte Infiltration. Am häufigsten wird das Ulcus angetroffen; es zeichnet sich durch dicke, derbe, aufgeworfene Ränder und mit leichter Blutung einhergehendes Abbröckeln von Geschwulstmassen aus. Das beim Portiocarcinom allgemein bekannte sog. Chrobaksche Zeichen: das Hineinfallen einer dünnen, auf die Oberfläche der Krebswucherungen leicht aufgesetzten Knopfsonde in das Carcinomgewebe, ist wohl bei jeder weichen Carcinomform nachweisbar. Festzustellen ist in jedem Einzelfall zur Entscheidung der Frage der Operabilität: der genaue Ausgangspunkt des Carcinoms, die lokale Ausbreitung, insbesondere die Beziehung zur Harnröhre, Vagina, vorderen Beckenwand und zum Rectum, da die Innigkeit der Verbindung des Vulvacarcinoms mit der Nachbarschaft ein gewisses Urteil über den Grad der Malignität und die Dauer der Erkrankung zuläßt. Die Vergrößerung der inguinalen Lymphdrüsen läßt sich meist schon frühzeitig feststellen, kann aber, wie wir sahen, auch auf entzündlicher Schwellung beruhen. Andererseits können die Drüsen bei der Palpation fast unverändert scheinen und doch schon carcinomatös erkrankt sein. Stets und unbedingt ist die Gewinnung eines Gewebsbröckelchens aus dem Vulvatumor, und sei dieser auch noch so klein, erforderlich, damit mikroskopisch festgestellt werde, ob ein Carcinom vorliegt und welcher Art und welchem Reifegrad es angehört. Eine tiefgehende Probeexcision mit Messer und Schere ist oft nicht nötig und jedenfalls für die Kranke nicht vorteilhaft, weil sie die Carcinomzellen in die bis dahin vielleicht noch gesunden Lymph- und Blutbahnen einimpfen kann. Die Probeexcisionsstelle ist sofort mit dem schneidenden Paquelin tief zu verschorfen. Von welcher Wichtigkeit auch beim Vulvacarcinom die frühzeitige Erkennung ist, zeigt ein von Uter (1922) mitgeteilter Fall, in dem eine Frau 7 Monate lang ärztlich mit Puder behandelt, immer wieder beruhigt und auf ihr Drängen dann schließlich mit der Diagnose „Vulvacarcinom mit Leistendrüsenmetastasen" in die Heidelberger Frauenklinik eingewiesen worden war. Auch Fritz Frank (1908) u. a. berichteten über Vulvacarcinome, die vorher monatelang von anderer Seite wegen Pruritus behandelt worden waren, während das geradezu vor den Augen liegende Carcinom unbegreiflicherweise nicht gesehen wurde.

Differentialdiagnostisch kommen beim ulcerierten Vulvacarcinom anderweitige Geschwüre und ulcerierte Neubildungen in Frage: das tuberkulöse oder das syphilitische Ulcus des Sekundär- und Tertiärstadiums der Lues, besonders wenn es vernachlässigt ist, das Ulcus molle, der „Chancre mixte", das chronisch-gonorrhoische Ulcus, die Esthiomène, eine Ulceration bei der Elephantiasis, beim Granuloma inguinale und, was in seltenen Fällen vorkommt, beim Fibrom, Lipom, Sarkom, Myxom, Myxosarkom, Melanoblastom und Chorionepitheliom. Die einzelnen Charaktere dieser Tumoren und Ulcerationen sind in den entsprechenden Kapiteln nachzusehen. Ihre Erörterung an dieser Stelle würde Wiederholungen bedeuten. Am leichtesten kann es zu einer Verwechslung zwischen einem carcinomatösen und syphilitischen Ulcus kommen. Aus naheliegenden Gründen wird der Gynäkologe eher das erstere, der Dermatologe leichter das letztere annehmen. Beispielsweise ist in 3 Fällen von Vidal und in einem Fall von Engström-Björkqvist erst Lues — was im letzteren Fall bei der 21jährigen Patientin näher lag als Carcinom — diagnostiziert worden; erst als die antiluetische Behandlung erfolglos war, wurde auf Grund der Probeexcision das Carcinom festgestellt. Auch Menge beschrieb ein primäres Vulvacarcinom, das von anderer Seite als Primäraffekt aufgefaßt und wochenlang mit Jodkali, Schmierkuren und Salvarsan vergeblich behandelt worden war. Über eine Verwechslung von Carcinom und syphilitischem Ulcus ist auch in Fällen von Arnoth (1872), O. Küstner (1882), Albert (1912) berichtet worden. Umgekehrt hat Czempin ein Vulvacarcinom diagnostiziert und demonstriert, das von anderer Seite angezweifelt und als Ulcus syphiliticum aufgefaßt worden war; die Probeexcision hatte schließlich Czempin recht gegeben. Der Spirochätennachweis und die histologische Untersuchung, sowie die WaR werden die Diagnose Lues schnell sichern. Bei carcinomatösen Blumenkohltumoren kommen differentialdiagnostisch spitze und breite Kondylome, zumal wenn erstere in Form eines Konglomerattumors erscheinen, Elephantiasis und benigne Papillome in Frage. Manchmal wurde ein beginnendes Vulvacarcinom anfangs als Ekzem behandelt [O. Schmidt (1891)], was beim Pagetcarcinom vielleicht einmal als möglich erscheint.

Die probatorische Gewebsentnahme, die beim Primärtumor der Vulva von großer und grundlegender Bedeutung ist, hat man auch bei Tumoren der Leistendrüsen auszuführen empfohlen, um über die Frage einer entzündlichen oder carcinomatösen Anschwellung derselben Auskunft zu erhalten. Doch wird durch dieses Verfahren nur die Radikaloperation zum Schaden der Patientin hinausgeschoben. Dazu kommt, daß die Probeexcision, selbst wenn sie auf mehrere Drüsen ausgedehnt wird, Carcinomfreiheit derselben ergeben kann, während sich die benachbarten Lymphknoten, wenn zuweilen auch erst auf Grund von Serien- oder Stufenschnittuntersuchungen, als carcinomatös erweisen können. Für die klinische Diagnose des Leistendrüsencarcinoms kann der mikroskopischen Untersuchung daher keine entscheidende Bedeutung beigemessen werden.

Therapie. Die fast von jedem Beobachter eines Vulvacarcinoms gemachten Feststellungen, daß die oberflächlichen und tiefen Leistendrüsen, die Crural- und Retrocruraldrüsen oft schon sehr frühzeitig carcinomatös erkrankt sind und auch dann schon von Krebsalveolen durchsetzt sein können, wenn sie keine palpablen Veränderungen erkennen lassen, sowie die Beobachtungen, daß beim Carcinom einer Vulvaseite nicht selten auch die kontralateralen Leistendrüsen Carcinomnester enthalten, zeigen, wie unrichtig es gewesen ist, wenn man früher die Entfernung der Leistendrüsen als unnötig erklärte oder wenn einst Dieffenbach, Hildebrandt und Paul Zweifel und neuerdings noch Hunt, Verne und Lester Powell in einer erheblichen Anschwellung der Drüsen sogar eine Kontraindikation gegen die Entfernung derselben und selbst des Vulvacarcinoms erblickt haben. Auch das ist unrichtig gewesen, daß man meist ganz unvollständig operiert hat. Ging man doch sehr häufig so vor, daß in der ersten Sitzung nur der primäre Vulvatumor, und selbst dieser häufig nicht weit genug im Gesunden, exzidiert wurde, daß bei einer zweiten, einige Monate später ausgeführten Operation entweder die oberflächlichen Leistendrüsen der gleichen Seite oder ein lokales Narbenrezidiv, bei einer bald darauf wegen eines Drüsenrezidivs notwendig gewordenen dritten Operation auch die tiefen Leistenknoten und bei einem vierten Eingriff endlich die kontralateralen Inguinaldrüsen ausgeräumt wurden. Dieses verzettelte Operieren hat die Aussichten des Vulvacarcinoms ebenso getrübt wie die verzettelte Radium- und Röntgenbestrahlung diejenigen des Uterus- oder eines anderen Carcinoms.

Seit 1880 sind hin und wieder die angeschwollenen Leistendrüsen der kranken Vulvaseite mitsamt dem Vulvacarcinom exstirpiert worden, so von Olshausen [Dissertation Lehmann (1880), in 2 Fällen], O. Küstner (1881, in 3 Fällen), Aug. Martin [Müller (1881), in 1 Fall], Bischoff-Basel [Goenner (1882), in 2 Fällen]. Als erster hat

O. Küstner (1882) die Mitentfernung der oberflächlichen und tiefen Leistendrüsen der erkrankten Seite in jedem Fall, auch wenn sie nicht fühlbar angeschwollen sind, „zu bedenken gegeben". Seit 1882 hat dann Rupprecht die Exstirpation der oberflächlichen und tiefen Leistendrüsen der kranken Seite, bei medianem Sitz des Vulvacarcinoms der beiden Seiten, samt umgebendem Fett- und Bindegewebe systematisch durchgeführt und in drei Arbeiten: 1886, 1893 und 1912 über seine Erfahrungen und Erfolge, in letzterer Publikation über 25 Fälle aus seiner 30 jährigen Praxis, berichtet. Es scheint, daß die Forderungen von Küstner und Rupprecht von der Volkmannschen Ausräumung der Achseldrüsen beim Mammacarcinom ideell influenziert worden sind. Sie haben Nachahmung und Befürwortung gefunden durch Lutzenberger (1894), Schauta (1896), Koblanck (1897), Landau-Honan (1897), Mauclaire (1903), Döderlein-Hellendall (1904), Landau-Grünbaum (1906), A. Fuchs (1906), Döderlein (1907), Faure und Siredey (1910), Mac Cann (1910) u. a. Rupprecht hat seine Operation 1893 folgendermaßen beschrieben:

„Schnitt vom Tuberculum pubis bis zur Spina anterior superior, eventuell die mit der Haut verwachsenen Drüsen umkreisend. Zweiter Schnitt längs der großen Gefäße vom ersten Schnitt aus abwärts. Unterminierung der Haut oben bis auf die Aponeurose des äußeren schiefen Bauchmuskels, außen bis auf die Fascia lata, innen bis auf die Adductoren. Die so umschnittene dreieckige Fettmasse wird von allen Seiten nach der Fossa ovalis zu möglichst stumpf von den genannten Fascien losgelöst. Dann wird die Vena saphena magna im unteren Wundwinkel zwischen zwei Ligaturen durchschnitten und samt dem adhärenten Fett nach oben umgeklappt. Wenn nötig wird nach Spaltung des Processus falciformis die Fossa ovalis von Drüsen und Fett gesäubert. Zuletzt hängt der ganze Fettklumpen inklusive Inguinaldrüsen an der Einmündungsstelle der Saphena in die Vena cruralis und wird an dieser Stelle, nach nochmaliger Unterbindung dicht an der Cruralvene, abgetragen. Manchmal ist Spaltung des Poupartschen Bandes zur Entfernung einiger höher gelegener Drüsen notwendig. Die Schenkelgefäße werden in jedem Fall mehr oder weniger weit bloßgelegt." Die Exstirpation eines etwa 10 cm langen Stückes vom oberen Ende der V. saphena in Zusammenhang mit dem sie umgebenden Fett und Bindegewebe hat Rupprecht als wichtig bezeichnet, weil hier die femoralen Leistendrüsen liegen, die frühzeitig mit der Venenwand verwachsen.

Einen Schritt weiter als Küstner und Rupprecht gingen Cahen (1891), Pfannenstiel (1904), Kroemer (1904), Asch (1906), Stoeckel (1911), Döderlein (1912) u. a., welche in jedem Fall von Vulvacarcinom auch bei dem einer Labialseite, also nicht nur beim Klitoriscarcinom, wie Rupprecht wollte, die Ausräumung auch der Leistendrüsen der nicht erkrankten Seite verlangten. Koblanck hat zuerst gefordert, die Leistendrüsen der kranken Seite mit dem Vulvacarcinom in kontinuierlichem Zusammenhang zu exstirpieren, um auf diese Weise auch die vom Tumor zu den Drüsen ziehenden Lymphstränge womöglich uneröffnet zu entfernen.

Gegen die Notwendigkeit der Drüsenexstirpation und erst recht der Radikaloperation des Carcinoms sind von manchen, vornehmlich dermatologischen Seiten, Einwände erhoben worden unter Hinweis auf Kranke, denen die bloße Exstirpation des Primärtumors mit Messer oder ferrum candens mehrjährige Heilung gebracht hatte, sowie auf Fälle, in denen sich die Leistendrüsen geschwollen, aber nach der Exstirpation histologisch als nicht carcinomatös erwiesen. Gegenüber den ersteren wird nachher Stellung zu nehmen sein. Daß Drüsenschwellungen nur entzündlicher Art sein können, zeigen in der Tat Beobachtungen, in denen exstirpierte, geschwollene Leistendrüsen nicht carcinomatös waren: So hat Schwarz unter 11 Fällen nur 5 mal, Hellendall unter 7 Fällen nur zweimal, Ossing unter 18 Fällen mit 10 verwertbaren histologischen Untersuchungen nur 5 mal

Carcinom in den Drüsen gefunden. Wollte man daraus schließen, daß nur in rund 50% der Vulvacarcinome die Inguinaldrüsen zur Zeit der Operation carcinomatös gewesen seien, so würde man sich einer sehr starken Täuschung hingeben; denn gerade die Fälle, in denen die Leistendrüsen palpatorisch gesund schienen und infolgedessen lediglich die Exstirpation des oft erst kleinen Primärtumors ausgeführt wurde, dann aber schon einige Monate später große, verwachsene, für inoperabel angesehene Drüsentumoren aufgetreten waren [Beobachtungen von Lutzenberger (1894), Honan (1897) u. a.] fordern mit aller Dringlichkeit die primäre bilaterale Leistendrüsenausräumung. Daß andererseits auch postoperative Dauerheilungen in Fällen eintreten können, in denen sich bei der Ausräumung der Leistendrüsen schon Carcinom gezeigt hatte, lehrt u. a. eine Beobachtung von Döderlein über 5jährige, von Landau-Grünbaum über 8jährige Rezidivfreiheit.

Das Verdienst, über den radikalen Standpunkt von Küstner und Rupprecht noch weiter hinausgegangen zu sein, gebührt Stoeckel (1910) mit seiner Forderung, „die Vulvacarcinomoperation in jedem Fall, der überhaupt Aussicht auf Heilung bietet, bis an die äußersten, operativ zugänglichen Drüsengruppen im Abdomen auszudehnen". Er hatte in einem von 4 Fällen, die er in der Marburger Klinik 1910 operiert hatte, ein postoperatives, kleinfaustgroßes Rezidiv in den Beckendrüsen gefunden und daraus den Schluß gezogen, daß nicht nur die Leistenlymphknoten sehr früh befallen, sondern auch sehr rasch überschritten werden, und daß man bei nicht ganz frischen Fällen und bei Erkrankung der Inguinaldrüsen immer schon mit einer Metastasierung in die Lgl. iliacae externae und hypogastricae rechnen müsse. Folgerichtig hat er auch die Entfernung dieser Beckendrüsen als notwendig erachtet. Daß in der Tat selbst die Küstner-Rupprechtsche Drüsenausräumung nicht genügt, haben seitdem eine ganze Reihe von Fällen, die andere, z. B. Most-Kotzulla (1912) und ich beobachtet haben, gelehrt, in denen die derart operierten Frauen bald mit einem auf die tiefen Beckendrüsen beschränkten Rezidiv wiederkehrten.

Stoeckel hat sich folgenden operativen Weg ausgedacht:

„Man müßte mit einem Längsschnitt, parallel und an der Außenseite des Rectus beginnend, diesen Schnitt bis zum Lig. Poupartii herab und weiterhin längs des Ligaments bis zum Mons Veneris führen. Man könnte dann nach Abschieben des uneröffneten Peritoneum von der Beckenwand gut an die Vasa iliaca herankommen und die hier vorhandenen Drüsen mitnehmen. Dieser Schnitt, doppelseitig ausgeführt, gibt allerdings eine noch erheblich größere Verwundung, als wir sie jetzt schon setzen und wird selbst bei schnellem Operieren die Operationszeit nicht unerheblich verlängern. Es erscheint mir daher fraglich, ob er sich im Prinzip wird durchführen lassen. Aber bei nicht zu alten und nicht zu sehr geschwächten, vor allem auch nicht zu fettleibigen Frauen würde ich doch wohl einen Versuch machen; denn ich sehe keinen anderen Weg, um zu einer Besserung der Dauerresultate zu gelangen."

Stoeckel hat diesen seinen Vorschlag der extraperitonealen Drüsenausräumung nicht ausgeführt und an deren Stelle ein neues Verfahren der intraperitonealen Drüsenexstirpation gesetzt. Er machte zunächst die Laparotomie mit einem langen medialen Längsschnitt, spaltete von der Bauchhöhle aus jederseits das Beckenperitoneum über den Iliakalgefäßen, entfernte die iliakalen und hypogastrischen Drüsen und vernähte alsdann die beiden Peritonealschlitze. In unmittelbarem Anschluß daran exstirpierte er von einem großen, von der einen zur anderen Spina iliaca geführten Bogenschnitt die beiderseitigen oberflächlichen und tiefen Inguinaldrüsen mitsamt der ganzen Vulva. Im einzelnen ging er folgendermaßen vor:

1. Lumbalanästhesie, Verschorfung des Carcinoms, Desinfektion der Vulva und Vagina, Desinfektion der Bauchdecken. 2. Laparotomie mit medianem Längsschnitt zur Ausräumung der iliakalen und hypogastrischen Drüsengruppen nebst ihren Ausläufern. Schluß sämtlicher Wunden ohne Drainage. 3. Anlegen

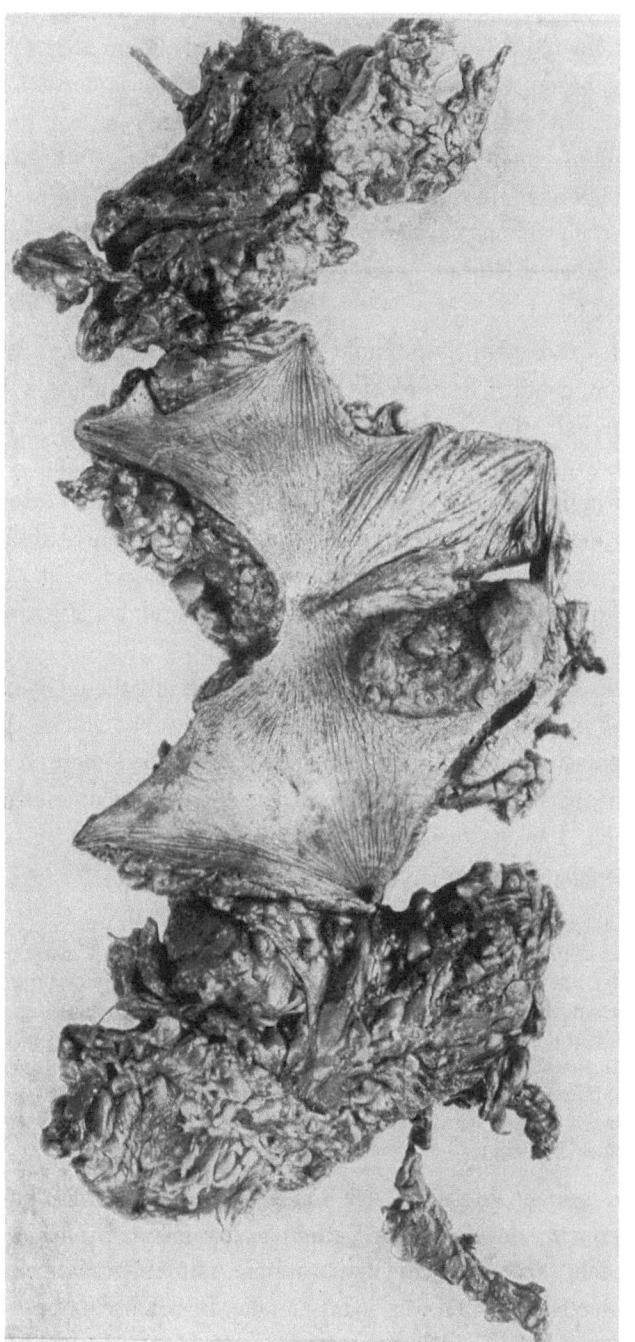

Abb. 273. Vulvacarcinom. Präparat durch extraperitoneale Radikaloperation samt den beiderseitigen oberflächlichen und tiefen inguinalen, femoralen, obturatorischen, hypogastrischen und iliakalen Lymphdrüsen gewonnen. Das schmetterlingsflügelähnliche Präparat enthält neben carcinomatösen Drüsen auch Bindegewebe und Fett und ist möglichst dem natürlichen Situs entsprechend gelagert.

zweier Schnitte jederseits von den Spinae superiores anteriores bis zum Mons Veneris. Sorgfältige Ausräumung der Inguinaldrüsen mit ihren Ausläufern nach unten und nach oben in continuo. 4. Von der Stelle, wo sich die beiden Inguinalschnitte treffen, senkrechter Schnitt über den Mons Veneris nach abwärts bis zur Harnröhre; von hier zirkuläre Umschneidung der Vulva. 5. Abschälen des gesamten vulvovaginalen

Gewebes, hart auf der vorderen Fläche der Symphyse und an dem Innenrande des Arcus pubis vorgehend. Erst nach völliger Losschälung des Vaginalrohrs von der Harnröhre, vom Schambein und vom Rectum Absetzen des Tumors nach der Scheide hin. 6. Naht sämtlicher Wunden mit mehrfacher Drainage an entsprechenden Stellen. Dauerkatheter in die Blase.

Unabhängig von der ersten Empfehlung Stoeckels hat E. Kehrer (1918) sämtliche Drüsen, die beim Vulvacarcinom erkranken können, durch ein besonderes Verfahren zugängig gemacht. Er hat in einer Sitzung und in einem einzigen zusammenhängenden anatomischen Präparat beiderseits alle oberflächlichen Leisten- und Schenkeldrüsen, alle tiefen Leistendrüsen einschließlich der Rosenmüller-Cloquetschen Drüse und alle iliakalen, obturatorischen und hypogastrischen Lymphdrüsen mitsamt der ganzen Vulva bis an das Periost der Knochen der vorderen Beckenwand und, wo es notwendig war, mit der Harnröhrenmündung, der äußeren Hälfte der Urethra, dem Damm exstirpiert und dabei Präparate gewonnen, deren Ausdehnung Abb. 273 zeigt. Die Operation ist zwar eingreifend und bei sehr exaktem Operieren langdauernd, aber gleichwohl nur von geringer Shockwirkung begleitet und nicht mit den Gefahren verknüpft, mit denen beispielsweise in weiter vorgeschrittenen Fällen von Uteruscarcinom die abdominale Radikaloperation mit Drüsenausräumung verbunden ist. Sie hat zur Voraussetzung: Lumbal- oder Sakralanästhesie oder Avertinschlaf an Stelle der Inhalationsnarkose, weil diese letztere bei den dekrepiden Trägerinnen des Vulvacarcinoms, den Frauen des 6. und 7. Lebensjahrzehnts, immer von Gefahren begleitet ist, vorheriges gründliches Ausbrennen des Carcinoms mit dem Paquelin, Abdeckung des Geschwürs vom Operationsgebiet, Wahrung strengster Asepsis und möglichst präventive Blutstillung während der einzelnen Akte der Operation. Freilich muß der Kräftezustand und die Herztätigkeit der Kranken durch entsprechende Vorbereitungen schon vor dem Eingriff gebessert werden, wie denn

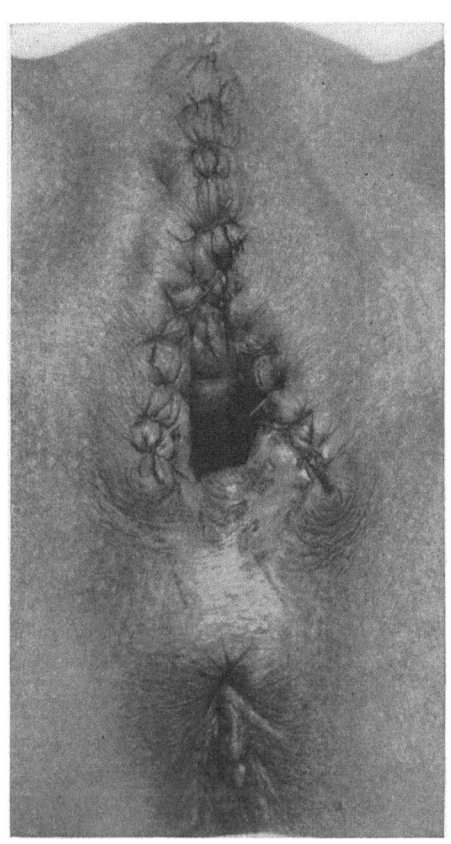

Abb. 274. Vernähte Operationswunde nach bloß lokaler Exstirpation eines Klitoriscarcinoms, das auf dem Boden einer Leukoplakie-Kraurosis der Klitoris und der großen und kleinen Labien entstanden war. Zweites Bild des in Abb. 257 wiedergegebenen Falles. Es zeigt die meiner Auffassung nach unrichtige Schnittführung. Die Beschränkung der Operation auf das Vulvagebiet hielt ich im Operationsjahr dieses Falles (1916) unter Berücksichtigung des sehr langsamen Wachstums des Tumors und wegen Fehlens jeder Inguinaldrüsenschwellung noch für erlaubt.

auch postoperativ frühzeitig durch Hochlagerung des Oberkörpers und sehr häufige Bewegungen der unteren Extremitäten einer Lungenhypostase oder -embolie entgegenzuwirken ist. Ich konnte die Operation seit 1912 insgesamt 7 mal, und auch schon in Marburg, mit bestem Erfolg ausführen. In etwa ebenso vielen Fällen habe ich zuvor in Bern und Dresden lediglich die beiderseitige Exstirpation der oberflächlichen und tiefen Leisten- und Schenkeldrüsen vorgenommen. Nur eine der extraperitoneal-radikal operierten Kranken ist bald nach der Operation und meines Wissens nur eine später an Rezidiven gestorben, die nach Lage des Falles zuvor schon vorhanden gewesen sein müssen. Die ausgedehnten Narben nach der Operation zeigt Abb. 275, welcher ich die Nahtstelle nach unrichtig ausgeführter Operation in Abb. 274 gegenüberstelle.

Jetzt erst bei Durchsicht der gesamten Literatur finde ich nicht ohne Verwunderung — der historischen Gerechtigkeit willen darf ich das nicht verschweigen —, daß zuvor schon andere auf extraperitonealem Weg die Beckendrüsen entfernt haben. Lennander hat bereits 1899 ein Verfahren angegeben und damals einmal ausgeführt, bei welchem nach

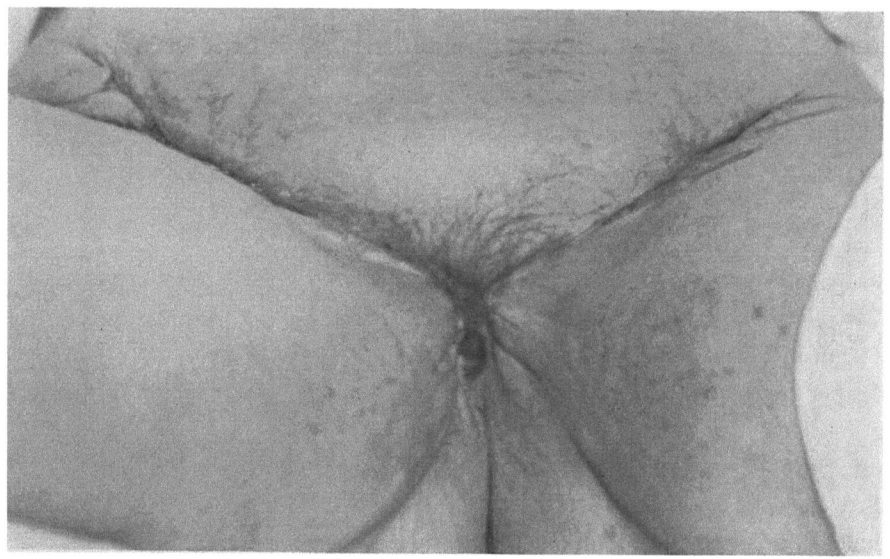

Abb. 275. Narben nach richtiger Schnittführung bei der extraperitonealen Radikaloperation des fortgeschrittenen Vulvacarcinoms nach Stoeckel und E. Kehrer. Beiderseitige Entfernung aller inguinalen, femoralen, obturatorischen, hypogastrischen und iliakalen Drüsen in einem zusammenhängenden Präparat mitsamt der ganzen Vulva. Leistendrüsen carcinomatös. Beckendrüsen histologisch carcinomfrei. Patientin seit drei Jahren geheilt und völlig beschwerdefrei.

temporärer Abtrennung des Leistenbandes vom Tuberculum und Pecten ossis pubis und der Fascia lata und nach Ablösung der seitlichen Bauchwandmuskeln vom Darmbeinkamm die obturatorischen, iliakalen und hypogastrischen Lymphdrüsen bis zur Aortabifurkation exstirpiert wurden. Mauclaire hat 1903 die bilaterale Ausräumung der oberflächlichen und tiefen inguino-cruralen und der auf der Fossa iliaca gelegenen Drüsen, also des größeren Teils der Lgl. iliacae externae, empfohlen. Von Basset (Dissertation Paris 1912) ist ein ähnliches Verfahren an der Leiche ausprobiert, beschrieben und abgebildet worden, das auf sein Anraten in modifizierter Weise an der Lebenden von Roux-Berger (1912) und später auch von Fred Taussig (1922) ausgeführt worden ist. Endlich haben sich mit der Chirurgie der Beckendrüsen, vornehmlich bei Tuberkulose derselben, auch Sprengel (1894), Theodor Kocher (1907), Most und Kotzulla (1912) beschäftigt, und die letzteren haben über ihre mit diesen Methoden erzielten Erfolge berichtet.

Meine Operationstechnik gestaltet sich folgendermaßen:

1. Der Schnitt beginnt daumenbreit nach oben medianwärts vom vordersten Teil des Darmbeinkamms, umzieht in leichtem Bogen die Spina iliaca anterior superior und verläuft genau über dem Lig.

inguinale Poupartii schräg nach unten und innen bis zum unteren Teil des Mons Veneris. An der Stelle der Lacuna vasorum zieht er längs der großen, vorher durch Palpation in ihrem Verlauf festgestellten Schenkelgefäße mindestens 7 cm weit nach unten.

2. Im medialen unteren Winkel der Leistenwunde erscheint das Lig. rotundum. Mehr peripher werden die Vasa pudenda externa, über der Mitte des Leistenbandes, dicht bei den großen Schenkelgefäßen, die aufsteigenden Vasa epigastrica superficialia und mehr seitlich die Vasa circumflexa ilium superficialia sichtbar. Alle diese Gefäße werden doppelt unterbunden und durchtrennt.

3. Oberhalb der Spina iliaca anterior superior wird der vordere Teil des M. obliquus abdominis externus und internus durchtrennt, dann das Lig. Poupartii, seitlich beginnend, durch einen etwas peripher von ihm laufenden Schnitt von der Fascia iliaca, der Fascia lata des Oberschenkels und dem Pecten ossis pubis abgelöst. Die dem Poupartschen Band anliegenden Lymphdrüsen werden distalwärts abgeschoben. An der Grenze zwischen innerem und mittlerem Drittel des Leistenbandes muß man sehr vorsichtig vorgehen, um die hier direkt unter ihm verlaufenden großen Schenkelgefäße, deren Pulsation dem Gefühl und dem Auge erkennbar ist, nicht zu verletzen. Die zum vorderen Teil des Darmbeinkamms ziehenden Vasa circumflexa ilium profunda, die vom distalen Teil der Vasa iliaca externa medianwärts abgehenden und an der Seite des M. rectus abdominis in der Plica epigastrica aufsteigenden Vasa epigastrica inferiora müssen nach doppelter Unterbindung durchschnitten werden.

4. Das Lig. Poupartii wird mit einem breiten Wundhaken in der Richtung zum Nabel zurückgehalten. Dann wird durch die beiden parallel dem Leistenband divergierend in die Tiefe vordringenden Zeigefinger der vor der Eröffnung zu schützende Bauchfellsack mit dem Lig. vesico-umbilicale laterale mit den Vasa epigastrica inferiora und spermatica externa und dem Lig. rotundum von der vorderen seitlichen Beckenwand und dann durch Eingehen mit der halben Hand auch von der Fossa iliaca abgeschoben; es folgt ihm dabei die Harnblase und der Ureter medianwärts und nach oben. Durch den auf diese Weise dargestellten großen und tiefen Wundraum ziehen seitlich und ziemlich oberflächlich die A. und V. iliaca externa mit den bald mehr an ihrer Innen- und Unterseite, bald mehr an der Außenseite gelegenen gleichnamigen Drüsen und Lymphgefäßen; etwas tiefer liegt der N. obturatorius mit den Vasa obturatoria, und kranialwärts am tiefsten ist die Bifurkation der A. und V. iliaca communis in die Externa und Hypogastrica sichtbar, während der Ureter mit dem medianwärts verschobenen Peritonealsack in Verbindung bleibt.

5. Nachdem der Bauchfellsack mit breiten tiefen Wundhaken medianwärts zurückgehalten ist, werden, oberhalb der Teilungsstelle der Iliaca communis beginnend, unter sehr vorsichtigem präparatorischem Vorgehen mit langer anatomischer Pinzette, Messer und langer an den Spitzen abgerundeter Schere die Lymphdrüsen und Lymphgefäße von den Vasa iliaca externa und alsdann tiefer, an der Kreuzhüftfuge anfangend und dem Ureter bis zum Durchtritt durch das Lig. latum folgend, die hypogastrischen Drüsen von ihrer Umgebung freipräpariert und in einer zusammenhängenden Masse bis zum inneren Leistenring abgelöst. Auf diese Weise sind alle großen Blutgefäße, der Ureter in seinem ganzen pelvinen Verlauf und der N. obturatorius wie bei einem anatomischen Präparat und wie bei einer richtig ausgeführten Freund-Wertheimschen Radikaloperation beim Cervixcarcinom von umgebenden Geweben gesäubert, und der so gewonnene, aus den Lgl. hypogastricae, iliacae externae und obturatoriae und den dazwischen liegenden Lymphgefäßen und Bindegewebslagern gebildete, oft sehr mächtige Gewebsstrang steht jetzt nur noch mit der A. und V. femoralis an deren Durchtrittsstelle unter dem Lig. Poupartii, in der Lacuna vasorum, in Verbindung. Auch von diesen Gefäßen werden die Lymphbahnen mit umgebendem Bindegewebe, schrittweise peripherwärts vorgehend, abpräpariert, wobei man in das Gebiet der tiefen und oberflächlichen Leistendrüsen eintritt. Zuletzt stehen die Drüsen nur noch in der Gegend der Einmündungsstelle der V. saphena magna in die Femoralis mit den großen Beingefäßen in Verbindung. Die Saphena wird auf eine Strecke von mehreren Zentimetern von ihrer Unterlage abgelöst und nach vorheriger doppelter Unterbindung peripher von ihrem Eintritt in die V. femoralis reseziert. Sie bildet den distalsten Teil des breiten und langen, von der Kreuzhüftfuge bis zum Oberschenkel abgelösten Drüsen- und Bindegewebspakets.

Man kann übrigens bei der Drüsenausräumung — wie ich das in einem Fall ausführte — auch den umgekehrten Weg einschlagen, also an der V. saphena beginnen, den Iliakalgefäßen in der Richtung von unten nach oben folgen und an der Kreuzhüftfuge enden.

6. Nach Revision der großen tiefen Wunde, besonders in der Umgebung des Ureters, wo sich noch kleine blutende Gefäße (Vasa obturatoria, ureterica usw.) zeigen können, und im Notfall nach provisorischer Tamponade des Wundbetts werden die dargestellten Drüsenpakete in Gazekompressen eingewickelt und danach die Leisten- und Beckendrüsen der anderen Seite in gleicher Weise ausgeräumt.

7. Nach Einlegen von weichen großen Gummidrains in das tiefe Wundbett jeder Seite folgt Vereinigung der Haut, im Notfall nach vorherigen Entspannungsschnitten.

8. Alsdann wird im letzten Akt zur Exstirpation der Vulva geschritten. Zu diesem Zweck wird auf den medialen Teil des schrägen Leistenschnitts ein durch die Genitocruralfalte ziehender Schnitt aufgesetzt, der sich am Damm mit dem anderseitigen vereinigt. Das Gewebe der Vulva wird bis auf die Symphyse und die Vorderfläche und mediale Kante des Arcus pubis abgelöst unter möglichster Erhaltung des die Schambeine zusammenhaltenden Lig. arcuatum und des die Urethra fixierenden Lig. praeurethrale. Auch der unterste Teil der Scheide und das äußere Drittel der Harnröhre muß bei weit vorgeschrittenem Carcinom mit entfernt werden.

9. Die Vereinigung der Vulvawunde kann auf Schwierigkeiten stoßen, falls die Haut über den Adductoren und im Gebiet des Mons Veneris nicht verschieblich ist. Genügen Entspannungsschnitte nicht, so muß im ungünstigsten Falle auf eine prima reunio dieser Wunde verzichtet und deren Ausheilung Granulationen überlassen werden, wenn man nicht vorzieht eine Transplantation, etwa von der Außenseite eines Oberschenkels, auszuführen. Die Operation ist beendet nach Drainage des Vulvabetts und Einlegen eines Dauerkatheters in die Harnblase.

Fragen wir nach diesen Ausführungen: Wann ist das Vulvacarcinom noch operabel, so läßt sich darauf die Antwort geben: Das Vulvacarcinom ist im allgemeinen viel länger operabel als der Gebärmutterkrebs, und die der abdominalen Radikaloperation des letzteren anhaftenden Gefahren der Peritonitis und Sepsis kommen bei jenem ganz in Wegfall. Sehr viel kommt es darauf an, was sich der Operateur zutrauen zu können glaubt. In jedem Fall ist für den, der das Vulvacarcinom nur operativ angehen will, die Beschränkung des Eingriffs auf die bloße Exstirpation des primären Tumors nicht mehr gestattet, da nach Rupprecht, Stoeckel, E. Kehrer u. a. nicht vergrößerte, hanfkorn- bis bohnengroße Leistenlymphdrüsen mikroskopisch bereits Carcinomalveolen enthalten können. Ist das Vulvacarcinom noch jüngeren Datums, d. h. hat es noch keine besondere Größe erreicht und sind Leistendrüsenschwellungen noch nicht oder nur in ganz geringem Grade vorhanden, so wird man die Radikaloperation auf die einzeitige Exstirpation der ganzen Vulva und der bilateralen oderflächlichen und tiefen Leisten- und Schenkeldrüsen beschränken können. Ein großer Vulvatumor, deutliche Inguinaldrüsenschwellungen und vor allem die bösartigste infiltrierende Form des Carcinoms verlangen aber unter allen Umständen die erweiterte extraperitoneale Radikaloperation des Vulvacarcinoms in einer Sitzung auszuführen. Diese ist ein durchaus typischer Eingriff, ebenso wie beispielsweise die bilaterale Leisten- und Schenkeldrüsenausräumung nach Küstner und Rupprecht oder die Freund-Wertheimsche Radikaloperation beim Uteruscarcinom. Keine andere Methode als sie allein gibt die Möglichkeit, alle beim Vulvacarcinom erkrankten Drüsenetappen in völliger Kontinuität mit der Vulva zu entfernen — hierin pflichte ich dem von Stoeckel zuerst vertretenen Standpunkt vollkommen bei. Nur sie eröffnet daher begründete Aussicht auf eine wesentliche Verbesserung der Zahl der Dauerheilungen in der Zukunft. Doch muß man zugeben, daß diese nicht nur von dem Radikalismus, sondern auch von der Frühzeitigkeit der Operation abhängt, welch letztere bei den meist alten dekrepiden Frauen trotz aller Belehrungen und Aufklärungen der Bevölkerung wohl wenig beeinflußbar bleiben wird.

Je nach der besonderen Ausbreitung des Vulvacarcinoms wird man bei der erweiterten extraperitonealen Radikaloperation auch einen Teil der benachbarten Weichteile und Hohlorgane zu entfernen haben und damit versuchen, die Grenze der Operabilität noch weiter hinauszurücken und die Zahl der Dauerheilungen noch weiter zu vermehren. Schon O. Küstner hat den ganzen Damm und ein Stück des Sphincter ani, Stoeckel die Vagina, einen Teil des Rectum und des Afterschließmuskels entfernt. Ich habe einmal mit dem Sphincter das untere Rectum auf eine 10 cm lange Strecke exstirpiert und einen Anus praeternaturalis angelegt mit dem Erfolg, daß die Patientin noch nach vielen Monaten, vielleicht noch bis heute gesund geblieben ist. In zwei anderen meiner Fälle mußte ich ausgedehnte Abschnitte der Adductorenmuskeln, der Glutäen, des Beckenbindegewebes, der Levatormuskelplatte und der Vagina mitnehmen. Aus dem absteigenden Schambein- oder aufsteigenden Sitzbeinast ist wiederholt ein Stück mit dem Meißel entfernt worden, wenn mit dem Knochen das Carcinom in inniger Verbindung stand [Blümcke (1881), Fall 6, Koppert (1898), Fall 18, v. Olshausen-Teller (1908), Fall 15, Eden (1913), E. Kehrer (1918)]. Sogar die Resektion der beiderseitigen Schambeinäste ist von Rupprecht (Fall 6) bei weit vorgeschrittenem Klitoriscarcinom vorgenommen worden. Wie notwendig es ist, die radikalste Ausräumung im Sinn der Leisten- und Beckendrüsenexstirpation mit einer Entfernung der Weichteile der Nachbarschaft soweit wie nur denkbar im Gesunden zu verbinden, zeigt ein von E. Kehrer mitgeteilter Fall (1920), in dem 7 Jahre nach der mit dem Messer ausgeführten Operation links vom Anus eine kleinfaustgroße, grobpapilläre Tumormasse aufgetreten war. Diese Beobachtung mahnt einerseits dazu, bei ausgedehntem Carcinom auch das paraanale Gebiet so weit wie möglich zu entfernen, und zwar vornehmlich beim Krebs der Bartholinischen Drüse und des hinteren Abschnitts der großen Labie, da deren Lymphe nicht nur zu den Leistendrüsen, sondern auch zu den Seiten des Rectum und der Scheide abfließt; sie verlangt andererseits das Carcinom durch vorherige Paquelinisierung und nachherige Abdeckung bei der Operation von der Berührung mit der Wunde fernzuhalten, um somit auch eine Impfmetastase zu vermeiden.

Beim vulvo-urethralen und Klitoriscarcinom halte ich die Radikaloperation in meinem Sinne für besonders notwendig. Doch ist mit ihr die Mitnahme etwa des äußeren Drittels des Urethrarohres samt einer möglichst breiten Manschette von periurethralem Bindegewebe und dem Harnröhrenwulst der vorderen Scheidenwand erforderlich. Besondere Sorgfalt ist dabei auf die Ausräumung der unmittelbar im Schambogenwinkel und hinter demselben gelegenen Gewebsmassen zu legen, weil sich hier ein Teil der abführenden Lymphgefäße befindet. Es muß also das Messer sehr dicht am Knochen bleiben und das Lig. praeurethrale mitnehmen. Den Sphincter vesicae braucht man beim vulvo-urethralen Carcinom wohl meist nicht mit zu exstirpieren, weil sonst die sehr bedenkliche dauernde Incontinentia urinae die Folge ist. Dem Standpunkt Ehrendorfers, der in der Ausräumung der Leistendrüsen beim vulvo-urethralen Carcinom keinen besonderen Vorteil erblickt, weil oft auch die Beckendrüsen erkrankt seien, wird man heute nicht mehr beitreten können. Doch muß ich hier Venot und Parcelier (1921) anführen, die bei einer Zusammenstellung von 87 Carcinomen der weiblichen Urethra, urethralen sowie vulvo-urethralen Formen, niemals eine Angabe über carcinomatöse Erkrankung der Beckendrüsen gefunden haben wollen, um zu zeigen, daß diese Frage beim vulvo-urethralen Carcinom doch wohl noch weiterer Forschung bedarf.

Eine sehr radikale Operation hat Paul Graf-Neumünster (1921) beim Krebs der weiblichen Harnröhre vorgenommen und empfohlen, nämlich die Exstirpation derselben unter temporärem Aufklappen der Symphyse. Sie dürfte vielleicht für das schon weiter vorgeschrittene vulvo-urethrale und Klitoriscarcinom geeignet sein.

Graf bildete einen großen, bis auf den Knochen reichenden Hautlappen, der beiderseits vom Tuberculum pubicum bis in die großen Schamlippen reichte und dessen seitliche Schnittführung durch einen Querschnitt unterhalb der Klitoris verbunden wurde. Nach Hochklappen des Hautlappens samt Klitoris führte er mittels des Meißels eine doppelseitige Hebosteotomie aus — der Gynäkologe würde dazu wohl die Giglische Drahtsäge benutzen —, nachdem er zuvor medial und lateral von jedem Knochenschnitt Bohrlöcher für die spätere Knochendrahtnaht angelegt hatte. Die Symphyse, welche schließlich nur noch an den geraden Bauchmuskeln hing, wurde hochgeschlagen und so das ganze Operationsgebiet: die vordere Blasen- und Harnröhrenwand freigelegt. Es folgte Herauspräparieren des Carcinoms weit im Gesunden und Exstirpation der Harnröhre bis nahe an den Blasenhals. Zum Schluß Fixierung der zurückgeklappten Symphyse mittels Draht an die vorher angelegten Borlöcher und Deckung des Knochens durch die Haut. Die Aufklappung der Schoßfuge glaubte Graf mehr empfehlen zu können als die einfache Symphyseotomie, und zwar wegen der größeren Übersichtlichkeit des Operationsgebiets, des radikaleren Eingriffs und der besseren Heilungstendenz. Ist ein Carcinom schon breit mit dem Schambeinknochen und der Urethra verwachsen, so kann die Resektion der ganzen Symphysengegend und der Urethra erwogen werden.

Denjenigen Gynäkologen, die sich bei der Behandlung des Vulvacarcinoms auf den radikal-operativen Standpunkt stellen, stehen diejenigen gegenüber, die — wie v. Jaschke — die Igniexstirpation des Vulvacarcinoms mit folgender Röntgenbestrahlung der Vulva und der Drüsengebiete vornehmen und mit den Erfolgen der Methode zufrieden zu sein scheinen. Über die Bestrahlung des Vulvakrebses verfügen wir nunmehr über Erfahrungen aus zwei Jahrzehnten. Heilungen durften umso eher erwartet werden, als hier meist Oberflächencarcinome, und zwar die relativ radiosensiblen Plattenepithelcarcinome, und nicht tiefliegende Drüsencarcinome, wie am Uterus, im Rectum usw., vorliegen.

Über die Radiumbestrahlung des Vulvacarcinoms haben vornehmlich Forssell (1911), Bumm-Schäfer (1917), A. Döderlein (1918), E. Kehrer (1918 und 1920), Stoeckel-Giesecke (1921), Delporte (1925), James Heymann (1926) Mitteilungen gemacht. Dazu kommen noch eine große Zahl von Einzelbeobachtungen [1] (vgl. Abb. 260 und 261). In dem auf dem Kongreß der Deutschen Gesellschaft für Gynäkol. in Berlin 1920 erstatteten Referat über „Die Radiumbestrahlung bösartiger Neubildungen" hat E. Kehrer über eine große Zahl eigener Erfahrungen und die damaligen Ergebnisse der Literatur kritisch berichtet.

In Amerika ist seit mehreren Jahren die dort sehr beliebte Radium-Nadelspickmethode oder Radiumpunktur vielfach auch beim Vulvacarcinom zur Anwendung gekommen. Dabei werden zahlreiche kleine Glasröhrchen, die mit Radiumemanation oder mit etwa 10—15 mg Radiumelement gefüllt sind, in den carcinomatösen Tumor eingesteckt und 12—24 Stunden liegen gelassen, während gleichzeitig noch ein Radiumröhrchen, das ungefähr 50 mg Radiumelement enthält und mit etwa 0,5 mm Silber und 1 mg Messing gefiltert ist, in das Zentrum oder besser der Reihe nach in die verschiedenen Gegenden der Peripherie des carcinomatösen Tumors eingelegt wird, weil hier das Geschwulstwachstum am lebhaftesten zu sein pflegt. Die Mehrzahl der Autoren hat in bezug auf die Rückbildung des Primärtumors über ziemlich gute Erfolge mit dieser Spickmethode berichtet, so Bailly und Bagg (1921), Pomeroy und Milward (1922), Fletscher Shaw (1923). Von der Radiumtherapie des Vulvacarcinoms im allgemeinen wird ziemlich übereinstimmend angegeben, daß Blutung und Jauchung dank der Reinigung des Krebsgeschwürs schnell abnehmen, eine starke, oft bis zum

---

[1] 1911: Forssell; — 1912: Mohr; — 1913: Heimann, Kroemer, Ph. Jung, Latzko, Jacobs; — 1914: P. Zweifel, Albrecht, Winkler; — 1917: Berven, Warnekros-Heymann; — 1918: Baisch, E. Kehrer; — 1919: Schäfer (Bumm), Adler; — 1920: E. Kehrer; — 1922: Petit-Dutaillis.

Verschwinden gehende Schrumpfung des Tumors eintritt und an seiner Basis bzw. an der Stelle des carcinomatösen Ulcus eine derbe Gewebsmasse oder eine schwielige Narbe zurückbleibt (E. Kehrer). Doch sind meist gleichzeitig ausgedehnte Radiumverbrennungen der Haut, meist solche 2. oder gar 3. Grades beobachtet worden. Bei den Schädigungen 3. Grades waren tiefe Nekrosen entstanden, die sehr große Schmerzen hervorriefen, im günstigsten Fall erst nach vielen Monaten zu starker Narbenbildung führten und bei einer bald eintretenden Geburt — es gibt wohl nur eine Beobachtung derart von Baisch — die Sectio caesarea notwendig machten. Noch unangenehmer ist, daß oft nahe der Basis des Carcinoms Geschwulstnester zurückblieben, die einige Monate nach Beendigung der Radiumbestrahlung zu einem lokalen Rezidiv oder zur carcinomatösen Erkrankung der Leistendrüsen geführt hatten. Außerdem hat sich gezeigt [E. Kehrer (1920)], daß selbst reife, verhornende, also vermeintlich radiosensible Plattenepithelcarcinome der Vulva, allerdings nur bei sehr alten Frauen, ein vollkommen refraktäres Verhalten dem Radium gegenüber einnehmen können. Auch auf die Gefahren der Radiumkachexie und Infektion ist hingewiesen worden (E. Kehrer), die gerade den 60—70jährigen, bereits carcinomkachektischen Frauen drohen. Daß Krebskranke dieses Alters zur Resorption des unter der Radiumbestrahlung zerfallenen Carcinoms nicht mehr fähig sind und unter der ihnen zugemuteten Aufgabe zugrunde gehen können, zeigt ein von E. Kehrer (1920) mitgeteilter Fall. Aus allen diesen Gründen erklärt sich, daß ich, gleich Gal (1920) u. a., neben einigen lokal gut beeinflußten Vulvacarcinomen, auch mehrere ungünstige Erfahrungen zu registrieren habe. Ist ein Erfolg dank richtig dosierter Radiumbestrahlung des Primärtumors oder des Primärulcus, genügendem Schutz der umgebenden Haut und Weichteile, Innehaltung der Grenze zwischen möglichst maximaler Schädigung der Carcinomzellen und möglichster Erhaltung der Reaktion des gesunden Nachbargewebes und des Allgemeinorganismus (E. Kehrer, Forssell) eingetreten, so zeigt er sich darin, daß das Carcinom schon innerhalb der kurzen Zeit von 3—5 Wochen (E. Kehrer) zur Einschmelzung gebracht ist. Bumm hat nach Bestrahlung von 13 Fällen, die sämtlich operabel waren, eine 6jährige und drei 5jährige Heilungen erzielt, während 9 Fälle an Rezidiven und Metastasen gestorben waren.

Man wendet am besten das Radiumröhrchen in Kombination mit der Radiumspickmethode oder, wenn man diese nicht zur Verfügung hat, lediglich das erstere an, wobei man Präparate von ungefähr 50 mg Radiumelement für etwa 4mal 24 Stunden an den verschiedenen Teilen der Peripherie appliziert. Zur Fixierung des Radiumpräparates benutzte ich mehrmals eine Radioplastinmoulage, die nach einem Gipsabdruck der Vulva geformt worden war. Beim vulvo-urethralen Carcinom wird das Radiumröhrchen auch in die Urethra für etwa 24 Stunden eingeführt. Dank dieser echten intratumoralen Bestrahlung haben bei dieser Carcinomform Bumm und Adler Heilungen noch nach 4 und 5 Jahren und auch die oben erwähnten Autoren Pomeroy und Milward, sowie Fletcher Shaw gute Erfolge beobachtet. Daß die Leisten- und Beckendrüsen nicht durch Radium-, sondern lediglich mit Röntgenbestrahlung in Angriff genommen werden dürfen, ist heute allgemein anerkannt. Nur die Gaußsche Klinik [Weigand (1927)] verwendet den eben erwähnten Plastilinabguß mit sog. „Radiumzellen", d. h. 1 cm langen und 1 mm dicken Radiumträgern aus Platiniridium, die 2,0 mg Radiumelement enthalten und an beliebigen Stellen appliziert werden können, auch zur Oberflächenradiumbestrahlung der Leistendrüsen. Heymann hat das von ihm jahrelang und bei 30 Vulvacarcinomen geübte unmittelbare Auflegen von Radium wegen starker subjektiver Beschwerden und sekundärer Nekrosen verlassen und in weiteren 26 Fällen das Radium erst nach vorheriger Elektrokoagulation des Carcinoms und erfolgter Reinigung des Geschwürs aufgelegt. Dauerheilungen scheint er aber dadurch nicht erreicht zu haben; denn von seinen Kranken blieb nur eine 3 Jahre rezidivfrei; vier waren noch nach 2 Jahren und drei nach 1 Jahr gesund.

Über die Röntgenbestrahlung des primären Vulvacarcinoms liegen viele Mitteilungen mit teils günstigem, teils weniger günstigem Ergebnis vor. Wiederholt und auch in neuester Zeit ist aber auch von Mißerfolgen berichtet worden, so von Winkler (1914), E. Kehrer (1918), Benthin (1921), Hans Schmidt (1921), Kraul (1923), Friedrich Winter (1923), Bretschneider (1924), Scholten und Voltz (1925) aus der Döderleinschen Klinik. Auch O. Küstner und Heimann haben keine überzeugenden Erfolge gesehen. Es würde zu weit führen, hier näher auf die Resultate der verschiedenen Röntgeninstitute einzugehen. Ich erwähne nur das Verfahren von L. Seitz und H. Wintz (1920), welches bis dahin 21 Fälle von Vulvacarcinomen günstig zu beeinflussen vermochte: Einmalige, 10—13 stündige kontinuierliche Fernfeldbestrahlung des Primärtumors von einem großen Einfallsfeld aus (Distanz der Röntgenröhre von 1 m, um die Tiefendosis möglichst der Oberflächendosis zu nähern, aber infolge dieses weiten Abstandes beträchtliche Verlängerung der Sitzung) und zweimal wiederholte Bestrahlungen der Leistendrüsen schon am Tag nach der Vulvabestrahlung bei einem Fokushautabstand von 30 oder 40 cm. Wie immer man aber bestrahlen wird, man muß in jedem Fall nicht nur die Vulva und den Damm, den Schamberg und die beiderseitigen Leistenregionen, sondern auch das ganze kleine Becken unter volle Strahlenwirkung bringen, um auch die hypogastrischen und iliakalen-obturatorischen Drüsen mit der biologisch erforderlichen Dosis zu erreichen. In welcher Weise die nach Lokalisation und Zellcharakter verschiedenen Carcinome der Vulva auf Röntgenbestrahlung reagieren, steht noch nicht genügend fest. Die diesbezüglichen Untersuchungen von O. Frankl, Adler, E. Kehrer, Lahm können wohl nicht als abgeschlossen betrachtet werden. Die Rückbildung des Vulvacarcinoms durch Röntgenbestrahlung ist von Krönig und Friedrich (1918), Seitz und Wintz (1920), diejenige durch Radiumbestrahlung von E. Kehrer gezeigt worden (s. auch Abb. 261). Die ungenügende Beeinflussung eines vulvo-urethralen Carcinoms durch Röntgenbestrahlung beweist ein in Abb. 272 dargestelltes Rezidiv an der Klitoris.

Als aussichtsreichste Methode der Behandlung des Vulvacarcinoms betrachten O. Küstner, Stoeckel, E. Kehrer (1920), Recasens (1921) u. a., also auch Gynäkologen, die Beachtenswertes auf dem Gebiete der Strahlenbehandlung geleistet haben, die möglichst radikale Operation und die folgende Röntgennachbestrahlung; sie unterwerfen der primären Röntgentherapie nur die absolut inoperablen, von Anfang an wenig Hoffnung bietenden Fälle. Als solche sind diejenigen anzusehen, in denen die Leisten- und Schenkeldrüsen in Form größerer Pakete bereits fest mit der Fascie verwachsen sind und aus diesem Grunde schon mit einer carcinomatösen Erkrankung der Beckendrüsen zu rechnen ist. Andere, wie v. Jaschke, bevorzugen, wie bereits erwähnt, die Igniexstirpation des Primärtumors mit anschließender Röntgentherapie der Vulva und Drüsengebiete. Matthaei (1921) hat die Diathermiekaustik für die Entfernung des Vulvacarcinoms empfohlen, von der auch Heynemann (1921) und Hemsen (1923) Gutes gesehen haben wollen.

Die Prognose des operierten Vulvacarcinoms ist nach der Mehrzahl der Autoren ungünstig, nach J. Veit besser als die des Vaginalcarcinoms, nach Taussig schlechter als die des Uteruscarcinoms. Diese wenig erfreuliche postoperative Prognose — E. Kehrer berechnete aus den Literaturangaben bis zum Jahre 1912 nur in etwa 7% der Fälle 5jährige Rezidivfreiheit — zeigt aber nur, daß zum mindesten bis dahin nicht chirurgisch radikal genug von Anfang an und in einer Sitzung operiert worden ist. Daß schon die einseitige Leistendrüsenexstirpation die Resultate bessert, lehrt z. B. eine Zusammenstellung von Assereto aus dem Jahr 1908: Unter 141 Vulvacarcinomen wurden nur bei 40 die inguinalen Drüsen ausgeräumt. Nach 3 Jahren waren unter diesen 40 Kranken 42,5%, unter den 101 nur lokal operierten Frauen 69,3% an Rezidiv erkrankt. Die Angabe, daß postoperative Rezidive im allgemeinen im 1. und 2. Jahr nach der Operation auftreten, scheint mir vornehmlich für das Klitoris- und vulvo-urethrale Carcinom zu gelten. Der Klitoriskrebs rezidiviert nach Ederle stets innerhalb von 3 Jahren, nach Björkqvist schon etwa 7 Monate nach der Exstirpation. Eine Ausnahme von dieser Gesetzmäßigkeit bilden der oben erwähnte Fall von E. Fraenkel, bei dem erst 18 Jahre nach der galvanokaustischen Abtragung eines Klitoriscarcinoms ein Rezidiv auftrat, und die beiden Fälle von vulvo-urethralem Carcinom, über welche Hock (1907) und Fletscher Shaw (1923) berichtet haben, in denen noch $4^{1}/_{2}$ Jahre nach der Exstirpation, die mit Wegnahme der äußeren zwei Drittel der Harnröhre verbunden worden war, Heilung bestand. Sieht man aber von den Klitoris- und vulvo-urethralen Carcinomen ab, bei denen die postoperative Prognose am ungünstigsten ist, so wird man für alle übrigen Fälle von Vulvakrebs den Begriff der Dauerheilung nicht, wie beim Uteruscarcinom, auf eine 5jährige, sondern auf eine mindestens 6—7jährige Rezidivfreiheit [E. Kehrer (1912)] aufbauen müssen, weil in einem verhältnismäßig hohen Prozentsatz der Fälle noch bis zum 7. Jahr, zuweilen noch später, postoperative Rezidive beobachtet worden sind. Als Zeit längster postoperativer Rezidivfreiheit finde ich folgende Angaben: 5 Jahre in Fällen von Herzfeld (1890), Aug. Mayer (1893), Schwarz (1893), Stratz (1899), Schramm (1899, 2 Fälle), Hoffmann (1910, 2 Fälle), Machenhauer (1911); 6 und 7 Jahre in Fällen von Melchiori (1869), Herzfeld (1890), Koppert (1898), Grünbaum (1906), Hans R. Schmidt (1921); 8 Jahre in Fällen von Th. Landau-Grünbaum (1906), Barnes, Werth-Giesecke (1921). Über 5 Heilungen, die nach 5, $6^{1}/_{2}$, 10 und 2mal nach 8 Jahren festgestellt werden konnten, haben Ossing-Werth (1921) berichtet. Trotzdem können solche Erfolge in dem hohen Alter, in welchem langsam wachsende scirrhöse Carcinome keine Seltenheit sind, nicht verallgemeinert werden. Sind doch lokale oder Leistendrüsenrezidive noch 6 und $6^{1}/_{2}$ Jahre [O. Küstner (1886), Schwarz (1893), Pilliet (1900), Grünbaum-Landau (1906), Lewers (1906), Teller (1908)]; 8 Jahre [Küstner (1886), J. Veit (1907), Hoffmann-Berlin (1910), Stoeckel (1912), Hans R. Schmidt (1921), Giesecke (1921)]; 9 Jahre (P. Zweifel); 11 Jahre [Otto Simon (1902), Merkel (1909)]; 12 Jahre [Keeling (1889)] und sogar 18 Jahre (E. Fraenkel) nach der Exstirpation des Primärtumors beobachtet worden. Auch noch nach 10 Jahre dauernder Heilung sind Frauen an Lungenmetastasen zugrunde gegangen (Fall Rupprecht). Welchen großen Einfluß die Exstirpation der Leistendrüsen samt dem Vulvacarcinom auf die Dauerheilungsziffer besitzt, zeigen 17 derart operierte Fälle von Rupprecht, unter denen 7 mal = in 41,1% der Fälle Heilungen nach 7—27 Jahren verzeichnet werden konnten, sowie 16 Fälle von Stoeckel-Giesecke mit 5 = 31,28% Heilungen nach einer Beobachtungszeit von 5—20 Jahren. Mindestens ebenso günstig dürften die Resultate in den 7 Fällen sein, in denen ich die extraperitoneale Radikaloperation ausgeführt habe; doch ist es mir nicht möglich gewesen, das Schicksal der Operierten länger wie 5 Jahre zu verfolgen. So sprechen diese Zahlenreihen, weitaus die besten der bisher veröffentlichten, eine deutliche Sprache im Sinne der grundsätzlichen Forderung der erweiterten extraperitonealen Radikaloperation als Methode der Wahl in allen vorgeschrittenen Fällen.

VI. Sekundäre bösartige Geschwülste.
1. Sekundäre Vulvacarcinome.

Den primären sind die selteneren sekundären Vulvacarcinome gegenüberzustellen. Sie entstehen nach einem Carcinom der Nachbarorgane: Urethra, Harnblase, Vagina, Uterus, Anus, Rectum, und zwar teils durch kontinuierliches Fortschreiten entlang der Schleimhautfläche, teils, und vornehmlich beim Uterus- und Ovarialcarcinom, durch Metastasierung und bewahren streng den histologischen Charakter der Primärgeschwulst. Die Metastasierung geschieht am häufigsten vom Uterus aus — eigenartigerweise fast nur beim Korpus-, sehr selten beim Cervixcarcinom — und zwar via paravaginales Beckenbindegewebe, und hier offenbar entweder auf lymphatisch-retrogradem Weg im Sinn von v. Recklinghausen unter Inanspruchnahme der Lymphbahnen oder durch hämatogen-retrograden Transport unter Beteiligung der Venen. Für diesen letzteren Weg hat Julius Arnold (1891) den allgemein-pathologischen experimentellen Beweis erbracht. Dabei findet meist eine Verlegung der vom primär erkrankten Organ abführenden regionär-tributären Lymphgefäße oder Lymphdrüsen oder Venen durch in sie hineingewachsene Geschwulstmassen und eine anschließende Umleitung der Lymph- und Blutabfuhr samt Krebszellen auf Anastomosen und Kollateralen (Äste des Ramus vaginalis der V. uterina) statt. Es kann aber noch eine zweite Entstehungsmöglichkeit für eine rückläufige Venenmetastase gegeben sein, indem sich von einem in die V. uterina eingebrochenen Carcinom Zellen loslösen, welche dann mittels einer rückläufigen Welle, die in der offenen Bahn des Plexus vaginalis durch einen von der V. hypogastrica her wirkenden Druck (Bauchpresse oder Hustenstöße) entsteht, in das Gebiet der Vulva oder unteren Vagina verschleppt werden. Die retrograd entstandenen Vulvametastasen sitzen fast stets paraurethral im Vestibulum oder dicht hinter der Urethramündung, an der Grenze zwischen ihr und dem Harnröhrenwulst der vorderen Scheidenwand. Die in der Richtung zum Vaginallumen oder zur Schamspalte vorgewölbte Schleimhaut ist anfangs intakt und kommt erst später zur Erosion und Ulceration. In allen Fällen, in denen man eine retrograde Metastasierung von einem Carcinom des Uterus oder der Ovarien aus annehmen will, muß gefordert werden, daß eine größere Strecke der Schleimhaut und Muskelwand der Scheide frei von Carcinom ist. Wer sich auf einen strengen Standpunkt stellt, hat mit Eduard Kaufmann (1895 und 1898) den klinischen Befund durch den histologisch zu erbringenden Nachweis der Intaktheit der intermediären, zwischen dem uterinen oder ovariellen Primärtumor und dem Vulvatumor gelegenen

Strecke der Vaginalwand zu bekräftigen, was freilich nur in einem zur Sektion gelangten Fall einwandfrei möglich ist. Warum gerade die Paraurethralregion mit Vorliebe metastatisch erkrankt, ist eine mehrmals aufgeworfene Frage (Amann und Zirinski). Sie scheint mir durch die histologischen Befunde von Otto Sachs beantwortet werden zu müssen, der im Urethralwulst sehr reiche Netze von Blutcapillaren und Lymphspalten nachweisen konnte.

Doch muß ich noch auf einen zweiten Punkt hinweisen, der bisher noch nicht beachtet worden zu sein scheint, nämlich darauf, daß durch die bei der abdominalen Totalexstirpation an den Uterus angelegte Faßzange Carcinommassen in die Vagina ausgepreßt werden können, in der sie sich nach fast jeder solchen Operation bei der Speculumuntersuchung nachweisen lassen. Vorzugsweise an dem Engpaß des Introitus vaginae werden die Carcinommassen aufgehalten und an seiner leicht verwundbaren und vielleicht durch die anteoperative Desinfektion tatsächlich oftmals verwundeten Schleimhaut implantiert. Ich gehe daher neuerdings so vor, daß ich beim Korpuscarcinom vor der abdominalen Totalexstirpation das untere Korpus und die Cervix mit in Jodtinktur getränkter Gaze sehr fest austamponiere und bei der Operation die zum Erfassen und Hochziehen des Uterus dienende Zange so leicht wie nur möglich ansetze oder an Stelle dieser jederseits eine Klemme an das Lig. latum dicht an der Uteruskante anlege.

Außerdem können Impfmetastasen s. Implantationsmetastasen von einem Uterus- oder Vaginalcarcinom aus auf die Vulvaschleimhaut vorkommen, wie Kaltenbach (1889) zuerst behauptet hatte. Freilich sind sie umstritten und können im Sinne von Borst, Lubarsch, Sellheim, Hellendall, Milner nur dann angenommen werden, wenn sich — was sehr schwer fallen wird — sowohl eine kontinuierliche als auch eine lymphogene und hämatogene Entstehung ausschließen läßt. Impfrezidive im Schuchardtschen Paravaginalschnitt oder in einer anderen operativ entstandenen Wunde der Vulva nach einer, wegen Uterus- oder Vaginalcarcinom vorgenommenen vaginalen Totalexstirpation sind jedoch allgemein anerkannt worden [Beobachtungen von Jacobs (1898), Amann (1912), Zirinski (1913) u. a.]. In solchen Fällen, von denen Labhardt im Handbuch von Halban-Seitz (Band 3, Taf. XXI, Fig. 1) einen aus eigenem Beobachtungsmaterial abgebildet hat, muß bei der Operation Carcinomgewebe in die Wunde unmittelbar implantiert worden sein. Einen Carcinomknollen in der Scheidendammincisionsnarbe hat Straßmann (1903) nach vaginaler Exstirpation eines bei der Operation geplatzten Cystocarcinoms des Ovariums beobachtet.

Fortschreiten eines Uterus- oder Vaginalcarcinoms per continuitatem auf die Vulva dürfte anzunehmen sein in Fällen von Rokitansky (1844), Bellamy (1880), Partsch (1884) und Hermann (1886).

Rokitansky beschrieb ein Carcinom der rechten großen Schamlippe, das die hinteren zwei Drittel derselben eingenommen, das Septum recto-vaginale ergriffen und sich mit einem Uteruscarcinom vergesellschaftet hatte. Schweizer war geneigt, diesen Fall als Carcinom der Bartholinischen Drüse aufzufassen. Doch lassen sich nach den eben gegebenen Andeutungen auch andere Erklärungsmöglichkeiten denken. — Bellamy berichtete bei einer 58 jährigen Patientin über einen umfangreichen, carcinomatösen, ulcerierten Tumor der linken großen Labie, der sich in gleicher Form über die ganze linke Vaginal- und Cervixwand fortgesetzt hatte. — Partsch sah ein Carcinom der unteren zwei Drittel der Vagina, das auf große und kleine Labien und Rectum fortgeschritten war. — Hermann beobachtete ein ausgedehntes ulceriertes

Carcinom der vorderen Vaginalwand, der Urethra und hinteren Blasenwand mit einem isolierten Carcinomknoten in der linken großen Schamlippe.

Nach einem primären Adenocarcinom des Korpus oder seltener der Cervix uteri finden sich Metastasen im Vestibulum vaginae mehrfach beschrieben, so von Thiry (1862), Kaltenbach (1889), Wahn (1890), Emil Fischer (1891), Wiedow-Sellheim (1895), v. Herff (1897), Hellendall (1902), Pfannenstiel (1902), Amann (1906, ein Fall und 1912 vier Fälle), Béla Schick (1907), Schlüter (1908), E. Kehrer (1912), Zirinski-Amann (1913), Latzko (1916). Schlüter hatte bei einer 49jährigen Frau je einen taubeneigroßen Tumor im hinteren Teil jeder großen Schamlippe festgestellt und exstirpiert und bei einer 5 Tage danach vorgenommenen Abrasio ein Korpuscarcinom entdeckt. Vulvatumor und Korpusschleimhaut zeigten das gleiche Bild des Adenocarcinoms. Die Deutung Schlüters: Impfmetastasen in beiden Bartholinischen Drüsen bei Adenocarcinom des Uterus ist gewiß unberechtigt. Es läßt sich aus seinem Fall nur auf bilaterale Carcinomerkrankung des Introitus vaginae nach Korpuscarcinom — ob durch Impfung oder retrograd bleibt unentschieden —, nicht aber auf eine solche der großen Vorhofsdrüsen schließen. In Latzkos Fall wurde ein „paraurethraler Absceß" mit Sitz am Urethralwulst der vorderen Vaginalwand angenommen. Bei Druck auf einen hier befindlichen länglichrunden, elastischen, druckempfindlichen Tumor entleerte sich aus der Urethra Eiter und Blut. 5 Monate später war ein kleineigroßer Tumor an der gleichen Stelle vorhanden. Wieder wurde inzidiert, nun unter Auftreten einer abundanten Blutung. In bröckligen Massen ließ sich ein Adenocarcinom feststellen. Das Korpuscarcinom wurde erst später entdeckt. Den genannten Fällen von Vulvametastasen ohne oder vor Ausführung der abdominalen oder vaginalen Totalexstirpation eines Adenocarcinoma corporis oder cervicis uteri stehen solche gegenüber, in denen die Metastasen erst Monate oder Jahre nach dieser oder jener Operation zur Beobachtung kamen. Sie wurden von Bruno Hesse (1886), Kosminski, Weibel, Emil Fischer (1891), Niebergall (1896, Fall 2 und 3), Jacobs (1898), Henkel (1906), J. Veit (1907), Zirinski-Amann (1913), Herbert Spencer (1913) mitgeteilt. In 2 Fällen des letzteren traten sie noch 4 und 5 Jahre nach der Hysterektomie auf. Ihre Entstehung ist nach v. Herff (1897) durch den nach der Operation entstandenen

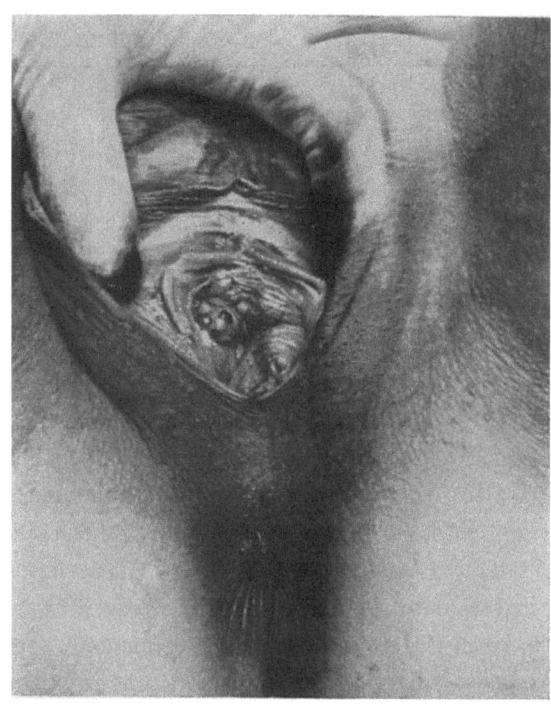

Abb. 276. Ulcerierte Carcinommetastasen auf dem Urethralwulste und in der Tiefe der rechten kleinen Labie nach Carcinom des rechten Ovarium mit Metastasen im Douglas. Fast mannskopfgroßes Uterusmyom. Gut hühnereigroßer carcinomatöser Tumor im rechtsseitigen paravaginalen Gewebe bis fast zum Labium majus dextrum fortschreitend. Abdominale Totalexstirpation. Excision der Vagina-Vulva-Metastasen.

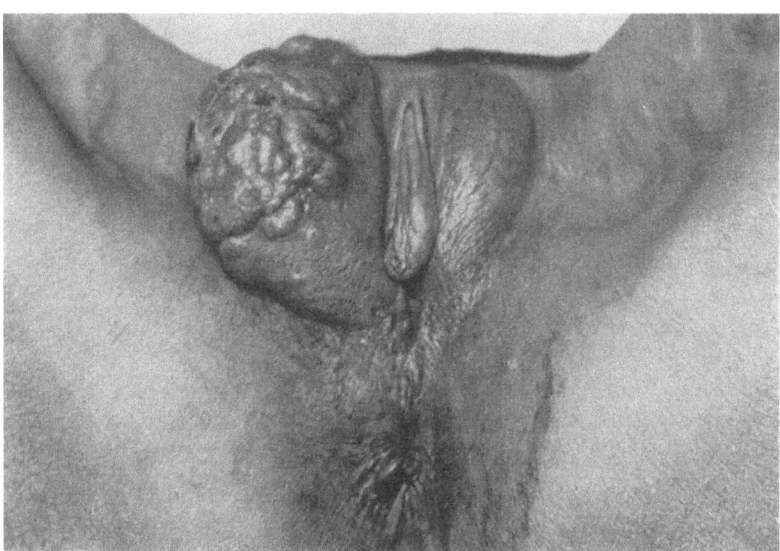

Abb. 277. Metastatisches Vulvacarcinom nach primärem Carcinoma cervicis uteri. Grobknolliger Tumor der rechten großen Labie. Radium- und Röntgenbestrahlung der Cervix und des Vulvatumors. Tod an allgemeinen Metastasen.

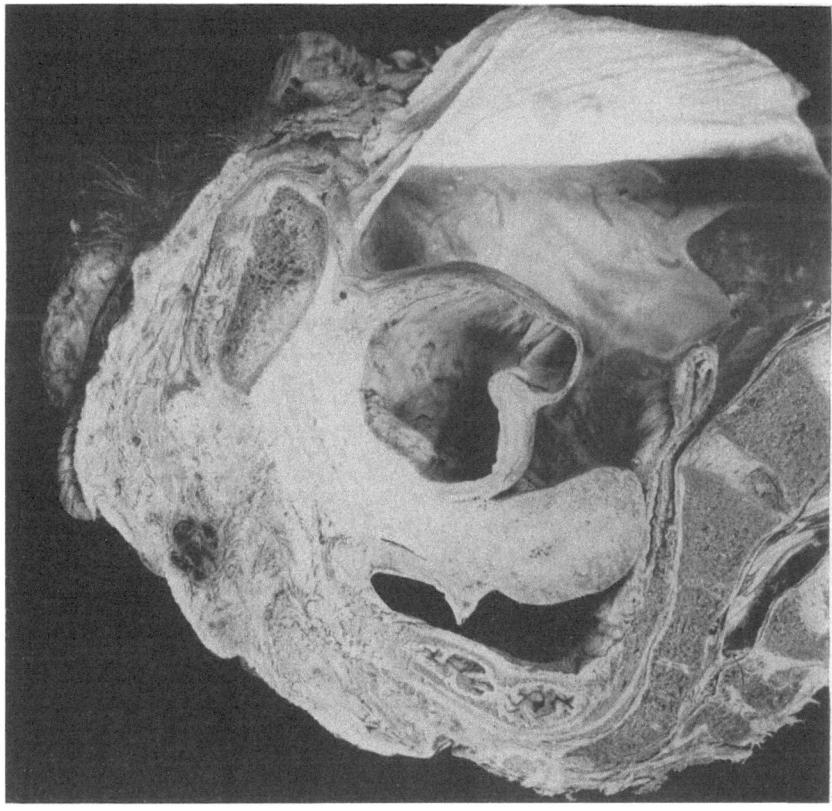

Abb. 278. Medianer Sagittalschnitt durch das Becken der Kranken der vorigen Abbildung. Carcinom der Cervix in Rückbildung. Ausgedehnte carcinomatöse Infiltration der Harnblasenwand (Balkenblase). Auch der Vulvatumor ist am Präparat zu erkennen. Eigenartige Rarefikation des Schambeins.

thrombotischen Verschluß der abführenden Venen begünstigt. Jacobs nahm den Primärherd im Vulvagebiet an, da das Adenocarcinom der Cervix kleiner als das der Vulva war; doch wird aller Wahrscheinlichkeit nach der umgekehrte Entstehungsmechanismus zu vermuten sein. Meinen eigenen Beobachtungen nach sind vulvare und vaginale Metastasen nicht so selten, wie es in der Literatur beschrieben und behauptet wird. Ich habe sie in 6 Fällen, vornehmlich bei radiumbestrahlten Korpuscarcinomen gesehen. Daß eine völlige Übereinstimmung im mikroskopischen Bild zwischen beiden Tumoren vorhanden und eine weite tumorfreie Strecke dazwischen liegen muß, wurde bereits bemerkt.

Eine Vulvametastase nach Ovarialcarcinom ist von J. Veit ohne nähere Angaben des Falles erwähnt worden. Ich habe nach ihm jetzt vergeblich in der Literatur gesucht. Vielleicht war der vorhin erwähnte Fall Straßmann gemeint. Einen Fall derart — ein Unikum — bringe ich in Abb. 276. Einen weiteren Fall von multiplen Metastasen eines Cystadenoma papilliferum carcinomatosum des linken Eierstocks in die Scheide und den Scheideneingang haben wir jüngst an der Marburger Klinik bei einer 45jährigen Frau gesehen. Der Ovarialtumor konnte zwar mitsamt dem ganzen inneren Genitalapparat per laparotomiam (Oberarzt Naujoks) exstirpiert werden. Doch mußte eine Aussaat kleiner Carcinomauflagerungen auf dem Rectum zurückbleiben, die wir durch anschließende Röntgenbestrahlung zu heilen hofften. Die 5 Monate nach der Operation aufgetretenen Metastasen zeigten histologisch genau den gleichen Bau wie der solide, nicht wie der adenocarcinomatöse Anteil der primären Ovarialgeschwulst. Sie erschienen makroskopisch als hochrote, halbhaselnußgroße, etwas abgeflachte, weiche Knoten, die an der Oberfläche teilweise erodiert und ulceriert waren, leicht bluteten und sich in einer hufeisenförmigen Fortsetzung mit dem Schambogen sehr fest verbunden zeigten. Einschmelzung der Metastasen durch vaginale Applikation von Radium, das in einen Paraffinzylinder eingebettet worden war. Bei carcinomatöser Thrombosierung der dem Ovarialgebiet regionären Vasa lymphatica spermaticalia scheint eine retrograde Metastasierung — wenn man vom Uteruskörper absieht — bisher nur bis in die Muskelwand der Cervix und Portio uteri (Heinz Küstner), nicht aber in die mehr peripher gelegenen Gebiete von Vagina und Vulva beobachtet worden zu sein. Ich bringe im folgenden noch je einen Fall von metastatischem Vulvacarcinom nach primärem Cervix-, Rectum- und Harnblasencarcinom.

Eine gänseeigroße blumenkohlartige Metastase in der rechten großen Labie hat E. Kehrer (1912) nach weit vorgeschrittenem primärem Cervix- und Vaginalcarcinom gesehen und das Beckenpräparat der an Kachexie Verstorbenen demonstriert (Abb. 277 und 278). Ein mehr als die vordere Hälfte des Beckens einnehmender großer Carcinomtumor umkleidete die Harnblase, vornehmlich den Blasenhals, fast vollständig und drängte den Uterus weit nach hinten in die Kreuzbeinaushöhlung. — Die Implantationsmetastase eines Mastdarmkrebses in die Vulva hat Rupprecht (1912) beschrieben. Er saß bei der 67jährigen Frau in der linken Seite der Ampulle oberhalb des Sphincter ani, während das Vulvacarcinom als höckriger, weicher Tumor von Größe, Form und Farbe einer Himbeere die hintere Commissur einnahm. Das Carcinom der Vulva wurde in Zusammenhang mit dem carcinomatösen Rectum auf perinealem Weg exstirpiert und zeigte histologisch die gleiche Struktur wie das maligne Adenom des Mastdarms. Nach 4jähriger Heilung Rezidiv in der linken Leiste, während Vulva und Rectum frei davon blieben. In einer taubeneigroßen Lymphdrüse wurde ebenfalls Cylinderzellenkrebs nach dem Typus des Mastdarmcarcinoms gefunden. Die Drüse konnte nur von dem metastatischen Vulvacarcinom aus infiziert worden sein, da von der Mastdarmampulle keine Lymphbahnen zu den Leistendrüsen führen. — Eine Metastase links im Vestibulum hat Switalski (1898) nach primärem Adenocarcinom der Harnblase beschrieben. Beide Tumoren zeigten genau den gleichen histologischen Bau.

2. Sarkom-Metastasen im Vulvagebiet.

Ich fand in der Literatur nur einen Fall derart von Bernhard Hecht[1] (Klinik v. Rosthorn - Heidelberg 1908): Bei einer 71 jährigen Frau lag ein Wandsarkom des Uterus mit Metastasen in der Scheide, der Bartholinischen Drüse und Harnblase vor. Doch hatte die Metastase offenbar nicht in der Glandula vestibularis major selbst, sondern nur neben ihr in der großen Labie ihren Sitz.

3. Hypernephrom-Metastasen im Vulvagebiet.

Es scheinen bisher nur 2 Fälle derart beobachtet worden zu sein. Den einen hat Gräfenberg (1908) unter der Bezeichnung „eine Nebennierengeschwulst der Vulva als einzige Metastase eines malignen Nebennierentumors der linken Seite" mitgeteilt. Ein schwarzbraun gefärbter, vielleicht kirschgroßer Vulvatumor saß bei einer 65 jährigen links von der Klitoris und der Urethralmündung breitbasig auf, griff auf das linke Labium minus über und setzte sich, wie die Operation ergab, in einem breiten Strang infiltrierten Gewebes hinter die Symphyse und bis an das Periost des absteigenden Schambeinastes fort. Die Neubildung zeigte auf dem Durchschnitt eine grauschwarze Farbe, welche auf die Ablagerung amorpher Pigmentschollen in den Zellen und im Bindegewebe zurückzuführen war. Eine symptomlos verlaufene akzessorische Nebennierengeschwulst der linken Niere von Kindskopfgröße wies den gleichen histologischen Bau auf. Erstere ist als Primärherd, der Vulvatumor als Metastase aufgefaßt worden. Bei der Sektion zeigte sich kein anderes Organ als die Niere erkrankt. Den zweiten Fall habe ich beobachtet. Er ist noch nicht veröffentlicht, aber in Abb..279 wiedergegeben. Auch in meinem Fall war der Sitz der Hypernephrommetastase auf der Innenseite der linken kleinen Labie und links am Harnröhrenwulst. Selbst das Alter der beiden Patientinnen stimmt eigenartigerweise genau überein. Es fand sich ein kindskopfgroßes linksseitiges Hypernephrom, das eine Metastase am unteren Pol der rechten Niere und 3 Metastasen im Scheidenvorhof gesetzt hatte. Eine genaue Beschreibung ist der Abbildung beigegeben. Zwei ähnliche Fälle, in denen aber das Hypernephrom im untersten Teil der Vagina, nahe der Harnröhrenmündung saß, wurden von Rob. Meyer und Gragert beobachtet. Allen diesen Hypernephrommetastasen oder heterotopen Hypernephromen der Vagina oder Vulva ist charakteristisch ein reichliches Vorkommen von Glykogen im Zellprotoplasma (Färbung nach Best) und die Anordnung großer Zellen zu Strängen und Nestern in einem durch feine Blutgefäße gebildeten Gitterwerk.

4. Chorionepitheliom-Metastasen und sog. primäre Chorionepitheliome im Vulvagebiet.

Das ektopische Chorionepitheliom ist an der Vulva wiederholt beobachtet worden, in 3 Fällen von mir selbst — zweimal in Dresden und einmal in Marburg [E. Kehrer (1928)] —, nachdem es zuvor 9 mal, und zwar von Williams (1895), Apfelstedt und Aschoff (1896), Schlagenhaufer (1899), Wehle (1901), Zagorjanski-Kissel (1902), Halliday Croom (1902), Kroemer (1911), Engström (1913), Albert Hörrmann (1914), beschrieben worden ist. Einen weiteren schönen Fall aus der

---

[1] Bernhard Hecht: Wandungssarkom des Uterus mit Metastasen usw. Diss. inaug. Heidelberg 1908.

Marburger Frauenklinik [Zangemeister (1914)] gibt Abb. 280 wieder. Ähnliche Befunde sind in nicht geringer Zahl auch an der Vagina, vornehmlich im unteren Teil derselben, erhoben worden, so von L. Pick-Landau (1897), Julius Neumann (1897), Schmorl (1897), H. Schmit (1900 und 1901), Lindfors (1901), Holzapfel (1901), Hubert Peters (1902), Hübl (1903), Schmauch (1903), Walthard (1907), Hicks (1907), Risel (1907), Engström (1913, 4 von 5 Fällen), O. Frankl (1914), Hitschmann

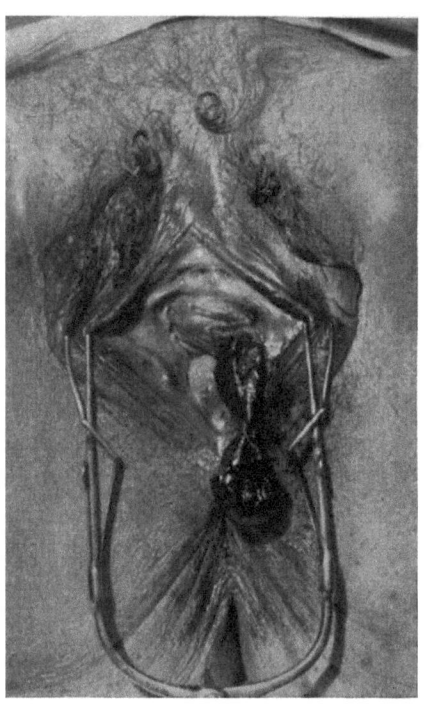
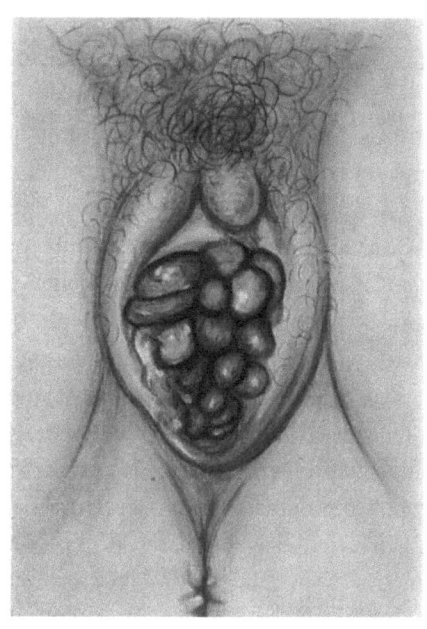

Abb. 279.   Abb. 280.

Abb. 279. Hypernephrom-Metastase der Vulvaschleimhaut nach primärem Hypernephrom der linken Niere, offenbar retrograd auf Lymph- oder Blutweg entstanden. Die 65jährige Frau hatte vor 6 Monaten am Scheideneingang eine kleine weiche Geschwulst bemerkt, die vom Arzt ausgeschabt und mit dem Höllensteinstift geätzt wurde. Sehr bald Rezidiv. Klinische Aufnahme: Hochgradige Kachexie. Splanchnoptose. Am unteren Pol der descendierten rechten Niere walnußgroße höckerige Vorwölbung. Zwischen linkem Rippenbogen und linkem Darmbeinkamm kindskopfgroße, der linken Niere angehörende, knollige, gut bewegliche Geschwulst. Entsprechend den linken Carunculae hymenales ein kleindattelgroßer hantelförmiger, außerordentlich weicher, schwarzroter Tumor, der mit kurzem dünnem Stiel von einer derben erhabenen Basis an der Innenfläche der linken Nymphe ausging, aus der Schamspalte herausragte, leicht blutete und bei bloßer Berührung abfiel. Zweiter gleichartiger haselnußgroßer Tumor, rechts am Harnröhrenwulst. Noch ein dritter ebensogroßer, aber derber, submucöser Tumor hinter dem linken absteigenden Schambeinast. Cystoskopisch: Harnblase und Harnleiter gesund. Histologisch: (Prosektor Prof. Geipel-Dresden): Typisches Hypernephrom. — Röntgenuntersuchung: Linksseitiges Nebennierenhypernephrom mit Metastasen in der rechten Niere und den retroperitonealen Lymphdrüsen.

Abb. 280. Multiple Metastasen eines Chorionepithelioma malignum auf der Schleimhaut der Vulva und unteren Vagina und in den beiderseitigen Inguinaldrüsen. (Univ.-Frauenklinik Marburg, Zangemeister.) 25jährige Frau, die zweimal spontan geboren hat. 3 Monate nach der 2. Entbindung 14tägige schwache Blutung (Abortus?). 5 Monate später bemerkte Patientin im Scheideneingang ein haselnußgroßes Gewächs, das dauernd etwas blutete. Nach 3 weiteren Monaten Eintritt in die Frauenklinik wegen zunehmender Blutung und Vergrößerung der Geschwulst. Operative Entfernung des Tumors. Danach 4 Röntgenbestrahlungen. Schnelles Rezidiv. Nach 7 Wochen erneute klinische Aufnahme mit den Veränderungen der Vulva, die aus der Abbildung zu ersehen sind: zahlreiche blauschwarze höckerige, jauchende, leicht blutende, derbe Knollen an den Innenflächen der großen und kleinen Labien und auf der Vestibularschleimhaut. Hühnereigroße, nekrotische Metastase auch auf der hinteren Vaginalwand. Metastasen in den beiderseitigen Leistendrüsen. Uterus faustgroß. Abrasio. Exstirpation der Tumoren und eines Teils der Leistendrüsen. Resektion der Urethra. In den Tumoren, den Inguinaldrüsen und im Abrasionsmaterial typisches Chorionepitheliom. Trotz folgender Radiumbestrahlung Exitus. Sektionsdiagnose: Chorionepitheliom der Vulva. Zahlreiche Metastasen in beiden Lungen und in den Paratracheallymphdrüsen. Beiderseitige hämorrhagische Pleuritis. Allgemeine Anämie. Gangränescierende Endometritis. Blutig-seröser Erguß in der Bauchhöhle.

(1928), die beiden letzteren mit Abbildung eines Präparats, u. a. Der meist multipel auftretende Vulvatumor macht den Eindruck eines ziemlich scharf umschriebenen, die Schleimhaut anfangs mehr oder weniger stark vorwölbenden Hämatoms oder thrombosierten Varixknotens. Er zeigt Erbsen- bis Haselnußgröße, selten (Fall Kroemer) Hühnereigröße, blauschwarzrote Farbe, derb-elastische oder weiche Konsistenz, große Neigung zu Blutungen, die sich spontan, bei einer vaginalen Untersuchung oder beim Pressen gelegentlich der Defäkation einstellen, und eine oberflächliche, zunächst zentrale Öffnung, aus der ein Blut- und Geschwulstthrombus, wie ein Holzwurm aus seinem Bohrloch, heraussehen kann und in deren Umgebung sich schließlich eine Ulceration entwickelt. Die Tumoren sitzen in der Regel im Scheideneingang, bald paraurethral, bald entsprechend den Carunculae myrtiformes oder den Nymphen, oder, wie im Fall Kroemer, im Crus clitoridis, zuweilen gleichzeitig an etwas höher gelegenen Teilen, in der unteren Vagina, somit ungefähr an denselben Stellen, an denen sich die metastatischen Adenocarcinome des Uteruskörpers finden. Sie entstehen gleich diesen auf retrograd-venösem Weg von den Uterusvenen aus, was durch das frühe Eindringen der Blasenmolezotten oder der Chorionepithelien in die Blutbahn und die oft beträchtliche Weite der Beckenvenen mit ihrem negativen Druck Erklärung findet, und wofür der histologische Beweis durch Schlagenhaufer (1899) und L. Pick (1905) erbracht ist, welche die Chorionepitheliommassen inmitten weiter Venen gefunden haben. Der rückläufige lymphatische Weg, der beim Uteruscarcinom neben dem venösen vorkommt, wird beim Chorionepitheliom wahrscheinlich nicht beschritten. Fast alle Fälle haben das Gemeinsame, daß der Uterus frei von einer Chorionepitheliomgeschwulst gewesen ist, also ein sog. primär-ektopisches Chorionepitheliom der Vulva vorlag. Es ist dann so zu erklären, daß Komplexe von chorionepithelialen Zellen und Riesenzellen, also Zottenbestandteilen, verschleppt wurden, die erst nachträglich an der Stelle der Deportation maligne entarteten (Marchand). Eine Ausnahme davon machten nur die Fälle Engström, Hörrmann und einer meiner Fälle (s. unten); sie lehren, daß die frühere Auffassung von Schmorl, nach welcher die Chorionepitheliome der Vulva und Vagina Metastasen eines primären uterinen Chorionepithelioms seien, für manche Fälle sicher zu Recht besteht.

Williams beobachtete 14 Tage p. p. einen Knoten in der rechten großen Schamlippe, eine Chorionepitheliommetastase ohne Primärgeschwulst im Uterus. — Apfelstedt und Aschoff: 42jährige Frau. In der 3. Schwangerschaft spontane Ausstoßung einer Blasenmole. 8 Tage später schmerzhafte Schwellung der linken großen Labie. Sechswöchiges fieberhaftes Wochenbett. Indessen Wachstum der Geschwulst, die Gehen und Arbeiten behinderte und zeitweise Schmerzen verursachte. 3 Monate post abortum großer fluktuierender Tumor des Labium majus sinistrum, welcher sich entlang der Scheide bis fast zum linken Fornix vaginae erstreckte. Annahme eines tiefliegenden Abscesses. Incision. Dabei kam man in eine längliche, hühnereigroße Höhle, die mit bröckligen und etwa 20 blasenartigen, durch Stiele zu einer kleinen Traube vereinigten Gebilden ausgefüllt war, die sich als Blasenmole erwies. Enorme Blutung bei der Ausräumung. 5 Wochen später Tod. Sektion: Große Höhle links neben der Vagina, ohne jede Verbindung mit dem Uterus — also Metastase und kein kontinuierliches Wachstum. — Schlagenhaufer: 38jährige IV.-Para. Abortus incompletus. 2, 3, 9 und 10 Monate danach starke Blutungen. Dann Feststellung einer nußgroßen, unmittelbar oberhalb der hinteren Commissur sitzenden, rundlichen, schwarzroten Geschwulst, deren Oberfläche an einer Stelle durchbrochen war. Patientin war noch 22 Monate nach der Exstirpation des Tumors gesund. — Wehle: 46jährige VII.-Para. Letzte Geburt vor $1/2$ Jahr. Innerhalb von 14 Tagen Entwicklung einer sehr rasch wachsenden, mandarinengroßen, im Innern bereits zerfallenen Geschwulst der rechten großen Labie. Lokales Rezidiv bereits 8 Tage nach der Excision von rapidem Wachstum. Tod 5 Wochen später. — Zagorjanski-Kissel, zugleich Fall Th. Landau und L. Pick. Sie beobachteten bei einem 20jährigen Mädchen einige Zeit nach einem Abortus des 2.—3. Monats zwei kleine blaurote, derbe, zentral oberflächlich ulcerierte, dicht beieinander stehende Knötchen im Scheideneingang, die sich mikroskopisch als chorionepitheliomatöse Wucherungen erwiesen. Innere Genitalien normal. Heilung 7 Monate nach der Operation, obwohl bei Beginn der Erkrankung Bluthusten und Schüttelfröste auf Lungenmetastasen hingewiesen hatten. — Halliday Croom: Bei einer Frau, deren letzte Geburt 6 Jahre zurücklag, traten nach viermaliger Amenorrhöe und einem vermutlichen Abort Geschwülste in der linken großen Schamlippe und Leiste auf. Tod an Lungenmetastasen, ehe die Operation ausgeführt werden konnte. Uterus frei von Eiresten. — Kroemer: Hühnereigroße Metastase im rechten Crus clitoridis, rasch innerhalb von 8 Tagen entstanden. Exstirpation derselben in unmittelbarem Anschluß an die vaginale Totalexstirpation des mit schwammigen Tumormassen gefüllten Uterus. Cerebrale Erscheinungen. Hämorrhagisches Sputum. Gehirn- und Lungenmetastasen. — Engström: Bei einer 32 jährigen Frau ging $6^{1}/_{2}$ Wochen nach der vierten Entbindung unter starken Blutungen, Schmerzen und Fieber ein „Hautstück" ab. 3 Wochen später wurde ein blutreicher Geschwulstknoten an der Innenfläche der linken großen Schamlippe bemerkt, der schnell auf Hühnereigröße anwuchs und sich auf Grund einer Probeexcision als Chorionepitheliom erwies. Nun Abrasio des Uterus, der frei von Tumormassen war, und Exstirpation des Vulvatumors. 15 Wochen p. p. vaginale Totalexstirpation des Uterus, der nun ein Chorionepitheliom enthielt. Endlich beiderseitige Ovariotomie wegen multipler Luteincysten ohne Ovarialmetastasen. 3 Tage später Tod durch Blutung aus einer großen Metastase an der unteren Fläche der Leber. Metastasen in Leber und Lungen, jedoch nicht innerhalb des Beckens. — Albert Hörrmann: 44 jährige VI.-Para. Zweimonatliche Amenorrhöe. Dann Feststellung einer Blasenmole auf Grund einer Ausschabung. Längere Zeit hindurch stärkere Blutungen. Cystische Geschwulst in der linken großen Schamlippe, welche ausgeschält wurde. Einige Monate später fand Hörrmann bei der abgemagerten, äußerst anämischen Patientin einen kindskopfgroßen Uterus, in der rechten großen Labie eine markstückgroße, geschwürig zerfallene, blutige Geschwulstmasse und in der linken großen Schamlippe einen hühnereigroßen, cystischen, beweglichen, weichen Tumor, welcher an der Innenfläche der Labie Nekrose und schwarze Verfärbung aufwies. Die vulvaren Geschwulstknoten wurden exzidiert, der zweifaustgroße Uterus mit Adnexen vaginal exstirpiert. Im Uterus ein typisches Chorionepitheliom, ebenso in der Vagina. 14 Tage später wiederum Geschwulstknoten in der linken Labie mit Ausdehnung in Richtung zur Urethra. Verschwinden derselben unter Mesothoriumbehandlung. Bald danach Tod: Multiple Chorionepitheliommetastasen in den Lungen und im Gehirn mit ausgedehnten frischen Blutungen, Tumor des linken Parametriums in der Umgebung des Ureters. Durch die Radiumbestrahlung kamen die Syncytiummassen großenteils zur Verkalkung. — In E. Kehrers Fall handelte es sich bei einer 36 jährigen Frau um eine viermal innerhalb von $4^{1}/_{4}$ Jahren rezidivierende Blasenmole. Nach der von anderer Seite ausgeführten digitalen Entfernung der letzten Mole trat ein uterines Chorionepitheliom mit sehr starken Blutungen und eine walnußgroße, schwarzrote, oberflächlich zerklüftete, polypöse Metastase an der Ansatzstelle des linksseitigen Hymenalsaums auf, die noch eine Strecke weit auf die untere Vagina übergriff. In der linken Hälfte des Harnröhrenwulstes war ein zweiter, blauschwarzer, gut haselnußgroßer Tumor vorhanden. Die mit hochgradiger Kachexie und Metastasen in den Lungen klinisch eingelieferte Kranke ging wenige Tage später, ohne daß sie operiert werden konnte, zugrunde. Bei der Sektion fand sich ein großes, stark durchblutetes Chorionepitheliom im Uterus neben stärkster Anämie aller Organe und Metastasen in Lungen und Leber.

Die lokalen Symptome bestehen in der im Scheideneingang wahrgenommenen Anschwellung, in Blutungen bei der Perforation des Tumors und anschließender Jauchung. Über Schmerzen wird wenig berichtet; sie wurden im Fall Kroemer, in dem die Metastase hühnereigroß war und in der Klitoris saß, als sehr stark bezeichnet. Dazu tritt häufig hämorrhagisches Sputum als Symptom der Lungenmetastasen oder eine Reihe cerebraler Erscheinungen (Fall Kroemer) als Zeichen von Gehirnmetastasen.

Der Verlauf ist in nahezu allen Fällen ein rapider gewesen, sowohl in der Entstehung des Tumors — Wachstum auf Hühnereigröße innerhalb 8 Tagen (Fall Kroemer) — als auch im Ausgang. Eine Ausnahme macht der Fall Schlagenhaufer mit Rezidivfreiheit 22 Monate nach der Exstirpation der Vulvametastasen. Fast stets trat wenige Wochen oder höchstens Monate nach Feststellung oder Excision der Geschwulst der Tod unter allgemeiner Kachexie und Metastasen in den Lungen und anderen inneren Organen ein.

Die Diagnose dieser metastatischen Vulvatumoren ist für denjenigen, der sie einmal an der Lebenden oder im Bild oder in der Moulage gesehen hat, leicht zu stellen. In engere

Wahl kommen größere thrombosierte oder geplatzte Varixknoten, umschriebene Hämatome, maligne Melanoblastome, primäre hämorrhagische Sarkome und Carcinome. Das Vorangehen einer Blasenmole oder eines Chorionepithelioms und das Auftreten einer auf Lungenmetastasen hinweisenden Hämoptoe erleichtert die Erkennung. Doch zeigt die Pathologie des Chorionepithelioms, daß eine Gravidität zuweilen Jahre zurückliegen oder ein ektopisches Chorionepitheliom noch während einer bestehenden Gravidität auftreten kann. Die histologische Untersuchung eines probeexzidierten Geschwulststückchens gibt die Aufklärung über die Natur des Tumors.

Die Therapie der Vulva- und Vaginametastasen hat entweder in unverzüglicher Exstirpation derselben möglichst weit im Gesunden unter Mitnahme von reichlichem paravaginalem Gewebe und unter Anwendung des Messers und Paquelins oder in Radium- und Röntgenbestrahlung zu bestehen. Gal (1920) hat über eine Chorionepitheliommetastase in der vorderen Vaginalwand berichtet, die durch Radium schon nach 10 Tagen vollkommen verschwunden war; noch nach 4 Jahren bestand vollkommene Heilung. Mehrmals hat man die Erfahrung gemacht, daß nach Beseitigung des vulvaren oder vaginalen Tumors anderweitige Metastasen, so solche in den Lungen, spontan zur Heilung kamen. Für die Auffassung der Art dieses Heilungsvorganges sind die serologischen Untersuchungen von O. Frankl (1913) von großer Bedeutung, nach denen das Serum von gesunden Frauen Chorionzotten auflöst, das von Chorionepitheliomträgerinnen dagegen diese Fähigkeit verloren hat. Man muß sonach wohl annehmen, daß der Körper geringe Chorionepitheliommassen abzubauen vermag, mit größeren aber nicht mehr fertig wird. Die operative Entfernung der Vulvametastasen oder ihre Einschmelzung durch kombinierte Radium- und Röntgenbestrahlung kann also in manchen Fällen dem Körper die Fähigkeit der Syncytiolyse zurückgeben, so daß er selbst der Lungenmetastasen, wenn diese nicht zu ausgedehnt sind, Herr zu werden vermag. Sehr zu erwägen wäre danach wohl, ob man nicht mit der Operation oder Bestrahlung die Immunisierung durch Injektion von Serum einer gesunden und sehr kräftigen Schwangeren verbinden sollte.

VII. Weitere Tumoren der Vulva.
1. Dermoidcyste der Vulva.

Als Dermoidcysten der Vulva beschriebene Fälle stammen von Gonteyron (1781), Froriep (1839), de Loury (1840), Huguier (1850), Anger (1878), Lagrange (1886), Villar (zit. nach Sage), Deekens (1890), Chavannaz (1897), Resinelli (1897), Souligoux (1900). Die Möglichkeit der Entstehung einer solchen Vulvacyste aus einer fetalen Inklusion ist durch den Übergang der Haut zur Schleimhaut und durch die Nähe von Köperöffnungen gegeben, an denen während der Embryonalzeit Einstülpungen des Ektoderms oder mit Epithel ausgekleidete Spalten und Gänge zustandekommen. Nach de Loury (1840) und Klebs (1876) enthalten sie Hauttalg, Knochen, Zähne, Haare; doch haben beide keine bestimmten Fälle zum Beweis angeführt. Ich konnte, ebensowenig wie v. Winckel (1886) und Léon Wéber (1898), eine Beobachtung von echter Dermoidcyste der Vulva finden. Die Tumoren unter diesem Namen in der älteren und neueren Literatur scheinen stets nur umfangreiche Talgdrüsencysten, Atherome, gewesen zu sein.

Ich erwähne hier auch zwei angeborene Dermoidcysten der Leiste, die infolge ihrer

Größe bis zur Vulva fortgeschritten waren und von ihren Beobachtern Cushing (1887) und F. Fischer (1897) auf das Lig. rotundum bezogen wurden. Der Tumor in Cushings Fall war gänseeigroß, der in Fischers Fall mannsfaustgroß.

2. Teratoma vulvae.

Nur ein einziger Fall derart ist von zwei französischen Autoren veröffentlicht worden. Diese große Seltenheit ist merkwürdig. Denn da es fetale Inklusionen und Dermoidcysten in der Kreuzsteißbeingegend, sowie zwischen der Spitze des Os coccygis und dem Anus und innerhalb der Beckenorgane gibt, sollte man annehmen, daß sie bei den komplizierten embryologischen Vorgängen, die sich bei der Kloaken- und Genitalbildung abspielen, auch an der Vulva entstehen könnten. Duclaux-Herrenschmidt (1905) sahen bei einem 21 jährigen Mädchen, das eine Verdoppelung der Vagina und des Uterus hatte, die rechte große Schamlippe eingenommen von einem ovalen, weichen, fast fluktuierenden Tumor, welcher hühnereigroß war und dadurch den Scheideneingang versperrte. Die Geschwulst war angeboren und soll sich von der Geburt an nicht wesentlich vergrößert haben. Dem obersten, ventralen Teil saßen zwei warzenartige Vorsprünge auf. An der medialen Innenfläche fand sich eine rotviolette Öffnung, welche von zahlreichen zirkulären Falten umgeben war und die Sonde in der Richtung nach unten außen in einen 5—6 cm tiefen Blindsack eindringen ließ. Aus ihm entleerte sich schleimig-eitrige Flüssigkeit. Die mikroskopische Untersuchung des exstirpierten Tumors ergab, daß die faltige Umgebung der Öffnung aus Darmschleimhaut mit deutlichen Lieberkühnschen Drüsen, lymphoidem Gewebe, Solitärfollikeln und darunter einer Submucosa und kontinuierlichen Muskelschicht bestand. Der eine warzenartige Vorsprung enthielt im Inneren eine erbsengroße Cyste mit gefalteter Wand, die von Becherzellen umkleidet war, und zahlreiche, in ein lymphoides Gewebe eingebettete Drüsen; unter dieser Schicht lag Bindegewebe, weiter nach außen Muskulatur; im Cysteninhalt fanden sich fettig degenerierte Zellen und Cholesterinkrystalle. Das andere warzige Gebilde zeigte sich aus Fettgewebe zusammengesetzt, das von Bindegewebszügen durchsetzt war. Die Verfasser deuteten die Mucosa als Darmschleimhaut, die sie nicht auf eine kongenitale Mißbildung, etwa auf einen Anus vestibularis oder vaginalis, sondern auf einen fetalen Einschluß vom Rectum aus bezogen.

VIII. Tumorartige Bildungen der Vulva.
1. Xanthoma vulvae.

Das Xanthoma tuberosum disseminatum s. multiplex wird an der Vulva nur sehr selten beobachtet, obwohl es sich an den meisten Körperstellen finden kann. Ein schönes Bild des Xanthoms an Penis und Scrotum hat Callomon gezeigt. Ein Fall, den ich zufällig gelegentlich der operativen Behandlung eines Abortus im 3. Schwangerschaftsmonat bei einer gesunden Frau entdeckt habe, findet sich in Abb. 281 wiedergegeben. Die Diagnose ist durch den Dresdener Dermatologen Professor Galewsky bestätigt worden, der über den Fall auch selbst berichtet hat. Die Innenflächen der großen Labien waren in Form einer längsgestellten Girlande von jenen gelben, stecknadelkopf- bis linsengroßen, rundlichen oder ovalen, scharf umschriebenen, halbkuglig-knötchenartigen Bildungen der Haut umgeben, die an flache Warzen erinnern und das Xanthom charakterisieren. Mehrere derselben neigten zur Konfluenz. Die meisten fühlten sich derb, einige weicher an. Die gelbe Farbe trat bei Glasdruck, der die umgebenden Capillaren komprimierte, besonders deutlich in Erscheinung. Histologisch sind die Xanthome weder Tumoren noch Granulationsgeschwülste, sondern umschriebene Anhäufungen von großen, ein- oder mehrkernigen, protoplasmareichen Bindegewebszellen, den sog. Xanthomzellen und Xanthomriesenzellen in dem Stützgewebe, den Lymphspalten und der Adventitia der Blutgefäße der Lederhaut. Diese Zellen enthalten einen doppeltbrechenden, gelben, den Luteinen bzw. Lipochromen zugehörigen Farbstoff, welcher sich letzten Endes auf eine Veränderung des Cholesterinstoffwechsels, meist eine Hypercholesterinämie, zurückführen läßt, die man auf innersekretorische Störungen zu beziehen pflegt. Hermann Werner Siemens (1922) hat in einem Xanthomfall der Klinik Jadassohn-Breslau, bei einem jungen Mann allerdings, keine Hypercholesterinämie gefunden und die Xanthomatosis auf eine „Konstitutionsanomalie bestimmter Zellen und Zellkomplexe im Sinne einer gesteigerten Cholesterophilie derselben, also einer gesteigerten Affinität zu Cholesterinfettsäureestern", zurückgeführt. Die Angabe, daß die Xanthome vornehmlich bei Diabetes mellitus: „Xanthoma diabeticorum" s. „Xanthoma glycosuricum" und bei Ikterus vorkomme, vermag meine Beobachtung nicht zu stützen, da beide Erkrankungen auszuschließen waren.

Wegen Diagnose und Therapie der Xanthome verweise ich auf die Lehrbücher der Dermatologie und, soweit der Versuch zur Beseitigung der Cholesterinämie in Frage kommt, auf diejenigen der internen Medizin, insbesondere der Stoffwechselkrankheiten.

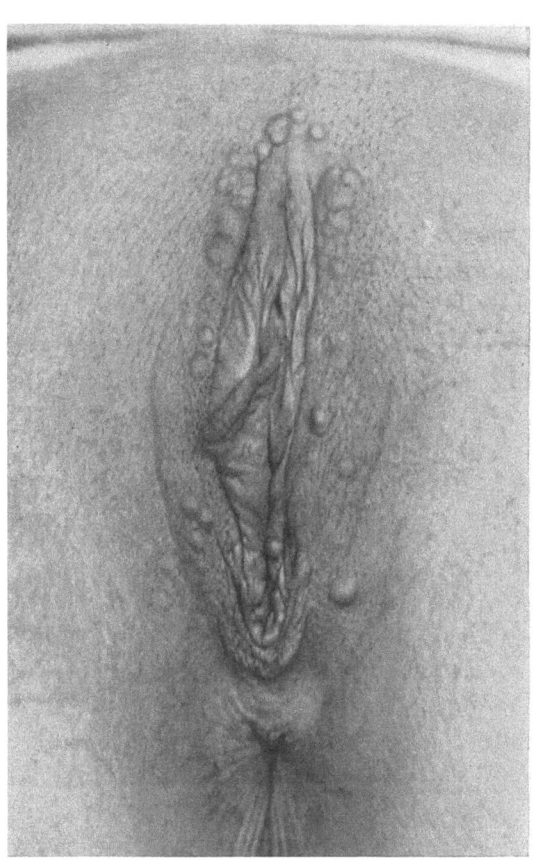

Abb. 281. Xanthoma vulvae tuberosum, wahrscheinlich congenitum. Gelbe stecknadelkopf- bis linsengroße, derbe, flachen Warzen ähnliche Knötchen bedecken, in Form einer längsgestellten Girlande aneinandergereiht und die Neigung zur Konfluenz erkennen lassend, die Kämme der großen Labien und die Innenflächen derselben nahe den Interlabialfalten. Die Xanthomknötchen sollen seit frühester Kindheit vorhanden gewesen sein. Sie verliefen symptomlos. Ich fand sie zufällig bei einer Frau mit Abortus im 3. Schwangerschaftsmonat.

2. Echinokokkus der Vulva.

Der Echinokokkus der Vulva ist eine außerordentlich seltene Krankheit, die in auffallendem Kontrast zu den Beobachtungen derselben im parametranen und besonders paraproktalen Bindegewebe, im Peritonealraum, im Uterus und in den Ovarien steht. Sind doch weit über 100 solcher Erkrankungen bis jetzt beschrieben worden. Die große Rarität erklärt sich wohl dadurch, daß der Parasit erst die verhältnismäßig weite Wanderung aus dem Darmkanal bis zur Vulva durch die Rectumwand über das Beckenbindegewebe antreten müßte. Doch hat man Echinokokkuscysten auch über und unter der Beckenbodenmuskulatur, im Septum recto-vaginale und im paravesicalen Bindegewebe beobachtet. Nur fünf Arbeiten der Literatur befassen sich mit dem Echinokokkus des Vulvagebiets; sie stammen von Falini (1885), Caruso (1898), Bussiano, Sturmer (1901) (zit. nach J. Veit), Gerschonowitsch (1908) (Klinik O. Küstner). Caruso fand bei einer 38jährigen Frau auf dem Mons pubis unter der intakten Haut einen gut nußgroßen, ovalen, hart-elastischen Tumor, der nach vorheriger Probepunktion exstirpiert wurde. Er bestand aus zwei ineinander eingeschlossenen Cysten, von denen die innere als eigentliche Echinokokkenblase angesehen wurde, da sie eine typische Cuticula aufwies. Auf die charakteristischen „Haken" wurde die Cystenflüssigkeit nicht untersucht, so daß dieser Fall gleich der anderen Beobachtung von Sturmer, wie schon J. Veit betonte, als etwas zweifelhaft bezeichnet werden muß. Gerschonowitsch sah bei einer 53jährigen im rechten Labium majus eine faustgroße weiche Geschwulst bei einer Dissemination von Echinokokkencysten im Abdomen. Die ausländischen Arbeiten waren mir im Original nicht zugängig und im Referat kaum verwertbar. Sollte eine echte Echinokokkuscyste der Vulva einmal beobachtet werden, so wäre die radikale Operation so bald wie möglich vorzunehmen. Genaueres über die Echinokokkenkrankheit in ihrer Bedeutung für die Gynäkologie siehe bei L. Nürnberger im Handbuch von Halban-Seitz, Bd. 5, 1926.

S. Hernien des Vulvagebietes.

Die Kenntnis der an der Vulva und in ihrer nächsten Nachbarschaft vorkommenden Brüche ist für den Gynäkologen und Chirurgen von gleicher diagnostischer und operativer Wichtigkeit. Man kennt eine angeborene und eine erworbene Hernie, eine freie, bei welcher der Inhalt des Bruchsackes beweglich und in die Bauchhöhle reponierbar ist, und eine adhärente, bei der er mit der Bruchsackwand verwachsen ist, endlich eine eingeklemmte oder incarcerierte Hernie. Je nach dem Sitz unterscheidet man verschiedene Formen, die im folgenden besprochen werden sollen.

1. Hernia labialis inguinalis s. Hernia labialis anterior (Abb. 282—288). Wie bekannt, trennt man eine äußere oder indirekte von einer inneren oder direkten Leistenhernie. Bei der ersteren tritt der Bruch lateralwärts von der an der Innenseite der vorderen Bauchwand aufsteigenden Plica epigastrica durch die Fovea inguinalis und den Leistenkanal, dem Lig. rotundum folgend, aus dem Annulus inguinalis externus nach außen; der Bruchsack ist von allen Schichten der Bauchwand bekleidet. Bei der inneren oder direkten Leistenhernie findet sich die Austrittsstelle medial von der Plica epigastrica, die Hernie steigt auch aus dem äußeren Leistenring heraus, aber der Bruchsack ist lediglich von der Fascia transversa abdominis gebildet. Im einen wie im anderen Fall liegt der Bruchsack oberhalb des Poupartschen Bandes und erscheint bei weiterer Vergrößerung zunächst mit seiner nach unten und medianwärts gerichteten Kuppe im oberen ventralen Teil der großen Labie, um sich dann im lockeren Bindegewebe derselben auszubreiten. Das geschieht um so eher, je umfangreicher der Bruch und je kürzer die Entfernung zwischen äußerem Leistenring und äußerem Genitale, die größer bei starker, geringer bei schwacher Beckenneigung ist. Ein haselnuß- bis walnußgroßer Bruchsack erreicht also wohl bei einem kleinen

Kinde, nicht aber bei der Erwachsenen die Schamlippe. Nach Graser kann man je nach dem Grade des Tiefertretens vier Formen von Leistenbrüchen unterscheiden: Hernia incipiens, incompleta, completa, completa und labialis anterior.

Die erworbene Hernia labialis anterior kann beträchtliche Größe annehmen: Hühner-, Enten- und Gänseeigröße, Frauen- und Mannsfaustgröße, Kindskopfgröße (Hilgenreiner, Sultan u. a. sowie eigene Beobachtung der Abb. 285—288), Mannskopfgröße und weit darüber hinaus. Eine solche Hernia permagna labialis inguinalis, auch Kolossal- und monströse Hernie benannt, ist wiederholt beschrieben [Krymov (1900)] und auch in den Abb. 283—284 wiedergegeben worden. Bilder derselben haben auch Aepli (1878), Sultan (1901) in seinem „Atlas und Grundriß der Unterleibsbrüche", Th. Landau (1902), Otto Ulrich (1910), Hartwig Eggers (1927) veröffentlicht. Der Bruch reichte bald bis zur Mitte der Oberschenkel [Malgaigne (1841), Linhart (1866)], bald bis zu den Knien herab (Th. Landau) oder wurde, wie in einem Fall von Aepli, von einer Gebärenden über den Oberschenkel auf die Seite gelegt, um den Austritt des Kindes zu ermöglichen. In manchen Fällen war es zu einem Decubitalulcus gekommen, das meist an der Kuppe der Riesenhernie sich befunden hat. Die Kombination einer sehr großen Leistenlabialhernie mit einer Elephantiasis ist von Frigyesi (1905) und Gabriel (1905) beobachtet worden. In des letzteren Fall waren bei einer 50jährigen Nullipara bilaterale Leistenbrüche vorhanden. Der linke, der schon 15 Jahre zuvor als haselnußgroße Schwellung bemerkt worden und seitdem immer mehr gewachsen war, hatte ein Gewicht von 8 kg bei einer Länge von 92 und einer Breite von 84 cm. Der kleine obere Teil der Hernie zeigte sich mit elephantiastisch verdickter Haut bedeckt und enthielt Darmschlingen, der größere untere wurde durch eine elephantiastische Schwellung gebildet. Keine Operation. Nach einem Jahr Geschwür und Tod an Marasmus.

Als Inhalt ist in den Labialhernien, gleichwie in den Leistenhernien, fast jeder Teil des Darmkanals: Dünndarm, Coecum, Processus vermiformis, Colon ascendens, Flexur oder eine ihrer Appendices epiploicae [Linkenheld (1908)], ferner das Netz [Heath (1866), Johnson (1898)], einige Male auch ein Teil der Harnblase angetroffen worden. Eine Perityphlitis im Bruchsack hat man wiederholt beobachtet (C. Brunner u. a.). Eine kleine Parovarialcyste als Bruchinhalt hat Fraenkel in einem von Bialas mitgeteilten Fall (1921) entfernt; allerdings scheint es sich mehr um eine Leisten-, als um eine Labialhernie gehandelt zu haben. Bei einem Kind wurde von Karl Schindler im Bruchsack ein Ureter gefunden, dessen Kontraktionen er bei der Operation deutlich erkennen konnte. Die Niere als Bruchsackinhalt hat Moots (1915) festgestellt. Verhältnismäßig häufig hat man die Adnexa uteri oder den Uterus in der Hernie angetroffen. Bei den „Adnexhernien" findet man bald einen Teil der Gebärmutteranhänge: Ovarialhernien und Tubenhernien, bald Eierstock und Eileiter zusammen und vielleicht im Verein mit einem Netzzipfel oder einer Dünndarmschlinge in den Bruchsack verlagert. Damianos (1905) hat auf den Unterschied zwischen Kindern und Geschlechtsreifen hingewiesen, der darin besteht, daß Ovarium und Tube bei ersteren stets zusammen im Bruchsack liegen, während bei letzteren nur der Eierstock oder nur der Eileiter in ihm vorhanden sein kann; daher seine Forderung, bei Kindern nicht von ovariellen, sondern von Adnexleistenbrüchen zu sprechen. Bei den angeborenen Ovarialhernien verläßt zuerst das Ovarium die Bauchhöhle; dann zieht es die Tube und manchmal auch den

Uterus nach sich. Sie sollen in der Regel auf der rechten Seite sitzen (Hilgenreiner), was durch den größeren Tiefstand des rechten Eierstockes gegenüber dem linken in der Fossa iliaca erklärt wird. Bei den erworbenen Inguinalhernien ist viel weniger das Ovarium, als die Tube allein als Inhalt des Bruchsackes angetroffen worden (Morf, Bankumin u. a.), was mit der Dehnung aller Peritonealduplikaturen, auch des Lig. latum und der Ala vespertilionis, bei Splanchnoptose zusammenhängen dürfte. In einer Labialhernie ist von Hewitt (1923) eine Ovarialcyste, von Otto Fischer eine Pyosalpinx beschrieben worden. Jordan hat eine Gravidität in einer herniierten Tube gesehen.

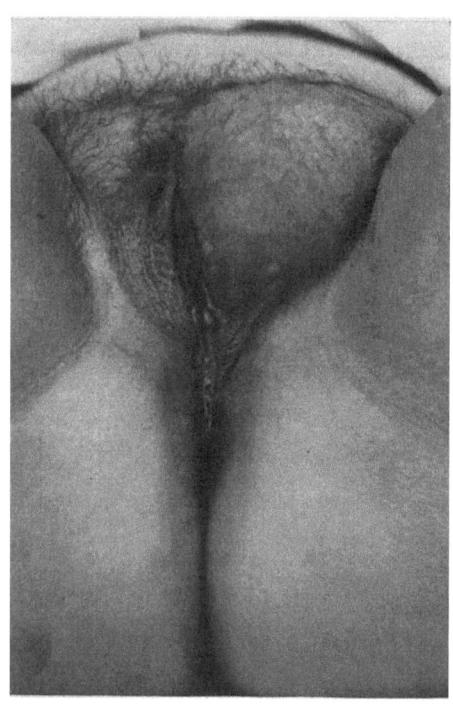

Abb. 282. Hernia labialis inguinalis sinistra bei einer jungen Frau.

Relativ häufig, jedoch fast nur bei Säuglingen, wird über Stieldrehung und Einklemmung der Adnexe im Bruchsack berichtet. Nach Hermans (1899) ist sie unter 70 Incarcerationen, die er in der Literatur finden konnte, 7 mal = in 10% beobachtet worden. Damianos (1905) hat sich mit der Stieldrehung der Adnexe in einer Leistenhernie speziell beschäftigt und 16 Fälle aus der Literatur zusammengestellt. Eustace und MacNeuly (1914) berichteten über einen weiteren Fall von Hernie der rechten großen Labie mit stielgedrehten Adnexen als Inhalt bei einem 6 Monate alten Negerkind. Unter den 11 eingeklemmten Adnexleistenbrüchen der beiden Autoren waren drei Labienhernien bei Säuglingen von 2, 7 und 10 Monaten vorhanden [Fälle von Defontaine (1895), Maas (1898), Quadflieg (1901)]. Weitere Mitteilungen brachten Otto Fischer (1910), Makkas (1910), Langemak (1911). Unter 16 Fällen von incarcerierten Adnexleistenbrüchen bei Kindern, die bis 1911 von Langemak zusammengestellt worden sind, waren eingeklemmt: zweimal das Ovarium, achtmal Ovarium und Tube, einmal Ovarium, Netz, Darmschlinge, einmal beide Ovarien und beide Tuben und einmal beide Ovarien, beide Tuben und Uterus. Die Adnexe im Bruchsack können bald normal und beweglich, bald adhärent, bald entzündet, bald gangränös sein.

Von Ovarialhernien hat Puech (1873, 1875 und 1878) 86, Batzako (1892) 115 Fälle zusammengestellt. Weitere Fälle derart mögen der Arbeit von Heegaard (1905) entnommen werden, der auch auf das anatomische und klinische Bild eingegangen ist. Danach wurden die Ovarialhernien früher als selten angesehen, später, vornehmlich von englischen Autoren und zumal bei Kindern, als relativ häufig erkannt.

Bei den Uterushernien, die O. Küstner in der zweiten Auflage des Veitschen Handbuches 1907 bearbeitet hat, wird entweder der Uterus allein oder, was Regel ist, in Gesellschaft mit den Adnexen der der Hernie entsprechenden Seite oder mit noch anderen Baucheingeweiden im Bruchsack gefunden. Von solchen Uterushernien hat

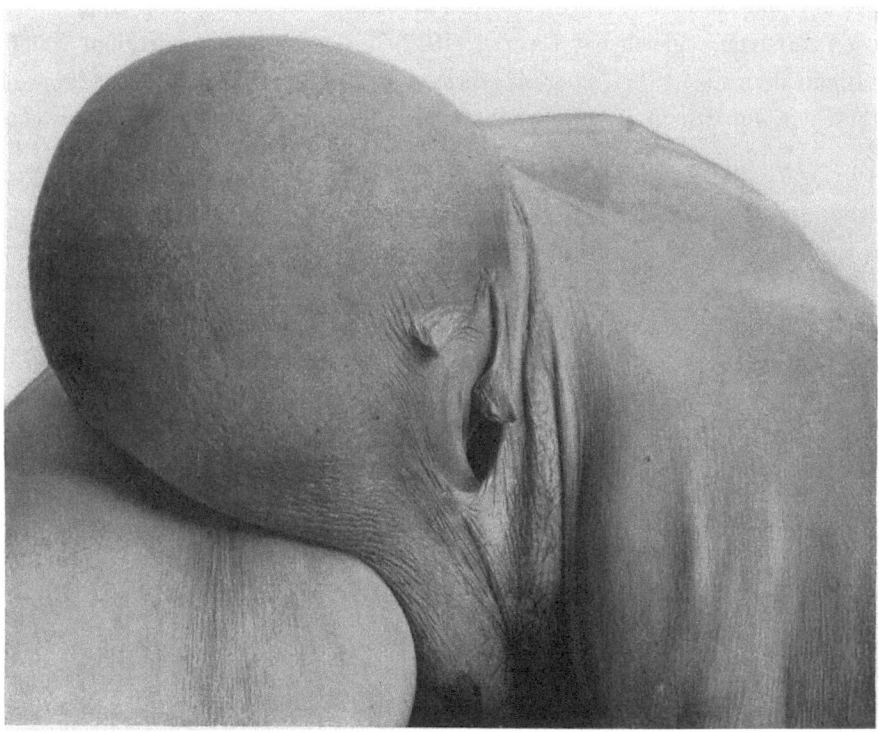

Abb. 283. Mannskopfgroße Hernia labialis inguinalis dextra bei einer Greisin. Der Tumor enthielt lediglich Darmschlingen. An seiner Innenfläche sieht man die atrophische rechte Nymphe. Links von der Schamspalte und etwas tiefer ist die etwas größere linke Nymphe erkennbar. (Die photographische Aufnahme der Leiche verdanke ich dem Prosektor Herrn Professor Geipel-Dresden.)

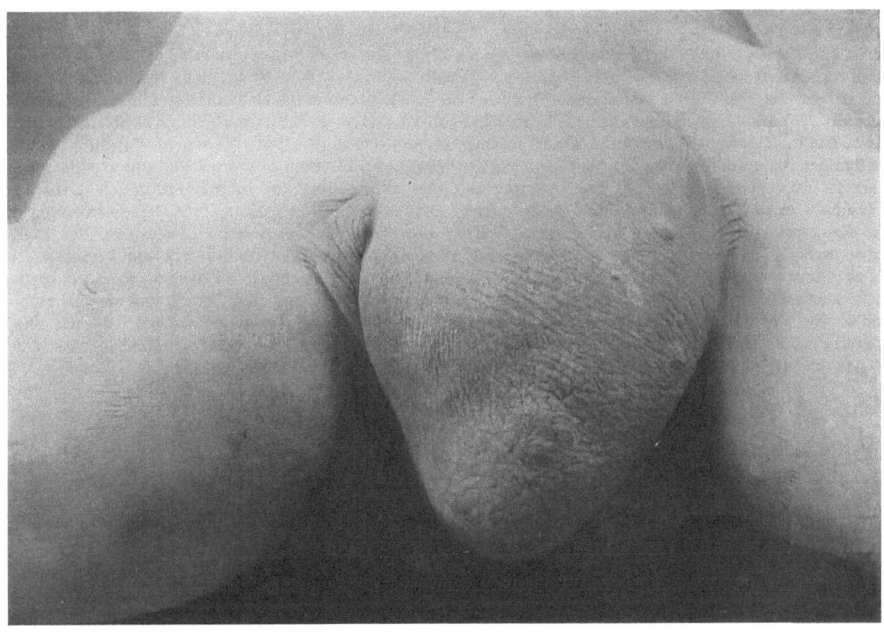

Abb. 284. Hernia labialis inguinalis permagna sinistra. Mannskopfgroßer Tumor bei einer 73jährigen Frau. Innere Leistenhernie. (Die photographische Aufnahme der Leiche verdanke ich dem Prosektor Herrn Professor Geipel-Dresden.)

Birnbaum (1905) 24 Fälle, Hilgenreiner (1910) 45 Fälle zusammengestellt. Den Uterus mit beiden Adnexen zugleich hat Farrar (1912) in der Hernie angetroffen. Eine doppelseitige Inguinalhernie ist bei einer 47jährigen Frau mit Uterus bicornis von Makkas (1910) gesehen worden; in jedem Bruchsack lag das Horn der ihm zugehörenden Seite.

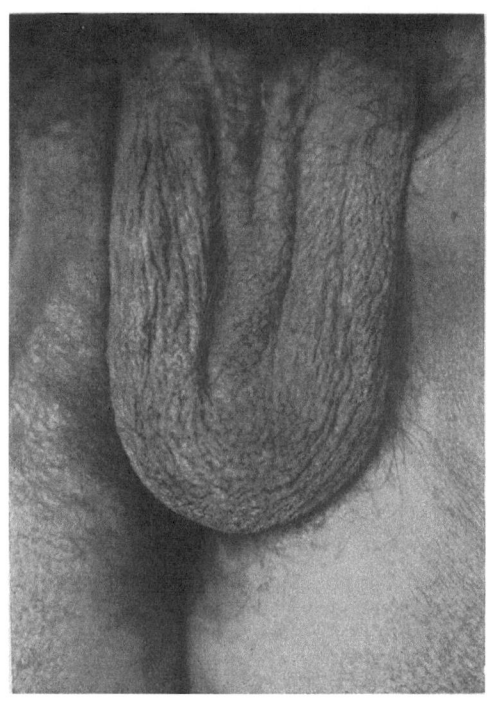 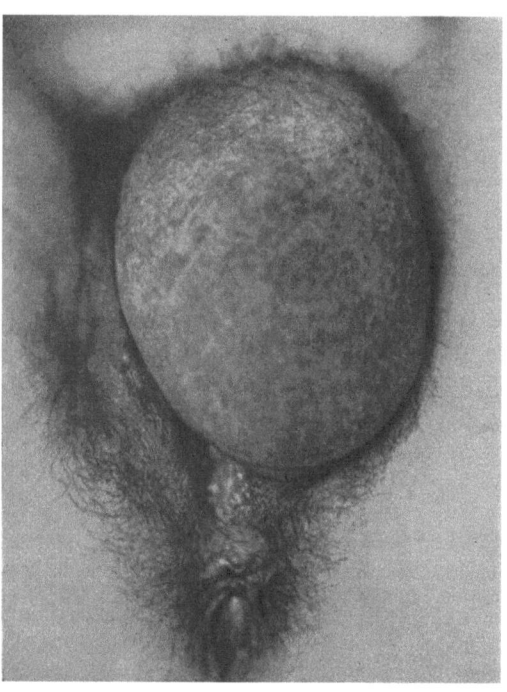

Abb. 285.   Abb. 286.

Abb. 285—288. Hernia labialis inguinalis sinistra im 4. Monat der 1. Schwangerschaft. Bis zum Beginn derselben ließ sich der Leistenbruch durch ein Bruchband zurückhalten, was seitdem nicht mehr möglich war, zumal in ihm unaufhörlich lebhafte Schmerzen bestanden. Befund: In Rückenlage zeigt sich im Bereich der linken Schamlippe und Leiste ein kleinfaustgroßer, schlaffer Sack, welcher Schamspalte, Damm, Analgegend und Innenseite des Oberschenkels bedeckt. Durch die gerunzelte Haut schimmern zahlreiche dilatierte Venen hindurch. Die linke, in der Tiefe des Tumors gelegene Nymphe ist aus einem sagittal gestellten in einen queren Schleimhautwulst übergegangen. Der Bruch ist schwer zu reponieren, was offenbar mit der Steigerung des intraabdominalen Drucks durch die Schwangerschaft zusammenhängt. Beim Stehen nimmt der Sack infolge Füllung mit Darmschlingen Kindskopfgröße, die Haut pralle Spannung an. Dem Bruch werden sowohl im Stehen wie im Liegen sehr deutlich die Atembewegungen und die Pulsation der linken A. femoralis mitgeteilt. Auch ist in ihm gut die Peristaltik der Darmschlingen zu erkennen. Patientin reponiert sich den Bruch sowohl im Liegen wie im Stehen, indem sie mit der linken Hand unter leichter Spreizung der Finger die größte Wölbung umgreift und den Inhalt von unten nach oben fortschreitend in die Bauchhöhle hineinschiebt. Das soll seit der Schwangerschaft schwieriger sein wie ehedem. Die Labial-Inguinalhernie ist bei der liegenden Frau vergleichsweise in leerem und gefülltem Zustand aus den Abb. 285 und 286, bei der Stehenden aus den Abb. 287 und 288 zu ersehen.

In den Fällen Nyström und Eunicke war als Bruchinhalt ein rudimentärer Uterus mit Ovarium bei einem Defectus vaginae vorhanden. Einen Uterus myomatosus in einer Leistenlabialhernie hat Dorf (1907) beschrieben. Über ein cystisches Myom des Lig. rotundum, das bis ins Epigastrium reichte und mit einem überfaustgroßen Anteil in einem rechtsseitigen Leistenbruch lag, hat neuerdings Rich. Freund (1927) berichtet.

Besonderes Interesse beanspruchen die Leistenlabialhernien mit dem graviden Uterus als Inhalt. Dabei kann der Fruchtsack ebensowohl aus einem normal geformten Uterus als auch aus dem einen Horn eines Uterus bicornis hervorgegangen sein. Eisenhart

(1885) hat sich in einer bekannten Arbeit mit der „Hernia inguinalis cornu dextri uteri gravidi" beschäftigt, einen Fall aus der v. Winckelschen Klinik beschrieben und die damals vorliegenden 6 Beobachtungen der Literatur angeführt. Unter den von O. Küstner (1907) zusammengestellten 21 Fällen von Uterushernien der Literatur handelte es sich

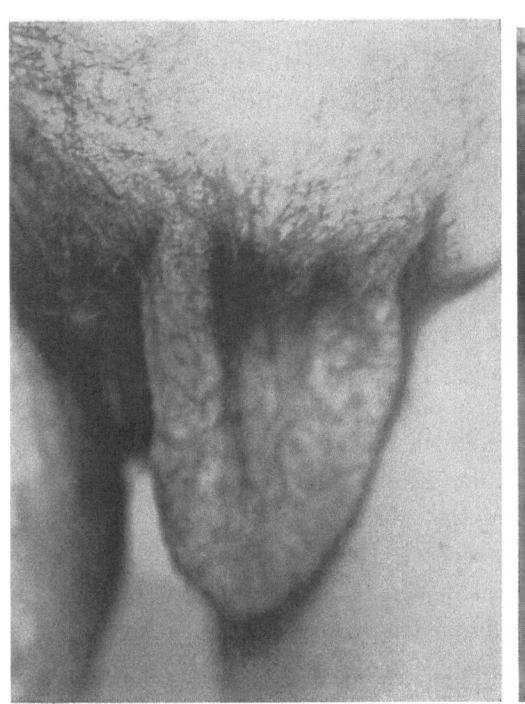
Abb. 287.

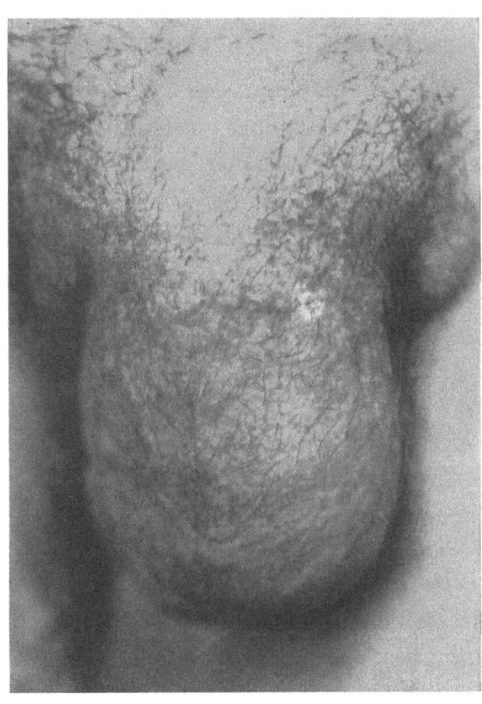
Abb. 288.

11 mal um eine Leistenlabialhernie des graviden, 10 mal des nicht graviden Uterus. Die Verhältniszahlen waren auf 16:11 angestiegen, nachdem Makkas die Fälle bis 1910 auf 27 ergänzt hatte. In allen diesen Beobachtungen, in denen der Uterus der verschiedenen, dreimal selbst der letzten Schwangerschaftsmonate, in einem Bruchsack lag, handelte es sich natürlicherweise um eine Hernia permagna inguinalis labialis [Pol (1531), Sennert (1610), Saxtorph (1820), Lédesma (1840), Rektorzik (1860), v. Scanzoni (1869), v. Winckel-Eisenhart (1885), Defontaine (1895), Rosanoff (1895); dazu kommt ein Fall von Fischer (1842), den v. Winckel übersehen hat]. Denn der Bruchsack reichte meist bis zu den Knien herab, die große Labie war aufgebraucht, die zugehörige Nymphe abgeflacht und von der Schamspalte entfernt, und die kontralaterale kleine Labie und die Klitoris samt der Schamspalte zeigten sich weit nach der gesunden Seite verdrängt. Die Hernie war bei Mehrschwangeren meist Ende des 3. oder Anfang des 4. Monats zuerst beobachtet worden, also zu der Zeit, in welcher der uterine Fruchtsack das kleine Becken verläßt und in die Bauchhöhle hinaufsteigt. Unter den erwähnten Fällen war der klassische Kaiserschnitt viermal am Endtermin (Pol, Sennert, Fischer, Rektorzik), einmal Ende des 8. Monats (Lédesma) zur Ausführung gekommen; er hatte mit einer Ausnahme, was die damalige Zeit erklärt, stets letal für die Mutter geendet. Einmal war die Schwangerschaftsunterbrechung im 5. Monat (v. Scanzoni), einmal die operative Abtragung des

Fruchtsacks nach Porro (v. Winckel-Eisenhart) vorgenommen worden. In den Fällen Saxtorph und Rosanoff war es zur spontanen Frühgeburt im 7. und 8. Monat, im ersteren Fall danach zu partiellem Zurücktreten des Uterus in die Bauchhöhle gekommen. Defontaines Fall wurde durch operative Reposition des schwangeren Uterus geheilt mit dem Ergebnis einer Spontangeburt am Endtermin. Bemerkenswert ist auch, daß es Fälle in der Literatur gibt, in denen eine Inguinallabialhernie vor der Schwangerschaft vorhanden, im 4. oder 5. Monat aber verschwunden war [z. B. Bryant (1861)].

Endlich ist eine ganze Reihe von Leisten- und Labialhernien beim Pseudohermaphroditismus masculinus veröffentlicht worden, in denen der Uterus, meist ein rudimentärer oder stark hypoplastischer, bald mit, bald ohne seine Adnexe, und zugleich ein Hoden samt Vas deferens oder ein Ovotestis als Bruchsackinhalt angetroffen wurden (genaueres darüber siehe bei O. Küstner, im Veitschen Handbuch 1907, 2. Aufl. S. 409). Neuerdings hat John Sampson (1926) 4 Fälle von Endometriosis (S. 454) in einem Leistenbruchsack mitgeteilt.

Ätiologie. Die Entstehung der Hernie ist vorgezeichnet durch eine Hemmungsbildung an der Stelle der späteren Bruchpforte in einem in der Embryonalzeit angelegten fetalen Bruchsack (Heegaard). Aus der kongenitalen Anlage im Verein mit der Steigerung des intraabdominalen Druckes beim Schreien der Kinder erklärt sich die Häufigkeit der Leistenhernien im Säuglings- und Kleinkindesalter. Bei allen Funktionen, die im Sinne des aus der Physiologie bekannten Valsalvaschen Versuches wirken, wird ein präperitonealer Fettklumpen oder irgendein Organteil der Bauchhöhle, zunächst oft ein Netzzipfel oder eine Appendix epiploica der Flexur, durch den peritonealen Bruchkanal hindurchgedrängt; weitere Teile der Bauchhöhle können nachfolgen. Der relativ häufige Befund der Adnexa uteri im Bruchsack bei Kindern ist mit durch den Hochstand des Uterus und seiner Anhänge oberhalb des Beckeneingangs zu erklären, wie er sich bei der Neonata und beim Säugling findet. In dieser frühen Lebenszeit liegen die Adnexe auf dem hinteren Teil des Ileopsoasmuskels und damit der Leiste näher als später, wenn sie sich in der kleinen Beckenhöhle befinden, und der Ileopsoas bildet vielleicht eine Art Gleitschiene, auf der das Ovarium durch gefüllte Darmschlingen nach vorne unten verschoben wird. Von großem Einfluß auf die Entstehung der erworbenen Leistenlabialhernien sind die Beschäftigungsart, eine Erkrankung des Respirationsapparates, häufige Schwangerschaften und Geburten oder irgendein Trauma. Die Dehnung der Bauchwand in der Gravidität, die nachfolgende Erschlaffung im Puerperium, das starke Pressen intra partum geben besondere Veranlassungen zur akuten Entstehung oder zur Incarceration der Hernie. Freilich kann eine auch noch so starke Steigerung des intraabdominalen Drucks nur dann zu einem Bruch führen, wenn an einem schwachen Punkt der vorderen Bauchwand die vorhin erwähnte Disposition gegeben ist. Im Sinne einer solchen sprechen die nicht selten zu beobachtende Vererbung der Brüche, die relativ häufigen Befunde von Hernien bei hypoplastischen Mädchen und Frauen, und die Kombination der Hernien mit Pseudohermaphroditismus oder Entwicklungshemmungen der verschiedensten Art, besonders solchen von Uterus und Vagina, des unteren Darmkanals oder des uropoëtischen Systems [Eunicke (1916)]. Um ein Beispiel anzuführen, so beschrieb Varo (1922) bei einem 19jährigen Mädchen folgende Entwicklungsstörungen: Hernia labialis rechts, inguinalis links, beide mit Ovarium als Inhalt; Anus recto-vaginalis; Aplasie des unteren Rectum; intrapelvine Hufeisenniere; Aplasie des Uterus und der Tuben.

Die Symptome der Hernia labialis anterior sind bis zum Augenblick der Einklemmung oft auffallend gering. Frauen mit kindskopf- bis mannskopfgroßen Brüchen verrichten zuweilen jahraus jahrein schwere Arbeit im Stehen oder am Waschtrog (Fall Ulrich) und können dabei sogar noch hochschwanger sein, wie Fälle von Sultan und die Beobachtungen von gravidem Uterus im Bruchsack beweisen. Im Fall Ulrich hatte die Frau mit einem doppelmannskopfgroßen, bis zu den Knien herabhängenden Herniensack die 16.—19. Schwangerschaft und Geburt innerhalb von 8 Jahren überstanden. Doch sind das Ausnahmen. In der Regel wird nur eine Geschwulst in der Leistengegend und der großen Schamlippe bemerkt, die bei einer körperlichen Anstrengung, etwa beim Husten oder beim Pressen in der Austreibungsperiode der Geburt, beschwerdelos oder nur unter dem Gefühl von Schwere und Ziehen zutage tritt und bei Ruhelage wieder verschwindet. Andere Male ist mit dem Heraustreten des Bruchsacks ein plötzlicher lebhafter Schmerz verbunden. Bei Brüchen im Kindesalter wird meist als erste und jedenfalls auffallendste Erscheinung eine Urinretention beobachtet. Ovarial- und Uterushernien pflegen vor der Menarche nur mit geringen Symptomen, nach derselben meist mit Schmerzen und Anschwellung des Bruches vor und bei der Menstruation verbunden zu sein. Die Gefahren für das Ovarium bestehen in Entzündung und Verwachsung, denen es bei äußeren Insulten um so mehr ausgesetzt ist, als es seinen geschützten Ort im kleinen Becken nicht einnimmt. Ist Darm im Bruchsack enthalten und eingeklemmt, so entstehen die bekannten Incarcerationserscheinungen: akute Erkrankung mit Bruchsackschmerz, Obstipation, Meteorismus, Ileus, Erbrechen, Allgemeinsymptome, wie Unruhe, Temperatursteigerung, Pulsbeschleunigung, Kollaps. Einklemmungserscheinungen zeigen sich auch, wenn es zur Stieldrehung der im Bruchsack liegenden Adnexe gekommen ist; sie sind aber nicht derart, wie bei einem incarcerierten Darmabschnitt, d. h. sie verlaufen ohne fäkulantes Erbrechen und ohne vollkommene Stuhl- und Windverhaltung. Das klinische Bild dieser „Pseudoincarceration" erinnert nach Otto Fischer mehr an das einer Darmwandhernie, einer Hernie des Wurmfortsatzes oder einer reinen Netzhernie.

Diagnose. Bei der Hernia inguinalis labialis findet sich in der großen Schamlippe ein Tumor, der von der Gegend des Poupartschen Bandes kommt und von oben und der Seite nach unten medianwärts heruntersteigt. Er hat rundliche oder schrägovale Form, zeigt eine der oben erwähnten Größen, meist Hühnerei- bis ungefähr Faustgröße, füllt, je nach seinem Umfang, den vorderen Teil oder den ganzen Raum der großen Schamlippe aus und läßt sich von ihr aus bis zum äußeren Leistenring und in den Leistenkanal hinein verfolgen. Die Haut der großen Labie und der Leistengegend ist, soweit sie die Geschwulst überzieht, gespannt, bald verdickt, bald atrophisch, oft dunkel pigmentiert und mit spärlichen, weit voneinander abstehenden Haaren besetzt; von der Unterlage läßt sie sich meist abheben, während sie in späteren Stadien, zumal bei älteren Frauen, adhärent und ulceriert ist. Eine dünne Haut gestattet, die Peristaltik der Darmschlingen zu erkennen. Die Oberfläche der Geschwulst ist glatt oder höckrig. Eine Diaphanie besteht nicht. Die Konsistenz ist weich oder prallelastisch. Tympanitischer Perkussionsschall weist auf Darm als Inhalt hin, gedämpfter Schall kommt durch sehr fettreiches Unterhautzellgewebe, lipomatös entartetes Netz, den Uterus, reichliches Fruchtwasser bei einer Hernia uteri gravidi, eine Ovarialcyste oder eine Pyosalpinx im Bruchsack zustande. Der Inhalt der Hernie kann, solange er nicht mit der Bruchsackwand verwachsen ist, durch Druck verkleinert und bei Rückenlage der Kranken ganz oder teilweise in die Bauchhöhle zurückgeschoben werden; dabei läßt sich meist ein gurrendes Geräusch wahrnehmen. Meist tritt gleich danach der Bruch spontan oder beim Husten oder Pressen wieder nach außen. Ein Strang von Bleistift- bis Kleinfingerdicke ist neben dem Bruch bis in den Leistenkanal zu verfolgen; er ist das Lig. rotundum, das den Tumor in seiner ganzen Länge begleitet. Die Bruchpforte ist fühlbar bei reponiblen, nicht fühlbar bei nicht reponierbaren Hernien, variiert in ihrem Umfang je nach der Füllung der Därme und weist oft eine beträchtliche Weite, bei einer kindskopfgroßen Hernie beispielsweise Faustgröße auf. Schwierigkeiten bereitet die Deutung eines derben, rundlichen Gebildes im Bruchsack, das Eierstock, Uterus, Netz oder irgendeine Cyste des Bruchsacks darstellen kann. Man wird in einem solchen Falle bei der bimanuellen Untersuchung der Beckenorgane festzustellen haben, daß das Ovarium der Bruchsackseite an normaler Stelle im Becken nicht anzutreffen und der Uterus zur Hernienseite verzogen ist. Eine Fehldiagnose auf eingeklemmten Bruch wird vornehmlich bei einer präperitonealen Cyste — Hydrocele muliebris, Hydrocele hernialis, Cyste bei Hernia adiposa, Cyste des Lig. rotundum — oder bei einem präperitonealen Lipom gestellt (Hilgenreiner). Differentialdiagnostisch kann bei der Leistenhernie, weniger bei der Labialhernie, auch eine stark angeschwollene, vereiterte oder carcinomatöse Lymphdrüse (Fall Hilgenreiner) in Frage kommen. Ein Hämatom, ein periproktitischer Absceß (Fritsch), ein Psoasabsceß sowie eine Varicocele der V. pudenda externa oder V. saphena bereiten, falls sie an der Vulva erscheinen, differentialdiagnostisch wohl auch einmal Schwierigkeiten. Ein Absceß wird wegen der meist vorhandenen Schmerzhaftigkeit und der infiltrierten, geröteten Oberfläche unschwer und durch Punktion oder Incision leicht zu erkennen sein. Ein Varix der Rosenvene kommt nach einer Zusammenstellung von Macready (1893) beim weiblichen Geschlecht dreimal so häufig vor als beim männlichen. Daß er eine Leistenhernie vorzutäuschen vermag, zeigt je ein Fall von Cavazzani und Hilgenreiner. Ist es zur Einklemmung einer Inguinallabialhernie gekommen, so kann sich ein ähnliches Bild darbieten, wie bei einer Phlegmone der großen Labie: Gefühl von Hitze, Spannung, Schmerzhaftigkeit können beide Male vorhanden sein; doch wird bei der Phlegmone die akute Entstehung der Beschwerden und die Summe der Incarcerationserscheinungen vermißt. Große Leistenhernien erinnern, zumal wenn sie fettreiches Netz enthalten, durch ihren Umfang und ihre Konsistenz an Lipome und weiche Fibrome. In den Fällen von Schwangerschaft im Uterus eines Bruchsacks sind Kindesbewegungen sicht- und fühlbar in ihm vorhanden und Herztöne über ihm nachweisbar. Das Kind befindet sich den mitgeteilten Fällen nach fast immer in Schädellage, der Steiß in der heruntergehängenden Kuppe der Hernia permagna, der Kopf über oder im Beckeneingang.

Die Therapie der Hernia inguinalis labialis kann nach dem heutigen Stand der Chirurgie und Gynäkologie nur eine operative sein. Die verschiedenen Operationsmethoden sind aus den chirurgischen Lehr- und Handbüchern, vornehmlich aus den Bearbeitungen von Sudek in der „Chirurgischen Operationslehre" von Bier-Braun-Kümmell und von Hartwig Eggers im Handbuch „Die Chirurgie" 1927 zu ersehen. Trotz der bewährten älteren Methoden werden noch immer neue angegeben [Solms (1925)]. Bei der Operation muß man festzustellen versuchen, ob ein angeborener oder erworbener Bruch vorliegt. Das gelingt beim weiblichen Geschlecht nicht so einfach wie beim männlichen, weil das Verhalten des Bruchsacks zu dem sich in einzelne Fasern auflösenden runden Mutterband schwer zu erkennen ist [Hartwig Eggers (1927)]. Auch nach Graser gibt es dazu „kein ganz entscheidendes Merkmal, außer dem besonders innigen Zusammenhang des Bruchsacks mit dem Lig. uteri rotundum und eventuell dem Vorhandensein von Einschnürungen im Bereich des Bruchsacks". Liegen die weiblichen Genitalorgane im Bruchsack, so werden sie bei der Operation, wenn sie nur hyperämisch angeschwollen sind, einfach reponiert. Findet man eine Pyosalpinx, Ovarialcyste, Hämatombildung oder Stieldrehung der Adnexe, durch welch letztere sie bei Kindern, samt dem Lig. latum, wie eine blaurotschwarze, gangränöse Darmschlinge aussehen können, so ist die Exstirpation erforderlich. Ist der Uterus Bruchinhalt, so kann er zum plastischen Verschluß der Bruchpforte verwendet werden, wie Hilgenreiner (1906), v. Franqué (1908), Grekov (1911), A. W. Meyer, Oesbecker, Hellendall, Teplitz (1925), fast stets mit gutem Erfolg, gezeigt haben. Dem gleichen Grundsatz folgend hat Deneux (1913) nach Resektion des cystischen Teils eines herniierten Ovariums den Rest desselben zum plastischen Verschluß des Inguinalkanals benutzt. Die Frage, ob ein bereits beim Säugling festgestellter Labial- oder Inguinalbruch operiert werden soll, findet seitens der Chirurgen verschiedene Beantwortung. Alexander Fraenkel (1899), Frankl (1900), E. Großmann (1908) traten auf Grund ihrer guten Erfahrungen für möglichst frühzeitige Operation ein. Doch wird dieser Standpunkt von der Mehrzahl der Chirurgen, vornehmlich von Engländern und Amerikanern, nicht geteilt [s. darüber u. a. Grunert (1903)].

Sehr viel seltener als die aus einer Leistenhernie hervorgegangene Hernia labialis anterior sind die im folgenden zu besprechenden Hernien des Vulva- und Dammgebietes:

2. Eine **Schenkelhernie s. Cruralhernie im Labium majus** ist nur einige wenige Male, so von Terrier, Stieda (1900), zweimal von Willerding (1924) u. a. beschrieben worden. Bei einem 14 Monate alten Mädchen sah Werner (1866) einen eingeklemmten linksseitigen Schenkelbruch, der taubeneigroß war und daher die große Labie erreicht haben dürfte. Einen Schenkelbruch hat Cloquet (1821) bei einem Neugeborenen mit Ovarium, Tube und Uterus, Polland (1889) bei einem dreimonatigen Kind mit Ovarium und Tube als Inhalt beobachtet. Sultan hat in seinem Atlas nicht nur einen mannsfaustgroßen rechtsseitigen Schenkelbruch, sondern auch einen bilateralen Schenkelbruch bei einer 75 jährigen abgebildet, bei welcher der rechtsseitige kindskopfgroß, incarceriert und durch divertikelartige Ausbuchtungen grobhöckerig geworden war. Doppelseitige Cruralhernien bei Kindern haben Beigel (1874), Otte (1887) beschrieben. Durch alle diese Beobachtungen sind die Angaben der Literatur widerlegt, daß ein Schenkelbruch in die große Schamlippe nicht eintrete und daß ein Bruch im vorderen Teil derselben stets ein Leistenbruch sei. Sie ändern aber nichts an der Tatsache, daß Crurallabialhernien sehr große Seltenheiten sind, wie auch daraus hervorgeht, daß unter 15 Fällen von eingeklemmten Brüchen bei kleinen Kindern [13 derselben hat Langemak (1911) zusammengestellt], 14 Labialhernien und nur eine Schenkelhernie beobachtet worden sind.

Die Seltenheit der Crurallabialhernien mag auch die Schwierigkeiten, die der Diagnose erwachsen, erklären. In Stiedas Fall war zuerst aus dem Hineinragen der unteren Bruchhälfte in das Labium majus eine Inguinalhernie, dann wegen der Lage des Bruchsacks zum Tuberculum pubicum eine Cruralhernie oder das gleichzeitige Bestehen beider angenommen worden. Der Nachweis der Schenkelhernie wurde in den Fällen Stieda und Willerding dadurch erbracht, daß der Bruch unterhalb des Lig. Poupartii oder, sofern dieses sich nicht tasten ließ, distal von einer Verbindungslinie zwischen Spina iliaca anterior superior ossis ilei und Tuberculum pubicum lag. Stieda fand bei der Operation einer 54 jährigen, kinderlos verheirateten Frau, die seit 15 Jahren eine haselnußgroße, durch ein Bruchband zurückgehaltene Schwellung in der rechten Leistengegend bemerkt hatte, die Hernie durch einen zirkulären Faserstrang, der auf die Fascia cribrosa bezogen wurde, in zwei Abschnitte, einen distalen und einen proximalen, geteilt. Der Bruchsack hatte sich offenbar durch einen Riß oder eine Lücke in der Fascie durchgedrängt und vorgestülpt. Diese Unterart des Schenkelbruchs wird als „Divertikelhernie" bezeichnet. In dem Fall, den Terrier veröffentlicht hat, fanden sich drei solcher Bruchsäcke: eine Hernia properitonealis, ein zweiter Bruchsack am Oberschenkel und ein dritter in der großen Schamlippe. Unter den seltenen und dementsprechend sehr wenig beschriebenen Varietäten des Schenkelbruchs, die Willerding aufgezählt hat, beobachtete er im Bereich des Labium majus eine Hernia femoro-labialis s. cruro-labialis und eine Hernia femoro-properitonealis (Krönlein). Erstere sah er bei einer 46 jährigen unverheirateten Frau als faustgroßen irreponiblen Tumor der linken großen Schamlippe, der bis dahin von der Leistenbeuge aus reichte und unterhalb des Lig. Poupartii und lateral vom Tuberculum pubicum ausgetreten war. Letzteren fand er bei einer 51 jährigen in der linken Schenkelgegend incarceriert, eine Littresche Dünndarmhernie und einen apfelgroßen incarcerierten Netztumor enthaltend.

3. Die **Hernia obturatoria labii majoris** tritt durch den medianen oberen Teil der Membrana obturatoria, in welcher sich eine Lücke, der Canalis obturatorius, für den Durchtritt der Vasa obturatoria und der gleichnamigen Nerven befindet, längs dieser nach außen und kommt, wenn sie eine beträchtliche Größe erreicht hat, am lateralen Rand des M. pectineus, also an der Vorderseite des Oberschenkels, zum Vorschein. Sie liegt zunächst etwas von der Vulva entfernt, kann aber, wenn sie einmal ausnahmsweise beträchtliche Größe erlangt hat, die Genitocruralfalte medianwärts überschreiten. Sie hat in zwei Fällen der Literatur die Tube enthalten. Die Enge des Kanals und die Starrheit seiner Wandung erklären, daß diese Hernie meist nicht allzu groß wird und erst im Zustand der Incarceration in ärztliche Behandlung kommt. Nach Berger, Sohn, Hartwig Eggers wird die Hernia obturatoria viel häufiger bei der Frau als beim Mann angetroffen (Berger 118 Frauen und 18 Männer, Sohn 74 Frauen und 6 Männer). Genaueres über diese Hernienform und ihre Behandlung siehe bei Sultan und Eggers.

4. Die **Hernia subpubica labialis s. vagino-labialis** ist bisher nur von F. v. Winckel bearbeitet und abgebildet worden. Der erste der beiden Namen stammt von ihm und verdient den Vorzug vor dem zweiten. Der Bruch bildet sich aus dem Peritoneum der Excavatio vesico-uterina, wenn deren Boden anomal tief bis zur vorderen Vaginalwand herunterreicht, tritt neben der Scheide, median von der Pars pubica des Levatormuskels, nach unten und wölbt die große Schamlippe vor. Die Bruchpforte befindet sich neben dem untersten Teil des absteigenden Schambeinastes in einem langen, schmalen, spitzwinkligen Dreieck, das von drei Muskeln, lateral vom Ischio-cavernosus,

dorsal vom Transversus perinei profundus, median vom Constrictor cunni begrenzt wird. Nach dem Verhältnis der Hernie zur A. vesicalis superior hat man zwei Unterarten: die Hernia labialis subpubica superior und inferior unterschieden, wie v. Winckel in einem Farbenbild zum Ausdruck gebracht hat. Der sehr seltene Bruch ist bisher nur 8 mal beschrieben worden, und zwar von Astley Cooper und Best (1802 in zwei Fällen, die Hernie war das eine Mal taubeneigroß), ferner von Cloquet (1821), Stoltz (1845), G. Veit (1867), F. König (1877, reichlich Mannskopfgröße), v. Winckel (1880 und 1883, zwei Fälle mit Hernien von Mannsfaust- und Hühnereigröße). In fast allen Beobachtungen lag eine Dünndarmschlinge, nur in v. Winckels erstem Fall das Ovarium in der Labie. Der Inhalt war infolgedessen komprimierbar und ließ sich durch eine in der vorderen seitlichen Beckenhälfte, vor der Spina ossis ischii gelegene Bruchpforte reponieren. Schmerzhaft war der Bruch nur in v. Winckels zweitem Fall bei einem in der 9. Woche der Schwangerschaft befindlichen Mädchen.

5. Bei der **Hernia labialis posterior,** die Cooper und ihm folgend Sultan als **Hernia pudendalis s. Schambruch** bezeichnet haben, nimmt der Bruchsack meist von der Excavatio recto-uterina seinen Ausgang und erscheint unterhalb der Fascia pubica im hinteren oder mittleren Teil der großen Schamlippe. Ist er so groß wie eine Bartholinische Cyste, so könnte die Verwechslung mit einer solchen naheliegen, wenn es nicht gelänge, die Geschwulst entlang der Vaginalwand durch eine im Becken tastbare Bruchpforte zurückzuschieben und bei Darminhalt tympanitischen Klopfschall nachzuweisen. Fälle von Hernia labialis posterior wurden von Georg Hartmann (1891) u. a. beschrieben, aber oft mit der Hernia subpubica zusammengeworfen.

6. Unter **Hernia perinealis s. subtransversalis** (v. Winckel) **s. Dammbruch s. Mittelfleischbruch** versteht man einen Bruch, welcher die Haut dorsalwärts vom M. transversus perinei profundus, entsprechend dem Raum zwischen hinterem Teil der großen Schamlippe, Afteröffnung, Rectum, Sitzbeinhöcker und Steißbeinspitze, vorwölbt. Gewinnt eine solche Hernie zugleich Beziehung zur Wand des Rectums oder der Vagina, so wird sie Hernia in recto s. Hernia rectalis oder Hernia in vagina s. Hernia vaginalis genannt. Mit der Perinealhernie im allgemeinen hat sich Ebner (1887), mit der des Weibes im besonderen v. Winckel (1903) beschäftigt. Abbildungen von Fällen und anatomischen Präparaten der Austrittstellen der Hernien finden sich bei ersterem. Letzterer hat 9 Beobachtungen der Literatur eine eigene hinzugefügt: Pape (1750), Smellie (1754, 2 Fälle), Bose (1772), Juville (1786), Schreger (1810), Jacobson (1826), Hager (1830), C. H. Wolff (1880), v. Winckel (1903). Bei Papes 50 jähriger, plötzlich verstorbener Patientin hing die Geschwulst bis zur Wade herab. Smellie beobachtete beide Hernien bei Schwangeren; der faustgroße, anfangs reponierbare Tumor in seinem ersten Fall führte 5 Wochen vor der Entbindung zur Einklemmung. Juville sah bei einer 26 jährigen Frau seit der letzten schwierigen Niederkunft einen Nabelbruch, einen rechtsseitigen Schenkel- und Mittelfleischbruch. C. H. Wolffs Kranke mußte die Hernia permagna durch einen Tragsack stützen, der durch Bänder auf der Schulter befestigt war. Seit v. Winckels Arbeit ist ein Fall von Atkinson (1911) und folgende Beobachtung von Georg Peus (1913) aus der Klinik von v. Franqué-Bonn hinzugekommen: Bei einer 34 jährigen Frau, die 6 Jahre zuvor die erste schwierige Entbindung überstanden hatte, war im hinteren Teil der rechten großen Schamlippe ein an Größe

zunehmender Knollen aufgetreten, der schließlich Apfelgröße erreichte. Der weiche Inhalt ließ sich reponieren, worauf beim Hochziehen des Afters der mediale Rand jedes Levatormuskels und zugleich am äußeren Rande der Pars pubica des rechten Levators die rundliche Bruchpforte nachzuweisen war.

Während für die oben besprochene Hernia subpubica labialis ein kongenitaler Tiefstand der Excavatio vesico-uterina Voraussetzung war, ist sowohl die eben erwähnte Hernia labialis posterior als auch die Hernia perinealis an eine angeborene Tiefe des Douglasschen Raums, an eine angeborene Lücke zwischen den Muskelbündeln eines Levator ani, wie sie Ebner (1881) nachgewiesen hat, an Fehlen des Fettmaterials in der Fossa ischio-rectalis und an eine zur Hernienbildung führende Gelegenheitsursache gebunden. Als solche kommt in Frage eine Dehnung und Erschlaffung des Diaphragma pelvis durch eine schwere Geburt und ein pathologisches Wochenbett oder eine starke körperliche Anstrengung bei gespreizten Beinen: Aufladen von Heu auf einen Wagen (C. H. Wolff), schnelle Geburt auf dem Geburtsstuhl (Jacobson). Der Bruchsack wird sowohl bei der Hernia labialis posterior als auch bei der Hernia perinealis in der Reihenfolge von außen nach innen von der Haut der großen Labie, dem Fettgewebe der Fossa ischio-rectalis, der Fascia superficialis, der Fascia pelvis, dem spärlichen Subserosium und dem Peritoneum des Cavum Douglasii gebildet. Derartige Hernien, in denen meist eine Dünndarmschlinge angetroffen wurde, können beträchtlichen Umfang erreichen und von großer diagnostischer Bedeutung sein. Denn wenn, wie öfters geschehen, der Bruch für einen Tumor gehalten, punktiert oder inzidiert und so der inliegende Damm eröffnet worden ist, kommen schwere Komplikationen zustande. Sultan empfahl daher neben sorgfältiger Beachtung allgemeiner Bruchsymptome den Versuch der Reposition und den Nachweis, ob sich bei ihm gurrende Geräusche wahrnehmen lassen als Zeichen dafür, daß eine Darmschlinge den Inhalt bildet.

Die Therapie der beiden letztbesprochenen Hernienarten kann in der Reposition und in der anschließenden Zurückhaltung des Bruches durch ein möglichst großes rundes Vaginalpessar (v. Winckels Fall) bestehen. Den Vorzug vor dieser heute als veraltet zu bezeichnenden Methode verdient die Operation. Sie ist bisher nur zweimal, von v. Winckel und von v. Franqué im Fall Peus, beide Male mit gutem Erfolg, ausgeführt worden. Eine Beobachtung über eine Incarceration liegt bisher nicht vor. Die Beschreibung der Operationstechnik s. in dem Aufsatz von Peus; der wichtigste Punkt derselben ist, daß die im Levatormuskel gelegene Lücke freipräpariert, ihre Ränder angefrischt und durch die Naht vereinigt werden.

7. Bei der **Hernia ischiadica**, der weitaus seltensten von allen Brüchen, zeigt sich ein Tumor in der Glutäalgegend, dort, wo der N. ischiadicus zu suchen ist. Seine drei Unterarten: Hernia suprapiriformis (Waldeyer) s. glutaea superior (Garré), Hernia infrapiriformis s. glutaea inferior und Hernia spinotuberosa sind aus Abbildungen von Sultan und Eggers zu ersehen. Dieser Unterleibsbruch gehört nicht mehr zu denen des Vulvagebiets und kann daher nur der Vollständigkeit wegen hier aufgezählt werden. Wegen Einzelheiten verweise ich auf die Arbeiten von Garré, der sich mit der Hernienform am eingehendsten beschäftigt hat, und auf Sultan und Hartwig Eggers. Einen Fall beschrieb Köppel (1908) bei einer 42jährigen Frau, den ersten in der Literatur, der operativ behandelt worden ist. Eine andere Beobachtung hat Hilgenreiner (1900) als

„Hernia glutaea inferior tubo-ovarica incarcerata" mitgeteilt; hier war der Bruchsack unter dem rechten M. glutaeus maximus nach außen getreten; sein Inhalt war der rechte Eierstock und das rechte Tubenende.

T. Hydrocele muliebris s. feminae vulvae.

Man versteht unter einer Hydrocele feminae s. Hydrocele ligamenti uteri rotundi einen cystischen Sack, der zunächst und bei bescheidenen Dimensionen vor dem äußeren Leistenring, bei mäßigem oder größerem Umfang zugleich in der großen Labie gelegen ist. Sie ist häufiger auf der rechten als der linken Seite angetroffen worden, nach Wolters (1891) unter 41 Fällen 22mal rechts, 17mal links, zweimal auf beiden Seiten, nach Finsterer (1908) unter 66 Fällen 35mal rechts, 27mal links, 4mal bilateral, und unter 7 Fällen von Paul Klemens (1910) 6mal rechts, nur einmal links. Diese 7 Fälle ergänzen eine Literaturzusammenstellung von 89 Beobachtungen der Hydrocele feminae durch Finsterer aus den Jahren 1908. Seitdem sind mehrere Fälle hinzugekommen, so daß bis jetzt 110—120 veröffentlicht sein mögen. Es geht daraus hervor, daß man es mit einem immerhin recht seltenen Krankheitsbild zu tun hat. Eine Abbildung findet sich nur in der Arbeit von Finsterer.

Die Hydrocele ist, mit Ausnahme des Greisenalters, zu jeder Lebenszeit, vorwiegend aber in den Jahren der Geschlechtsreife (Wechselmanns Zusammenstellung von 42 Fällen mit diesbezüglichen Angaben) angetroffen worden, am frühesten von Bardenheuer, der sie bei einem 6 Monate alten Kind operierte. Einmal fand man sie bei einem $4^{1}/_{2}$jährigen Mädchen, bei dem sie bereits seit $2^{1}/_{2}$ Jahren bestanden hatte, zweimal bei 6jährigen Kindern, insgesamt 10mal unter den 66 Fällen Wechselmanns vor der Pubertät. Am spätetesten wurde die Hydrocele von E. Kehrer (1901) beobachtet, der sie in der linken Labie einer 64jährigen sah, die ein riesiges Ovarialcystom der gleichen Seite hatte.

Der Tumor wurde in der Regel in Walnuß- bis Hühnereigröße, seltener in Apfel- bis Gänseeigröße und darüber, von Borsuk (1911) in Mannsfaustgröße, von Föderl (1900) „fast in Straußeneigröße" beobachtet. Er ist oval, wurst- oder sanduhrförmig, mehr oder weniger prall gespannt, bald derber, bald weicher, zuweilen mit flachbuckligen Vorwölbungen versehen und bei größerer Flüssigkeitsansammlung und nicht zu fettreichem Unterhautzellgewebe fluktuierend und durchscheinend. Mit der Haut ist er nicht verwachsen.

Die Hydrocele feminae wird als Cyste des Nuckschen Kanals aufgefaßt und so auch benannt. Als solcher wird der Processus vaginalis peritonei, d. h. eine dem Lig. rotundum uteri im Embryonalleben normalerweise folgende Ausstülpung des Peritoneum parietale der vorderen Bauchwand bezeichnet, welche nicht, wie es sein soll, bei der Geburt in ganzer Ausdehnung obliteriert ist, sondern nur an der Stelle des inneren Leistenrings verwächst, während der übrige distale Teil als Kanal fortbestehen bleibt. Nach Untersuchungen der Leichen Neugeborener und Feten von Duplay (1865), Beurnier (1886) und Heegaard (1905) soll der Processus vaginalis normalerweise nur beim männlichen Geschlecht vorkommen, beim weiblichen Geschlecht dagegen einen pathologischen Zustand, einen fetalen inguinalen Bruchsack darstellen. Neuere Arbeiten über diese Frage habe ich nicht ermitteln können. Aber aus dem relativ häufigen anatomischen Befund eines Processus vaginalis peritonei bei Leichen von neugeborenen Mädchen und Säuglingen scheint mir hervorzugehen, daß hier eine nicht selten mit auf die Welt gebrachte Anomalie vorliegt. Ein offener Processus vaginalis wurde von Camper unter 34 Leichen 7 mal, 4 mal auf der rechten, 3 mal auf der linken Seite, von Zuckerkandl unter 19 Fällen 3 mal beiderseits, einmal links, von Niemann unter 46 Beobachtungen 28 mal festgestellt. Sachs konnte ihn unter 180, dem ersten Lebensjahr entstammenden Mädchenleichen 37 mal = in 20,5 % der Fälle bald in ganzer Ausdehnung, bald partiell nachweisen. Nach ihm obliteriert der Processus vaginalis im Verlauf des embryonalen Lebens und des ersten Lebensjahres bei Mädchen in 75,3, bei Knaben in 30,2 % aller Fälle, und zwar links häufiger als rechts, woraus sich die oben erwähnte größere Beteiligung der rechten Seite an der Hydrocelebildung erklärt.

Der Processus vaginalis muß also normalerweise im frühesten Kindesalter, in der Regel im Laufe des ersten Lebensjahres, auf seiner ganzen Bahn zur Obliteration kommen. Unterbleibt diese ganz oder beschränkt sie sich nur auf einzelne Stellen, so kommt es zum Abschluß eines Hohlraums, der sich dann mit Flüssigkeit füllt. Die Hydrocele ist also eigentlich nichts anderes als eine Bruchsackcyste. Diese Entstehung wird auch durch die Fälle wahrscheinlich gemacht, in denen anfangs eine kleine Hydrocele communicans vorhanden war, aus der später eine geschlossene, in der Labie gelegene Hydrocele hervorging. Man versteht unter Hydrocele communicans eine solche, deren Inhalt durch eine enge halsartige Öffnung, die irgendeiner Stelle des Leistenkanals entspricht, in die Bauchhöhle zurückzudrängen ist (Majewski, Michel, Wolters) oder bei Rückenlage spontan zurückfließt (Fälle von Nebesky, Smital).

Auf die Entstehung aus dem Processus vaginalis weisen auch die folgenden Beobachtungen hin: Zunächst diejenigen, in denen in der einen Leiste eine Hydrocele, auf der anderen Seite eine Hernia inguinalis labialis vorhanden ist [Klemens (1909)]. Sodann die Kombinationen einer Hydrocele mit einer Leistenhernie der gleichen Seite (Föderl, Majewsky, Michel, v. Kuhn, Klemens, Joh. Knopp). Dabei entspricht die Hydrocele dem distalen, in der Labie gelegenen, die Hernie dem proximalen, vor oder im Leistenkanal befindlichen Teil eines länglichen Tumors. Knopp sprach von einer „Hernia inguinalis encystica" (Cooper) in einem Fall, in dem eine mit Darm gefüllte Hernie den proximalen Pol der Hydrocele handschuhförmig eingedellt hatte. Michel hat eine „Hydrocele muliebris mit Hernia libera tubae et ovarii" beschrieben. Endlich sprechen für die Entstehung der Hydrocele aus dem Processus vaginalis die Fälle von zwei oder mehreren hintereinandergereihten Cysten: Hydrocele bi- und multilocularis (Noll, Theilhaber, Föderl, Liermann). Im Fall Noll waren drei, im Fall Theilhaber fünf Hydrocelensäcke längs dem Lig. rotundum rosenkranzartig angeordnet, durch Septen nahezu getrennt, aber doch durch enge Öffnungen miteinander verbunden. Ähnlich dieser Hydroceleform ist die Hydrocele bilocularis intraabdominalis, welche Lallement, Wolters, Borsuk, Föderl beschrieben haben. Darunter werden zwei durch ein kleines Foramen communicierende Hydrocelen verstanden, von denen die eine in der großen Labie vor dem äußeren Leistenring liegt und verschieden weit in den Inguinalkanal hineinreicht, während sich die zweite an der Innenseite der vorderen Bauchwand befindet und bald längs dem Lig. rotundum bis zum Uterushorn (Borsuk), bald ins kleine Becken, bald in Richtung zur Fossa iliaca (Föderl) entwickelt ist. Bei dieser Art der Hydrocele muß wohl eine Verödung des Processus vaginalis an einer dicht außerhalb vom Annulus inguinalis internus gelegenen Stelle angenommen werden. Damit in Übereinstimmung steht, daß Tillmanns diese Hydrocele mit einer Hernia properitonealis (S. 584) verglichen und sie, gleich Trendelenburg, auf eine abnorme Entwicklung des Processus vaginalis zurückgeführt hat.

Der Verschluß am Hals des Processus vaginalis kann entweder fest und definitiv oder vorübergehend und ventilartig sein. Im ersteren Fall entsteht der Verschluß durch eine sekundäre Verlötung. Die Veranlassung zur Verklebung gibt ein entzündlicher oder mechanischer Reiz, der den inguinalen Peritonealkanal trifft, wohl auch Gravidität oder Puerperium. So versteht man die gelegentliche akute Entstehung der Hydrocele muliebris nach einem die Leistengegend treffenden Trauma oder nach starkem Pressen oder durch einen Fall oder nach einer peritonealen Reizung, wie sie etwa bei einer sehr starken Enteritis vorkommen kann. Der Ventilverschluß soll, begünstigt durch den schrägen Verlauf des Leistenkanals, teils durch eine halbmondförmige Bauchfellfalte am Annulus inguinalis internus, teils durch die Fascia transversa (Zuckerkandl), teils durch den Tonus der Bauchmuskulatur (Föderl) zustandekommen. Bei der einen wie bei der anderen Entstehungsart können die Erscheinungen einer Bruchincarceration vorgetäuscht werden, wie Fälle von Chiari (1879), C. Brunner (1889), E. Michel (1890), Majewsky (1895), Ferdinand Noll (1898), Halstead und Clark (1905), Vaßmer (1907), P. Klemens (1910) lehren. Diese „incarcerationsähnlichen Erscheinungen" (Rupprecht) hat man bisher durch Zug der Hydrocele am Peritoneum parietale oder durch bakterielle Entzündung des Hydroceleinhalts, die auf das Bauchfell fortzuschreiten beginnt, erklärt. — Eine Blutung in die Hydrocele ist einige Male (Koppe, Nebesky, Albert) beobachtet worden. Sie war mitunter im Anschluß an eine Entbindung aufgetreten. Koppe hat von einer „Haematocele processus vaginalis peritonei" gesprochen. Gottschalk und Schramm haben je ein „Hämatom des Lig. rotundum" beschrieben, das, wie ich meinen möchte, in einer Hydrocele entstanden war. Eine Hämorrhagie hat auch Klemens, und zwar im Anschluß an ein Trauma, das Heben einer schweren Last, gesehen. — Die Vereiterung einer Hydrocele haben Chiari (1879), Finsterer (1908) (beiderseitige Infektion von Hydrocelen) beobachtet.

Der histologische Befund bei der Hydrocele feminae ist einfach. Nach den bisher vorliegenden Untersuchungen (Bergmann, E. Kehrer, Föderl, Klaholt, Wullstein u. a.) besteht die Wand des Sackes aus derbem, mit dilatierten oder leicht entzündlich veränderten Blut- und Lymphgefäßen versehenem Bindegewebe. Die Wand ist auf der Außenfläche und vornehmlich an der hinteren Circumferenz mit glatten Muskelfasern, den Aufspaltungen des runden Mutterbandes, bekleidet. Die Innenfläche der Cyste weist häufig keinen Zellbelag auf. Doch ist von E. Kehrer (1901), Klaholt (1905), Wullstein (1909) ein kontinuierlicher Belag von Endothelzellen beschrieben und von ersterem abgebildet worden, und Föderl hat Metaplasien der flachen Peritonealendothelien in hohe Cylinderzellen und Einstülpungen derselben in die Wand mit Bildung drüsenartiger Hohlräume gesehen. Auch Rob. Meyer hat solche beobachtet und auf das Epithel des Processus vaginalis peritonei in zwei Fällen zurückführen können. Vielleicht dürfte in derartigen Fällen auch an endometrioide Bildungen oder Urnierenabkömmlinge zu denken sein.

Symptome. Die Hydrocele kann von ähnlichen Beschwerden wie eine Leistenhernie und gleich dieser von einem dumpfen, spannenden oder krampfartigen Schmerz begleitet sein. Er ist durch Druck auf die Nachbarschaft oder Zerrung derselben oder durch entzündliche Veränderungen des Cysteninhalts zu erklären. Der Hydrocelesack kann akut hervortreten und in ruhiger Rückenlage verschwinden: Hydrocele communicans. Bei Hinzukommen einer Entzündung geht er, wie bereits bemerkt, mit Erscheinungen ähnlich einer Einklemmung einher.

Mit der Diagnose der Hydrocele hat sich vornehmlich Finsterer in einer guten und klaren Arbeit beschäftigt. Man sieht und fühlt eine cystische, prallelastische, bisweilen birnförmige und dann gegen die Labie zu breite, nach dem Leistenring hin sich beträchtlich verschmälernde Auftreibung von den oben angegebenen Größen, meist von dem ungefähren Umfang eines Hühnereies. Sie ist bald in der Tiefe des ventralen Teils der großen Labie und vor dem äußeren Leistenring, bald in der ganzen Labie gelegen. Die Geschwulst erweist sich bei guter Lichtquelle und sofern der Inhalt nicht blutig, eitrig oder jauchig ist als durchsichtig und gibt bei der Perkussion gedämpften Schall. Da — wenn man von der sehr seltenen Hydrocele communicans absieht — keine oder keine genügend breite Kommunikation der Hydrocele mit der Bauchhöhle besteht, ist sie im allgemeinen nicht oder kaum in den Leistenkanal zurückzuschieben, doch oftmals in der Richtung zu ihm hin und her zu bewegen. Wenn völlige Repositionsunmöglichkeit besteht und kein Darminhalt vorhanden ist, können Regurgitationsgeräusche nicht wahrgenommen werden. Zur Prüfung der Reponierbarkeit ist Narkose (kurzer Chloräthyl- oder Ätherrausch) anzuempfehlen. Das fast stets dem unteren, dorsalen, manchmal mehr dem lateralen, bisweilen mehr dem medialen Teil der Cyste innig anliegende runde Mutterband zieht mit ihr in den Inguinalkanal hinein, in den es sich verfolgen läßt. Ist eine Hydrocele mit einer echten, Darm enthaltenden Leistenhernie vereint, wobei, wie wir sahen, die erstere dem distalen, die letztere dem proximalen Teil der Geschwulst entspricht, so ist über der prall gespannten, glattwandigen Cyste gedämpfter, über dem Bruchsack tympanitischer Schall oder, wenn Netz in ihm vorhanden ist, Dämpfung im Verein mit knolligen, derbelastischen Gebilden nachweisbar. Doch gibt es Ausnahmen. So kann der tympanitische Schall einer Dünndarmschlinge durch die Dämpfung der Flüssigkeit verdeckt werden. Oder es kann, wie in einem Fall von Chiari, tympanitischer Schall durch Gasbildung in einem vereiterten Hydrocelesack entstanden sein.

Differentialdiagnostisch kommt in erster Linie ein Leistenbruch, vornehmlich eine Netzhernie, und eine Cyste des Lig. rotundum in Frage, denen gegenüber die Entscheidung bisweilen auf Schwierigkeiten stößt, aber von großer Wichtigkeit ist, damit man nicht in den, den Literaturangaben nach so häufig gemachten Fehler verfällt, ein Bruchband zu verordnen. Denn dieses vermag die Hydrocele nicht zurückzuhalten, ruft Schmerzen hervor und kann leicht von Entzündungserscheinungen begleitet sein. Bei jedem Verdacht auf Hydrocele muß man auch an eine Inguinallabialhernie und umgekehrt bei jedem Bruch auch an eine Hydrocele denken. Für eine Hernie spricht die Vergrößerung des Tumors bei Wirkung der Bauchpresse, der tympanitische Schall bei Darminhalt und die Reponierbarkeit. Eine Hydrocele mit Einklemmungserscheinungen ist von einer incarcerierten Netzhernie schwer, von einer incarcerierten Darmhernie leichter zu unterscheiden. Peritonitische Erscheinungen bestehen in allen diesen drei Fällen. Aber die Symptome des

Darmverschlusses fehlen bei der Hydrocele und der Netzhernie. Sofortige gründliche Darmentleerung mittels eines hohen Hebereinlaufs dürfte wesentlich zur Klärung des Krankheitsbildes beitragen (v. Kuhn, Finsterer). In jedem der drei Fälle ist sofortige Operation zur Klärung und Heilung des Falles indiziert. Auszuschließen ist auch eine in einem Bruch liegende Ovarialcyste, eine Cyste oder ein Carcinom der Bartholinischen Drüse, ein Lipom, Fibrom, Fibromyom, Adenomyom und Cystadenom der großen Schamlippe. Bei einer Ovarialcystenhernie sind stärkere Schmerzen als bei einer Hydrocele, eine prämenstruelle Anschwellung und Schmerzhaftigkeit vorhanden, und im Becken ist nur der kontralaterale Eierstock nachweisbar. Ein Tumor der Bartholinischen Vorhofsdrüse liegt mehr in der Mitte und im hinteren Teil der großen Labie und hat keine Beziehung zum Leistenkanal. Die eben erwähnten Neoplasmen zeichnen sich durch Eigenschaften aus, die in den entsprechenden Kapiteln erörtert worden sind. Bei der seltenen Entzündung der Hydrocele können ähnliche Befunde wie bei Bubonen der Leistendrüsen angetroffen werden, besonders wenn die Vereiterung beiderseitig, wie im Fall Finsterer, vorhanden ist. Die Lage und Form der Tumoren, ihre scharfe Abgrenzbarkeit gegen das Poupartsche Band, der Mangel einer Erkrankung der Vulva, die als Eingangspforte dienen könnte, und vor allem das Fehlen isolierter Drüsenschwellungen in der Umgebung, lassen trotz der außerordentlichen Seltenheit einer beiderseitigen Erkrankung schon vor der Operation die Diagnose auf vereiterte Hydrocele mit ziemlicher Sicherheit stellen (Finsterer).

Die Prognose der nicht komplizierten Hydrocele ist günstig, sofern nicht durch fehlerhaftes Anlegen eines Bruchbandes oder durch zwecklose Repositionsversuche Entzündungserscheinungen ausgelöst werden.

Therapie. In früherer Zeit wurde die Punktion und folgende Jodtinktureinspritzung mit dem Zweck der Verödung des Cystensacks ausgeführt. Diese Methode ist heute verlassen. Daß sie gefährlich werden und eine Peritonitis zur Folge haben kann, lassen die Beobachtungen von Hydrocele communicans, die der älteren Literatur noch nicht bekannt waren, erwarten. Auch die Anlegung eines Bruchbandes, die, wie wir bereits gesehen haben, immer auf einem diagnostischen Irrtum beruht, ist nicht erlaubt. Heutzutage kommt nur die Exstirpation des Hydrocelesackes von der Labie und dem äußeren Leistenring aus in Frage. Mitunter hat man sich zu einer Punktion unmittelbar vor der Operation veranlaßt gesehen. In Fällen mit Incarcerationserscheinungen hat sie eine schmutzig-braune Flüssigkeit ergeben. Bei der Operation wird nach Durchtrennung der Haut zuweilen, und zumal bei Entzündungserscheinungen, ein sulzig-ödematöses Gewebe in der Umgebung der Cyste angetroffen. Das Lig. rotundum wird dem Hydrocelesack innig angelagert oder durch ihn plattgedrückt gefunden; im letzteren Fall sind seine Muskelbündel auseinandergedrängt und aufgefasert. Die Hydrocele wird stumpf aus der Umgebung ausgelöst und nach ihrer völligen Isolierung bis an oder in den Leistenkanal in ihrem Hals, der mitunter tief am Annulus inguinalis internus liegen kann, abgebunden und exstirpiert. Reißt, wie es vorkommen kann, die Cyste beim Herausschälen ein, so wird der Operateur mit der Sonde festzustellen haben, ob eine Kommunikation mit der freien Bauchhöhle vorhanden ist. Die Innigkeit der Beziehungen zum Lig. rotundum läßt sich durch Anziehen des Cystensackes ermitteln. Das Band wird, soweit es dem Hydrocelesack anliegt, reseziert. John Price (1926) hat gelegentlich der supravaginalen Amputation eines myomatösen Uterus den durch den Leistenkanal bis in die linke große Labie reichenden Hydrocelesack von der Bauchhöhle auszulösen vermocht. Dieser Weg dürfte in geeigneten Fällen gangbar sein. Bei jeder Operation, zumal bei einem weiten Leistenkanal, sind dessen Wände ebenso exakt wie bei der Herniotomie in Etagennähten zu verschließen. Eine vereiterte Hydrocele verlangt das Einlegen eines Glas- oder Gummidrains.

Literaturverzeichnis.
Allgemeine Literatur.

Aschoff, Lehrbuch der pathologischen Anatomie. 4. Aufl. Jena: Gustav Fischer 1919.
Callomon, Fritz, Die nichtvenerischen Genitalerkrankungen. Leipzig: Georg Thieme 1924.
Döderlein-Krönig, Operative Gynäkologie. 5. Aufl. Leipzig: Georg Thieme 1924.
Ehrmann, Atlas der Hautkrankheiten. Jena: Gustav Fischer 1912. — *Engel-Reimers, Julius*, Die Geschlechtskrankheiten. Vorträge und Atlas, herausgegeben von R. Hahn und C. Maes. Hamburg: Lucas Gräfe & Sillem 1908.
Fehling, Lehrbuch der Frauenkrankheiten. 75. Stuttgart: Ferdinand Enke 1893. — *Frankl, Oskar*, Pathologische Anatomie und Histologie der weiblichen Genitalorgane. Handbuch der gesamten Frauenheilkunde von Liepmann. 2, 261. Leipzig: F. C. W. Vogel 1914. — *Frieboes, W.*, Atlas der Haut- und Geschlechtskrankheiten. Leipzig: F. C. W. Vogel 1927 u. 1928. — *Fritsch, Heinrich*, Die Krankheiten der Frauen. 10. Aufl. 42. Leipzig: S. Hirzel 1901. — *Frühwald*, Kurzgefaßtes Lehrbuch der Haut- und Geschlechtskrankheiten. Leipzig: W. Klinkhardt 1925.
Gebhard, C., Pathologische Anatomie der weiblichen Sexualorgane. Leipzig: S. Hirzel 1899.
Hildebrandt, Die Krankheiten der äußeren weiblichen Genitalien. Handbuch der Frauenkrankheiten von Billroth. 2. Aufl. 3. Stuttgart: Ferdinand Enke 1877. — *Hofmeier*, Handbuch der Frauenkrankheiten. 43. Leipzig: F. C. W. Vogel 1921.
Jacobi-Zieler, Lehrbuch und Atlas der Haut- und Geschlechtskrankheiten. 1. Aufl. Berlin u. Wien: Urban u. Schwarzenberg 1924. — *v. Jaschke*, Erkrankungen der Vulva im Handbuch der Frauenheilkunde von Menge-Opitz. München u. Wiesbaden: J. F. Bergmann 1920. — *v. Jaschke-Pankow*, Lehrbuch der Gynäkologie. 6. Aufl. 153. Berlin: Julius Springer 1921. — *Jochmann, Georg*, Lehrbuch der Infektionskrankheiten. Berlin: Julius Springer 1914.
Kaposi, Die Syphilis der Haut und der angrenzenden Schleimhäute. Wien 1873. — *Kaufmann, Eduard*, Lehrbuch der speziellen pathologischen Anatomie. — *Kelly, Howard*, Operative Gynecology. London 1898. — *Kolle-Hetsch*, Die experimentelle Bakteriologie und die Infektionskrankheiten. 5. Aufl. Berlin u. Wien: Urban u. Schwarzenberg 1919. — *Küstner, Otto*, Die bösartigen Geschwülste der Vulva und Klitoris. Zweifel-Payrs Klinik der bösartigen Geschwülste 3, 372. Verl. Hirzel-Leipzig, 1924. — *Derselbe*, Lehrbuch der Gynäkologie. 4. Aufl. 51. Jena: Gustav Fischer 1910. — *Kyrle*, Histobiologie der menschlichen Haut und ihre Erkrankungen. Wien 1925.
Labhardt, Die Erkrankungen der äußeren weiblichen Genitalien und der Vagina. Halban-Seitz, Biologie und Pathologie des Weibes. 3, 1193 (1924). — *Lesser, Edmund*, Lehrbuch der Haut- und Geschlechtskrankheiten. 14. Aufl., neu bearbeitet von Jadassohn. Berlin: Julius Springer 1927. — *Lubarsch, O.*, Erg. Path. Wiesbaden: J. F. Bergmann 1903.
Maxwell, Diseases of Woman. London: Cassel a. Company 1913. — *Müller, Peter*, Handbuch der Geburtshilfe. Stuttgart: Ferdinand Enke 1888.
Nagel, Gynäkologie. 388. Berlin: H. Kornfeld 1904. — *Neumann, J.*, Atlas der Hautkrankheiten. Wien 1890.
Pozzi, Lehrbuch der klinischen und operativen Gynäkologie. Dtsch. Ausg. v. E. Ringer. 3, 1040. Basel: Sallmann 1892.
Riecke, Lehrbuch der Haut- und Geschlechtskrankheiten. 7. Aufl. Jena: Gustav Fischer 1923. — *Rost, Georg Alexander*, Hautkrankheiten. Berlin: Julius Springer 1926. — *Runge*, Lehrbuch der Gynäkologie. 55. Berlin: Julius Springer 1910.
Schauta, Lehrbuch der gesamten Gynäkologie. Leipzig u. Wien: Franz Deuticke 1896. — *Scheuer, O.*, Hautkrankheiten sexuellen Ursprungs. Berlin u. Wien: Urban u. Schwarzenberg 1911. *Schroeder, Robert*, Lehrbuch der Gynäkologie. Leipzig: F. C. W. Vogel 1926. — *Stoeckel*, Lehrbuch der Gynäkologie. 2. Aufl. 111. Leipzig: S. Hirzel 1928. — *Derselbe*, Chirurgie der weiblichen Harnorgane. Handbuch der praktischen Chirurgie von Garré-Küttner-Lexer. 4. Stuttgart 1927. — *Stoeckel-Reifferscheid*, Lehrbuch der Gynäkologie. 101. Leipzig: S. Hirzel 1924.

Unna, Die Histopathologie der Hautkrankheiten. Berlin: August Hirschwald 1894. — *Veit, J.*, Die Erkrankungen der Vulva. Handbuch der Gynäkologie. 4 II, 551. Wiesbaden: J. F. Bergmann 1908. — *v. Winckel*, Handbuch der Geburtshilfe. Wiesbaden: J. F. Bergmann 1903—1907. — Lehrbuch der Frauenkrankheiten. 12. Leipzig: S. Hirzel 1886. — *Ziegler, Ernst*, Lehrbuch der allgemeinen Pathologie und speziellen pathologischen Anatomie. Jena: Gustav Fischer. — *Zieler* und *Jacobi*, Lehrbuch und Atlas der Haut- und Geschlechtskrankheiten. 1. Aufl. Berlin u. Wien. Urban u. Schwarzenberg. 1924. — *Zweifel, Paul*, Die Krankheiten der äußeren weiblichen Genitalien. Deutsche Chirurgie von Billroth-Lücke. Lief. 61. Stuttgart: Ferdinand Enke 1885.

A. Anatomie und Physiologie der äußeren Genitalien.

I—IV. Anatomie, Histologie, Entwicklungsgeschichte, Physiologie der äußeren Genitalien und Biologie des Geschlechtslebens.

Ackeren, van, Beiträge zur Entwicklung der weiblichen Sexualorgane des Menschen. Z.wiss. Zool. 48, 42 (1889). — *Ärztlicher Bericht* aus dem k. k. Allgem. Krankenhaus zu Wien vom Ziviljahre 1858. Veröff. durch die Direkt. d. Allgem. Krankenh. Wien 1857 (Bartholinische Schleimdrüse). Ref. Schmidts Jb. 98, 257, 266 (1858). — *Almasoff*, Über periurethrale Drüsen beim Weibe. Tiflis 1890. — *Andersson*, Untersuchungen über die Entstehung der äußeren Genitalorgane und des Afters beim Nagetier. Ark. Zool. (schwed.) 5, Nr 4 (1909). — *Arcangelis, E. de*, Ein Fall von atypischem Hymen. Arch. Ostetr. 1898. Ref. Zbl. Gynäk. 1899, Nr 34, 1056. — *Aronson*, Beiträge zur Kenntnis der zentralen und peripherischen Nervenendigungen. Inaug.-Diss. Berlin 1886. — *Auvard*, Lehrbuch der Gynäkologie. Anatomie und Physiologie. 1, 141, Leipzig, Verl. Barsdorf 1898.

v. Bärensprung, Beiträge zur Anatomie und Physiologie der menschlichen Haut. 1878. — *Ballantyne*, The labia minora and hymen. Edinburgh med. J. 34, 425 (1888). — *Barnick*, Beitrag zur Kenntnis von den Urethralgängen des Weibes. Inaug.-Diss. Leipzig 1907. — *Barrington*, The variations in the mucin content of the bulbo-urethral-glands. Internat. Mschr. Anat. u. Physiol. 30, 1 (1914). — *Bartels*, Das Lymphgefäßsystem. Bardelebens Handbuch der Anatomie. 3, 200. Jena: Gustav Fischer 1909. — *Barthélemy*, Diagnostic vénéréologique de la maladie de Fordyce vulvaire. Ann. Mal. vénér. 19, 51 (1924). Ref. Zbl. Hautkrkh. 12, 369 (1924). — *Bartholinus*, De ovariis mulierum. Rom 1677. — *Bayer, H.*, Anatomie der weiblichen Geschlechtsorgane. Vorles. üb. allg. Geburtsh. 1 (1908). — *Beebe*, The clitoris. J. Surg. Chicago 1917, 8. — *Bense*, Über Nervenendigungen in den Geschlechtsorganen. Henle-Pfeufers Z. rat. Med. 3, 33 (1868). — *Bergh, R.*, Symbolae ad cognitionem genitalium externorum femineorum. Mh. Dermat. 1, H. 19, 403 (1894); 2, H. 24, 74 (1897); 3, H. 25, 201 (1897); 4, H. 32, 105 (1901). — *Bergonzoni*, Über die histologische Struktur der kleinen Labien und der Klitoris. Rass. Sci. med. Modena 1894, Mai. Ref. Jber. Gynäk. 8, 236 (1895). — *Berstein*, Ginecologica helvetica 9, 226. Ref. Mschr. Geburtsh. 41, 239 (1915). — *Bischoff, Th.*, Entwicklungsgeschichte des Menschen und der höheren Tiere. Leipzig 1879. — *Derselbe*, Vergleichende anatomische Untersuchungen über die äußeren Geschlechts- und Begattungsorgane des Menschen und der Affen. Abh. II. Kl. Kgl. bayer. Akad. Wiss. 13 II (1879). — *Blaire-Bell*, Diskussion zum Vortrag von *Taussig* (s. diesen). — *Blaschko*, Beiträge zur Anatomie der Oberhaut. Arch. mikrosk. Anat. 30 (1888). — *Bochdalek*, Über den Erektionsapparat des Penis und der Klitoris. Prag. Vjschr. 11, 3 (1854). — *Böhm*, Über Erkrankung der Gartnerschen Gänge. Arch. Gynäk. 21, 176 (1883). — *Boerhaave*, Traité des maladies vénériennes. Paris 1753. — *Bolk*, Über die Entwicklung des Tractus urethro-vaginalis beim Menschen. Niederl. gynäk. Ges. März 1907. Ref. Zbl. Gynäk. 1907, Nr 46, 1445. — *Derselbe*, Zur Entwicklung und vergleichenden Anatomie des Tractus urethro-vaginalis der Primaten. Z. Morph. u. Anthrop. 10, 251 (1907). — *Derselbe*, Über das caudale Rumpfende eines Fetus vom Schimpansen. Anat. Anz. 50, 354 (1917). — *Bondi, J.*, Präputialstein der Klitoris. Zbl. Gynäk. 1923, Nr 31, 1274. — *Bonnet*, Lehrbuch der Entwicklungsgeschichte. 2. Aufl. 1912, 470. — *Bonnet, St.*, Des kystes et abscès des glandes vulvo-vaginales. Gaz. Hôp. 1888, 637. — *Botezat*, Die Nerven der Epidermis. Anat. Anz. 33, 45 (1908). — *Derselbe*, Die Apparate des Gefühlsinnes der nackten und behaarten Säugetierhaut mit Berücksichtigung des Menschen. Anat. Anz. 42, 193 u. 273 (1912). — *Boyd, Th. C.*, Klitorisdrüsen beim Menschen. Ges. Geburtsh. u. Gynäk. Berlin Mai 1909. Ref. Zbl. Gynäk. 1909, Nr 46, 1596. — *Derselbe*, Über Klitoris- und Präputialdrüsen, besonders beim Menschen und bei einigen Tieren. Arch. Gynäk. 89, 581 (1909). — *Braus, H.*, Anatomie des Menschen. Eingeweide. 2. Berlin 1924. — *Broca*, Structure de la grande lèvre. Bull. Soc. Anat. 1851, 92. — *Broek, A. J. van der*, Über den Schließungsvorgang und den Bau des Urogenital kanals (Urethra) beim menschlichen Embryo. Anat. Anz. 37, 106 (1910). — *Broman*, Normale und abnorme Entwicklung des Menschen. Wiesbaden: J. F. Bergmann 1911. — *Brouardel*, Membrane hymen; son examen; ses différentes formes. Gaz. Hôp. 1887, 901. — *Bruhns*, Über die Lymphgefäße der weiblichen Genitalien nebst einigen Bemerkungen über die Topographie der Leistendrüsen. Arch. f. Anat. 1898, 57. — *Budin, P.*, Sur l'hymen et l'orifice vaginal. Gaz. Méd. Paris 1879. — *Derselbe*, Recherches sur l'hymen et l'orifice vaginal. Progrès méd. 1879, 677. — *Derselbe*, Sur une disposition particulière des petites lèvres chez la femme. Progrès méd. 1884. — *Burckhardt, Aug.*, Anatomische Untersuchungen über die Talg- und Schweißdrüsen mit besonderer Berücksichtigung derjenigen, welche sich in den Nymphen finden. Verh. Naturforscherges. 17. Basel 1835.

Calman, Sensibilitätsprüfung am weiblichen Genitale nach forensischen Gesichtspunkten. Arch. Gynäk. 55, 454 (1898). — *Carrard, H.*, Beiträge zur Anatomie und Pathologie der kleinen Labien. Inaug.-Diss. Bern 1884 u. Z. Geburtsh. 10, 62 (1884). — *Chanson* und *Chaboux*, Histologische Studie über die Bartholinischen Drüsen. Lyon méd. 1906. Ref. Zbl. Gynäk. 1907, Nr 21, 615. — *Corning*, Lehrbuch der topographischen Anatomie. Wiesbaden: J. F. Bergmann 1904. — *Derselbe*, Lehrbuch der Entwicklungsgeschichte des Menschen. 2. Aufl. München: J. F. Bergmann 1921. — *Courant*, Zur anatomischen Geschichte und physiologischen Bedeutung der Bartholinischen (Cowperschen) Drüse. Beitr. Geburtsh. Festschr. *Fritsch*. Leipzig 1902. Ref. Zbl. Gynäk. 1903, Nr 3, 90. — *Derselbe*, Über die Präputialdrüsen des Kaninchens und über Veränderungen desselben in der Brunstzeit. Arch. mikrosk. Anat. 62, 175 (1903). — *Credé-Hörder*, Anatomie der äußeren Geschlechtsteile der Neugeborenen. Z. Sex.wiss. 1, 337 (1914). — *Cukalow*, Zur Frage der Scheidenbildung in den frühen Stadien des Embryonallebens (russisch). Ref. Ber. Gynäk. 9, 415 (1926). — *Cullingworth, Charles*, Note on the anatomy of the hymen and on that of the posterior commissure of the vulva. J. of Anat. 1893. — *Cunéo et Marcille*, Notes sur les lymphatiques du clitoris. Bull. Soc. Anat. 1901, 624.

Dahl, W., Die Innervation der weiblichen Genitalien. Z. Geburtsh. 78, 539 (1916). — *Derselbe*, Die Innervation der weiblichen Genitalien. In *L. R. Müller*, Das vegetative Nervensystem. 201. Berlin: Julius Springer 1920. — *Delbanco*, Über das gehäufte Auftreten freier Talgdrüsen an den kleinen Labien (état ponctué). Mh. Dermat. 40 (1905). — *Derselbe*, Nachtrag zu meiner Arbeit: Über das gehäufte Auftreten freier Talgdrüsen an den kleinen Labien (état ponctué). Mh. Dermat. 40 (1905). — *Deniker*, Recherches anatomiques et embryologiques sur les singes anthropoides. Arch. Zool. expér. 3 (1886). — *Disse*, Beiträge zur Kenntnis der Spalträume des Menschen. Die Spalträume innerhalb der großen Labien. Arch. f. Anat. Suppl.-Bd. 1889, 228. — *Disselhorst*, Die accessorischen Geschlechtsdrüsen der Wirbeltiere mit besonderer Berücksichtigung des Menschen. Inaug.-Diss. Tübingen 1897. — *Dogiel, A. S.*, Die Nervenendigungen in Tastkörperchen. Arch. Anat. u. Physiol. 1891, 182. — *Derselbe*, Zur Frage über den Bau der Kapseln der Vater-Pacinischen und Herbstschen Körperchen usw. Fol. neurobiol. 4. — *Derselbe*, Die Nervenendigungen in der Haut der äußeren Genitalorgane des Menschen. Arch. mikrosk. Anat. 41, 62 (1893). — *Dohrn*, Demonstration von Hymenalpräparaten. Arch. Gynäk. 13, 474 (1878). — *Derselbe*, Die Bildungsfehler des Hymen. Z. Geburtsh. 11, 1 (1885). — *Ducceschi*, Trabajos del laborat. de fisiol. de la facult. med. Cordoba 1910. — *Dujon*, Beitrag zur Entwicklung und Entzündung der Bartholinischen Drüsen. Thèse Paris 1896. Ref. Zbl. Gynäk. 1897, Nr 37, 1125. — *Duverney*, Mémoire à l'Académie des sciences. 1701, 184. — *Derselbe*, Oeuvres anat. Paris 2, 319 (1761).

Ecker, Icones physiologicae. Leipzig 1851—59. — *Eggerth, A. H.*, On the development of the bulbo-urethral (Cowper's) and major vestibular (Bartholin's) glands in the human embryo. Anat. record. 9 (1915). — *Eichbaum*, Untersuchungen über den Bau und die Entwicklung der Klitoris bei den weiblichen Haustieren. Arch. Tierheilk. 12 (1886). — *Ellenberger*, Grundriß der vergleichenden Histologie der Haussäugetiere. 331. Berlin: Paul Parey 1888. — *Derselbe* und *Baum*, Handbuch der vergleichenden Anatomie der Haustiere. 11. Aufl. Berlin: August Hirschwald 1906. — *Elze*, Beschreibung eines menschlichen Embryo von ca. 7 mm größter Länge usw. Anat. H. 1908, 411.

Farabeuf, Les vaisseaux sanguins des organes génito-urinaires du perinée et du pelvis. 1905. — *Felix, W.*, Die Entwicklung der Harn- und Geschlechtsorgane. Keibel u. Malls Handbuch der Entwicklungsgeschichte des Menschen. 2 (1910). — *Felix* und *Bühler*, Entwicklungsgeschichte des Urogenitalsystems. Hertwigs Handbuch der vergleichenden und experimentellen Entwicklungslehre der Wirbeltiere. Jena: Gustav Fischer 1906. — *Finger, W.*, Über die Endigungen der Wollustnerven. Z. rationelle Med. 28, 222 (1866). — *Fischer, Eugen*, Beitrag zur Anatomie der weiblichen Urogenitalorgane des Orang-Utan. Morpholog. Arb. 8, 153 (1898). — *Fischer, J.*, Paraurethrale Gänge beim Weibe. Wien. klin. Wschr. 9, 1107. — *Frey*, Handbuch der Histologie und Histochemie des Menschen. Leipzig: Wilhelm Engelmann 1867. — *Friedenthal, H.*, Sonderformen der menschlichen Leibesbildung. Beiträge zur

Naturgeschichte des Menschen. 88. Jena 1910. — *Fugger*, De singulari clitoridis in simiis generis attelis magnitudine te conformatione. Inaug.-Diss. Berlin 1835.

Gegenbaur, Lehrbuch der Anatomie des Menschen. 2. Leipzig: Wilhelm Engelmann 1892. — *Geller, Fr. Chr.*, Untersuchungen über die Genitalnervenkörperchen in der Klitoris und den kleinen Labien. Zbl. Gynäk. **1922**, Nr 16, 623. — *Gellhorn, George*, Anatomy, pathology and development of the hymen. Amer. J. Obstetr. **50**, Nr 2, 145 (1904). Ref. Jber. Gynäk. **18**, 547 (1905). — *Gerhardt, U.*, Die Morphologie des Urogenitalsystems eines weiblichen Gorilla. Jena. Z. Naturwiss. **41** (1906); N. F. **34**, 632. — *Gerota*, Zur Technik der Lymphgefäßinjektionen. Eine neue Injektionsmasse für Lymphgefäße. Polychrome Injektion. Anat. Anz. **12**, 216 (1896). — *Girode*, Les vaisseaux lymphatiques de la vulve et du vagin. L'Obstétr. **18**, 205 (1913). — *Göppert*, Blutgefäßsystem. Gegenbaurs Lehrbuch der Anatomie des Menschen 3. Leipzig u. Berlin: Wilhelm Engelmann 1913. — *Goetzfried, E.*, Die Formen des Hymens bei Erwachsenen und Neugeborenen. Inaug.-Diss. München 1905. — *Golowinski, J.*, Beitrag zur Kenntnis vom feineren Bau der Blutgefäße der äußeren männlichen und weiblichen Genitalien. Anat. H. **30**, 651 (1906). — *Graaf, de*, De mulierum organis generationi inservientibus. Leiden 1672. *Graff*, Der Bau der Hautdrüsen mit besonderer Berücksichtigung der Präputialdrüsen. Vorträge f. Tierärzte. Leipzig 1898. — *Guérin*, Maladies des org. génit. ext. de la femme **1864**, 307. — *Guerini, G.* und *A. Martinelli*, Contributo alla conescenca dell' anatomia minuta dell' imene. Internat. Mschr. **15** (1899). — *Gussenbauer, C.*, Über das Gefäßsystem der äußeren weiblichen Genitalien. Sitzgsber. ksl. Akad. Wiss., Math.-naturwiss. Kl. Wien 1. Okt. 1869. **60** I, 529.

Haberda, Über den anatomischen Nachweis der erfolgten Defloration. Mschr. Geburtsh. **11**, 69 (1900). — *Haller*, Icones uteri humani. Iconum anat. Fasc. XI. Gottingae 1745. — *Hart, Berry*, Note on the naked eye and of the female ext. genitals. Edinburgh med. J. **1882**, 264. — *Derselbe*, Atlas of female pelvic anatomy. Edinburgh 1884. — *Derselbe*, Preliminary note on the development of the clitoris, vagina and hymen. Edinburgh obstetr. Soc. 106. Ref. J. of Anat. **31** (1897). — *Derselbe*, J. of Anat. **42** (Anat. Part. 1907). — *Hecht, Paul*, Ein Beitrag zur Kenntnis von den Talgdrüsen der Labia minora. Anat. Anz. **47**, Nr 15/16, 401 (1914). — *Henle, J.*, Über die Cowperschen Drüsen. Göttinger gelehrte Anzeigen **1863**, Nr 13. — *Derselbe*, Handbuch der systematischen Anatomie des Menschen. 2. Braunschweig 1873. — *Henneberg*, Zur Morphologie des Phallus. Verh. anat. Ges. München 1912. Erg.-Bd. z. Anat. Anz. **41**, 139 (1912). — *Derselbe*, Beiträge zur Entwicklung der äußeren Genitalorgane beim Säuger. Anat. H. I **50**, 235 (1914); II 423; 55 (1918). — *Derselbe*, Anatomie und Entwicklung der äußeren Genitalorgane des Schweines. Z. Anat. **63**, 431 (1922). — *Derselbe*, Beitrag zur ontogenetischen Entwicklung des Scrotums und der Labia majora. Z. Anat. **81** I, 198 (1926). — *Hennig*, Über die Glandulae paraurethrales. Ges. f. Geburtsh. Leipzig. Ref. Zbl. Gynäk. **1904**, Nr 37, 1116. — *Hertwig, Oskar*, Handbuch der vergleichenden und experimentellen Entwicklungslehre der Wirbeltiere. 3 I. Jena: Gustav Fischer 1906. — *Hesse*, Zur Kenntnis der Hautdrüsen und ihrer Muskeln. Z. Anat. **2**, 274 (1877). — *Hoeven, van der*, Over het ontstaan van het hymen en de vagina bij den mensch. Nederl. Mschr. Verloskde **5**, H. 6, 327 (1916); **25**, H. 3, 199. — Ref. Jber. Geburtsh. **30**, 392 (1917). — *v. Hoffmann, G.*, Genitalien des weiblichen Schimpansen. Z. Geburtsh. **2**, 1 (1877). — *Huguier*, Mém. de l'Acad. de méd. **15**, 527 (1850). — *Derselbe*, Mémoire sur les appareils sécrétoires des organes génitaux externes chez la femme et chez les animaux. Ann. des Sci. natur. **13**, 239 (1850). — *Derselbe*, J. des connaissances méd.-chir. **1852**, 141.

Iijima: Histologische Untersuchungen über die kleinen Labien der Japanerinnen. Ref. Zbl. Hautkrkh. **19**, 190 (1926). — *Derselbe*, Über die äußeren Genitalien einer eingeborenen Formosanerin. Ref. Ber. Gynäk. **9**, 560 (1926). — *Ilmer, Walter*, Über Nervus pudendus-Anästhesie. Zbl. Gynäk. **1910**, Nr 21, 699. — *Izquierdo*, Beiträge zur Kenntnis der Endigungen der sensiblen Nerven. Inaug.-Diss. Straßburg 1879. — *Derselbe*, Über die Endigungsweisen der sensiblen Nerven; mitgeteilt von *Waldeyer*. Arch. mikrosk. Anat. **17** (1880).

Jadassohn, Über die Gonorrhöe der paraurethralen und präputialen Drüsengänge. Dtsch. med. Wschr. **1890**, Nr 25, 542; Nr 26, 569. — *Jambon* et *Chaboux*, Étude histologique des glandes de *Bartholin*. Lyon méd. **1906**. — *Jayle*, La forme des petites lèvres, le pli paranymphéal, les plis commissuraux. Presse méd. **1907**, Nr 59, 466. Ref. Jber. Geburtsh. **21**, 152 (1908). — *Derselbe*, La forme des petites lèvres chez la femme adulte et non menopausée. Le pli paranymphéal. Les plis commissuraux. Rev. Gynéc. **1907**, Nr 3, 407. Ref. Gynäk. Rdsch. **2**, 166 (1908). — *Derselbe*, Die Form des Hymen beim Kinde und der Jungfrau. Rev. Gynéc. et Chir. abd. **1909**, Nr 4. Ref. Zbl. Gynäk. **1910**, Nr 14, 494. — *Jones*, The nature of the malformations of the rectum and urogenital passages. Brit. med. J. **1904**, 2. — *Derselbe*, Einige Bemerkungen über die Nomenklatur des äußeren Genitale beim Weibe. J. of Anat. **48**, 3 (1913). Ref. Jber. Geburtsh. **27**, 621 u. 638 (1914).

Keibel, Franz, Zur Entwicklungsgeschichte des menschlichen Urogenitalapparates. Arch. f. Anat. **1896**, 55. — *Derselbe* und *E. P. Mall*, Handbuch der Entwicklungsgeschichte des Menschen. **2**, 1037. Leipzig: S. Hirzel 1911. — *Kips*, Vergleich der kleinen Schamlippen untereinander. Progrès méd. **1901**, Nr 7, 51. — *Kiwisch*, Klinische Vorträge. Prag 1851. — *Klaatsch*, Das Problem des menschlichen Hymen. Mschr. Geburtsh. **40**, 332 (1914). — *Klein, E.*, Die äußeren männlichen und weiblichen Genitalien samt drüsigen Anhängen. Strickers Handbuch der Lehre von den Geweben. Kap. 29. Leipzig 1871. — *Klein, G.*, Entstehung des Hymen. Festschr. z. 50jähr. Jubiläum d. Ges. f. Geburtsh. u. Gynäk. zu Berlin. Wien: Alfred Hoelder 1894; und Ges. f. Morphol. u. Physiol. zu München. Sitz. v. 20. Juni 1893. Ref. Münch. med. Wschr. **1893**, 592. — *Derselbe*, Über die Beziehungen der Müllerschen zu den Wolffschen Gängen. Verh. dtsch. Ges. Geburtsh. u. Gynäk. **7**, 163. Leipzig 1897. — *Derselbe*, Zur vergleichenden Anatomie und Physiologie der weiblichen Genitalien. Z. Geburtsh. **43**, 240 (1900). — *Derselbe*, Anatomische Paten. Mschr. Geburtsh. **19**, 839 (1904). — *Kleinwächter*, Ein Beitrag zur Anatomie und Pathologie des Vestibulum vaginae. Prag. med. Wschr. **1883**, Nr 9. — *Kobelt*, Die männlichen und weiblichen Wollustorgane des Menschen. Freiburg 1844. — *Koch, Fr.*, Vergleichende anatomische und histologische Untersuchungen über den Bau der Vulva und Klitoris der Haustiere. Inaug.-Diss. Bern 1909. — *Kocks*, Über die Gartnerschen Gänge beim Weibe. Arch. Gynäk. **20**, 387 (1882). — *Derselbe*, Zur Deutung rudimentärer Organe im weiblichen Genitaltraktus. Zbl. Gynäk. **1907**, Nr 17, 472. — *v. Koelliker, A.*, Zur Kenntnis der glatten Muskeln (Klitoris). Z. Zool. 1848; Handbuch der Gewebslehre des Menschen von v. Ebner. Leipzig 1902. — *Derselbe* und *Bender*, Zur Anatomie der Klitoris. Sitzgsber. Würzburg. physik.-med. Ges. **1884**, 35. — *Köstlin, E.*, Die Nervenendigungen in den weiblichen Geschlechtsorganen. Fortschr. Med. **12**, Nr 11/12 (1894). — *Kollmann, Julius*, Handatlas der Entwicklungsgeschichte des Menschen. 2. Teil. Jena: Gustav Fischer 1907. — *Kotzulla*, Zur Chirurgie der tiefen Beckendrüsen. Dtsch. Z. Chir. **119**, 55 (1912). — *Kownatzki*, Die Venen des weiblichen Beckens und ihre praktisch-operative Bedeutung. Wiesbaden: J. F. Bergmann 1907. — *Krasa*, Anat. H. **55** (1918). — *Krause, W.*, Die terminalen Körperchen der einfach sensiblen Nerven **1860**. — *Derselbe*, Die Nervenendigungen in den weiblichen Genitalien. Tagebl. d. Naturforsch.-Vers. Hannover **1865**, 233. — *Derselbe*, Die Nervenendigungen in den Geschlechtsorganen. Z. rat. Med. **28**, 86 (1866). — *Derselbe*, Über die Nervenendigungen in der Klitoris. Göttinger Nachr. **12** (1866). — *Derselbe*, Die Nervenendigung innerhalb der terminalen Körperchen. Arch. mikrosk. Anat. **19**, Taf. IV, Fig. 33 (1881). — *Derselbe*, Handbuch der menschlichen Anatomie. Nachträge z. 1, 134; Handbuch der Anatomie des Menschen unter Mitwirkung von *W. His* und *W. Waldeyer*. Leipzig 1903. — *Krause* und *Bense*, Über die Nervenendigungen in den Geschlechtsorganen. Z. rat. Med. **28** (1866). — *Küstner, O.*, Das Analogon des Corpus cavernosum beim Weibe. Jena 1884. — *Derselbe*, Das Hymenproblem und die Bildungshemmungen der Müllerschen Gänge. Z. Geburtsh. **81**, 353 (1919). — *Kyrle*, Über das Rhinophyma, eine histologische Studie usw. Dermat. Z. **20**, 665 (1913).

Lamb, D. S., The female external genital organs, a criticism on currant anatomical description. N. Y. J. Gynec. a. Obstetr. **1894**. — *Lang, E.*, Bartholinische Drüsen mit doppelten Ausführungsgängen. Wien. med. Jb. N. F. **2**, H. 4, 199 (1887). — *Langer*, Handbuch der Anatomie. Wien. **1865**, 610. — *v. Langer, O.*, Lehrbuch der systematischen und topographischen Anatomie. 11. Aufl. Wien u. Leipzig: Wilhelm Braumüller 1920. — *Langerhans, P.*, Über die akzessorischen Drüsen der Geschlechtsorgane. Virchows Arch. **61**, 208 (1874). — *Langley* and *Anderson*, The External Generative Organs (Innervation). J. of Physiol. **19**, 85. Cambridge 1895/96. — *Lavatelli*, Über Drüsen der kleinen Schamlippen. Arch. ital. Anat. **12**, H. 3, 349 (1915). Ref. Jber. Geburtsh. **29**, 221 (1916). — *Lebram*, Über die Drüsen der Labia minora. Z. Morph. u. Anthrop. **6** (1903). — *Ledru*, De la membrane appelée hymen. Thèse de Paris **1855**. — *Lentschewsky*, Über den Muskelapparat, welcher zum Verschluß der äußeren weiblichen Genitalien dient. Inaug.-Diss. 1874. — *Levy, S.*, Beiträge zur Anatomie und Pathologie der kleinen Labien. Inaug.-Diss. München 1904. — *Lindemann*, Grundlagen der gynäkologischen Ausbildung. München u. Wiesbaden: J. F. Bergmann 1922. — *Lipschütz, B.*, Über die Papillae genitales des Weibes. Beitrag zur Kenntnis des weiblichen Wollustapparates. Arch. f. Dermat. **146**, 363 (1924). — *Loewy*, Über den Bau des Rete Malpighii der Haut der männlichen und weiblichen Geschlechtsorgane. Arch. mikrosk. Anat. **53**, 403 (1899). — *Lubosch*, Normale Entwicklungsgeschichte des weiblichen Geschlechts. Halban-Seitz, Die Biologie und Pathologie des Weibes. **1**, 203 (1923). — *Lucas-Championnière*, Les lymphatiques utérins et la lymphangite utérine. Paris 1870. — *Luschka, H.*, Die Anatomie des Beckens. Tübingen 1861. — *Derselbe*, Die Muskulatur des weiblichen Beckens (Muskeln der Scham). Denkschr. ksl. Akad. Wiss. **23**, 75 (1861). Ref. Schmidts Jb. **114**, 287 (1862). — *Derselbe*, Die Anatomie des menschlichen Beckens. Tübingen 1864. — *Derselbe*, Der Hymen fimbriatus. Z. rat. Med. **3** (1865). — *Lusk, William*

Thompson, The science and art of midwifery. New York 1892. — *Luzzani*, Über einige Anomalien des Hymens. (Ital.) Zit. Jber. Geburtsh. **24**, 209 (1911).

Mall, F., On stages on the development of human embryos from 2—25 mm long. Anat. Anz. **46**, Nr 3/4, 78 (1914). — *Martin, C. A.* et *H. Léger*, Recherches sur l'anatomie et la pathologie des appareils sécréteurs des organes génitaux externes chez la femme. Arch. gén. Méd. Paris. **18**, 69 (1862). Ref. Schmidts Jb. **114**, 314 (1862). — *Mc Kee*, The hymen: anatomically, medicolegally and historically considered. Amer. J. Obstetr. 1908. — *Meisel-Heß, Grete*, Die metaphysische Bedeutung des Hymens. Z. Sex.wiss. **2**, 461 (1917). — *Melnikoff, Alexander*, Varianten der Lage der Bartholinischen Drüsen. Arch. f. Anat. **69**, 493 (1923). — *Merkel*, Handbuch der topographischen Anatomie. **3 II**, 260. Braunschweig: F. Vieweg u. Sohn 1907. — *Meyer, Rob.*, Über Drüsen der Vagina und Vulva bei Feten und Neugeborenen. Z. Geburtsh. **46**, 17 (1901). — *Derselbe*, Zur Kenntnis der kranialen und caudalen Reste des Wolffschen (Gartnerschen) Ganges beim Weibe mit Bemerkungen über das Rete ovarii, die Hydatiden, Nebentuben und paraurethralen Gänge, Prostata des Weibes. Zbl. Gynäk. **1907**, Nr 7, 203. — *Derselbe*, Zur Deutung rudimentärer Organe im weiblichen Genitaltraktus. Zbl. Gynäk. **1907**, Nr 21, 601. — *Derselbe*, Zur normalen und pathologischen Anatomie des Gartnerschen Ganges. Ref. Zbl. Gynäk. **1908**, Nr 42, 1364. — *Derselbe*, Zur Kenntnis des Gartnerschen (oder Wolffschen) Ganges, besonders in der Vagina und dem Hymen des Menschen. Arch. mikrosk. Anat. u. Entw.gesch. **73**, 751 (1909). — *Michailow*, Die Struktur der typischen Vater-Pacinischen Körperchen und ihre physiologische Bedeutung. Folia neurobiol. **2** (1909). — *v. Mihalkowicz*, Untersuchungen über die Entwicklung und den Bau des Harn- und Geschlechtsapparates der Amnioten. Internat. Mschr. Anat. u. Histol. **2**, 311 (1885). — *Miller*, The glands of Bartholin. Med. Fortnightly. **25**, 250. St. Louis 1904. — *Mijsberg*, Über die Entwicklung der Vagina, des Hymen und des Sinus urogenitalis beim Menschen. Z. Anat. **74**, 684 (1924). — *Derselbe*, Über die Entwicklung der Skeneschen Gänge beim Menschen. Nederl. Tijdschr. Geneesk. **68**, 1915 (1924). — *Mobilio, C.*, La forme dell' imene degli equidi. Monit. zool. ital. **25**, Nr 3, 53. Ref. Anat. Anz. **1914**, Nr 9/10. — *Derselbe*, L'imene della vitella a nella scrofa. Monit. zool. ital. **1915**, 12. Ref. Schmidts Jb. **323**, 18 (1916). — *v. Möllendorff, W.*, Handbuch der mikroskopischen Anatomie des Menschen. Berlin: Julius Springer 1927. — *Moraller-Hoehl-Rob. Meyer*, Atlas der normalen Histologie der weiblichen Geschlechtsorgane. Leipzig: J. A. Barth 1909. — *Morau, H.*, Remarques sur les vaisseaux lymphatiques des organes génitaux de la femme etc. C. r. Soc. Biol. **1894**, 812. — *Morgagni*, Adversar: Anat. IV, Animadvers. XXIV. Bononiae 1701. — *Morpain*, Études anat. et path. des grandes lèvres. Thèse Paris 1852. — *Müller*, De genitalium evolutione. Hofae 1815. — *Müller, L. R.*, Klinische und experimentelle Studien über die Innervation der Blase, des Mastdarms und des Genitalapparates. Dtsch. Z. Nervenheilk. **21** (1901). — *Derselbe*, Das vegetative Nervensystem. Berlin: Julius Springer 1920. — *Müller, Robert*, Sexualbiologie. — *Müller, Vitalis*, Über die Entwicklungsgeschichte und feinere Anatomie der Bartholinischen und Cowperschen Drüsen des Menschen. Arch. mikrosk. Anat. **39**, 33 (1892). — *Müller, W. B.*, Handbuch über allgemeine und lokale Schmerzbetäubung. 2 Bde. Berlin: R. Trenkel 1908.

Nagel, W., Über die Entwicklung der Sexualdrüsen und der äußeren Geschlechtsteile beim Menschen. Berlin 1888. — *Derselbe*, Über die Entwicklung des Urogenitalsystems des Menschen. Arch. mikrosk. Anat. **34**, 269 (1889). — *Derselbe*, Über die Entwicklung der Urethra und des Dammes beim Menschen. Arch. mikrosk. Anat. **40**, 264 (1892). — *Derselbe*, Über die Entwicklung der inneren und äußeren Genitalien beim menschlichen Weibe. Arch. Gynäk. **45**, 453 (1894). — *Derselbe*, Die weiblichen Geschlechtsorgane. K. v. Bardelebens Handbuch der Anatomie des Menschen. **7 II**, 111. Jena 1896. — *Derselbe*, Entwicklung und Entwicklungsfehler der weiblichen Genitalien. Veits Handbuch der Gynäkologie. Wiesbaden: J. F. Bergmann 1897. — *Derselbe*, Handbuch der Gynäkologie. Berlin: Fischer 1904. — *Nina-Rodrigues*, Des formes de l'hymen et de leur rôle dans la rupture de cette membrane. Ann. Hyg. publ. etc. **43**, Nr 6, Sér. 3, 481 (1900). — *Nunez*, Sur les vices de conform. de l'ur. chez la femme. 1882.

Oberdieck, Über Epithel und Drüsen der Harnblase und männlichen und weiblichen Urethra. Gekrönte Preisschr. Göttingen 1884. — *Oertel, Otto*, Anatomie, Histologie und Topographie des weiblichen Urogenitalapparats. Halban-Seitz' Handbuch der Biologie und Pathologie des Weibes. **1**, 291 (1923). — *Ohmori*, Über die Entwicklung der Innervation der Genitalapparate als peripherem Aufnahmeapparat der genitalen Reflexe. Z. Anat. **70**, 346 (1924). — *Okintschitz*, Altersveränderungen des Hymen. Inaug.-Diss. Petersburg 1903. — *Otis*, Die Morphogenese und Histogenese des Analhöckers, nebst Beobachtung über die Entwicklung des Sphincter ani externus beim Menschen. Anat. H. **30**, 199 (1906).

Parsons and *Keith*, The arrangement of the lymphatic glands accompanying the commun external iliac artery. J. of Anat. **32 I**, 172 (1897). — *Paschkis*, Zur Frage des Vorkommens der Talgdrüsen am inneren Blatte des Praeputiums. Mh. Dermat. **41** (1905). — *Pehrson, Torsten van*, Beiträge zur Kenntnis der äußeren weiblichen Genitalien bei Affen, Halbaffen und Insektivoren. Anat. Anz. **46**, Nr 7/8, 161

(1914). — *Peiser, E.*, Anatomische und klinische Untersuchungen über die Lymphgefäße des Uterus, mit besonderer Berücksichtigung der Totalexstirpation bei Carcinoma uteri. Z. Geburtsh. **39**, 259 (1898). — *Pestalozza*, Beitrag zum Studium des Baues des Hymens. Ann. Ostetr. Nr 8, 842. Mailand. Ref. Jber. Geburtsh. **15**, 525 (1902). — *Philippson*, Über Herstellung von Flächenbildern der Oberhaut und der Lederhaut. Mh. Dermat. **8**, 389. — *Pinkus*, Über eine Form rudimentärer Talgdrüsen. Arch. f. Dermat. **41**, 347 (1897). — *Poirier et Cunéo*, Étude spéciale des lymphatiques des différentes parties du corps. Poirier et Charpy, Traité d'anat. humaine 1902. — *Polla*, Die Nervenverbreitung in den weiblichen Genitalien bei Menschen und Säugetieren. Göttingen 1865. — *Purslow*, Sinus uro-genitalis. 71. Jverslg. Brit. Med. Assoc. 1903. Ref. Zbl. Gynäk. **1904**, Nr 10, 333.

Rabl, Histologie der normalen Haut des Menschen. Handbuch der Hautkrankheiten von Fr. Mraček. Wien. **1**, 109 (1901). — *Rathke*, Abh. zur Entwicklungsgeschichte 1832 I. — *Rauber* und *Kopsch*, Lehrbuch und Atlas der Anatomie. Leipzig 1922. — *Rauther*, Über den Genitalapparat einiger Nager und Insectivoren, insbesondere die accessorischen Genitaldrüsen derselben. Jen. Z. Naturwiss. **37** (1903); **38** (1904). — *Rautmann*, Zur Anatomie und Morphologie der Glandula vestibularis major (Bartholini) bei den Säugetieren. Arch. mikrosk. Anat. **63**, 461 (1904). — *Retterer, E.*, Sur l'origine et l'évolution de la région uro-génitale des mammifères. J. Anat. et Physiol. **56**, 126 et 153 (1890); Bull. Soc. Biol. **1890**, 3. 4. Jan. — *Derselbe*, Sur le développement composé du vagin et du vestibule des mammifères. Soc. Biol. **1891**, 312. — *Derselbe*, Sur le développement du pénis et du clitoris chez le foetus humain. J. Anat. et Physiol. **1892**. — *Derselbe*, Sur le développement et les homologies des organes génito-urinaires de la cobaye femelle. Soc. Biol. **1903**. — *Derselbe*, Entwicklung der Urethra, der Vagina und des Hymens. Rev. Gynéc. et Chir. abd. **11**, Nr 3 (1907). Ref. Zbl. Gynäk. **1909**, Nr 6, 231. — *Derselbe et Gattellier*, De la musculature de l'appareil urogénital dans l'espèce humaine. C. r. Soc. Biol. **77**, Nr 23, 204 (1914). Ref. Jber. Geburtsh. **28**, 246 u. 262 (1915). — *Derselbe* und *Neuville*, Vom Penis und von der Klitoris der Krokodile und der Schildkröten. C. r. Soc. Biol. **76**. Paris 1914. Ref. Zbl. norm. Anat. **1915**, H. 5. — *Retzius*, Über die Endigungsweise der Nerven in den Genitalnervenkörperchen des Kaninchens. Internat. Mschr. Anat. u. Physiol. **7** (1890). — *Rille, J. H.*, Bartholinitis und Leistendrüsen. Arch. f. Derm. **36**, 381 (1896). — *Robin et Cadiat*, Sur la structure et les rapports des téguments au niveau de leur jonction dans les régions anales, vulvaires. J. Anat. et Physiol. **1864**. — *Dieselben*, Structure des glandes uréthrales. J. Anat. et Physiol. **1874**. — *Rothfeld, J.*, Über das Verhalten der elastischen Elemente in den kavernösen Körpern der Sexualorgane. Anat. Anz. **32**, Nr 9/10, 248 (1908). — *Rouvière, H.*, Quelques recherches sur les lymphatiques du clitoris. Ann. Gynéc. et Obstétr. **39**, Sér. 2 (1912); **9**, 273. — *Roze*, De l'hymen. Thèse Strasbourg 1865. — *Ruffini*, Sulla presenza di nuove forme di terminazioni nervose, nello strate papillare e subpapillare della cute dell' uomo, con un contributo allo studio della structura dei corpuscoli del Meissner. Siena: Tip. editr. S. Bernardino 1898. — *Ruge, Carl*, Die Talgdrüsen der großen und kleinen Labien. Geburtsh.-gynäk. Ges. Berlin 10. März 1899. Ref. Mschr. Geburtsh. **9**, 908 (1899).

Saalfeld, Edmund, Über die Tysonschen Drüsen. Arch. mikrosk. Anat. u. Entw.gesch. **53**, 212 (1899). — *Sachs, Otto*, Weitere Beiträge zur Anatomie und Histologie des weiblichen Urethralwulstes. Wien. klin. Wschr. **1921**, Nr 51, 615; Verh. anat. Ges. 1925, Erg.-H. z. 60. Bd. d. Anat. Anz. 29. — *Sankoff*, Beitrag zur gerichtlichen Medizin. 4 (1922). — *Santesson*, Om corpora spongiosa clitoridis och bulbi vaginae hos gvinnan. Hygiea (Stockh.). — *Santi*, Per la genesi d'imene. Rass. Ostetr. **1907**, 705. — *Sappey*, Traité d'anatomie descriptive. 4. Paris 1879. — *Derselbe*, Description et iconographie des vaisseaux lymphatiques considérés chez l'homme et les vertèbres. Paris 1885. — *Saretzky*, Die Drüsen der Nymphae. Ihre Entwicklungsgeschichte. (Russ.) 1906. Ref. Zbl. Gynäk. **1908**, Nr 10, 354. — *Schäffer, Oskar*, Bildungsanomalien weiblicher Geschlechtsorgane aus dem fetalen Lebensalter mit besonderer Berücksichtigung der Entwicklung des Hymens. Arch. Gynäk. **37**, 199 (1890). — *Schaffer, J.*, Lehrbuch der Histologie und Histogenese. 2. Aufl. 261. Leipzig: Wilhelm Engelmann 1922. — *Derselbe*, Beiträge zur Histologie menschlicher Organe. Glandula bulbo-urethralis (Cowperi) und vestibularis maj. (Bartholini). Wien. Akad. Wiss., Math.-naturwiss. Kl., **126** III (1917). — *Schmaltz, R.*, Bemerkungen über die Klitoris. Berl. tierärztl. Wschr. **1909**, 457; **1910**, 1017 und 1057. — *Derselbe*, Die Geschlechtsorgane. Handbuch der vergleichenden mikroskopischen Anatomie der Haustiere von Ellenberger. 1911. — *Derselbe*, Das Geschlechtsleben der Haussäugetiere. Berlin 1912. — *Schüller, Max*, Ein Beitrag zur Anatomie der weiblichen Harnröhre. Festschr. f. B. S. Schultze. Berlin 1883; Virchows Arch. **94**, 405 (1883). — *Schultze, Wilhelm*, Über die Talgdrüsen des Menschen und ihre Adnexe mit besonderer Berücksichtigung der an den Labia majora und minora vorkommenden. Inaug.-Diss. Berlin 1898. — *Schumacher*, Beiträge zur Kenntnis des Baues und der Funktionen der Lamellenkörperchen. Arch. mikrosk. Anat. **77**, 157 (1911). — *Schwalbe-Hoffmann*, Lehrbuch der Anatomie der Sinnesorgane. Erlangen 1887. — *Schweigger-F. Seidel*, Vatersche Körperchen an den äußeren Genitalien des Menschen. Virchows Arch. 37, 231 (1866). — *Sellheim, Hugo*, Über die Anästhesierung des Pudendus in Gynäkologie und Geburtshilfe. Zbl. Gynäk. 1910, Nr 27, 897. — *Semon*, Studien über den Bauplan des Urogenitalsystems der Wirbeltiere. Jen. Z. Naturwiss. 26 (1892), N. F. 19. — *Sfameni*, Contributo alla conoscenza delle terminazioni nervose negli organi genitali esterni e nel capezzolo della femmina. Monit. zool. ital. 12, Nr 1 (1901). — *Derselbe*, Sul modo di terminare dei nervi nei genitali esterni della femmina. Monit. zool. ital. 13, Nr 11 (1902). — *Derselbe*, Sulle terminazioni nervose nei genitali femminili esterni sul loro significato morfologica e funzionale. Arch. di Fisiol. 1, 345 (1904). — *de Sinéty*, Histologie de la glande vulvo-vaginale. Gaz. méd. Paris 1880; C. r. Soc. Biol. Paris 1881, 280. — *Skene*, The anat. and path. of two important glands of the female urethra. Amer. J. Obstetr. a. Dis. Wom. a. Child. 13, Nr 2, 265 (1880); Dis. Women 1889, 614. — *Skrezeczka*, Die Form des Hymen bei Kindern. Vjschr. gerichtl. Med. 5, H. 1, 47 (1866) N. F. Ref. Schmidts Jb. 134, 93 (1867). — *Spalteholz*, Handatlas der Anatomie des Menschen. 10. Aufl. 3. Leipzig: S. Hirzel 1921. — *Spaulding*, The development of the external genitalia in the human embryo. Publications of the Carnegie Institutions. 276; Contrib. to Embryol. 1921, Nr 61. — *Spuler, A.*, Über die normale Entwicklung des weiblichen Genitalapparates. Veits Handbuch der Gynäkologie. 2. Aufl. 5, 575. Wiesbaden: J. F. Bergmann 1910. — *Stieda*, Das Vorkommen freier Talgdrüsen am menschlichen Körper. Z. Morph. u. Anthrop. 6, 443 (1902). — *Stocquard*, Die chemische Reaktion des Sekretes der Vulvo-Vaginaldrüse. J. d'accouchement 1890, Nr 9. Ref. Zbl. Gynäk. 1891, Nr 48, 983. — *Stöhr, Ph.*, Lehrbuch der Histologie und der mikroskopischen Anatomie des Menschen. Jena: Gustav Fischer 1894 u. 1918. — *Strahl*, Zur Bildung der Kloake des Kaninchenembryo. Arch. Anat. u. Entw.gesch. 1886, 156. — *Stricker*, Handbuch der Lehre von den Geweben des Menschen und des Tieres 1, 657. Leipzig 1871. — *Stutzmann*, Die akzessorischen Geschlechtsdrüsen. Inaug.-Diss. Leipzig 1898. — *v. Swiecicki*, Zur Entwicklung der Bartholinischen Drüse. Gerlachs Beitr. zur Morphologie und Morphogenie 1 (1883). Ref. Zbl. Gynäk. 1884, Nr 21, 327. — *Szenes, Alfred*, Über die Geschlechtsunterschiede am äußeren Genitale menschlicher Embryonen nebst Bemerkungen über die Entwicklung des inneren Genitales. Gegenbaurs Jb. 54, 65 (1924). — *Szymonowicz*, Lehrbuch der Histologie und der mikroskopischen Anatomie. 4. Aufl. Leipzig: Curt Kabitzsch 1921.

Tandler, Entwicklungsgeschichte und Anatomie der weiblichen Genitalien. Handbuch der Frauenheilkunde von Menge-Opitz. 2. u. 3. Aufl. Wiesbaden: J. F. Bergmann 1920. — *Derselbe*, Das Gefäßsystem. Lehrbuch der systematischen Anatomie 3. Leipzig: F. C. W. Vogel 1926. — *Derselbe* und *Dömény*, Zur Histologie des äußeren weiblichen Genitales. Arch. mikrosk. Anat. u. Entw.gesch. 54, 602 (1899). — *Taussig*, The development of the hymen. Amer. J. Anat. 8, 89 (1908). — *Derselbe*, Die Entwicklung des Hymen. Mschr. Geburtsh. 30, 96 (1909). — *Derselbe*, The development of the hymen. Amer. J. Obstetr. 2, 471 u. 525. — *Temesvary, Nikolaus*, Die Regio clitoridis. Arch. Gynäk. 122, 102 (1924). — *Testut, L.*, Traité d'anatomie humaine. 6. Aufl. 4. Paris 1912. — *Thomas, Cullen*, J. amer. med. Assoc. 44, 207. — *Thomas, J.*, Die Glandula vestibularis major (Bartholini) beim Menschen. Inaug.-Diss. Göttingen 1905. — *Tiedemann, F.*, Von den Duverneyschen, Bartholinischen oder Cowperschen Drüsen des Weibes. 7. Heidelberg u. Leipzig 1840. — *Timofeew*, Zur Kenntnis der Nervenendigungen in den männlichen Geschlechtsorganen der Säuger. Anat. Anz. 9, 342 (1894). — *Derselbe*, Über eine besondere Art von eingekapselten Nervenendigungen in den männlichen Geschlechtsorganen bei Säugetieren. Anat. Anz. 11, 44 (1896). — *Toldt*, Anatomischer Atlas. F. Gefäßlehre. 7. Aufl. Berlin u. Wien: Urban u. Schwarzenberg 1911. — *Tourneux*, Sur les premiers développements du cloaque, du tubercule génitale et de l'anus. J. Anat. et Physiol. 1888. — *Derselbe*, Sur la structure des glandes uréthrales (prostatiques) chez la femme et sur les premiers développements des glandes prostatiques dans les deux sexes. C. r. Soc. Biol. 5, Sér. 8 (1888). — *Derselbe*, Sur le dévelopement et l'évolution du tubercule génital chez le foetus humain dans les deux sexes. J. Anat. et Physiol. 25, 229 (1889). — *Derselbe*, Sur le développement et l'évolution du tubercule génital et de l'anus chez l'embryon du mouton. J. Anat. et Physiol. 1888; Bull. Soc. Biol. 1890, 75. — *Derselbe*, Sur le mode de cloissonnement du cloaque et sur la formation de la cloison recto-urogénitale etc. Bibliogr. anatomique 2 (1894). — *Trautmann, A.* und *F. Koch*, Vergleichende anatomische und histologische Untersuchungen über die Klitoris einiger Säuger. Anat. Anz. 36, Nr 19, 497 (1910). — *Trost*, Bartholinische Drüse mit doppeltem Ausführungsgang. Wien. med. Blätter 11, 517 (1888).

Utrobin, Ein Hymen mit 3 Öffnungen. (Russ.) Ref. Jber. Geburtsh. 18, 548 (1905).

Vasallo, Amedo, Histologische Bemerkungen zu einem Fall von Hymen imperforatus. Ann. Ostetr. 44, Nr 11, 821 (1922). Ref. Jber. Geburtsh. 36, 276 (1922). — *Vedeler*, Hymen. Tijdschr. Norske laegefor. 1906, 477. Ref. Jber. Geburtsh. 20, 119 (1907); 22, 114 (1909). — *Volta, Amedeo dalla*, Beiträge zur Morphologie des Hymens. Dtsch. Z. gerichtl. Med. 2, 16 (1923).

Waldeyer, W., Die Hottentottenschürze. Z. Ethnol. **17** (1885). — *Derselbe*, Das Becken. Bonn 1899. — *Derselbe*, Die Geschlechtszellen. Hertwigs Handbuch der vergleichenden und experimentellen Entwicklungsgeschichte. Jena: Gustav Fischer 1903. — *Wassilieff*, Über den histologischen Bau der Drüsen der äußeren Harn- und Geschlechtsorgane des Menschen und der Tiere. Warschauer Univ.-Nachrichten **1880**; Arch. Gynäk. **22**, 346 (1884). — *Webster, J. C.*, The nerve-endings in the labia minora and clitoris. Edinburgh med. J. **1891**, Juli. Ref. Mschr. Geburtsh. **1**, 616 (1895). — *Derselbe*, Researches in female pelvic anatomy. Edinburgh a. London 1892. — *Wendt*, Talgdrüsen der kleinen Labien. Müllers Arch. **1**, 278 (1834). — *Wertheimer, E.*, Note sur le développement des glandes sébacées de la petite lèvre et du mamelon. C. r. Soc. Biol. Paris. **1882**, 37. Ref. Zbl. Gynäk. **1883**, Nr 17, 266. — *Derselbe*, Recherches sur la structure et le développement des organes génitaux externes de la femme. J. Anat. et Physiol. **19**, 551 (1883); Arch. génér. **1883**. — *Derselbe*, De la structure du bord libre de la lèvre aux divers âges. Arch. génér. Méd. Paris 1883. — *Windscheid, F.*, Die Nervenendigungen in den weiblichen Genitalien. Mschr. Geburtsh. **1**, 609 (1895). — *Winslow, Lantorini*, Zur Anatomie und Morphologie der Glandula vestibularis major Bartholini bei den Säugetieren. Arch. mikrosk. Anat. **63**, 461 (1904). — *Worthmann, F.*, Beiträge zur Kenntnis der Nervenausbreitung in Klitoris und Vagina. Inaug.-Diss. Breslau 1906; Arch. mikrosk. Anat. u. Entw.gesch. **68**, 122 (1906).

Zen, Ruffinen, Sur la structure de la région clitoridienne et des petites lèvres de la femme. Inaug.-Diss. Lausanne 1917. — *Zuckerkandl*, Atlas der topographischen Anatomie des Menschen. Becken. H. 4. Wien u. Leipzig: Wilhelm Braumüller 1902.

B. (C.) Behaarung der Vulva.

Alberti, Kasuistik zur Hypertrichosis universalis aquisita mit Veränderungen der Sexualorgane. Hegars Beitr. **9**, 339 (1905). — *Alexander*, Das Auftreten äußerer heterosexueller Geschlechtsmerkmale bei Hypogenitalismus. Berl. klin. Wschr. **1918**, Nr 40, 948. — *Ambrozic-Baar*, Z. Kinderheilk. **27**, 135 (1920/21). — *Aschner, B.*, Die Blutdrüsenerkrankungen des Weibes. Wiesbaden: J. F. Bergmann 1918. — *Asher, Leon*, Beiträge zur Physiologie der Drüsen. 3. Mitt. Untersuchungen über das Wachstum der Haare usw. Biochem. Z. **147**, 425 (1924). — *Auliff, Mc*, Hypertrichose, Variation in den weiblichen sekundären Geschlechtsmerkmalen und innere Sekretion. J. amer. med. Assoc. **1916**, Nr 1. Ref. Zbl. Gynäk. **1916**, Nr 36, 742.

Baar, Makrogenitosomia praecox. Zirbeltumor. Z. Kinderheilk. **27**, 143 (1921). — *Bab, Hans*, Uterus duplex und Hypertrichosis. Z. Geburtsh. **80**, 364 (1918). — *Bauer, Julius*, Konstitutionelle Disposition zu inneren Krankheiten. 2. Aufl. Berlin: Julius Springer 1921. — *Berblinger*, Klimakterische Gesichtsbehaarung und endokrine Drüsen. Z. angew. Anat. **10**, 412 (1924). — *Bergh, van den*, Hypernephroom. Hypergenitalisme. Nederl. Tijdschr. Geneesk. **1915** II, Nr 20, 2217. Ref. Jber. Geburtsh. **29**, 17 (1916). — *Bevern* und *Römhild*, Hufelands neues Journal der praktischen Heilkunde. 1802. — *Biedl, Arthur*, Innere Sekretion. 3. Aufl. 2. Berlin u. Wien: Urban u. Schwarzenberg 1916. — *Bölsche*, Das Liebesleben in der Natur. Eine Entwicklungsgeschichte der Liebe. — *Brohl*, Zbl. Gynäk. **1897**, Nr 4, 113. — *Bulloch* and *Sequeira*, On the relation of the suprarenal capsules to the sexual organs. Trans. Pathol. Soc. London **56**, 189 (1905).

Colcott-Fox, Trans. Pathol. Soc. London 1885. — *Cooke, William*, Philos. trans. **1756**; Med. Chir. Trans. **1817**.

Debeyre-Riche, Soc. Biol. Paris. **1907**, 733. — *Dobbertin*, Beitr. path. Anat. **28**, 42 (1900). — *Dun-Glynn*, Quart. J. Med. **1912**, 157.

Ecker, Über abnorme Behaarung des Menschen, insbesondere über die sog. Hundemenschen. Glob. **23** (1878). — *Escedi*, (Ungar.) Ref. Jber. Geburtsh. **24**, 95 (1911). — *Eschricht-H. Hildebrandt*, Über abnorme Haarentwicklung beim Menschen. Schr. d. physik.-ökon. Ges. Königsberg 1878.

Fraenkel, E., Hypernephrom der rechten Nebenniere mit virulisierender Frühreife. Dtsch. med. Wschr. **1922**, Nr 40, 1370; Zbl. Neur. **29**, 22 (1922). — *French*, Guys Hosp. Rep. London. **1912**, 369. — *Freund, R.*, Abnorme Behaarung bei Entwicklungsstörungen. Hegars Beitr. **3**, 181 (1900). — *Freund, W. A.*, Mitgeteilt von *A. Hegar*. Hegars Beitr. **3**, 354 (1900). — *Friedenthal, Hans*, Beiträge zur Naturgeschichte des Menschen. Ein Beitrag zur Physiologie der Behaarung. Jena: Gustav Fischer 1908.

Gabschuß, Münch. med. Wschr. **1922**, Nr 13, 483. — *Galant, C.*, Der Haarbüschel des Pomum Adami. Mschr. Geburtsh. **69**, 219 (1925). — *Gebhard, C.*, Pathologische Anatomie der weiblichen Sexualorgane. Leipzig: S. Hirzel 1899. — *Glynn* and *Dunn*, Quart. J. Med. **1911/12**. — *Gunsett*, Oberflächentherapie mit hohen Dosen hochgefilterter Röntgenstrahlen, speziell bei Kankroiden und bei der Hypertrichosis. Strahlenther. **5** (1915).

Halban, Über ein bisher nicht beachtetes Schwangerschaftssymptom (Hypertrichosis graviditar). Wien. klin. Wschr. **1906**, Nr 1, 6. — *Derselbe*, Zur Frage der Graviditäts-Hypertrichose. Wien. klin. Wschr. **1907**, Nr 45, 1389. — *Harvey*, Zbl. Neur. **31**. — *Havelock, Ellis*, Geschlechtsleben der Menschen. — *Hegar, Alfred*, Abnorme Behaarung und Uterus duplex. Beitr. Geburtsh. **1**, 111 (1898). — *Derselbe*, Zur abnormen Behaarung. Beitr. Geburtsh. **4**, 21 (1901). — *Hegar, August*, Über abnorme Behaarung bei weiblichen Geisteskranken. Beitr. Geburtsh. **19**, Erg.-H. (1915). — *Hennig, G.*, Leipziger Jb. Kinderheilk. **1**, 107 (1895). — *Herzog, W.*, Ein Fall von allgemeiner Behaarung mit heterologer Pubertas praecox bei 3jährigem Mädchen. Münch. med. Wschr. **1915**, Nr 6, 184; Virchows Arch. **236** (1922).

Jump, Beates and *Babcock*, Precocious development of the external genitals due to hypernephrom of the adrenal cortex. Amer. J. med. Sci. **147**, 568 (1914); Ref. Zbl. Gynäk. **1914**, Nr. 27, 978.

Klumow, Pubertas praecox. Russk. Klin. **6** (1926). Ref. Zbl. Hautkrkh. **24**, 735 (1927).

Lebau, Arch. Anat. u. Physiol. **1827**, 367; Gynéc. méd. **1832**, 98. Paris. — *Lenz, J.*, Vorzeitige Menstruation, Geschlechtsreife und Entwicklung. Arch. Gynäk. **99**, 67 (1913). — *Léopold-Lévi*, Hypophyse et système pileux. C. r. Soc. Biol. **72**, 785 (1912). — *Lesser*, Korresp.bl. Schweiz. Ärzte **26**, 355 (1896). — *Liepmann, W.*, Psychologie der Frau. 2. Aufl. Berlin u. Wien: Urban u. Schwarzenberg 1922. — *Linzenmeier, G.*, Die Vererbungsgesetze der Hypotrichosis congenita an der Hand zweier Stammbäume. Studien zur Pathologie der Entwicklung von Rob. Meyer u. Ernst Schwalbe. **1**, H. 1. Jena: Gustav Fischer 1913. — *Löhner*, Über Entstehungsgeschichte und Funktionen des menschlichen Haarkleides. Biol. Zbl. **44**, 384 (1924).

Mathias, E., Gegenseitige Abhängigkeit der Nebennierentumoren und Sexusstörung. Berl. klin. Wschr. **1921**, Nr 2, 39. — *Derselbe*, Über Geschwülste der Nebennierenrinde mit morphogenitischen Wirkungen. Virchows Arch. **236**, 446 (1922). — *Derselbe*, Über Andeutungsformen von Interrenalismus. Zbl. Gynäk. **1926**, Nr 39, 2489. — *Michaelis, Gottlieb*, Acta physico-medica academiae. Caes. Leop. Carsl. Nat. Cur. **1783**. — *Miller*, Brit. J. Childr. Dis. **1905**, 183. — *Mó, Arturo*, Spontanes Myxödem beim Erwachsenen. (Spanisch.) Ref. Zbl. Hautkrkh. **12**, 455 (1924).

Neugebauer, Zit. von *Plumb*. N. Y. med. J. **1897**. — *Neurath, Rudolf*, Die vorzeitige Geschlechtsentwicklung. Erg. inn. Med. **4**, (1909). — *Derselbe*, Geschlechtsreife und Körperwachstum. Z. Kinderheilk. **19**, 209 (1919). — *Neurath*, Physiologie und Pathologie der Pubertät des weiblichen Geschlechts. Halban-Seitz, Biologie und Pathologie des Weibes. **5 IV**, 1569 (1927). (Pubertas praecox.)

Ogle-Pitmann, Med. Times a. Gaz. **1865**; Lancet **1**, 175 (1865). — *Ogstone*, Zit. bei *Krokiewicz*. Virchows Arch. **144** (1896). — *Olivet*, Über den angeborenen Mangel beider Eierstöcke, zugleich ein Beitrag zur Frage der Kastration und Behaarung. Z. Pathol. **29**, 477 (1923). — *Derselbe*, Die sekundäre weibliche Behaarung, ein Hypophysenmerkmal. Z. Konstit.-lehre **10**, 268 (1924). — *Orth*, Zit. nach *Leiner,* Endocrinology **1920**.

Philipps and *Lambright*, Endocrinology **1920**, 616. — *Ploß-Bartels*, Das Weib in der Natur- und Völkerkunde. 10. Aufl. **1** (1913). — *Polano*, Ovarialsarkom beim Kind. Verh. dtsch. Ges. Gynäk. Arch. Gynäk. **120**, 308 (1923).

Ritchie, Zit. nach *Bulloch* and *Sequeira*. — *Rößle*, Erg. Path. **1923**. — *Rothe, Fritz*, Untersuchungen über die Behaarung der Frauen. Inaug.-Diss. Berlin 1893.

Sabouraud, Beziehungen zwischen der Geschlechtsentwicklung und der Behaarung beim Menschen. Arch. mens. Obstétr. et Gynéc. **1913**. Ref. Jber. Geburtsh. **28**, 25 (1914). — *Sachs, Ferdinand*, Hypergenitalismus durch Nebennierentumor. Arch. Kinderheilk. **74**, 151 (1924). — *Scabell*, Über den suprarenalen Virilismus und Pseudohermaphroditismus. Dtsch. Z. Chir. **185**, 1 (1924). — *Scheib*, Über Osteogenesis imperfecta. Bruns' Beitr. **26**, 93 (1900). — *Schiff, Erwin*, Frühzeitige Entwicklung der sekundären Geschlechtscharaktere bei einem zweijährigen Mädchen infolge eines Hypernephroms der rechten Nebenniere. Jb. Kinderheilk. **87**, 519 (1918). — *Schmidt, Helmut*, Der suprarenal-genitale Syndrom *(Kraus)*. Über Zusammenhänge zwischen Nebennieren und Geschlechtsentwicklung. Virchows Arch. **251**, 8 (1924). — *Schneider*, Pubertas praecox bei Hypernephrom. Verh. dtsch. path. Ges. **1923**, 277. — *Stricker, Wilhelm*, Über die sog. Haarmenschen (Hypertrichosis universalis) und insbesondere die bärtigen Frauen. 1876.

Tandler und *Groß*, Die biologischen Grundlagen der sekundären Geschlechtscharaktere. Berlin: Julius Springer 1913. — *Termeer*, Ovarialgeschwülste im Kindesalter und Pubertas praecox. Arch. Gynäk. **127**, 431 (1926). — *Thaler*, Menstruatio praecox und Pseudohermaphroditismus bei einem fünfjährigen Mädchen. Zbl. Gynäk. **1916**, Nr 30, 603. — *Tilesius*, Voigts Magazin **1803**. — *Tuffier*, Le virilisme surrénal. Rev. thér. Méd. Chir. **81**, 339 (1914).

Verebely, Ein Fall von Pubertas praecox und Ovarialgeschwulst. Orv. Hetil. (ung.) **1912**, Nr 6. Ref. Wien. klin. Wschr. **1912**, Nr 13, 501.

Wiesel, J., Krankheiten der Nebennieren. Lewandowskys Handbuch der Neurologie. 4 (1913). — *Wolff, Bruno*, Zur Kenntnis der Entwicklungsanomalien bei Infantilismus und bei vorzeitiger Geschlechtsreife. Arch. Gynäk. **94**, 542 (1911).

Zöllner, E. L., Haarfarbe und Haarwuchs, ein diagnostisches Merkmal bei Krebserkrankungen. Zbl. Chir. **1924**, Nr 38, 1442.

D. Entwicklungsstörungen der Vulva.
I. Angeborene Entwicklungshemmungen der Vulva und des Dammes.

Adam, Sur une malformation génitale. Bull. Soc. Path. exot. 17 (1924). Ref. Ber. Gynäk. **7**, 73 (1925). — *Ahlfeld*, Über einen Monopus mit vollständigem Mangel der äußeren Genitalien und des Afters. Arch. Gynäk. **14**, 276 (1879). — *Derselbe*, Die Mißbildungen des Menschen. Leipzig 1880. — *Anders, H. E.*, Über Kloakenmißbildungen. Virchows Arch. **229**, 531 (1921). — *Derselbe*, Die Mißbildungen des Darmkanals und der Verdauungsdrüsen, einschließlich der Kloakenmißbildungen. Ernst Schwalbes u. Georg Grubers Morphologie der Mißbildungen. 13. Lief. Jena: Gustav Fischer 1928.

Barrier, Absence de vulve et d'anus chez un veau nouveau né. Bull. 1885, 442. — *Born, Hans*, Ein Fall von Atresia ani congenita mit zahlreichen Entwicklungsanomalien des Urogenitalsystems. Inaug.-Diss. Zürich 1898. — *Brooks H. Wells*, A unique monstrosity. Amer. J. Obstetr. **21**, 1265 (1888).

Chéboeuf, J. gén. Méd. **47**, 362. Paris 1813. — *Cichorius*, Ein Fall von Sirenenbildung. Arch. Gynäk. **72**, 571 (1904). — *Claus, Ludwig*, Ein Fall von Sirenenbildung. Inaug.-Diss. Königsberg 1896.

Eisenach, Heinrich, Ein weiblicher Fetus ohne Harn-, Darm- und Geschlechtsöffnungen, daneben Meropus. Inaug.-Diss. Marburg 1873.

Förster, Die Mißbildungen des Menschen. 132. Jena 1861 u. 1885. 2. Aufl. — *Flothmann*, Frau mit rudimentären Genitalien. 51. Verslg dtsch. Naturforsch. u. Ärzte Köln 1888. Ref. Zbl. Gynäk. **1888**, Nr 48, 682. — *Foville*, Note sur un cas de vice de conformation des organes génitaux externes chez la femme. Bull. Soc. Anat. Paris 1856. — *Frommel*, Zwei seltene Bildungsanomalien der weiblichen Genitalien. Münch. med Wschr. **1890**, Nr 15, 264.

Gebhard, Carl, Sirenenbildung. Inaug.-Diss. Berlin 1887. — *Geyl*, Zwei Fälle von Mangel der Labia minora. Mschr. Geburtsh. **5**, Erg.-H., 85 (1897).

James, J. A. and *T. H. James*, Congenital absence of uterus, ovaries and the clitoris. Med. News. **75**, 20. New York 1897. Ref. Jber. Geburtsh. **13**, 891 (1900). — *Juillard*, Mémoire sur un monstre appartenant à la famille des syméliens. Gaz. Méd. Paris **1869**.

Kermauner, Über Mißbildungen mit Störungen des Körperverschlusses. Arch. Gynäk. **78**, 221 (1906). — *Kiwisch*, Die Krankheiten der weiblichen Sexualorgane. 374. Prag 1857.

Maaß, Totale Blasenspalte, hochgradiger Spalt der Symphyse und Mißbildung der äußeren Genitalien. Med. Ges. Berlin, Januar 1911. Ref. Dtsch. med. Wschr. **1911**, Nr 3, 137. — *Magee*, Lancet 1842, 575. — *Maggioni, V.*, Un caso anomalia di sviluppo della clitoride. Gaz. Osp. **22**, Nr 16, 167. Milano 1905. — *Marchand*, Totale Atresie der äußeren Genitalien und des Rectums. Ärztl. Ver. Marburg Mai 1893. Ref. Zbl. Gynäk. **1894**, Nr 17, 416. — *Meckel*, Meckels Arch. **1826**, 36. — *Merz*, Kloakenbildung bei geschlossener Blase und Mißbildung der äußeren Genitalien. Inaug.-Diss. München 1897.

Neumann, Hans Otto, Sympodie und Oligohydramnie. Zbl. Gynäk. **1922**, Nr 39, 1564.

Olshausen, Zur Ätiologie der fetalen Peritonitis. Arch. Gynäk. **2**, 280 (1871). — *Otto*, Monstrorum sex humanorum anatomica et physiologica disquisitio. Frankfurt 1811.

Peter, Atlas der Entwicklung der Nase und des Gaumens beim Menschen mit Einschluß der Entwicklungsstörungen. Jena 1913. — *Peters, Georg Wilhelm*, Sympus apus. Inaug.-Diss. Greifswald 1892. — *Prochownik*, Virgineller Totalprolapsus, entstanden durch Zusammentreffen von angeborenem Fehlen des Dammes und Doppelbildung der Genitalien. Arch. Gynäk. **17**, 326 (1881).

Rouchesse, Rare malformation of the vulva. Surg. etc. **37** (1923). Ref. Zbl. Hautkrkh. **11**, 93 (1924). — *Ruge, Hans*, Ein Fall von Sirenenbildung. Virchows Arch. **129**, 381 (1892).

Sadler, Familiäres Auftreten von Fehlen der inneren weiblichen Geschlechtsorgane. Zit. Jber. Geburtsh. **28**, 105 (1915). — *Saviard*, Obs. de chirurgie 308. — *Straßmann, P.*, Mißbildung mit großem Bauchbruch. Z. Geburtsh. **31**, 178 (1895).

Tarler, Ref. Canstatts Jber. 1843, 154 (1. Bd. des 2. Jg.).

Wolff, Bruno, Über Mißbildungen mit einfacher Nabelarterie. Arch. Gynäk. **57**, 650 (1899). — *Derselbe*, Zur Kenntnis der Mißbildungen mit Erweiterung der fetalen Harnblase. Arch. Gynäk. **65**, 303 u. 312 (1902).

II. Verdoppelungen der äußeren Genitalien.

Ahlfeld, Die Mißbildungen des Menschen. Leipzig 1880. — *Arnaud*, Sur les hermaphrodites. Thèse Paris 1768.

Barkow, Monstra animalium duplicia per anatomen indagata. 1. Lipsia 1828. — *Bechtinger*, Ein weibliches Monstrum mit zwei vollständigen und getrennten Vulvae und Vaginae, vier Brüsten und 3 Beinen. Ann. of Gynec. 1888, 469. Ref. Zbl. Gynäk. 1889, Nr 7, 120. — *Broek, van den*, De Verdubbeling der uitwendige geslachtsdeelen en het gespleten bekken. Nederl Tijdschr. Verloskde 23 (1913). Ref. Gynäk. Rdsch. 9, 225 (1915). — *Büttner*, Anatomische Wahrnehmungen. 58. Königsberg u. Leipzig 1769.

Chiarleoni, Duplicita genitale esterna e mancanza di ano in una bambina di 33 mesi. Ann. Ostetr. August 1894.

v. Engel, Geburt bei doppelten Geschlechtsteilen und doppelter Harnblase und Harnröhre. Arch. Gynäk. 29, 43 (1887).

Förster, E., Die Mißbildungen des Menschen. Leipzig 1865.

Gemmell and *Paterson*, Duplication of Bladder, Uterus, Vagina and Vulva. J. Obstetr. 23, 25 (1913).

Hart, Berry, Note on Dr. *Gemmels* and Prof. *A. M. Patersons* Case of Duplication of Bladder, Uterus, Vagina und Vulva. J. Obstetr. 23, 139 (1913). — *Hübner*, Die Doppelbildungen des Menschen und der Tiere. Erg. Path. 15 II (1911).

Kermauner, F., Die Mißbildungen der weiblichen Geschlechtsorgane. In Schwalbe: Die Morphologie der Mißbildungen. 1909 III, Kap. 3, 253. — *Kußmaul, Adolf*, Von dem Mangel, der Verkümmerung und Verdoppelung der Gebärmutter. Würzburg 1859.

Mac Lennan, Double penis and double vulva. Glasgow med. J. 101, 287 (1924). Ref. Zbl. Hautkrkh. 14, 127 (1924). — *Marchand*, Die böhmischen Schwestern Rosalia und Josefa. Breslauer ärztl. Z. 1881, Nr 20. — *Derselbe*, Ein menschlicher Pygopagus. Beitr. path. Anat. 17, 1 (1895). — *Moores*, Zit. nach *Ahlfeld*, Die Mißbildungen des Menschen. New Orleans Med. J. 1868, 734.

Neugebauer, F. L., 37 Fälle von Verdoppelung der äußeren Geschlechtsteile. Mschr. Geburtsh. 7, 550 u. 645 (1898).

Palfyn, Descript. anat. de deux enfants. Tab. I, III. Leiden 1708. — *Prochasko*, Abh. böhm. Ges. 2, 224 (1786).

Ramsbotham, Med. Times a. Gaz. 1855, Nr 274.

Suppiger, Korresp.bl. Schweiz. Ärzte 1876, Nr 24, 744.

Tynberg, A case of pygopagus — joined twins. Amer. J. Obstetr. 32, 426 (1895).

Virchow, R., Über die sog. zweiköpfige Nachtigall. Berl. klin. Wschr. 1873, Nr 9, 97.

III. Anus vestibularis.

Abel, Ein Fall von angeborenem Anus praeternaturalis vestibularis bei einer 20jährigen Nullipara. Arch. Gynäk. 38, 493 (1890). — *Ärztlicher Bericht* der K. K. Gebär- und Findelanstalt. Wien 1856. — *Ahlfeld, Friedrich*, Die Mißbildungen des Menschen. 2. Aufl., 235. Leipzig 1882. — *Amabile*, Il Morgagni 14. Napoli 1872. — *Anders*, Über das operative Verfahren bei kongenitaler, analer und rectaler Atresie, sowie Ausmündungen des Rectums in das Urogenitalsystem. Arch. klin. Chir. 45, 489 (1893). — *Aveling*, A case of congenital vulvar anus cured by operation. Lancet 2, 1085 (1884). Ref. Zbl. Gynäk. 1885, Nr 20, 317.

Ball, Charles, The rectum and anus, their diseases and treatment. 44. London 1887. — *Bardeleben, Heinrich v.*, Beitrag zur geburtshilflichen, gynäkologischen und entwicklungsgeschichtlichen Bedeutung des Anus anomalus vulvo-vaginalis. Arch. Gynäk. 68, 1 (1903). — *Barrière*, Gaz. Hôp. 1888, 156. — *Becker*, Ein Fall von Uterus bicornis duplex, Vagina duplex, Anus vestibularis. Österr. Ärzteztg 1908, Nr 6. — *Bednar*, Die Krankheiten der Neugeborenen und Säuglinge. 1, 123. Wien 1851. — *Benicke*, Über Geburtsstörungen durch die weichen Geburtswege. Z. Geburtsh. 2, 236 (1878). — *Benivenius*, Libellus de abditis nonullis ac mirandis morborum et sanationem causis. Kap. 86. Florenz 1503. — *Berrut*, Bull. Soc. Chir. Paris 2 (1862). — *Birnbaum*, Mschr. Geburtsk. 25, 291, Suppl. (1865). — *Bittner*, Atresia ani vestibularis bei einem zehnmonatigen Kind. Ärzt. Ver. Brünn 11. Nov. 1912. Ref. Wien. klin. Wschr. 1912, Nr 52, 2054. — *Borton*, Medical Recorder 7, 357. Philadelphia 1824. — *Browne*, Dublin med. J. 1861, 251. — *Bucura*, Ein Fall von Uterus rudimentarius cum vagina rudimentaria solida mit akzessorischem Vorhofafter. Wien. klin. Wschr. 1906, Nr 33, 1007. Ref. Zbl. Gynäk. 1907, Nr 5, 167. — *Burns*, Edinburgh med. J. 1, 137.

Caradec, Vice de conformation le plus curieux chez une femme. Gaz. Hôp. 7 (1863). — *Caussade*, Gaz. Hôp. 1834. — *Chalesowa-Koschkina*, Ein Fall von Anus praeternaturalis vestibularis. Russ. Z. St. Petersburg 1913. Ref. Jber. Geburtsh. 27, 135 (1914). — *Champion*, 1821. Zit. nach *Caradec*, Gaz. Hôp. 1863, 28. — *Chaussier*, J. univ. Sci. Méd. 17, 234 (1820). — *Collins*, Des abouchements congénitaux du rectum à la vulve et au vagin. 22. Paris 1890. — *Costa*, Dell' ano vulvare operato col metodo Rizzoli. Riv. Genova 2, 3 (1883). — *Curling*, Med. a. Surg. Trans. 43, 271 (1860).

Debout, Bull. gén. Thér. 1855. — *Delbet, Paul*, Abouchement anomal du rectum à la vulve. Congrès de chir. 1901. Gaz. Hôp. 1901, 133. — *Dencker*, Ein Beitrag zum Anus vestibularis. Mschr. Geburtsh. 59, 147 (1922). — *Depaul*, Zit. nach *Jarjavay*. Soc. Chir. 1857. — *Deutsch*, Atresia ani. Anus praeternaturalis. Neue Z. Geburtsk. 30, 281 (1851). — *Dieffenbach*, Die operative Chirurgie 1 (1845). — *Dimrock*, Zit. nach *Julius Pfeifer*. — *Doepp*, Abh. Petersburger Ärzte 1842, 162. — *Doyon*, Gaz. méd. Lyon 1851, 120. — *Dwight*, Anus vulvaris. Amer. J. med. Sci. 4, 433 (1895).

Edgar, Ein Fall von Anus vulvaris. Glasgow med. J. 1901. Ref. Zbl. Gynäk. 1901, Nr 39, 1096. — *Engström*, Über Anus praeternaturalis vestibularis in klinischer Beziehung. Mitt. gynäk. Klin. Helsingfors 3, 293 (1901). — v. *Esmarch, Friedrich*, Die Krankheiten des Mastdarms und des Afters. Pitha-Billroths Handbuch der allgemeinen und speziellen Chirurgie 3 II, 29 (1882).

Fabricius d'Aquapendente, Opér. chir. Kap. 88, 757. — *Faure*, Gaz. Hôp. 1848, 19. — *Forßner*, Fall von Anus vestibularis. Schwed. Z. Ref. Mschr. Geburtsh. 39, 236 (1914). — *Fraenkel, L.*, Atresia ani hymenalis. Mschr. Geburtsh. 59, 155 (1922). — *Frank, R.*, Über die angeborene Verschließung des Mastdarms und die begleitenden inneren und äußeren Fistelbildungen. Wien 1892. — *Franke, G.*, Anus praeternaturalis und Anus perinealis. Inaug.-Diss. Breslau 1903. — *Freund*, Über Bildungsfehler der weiblichen Genitalien. Wien. med. Presse 1866. — *Friedinger*, Z. Wien. Ärzte 1854. August. — *Frommel*, Zwei seltene Mißbildungen des weiblichen Genitales. Münch. med. Wschr. 1890, Nr 15, 263. — *Fürst*, Zit. nach *Puech*. Fall 76, 135.

Gaitschmann, Angeborener Defekt des Dammes. Anus vulvaris. Russ. J. Geburtsh. u. Frauenkrankh. 1912, 203. Ref. Zbl. Gynäk. 1913, Nr 22, 835 *(Haitschmann)*; Jber. Geburtsh. 26, 109 (1913); Gynäk. Rdsch. 7, 903 (1913). — *Galtier*, J. Méd. Bordeaux 22, 465 (1903). — *Goldreich*, Atresia ani vestibularis. Ges. Med. Wien 19. März 1914. Ref. Münch. med. Wschr. 1914, Nr 13, 738. — *Golliet*, Rev. médico-chirurgicale 1851. — *Gosselin*, Gaz. Hôp. 1857, 87. — *Gourand*, Sur un cas d'abouchement vaginal congénital du rectum. Nancy 1909. Ref. Zbl. Gynäk. 1910, Nr 28, 969. — *Gouriane*, Malformations congénitales de l'anus. Thèse Lausanne 1901. — *Goyrand*, Études pratiques sur l'atrésie et les malformations de l'anus et sur les opérations. Gaz. méd. Paris 11 (1856); Gaz. Hôp. 1857, 159. — *Graser*, Atresia ani vulvaris. Ärztl. Bezirksverein Erlangen, Jan. 1904. Ref. Münch. med. Wschr. 1904, Nr. 10, 454. — *Grohé*, Duplicitas intestini crassi cum utero et vag. dupl. Dtsch. Z. Chir. 57. — *Guersant*, Bull. Soc. Chir. 7 (1857). — *Guillon*, Bull. gén. Thér. 33, 477.

Hadra, Demonstration zweier Fälle von Atresia ani vulvaris. Ref. Berl. klin. Wschr. 1885, Nr 21, 340. — *Hatterer*, J. Méd. Chir. pract. 1834, 192. — *Hergott*, Gaz. méd. Straßbourg. Mai 1866. — *Himmelfarb*, Anus praeternaturalis vestibularis bei einem 14jährigen Mädchen. Arch. Gynäk. 42, 372 (1892). — *Hochenegg*, Ref. Zbl. Gynäk. 1895, Nr 13, 349. — *Hoesbart*, Miscelles curios etc. 1691. Zit. nach *Puech*. — *Hofmeier*, Grundriß der gynäkologischen Operationen. 1888, 86. — *Hosmer*, Persistenz der Kloake. Technik der Heilung. Surg. etc. 1912, Nr 3. Ref. Zbl. Gynäk. 1912, Nr 39, 1281.

Israel, Die abnormen Mündungen des Enddarms beim weiblichen Geschlecht. Inaug.-Diss. Marburg 1891.

Jakubowitsch, Zur Diagnostik und Therapie der angeborenen Atresie des Afters und des Mastdarms bei neugeborenen Kindern. Arch. Kinderheilk. 7, 401 (1886). — *Jarjavay*, Gaz. Hôp. 1857, 87. — *Jeannel, M.*, Traitement chirurgical de l'anus vulvaire. Arch. prov. Chir. 7, 298 (1898). Ref. Zbl. Gynäk. 1898, Nr 42, 1170. — *Jeanning*, Un cas d'abouchement anomal du rectum. Bull. Soc. d'Obstétr. Paris 1910, Nr 7. — *Jung, Ph.*, Behandlung der Entwicklungsstörungen der weiblichen Geschlechtsorgane in Pentzold u. Stinzings Handbuch der gesamten Therapie. 4. Aufl. 7, 265 (1911).

Kermauner, Über Mißbildungen mit Störung des Körperverschlusses. Schwalbe: Morphologie der Mißbildungen. — *Kirmisson*, Imperforation anale avec abouchement à la vulve chez une fille. Gaz. Hôp. 86, Nr 130, 2067 (1913). — v. *Kiwisch*, Klinische Vorträge 2, 377. Prag 1852. — *Köbrich*, Über Anus praeternaturalis vaginalis et vestibularis. Inaug.-Diss. Halle 1903. — *Koenig, Fr.*, Lehrbuch der allgemeinen Chirurgie. Berlin: August Hirschwald 1888. — *Krauß*, Ein Fall von angeborener Kloake. Wien. med. Wschr. 1857, 77. — *Kroemer, P.*, Operative Heilung eines Anus anomalis vulvo-vestibularis bei einem Säugling. Münch. med. Wschr. 1907, Nr 10, 462. — *Küster, E.*, Über Anus fistulosus congenitus. Berl. klin. Wschr. 1875, Nr 33, 450. — *Küstner, Otto*, Lehrbuch der Gynäkologie. 4. Aufl.

1910, 49. — *Derselbe*, Anus vestibularis. Gynäk. Ges. Breslau Mai 1922. Ref. Zbl. Gynäk. **1922**, Nr 42, 1701.

Läwen, Über die äußeren Fisteln bei angeborener Atresia ani und recti und über die Darstellung des kongenital verschlossenen Rectums im Röntgenbild. Beitr. klin. Chir. 48, 444 (1906). — *Lampugnani*, Cinque casi di cloaca curati col processo di Rizzoli. Rass. Ostetr. 16, 383. Napoli. — *Lanz*, Rectum und Anus. Wulstein-Wilms Lehrbuch der Chirurgie. 2, 211 (1914). — *Lesser*, Fall von Vagina duplex, Uterus duplex und Kloakenbildung bei einem 19jährigen Mädchen. Verh. Ges. Geburtsh. u. Gynäk. Berlin 25. Nov. 1898. Ref. Z. Geburtsh. 40, 326 (1899). — *Lieff*, Entbindung bei Atresia ani vestibularis. Med. Klin. **1909**, Nr 34, 1272. — *Ludwig*, Zbl. Gynäk. **1895**, Nr 13, 349.

Mammel, Wien. med. Ztg. **1867**, Nr 46, 388. — *Marquis, E.*, Behandlung der falschen Einmündungen des Rectums. Gynéc. **1914**. Ref. Zbl. Gynäk. **1914**, Nr 46, 1418. — *Martin*, Rapport sur une observation d'imperforation d'anus. Communique Soc. Méd. Lyon 1, 181 (1798). — *Martin, Albert*, Sémaine Gynéc. August 1897. — *Martin, Paul*, Contribution à l'étude des anus vulvaires. Thèse Paris **1906**. Ref. Zbl. Gynäk. **1907**, Nr 39, 1188. — *v. Massari*, Österr. Jb. **1874**. — *Derselbe*, Eine seltene Anomalie der weiblichen Harn- und Geschlechtsorgane. Wien. med. Wschr. **1879**, Nr 33, 879. — *Menge*, Bildungsfehler der weiblichen Genitalien. Veits Handbuch der Gynäkologie. 4 I, 1038 (1908). — *Melchiorj*, Demonstration eines Anus praeternaturalis vestibularis. Ges. Geburtsh. u. Gynäk. Berlin 27. Mai 1875. — *Derselbe*, Ano vulvare. Ann. univ. Med e Chir. 232, 3 (1875). — *Minado*, Zit. nach *Puech*. 140, Fall 102. *Moebius*, Zit. nach *Puech*. Fall 103, 141. — *Mohr*, Demonstration eines Anus praeternaturalis vestibularis. Ges. Geburtsh. u. Gynäk. Berlin 27. Mai 1910. Ref. Zbl. Gynäk. **1911**, Nr 5, 214. — *Mondor et d'Allaine*, Un cas d'anus vulvaire. Gynéc. et Obstétr. 7, Nr 2, 147 (1923). Ref. Ber. Gynäk. 1, 123 (1923). — *Mourlon*, Gaz. Hôp. **1874**, 37. — *Mutter*, Zit. nach *Puech*. Fall 105, 141.

Naudin, J. méd. Toulouse **1860**, Nr 5. — *Neugebauer*, Mschr. Geburtsh. 7, 550 (1898). — *Nießner*, Über ein neues Operationsverfahren bei Anus vulvo-vestibularis. Wien. klin. Wschr. **1907**, Nr 27. Ref. Jber. Geburtsh. 21, 153 (1908); Zbl. Gynäk. **1907**, Nr. 48, 1526. — *Nikolsky*, Zur operativen Behandlung des Anus praeternaturalis vestibularis. Russ. J. Geburtsh. u. Gynäk. **1910**. Ref. Zbl. Gynäk. **1911**, Nr 8, 329.

Oldekopp, Anus vestibularis. J. Geburtsh. (russ.) **1913**, 407. Ref. Zbl. Gynäk. **1914**, Nr 10, 384. — *Olinet*, J. univ. Sci. Méd. 17, 232 (1820). — *Orthmann*, Ges. f. Geburtsh. u. Gynäk. Berlin 14. Juni 1907. Ref. Zbl. Gynäk. **1907**, Nr 49, 1538.

Page, Boston med. J. 57, 239 (1857). — *Parrish*, Med. Rec. Philadelphia 8, 359. — *Perlis*, Demonstration eines 18tägigen Mädchens, behaftet mit Defectus ani und Anus praeternaturalis vulvovaginalis. Ärztl. Ges. Lodz. Czasopismo-Lekarski **1900**, 31. — *Petit, Paul*, Traitement de l'anus vulvaire congénital. Transplantation du périnée. Gaz. méd. Paris **1897**, Nr 13; Ann. Gynéc. et Obstétr. 47, 326 (1897). Ref. Zbl. Gynäk. **1897**, Nr 43, 1303. — *Derselbe*, Traitement de l'anus vulvaire. Rev. Obstétr. 13, 125 (1897). — *Petroff*, Fall von Anus vestibularis. Russk. Chir. Arch. **1908**, Nr 1. — *Pettazzi*, Un caso di fistola doppia ano-vulvare; nota clinica. Giorn. Gynec. e Ped. Torino **1901**, Nr 10, 177. — *Pfeifer, Julius*, Anus vestibularis. Berl. klin. Wschr. **1911**, Nr 26, 1181. — *Piering*, Über einen Geburtsfall bei Atresia ani vaginalis mit rudimentärem Kreuzbein. Z. Heilk. 10, 205 (1890). — *Pinard*, In *G. Bernard*, Thèse Paris **1898**, Nr 581. — *Pincus, L.*, Über den Anus praeternaturalis vestibularis et vaginalis. Slg klin. Vortr. **1893**, N. F. Nr 80; Gynäk. Nr. 3, 745. — *Pissemsky*, Fistula vulvo-rectalis. Geburtsh.-gynäk. Ges. Kiew März 1899. Ref. Jber. Geburtsh. 14, 1010 (1901) — *Porchownik*, Anus praeternaturalis vulvaris. J. Geburtsh. (russ.) **1910**. Ref. Zbl. Gynäk. **1911**, Nr 41, 1447. — *Poulson*, Eine seltene Perinealmißbildung (ein zwischen Vagina und Rectum persistierender Abschnitt der fetalen Kloake). Arch. klin. Chir. 38, 835 (1888/89). — *Puech, Paul*, Des abouchements congénitaux du rectum à la vulve et au vagin. Thèse Montpellier **1890**. — *Derselbe*, Quel âge convient d'opérir l'anus vulvaire? Semaine gynéc. **1897**, Nr 42.

Rautzoiu, Imperforation complète de l'anus et abouchement anomal du rectum à la vulve; opération, guérison. Revue mensuelle des maladies de l'enfance. 11, 27. Paris 1893. — *Réjnat*, Contribution à l'étude de la transplantation de l'anus au périnée. Thèse Paris **1904**. — *Reichel, Paul*, Die Entwicklung des Dammes und ihre Bedeutung für die Entstehung gewisser Mißbildungen. Z. Geburtsh. 14, 82 (1888). — *Reifferscheid*, Mißbildungen der weiblichen Geschlechtsorgane. Stoeckel-Reifferscheids Lehrbuch der Gynäkologie **1924**, 56. — *Reuss, A.*, Pathologie des Neugeborenen. Halban Seitz, Biologie und Pathologie des Weibes 8 II, 739 (1927). — *Ricateau*, Thèse Montpellier **1881**. — *Richelot*, Chirurgie de la vulve et du vagin. Paris 1902. — *Ricord*, Gaz. Hôp. **1833**, 412. — *Rizzoli*, Clinique chir. **1870**, 464; **1872**, 453, 459 et 463. — *Derselbe*, Dell' ano vulvare etc. Bologna 1874. — *Derselbe*, Clinique chir. **1877**. — *Rochard*, J. Méd. et Chir. 85, 370 (1790). — *Roestel*, Zit. nach *Puech*. 147, Fall 127. — *Rosenstein*,

Über Anus vestibularis. Mschr. Geburtsh. 78 (1928). — *Rosner, J.*, Geburtsstörung durch Kotstauung bei. Atresia ani vaginalis (polnisch). Ref. Zbl. Gynäk. 1886, Nr 49, 808. — *Rosthorn, Alfons v.*, Unvollkommene Kloakenbildung (Fistula rectovestibularis) bei gleichzeitiger regelmäßiger Ausmündung des Darms. Wien. klin. Wschr. 1890, Nr 10, 183. — *Rouffart*, Note sur un cas d'anus vulvaire congénital observé chez une adulte. Bull. Acad. Méd. belg. 1909, Nr 11. Ref. Zbl. Chir. 1910, Nr 28, 950. — *Rouvillain*, Beitrag zum Studium der Bildungsfehler des Anus und Rectums, speziell des sich in der Vulva öffnenden Rectums und seine Behandlung. Amiens. Impr. du progrès de la Somme 1882. — *Rübsamen*, Neue Operationsprinzipien bei Anus praeternaturalis vestibularis. Z. Geburtsh. 84, 46 (1922). — *Runge, M.*, Fall von Bauchblasenspalte. Charité-Ann. 6, 648 (1879). Berlin 1881.

Sadbresky, Lappenmethode bei Operation einer Atresia ani vestibularis. Russ. J. Geburtsh. u. Frauenkrkh. 1891, Nr 7/8. — *Schauta*, Vollkommene Kloakenbildung bei gleichzeitiger regelmäßiger Ausmündung des Darms und der Harnröhre. Arch. Gynäk. 39, 484 (1891). — *Scherer*, Kloakenbildung. Gynäk. Sekt. ungar. Ärztevereins Budapest 8. Dez. 1913. Ref. Zbl. Gynäk. 1914, Nr 22, 810. — *Schoemaker*, Neue Operationsmethode gegen Incontinentia alvi. Zbl. Chir. 1909, Nr 31 (Beil.), 97. — *Sennert*, Zit. nach *Puech*. 149, Fall 132. — *Simon*, Anus vestibularis bei normalem Anus. Ref. Zbl. Gyn. 1893, Nr 41, 952. — *Souligoux*, Imperforation anale; anus vulvaire; transplantation du rectum; guérison Soc. Chir.Paris 7. Febr. 1912. Ref. Presse méd. 1912, Nr 13. — *Spitzy*, Chirurgie und Orthopädie im Kindesalter. Pfaundler-Schloßmanns Handbuch der Kinderheilkunde 5, 1. Erg.-Bd., 59 (1910). — *Sprague*, Boston med. J. März 1869. — *Sselitzky*, Eine Geburt nach Operation des Anus vulvaris. J. Geburtsh. (russ.) 1914, 595. Ref. Zbl. Gynäk. 1914, Nr 38, 1259. — *Stieda*, Über Atresia congenita und die damit verbundenen Mißbildungen. Arch. klin. Chir. 70, 555 (1903). — *Stolper*, Fall von Anus praeternaturalis vestibularis. Ref. Bruns' Beitr. 93, 125 (1914). — *Straßmann*, Atresia ani vestibulo-perneális. Sitz. geburtsh.-gynäk. Ges. März 1901. Ref. Z. Geburtsh. 45, 556 (1901); Zbl. Gynäk. 1901, Nr 21, 598. — *Strauß, M.*, Anus vestibularis. Ärztl. Verein Nürnberg März 1910. Ref. Dtsch. med. Wschr. 1910, Nr 36, 1685. — *Streibel*, Ein Fall von Uterus duplex bicornis myomatosus bei gleichzeitig bestehendem Anus vestibularis. Zbl. Gynäk. 1924, Nr 7, 262.

Tassius, Memorabilien 1877. Ref. Zbl. Gynäk. 1878, Nr 7, 168. — *Temesvary, Nikolaus*, Ein Fall von Anus vulvaris. Riv. ital. Gynec. 3, 659 (1925). Ref. Zbl. Gynäk. 1926, Nr 51, 3300; Ber. Gynäk. 9, 492 (1926). — *Tillaux*, Bull. gén. Thér. 1872. — *Trapl*, Anus vestibularis, seine operative Therapie. Rozhl. Chir. a Gynaek. 1, 60 (1921). Ref. Zbl. Gynäk. 1921, Nr 46, 1682. — *Tuck*, Boston med. J. 1876. Sept.

Valle, Opere di ostetricia. Firenze 1792. — *Veit*, Atresia ani vulvaris. Veits Handbuch der Gynäkologie 4 II, 752 (1908). — *Visino*, Über einen Fall von Anus praeternaturalis praehymenalis. Inaug.-Diss. München 1896. — *Vitry*, Contribution à l'étude clinique de l'anus vulvaire. Thèse Montpellier 1899.

Wagner, E., Arch. Heilk. 4 (1860). — *Wagner-Hohenlobbese*, Ein Fall von Anus vestibularis nebst kritischen Bemerkungen über Anus vaginalis. Inaug.-Diss. Halle 1898. — *Walrawens*, Anus vulvaris bei einer 30jährigen Frau. J. Bruxelles 1910, Nr 1. Ref. Dtsch. med. Wschr. 1910, Nr 3, 140. — *Wedel*, 1717. Zit. nach *Puech*. — *Weiß, Johann*, Über den Anus anomalus, vulvo-vestibularis und seine chirurgische Behandlung. Inaug.-Diss. Leipzig 1914; Bruns' Beitr. 93, 117 (1914). — *Wolf, Josef*, Über operative Heilung eines Anus praeternaturalis vestibularis. Inaug.-Diss. Bonn 1917.

Zander, Ein Fall von Anus praeternaturalis vestibularis. Zbl. Gynäk. 1901, Nr 45, 1241. — *Zoehrer*, Österr. med. Wschr. 1842, Nr 34.

IV. Weibliche Epispadie.

Anacker, Ein Fall von weiblicher Epispadie. Inaug.-Diss. Straßburg 1903. — *Audion*, Ein Fall von Epispadie bei einem 7 Tage alten weiblichen Kind. Bull. Soc. Anat. Paris Jan. 1900; Ann. des mal. des org. gén.-urin. 19, 376 (1900). Ref. Jber. Geburtsh. 15, 362 (1902). — *Auffret*, Epispadias chez la femme. Rev. Chir. 1892, Nr 5. Ref. Jber. Geburtsh. 6, 691 (1893).

Ballantyne, Epispadie bei der Frau. Edinburgh hosp. rep. 4 (1896); Amer. J. Obstetr. 35, 784. Ref. Jber. Geburtsh. 10, 276 (1897). — *Bax*, Blasenspalte. Inaug.-Diss. Königsberg 1899. — *Bazy*, Thèse 1886. — *Bloch, H.*, Zur Kasuistik der Entwicklungsfehler der weiblichen Genitalien. Inaug.-Diss. Straßburg 1908. — *Bracht*, Über den Ersatz des Blasenschließmuskels. Mschr. Geburtsh. 48, 411 (1918). *Burckhardt*, Die Verletzungen und chirurgischen Erkrankungen der Harnröhre. Handbuch der Urologie von Frisch u. Zuckerkandl 3 (1906).

Cartellara, Urethroplastik und Schluß des Orificium vaginae in einem Falle von perinealer Epispadie mit Kryptorchismus und doppelter rudimentärer Vagina. Riforma med. 1899, Nr 215, 769. —

Cotte, Epispadias féminin. Lyon méd. **109**, 356 (1907). Ref. Zbl. Gynäk. **1908**, Nr 16, 544; Jber. Geburtsh. **22**, 201 (1907). — *Couston*, Ouverture anomale du canal de l'urèthre. Bull. Soc. Anat. Paris **50**, 497 (1875).

Deming, J. amer. med. Assoc. **1926**, 822. März. — *Dobrucki*, Fall von Epispadie beim Weibe. Przegl. lek. **1904**, 794. Ref. Mschr. Geburtsh. **22**, 840 (1905). — *Dohrn*, Ein Fall von weiblicher Epispadie. Z. Geburtsh. **12**, 117 (1886). — *Durand*, L'épispadias chez la femme. Ann. Gynéc. et Obstétr. **44**, 14 (1895), Juni.

Falk, Über die kausale Genese embryonaler Mißbildungen. Z. Geburtsh. **84**, 536 (1922). — *Fleischmann*, Weibliche Epispadie. Geburtsh.-gynäk. Ges. Wien Nov. 1910. Ref. Gynäk. Rdsch. **5**, 360 (1911); Zbl. Gynäk. **1911**, Nr 13, 514. — *v. Franqué, O.*, Über Spaltbecken. Z. Geburtsh. **75**, 76 (1914). — *Freund, W. A.*, Eine bisher noch nicht beschriebene Mißbildung an Bauch und Becken eines 23jährigen Mädchens. Arch. Gynäk. **3**, 381 (1872). — *Frommel*, Ein Fall von weiblicher Epispadie. Z. Geburtsh. **7**, 431 (1882). — *Fürst, L.*, Epispadie. Arch. Kinderheilk. **14**, 430 (1892).

Gersuny, Eine neue Operation zur Heilung der Incontinentia urinae. Zbl. Chir. **1889**, Nr 25, 433. — *Goebell*, Sphincterplastik bei Epispadie. Ref. Zbl. Chir. **39**, 1182 (1909). — *Derselbe*, Zur operativen Beseitigung der angeborenen Incontinentia vesicae. Z. gynäk. Urol. **2**, 187 (1910). — *Gosselin*, Exemple assez rare d'exstrophie de la vessie. Gaz. Hôp. **1851**, Nr 37. — *Gottschalk, S.*, Über weibliche Epispadie. Inaug.-Diss. Würzburg 1883. — *Gütschow*, Zur Kenntnis der weiblichen Epispadie. Inaug.-Diss. Rostock 1904. — *Gusserow*, Ein Geburtsfall bei gespaltenem Becken. Berl. klin. Wschr. **1879**, Nr 2, 13. — *Guyon*, Thèse **1863**.

Hackenbruch, Zur operativen Heilung des angeborenen Harnträufelns. Med. Klin. **1909**, Nr 31, 1150. — *Hartje*, Bauchblasengenitalspalte. Inaug.-Diss. Göttingen 1902. —. *Henle, J.*, Ein Fall von angeborener Spalte der Klitoris. Z. rat. Med. **6**, 343 (1855). — *Himmelfarb*, Zur operativen Behandlung der Incontinentia urinae urethralen Ursprungs beim Weib. Arch. Gynäk. **44**, 312 (1893). — *Hirokawa*, Prolaps der Harnblase bei Pertussis. Dtsch. Z. Chir. **108** (1911). — *Hock, A.*, Bericht über einige bemerkenswerte urologische Operationen. Prager med. Wschr. **30**, 647 (1905). — *Hoeven, van der*, Over Epispadie bij de Vrouw. Inaug.-Diss. Leyden 1889. — *Huder, Serafin*, Epispadie bei einer Frau. Riv. med. y cir. pract. **1906**, Nr 956. Ref. Fortschr. Chir. **1906**.

Kelly and *Burnham*, Diseases of the Kidneys, Ureters and Bladder. New York: Appleton Co. 1914. — *Kermauner, Fritz*, Schwalbes Handbuch der Morphologie der Mißbildungen **3 II** (1909). — *Derselbe*, Handbuch der Biologie und Pathologie des Weibes von Halban-Seitz **3**, 521 (1925). — *Kirmisson*, Epispadie chez une petite fille de dix-huit mois. Acad. Méd. 30. Juli 1895. Gaz. méd. Paris **66**, 367 (1895). Ref. Jber. Geburtsh. **9**, 259 (1896). — *Derselbe*, Lehrbuch der chirurgischen Krankheiten angeborenen Ursprungs. — *Kleinwächter*, Epispadie bei einem 15jährigen Mädchen. Mschr. Geburtsk. **34**, 81 (1869). — *Knauf, G.*, Über einen Fall von Bauch-Blasen-Genitalspalte. Inaug.-Diss. München 1904. — *Kneise*, Die urologischen Operationen beim Weibe. Voelcker-Wossidlos Urologische Operationslehre. 532. Leipzig: Georg Thieme 1921. — *Kolischer*, Erkrankungen der weiblichen Harnröhre und Blase. Wien 1898. — *Küster*, Ein Fall von weiblicher Epispadie bei einem 3jährigen Mädchen. Ärztl. Verein Marburg 1. Mai 1895. Ref. Wien. klin. Wschr. **1896**, Nr 11, 195.

Lange und *Spitzy*, Chirurgie und Orthopädie im Kindesalter. Pfaundler-Schloßmanns Handbuch der Kinderheilkunde. **5**, 1. Erg.-Bd., 53 (1910). — *Latzko, W.* und *J. Schiffmann*, Erkrankungen des weiblichen Harnapparats usw. Handbuch der Biologie und Pathologie des Weibes von Halban-Seitz. **5 IV**, 1138 (1927). — *Liek*, Zur operativen Behandlung der weiblichen Epispadie. Zbl. Gynäk. **1923**, Nr 15, 604. — *Lower*, Transactions of the American Association of Genito-Urinary Surgeons **15** (1922). — *Derselbe*, Epispadias in woman. J. of Urol. **10**, 149 (1923). Ref. Ber. Gynäk. **3**, 47 (1924). — *Lowsley* and *Kirwin*, Text book of urology. Philadelphia a. New York: Lea a. Febiger 1926.

Malgaigne, Rev. méd.-chir. Paris **6** (1849). — *Makins*, The treatment of epispadias in the female etc. Lancet **2**, 1140 (1894). Ref. Jber. Geburtsh. **9**, 260 (1896). — *v. Mayersbach*, Die weibliche Epispadie und ihre Behandlung. Wien. klin. Wschr. **21**, Nr 52, 1813 (1908). — *Menge*, Epispadie. Veits Handbuch der Gynäkologie. 2. Aufl. **4 I**, 1043 (1908). — *Mercier*, De l'epispadias chez la femme. Rev. d'Orthop. **1895**, Nr 5. Ref. Jber. Geburtsh. **9**, 259 (1896). — *Mettenheimer*, Unvollkommene Duplizität der Geschlechtsorgane bei einem neugeborenen Kind weiblichen Geschlechts mit Atresia ani. Arch. Gynäk. **50**, 221 (1896). — *Möricke*, Ein Fall von weiblicher Epispadie. Z. Geburtsh. **5**, 324 (1880). — *Morgan*, Epispadias. Lancet 1898. — *Muratow*, Zur Frage der Bildung einer männlichen Harnröhre bei einer Kranken mit Epispadie und Symphysenspalt. Russk. Wratsch **1902**, Nr 30. Ref. Zbl. Chir. **1902**, Nr 41, 1078; Jber. Geburtsh. **16**, 387 (1903).

Nagel, Über die Entwicklung der Urethra und des Dammes beim Menschen. Arch. mikrosk. Anat. 40 (1892). — *Derselbe*, Entwicklung und Entwicklungsfehler der weiblichen Genitalien. Veits Handbuch der Gynäkologie. 1, 519 (1897). — *Nitze* und *Sonnenburg*, Die Bildungsfehler der Blase. Handbuch der praktischen Chirurgie. Stuttgart 1907. — *Nové-Josserand* et *Cotte*, L'épispadias féminin et son traitement chirurgical. Rev. Ginéc. et Chir. abd. 11, Nr 6, 963 (1907). — *Nunez*, Thèse Paris 1862.

Ottow, Wie ist die Dilatation der Harnröhre bei Scheidenmangel zu deuten und über den sog. Coitus urethralis. Mschr. Geburtsh. 49, 174 (1919).

Personelle, Epispadie chez une femme. Thèse Paris 1882. — *Petrén*, Ein Fall von weiblicher Epispadie. Nord. med. Ark. 1894, Nr 31. — *Pietkiewicz*, Epispadie beim Weibe. Russ. J. Geburtsh. u. Frauenkrkh. 1912. Ref. Zbl. Gynäk. 1913, Nr 11, 403; Nr 14, 516; Nr 22, 836. — *Pissewski*, Subsymphysäre Epispadie. Wratsch 1900, Nr 25. Ref. Jber. Geburtsh. 14, 276 (1901). — *Pluyette*, Malformation congénital chez une jeune fille. Rev. Chir. 37, 401 et 728 (1908). — *Derselbe*, Rev. prat. des maladies des org. génit.-urin. 1908, Nr 27. Ref. Zbl. Gynäk. 1909, Nr 23, 828. — *Potel*, Sur le traitement de l'épispadias chez la femme. Gynéc. et Obstétr. 10, 94 (1924). Ref. Ber. Gynäk. 6, 453 (1925).

Rasch, Zur Kenntnis und Behandlung der weiblichen Epispadie und Fissura vesicae inferior. Bruns' Beitr. 18, 557 (1897). — *Reichel*, Entstehung der Mißbildungen der Harnblase und Harnröhre. Arch. klin. Chir. 46, 744 (1893). — *Reifferscheid, Karl*, Epispadie. Zbl. Gynäk. 1921, Nr 3, 97. — *Richelot*, L'épispadias chez la femme. L'Union méd. Paris 1886. — *Roser*, Incontinentia urinae bei einer Jungfrau infolge einer angeborenen Epispadie durch eine Operation geheilt. Württ. Korresp.bl. 1861, Nr 20. Ref. Schmidts Jb. 112, 47 (1861). — *Rusanoff*, Fall von Epispadie beim Weibe. Sibir. Wratsch 10 (1912). Ref. Jber. Geburtsh. 26, 325 (1913). — *Rutherford*, Epispadias of feminal urethra situated in a bifid clitoris. Med. Rec. 1890, 492. — *Schmieden*, Inkontinenz der Harnblase. Ärztever. Halle 29. März 1916. Ref. Münch. med. Wschr. 1916, Nr 21, 758. — *Sellheim*, Vollkommene Neubildung des Blasenverschlusses und der Harnröhre. Urethrosphincteroplastik. Beitr. Geburtsh. 9, 185 (1905). — *Sexton*, Epispadias in women. J. of Urol. 18, Nr 6, 663 (Dez. 1927). — *Steiner*, Operative Behandlung der Epispadiasis und der angeborenen Blasenspalte. Arch. klin. Chir. 15, 369 (1873). — *Stenger, Franz*, Ein kasuistischer Beitrag zur weiblichen Epispadie. Inaug.-Diss. Würzburg 1920. — *Stettiner*, Epispadie und Hypospadie. Erg. Chir. 5, 532 (1913). — *Stiles*, Epispadias in the female and his surgeral treatment. Lancet 2, 375 (1909). Ref. Jber. Geburtsh. 23, 273 (1910); Lancet 1, 34 (1913). Ref. Jber. Geburtsh. 27, 392 (1914). — *Stoeckel*, Erkrankungen der weiblichen Harnorgane. Veits Handbuch der Gynäkologie. 2. Aufl. 2, 157. Wiesbaden 1907. — *Derselbe*, Chirurgie der weiblichen Harnorgane. Handbuch der praktischen Chirurgie von Garré-Küttner-Lexer. 4. Stuttgart 1922.

Tipjakow, Ein Fall von Epispadie bei einer Frau. Med. Obosr. 1898, Nr 11.

Vance, Epispadie, exstrophy of bladder. Amer. J. Obstetr. 66, 996 (1912).

Waldstein, Ein Fall von Bauch- und Beckenspalte. Epispadie und Ektopia vesicae. Mschr. Geburtsh. 6, 273 (1897). — *Wendling*, Ektopia vesicae urinariae et diastasia lineae albae. Epispadia urethrae totalis; Diastasia ostium pubis. Genitalia feminalia externa deformata. Wien. med. Presse 1898, Nr 31. Ref. Zbl. Gynäk. 1899, Nr 38, 1182. — *Wertheim*, Geburtsh.-gynäk. Ges. Wien 1919. Ref. Zbl. Gynäk. 1919, Nr 34, 705. — *v. Winckel*, Die Krankheiten der weiblichen Harnröhre und Blase. Dtsch. Z. Chir. 1885, Lief. 62. — *Derselbe*, Fehler und Erkrankungen der weiblichen Harnröhre. Handbuch der Frauenkrankheiten. Stuttgart 1886. — *Wojriechowski*, Ein Fall von Epispadie der weiblichen Harnröhre. Przgl. lekarski 1899, Nr 19, 259. Ref. Zbl. Gynäk. 1899, Nr 51, 1534.

Young, Practice of Urology. W. D. Saunders Company 1926.

VI. Ausmündung eines Ureters in die Vulva.

Albarran, Ektopische Harnleitermündung. Soc. Chir. Paris 16. Juni 1897. Gaz. Hôp. 1897, Nr 74. Ref. Zbl. Gynäk. 1897, Nr 44, 1333. — *Alsberg*, Ref. Ber. Verh. dtsch. Ges. Chir. 24. Kongr. 1895. Beil. z. Zbl. Chir. 1895, Nr 27, 119. — *Arthur, Mac*, Illinois State Med. Assoc. Zit. nach *Davenport*.

Baker, W. H., Abnormer Verlauf der Ureteren. Boston med. J. 1878. Ref. Zbl. Gynäk. 1879, Nr 11, 281. — *Baumm, Paul*, Ein Fall von drei Harnleitern. Arch. Gynäk. 42, 329 (1892). — *Benckiser*, Über abnorm ausmündende Ureteren und deren chirurgische Behandlung. Z. Geburtsh. 41, 413 (1899). — *Bois*, Bull. Soc. Chir. Paris 1893, 371. — *Bousquet*, Slg auserlesener Wahrnehmungen 6 (1762). Zit. nach *Strube*. Virchows Arch. 137 (1894). — *Byford*, Zit. nach *Davenport*.

Christofoletti, Beitrag zur Klinik der überzähligen abnorm mündenden Ureteren. Wien. klin. Wschr. 1910, Nr 43, 1510. — *Colzi*, Contributo allo studio delle anomalie di sbocco degli ureteri. Esperimentale 49, Sez. Biol. H. 1.

Dannreuther, Walter, Complete double urethra in a female. J. amer. med. Assoc. **81**, Nr 12, 1016 (1923). Ref. Ber. Gynäk. **3**, 255 (1924). — *Davenport*, Anomalously located ureter; operation; cure. Trans. amer. gynec. Soc. **1890**, 343; Amer. J. Obstetr. **23**, 1122 (1890). — *Depaul*, Mém. Soc. Biol. **1852**, 282.

Emmet, Pratique des maladies de femmes 1887. — *Erlach*, Wien. med. Wschr. **1889**, 517.

Faix, Bull. Soc. Obstétr. **1906**, 13. — *Felix, W.*, Entwicklungsgeschichte des Excretionssystems. Erg. Anat. **13**, 592 (1903). — *Derselbe*, Die Entwicklung des Harnapparates. Hertwigs Handbuch der vergleichenden und experimentellen Entwicklung. 3. Jena 1906. — *Derselbe*, Die Entwicklung der Harn- und Geschlechtsorgane. Handbuch der Entwicklungsgeschichte von Keibel-Mall. **2**, 811 (1911). — *Förster*, Mißbildungen des Menschen. Jena 1865. — *Frisch* und *Zuckerkandl*, Handbuch der Urologie **2**, 62 (1905). — *Fürst, Livius*, Fall von Verdoppelung der Urethra. Arch. Gynäk. **10**, 167 (1876). — *Furniß*, Fall von überzähligem extravesical mündendem Ureter. Ref. Zbl. Gynäk. **1914**, Nr 26, 948.

Gottstein, Allg. med. Zentralztg **1909**, Nr 35. — *Grubenmann*, Eine sagittale Verdoppelung der weiblichen Harnröhre. Frankf. Z. Path. **10** (1912). Ref. Jber. Geburtsh. **26**, 325 (1913). — *Gruber, Georg*, Mißbildungen der Harnorgane. Schwalbes Morphologie der Mißbildungen des Menschen und der Tiere. **3**, 295. Jena: Gustav Fischer 1927.

Hartmann, Über die extravesicale Ausmündung des Harnleiters bei Frauen. Z. gynäk. Urol. **4**, Nr 2, 697 (1913). — *Hohmeier*, Über einen vaginal ausmündenden überzähligen Ureter und dessen operative Behandlung. Z. Geburtsh. **51**, 537 (1904).

Jackson, Clarke, Pseudohermaphrodisme. Path. Trans. **44** (1894). — *Josephson*, Ein Fall von Ausmündung eines überzähligen Ureters in die Vulva, durch Nierenresektion geheilt. Zbl. Gynäk. **1909**, Nr 24, 830. — *Josso*, Gaz. méd. de Nantes 1884. — *Juvara*, Uretère droit double, l'uretère supplementaire s'abouchant à la vulve à droit de l'orifice uréthral. Bull. Soc. Chir. Paris **39**, 100 (1913). Ref. Jber. Geburtsh. **27**, 438 (1914).

Kehrer, E., Über den Vorfall einer Ureterocele vesicalis durch die Harnröhre. Zbl. Gynäk. **1926**, Nr 14, 905. — *Keibel*, Zur Entwicklungsgeschichte des menschlichen Urogenitalapparats. Arch. f. Anat. u. Entw.gesch. **1896**, 55. — *Kelly*, Operative Gynäkologie **1**, 417 (1898). — *Kermauner*, Fehlbildungen der weiblichen Geschlechtsorgane, des Harnapparats usw. Biologie und Pathologie des Weibes von Halban-Seitz. **3**, 458 (1925). — *Kolisko*, Ein Beitrag zur pathologischen Anatomie der Ureteren. Wien. klin. Wschr. **1889**, Nr 48, 917. — *Krause, F.*, Ureter-Vulvafistel. Ref. Schmidts Jb. **299**, 134 (1908). — *Kubig*, Doppelte Urethra. Zbl. Gynäk. **1926**, Nr 49, 3125. — *Küttner*, Überzähliger (vestibularer) Ureter. Implantation in die Blase. Breslauer Chir.-Ges. 1909. Ref. Berl. klin. Wschr. **1910**, Nr 3, 120.

Lavaux, Poches vesicales congénitales. Chir. contemp. des org. gén.-ur. Okt. 1899. Ref. Jber. Geburtsh. **14**, 276 (1901). — *Lewis*, Amer. J. med. Sci. **1875**. Juli.

Macdonald, Edinburgh med. J. **39**. — *Madelung*, Zit. bei Gruber. Schwalbes Morphologie der Mißbildungen. **3**, 310. — *Massari*, Eine seltene Anomalie. Wien. med. Wschr. **1879**, 879. — *Mathes, P.*, In die Scheide einmündender überzähliger Ureter. Ref. Wien. klin. Wschr. **1922**, Nr 5, 119. — *Maxson*, Abnormer Verlauf eines Ureters. Med. News **1896**. Ref. Zbl. Gynäk. **1897**, Nr 3, 95. — *Meyer, Rob.*, Über einen Fall von teilweiser Verdoppelung des Wolffschen Ganges bei einem neugeborenen Mädchen. Z. Geburtsh. **46**, 103 (1901). — *Derselbe*, Einmündung des linken Ureters in eine Utero-Vaginalcyste des Wolffschen Ganges. Z. Geburtsh. **47**, 401 (1902). — *Derselbe*, Zur Anatomie und Entwicklungsgeschichte der Ureterverdoppelung. Virchows Arch. **187**, 408 (1907). — *Möller, H.*, Doppelter Enddarm. Frankf. Z. Path. **8**, 151 (1911). — *Müller, Achilles*, Über Doppelniere. Mitteilung eines Falles mit aberrierendem Ureter. Heilung durch Nierenresektion. Schweiz. med. Wschr. **1924**, Nr 34, 767. Ref. Ber. Gynäk. **7**, 726 (1925).

Olshausen, Beitrag zur Verirrung der Ureteren und ihrer Behandlung. Z. Geburtsh. **41**, 423 (1899). — *Orthmann*, Zur Kasuistik der überzähligen Harnleiter. Zbl. Gynäk. **1893**, Nr 7, 136.

Palfyn, Descriptions des organes sexuels de la femme. Zit. nach Secheyron. — *Papin*, Incontinence d'urine chez la femme par uretère double à embouchure anomal. Arch. des Maladies des reins et des org. gén.-urin. **1**, Nr 4, 415 (1923). Ref. Ber. Gynäk. **1**, 254 (1923). — *Pawloff*, Über accessorische Harnleiter. Dtsch. Z. Chir. **121**, 425 (1913). — *Peters, Th.*, Über Ureterenmißbildungen. Inaug.-Diss. Freiburg 1899. — *Pohlmann*, Abnormalities in the form of the kidney and ureter. Bull. Hopkins Hosp. **16** (1905). — *Posner*, Enuresis ureterica. Berl. klin. Wschr. **1906**, Nr 32, 1077. — *Puppel*, Extravesicale Ausmündung eines einfachen, nicht überzähligen Ureters und ihre Behandlung. Zbl. Gynäk. **1921**, Nr 19, 667.

Raubitschek, Frankf. Z. Path. **10**, 206 (1912). — *Reinfelder*, Ein Fall von beiderseitiger Verdoppelung der Nieren und Ureteren. Inaug.-Diss. München 1905.

Schild, Über doppelte Urethralmündung beim Weibe. Inaug.-Diss. Halle 1911. — *Schoenholz*, Über einen Fall von 3. Ureter- und 3. Nierenanlage als Ursache einer „Incontinentia urinae". Zbl. Gynäk. **1923**, Nr 50/51, 1879. — *Schrader*, Observ. anat. historiae. Amstelodami 1674. — *Schultz*, Demonstration einer verschlossenen Uretermündung. Ugeskr. Laeg. (dän.) **1911**, 1523. Ref. Jber. Geburtsh. **25**, 284 (1912). — *Schwarz, C.*, Über abnorme Ausmündungen der Ureteren. Bruns' Beitr. **15**, 159 (1896). — *Secheyron*, Des abouchements anormaux de l'urétère dans le vagin et à la vulve. Arch. tocol. **16**, 254 et 335 (1889). — *Soller*, Lyon méd. 1882. — *Stammler*, Überzählige Ureteren. Z. urol. Chir. **2**, 241 (1914). — *Stoeckel*, Die intraperitoneale Implantation des Ureters in die Blase. Z. Geburtsh. **51**, 520 (1904); Veits Handbuch der Gynäkologie. **2**, 557 (1907). — *Derselbe*, Über die Behandlung des verletzten und unverletzten Ureters bei gynäkologischen Operationen. Z. gynäk. Urol. **3**, 51 (1912).

Tauffer, Beitrag zur Chirurgie der Ureteren und der Niere. Arch. Gynäk. **46**, 531 (1894). — *Thilow*, Obs. med. cent. **2**. — *Thumin*, Pathogenese, Symptomatologie und Diagnose der Mündungsanomalien einfacher und überzähliger Ureteren beim Weibe.

Velits, D., Epicystotomia esete egy harmadik urether miatt. (ung.). Ref. Jber. Geburtsh. **4**, 684 1891. — *Voelcker-Wossidlow*, Urologische Operationslehre. Leipzig: Georg Thieme 1918. — *Voß*, Zwei Fälle von Geburtshindernis durch Ausdehnung des Bauches der Frucht. Mschr. Geburtskde **27**, 15 (1866). — *Vrolik*, Tab. ad illustr. embr. Taf. 90, Fig. 12. Zit. nach Förster. 118.

Weibel, Zur Ätiologie der gleichzeitigen Mißbildungen des weiblichen Harn- und Geschlechtsapparats. Mschr. Geburtsh. **31**, 197 (1910). — *Weigert*, Über einige Bildungsfehler der Ureteren. Virchows Arch. **70**, 490 (1877); **104** (1886). — *Wertheim*, Beitrag zur Klinik der überzähligen Ureteren beim Weib. Z. Geburtsh. **45**, 293 (1901). — *Westhoff*, Über Diagnose und Therapie abnorm ausmündender vollwertiger Ureteren. Zbl. Gynäk. **1908**, Nr 9, 285. — *Whitney*, Zit. nach Davenport. — *Wölfler*, Ektopisches Ostium ureterale. Wien. med. Wschr. **1885**, Nr 22. — *Derselbe*, Über abnorme Ausmündungen der Ureteren. 24. Kongr. dtsch. Ges. Chir. Ref. Zbl. Chir. **1895**, Beil. Nr 27, 118. — *Wulff*, Enuresis. Ärztl. Ver. Hamburg Juni 1912. Ref. Münch. med. Wschr. **1912**, Nr 25, 1404.

VII. Hypoplasie.

Anton, C., Vier Vorträge über Entwicklungsstörungen beim Kinde. Berlin: S. Karger 1908.

Coste, J. des connaissance Méd. etc. **1835**. Ref. Neue Z. Geburtskde 4, H. 2, 268. Berlin 1836.

Eberlin, A., Zur Kasuistik der Entwicklungsfehler der weiblichen Genitalien. Z. Geburtsh. **25**, 93 (1893).

Ferrari, Über mangelhafte Entwicklung der weiblichen Genitalien. Inaug.-Diss. Marburg 1891. — *Fraenkel, Ernst*, Über die Kombination von Chlorose mit Aplasie der weiblichen Genitalorgane. Arch. Gynäk. **7**, 465 (1875).

v. Hansemann, Infantilismus als Bedingung für Krankheiten. Z. ärztl. Fortbildg **1914**, Nr 15. — *Hartmann*, Vermischte Abhandlung aus dem Gebiete der Heilkunde von einer Gesellschaft praktischer Ärzte in St. Petersburg. Slg 4. — *Hegar, A.*, Entwicklungsstörungen, Fetalismus und Infantilismus. Münch. med. Wschr. **1905**, Nr 16.

Kehrer, E., Die Entwicklungsstörungen beim weiblichen Geschlecht. Beitr. Geburtsh. **15**, 1 (1910). — *Kehrer, F. A.*, Die Ursachen des Infantilismus. Beitr. Geburtsh. **15**, 222 (1910).

Mathes, P., Der Infantilismus, die Asthenie und deren Beziehungen zum Nervensystem. Berlin: S. Karger 1912. — *Mayer, Aug.*, Ein Beitrag zur Lehre von der Hypoplasie der Genitalien und vom Infantilismus. Beitr. Geburtsh. **12**, 343 (1908). — *Mayer*, Salzburger med.-chir. Ztg. 4 (1820).

Naujoks, Untersuchungen an Frauen mit genitaler Hypoplasie. Arch. Gynäk. **135**, 58 (1928).

Petschacher, Fälle von endokriner Funktionsstörung. Ref. Klin. Wschr. **1922**, Nr 32, 1628.

Resinelli, Ipoplasia dei genitali femminili e tuberculosi. Ginec. 7 (1912). Ref. Jber. Geburtsh. **26**, 80 (1912).

Seggel, Die äußeren Genitalien des Weibes in geburtshilflicher Beziehung. Inaug.-Diss. 26. Würzburg 1831. — *Sellheim*, Bildungsfehler beim weiblichen Geschlecht. Wien. med. Wschr. **1901**, Nr 47. — *Derselbe*, Über normale und unvollkommene Dammbildung. Beitr. Geburtsh. **5**, 161 (1901).

Tandler, J. und *S. Groß*, Die biologischen Grundlagen der sekundären Geschlechtscharaktere. Berlin: Julius Springer 1913.

Wolff, Bruno, Zur Kenntnis der Entwicklungsanomalien bei Infantilismus und bei vorzeitiger Geschlechtsreife. Arch. Gynäk. **94**, 542 (1911).

Zweifel, Die Krankheiten der äußeren weiblichen Genitalien. Billroth-Lückes Dtsch. Chir. **1885**, Lief. 61.

E. Zirkulationsänderungen der Vulva und deren Folgen.

I. Hypertrophie der Vulva.

Appia, L., Hypertrophie der Klitoris, geheilt durch Abschnürung in 24 Tagen. J. de Bruxelles **33**, 149 (1861). Ref. Schmidts Jb. **113**, 62 (1862). — *Arnaud*, Anatomisch-chirurgische Abhandlung über die Hermaphroditen. Straßburg 1774.

Bainbridge, Case of enlarged clitoris. Med. Times a. Gaz. Jan. 1860. — *Blanchard*, Étude sur la stéatopygie et le tablier des femmes Boschimans. Bull. Soc. zool. France 1883.

Carrard, Beitrag zur Anatomie und Pathologie der kleinen Labien. Z. Geburtsh. **10**, 62 (1884). — *Mc Clintock*, Clinical memoirs on diseases of women. Dublin 1863. — *Coste*, J. des connaissances Méd. **1835**.

Delbanco, Über das gehäufte Auftreten feiner Talgdrüsen an den kleinen Labien. Münch. med. Wschr. **1905**, Nr 11, 531. — *Dickinson*, Hypertrophies of the labia minora and their significance. Amer. Gynec. New York Sept. 1902.

Eberlin, Zwei Fälle von fehlerhafter Entwicklung der weiblichen Geschlechtsorgane. Med. obozr. **1892**, Nr 4. Ref. Jber. Geburtsh. **6**, 383 (1893).

Fricke, Dieffenbach, Fricke und Oppenheims Z. ges. Med. **1**, H. 1, 14. Hamburg 1836.

Halban, Josef, Schwangerschaftsreaktion der fetalen Organe. Z. Geburtsh. **53**, 191 (1904). — *Haller*, Elementa physiologica. Zit. bei Meißner. 255. — *Herzog, Heinr.*, Über die Hypertrophien der äußeren weiblichen Genitalien. Inaug.-Diss. Erlangen 1842. — *Hildebrandt, H.*, Die Krankheiten der äußeren weiblichen Genitalien. Handbuch der Frauenkrankheiten von Billroth. **1877**.

Jaworski, Partielle Hypertrophie der Vulva. Arch. Tocol. et Gynéc. Febr. 1895. Ref. Jber. Geburtsh. **9**, 242 (1896).

Kelly, H. A., Hypertrophy of the labia minora. Stereo-Clinic New York 1910.

Lenk, Hypertrophie der Klitoris. Geburtsh.-gynäk. Ges. Wien, Nov. 1910. — *Lieberberg*, Über angeborene Klitorishypertrophie (Pseudohermaphroditismus femininus externus). Inaug.-Diss. Bern 1912. — *Loeser*, Demonstration Berl. med. Ges. Mai 1922. Ref. Klin. Wschr. **1922**, Nr 25, 1283.

Martineau, L'Union 1880, Jan. — *Meißner*, Die Frauenzimmerkrankheiten. 1 I, 162. Leipzig 1842.

Osius, Hypertrophie der Klitoris. Med. Ann. 7. Heidelberg 1841. — *Otto*, Über Hottentottenschürze. Müllers Arch. **2** (1835).

Pamard, Hypertrophie der kleinen Labien. Gaz. Méd. de Paris 1883. Ref. Zbl. Gynäk. **1883**, Nr 48, 776. — *Péron* et *Lesneur*, Observations sur le tablier des femmes Hottentotes. Bull. Soc. zool. France 1883. — *Ploß-Bartels*, Das Weib in der Natur- und Völkerkunde. Neubearbeitet von v. Reitzenstein **1** (1927).

Rieken, Fall von sehr bedeutender Vergrößerung und Degeneration der Klitoris. J. de Bruxelles **41**, 218 (1865). Ref. Schmidts Jb. **129**, 306 (1866). — *Ryall*, Hypertrophy of the vulva and clitoris. Med. Press a. Circ. London 1906 a. **82**, 557.

Schultze, W., Über die Talgdrüsen des Menschen und deren Adnexe mit besonderer Berücksichtigung der an den Labia majora und minora vorkommenden. Inaug.-Diss. Berlin 1898. — *Shoji*, A case of hypertrophied labia minora. Tokio 1907. — *Smith, E. H.*, Signes of masturbation in the female. Ref. Jber. Geburtsh. **17**, 1142 (1903).

Zweifel, Paul, Die Krankheiten der äußeren weiblichen Genitalien. Billroth-Lückes Dtsch. Chir. **1885**, Lief. 61, 8.

II. Die Veränderungen der Vulva durch Masturbation.

Barthélemy, Diagnostic vénéréologique de la maladie de Fordyce vulvaire. Ann. Mal. vénér. **19**, 51 (1924). Ref. Zbl. Hautkrkh. **12**, 369 (1924).

Carrard, H., Beiträge zur Anatomie und Pathologie der kleinen Labien. Inaug.-Diss. Bern 1884. Z. Geburtsh. **10**, 62 (1884).

Delbanco, Über das gehäufte Auftreten freier Talgdrüsen an den kleinen Labien (état ponctué). Mh. Dermat. **40** (1905). — *Dickinson*, Amer. gynec. J. **1902**, April. Ref. Jber. Geburtsh. **17**, 1142 (1904).

Heyn, A., Einiges über erogene Zonen (Klitoris). Mschr. Geburtsh. **65**, 35 (1924).

Smith, E. H., Signes of masturbation in the femal. Ref. Jber. Geburtsh. **17**, 1142 (1903).

IV. Oedema vulvae.

Adler, Ödemerkrankungen bei Schwangeren. Med. Klin. **1923**, Nr 15, 487. — *d'Astros*, Les oedèmes chez le nouveau-nés et les nourissons. Rev. mens. des Maladies de l'enfance. **1907**. — *Ayers, E. A.*, Vulvaödem, die Schwangerschaft komplizierend. Internat. J. of Surg. 3, 249. New York 1890.

Beaver, D., Oedème de lèvre du col pendant l'accouchement. Med. News. Okt. 1888. Ref. Nouv. Arch. d'Obstetr. **1889**, 144. — *Beck, Henryk*, Über die Ödeme bei Schwangeren. Ginek. polska 2, H. 7/8 (1923). Ref. Zbl. Gynäk. **1926**, Nr 5, 307. — *Beyea, H. D.*, A contribution to our knowledge of chronic inflammatory hyperplasia of the vulva. Amer. J. Obstetr. 38, 249. — *Börner*, Slg klin. Vortr. Nr 317. — *Brandt, Georg*, Über familiäre Elephantiasis cruris. Mitt. Grenzgeb. Med. u. Chir. 37, 56 (1924). — *Budberg*, Ist das Ödem der Vulva während der Geburt ein natürliches Schutzmittel für den Damm oder steigert es gar die Gefahr des Zerreißens? Zbl. Gynäk. **1904**, Nr 8, 245. — *Budin*, Des oedèmes partiels dans les infections puerpérales. L'Obstétr. **1902**, 310. Juli.

Cassirer, Die vasomotorisch-trophischen Neurosen. Handbuch der Neurologie. 5. — *Charles*, Primipare à terme atteinte d'hydramnion et d'oedème énorme de la vulve; présentation de siège. Extraction. Suites heureuse pour la mère et l'enfant. J. d'acc. de Liège. Okt. 1902.

Doiteau und *Lantuéjoul*, Elephantiastisches Ödem der Vulva bei zwei aufeinanderfolgenden Geburten. Bull. Soc. Anat. de Paris 1921.

Eppinger, Hans, Zur Pathologie und Therapie des menschlichen Ödems, zugleich ein Beitrag zur Lehre von der Schilddrüsenfunktion. Berlin: Julius Springer 1917. — *Erlanger*, Z. Kinderheilk. 11 (1914).

Flatau, Exstirpation der großen Labien wegen chronischen Ödems. Fränk. Ges. Geburtsh. u. Frauenheilk. 11. Nov. 1911. Ref. Münch. med. Wschr. **1912**, Nr 1, 53. — *Fraser, N. S.*, A case of oedema of the vulva during the last month of pregnancy. Maritime med. News. 1, 59. Halifax 1888/89. — *Friedjung*, Das chronische „idiopathische" Genitalödem junger Säuglinge. Wien. klin. Wschr. **1906**, Nr 24, 372. — *Derselbe*, Bemerkungen zu der Arbeit des Herrn Ylppö: Vorübergehende chronische Genitalödeme bei Frühgeborenen. Z. Kinderheilk. 15, 46 (1917). — *Fromme*, Über Oedema lymphangiectaticum beim Neugeborenen. Arch. Kinderheilk. 41, 357 (1905).

Galton, Francis, The treasury of human inheritance. Labor for national eugeniks. London 1909. — *Gertler, Hermann*, Beitrag zur Sectio caesarea bei Vulvaödem. Zbl. Gynäk. **1926**, Nr 7, 403. — *Gottschalk, Max*, Über die Ödeme der äußeren weiblichen Genitalien. Würzburg 1887. Ref. Jber. Geburtsh. 1, 419 (1888). — *Greenhill*, Sectio caesarea bei Vulvaödem. Zbl. Gynäk. **1925**, Nr 46, 2623. — *Groot, J. de*, Eine eigenartige Lokalisation des angioneurotischen Ödems bei der Frau. Nederl. Tijdschr. Verloskde 29, 387. — *Grunert*, Über Herniotomien im Kindesalter. Dtsch. Z. Chir. 68, 518 (1903).

Heusler, Karl, Über Elephantiasis congenita non hereditaria. Zbl. Gynäk. **1925**, Nr 35, 1962. — *Hoehne, O.*, Über Vulvaödem in der Schwangerschaft. Arch. Gynäk. 106, 328 (1917). — *Derselbe*, Über die Behandlung des hochgradigen Vulvaödems in der Schwangerschaft. Dtsch. med. Wschr. **1925**, Nr 2, 57. — *Hündgen*, Zwei seltene Indikationen zur Sectio caesarea. Dtsch. med. Wschr. **1919**, Nr 37, 1020.

Joachimovits, Periodisch rezidivierendes Vulvaödem während der Gravidität. Zbl. Gynäk. **1927**, Nr 32, 2036.

Kaboth, Die Entstehung des Schwangerenödems. Arch. Gynäk. 125, 619 (1925). — *Kehrer, E.*, Physiologie der Schwangerschaft. Kap.: Ödeme und Ektopische Decidua. Halban-Seitz' Biologie und Pathologie des Weibes. 6 II, 742 u. 870 (1926). — *Kleßmann*, Das Labienödem im Wochenbett. Inaug.-Diss. Marburg 1922. — *Knöpfelmacher*, Sitzgsber. Wien. Ges. inn. Med. u. Kinderheilk. 31. Mai 1909. — *Krehl* und *Marchand*, Handbuch der allgemeinen Pathologie. 2 I, Kap. Ödeme 404. Leipzig: S. Hirzel 1912. — *Kroemer*, Genitalbeschwerden bei Sklerodermie. Med. Verein Greifswald Nov. 1910. Ref. Jber. Geburtsh. 25, 13 (1912).

Lesage, Krankheiten des Säuglings. Übersetzt von R. Fischl. Leipzig: Georg Thieme 1912. — *Loeb, Leo*, Edema. Medicine 2, 171 (1923). Ref. Zbl. Hautkrkh. 11, 299 (1924).

Mainzer, Dtsch. med. Wschr. **1899**, Nr 27, 436. — *Martin, Aimé*, De l'oedème dur des grandes lèvres. Ann. Gynéc. et Obstétr. 9, 401 (1878). — *Mendel*, Das akute circumscripte Ödem. Berl. klin. Wschr. **1902**, Nr 48, 1126. — *Milroy*, An undescribed variety of hereditary oedema. N. Y. med. J. **1892**. — *Müller, Eduard*, Angioneurosen in der Neuen deutschen Klinik von Georg u. Felix Klemperer. 1, 421. Berlin 1928.

Nonne, Vier Fälle von Elephantiasis congenita hereditaria. Virchows Arch. 125, 189 (1890).

Petrone, Oedema chronicum congenitum. Pediatria **1907**, 7. Ref. Arch. Kinderheilk. 48, 153 (1908). — *Pfaundler-Schloßmann*, Handbuch der Kinderheilkunde. 2. Aufl. 4, 122. — *Philipps*,

M. H., Bilateral papillary ovarian cysts (mit Ödem der Vulva). North of England Obstetr. Soc. J. Obstetr. Brit. Empire. **1913**, 329. Dez.

Reich, Friedrich, Elephantiasis hereditaria. Bruns' Beitr. **129**, 627 (1923). — *Retzius, M. C.*, Praktische gynäkologische und andere Notizen aus der Gebäranstalt „Propatria" (Stockholm). (Oedema labiorum pudendorum). Sv. Läk.sällsk. Hdl. **2**. Ref. Schmidts Jb. **36**, 76 (1842). — *v. Reuß*, Die Erkrankungen des Neugeborenen. 370.

Seiffart, Drei Kaiserschnitte aus relativer Indikation. Zbl. Gynäk. **1907**, Nr 31, 956. — *Seitz*, Sklerema neonatorum. Hypertrophie und Ödem der Klitoris. Gyn.-Ges. München Juni 1907. Ref. Münch. med. Wschr. **1907**, Nr 28, 1411. — *Sittner*, Vulvaödem und Dammriß. Zbl. Gynäk. **1904**, Nr 22, 726. — *Skutsch, F.*, Sectio caesarea bei Vulvaödem. Zbl. Gynäk. **1925**, Nr 28, 1546. — *Slavik*, Über Ödembereitschaft beim Säugling. Arch. Kinderheilk. **72**, 178 (1923). — *Spietschka*, Über einen Fall von Elephantiasis congenita. Arch. Dermat. **23**, 745 (1891). — *Stiefler*, Ein Fall von angioneurotischem Ödem nach Atophangebrauch. Med. Klin. **1919**, Nr 37, 927.

Taylor, R. W., Deformitäten der Vulva infolge von früh oder spät einsetzendem induriertem Ödem. J. amer. med. Assoc. 13. Juli 1907. Ref. Mschr. Geburtsh. **28**, 205 (1908).

Walthard, Lehrbuch der Frauenkrankheiten von Menge-Opitz. 1913.

Ylppö, Arvo, Vorübergehende, eventuell chronische Genitalödeme bei Frühgeborenen auf Grund lokaler mechanischer Stauung. Z. Kinderheilk. **14**, 243 (1916); Jb. Kinderheilk. **84**.

Zappert, Über Genitalödeme bei Kindern. — *Ziegler*, Ödem der Haut und des Unterhautzellgewebes. Beitr. path. Anat. **36**, 435.

V. Haematoma vulvae.

Ahlström, E., Beitrag zur Kenntnis der Hämatome in der Vulva, Vagina und dem subserösen Bindegewebe bei Schwangerschaft, Entbindung und Puerperium. Nord. med. Ark. (schwed.) Chir. **11 I**, 3. F. Festschr. f. Johnberg. Ref. Jber. Geburtsh. **25**, 75 u. 587 (1912). — *Mc Ardle*, Infantile Vulvahämorrhagie. Med. News 1890/91, 399. — *Assaky*, Thrombus vulvae. C. r. Méd. et Chir. **1** (1887). Ref. Zbl. Gynäk. **1888**, Nr 25, 415. — *Auvard*, Gestielter Thrombus der Scheide bei einer 8 Monate schwangeren Frau. Arch. Tocol. et Gynéc. **1888**. Ref. Zbl. Gynäk. **1891**, 246.

Baklanoff, Haematoma s. Thrombus vulvae et vaginae. Russ. Z. Geburtsh. u. Frauenkrkh. **1895**. — *Ballantyne*, Clinical note on a case of vulvar haematoma. Brit. med. J. **1900**. Ref. Zbl. Gynäk. **1900**, Nr 44, 1180. — *Bar*, Incision eines Thrombus der Vagina unter Momburgscher Blutleere. Soc. Obstétr. de Paris 1910. Ref. Zbl. Gynäk. **1911**, Nr 21, 795. — *Bastaki*, Thrombus vulvae während der Schwangerschaft. Arch. roum. Méd. et Chir. 1887/88. Ref. Zbl. Gynäk. **1889**, Nr 40, 710. — *Bauereisen*, Haematoma vulvae, durch Sturz entstanden. Med. Ges. Kiel Juni 1911. Ref. Münch. med. Wschr. **1911**, Nr 39, 2089. — *Behrend*, Brit. med. J. **1**, 546. London 1879. — *Behrendt*, Haematoma vulvae. Schmidts Jb. **191**, 143. — *Bessel-Hagen*, Über Hämatome in der Unterbauchgegend und an den äußeren Geschlechtsteilen des Weibes. Arch. klin. Chir. **38**, 277 (1888/89). — *Benestad*, Haematoma vulvae et vaginae. Traumatische Läsionen der Vulva. Norsk. Mag. Laegevidensk. **1914**, 166. Ref. Zbl. Gynäk. **1916**, Nr 6, 123. — *Bieger*, Über Haematoma vulvae. Inaug.-Diss. Bonn 1915. — *Binder*, Hämatom der äußeren Genitalien. Zbl. Gynäk. **1897**, Nr 34, 1033. — *Bochenski*, Über sub partu entstandene Hämatome des parametranen Gewebes. Lwow. Tyg. Lek. **1911**, Nr 39/40. Ref. Jber. Geburtsh. **25**, 583 (1912). — *Bossi*, Thrombus vaginae, labii majoris, recti et perinei nach einer Drillingsgeburt. Österr. Z. prakt. Heilkde **9**, 16 (1863). Ref. Schmidts Jb. **118**, 302 (1863). — *v. Braun-Fernwald*, Thrombus s. Haematoma vulvae et vaginae. v. Winckels Handbuch der Geburtshilfe. **3 II**, 231 (1906). — *Bremond*, Über die Blutgeschwulst der Vulva. J. de Montpellier Aug. 1846. Ref. Schmidts Jb. **53**, 308 (1847). — *Broers*, Zangenentbindung, Blutgeschwulst am Labium pudendum externum dextrum. Nederl. Tijdschr. Verloskde 1/2, 21. Ref. Schmidts Jb. **75**, 320 (1852). — *Broun, L.*, Ein Fall von großem Vulvahämatom nach normaler Geburt einer Erstgebärenden. Amer. J. Obstetr., April **1921**. Ref. Zbl. Gynäk. **1922**, Nr 11, 444. — *Burger*, Blutung aus der großen Schamlippe. Neue Z. Geburtskde **4**, 136 (1836).

Calvo, Thrombus de la vulve et du vagin. Rev. méd. Bogotá **17**, 68 (1893). — *Cauwenberghe, van*, Thrombus und Hämatom der Vulva und Vagina. Rev. mens. Gynéc. et Obstétr. et Péd. **8**, Nr 3. Ref. Zbl. Gynäk. **1913**, Nr 31, 1179. — *Chazan*, Ein kindskopfgroßes Haematoma vulvae als Ursache der Plazentaretention. Zbl. Gynäk. **1889**, Nr 30, 526. — *Derselbe*, Über Hämatome der Scheide und der äußeren Geschlechtsteile. Akerscharka Briansk (russ.) 1892. — *Cholmogoroff*, Hämatom der Vagina und der Genitalia externa. Russk. Wratsch 1908, Nr. 11. — *Chum*, A case of traumatic haematocele of the vulva in a virgin. Amer. J. Obstetr. **16**, 839 (1883). — *Coulhon*, Vulvovaginaler Thrombus. Gaz. Hôp. **1888**, Nr 123. Ref. Zbl. Gynäk. **1889**, Nr 25, 448. — *Croom*, Arch. Tocol. et Gynéc. **1886**,

961. — *Cullingworth*, Vaginal blood cyst. Protrusion of the vulva. Obstetr. J. London **7**, 438 (1879/80).

Danby, Three cases of pregnancy, with extravasation of blood associated with albuminuria. Proc. roy. Soc. Med. **17**, Nr 3. Sect. of obstetr. a. gynec. **1924**, 20. Ref. Ber. Gynäk. **4**, 170 (1924). — *Davis, A. B.*, Vulvahämatom nach normaler Geburt. Bull. Lyinghosp. City New York **1906**. Ref. Zbl. Gynäk. 1906, Nr 46, 1290. — *Delépine*, Deux cas de thrombus de la vulve et du vagin. J. Sci. Méd. Lille, Dez. **1901**. — *Deneux*, Recherches pratiques sur les tumeurs sanguines de la vulve et du vagin. Paris 1885. Auszug aus Siebolds J. **17**, 665. — *Dépaul*, Hémorrhagie par la rupture d'une varix de la région du clitoris. J. des sages femmes. **6**, 139. Paris 1878. — *Dewens*, The Philadelphia J. of the med. a.physical. Sci. **5**, Nr 1 (1827). — *Dill*, Labial haematoma or puerperal thrombus. Dublin. J. Med. Sci. **1886**. Ref. Zbl. Gynäk. 1887, Nr 18, 296. — *Dorland*, Puerperales Hämatom; späte Entwicklung eines verhängnisvollen Falles von vagino-perinealem Typus. Amer. J. Obstetr. **49**, 757 (1904). Ref. Jber. Geburtsh. **18**, 1017 u. 1938 (1905). — *D'Outrepont*, Z. Geburtskde **3**, 431 (1828). — *Dreyer*, Haematoma vulvae et vaginae. v. Siebolds J. f. Geburtsh. u. Gynäk. **15**, 172 (1835). — *Duncan*, Zerreißung der Vagina während der Geburt. Hämatom der Vulva. Trans. Obstetr. Soc. London **31**, 236 (1899). Ref. Schmidts Jb. **227**, 162 (1890).

Ehrendorfer, Mitteilung über einen Fall von Haematoma vulvae im Verlaufe der Schwangerschaft. Arch. Gynäk. **34**, 161 (1889). — *Engelmann, F.*, Ein Fall von Hämatom des Labium majus, verursacht durch eine Inguinalhernie. Zbl. Gynäk. **1885**, Nr 14, 212. — *Ettinger*, Ein Fall von Haematoma vulvae et vaginae post partum. Zbl. Gynäk. **1895**, Nr 45, 1180.

Falk, Haematoma vulvae ohne Trauma, außerhalb der Gravidität entstanden. Geburtsh. Ges. Hamburg. Ref. Zbl. Gynäk. **1905**, Nr 14, 434. — *Fischer, A.*, Über das Hämatom der Vulva. Inaug.-Diss. Gießen 1898. — *Fleischmann*, Fall von gestieltem Scheidenhämatom bei einer Schwangeren. Prager med. Wschr. **1886**, Nr 36. — *Flintermann*, Hämorrhagie der Scham. Med. Stand. Chicago **6**, 41 (1889). Amer. gynec. Boston **2**, 406 (1888/89). — *Forßner, H.*, Fall von Haematoma vulvae intra partum. Obstetr. a. gynec. Sekt. Ges. schwed. Ärzte. Hygiea, April **1910**. Ref. Jber. Geburtsh. **24**, 576 (1911). — *v. Franqué, sen.*, Wien. med. Presse **1865**, Nr 48, 1162. — *Freund, Richard*, Verletzungen des Beckenligamentes. Veits Handbuch der Gynäkologie **3** (1907). — *Frommer, J.*, Enormes Hämatom der Vulva. Gyógyászat (Budapest) (ung.) **29**, 434 (1889); Pester med.-chir. Presse (Budapest) **25**, 1060 (1889). — *Fruitnight*, Thrombus vulvae. Amer. J. Obstetr., Juli **1884**, 737. Ref. Zbl. Gynäk. **1885**, Nr 4, 63. — *Füth, Johannes*, Ein Fall von Post-partum-Blutung und Genitalhämatomen. Zbl. Gynäk. **1892**, Nr 14, 268.

Gaillard, Thomas, Übersetzt von Jaquet. Berlin **1873**, 70. — *Gailey*, Haematoma of the vulva. Med. a. Surg. Rep. **12**, 247. Philadelphia 1880. — *Gempe*, Über das Hämatom der Vulva. Inaug.-Diss. Berlin 1882. — *Genth*, Blutgeschwulst der großen Schamlippe einer Wöchnerin. Neue Z. Geburtskde **24**, 73 (1848). — *Georgy, A.*, Über das Hämatom der Vulva und der Vagina. Inaug.-Diss. Tübingen 1891. — *Gilmour*, Case of sanguineous tumor of the labium. Lancet **2** (1859). Ref. Schmidts Jb. **106**, 61 (1860). — *Girard*, Contribution à l'étude des thrombes de la vulve et du vagin. Thèse Paris 1874. — *Glasgow, R.*, Hämatom der Vulva. Ein Hindernis bei der Geburt. Virginia m. month. Richmond **31**, 1116 (1894/95). — *Godefroy*, Über die Behandlung der Blutgeschwülste der Schamlefzen. J. Conn. méd.-chir., Sept. **1844**. Ref. Schmidts Jb. **45**, 187 (1845). — *Goldberg*, Ein Fall von Haematoma vulvae et vaginae post partum. Zbl. Gynäk. **1894**, Nr 30, 723. — *Gossemann*, Fall von Thrombus in der äußeren Schamlefze vor der Geburt. Gaz. Méd. de Paris. **1834**, Nr 48. — *Mc Grew*, Fall von Hämatom der Vulva. Med. age. **1884**, Nr 3. — *Grosser, H.*, Über das Vaginalhämatom. Inaug.-Diss. Halle a. S. 1892. — *Guerdjikoff*, Hämorrhagien infolge Varicen der Vulva. Semaine méd., Aug. **1906**.

Hainworth, Mortal lesion of the rectum and the vagina. Lancet **1899**, 128, Mai. — *v. Hassel*, Thrombus vulvo-vaginal. Bull. Soc. belge Gynéc. et Obstétr. **12**, Nr 2, 30 (1901). — *v. Hecker*, Thrombus vaginae et labiorum. Beobachtungen und Untersuchungen aus der Gebäranstalt München. **1859** bis **1879**. — *Himmelfarb*, Zur Kasuistik des Haematoma vulvae außerhalb des Puerperiums. Zbl. Gynäk. **1888**, Nr 9, 129. — *Hirsch, Max*, Zur Entstehung des Haematoma vulvae im Geburts- und Wochenbett. Mschr. Geburtsh. **31**, 579 (1910) — *Hirst*, Haematoma of the vulva. Amer. J. Obstetr., Juli **1896**, 67. — *Hoedemaker, Cate ten*, Yets over het haematoma vulvae traumaticum. Nederl. Tijdschr. Verloskde Haarlem **1890**, 12. — *Holzbach*, Haematoma vulvae als Geburtshindernis. Sitzg. mittelrhein. Ges. Geburtsh. u. Gynäk. Frankfurt a. M. 27. Febr. **1927**. — *Hugenberger*, St. Petersburger Z. **9** (1865). — *Hunter*, Zit. nach *Genth*.

Jacoby, Felix, Über Haematoma vulvae traumaticum. Zbl. Gynäk. **1920**, Nr 24, 630. — *Jacquemier*, Ann. Gynéc. **2**, 454 (1884). — *Johannsen, Th.*, Ein Vulvahämatom als Geburtshindernis.

Zbl. Gynäk. **1920**, Nr 31, 856. — *Jones, J.*, A case of haematoma of the labium magniformed during labour. Brit. med. J. **1905**.

Kjelsberg, Ein Fall von Haematoma vulvae et vaginae. Med. Rev. **1899**. Ref. Zbl. Gynäk. **1900**, Nr 27, 720. — *Klautsch*, Haematoma vulvae et vaginae post partum. Münch. med. Wschr. **1896**, Nr 4, 75. — *Kolb*, Beschreibung einer sehr großen, sogleich nach der Niederkunft entstandenen Geschwulst in der linken Schamlippe. Schmidts Jb. **24**, 54. — *Koppe*, Haematocele processus vaginalis peritonei. Zbl. Gynäk. **12**, 179 (1886). — *Kouwer*, Haematoma vulvae et vaginae während der Geburt. Nederl. Tijdschr. Geneesk. **1902**, Nr 5. — *Krause, Heinz*, Beitrag zur Ätiologie der Vulva- und Vaginalhämatome. Zbl. Gynäk. **1925**, Nr 44, 2465. — *Kucher*, Thrombus vaginae. Wien. med. Wschr. **1878**, Nr 52. — *Künzig*, Über das Hämatom der Vulva und der Vagina. Inaug.-Diss. Tübingen **1898**. — *Küster, O.*, Das Aneurysma der Arteria uterina. Mschr. Geburtsh. **45**, 8 (1917).

Laborie, Histoires des thrombus de la vulve et du vagin, spécialement après l'accouchement. Arch. gén. Méd. Dez. **1860**. — *Langfeldt*, Über Blutadergeschwülste an den Schamlippen. Allg. dtsch. Hebammenztg Berlin **9**, 17 (1894). — *Lawson, Tait*, Diseases of women. 2. Aufl. 19. Birmingham **1886**. — *Leers*, Zur Kasuistik der Verletzungen der weiblichen äußeren Genitalien durch Sturz oder Stoß. Vjschr. gerichtl. Med. **30**, 3. F. (1906). — *Lefranc*, Hématome de la vulve et du vagin consécutif à un accouchement normal. L'abeille méd. **1896**, Nr 21. Ref. Zbl. Gynäk. **1896**, Nr 37, 852. — *Lehle*, Hämatom der Vulva. Münch. med. Wschr. **1912**, Nr 44, 2394. — *Lepage*, Ein Fall von Haematoma vulvae nach Spontangeburt. Ref. Zbl. Gynäk. **1903**, Nr 37, 1119. — *Lewi, J.*, Thrombus vulvae. Med. Ann. Albany **1880/81**, 33. — *Liepmann*, Über das Haematoma vulvae als Geburtshindernis. Berl. klin. Wschr. **1909**, Nr 11, 489. — *Ligterink*, Zwei Fälle von Haematoma vulvae. Nederl. Tijdschr. Geneesk. **25**, 390 (1889). Ref. Zbl. Gynäk. **1890**, Nr 5, 84. — *Löhlein, H.*, Zur Entstehung und Behandlung des Haematoma vulvae der Neuentbundenen. Zbl. Gynäk. **1897**, Nr 10, 267. — *Lorini*, Beitrag zur Kasuistik des vulvo-vaginalen Hämatoms. Arte ost. **22**, 155. Milano 1908. — *Loviot*, Double thrombus au niveau de l'orifice hyméno-vaginal chez une primipare au 7 mois de la grossesse. Bull. Soc. Obstétr. et Gynéc. Paris **1890**, 256. — *Lwoff*, Zur Kasuistik der Hämatome der äußeren Genitalien und der Scheide. Russk. Wratsch **1899**, Nr 24. — *Derselbe*, Über die Blutgeschwülste der äußeren Geschlechtsorgane und der Scheide. Z. Geburtsh. **13**, 135 (1886).

Mann, Haematoma of vulva post partum. Lancet **1**, 310 (1892). — *Mars*, Przegl. lek. (poln.) **1891**. — *v. Mars*, Vulvahämatom, einige Stunden nach einer Kontusion der Vulva entstanden. Przegl. lek. (poln.)**1902**, Nr 50. Ref. Jber. Geburtsh. **16**, 215 (1903). — *Martin, Aug.*, Die Krankheiten des Beckenbindegewebes. Aug. Martins Handbuch der Krankheiten der weiblichen Adnexorgane. **3**. Berlin: S. Karger 1906. — *Mayer, Aug.*, Die Unfallerkrankungen in der Geburtshilfe und Gynäkologie 25. Stuttgart: Ferdinand Enke **1917**. — *Meigs*, Proc. amer. Philos. Soc. **1844**, 129. — *Meißner*, Die Frauenzimmer-Krankheiten. **1**, 216 (1842). — *Mekertschianz*, Haematoma vulvae post coitum primum und post partum. Mschr. Geburtsh. **9**, 341 (1899). — *Melchior*, Zur Symptomatologie der subkutanen Klitorisrupturen. Zbl. Gynäk. **1915**, Nr 7, 97. — *Meniere*, Schwere Hämorrhagien des Vestibulums der Vulva außerhalb der Schwangerschaft. Gaz. Gynéc. de Paris **1888**. — *Meola*, Se visio o no stati stupro violento sopra di una minorenne. Rass. Ostetr. **1899**. — *Merkel, Fr.*, Über Hämatome der Vulva. Münch. med. Wschr. **1904**, Nr 21, 949. — *Michel*, Blutgeschwulst der linken Schamlefze. Med. Korresp.bl. Württ. ärztl. Ver. **1845**, 166; **50**, 200. — *Montgomery*, Vulvo-vaginal-thrombus. Antopog. Med. a. Surg. Rep. **13**, 23. Philadelphia 1880. — *Moore, E. C.*, Hämatom der Vulva während der Geburt. J. amer. med. Assoc. **55**, Nr 14, 1201 (1910). Ref. Jber. Geburtsh. **24**, 577 (1911). — *Mosella*, Contributo allo studio de trombo nella vulva. Gaz. Med. Torino **42**, H. 31 (Nov. 1891). — *Murray, U.*, Haematoma of the vulva. Amer. J. Obstetr. New York **1893**, 28. Ref. Jber. Geburtsh. **7**, 209 (1894).

Nägele, Fall von Blutgeschwülsten der äußeren weiblichen Geschlechtsteile und der Scheide. Heidelberger klin. Ann. **10**, 3. — *Nahmmacher*, Tödliche Blutung bei einer Hochschwangeren aus einem Varix der Vulva; Sectio caesarea post mortem. Berl. klin. Wschr. **1890**, Nr 42, 968. — *Nannoni*, Zerreißung eines Thrombus vulvae. Ref. Schmidts Jb. **175**, 212 (1877). — *Netzel*, Fall von Haematoma vulvae. Hygiea **1877**, Nr 3. Ref. Zbl. Gynäk. **1877**, Nr 10, 188. — *Neugebauer, F.*, Venus cruenta violans interdum occidens. Mschr. Geburtsh. **9**, 221 u. 389 (1899). — *Neumann, Georg*, Zur Kasuistik des Haematoma vulvae. Zbl. Gynäk. **1909**, Nr 43, 1503. — *Nobles*, Pudendal haematocele. Med. Bull. Philadelphia **5**, 37 (1883). — *Nusser*, Thrombus der rechten großen Schamlippe bei einer im 7. Monat schwangeren Frau. Österr. Z. prakt. Heilk. **1857**, Nr 30.

Oehmann, K. H., 2 Fälle von Haematoma vulvae. Duodesun. **30**, H. 3, 149 (1914) (finnisch). Ref. Zbl. f. d. ges. Gynäk. **5**, 136. — *Ohnacker*, Über Haematoma vulvae traumaticum. Gynäk. Rdsch. **5**, 144 (1911).

Page, K. B., Haematoma of the vulva in the non puerperal state with report of 3 cases. Times a. Reg. **20**, 577. New York a. Philadelphia 1889. — *Le Page*, Thrombus vulvae nach spontaner Entbindung. Ges. Geburtsh. u. Gynäk. u. Päd. Paris, April 1903. Ref. Mschr. Geburtsh. **18**, 477 (1903). — *Painter*, Case of sanguineous tumor of the labia. Med. Times a. Gaz. August **1854**. Ref. Schmidts Jb. **85**, 192 (1854). — *Parker*, Labial and vaginal thrombus. Brit. med. J. **1**, 1159 (1887). London. — *Partridge*, Haematocele pudendalis ohne Unterbrechung der Schwangerschaft trotz Incision. New med. J. **31**, 20 (1880). Ref. Schmidts Jb. **186**, 161. — *Pate*, Schmidts Jb. **31/32**. — *Peckham, Murray, Grace*, Tumors of the clitoris. Amer. J. Obstetr. **24**, Nr 10, 1153 (1891). — *Penkert*, Haematoma vulvae (Notzuchtsversuch). Med. Ges. Magdeburg 11. Nov. 1920. Ref. Mschr. Geburtsh. **55**, 299 (1921). — *Perreymond*, Ann. Gynéc. **29**, 98 (1888). — *Peters, H.*, Straßengeburt. Kindskopfgroßes Hämatom der Vulva und Vagina. Geburtsh.-gynäk. Ges. Wien 1889, Nr 3. — *Petersen*, Ref. Jber. Geburtsh. **32**, 257 (1922). — *Phelippon*, Des hématomes de la vulve et du vagin au cours de la puerperalité. Thèse de Paris **1901**. — *Pistrowski*, Geburtserkrankungen durch Anomalien der weiblichen Geburtswege (polnisch) **1902**. — *Polazzi*, Ematocel. labbiale complicante ernia degli annessi uterini. Ann. Ostetr. **25**, Nr 11, 863. Milano 1903. — *Potocki*, Über die Entstehung eines vulvovaginalen Thrombus am 3. Tage des Wochenbettes im Anschluß an eine intravenöse Collargolinjektion. Soc. d'Obstétr., Gynéc. et Paed. de Paris Febr. **1910**. Ref. Zbl. Gynäk. **1910**, Nr 36, 1194. — *Purfoy, R. D.*, Hämatocele der Scham. Trans. roy. Acad. Med. Irland **6**, 219. Dublin 1888.

Rau, Beschreibung einer Blutgeschwulst der rechten Schamlefze nach der Geburt. Heidelberger Ann. **13** (1844). Ref. Schmidts Jb. **47**, 73 (1845). — *Reich, H.*, Ein Fall von gestieltem Scheidenhämatom. Ärztl. Mitt. aus Baden 1880, Nr 24. — *Reich, J.*, Zur Kenntnis des Haematoma vulvo-vaginale. Wien. klin. Wschr. 1910, Nr 29, 1069. — *Derselbe*, Zum Artikel: Über Haematoma vulvae traumaticum. Gynäk. Rdsch. **5**, 279 (1911). — *Reymond*, Bull. Soc. Anat. Paris. **1908**, 113. — *Ridgway-Barkes*, The local treatment of contusions of the external genitals. Amer. J. Obstetr., Aug. **1895**, 200. — *Riggles*, Hämatom der Vulva. Amer. J. Obstetr. **1916**. Nr 2. — *Robertson*, Großes accidentelles Vulva-Hämatom. J. amer. med. Assoc. Aug. **1910**. — *Robinson*, Fall von Hämatom der Vulva. Med. Rec. **44**, 719. New York 1893. — *Römer, R.*, Ein Fall von Haematoma vaginae et vulvae mit nachfolgendem Verblutungstod. Zbl. Gynäk. **1913**, Nr 4, 131. — *Rosenberg, A.*, Haematoma vulvae als Geburtshindernis. Smüleszet és Nögyogyas **1905**, Nr 1. Ref. Zbl. Gynäk. **1906**, Nr 37, 1034. — *Rosenberger, A.*, Haematoma vulvae als Geburtshindernis. Gynäk. Rdsch. **1**, 686 (1907). — *Rosenstein*, A case of excessive haemorrhage from a variocele of the labia majora. Brit. med. J. **1**, 74 (1900). — *Rothfuchs*, Über das Haematoma vulvae post partum. Inaug.-Diss. Marburg 1900. — *Rothlauf*, Über Haematoma vulvae. Z. Geburtsh. **61**, 174 (1908). — *Rotschild*, Über die traumatischen Vulvahämatome. Inaug.-Diss. Heidelberg 1915. — *Rouvier*, Deux cas de thrombus ou hématome vulvo-vaginal. Réun. Obstétr. d'alger. 12. April. Bull. Soc. Obstétr. Nr 5. Paris 1913.

de Saint-Moulin, Thrombus vulvo-vaginal, guérison. Clinique Bruxelles **1**, 221 (1887). — *Sahler*, Sectio caesarea bei einem Fall von Haematoma vulvae et vaginae. Wien. klin. Wschr. **1925**, Nr 24, 675. Ref. Zbl. Gynäk. **1926**, Nr 32, 2118. — *Sasanoff, Madame*, Étude du thrombus de la vulve et du vagin dans ses rapports avec l'accouchement. Ann. Gynéc. Dez. **1884**. Ref. Zbl. Gynäk. **1885**, Nr 32, 511. — *Savery*, Thrombus of the labia. Trans. Obstetr. Soc. **6**, 115. Philadelphia 1879. — *Seulen*, Siebolds J. **9**, 188 (1830). — *Scadron*, Großes Hämatom der Vulva, die Geburt erschwerend usw. N. Y. med. J. **94**, 1278 (1911). Ref. Jber. Geburtsh. **25**, 857 (1912). — *Scheweleff*, Hämatom einer großen Schamlippe. Russ. Z. Geburtsh.. **1894**. — *Schläfli*, 700 Hebosteotomien. Z. Geburtsh. **64**, 85 (1909). — *Schlank*, Ein nach der Geburt entstandenes Haematoma vulvae als Geburtshindernis für den zweiten Zwilling. Krakauer gynäk. Ges. 28. Mai 1912. Ref. Gynäk. Rdsch. **8**, 305 (1914). — *Schneider*, Über die Blutinfiltrationen in den Schamlippen der Schwangeren, Gebärenden und Wöchnerinnen. Siebolds J. Geburtsh. **11**, 103 (1831). — *Schraiber*, Haematoma labii majoris sinistri et vaginae. Russ. Z. Geburtsh. Odessa **1894**. — *Scipiades*, Haematoma vulvae während der Geburt. Gynäk. Sekt. d. ungar. Ärztevereins Budapest 14. Nov. 1905. Ref. Zbl. Gynäk. **1907**, Nr 14, 397. — *Sedillot*, Mehrere Hämatome der beiden Labien. Zweifels Handbuch der Frauenkrankheiten. **3**, 228. — *Sforza*, Ein Fall von Haematoma vulvovaginale. Rass. Ostetr. **1898**. Ref. Zbl. Gynäk. **1899**, Nr 24, 737. — *v. Siebold*, VII. Bericht über die in der Entbindungsanstalt zu Göttingen vorgefallenen Ereignisse. (Blutgeschwulst der rechten großen Schamlippe.) Neue Z. Geburtskde **29**, 2 (1850). — *Simon, M.*, Hämatom der Vulva. Zbl. Gynäk. **1893**, Nr 4, 60. — *Sjödahl*, Thrombus vaginae et vulvae. **15**, 319. Stockholm: Eira 1891. — *Sommerville*, Zwei Fälle von Puerperalhämatocele. Edinburgh med. J. **1881**. — *Steiner*, Pudendal haematocele in the non puerperal state. J. amer. med. Assoc. **28**, 193. Chicago 1892. — *Stoeckel*, Haematoma vulvae. Ärztl. Verein Marburg, Juli **1910**. Ref. Münch. med. Wschr. **1910**, Nr 40, 2114. — *Stolz*, Über das

Haematoma vulvae et vaginae extra partum. Gynäk. Rdsch. **2**, 213 (1908). — *v. Swiecicki*, Vulvahämatom von Faustgröße während der Schwangerschaft. Gaz. hebd. Méd. et Chir. **15**, 548. Paris 1888.
Tarnier, Thrombus de la vulve. J. des sages femmes. **20**, 145. Paris 1892. — *Tate*, Hämatocele der Scham. Cincinnati Lancet clin. **2**, 397 (1896). — *Tiegel*, Haematoma vulvae. Med. Verein Greifswald. 25. Jan. 1913. Ref. Dtsch. med. Wschr. **1913**, Nr 14, 677. — *Thiem*, Handbuch der Unfallkunde. — *Tschernikoff*, Hämatom der Vulva und Vagina. Inaug.-Diss. Berlin 1910.
Uljanowsky, Zur Lehre vom Hämatom der Vulva und Vagina intra partum. J. Geburtsh. (russ.). **1913**. Ref. Zbl. Gynäk. **1914**, Nr 16, 610. — *Unger-Brjanzewa*, Hämatom der Scheide und der äußeren Genitalien. Russk. Wratsch **12**, Nr 14, 472 (1913). Ref. Jber. Geburtsh. **27**, 771 (1914).
Vallois, Thrombus vulvaire pendant l'accouchement. Réun. Obstétr. de Montpellier, April **1912**. Ref. Jber. Geburtsh. **26**, 646 (1913). — *Vinay*, Hämatom der Vulva während der Schwangerschaft. Zbl. Gynäk. **1898**, Nr 7, 198. — *Derselbe*, Thrombus der Vulva im 6. Monat der Schwangerschaft. Lyon méd. **1897**. Ref. Zbl. Geburtsh. **1898**, Nr. 25, 673. — *Vogler*, Über eine beträchtliche Geschwulst der äußeren Genitalien, die während der Geburt entstand. Schmidts Jb. **39**, 58. — *Vogt, E.*, Über die Bedeutung des Aneurysmas der Uteringefäße, nach der Beobachtung eines Aneurysma arteriovenosum der Arteria und Vena uterina infolge Fliegerbombenverletzung. Arch. Gynäk. **116**, 129 (1923).
Wachtel, Ein Fall von Haematoma vulvae traumaticum. Zbl. Gynäk. **1928**, Nr 47, 3019. — *Wahrer*, Ein ungewöhnliches Hämatom nach der Geburt. Surg. etc. **1915**, Nr 4. — *Walther*, Über das Haematoma vulvae et vaginae. Zbl. Gynäk. **1905**, Nr 29, 919. — *Warszawski*, Haematoma vulvae et vaginae. Morbus maculosus Werlhofii. Gaz. lek. Warzawa **12**, 876 (1892). Ref. Zbl. Gynäk. **1893**, Nr 9, 182. — *Weckbecker-Sternefeld, v.*, Thrombus der äußeren weiblichen Genitalien. Inaug.-Diss. München 1879. — *Wegscheider*, Verh. Ges. Geburtsh. u. Gynäk. Berlin **5**, 53. — *Wettergren*, Haematoma vulvae et vaginae intra partum. — *Wertenstein*, Ein Fall von puerperalem Hämatom. Przegl. chir.-gynec. (poln.) **1**, H. 3 (1910). — *Wigand, J. H.*, Die Geburt des Menschen. **2**, 508 (1820). — *Wimpfheimer*, Zur Ätiologie des Haematoma vulvae et vaginae. Arch. Gynäk. **92**, 279 (1910). — *v. Winckel*, Pathologie und Therapie des Wochenbetts. Berlin: August Hirschwald 1866. — *Derselbe*, Lehrbuch der Frauenkrankheiten. **1886**, 59. — *Wortmann, K.*, Über Haematoma vulvae. Inaug.-Diss. Bonn 1905. — *Wright*, Haematoma of the vulva and vagina. Ann. Gynec. a. Ped. **11**, 731 (1900).
Zimmermann, Haematoma vulvae et vaginae. Inaug.-Diss. Göttingen 1912. — *v. Zubrczycki*, Eine während der Geburt entstandene Blutgeschwulst der Vulva. Zbl. Gynäk. **1913**, Nr 8, 274.

VI. Varizen der Vulva.

Ahlfeld, F., Lehrbuch der Geburtshilfe. 3. Aufl. **1903**, 303. — *Amandoin*, Über einen kolossalen varicösen Tumor der Vulva in der Gravidität. Ginéc. **1906**, Nr 13. Zit. Jber. Geburtsh. **21**, 155 (1908).
Batuaud, J., Über Varizen der Vulva vom geburtshilflichen Gesichtspunkt aus. Ref. Méd.-chir. des mal. des femmes. **12**, 129. Paris 1890. Zit. Jber. Geburtsh. **4**, 584 (1891). — *Besson*, Ruptur von Varizen der Vulva während der Geburt. Gaz. hebd. Méd. et Chir. **1900**, Nr 11. Ref. Zbl. Gynäk. **1900**, Nr 39, 1022. — *Bouquet, H.*, Les varices vulvo-vaginales. Rev. internat. Méd. et Chir. **1905**. Zit. Jber. Geburtsh. **20**, 120 (1907). — *Brunet*, Eine seltene Indikation zum Kaiserschnitt. Zbl. Gynäk. **1906**, Nr 2, 43. — *Budin*, Des varices chez la femme enceinte. Paris 1880. — *Busch*, Die geburtshilfliche Klinik an der Friedr.-Wilhelm-Universität Berlin 1836—1841: Variocositäten der Schamlippen. Neue Z. f. Geburtskde **19** (1850). Ref. Schmidts Jb. **71**, 121 (1851).
Cornil et *Ranvier*, Manuel d'histologie pathologique.
Darnal, Varicoses veins of the vulva. Philadelphia med. J. **5**, 125 (1900.) — *Delahousse*, Die Ruptur der Vulvavarizen während der Geburt. Thèse de Paris **1901**. Ref. Zbl. Gynäk. **1903**, Nr 44, 1312. *Drews, H.*, Schwangerschaft, Geburt und Wochenbett bei ausgedehnter halbseitiger Teleangiektasie und Varizenbildung mit lymphangiektatischer Elephantiasis. Berl. klin. Wschr. **1913**, Nr 17, 779. — *Dützmann*, Geburtskomplikationen bei ausgedehnter Varizenbildung. Mschr. Geburtsh. **17**, 364 (1902).
Faidherbe, Rupture de varice de la grande lèvre. Vaste hématome. Hémorrhagie externe. 7. Sci. Méd. de Lille 1900. Zit. Jber. Geburtsh. **14**, 528 (1901). — *Falk, Otto*, Demonstration thrombosierter Venen mit fast taubeneigroßen Thromben. Geburtsh. Ges. Hamburg 20. Dez. 1904. Ref. Zbl. Gynäk. **1905**, Nr 14, 434. — *Derselbe*, Über Phlebektasien im Bereich der weiblichen Genitalien. Ärztl. Verein Hamburg Mai 1906. Ref. Münch. med. Wschr. **1906**, Nr 25, 1234. — *Derselbe*, Über die Bedeutung der Phlebektasien und ihrer Folgezustände für den Frauenarzt. Arch. Gynäk. **82**, 319 (1907). — *Fischer, B.*, Die Pathogenese der Phlebektasien. Arch. f. Dermat. **70**, 195 (1904). — *Fort, J.*, Bericht eines Falles von Varizen an der Labie und am Vaginalrand während der Schwangerschaft. Texas Cour. Rec. Dallas 1888/89, 94. Zit. Jber. Geburtsh. **2**, 498 (1889).

Gottfried, Vulvovaginale Varicositäten. Prager med. Wschr. 8 (1883). — *Guerdjikoff*, Über die Ruptur der Vulvavarizen während der Schwangerschaft und Geburt. Rev. méd. Suisse romande 26, Nr 4, 222 (1906). Ref. Zbl. Gynäk. 1908, Nr 47, 1544.

Hildebrandt, Blutung durch Berstung eines Varix während der Schwangerschaft. Zit. nach Zweifels Handbuch der Frauenkrankheiten. 3, 227. — *Hoffner, Karl*, Über Schwangerschaftsveränderungen außerhalb der Genitalsphäre. Inaug.-Diss. Heidelberg 1901; Beitr. Geburtsh. 4, 466 (1901). — *Holden*, Zit. nach Zweifel, Handbuch der Frauenkrankheiten. 3, 227.

Janni, Die feinen Veränderungen der Venenhäute bei Varicen. Arch. klin. Chir. 61, 12 (1900).

Kehrer, E., Ursachen und Behandlung der Unfruchtbarkeit nach modernen Gesichtspunkten. Dresden u. Leipzig: Th. Steinkopff 1922. — *Krusen*, Über Varicen der Vulva bei Schwangerschaft. Geburtsh. Ges. Philadelphia, Okt. 1900. Mschr. Geburtsh. 12, 773 (1900).

Laidlaw, Wunden der Scham. Ruptur der Gefäße der Bulbi vestibulares. Chicago med. Times 24, 306 (1892). Zit. Jber. Geburtsh. 6, 386 (1893). — *Löhr*, Ein Beitrag zur Varizenbehandlung. Dtsch. Z. Chir. 165, H. 3/4 (1921).

Mohr, Hühnereigroßer Varixknoten der Vagina bei einer I-para im 6. Monat der Gravidität. Gynäk. Ges. Breslau 15. Nov. 1910. Ref. Mschr. Geburtsh. 33, 233 (1911). — *Moussard, F.*, Über Varizen der Vulva und Hämorrhagien infolge Berstung. Paris 1889. Zit. Jber. Geburtsh. 4, 584 (1891).

Pavec, Ein Fall von lebensgefährlicher Blutung einer Gebärenden aus einer erweiterten Vene des äußeren Genitale (Varix vulvae) (kroat.). Ref. Zbl. Gynäk. 1909, Nr 47, 1630.

Roché, Schwere Hämorrhagien infolge von Zerreißungen einer varicösen Vene der Klitoris. Gaz. Hôp. 9 (1862). Ref. Schmidts Jb. 114, 318 (1862). — *Rudaux, P.*, De la mort subite pendant l'accouchement.

Sachs, C., Verh. d. Anat. Ges. 1925. Erg.-H. zum 60. Bd. des Anat. Anz. S. 269. — *Sims, H. M.*, Eine hypertrophische große Schamlippe einer Varicocele ähnelnd, mit einem langen Stiele. Trans. New York obstetr. Soc. 19. April 1892. Amer. J. Obstetr Sept. 26, 395 (1892).

Wüllmers, Über Verblutungstod während der Gravidität. Inaug.-Diss. Tübingen 1894.

F. (G) Verletzungen der Vulva.
I.—III. Deflorations-, Kohabitations-, Geburts- und anderweitige offene Verletzungen.

Abraham, Über einen Fall von Dammzerreißung durch Koitus. Ref. Mschr. Geburtsh. 11 (1900). — *Ahlfeld*, Verblutung aus Vulvavarix. Lehrbuch der Geburtshilfe 1898, 266. — *Angelini*, Corpo estraneo nella vulva. Boll. Soc. Tosc. Ostetr. e Ginec. Firenze 1902, Nr 7, 159. — *Ascher, L.*, Ein Fall von hochgradiger Blutung nach dem ersten Coitus. Prag. med. Wschr. 1889, Nr 3. Ref. Zbl. Gynäk. 1889, Nr 26, 463. — *Auvard*, Plaies vulvaires. In his: Travaill. d'Obstétr. 2, 527. Paris 1888.

Babesch und *Cioc*, Neue Betrachtungen zur Ätiologie der Perinealrupturen. Spital (rum.) 1912, Nr 8. Ref. Münch. med. Wschr. 1913, Nr 1, 43; Zbl. Gynäk. 1913, Nr 18, 672. — *Baicalli*, Lesioni traumatiche dell' imene, della vulva e della vagina (ital.). Ref. Zbl. Hautkrkh. 4, 96 (1922). — *Bakscht*, Zur Kasuistik der Genitalverletzungen sub coitu. Zbl. Gynäk. 1927, Nr 21, 1333. — *Bartel*, 6 Fälle von Verletzungen der Scheide nicht bei der Geburt. Russk. Wratsch 1885. Ref. Zbl. Gynäk. 1885, Nr 44, 703. — *Bauer*, Verletzungen der weiblichen Genitalien außerhalb des Puerperiums. Dtsch. med. Wschr. 1881, Nr 12, 157. — *Beaugeard*, Die Schwierigkeit der Diagnose bei Notzuchtverbrechen an kleinen Mädchen. Thèse de Paris 1902. Ref. Zbl. Gynäk. 1903, Nr 44, 1310. — *Benedikt*, Recto-Vaginalperforation. Philadelphia Med. News 1892. — *Binz, F.*, Zur Kasuistik der Pfählungsverletzungen. Inaug.-Diss. München 1913. — *Berthod*, Tödliche Blutung aus einem Varix an der Klitoris. Gaz. méd. 1886, Nr 33. — *Bidenkap, J. H.*, Spontane Berstung des linken Labium minus während des Durchschneidens des Kindskopfes. Norsk Mag. Laegevidensk. 76, 1436 (1917). Ref. Zbl. Gynäk. 1918, Nr 49, 893. — *Birbes*, Accouchement normal. Lésion du clitoris. Hémorrhagie. Rev. Obstétr. internat. Suppl., April 1896, 95. — *Blumenthal*, Zit. nach Borakowsky. Russk. Wratsch 1886. — *Bochenski*, Verwachsung der großen Schamlippen nach Pfählungsverletzung. Ref. Jber. Geburtsh. 24, 222 (1911). — *Bogdan* und *Grosi*, Drei neue Fälle von ritueller Kastration. Vjschr. gerichtl. Med. 3. F. 48, 291 (1914). Ref. Jber. Geburtsh. 28, 579 (1915). — *Bokai*, Fall von Klitorisstrangulation. Orv. hetil. (ung.) 1888, Nr 20. Ref. Zbl. Gynäk. 1889, Nr 4, 63. — *Bokodoroff*, Zur Kasuistik des Skopzentums bei Mädchen. Russ. Z. Geburtsh., April 1908. Ref. Zbl. Geburtsh. 22, 134 (1909). — *Borakowsky*, Verletzung der äußeren Geschlechtsteile. Gynäk. Ges. Kiew 28. Juni 1887. Ref. Zbl. Gynäk. 1887, Nr 14, 231. — *Borri, L.*, Prolapsus mucosae urethralis femininae und Vergewaltigung einer Unreifen. Arch. di Antrop. crimin. 1911, H. 6. Ref. Jber. Geburtsh. 26, 819 (1913). — *Boshouwers, H.*, Zur Kasuistik der Coitusverletzungen.

Zbl. Gynäk. **1911**, Nr 4, 153. — *Braun, H.*, Verletzungen der weiblichen Genitalien außerhalb des Puerperiums. Dtsch. med. Wschr. **1880**, Nr 51, 681. — *Braun-Fernwald, R. v.*, Genitalwunden der Wöchnerinnen. v. Winckels Handbuch der Geburtshilfe. **3 II**, 91 (1906). — *Breisky*, Die Krankheiten der Vagina. Handbuch der Frauenkrankheiten von Billroth-Lücke. 2. Aufl. **3**, 666 (1886); Dtsch. Chir. Lief. 60, 90. — *Bride*, Operativ entfernte Feder aus einem Absceß im linken Labium majus eines 13jährigen Mädchens. Glasgow. geburtsh.-gynäk. Ges. Scott. Med. a. Surg. J., Febr. **1904**. — *Briggs*, Fibroid tissue formed around a needle and removed from the left labium majus. Trans. Obstetr. Soc. London **3** (1907). — *Brithon*, Zit. nach Neugebauer. — *Brouardel*, Gaz. Hôp. **1887**, Nr 116, 957. — *Bucura*, Ein Fall von Uterus rudimentarius cum vagina rudimentaria solida mit accssorischem Vorhofafter. Wien. klin. Wschr. **1906**, Nr 33, 1007. — *Budin*, Description d'un cas dans lequel l'accouchement n'a déterminé chez une I-para de légères fissures de l'orifice hymenal. Progrès méd. **15**, 48 (1887). — *Budin, P.*, De la perforation des petites lèvres; son mode de production. Progrès méd. II. s. **6**, 331. Paris 1887.

Casper-Liman, Handbuch der gerichtlichen Medizin. **1**, 350/51. Berlin: August Hirschwald 1881. — *Cealâc*, Durchbohrung der recto-vaginalen Wand mit Riß des Perineum infolge eines brutalen Coitus. Rev. de Chir. **1904**, Nr 6. Ref. Mschr. Geburtsh. **22**, 404 (1905). — *Chaleix*, Schwere Blutung bei der Defloration. Lyon méd. **1896**. Ref. Zbl. Gynäk. **1897**, Nr 35, 1072. — *Chase*, Blutung aus dem eingerissenen Hymen. Geburtsh. Ges. Brooklyn 5. Mai. Amer. J. Obstetr., Sept. **1916**, 14. — *Cistrier, E.*, Wunden der Vulvaregion nach der Geburt bei Primiparen. Thèse de Paris **1902**. Ref. Zbl. Gynäk. **1903**, Nr 29, 911. — *Coe, H. C.*, Case of sloughing wound of the labia, complicated with typhoid fever. Amer. J. Obstetr. **20**, 167. New York 1887. Ref. Jber. Geburtsh. **1**, 418 (1888). — *Colombat*, Traité de maladies des femmes. 2. Zit. nach Schülein. — *Coulacoff, M.*, Déchirures et perforations des petites lèvres dans les accouchements. Thèse de Paris **1889**, Nr 41.

Diemerbroek, Zit. nach Scheftel. — *Draper*, A case of homicide by a wound of the vulva. Boston med. J. **1884**. — *Drzymalik*, Verblutung aus einem Schleimhautriß zwischen Klitoris und Urethra. Wien. klin. Wschr. **1889**, Nr 18, 355. — *Duhousset*, Über die Beschneidung der Mädchen. Bull. Soc. Anthrop. Paris **7** (1878). — *Dujardin*, Verblutung aus geplatzten Varixknoten in der Gravidität. Schmidts Jb. **157**, 67 (1873).

Eisenhart, Geburtsh.-gynäk. Ges. München 1887/88.

Fedriani, Ein Fall von Coitusverletzung. Siglo méd. **74**, 91. Ref. Ber. Gynäk. **6**, 258 (1925). — *Felkin*, Menstrual engorgement of labia minora following a blow. Edinburgh med. J. **33**, 317 (1887). — *Fenomenoff*, Zur Kasuistik der Verletzungen sub coitu. Russ. Z. Geburtsh. Ref. Jber. Geburtsh. **8**, 231 (1895). — *Flesch*, Zur Kasuistik der Dammrisse. Zbl. Gynäk. **1895**, Nr 45, 1177. — *Ford*, Verhängnisvolle Blutung aus einer leichten Wunde der Vulva. N. Y. med. J., Jan. 1897. Ref. Jber. Geburtsh. **11**, 494 (1898). — *Frank-Beckwith*, Philadelphia med. times **7**. — *Freund, W. A.*, Die Verletzungen der Scheide und des Dammes bei natürlich verlaufender und bei künstlich mittels der Zange beendeter Geburt. Freunds Gynäk. Klinik. **1**, 135. Straßburg 1885. — *Füth, Heinrich*, Verletzungen und Fremdkörper. Biologie und Pathologie des Weibes von Halban-Seitz **5 II**, 1033 (1926).

Georgi, Zit. nach Leers. — *Giaccone, A.*, Gravissima emorragia per ferita dei genitali esterni in gravidanza. Riv. Ostetr. **7**, Nr 4, 169 (1925). Ref. Ber. Gynäk. **8**, 640 (1925). — *Gordon*, Hysterie infolge von Adhäsionen der Klitoris. Zbl. Gynäk. **1895**, Nr 44, 1175. — *Gußmann*, Ein Fall von Coitusverletzung. Württ. Koresp.bl. **1900**, Nr 12.

Haberda, Über den anatomischen Nachweis der erfolgten Defloration. Mschr. Geburtsh. **11**, 63 (1900). — *Halbreich*, Ein Fall von Fistula vagino-(vulvo-)perineorectalis post coitum. Russk. Wratsch **1897**, Nr 2. Ref. Jber. Geburtsh. **11**, 947 (1898). — *Hannes*, Leberruptur bei einem reifen Neugeborenen (Pfählungsverletzung der Klitoris der Mutter mit Blutung). Berl. klin. Wschr. **1914**, Nr 31, 1487. — *Hantke*, Unfall und gynäkologische Erkrankungen. Mschr. Geburtsh. **15**, 580 (1902). — *Hennig*, Über Abnormes im Vorhofe. Loch in der kleinen Lefze. Ges. Geburtsh. Leipzig, Mai **1905**. Ref. Zbl. Gynäk. **1905**, Nr 44, 1364. — *Derselbe*, Ein drittes Beispiel von Labium pudendi perforatum. Ges. Geburtsh. Leipzig, 23. April 1906. Ref. Zbl. Gynäk. **1906**, Nr 41, 1124. — *Heschel*, Verblutung aus einem Riß zwischen Klitoris und Urethra. Zit. bei Hantke, l. c. 588. — *Hildebrand*, Geschwülste der Vulva. Billroth-Lückes Handbuch der Frauenkrankheiten. **3**, 227. — *Hirst, Barton*, Fistula vulvo-rectalis, durch Gewaltsamkeit während des ersten Coitus bewirkt. J. amer. med. Assoc. **6**, 638 (1886). Ref. Zbl. Gynäk. **1887**, Nr 1, 16. — *Hoedemaker*, Jets over het haematoma vulvae traumaticum. Nederl. Tijdschr. Verloskde. Haarlem 1890, 12. — *Höhne*, Über einige aktuelle Fragen auf geburtshilflich-gynäkologischem Gebiete. Med. Klin. **1913**, Beih. 2, 49. — *Hoffmann*, Beckenbruch mit Scheidenverletzung. Dtsch. med. Wschr. **1913**, Nr 26, 1285. — *v. Hofmann, E.*, Lehrbuch der gerichtlichen Medizin. 9. Aufl. 505. Berlin u. Wien 1903. — *Hohl, Martin*, Verletzungen des äußeren weiblichen Genitale. Inaug.-Diss.

München 1913. — *Holmes*, Zit. bei Stiaßny, l. c. 389. — *van Hook*, Medicin. Detroit, Juni **1896**. — *Humiston, W. H.*, Some thoughts and views on the more common gynecologic conditions necessitating operation. Amer. J. Obstetr., Jan. **1915**. Ref. Jber. Geburtsh. **29**, 17 (1916).

v. Jaschke, Die Behandlung akut bedrohlicher Verletzungen der weiblichen Genitalien. Dtsch. med. Wschr. **1919**, Nr 17, 1289. — *Jayle*, Das Hymen nach der Geburt. Rev. Gynéc. et Chir. abd. **1909**, 771. Ref. Zbl. Gynäk. **1910**, Nr 26, 895. — *Jeannin*, Eine seltene Form von Zerreißung der Vulva. Soc. Obstétr. Paris. Ref. Zbl. Geburtsh. **1911**, Nr 4, 170. — *Jessipow*, Med. Rdsch. **1886**, Nr 29.

Kaltenbach, R., Verletzungen der weiblichen Genitalien außerhalb des Puerperiums. Z. Geburtsh. **4**, 287 (1879). — *Katzenelson*, Zur Frage über die Verletzungen der Klitoris bei Gravidität. Sitzung geburtsh.-gynäk. Ges. St. Petersburg 1906. Ref. Mschr. Geburtsh. **31**, 240 (1910). — *Kehrer, F. A.*, Harngenitalfisteln. Beitr. klin. u. exp. Geburtskde u. Gynäk. **2**, H. 4, 560 (1879). — *Keszly*, Fall von zirkulärem Scheidenriß (Hymenriß). Orv. Hetil. (ung.) **1922**, Nr 18. Ref. Zbl. Gynäk. **1922**, Nr 27, 1108. — *Kjölseth*, Untersuchungen über die anatomischen Zeichen der Defloration. Norsk Mag. Laegevidensk. **1905**, 61. Ref. Jber. Geburtsh. **19**, 1045 (1906). — *Klein, Rudolf*, Coitusverletzungen. Inaug.-Diss. Köln 1924. — *Knauer*, Verletzungen der weiblichen Geschlechtsorgane. Menge-Opitz' Handbuch der Frauenheilkunde 380. Wiesbaden 1913. — *Knoll*, Weibliche Umschneidung, Klitoridektomie und Infibulation. N. Y. med. J. **1907**, Nr 10. — *Kocks, J.*, Über die nachträgliche Diagnose des Geburtsmechanismus aus den Geburtstraumen der Mütter und ihre forensische Bedeutung. Arch. Gynäk. **43**, 1 (1893). — *Kosminski*, Zit. nach Neugebauer. — *Koßmann* und *Jul. Weiß*, Mann und Weib. **3**, 476. — *Kossow-Gersonay*, Ein seltener Fall von Verblutung der Mutter bei der Geburt. Wien. klin. Wschr. **1905**, Nr 50, 1334. — *Kranz*, Die Klitoridektomie. Inaug.-Diss. Straßburg 1891. — *Kraus, E.*, Rechtsseitiger Riß des Corpus cavernosum clitoridis. Ärztl. Verein Brünn 1911. Ref. Wien. klin. Wschr. **25**, 189 (1912). — *Kreuzer, Artur*, Über Pfählungsverletzungen beim Weibe mit einem Beitrag zur Kasuistik. Inaug.-Diss. München 1924. — *Krug*, N. Y. med. J., Dez. **1889**, 3. — *Küstner, S.*, Slg klin. Vortr. N. F. Nr 42. — *Kuschew*, Ein Fall von Verletzung der Vagina beim Beischlaf. **1899** (russ.).

Lapin, Zur Kasuistik der Verletzungen der äußeren Geschlechtsorgane des Weibes bei Skopzen. Arch. Gynäk. **17**, 143 (1881). — *Lee*, Med. Ann. **2**, Nr 10, 130. — *Leers*, Verletzungen der weiblichen äußeren Genitalien durch Sturz oder Stoß. Vjschr. gerichtl. Med. **30**, H. 1 (1905). — *de Leon, Mendes*, Trauma der äußeren Genitalien durch Velozipedfahren. Niederl. Ges. Geburtsh. u. Gynäk. April 1897. Ref. Zbl. Gynäk. **1897**, Nr 49, 1450. — *Leopold*, Zerreißungen der äußeren weiblichen Geschlechtsorgane außerhalb des Puerperiums. Dtsch. med. Wschr. **1880**, Nr 46, 608. — *Liepmann*, Psychologie der Frau. 106. Urban u. Schwarzenberg 1922. — *Loubier*, Über Verletzungen des Scheideneingangs bei Spontanentbindung. Inaug.-Diss. Berlin 1897. — *Lutaud*, Étude médico-légale sur la membrane hymen. J. Méd. Paris, Aug. **1893**. — *Lwoff*, Über Verletzungen der weiblichen Genitalien beim Coitus. Russ. Z. Geburtsh. **1894**. Ref. Mschr. Geburtsh. **2**, 236 (1895).

Mantegazza, Paul, Anthropologische-kulturhistorische Studien über die Geschlechtsverhältnisse des Menschen. Jena 1886. — *Massalitinow*, Verletzungen beim Coitus. Russk. Wratsch **1885**, Nr 13. Ref. Zbl. Gynäk. **1885**, Nr 29, 463. — *Maschka*, Gerichtsärztliche Bemerkungen (Notzucht). Österr. Z. prakt. Heilk. **5**, 51 (1859). Ref. Schmidts Jb. **106**, 87 (1860). — *Mayer, Aug.*, Die Unfallerkrankungen in der Geburtshilfe und Gynäkologie 213. Stuttgart: Ferdinand Enke 1917. — *Mayer, K.*, Pfählungsverletzung in der Gravidität mit günstigem Ausgang für Mutter und Kind. Münch. med. Wschr. **1910**, Nr 20, 1068. — *Maygrier*, Perforation symmétrique des petites lèvres pendant l'accouchement. Bull. Soc. Obstétr. et Gynéc. Paris **1894**, 103. Ref. Jber. Geburtsh. 8, 655 (1895). — *Mazacz*, Wien. med. Presse **13**, 189 (1872). — *Meerdevoort, Pompe van*, Partielle Atresie der Vulva. Niederl. gynäk. Ges. 1899. Ref. Zbl. Gynäk. **1900**, Nr 1, 39. — *Melchior*, Zur Symptomatologie der subcutanen Klitorisrupturen. Zbl. Gynäk. **1915**, Nr 7, 97. — *Migneu, Arsène*, Des blessures de la vulve au point de vue méd.-leg. Thèse de Paris **1894**. — *Montalti*, Delle forme atipiche della imene in rapporto alle questioni forensi del' attento all pudore della violanzea fernale. Los. sperim. gen. 1888, 20. Ref. Schmidts Jb. **222**, 266 (1889).

Neu, Max, Die prognostische Bedeutung operativer und anderer Traumen für die Fortdauer der Schwangerschaft. Arch. Gynäk. **80**, 408 (1906). — *Derselbe*, Vesicolabialfistel nach Hebosteotomie. Z. gynäk. Urol. **1**, 203 (1909). — *v. Neugebauer, F.*, Venus cruenta violans interdum occidens. Ein Beitrag zur Lehre von den Verletzungen der weiblichen Sexualorgane sub coitu. Mschr. Geburtsh. **9**, 221 u. 389 (1899). — *Derselbe*, Klitorisamputation. Ginec. **1905**, H. 3, 178. Ref. Mschr. Geburtsh. **24**, 366 (1906). — *Neustube*, Jber. des Kiewer jüdischen Spitals **1894**. — *Nordmann*, Ein Fall von Verletzung der Genitalien eines kleinen Mädchens. Zbl. Gynäk. **1888**, Nr 46, 748.

Ostermayer, Ein Fall von traumatischem, nicht durch Coitus entstandenem Vestibularriß der Vagina. Zbl. Gynäk. **1903**, Nr 12, 364.

Parvin, Schmidts Jb. **1873**, H. 1, 67. — *v. Pelikan*, Gerichtsärztliche Untersuchung. — *Peters*, Ernstige bloeding door Wielryden. Nederl. Tijdschr. Geneesk. **2**, Nr 2 (1913). Ref. Gynäk. Rdch. **9**, 97 (1915). — *Phaenomenow*, **1894** (russ.). Zit. nach Neugebauer. — *Phaneuf, Louis*, Traumatic third degree laceration of the perineum in a female child, seven years old. Boston med. J. **188**, Nr 9, 258. Ref. Ber. Gynäk. **1**, 124 (1923). — *Pissemsky*, Fistula vulvo-rectalis. Geburtsh.-gynäk. Ges. Kiew März 1899. — *Plazzonus*, Zit. nach Borakowski. — *Ploß-Bartels*, Das Weib in der Natur- und Völkerkunde. **1**, 142. Leipzig 1891. — *Pottet*, Technik der Naht der Verletzungen von Vagina, Vulva, Damm und Rectum nach spontaner oder künstlicher Entbindung. Rev. prat. Obstétr. et Péd., April **1912**. Ref. Zbl. Gynäk. **1912**, Nr 51, 1744. — *Price*, Obstetr. Gaz., Mai 1886. — *Prochownik*, Hebosteotomie mit Blasen-Vulva-Ruptur. Geburtsh. Ges. Hamburg 1913. Ref. Zbl. Gynäk. **1913**, Nr 32, 1197. — *Prüsmann*, Kaiserschnitt nach Latzko wegen früherer traumatischer Verletzung der Vulva. Ges. Natur- u. Heilk. Dresden 1909. Ref. Münch. med. Wschr. **1910**, Nr 11, 587.

Rachfahl, H., Pfählungsverletzungen der weiblichen Genitalien, im Anschluß an 4 Fälle der Klinik. Inaug.-Diss. Breslau 1913. — *Rahm, Ilmari*, Über die Verletzung der Geburtsteile sub coitu. Acta obstetr. scand. (Stockh.) **6**, 28 (1927). Ref. Zbl. Hautkrkh. **24**, 447 (1927). — *Rapczewski*, Drei Fälle von Pfählungsverletzungen. Wesen und Therapie der Verletzung. Polska Gaz. lek. **1900**, 308. — *Rautzoiu*, Un perforation complète de l'anus et accouchement anomale du rectum à la vulve. Opération. Guérison. Rev. mens. Mal. Enfance **11** I, 27 (1893). Ref. Schmidts Jb. **239**, 250 (1893). — *Rawls*, Coitusverletzungen der weiblichen Genitalien; dazu ein Fall von vulvo-rectaler Fistel. Amer. J. Obstetr. **1916**, 284. — *Rey*, Rev. Méd. franç. et étrangère **1834**. — *Richet*, Infibulation als Operationsmethode bei Masturbation. Wien. med. Wschr. **1864**. — *Richter, J.*, Pfählungsverletzung. Geburtsh.-gynäk. Ges. Wien Juni 1917. Ref. Gynäk. Rdsch. **11**, 285 (1917). — *Richter, Max*, Gerichtsärztliche Diagnostik und Technik. Leipzig: S. Hirzel 1905. — *Ridgway-Barker*, Die lokale Behandlung von Kontusionen der äußeren Genitalien. Amer. J. Obstetr. **1895**, 200. — *Rieländer*, Über Verletzungen der äußeren Genitalien und der Scheide. Prakt. Erg. Geburtsh. **3**, 364 (1911). Ref. Zbl. Gynäk. **1911**, Nr 42, 1469. — *Roberg*, Unsittlicher Überfall eines 8jährigen Mädchens von einem 9jährigen Knaben unter Beihilfe seiner beiden Brüder von 5 und 6 Jahren. Z. Med.beamte **1897**, Nr 5. Ref. Zbl. Gynäk. **1897**, Nr 25, 831. — *Roché*, Exitus infolge Blutung aus einem geplatzten Varix. Gaz. Hôp. **1862**, Nr 9. — *Rodrigues*, Des ruptures de l'hymen dans les chutes. Ann. Hyg. publ. et Méd. lég., Sept. **1903**. Ref. Jber. Geburtsh. **17**, 282 (1904). — *Rosanow*, Fall von Blutung nach dem ersten Coitus. Med. Rdsch. **1886**, Nr 10 (russ.). Ref. Zbl. Gynäk. **1887**, Nr 13, 216. — *Rosenberg*, Rectovaginalfistel, durch Coitus entstanden. Peterburger med. Wschr. **36**, 304. — *Rübsamen*, Alte Vesico-Labialfistel nach Hebosteotomie. Gynäk.-Ges. Dresden 1919. Zbl. Gynäk. **1919**, Nr 36, 754. — *Ruppauner*, Eine Sturzgeburt mit Verletzung der Vulva. Gynäk. Rdsch. **1**, 412 (1907).

Sabulotzky, Über einen Fall von unvollständigem Abreißen des Hymen. J. Geburtsh. (russ.), Okt. **1893**. — *Saenger*, Verletzung der linken großen und kleinen Schamlippe bei einem zweijährigen Mädchen. Münch. Gynäk.-Ges. Nov. 1927. Ref. Mschr. Geburtsh. **79**, 120 (1928). — *Saks, J.*, Ein Beitrag zu den Verletzungen der weiblichen Geschlechtsorgane sub coitu. Zbl. Gynäk. **1904**, Nr 38, 1138. — *Salles, M.*, Ein Fall von Scheidenklappenzerreißung durch Einführung eines fremden Fingers in die Scheide. Vjschr. gerichtl. Med. III. F. **45**, 351 (1913). — *Sawin*, Zur Kasuistik der außerhalb des Gebäraktes erfolgenden Verletzungen. Geburtsh.-gynäk. Ges. Kiew 1889. Ref. Jber. Geburtsh. **3**, 551 (1889). — *Schäffer, O.*, Verletzungen, Verwundungen und Operationen bei Schwangeren. v. Winckels Handbuch der Geburtshilfe **2** II, 1367 (1904). — *Schauenstein*, Lehrbuch der gerichtlichen Medizin. **1875**, 161. — *Scheftel*, Über die Entstehung der Fistula vestibulo-rectalis sub coitu primae noctis. Wien. klin. Rdsch. **1902**, Nr 39. Ref. Zbl. Gynäk. **1903**, Nr 31, 962. — *Schneider*, Zit. bei Stiassny, l. c. 396. — *Schrader*, Über Verletzungen der Scheide und der Vulva in der Geburt. Gynäk. Ges. Hamburg, Okt. 1894. Ref. Zbl. Gynäk. **1896**, Nr 16, 426. — *Schreiner, R.*, Über Pfählungsverletzungen des weiblichen Genitale. Inaug.-Diss. München 1919. — *Schroeder*, Edinburgh med. J., April **1878**. — *Schülein*, Über Verletzungen der Vagina. Z. Geburtsh. **23**, 347 (1892). — *Schwarz*, Ein Fremdkörper des weiblichen Genitales. Ges. Ärzte Wien Jan. 1908. Ref. Wien. med. Wschr. **1908**, Nr 6; Jber. Geburtsh. **22**, 131 (1909). *Secheyron*, Die Perforation der kleinen Labien. Ann. Gynéc. et Obstétr. **27**, 261 (1887). — *Seynsche, Karl*, Zur Entstehung von Coitusverletzungen. Zbl. Gynäk. **1924**, Nr 51, 2800. — *Silbermark*, Die Pfählungsverletzungen. Wien u. Leipzig: Franz Deuticke 1911. — *Sinajsky*, Russk. med. **1899**, Nr 6. — *Slavinski*, Zit. nach Neugebauer. — *Smith*, Pfählung durch Heugabelstiel. Zit. bei Stiaßny, l. c. 374. — *Smolitschew*, Zur Frage von den von einer Hymenalanomalie abhängigen Scheidenverletzungen sub coitu. Russk. Med. **1890**, Nr 14, 212. — *Spaeth*, Zur Kasuistik der Coitusverletzungen. Z. Geburtsh.

19, 277 (1890). — *Springsfeld*, Vulvo-Rectalfistel, entstanden durch den ersten Coitus. Vjschr. gerichtl. Med. **1**, 70 (1889). — *Steinberger*, Zit. bei Stiaßny, l. c. 375. — *Stiaßny*, Über Pfählungsverletzungen. Bruns' Beitr. **28**, 351 (1900). — *Stoeckel*, Kuhhornverletzung der Vulva und Vagina im 6. Monat der Schwangerschaft. Ärztl. Verein Marburg, Juli **1910**. Ref. Münch. med. Wschr. **1910**, Nr 40, 2114. — *Stoltz*, Sammelbericht. Gynäk. Rdsch. **2**, 213 (1908). — *Straßmann, F.*, Seltene Formen und Verletzungsarten des Hymen. Z. Med.beamte **1896**, 145. Ref. Mschr. Geburtsh. **3**, 530 (1895). — *Stschetkin*, Zur Frage über die Bedeutung der Rißstelle des Hymen annularis bei der Masturbation vom gerichtsärztlichen Standpunkt (russ.). Ref. Jber. Geburtsh. **8**, 231 (1894); Mschr. Geburtsh. **2**, 23 (1895). — *Switalsky*, Über Geburtsverletzungen der Vulva. Inaug.-Diss. Halle 1896.

Tarneau, Die Beschneidung in Algier. Gaz. Hôp. **1864**. — *Temesvary*, Die Frauenleiden vom Standpunkt der Unfallversicherung. Monographie (ungar.). — *Thiem*, Mschr. Unfallheilk. **4**, 304. — *Thomann*, Schwangerschaft und Trauma. Wien 1889. Wien. med. Presse **1867**, Nr 39. — *Thore*, Considération sur les déchirures des parties supérieures et laterales de la vulve dans les accouchements. Thèse de Paris 1887. — *Tillmanns*, Die Verletzungen und chirurgischen Erkrankungen des Beckens. Dtsch. Z. Chir. **1905**, Lief. 62a. — *Tomaselli*, Über zwei Fälle von zufälliger Pfählungsverletzung. Morgagni **1912** I, Nr 12. Ref. Zbl. Gynäk. **1913**, Nr 41, 1544. — *La Torre, Felice*, Soll der Arzt Virginitäts- (Jungferschafts-) Zeugnisse ausstellen? Gynäk. Rdsch. **1**, 251 (1907). — *Trillat*, Zirkuläre Abreißung der Scheide usw. Lyon méd. **1902**. Ref. Zbl. Gynäk. **1903**, Nr 36, 1100. — *Tucker*, Haemorrhagie from laceration beneath the clitoris. Amer. Gynec. a. Obstetr. J. **9**, 274. — *Tuszkai*, Vulvaverletzung. Ungar. Z., Mai **1897**. Ref. Jber. Geburtsh. **11**, 494 (1898).

Vogelsberger, Zur Kasuistik und Genese der traumatischen Verletzungen der weichen Geburtswege. Arch. Gynäk. **97**, 474 (1912). — *Volk, R.*, Darf man während der Gravidität am äußeren Genitale operieren? Wien. klin. Wschr. **1904**, Nr 49, 1321.

Weber, Beitrag zu den Pfählungsverletzungen beim Weibe. Inaug.-Diss. Halle 1909. — *Weinzierl, E.*, Seltene Coitusverletzungen. Zbl. Gynäk. **1920**, Nr 42, 1181. — *Wertheimber*, Schwere Kohabitationsverletzungen. Ärztl. Verein Nürnberg, Juni **1903**. Ref. Mschr. Geburtsh. **18**, 921 (1903). — *Wichmann*, Ein Fall von tödlicher Kohabitationsverletzung. Ärztl. Sachverständigenztg **6**, 65 (1900). Ref. Jb. Geburtsh. **14**, 1010 (1901). — *Wilson, G. F.*, Ligatur der Klitoris bei einem jungen Kinde. Med. Rec. **32**, 624. New York 1887. — *Wimpfheimer*, Zur Ätiologie des Haematoma vulvae et vaginae. Arch. Gynäk. **92**, 279 (1910). — *Winckel, F.*, Lehrbuch der Frauenkrankheiten. Leipzig 1866. — *Winterstein, Alfred*, Die Pubertätsriten der Mädchen. Internationaler Psychoanalytischer Verlag Leipzig-Wien-Zürich 1928. — *Witthauer, K.*, Zur Kasuistik der Coitusverletzungen. Zbl. Gynäk. **1910**, Nr 34, 1133. — *Woyer, G.*, Beitrag zur Kasuistik der Verletzungen des weiblichen Genitale. Wien. med. Presse **1902**, Nr 31. Ref. Zbl. Gynäk. **1903**, Nr 21, 655. — *Wüllmers*, Über Verblutungstod während der Gravidität. Inaug.-Diss. Tübingen 1894. — *Wylie*, Amputation der Klitoris. Amer. J. Obstetr. **1901**. Ref. Jber. Geburtsh. **15**, 524 (1902).

Young, Peter, Über gefahrdrohende Blutungen aus den äußeren Genitalien während und nach der Geburt. Edinburgh med. J. **1883**. Ref. Zbl. Gynäk. **1883**, Nr 45, 728.

Zangemeister, Geburt bei Vulvastriktur. Zbl. Gynäk. **1902**, Nr 13, 339. — *Zeiß*, Gefahrdrohende Blutung aus einem durch den Coitus herbeigeführten Hymenriß. Zbl. Gynäk. **1885**, Nr 8, 113. — *Ziem*, Über typische Geburtsverletzungen der Labia minora. Arch. Frauenkde u. Konstit.forschg **12**, H. 4 (1926).

IV. Lochbildungen in den kleinen Labien.

Anlauf, Walter, Anomalie der Labia minora. Inaug.-Diss. Breslau 1924.

Heitzmann, Perforation der Nymphen. Wien. med. Presse **1884**, Nr 6 u. 8. — *Hellier*, Tuberculous ulceration of the perineum and vulva. **1921**. Ref. Zbl. Hautkrkh. **2**, 133 (1921). — *Hennig, Carl*, Loch in der kleinen Lefze. Zbl. Gynäk. **1905**, Nr 44, 1364. — *Derselbe*, Ein drittes Beispiel von Labium pudendi perforatum. Zbl. Gynäk. **1906**, Nr 41, 1124.

Katz siehe *Kermauner*. — *Kehrer, E.*, Anomalie der kleinen Labien. Gynäk. Ges. Dresden Mai 1918. Ref. Zbl. Gynäk. **1919**, Nr 18, 339. — *Kermauner*, Halban-Seitz, Biologie und Pathologie des Weibes **3**, 448 (1924).

Nassauer, Ref. Zbl. Gynäk. **1905**, Nr 15, 467.

Rokitansky, Lehrbuch der pathologischen Anatomie. **3**, 520. 3. Aufl. Wien 1861.

Sankott, Alfons, Über merkwürdige Befunde an äußeren weiblichen Genitalien. Beitr. gerichtl. Med. **4**, 94 (1922). — *Secheyron*, La perforation des petites lèvres. Ann. Gynéc. et Obstétr. **1887**. Ref. Zbl. Gynäk. **1887**, Nr 37, 599. — *Shoemaker, G. E.*, Amer. J. Obstetr. **1895**, Nr 8.

H. Dermatosen der Vulva einschließlich der Pilzerkrankungen, der infektiösen Hautkrankheiten soweit nicht Ulcerationen vorherrschen.

v. Baerensprung, Mitteilungen aus der Abteilung und Klinik für syphilitisch Kranke der Charité Berlin: Herpes der kleinen Schamlippe. Ann. Berl. Charité **6**, 1 (1855). Ref. Schmidts Jb. **87**, 316 (1855). — *Barret, J. B.*, Vulvaekzem bei Kindern infolge von Blasensteinen. Dublin. J. Med. Sci. **133** (1912). — *Barthélemy, R.*, Etat ponctué de la muqueuse vulvaire (maladie de Fordyce vulvaire). Ann. Mal vénér. **17**, Nr 12, 901 (1922). — *Baudéant*, Manifestations cutanées de l'auto-intoxication gravidique. Thèse de Toulouse **1905**. — *Benedek*, Über isolierte Vulvovaginitis oidimycotica. Dermat. Wschr. **80**, 435 (1925). — *Bertaux*, Fall von Fremdkörper der großen Schamlippe. Bull. Soc. Anat. Paris 1922. Ref. Zbl. Gynäk. **1923**, Nr 6, 251. — *Besnier*, Syphilis et syphiloides infantiles. Bull. méd., Juni **1887**; Ann. Dermat. **1889**. — *Bettmann*, Die Mißbildungen der Haut. Schwalbes Morphologie der Mißbildungen. **1912** III, 633. — *Derselbe*, Über Genodermatosen. Zbl. Hautkrkh. **4**, 481 (1922). — *Le Blaye*, Les vulvo-vaginites mycosiques. A monilia albicans. Gynéc. et Obstétr. **17**, 40 (1928). Ref. Ber. Gynäk. **14**, 228 (1928). — *Bloch*, Die allgemeine pathologische Bedeutung der Dermatomykosen. Slg zwangl. Abh. v. Jadassohn. 2 Bde. — *Derselbe*, Sporotrichose. Med. Beih. **1910**. — *Blumenthal, L.*, Über einen Fall von Verätzung der Vagina mit einem Rotstift. Inaug.-Diss. Leipzig 1925. — *Bongartz*, Aktinomykose der Vulva. Ref. Dtsch. med. Wschr. Ver.-Beil. **1902**, Nr 41, 308. Jber. Geburtsh. **16**, 211 (1903). — *Brandt*, Sycosis parasitaria tonsurans des Mons Veneris. Med. Ges. Magdeburg, März **1908**. — *Brocq*, Traité **1**, 755. — *Buschke*, Handbuch für Hautkrankheiten. Herausg. von Mraček 4. Wien u. Leipzig 1907. — *Derselbe*, Die Blastomykose. Arch. Dermat. **66**, 415. — *Busse*, Die Hefen als Krankheitserreger. Berlin: August Hirschwald 1897. — *Derselbe*, Über die pathogene Wirkung der Blastomyceten. Zbl. Bakter. **24** (1898). — *Byers*, Exanthem während der Schwangerschaft (Lysolexanthem). Brit. med. J. 26. Okt. 1912. 1118. Ref. Jber. Geburtsh. **26**, 780 (1913).

Callomon, Die nichtvenerischen Genitalerkrankungen. Leipzig: Georg Thieme 1924. — *Castellani, Aldo* and *Frank E. Taylor*, Vaginal monilias and vaginal moniliases. J. Obstetr. **32**, 69 (1925). Ref. Zbl. Hautkrkh. **17**, 929 (1925). — *Derselbe*, Further observations on vaginal monilias and vaginal moniliases. Ref. Zbl. Hautkrkh. **18**, 797 (1926). — *Colpe*, Hefezellen als Krankheitserreger im weiblichen Genitalkanal. Arch. Gynäk. **47**, 635 (1894). — *Cordey*, Une localisation myocosique vulvo-vaginale due au Monilia albicans chez la femme enceinte. C. r. Soc. Biol. **89** (1923). Ref. Zbl. Hautkrkh. **11**, 52 (1924).

Darier, Grundriß der Dermatologie. Berlin: Julius Springer 1913. — *Dickinson, Rob. L.*, A case of obstinate diabetic eczema of vulva rapid cure by insulin administration. Amer. J. Obstetr. **7**, Nr 3 (1923).

Engel-Reimers, Atlas der Haut- und Geschlechtskrankheiten. Hamburg: Gräfe u. Sillem 1908. — *Ehrmann*, Die Pigmentanomalien. Mračeks Handbuch der Hautkrankheiten. 1/2. — *Derselbe*, Atlas der Hautkrankheiten und der Syphiloide. Jena: Gustav Fischer.

Faure et *Siredey*, Traité de gynéc.-méd.-chir. Paris 1914. — *Ferrand*, Les dermites des nouveauxnés (erythèmes infantiles). Ann. de Dermat. **1908**, 193. — *Feulard*, Eruption papuleuse d'aspect vacciniforme ou syphiloide. France méd. **1887**. — *Fischer, C.*, Erysipelatöse Geschwüre an den Labien der Genitalien. Z. Wundärzte u. Geburtsh. **28**, 120 (1887). — *Fischer, J.*, Soor des weiblichen Genitales. Wien. med. Wschr. **1897**, Nr 15. Ref. Zbl. Gynäk. **1897**, 1072. — *Fournier*, Bull. méd. **1889**. — *Foville*, Bull. Soc. Anat. Paris, Febr. 1856. — *Frieboes, W.*, Grundriß der Histopathologie der Hautkrankheiten. 2. Aufl. Leipzig: F. C. W. Vogel 1924. — *Derselbe*, Atlas der Haut- u. Geschlechtskrankheiten. Leipzig: F. C. W. Vogel 1927 u. 1928.

Gans, Histologie der Hautkrankheiten. Berlin: Julius Springer 1925. — *Giulini, P.*, Soor der Vulva. Zbl. Gynäk. **1891**, Nr 52, 1049. — *Golliner*, Soor der Vulva. Dtsch. med. Wschr. **1916**, Nr 50, 1550.

Heller, Beitrag zur Lehre vom Soor. Dtsch. Arch. f. klin. Med. **55** (1895). — *Herrmann, Edmund*, Gewerbliche Schädigungen der Frauen. Wien. med. Wschr. **73**, Nr 11, 523 (1923). — *Heuer, Georg*, Ein Fall von ausgedehntem schwimmhosenartigem Naevus pigmentosus pilosus congenitus. Bruns' Beitr. **104**, 388 (1917). — *Hodora*, Beitrag zur Histologie des Erythema gluteale der Kinder. Mh. Kinderheilk. **26** (1898). — *Hoffmann, C. A.*, Über Lichen sclerosus der weiblichen Genitalien. Dermat. Z. **21**, 473. Berlin 1914. — *Holfelder*, Wie weit kann die Röntgenbehandlung zur Unterstützung und Ergänzung chirurgischer Therapeutik herangezogen werden? Med. Klin. **1922**, Nr 41, 1325. — *Holzschuh*, Ein Erythema exsudativum multiforme auf der Vaginalschleimhaut und der Portio vaginalis. Zbl. Gynäk. **1925**, Nr 1, 56. — *Hütten, Fritz v. d.*, Behandlung des Erysipels mit Vereisung. Bruns' Beitr. **133**, 252 (1925).

Ibrahim, Über eine Soormykose der Haut im frühen Säuglingsalter. Arch. Kinderheilk. **55**, 91 (1911).

Jacobi, Atlas der Hautkrankheiten 1/2 u. Suppl. — *Jacobi-Zieler*, Lehrbuch und Atlas der Haut- und Geschlechtskrankheiten. Berlin u. Wien: Urban u. Schwarzenberg 1924. — *Jacquet, L.*, Des erythèmes papuleux fessiers post-érosifs. Paris 1886. Rev. Mal. Enfance **1886**, 288. — *Derselbe*, Des syphiloides post-érosives. Thèse de Paris 1888. — *Jadassohn*, Über Trichophythien. Berl. klin. Wschr. **1918**, Nr 21, 489. — *Derselbe*, Vitiligo, Pruritus, Leukokeratose und Dermatitis an Vulva und Anus. Korresp.bl. Schweiz. Ärzte **1919**, Nr 14. — *Janovsky, Victor*, Hyperkeratosen. Mračeks Handbuch der Hautkrankheiten. **3**, 1. Wien: Alfred Hölder 1904. — *Joseph, Max*, Lehrbuch der Hautkrankheiten. 8. Aufl. Leipzig: Georg Thieme 1915. — *Juliusberg*, Beitrag zur Kenntnis der Syphiloides post-érosives. Arch. f. Dermat. **98**, 91 (1909).

Kaposi, M., Die Syphilis der Haut. Pathologie u. Therapie der Hautkrankheiten. Wien 1873. — *Kauczynski*, Bamberger Dermat. Ges. 18. Jan. 1923. — *Kehrer, E.*, Über Erythrasma vulvae. Zbl. Gynäk. **1917**, Nr 37, 906. — *Kolle-Hetsch*, Die experimentelle Bakteriologie und die Infektionskrankheiten **2**. Berlin u. Wien: Urban u. Schwarzenberg 1919. — *Kratochril*, Beitrag zu den Hyperkeratosen der äußeren weiblichen Geschlechtsteile. Zbl. Gynäk. **1911**, Nr 48, 1640. — *Kreibisch*, Urticaria symmetrica (dysmenorrhoica Matzenauer-Polland). Dermat. Wschr. **71**, 1043 (1920). — *Derselbe*, Zum Wesen der Psorospermosis Darier. Arch. f. Dermat. **80**, 367. — *Derselbe*, Dermatitis angioneurotica. Arch. f. Dermat. **123**, 257 (1918). — *Kubig, G.*, Ein Genitalfurunkel als ausschlaggebende Indikation zum Kaiserschnitt bei engem Becken. Zbl. Gynäk. **1926**, Nr 31, 2022. — *Kyrle*, Vorlesungen über Histo-Biologie der menschlichen Haut und ihre Erkrankungen. Wien u. Berlin: Julius Springer 1925.

Legueu und *Morell*, Über einen Fall von Molluscum der Vulva. Presse méd., Juli 1904. — *Leiner*, Über eigenartige Erythemtypen und Dermatitiden des frühen Kindesalters. Leipzig u. Wien: Franz Deuticke 1912. — *Leredde* et *Martial*, Lichénification vulvaire, guérie par l'intervention chirurgicale. Rev. gén. Clin. et Thér. **20**, 782. Paris 1906. — *Lespinne*, Diabétides de la région vulvaire et des régions voisines. Progrès méd. belge **9**, 145 (1907). — *Lesser*, Lehrbuch der Haut- und Geschlechtskrankheiten. 9. Aufl. Leipzig: F. C. W. Vogel 1896. — *Lieblein*, Über Aktinomykose der Haut. Bruns' Beitr. **27**, 766 (1900). — *Liepmann, Wilhelm*, Vulvaekzem und Plac. praevia als Indikation zum abdominalen Kaiserschnitt. Zbl. Gynäk. **1926**, Nr 7, 404. — *van Lint*, Endocardite infectieuse d'origine vulvaire. Clinique. **16**, 63. Bruxelles 1902. — *Littauer*, Die auf der Genitalschleimhaut der Frauen vorkommenden Pilze (speziell Soor und Leptothrix) und ihre pathologische Bedeutung. Zbl. Gynäk. **1905**, Nr 27, 871. — *Lorenzen, H.*, Über einen Fall von Salvarsanvergiftung mit tödlichem Ausgang im Wochenbett. Zbl. Gynäk. **1921**, 30, 1407. — *Lutaud*, Therapie des Ekzems der Vulva. J. méd. de Paris **1896**, Nr 2.

Martinotti, Un caso di plasmatocitomi multipli della vulva. Ref. Dermat. Wschr. **74**, 558 (1922). — *Matzenauer* und *Polland*, Dermatitis dysmenorrhoica symmetrica. Arch. f. Dermat. **111**, 385 (1912). — *Merkel, Curt*, Über Molluscum contagiosum. Hegars Beitr. Geburtsh. **18**, 242 (1913). — *Mitra*, Über Aktinomykose der weiblichen Geschlechtsorgane, besonders der Portio uteri. Z. Geburtsh. **88**, 249 (1924). — *Montgomery, Douglass* and *George Culver*, Lichen planus of the semimucous membranes of the pudendum muliebre. Amer. J. Obstetr. **14**, 23 (1927). Ref. Ber. Gynäk. **13**, 409 (1928). *Moussous*, Leçons clinique sur les maladies de l'enfance. Paris 1892. — *Müller, O.*, Naevus ad genitale et ad anum. Arch. f. Dermat. **16**, 211 (1884). — *Muys*, Epidermomykosis inguinalis. Zbl. inn. Med. **1917**, Nr 25.

Novak, Joseph, Beziehungen zwischen Haut und weiblichem Genitale. Halban-Seitz, Die Biologie und Pathologie des Weibes. **5 III**, 559 (1926).

Patzschke und *Sieburg*, Zur Ätiologie der Menstrualexantheme. Arch. f. Dermat. **146**, 55 (1924). — *Pautrier, L. M.*, Prurit vulvaire et radiothérapie. Strasbourg méd. **83**, 157 (1925). — *Derselbe* et *J. Roederer*, Lichénification géante des plis génitaux. Réunion dermat. Strasbourg 12. Jan. 1923. — *Perazzi*, Über einen Fall von Vulvo-Vaginitis, hervorgerufen durch Saccharomyces bei einer Zuckerkranken. Zbl. Gynäk. **1927**, Nr 48, 3069. — *Petit*, Einzelheiten über das Molluscum contagiosum der Vulva. Gynéc. **1908**, Nr 3. Ref. Zbl. Gynäk. **1908**, Nr 50, 1613. — *Pils, H.*, Ein Beitrag zur Aphthosis. Arch. f. Dermat. **149** (1925). — *Plaut*, Handbuch der pathogenen Mikroorganismen. Jena 1913. — *Prochownick, L.*, Prämenstruelle Furunculose der Vulva auf gonorrhoischer Grundlage. Unna-Festschrift **2** (1910).

Reinhardt, Zwei neue Fälle von Schwimmhosen-Nävus. Inaug.-Diss. Jena 1895. — *Ricordi*, Folligolite vulvare con consecutiva formazione calcarea. Giorn. ital. mal. ven. **7**, 33. Milano 1869. — *Riecke*, Lehrbuch der Haut- und Geschlechtskrankheiten. 7. Aufl. Jena: Gustav Fischer 1923. —

Riehl, Psoriasis vulgaris der äußeren Genitalien. Demonstr. Ref. Wien. klin. Wschr. **1906**, Nr 5, 140. — *Risak, Erwin*, Über eine seltene, vermutlich durch einen Pilz hervorgerufene Granulationsgeschwulst des äußeren weiblichen Genitales. Virchows Arch. **257**, 744 (1925). — *Roncaglia*, Foroncolosi da gonococco dei genitali esterni muliebri. Ann. Ostetr. Milano **1902**. Ref. Zbl. Gynäk. **1903**, Nr 45, 1358. — *Rosenstein*, Myoma uteri submucosum usw. Gynäk.-Ges. Breslau 23. Jan. 1912. Ref. Mschr. Geburtsh. **35**, 513 (1912).

Salomon, Erich, Über das Xanthoma tuberculosum und seine Beziehungen zu Stoffwechselstörungen, nebst Mitteilung eines Falles. Inaug.-Diss. Heidelberg 1909. — *Scheuer, O.*, Hautkrankheiten sexuellen Ursprunges bei Frauen. Berlin u. Wien: Urban u. Schwarzenberg 1911. — *Seitz, Ludwig*, Die Schwangerschaftstoxikosen. Halban-Seitz, Die Biologie und Pathologie des Weibes. **7 I**, 647 (1926). — *Sevestre*, Bull. Soc. méd. Hôp. Paris **1887**, 450. — *Sieburg* und *Patzke*, Z. exper. Med. **36** (1923). — *Siemens, Hermann Werner*, Über ungewöhnlich ausgebreitete Xanthomatose ohne Hypercholesterinämie. Arch. f. Dermat. **138**, 431 (1922). — *Derselbe*, Zur Kenntnis der Xanthome. Arch. f. Dermat. **136**, H. 12, 159 (1921). — *Simons*, Lichen ruber planus vulvae usw. Ges. Geburtsh. u. Gynäk. Berlin 22. Nov. 1901. Ref. Zbl. Gynäk. **1902**, Nr 3, 69. — *Straßmann*, Demonstration eines Falles von ,,Folliculitis acneiformis vulvae". Ges. Geburtsh. u. Gynäk. Berlin 22. Febr. 1901. Ref. Z. Geburtsh. **45**, 373 (1901); Sitzg. Ges. Geburtsh. u. Gynäk. Berlin Jan. 1904. Ref. Z. Geburtsh. **51**, 632 (1904). — *Sweeney*, Tinea tricophytina of the labium minus. Post Graduate. **24**, 185. New York 1909.

Tarnovski, Trachoma pudendorum (russ.). **1887**. Ref. Jber. Geburtsh. **1**, 422 (1888). — *Thaler*, Ichthiosis hystrix der Vulva. Geburtsh.-gynäk. Ges. Wien 16. Mai 1916. Ref. Zbl. Gynäk. **1916**, Nr 24, 495. — *Trapl, J.*, Aktinomykosis vulvae (tschech.). **1913**. Ref. Zbl. Gynäk. **1913**, Nr 52, 1898. — *Trovillion*, Some of the diseases most common to the vulva. South. M. J. Illinois a. Metropolis. 1900—1911.

Unna, Die Histopathologie der Hautkrankheiten. Lehrbuch der speziellen pathologischen Anatomie von Joh. Orth. Lief. 8. Berlin u. Wien: Urban u. Schwarzenberg 1894.

Varaldo, Zbl. Bakter. **1904**. — *van de Velde*, Blastomyceten und Entzündungen der weiblichen Genitalien. Zbl. Gynäk. **1907**, Nr 38, 1135.

Weber, F. Parkes, A note on lichen planus of the vulva. Brit. J. Dermat. **39**, Nr 12, 521 (1927). — *Weir*, Ichthyosis der Zunge und der Vulva. N. Y. med. J., März **1873**. — *Werther*, Pemphigus vegetans. Ref. Zbl. Hautkrkh. **18**, 149 (1926). — *Wirz*, Gibt es eine spezifische dysmenorrhoische Hauterkrankung? Arch. f. Dermat. **136**, 36 (1921). — *Wolff* und *Mulzer*, Lehrbuch der Haut- und Geschlechtskrankheiten. 2. Aufl. 2 Bde. Stuttgart: Ferdinand Enke 1917.

Leukoplakie und Kraurosis der Vulva.

Abadie, Leucoplasie vulvaire avec épithelioma du clitoris. Ann. Gynéc. et Obstétr. **1907**, 347. Ref. Zbl. Gynäk. **1909**, Nr 26, 926. — *Adam, G. R.*, Kraurosis of the vulva. Austral. Med. J. Melbourne **1892**. — *Allegrini*, Kraurosis vulvae. Riv. Ven. Sc. Med. Venezia **41**, 533 (1904). — *Arnoux, E.*, Du kraurosis vulvae. Thèse de Paris **1899**. — *Derselbe*, Contribution à l'étude du kraurosis vulvae. J. Méd.Paris, II. s. **19**, 193 (1907).

Baldy and *Williams*, Kraurosis vulvae. Amer. J. med. Sci., Nov. **1899**. Ref. Zbl. Gynäk. **1900**, Nr 46, 1248. — *Balzer*, Ein Fall von Kraurosis vulvae. Soc. Franç. Dermat. 3. Juli 1913. Ref. Presse Méd. **1913**, Nr 57, 580. — *Derselbe* et *Landesmann*, Un cas de kraurosis vulvae; ses relations avec le lichen atrophique. Bull. Soc. franç. Dermat. **24**, 406 (1913). — *Bartels, S.*, Über Kraurosis vulvae. Inaug.-Diss. Bonn 1892. — *Benicke*, Allg. med. Zentralztg **1895**. — *de Beauréale, A. J.*, Contribution à l'étude du kraurosis vulvae postopératoire. Thèse de Paris **1909**. Ref. Zbl. Gynäk. **1910**, Nr 35, 1177. *Berkeley* and *Bonney*, Leucoplakic vulvitis and its relation to kraurosis vulvae and carcinoma. Brit. med. J. **2** (1909). — *Bex, Gabriel*, Zit. nach Pozzi. Leucoplasie et cancroide de la muqueuse vulvovaginale. Thèse de Paris **1887**. — *Bitchounsky, Helene*, Contribution à l'étude de la leucoplasie vulvaire. Thèse de Paris **1912**. — *Boittner*, Kraurosis vulvae. Soc. méd. Genève 30. Mai 1912. Ref. Presse méd. **1912**, Nr 71. — *Boni*, Soc. Toscana di Ostetr. **1909**. — *de Borredan*, Le kraurosis vulvae et sa dégénérescence épithéliomateuse. Paris 1908. — *Boursier*, Un cas de kraurosis de la vulve. J. Méd. Bordeaux **1904**. Ref. Jber. Geburtsh. **18**, 541 (1905). — *Brandweiner*, Sitzg Wien. dermat. Ges. 21. Febr. 1926. — *Breisky*, Über Kraurosis vulvae, eine wenig beachtete Form von Hautatrophie am Pudendum muliebre. Z. Heilk. **6**, 69 (1885). Ref. Zbl. Gynäk. **1885**, Nr 23, 358. — *Brocq, L.*, Beiträge zum Studium der Kraurosis vulvae. — *Brosin*, Kraurosis vulvae. Ref. Zbl. Gynäk. **1899**, Nr 43, 1320. — *Brothers*, What is kraurosis vulvae? Post-Graduate. **21**, 235. New York 1906. — *Bucura, Constantin*, Leukoplakie und Carcinom der Vulva. Wien. klin. Wschr. **1912**, Nr 17, 616. —

Butlin, Leucoma or leucoplakia of the vulva and cancer. Brit. med. J., Juli **1901**. Ref. Jber. Geburtsh. **15**, 519 (1902). — *Caruccio*, Leucoplacia della vulva. Bull. Accad. med. Roma. — *Chassning de Borredon*, Le kraurosis vulvae et sa dégénérescence épithéliomateuse. Thèse de Paris **1908**. Ref. Zbl. Gynäk. **1909**, Nr 44, 1541. — *Chiarabba*, Leucoplasia vulvare complicata ad epitelioma. Ginec. mod. Genova **2**, 272 (1909). — *Cornil*, Leucoplasie vulvaire. Soc. Anat. Paris, Juli **1907**. Ref. Presse méd. **1907**, Nr 55. — *Currier*, Kraurosis vulvae. Amer. J. Obstetr., Juni **1901**. Ref. Jber. Geburtsh. **15**, 520 (1902). — *Czemplin*, Diskussion zum Vortrag A. Martin. Z. Geburtsh. **30**, 294 (1894). — *Derselbe*, Kraurosis vulvae. Ges. Geburtsh. u. Gynäk. Berlin Juni 1896. Ref. Z. Geburtsh. **35**, 460 (1896); Berl. klin. Wschr. **1896**, Nr 52, 1160.

Dalché, Pruritus vulvae und Kraurosis vulvae. J. Méd. et Chir., Jan. **1908**. Ref. Zbl. Gynäk. **1909**, Nr 31, 1104. — *Darger*, Zur Kenntnis der Kraurosis vulvae. Inaug.-Diss. Kiel 1902; Arch. Gynäk. **66**, 637 (1902). — *Delbanco*, Verh. dtsch. dermat. Ges. **1908**, 384. — *Delbet*, Epithélioma, leucoplasie et kraurosis de la vulve. J. des praticiens 38, Nr 19, 309 (1924). Ref. Ber. Gynäk. **7**, 906 (1925). — *Demons et Charbonnel*, Un cas de kraurosis vulvae avec épithelioma vestibulaire. C. r. Soc. Obstétr., Gynéc. et Pédiatr. Paris **13**, 151 (1911). — *Donald*, Kraurosis vulvae. 6. geburtsh.-gynäk. Ges. von Nordengland, Okt. **1902**. Ref. Mschr. Geburtsh. **17**, 116 (1903); Zbl. Gynäk. **1903**, Nr 15, 468. — *Dubois*, Ein Fall von Krausosis vulvae. Réun. sémi-mens. Policlin. Brüssel, Juni 1913. Ref. Presse méd. **1913**, Nr 61, 621. — *Dubrowalski, S.*, Ein Fall von Kraurosis vulvae. Przegl. lek. (poln.) **1899**, Nr 20. Ref. Zbl. Gynäk. **1899**, Nr 52, 1554.

Edgar, Die Breiskysche Kraurosis vulvae. Glasgow med. J. **1907**. Ref. Münch. med. Wschr. **1908**, Nr 14, 757. — *Ehrmann* und *Fick*, Einführung in das mikroskopische Studium der normalen und kranken Haut. 1905. — *Elischer*, Kraurosis vulvae operált exete. Orv. Hetil. (ung.) **1894**, Nr 22. Ref. Jber. Geburtsh. **8**, 240 (1895). — *Ewald, L. A.*, Kraurosis vulvae. New Yorker med. Mschr. **13**, 209 (1901).

Faure et *Siredey*, Traité de gynécologie médico-chirurgicale. Paris 1914. — *Fleischmann*, Beitrag zur Kraurosis vulvae. Prag. med. Wschr. **1886**, Nr 36. Ref. Zbl. Gynäk. **1887**, Nr 41, 663. — *Fothergill*, Kraurosis vulvae und Ulzerationen von epitheliomatösem Charakter. North of Engl. obstetr.-gynec. Soc. Ref. Lancet, Mai **1901**. — *Frank*, Kraurosis with report of a case. Surg. etc. **9**, 120 (August 1909). — *Frankl, O.*, Pathologische Anatomie und Histologie der weiblichen Genitalorgane. Liepmanns Handbuch der gesamten Frauenheilkunde. 2. Leipzig 1914. — *Frederick*, Kraurosis vulvae. Times a. Register **23**, Nr 8 (Aug. 1891). Ref. Jber. Geburtsh. **5**, 795 (1892). — *Frieboes*, Atlas der Haut- und Geschlechtskrankheiten. Lief. 1, Taf. 12. Leipzig: F. C. W. Vogel 1927.

Galewsky, Über Leukokeratoris (Kraurosis) glandis et praeputii. Arch. f. Dermat. **100**, 262 (1910). — *Gardlund, W.*, Studien über Krausosis vulvae unter besonderer Berücksichtigung ihrer Pathogenese und Ätiologie. Arch. Gynäk. **105**, 317 (1916). — *Derselbe*, Über die Ätiologie und Therapie bei Kraurosis vulvae. Mschr. Geburtsh. **49**, 106 (1919). — *Gaucher* und *Loute*, Über Krausosis vulvae. Kongreß inn. Med. Paris, Okt. **1904**. — *Gebhard*, Pathologische Anatomie der weiblichen Sexualorgane. 1899. — *Gellhorn*, Presentation of a case of krausosis vulvae. Weekly. Bull. St. Louis Med. Soc. **4**, 207 (1910). — *Geyl*, Zwei Fälle von Mangel der Labia minora. Mschr. Geburtsh. **5**, Erg.-H., 85 (1897). — *Giles*, A case of kraurosis of the vulva, with commencing carcinoma. Proc. roy. Soc. Med. London 1909/10. Obstetr. a. gynec. Sect. 54. — *Mc Gillavry*, Präparate von Kraurosis vulvae mit Übergang in Carcinom. Niederl. Ges. Geburtsh. u. Gynäk. Jan. **1898**. — *Gördes*, Ein Fall von Krausosis vulvae. Mschr. Geburtsh. **3**, 305 (1896). — *Derselbe*, Über Krausosis vulvae. 84. Verslg Dtsch. Naturforsch. u. Ärzte, Münster, Sept. **1912**. Ref. Zbl. Gynäk. **1912**, Nr 41, 1354. — *Gragert*, Kraurosis und Carcinom der Vulva. Nordwestdtsch. Ges. Gynäk. 12. Mai 1928. Ref. Mschr. Geburtsh. **80**. 351 (1928). — *Graves, W. P.*, Practical Aspect of the internal Ovar. Secret. J. amer. med. Assoc. 24. Juni. Med. Soc. State New York. Ref. Jber. Geburtsh. **30**, 54 (1917). — *Groß, S.*, Kraurosis vulvae (Breisky). Handbuch der Hautkrankheiten von Mraček. 3, 294. Wien: Alfred Hölder 1904. — *Guay*, Contribution à l'étude du krausosis vulvaire. Thèse de Montpellièr **1912**.

Halkin, Henri, Contribution à l'étude du kraurosis vulvae. Ann. de Dermat. **4**, Nr 2, 65 (1923). Ref. Ber. ges. Gynäk. **1**, 90 (1923). — *Hallowel*, Kraurosis vulvae. Northwestern Lancet **1891**, 361. Ref. Zbl. Gynäk. **1892**, Nr 37, 743. — *Hamesse*, Un cas de cancer de la grande lèvre, développée sur un kraurosis vulvae. Progrès méd. belges Bruxelles **4**, 156 (1902). — *Hatchette*, Kraurosis vulvae. Ann. Gynec. a. Paed. Philadelphia. **6**, 139. Ref. Jber. Geburtsh. **7**, 206 (1894). — *Hebert*, Kraurosis vulvae. Brit. gynec. J. Aug. **1900**, 161. — *Heitzmann, C.*, Kraurosis of the vulva. Trans. amer. Assoc. Boston 1888, 64. Ref. Mh. Dermat. **10**, 293. — *Heller, J.*, Ein Fall von Kraurosis vulvae. Z. Geburtsh. **43**, 120 (1900) u. Zbl. Gynäk. **1899**, Nr 50, 1501. — *Herman,* Vaginismus and allied affections. Lancet **2**, 1436 (1895). — *Herzen,* Traitement des leucoplasies buccolinguale et vulvovaginale. Schweiz. internat. Rdsch. **1922**, Nr 6, 70. — *Himmelfarb,* Über Kraurosis vulvae. Ann. Gynéc. et Obstétr. Juni **1900.** Ref. Zbl. Gynäk. **1901**, Nr 47, 1300. — *Hochenbichler,* Zur Ätiologie und Therapie der Kraurosis. Wien. med. Wschr. **77**, Nr 8, 252 (1927). — *Holleman,* Ein Fall von Kraurosis vulvae, kompliziert mit Carcinom. Nederl. Tijdschr. Verloskde **2** (1900). Ref. Zbl. Gynäk. **1901**, Nr 19, 503.

Janovsky, Über Kraurosis vulvae. Mschr. Dermat. **1888**, Nr 19. Ref. Zbl. Gynäk. **1889**, Nr 21, 367. — *Jayle,* Kraurosis. Livre d'or offert au Prof. S. Pozzi. Ref. Zbl. Gynäk. **1906**, Nr 40, 1094. — *Derselbe,* Die Kraurosis vulvae. Rev. Gynéc. **10**, 633. Ref. Zbl. Gynäk. **1906**, Nr. 47, 1314. — *Derselbe,* La leucoplasie de la vulve, du vagin et de l'utérus. Rev. Gynéc. **9**, Nr 6. Ref. Presse méd., April **1906.** Ref. Jber. Geburtsh. **20**, 122 (1907). — *Derselbe,* Die Sklerosis und Kraurosis vulvae. 5. Internat. Gynäk.-Kongr. St. Petersburg 1910. Ref. Mschr. Geburtsh. **32**, 629 (1910). — *Derselbe,* Leukoplasie und Kraurosis vulvae. Presse méd. **1912**, Nr. 55 — *Jayle, F.* et *X. Bender,* Krausosis vulvae. Bull. Soc. Anat. de Paris, Juli **1905.** Ref. Jber. Geburtsh. **20**, 121 (1907). — *Dieselben,* Kraurosis et leucoplasie de la vulve. Rev. Gynéc. **14**, Nr 6 (1910). Ref. Zbl. Gynäk. **1911**, Nr 2, 94 u. Gynäk. Rdsch. **6**, 120 (1912). — *Johnstone,* Verh. amer. Ges. Gynäk. Amer. J. Gynec. a. Obstetr., Juni **1895**. Ref. Zbl. Gynäk. **1895**, Nr 43, 1143. — *Jung, Paul,* Cancroid bei Kraurosis vulvae mit spezieller Berücksichtigung der pathologisch-anatomischen Verhältnisse der letzteren. Mschr. Geburtsh. **17**, 985 (1903). — *Jung, Philipp,* Beitrag zur Kraurosis vulvae. Dtsch. med. Wschr. **1900**, Nr 21, 333. — *Derselbe,* Die Ätiologie der Kraurosis vulvae. Z. Geburtsh. **52**, 13 (1904).

Kirlin-Troy, Kraurosis vulvae. N. Y. med. J. **1912**. Ref. Dermat. Wschr. **1912**, Nr 32, 1014. — *Kraus,* Zur Frage der Natur und Behandlung der Leukoplakia der Schleimhaut. Arch. f. Dermat. **50**, 80, 84 (1906). Festschr. f. Neißer. — *Kreis,* Kraurosis und Ulcus rodens vulvae. Korresp.bl. Schweiz. Ärzte **32**, Nr 1 (1902). Ref. Jber. Geburtsh. **16**, 210 (1903). — *Kroemer,* Kraurosis vulvae. Med. Ges. Greifswald 1912. Ref. Dtsch. med. Wschr. **1912**, Nr. 27, 1306.

Labusquière, Du kraurosis de la vulve. Ann. Gynéc. et Obstétr., Aug. **1897**. — *Läwen* und *Wiedhopf,* Chirurgische Behandlung der Störungen des vegetativen Nervensystems. Handb. d. ges. Ther. **4**, 208. Jena: Gustav Fischer 1926. — *Langhans, Konstantin,* Über Operationserfolge und Suggestionstherapie bei Kraurosis vulvae. Inaug.-Diss. Heidelberg 1923. — *Leriche,* (1914) Zit. bei Läwen und Wiedhopf. — *Lesser,* Handb. d. Hautkrkh. **1904**. — *Letulle,* Leucoplasie vulvaire. Bull. Soc. Anat. Paris **1901**, 125. — *Lewin,* Diskussion zum Vortrag A. Martin. Z. Geburtsh. **30**, 293 (1894). — *v. Linck, P.,* Über Kraurosis vulvae. Inaug.-Diss. Leipzig 1906. — *Lomer,* Kraurosis vulvae. Geburtsh. Ges. Hamburg 1901. Ref. Zbl. Gynäk. **1902**, Nr 9, 238. — *Lorentowicz,* Leucoplasia vulvovaginalis oder Kraurosis vulvae? Medycina **1907**, Nr 26. Ref. Zbl. Gynäk. **1907**, Nr 34, 1048 (1907). — *Derselbe,* Fall von Kraurosis vulvae. Przegl. chir. i. ginec. **5** (1911). — *Louste, Thibaut* et *Bidermann,* Leucoplasie et kraurosis vulvae en dégénérescence. Bull. franç. Dermat. **1924**, Nr 6, 308.

Marcau, Deux cas de leucoplasie vulvaire. Rev. internat. Med. et Chir. **1905**. — *Marocco,* Über Kraurosis der äußeren Genitalien. Riv. med. Neapel **10**, 798 (1894). — *v. Mars,* Ein Beitrag zur Kraurosis vulvae. Mschr. Geburtsh. **7**, 616 (1898) u. Zbl. Gynäk. **1899**, Nr 6, 191. — *Martin, A.,* Kraurosis vulvae. Ges. Geburtsh. u. Gynäk. Berlin, Febr. 1894. Z. Geburtsh. **30**, 290 (1894). — *Mathes, P.,* Zur Behandlung der Kraurosis vulvae. Gynäk. Rdsch. **1917**, H. 1, 22. — *Derselbe,* Zur Heilung der Kraurosis vulvae. Wien. klin. Wschr. **1918**, Nr 37, 1009. Ref. Zbl. Gynäk. **1919**, Nr 30, 623. — *Mazza,* Giorn. ital. **1906**, 599. — *Mendes de Leon,* Carcinoma vulvae auf der Basis einer Kraurosis. Niederl. gynäk. Ges., Nov. 1898. Ref. Zbl. Gynäk. **12**, 340 (1899). — *Merletti, C.,* Sui rapporti clinici ed anatomo-patologici della Vulvite pruriginosa col cancroide e colla Craurose vulvare. Arch. Ostetr. e ginec. **6**, Febr., Nr 2, 65 (1899). — *Mohr, L.,* Statistische Bearbeitung der bis zum 1. Jan. 1913 veröffentlichten, mit Röntgenstrahlen behandelten gynäkologischen Erkrankungen. Fortschr. Röntgenstr. **20**, 105 (1913). — *Monod,* Leucoplasie vulvovaginale et cancroide. Ann. Policlin. Bordeaux **1896**, 220 et Mecredi méd. **1895**. — *Münchmeyer,* Präparate zur Kraurosis vulvae. Gynäk. Ges. Dresden, Febr. 1902. Ref. Zbl. Gynäk. **1902**, Nr 38, 1000. — *Muret,* Leukoplasie vulvaire. Schweiz. med. Wschr. **1924**, Nr. 43, 993.

Neugebauer, v., Kraurosis vulvae pruriginosa. Gynäk. Sekt. d. Warsch. Ärzteges, 25. Febr. 1910. Ref. Jber. Geburtsh. **24**, 221 (1911). — *Derselbe,* Bemerkungen zur Kraurosis vulvae. Ref. Jber. Geburtsh. **25**, 197 (1911). — *Derselbe,* Uterus abdominal entfernt, wegen Carcinom bei Kraurosis vulvae. Poln. Z. Ref. Jber. Geburtsh. **27**, 137 (1914). — *Neumann,* Kraurosis vulvae. Wien. klin. Wschr. **1896**, 211. Ref. Zbl. Gynäk. **1896**, Nr 35, 909. — *Nonique, L.,* Sclérose retractile ecchimotique de l'anneau

vulvaire. Kraurosis vulvae. Thèse de Paris 1905. Ref. Zbl. Gynäk. 1906, Nr 36, 1012. — *Noto*, Leucoplasia della vulva. Arch. Ostetr. e ginec. Napoli 1899, Nr 10. Ref. Jber. Geburtsh. 13, 434 (1900).
Ohman-Dusmenil, Kraurosis vulvae. Mh. Dermat. 10, 293 (1890). — *Olivier*, Sklerosis of the mucous membrane of the Nymphae and Vestibule. Lancet 1, 851 (1890). — *Olshausen*, Beitrag zur Lehre von den Neurosen der weiblichen Genitalorgane. Z. Geburtsh. 22, 427 (1891). — *Derselbe*, Diskussion zum Vortrag A. Martin. Z. Geburtsh. 30, 295 (1894). — *Orthmann, G. D.*, Über Kraurosis vulvae. Z. Geburtsh. 19, 283 (1890). — *Ostermann*, Diskussionsbemerkung zum Vortrag Seeligmann. Zbl. Gynäk. 1897, Nr. 7, 195.

Peham, Röntgen- und Radiumbehandlung in der Gynäkologie. Versuch bei Kraurosis und Pruritus. Med. Klin. 10, 487 (1914). — *Pellier*, Kraurosis. Ann. de Dermat. 1912, Nr 6. Ref. Presse méd. 1912, Nr 80. — *Perrin, M. L.*, Leukoplasie des Mundes und der Vulva. Congrès méd. Marseille 1891. J. soc. Sci. 30, 386 (1891). — *Perrin*, Contribution à l'étude de la Leucoplasie vulvo-anale; ses rapports avec le Craurosis vulvae; son traitement. Ann. de Dermat. 2, 21 (1901). Ref. Schmidts Jb. 272, 249 (1901). — *Perruchet*, Un cas de leucoplasie vulvo-vaginale. Gynéc. 1904, 31. Ref. Jber. Geburtsh. 18, 544 (1905). — *Peter, W.*, Über Kraurosis vulvae. Mschr. Geburtsh. 3, 297 (1896). — *Pfannenstiel*, Amputatio vulvae wegen Kraurosis. Allg. med. Zentralztg 1896, Nr 36. Ref. Zbl. Gynäk. 1897, Nr 22, 1535. — *Pflanz*, Über idiopathische Schleimhautleukoplakie mit besonderer Berücksichtigung der Leukoplakia penis. Dermat. Z. 1909, 619. — *Pichevin* et *Petit*, Leucoplasie vulvovaginale. Semaine Gynéc., Aug. 1897. — *Derselbe*, Quelle est la nature de la leukoplasie et du kraurosis de la vulve. Semaine Gynéc. 1906, Nr 32. — *Pompe van Meerdevoort*, Kraurosis vulvae. Nederl. Tijdschr. Verloskde 12, 344 (1901). Ref. Jber. Geburtsh. 15, 519 (1902) u. Zbl. Gynäk. 1902, Nr 4, 98. — *Priffe, M. de*, Beitrag zum Studium der vulvovaginalen Leukokeratose. Thèse de Paris 1897. — *Prochownik*, Über Kraurosis vulvae. Hamburg. ärztl. Ver. Ref. Münch. med. Wschr. 1901, Nr 16, 648. — *Derselbe*, Demonstration von 3 Diapositiven eines typischen Falles von Kraurosis. Geburtsh. Ges. Hamburg, 18. Febr. 1913.

Queyrat et *Deguignaud*, Placques leucoplasiforme de la vulve. Bull. franç. Dermat. 1921.

Reed, Progressive cutaneous atrophy of the vulva. Amer. J. Obstetr. 5, 556. New York 1893. — *Reder*, Kraurosis vulvae und Lymphadenitis inguinalis von malignem Charakter. Surg. etc. 33, Nr 5. Ref. Zbl. Gynäk. 1922, Nr 27, 1108. — *Rille*, Ärzteges. Innsbruck 1899. — *Derselbe*, Demonstration eines Falles von Kraurosis vulvae neben rezenter Syphilis. Med. Ges. Leipzig 30. Juni 1906. Drasche, Bibl. ges. med. Wiss. — *Rodocanochi*, Kraurosis vulvae. North engl. Obstetr. Gynec. Soc., Dez. 1905. — *Rona*, Fall von Kraurosis vulvae. Ref. Zbl. Gynäk. 1894, Nr. 49, 1279. — *Rosenfeld, W.*, Über Kraurosis vulvae. Mschr. Geburtsh. 28, 60 (1908). — *Rosenstein*, Über Kraurosis vulvae. Mschr. Geburtsh. 15 167 (1902). — *Roy de Barres*, Du kraurosis de la vulve. Semaine Gynéc. April 1897. — *Runge, Ernst*, Die Behandlung gynäkologischer Hauterkrankungen mittels Röntgenstrahlen. Münch. med. Wschr. 1912, Nr 29, 1397. — *Russel*, Kraurosis vulvae. Glasgower geburtsh.-gynäk. Ges., März 1907. Ref. Zbl. Gynäk. 1908, Nr 40, 1320.

Sänger, Diskussion zum Vortrag A. Martin. Z. Geburtsh. 30, 291 (1894). — *Savaré, M.*, Sulla craurosii vulvae. Ginec. Firenze 8, H. 12, 378 (1911). Ref. Jber. Geburtsh. 25, 197 (1911) u Soc. Tosc. Ostetr. e Ginec. Ref. Dermat. Wschr. 1912, Nr 32, 1014. — *Schäfer, E.*, Kraurosis vulvae. Inaug.-Diss. Jena 1916. — *Schmidt, H. R.*, Wiederholte Carcinomentwicklung auf leukoplakischer Grundlage. Z. Geburtsh. 83, 736 (1921). — *Seeligmann*, Über Kraurosis und Pruritus vulvae. Geburtsh-gynäk. Ges. Hamburg, 20. Febr. 1912. Ref. Zbl. Gynäk. 1912, Nr 17, 552. — *Derselbe*, Kraurosis vulvae und Carcinom. Geburtsh.-gynäk. Ges. Hamburg, 25. Juni 1912. Ref. Zbl. Gynäk. 1912, Nr 48, 1627. — *Simons*, Lichen ruber planus vulvae, der während der Periode der Rückbildung die Bilder der Kraurosis vulvae resp. Leukoplakia vulvae vortäuschte. Ref. Zbl. Gynäk. 1902, Nr 3, 69. — *Singer, Hugo*, Beiträge zur Pathologie und Therapie der Leukoplakie und des Pruritus (ungarisch). Ref. Ber. Gynäk. 12, 759 (1927). — *Smith, C. N.*, Kraurosis vulvae. Buff. med. a. surg. J. 30, 160 (1890/91). — *Stankiewicz*, Kraurosis vulvae. (Polnisch.) Ref. Gynäk. Rdsch. 6, 915 (1912); 7, 34 (1913). — *Szasz*, Über leukoplakische Veränderungen der Vulva, ihre Beziehungen zur Kraurosis derselben, nebst 2 Fällen von Vulvacarcinom. Mschr. Geburtsh. 17, 1020 (1903).

Taussig, Fred, Contributions to the pathol. of vulvar diseases. Amer. J. Obstetr. 6, 407 (1923). Ref. Zbl. Hautkrkh. 12, 227 (1924). — *Terruhn E.*, Demonstration typischer unkomplizierter Fälle von Kraurosis vulvae. Verh. dtsch. Ges. Gynäk. Bonn 1927. Arch. Gynäk. 132 (1927) u. Kraurosis vulvae. Arch. Gynäk. 134, 578 (1928). — *Derselbe*, Leukoplakie und Kraurosis. Arch. Gynäk. 1929. — *Derselbe*, Vitiliginöse Leukoplakia vulvae. Arch. Gynäk. 1929. — *Teuffel, R.*, Kraurosis und Cancroid. Zbl. Gynäk. 1913, Nr 27, 998. — *Tourneux*, Kraurosis vulvae. Bull. Soc. Obstétr. 1924, Nr 2. Ref. Ber. Gynäk. 5, 347 (1924). — *Trespe*, Beitrag zur Kraurosis vulvae. Arch. Gynäk. 66, 2 (1902).

Ulinski, Kraurosis vulvae. Przegl. dermat. **22** 97 (1927). Ref. Zbl. Hautkrkh. **24**, 728 (1927). — *Vallois-Delmas*, Kraurosis der Vulva. Réun. Obstétr. Gynéc. Montpellier, 5. Juni 1912. — *Vedeler*, Kraurosis vulvae. Norsk Mag. Laegevidensk. **1906**, 1094. Ref. Zbl. Gynäk. **1908**, Nr 29, 967. — *Veit, J.*, Pruritus en Kraurosis. Nederl. Tijdschr. Verloskde 9, Nr 2. Ref. Zbl. Gynäk. **1898**, Nr 28, 752 u. Jber. Geburtsh. **12**, 496 (1899). — *Vérani, A.*, Étude sur la leucoplasie vulvovaginale et le kraurosis vulvae. Leurs rapports avec la syphilis. Thèse de Paris **1906**. Ref. Zbl. Gynäk. **1907**, Nr 16, 463. — *Vincenzo-Lauro*, Della craurosi vulvare. Ginec. e Ostetr. prat. **1898**, Nr 3, 41. — *Walther*, Zur Kasuistik der Kraurosis vulvae. Frauenarzt **1914**, Nr 7. Ref. Jber. Geburtsh. **28**, 79 (1915). — *Waugh, W. T.*, Kraurosis vulvae. Pacif. med. J. Juli **1912**. Ref. Zbl. Gynäk. **1912**, Nr 43, 1455. — *v. Weiß*, Festschrift für Neumann. 1900. — *Wetterwald*, Kraurosis vulvae mit Carcinom. Inaug.-Diss. Basel 1919.

Zubrzycki, v., Kraurosis, Leukoplakie und Carcinoma vulvae. Krakauer gynäk. Ges., 17. Dez. 1913. Ref. Gynäk. Rdsch. **8**, 309 (1914).

J. Vulvitis.

Adkins, W. N., Vulvo-vaginitis in infants and children. Atlantic med. J. **60**, Nr 6, 267 (1913). — *Agromonte*, Infectious vulvovaginitis in children. Med. Rec. New York **1896**, 46. Ref. Jber. Geburtsh. **10**, 880 (1897). — *Aichel*, Beitrag zur Gonorrhöe der Geschlechtsteile des neugeborenen Mädchens. Beitr. Geburtsh. **2**, 281 (1899). — *Anderson, Schultz* and *A. Stein*, A bacteriologic study of vulvovaginitis of children. J. inf. Dis. **32**, 444 (1923). Ref. Ber. Gynäk. **2**, 431 (1924). — *Andrieu*, La vulvo-vaginite blenorrhagique chez la petite fille. Thèse de Montpellier **1898**, Nr 19. Ref. Jber. Geburtsh. **13**, 909 (1900). — *Asch, Rob.*, Mschr. Geburtsh. **35**, 753 (1912). — *Derselbe*, Die Tripperansteckung kleiner Mädchen. Z. Geburtsh. **82**, 28 (1920). — *Aubert, P.*, Etiologie des vulvites blenorrhagiques chez les petites filles. Soc. Sci. Lyon **67**, 539 (Juni 1891). Ref. Jber. Geburtsh. **5**, 428 (1892). — *Audrey*, Vulvitis in newly married women. Prov. méd. 1911. — *Audry*, Über eine eigenartige Form von Vulvitis haemorrhagica infolge Herzfehler. Prov. méd. 1907.

Baedeker, Über das „Sanabo"-Scheidenspülrohr. Frauenarzt **31**, H. 12. Ref. Zbl. Gynäk. **1917**, Nr 49, 1126. — *Baer*, Beitrag zur Lehre von der weiblichen Rectalgonorrhöe. Dstch. med. Wschr. **1896**, Nr 8, 116; **1897**, Nr 51, 811; Nr 52, 831. — *Bandler*, Some observations of vulvo-vaginitis in children. Med. Rec. **63**, 401 (1903). — *Barnett*, Vulvovaginitis in young children. N. Y. Acad. med. Med. Rec. **84**, 777 (Mai 1913). Ref. Jber. Geburtsh. **27**, 885 (1914). — *Behrendt*, Über die Entzündungen der äußeren Geschlechtsteile bei kleinen Mädchen. Jb. Kinderheilk. Jan./März 1848. — *Bendig, Paul*, Über eine Gonorrhöeendemie bei Schulkindern in einem Solbad. Münch. med. Wschr. **1909**, Nr 36, 1846. — *Bendix, B.*, Zur Fieberbehandlung der Vulvovaginitis gonorrhoica bei kleinen Mädchen. Ther. Mh. **1917**, 209. — *Berger, E.*, Sur une complication rare de la vulvite des petites filles. Ann. Policlin. Bordeaux **1**, 37 (1889). — *Berggrün*, Bakteriologische Untersuchungen bei der Vulvo-Vaginitis kleiner Mädchen. Arch. Kinderheilk. **15**, 321 (1893). — *Birger*, Über die Gonorrhöe der Frau. Arch. f. Dermat. **106** (1911). — *Le Blaye*, Les vulvo-vaginites mycosiques. A monilia albicans. Gynéc. et obstétr. **17**, 40. (1928). Ref. Ber. Gynäk. **14**. 228 (1928). — *Boas* und *Wulff*, Vulvovaginitis mit Gonokokkenvaccine behandelt. Hosp. tid. (dän.) **53**, Nr 27 (1910). — *Bock*, Die Vulvovaginitis gonorrhoica infantum, ihre Therapie und deren Erfolge. Inaug.-Diss. Breslau 1918 u. Frauenarzt **34**, H. 2/3 (1919). — *Boldt, H. J.*, The gonococcus in the vulvovaginal region. N. Y. med. J. **81**, 694 (1905). — *Bonacorsi*, Il gonococco della vulvovaginite infantile. Pediatria **32**, Nr 17, 1009 (1924). Ref. Ber. Gynäk. **7**, 737 (1925). — *Boshouwers*, Genitaal besmetting veroorzakt voor Staphylococcen. Nederl. Tijdschr. Geneesk. **2**, Nr 1 (1908). Ref. Jber. Geburtsh. **22**, 130 (1909). — *Boury, L.*, Considérations bactériologiques, cliniques et thérapeutiques sur la blenorrhoée vulvovaginale des enfants. Thèse de Paris **1899**, Nr 290. Ref. Jber. Geburtsh. **13**, 909 (1900). — *Brouardel*, Vulvite spontane traumatique blenorrhagique. Gaz. Hôp. Paris **60**, 985 (1887). — *Brown*, Vulvovaginitis in children. N. Y. Acad. med. 1892. Ref. Jber. Geburtsh. **6**, 389 (1893). — *Bruck*, Beiträge zur weiblichen Gonorrhöe-Therapie und zur persönlichen sexuellen Prophylaxe beider Geschlechter. Dermat. Wschr. **76**, Nr 21, 464; Nr 22, 482 (1923). — *Brückner*, Zur Fieberbehandlung der Vulvo-Vaginitis gonorrhoica infantum. Ref. Münch. med. Wschr. **1918**, Nr 39, 1089. — *Bruhns*, Gonorrhöe. Rieckes Lehrb. d. Hautkrkh. 7. Aufl. 660. Jena: Gustav Fischer 1923. — *Bucura*, Bakteriurie als Ursache von Vulvitiden. Wien. klin. Wschr. **1923**, Nr 18, 326. — *Bumm*, Zur Kenntnis der Gonorrhöe der weiblichen Genitalien. Arch. Gynäk. **23**, 327 (1884). — *Derselbe*, Handb. d. Gynäk. von J. Veit. 2. Aufl. **2** (1907). — *Buschke*, Über Vulvovaginitis infantum. Ther. d. Gegenw. **1902**, Nr 3. — *Butler*, Gonorrheal Vulvovaginitis. Interstate Med. J. St. Louis **1910**. — *Butzke*, Vulvovaginitis gonorrhoica. Ref. Dtsch. med. Wschr. **1910**, Nr 32, 1507.

Cahen-Brach, Die Urogenitalblennorrhöe (Gonorrhöe) der kleinen Mädchen. Dtsch. med. Wschr. **1892**, Nr 32, 724 u. Jb. Kinderheilk. N. F. **34**, 969 (1892). — *Caillé*, Specific vulvo-vaginitis. Post-Graduate, New York **16**, 757 (1901). — *Derselbe*, Latent gonorrheal vulvovaginitis. Arch. Pediatr. **19**, 355. New York 1902. — *Carol*, Stein in der Vagina. Nederl. Tijdschr. Geneesk. **71**, 908 (1927). Ref. Zbl. Hautkrkh. **24**, 727 (1927). — *Cassel*, Über Gonorrhöe bei kleinen Mädchen. Berl. klin. Wschr. **1893**, Nr 29, 700. — *Castell, du* et *Moutier*, Glossite et vulvite pustulo-ulcéreuse. Gaz. Hôp. **1903**, Nr 139. — *Charbonnel, R.*, Des vulvo-vaginites chez la petite fille. Thèse de Montpellier **1909/10**, Nr 101. — *Chéron*, Behandlung der Vulvovaginitis bei Kindern. Ann. Soc. méd. Anvers. 1882. — *Di Chiari*, Localisations et traitement actuel de la blenorrhagie chez la femme. J. Urol. **4**, 77 (1913). Ref. Jber. Geburtsh. **27**, 392 (1914). — *Christiani*, Vulvovaginitis kleiner Mädchen. Petersburg. med. Wschr. **31**, 470 (1906). Ref. Jber. Geburtsh. **20**, 285 (1907). — *Churchill* and *Soper*, The inoculation treatment of gonococcus vulvovaginitis in children. J. amer. med. Assoc. Chicago **51**, 1298 (1908). — *Colavolpe*, Vulvovaginite diathésique. Arch. ital. Ginec., Febr. 1903. — *Comby, J.*, La vulvovaginite des petites filles. Soc. méd. Hôp. 1891. J. Soc. Sci. **7**, 299 (1891). Ref. Jber. Geburtsh. **5**, 426 (1892). — *Derselbe*, Vulvovaginite des petites filles. Rev. mens. Malad. enf. 1892. Ref. Jber. Geburtsh. **6**, 388 (1893). — *Derselbe*, Hämorrhagien bei Vulvovaginitis kleiner Mädchen. Gaz. hebd. Méd. et Chir. **1896**, Nr. 87 Ref. Zbl. Gynäk. **1897**, Nr 31, 983. — *Derselbe*, Blutungen bei Vulvovaginitis der kleinen Mädchen. Gaz. Hôp. 1896. Ref. Zbl. Gynäk. **1897**, Nr 37, 1126. — *Derselbe*, Complications péritonéales de la vulvo-vaginite des enfants. Arch. méd. enf. **1902**, 515. — *Derselbe*, Vulvovaginite chez des enfants. Arch. Méd. enf. **17**, Nr 3. Paris 1914. — *Comby* et *Condat*, Vaccinetherapie bei Vulvovaginitis bei Kindern. Arch. Méd. enf. **17**, Nr 6 (1914). — *Comby* et *Gadaud*, Trois cas de péritonite aigue survenue un cours de la vulvo-vaginite des petites filles. Gaz. Hôp. **1901**, Nr 61. — *Cook* and *Stafford*, A study of the gonococcus and gonococcal infections. J. infect. Dis. **29** (1921). — *Cotton*, Epidemie of vulvovaginitis among children. Arch. Pediatr. New York **1905**. Ref. Jber. Geburtsh. **19**, 1052 (1906). — *Cronin*, Vulvo-vaginal inflammation due to mercury poisoning. Boston med. surg. J. **193**, 221 (1925). Ref. Ber. Gynäk. **9**, 202 (1926). — *Cumston*, Die Behandlung der Vulvitis. Ann. Gynec. et Pédiatr. Nov. **1895**, 101. Ref. Jber. Geburtsh. **10**, 259 (1897).

Daphnis, La vulvovaginite chez des petites filles. Thèse de Montpellier 1902. Ref. Zbl. Gynäk. **1903**, Nr 16, 508. — *Dauchez*, Contagiosité de la vulvite des petites filles. Rev. prat. Gynéc. Obstétr. et Pédiatr. **2**, 53. Paris 1907. — *Decottignies*, Arthrites gonococciques du poignet et du coude pied chez une enfant de 5 mois, dues à une vulvite de pathogénie inconnue. J. Sci. méd. Lille **1901**. — *Delfosse* et *Augier*, Vulvo-vaginite compliquée d'arthrites multiples chez une petite fille de quatre ans. J. Sci. méd. **2**, 555. Lille 1906. — *Dind*, Über Vulvovaginitis. Rev. Méd. suisse roman. **1894**, Nr 7. Ref. Zbl. Gynäk. **1894**, Nr 44, 1105. — *Dort, van Broes*, Gonokokkeninfektion bei einem 2jährigen Mädchen. Nederl. Tijdschr. v. Geneesk. **1891**, Nr 11. Ref. Zbl. Gynäk. **1891**, Nr 44, 904. — *O'Donovan*, May not gonorrhoeal vulvovaginitis be acquired by children indirectly? J. amer. med. Assoc. **1900**, Nr 12. Ref. Jber. Geburtsh. **14**, 521 (1901). — *Dozzi*, Vulvo-vaginitis bei Kindern. Gaz. degl. osp. e clin. **35**, 38 (1914). — *Dresel, Irmgard*, Über Spontanheilung von Vulvovaginitis gon. infantum. Dermat. Wschr. **74**, 17 (1922). — *Driscoll*, Erosive Vulvitis. Arch. of Dermat. **38**, H. 2 (1920). — *Dufaux*, Zur Diagnose der chronischen Gonorrhöe des äußeren Urogenitale beim Weibe. Dtsch. med. Wschr. **1912**, Nr 5, 222. — *Dukelski*, Beitrag zur Frage der Vulvovaginitiden der Kinder (russisch.). Ref. Mber. Urol. **8**, 360 (1903). — *Duken*, Zur Beurteilung der Vulvovaginitis gonorrhoica im Kindesalter. Münch. med. Wschr. **1920**, Nr 41, 1172. — *Duncan, M.*, Über einige Formen von Entzündungen der Schamgegend. Med. Times a. Gaz. **1**, Nr 1547, 199 (1880). Ref. Zbl. Gynäk. **1880**, Nr 9, 208.

Eichhorn, Beiträge zur Kenntnis der Rectalgonorrhöe. Dermat. Z. **16** (1909). — *Engwer*, Über die Behandlung der kindlichen Gonorrhöe mittels der Fiebertherapie. Münch. med. Wschr. **1916**, Nr 45, 1582. — *Ense*, Über Vulvovaginitis gonorrhoica infantum. Inaug.-Diss. Berlin 1913. — *Epstein, Alois*, Über Vulvovaginitis gonorrhoica bei kleinen Mädchen. Arch. f. Dermat. **23**, Erg.-H. 1 (1891). Traité Mal. enf. **3** (1897). — *Eyth*, Die klinische Behandlung der Vulvovaginitis gonorrhoica infantum. Ther. Halbmh. 1920.

Feinberg, F., Zur Kasuistik der Vulvovaginitis gonorrhoica im Kindesalter. Bolnitsch gaz. Botkin **1898**, Nr 16/17. — *Fieux*, A propos de la vulvo-vaginite des petites filles. J. Méd. Bordeaux **40**, 167 (1910). — *Fischer, W.*, Über Kindergonorrhöe. Dtsch. med. Wschr. **1895**, Nr 51, 861. — *Flechsig, R.*, Bericht über die neueren Leistungen auf dem Gebiete der Balneologie. Schmidts Jb. **223**, 78 (1889). — *Flügel*, Über Rectalgonorrhöe bei Vulvovaginitis infantum. Berl. klin. Wschr. **1905**, Nr 12, 325. — *Föckler*, Vaccinebehandlung der Gonorrhöe. Dermat. Z. **55**, Nr 46 (1913). — *Fraenkel, L.*, Ref. Mschr. Geburtsh. **35**, 752 (1912). — *Frank*, Gonorrheal vulvitis; its dangers and treatment. Internat. Clin.

Philadelphia 4, 242, s. 13 (1904). — *Fraser*, Vulvovaginitis in children. Brit. J. vener. Dis. 1, Nr 4, 268 (1925). Ref. Ber. Gynäk. 9, 679 (1926). — *Fridon, P.*, Häufigkeit gonorrhoischer Peritonitis bei der Vulvovaginitis der kleinen Mädchen. Gynéc. 1913. Ref. Zbl. Gynäkol. 1913, Nr 40, 1482.

Galewsky, Die kindliche Vulvovaginitis gonorrhoica. Zbl. Hautkrkh. 6, 417 (1922). — *Gaßmann*, Über die Beteiligung der Uterusschleimhaut bei der Vulvovaginitis gonorrhoica der Kinder. Korresp.bl. Schweiz. Ärzte 1900, Nr 18. Ref. Jber. Geburtsh. 14, 522 (1901). — *Gauß*, Eine neue Behandlungsmethode der weiblichen Gonorrhöe. Zbl. Gynäk. 1917, Nr 43, 1017. — *Géber*, Über die Behandlung der kindlichen Vulvovaginitis gonorrhoica mit Tierkohle. Wien. klin. Wschr. 1917, Nr 9, 267. — *Gerschoun*, Über Vulvovaginitis kleiner Mädchen. Prot. ärztl. Ver. Wilna 1894. — *Giaume, Cesare*, La vulvovaginite gonacoccica nell' infanzia. Pediatria 33, 320 (1925). — *Giesecke*, Die Anwendung der Diathermie bei gynäkologischen Erkrankungen. Zbl. Gynäk. 1918, Nr 27, 451. — *Gillet*, Vulvite infantile. Ann. Policlin. Paris 18, 207 (1908). — *Goedhart*, Warnemingen betreffende enkele gevallen van chronische vulvovaginitis gonorrhoica bij jonge meisjes. Nederl. Tijdschr. Geneesk. 2, Nr 15, 1117 (1911). Ref. Gynäk. Rdsch. 7, 190 (1913). — *Gontoppiden*, Über die Prognose der Vulvovaginitis infantum. Dermat. Wschr. 1915, Nr 47. Ref. Zbl. Gynäk. 1917, Nr 41, 999. — *Gordon-Salkind*, Über Gonorrhöe bei Kindern. Inaug.-Diss. Zürich 1911. — *Graham, H. Boyd* and *Robert Southby*, Gonococcal vulvo-vaginitis in children. Med. J. Australia 2, Nr 5, 113 (1924). Ref. Ber. Gynäk. 7, 736 (1925). — *Gravagna*, Nota clinica su un caso di ascessi gonoroici multipli e succesivi degli organi genitali femminili nel corso di una vulvo-uretrite blennoragica. Giorn. ital. Mal. ven. delle pelle. 1 (1902). — *Guersant, P.*, Betrachtungen über die Entzündungen der Vulva, deren Verlauf und Behandlung. J. méd. 1843. Ref. Schmidts Jb. 5, 111 (1847). — *Guillaumont*, Les principales complications des vulvo-vaginites chez les petites filles. Gaz. Hôp. 74, Nr 101, 699 (1901). Ref. Jber. Geburtsh. 15, 520 (1902).

Hallé, Sur les vulvo-vaginites des petites filles. Semaine Gynec., April 1899. — *Hamilton, Alix*, Gonorrheal Vulvovaginitis in children. Amer. med. Assoc. 54, 1196 (1910). Ref. Jber. Geburtsh. 24, 837 (1911). — *Harmsen*, Eine Endemie von Colpitis gonorrhoica (Vulvovaginitis). Z. Hyg. 53, 89 (1906). — *Harrison*, A new urethroscope and its use, a vaginoscope for the treatment of vulvo-vaginitis in children. Lancet 205, 336 (1923). — *Hatfield*, Arch. Pediatr. 1886, 641. — *Haupt, Walther*, Untersuchungen über die Pathogenität der Trichomonas vaginalis. Münch. med. Wschr. 1924, Nr 7, 204. — *Hellwig, Alexander*, Zwei Fälle von isolierter gonorrhoischer Erkrankung paraurethraler Gänge. Inaug.-Diss. Bonn 1916. — *Herff, v.*, Bemerkungen zur Muniliainfektion der weiblichen Genitalien (Colpitis et Vulvitis mycodica). Korresp.bl. Schweiz. Ärzte 1916, Nr 14. Ref. Münch. med. Wschr. 1916, 718. — *Hirsch*, Über die Behandlung der gonorrhoischen Vulvovaginitis. Klin.-ther. Wschr. 1903, Nr 13. — *Hoehne*, Trichomonas vaginalis als häufige Erreger einer typischen Colpitis purulenta. Zbl. Gynäk. 1916, Nr 1, 4. — *Hofmann, O.*, Die Jodbehandlung der weiblichen Gonorrhöe. Interstate med. J. 1913. Ref. Zbl. Gynäk. 1914, Nr 2, 110. — *Holt*, Gonococcus infections in children with especial reference to their prevalence in institutions and means of prevention. N. Y. med. J. 81, 521 (1905). Ref. Jber. Geburtsh. 19, 1052 (1906). — *d'Hotmann de Villiers*, Traitement et guérison de la vulvovaginite. Méd. inf. Paris 1905, 359. — *Huber, François*, Peritonitis following vulvo-vaginal catarrh in a girl seven years old. Trans. amer. pediatr. Soc. 1 (1890). — *Hüttel, V.*, Pollakisurie bei Schulkindern. Cas. lek. cesk. 1914, Nr 42. Ref. Zbl. inn. Med. 36, 429 (1915). Ref. Jber. Geburtsh. 29, 155 (1916). — *Hyde*, Chronic vulvovaginal abscess cured by injections of antigonococcic vaccine. Amer. J. Obstetr. 43, 301 (1911).

Ivanter, Abscessus gonorrhoicus bei einem zweijährigen Kind (russ.). Ref. Zbl. Hautkrkh. 19, 174 (1926).

Jack, W. H., Vaccinetherapie der gonorrhoischen Vulvovaginitis. Glasgow med. J. 1913. Ref. Zbl. Gynäk. 1914, Nr 2, 108. — *Jannet*, Prophylaxe der Blennorrhagie beim Manne und beim Weibe. J. Urol. 3, 353 (1913). Ref. Jber. Geburtsh. 27, 393 (1914). — *Jötten*, Beziehungen verschiedener Gonokokkenarten zur Schwere der Infektion. Münch. med. Wschr. 1920, Nr 37, 1067. — *Johnson*, Gonococcic infection in women. N. Y. med. J. 84, 13 (1906). Ref. Jber. Geburtsh. 20, 482 (1907). — *Jung, P.*, Über die Beteiligung des Endometriums an der gonorrhoischen Vulvovaginitis der Kinder. Zbl. Gynäk. 1904, Nr 33, 991.

Kahn, Alex., Über Vulvovaginitis infantum. Arch. Gynäk. 121, 335 (1924). — *Kaumheimer*, Über Rectalgonorrhöe im Kindesalter. Münch. med. Wschr. 1910, Nr 18, 963. — *Keiffer*, Sur le développement embryonaire du vagin et la vulvovaginite des petites filles. Bull. belge Gynec. 1896, Nr 10, 218. — *Kenessey, A. v.*, Vulvovaginitis gonorrhoica infantum. Siebenbürger Museumsverein 10. Mai 1913. Ref. Orv. Hetil. Nr 41. — *Kjellberg, Gerda*, Nachuntersuchungen bei Vulvovaginitis gonorrhoica. Dermat. Wschr. 1917, Nr 10 und Acta dermato-vener. (Stockh.) 1921, 293 u. 1922, 473. Ref. Zbl. Hautkrkh. 6, 400 (1923). — *Klein, G.*, Gonorrhöe des Weibes. Mschr. Geburtsh. 1, 186 (1895). — *Koblanck*, Vulvovaginitis gonorrhoica. Ges. Geburtsh. u. Gynäk. Berlin 1895. Ref. Zbl. Gynäk. **1895**, Nr 28, 758. — *Koplik*, Arthritis as complication of vulvovaginitis in children. N. Y. med. J. **1890**, 678. Ref. Zbl. Gynäk. **1891**, Nr 10, 207. — *Derselbe*, Urogenital blennorrhoea in children. J. Cut. a. genit. Dis. 6/8 (1893). — *Derselbe*, Prophylactic measures to prevent the spread of vulvovaginitis in hospital services. Arch. of Pediatr. New York **20**, 735 (1903). — *Kouwer*, Chronische Vulvovaginitis gonorrhoica bij jonge kinderen. Nederl. Tijdschr. Geneesk. **2**, Nr 16 (1911). Ref. Gynäk. Rdsch. **7**, 190 (1913) u. **8**, 682 (1914). *Kroemer*, Vulvovaginitis gonorrhoica bei kleinen Mädchen. Ges. Charité-Ärzte Berlin, Juli **1908**. Ref. Mschr. Geburtsh. **28**, 627 (1908). — *Kruspe*, Zur Therapie der Vulvovaginitis gonorrhoica der kleinen Mädchen. Klin. Wschr. **1924**, Nr 31, 1403. — *Kurzweil* und *Saxl*, Vulvovaginitis in children. Ref. Ber. Gynäk. **9**, 132 (1926).

Laborde, J., Contribution à l'étude de la vulvovaginite des petites filles. Thèse de Paris **1896**. Ref. Zbl. Gynäk. **1896**, Nr 43, 1105. — *Labusquière*, Vulvovaginite chez la petite fille et la nouveau-née. Ann. thér. Dermat. **3**, 169. Paris 1903. — *Lade*, Zur Behandlung der kindlichen Vulvovaginitis gonorrhoica mit heißen Bädern. Dtsch. med. Wschr. **1919**, Nr 26, 714. — *Lauter*, Rectalbefunde bei kindlicher Gonorrhöe. Dtsch. med. Wschr. **1922**, Nr 38, 1285. — *Lavenant*, Traitement de la blenorragie vulvaire chronique. Rev. gén. Clin. Thér. **23**, 228. Paris 1909. — *Lébédeff*, Contribution à l'étude de la vulvovaginite et ses principales complications chez les petites filles. Paris 1903. — *Legladié*, Entzündung der Vulva bei Kindern. J. Méd. Paris 1896. — *Lenz, Wilhelm*, Über Vulvovaginitis gonorrhoica bei kleinen Mädchen. Inaug.-Diss. Leipzig 1896. — *Lespinne*, Vulvovaginitis und Vulvitis bei Kindern. Progrès méd. belge 1909. Ref. Jber. Geburtsh. **24**, 831 (1909). — *Lewinsky, H.*, Zur Behandlungsfrage der Vulvovaginitis gonorrhoica infantum. Dermat. Wschr. **81**, 1462 (1925). — *Liepmann*, Gynäkologische Ratschläge für den Praktiker. Dtsch. med. Wschr. **1921**, Nr 4, 130. — *Lipschütz, B.*, Über chronisch-hämorrhagische Vulvitis. Arch. f. Dermat. **131**, 114 (1921). — *Lop*, Monoartikuläre Arthritis im Anschluß an eine gonorrhoische Vulvitis bei einem 2jährigen Mädchen. Gaz. Hôp. **1892**, Nr 42. Ref. Zbl. Gynäk. **1892**, Nr 45, 896. — *Lovèn*, Hygiea **47**, 607 (1886).

Maier, O., Different forms of vulvovaginitis in children, with treatment. Amer. J. Dermat. a. gen.-urin. Dis. **1**, 17 (1908). — *Marfan*, Étude sur la vulvovaginite blénorrhagique des petites filles. Rev. mens. mal. enf. **5**, 67 (1897). Ref. Schmidts Jb. **259**, 49 (1897). — *Derselbe*, Komplikationen der Vulvovaginitis kleiner Mädchen. Abeille méd. **1897**, Nr 16. Ref. Zbl. Gynäk. **1897**, Nr 37, 1126. — *Derselbe*, Ursachen und Symptome der blennorrhagischen Vulvovaginitis kleiner Mädchen. Gaz. hebd. Méd. et Chir. **1897**, Nr 21, 291. — *Martin, A.*, Die Ausbreitung der Vulvovaginitis der Kinder auf die inneren Genitalien. Thèse de Paris **1894**. Ref. Zbl. Gynäk. **1895**, Nr 42, 1122. — *Martin, E.*, Vulvovaginitis in children. J. Cut. a. gen.-urin. Dis. **10**, 415 (1892). Ref. Jber. Geburtsh. **6**, 389 (1893). — *Mattissohn*, Die Prognose der Vulvovaginitis gonorrhoica. Arch. f. Dermat. **116**, H. 3 (1913). — *Mejia*, Étude sur un cas de péritonite blénorrhagique généralisée chez un enfant. Thèse de Paris 1897. Ref. Jber. Geburtsh. **11**, 939 (1898). — *Mendes de Leon*, Beitrag zur Ätiologie und Pathogenese der Vulvovaginitis infantum. Nederl. Tijdschr. Geneesk. **1907**. Ref. Mschr. Geburtsh. **28**, 707 (1908). — *Menge, K.*, Die Gonorrhöe des Weibes. Lehrbuch der Geschlechtskrankheiten von Finger, Jadassohn, Ehrmann und Groß. Wien: Hölder 1910. — *Menzen*, Über Gonorrhöe bei kleinen Mädchen. Inaug.-Diss. Bonn 1901. — *Michalovitsch*, Contribution à l'étude de la vulvovaginite et ses principales complications chez les petites filles. Thèse de Paris **1903**. Ref. Zbl. Gynäk. **1905**, Nr 6, 184. — *Michard, E.*, Betrachtungen über vulvovaginale Infektionen post partum. Thèse de Toulouse **1913**. — *Morax*, Trois cas d'ophthalmies blénorrhagique consécutives à l'inoculation du pus de vulvovaginite chez des jeunes enfants. Progrès méd. **1892**, Nr 43, 303. — *Morgenstern, J.*, Akute gonorrhoische Vulvovaginitis und Urethritis bei einem eben geborenen Kinde. Med. Rec. **47**, 143. New York 1895. — *Mucha*, Zur Frage der Uteruserkrankung bei Vulvovaginitis infantum. Wien. med. Wschr. **1916**, Nr 28, 1070. Ref. Zbl. Gynäk. **1916**, Nr 49, 966. — *Müller, J.*, Zur Therapie der Vulvovaginitis gonorrhoica der kleinen Mädchen. Klin. Wschr. **1923**, Nr 20, 928. — *Müller* und *Weiß*, Fieberbehandlung gonorrhoischer Komplikationen. Wien. klin. Wschr. **1916**, Nr 9, 249. — *Murer*, De la levure de bière dans le traitement de la vaginite blénorrhagique. Paris 1899.

Nassauer, Behandlung der Vulvovaginitis bei Kindern. Münch. Ges. f. Kinderheilk. 1912. Ref. Münch. med. Wschr. **1912**, Nr 46, 2540 u. Jb. Kinderheilk. **77**, 212 (1913). — *Nast*, Zur Fiebertherapie der kindlichen Gonorrhöe. Ther. Mh. **1917**, H. 11. — *Neißer*, Zbl. med. Wiss. **1879**. — *Nicolayson, L.*, Studier over gonokokken og gonorrhoisk vulvovaginit hos vörn. Kristiania 1898. Ref. Schmidts Jb. **264**, 208 (1899). — *Noguès, P.*, Vulvovaginitis bei einem kleinen Mädchen. Ann. Mal. org. gén.-urin. **19**, 421 (1900). — *Norris, Charles*, Diagnose und Behandlung der gonorrhoischen Vulvovaginitis bei Säuglingen und kleinen Kindern. J. Amer. med. Assoc. **65**, Nr 4 (1915). Ref. Zbl. Gynäk. **1916**, Nr 51, 633.

Olivier, Über die Kontagiosität der Vulvovaginitis bei kleinen Mädchen. J. soc. Sci. **1888**, Nr 38. Ref. Zbl. Gynäk. **1889**, Nr 31, 372. — *Derselbe*, Vulvovaginitis und konsekutive Cystitis bei Kindern. Nouv. Arch. Obstetr. et Gynéc. **1892**, Nr 12. Ref. Zbl. Gynäk. **1893**, Nr 46, 1080.

Paine, A. K., Vulvovaginitis. Boston med. a. surg. J. **1921**, Nr 25, 750. — *Patzschke*, Zur Therapie der Vulvovaginitis gonorrhoica infantum. Dtsch. med. Wschr. **1921**, Nr 2, 44. — *Paulsen*, Ein Fall von gonorrhoischen Gelenk- und Hautmetastasen im Anschluß an Blennorrhoea neonatorum. Münch. med. Wschr. **1900**, Nr 35, 1209. — *Perazzi*, Über einen Fall von Vulvovaginitis, hervorgerufen durch Saccharomyces bei einer Zuckerkranken. Zbl. Gynäk. **1927**, Nr 48, 3069. — *Perrin*, Vulvovaginitis der Kinder. Allg. med. Z. **1910**. Ref. Gynäk. Rdsch. 8, 682 (1914). — *Pilot* und *Kanter*, Studies of fusiform bacilli and spirochetes. Arch. dermat. 10, 561 (1924). Ref. Zbl. Hautkrkh. 16, 472 (1925). — *Pinelli*, Vulvovaginite gonorroica infantile (ital. 1923). Ref. Zbl. Hautkrkh. 8, 199 (1923). — *Polozker*, Menagement and treatment of vaginitis in young children. Phys. and surg. **1898**. Ref. Jber. Geburtsh. 13, 910 (1900). — *Pollack*, The acquired venereal infections in children. Bull. Hopkins Hosp. 20, 142 (1909). — *Pontoppidan, B.*, Über die Prognose der Vulvovaginitis gonorrhoica infantum. Hosp.tid. (dän.) **1915**, Nr 4. Ref. Münch. med. Wschr. **1915**, Nr 25, 852. — *Pott, Richard*, Die spezifische Vulvovaginitis im Kindesalter und ihre Behandlung. Jb. Kinderheilk. 19, 71 (1883). — *Derselbe*, Zur Ätiologie der Vulvovaginitis im Kindesalter. Arch. Gynäk. 32, 493 (1888). — *Powilewicz* et *Fish*, Deux cas de vulvovaginite par oxyures chez des jeunes enfants. Bull. Soc. Obstétr. 16, 449 (1927). — *Priestley*, Chronic papillary inflammation of the vulva. Trans. obstetr. Soc. London 26, 156 (1885). — *Prochownik*, Prämenstruelle Furunculose der Vulva auf gonorrhoischer Grundlage. Unnas Festschr. 2, 160 (1910). Ref. Zbl. Gynäk. **1911**, Nr 25, 917. — *Purwisch*, Vulvovaginitis blenorrhagica bei einem 3jährigen Kinde. Ejenedelnik **1899**, Nr 9.

Rachford, B. K., Gonococcus vaginitis in children. Lancet-Clinic. Cincinatti 57, 525 n. s. (1906). — *Raffaeli*, Vulvovaginitis gonorrhoica bei Kindern. Riv. Clin. pediatr. **1904**. — *Randall, L. M.*, Vaginoscopy in the treatment of gonorrhoeal infection of the lower genital tract in infants and young girls. Amer. J. Obstetr. 8, Nr 3, 345 (1924). Ref. Ber. Gynäk. 7, 738 (1925). — *Reichenbach*, Zur Kasuistik der akuten eitrigen Peritonitis salpingitischen Ursprunges im Kindesalter. Dtsch. med. Wschr. **1910**, Nr 3, 126. — *Reyden, van der*, Die Organisation zur Bekämpfung der Vulvovaginitis gonorrhoica infantum in Amsterdam 1925. Ref. Zbl. Hautkrkh. 18, 633 (1926). — *Richardière*, Gonorrheal rheumatism in vulvitis of childhood. Un. med., Okt. **1893**. — *Robinson*, Vulvar discharges in children. Trans. obstetr. soc. London. 41, 14 (1899). Ref. Jber. Geburtsh. 13, 908 (1900) u. Mschr. Geburtsh. 9, 421 (1899). — *Rocaz*, Behandlung der Vulvitis kleiner Mädchen mit Kalium hypermanganicum. Ann. Policlin. Bordeaux 1894. — *Roger, Maurice*, Über die diabetische Vulvitis. Thèse Paris **1911**, Nr 221. Ref. Dermat. Wschr. 55, Nr 32, 1015 (1912). — *Roncaglia*, Foroncolosi da gonococco dei genitali esterni muliebri. Ann. Obsteter. Milano **1902**, Nr 6, 627. Ref. Jber. Geburtsh. 16, 209 (1903). — *Ronginsky*, Vulvovaginitis in infants and children. Pediatr. New York 20, 288 (1908). — *Rorke, Margaret*, Vulvovaginitis. Lancet 204, 335 (1923). — *Ross*, Gonorrhoea and its control. Ann. Gynec. and Ped. 11, 93 (1897). — *Rouvier*, Vulvovaginite consécutive à un corps étranger du vagin chez une petite fille de sept ans; guérison. Ann. Gynec. Paris 28, 283 (1887). — *Rubin* und *Leopold*, Vulvovaginitis in children. Amer. J. Dis. Childr. 5, 58 (1913). Ref. Jber. Geburtsh. 27, 892 (1914). — *Rudski*, Über die gonorrhoische Vulvovaginitis bei Kindern (russ.). Ref. Jber. Geburtsh. 18, 218 (1905). — *Russeau, P.*, Péritonite blennorrhagique chez la petite fille. Thèse de Bordeaux 1898, Nr 43. Ref. Jber. Geburtsh. 13, 909 (1900). — *Rygier, St.*, Über Arthigonbehandlung der gonorrhoischen Vulvovaginitis kleiner Mädchen. Dtsch. med. Wschr. **1911**, Nr 11, 2334.

Sabatier, Contribution à l'étude du traitement de la bartholinite. Paris 1909. — *Sachs*, Beiträge zur Pathologie der Vulvitis. Wien. klin. Wschr. **1905**, Nr 23, 602. — *Scheuer, L.*, Über Gonorrhöe bei kleinen Mädchen. Wien. klin. Wschr. **1909**, Nr 18, 630. — *Schmid, A. L.* und *Kamniker, H.*, Trichomonas vaginalis. Arch. Gynäk. 127, 362 (1926). — *Schmitt*, Über die spezifische Behandlung der Gonorrhöe. Phys. med. Ges. Würzburg 1911. Ref. Münch. med. Wschr. **1911**, Nr 34, 1846 u. Nr 41, 2156. — *Schönwitz*, Biozyme-Bolus in der gynäkologischen Praxis. Ther. Gegenw. N. F., 17, 79 (1915). — *Schotten*, Zur Heißbäderbehandlung der kindlichen Gonorrhöe. Münch. med. Wschr. **1918**, Nr 48, 1346. — *Schulz, Hertha*, Zur Fieberbehandlung der Vulvovaginitis gonorrhoica. Arch. Kinderheilk. 67, 429 (1919). — *Schwartz* und *Neil*, Komplementbildungsreaktion bei der Diagnose gonorrhoischer Infektionen. Amer. J. Sci. **1912**, 815. Ref. Jber. Geburtsh. 27, 31 (1914). — *Scomazzoni*, La blenorragia dei genitali nelle bambini. Giorn. ital. Mal. vener. e pelle. 63 (1922). — *Scudder*, A comparative study of the value of stained smears and cultures in the diagnosis of gonorrheal vulvovaginitis. J. Urol. 14, Nr 5, 429 (1925). Ref. Ber. Gynäk. 10, 882 (1926). — *Sharp*, A case of gonorrheal vaginitis. Med. news 70, 120

(1897). Ref. Jber. Geburtsh. 11, 954 (1898). — *Sheffield*, Infectious vulvovaginitis in children. Med. Rec. New York 50, 447 (1896). Ref. Jber. Geburtsh. 10, 881 (1897). — *Derselbe*, Vulvovaginitis in children. New York med. J. 1900. Ref. Jber. Geburtsh. 14, 524 (1901). — *Derselbe*, Post-Grad. 21 (1905). Ref. Schmidts Jb. 294, 63 (1907). — *Shover, Malcolm*, Vulvovaginitis in children. Boston med. J. 1898. 49. Ref. Jber. Geburtsh. 12, 497 (1899). — *Sickel*, Bericht über die Ereignisse in mehreren Gebäranstalten. Geburtshilfl. Klin. u. Poliklin. Ref. Schmidts Jb. 88, 103 (1855). — *Siebert*, Zur Behandlung der Vulvovaginitis kleiner Mädchen. Ref. Wien. klin. Wschr. 1900, Nr 17. — *Simon*, Vulvovaginitis im Kindesalter vom klinischen und gerichtlichen Standpunkt aus. Arch. Tocol. et Gynéc. 1894, Nr 3. Ref. Zbl. Gynäk. 1895, Nr 34, 925. — *Sinclair, J. F.*, Investigations in Vulvovaginitis by means of the female urethroscope. New England. pediatr. Soc. Nov. 1913. Amer. J. Obstetr. 68, 1210 (1913). — *Derselbe*, Vulvovaginitis. Arch. Pediatr. 1914. Ref. Jber. Geburtsh. 28, 582 (1915). — *Skiba-Zaborowska, M.*, Über eine Epidemie von Vulvovaginitis kleiner Mädchen. Inaug.-Diss. Zürich 1898. Ref. Jber. Geburtsh. 13, 909 (1900). — *Skutsch*, Über Vulvovaginitis gonorrhoica bei kleinen Mädchen. Inaug.-Diss. Jena 1891. — *Slingenberg*, Vulvovaginitis bij kinderen. Nederl. Maandbl. Verloskde 1912, Nr 3. Ref. Zbl. Gynäk. 1913, Nr 31, 1179. — *Small, W. B.*, Treatment of gonorrhea in the female. Amer. J. Obstetr. 47, 62 (1903). — *Smith, R. M.*, Complement fixation test in the manegement of gonococcus vulvovaginitis. Amer. J. Dis. Childr. 1913, 313. Ref. Jber. Geburtsh. 27, 892 (1914). — *Derselbe*, Vulvovaginitis kleiner Mädchen. New York med. J. 97, Nr 26 (1913). Ref. Zbl. Gynäk. 1913, Nr 37, 1367. — *Smol-Izansky*, Complications de la Vulvovaginites des petites filles. Thèse de Paris 1909. Ref. Zbl. Gynäk. 1910, Nr 37, 1230. — *Sorel*, Considérations médico-légales sur la vulvite gonococcique des petites filles. Clin. Paris 4, 198 (1909). — *Spaeth, F.*, Zur Kenntnis der Vulvovaginitis im Kindesalter. Münch. med. Wschr. 1889, Nr 22, 373. — *Spaulding*, Vulvovaginitis in children. Amer. J. Dis. Childr. 5, 248 (1913). Ref. Jber. Geburtsh. 27, 889 (1914). — *Spinelli*, Vulvite et vaginite. Arch. ital. Ginec. Astole 1900, Nr 2. — *Sserdjukoff*, Zur Frage der konservativen Resorptionsbehandlung chronischer gynäkologischer Erkrankungen nebst Resultaten der Jothionbehandlung. Mschr. Geburtsh. 70, 86 (1925). — *Ssokolow*, Zur Behandlung der gonorrhoischen Vulvovaginitis bei Kindern. Gaz. Wratsch 1912, Nr 48. — *Stamm*, Ref. Ber. Gynäk. 10, 807 (1926). — *Stein, Irving*, A clinical investigation of vulvovaginitis. Surg. etc. 36, 43 u. 123 (1923). Ref. Ber. Gynäk. 1, 34 (1923). — *Steinschneider*, Über den forensischen Wert der Gonokokkendifferenzierung durch mikroskopische Untersuchung, besonders bei Vulvovaginitis kleiner Mädchen. Ärztl. Sachverst.ztg. 1898, Nr 6. Ref. Zbl. Gynäk. 1898, Nr 41, 1145. — *Stern*, Arthigonanwendung bei Vulvovaginitis gonorrhoica. Ref. Mschr. Geburtsh. 35, 751 (1912). — *Steschinski, A.*, Vulvovaginitis bei einem fünfjährigen Kinde. Ref. Petersburg. med. Wschr. 35, 669 (1910). — *Steven, J. L.*, Case of acute, rapidly fatal, general peritonitis in a child, associated with vulvovaginal catarrh. Lancet 1, 1194 (1891). — *Storer*, Vulvovaginitis in children. Ann. Gynec. a. Pediatr. 11, 290 (1898) u. Boston med. J. 138, 49. — *Straßberg*, Zur Behandlung der Vulvovaginitis gonorrhoica infantum. Wien. klin. Wschr. 1914, Nr 25, 889. — *Suchard*, De la contagion de la vulvovaginite des petites filles. Rev.mens. Mal. Enf. Paris 1888, 265.

Taussig, F. J., Die Verhütung und Behandlung der Vulvovaginitis bei Kindern. Amer. J. med. Sci. 148, 480 (1914). Ref. Jber. Geburtsh. 28, 586 (1915). — *Derselbe*, Der Frauenarzt. 30, H. 5. Ref. Zbl. Gynäk. 1915, Nr 37, 664. — *Tenconi*, Contribute clinico allo studio delle vulvovaginiti infantili. 1924. Ref. Zbl. Hautkrkh. 14, 397 (1924) u. Ber. Gynäk. 6, 257 (1925). — *Tièche*, Vulvovaginitis der kleinen Mädchen. Korresp.bl. Schweiz. Ärzte 1912, Nr 5. — *Tommasi e Barbieri*, Contributo alla coniscensa della anatomia patol. delle vulvovaginiti blenorragiche. Bologna 1920 u. 1921. — *Trebing*, Beitrag zur Behandlung der Erkrankungen der Vulva mit Tigasin. Ther. Gegenw. N. F. 17, 397 (1915). — *Tridon, P.*, Fréquence des péritonites gonococciques chez les petites filles, atteintes de vulvovaginite. Gynéc. 17, 147 (1913). — *Tsoumaras*, Über eine paragonokokkisch-epidemische Vulvovaginitis. Jb. Kinderheilk. 96, 156 (1921). — *Tulinow*, Ein syphilitischer Primäraffekt an den Genitalien eines 9jährigen Mädchens außergeschlechtlichen Ursprungs. Djetsk. Med. 1899, Nr 3. Ref. Jber. Geburtsh. 13, 910 (1900).

Valentin, Untersuchungen bei kindlicher Gonorrhöe. Dtsch. med. Wschr. 1921, Nr. 21 u. 22. — *Vassal*, Über die Vulvavoginitis kleiner Mädchen und ihre Behandlung durch Calium permanganat. Thèse de Bordeaux 1894/95. — *Vassic*, Fluor und Vulvovaginitis bei Säuglingen. Zbl. Hautkrkh. 19, 174 (1926). — *Vassiljev*, Massenerkrankung an Vulvovaginitis in Mädcheninternaten. Ref. Ber. Gynäk. 11, 378 (1926). — *Veillon* und *Hallé*, Étude bacteriologique des vulvovaginites chez les petites filles et du conduit vulvovaginal à l'état sain. Arch. Méd. expér. et Anat. path. Paris 1896, 281. — *Velibril, A.*, Vulvovaginitis im Kindesalter. Cas. lék. cesk. 1913, Nr 7. Ref. Zbl. Gynäk. 1913, Nr 31, 1179. — *Verchère*, Traitement de la vulvovaginite. Méd. mod. Paris 1900. Ref. Jber. Geburtsh. 14, 524 u. 530 (1901). —

Veyrières, Traitement externe des diabétides vulvaires. Bull. méd. **1924**, Nr 23, 631. Ref. Zbl. Hautkrkh. **14**, 331 (1924). — *Vigerani* und *Cesarini*, Vulvovaginitis bei Kindern. Rif. med. **50** (1899). Ref. Jber. Geburtsh. **13**, 910 (1900). — *Vignolo Lutati, C.*, L'albergina nel trattamento delle vulvovaginiti blenorragiche delle bambino. Rif. med. Palermo **1903**, Nr 44, 1205. — *Vital*, Vulvitis durch chemische Reize (span.). Ref. Zbl. Hautkrkh. **4**, 357 (1922). — *Vogt, E.*, Über die Beziehungen der Vulvovaginitis gonorrhoica infantum zu der späteren Tätigkeit der Genitalorgane und besonders zur Sterilität. Dtsch. med. Wschr. **1926**, Nr 13, 520. — *Vollbrandt*, Zur intravenösen Kollargolbehandlung der kindlichen Vulvovaginitis gonorrhoica. Münch. med. Wschr. **1919**, Nr 24, 660.

Wassic, Fluor und Vulvovaginitis bei Kindern im frühen Säuglingsalter (russ.). Ref. Ber. Gynäk. **9**, 416 (1926). — *Wassiljev*, Massenerkrankungen an Vulvovaginitis in Mädcheninternaten (russ.). Ref. Zbl. Hautkrkh. **19**, 191 (1926). — *Weil* und *Barrjon*, Epidemie von Vulvitis gonorrhoica. Mercredi méd. **1894**, Nr 46. Ref. Zbl. Gynäk. **1895**, Nr 28, 774. — *Weinstein*, Über die Vaccinetherapie nach der Wrightschen Methode bei Vulvovaginitis der Kinder. Ref. Zbl. Gynäk. **1910**, Nr 11, 390. — *Weiß, A.*, Über intravenöse Vaccinebehandlung gonorrhoischer Komplikationen. Wien. klin. Wschr. **1916**, Nr 20, 619. — *Weiß, Otto*, Fiebertherapie der Gonorrhöe. Münch. med. Wschr. **1915**, Nr 44, 1513. — *Welt-Kakels, S.*, Vulvovaginitis in little girls; a clinical study of 190 cases. New York Acad. med. Section in Pediatr. **1903**. Med. Rec. New York **64**, 236 (1903). Ref. Jber. Geburtsh. **17**, 1150 (1904). — *Werbow*, Ref. Zbl. Gynäk. **1912**, Nr 13, 401. — *Wertheim*, Über Blasengonorrhöe. Z. Geburtsh. **35**, 1 (1896). — *Werther*, Die Pathologie der Gonorrhöe (Vulvovaginitis). Schmidts Jb. **242**, 81 (1894). — *Williams, J. W.*, Vulvovaginitis in children. Maryland. med. J. Baltimore **27**, 705 (1892). Ref. Jber. Geburtsh. **7**, 833 (1894). — *Williams, Philipp, F.*, Vulvovaginitis in infants and young children. Amer. J. Obstetr. **11**, 487 u. 529 (1926). Ref. Ber. Gynäk.**10**, 807 (1926). — *Wilson, R.*, Vulvovaginalkatarrh. Med. Rec. New York **50**, 572 (1896). Ref. Jber. Geburtsh. **10**, 871 (1897). — *Wolff*, The treatment of gonorrheal vaginitis in children with autogenous vaccines. Chicago med. Rec. **35**, 462 (1913). — *Wolffenstein*, Über die Häufigkeit und Prognose der Rectalgonorrhöe bei der kindlichen Vulvovaginitis nebst Bemerkungen über die Heilbarkeit der Vulvovaginitis. Arch. f. Dermat. **120**, 177 (1914). — *Woods*, Gonorrhoische Vulvovaginitis bei Kindern. Amer. J. med. Sci. **1903**. Ref. Jber. Geburtsh. **17**, 1150 (1904). — *Wynkoop*, Gonococcic vulvovaginitis in children as a hospital problem. Ref. Ber. Gynäk. **1**, 36 (1923).

Ylppö, Über die Fieberbehandlung der Vulvovaginitis gonorrhoica bei kleinen Mädchen. Ther. Mh. **1916**, Nr 12, 318.

Zabludowskaja-Mett, Über gonorrhoische Urethritiden bei Kindern. Russk. Wratsch **1903**. Ref. Mber. Urol. **8**, 358 (1904).

K. Verklebungen und Verwachsungen.

Adam, Sur une malformation génitale. Bull. Soc. Path. exot. **17**, 333 (1924). Ref. Ber. Gynäk. **7**, 73 (1925). — *Aza, Vital*, Coitusbehinderung infolge Stenose von Vulva und Vagina nach operativer Kastration. Siglo med. **72**, Nr 3654, 1241 (1923). Ref. Ber. Gynäk. **4**, 334 (1924).

Bacon, Adhaesion of the female prepuce. Amer. J. gynec. März **1898**. — *Baginsky*, Lehrbuch der Kinderkrkh. 2. Aufl. **1887**, 806. — *Bochenski*, Verwachsung der großen Schmalippen nach Pfählungsverletzung eines 15jährigen Mädchens. Ref. Jber. Geburtsh. **24**, 222 (1911) u. Gynäk. Rdsch. **6**, 154 (1912). — *Bokai*, Über zellige Atresie der Schamspalte bei Kindern weiblichen Geschlechts. Jb. Kinderkrkh. N. F. **5**, 163 (1872). — *Bousquet*, Opturation cicatritielle de la vulve. Obstetr. **1896**, 522. — *Bröse*, Über den Verschluß der Vulva usw. Ges. Geburtsh. Berlin 1883. Ref. Z. Geburtsh. **10**, 126 (1884). — *Brooks-Wells*, Union of the labia minora after childbirth. Trans. New York Acad. Med. 27. Okt. 1892. Ref. Jber. Geburtsh. **7**, 206 (1894). — *Burdach*, Med. Z. v. V. f. H. in Preuß. 1837.

Cathala, Soc. obstetr. Paris 1911. — *Cederschjöld*, Gänzliche Verwachsung der Schamlippen bei Erstgebärenden. Ref. Schmidts Jb. **27**, 223. — *Derselbe*, Narbige Atresie der äußeren Genitalien. Hygiea 1879. Ref. Zbl. Gynäk. **1880**, Nr 4, 89. — *Chamlon*, zit. nach Peter Müller.

Danyau, Gaz. Hôp. Nr 16. — *Derera, v.*, Beitrag zur Kasuistik und Prophylaxe der erworbenen Gynatresien. Zbl. Gynäk. **1907**, Nr 20, 651. — *Dirner, G.*, Narbige Atresie der Vulva bei einem 3½ Jahre alten Mädchen. Orv. Het. (ung.). **1900**, Nr 47. Ref. Zbl. Gynäk. **1901**, Nr 41, 1160.

Elischer, Operativ behandelter Fall von Vulvitis adhaesiva (ung.). Ref. Mschr. Geburtsh. **8**, 688 (1898).

Foville, zit. nach Peter Müller und Paul Zweifel.

Gelbke, Verschluß der Vulva durch Verklebung der kleinen Labien. Gyn. Ges. Dresden, Dezember 1891. Zbl. Gynäk. **1892**, Nr 12, 240. — *v. Genserich*, Kind mit Synechie der kleinen Schamlippen. Wien.

med. Wschr. 1914, 2020. — *Goigoux*, Über Vulvaverklebungen. Thèse de Paris, Juni 1900. — *Gordon, G.*, Hysterie infolge von Adhäsionen der Klitoris. Ref. Zbl. Gynäk. 1895, Nr 44 1175.

Hamilton, Hasting, Occlusion complete of the vagina. Buffalo Med. J. 1858. Ref. Canstatts Jber. 4, 413 (1859). — *Hennig, Carl*, Lehrbuch der Krankheiten des Kindes. 2. Aufl. 1859, 147. — *Heubner*, Fall von zelliger Atresie der kleinen Schamlippen. Jb. Kinderkrkh. N. F. 4 I, 101 (1872). — *Hildebrandt, H.*, Die Krankheiten der äußeren weiblichen Genitalien in Billroths Handb. d. Frauenkrkh. 1877, 12. — *Holzapfel*, Vulvaverschluß durch Verbrennung. Westdeutsche Ges. Gynäk. Bremen, Nov. 1921. *Hutin*, De l'atrésie vulvaire congénitale. Gaz. Hôp. 1856, Nr 75.

Ikeda, Über einen Fall von Conglutinatio traumatica labiorum minorum. Zbl. Gynäk. 1893, Nr 48, 1114.

Jaeger, Franz, Ein Fall von narbiger Atresie der Vulva infolge Verbrennung. Gynäk. Rdsch. 5, 11 (1911) u. Zbl. Gynäk. 1911, Nr 25, 916.

Kaufmann, Conglutinatio labiorum mit Konkrementbildung in der Scheide. Ann. Ginec. 1906, 625. — *Kiwisch*, Klinische Vorträge. Prag. 2, 369 (1852). — *Knopf, Olga*, Über einen Fall von Verwachsung der kleinen Labien post partum. Wien. klin. Wschr. 1922, Nr 34, 715. — *Koerting*, Hautmaceration beim lebenden Kinde. Z. Geburtsh. 87, 475 (1924). — *Kroemer*, Geburtsstörung durch narbige Scheiden- und Vulvaverengerungen. Med. Ges. Gießen. 28. 2. 1905. Ref. Dtsch. med. Wschr. 1905. Vereinsbeil. 1254.

Labhardt und *Wallart*, Über Pemphigus neonatorum congenitus. Z. Geburtsh. 61, 600 (1908). — *Lacasse*, Bull. Soc. Anat. Paris 1903. — *Latis*, Atresia vulvae mit Fehlen des unteren Scheidenabschnittes. Gazz. Osp. 1905, Nr 36. Ref. Dtsch. med. Wschr. 1906, Nr 15, 597. — *Leger*, Spontane Obliteration der Vulva, nur ein kleines Loch für den Urinabgang lassend. Gaz. med. Picardie 4, 118 (1886). — *Lenger*, zit. nach Peter Müller. — *Léon, A.*, Teilweiser Verschluß der Vulva durch eine Narbenbrücke infolge posterolateraler Einschnitte nach P. Dubois. J. med. Bordeaux 21, 72 (1891/92). — *Logothetopulos*, Zur Kenntnis der Atresia vulvae. Inaug.-Diss. München 1904. — *Lorenzen*, Ein Fall von Maceration des lebenden Kindes. Zbl. Gynäk. 1920, Nr 5, 127.

Marocco, Beschreibung eines Falles von beiderseitiger Pyelonephritis bei einem mit mehrfachen Entwicklungsanomalien behafteten Frühgeborenen. Rom 1898. Ref. Zbl. Gynäk. 1899, Nr 48, 1451. — *Meerdervoort, Pompe van*, Atresie der Vulva. Niederl. gynäk. Ges. Juni 1899. Ref. Zbl. Gynäk. 1900, Nr 1, 39. — *Meisels*, Atresia vulvae et Strictura vestibuli vaginae. Orv. Hetil. (ung.). 1894, Nr 12. Ref. Jber. Geburtsh. 8, 210 (1895). — *Menko*, Zur Conglutinatio der Labia minora. Med. Weekblad. 1894, Nr 92. — *Meyer-Rüegg*, Maceration des lebenden Kindes. Zbl. Gynäk. 1920, Nr 17, 433. — *Michelsen, F.*, Membranöses Zuschließen der Rima pudendi. Hosp.tid. 1909, 330. — *Morris*, Amer. J. Obstetr. 26, 847 (1892). Ref. Jber. Geburtsh. 6, 643 (1892). — *Müller, Peter*, Eine Geburt bei hochgradiger Verwachsung der äußeren Genitalien. Würzburg. med. Z. 7, 61 (1866).

Nélaton, Oblitération accidentelle du vagin. Gaz. Hôp. 1853, Nr 10. — *Neugebauer, Ludwig*, Beitrag zur Lehre von der durch partielle Verwachsung der Rima vulvae erschwerten Geburt. W. A. Freunds Beitr. Gynäk. 1862/1865, H. 1/3. Ref. Schmidts Jb. 127, 352 (1865). — *Neugebauer, v.*, Verwachsung der Vulva im 4. Lebensjahr während einer Erkrankung an Diphtheritis. Ref. Jber. Geburtsh. 24, 221 (1911). — *Nijhoff*, Phimosis bij de vrouw. Nederland. Tijdschr. Geneesk. 2, Nr 26 (1907). Ref. Gynäk. Rdsch. 2, 831 (1908) u. Mschr. Geburtsh. 28, 707 (1908).

Puech, De l'atrésie des voies génitales. Paris 1864.

Rauschning, Kongenitale Verwachsung der kleinen Labien nebst Darstellung dreier diesbezüglicher Fälle. Inaug.-Diss. Königsberg 1890. — *Roß*, Conglutinatio labiorum. Zbl. Gynäk. 1892, Nr 15, 284. — *Rouvier* und *Jahier*, Seltene kongenitale vulväre Mißbildungen. Bestehenbleiben der Kloakenmembran, die das Hymen und die Vagina vollständig verschließt. Schwangerschaft, Entbindung auf natürlichem Weg nach Excision der Membran. Bull. Soc. Obstétr. Paris 1924, 737. Ref. Zbl. Gynäk. 1926, Nr 51, 3298.

Sänger, Max, Über Conglutinatio labiorum. Ges. Geburtsh. Leipzig, Juli 1891. Zbl. Gynäk. 1891, Nr 50, 1022. — *Sarbois*, zit. nach Peter Müller. — *Schreiber, Heinrich*, Über einen Fall von Maceration der Haut bei einem lebend geborenen Kinde. Inaug.-Diss. Würzburg 1898. — *Schipault*, Verklebung der kleinen Schamlippen. Bull. méd. Paris 1891, Nr 5, 839. — *Seggel*, Atresia vaginalis nach vorausgegangener Geburt. Hannov. Korresp. 1851, Nr 1. — *Sencert* et *Boeckel*, Malformation congénitale des organes génitaux externes chez une femme. J. Urol. 12, 193 (1921). — *Sevestre*, Contribution à l'étude clinique des brides vulvaires congénitales. Thèse de Toulouse 1913, Nr 30, 66. — *Sligh*, Adhärentes Praeputium bei der Frau. Zit. Jber. Geburtsh. 8, 236 (1895). — *Soenens*, Un cas d'oblitération vaginale. Bull. Acad. Méd. belg. 5, 167 (1871). — *Stretton*, Lancet 78, 710 (1900).

Turazza, Disttocia per stringiment i vaginali e vulvari. Gazz. Osp. Milano 8, 395 (1887).

Willoughley, Trans. Obstetr. Soc. London **12**, 31 (1871) u. Ref. Schmidts Jb. **153**, 167 (1872). *Winckel, v.*, Lehrbuch der Frauenkrankheiten. Leipzig **1886**, 60. — *Woodmann*, Verklebung der kleinen Schamlippen nach Kindesgeburt. New York ac. med. sect. f. Geb. Oktober 1892. Amer. J. Obstetr. **27**, 138 (1893). Ref. Jber. Geburtsh. **7**, 825 (1894). — *Wyder*, Atresie der Scheide. Zbl. Gynäk. **1885**, Nr 7, 97. — *Zangemeister*, Erworbene Striktur der Vulva. Ges. Geburtsh. Leipzig, Oktober 1901. Ref. Zbl. Gynäk. **1902**, Nr 13, 339. — *Zeiß*, Ref. in Ammon, Die angeborenen chirurgischen Krankheiten des Menschen. Berlin 1842. Text zu Tafel XIX, Abb. 4, 88. — *Zimmer*, Vollständige häutige Verwachsung der großen Schamlippen bei zwei Kindern. Berl. klin. Wschr. **1865**, Nr 1, 4. — *Zweifel, Paul*, Die Krankheiten der äußeren weiblichen Genitalien in Billroth-Lückes Deutsche Chirurgie 1885. Lieferung 61, 13. — *Zweigbaum*, Conglutinatio labiorum minorum vulvae. Gaz. lek. Warschau **1893**, Nr 50. Ref. Jber. Geburtsh. **8**, 236 (1895).

L. (M.) Entzündung der Bartholinischen Drüsen.

Alary, Thèse de Paris **1891/92**, Nr 141. — *Amicis, T. de*, L'ascesso della glandola vulvovaginale et la fistola vulvorectale. Giorn. internat. Soc. med. **1880**, 58. — *Andérodias* et *Balard*, A propos de deux cas de collection vulvovaginale suppurée compliquant la grossesse et l'accouchement. Bull. Soc. Obstétr. **12**, Nr 8, 496 (1923). Ref. Ber. Gynäk. **3**, 268 (1924). — *Anspach*, Pathological changes caused by the gonococcus. Amer. J. Obstetr. **55**, 467 u. 572 (1907). Ref. Jber. Geburtsh. **21**, 209 (1908). — *Arning*, Vjschr. Dermat. **1883**, 371.

Baer, B. F., Cystic enlargement of the vulvovaginal gland. Maryland med. J. Baltimore **17**, 190 (1887). — *Baisse*, Étude sur les abcès des glandes vulvovaginales. Montpellier 1879. — *Bärensprung, v.*, Ann. d. Berl. Charité **6** (1855). — *Barringer, Dunning, Williams* and *Wilson*, Resection of Bartholins glands. N. Y. State J. Med. **22**, Nr 4, 393 (1922). Ref. Jber. Geburtsh. **36**, 276 (1925). — *Barthélemy*, Soc. de prophylaxie sanitaire et morale, séance du 10 mai 1904. — *Bender*, Thrombus dans un gros abscès de la glande de Bartholin. Soc. Obstétr. Paris 1912. — *Bergh*, Beitrag zur Kenntnis der Entzündung der Glandula vestibularis major. Mh. Dermat. 1895 u. Jber. des Vestres-Hospitals Kopenhagen für 1887. — *Bonnet*, Ablation pendant la grossesse des deux glandes vulvovaginales abscédées. Franç. méd. Paris **1**, 422 (1889). — *Derselbe*, Des kystes et abscès des glandes vulvovaginales. Gaz. Hôp. **1888**, Nr 69. Ref. Zbl. Gynäk. **1889**, Nr. 2, 24. — *Bouchet*, De la follicolite chez la femme. Thèse de Paris **1884**. — *Boutin*, De la blenorrhagie localisée de la femme. Thèse de Paris **1883**. — *Bréton*, De la Bartholinite. Thèse de Straßbourg 1861. — *Bröse*, Ref. Zbl. Gynäk. **1906**, Nr 2, 59. — *Bumm*, Gonorrhöe der Vulva. Veits Handb. Gynäk. **1**, 467 (1907).

Campana, Giorn. ital. Mal. ren. 1887. — *Castan*, Pathogénie de certaines formes de bartholinite. Semaine gynec. **1898**, Nr 50. — *Chase, W. B.*, A case of enlarged Bartholin gland. Brooklyn. med. J. **1891**, 315. — *Chevalérios*, Cystes et abcès des glandes vulvo-vaginales. Gaz. Hôp. **1888**, 637. — *Chrobak*, Ref. Zbl. Gynäk. **1894**, Nr 3, 74. — *Clarence-Hyde*, Chronic vulvovaginal abscess cured by injections of antigonococcic vaccine. Amer. J. Obstetr. **63**, 301 (1911). — *Colliat, Constance*, Über die Bartholinitis mit besonderer Berücksichtigung ihrer Behandlung. Thèse de Montpellier **1912**. — *Colombini*, Bakteriologische und histologische Untersuchungen über die Bartholinitis. Arch. f. Dermat. **48**, 33 (1899). — *Commandeur* et *Gaucherand*, Bartholinite et grossesse. Bull. Soc. Obstétr. **14**, Nr 2, 174 (1925). Ref. Ber. Gynäk. **9**, 74 (1926). — *Cordier*, Traitement des bartholinites chroniques. Lyon méd. 1897. Ref. Zbl. Gynäk. **1898**, Nr 32, 887 u. Jber. Geburtsh. **13**, 440 (1900). — *Cory*, Trans. obstetr. Soc. London **11**, 65 (1870). — *Cumston*, Bartholinitis. Internat. Clin. Philadelphia **3**, 283 (1896).

Davis, J. E., The pathology of the major vestibular ducts and glands. Amer. J. Obstetr. **75**, Nr 1, 58 (1917). Ref. Zbl. Gynäk. **1918**, Nr 39, 691. — *Diday* et *Doyan*, Des Bartholinites aiguës et chroniques. Rev. Gynec. **12**, 387 (1908). — *Dirmoser*, Beitrag zur Pathologie des Vestibulum vaginae. Paravaginale Gänge. Wien. med. Wschr. **1899**, Nr 28. Ref. Jber. Geburtsh. **13**, 430 (1900). — *Dittel*, Ref. Zbl. Gynäk. **1894**, Nr 3, 74. — *Doléris*, De la Bartholinite et de son traitement. Gynéc. Febr. 1905. Ref. Jber. Geburtsh. **19**, 140 (1906). — *Druelle*, Ulcérations blénnorragiques de la vulve. Arch. gén. Méd. **1904**, Nr 29, 1805. *Duc Dodon*, Fistules de la glande de Bartholin. Thèse de Paris **1903**. — *Dujon*, Étude sur la glande vulvo-vaginale et ses abscès. Thèse de Paris **1897**, Nr 143. — *Dupuy* et *Rullier*, Des Bartholinites aiguës et chroniques. Rev. Gynec. **12**, 367 (1908). Ref. Gynäk. Rdsch. **3**, 329 (1909).

Etesse, Die paraurethrale Blennorrhagie bei der Frau. Thèse de Paris **1902**. Ref. Zbl. Gynäk. **1903**, Nr 44, 1313.

Fauvel, De l'inflammation chronique et des fistules de la glande vulvo-vaginale. Thèse de Paris **1886**. — *Felcki*, Über Bartholinitis. Gyógyászat (ung.) **1889**, Nr 35. Ref. Zbl. Gynäk. **1890**, Nr 5, 88. —

Fellner, Otfried, Einige Fälle von paraurethraler Eiterung beim Weibe. Mschr. Geburtsh. **25,** 319 (1907). — *Fostier,* Contribution à l'étude des bartholinites et en particulier de leur traitement. Thèse de Paris **1899.** — *Franco,* Contribution à l'étude des bartholinites et en particulier de leur forme chronique. Thèse de Paris **1900.** — *Franz, R.,* Die Gonorrhöe des Weibes. Wien: Julius Springer 1927.

Gallant, Bartholinitis, its radical cure by a simple measure. Amer. J. Surg. New York **19** (1906). — *Garafalo,* Du traitement des bartholinites par l'ichtyol. 1896. — *Göbel,* Inaug.-Diss. Erlangen 1889. — *Gosselin,* Des abcès de la grande lèvre. Clin. chir. de Hôp. charité. Paris **2,** 463 (1873). — *Granier,* Contribution à l'étude des Bartholinites et de leur traitement. Thèse de Montpellier **1910.** — *Grube,* Bartholinitis acuta. Geburtsh. Ges. Hamburg, Novbr. **1902.** Ref. Zbl. Gynäk. **1903,** Nr 14, 437. — *Guérin,* Maladies des organes génitaux de la femme. Paris 1874.

Halban und *Tandler,* Zur Anatomie des periurethralen Abscesses beim Weibe. Arch. Gynäk. **73,** 351 (1904). — *Hallé,* Recherches bacteriologiques sur le canal génital de la femme. Thèse de Paris **1895.** — *Hamonic,* Des bartholinites chroniques. Ann. de Dermat. **1883,** 427. — *Hansteen,* Vereiterung der Leistendrüsen durch den Gonokokkus. Arch. f. Dermat. **38,** 397 (1897). — *Hartmann,* Bartholinite à répétitions. J. praticiens. **35,** Nr 38, 615 (1921). — *Heidingsfeld,* Trikresol bei paraurethralen Abscessen Boston med. surg. **148** (1904). Ref. Jber. Geburtsh. **18,** 225 (1905). — *Henkel,* Abscesse der Bartholinischen Drüse. Ges. Geburtsh. Berlin, Nov. **1905.** Ref. Z. Geburtsh. **57,** 145 (1906). — *Henlein, O.,* Über Gonorrhöe der paraurethralen Gänge. Inaug.-Diss. Bonn 1894. — *Herbert, C.,* Zur Histologie der gonorrhoischen Bartholinitis. Inaug.-Diss. Leipzig 1893. Ref. Zbl. Gynäk. **1895,** Nr 34, 926. — *Herff, v.,* Pathologie und Therapie des Wochenbettes. v. Winckels Handb. d. Geburtsh. **3 II,** 611 (1906). — *Hübner,* Zur Behandlung der Bartholinitis gonorrhoica. Zbl. Gynäk. **1925,** Nr 2, 84. — *Derselbe,* Die Behandlung der Bartholinitis gonorrhoica durch Blutumspritzung. Dtsch. med. Wschr. **1923,** Nr 1, 13. — *Hügel, G.,* Einiges über die Bartholinitis. Arch. f. Dermat. **51,** 239 (1890). — *Hunter,* Suppuration of the vulvovaginal gland. Trans. New York obstetr. Soc. **1,** 274 (1879). — *Huguier,* Mémoire sur les maladies des appareils sécréteurs des organes génitaux externes de la femme. Mém. Acad. Méd. Paris **15,** 527 (1850). — *Derselbe,* Des maladies des follicules vulvaires. J. Méd. et Chir. Paris **20,** 141 (1852). — *Hyde,* Heilung eines vulvovaginalen Abscesses durch Antigonokokkenvaccine. Trans. New York obstetr. Soc. **1910.**

Ill, Residualsymptome der Gonorrhöe beim Weibe. Ann. of Gynec. **14,** 9 (1900). Ref. Jber. Geburtsh. **14,** 272 (1901).

Jadassohn, Über die Gonorrhöe der paraurethralen und präputialen Drüsengänge. Dtsch. med. Wschr. **1890,** Nr 25. — *Derselbe,* Zur pathologischen Anatomie und allgemeinen Pathologie des gonorrhoischen Prozesses. Verh. 4. Kongresses d. dtsch. dermat. Ges. **1894,** 125. — *Jambon* et *Chaboux,* Étude histologique des glandes de Bartholini. Lyon méd. **107,** 3 (1906). Ref. Schmidts Jb. **292,** 32 (1906). — *Jullien,* Traité des maladies vénériennes. Édition 1886. — *Derselbe,* La Bartholinite et son traitement. Ref. Jber. Geburtsh. **16,** 214 (1903).

Kaestle, Johann, Über die gonorrhoische Erkrankung der Bartholinischen Drüse. Inaug.-Diss. Erlangen 1891. — *Kelly, H.,* Operative Gynäkologie. **1,** 191 (1898). — *Kühn, J.,* Über nichtsyphilitische Erkrankungen bei prostituierten Dirnen. Z. Med., Chir. u. Geburtsh. N. F. **5,** 164 u. 236 (1866). Ref. Schmidts Jb. **131,** 292 (1866).

Labusquière, Ann. de Gynéc. **22,** 136 (1890). — *Lang,* Bartholinische Drüsen mit doppelten Ausführungsgängen. Med. Jb. Wien N. F. **2,** 199 (1887). — *Derselbe,* Linksseitige nicht venerische Bartholinitis. Jb. Wien. Krankenanst. **2,** 437 (1894). — *Langlebert,* Traité pratique des maladies vénériennes. Paris 1864 u. 1885. — *Larmand,* Ann. de Dermat. **1883.** — *Leblanc,* Contribution à l'étude bactériologique et anatom. pathol. de la Bartholinite. Thèse de Paris **1895.** — *Legrain,* Thèse de Nancy **1888.** — *Legueu, F.,* Les repaires du gonocoque chez la femme. Semaine gynéc. **18,** Nr 16, 125 (1913). — *Leistikow,* Ref. Berl. klin. Wschr. **1882,** Nr 32, 500. — *Lippert,* Zur Bartholinitis non gonorrhoica. Dermat. Wschr. **72,** Nr 1, 8 (1921). — *Lott,* Periurethraler Absceß. Geburtsh.-gynäk. Ges. Wien, 21. Nov. 1893. Ref. Zbl. Gynäk. **1894,** Nr 3, 74.

Malcolm, Two cases of vulvitis caused by the accumulated Secretion of Tysons glands. Brit. med. J. **1918,** 3003. — *Malusardi,* Le cisti et l'ascesso della glandola vulvo-vaginale. Gaz. med. Roma **13,** 269 (1887). — *Mareschal,* Des abcès des glandes vulvo-vaginales. Paris 1873. — *Martineau,* Sur l'inflammation de la glande vulvo-vaginale. Franç. méd. Paris **27,** 457 (1880). — *Derselbe,* Bull. Soc. Thér. **1881.** — *Derselbe,* Le gonocoque dans les bartholinites in „Blenorragie féminine" 1884. — *Mauriac,* Leçons sur les maladies vénériennes. Paris 1883. — *Mibelli,* Bull. Soc. Sci. méd. **1885.** — *Migot,* Considération sur les abcès des glandes vulvo-vaginales. Thèse de Paris **1899.** — *Miller,* Inflammation of Glands of Bartholin. N. Y. med. J. **81** (1905). — *Montgomery,* Labial abscess. New

Orleans med. J. **19**, 488 (1891/92). — *Derselbe*, Treatment of the diseases of the gland of Bartholin. Amer. Gynec., Dez. **1903**.

Neumann, Über Erkrankungen der Bartholinischen Drüsen und ihres Ausführungsganges. Wien. med. Blätter **1888**, 579. — *Nivet*, Ulcération consécutive à un abcès de la glande de Bartholin, simulant un chancre simple. Ann. de Dermat. **7**, 423 (1886). Ref. Schmidts Jb. **214**, 42 (1887). — *Nobl, G.*, Zur Histopathologie der venerischen Bartholinitis. Arch. f. Dermat. **61**, 77 u. 205 (1902).

Patel, Stein in der Bartholinischen Drüse. Lyon méd., Dezbr. **1902**. Ref. Zbl. Gynäk. **1903**, Nr 36, 1160. — *Peters*, Absceß der Bartholinischen Drüse. Gynäk. Ges. Dresden, April **1904**. Ref. Zbl. Gynäk. **1905**, Nr 14, 440. — *Pichevin*, A propos de la Bartholinite. Semaine gynéc., Sept. **1907**, 297. — *Pierra*, Diagnostic et traitement de la bartholinite. J. sage-femmes. **1913**, Nr 19, 339. — *Pilliet*, Bartholinitis Soc. anat. Arch. Obstetr. Gynec. **8**, Nr 8 (1893). — *Plaß*, Über die Behandlung der Bartholinitis mit Bierscher Stauungshyperämie. Berl. klin. Wschr. **1908**, Nr 16, 782. — *Pollacsek*, Zur Ätiologie der Bartholinitis. (ungar.) Ref. Zbl. Gynäk. **1890**, Nr 22, 408. — *Pollak*, Die Gonorrhöe der paraurethralen Gänge des Weibes. Zbl. Gynäk. **1904**, Nr 9, 290. — *Pozzi*, La Bartholinite. Ann. Policlin. Paris **22**, 117 (1912).

Richelot, Gustave, Chirurgie de l'utérus, du vagin et de la vulve. Bibl. Chir. contemp. Paris **1902**, 540. — *Rille*, Bartholinitis und Leistendrüsen. Arch. f. Dermat. **36**, 381 (1896). — *Rouville, de*, Des bartholinites. Semaine gynéc. **18**, 4 (1913).

Sänger, M., Die gonorrhoische Infektion beim Weibe. Med. Ges. Leipzig, April **1889**. Ref. Schmidts Jb. **223**, 110 u. 217 (1889). — *Salmon*, De la blennorragie du conduit excréteur de la glande vulvo-vaginale. L'Union **141** (1854). Ref. Schmidts Jb. **86**, 55 (1855) u. Monit. Hôp. Paris **2**, 1130 (1854) et Rev. Méd. et Chir. **16**, 361 (1854). — *Sieber*, Röntgentherapie der Bartholinitis gonorrhoica. Zbl. Gynäk. **1924**, Nr 39, 2126. — *Derselbe*, Zur Röntgenbehandlung der Bartholinitis gonorrhoica. Zbl. Gynäk. **1926**, Nr 42, 2713. — *Smith, G. H.*, Absceß der vulvovaginalen Drüsen. Dixie doct. Atlanta. **1**, 75 (1890). — *Steinschneider*, Über den Sitz der gonorrhoischen Infektion beim Weibe. Berl. klin. Wschr. **1887**, Nr 17, 301. — *Stevens* und *Heppner*, Weibliche Gonorrhöe des unteren Urogenitalabschnittes (Bartholinische Drüsen). J. amer. med. Assoc. **75**, Nr 22, 1477 (1920). Ref. Zbl. Gynäk. **1921**, Nr 39, 1421.

Taylor, Abscesse der Vulva. Mschr. Geburtsh. **2**, 133 (1895). — *Telecki*, Ist die Entzündung der Bartholinischen Drüsen eine Blennorrhagie ? Gyógyászat (ung.), Budapest **24**, 409 (1889). Pester med.-chir. Presse **25**, 1157 (1889). — *Terrillon*, Des fistules ano-vulvaires au périnéales consécutives aux abcès de la glande vulvo-vaginale. C. r. 1880. Paris 1881. — *Thiry-Gaudy*, Über Affektionen der Bartholinischen Drüsen. Presse méd. **1862**, 24. Ref. Schmidts Jb. **123**, 183 (1864). — *Touton*, Die Gonokokken im Gewebe der Bartholinischen Drüse. Arch. f. Dermat. **25**, 181 (1893).

Verneuil, zit. nach Peter Müller, Handb. Geburtsh. **2**, 888 (1889). — *Veillan*, Microcoque trouvé dans les suppurations fétides. Soc. biol. 29. Juli 1893.

Weitgasser, Einfache konservative Behandlung der eitrigen Bartholinitis mit wegsamem Ausführungsgang. Wien. klin. Wschr. **1922**, Nr 17, 393. — *Welander*, Über das Vorkommen des Gonokokkus bei Bartholinitis. Vjschr. Dermat. **1889**. 19. — *Wertheim*, Über Uterus-Gonorrhöe. Verh. dtsch. Ges. Gynäk. **6**, 199 (1895).

Zeissl, Zur Physiologie und Pathologie der Bartholinischen Vulvovaginaldrüse. Allg. Wien. med. Ztg. **1865**, Nr 45 u. 46. — *Derselbe*, Lehrbuch der Syphilis und der mit dieser verwandten örtlichen venerischen Krankheiten. Stuttgart: Enke 1875. — *Zweifel*, Die Krankheiten der äußeren weiblichen Genitalien. In Billroth-Lücke, Dtsch. Chir. **1885**. Lieferung 61, 97. — *Ohne Autor*, Entzündung der Bartholinischen Schleimbeutel. Ärztl. Bericht aus dem K. K. allg. Krankenhaus Wien vom Ziviljahre 1856 u. 1857. Ref. Schmidts Jb. **103**, 143 (1859).

N. Elephantiasis vulvae.

Anderson, Operation for elephantiasis of the vulva. Brit. med. J. **1899**, 1903. — *l'Appia*, Elephantiasis der Klitoris. J. Bruxelles **1861**. — *Arndt*, Geneesk. Tijdschr. Nederl.-Ind. Nieuwe Serie 1.

Babès, Étude sur la cellule géante de l'élephantiasis vulvaire. Rev. franç. Gynéc. **20**, Nr 22, 649 (1925). Ref. Ber. Gynäk. **10**, 56 (1926). — *Bamberg, G.*, Über Elephantiasis vulvae chronica ulcerosa (syphilitica). Arch. Gynäk. **67**, 591 (1902). — *Bandler, V.*, Zur Kenntnis der elephantiastischen und ulcerativen Veränderungen des äußeren Genitales und Rectums bei Prostituierten. Arch. f. Dermat. **48**, 337 (1899). — *Baumgartner, Werner*, Über einen Fall von Elephantiasis vulvae. Inaug.-Diss. München 1924. — *Behrend*, zit. nach Brandt. — *Bender, M. X.*, La tuberculose de la vulve. Rev. Gynéc. et Chir. **10**, 867 (1906). — *Benicke*, Kleine Geschwulst an der rechten kleinen Schamlippe. Z. Geburtsh. **24**,

325 (1892) u. Zbl. Gynäk. 1892, Nr 27, 529. — *Bergh*, Pruritus vulvae et elephantiasis clitoridis et labii minoris sinistri. Hygiea 1896, Nr 9, 212. — *Bergonzoni*, Sopra un caso di elefantiasi delle piccolo labbra. Rass. Sci. med. Modena 1894, Nr 1. — *Bochenski*, Elephantiasis vulvae. Ref. Zbl. Gynäk. 1909, Nr 9, 307. — *Bogi*, Sopra un caso di elefantiasi della vulva. Ann. di Ostetr. 1921. Ref. Zbl. Hautkrkh. 4, 234 (1922). — *Bortkjewicz*, Elephantiasis vulvae. Prakt. Wratsch. 9, Nr 38, 580 (1910). Ref. Zbl. Gynäk. 1912, Nr 5, 157. — *Bouquet*, Umfangreiche Geschwülste der Vulva. Gynéc. et Obstétr. 1920. — *Brandt, Rudolf*, Komplikation von Schwangerschaft und Geburt mit Elephantiasis vulvae. Inaug.-Diss. Marburg 1899. — *Braun-Fernwald, v.*, Geburtsh.-gynäk. Ges. Wien 1904. Ref. Zbl. Gynäk. 1905, Nr 2, 49. — *Breslau*, Heilung einer vollkommenen Inkontinenz durch Abtrennung beider hypertrophischen Nymphen. Beitr. Geburtsh. Würzburg 1858. — *Brosz*, Elephantiasis vulvae. Verh. Budapester Ges. der Ärzte. Febr. 1911. Ref. Gynäk. Rdsch. 6, 887 (1912). — *Brouardel, Georges*, Elephantiasis des organes génitaux externes consécutif à l'ablation des ganglions inguinaux. Ann. de Dermat. 1896, 863. — *Bruhns*, Fall von Elephantiasis vulvae papillomatosa. Berl. Dermat. Ges., Juli 1924. Ref. Zbl. Hautkrkh. 14, 23 (1924). — *Brüning-Schwalbe*, Handb. der allgemeinen Pathol. und pathol. Anat. des Kindesalters 631. — *Bryk*, Österr. Z. f. prakt. Heilk. 15, 209 (1869). — *Bürger*, Elephantiasis vulvae. Geburtsh.-gynäk. Ges. Wien, April 1904. Ref. Zbl. Gynäk. 1905, Nr 2, 48. — *Bullard, Hans*, Elephantiasis vulvae. Med. Akademie zu New York. Med. Rec. 1899, 128. Ref. Mschr. Geburtsh. 9, 270 (1899). — *Bulyginsky*, Zur Ätiologie der Elephantiasis vulvae (russ.). Ref. Ber. Gynäk. 7, 466 (1925). — *Bureau*, Elephantiasis du clitoris et de son capuchon. Ann. de Dermat. 1901, 880. — *Bureau et Pasquereau*, Varices lymphatiques des grandes lèvres. Gaz. méd. Nantes 27, 670 (1909). — *Busch, zum*, Elephantiasis der äußeren Geschlechtsorgane nach Entfernung der Inguinaldrüsen. Lancet, März 1902. Ref. Jber. Geburtsh. 16, 211 (1903).

Campana, Siphiloma ulcero-elefantiastico delle grandi labbra. Clin. dermosifilogr. Roma 1905. — *Cappellani*, Elefantiasi della vulva. Atti Soc. ital. Ostetr. Ginec. 17 (1912). Ref. Jber. Geburtsh. 26, 110 (1913). — *Carades*, Fibroplastische Geschwulst an der Clitoris. Union 1861. — *Cellard, H.*, De l'Elephantiasis vulvaire chez les Européennes. Thèse de Paris 1877. — *Cirio*, Sobre un caso de elefantiasis della vulva. Ann. Circ. méd. argent. Buenos Aires 27 (1904). — *Cody*, Elephantiasis of the Labia, Vulva etc. Lancet 2, 265 (1882). — *Collyer*, Fibroma diffusum of the labia minora. Amer. J. Obstetr. Dez. 1889. — *Cova*, Studio istologico di un caso di elefantiasi della vulva. Bull. Soc. Toscana ostetr. e ginec. Firenze 1902, Nr 1 u. 2. Ref. Jber. Geburtsh. 16, 208 (1903). — *Derselbe*, Di un secondo caso di elefantiasi della vulva. Ginecologia 2, Nr 22 (1905). — *Croom, J. H.*, Elephantiasis arabum vulvae. Amputation. Heilung. Edinburgh. med. J. 1893. Ref. Zbl. Gynäk. 1894, Nr 22, 544.

Daniel, C., Die elephantiastische Tuberkulose der Vulva (primäre tuberkulöse Elephantiasis). Mschr. Geburtsh. 37, 65 (1913). — *Daniel, C. und Jianu*, Das Esthiomen und die Elephantiasis der Vulva (rum.). Rev. Chir. 1908. Ref. Mschr. Geburtsh. 29, 913 (1909). — *Delétrez*, Elephantiasis de la vulve. Ann. Soc. Chir. belg. 8, Nr 10, 357 (1900). Ref. Zbl. Gynäk. 1901, Nr 9, 239. — *Doiteau* und *Lantuéjoul*, Elephantiastisches Ödem der Vulva bei zwei aufeinander folgenden Geburten. Bull. Soc. Anat. Paris 1921. Ref. Zbl. Gynäk. 1923, Nr 6, 251. — *Douglas, E. F.*, Ein Fall von Pseudo-Elephantiasis der Vulva. Brit. med. J. 1906. — *Drews*, Schwangerschaft, Geburt und Wochenbett bei ausgedehnter halbseitiger Teleangiektasie und Varizenbildung mit lymphangiektatischer Elephantiasis. Berl. klin. Wschr. 1913, Nr 17, 779. — *Duchassing*, Über Elephantiasis arabum. (Elephantiasis der Vulva.) Arch. Général. 1854. Ref. Schmidts Jb. 86, 340 (1855). — *Duff-Bullard*, Elephantiasis of the vulva. Med. Rec. 55, Nr 4 (1899). — Ref. Jber. Geburtsh. 13, 432 (1900). — *Duret, H.*, Sur les lymphangiectasies vulvaires, (varices lymphatiques de la vulve des pays occidentaux). J. méd. Lille, Mai 1902 u. Semaine gynéc. Paris 7, 129 (1902). Ref. Jber. Geburtsh. 16, 212 (1903).

Ehrendorfer, Elephantiasis des Labium minus. Mh. Dermat. 1900, 17. — *Eloesser, Leo*, Obstruction to the lymph channels by sear. J. amer. med. Assoc. 81 (1923). Ref. Zbl. Hautkrkh. 14, 313 (1924). — *Emmery et Glantenay*, Elephantiasis des organes génitaux externes. Ref. Arch. f. Dermat. 56, 290 (1901). — *Engelhorn*, Elephantiasis vulvae. Ref. Berl. klin. Wschr. 1915, Nr 34, 907. — *Erbe*, Beiträge zur Elephantiasis vulvae. Inaug.-Diss. Greifswald 1923. Ref. Zbl. Gynäk. 1925, Nr 34, 1934. — *Ercoli*, Sopra un caso di linfangectasie vulvair. Giorn. ital. Mal. vener. Milano 46, 61 (1911). — *Esmarch* und *Kulenkampff*, Die elephantiastischen Formen. Hamburg 1885, 51. — *Exchaquet*, Un cas d'éléphantiasis de la vulve à récidives multiples. Gynec. Helvet. Genève 12, 9 (1912). — *Eyraud-Dechaux*, Lésions de nature indéterminée éléfantiasiformes aux grandes lèvres, pseudo-sclérodermiques aux cuisses non congénitales. Ann. de Dermat. 1911, 169. Ref. Schmidts Jb. 314, 80 (1912).

Farner, Ein Beitrag zur Kasuistik der Elephantiasis. Zbl. Gynäk. 1895, Nr 17, 448. — *Favell*, Hypertrophie der großen Schamlippen bei Syphilis. Excision derselben. Nordengl. geburtsh.-gynäk.

Ges. 15. Nov. 1907. — *Felix, T. H.*, Operatie van elephantiasis vulvae. Geneesk. Tijdschr. Nederl.-Ind. Batavia **36**, 400 (1896). — *Ferrari*, Della ninfo-elephantiasi sifilitica. Raccoglitore med. Forli 11, 413 (1879). — *Finder*, Elephantiasis der Vulva. Philad. med. J., April **1899**. — *Finlay*, Case of pseudo-elephantiasis of vulva. Brit. med. J. London **1906**. — *Fisch, Fritz*, Über Elephantiasis vulvae. Inaug.-Diss. Bonn 1885. — *Flatau*, Elephantiasis clitoridis. Ref. Mschr. Geburtsh. 18, 476 (1903) u. Jber. Geburtsh. 17, 277 (1904). — *Derselbe*, Faustgroßes Labium majus; chronisches Ödem; Venensteine. Ref. Münch. med. Wschr. **1910**, Nr 42, 2212. — *Florence*, Die Behandlung der Elephantiasis der Genitalorgane. Prov. méd. **1909**, 351. Ref. Zbl. Gynäk. **1910**, Nr 16, 552. — *Forgue* et *Massabuau*, Die Elephantiasis tuberculosa. Rev. Chir. **1909**. Ref. Zbl. Gynäk. **1910**, Nr 16, 551. — *Foster*, Operative Behandlung der Elephantiasis labii majoris. Amer. J. Obstetr. **1880**. Ref. Zbl. Gynäk. **1881**, Nr 4, 88. — *Fränkel*, Elephantiasis des linken Labium minus, der Labia majora usw. Gynäk. Ges. München, Mai **1895**. Ref. Mschr. Geburtsh. 5, Erg.-H. 204 (1897). — *Frigyesi*, Über Hypertrophie resp. Elephantiasis des Labium vulvae, kombiniert mit linksseitigem Leistenbruch. Pest. med. chir. Presse. Budapest 1905. — *Fritsch, Heinrich*, Elephantiasis clitoridis et labiorum minorum. Zbl. Gynäk. **1880**, Nr 9, 198.

Gabriel, F., Elephantiasis vulvae, kompliziert durch Inguinalhernie. Budapesti Orv. Ujsag. **1905**, Nr 31. Ref. Zbl. Gynäk. **1906**, Nr 47, 1315. — *Gardiner*, Elephantiasis of the Labia minora and Clitoris. Canad. med. a. surg. J. **12**, 432 (1884). — *Greco* e *Gesualdi*, Un caso di monstruosa elefantiasi delle grandi labbra in donna vergine, accompagnata da linfangioite degli arti inferiori. Med. ital. Napoli 4, Nr 33, 641 (1906). — *Green-Armytage*, Porroscher Kaiserschnitt wegen Elephantiasis der Vulva. J. Obstetr. **22**, Nr 5 (1912). Ref. Zbl. Gynäk. **1913**, Nr 26, 977. — *Grünbaum*, Elephantiasis der Klitoris. Nürnberg. med. Ges., 30. Jan. 1913. — *Gutiérrez*, Un caso de elefantiasis nostras de la vulva. Rev. Ibero-Amer. de cien. méd. Madrid **21**, 331 (1909).

Hamann, Oedema and elephantiasis of the external genitalia, following removal of the inguinal glands. Ann. Gynec. a. Pediatr. **13**, Nr 1 (1899, Oktober). — *Hammerfahr*, Über einige Fälle von Elephantiasis. Inaug.-Diss. Heidelberg 1911. — *Hanus*, Über Elephantiasis vulvae. Inaug.-Diss. Breslau 1920. — *Hauck*, Elephantiasis nostras. Ärztl. Bezirksver. Erlangen, Nov. **1907**. Ref. Münch. med. Wschr. **1908**, Nr 3, 141. — *Heil, Karl*, Elephantiasis vulvae. Verh. d. dtsch. Ges. Gynäk. **10**, 619 (1904). — *Heineke*, Elephantiastischer Tumor der Vulva. Ärztl. Bezirkver. Erlangen 1889/90. — *Hellendall*, Über die blumenkohlähnlichen Tumoren der Vulva. Beitr. Geburtsh. **8**, 208 (1904). — *Herzog*, Über die Hypertrophien der äußeren weiblichen Genitalien. Erlangen 1842. — *Hoffmann*, Elephantiasis vulvae. Gynäk. Ges. Dresden, Febr. **1920**. Ref. Zbl. Gynäk. **1920**, Nr 24, 632. — *Howle*, Report of a case simulating elephantiasis. J. amer. med. Assoc. Chicago **63**, 548 (1914). — *Hudschiner*, Elephantiasis vulvae. Inaug.-Diss. München 1895. — *Hume, E.*, Elephantiasis vulvae. Lancet, Juli 1878. Ref. Zbl. Gynäk. **1878**, Nr 20, 488. — *Hutchinson, J.*, Elephantoide Hypertrophie des Schamberges und der Schamlippen, wahrscheinlich ausgehend von einem kongenitalen Muttermal. Arch. Surg. London **3**, 340 (1891/92).

Jäger, Elephantiasis vulvae. Inaug.-Diss. München 1909. — *Janssen, P.*, Elephantiasis penis und ihre operative Behandlung durch Drainage mit implantierten Venenstücken. Beitr. klin. Chir. **90**, 111 (1915). — *Jefferys*, Vulvar elephantiasis. China M. J. Shanghai **23**, 396 (1909). — *Jirásek*, Elephantiasis vulvae (tschech.). 1927. Ref. Zbl. Gynäk. **1927**, Nr 16, 1024. — *Jurinac*, Ein Fall von Elephantiasis der rechten großen Schamlippe 1913 (kroat.). Ref. Zbl. Gynäk. **1914**, Nr 46, 1418.

Katz, Die Elephantiasis der weiblichen Genitalien. Inaug.-Diss. Leipzig 1907. — *Kayser*, Elephantiasis vulvae und Fibromyoma labii majoris. Med. Ges. Gießen, Juni **1893**. Ref. Zbl. Gynäk. **1894**, Nr 10, 468. — *Kelly, H.*, Elephantiasis clitoridis. Hopkins Hosp. reports on Gynec. **12**, 227. — *Ketly, v.*, Ein Fall von eigenartiger Hautveränderung: „Chalodermie" (Schlaffhaut). Arch. f. Dermat. **56**, 107 (1901). — *Kidd, F. W.*, Fall von sog. Elephantiasis. Dublin J. med. Sci. Ref. Zbl. Gynäk. **1897**, Nr 34, 1047. — *Derselbe*, Elephantiasis vulvae. Brit. med. J. **1896**. — *Derselbe*, Elephantiasis vulvae. Mh. Dermat. **1897**. — *Klebs*, s. Zweifel in Billroth-Lücke. — *Klewitz*, zit. nach Brandt. — *Kloeckmann, H.*, Elephantiasis vulvae. Inaug.-Diss. Kiel 1919. — *Koblanck*, Elephantiasis vulvae. Ges. Geburtsh. u. Gynäk. Berlin März 1908. Ref. Zbl. Gynäk. **1908**, Nr 41, 1347. — *Kohn*, Elephantiasis Arabum in Virchows Handb. spez. Path. u. Ther. **3** (1854—1876). — *Kötschau*, Elephantiasis vulvae. Ges. Geburtsh. u. Gynäk. Köln, April **1892**. Ref. Zbl. Gynäk. **1892**, Nr 22, 426. — *Derselbe*, Elephantiasis glabra labii minora sinistri. Ges. Geburtsh. u. Gynäk. zu Köln, Nov. **1896**. Ref. Mschr. Geburtsh. **6**, 303 (1897). — *Derselbe*, Über Elephantiasis vulvae. Münch. med. Wschr. **1897**, Nr 13, 334. — *Derselbe*, Elephantiasis vulvae. Mh. Dermat. **1898**. — *Kozinski*, Elephantiasis vulvae (russ.). Ref. Ber. Gynäk. **9**, 194 (1926). — *Krecke*, Elephantiasis der großen Labien und der Klitoris. Ref. Mschr. Geburtsh. **8**, 419 (1898). — *Krieger*, Elephantiasis des Labium pudendi. Ref. Schmidts Jb. **75**, 314 (1852). — *Kroemer*, Über einige seltenere Formen der Genitaltuberkulose des Weibes. Mschr. Geburtsh. **26**, 669 (1907). — *Kugel-*

mann, Fall von Elephantiasis der Klitoris und der rechten Nymphe. Z. Geburtsh. **3**, 152 (1878) u. Zbl. Gynäk. **1878**, 379.

Labbé, Note sur l'hypertrophie ou elephantiasis des grandes lèvres. Ann. de Gynéc. **14**, 241 (1880). Ref. Zbl. Gynäk. **1880**, Nr 26, 626. — *Ladinski*, Elephantiasis des Labium majus, Fibrom des Labium majus. Amer. J. Obstetr., Januar **1902**. S. 70. Ref. Jber. Geburtsh. **16**, 211 (1903). — *Lanelongue*, Elephantiasis de la grande lèvre droite. J. Méd. Bordeaux **18**, 429 (1888/89). — *Lauro*, Elefantiasi delle clitoride. Fistola vesico-vaginale da causa non traumatica in donna sifilitica. Ann. di ostetr. **1890**. — *Lauwers*, Ein Fall von außergewöhnlich stark entwickelter Elephantiasis vulvae. Belg. Ges. f. Gynäk. u. Geburtsh. Brüssel 1899. Ref. Zbl. Gynäk. **1900**, Nr 4, 118. — *Lehmann*, Elephantiasis vulvae. Ges. f. Geburtsh. u. Gynäk. zu Berlin, April **1905**. Ref. Z. Geburtsh. **56**, 206 (1905) u. Zbl. Gynäk. **1905**, Nr 24, 750. — *Lesser, E.*, Elephantiasis vulvae mit Lymphangiektasien und Lymphorrhöe. Geburtsh. Ges. Leipzig, 20. April 1891. Zbl. Gynäk. **1891**, Nr 34, 706. — *Derselbe*, Enzyklopädie der Haut- und Geschlechtskrankheiten. Leipzig 1900. — *Lombardo*, Linfangectasie della vulva. Giorn. ital. Mal. vener. **40**, 694 (1905) u. **41**, 59 (1906). — *Looß*, Im Handbuch der Tropenkrankheiten. **2**, 2. Aufl. (1914). — *Luithlen, Friedr.*, Elephantiasis. Mračeks Handb. Hautkrkh. **3**, 206 (1904).

Maclean, Elephantiasis of the vulva in association with elephantiasis of the rigth lower limb. Brit. med. J. **11**, 721 (1905, Sept.). — *Macledd*, The control of haemorrhage in operations for the removal of the labial elephantiasis. Brit. med. J. **1899**, 1987. — *Mangiagalli*, Trattato di ostetricia e ginecologia di Cuzzi, Guzzoni e Pestalozza. H. 53 u. 54, 58. — *Manson*, Notes on a case of elephantiasis vulvae. Lancet, London **1909**, 539. — *Mars*, Vorstellung einer Frau nach Operation wegen Elephantiasis vulvae. Polska Gaz. lek. **1908**, Nr 10. — *Marsden*, Lancet. London **2**, 196 (1857). — *Martin, Aimé*, De l'oedème des grandes lèvres symptomatique du chancre infectant et des accidentes secondaires de la vulve. Ann. de Dermat. 1878/79, 147. — *Martin, Ed.*, Papillom der kleinen Schamlefzen und des Praeputium clitoridis. Beitr. Geburtsh. **3**, 25, Berlin 1874. — *Mason*, Elephantiasis of the Clitoris. New York Med. Rec., Mai **1868**. — *Matin*, Esthiomène éléphantiastique de la vulve et lupus ulcéreux serpigineux des cuisses. Ref. Méd. Normandie, Dezbr. **1901**. — *Matzenauer*, Ulcus chronicum elephantiasticum. Wien. klin. Wschr. **1904**, Nr 4, 102. Ref. Zbl. Gynäk. **1904**, Nr 31, 959. — *Maudet*, Tumeur de la petite lèvre (hypertrophie éléphantiastique). J. méd. ouêst. Nantes **16**, 382 (1882). — *Mazziotti*, Elephantiasis der kleinen Schamlippen. Morgagni Nov. u. Dez. 1878. Ref. Zbl. Gynäk. **1879**, Nr 5, 126. — *Meille, L.*, Un caso di elefantiasi della vulva. Ginec. Firenze **3**, 200 (1906). — *Mendes de Leon*, Elephantiasis vulvae. Niederl. gynäk. Ges. 1899. Ref. Zbl. Gynäk. **1900**, Nr 19, 506. — *Derselbe*, Elephantiasis vulvae. Tijdschr. Vorloskde. **11**, 120 (1900). Ref. Jber. Geburtsh. **14**, 521 (1901). — *Mey, v. d.*, Elephantiasis pudendorum. Gynäk. Ges. Amsterdam, März 1889. Ref. Zbl. Gynäk. **1891**, Nr 8, 160. — *Meyer, L.*, Die Elephantiasis (Arabum) vulvae. Beitr. Ges. Geburtsh. Berlin 1872. — *Mondon*, Elephantiasis der großen Schamlippen. Arch. méd. navale April **1892**. Rev. gén. Méd. chir. obstetr. 25. Mai 1892. — *Moravesik*, Elephantiasis glabra labii minoris dextri. Mh. Dermat. **1889**, 40. — *Moseley* and *Morrison*, Elephantiasis Arabum of the external genitals of a negress. Med. News Philad. **1**, 462 (1887). — *Muñoz*, Los estados elefantiasicos de la vulva. Clin. med. Zaragoza **3**, 302 (1904). — *Murray, M.*, Elephantiasis of the vulva. Tr. Edinburgh. obstetr. Soc. **13**, 144 (1893).

Neeloff, Elephantiasis vulvae clitoridis. Bot. zas. ak. ginek. von Kiew **1**, 2 u. 111 (1888). — *Neumann*, Fall von Elephantiasis genitalis mit chronischem Ekzema. Arch. f. Dermat. **30**, 449 (1895). — *Nicolas, Ch.*, Elephantiastischer Tumor der Vulva, vom linken Labium majus ausgehend. Rev. Gynec. et Chir. **1909**, Nr 3. Ref. Zbl. Gynäk. **1910**, Nr 16, 559. — *Nieden, zur*, Virchows Arch. **90**, 350 (1890). — *Nobili*, Linfoangiektasia del pube e delle grandi labbro. Ref. Zbl. Hautkrkh. **24**, H. 5/6, 396 (1927). *Nonne, M.*, 4 Fälle von Elephantiasis congenita. Arch. f. Dermat. **23** (1891).

Olshausen, Elephantiasis vulvae et clitoridis. Ges. Geburtsh. u. Gynäk. Berlin, Febr. **1890**. Ref. Zbl. Gynäk. **1890**, Nr 12, 205. — *Derselbe*, Elephantiasis vulvae. Ges. Geburtsh. u. Gynäk. Berlin, März **1908**. Ref. Gynäk. Rdsch. **4**, 56 (1910). — *Olshausen-Koblanck*, Elephantiasis vulvae. Ges. Geburtsh. u. Gynäk. Berlin, März **1908**. Ref. Zbl. Gynäk. **1908**, Nr 41, 1347. — *Osius*, Beobachtungen über mehrere Krankheiten der weiblichen Geschlechtsteile. (Elephantiasis partiales genitalium.) Med. Ann. **7**, H. 2 (1841). Ref. Schmidts Jb. **33**, 210 (1842).

Pamard, Hypertrophie des petites lèvres. Bull. Soc. Chir. Paris N. S. **9**, 250 (1883). — *Pascual y Torras*, Pseudo-ulceras de los genitales en las prostituas. Gac. med. Barcelona **8** (1885). — *Peckham, Grace*, Tumors of the Clitoris. Amer. J. Obstetr. **24**, Nr 10, 1153 (1891). — *Pescione*, Raroesito dell' elefantiasi vulvare. Ref. Arch. f. Dermat. **22**, 240 (1890). — *Petit* et *Bender*, Tuberculose hypertrophique pseudo-elephantiasique non ulcereux de la vulve. Bull. Soc. Anat. **78**, 882. Paris 1903. — *Petrovic*, Fall von kolossaler Elephantiasis der Vulva. Belgrad 1905. — *Petters*, Vjschr. Heilk. **125**, 59. — *Poewer-*

lein, Ein Fall von Tuberkulose der Vulva. Inaug.-Diss. München 1902 u. Beitr. Geburth. **8**, 123 (1903). — *Popoff,* Über Elephantiasis labiorum minorum in klinischer und pathologisch-anatomischer Beziehung. Arch. f. Dermat. **26**, 292 (1894). — *Prigara,* Elephantiasis vulvae in pathologisch-anatomischer Hinsicht. Inaug.-Diss. St. Petersburg 1898. Ref. Jber. Geburtsh. **12**, 498 (1899). — *Pristley,* Chronic papillary inflammation of the vulva. Trans. obstetr. Soc. London **26**, 156. — *Prochownik,* Über einen Fall von elephantiasisähnlicher Geschwulst der Vulva mit Lymphangiom und Lymphorrhöe. Biol. Abtlg. des ärztlichen Vereins Hamburg. Ref. Münch. med. Wschr. 1904, Nr 14, 627. — *Derselbe,* Fall von Lymphorrhöe und Chylorrhöe aus der Haut der Schamlippen und des Dammes. Verh. dtsch. Ges. Gynäk. **11**, 452 (1905). — *Proskurjakowa,* Zur Kasuistik der klinischen Erkrankung der äußeren Geschlechtsorgane. Festschr. v. Ott, Petersburg. Ref. Zbl. Gynäk. **1907**, Nr 4, 118. — *Purslow,* Elephantiasis tuberculosa vulvae. 79. Jahresvers. d. Brit. med. Assoc. Ref. Brit. med. J. Juli **1911**, 999 u. Elephantiasis of the vulva. Lancet **19**, 517 (1911).

Queirat, Louis et *Deguignaud,* Elephantiasis de la vulve. Bull. franç. Dermat. **1921**. Ref. Zbl. Hautkrkh. **3**, 507 (1922).

Renner, W., Ein Fall von Elephantiasis der Vulva. Brit. med. J. **1898**, Nr 39, 898. Ref. Zbl. Gynäk. **1899**, Nr 8, 240 u. Nr. 27, 824. — *Rennert,* Ein Fall von Elephantiasis vulvae. Zbl. Gynäk. **1882**, Nr 44, 689. — *Reyer, A.,* Über Elephantiasis an den Geschlechtsteilen. Wien. med. Wschr. **1**, 10 (1855). Ref. Schmidts Jb. **86**, 342 (1855). — *Mc Reynolds,* A case of elephantiasis of the vulva. 7. Gynäk. Sekt. d. Ärztever. zu Philadelphia, April 8, (1902). Ref. Mschr. Geburtsh. **16**, 962 (1902). — *Richard, A.,* Observation d'estiomène éléphantiastique. Arch. gén. Méd. **3**, 400 (1854). — *Riedel,* Dauerndes Ödem und Elephantiasis nach Lymphdrüsenexstirpation. Arch. klin. Chir. **47**, 216 (1894). — *Rille,* Elephantiasis, in Lessers Enzyklopädie der Haut- und Geschlechtskrankheiten. — *Derselbe,* Erörterungen über die Elephantiasis vulvae. Ref. Wien. klin. Wschr. **1899**, Nr 28, 758. — *Ritter, Henry* and *Paul Klemperer,* Elephantiasis vulvae. Report of a sporadic case. Amer. J. Surg. **39**, Nr 1, 9 (1925). Ref. Ber. Gynäk. **8**, 57 (1925) u. Zbl. Gynäk. **1926**, Nr 10, 638. — *Robb, Hunter,* Hopkins Hosp. reports Gynec. **13**, 231 (1890). — *Robert,* Über Elephantiasis vulvae. Klin. Ges. Manchester **1898**. Ref. Mschr. Geburtsh. **9**, 269 (1899). — *Roberts,* Elephantiasis der Vulva. Mh. Dermat. **1900**, 345. — *Rokitansky,* Elephantiasis des Praeputium der Klitoris. Allg. Wien. med. Ztg. **26**, 477 (1881). Ref. Zbl. Gynäk. **1882**, Nr 10, 157. — *Rona,* Ulcus elephantiasticum der Vulva. Mschr. Geburtsh. **11**, 719 (1900). — *Rosenkranz,* Über Elephantiasis Arabum in 2 Fällen von Elephantiasis der Labia majora. Berlin 1873. — *Ruge, P.,* Fall von Elephantiasis vulvae bei einem Kinde. Berl. klin. Wschr. **1878**, Nr 27, 401.

Salvarini, Linfangiti e forme elefantiasiche vulvari (ital.). Ref. Zbl. Hautkrkh. **14**, 474 (1924). — *Sander,* Über Elephantiasis der Vulva. Inaug.-Diss. Würzburg 1890 u. Mh. Dermat. **1890**, 558. — *Schäffer, Theodor,* Ein Fall von Elephantiasis labiorum minorum. Inaug.-Diss. München 1899. — *Scheube,* Die Krankheiten der warmen Länder. Jena: Gustav Fischer **1910**, 28. — *Schlank,* Ein Fall von rezidivierender Elephantiasis vulvae. Krakauer gynäk. Ges., Mai **1912**. Ref. Gynäk. Rdsch. **8**, 305 (1914). — *Schloß, Otto,* Elephantiasis congenita. Inaug.-Diss. Bonn 1890. — *Schoenhof,* Elephantiasis ani et recti. Dtsch. dermat. Ges. d. tschechoslovak. Republik, 13. Dzbr. 1925. Ref. Zbl. Hautkrkh. **19**, 198 (1926). — *Schramm,* Elephantiasis praeputii clitoridis et nympharum. Zbl. Gynäk. **1888**, Nr 7, 97. — *Schreiber,* Über Elephantiasis vulvae. Arch. f. Dermat. **35**, 308 (1896). — *Derselbe,* Über Elephantiasis vulvae. Dermat. Z. **2**, 476 (1895). Ref. Jber. Geburtsh. **9**, 244 (1896). — *Schröder,* Beiträge zur operativen Gynäkologie. Amputation der Vulva bei hochgradiger Elephantiasis. Z. Geburtsh. **3**, 425 (1878). — *Seidler, M.,* Cystadenoma der großen Schamlippen embryonalen Ursprungs. Zbl. Gynäk. **1925**, Nr 28, 1569. — *Seitz, O.,* Über Elephantiasis vulvae. Gynäk. Ges. München, April 1903. Ref. Mschr. Geburtsh. **18**, 793 (1903). — *Semyonovitsch,* Elephantiasis der großen Labien (russ.). Moskau 1902. — *Senebier,* Elephantiasis der rechten großen Schmalippe. Lyon méd. **1882**. Ref. Zbl. Gynäk. **1883**, Nr 11, 183. — *Serafini,* Un caso di elefantiasi vulvare. Ann. di ostetr. Milano **1907**, 22. Ref. Gynäk. Rdsch. **2**, 778 (1908). — *Siedentopf,* Elephantiasis vulvae. Med. Ges. Marburg. Ref. Münch. med. Wschr. **1905**, Nr 19, 933. — *Simon, W.,* Non-specific fungoid growth of the vulva. Med. a. surg. Reporter **1887**, 391. — *Simula,* Un caso di elefantiasi della vulva. Studi sassaresi. Sassari 1906. — *Skutsch,* Elephantiasis labiorum minorum. Zbl. Gynäk. **1888**, Nr 1, 12. — *Smith, J. B.,* Operation wegen Elephantiasis der Vulva. Brit. med. J. **1899**, 148. — *Sorrentino,* Über einen Fall von „Elephantiasis nostras vulvaris". Arch. f. Dermat. **71**, 243 (1904). — *Spadaro,* Elefantiasi della vulva. Gazz. Osp. Milano 1887. — *Spillmann* et *Boppe,* Lymphocèle intradermique ano-vulvaire. Bull. Soc. franç. Dermat. **33**, 336 (1912). — *Stanziale,* Ricerche anatomo-patologiche sopra un caso di elefantiasi dei genitali esterni muliebri con riscontro di nodi vasoformativi. Giorn. internaz. Sci. med. **1892**. Ref. Jber. Geburtsh. **6**, 642 (1893). — *Stark, S.,* Elephantiasis of vulva. Lancet-Clinic. **109**, 664, Cincinnati 1913. — *Steichele,* Über Elephantiasis vulvae.

Inaug.-Diss. Erlangen 1918. — *Stokes, John*, Acquired lymphangioma of the vulva secundary to tuberculous obliteration of the inguinal glands. Arch. of Dermat. 8, 498 (1923). Ref. Ber. Gynäk. **2**, 48 (1924). — *Stravino*, Elefantiasi dei genitali esterni e consicutiva stenosi uretrale. Giorn. internaz. Sci. med. **1891**, 22. — *Suttina*, Elephantiasis pudendarum skerljevitica. Wien. med. Presse **1884**, Nr 1, 5 u. 13. Ref. Zbl. Gynäk. **1885**, Nr 41, 652. — *Sutton*, An unusual case of elephantiasis of the vulva. J. Obstetr. Brit. Empire. London **12**, 217 (1907). — *Szabo, D.*, Elephantiasis vulvae. Orv. Hetil. (ung.) **31**, 1005 Budapest 1887.

Taussig, F. J., Elephantiasis vulvae. Weekly Bull. St. Louis med. Soc. **4**, 315 (1910) u. Elephantiasis vulvae with destruction of urethra. Ibidem **6**, 207 (1912). — *Taylor*, Deformities of the vulva from early and late indurating oedema. J. amer. med. Assoc. **1907**, Nr 2. Ref. Dtsch. med. Wschr. **1907**, Nr 33, 1348. — *Derselbe*, On chronic inflammation, infiltration and ulceration of the external genitals of women. N. Y. med. J. 4. Jan. 1890. — *Temesvary, Nikolaus*, Über ein multiples Krompechersches Carcinom der Vulva mit ausgedehnter Elephantiasis. Zbl. Gynäk. **1926**, Nr 24, 1575. — *Teodorescu, George*, Riesige Elephantiasis der Vulva. Gynec. obstetr. **3**, Nr 9/10, 24 (1925) (rumän.). Ref. Ber. Gynäk. **8**, 706 (1925). — *Thomson*, Operative treatment of elephantiasis of the generative organs. Edinburgh. med. J., Nov. 1901. — *Thorn*, Elephantiasis vulvae tuberculosa. Med. Ges. Magdeburg, 13. Febr. 1913. Ref. Münch. med. Wschr. **1913**, Nr 21, 1177. — *Tischendorf, v.*, Über einen Fall von Naevus pigmentosus hypertrophicus femoris mit Elephantiasis der Schamlippe. Ges. Geburtsh. Leipzig, April **1891**. Ref. Zbl. Gynäk. **1891**, Nr 34, 706. — *Traina* et *Marconi*, Contributo alla conoscenza dell' elefantiasi nostras dei genitali muliebri. Ann. di Ostetr. **1908**, Nr 4, 433. Ref. Zbl. Gynäk. **1910**, Nr. 4, 128. — *Tschlenow*, Über die Beziehungen zwischen Elephantiasis vulvae und Syphilis. Arch. f. Dermat. **65**, 299 (1903). — *Tschuewsky*, Elephantiasis vulvae. Gyn. Ges. Kiew, 9. Febr. 1886. Ref. Zbl. Gynäk. **1887**, Nr 14, 231.

Ussher, Memorandum of case of elephantiasis vulvae. Med. Brief St. Louis **34**, 286 (1906).

Valdagni, Di un caso di elefantiasi della vulva. Arch. di Ostetr., Februar/Mai **1896**. — *Veh, Fr.*, 2 Fälle von Elephantiasis vulvae. Zbl. Gynäk. **1881**, Nr 8, 173. — *Veit, W.*, Über Elephantiasis vulvae. Inaug.-Diss. Berlin 1890. — *Vierstein*, Ein Fall von Elephantiasis der großen Schamlippen. Med. obstetr. **1896**, Nr 19. — *Villeneuve*, Exstirpation eines elephantiastischen Tumors. J. Méd. et Chir., Juni **1877**, 269. Ref. Zbl. Gynäk. **1877**, Nr 12, 230. — *Vollmer*, Über Elephantiasis lymphangiectatica. Arch. f. Dermat. **65**, 345 (1903). — *Vonwyl, A.*, Über einen Fall von Elephantiasis vulvae. Gynec. Helvetica **9** (1909). Ref. Zbl. Gynäk. **1910**, Nr 39, 1277.

Waelsch, Ludw., Über Beziehungen zwischen Rectumstrikturen, Elephantiasis vulvae und Syphilis. Arch. f. Dermat. **59**, 359 (1902). — *Wahrhaftig*, Elephantiasis labii minorum sinistri. Russ. Z. **1907**. Ref. Gynäk. Rdsch. **2**, 556 (1908). — *Waszczenko*, Demonstration von Photogrammen und Präparaten von Elephantiasis praeputii et labiorum. Geburtsh.-gynäk. Ges. Kiew. J. Geburtsh. Petersburg **1892**, 397. — *Weber, F. Parkes*, One Form of elephantiasis nostras of the vulva. Brit. J. Dermat. **35**, 106 (1923). Ref. Zbl. Hautkrkh. **9**, 80 (1924). — *Weinlechner*, Geburtsh.-gynäk. Ges. Wien, April **1904**. Ref. Zbl. Gynäk. **1905**, Nr 2, 49. — *Wennig*, Hypertrophy of the Labia minora. Obstetr. Gaz. Cincinnati **6**, 300 (1883). — *White, J. C.*, Lymphangiom der Labia majora. J. Cut. a. Dis. **1898**. — *Windell*, Genitale Elephantiasis nach Inguinaldrüsenexstirpation. Surg. usw. **23**, Nr 2 (1916). Ref. Zbl. Gynäk. **1916**, Nr 49, 966. — *Wissing*, Elephantiasis vulvae. Hosp. tid. **9**, Nr 19, 486 (1891). Ref. Jber. Geburtsh. **5**, 802 (1892).

O. Pruritus vulvae.

Anderson, Über die Pathologie und Behandlung des Pruritus. Brit. med. Assoc. Lancet **2**, 307 (1895). Ref. Jber. Geburtsh. **9**, 248 (1896). — *Allen, T. H.*, Pruritus vulvae; its treatment. Amer. J. Dermat. **11**, 546 (1907). — *Arnold* und *Warnekros*, Die Behandlung des Pruritus vulvae. Münch. med. Wschr. **1925**, Nr 20, 807. — *Azena*, Ref. Zbl. Hautkrkh. **15**, 346 (1925).

Babesch und *Buia*, Ovariale Opotherapie in der Behandlung des Pruritus vulvae. Spital. (rumän.) **1913**, Nr 2. Ref. Zbl. Gynäk. **1913**, Nr 31, 1178. — *Baer, B. F.*, Pruritus vulvae. Polyclin. Philadelphia **5**, 193 (1887–1888). — *Baisch, K.*, Behandlung der funktionellen Störungen der weiblichen Geschlechtsorgane. Handb. d. mod. Therap. v. Penzoldt u. Stintzing 4. Aufl. 7. Ref. Zbl. Gynäk. **1912**, Nr 40, 1339. — *Balloch*, Pruritus vulvae und seine Folgen. Geburtsh.-gynäk. Ges. Washington, Dez. **1902**. Ref. Mschr. Geburtsh. **17**, 552 (1903). — *Derselbe*, Pruritus vulvae and allied conditions. Amer. J. Obstetr. **1903**. Ref. Mschr. Geburtsh. **20**, 1283 (1904). — *Bandler, S. W.*, A satisfactory treatment for the commoner forms of pruritus vulvae. Amer. Therapist New York **11**, 1 (1902/03). — *Barker*, Surgical treatment of idiopathic pruritus vulvae. Illinois med. J. **7**, 45 (1905). — *Bauer, Robert*, Hautaffektionen der Wechseljahre und ihre Therapie. Zbl. Gynäk. **1923**, Nr 5, 188. — *Beeler, Bruce, H.*, Pruritus ani. Einige ätiologische Faktoren. Amer. J. Surg. **1923**. Ref. Zbl. Gynäk. **1924**, Nr 28, 1568 u. Ber. Gynäk. **3**, 336 1924). *Bender, J.*, Aolan bei Ekzem nach Pruritus, besonders nach Pruritus vulvae. Dermat. Wschr. **81**, Nr 48, 1734 (1925). Ref. Ber. Gynäk. **9**, 733 (1926). — *Bergh, C. A.*, Pruritus vulvae et elephantiasis clitoridis et labii min. sinistr. Exstirpation. Heilung. Hygiea 58, Nr 9, 212 (1896). — *Blau, Louis*, Über Diabetes mellitus. (Pruritus.) Schmidts Jb. **220**, 82 (1888). — *Bory*, Prurit ano-vulvaire ancien. Bull. Soc. franç. Dermat. **1927**, Nr 2, 76. — *Bloch, G.*, Un cas de prurit vulvaire traité et guéri par le traitement kinésique. Rev. Cinésie. Paris **7**, 222 (1905). — *Bregmann, A.*, Die Behandlung des essentiellen Pruritus genitalis mit Thyreoidin. Schweiz. med. Wschr. **52**, Nr 34, 801 (1923). Ref. Ber. Gynäk. **2**, 480 (1924) u. Zbl. Gynäk. **1926**, Nr 13, 830. — *Brooke*, Pathogenese des Pruritus. Brit. med. Assoc. Lancet **2**, 307 (1895). Ref. Jber. Geburtsh. **9**, 247 (1896).

Callomon, F., Der Pruritus des Anogenitalgebietes. Rev. méd. Hamburg (span.) **1925**. Ref. Zbl. Hautkrkh. **19**, 769 (1926). — *Calmann*, Beiträge zur gynäkologischen Röntgenbehandlung (Pruritus vulvae). Geburtsh. Ges. Hamburg, März **1913**. Ref. Zbl. Gynäk. **1913**, Nr 20, 741. — *Campbell-Horsfall*, Behandlung von Pruritus vulvae et ani. Brit. med. J., März **1912**. Ref. Zbl. Gynäk. **1912**, Nr 29, 973. — *Campe, H. v.*, Ein Beitrag zur Therapie des Pruritus vulvae. Zbl. Gynäk. **1887**, Nr 33, 521. — *Castellani*, Further observations on pruritus ani and pruritus vulvae of mycotic origin. Ref. Zbl. Hautkrkh. **18**, 854 (1926). — *Derselbe*, Pruritus ani und Pruritus vulvae of fungal. New Orleans med. **79**, Nr 9, 625 (1927). Ref. Ber. Gynäk. **12**, 435 (1927). — *Derselbe*, Pruritus ani and Pruritus vulvae of mycotic origin. Practitioner **117**, Nr 6, 341 (1926). Ref. Ber. Gynäk. **11**, 874 (1927). — *Carnot*, Le traitement du prurit vulvaire chez les diabétiques. Presse méd. **1910**, Nr 59. — *Chéron*, Prurit de la vulve, traité par les injections sous-coutannées d'acide phénique. Rev. Mal. femmes juill. gèn. Thér. chir. obst. et pharm. **1893**. Ref. Jber. Geburtsh. **7**, 206 (1894). — *Cholmogoroff, S.*, Ein Fall von Heilung des Pruritus vulvae durch den konstanten Strom. Zbl. Gynäk. **1891**, Nr 29, 612. — *Coe*, Notes on Pruritus during pregnancy and the puerperium. Trans. New York Acad. med. Ref. Amer. J. Obstetr., Mai **1894**, 681. Ref. Jber. Geburtsh. **8**, 244 (1895). — *Collins*, Pruritus vulvae. J. Surg. **1907**, Nr 1. — *Conrad, C.*, Zur Therapie des Pruritus vulvae et vaginae. Korresp.bl. Schweiz. Ärzte **1878**, Nr 20. Ref. Zbl. Gynäk. **1879**, 175. — *Cottenot*, Traitement par les rayons x des prurits et des dermatoses prurigineuses. J. Méd. Paris **1923**. — *Covisa, D. José S.*, Pathogenese und allgemeine Behandlung des Pruritus. Med. ibera **1922**, Nr 263, 400, Nr 264, 425, Nr 265, 448, Nr 266, 472, Nr 267, 499 u. Nr 268, 520. Ref. Jber. Geburtsh. **36**, 279 (1925). — *Cusier, E. M.*, New York med. Rec. **16**, 440 (1879). — *Czempin*, Über Pruritus vulvae. Dermat. Z. **1** (1894). Ref. Mschr. Geburtsh. **1**, 618 (1895). — *Czerwenka, K.*, Beitrag zur pathologischen Anatomie der Vulvitis. (Pruritus vulvae.) Mschr. Geburtsh. **16**, 1013 (1902).

Dalché, Traitement du prurit vulvaire. Clin. et J. Méd. et Chir., Sept. **1908**. Ref. Jber. Geburtsh. **22**, 135 (1909). — *Darbois, P.*, Les Prurits circonscrits rebelles. Leur traitement par la Radiothérapie. Méd. pratic. **9**, Nr 8, 117 (1913). — *Delherm* et *Laquerrière*, La radiothérapie, nouveau traitement du Prurit ano-vulvaire. Bull. Soc. électrothér., Mai **1904**. Ref. Jber. Geburtsh. **18**, 547 (1905). — *Dirner*, Operierter Fall von Vulvitis pruriginosa. Ungar. Ärzteverein Budapest, gynäk. Sektion, Nov. **1896**. Ref. Zbl. Gynäk. **1897**, Nr. 5, 140. — *Doederlein, A.*, Über Röntgentherapie und Pruritus vulvae. Mschr. Geburtsh. **33**, 413 (1911). — *Doizy*, Über Anwendung des Ichthyols bei Pruritus vulvae der Schwangeren. Echo méd. Lyon **1898**, Nr 9. Ref. Zbl. Gynäk. **1899**, 1052. — *Dreuw*, Über die Behandlung juckender Dermatosen mit warmer bewegter Luft. Dtsch. med. Wschr. **1910**, Nr 43, 2005. — *Drueck, Charles J.*, Treatment of pruritus ani. Amer. med. **30**, Nr 7, 413 (1924). Ref. Ber. Gynäk. **7**, 545 (1925). — *Duke, A.*, Menthol bei Pruritus vulvae. Brit. med. J. London **2**, 75 (1888).

Edge, F., Pruritus and allied conditions affecting the vulva. Birm. med. Rev. **1905**. — *Ehrenpreis, S.*, Einige Worte über Pruritus vulvae. Now. lek. **1907**, Nr 4. Ref. Zbl. Gynäk. **1909**, Nr 24, 862. — *Eulenberg, A.*, Über die Beziehungen der funktionellen Nervenkrankheiten zu den weiblichen Geschlechtsorganen in ätiologischer, diagnostischer und therapeutischer Hinsicht. Verslg. dtsch. Naturforsch. u. Ärzte, Kassel, Sept. **1903**. Ref. Zbl. Gynäk. **1903**, Nr 43, 1275. — *Evans*, A clinical lecture on some practical points relating to the causation and treatment of pruritus vulvae. Clin. J. London **40**, 182 (1912/13. *Eymer, H.* und *C. Menge*, Röntgentherapie in der Gynäkologie. Mschr. Geburtsh. **35**, 268 (1912). — *Eyrand-Dechaux*, Pruritus vulvae. Rev. Gynéc. **1914**, H. 6.

Fabius, Röntgenbehandlung in der Gynäkologie. Nederl. Gynäk. Ver. 5. April 1914, Nederl. Tijdschr. Verloskde. **24**. Ref. Jber. Geburtsh. **28**, 6 (1915). — *Feinberg, G.*, Zwei Fälle von idiopathischem Pruritus universalis sub partu. Zbl. Gynäk. **1890**, Nr 7, 105. — *Földes*, Ätiologie und Therapie des Pruritus vulvae (ung.). Ref. Zbl. Gynäk. **1927**, Nr 16, 1021 u. Ber. Gynäk. **9**, 679 (1926). — *Franklin*, Excision of the external organs of generation for obstinate pruritus. J. med. Assoc. Georgia **1**, 289 (August

1911/12). — *Frigyesi, Josef*, Pruritus vulvae et vaginae. Verein d. Spitalärzte 15. Okt. Ref. Orv. Hetil. (ung.). **1913**, Nr 52. Ref. Jber. Geburtsh. **27**, 139 (1914). — *Derselbe*, Über den Pruritus vulvae und dessen Behandlung. Orvosképzés (ung.). **1913**, 832.

Gál, Felix, Strahlenbehandlung einiger Frauenkrankheiten (Pruritus vulvae). Strahlenther. **17**, H. 2, 310 (1924). — *Gibbons*, Behandlung des Pruritus vulvae et ani. Brit. med. J. London 1912, 16. März. Ref. Zbl. Gynäk. **1912**, Nr 29, 972. — *Godfrey*, Pruritus vulvae. Cooper hosp. notes. Times and Register **23**, Nr 17 (1891). — *Goldmann, Charles*, Pruritus ani, its etiology, diagnosis and treatment. Med. J. Rec. **122**, Nr 2, 88 (1925). Ref. Ber. Gynäk. **9**, 59 (1926). — *Graefe*, Die Einwirkung des Diabetes mellitus auf die weiblichen Sexualorgane und ihre Funktionen. v. Graefes Samml. zwangl. Abhand. **2**, H. 5. Ref. Zbl. Gynäk. **1898**, Nr 15, 397. — *Gummert*, Operative Behandlung des Pruritus vulvae. 71. Verslg. dtsch. Naturforsch. u. Ärzte München, Sept. **1899**. Ref. Zbl. Gynäk. **1899**, Nr 40, 1229.

Haas, Ludwig, Zur Frage der Ätiologie und Therapie des Pruritus. Wien. klin. Wschr. **1924**, Nr 52, 1328. — *Hamm*, Die Röntgentherapie in der Gynäkologie. Ther. Mh. **27**, 469 (1913). — *Herman*, Pruritus vulvae. Abstr. Tr. Hunterian Soc. London **1897/98**, 89. — *Heiß*, Über Vulvitis pruriginosa. Inaug.-Diss. Starnberg 1895. — *Heitzmann, J.*, Pruritus vulvae. Z. Ther. mit Einbegriff der Elektro- und Hydrotherapie. **5**, 1, Wien 1887. — *Herzberg*, Über die Behandlung des Pruritus vulvae mit Pittylen. Med. Klin. **1912**, Nr 46, 1870. — *Heubing, Karl*, Über den Pruritus vulvae mit besonderer Berücksichtigung der Röntgenstrahlentherapie. Inaug.-Diss. Göttingen 1921. — *Heusler-Edenhuizen, H.*, Zur Ätiologie und Therapie des Pruritus vulvae. Münch. med. Wschr. **1916**, Nr 16, 564. — *Hirsch*, Zur vaginalen Tanargentan-Bolus-Trockenbehandlung. Frauenarzt 1914, 338. Ref. Zbl. Gynäk. **1914**, Nr 46, 1419. *Hirst, B. C.*, Surgical treatment of Pruritus vulvae etc. Amer. med. Mai 1903. Ref. Mschr. Geburtsh. **20**, 1283 (1904). — *Hoeven, van der*, Röntgentherapie. Nederl. gynäk. Vereen. März 1914. Nederl. Tijdschr. Verloskde **24**. Ref. Jber. Geburtsh. **28**, 8 u. 156 (1915).

Kelen, B., Die Röntgentherapie in der Gynäkologie. Orv. Hetil. (ung.). **1911**, 235. Ref. Zbl. Gynäk. **1912**, Nr 34, 1129. — *Koch*, Fowlersche Solution gegen Pruritus vulvae. Württ. Korresp.bl. **29** (1859). Ref. Schmidts Jb. **112**, 165 (1861). — *Königstein*, Zur Behandlung des Pruritus vulvae. Zbl. Ther. **19**, 75, Wien 1901. — *Koslowsky*, Pruritus vulvae bei Diabetes mellitus. Inaug.-Diss. München 1912. — *Kranowitz*, Pruritus und Frühgeburt. Gyógyászat (ung.). **1901**, Nr 33. Ref. Zbl. Gynäk. **1902**, Nr 39, 1040. — *Krauß*, Über Herpes universalis und Pruritus pudendorum. Hannoversche Ann. **4**, 5. Ref. Schmidts Jb. **46**, 40 (1845). — *Küchenmeister*, Pruritus clitoridis. Österr. Z. Heilk. **1873**. — *Küstner, O.*, Operation bei Pruritus vulvae. Zbl. Gynäk. **1885**, Nr 11, 161. — *Küttner, Hermann*, Der Pruritus als prämonitorisches Symptom bei malignen Tumoren. Zbl. Chir. **1924**, Nr 16, 824. Ref. Ber. Gynäk. **6**. 154 (1925). — *Derselbe*, Chirurgie des Pruritus. Dtsch. Z. Chir. **200**, 71. Ref. Ber. Gynäk. **12**, 758 (1927).

Labhardt, Zur Frage des Pruritus vulvae. Oberrhein. Ges. f. Geburtsh. u. Gynäk. Basel, März **1922**. Ref. Zbl. Gynäk. **1922**, Nr 38, 1533. — *Labusquière*, Du prurit vulvaire, son traitement. Ann. Thér. dermat. **3**, 25, Paris 1903. — *Lanphear*, Treatment of pruritus vulvae. Kansas. City M. Index-Lancet **31**, 171 (1908). — *Landecker*, Erfolge der Strahlentherapie in der Behandlung entzündlicher Frauenkrankheiten. Strahlenther. **15**, H. 2, 224 (1923). Ref. Ber. Gynäk. **2**, 20 (1924). — *Lecornu*, Infibulation consécutive à de prurit et de l'eczéma vulvaire. Ann. méd. de Caën **38**, 68 (1913). — *Leredde*, Behandlung des Pruritus ani und vulvae mit hohen Wechselströmen. Soc. thérap. Paris, Oktober 1900. Ref. Münch. med. Wschr. **1901**, 1859. — *Derselbe*, Die Behandlung des Pruritus vulvae mit Zinkpaste. Rev. prat. Mal. cutan. syph. et vénér. 1905. Ref. Zbl. Gynäk. **1906**, Nr 9, 284. — *Lespinne*, Traitement des prurits vulvaires. Progrès méd. belg. Bruxelles **10**, 121 (1908). — *Lévy-Franckel*, Traitement des prurits. J. Méd. Paris **42**, Nr 33, 670 (1923). Ref. Ber. Gynäk. **3**, 174 (1924). — *Littauer*, Pruritus. Ges. Geburtsh. u. Gynäk. Leipzig, März 1905. Ref. Mschr. Geburtsh. **22**, 318 (1905). — *Derselbe*, Zur Therapie des Pruritus vulvae, mit besonderer Berücksichtigung von Soor und Trichomonas. Zbl. Gynäk. **1923**, Nr 1, 25 u. 36. — *Lorand, A.*, Beitrag zur Pathologie und Therapie des Pruritus vulvae. Policlinique **12**, H. 6. Ref. Zbl. Gynäk. **1904**, Nr 5, 154. — *Derselbe*, Pruritus vulvae. Deutsche Praxis **1903**, Nr 16. Ref. Jber. Geburtsh. **17**, 279 (1904). — *Lutaud*, Traitement de pruritus vulvae. Rev. Obstetr., Jan. **1894**, 549. Ref. Jber. Geburtsh. **8**, 243 (1895). — *Lydston*, Pediculi capitis as a cause of pruritus vulvae. J. Cut. a. Dis. **10**, 399, New York 1892. — *Lyons*, Pruritus ani. Amer. J. electrother. a. radiol. **43**, Nr 4, 139 (1925). Ref. Ber. Gynäk. **9**, 379 (1926).

Madden, T. M., Über die Pathologie und Behandlung des Pruritus und anderer hyperästhetischer Zustände der Vulva und Vagina. Prov. med. J. Leicester 1894. Ref. Zbl. Gynäk. **1895**, Nr 38, 1028. — *Majocchi*, Intorno alle alterationi isto-patologiche delle terminazioni nervose nel pruritus vulvaris. Mem. R. Accad. d. sc. d. Ist. Bologna **10**, 201 (1904/05). — *Markoff*, Doppelseitige Resektion der Nervi pudendi interni bei Pruritus vulvae (russ.). Ref. Jber. Geburtsh. **36**, 280 (1925). — *Mars, v.*, Beitrag zur Ätiologie des Pruritus vulvae. Sitzgsber. d. gynäk. Ges. Krakau, Mai **1896**. Ref. Mschr. Geburtsh. **5**, 387 (1897). — *Derselbe*, Über die operative Behandlung des Pruritus vulvae (polnische Zeitschrift) zit. Jber. Geburtsh. **10**, 267 (1897). — *Maslieurat-Lagemar, G. B.*, Beschleunigung der Geburt durch heftiges Hautjucken. Gaz. de Paris **12** (1848). Ref. Schmidts Jb. **65**, 99 (1850). — *Mauclaire*, Behandlung des Pruritus vulvae durch Resektion der Nervi perineales. Ann. de Gynéc. **72** (1917). Ref. Zbl. Gynäk. **1920**, Nr 38, 1070. — *Derselbe*, Prurit vulvo-vaginale intensif. Ann. de Gynéc. Paris **12**, 655 (1916/17). — *Mayer*, Über Pruritus genitalium. Verh. Ges. Geburtsh. u. Gynäk. **6** (1852). Ref. Schmidts Jb. **78**, 42 (1853). — *Mc Cann*, Pruritus and allied conditions affecting the Vulva. Polyclin. London **9**, 130 (1905). — *Derselbe*, The Treatment of pruritus vulvae. Polyclin. London **13**, 81 (1909). — *Mc Pherson, E.*, Hyperglykämie als Ursache des Pruritus vulvae. Brit. med. J. Nr 3398. Ref. Zbl. Gynäk. **1926**, Nr 51a, 3437. — *Meisels, W.*, Über Pruritus genitalium. Gyógyószat (ung.). **1892**, Nr 30. Ref. Zbl. Gynäk. **1894**, Nr 12, 295. — *Merletti, C.*, Sui rapporti clinici e anatomo-patologici della vulvite pruriginosa col cancroide e collo craurosi vulvare. Arch. di Ostetr. **6**, Nr 2 u. 3. — *Meyer, Siegfried*, Die Röntgenbehandlung des Pruritus vulvae. Inaug.-Diss. Breslau 1923. — *Montague*, Relation of pruritus of anus to chronic diseases of abdominal and pelvic viscera. J. amer. med. Assoc. **81**, Nr 20, 1661 (1923). Ref. Ber. Gynäk. **3**, 335 (1924) u. Zbl. Gynäk. **1924**, Nr 38, 2101. — *Derselbe*, Etiology and pathogenesis of anal pruritus and pruritus ani. New York med. J. Med. Rec. **117**, Nr 8, 469 (1923). Ref. Ber. Gynäk. **3**, 173 (1924). — *Derselbe*, The pathology of pruritus ani, vulvae and scroti. Proc. New York path. Soc. **23**, H. 6/8, 231 (1923). Ref. Ber. Gynäk. **7**, 546 (1925). — *Derselbe*, The pathology of pruritus ani, vulvae and scroti. Med. J. Rec. **119**, Nr 11, 140 (1924). Ref. Ber. Gynäk. **7**, 905 (1925). — *Derselbe*, Unbekannte Wichtigkeit des Analpruritus. J. amer. med. Assoc. **83**, Nr 22 (1924). Ref. Zbl. Gynäk. **1925**, Nr 39, 2221. — *Montes, J.*, Drei Fälle von Pruritus vulvae geheilt durch Autosero-Therapie. Ref. española. Obstetr. **1921**, Nr 70. Ref. Zbl. Gynäk. **1922**, Nr 41, 1657. — *Morain*, Behandlung des Pruritus vulvae. Rev. internat. Med. et Chir. **1895**, Nr 15. Ref. Zbl. Gynäk. **1895**, Nr 49, 1297. — *Morel-Lavallée*, Die Behandlung des Pruritus vulvae. Frauenarzt **11**, 102 (1900). — *Munk, W.*, Über Pruritus vulvae mit Carcinom der Vulva. Inaug.-Diss. Erlangen 1898. — *Munk, H.*, Ein Beitrag zur Kenntnis und Behandlung des Pruritus vulvae. Prag. med. Wschr. **1902**, Nr 45/47. Ref. Zbl. Gynäk. **1903**, Nr 21, 656.

Nemirowsky, Zur Pathologie und Therapie des Pruritus vulvae. Heilung mit dem faradischen Strom in 2 Fällen. Eshenedelnik 1897, Nr 4. — *Netzer, Fritz*, Unsere Erfahrungen mit der verbrennungsfreien Ultrasonne (System Landecker-Steinberg). Strahlenther. **20**, H. 1, 181 (1925). Ref. Ber. Gynäk. **9**, 255 (1926).

Olshausen, Über Neurosen der Genitalien. Vortrag 1891. — *Derselbe*, Über Pruritus vulvae und andere Genitalneurosen. Ges. Geburtsh. u. Gynäk. Berlin, Okt. **1905**. Ref. Z. Geburtsh. **56**, 614 (1905).

Pautrier, Prurit vulvaire et radiothérapie. Strassbourg méd. **1925**. Ref. Ber. Gynäk. **11**, 205 (1926). — *Payr*, Diskussionsbemerkung. Südostdtsch. Chirurgen-Verngg. Breslau, Juni **1925**. — *Peters*, Zur Anwendung des Adrenalin und ähnlicher Nebennierenpräparate in der Gynäkologie. (Pruritus und Carunkeln der Harnröhre.) Gynäk. Ges. Dresden, Nov. **1903**. Ref. Zbl. Gynäk. **1904**, Nr 27, 854. — *Pick*, Vjschr. Dermat. **4**, 67 (1880). — *Pitcher, Herbert*, Pruritus ani et vulvae. Amer. J. electrother. a. radiol. **40**, Nr 2, 51 (1922). Ref. Jber. Geburtsh. **36**, 279 (1925). — *Pönitz, A.*, Ein Beitrag zur Ätiologie, Pathogenese und Therapie des Pruritus vulvae. Inaug.-Diss. Leipzig 1904. — *Prochownik, L.*, Über einige Fälle von eigentümlichem Pruritus an den äußeren weiblichen Genitalien. Mschr. Dermat. **5**, 129 (1886).

Reid, The use of pilocarpin for the relief of pruritus especially in regard to pruritus vulvae. Med. Rec. Mai **1907**. — *Rellwagon*, Treates diseases of the skin **1907**, 880. — *Riedinger, H.*, Pruritus vulvae. Ber. der mähr.-schles. Gebäranstalt Brünn 1888, 74. — *Rhodes*, The treatment of pruritus vulvae. New York med. J. **96**, 1128 (1912). — *Robb, H.*, Pruritus der Geschlechtsteile. Verh. d. Cleveland soc. of med. sc. Mai **1896**. Ref. Zbl. Gynäk. **1897**, Nr 23, 720. — *Rochet*, Chirurgische Behandlung des Pruritus der Vulva, der Perineal- und Analgegend. Lyon méd. **1903**. — *Rosenstrauß*, Zur Behandlung des Pruritus vulvae. Klin.-ther. Wschr. **29**, Nr 9/10, 83 (1922). — *Rothschuh, E.*, Ein Fall von Pruritus vulvae, geheilt durch blaues Bogenlicht. Dtsch. med. Wschr. **1906**, Nr 40, 1628. — *Routh, A.*, Pfefferminzwasser bei Pruritus der Scham. Brit. med. J. **1888**, 793. — *Rudaux*, Pathogénie et traitement du prurit vulvaire chez la femme enceinte. Clinique Paris **5**, 315 (1910). — *Ruge, P.*, Zur Therapie des Pruritus vulvae. Z. Geburtsh. **34**, 355 (1896). — *Runge, E.*, Die Röntgentherapie in der Gynäkologie. Pruritus und Eczema vulvae. Mschr. Geburtsh. **36**, Erg.-H., 218 (1912). — *Russel*, Pruritus vulvae. Geburtsh.-gynäk. Ges. Glasgow. Ref. Zbl. Gynäk. **1908**, Nr 40, 1320.

Sack, Pruritus cutaneus (Hautjucken) in Mračeks Handb. Hautkrkh. Wien: Hölder 1905. — *Sänger*, Zur Ätiologie und operativen Behandlung der Vulvitis pruriginosa. Zbl. Gynäk. 1894, Nr 7, 135. — *Sanchez-Covisa, José*, Pathogenese und allgemeine Behandlung des Pruritus. Ann. de l'Acad. méd. chir. espan. (span.). 10, 7 (1923). Ref. Ber. Gynäk. 3, 500 (1924). — *Schaeffer*, Pruritus, Vaginismus, einseitige Ovarie und Hyperemesis gravidarum bei derselben Patientin in verschiedenen Lebensepochen. Zbl. Gynäk. 1897, Nr 12, 313. — *Schaller*, Über Pruritus vulvae. Württ. geburtsh.-gynäk. Ges. Ref. Zbl. Gynäk. 1904, Nr 39, 1168. — *Scheuer, O.*, Über einen Fall von Masturbation beim Weibe, hervorgerufen durch Pruritus genitalium. Münch. med. Wschr. 1909, Nr 25, 1276. — *Schlein*, Über Röntgenbehandlung des Pruritus vulvae. Zbl. Gynäk. 1921, Nr 44, 1607. — *Schmidt, O.*, Juckender Ausschlag an der rechten großen Labie. Ges. Geburtsh. u. Gynäk. Köln, Dezbr. 1891. Ref. Zbl. Gynäk. 1892, Nr 2, 36. — *Schönwitz, W.*, Über Thigasin in der gynäkologischen Praxis. Ther. Gegenw. 1915, H. 2. Ref. Jber. Geburtsh. 29, 9 (1916). — *Scholz, G.*, Caladium seguinum gegen Pruritus vulvae. Günzb. Z. 5, 1 (1854). Ref. Schmidts Jb. 83, 301 (1854). — *Schramm, J.*, Die Behandlung des Pruritus vulvae. Gynäk. Ges. Dresden, Dezember 1894. Ref. Zbl. Gynäk. 1895, Nr 11, 293. — *Schröder*, Über operative Behandlung des Pruritus vulvae. Ges. Geburtsh. u. Gynäk. Berlin, November 1884. Ref. Zbl. Gynäk. 1884, Nr 50, 805. — *Schubert, G.*, Über die neue Behandlungsmethode des essentiellen Pruritus vulvae und anderer Sakralneurosen. Münch. med. Wschr. 1911, Nr 14, 745. — *Schultze, B. S.*, Zur Ätiologie und Behandlung des Pruritus vulvae. Zbl. Gynäk. 1894, Nr 12, 273. — *Seeligmann, L.*, Pruritus vulvae. Berl. klin. Wschr. 1892, Nr 43, 1078. — *Derselbe*, Pruritus vulvae und Guajakolwasser. Geburtsh. Ges. Hamburg, November 1901. Ref. Zbl. Gynäk. 1902, Nr 9, 238. — *Siebourg*, Beitrag zur Behandlung des Pruritus vulvae. Zbl. Gynäk. 1901, Nr 26, 761. — *Sillmann-Lönnroth*, Über die Behandlung von Affektionen der weiblichen Genitalorgane, vornehmlich entzündlicher Art, mit der „Ultrasonne" (schwed.). Ref. Ber. Gynäk. 5, 130 (1924). — *Simonot, A.*, Du prurit vulvaire reflexe dans la métrovaginite aiguë. Thèse de Paris 1905. Ref. Zbl. Gynäk. 1906, Nr 42, 1167. — *Simpson, A. R.*, Quains Dict. med. 1766. — *Simpson*, Pruritus of the vulva with papilloma. Edinburgh. obstetr. Soc. Ref. Brit. med. J. 1901. — *Simson, F.*, Erfolgreiche Behandlung von Pruritus vulvae. Lancet 1887, 520. Ref. Zbl. Gynäk. 1888, Nr 17, 288. — *Singer, Hugo*, Beiträge zur Pathologie und Therapie der Leukoplakie und des Pruritus vulvae. Gyógyószat (ung.). 67, Nr 17, 401 (1927). Ref. Ber. Gynäk. 12, 759 (1927). — *Stein, A.*, Pruritus vulvae. Urol. cut. Rev. 17, 22 (1913).

Tauffer, Ref. Zbl. Gynäk. 1897, Nr 5, 140. — *Tomkinson, G.*, Pruritus vulvae. Lancet 2, 510 (1911). — *Torre Blanco*, Pruritus vulvae und Eierstocksinsuffizienz. Med. ibera (span.). 1924, Nr 351, 687. Ref. Ber. Gynäk. 6, 257 (1925).

Velde, van de, Pruritus. Niederl. gynäk. Ges., März 1905. Ref. Zbl. Gynäk. 1905, Nr 42, 1300. — *Derselbe*, Strahlenbehandlung in der Gynäkologie. Zbl. Gynäk. 1915, Nr 19, 313. — *Vieux*, Prurit vulvaire pendant la grossesse. Soc. Gyn. Bordeaux, Mai 1897. — *Vogt, E.*, Ausgewählte Kapitel der gynäkologischen Röntgentherapie. Ärztl. Ges. Strahlenther. Sitzg v. 23. bis 27. Okt. 1922. Strahlenther. 14, 836 (1923).

Walthard, M., Über den psychogenen Pruritus vulvae und seine Behandlung. Dtsch. med. Wschr. 1911, Nr 18, 831. — *Walther*, Thigasin-„Henning", eine anästhesierende Thigenolsalbe. Frauenarzt 1915, 66. Ref. Jber. Geburtsh. 29, 10 (1916). — *Wannenmaker, de*, Pathologie und Therapie des Pruritus. Wien. med. Blätter 1897, Nr 9. Ref. Zbl. Gynäk. 1898, Nr 38, 1046. — *Webster, J. C.*, The nerve-endings in the labia minora and the clitoris with special reference to the pathology of pruritus vulvae. Edinburgh. med. J. 1891, 35 and Labor. reports issued by college physic. Edinburgh 3 (1891). Ref. Mschr. Geburtsh. 1, 616 (1895). — *Weißmann*, Ist Ichthyol zu ersetzen? Dtsch. Ärzteztg. 1912, H. 12, Nr 40. Ref. Zbl. Gynäk. 1912, Nr 40, 1346. — *Werner, P.*, Zur Frage des Pruritus vulvae. Wien. klin. Wschr. 1924, Nr 13, 311. — *Wiener, Salomon*, The treatment of pruritus vulvae. Surg. usw. 37, Nr 6, 843 (1923). Ref. Ber. Gynäk. 4, 58 (1924). — *Will, O. G.*, Über Pruritus vulvae. Peoria M. Month. 1888/89, 216. — *Wiltshire*, Über Pruritus vulvae und Diabetes. Lancet 1878 Ref. Zbl. Gynäk. 1878, Nr 15, 356. — *Derselbe*, Klinische Bemerkungen über Diagnose und Therapie des Pruritus vulvae. Brit. med. J. 1881, 327. Ref. Zbl. Gynäk. 1881, Nr 13, 316. — *Winfield-Mac Farland*, The infective origin of ano-genital pruritus. Ref. Zbl. Hautkrkh. 3, 477 (1922). — *Winkler, F.*, Über den Pruritus cutaneus universalis (vulvae). Mschr. Dermat. 52, 223 (1911).

Zabel, Meliturie bei Gravidität. Mecklenburg. Ärztever. Schwerin, 9. Juni 1911. Ref. Dtsch. med. Wschr. 1912, Nr 2, 92.

P. Ulcerationen der Vulva.

I. Ulcerationen durch Geschlechtskrankheiten.

Syphilis der Vulva.

Ärztlicher Ber. a. K. K. allg. Krankenh. Wien 1862/63, 1863/64. Syphilom der Schamlippen. Ref. Schmidts Jb. **136**, 135 (1867).

Behrend, Studien über das breite Kondylom. Inaug.-Diss. Leipzig 1871. — *Belgodere*, Chancre „invisible" de la vulve. Ann. Mal. vénér. 1922. Ref. Zbl. Hautkrkh. **7**, 216 (1923). — *Berkeley, Hill* and *Cooper*, Syphilitic and Local Contagious Disorders 1881. — *Bernhart, Franz Xaver*, Tertiäre Lues und Strikturen der weiblichen Urethra. Münch. med. Wschr. **1925**, Nr 37, 1547. — *Bollag*, Ulcus gummosum vaginae et vulvae. Korresp.bl. Schweiz. Ärzte **1914**, Nr 34, 1068. — *Bonanno*, Sulla sifilide degli organi sessuali femminili. Rinascenza med. **1**, 352 u. 375 (1924). Ref. Ber. Gynäk. **7**, 739 (1925). — *Boulton, Percy*, A case of extensive syphilitic disease of the vulva with gummy hyperplasie of clitoris. Brit. med. J. **2**, 1017 (1883).

Campana, Sifilome ulcero-elefantiastico delle grandi labbra. Clin. dermat. Roma **1905**. — *Capellani*, Sulla sifilide degli organi sessuali femminili 1924. Ref. Zbl. Hautkrkh. **14**, 103 (1924). — *Carreras*, Krankengeschichte und Kommentar eines Falles von Vulvatumor bei einer Syphilitischen (span.). Ref. Zbl. Gynäk. **1922**, Nr 10, 400. — *Coppola*, Doppio sifiloma ulcerosa gigante delle grandi labbra. Arch. ital. Dermat. **1**, 73 (1925). Ref. Zbl. Hautkrkh. **18**, 903 (1926).

Dassonville, Étude sur le chancre syphilitique de l'urèthre chez la femme. Thèse de Paris **1901/02**. Ref. Jber. Geburtsh. **16**, 392 (1903). — *Desjardins*, De l'oedème scléreuse et syphilitique de la vulve. Paris 1870. — *Demjanowitsch*, Über eine seltene Form von sekundärer Lues. (Syphilis cutanea verrucosa.) Dermat. Z. **20**, 212 (1913). — *Durey*, Arch. f. Dermat. **9** (1889).

Egyedi, Eine Kombination von syphilitischem Primäraffekt der Vulva mit isolierter Vulvitis diphtherica. Dtsch. med. Wschr. **1916**, Nr 44, 1354. — *Engel-Reimers*, Atlas der Geschlechtskrankheiten. Hamburg 1908. Verlag Gräfe und Sillem.

Favell, Hypertrophie der großen Schamlippen bei Syphilis. Nordengl. geburtsh.-gynäk. Ges. **1907**. — *Finger, E.*, Oedema induratium. Vjschr. Dermat. **19**, 53 (1887). — *Fleischmann*, Gumma vulvae. Dtsch. dermat. Ges. tschechoslow. Republik. 1. März 1925. Ref. Zbl. Hautkrkh. **16**, 754 (1925). — *Fournier*, Leçons sur la Syphilis chez la Femme. 1873. — *Derselbe*, Leçons sur les syphilides des muqueuses. Gaz. Hôp. 1880. — *Derselbe*, Leçons sur la Syphilis. Paris 1881. — *Fraenkel, L.*, Indurierte Vulva. Gynäk. Ges. Breslau, Nov. **1906**. Ref. Mschr. Geburtsh. **25**, 171 (1907). — *Frühwald*, Über einen Todesfall nach intravenöser Injektion von Neosalvarsan. Med. Klin. **1914**, Nr 25, 1052.

Gamberini, Trattato teorico-pratico delle malattie venere. Bologna 1855. Ref. Schmidts Jb. **99**, 257 (1858). — *Gauches*, Plaques muqueuses végétantes de la vulve. Syphilis. 1905. — *Gellhorn* und *Ehrenfeld*, Spirochaeta-pallida-Befund in der Cervix bei primärer Lues. Dtsch. med. Wschr. **1921**, Nr 1, 18. — *Goodmann, Hermann*, Condylomata lata of Syphilis. Amer. J. Syph. **9**, 101 (1925). Ref. Zbl. Hautkrkh. **17**, 471 (1925). — *Graff, Erwin*, Luetischer Primäraffekt der Scheide. Gynäk. Ges. Wien, Juni **1925**. Ref. Zbl. Gynäk. **1925**, Nr 42, 2353. — *Gravagna*, Die Elephantiasis der Schamlippen (ital.). Ref. Zbl. Hautkrkh. **6**, 113 (1923).

Hirschmann, Handbook of diseases of the rectum. St. Louis. Verl. Mosby. 1926. — *Hirst*, The differential diagnosis of syphilis and cancer of the vulva. Amer. J. Obstetr. **1904**. Ref. Jber. Geburtsh. **18**, 545 (1905). — *Hugenberger*, Beiträge zur Lehre von den breiten Kondylomen, insbesondere beim Weibe. Petersburg. Z. **8**, 65 (1865). Ref. Schmidts Jb. **130**, 168 (1866). — *Hyde*, The Syphiloma of the Vulva. J. Cut. Dis. **1889**.

Jacobi, Atlas der Hautkrankheiten 1913.

Kauczynski, Gumma in carcinoma vertens. Lemberger dermat. Ges., Jan. 1924. Ref. Zbl. Hautkrkh. **16**, 523 (1925).

Levin, Syphiloma vulvae. Arch. of Dermat. **3**, 331 (1921). Ref. Zbl. Hautkrkh. **1**, 515 (1921).

Martin, Aimé, De l'oedème dur des grandes lèvres symptomatique du chancre infectant. Ann. Gynéc. **10**, 401 (Dez. 1878). — *Martin, C. A.*, Über diphtherische Entzündung der Vulva als ein Zeichen der sekundären Syphilis. Union **1861**. Ref. Schmidts Jb. **112**, 186 (1861). — *Martin* und *Kallet*, Primärsyphilis der ano-rectalen Gegend. J. amer. med. Assoc. **84**, Nr 21 (1925). Ref. Zbl. Gynäk. **1926**, Nr 29, 1933. — *Martineau, L.*, Syphilides vulvaires. Union méd. **1880**, 665.

Neumann, Isidor, Syphilis der Vulva, im Handb. spez. Path. u. Ther. von Nothnagel, Wien **23** (1896). — *Nijhoff*, Ödematöse Vulva einer luetischen Gravida mit Primärulcus, als Zeichen, daß die Infektion post conceptionem entstanden ist. Niederl. gynäk. Ges., März **1899**.

Oberlin, De l'oedème dur des grandes et des petites lèvres symptomatique de la syphilis. Paris 1879. — *Olivier, J.,* Sklerose der Schleimhaut, der Nymphen und des Vestibulum. Lancet 1, 851 (1890). — *Oui,* Injection de 606 au cours du dernier mois de la grossesse. Bull. Soc. Obstetr. Paris **1911**, Nr 9. Ref. Jber. Geburtsh. **26**, 544 (1913).

Pery et *Favreau,* Déformation de la vulve par nappe condylomateuse d'origine syphilitique. Bull. Soc. Obstetr. Paris 1921. Ref. Zbl. Hautkrkh. **3**, 392 (1922). — *Petit, P.,* Syphilide hypertrophique de la vulve. Nouv. arch. Obstetr. Paris 4, 1 (1889). Ref. Zbl. Gynäk. **1889**, Nr 47, 823. — *Petrino de Galatz,* Note sur une observation des syphilides framboësiformes végétantes cutanées généralisées (Papillomes syphilitiques). Verhandl. d. IV. Dtsch. Dermat. Kongreß. — *Price, Lawrence,* Syphilitic tumor of the vulva. Ref. Zbl. Hautkrkh. **1**, 206 (1921). — *Prigge* und *Rothermundt,* Über symptomlose Syphilisinfektion. Dermat. Z. **50**, 169 (1927). — *Priggs,* Neuere Ergebnisse der experimentellen Syphilisforschung und ihre Beziehungen zur Syphilis des Menschen. Med. Klin. **1926**, Nr 36, 1381.

Rudaux, P., Végétations ano-vulvaires pendant la grossesse. Clinique Paris 8, Nr 27, 425 (1913).

Scholz, Aus dem Jahresrapporte der syphilitischen Abteilung des Leopoldstädter Filialspitales 1856. Wien. Wbl. **1857**, Nr 33. Ref. Schmidts Jb. **97**, 168 (1858). — *Schwartz* und *Busman,* Multiples chancres. Arch. of Dermat. **10**, 644 (1924). Ref. Zbl. Hautkrkh. **16**, 714 (1925). — *Severeanu,* Über die syphilitischen Schanker der Klitoris. Spital. (rum.) **1903**, Nr 2, 64. Ref. Mschr. Geburtsh. **20**, 859 (1904). — *Sicilia, P.,* Seltene Läsionen in der Gegend der weiblichen Genitalien. Rev. espan. Obstetr. **8**, 456 (1923). Ref. Ber. Gynäk. **4**, 334 (1924). — *Stein, Arthur,* Syphiloma vulvae. Surg. usw. **31**, Nr 3, 227 (1920). Ref. Zbl. Gynäk. **1921**, Nr 46, 1683. — *Derselbe,* Further observations on syphiloma vulvae, with the report of an additional case. Amer. J. Obstetr. **10**, Nr 5, 633 (1925). Ref. Zbl. Hautkrkh. **19**, 688 (1925). — *Stravino,* Delle edema duro delle grandi labbra. Giorn. internat. Med. Napoli N. S. **7**, 449 (1885).

Tavell, Syphilitic hypertrophic enlargement of the labia majora. N. engl. obstetr. Soc. **1908**. J. Obstetr. **13**, Nr 1 (1908). — *Taylor,* Deformities of the vulva from early and late indurating edema. J. amer. med. Assoc. **1907**, Nr 2. Ref. Dtsch. med. Wschr. **1907**, Nr 33, 1348 u. Jber. Geburtsh. **21**, 154 (1908). — *Tulinow,* Ein syphilitischer Primäraffekt an den Genitalien eines 9jährigen Mädchens außergeschlechtlichen Ursprungs. Petersburg. med. Wschr. **29** (1899). Ref. Jber. Geburtsh. **13**, 910 (1900).

Vormann, Joh., Luetische Erkrankungen der Vulva. Inaug.-Diss. Berlin 1896.

Wechselmann, Wilhelm, Kritische Bemerkungen zur Pathogenese eines „Salvarsantodesfalles". Münch. med. Wschr. **1914**, Nr 34, 1845.

Ulcus molle venereum.

Neben der von *Tomasczewsky* und vor allem von *Stümpke* zusammengestellten reichhaltigen Literatur seien erwähnt:

Bruck, Carl, Beitrag zur Kenntnis der Pathologie des weichen Schankers. Arch. f. Dermat. **129**, 170 (1921). — *Buschke* und *Erich Langer,* Zur Kasuistik seltener Fälle von Gonorrhöe, Ulcus molle und Ulcus pseudovenereum (Ulcus simplex Buschke) beim Neugeborenen und Kind. Dermat. Z. **45**, H. 1/2, 11 (1925). Ref. Ber. Gynäk. **9**, 613 (1926).

Cordes, Ulcera mollia serpiginosa von seltener Ausdehnung. Dermat. Ges. Hamburg, Nov. 1923. Ref. Zbl. Hautkrkh. **11**, 392 (1924).

Finger, Ulcus molle und Syphilis. Wien. klin. Wschr. **1902**, Nr 2, 36. — *Frei, Wilhelm,* Ulcus molle im Handb. Hautkrkh. von J. Jadassohn **21**, 1 (1927).

Gosselin, Chancrous Erythemato-elephantiasic unilateral Vulvitis. Gaz. Hôp. **1877**, Nr 89, 705.

v. Herff, Zur Behandlung des weichen Schankers bei Frauen. Mschr. Geburtsh. **1**, 577 (1895).

Lipschütz, Klinische und bakteriologische Untersuchungen über das Ulcus venereum und seine Komplikationen. Arch. f. Dermat. **76** (1905).

Matzenauer, Ulcus molle. Biologie und Pathologie des Weibes von Halban-Seitz. **5 I**, 573 (1925). Berlin und Wien: Urban und Schwarzenberg.

Nassauer, Gynäk. Ges. München. 27. April 1904. Ref. Mschr. Geburtsh. **21**, 543 (1905).

Sachs, Die Behandlung des Ulcus molle und anderer Genitalgeschwüre mit Jodtinktur. Berl. klin. Wschr. **1916**, Nr 27, 749. — *Stein, A. W.,* Serpiginous Chancroid of the vagina. J. Cut. a. Dis. **1889**. — *Stümpke,* Ulcus molle. Handb. d. Haut- u. Geschlechtskrankh. **31**, 75. Berlin: Julius Springer 1927.

Taylor, R. W., Chronic inflammation, infiltration and ulceration of the external genitals of women. New York med. J. **1890**, 1. — *Tomasczewski,* Über die Ätiologie der nach Ulcus molle auftretenden Bubonen und Bubonuli, nebst einigen therapeutischen Bemerkungen. Arch. f. Dermat. **71**, 113 (1904).

Granuloma ulcerativum venereum vulvae.

Bosanquet, A note on the spirochaete present in ulcerative granuloma of the pudenda of Australien natives. Parasitology **2**, 344 (Cambridge 1909).
Carter, M. R., Ulcerating granuloma of the pudenda, a protosoal disease. Lancet **2**, 1128 (London 1910). — *Cleland*, Pathology of infective granuloma of the pudenda. Austral. H. Cong. Tr. **1908**. Victoria **2**, 266 (1909). — *Derselbe*, Granuloma pudendi in aboriginals and the presence of spirochaete. Austral. med. Gaz. **28**, 304 (Sidney 1909). — *Derselbe*, On the etiology of ulcerative granuloma of the pudenda. J. trop. Med. **12**, 143 (London 1909). — *Derselbe*, A note on granuloma pudendi. Rep. Gov. Bur. Microbiol. Sydney 1912. — *Cleveland* and *Hickinbotham*, On the etiology of ulcerative granuloma of the pudenda. J. trop. Med. **12**, 143 (1909). — *Conyers* und *Daniels*, The lupoid form of the so-called groin ulceration of this colony. Brit. Guiana. Med. **8**, 13 (1896).
Daniels, C. W., Granuloma of the pudenda. Brit. J. Dermat. **9**, 133 (1897). — *Derselbe*, Ulcerating granuloma of the pudenda Syst. Med. (Allbutt.) **2 II**, 708 (London 1907). — *Derselbe*, Ulcerating granuloma of the pudenda a. protosoal disease. Lancet **2**, 1648 (London 1910). — *Donovan*, Ulcerating granuloma of the pudenda. Medical cases from Madras general hospital. Ind. med. Gaz. **40**, 414 (Calcutta 1905).
Flu, Die Ätiologie des Granuloma venereum. Arch. Schiffs- u. Tropenhyg. **15**, 481 (1911).
Hikinbotham and *Cleveland*, Ulcerative granuloma of the pudenda in the Gascoyne District of Western Australia. Austral. med. Congr. Tr. **1908**. Victoria 1909.
Jeanselme, Cours de dermatologie exotique. Paris **1904**, 104.
Le Dantec, Précis de pathologie exotique. Paris **1900**, 725. — *Lipschütz, B.*, Bakteriologischer Grundriß und Atlas der Geschlechtskrankheiten **1913**.
Macleod, A case of granuloma pudendi tropicum. Brit. J. Dermat. **19**, 73 (London 1907). — *Maitland*, Ätiologie des Granuloms der Scham. Biol. med. J. Juni **1907**. — *Manson, P.*, Ulcerating granuloma of the pudenda. J. trop. med. **1899**, 156 a. J. trop. Dis. New York 1899. — *Derselbe*, J. trop. Dis. London 1903. — *Martini*, Arch. Schiffs- u. Tropenhyg. **1912**. — *Mayer, Martin* und *H. da Rocha Lima*, Venerisches Granulom im Handb. Hautkrkh. Jadassohn. **21**, 433. Berlin: Julius Springer 1927. — *Mc Glinn, John*, The treatment of granuloma inguinale with tartar emetic. Amer. J. Obstetr. **12**, 665 (1926) u. Ber. Gynäk. **12**, 23 (1927).
Ozzard and *F. Neal*, Brit. Guiana med. **10** (1898).
Plehn, Das venerische Granulom in Menses Handb. Tropenkrkh. 2. Aufl. **2**, 209 (1914).
Renner, Notes on a case of ulcerating granuloma of the pudenda. J. trop. Med. **6**, 139 (London 1903). — *Rosenau* and *Anderson*, Ulcerating granuloma of the pudenda. Handb. Pract. Treat. Philadelphia u. London **2**, 723 (1911).
Sabella, Due casi di granuloma ulceroso della pudende. Policlin. Roma **19** (1913). — *Siebert*, Zur Ätiologie des venerischen Granuloms. Arch. Schiffs- u. Tropenhyg. **11**, 379 (1907).
Taussig, Fred, Contribution to the pathology of the vulva diseases. Amer. J. Obstetr. **6** (1923). Ref. Zbl. Hautkrkh. **12**, 227 (1924) u. Ber. Gynäk. **4**, 55 (1924). — *Thierfelder, M. U.*, Beiträge zur Kenntnis des venerischen Granuloms. Arch. Schiffs- u. Tropenhyg. **29**, 690 (1925). — *Thierfelder, M. U.* und *M. Thierfelder-Thillot*, Studien über das venerische Granulom. Vorl. Mitt. Arch. Schiffs- u. Tropenhyg. **28**, H. 6, 221 (1924). Ref. Ber. Gynäk. **7**, 301 (1925).
White, Ulcerating granuloma of the pudenda. Intercolon. Med. Congress. Austral. trop. 1902. — *Wise*, A note on the etiology of granuloma pudendi. Brit. med. J., Juni **1906**.

II. Ulcerationen bei akuten Infektionskrankheiten.

Herpes vulvae.

Bataille, Herpès végétant de la vulve, simulant des plaques muqueuses. Bull. Soc. franç. Dermat. **3**, 125 (Paris 1892) u. Ann. de Dermat. **1892**, 289. — *Bergh*, Om herpes genitalis saerligt om Herpes menstrualis. Kopenhagen med. Selsk. Forh. **1889/90**, 21. — *Derselbe*, Herpes menstrualis. Mh. Dermat. **10**, 1 (1890). — *Bettmann*, Über den Herpes sexualis. Dtsch. Arch. klin. Med. **88** (1906). — *Blanc* et *Caminopetros*, Quelques considérations sur l'herpès, étude expérimentale de l'herpès génital. Ann. Inst. Pasteur. **38**, 152 (1924). Ref. Ber. Gynäk. **7**, 466 (1925). — *Blaschko*, „Herpes" in Mraček. Handb. Hautkrkh. 1. — *Derselbe*, Berl. dermat. Ges. 9. Mai 1905.
Cooper, A note on herpes progenitalis from a diagnostic point of view. Brit. med. J. **1**, 1219 (1900). — *Cottle, Wyndham*, Herpes gestationis. St. George Hosp. Rep. **1879**, 626.
Daggett, A case of neuralgic herpes progenitalis. Univ. M. Mag. Philadelphia **1**, 417 (1888/89).

Le Fur, Herpès genital compliqué d'herpès uréthral et d'uréthrite herpétique. Ann. Mal. Dis. **15**, 1105. Paris 1897.

Goth, Herpes zoster in graviditate. Orv. Hetil. (ung.) **1903**, Nr 9. Ref. Zbl. Gynäk. **1904**, Nr 47, 1454. — *Grüter, Wilhelm*, Das Herpesvirus, seine ätiologische und klinische Bedeutung. Münch. med. Wschr. **1924**, Nr 31, 1058.

Hutchinson, Very troublesome, almost persistent herpes of the prepuce; long continued use of arsenic; great benefit. Arch. Surg. **1**, 351. London 1889—90.

Ittmann und *Ledermann*, Die Dermatitis herpetiformis und ihre Beziehungen zu ähnlichen Hautkrankheiten. Arch. f. Dermat. **1892**.

Jacquet, Herpes der Vulva. La Pratique de dermatologique Jacquet. **2**, 816. Paris: Massin 1901. — *Jenningo*, Herpes progenitalis. New Zealand Med. J. Dunnedin **3**, 37 (1889—90).

Kopytowski, Zur pathologischen Anatomie des Herpes progenitalis. Arch. f. Dermat. **68**, 55 (1904).

Labouré, De l'herpès vulvaire. Paris 1879. — *Legendre*, Über Herpes vulvae. Arch. gén., August **1853**. Ref. Schmidts Jb. **80**, 220 (1853) u. Mém. herpès de la vulve. Paris 1853. — *Levin*, Über Herpes bei Frauen und seine Beziehungen zur Menstruation. Dtsch. med. Wschr. **1900**, Nr 17/18, 277. — *Lipschütz*, Untersuchungen über die Ätiologie der Krankheiten der Herpesgruppe. Arch. f. Dermat. **136**, 428 (1921). — *Lutaud*, L'herpès génital et infectieuse chez la femme. J. méd. Paris **18**, 397 (1906).

Pinto, Étude sur l'herpès génital chez l'homme et chez la femme. Paris 1885.

Ravaut et *Darré*, Contribution à l'étude des herpès génitaux. Gaz. Hôp. **1903**, Nr 119.

Scherber, Herpes genitalis im Handb. Geschlechtskrkh. **1**. Dermat. Z. **30**, 148 (1913).

Treymann, Herpes zoster. Petersburg. med. Wschr. **36** (1876). Ref. Schmidts Jb. **178**.

Unna, On herpes progenitalis, especially in women. J. Cut. a. Dis. **1883**, Nr 11.

Ulcus vulvae acutum Lipschütz.

Appel, Ulcus vulvae acutum. Altonaer Ärztl. Ver. 29. März 1916. Ref. Münch. med. Wschr. **1916**, Nr 20, 719. — *Arzt*, Demonstration in der Wien. dermat. Ges. Ref. Zbl. Hautkrkh. **14**, 35 (1924).

Beutler, Ulcus vulvae acutum. Inaug.-Diss. Bonn 1920. — *Bingel*, Über Ulcus vulvae acutum. Dermat. Z. **33**, 57 (1921). Ref. Jber. Geburtsh. **35**, 152 (1923). — *Buquicchio*, Klinisch-experimenteller Beitrag zur Kenntnis akuter nicht venerischer Ulcerationen des äußeren weiblichen Genitales (ital.). Ref. Zbl. Hautkrkh. **18**, 640 (1926).

Carol, W. L. u. *Charl. Ruys*, Über Aphthosis und Ulcus vulvae acutum. Nederl. Tijdschr. Geneesk. **72**, 396 (1928). Ref. Ber. Gynäk. **14**, 227 (1928). — *Crosti*, Betrachtungen über einige Fälle von akuten Ulcerationen nicht venerischer Natur der äußeren weiblichen Genitalien (ital.). Ref. Zbl. Hautkrkh. **18**, 640 (1926).

Delbanco, Ulcus vulvae acutum (Lipschütz). Dermat. Wschr. **1926**.

Finnerud, Ulcus vulvae acutum (Lipschütz). Arch. of Dermat. **13**, 55 (1926). Ref. Ber. Gynäk. **11**, 294 (1926). — *Frommer, Benedikt*, Über einen Fall von Ulcus vulvae acutum (Lipschütz). Dermat. Wschr. **81**, Nr 30, 1111 (1925). Ref. Ber. Gynäk. **9**, 331 (1926).

Galewsky, Versammlung Deutscher Naturforscher und Ärzte. Leipzig 1922. — *Groß, S.*, Über Ulcus vulvae acutum (Lipschütz). Wien. klin. Wschr. **1914**, Nr 10, 234.

Koch, Über das Ulcus vulvae. Arch. Dermat. **34** (1896). — *Kumer*, Demonstration eines Falles von Ulcus vulvae acutum. Wien. dermat. Ges. 1920.

Lenartowicz, J. T., Über Ulcus vulvae acutum (Lipschütz). Wien. klin. Wschr. **1917**, Nr 9, 266. — *Lipschütz, B.*, Klinische und bakteriologische Untersuchungen über das Ulcus venereum und seine Komplikationen. Arch. f. Dermat. **76**, 349 (1905). — *Derselbe*, Über eine eigenartige Geschwürsform des weiblichen Genitales (Ulcus vulvae acutum). Arch. f. Dermat. **114**, 363 (1913). — *Derselbe*, Demonstration über eigenartige Geschwüre am Genitale. Ges. Ärzte, Wien, 2. Mai 1913. Ref. Wien. klin. Wschr. **1913**, Nr 19, 476. — *Derselbe*, Bakteriologischer Grundriß und Atlas der Geschlechtskrankheiten. Leipzig: Joh. Ambrosius Barth 1913, 63. — *Derselbe*, Über Ulcus vulvae acutum. Wien. klin. Wschr. **1918**, Nr 17, 461. — *Derselbe*, Untersuchungen über nicht venerische Gewebsveränderungen am äußeren Genitale des Weibes. Arch. f. Dermat. **128**, 261 (1921) u. **131**, 104 u. 114 (1921). — *Derselbe*, Die Reinzüchtung des Bacillus crassus und die Frage der Nomenklatur des Ulcus vulvae acutum. Arch. f. Dermat. **134**, 370 (1921). — *Derselbe*, Ulcus vulvae acutum. Dermat. Studien, herausg. v. Unna u. Rille **25** (1923). Ref. Zbl. Gynäk. **1924**, Nr 38, 2101 u. Ber. Gynäk. **5**, 250 (1924). — *Lipschütz* und *Brünauer*, Das histologische Bild des Ulcus vulvae acutum. Arch. f. Dermat. **136**, 48 (1921). — *Löwy, O.*, Eine einfache Schale zum Züchten anaerob wachsender Bakterien. Wien. klin. Wschr. **1917**, Nr 39, 1240. — *Loewi, E.*, Über die Benennung des Bacillus crassus (Lipschütz) usw. Zbl. Bakter. **88** I Orig. (1921).

Mc Donagh, Acute ulceration of the vulva (Ulcus vulvae acutum). Brit. J. Dermat. **36**, Nr 7, 285 (1924). Ref. Zbl. Hautkrkh. **16**, 470 (1925). — *Monacelli, Mario*, Sur quelques cas „d'ulcus vulvae acutum". Ann. Mal. vénér. **22**, 20 (1927). Ref. Ber. Gynäk. **12**, 434 (1927).

Oelze-Rheinboldt, Meta, Über Ulcus vulvae acutum und Scheidenbacillus. Dermat. Wschr. **57**, Nr 38, 941 (1922). Ref. Jber. Geburtsh. **36**, 279 (1925) u. Dermat. Wschr. **76**, Nr 20, 438. — *Olson*, Veneroid-ulcer. Arch. of Dermat. **1920**. — *Oppenheim, M.*, Demonstration eines Falles von Ulcus vulvae acutum. Wien. dermat. Ges. Ref. Arch. f. Dermat. **1920**.

Pinard, Marcel, Périnéo-vulvite ulcéro hypertrophique syphiloide. Bull. Soc. franç. Dermat. **1922**. Ref. Zbl. Hautkrkh. **6**, 63 (1923).

Roederer et *Sloimovici*, Ulcère aigu de la vulve. Bull. Soc. franç. Dermat. **34**, 263 (1927). Ref. Zbl. Hautkrkh. **24**, 727 (1927). — *Rostenberg* and *Finnerud*, Ulcus vulvae acutum. Arch. of Dermat. **13**, Nr 4 (1926).

Sachs, O., Beiträge zur Pathologie der Vulvitis. Wien. klin. Wschr. **1905**, Nr 23, 602. — *Salpeter*, Genitaltumoren. Lemberg. dermat. Ges. **1925**. Ref. Zbl. Hautkrkh. **18**, 747 (1926). — *Scherber, G.*, Handbuch der Geschlechtskrankheiten. Wien: Alfred Hölder 1910. — *Derselbe*, Zur Klinik und Ätiologie einiger am weiblichen Genitale auftretender seltener Geschwürsformen. Dermat. Z. **20**, 140 (1913). — *Derselbe*, Weitere Mitteilungen zur Klinik und Ätiologie der pseudotuberkulösen Geschwüre am weiblichen Genitale. Wien. klin. Wschr. **1913**, Nr 26, 1070. — *Derselbe*, Zusammenfassung der Klinik der pseudotuberkulösen Geschwüre sive Ulcus acutum vulvae und der Mitteilung der gelungenen Reinkultur der in den Geschwüren vorkommenden Bacillen mittels eigener Züchtungsmethoden. Wien. klin. Wschr. **1918**, Nr 7, 179. Ref. Zbl. Gynäk. **1918**, Nr 39, 690. — *Derselbe*, Über die Beziehungen der in den pseudotuberkulösen Geschwüren sive Ulcus acutum vulvae sich findenden Bacillen zu den Scheidenbacillen Döderleins. Wien. klin. Wschr. **1918**, Nr 37, 1005. — *Derselbe*, Die erosive und gangränöse Balanitis und Vulvitis. Wien. med. Wschr. **1923**, 436. — *Schugt*, Das Ulcus vulvae acutum (Lipschütz) und seine Ätiologie. Zbl. Gynäk. **1925**, Nr 39, 2180. — *Stryker*, Ulcus vulvae acutum. Arch. of Dermat. **15**, 54 (1927).

Tschopin, Über Geschwüre an den weiblichen Genitalien ohne venerischen Ursprung. Ref. Arch. f. Dermat. Orig. **97**, 468 (1909).

Umanskij, Zur Lehre des Ulcus vulvae acutum. Ref. Ber. Gynäk. **14**, 547 (1928).

Volk, R., Zum Krankheitsbegriff des sog. Ulcus acutum vulvae. Wien. klin. Wschr. **1914**, Nr 10, 236. Ref. Münch. med. Wschr. **1914**, Nr 13, 727.

Welander, Insonte oberflächliche (Ano)-Genitalgeschwüre bei Frauen. Arch. f. Dermat. **68**, 403 (1903). — *Werther*, Ulcus vulvae acutum. Ref. Zbl. Hautkrkh. **17**, 846 (1925).

Diphtherie der Vulva.

Atzrott, Über primäre Diphtherie der Vulva. Z. ärztl. Fortbildg. **1921**, Nr 20, 572.

Baginsky, Diphtherie und diphtherischer Croup. In Nothnagel: Spez. Path. 2. — *Biberstein, Hans*, Über Hautdiphtherie, insbesondere die ekzematoide Form. Med. Klin. **1922**, Nr 6, 168. — *Billquist*, Über Vulvovaginitis diphtheritica. Hygiea **86** (1924). Ref. Zbl. Hautkrkh. **17**, 365 (1925). — *Biro*, Vulvovaginitis diphtherica. Orv. Hetil. (ung.) **1902**, Nr 19. Ref. Jber. Geburtsh. **17**, 208 (1903). — *Black*, Diphtheric vulvitis in a girl of 16 years. Prov. med. J. Leicester, Juni 1887. — *Bourut*, Die puerperale Infektion mit dem Diphtheriebacillus. Obstétr. **1911**, Nr 10. Ref. Zbl. Gynäk. **1912**, Nr 16, 523. — *Brinkmann*, Zwei Fälle von Scheidendiphtherie mit Behringschem Serum behandelt. Dtsch. med. Wschr. **1896**, Nr 24, 384. — *Bumm, Ernst*, Über Diphtherie und Kindbettfieber. Z. Geburtsh. **33**, 126 (1895).

Coggi, Su un caso di difterite vulvare primitive. Clin. ostetr. **29** (1927). Ref. Ber. Gynäk. **12**, 434 (1927). — *Coldstream*, Case of diphtheria of the vulva. Brit. med. J. 9. Mai 1890. — *Cones, W. B.*, A case of diphtheria of the vulva. Boston med. J. November **1897**, 470. — *Cuthbertson*, Diphtheritische Genitalaffektion. J. amer. med. Assoc. **1908**, 965.

Dukelski, Löfflersche Diphtheriebacillen im Sekrete einer chronischen Vulvovaginitis. Wratsch. Gaseta **1903**. — *Duncan*, Diphteritic inflammation of precident ulcus in the vagina. Edinburgh med. J. **8** (1862—63).

Ebert, Diphtheritis vulvae. Dtsch. Klin. **1856**, Nr 21. Ref. Schmidts Jb. **91**, 348 (1856). — *Egyedi*, Kombination von syphilitischem Primäraffekt der Vulva mit isolierter Vulvitis diphtherica. Dtsch. med. Wschr. **1916**, Nr 44, 1354. — *Eriksson*, Fall von Vulvovaginitis durch Diphtheriebacillen verursacht. Hygiea **1903**. Ref. Mschr. Geburtsh. **9**, 846 (1899).

Fabre et *Bourret*, Einige neue Beobachtungen über Streptokokken im Wochenbett. Obstetr., Aug. **1910** u. Ref. Zbl. Gynäk. **1911**, Nr 10, 427 u. Jber. Geburtsh. **25**, 762 (1912). — *Ferreira* und *Neves*,

Fall von primärer Diphtherie der Vulva und Vagina. Practitioner. 112, 53 (1924). Ref. Zbl. Hautkrkh. 13, 208 (1924). — *Freund, H. W.*, Über Diphtheritis vaginae und Osteomyelitis im Wochenbett. 77. Vers. dtsch. Naturforsch. u. Ärzte Meran. Zbl. Gynäk. 1905, Nr 41, 1238. — *Freymuth* und *Petruschky*, Ein Fall von Vulvitis gangraenosa. (Noma genitalium) mit Diphtheriebacillenbefund. Dtsch. med. Wschr. 1898, Nr 15, 232. — *Fritsch, Heinrich*, Die Krankheiten der Frauen. 10. Aufl. 1901, 55. — *Füllenbaumowna, Laura*, Ein Fall von primärer Diphtherie der Geschlechtsteile bei einer erwachsenen Frau (polnisch). Ref. Zbl. Hautkrkh. 17, 366 (1925).

Gailleton, Diphtèroide vulvaire chlorate de potasse guérison rapide. Mém. et C. r. Soc. Méd. Lyon 3, 213 (1863—67). — *Gayton*, A case of paralysis following diphtheria of the genitale only. Lancet 1894. — *Giorelli, E.* et *Brinda, A.*, L'emploi du serum antidiphtherique dans le traitement des stomatites et des vulvo-vaginites de l'enfant. Arch. Méd. Enf. 12, 724 (1905). Ref. Schmidts Jb. 289, 247 (1906). — *Gnichtel, A.*, Ein Fall von diphtherischer Vulvitis bei einem Kinde. J. Dis. New York 22, 532 (1894). — *Gourfein*, Un cas de diphthérie ovulaire consécutiv à la vulvite diphthérique chez une petite fille de 5 ans. Rev. Suisse rom. 1901, Nr 9, 557.

Hassenstein, Ungewöhnliche Form diphtherischer Erkrankung übertragen durch eine Hebamme. Dtsch. med. Wschr. 1899, Nr 25, 407. — *Haupt, Walther*, Über puerperale Diphtherie. Med. Klin. 1921, Nr 17, 490. — *v. Herff*, Ein Fall von Hospitalbrand an der Vulva. Dtsch. med. Wschr. 1890, Nr 43, 949. — *Hill*, Lancet 1889.

Kleinschmidt, Beitrag zur primären Diphtherie der Vulva. Arch. f. Dermat. 130, 515 (1921). — *Klimenko*, Zur Frage über Diphtherie der Genitalien bei Kindern. Russk. Wratsch 1913, Nr 9. Ref. Jber. Geburtsh. 27, 136 (1914). — *Kromayer, Ernst*, Diphtherie der Vulva bei Erwachsenen unter dem Bild des Ulcus molle. Dermat. Wschr. 71, 770 (1920).

Lash, Abraham, Diphtheritic vaginitis. Surg. usw. 40, 556 (1925). Ref. Zbl. Hautkrkh. 17, 929 (1925). — *Leendertz*, Primäre Vaginal- und Hautdiphtherie mit postdiphtherischen Lähmungen. Med. Klin. 1920, Nr 6, 151. — *Leick*, Primäre Diphtherie der Vulva. Dtsch. med. Wschr. 1900, Nr 12, 196. — *Lenaerts*, Primäre Diphtherie der Vulva bei einem 16$^{1}/_{2}$jährigen jungen Mädchen. Cliniques Bruxelles 1890, Nr 31. — *Leszcynski*, Primäre Diphtherie der Vulva. Lemberg. dermat. Ges. 26. Juni 1924. Ref. Zbl. Hautkrkh. 16, 523 (1925). — *Longyear, H. W.*, Puerperale Diphtherie. Amer. J. Obstetr. 36, 489. Ref. Jber. Geburtsh. 11, 791 (1898).

Manjkowski, Ein Fall von Diphtheria nasi und der Geschlechtsteile (russ.). Ref. Jber. Geburtsh. 16, 393 (1903). — *Marschalko*, Arch. f. Dermat. 94, 379 (1909). — *Mondolfo*, Due casi de difterite primaria della cute e dei genitali. Riv. critica clin. Med. 1918, Nr 3 u. 4 u. Ref. Jber. Geburtsh. 32, 45 (1922). — *Müller, A. W. K.*, Über seltenere Lokalisation des Diphtheriebacillus auf Haut und Schleimhaut. Dtsch. med. Wschr. 1899, Nr 6, 91.

Neugebauer, F. v., Atresia vulvae nach Diphtherie. Ref. Gynäk. Rdsch. 6, 193 (1912). — *Nisot*, Diphthérie vagino-utérine puerperale. Sérothérapie, guérison. Bull. Soc. belge gynéc. 8. année 1896.

Orband, Allg. Wien. med. Ztg 1907, Nr 45.

Peiper, Drei Fälle von Diphtheria vulvae. Greifswald. med. Ver. 2. März 1918. — *Penkert, M.*, Rezidivierende menstruelle Vulvadiphtherie. Med. Klin. 1913, Nr 3, 100. — *Petrovic*, Diphtherie der Vulva. Serbisches Arch. Med. 26, Nr 3, 106 (1924). Ref. Ber. Gynäk. 8, 57 (1925).

Reichold, Fall von primärer Vulvadiphtherie bei einem neunmonatlichen Kinde. Ärztl. Ver. Nürnberg. Ref. Münch. med. Wschr. 1901, Nr 26, 1074.

Sachs, Heinz, Pseudodiphtherie am weiblichen Genitale. Med. Klin. 1924, Nr 43, 1503. — *Sänger-v. Herff*, Enzyklopädie der Geburtshilfe und Gynäkologie 1, 256. Leipzig: Vogel 1900. — *Saun, Anna v.*, Diphteric vaginitis in children. J. inf. Dis. 33 (1923). Ref. Zbl. Hautkrkh. 12, 100 (1924). — *Schucht, A.*, Zur Kenntnis der diphtherischen Hautentzündungen usw. Arch. f. Dermat. 85, 105 (1907). — *Schwab, Th.*, Zwei Fälle von ausgedehnten Ulcerationsprozessen an Mund und Genitalien, hervorgerufen durch Diphtheriebacillen. Arch. f. Dermat. 68, 101 (1903). — *Silberstein, Leo*, Ein Fall von Vulvovaginitis diphtherica. Dtsch. med. Wschr. 1900, Nr 35, 566. — *Smet, de E.*, Primäre Diphtherie der Vulva bei einem 16$^{1}/_{2}$jährigen jungen Mädchen. Clinique Bruxelles 4, 481 (1890). — *Smith, L. L.*, Report of a case of diphtheria of the vulva in a child three years of age. New York med. J. 93, 24 (1911). — *Stolz, Max*, Einfluß der akuten Infektionskrankheiten auf die weiblichen Geschlechtsorgane in v. Frankl-Hochwart, v. Noorden, v. Strümpell. Die Erkrankungen des weiblichen Genitales in Beziehung zur inneren Medizin. Wien und Leipzig: Alfred Hölder 1913.

Tièche, Korresp.bl. Schweiz. Ärzte 1903, Nr 15. — *Toch, S.*, Beiträge zur Kasuistik der extrapharyngeal und extralaryngeal beginnenden Diphtheritis (Vulva-Diphtherie). Prag. med. Wschr. 1896, Nr 21. — *Tripputi*, Contributo clinico e anat.-patol. alla conoscenza della difterite primitiva della vulva.

Pediatria **30** (1922). Ref. Jber. Gynäk. **36**, 277 (1925). — *Trousseau,* Clinique méd. de l'hôtel Dieu de Paris **1861**, 349.

Versari, Contributo allo studio della difterite primitiva della vulva (ital.). Ref. Ber. Gynäk. **11**, 439 (1927).

Ware, A case of diphtheria of the vulva. Lancet **1**, 382. London 1900. — *Wijckerheld, Bisdom* und *Christie,* Vulvovaginitis diphtherica. Nederl. Maandschr. Geneesk. **14**, 84 (1927). Ref. Zbl. Hautkrkh. **24**, H. 9/10, 727 (1927). — *Williams, J. W.,* Diphtheria of the vulva. Amer. J. Obstetr., Aug. **1898**. Ref. Jber. Geburtsh. **13**, 437 (1900). — *v. Winckel,* Handb. Geburtsh. **3 II**, 602 (1906). — *Woronichin,* Handb. Kinderheilk. N. F. **26**.

Pocken und Impfpocken der Vulva.

Asloan, Vulvar Eruption occuring after vaccination. Brit. med. J. 21. Febr. 1903.

Berglund, Ein ungewöhnlicher Fall von Vulvitis. Hygiea **89**, 221 (1927). Ref. Zbl. Hautkrkh. **24**, H. 9/10, 727 (1927).

Capellani, Pocken und Schwangerschaft. Arch. Obstetr. **3** (1912). Ref. Zbl. Gynäk. **1913**, Nr 36, 1337.

Diósszilagyi, Magy. orv. Arch. **6**, H. 18 (1925).

Forgues, Variole et puerpéralité. Thèse de Toulouse **1909**. Ref. Zbl. Gynäk. **1910**, Nr 28, 970.

Geipel, Pockenerkrankungen der Vulva. Gynäk. Ges. Dresden, 29. Novbr. u. 18. Dzbr. 1919. Ref. Zbl. Gynäk. **1920**, 180 u. 274.

Hansen und *Nölke,* Mitt. Ver. schleswig-holsteinscher Ärzte N. F. **6** (1897). — *Hofmeier,* Handb. Frauenkrkh. 53. Leipzig: Vogel 1921.

Joachimovits, Solitäre Vaccineinfektion der Vulva bei einem nicht geimpften Kind. Zbl. Gynäk. **1926**, Nr 50, 3193. — *Jochmann, G.,* Lehrb. Infektionskrkh. 879. Berlin: Julius Springer 1914.

Leven, Leonhard, Fall von Vaccineübertragung auf die Vulva. Dtsch. med. Wschr. **1908**, Nr 43, 1856. — *Loewenbach* und *Brandweiner,* Die Vaccineübertragung des weiblichen Genitales. Mh. Dermat. **36**, 5 (1903).

Polano, Eine Vaccineinfektion der äußeren Genitalien usw. Verh. dtsch. Ges. Gynäk. **12**, 418 (1908). — *Potenko,* Russ. J. Geburtsh. **1906**. Ref. Zbl. Gynäk. **1908**, Nr 10, 351.

Scherber, Wien. med. Wschr. **1923**. — *Stolz, M.,* Einfluß der akuten Infektionskrankheiten auf die weiblichen Geschlechtsorgane in Frankl-Hochwart: Die Erkrankungen des weiblichen Genitale in Beziehung zur inneren Medizin. 2. Wien 1913.

Voigt, Wien. med. Wschr. **1907**, 1977.

Weißwange, Ein seltener Sitz von Impfpusteln. Zbl. Gynäk. **1910**, Nr 3, 81.

Gangrän und Noma der Vulva.

Auvard, Praktisches Lehrbuch der Gynäkologie. Deutsch von Löwenhaupt, Leipzig **1898**, 150.

Bartsch, Quecksilbervergiftung mit tödlichem Ausgang. Münch. med. Wschr. **1907**, Nr 43, 2138. — *Beaugrand,* Gangrän der Vulva bei kleinen Mädchen. J. Conn. méd. prat., Sept. 1843. Ref. Schmidts Jb. **5**, Suppl., 114 (1847). — *Billard,* zit. nach Kiwisch Ritter v. Rotterau. Klin. Vortr. **1852 II**, 463. — *Brown, B.,* Gangrän der äußeren Genitalien beim Weibe. Med. a. Surg. rep. Philadelphia **1890**, 644. — *Brüning-Schwalbe,* Handbuch der allgemeinen Pathologie und pathologischen Anatomie des Kindesalters **1**, 90. Wiesbaden: J. F. Bergmann 1912. — *Buday,* Beitr. path. Anat. **38**, 261. — *Bué,* De l'oedème vulvaire dans l'état puerpéral, gangrène vulvaire. Le nord. méd. **6**, Nr 118, 205 (1899).

Chavanna, Diuna epidemia di difterite gangrenosia delle parti genitali nelle puerpere all' ospedale de la Charité Lione nel 1850. Gazz. med. ital. lomb. **3 III**, 141, 177, 377. Milano 1852.

Deutsch, Über Noma. J. Kinderkrkh. Jan. u. Febr. 1851. Ref. Schmidts Jb. **69**, 343.

Ernst, Ein Beitrag zur „spontanen foudroyanten" Gangrän, speziell in der Genitoanalregion des Weibes. Allg. Wien. med. Z. **1902**, Nr 39.

Fabricius, Ulcus gangraenosum serpiginosum. Demonstr. geburtsh.-gynäk. Ges. Wien 29. Jan. 1907. Ref. Zbl. Gynäk. **1907**, Nr 22, 638. — *Fournier,* Gangrène de la vulve. Soc. de dermat. et de syph. 12. Jan. 1893. Ref. Jber. Geburtsh. **7**, 206 (1894). — *Freymuth* und *Petruschky,* Ein Fall von Vulvitis gangraenosa (Noma genitalium) mit Diphtheriebacillenbefund. Dtsch. med. Wschr. **1889**, Nr 15, 232.

Gayton, Lancet 1894. — *Godlee,* Noma vulvae. New York med. Rec. 23. Sept. 1882. Ref. Zbl. Gynäk. **1883**, Nr 10, 167. — *Goth,* Ein Fall von Gangraena phlegmonosa vulvae bei einer Schwangeren. Zbl. Gynäk. **1906**, Nr 18, 514. — *Grenser,* Ein Fall von phagedänischem, nicht luetischem Geschwür der Vulva. Gynäk. Ges. Dresden. 9. Okt. 1890. Ref. Zbl. Gynäk. **1891**, Nr 1, 24. — *Gret, Luis, G.,* Vulvo-vaginale Gangrän bei Endometritis. Semana méd. 30, Nr 22, 1043. Siglo méd. (span.). 72, Nr 3631, 672. Ref. Ber. Gynäk. 2, 394 (1924).

O'Hagan, Akzidentelle Gangrän der Vulva. Brit. med. J. 2, 1108. London 1894. — *Hammer*, Über Vulvitis und Vaginitis gangraenosa mercurialis. Münch. med. Wschr. 1919, Nr 14, 383. — *v. Heine, C.*, Der Hospitalbrand im Handbuch der allgemeinen und speziellen Chirurgie v. Pitha und Billroth 1 II, 187. Stuttgart 1869/74. — *Hennig, Karl*, Bericht über die medizinische Poliklinik Leipzig 1848 bis 1852. (Noma.) Ref. Schmidts Jb. 76, 370 (1851). Lehrb. Krankh. des Kindes 153. Leipzig 1855. — *Henoch*, Vorlesungen über Kinderkrankheiten 1890, 5. Aufl. u. 1903. — *Herff, O. v.*, Ein Fall von Hospitalbrand an der Vulva nebst Bemerkungen über die Behandlung dieser Krankheit. Dtsch. med. Wschr. 1890, 949. — *Herzog, Th.*, Gangraena vulvae bei einer Schwangeren. Münch. med. Wschr. 1917, Nr 17, 553. — *Hildebrandt*, Inaug.-Diss. 1894. — *Hitschmann* und *Lindenthal*, Über die Gangrène foudroyante. Arch. klin. Chir. 59, 77 (1899). — *Hoehne, O.*, Über Vulvaödem in der Schwangerschaft. Arch. Gynäk. 106, 328 (1917). — *Hofmann, Arthur*, Untersuchung über die Ätiologie der Noma. Bruns' Beitr. 44, 205 (1904). — *Hohl*, Lehrb. Geburtsh. 1862. — *Hüter*, Brand der äußeren Geschlechtsteile bei Schwangeren. Dtsch. Klin. 48 (1852). — *Humbert*, Beobachtungen über Gangrän der Vulva bei Neu-Entbundenen. Schmidts Jb. 169, 278 (1876).

Jochmann, Lehrbuch der Infektionskrankheiten. Berlin: Julius Springer 1914. — *Joers, Wilhelm*, Quecksilbervergiftung von der Vagina ausgehend. Münch. med. Wschr. 1921, Nr 18, 554.

Kiwisch Ritter von Rotterau, Klin. Vorträge 2. Abtlg. Prag 1852. — *Krasin*, 2 Fälle von sog. Noma und der heutige Stand der Lehre von der Ätiologie dieser Krankheit. Russ. Med. 1892, Nr 21/22, 334. — *Krukowski*, Geheilte Vulvanekrose (poln.). Ref. Ber. Gynäk. 2, 481 (1924).

Labadie-Lagrave et *Legueu*, Traité méd.-chir. Gynec. Paris 1914. — *Lougee, W. H.*, Noma der Scham. Homoeop. J. Obstetr. New York 11, 21 (1889).

Markoe, Report of a case of gangrene of the vulva, vagina and cervix following abortion at the sixth month. Bull. Lying Hosp. City New York 1909, 143. Ref. Mschr. Geburtsh. 33, 513 (1911). — *Matzenauer, R.*, Wien. dermat. Ges. 16. Nov. 1898. — *Derselbe*, Zur Ätiologie des Hospitalbrandes. Wien. klin. Wschr. 1900, Nr 20, 467. — *Derselbe*, Zur Kenntnis und Ätiologie des Hospitalbrandes. Arch. f. Dermat. 52, 294 (1901) u. 55, 67, 397 (1901). — *Michailoff*, Gangrän der äußeren Genitalien infolge von Coitus. Geburtsh.-gynäk. Ges. Kiew, 31. Oktbr. 1894. Ref. Jber. Geburtsh. 1896, 841. — *Mohr*, Fall von schwerer gangränöser Diphtherie der Vulva. Med. Ges. Nürnberg 1900. — *Müller, A. W. K.*, Über seltene Lokalisation des Diphtheriebacillus auf Haut und Schleimhaut. Dtsch. med. Wschr. 1899, Nr 6, 89. — *Müller, Peter*, Handb. Geburtsh. 2, 888. Stuttgart: Enke 1889.

Neubeck, Quecksilbervergiftung mit tödlichem Ausgang nach Einspritzungen von Hydrarg. salicyl. Dermat. Z. 9, H. 4 (1902).

Perlmann, Gangrän der Labia majora mit Symbiose von Streptokokken und echten Diphtheriebacillen nach Masern. Schles. dermat. Ges. Breslau. 18. Nov. 1922. Ref. Zbl. Hautkrkh. 7, 310 (1923). — *Petruschky*, Ein Fall von Vulvitis gangraenosa (Noma genitalium) mit Diphtheriebacillenbefund. Dtsch. med. Wschr. 1898, Nr 15, 229. — *Philipps*, Gangrene of the vulva following labour. Brit. med. J. 2, 13 (1894). — *Powell, Cuthbert*, Ausgedehnte Zerstörung der Vulva und ihrer Umgebung, wahrscheinlich verursacht durch Pneumokokken. J. amer. med. Assoc., April 1915. Zbl. Gynäk. 1916, Nr 23, 458.

Queely, E. S. W., Gangränöse Entzündung der Labien. Fall von Noma. Lancet 1, 74. London 1889.

Rach, Gangrän der großen Labien. Ges. inn. Med. Wien, 9, 245, Nov. 1910. Ref. Wien. klin. Wschr. 1910, Nr 50, 1828. — *Ranke*, Zur Ätiologie und pathologischen Anatomie des nomatösen Brandes. Jb. Kinderheilk. N. F. 27, 309 (1888). — *Rona*, Der gangränöse, phagedänische, diphtherische Schanker der Autoren. Arch. f. Dermat. 67, H. 2 (1903). — *Derselbe*, Orv. Hetil. (ung.) 1903, Nr 36. — *Derselbe*, Nosokomialgangrän. Arch. f. Dermat. 71, 191 (1904). — *Rosenbach*, Der Hospitalbrand. Dtsch. Chir. 6 (1888).

Sarra, Un caso raro di gangrena simmetrica della regione vulvo-anale. Arch. internaz. Med. e Chir. Napoli 21, 368 (1905). — *Schauta*, Lehrbuch der gesamten Gynäkologie. Leipzig und Wien: Franz Deuticke 1896. — *Schmidlechner, K.*, Eine durch Vincentsche Bakterien verursachte Puerperalerkrankung. Z. Geburtsh. 56, 291 (1905). — *Derselbe*, Gangraena uteri puerperalis. Arch. Gynäk. 78, 525 (1906). — *Seitz*, Symmetrische Gangrän der Vulva bei einem 12jährigen Mädchen. Geburtsh. Ges. Hamburg, 17. Dezbr. 1919. Ref. Zbl. Gynäk. 1920, Nr 8, 212. — *Spillmann, L.*, Gangrène spontanée génitale et sérum antigangreneuse. Bull. Soc. franç. Dermat. 1924, Nr 5, 15 u. Ref. Zbl. Hautkrkh. 14, 474 (1924). — *Spillmann, L. G., Thirey* et *J. Benech*, La gangrène spontanée des organes génitaux chez l'homme et chez la femme. Paris méd. 1913, 319. — *Spillmann* et *Huffschmitt*, Gangrène génitale et pessaire. Rev. méd. 49, 114 (1921). Ref. Zbl. Hautkrkh. 1, 312 (1921). — *Stephansky*, Über eine akute, epidemische gangränöse Erkrankung bei Kindern. Dtsch. med. Wschr. **1924**, Nr 10, 305. — *Studhalter,* Gangraene of the vulva. St. Louis Clin. Rec. **2**, 130 (1875/76).

Vaillard, Étude sur une épidemie de gangrène des organes génitaux chez les nouvelles accouchées, observée à l'hôpital des cliniques Paris 1873. — *Vogel, A.,* Chemische Untersuchungen über den Typhus, auf der 2. med. Abtlg. des Allg. Krankenh. München (Erlangen 1856, 88). Gangrän der Schamlippen. Ref. Schmidts Jb. **96**, 262 (1857).

Werther, Noma vulvae. Ref. Zbl. Hautkrkh. **18**, 148 (1926). — *Wieting,* Wunddiphtherie und Hospitalbrand. Münch. med. Wschr. **1920**, Nr 9, 262. — *v. Winckel,* Handb. Geburtsh. **3 II**, 601. Wiesbaden: J. F. Bergmann 1906. — *Wolffenstein,* Die Gefahr der Quecksilberkuren und ihre Verhütung, nebst einem Falle von merkurieller Scheidengangrän. Berl. klin. Wschr. **1913**, Nr 41, 1904. — *Wood, Kinder,* Trans. med.-chir. **7**. Zit. nach Kiwisch Ritter v. Rotterau 1852, 463. — *Woronichin,* Über Noma usw. Jb. Kinderheilk. N. F. **26**, 161 (1887).

III. Ulcerationen bei chronischen Infektionskrankheiten.

Tuberkulose der Vulva.

Amann, J., Zur Frage der weiblichen Genitaltuberkulose. Internat. Gynäk.-Kongreß Rom 1902 u. Mschr. Geburtsh. **16**, 591 (1902). — *Arndt,* Tumorartige Tuberkulose der Vulva. Ges. d. Charitéärzte Berlin, Dzbr. 1907. Ref. Dtsch. med. Wschr. **1908**, Nr 6, 258. — *Arnim, Erna v.,* Tuberkulose des Os pubis. Zbl. Gynäk. **1917**, Nr 8, 194. — *Audry* et *Combéléran,* Ulcération tuberculeuse de la vulve chez une filette de 11 mois. Bull. Soc. franç. Dermat. **17**, 86. Paris 1906.

Baldowsky, Zur Lehre von der weiblichen Genitaltuberkulose (russ.). Ref. Jber. Geburtsh. **28**, 107 (1915). — *Barbour* and *Walker,* Ulcus serpiginosum vulvae. Schott. med. a. chir. J. **1** (1897, Juli). — *Behrmann,* Über primäre tumorartige Hauttuberkulose an den äußeren weiblichen Genitalien. Inaug.-Diss. Berlin 1910. — *Bender,* Vjschr. Dermat. **15**, 1907 (1888). — *Bender, Max,* Über Lupus der Schleimhäute. Arch. f. Dermat. **20**, 891 (1888). — *Bender, X.,* Tuberculose de la vulve. Rev. Gynéc. **10**, 867 (1906). Ref. Gynäk. Rdsch. **1**, 268 (1907) u. Jber. Geburtsh. **21**, 154 (1908). — *Derselbe,* Festschr. f. Pozzi. Ref. Zbl. Gynäk. **1906**, Nr 40, 1094. — *Bender* et *Nandrot,* Tuberkulöses Ulcus in der Vulvo-Perinealgegend. Bull. Soc. Anat. Paris **1904**, Nr 8, 129. Ref. Zbl. Gynäk. **1905**, Nr 43, 1341. — *Bender* et *Petit,* Tuberkulose der Vulva. Presse méd. Dzbr. 1903 u. Rev. Gynéc. **7**, 947 (1903). — *Bertolini, G.,* Anatomisch-pathologische Beiträge zur weiblichen Genitaltuberkulose. Zbl. Gynäk. **1921**, Nr 51, 1830. — *Bonnin, M.,* Contribution à l'étude de la tuberculose de la vulve. Thèse de Paris **1904**. Ref. Zbl. Gynäk. **1906**, Nr 31, 884. — *Boursier,* Sur un cas de tuberculose hypertrophique non ulcéreuse de la vulve. J. Méd. Bordeaux, Oktb. 1908. — *Bowen,* Elephantiasis from lupus. Boston med. J. **1905**, 19. — *Brandt, V. D.,* Einige Fälle von Tuberkulose der weiblichen Genitalorgane. J. Geburtsh. 1910 (russ.). Ref. Zbl. Gynäk. **1911**, Nr 39, 1391. — *Brault,* Phagedänisches Geschwür der Vulva auf tuberkulöser Basis. Gaz. Hôp. **85** (1912). Ref. Berl. klin. Wschr. **1912**, Nr 19, 911. — *Derselbe,* Phagédénisme tuberculeuse de la vulve. Bull. Soc. franç. Dermat. **23**, 215. Paris 1912. — *Breisky,* Ulcus am Praeputium clitoridis. Geburtsh.-gynäk. Ges. Wien, 17. Apr. 1888. Ref. Zbl. Gynäk. **1889**, Nr 5, 79. — *Brosin,* Ulcus (tuberculosum?) vulvae. Gynäk. Ges. Dresden, Febr. 1899. Ref. Zbl. Gynäk. **1899**, Nr 43, 1320. — *Bucura,* Tuberkulose des Schambeines beim Weibe. Wien. klin. Wschr. **1919**, Nr 20, 532. — *Bulkley,* Tuberkulose der Vulva. Amer. J. med. Sci. **1915**, 535 u. Zbl. Tbk.forschg 1915.

Camelot, A propos d'un cas de tuberculose uro-génitale chez une filette de onze ans. J. Sci. méd. Lille **1901**. — *Campana,* Clin. dermop. e sifiliopat. Genova **5** (1889). — *Cayla,* Tuberkulöse Ulcerationen der Vulva. Progrès méd. **1881**, Nr 33. Ref. Zbl. Gynäk. **1882**, Nr 5, 78. — *Chène, E.,* Lupus vulgaris der Vulva. Giorn. Ginec. et Pediatr. Torino **5**, Nr 18 u. 24, 297, 397 (1905). — *Chiarabba, U.,* Un caso di tuberculosi vulvare da tuberculosi uterina. Giorn. Gynec. et Pediatr. Torino **4**, Nr 22, 341 (1904). — *Chiari,* Über den Befund ausgedehnter tuberkulöser Ulceration in der Vulva und Vagina. Arch. f. Dermat. N. F. **18**, 341 (1866). — *Derselbe,* Über den anatomischen Befund in dem Falle von *Jarisch,* nebst Bemerkungen über die Häufigkeit der tuberkulösen Ulcerationen der Haut überhaupt. Arch. f. Dermat. **11**, 269 (1879). — *Coudray,* Ostéite tuberculose du pubis. J. Clin. et Thér. **11**, 237. Paris 1894. — *Courbelérau,* Les tuberculoses de la vulve. Thèse de Toulouse **1906**. Ref. Zbl. Gynäk. **1908**, Nr 52, 1677. — *Curschmann,* Tuberkulöses Geschwür der Vulva. Ärztl. Kreisverein Mainz, 5. Dezbr. 1911. Ref. Münch. med. Wschr. **1912**, Nr 7, 389.

Daniel, A., Un cas de tuberculose vulvaire. Bull. et Mém. Soc. Chir. **10**, 213. Bukarest 1907. *Derselbe,* Ein Fall von primär tuberkulöser Elephantiasis. Bukarest 1911. — *Daniel, Constantin,* Die elephantiastische Tuberkulose der Vulva. (Primäre tuberkulöse Elephantiasis.) Mschr. Geburtsh. **37**, 65

(1913). — *Daniel, Constantin* und *Jianu*, Tuberkuloza vulvare. Rev. Chir. Bukarest **11**. 489. 1907. Ref. Mschr. Geburtsh. **28**, 90 (1908). — *Danlos, Pathaut* et *Gaston*, Tuberculose vulvaire et leucoplasie. Bull. Soc. franç. Dermat. **17**, 358. (1906) u. Ann. de Dermat. Paris **7**, 675 (1906). — *Davidsohn, C.*, Tuberkulose der Vulva und Vagina. Berl. klin. Wschr. **1899**, Nr 25, 547. — *Demme,* Tuberkulose bei Kindern. Wien. med. Blätter **1887**, Nr 50, 1577. — *Deschamps*, Etudes sur quelques ulcérations rares et non vénériennes de la vulve et du vagin. Arch. de Tocol. **1885**, 19. — *Dimitroff*, Contribution à l'étude du lupus et des ulcérations tuberculeuses de la région ano-rectale. Thèse de Montpellier **1897**. — *Driessen*, Tuberkulöses Ulcus auf dem Labium minus. Niederl. gynäk. Ges., Febr. 1910. Ref. Zbl. Gynäk. **1910**, Nr 20, 664. — *Duncan, Matthews*, On Lupus of the Pudendum. Med. Times a. Gaz. **2** (1884). — *Derselbe*, On Haemorrhagic Lupus of the Female Genital Organs. Edinburgh. med. J. **1884**. Ref. Zbl. Gynäk. **1885**, Nr 22, 352. — *Derselbe*, On the Ulceration of Lupus of the Female Genital Organs. Trans. obstetr. Soc. **27**, 139. (1885) London. Ref. Schmidts Jb. **211**, 174 (1886). — *Derselbe*, On the Hypertrophy of Lupus of the Female generative Organs. Trans. obstetr. Soc. **27**, 230. London 1886.

Emanuel, Beitrag zur Lehre von der Uterustuberkulose. Z. Geburtsh. **29**, 135 (1894). — *Ehrmann*, Zur Kasuistik der tuberkulösen Geschwüre des äußeren Genitale. Wien. med. Presse **1901**, Nr 5.

Fehling, Lehrbuch der Frauenkrankheiten. Stuttgart: Ferdinand Enke 1893. — *Flarer, Franco*, Tuberculosi primitiva infantile della vulva. Boll. Soc. med.-chir. Pavia **37**, 573 (1925). Ref. Zbl. Hautkrkh. **19**, 191 (1926). — *Forgue* et *Massabuau*, L'éléphantiasis tuberculeuse à propos d'un cas d'éléphantiasis tuberculeuse de la vulve. Rev. Chir. **39**, Nr 6, 1029. Paris 1909. Ref. Zbl. Gynäk. **1910**, Nr 16, 551.

Gorovitz, De la tuberculose génitale chez la femme. Thèse de Paris **1900**. — *Graefe, Gerhard*, Über Tuberkulose des weiblichen Genitalapparates im Kindesalter. Mschr. Geburtsh. **1914**, 448 u. 574. — *Gravagna, M.*, Ulceratione tubercolare primitiva della vulva e della vesica. (ital.) **1922**. Ref. Jber. Geburtsh. **36**, 278 (1925).

Hallopeau et *Ribot*, Sur une ulcération tuberculeuse des petites lèvres. Ann. de Dermat. Paris **1902**, 611. — *Halter*, Seltene Tuberkuloseformen des weiblichen Genitales. Zbl. Gynäk. **1928**, Nr 18, 1148. — *Hamburger, E.*, Demonstration eines Falles von primärer Tuberkulose der Vulva. Wien. klin. Wschr. **1906**, Nr 4, 110 u. Jb. Kinderheilk. **64**, 491 (1906). — *Hansen*, Urogenitaltuberkulose eines 4jährigen Mädchens. Bibl. Laeg. (dän.) **7**. — *Havas*, Ulcera tuberculosa introitus vaginae. Zbl. Krkh. d. Harn- u. Geschlechtsorgane. Leipzig 1897, 661. — *Hellier*, Tuberculous ulceration of the perinaeum and vulva. Clin. J. **50**, 310 (1921). Ref. Zbl. Hautkrkh. **2**, 133 (1921). — *Hintze*, Lupus vulvae. Ges. Geburtsh. Leipzig, März 1896. Ref. Zbl. Gynäk. **1896**, Nr 47, 1194.

Jadassohn, Die tuberkulösen Erkrankungen der Haut in Lubarsch und Ostertags Erg. d. Path. Wiesbaden 1896. — *Derselbe*, Tuberkulose der Haut in Lessers Enzyklopädie der Haut- und Geschlechtskrankheiten **1900**. — *Jarisch*, Hautkrankheiten. Wien: Alfred Hölder 1910. — *Derselbe*, Ein Fall von Tuberkulose der Haut. Arch. f. Dermat. **1879**. — *Jesionek*, Über die tuberkulöse Erkrankung der Haut und Schleimhaut im Bereiche der äußeren weiblichen Genitalien und die Beziehungen der Tuberkulose zur Elephantiasis vulvae. Beitr. Klin. Tbk. **2**, H. 1. Würzburg 1909. — *Jessup*, Tuberculous ulcer of vulva. Proc. New York path. Soc. **14**, 72 (1914). — *Joest, E.*, Primary tuberculosis of the vulva in a cow. Vet. J. **67**, 112. London 1911. — *Jung*, Über die Tuberkulose der Genitalien. Verh. dtsch. Ges. Gynäk. **14**, 69 (1911).

Karajan, v., Ein Fall von primärer Tuberkulose der Vulva mit elephantiastischen Veränderungen der Klitoris. Wien. klin. Wschr. **1897**, Nr 42, 921. Ref. Zbl. Gynäk. **1898**, Nr 31, 852. — *Katte*, Klinische und histologische Untersuchungen über Lupus vulvae. Inaug.-Diss. Basel 1891. Ref. Zbl. Gynäk. **1892**, Nr 24, 456. — *Kroemer*, Über einige seltenere Formen der Genitaltuberkulose des Weibes. Mschr. Geburtsh. **26**, 669 (1907). — *Derselbe*, Tuberkulose der Vulva und Urethra. Verh. dtsch. Ges. Gynäk. Halle 15, II, 495 (1913). — *Krönig, B.*, Genitaltuberkulose. Verh. dtsch. Ges. Gynäk. **14**, 206 (1911). — *Küttner, H.*, Zur Tuberkulose der äußeren weiblichen Genitalien. Bruns' Beitr. **17**, 533 (1896).

Lagane, L., Ulceröse Tuberkulose der Vulva und des Hymens, gefolgt von einer Tuberkulose der Niere und der Blase bei einem jungen Mädchen. Bull. Soc. Anat. **85**, 665. Paris, Juni 1910. Ref. Zbl. Gynäk. **1911**, Nr 8, 333. — *Lasek*, Tuberkulose der Vulva. Ref. Zbl. Gynäk. **1915**, Nr 33, 583. — *Lecène*, Tuberculose de la glande de Bartholini. Ann. Gyn. Febr. 1909. Ref. Gynäk. Rdsch. **1910**. — *Lewers*, Lupus der Vulva. Lancet **1889** u. Amer. J. Obstetr. **23**, 104 (1890). Ref. Zbl. Gynäk. **1891**, Nr 9, 181. — *Logothetopulos*, Über Tuberkulose der Vulva. Arch. Gynäk. **79**, 316 (1906).

Maccari, Contributo alla studio dell' ulcera vulvare tubercolare. **1924**. Ref. Zbl. Hautkrkh. **14**, 132 (1924). — *Macdonald, Agnus*, Lupus of the Vulvo-Anal Region. Obstetr. Transact. Edinburgh **1883** u. Edinburgh. med. J. **1884**. Ref. Zbl. Gynäk. **1885**, Nr 18, 284. — *Manton*, Some rare forms of the vulvar tumor. Canad. med. a. surg. J. **16**, 281 (1887/88). — *Martin, A.*, La Normandie méd.

15. Jan. 1895 und Revue méd. de Normandie. 25. Dec. 1901. — *Martin, Ed.*, Handatlas der Gynäk. u. Geburtsh. Berlin 1878. — *Derselbe*, Fall von Lupus hypertrophicus vulvae. Mschr. Geburtsk. **18**, 350 (1861). — *Mériel*, Deux cas de tuberculose de la vulve, forme hypertrophique et forme ulcéreuse. Ann. Gynéc. Obstetr. **1909**. Ref. Zbl. Gynäk. **1910**, Nr 5, 166. — *Montgomery*, Internat. Clin. **3**, 280 (1895). — *Müller*, Zur Kasuistik der Hauttuberkulose. Mschr. Dermat. 21, 7. — *Murphy*, Tuberculosis of the female genitalia and peritoneum. Amer. J. Obstetr. a. Dis. a. Childr. **1903**. Ref. Zbl. Gynäk. **1904**, Nr 41, 1223.

Oppenheim, M., Lupus vulgaris als Ursache eines Ulcus chron. simplex vulvae et ani. Wien. dermat. Ges. **1925**. Ref. Zbl. Hautkrkh. 18, 155 (1926).

Paoli, de, Contributo allo studio della tuberculosi primitiva degli organi genitali esterni femminili nell' età adulta. Acad. med.-cir. Perugia **9** (1897). — *Peckham, Grace Murray*, A Contribution to the Study of Ulcerative Lesions of the Vulva commonly called Lupus or Esthiomène. Amer. J. Obstetr. **1887**. — *Petit, P. et X. Bender*, Tuberculose hypertrophique pseudo-éléphantiasique non ulcéreuse de la vulve. Bull. Soc. Anat. 78, 882. Paris 1903 u. Rev. Gynéc. et Clin. 7, 947 (1903). — *Pichevin*, De la tuberculose perinéale d'origine génitale. Semaine gynéc., Mai **1906**. — *Poewerlein*, Ein Fall von Tuberkulose der Vulva. Inaug.-Diss. München 1902 u. Beitr. Geburth. 8, 123 (1903). — *Potapoff*, Demonstratsija bol. s. lupus om vulvae. Tiflis 1887. — *Purslow*, Note of a case of tuberculous elephantiasis of vulva. Brit. med. J. London **1911**, 999.

Raudnitz, Zur Ätiologie des Lupus vulgaris. Arch. f. Dermat. 14 (1882). — *Rechenbach*, Ein Fall von sog. Lupus vulvae. Inaug.-Diss. Halle 1901. — *Renaud*, Tuberculose ulcéreuse primitive de la grande lèvre. Rev. Méd. suisse roman. Genève 24, 297 April 1904. Ref. Zbl. Gynäk. **1904**, Nr 34, 1029. — *Rieck*, Ein Fall von primärer Tuberkulose der Vulva einer Erwachsenen und ihre Beziehungen zum Ulcus rodens vulvae (Veit). Mschr. Geburtsh. **9**, 842 (1899). — *Riehl*, Zwei Fälle von Tuberkulose der Haut. Wien. med. Wschr. 1881. — *Derselbe*, Beiträge zur Kenntnis der Hauttuberkulose. Arch. f. Dermat. 29, 140 (1894). — *Rütter*, Ein Fall von Ulcus rodens vulvae. Mschr. Geburtsh. 46, 543 (1917). — *Russel, A. W.*, Über einen Fall von tuberkulösem Geschwür des linken Labium majus. Geburtsh.-gynäk. Ges., Glasgow, Mai **1900**. Ref. Mschr. Geburtsh. 12, 662 (1900).

Schade, Über Ulcus vulvae chronicum (tuberculosum). Mschr. Geburtsh. 51, 190 (1920). — *Schenck, F.*, Tuberkulose der äußeren weiblichen Genitalien. Bruns' Beitr. 17, 527 (1896). — *Schwimmer*, Tuberkulose der Haut und Schleimhäute. Arch. f. Dermat. 19, 37 (1887). — *Seiffert*, Über Tuberkulose der äußeren Genitalien des Weibes. Arch. f. Dermat. 113, 1015 (1912). — *Sota y Lastra, de la*, Betrachtungen über die Diagnostik und die Behandlung des Lupus und Esthiomène der Vulva. Med. pract 1, 141. Madrid 1888/89. — *Stoica*, Tuberkulose der Vulva. Inaug.-Diss. Bukarest 1907. — *Straßmann*, Seltene Erkrankung der Vulva. (Folliculitis acneiformis necroticans paratuberculosa.) Ges. Geburtsh. u. Gynäk. Berlin, Februar **1901**. Ref. Zbl. Gynäk. **1901**, Nr 15, 379.

Taylor, Isaak, Lupus serpiginosus der Cervix uteri und der Pudenda. New York med. J. **1887**, 499. Ref. Zbl. Gynäk. 1888, Nr 26, 432.

Viatte, Klinische und histologische Untersuchungen über Lupus vulvae. Arch. Gynäk. 40, 474 (1891) u. Inaug.-Diss. Basel 1891.

Wayneroff-Winarow, E., Über Tuberkulose der Vulva. Inaug.-Diss. München 1912. — *Weibel*, Tuberkulose des weiblichen Genitalapparats in Halban-Seitz 5 I, 325 (1926). — *Weinbrenner*, Über Genitaltuberkulose. Med. Ges. Magdeburg, März **1903**. Ref. Mschr. Geburtsh. 18, 186 (1903). — *Weinlechner*, Tuberkulose des äußeren Genitale. Geburtsh.-gynäk. Ges. Wien, Jan. 1889. Ref. Zbl. Gynäk. **1889**, Nr 33, 586. — *Werther*, Lupus und Hauttuberkulose. Ver. Natur- u. Heilk. Dresden, 23. Jan. 1922. — *Williams, J. W.*, Tuberculosis of the female generative organs. Hopkins Hosp. Rep. 3, 85 (1892). — *Willmott, E.*, Gegenwärtiger Stand der Behandlung des Lupus der Vulva. Ref. Jber. Geburtsh. 21, 155 (1908). — *Winter, G.*, Lehrbuch der gynäkologischen Diagnostik. 1. Aufl. **1896** u. 3. Aufl. **1907**, 360. — *Wolff, Bruno*, Tuberkulöses Ulcus einer Schamlippe. Ref. Dtsch. med. Wschr. **1907**, Nr 19, 780. — *Wolff, Josef*, Ein Fall von Ulcus luposum perinei. Inaug.-Diss. Greifswald 1895.

Zweigbaum, Ein Fall von tuberkulöser Ulceration der Vulva, Vagina und der Portio vaginalis. Berl. klin. Wschr. 1888, Nr 22, 443.

Esthiomène.

Amtschislawsky, Vrac. Djelo (russ.) **1927**, Nr 10. — *Audry* et *Dalous*, Esthiomène ano-rectovulvaire et lymphangiome. J. mal. Cutan. et Syph. **1903**, 86.

Baer, B. F., Multiple Polypoid Fibroma of the Nymphae. Amer. J. med. Sci. **1882**, 439. — *Baldy* and *Wells*, A case of recurrent vulvar Growth. Ann. J. Obstetr. Sept. **1898**. Ref. Jber. Geburtsh. 13,

438 (1900). — *Ballantyne*, Ulcus serpiginosum der Vulva. Edinburgh. obstetr. Soc. **1**, 467 (1896). — *Bandler*, Über die venerischen Affektionen der Analgegend bei Prostituierten. Festschr., gewidmet Ph. J. Pick. 1. Teil. Arch. f. Dermat. **43**, 19 (1898). — *Derselbe*, Zur Kenntnis der elephantiastischen und ulcerativen Veränderungen des äußeren Genitales und Rectums bei Prostituierten. Arch. f. Dermat. **48**, 337 (1899). — *Barbour*, Ulcus serpiginosum of the vulva. Edinburgh. Obstetr. Soc. Lancet, 22. Febr. **1896**, 489. Ref. Jber. Geburtsh. **10**, 260 (1897). — *Baumgartner, Werner,* Über einen Fall von Elephantiasis vulvae. Inaug.-Diss. Marburg 1924. — *Beck, Henryk,* Esthiomène (poln.). Ref. Zbl. Gynäk. **1926**, Nr 13, 832, **1926**, N. F. 51a, 3438 u. **1927**, Nr 16, 1022. — *Beckman*, Geburt bei Ulcus vulvae chronicum elephantiasticum. Mschr. Geburtsh. **63**, 321 (1923). — *Bender* et *Naudet*, Tuberkulöses Ulcus in der Vulvo-Perinealgegend. Bull. Soc. Anat. Paris 1904. Ref. Zbl. Gynäk. **1905**, Nr 43, 1341. — *Bernutz, G.*, Sur l'Esthiomène. Arch. de Tocol. 1849. — *Derselbe*, Esthiomène. Nouveau dictionnaire Méd. et Chir. Paris 1871 u. Arch. de Tocol. 1874, 394. Clinique de Charité. — *Björling, E.*, Zur Frage der Esthiomène. Arch. f. Dermat. **121**, 656 (1915). Ref. Zbl. Gynäk. **1916**, Nr 33, 694. — *Boulton*, A case of extensive syphilitic Disease of the vulva with Gummy Hyperplasia of Clitoris, Prolapsus recti etc. Brit. med. J. **2**, 1017 (1883). — *Boursier*, Précis de Gynec. 1903 u. J. Méd. Bordeaux 1908. — *Bracht*, Zwei Fälle von Ulcus chronicum vulvae. Ges. Geburtsh. u. Gynäk. Berlin, 9. Febr. **1917**. Ref. Berl. klin. Wschr. **1917**, Nr 16, 394. — *Brandt*, Norsk Mag. Laegevidensk. **85**, Nr 7, 82 (1924). Ref. Zbl. Hautkrkh. **17**, 366 (1925). — *Brau*, Nouveaux essais sur l'esthiomène. Thèse de Bordeaux **1894**. Ref. Arch. f. Dermat. **36**, 270 (1896). — *Breisky*, Geburtsh.-gynäk. Ges. Wien, Mai 1888. — *Bumstead*, Hypertrophied Clitoris. Rev. Med. a. Surg. **1** (1870). — *Buquicchio, Antonio*, Contributo di ricerche sulle ulcerazioni croniche non veneree dei genitali esterni femminili. Giorn. ital. Mal. vener. **65** (1924). Ref. Zbl. Hautkrkh. **14**, 474 (1924). — *Bush*, Hypertrophie of Clitoris. Rev. Med. a. Surg. **2**, 22 (1870).

Calderone, Osservazioni sull' esthiomène. Giorn. ital. Mal. vener. **3**. Milano 1900. — *Derselbe,* Osservazioni sull' esthiomène. Messina. L. de Giorgio 1900. — *Derselbe*, Ulcus rodens vulvae oder Esthiomène. Giorn. ital. Mal. vener. **1905**, H. 4. Ref. Mh. Dermat. **41**, 573. — *Camescasse, Jean,* A propos d'un cas d'esthiomène de la vulve. Clinique **19**, Nr 28, 95 (1924). Ref. Ber. Gynäk. **8**, 172 (1925). — *Cayla,* Esthiomenos vulvae (tuberkulös-ulceröse Form). Progrès méd. **9**, 648 (1881) u. Bull. Soc. Anat. **152**. Paris 1881. Ref. Schmidts Jb. **194**, (1882). — *Cornil*, Arch. de Tocol. **1** (1874) u. Bull. Soc. Anat. 1874. — *Coen*, Die Behandlung der Esthiomène der Vulva. Rass. Ostetr. e Ginec. Napoli **1906**, Nr 7 u. 8. — *Crosti,* Über die Ätiologie der Esthiomène. 19. Vers. d. Soc. ital. Dermat. Rom 14. bis 16. Dezbr. 1922. Ref. Dermat. Wschr. **76**, 422 u. Zbl. Hautkrkh. **10**, 319 (1924). — *Currier*, Vulvar tumor. New York J. Gynec. a. Obstetr. 1894. — *Curtis*, Observation d'esthiomène de la région vulvo-anale. Ann. de Dermat. **2**, 434 (1870).

Daniel, Constantin und *Jianu*, Esthiomène und Elephantiasis der Vulva. Bukarest **1908**, Nr 7. — *Darré* et *Delauny*, Diagnostic clinique des ulcérations vulvaires. Gaz. Hôp. 1904, 657. Ref. Arch. f. Dermat. **78**, 129 (1906). — *Dejardins*, De l'oedème scléreuse et syphilitique de la vulve. Thèse de Paris 1870. — *Delpech*, Elephantiasis am Mons Veneris. Zit. Zweifels Handb. d. Frauenkrkh. **3**, 239. — *Deschamps*, Études sur quelques ulcérations rares et non-vénériennes de la vulve et du vagin. Arch. de Tocol. 1885. — *Desruelles*, Étude sur une hypertrophie particulière de la vulve. Paris 1844. — *Derselbe*, De l'Esthiomène. Mém. Acad. méd. 1844. — *Desruelles, fils,* Observation d'hypertrophie particulière de la vulve. Arch. gén. Méd. **4**, 314 (1874). — *Dienst*, Über Esthiomène. Gynäk. Ges. Breslau, Nov. **1903**. Ref. Zbl. Gynäk. **1904**, Nr 34, 1026. — *Donovan*, Ulcerating granuloma of the pudenda. Ind. med. Gaz. **1905**. — *Dubreuilh*, Esthiomène. La pratique dermatologique. Paris 1900. — *Dubreuilh* et *Brau*, Sur l' Esthiomène. Thèse de Bordeaux 1894. — *Dieselben*, De l'Esthiomène ou ulcère simple cronique de la vulve. Arch. clin. Bordeaux **13**, 12. 1894. Ref. Schmidts Jb. **246**, 245 (1895). — *Duncan, M.*, On the hypertrophie of lupus of the female generative organs. Trans. obstetr. Soc. **27**. London 1886. — *Dupuy-Rullier*, Bemerkungen über die Symptomatologie und die Natur des genito-ano-rectalen Skleroms. (Esthiomène der Vulva.) Rev. Gynec. **1907**, Nr 6.

Ehrhardt, Über chronische Ulcerationen an der weiblichen Harnröhre. Inaug.-Diss. Berlin 1884. — *Ehrmann*, Allg. Wien. med. Ztg 1885, Nr 36—40. — *Esmarch* und *Kuhlenkampf*, Die elephantiastischen Formen. Hamburg 1885.

Fabelinski, Ein Fall von Ulcus rodens vulvae. Inaug.-Diss. Halle 1914. — *Fabry*, Ulcus chronicum vulvae et ani (Esthiomène.) Handbuch Haut- u. Geschlechtskrankh. von Jadassohn **21**, 415. Berlin: Julius Springer 1927. — *Fehling*, Lupus vulvae. In Lehrbuch der Frauenkrankheiten. Stuttgart: Ferdinand Enke 1893. — *Fiocco* et *Levi*, Dell'ulcera cronica non specifica della vulva. J. ital. Mal. vener. **1899**, H. 6. Ref. Mh. Dermat. **30**, 331. — *Derselbe*, Dell' ulcera cronica non specifica della vulva. Osservazioni cliniche ed anatomo-patologiche. Milano 1900. — *Fiquet*, Essay sur l'esthiomène de la région vulvo-anale. Thèse de Paris 1876. — *Fisch*, Über Elephantiasis vulvae. Inaug.-Diss. Bonn 1885. *Fox* und *Fahrquahr*, Beobachtungen von Elephantiasis vulvae bei Prostituierten, hauptsächlich nach Lues. Zit. bei *Esmarch* und *Kuhlenkampf*. — *Fraenkel, E.*, Ulcus rodens. (Demonstration.) 1875. — *Derselbe*, Zur Lehre von der acquirierten Magendarmsyphilis. — *Freund, R.*, Beiträge zum Ulcus rodens vulvae. Beitr. Geburtsh. 5, 243 (1901). — *Frisch*, Über Gonorrhoea rectalis. Verh. Würzburger physik.-med. Ges. N. F. 25. — *Füth*, Demonstration einer Wöchnerin, bei der ein Fibroma molluscum der Scheide ein Geburtshindernis abgab. Zbl. Gynäk. 1905, Nr. 43, 1328.

Galloway, Ulcerating granuloma of the pudenda. Brit. J. Dermat. 1897, 133. — *Gehse*, Ein Fall von Lupuserkrankung der weiblichen Urethra. Inaug.-Diss. München 1894. — *Gougerot*, Tuberculoses et nocardoses éléphantiasiques ulcéreuses et fistuleuses recto-ano-périnéo-génitales et buccales. Presse méd. 1925. Ref. Zbl. Hautkrkh. 18, 854 (1926). — *Growther*, Ein Phagedäna der linken Schamlippe. Lancet, April 1849. Ref. Schmidts Jb. 64, 55 (1849). — *Günther*, Report of three cases of Esthiomène. Amer. J. of Obstetr. 16 (1904). Ref. Jber. Geburtsh. 18, 541 (1905). — *Guérin, Alphonse*, Maladies des Organes Génitaux de la Femme. — *Guibout*, Des diverses affections non-vénériennes des organes génitaux-urinaires chez la femme. Union Méd. 1849.

Haeberlin, Ein Fall von Lupus vulvae hypertrophicus et perforans. Arch. Gynäk. 37, 16 (1890). — *Healy, W.*, Report of a case of intractable vulvar ulcer (esthiomène) cured by proteus vaccines. Amer. J. Obstetr. 4, 286 (1922). Ref. Jber. Gynäk. 36, 278 (1925). — *Hein*, Ein Fall von Ulcus rodens vulvae (Esthiomène). Z. Geburtsh. 88, 219 (1924). — *Heinsius*, Z. Geburtsh. 57, 522 (1906). — *Derselbe*, Chronische Geschwürsbildungen an Vulva und Urethra. (Tuberkulose.) Z. Geburtsh. 61, 390 (1908). — *Derselbe*, Berl. Dermat. Ges. 14. Nov. 1911. Dermat. Z. 19, 168 (1912). — *Derselbe*, Blaseninversion und Totalprolaps von Uterus und Vagina infolge Ulcus chronicum vulvae. Stoeckels Z. Urol. 3, 97 (1912). — *Derselbe*, Z. Geburtsh. 82, 96 (1920). — *Heller, J.*, Sitzg Berl. dermat. Ges. v. 14. Mai 1912. Ref. Dermat. Wschr. 54, 726. — *Derselbe*, Über Esthiomène. Arch. f. Dermat. 113, 401 (1912). — *Hermann, A.*, A case of lupus stricture and atresie of female Urethra. Lancet 21 (1896). — *Heynemann*, Ref. Zbl. Gynäk. 1927, Nr 14, 880. — *Hirst, B. C.*, The differential diagnosis of lupus, cancer, syphilis and rodent ulcer of the vulva. Trans. surg. a. gynec. Assoc. 16, 224. Philadelphia 1904. — *Homolle* et *Monod*, Fiquets Essai sur l'esthiomène. Paris 1876. — *Hudelo* et *Rabut*, Presse méd. 1927, Nr 9. — *Huguier*, Sur l'esthiomène de la vulve et du perinée. Mém. Acad. Méd. 14, 507. Paris 1849. — *Derselbe*, Mém. sur l'esthiomène ou dartre rongeante de la région vulvo-anale. Paris 1849. — *Hyde*, The syphiloma of the vulva. Table of 8 cases. J. Cut. a. Dis. 7, 121 (1889).

Jadassohn, Rectumsyphilis in Drasches Bibliothek der gesamten med. Wissenschaften. Wien 1900. — *Jakobi*, Über sog. gonorrhoische Vulvitis und über chronische Ulcerationen an den Genitalien Prostituierter. Erster Kongr. d. dtsch. dermat. Ges. Prag 1889. Ref. Prakt. Dermat. 10, 512. — *Jeß*, Med. Ges. Freiburg. 20. Juni 1922. Ref. Dtsch. med. Wschr. 1922, Nr 27, 1226. — *Derselbe*, Über Ulcus rodens vulvae. Zbl. Gynäk. 1923, Nr 13, 509. — *Jobert*, Fressende Flechte mit hypertrophischer Induration der Vulva. Gaz. Hôp. 40 (1856). Ref. Schmidts Jb. 91, 193 (1856). — *Jones*, Die Behandlung des Ulcus rodens mit Zinkionen. Brit. med. J., Febr. 1907.

Kelsey, Rare affection of the rectum and anus. Lupus of anovulvar region. New York med. J., 7. Aug. 1886. — *Kiwisch Ritter von Rotterau*, Klinische Vorträge über spezielle Pathologie und Therapie der Krankheiten des weiblichen Geschlechts. Prag 1852 II, 473. — *Klebs*, Handb. path. Anat. 2 (1869). — *Koch, F.*, Über Ulcus vulvae chronicum elephantiasticum. Ges. Geburtsh. u. Gynäk. Berlin, Febr. 1896 u. Arch. f. Dermat. 34, 204 (1896). Ref. Z. Geburtsh. 34, 327 (1896). — *König*, Die Erkrankungen des Mastdarms infolge von Infektion durch Gonorrhöe und Syphilis. Berl. klin. Wschr. 1902, Nr 18, 417. — *Kroemer*, Fall von Esthiomène. Ges. Geburtsh. u. Gynäk. Berlin, 14. Jan. 1910. Ref. Z. Geburtsh. 66, 604 (1910). — *Krüger*, Ulcus chronicum vulvae elephantiasticum. Wien. Dermat. Ges. Sitzg v. 9. Juni 1921. Ref. Zbl. Hautkrkh. 2, 1. — *Küstner*, Lehrb. Gynäk. 6. Aufl. 1917, 72. — *Kurz, Lena*, Esthiomène or Lupus vulvae. J. Obstetr. a. Gynec. Brit. Empire 23, Nr 6, 353 (1913). Ref. Schmidts Jb. 319, 573 (1914).

Laffont, Über einen Fall chronischer Ulceration der Vulva. Ann. Mal. vénér. 3, H. 6 (1908). Ref. Mschr. Dermat. 47, 277. — *Landau, Th.*, Über Verschwärungen der weiblichen Urethra. Arch. Gynäk. 30, 89 (1885). — *Derselbe*, Zur Kasuistik der chronischen Ulcerationen an der Vulva. Arch. Gynäk. 33, 115 (1888). — *Lauro*, Elefantiasi del clitoride e fistola vesico-vaginale da causa non traumatica in donna sifilitica. Ann. di ostetr. e ginec. 1890, Nr 3–4. Ref. Arch. f. Dermat. Nr 3–4. Ref. Arch. f. Dermat. 1891, Nr 23, 331. — *Leloir*, Traité de la Scrofule Tuberculose. — *Leroy des Barres*, Bull. Soc. Anat. Paris, Jan. 1870. — *Levi* et *Fiocco*, Über Esthiomène (Ulcus chronicum vulvae). (Vorl. Bemerk.) Atti Soc. ital. Ostetr. 1898, 601. — *Linnert, G.*, Klinische und pathologisch-anatomische Untersuchungen über eine seltene Form von chronischer Ulceration der Vulva und ihre Heilprozesse. Arch. Gynäk. 111, 508 (1919). — *Lwow* und *Plotkina*, Zur Ätiologie und Therapie der sog. Esthiomène. Mschr. Geburtsh. 78, 113 (1928).

Macdonald, Angus, Lupus of the vulvo-anal region. Obstetr. Trans. Edinburgh 1883 u. Edinburgh. med. J. 29 (1884). Ref. Zbl. Gynäk. 1885, Nr 18, 284. — *Martin, A.*, De l'esthiomène. Normandie méd. 1895, 33. — *Martin, E.*, Fall von geheiltem Lupus exulcerans vulvae (Esthiomène) und Fall von Lupus hypertrophicus vulvae. Mschr. Geburtsk. 18, 348 (1861). — *Martin*, Esthiomène éléphantiastique de la vulve et lupus ulcéreux serpigineux de cuisses. Rev. Méd. Normandie, Dezbr. 1901. — *Martin* et *Nicolle*, De l'Esthiomène. Normandie Méd. rouing 1895, 33. — *Martineau*, L'Esthiomène ano-vulvaire. Gaz. Hôp. Paris 1880, 458. Ref. Schmidts Jb. 187, 251 (1881). — *Derselbe*, Leçons sur l'Estiomène de la vulve. Mém. Acad. Méd. 1883. — *Matzenauer*, Ulcus chronicum elephantiasticum. Wien. klin. Wschr. 1904, Nr 4, 102. — *Mayer, Louis*, Die Elephantiasis (Arabum) vulvae. Berl. Beitr. Geburtsh. 1. — *Mazarakis*, Contribution à l'étude du traitement et de l'étiologie de l'esthiomène de la région vulvo-anale. Thèse de Paris 1894. — *Mazza*, Sull ulcera cronica delle prostitute. Sitzg ital. Ges. Dermat. Rom 1895. Ref. Dermat. Z. 4, 643. — *Medina*, Betrachtungen über 4 Fälle von Esthiomène (portug.). Ref. Ber. Gynäk. 12, 22 (1927). — *Mermet*, Gaz. Hôp. 1894, Mai. — *Meyer, P.*, Kurzer Bericht über die Syphilis der inneren Genitalien. Z. Geburtsh. 73, 323 (1913). — *Michel, M.*, A rare form of vulvar disease. Amer. J. med. Sci. 1884, 457. — *Milian* et *Lafourcade*, Bull. franç. Dermat. 32, Nr 7, 321 (1925). Ref. Zbl. Hautkrkh. 19, 191 (1926). — *Moravesik*, Orv. Hetil. (ung.). 1883, 494. — *Muller*, Esthiomène ten gefolge van carcinoma recti. Nederl. Tijdschr. Geneesk. 21, H. 3/4. Ref. Gynäk. Rdsch. 7, 191 (1913) u. Z. Geburtsh. 69, 769 (1911). — *Munier*, Perforating esthiomène of the vulvo-anal region. Bull. Soc. Anat. 4, 305 (1859).

Neisser, Krankenvorstellung im physiologischen Verein zu Breslau 1888. — *Neuhaus*, J. amer. med. Assoc. 14 (1907). — *Nickel, P.*, Über die sog. syphilitischen Mastdarmgeschwüre. Virchows Arch. 127, 279 (1892). — *Nicolle*, De l'esthiomène. Normandie méd. 1895, 23. — *Nourry*, Sur quelque cas non signalés d'esthiomène de la vulve. Thèse de Bordeaux 1886.

Odmanson, Ann. Gynéc. Nov. 1877, 394. — *Opperheim, M.*, Lupus vulgaris als Ursache eines Ulcus chron. simplex vulvae et ani. Wien. Dermat. Ges. 1925. Ref. Zbl. Hautkrkh. 18, 155 (1926).

Péan et *Malassez*, Étude clinique sur les ulcérationes anales. Paris 1871. — *Peckham, Grace*, A Contribution to the Study of Ulcerative Lesions of the Vulva commonly called Lupus or Esthiomène. Amer. J. obstetr. 1887, 785. — *Derselbe*, Second contribution to the study of ulcerative lesions of the vulva, commonly called lupus or esthiomène. Amer. J. Obstetr. 45, 753 (Juni 1902). — *Pescione*, L'ulcera venerea cronica. Rif. med. 1889, Nr 92. Ref. Arch. f. Dermat. 22, 671 (1890). — *Derselbe*, Raro esito della elefantiasi vulvare. Bull. Clin. 1889. Ref. Arch. Dermat. 22, 240 (1890). — *Pichevin*, Esthiomène der Vulva. Semaine gynéc. 1905, Nr 5. — *Powell, A.*, Sclerotising granuloma of the pudenda. Ind. med. Gaz. 1899, April 909. — *Pozzi*, Traité de gynécologie. — *Ponfick*, Breslauer ärztl. Z. 1884. — *Pristley*, Chronic papillary inflammation of the vulve. Trans. obstetr. Soc. London 26, 156. — *Proskuriakowa*, Zur Kasuistik der chronischen Erkrankungen der äußeren Geschlechtsteile. Festschr. f. v. Ott. (russ.). Ref. Gynäk. Rdsch. 1, 879 (1907).

Rautnitz, Zur Ätiologie des Lupus vulgaris. Arch. f. Dermat. 1882, 14. — *Rechenbach*, Ein Fall von sog. Lupus vulvae. Inaug.-Diss. Halle 1901. — *Rieck, A.*, Ein Fall von primärer Tuberkulose der Vulva einer Erwachsenen und ihre Beziehungen zum Ulcus rodens vulvae (Veit). Mschr. Geburtsh. 9, 842 (1899). — *Derselbe*, Zur Ätiologie des Ulcus rodens vulvae. Ref. Zbl. Gynäk. 1927, Nr 14, 880 u. Nr. 15, 904. — *Riehl*, Verh. d. Wien. dermat. Ges. am 12. Febr. 1908. Ref. Mschr. Dermat. 47, 563. — *Rille*, Rectalblennorrhöe. Arch. f. Dermat. 38, 243 (1897). — *Ristic*, Ulcus vulvae chronicum sclerosum, (serbokroat.). Ref. Zbl. Hautkrkh. 4, 477 (1922). — *Rivière* et *Boursier*, Grossesse dans un cas d'esthiomène de la vulve. Bull. Soc. Obstétr. 12, Nr 8, 493 (1923). Ref. Zbl. Hautkrkh. 12, 100 (1924). — *Rodrigues, Lima Octavio*, Rev. Gynéc. 19, Nr 3 (1925). — *Rona, Samuel*, Ulcus vulvae chronicum elephantiasticum, (ung.). Ref. Mschr. Geburtsh. 11, 719 (1900). — *Rouve*, Esthiomène au affection syphilitique de la vulve. Bull. Soc. Obstétr. 11, Nr 6, 472 (1922). Ref. Zbl. Hautkrkh. 7, 280 (1923). — *Rütter*, Ein Fall von Ulcus rodens vulvae. Mschr. Geburtsh. 46, 543 (1917).

Schade, W., Über Ulcus vulvae chronicum (tuberculosum). Mschr. Geburtsh. 51, 190 (1920). — *Schmidlechner*, Ulcus vulvae rodens. Arch. Gynäk. 74, 189 (1905). — *Schoenhof*, Zur Ätiologie und Therapie der hyperplastisch-ulcerösen Form der chronischen Vulvitis. Arch. Gynäk. 118, 363 (1923). — *Derselbe*, Elephantiasis ani et recti. Dtsch. dermat. Ges. der tschechoslowak. Republik, Dezbr. 1925. — *Schoenholz*, Ulcus rodens der Portio (Esthiomène). Zbl. Gynäk. 1926, Nr 38 2433. — *Schramm*, Elephantiasis praeputii clitoridis et nympharum. Zbl. Gynäk. 1888, Nr 7, 97. — *Schroeder, Karl*, Über chronische Ulcerationen an der vorderen und hinteren Commissur der Vulva. Charité-Ann. 4. Ref. Zbl. Gynäk. **1879**, Nr 7, 157. — *Derselbe*, Beitr. zur operativen Gynäkologie. Z. Geburtsh. **3**, 419 (1878). — *Schuchardt, K.*, Ein Beitrag zur Kenntnis der syphilitischen Mastdarmgeschwüre. Virchows Arch. **154**, 46 (1898). — *Siredey*, Esthiomène der Vulva. Arch. de Tocol. von Depaul. **3**, 701. — *Soimaru, M.*, Ulcus vulvae chronicum. Gynec. si Obstetr. (rum.). **3**, Nr 3/4 (1924). Ref. Zbl. Hautkrkh. **15**, 400 (1925). — *Sota y Lastra, de la*, Legeras consideraciones sobre el diagnostico y tratamineto del lupus d'estiomena de la vulva. Med. prakt. Madrid **1888/89**, 112. — *Stadtfeldt*, Esthiomène. Arch. de Tocol. von Depaul **1**, 394 (1874). — *Stein* und *Heimann*, Esthiomène and secondary elephantiasis vulvae. Surg. Gynéc. a. Obstetr., April **1912**, 345. Ref. Mschr. Geburtsh. **38**, 324 (1913). — *Sutejev, G.*, Esthiomène der Vulva. (Huguier). Russk. Vestn. Dermat. **4**, Nr 5, 410 (1926). Ref. Ber. Gynäk. **11**, 653 (1927). — *Szabo*, Elephantiasis vulvae. Orv. Hetil. (ung.) **1896**, 1005. — *Szasz*, Über Esthiomène. Mschr. Geburtsh. **17**, 994 (1903).

Tatasescu, Un cas d'esthiomenal vulvaire. Spital Bucur. (ung.). **13**, 218 (1893). — *Taussig, Fred*, The hypertrophic-ulcerative form of chronic vulvitis. (Elephantiasis, esthiomène, syphiloma). Amer. J. Obstetr. **3**, Nr 3, 281 (1922). Ref. Jber. Geburtsh. **36**, 278 (1925). — *Taylor, Isaak*, On Lupus or Esthiomène of the vulvo-anal region. Trans. americ. gynec. Soc. Philadelphia **6**, 199 (1882). — *Derselbe*, Lupus serpiginosus of the Cervix uteri and female Genitalia. New York med. J. **1887**, 499. — *Taylor, J. W.*, On some of the less common Diseases of the Vulva. Birmingham. Méd. Rev. **1894**. — *Taylor, R. W.*, A hitherto undescribed form of new growth of the Vulva. J. Cut. a. Dis. **1889**. — *Derselbe*, Chronic inflammation, infiltration and ulceration of the external genitals of women, with a consideration of the Question of Esthiomène or Lupus of these parts. New York med. J. **1890**, 1. Ref. von Jadassohn im Arch. f. Dermat. **12**, 668 (1890). — *Townsend*, Esthiomène of Perforating Variety. Boston med. surg. J. **1886**. — *Tschlenow*, Über das Ulcus vulva chronicum. Med. Obosr. **1912**, Nr 5, 438. Ref. Dermat. Z. **19**, 747.

Unna, Histopathologie der Hautkrankheiten. **1894**, 459. Berlin: August Hirschwald.

Verchère, Sclerome ano-vulvaire. Rev. Gynéc. et Chir. **1898**, Nr 5. Ref. Jber. Geburtsh. **13**, 173 (1900). — *Verdos*, Influencia de las affeciones venéreas en el desarrolle de la hipertrofia de los grandes labios de la vulvo. Gaz. med. catal. Barcelona **8**, 424. — *Viatte*, Klinische und histologische Untersuchungen über Lupus vulvae. Inaug.-Diss. Basel **1891** u. Arch. Gynäk. **40**, 474 (1891). — *Vigne, Artaud* et *Gaunet*, Ulcus rodens de la vulve. Marseille méd. **60**, 986 (1923). Ref. Ber. Gynäk. **2**, 482 (1924).

Waelsch, Über die Beziehungen zwischen Rectumstriktur, Elephantiasis vulvae und Syphilis. Arch. f. Dermat. **59**, 359 (1902). — *Weinbrenner*, Ulcus vulvae chronicum postlueticum tuberculosum. 15. Vers. d. dtsch. Ges. Gynäk. Berlin, Mai 1920. Zbl. Gynäk. **1920**, Nr 30, 814. — *Weinlechner*, Vorstellung einer Kranken mit großen Zerstörungen des äußeren Genitales infolge von tuberkulösen Geschwüren auf syphilitischer Grundlage. Geburtsh.-gynäk. Ges. Wien **2**, 9 (1889). Ref. Jber. Geburtsh. **3**, 559 (1890). — *Weniger*, Über Rectovestibularfisteln, entstanden durch chronische Ulcerationen an der hinteren Commissur. Inaug.-Diss. Berlin **1887**. — *Wernher*, Beiträge zur Kenntnis der Elephantiasis Arabum. Dtsch. Z. Chir. **6**, 519 (1876). — *West*, Lehrbuch der Frauenkrankheiten (deutsch). 3. Aufl. **1870**. — *West* und *Duncan*, Diseases of women. London **1879**. — *West* und *Odmanson*, zit. nach *Karl Schroeder*. — *Wichmann, P.*, Geschwürige Tuberkulose der Vulva auf luetischer Basis. Dtsch. med. Wschr. **1918**, Nr 3, 33. — *v. Winckel*, Lehrbuch der Frauenkrankheiten. Leipzig **1886**, 333. — *Willmott, Evans*, L'état actuel du traitement du lupus vulvaire. The Brit. J. Dermat. **19**, 35 (1907). Ref. Presse méd. Nr 27.

Ziegler, Lehrb. der speziellen path. Anat. **1887**, 459. — *Zieler-Jacobi*, Lehrb. und Atlas der Hautkrkh. **1924**, 117.

Verschiedene seltene Ulcerationen der Vulva (Ulcera durch Gonokokken, Pneumokokken, Typhus, Ruhr, Aphthen, Varicellen, Röntgenbestrahlung usw.).

Albecker, Diplococcus pneumoniae vulvitis usw. (ung.). Ref. Jber. Geburtsh. **20**, 119 (1907). — *Almkvist*, Ein durch Gonokokken verursachter Fall von Phlegmone. Arch. f. Dermat. **49**, 163 (1899). — *Bachrach*, Die nichtvenerischen Genitalgeschwüre. Med. Klin. **1913**, Nr 48, 1989. — *Beitzke*, Die Infektionskrankheiten im Kindesalter in Brüning-Schwalbe, Handb. Path. 1. Wiesbaden: J. F. Bergmann **1912**. — *Birger, Selim*, Über die Gonorrhöe der Frau. Arch. f. Dermat. **106**, 43 (1911). — *Blumenthal, L.*, Über einen Fall von Verätzung der Vagina mit einem Rotstift. Inaug.-Diss. Leipzig **1925**. — *Bonnet, L. M.*, Vulvite aphtheuse chez l'adulte. J. Méd. Lyon. **1922**, Nr 57, 295. Ref. Zbl. Hautkrkh. **6**, 496 (1923). — *Brindeau*, Ein Fall von kongenitalen Varicellen. Soc. Obstétr. Paris, 21. April 1910. Ref. Zbl. Gynäk. **1911**, Nr 21, 796. — *Bumm, E.*, Über Röntgencarcinome der Frau. Z. Geburtsh. **86**, 445 (1923). — *Buschke*, Hautkrankheiten bei Gonorrhöe. Handb. Geschlechtskrkh. **2**.

Chapple, H., Zwei Fälle von Pneumokokkenvulvovaginitis bei Kindern. Lancet **1**, 1685 (1912). Ref. Gynäk. Rdsch. **8**, 681 (1914) u. Jber. Geburtsh. **26**, 817 u. 103 (1913). — *Chauffard, A. P. Brodin* et *M. Wolff*, Stomatite et vulvite aphtheuse, suivies de troubles démentiels passagers. Bull. Soc. méd. Hôp. Paris **39**, Nr 20, 841. Ref. Ber. Gynäk. **2**, 246 (1924). — *Chmelar, B.*, Aphthae epizooticae vulvae. Cas. lék. cesk. **1921**, Nr 1. Ref. Zbl. Gynäk. **1921**, Nr 46, 1674. — *Chriestlieb, Otto*, Über Stomatitis und Vulvitis aphthosa. Inaug.-Diss. Würzburg 1895. — *Crosti*, Considerazioni su di alcuni casi di ulzerazioni acute dei genitali esterni femminile di natura non venera. Giorn. ital. Dermat. **66**, 460 (1925). — *Curschmann*, Der Abdominaltyphus, in Nothnagels Handb. spez. Path. u. Ther. **3**.

Eichhorst, Über urämische Geschwüre auf der Schleimhaut der Scheide. Med. Klin. **1912**, Nr 38, 1536.

Fuchs, Ulcera gonorrhoica. Arch. f. Dermat. **138**, 281 (1922).

Geipel, Erkrankungen der Genitalien bei Ruhr. Gynäk. Ges. Dresden, Nov. u. Dezbr. **1919**. Ref. Zbl. Gynäk. **1920**, Nr 7, 180 u. Nr 11, 274. — *Glück* und *Wodynski*, Die Lepra der Ovarien. Arch. f. Dermat. **67**, 39 (1903). — *Greeway* und *Marciano*, Erkrankung der Vulva durch Larven von Cochliomyia macellaria (span.). Ref. Zbl. Hautkrkh. **24**, H. 9/10, 727 (1927). — *Gruber*, Über die Pathologie der urämischen Hauterkrankungen. Dtsch. Arch. klin. Med. **121**, 241 (1917).

Halle, Über einen Fall von Dermatitis pseudosyphilitica vacciniformis infantum. Dermat. Z. **15**, 215 (1908). — *Herrmann, Edmund*, Gewerbliche Schädigungen der Frauen. Wien. med. Wschr. **1923**, Nr 11, 523. — *Herxheimer* und *Bachrach*, Die nichtvenerischen Genitalgeschwüre. Med. Klin. **1913**, Nr 48, 1989. — *Hindes*, Über Vulvovaginitis bei Kindern. (Vulv. aphthosa). Wratsch Gaz. **1908**, Nr 47. Ref. Gynäk. Rdsch. **4**, 611 (1910). — *Hubbard* und *Wells*, Varizellen bei einem 24 Stunden alten Kind. Brit. med. J. 8. Juni 1878.

Jadassohn, Über infektiöse und toxische Gestosen und Dermatosen. Berl. klin. Wschr. **1904**, Nr 37, 979 u. Nr 38, 1006.

Kehrer, E., Soll das Vulvacarcinom operiert oder bestrahlt werden? Mschr. Geburtsh. **48**, 346 (1918). — *Derselbe*, Die Radiumbestrahlung bösartiger Neubildungen. Verh. dtsch. Ges. Gynäk. Berlin **16**, 1 (1920). — *Kienböck*, Radiotherapie der bösartigen Geschwülste. Strahlenther. **5**, 502 (1915). Berlin u. Wien: Urban und Schwarzenberg. — *Kirchberg, Franz*, Röntgenschädigungen und ihre rechtliche Beurteilung. Strahlenther. **3**, 121 (1913). — *Krönig*, Verh. d. dtsch. Ges. Gynäk. München 1911.

Laffon, Sur un cas d'ulcère chronique vulve. Ann. Mal. véner. **1908**, H. 6. — *Lagneau*, Oberflächliche nicht syphilitische Ulceration der Vulva. Gaz. hebd. **2**, s. II (XII), 21, 325 (1865). Ref. Schmidts Jb. **129**, 306 (1886). — *Lartigan*, Multiples ulcers of the vulva and vagina in typhoid fever. Boston med. a. surg. J. **1899**, Nr 10, 240. — *Loos*, Handb. Tropenkrkh. von Mense.

Cole Madden, Bilharziosis. London: Cassel & Co **1907**, 73. Die Bilharziosis der weiblichen Geschlechtsorgane. — *Matzenauer*, Zur Kenntnis und Ätiologie des Hospitalbrandes. Arch. f. Dermat. **55**, 67, 229 u. 394 (1901). — *Mayer, Aug.*, Ein in der Schwangerschaft rezidivierendes Ulcus. Dermat. Z. **16**, S. 294 (1908).

Neumann, Über aphthöse Schleimhautgeschwüre und konsekutive Hautkrankheiten. Vers. Naturforsch. und Ärzte Wien **1894**. — *Derselbe*, Verh. d. Wien. dermat. Ges., Nov. **1893**. Ref. Arch. f. Dermat. Orig. **26** (1894). — *Derselbe*, Die Aphthen am weiblichen Genitale. Wien. klin. Rdsch. **1895**, Nr 19 u. 20. — *Nivet*, Ulceration consécutive à un abscès de la glande de Bartholin simulant un chancre simple. Ann. dermat. **7** (1886). — *L. Nürnberger*, Die Bilharziakrankheit. Handb. von Halban-Seitz 1926. Bd. V, Teil 1, S. 306.

Parrot, La vulvite aphtheuse et la gangrène de la vulve chez les enfants. Rev. Méd. Paris **1**, 177 (1881). — *Pils, Hans*, Ein Beitrag zur Aphthosis. Arch. f. Dermat. **149**, 4 (1925). — *Placy, L.*, Ulcérations buccales et génitales, non syphilitiques, guéries par le neo-salvarsan. Gaz. hebd. Sci. méd. Bordeaux **34**, Nr 28, 327—328 u. Rev. franç. Méd. et Chir. **10**, Nr 20, 315. — *Planner* und *Remonovsky*, Beitrag zur Kenntnis der Ulcerationen am äußeren weiblichen Genitale. Arch. f. Dermat. **140**, 162 (1922). — *Powell*, Ausgedehnte Zerstörung der Vulva und ihrer Umgebung, wahrscheinlich verursacht durch Pneumokokken. J. amer. med. Assoc. **64**, Nr 15 (1915). Ref. Zbl. Gynäk. **1916**, Nr 23, 458. — *Pridham*, Brit. med. J. 17. Mai 1913.

Sachs, Aphthöse Vulvitis. 5. internat. Dermat.-Kongreß Berlin, Sept. **1904**. — *Derselbe*, Beiträge zur Pathologie der Vulvitis. Wien. klin. Wschr. **1905**, Nr 23, 602. — *Salomon*, Über Hautgeschwüre gonorrhoischer Natur. Münch. med. Wschr. **1903**, Nr 9, 376. — *Sanders*, Über Ulcus gonorrhoicum serpiginosum mit Schilderung eines schwer verlaufenden Falles an den weiblichen Genitalien. Inaug.-Diss. Bonn 1919. — *Scherber*, Zur Kenntnis und Ätiologie einiger am weiblichen Genitale auftretender seltener Geschwürsformen. Dermat. Z. **20**, 148 (1913). — *Schnabl, Elly*, Über Beziehungen von Vulvitis aphthosa zu Erythema nodosum. Dermat. Wschr. 85, 1281 (1927). — *Schneider,* Miscellen (Geschwüre an den Schamlefzen) v. Siebolds. J. 15, H. 2. Ref. Schmidts Jb. 2. Suppl., 151 (1840). — *Schröder, Rob.* und *Kuhlmann,* Die Ulcerationen der Vagina. Arch. Gynäk. 115, 145 (1922). — *Simon, T. W.,* Nichtspezifisches fungoides Wachstum der Vulva. Med. a. Surg. reporter. 56, 381. Philadelphia 1887. — *Soimaru,* La pneumococcie génitale chez la femme. Rev. franç. Gynec. 20, Nr 12, 375 (1925). Ref. Ber. Gynäk. 9, 427 (1926). — *Spillmann,* Arch. gén. Méd. 1881. — *Stühmer, A.,* Soll man bei fraglichen Geschwüren der Geschlechtsteile eine prophylaktische antiluetische Kur einleiten? Dtsch. med. Wschr. 1918, Nr 2. — *Swoboda,* „Varicellen" in Pfaundler-Schloßmann: Handb. Kinderheilk. 2. Aufl. 2, 221. Leipzig: F. C. W. Vogel 1910.

Thalmann, Das Ulcus gonorrhoicum serpiginosum. Arch. f. Dermat. 71, 75 (1904). — *Thibierge,* Fall von krebsartigen Ulcerationen der Vulva bei einem Kind von 3 Jahren. 2. Kongr. méd. lég. franç. Ann. Hyg. publ. Méd. lég., 4. s., 18, 370.

Vogt, E., Das gynäkologische Röntgencarcinom. Strahlenther. 17, 231 (1924).

Wertheim, Die ascendierende Gonorrhöe beim Weib. Arch. Gynäk. 42, 1 (1892). — *Wildt,* Infection bilharcique au point de vue chirurgical, in C. r. I. Congr. égypt. Méd. 2 (1902). Caire Imp. nat. 133.

Xylander, Zwei Fälle von Ulcus gonorrhoicum serpiginosum beim Manne. Dtsch. med. Wschr. 1909, Nr 37, 1615.

Vulvo-Perinealfisteln.

Alvarez, Sainz, Ursache und Prophylaxe der Vulvoperinealfisteln. Ref. Dermat. Wschr. 61, Nr 28, 751 (1915).

Q. Pathologie der Schweißdrüsen der Vulva.

Antonelli, Clinica chirurgica. 1902, Nr 6. — *Arns,* Ein Fall von intracystärem Papillom des linken Labium majus. Mschr. Geburtsh. 67, 1 (1924). — *Aschheim,* Schweißdrüsenadenom der Vulva. Ges. Geburtsh. Berlin, 27. Okt. 1922.

Bettmann, Mißbildungen der Haut in Schwalbes Morphologie der Mißbildungen 1909. — *Blau,* Hidradenoma vulvae. Z. Geburtsh. 93, 341 (1928). — *Braun, H.,* Endotheliome der Haut. Arch. klin. Chir. 43, 197 (1892).

Falco, Fol. gynaec. 14, 225. Genova 1921. Ref. Jber. Geburtsh. 35, 154 (1923). — *Fleischmann, Carl,* Beitrag zur Kasuistik des Adenoma hidradenoides vulvae. Mschr. Geburtsh. 21, 497 (1905). — *Fornero,* Über eine nicht gewöhnliche Neubildung der äußeren Genitalien. Gin. 1912, Nr 12. Ref. Jber. Geburtsh. 26, 112 (1913).

Galewsky, Syringocystadenoma der großen Labien mit elephantiastischer Verdickung. XIV. Kongreß Dtsch. Dermat. Ges. Dresden 1925. — *Groß, Emanuel,* Multiple gutartige Geschwülste der Vulva. Z. Geburtsh. 60, 565 (1907).

Hammer, Ulrich, Über die von den Schweißdrüsen abzuleitenden Adenome der Vulva. (Adenoma tubulare hidradenoides vulvae.) Inaug.-Diss. Kiel 1914. — *Hansen, Wilhelm,* Über Schweißdrüsenadenome der Vulva. Inaug.-Diss. Berlin 1923. — *Hoeck,* Über einen Fall von tubulärem Hidradenom der Vulva. Zbl. Gynäk. 1926, Nr 43, 2757.

Jerschoff, Nina, Tumeurs bénignes de la vulve. Thèse de Genf 1910.

Kehrer, E., Schweißdrüsenadenom der Vulva. Gynäk. Ges. Dresden, Mai 1918. Ref. Zbl. Gynäk. 1919, Nr 18, 339. — *Klauber,* Über Schweißdrüsentumoren. Bruns' Beitr. 41, 311 (1904). — *Köhler, Rob.,* Schweißdrüsenadenom der Vulva. Mschr. Geburtsh. 44, 493 (1916). — *Kowalewicz,* Drei Fälle von Adenoma hidradenoides vulvae. Inaug.-Diss Breslau 1925. — *Krompecher,* Arch. f. Dermat. 126 (1919), 128 (1921) u. 136 (1921).

Landsteiner, Karl, Über Tumoren der Schweißdrüsen. Beitr. path. Anat. 39, 316 (1906).

v. Meyenburg, Zur Frage der Schweißdrüsenadenome. Virchows Arch. 240, 178 (1923). — *Meyer, Rob.,* Schweißdrüsenwucherung und Hidradenoma vulvae. Ges. Geburtsh. Berlin, 27. Okt. 1922. Ref. Zbl. Gynäk. 1923, Nr 5, 212 u. Z. Geburtsh. 86, 422 (1923).

Neugebauer, Friedrich, Schweißdrüsenadenome in Operationsnarben. Bruns' Beitr. 134, 437 (1925).

Outerbridge, Schweißdrüsentumoren der Vulva (Adenoma hidradenoides vulvae). Amer. J. Obstetr. 72, 32 (1915). Ref. Zbl. Gynäk. 1916, Nr 6, 122.

Pick, L., Über Hidradenoma und Adenoma hidradenoides. Virchows Arch. 175, 324 (1904). — *Derselbe,* Über eine besondere Form nodulärer Adenome der Vulva. Arch. Gynäk. 71, 347 (1904). — *Derselbe,* Über Adenocystoma papilliferum vulvae polyposum. Arb. path. Anat. Tübingen 4, 270 (1904).

Ricker und *Schwalb*, Die Geschwülste der Hautdrüsen. Berlin 1914. — *Derselbe*, Die Geschwülste der Hautdrüsen. Arch. f. Dermat. **128** (1921). — *Ruge, Hermann*, Über Vulvaaffektionen und ihre gynäkologische Bedeutung. Z. Geburtsh. **56**, 307 (1905).

Schellekens, Schweißdrüsenadenom an der Vulva. Nederl. Tijdschr. Geneesk. **1923**, Nr 12, 1212. Ref. Zbl. Hautkrkh. **11**, 131 (1924). — *Schickele, G.*, Weitere Beiträge zur Lehre der mesonephrischen Tumoren. Beitr. Geburtsh. **6**, 449 (1902). — *Schiffmann*, Schweißdrüsenadenocancroid der Vulva. Zbl. Gynäk. **1920**, Nr 3, 59. — *Schroeder*, Cystadenoma hidradenoides vulvae. Zbl. path. Anat. **22**, 529 (1911). — *Schwarz*, Über einen Fall von tubulärem, destruierendem Schweißdrüsenadenom. Amer. J. Obstetr. **1920/21**, 695. — *Stern, R.*, Adenoma hidradenoides vulvae. Mittelrhein. Ges. Geburtsh. u. Gynäk., 15. Febr. **1914**. Ref. Mschr. Geburtsh. **39**, 707 (1914) u. Zbl. Gynäk. **1914**, Nr 24, 876.

Williamson, A Note on Adenoma of the Labia. J. Obstetr. **10**, Nr 3 (1906). Ref. Zbl. Gynäk. **1906**, Nr 49, 1357 u. Gynäk. Rdsch. **2**, 854 (1908).

R. Geschwülste der Vulva.
I. Cysten der Vulva, einschließlich Atheromen.

Ancelon, Gaz. Hôp. **1856**, 102. — *Anger*, Tumeur spongieuse enkystée de l'aine avec grand kyste de la grande lèvre. Bull. Soc. Chir. Paris **4**, 481 (1878). — *Aschoff*, Cysten. In Lubarsch-Ostertags Erg. Path. **1895/97**, 535. — *Auvard*, Lehrbuch der Gynäkologie. Deutsch von Löwenhaupt. Leipzig **1898**, 166.

Baer, Cystic enlargement of the vulvo-vaginal gland. Maryland med. J. Baltimore **1887**. — *Bärensprung, v.*, Cysten in den Schamlippen. Charité-Ann. **6**, 4 (1855). — *Bagot*, Cysten der kleinen Schamlippen. Dublin. J. med. Sci. **1891**, 224. Ref. Zbl. Gynäk. **1892**, Nr 25, 485. — *Baisse*, Thèse de Montpellier **1879**, 31. — *Bartcky*, Über ein Adenofibrom der Vulva. Inaug.-Diss. München **1925**. — *Bastelberger*, Cyste im Hymen. Arch. Gynäk. **23**, 427 (1884). — *Beauverger*, Kystes développés aux dépens des glandes paraurétrales chez la femme. Thèse de Paris **1902**. — *Bégouin* et *Roche*, Soc. Gynéc. 22. Okt., 1907. — *Bell, J. Warren*, Supernumerary breast near labium. Amer. J. Obstetr. **11**, Nr 4, 507 (1926). Ref. Ber. Gynäk. u. Geburtsh. **10**, 807 (1926). — *Bella, de*, Cisti della vulva e cisti vaginale. Riv. ital. Ginec. **3**, H. 4, 393 (1925). Ref. Ber. Gynäk. **8**, 706 (1925). — *Berger*, Sur une variété nouvelle de hernie inguinale chez la femme. Hernie enkystée de la grande lèvre. Bull. Soc. Chir. **1892**, 651. — *Bertino*, Adeno-carcinoma cistico del clitoride sviluppatosi sopra una cisti dermoide. Ann. di Ostetr. **25**, 267 u. 313 (1904). Milano 1903. Ref. Jber. Geburtsh. **17**, 276 (1904). — *Binaud*, Kyste sébacé des petites lèvres. Soc. obstetr. de Bordeaux, 8. Juni 1897. Zit. nach *Wéber*. Thèse de Paris **1898**. — *De Blasio*, Archivio di Psychiatria, Neuropathologia, Anthropologia Criminale Medicina legale **26**, 171, Torino 1905. — *Bluhm, A.*, Über Cysten des Labium minus. Arch. Gynäk. **62**, 34 (1900). — *Derselbe*, Ein weiterer Beitrag zur Kenntnis der polypösen Schleimdrüsencystome des Labium minus. Zbl. Gynäk. **1902**, Nr 5, 113. — *Bochenski*, Klitoriscyste. Lemberg. gynäk. Ges., Febr. **1909**. Tyg. lek. **1909**, Nr 9. — *Boldt*, Große Cyste der Bartholinischen Drüse. New York obstetr. Soc. **1907**. Amer. J. Obstetr., Jan. **1908**. — *Bondi, J.*, Cysten des kleinen Labium. Geburtsh.-gynäk. Ges. Wien, März **1907**. Ref. Zbl. Gynäk. **1907**, Nr 48, 1513. — *Derselbe*, Zur Anatomie der Cysten der kleinen Schamlippe. Mschr. Geburtsh. **28**, 648 (1908). — *Bonnet*, Les kystes et abscès des glandes vulvovaginales. Gaz. Hôp. **1888**, 637. — *Boyer*, Trait. Mal. chir. **2** (1845). — *Brandt*, Zur Ätiologie der Cysten der kleinen Schamlippen (russ.). **1894**. Ref. Jber. Geburtsh. **8**, 241 (1895) u. Mschr. Geburtsh. **2**, 237 (1895). — *Braun*, Z. prakt. Ärzte Wien **5**, 19 (1864). — *Brohl*, Cyste des rechten Labium majus. Ges. f. Geburtsh. u. Gynäk., Köln, 1908. Ref. Mschr. Geburtsh. **28**, 474 (1908). — *Brown*, Lancet **1862**, 121.

Caruso, Sopra un caso molto raro di cisti da echinococco dei genitali esterni muliebri. Arch. di Ostetr. **1898**, H. 10. Ref. Zbl. Gynäk. **1899**, Nr 27, 824. — *Cazin*, Contribution à l'étude des kystes clitoridiens. Congr. Assoc. franç. Chir. Paris, Oktbr. **1903**. Ref. Jber. Geburtsh. **18**, 544 (1905). — *Chase*, Brooklyn med. J. **5**, 315 (1891). — *Chavannaz*, Cyste dermoide suppuré de la grande lèvre. J. Méd. Bordeaux **1897**. — *Chéron*, Rev. méd. mal. **1**, 484 (1879) u. **14**, 720 (1892). — *Chounkine*, Russ. J. Geburtsh. u. Frauenkrkh. **1896**. — *Chunn*, A case of traumatic hematocele of the vulva. New York **1883**. — *Churchill*, Trait. prat. des maladies des femmes. Übersetzt ins Französische von Wieland und Dubrisay. — *Clintock, Mac*, Clin. Dis. Dublin **1863**, 231. — *Coën*, Adenom der Bartholinischen Drüse. Beitr. path. Anat. **8**, 424 (1890). — *Conant, W. M.*, Cysts of the labium. Boston med. J. **124**, 549 (1891). — *Cruveilhier*, Anat. descript. **2**, 787 (1834). — *Cullen*, Cysts of Bartholins glands. J. amer. med. Assoc. **44**, 204. Chicago 1905.

Dartigues, Exstirpation d'un gros kyste de Bartholin. Soc. Chir. Paris. Presse méd. **1911**, Nr 52. — *Deconseillez*, Kyste de la grande lèvre. Soc. anat. Clin. Lille 1900. — *Dobbert*, Russ. J. Geburtsh.

u. Frauenkrkh. Petersburg 1896. — *Döderlein, A.*, Ein Fall von angeborener Hymenalcyste. Arch. Gynäk. **29,** 284 (1887). — *Dohlhoff,* Schmidts Jb. **1840,** 195. — *Donnell,* Brit. amer. J. Med. **1849.** — *Doran,* Surgical treatment of the cyst of vulvovaginal gland. Brit. med. J. **1892.** — *Dubar,* Des tumeurs liquides des grandes lèvres. Thèse de Lille **1888.** — *Duchateau,* Bull. Soc. anat. Lille **1890.** — *Duncan,* Clinical lecture on tumors and cysts of the vagina and pudenda. Med. Times a. Gaz. London **1880,** 85. — *Duplay,* Collections séreuses de l'aine. Thèse de Paris **1865.** — *Duvernay,* Ann. de Gynéc. **13,** 251 (1890).

Eger, Lymphangiektasie und Lymphorrhagie im Bereich der beiden großen Schamlippen. 68. Jahresbericht der schlesischen Ges. für vaterländ. Kultur. **1891,** 23. — *Ehrlich, H.*, Ein Fall von Adenokystoma papilliferum labii majoris fetalen Ursprungs. Mschr. Geburtsh. **41,** 135 (1915). — *Eisenreich,* Fall von multiplem Adenofibroma intracanaliculare der Mamma und Vulva. Inaug.-Diss. München 1906. — *Englisch,* Über Cysten, Fisteln und Abscesse in der Raphe der äußeren Genitalien. Wien. med. Wschr. **1901,** Nr 22. Ref. Jber. Geburtsh. **15,** 517 (1902). — *Derselbe,* Über angeborene Cysten in der Raphe der äußeren Geschlechtsorgane. Zbl. Krkh. Harn- u. Sexualorgane **13** (1902).

Falini, Echinococco del grando labbro sinistro della vulva. Gazz. Osp. Milano **1885,** 484. — *Fauvel,* Thèse de Paris **1886.** — *Ferroni,* Osservazioni sulla struttura delle cisti della glandula vulvo-vaginale. Ann. di Ostetr. Milano **20,** 513 (1898) u. Arch. ital. Ginec. **1898,** 579. — *Fielden,* Cyst removed from the vulva. Trans. obstetr. Soc. London **1884,** 56. — *Fischer,* Cystenbildung innerhalb der Lefzen der weiblichen Scham. Ref. Schmidts Jb. **80,** 221 (1853). — *Fischer* und *Brandt,* Anat. path. des Maladies des org. génit. ext. de la femme. Recueil des Travaux d'acc. et de gyn. dédie au Prof. Slaviansky. **3,** 356. — *Flatau,* Cyste des Labium minus. Fränk. Ges. Geburtsh. u. Frauenheilk., Febr. **1907.** — *Fleischmann,* Eine Bildungsanomalie des Hymen. Z. Heilk. **7,** 419 (1886). — *Fournaise,* Kyste du vestibule de la vulve. Bull. Soc. Anat. **1876,** 427. — *Fredet,* Kyste de la petite lèvre à épithelium cylindrique. Bull. Soc. Anat., Oktbr. **1903.** — *Froriep,* Neue Notizen aus dem Gebiet der Natur- u. Heilkunde. **9,** 7, Tafel 1, Abb. 1 u. 2 (1839).

Galewsky, Atherome von außergewöhnlicher Größe. Sitzg Ver. f. Natur- u. Heilk. Dresden 1917. — *Gastelli* et *Rey,* Bull. med. Algérie. **1905,** 61. — *Gebhard,* Path. Anat. der weibl. Sexualorgane **1899,** 591. — *Görl,* Cyste im Hymen einer Erwachsenen. Arch. Gynäk. **42,** 381 (1892). — *Gomoiu* und *Ionescu,* Mamele supranumerara vulvara. Ref. Anat. Ber. **4,** 58 (1925). — *de Gonteyron,* Mém. Acad. nat. Méd. **15** (1850). — *Gottingham,* Lancet **2,** 16 (1850). — *Gottschalk,* Apfelgroße Cyste der rechten kleinen Labie. Ges. Geburtsh. u. Gynäk. Berlin, Juli **1901.** Ref. Zbl. Gynäk. **1901,** Nr 47, 1288. — *Gregor, Mc,* Papilläre Cyste der kleinen Schamlippe. Edinburgh. obstetr. Soc. **1903.** Ref. Jber. Geburtsh. **17,** 277 (1904). — *Grisolia,* Ricerche istologiche sopra une cisti sierosa del gran labbro e istogenio delle cisti di questa regione vulvare. Arch. ital. ginec. Napoli 1898. — *Gut, Walter,* Ein Fall von cystischem Tumor im Labium majus. Inaug.-Diss. Zürich 1915.

Haensel, Über die Glandula Bartholini mit besonderer Berücksichtigung ihrer cystösen Degeneration. Inaug.-Diss. Würzburg 1885. — *Haller,* Kongenitale Cyste des Hymen. Bull. Soc. Anat. Paris, Juni **1910.** Ref. Zbl. Gynäk. **1911,** Nr 8, 332. — *Hartung,* Über einen Fall von Mamma accessoria. Inaug.-Diss. Erlangen 1875. — *Hennig, C.*, Abtragung eines serösen Balges in der Schamlefze durch die Drahtschnurschlinge. Z. med. Chir. Geburtsh. N. F. **5,** 317 (1866). Ref. Schmidts Jb. **134,** 51 (1867). — *Hillmann,* Lancet **1862,** 121. — *Hirst,* Enormous cyst of the labium. Ann. Gynec. a. Paediatr. **5,** 603. Philadelphia 1891/92. — *Derselbe,* A cyst of the labium, removed without rupture. Amer. J. Obstetr. **35,** 6 (1897). — *Hoening,* Große Cyste der Bartholinischen Drüse. Mschr. Geburtsk. Frauenkrkh. **34,** 130 (1869). — *Hofmeier,* Handb. Frauenkrkh. **1921,** 64. — *Huguier,* Mémoire sur les maladies des appareils sécréteurs des organes génitaux externes de la femme. Mém. Acad. nation méd. **15** (1850) u. Gaz. Méd. Paris **14,** 37 (1826).

Ierschoff, Tumeurs bénignes de la vulve. Thèse de Genf **1910.**

Jacobson, Ein Fall von cystischer Neubildung der kleinen Labie. Russ. J. Geburtsh. u. Frauenkrkh. Petersburg **1898.**

Kast, Ein Fall von diffusen Lymphangiektasien der äußeren Genitalien. Dtsch. med. Wschr. **1891,** Nr 42. — *Kelly, H.*, Operative Gynäkologie. New York 1898. — *Kimura,* Über ausgedehntes Atheroma des weiblichen Pudendum. Japan. Z. **1892.** — *Kirmisson,* Kyste sébacé de la petite lèvre. Bull. Soc. Anat. **1874,** 445 u. Ann. de Gynec. **2** (1874). — *Klebs,* Handb. path. Anat. **1873,** 987. — *Klein,* Festschr. Berl. Ges. Geburtsh. u. Gynäk. — *Kleinwächter,* Ein Beitrag zu den Vaginalcysten. Z. Geburtsh. **16,** 36 (1899). — *Derselbe,* Ein Beitrag zur pathologischen Anatomie der Bartholinischen Drüse. Z. Geburtsh. **32,** 190 (1895). — *Klob,* Path. Anat. der weibl. Sexualorgane. Wien **1864,** 463. — *Koppe,* Zur Genese und klinischen Deutung der Vulvacysten. Zbl. Gynäk. **1887,** Nr 40, 639. — *Krecke,* Cysten der Labia minora. Ges. f. Geburtsh. u. Gynäk. München, Nov. **1897.** Ref. Mschr. Geburtsh. **8,** 418 (1898). —

Kümmel, Werner, Über cystische Bildungen in der Vagina und im Vestibulum vaginae. Virchows Arch. 114, 407 (1888). — *Kuntzsch,* Kohabitationshindernis infolge von Hymenalcysten und Vaginismus. Konzeption trotz fehlender Defloration. Zbl. Gynäk. 1907, Nr 45, 1403.

Lacamp, Des Kystes de la Glande de Bartholin. Thèse de Paris 1906. Ref. Zbl. Gynäk. 1908, Nr 28, 926. — *Lagrange,* Kyste congénital de la grande lèvre. Arch. de Tocol. 1886, 15. Nov. u. J. Méd. Bordeaux 1886. Ref. Zbl. Gynäk. 1887, Nr 25, 403. — *Launelongue* et *Achard,* Traité des kystes congénitaux. Paris 1886. — *Lebert,* Abhandl. aus dem Gebiet der prakt. Chirurgie 1848. — *Lefèvre-Loubat,* Die Cysten des Klitoris-Gebietes. Paris méd. 1913, Nr 22, 529. — *Leopold,* Eine total ausgeschälte Bartholinische Cyste. Zbl. Gynäk. 1886, Nr 31, 508. — *Lérat,* Kyste des deux petites lèvres. Bull. Soc. Anat. Nantes 1881. 57. — *Leroux,* Thèse de Paris 1878. — *Liell,* Cyst and abscess of the vulvovaginal gland. New York Poliklin. 1, 77. — *Lindfors,* Fall von doppelseitiger Tumorbildung in der Vulva. Ref. Zbl. Gynäk. 1901, Nr 1, 26. — *Lindner,* Über einen seltenen Tumor der Vulva. Berl. klin. Wschr. 1891, Nr 23, 558. — *Lizé,* Bull. Soc. Chir. 2. Paris 1876. — *Lotze, Konrad,* Über Cystendegeneration der Cowperschen Drüse der Frau. Inaug.-Diss. Göttingen 1869. — *de Loury,* Sur les Cystes et les Abscès des grandes lèvres. Rev. Méd. 6, 342 (1840). u. Ann. Chir., April 1841.

Maccregar, Papillary cyst of the labium minus. Scott. med. a. surg. J., Aug. 1903. Ref. Jber. Geburtsh. 18, 544 (1905). — *Magalhaes,* Contribution à l'étude des kystes séreux des petites lèvres. Mém. Acad. Méd. Paris, März 1897. — *Marchesi,* Sulla cisti imenali. Arch. ital. Ginec. 3, Nr 1. Febr. 1900. Ref. Jber. Geburtsh. 14, 525 (1901). — *Derselbe,* Ulteriori considerazione sulla cisti imenali. Ginec. Riv. prat. Florenz 1, H. 15, 462 (1904). Ref. Jber. Geburtsh. 18, 543 (1905). — *Martin, Cl.,* Arch. clin. 7, 562. Bordeaux 1898. — *Martin* et *Léger,* Arch. gén. Méd. 1862 u. Recherches sur anat. et path. des appareils sécrets des organes génit. ext. chez la femme. 142. — *Marx, A.,* Ein Beitrag zur Kenntnis der Cysten des kleinen Labium. Mschr. Geburtsh. 22, 348 (1905). Inaug.-Diss. Heidelberg 1906. — *Marx, J.,* Ein Fall von papillärem Cystadenom der Vulva. Inaug.-Diss. München 1905. — *Mauriceau,* Traitement des maladies des femmes grosses. Paris 1721. — *Meyer, Ludwig,* Ein Fall von Adenokystoma papilliferum vulvae und ein Fall von Flimmerepithelcyste des Sulcus interlabialis vulvae. Inaug.-Diss. Leipzig 1903. *Meyer, Rob.,* Über Drüsen der Vagina und Vulva bei Feten und Neugeborenen. Z. Geburtsh. 46, 17 (1901). Embryonale Gewebseinschlüsse in den weiblichen Genitalien. Erg. Path. 9 (1905). — *Migot,* Considérations sur les abcès de la glande vulvo-vaginale. Thèse de Paris 1899. — *Mondor* et *Huet,* Les kystes des petites lèvres. Gynéc. obstétr. 7, Nr 1, 26 (1923). Ref. Ber. Gynäk. 1, 90 (1923). — *Monnier,* Kyste de la grande lèvre chez une fillette de 6 ans etc. Bull. Soc. de Méd. 82, 1370. Paris 1890. — *Derselbe,* De l'ablation totale des petites lèvres à propos d'un kyste colloide et d'une hypertrophie de ces organes. Rev. Obstetr. 9, 106. Paris 1893. — *Derselbe,* Kyste colloide multiloculaire de la petite lèvre gauche. Bull. Soc. Anat. 6, 747 (1892). — *Morestin,* Kyste de la petite lèvre. Presse méd., März 1902. — *Derselbe,* Kyste dermoide de la grande lèvre. Bull. Soc. Anat. Paris, Oktbr. 1911. — *Morpain,* Études anat. et path. des grandes lèvres. Thèse de Paris 1852. — *Mourey,* Des kystes de la grande lèvre. Paris 1882. Ref. Zbl. Gynäk. 1883, Nr 22, 355. — *Derselbe,* Kystes de la grande lèvre. Thèse de Paris 1882. — *Müller, C. J.,* Zur Kasuistik der Neubildungen an den äußeren weiblichen Genitalien. Berl. klin. Wschr. 1881, Nr 31, 449. — *Müller, Oskar,* Hymenalcyste. Arch. Gynäk. 44, 263 (1893).

Neumann, J., Über Erkrankungen der Bartholinischen Drüse und ihres Ausführungsganges. Wien. med. Blätter 1888, 577 u. 612.

Odebrecht, Ref. Zbl. Gynäk. 1890, Nr 10, 165. — *Opielinski,* Über die Cystengeschwülste der Vulva. Inaug.-Diss. Breslau 1876.

Paget, J., Lect. on surg. path. London 1871, 411. — *Paletta,* zit. nach *Duplay.* — *Palm,* Eine Hymenalcyste und ein Atherom des Labium minus bei einer Erwachsenen. Arch. Gynäk. 51, 483 (1896). — *Derselbe,* Beitrag zur Entstehung der Cysten im Hymen bei Erwachsenen. Arch. Gynäk. 53, 96 (1897). — *Pana,* Un kyste sébacé de la petite lèvre. Bull. Soc. Anat. Paris 33, 47 (1858). — *Paravicini,* Atheromatöse Cyste der rechten großen Schamlippe. 1858 (ital.). Ref. Schmidts Jb. 103, 322 (1859). — *Payne-Ficot,* Die angeborenen Cysten der Vulva. Thèse de Montpellier 1903. Ref. Zbl. Gynäk. 1904, Nr 46, 1423. — *Peckham, Grace,* Tumors of the Clitoris. Amer. J. Obstetr. 24, 1155 (1891). — *Péraire,* zit. nach *Riecke.* — *Petters* und *Klebs,* Vjschr. prakt. Heilk. 125. — *Pichevin,* Deux cas de kystes vulvaires. Soc. Obstetr., März 1898. — *Pichevin* et *Wéber,* Kystes Wolffiens de la vulve. Semaine gynéc. 1898, Nr 14 u. 15. — *Pick, L.,* Über Adenocystoma papilliferum vulvae polyposum. v. Baumgartens Arb. path. Anat. Tübingen 4, 270 (1904). — *Piering,* Zur Kenntnis der Cystenbildung im Hymen. Prag. med. Wschr. 1887, Nr 49, 409. — *Pilliet,* Bull. Soc. Anat. Paris 1893. — *Polaillon,* Ann. Gynéc. 34, 389 (1860). — *Politi,* Su di un caso cistoma papillare proliferante del piccolo labbro. Arch. di ostetr. 10, Nr 4 (1903). — *Pozzi,* Seröse Cyste der Bartholinischen Drüse. Ann. Gynéc., Dez. 1905. Ref. Jber.

Geburtsh. **19**, 140 (1906). — *Prat*, Kyste pédiculé de la petite lèvre. Bull. Soc. Anat. Paris 1903. Ref. Jber. Geburtsh. **18**, 546 (1905). — *Prochownik*, Cystischer Tumor der Vulva. Gynäk. Ges. Hamburg, 24. April 1906. Ref. Zbl. Gynäk. **1906**, Nr 27, 775. — *Purves* and *Hadley*, Accessory breast in the labia majora. Brit. J. Surg. **15**, 279 (1927). Ref. Ber. Gynäk. **13**, 552 (1928).

Rabère, Des kystes séreux, dits hydrocèle de la femme. Thèse de Paris 1883. — *Raffalli*, Die Cysten der Vulvovaginaldrüse. Thèse de Montpellier **1903**. Ref. Zbl. Gynäk. **1904**, Nr 46, 1422. — *Recklinghausen, v.*, Cysten der Bartholinischen Drüsen. Virchows Arch. **84**, 467 (1881). — *Redlich*, Über die Entstehungsweisen der Cysten der kleinen Schamlippen. 9. Ärztekongr. St. Petersburg 1904. — *Regnoli*, Hydrocèle de la femme. Arch. gén. Méd. **1834**. — *Resinelli*, Di un tumore cistico della clitoride. Ann. Ostetr. Milano **1897**, Nr 5. — *Ricci*, Sulle cisti dell'imene. Contributo istogenetico. Arch. ital. Ginec. **1902**, Nr 2, 89. Ref. Jber. Geburtsh. **16**, 213 (1903). — *Riche, V.*, Kyste de la petite lèvre. Bull. Soc. Anat. Paris, Oktbr. **80**, 711 (1905). Ref. Zbl. Gynäk. **1906**, Nr 46, 1296. — *Riedinger*, Cysten der Schamlippen. Bericht der mähr.-schles. Gebäranst., Brünn 1888, 73. Ref. Jber. Geburtsh. **2**, 499 (1889). — *Robert*, Arch. gén. Méd. **11**, 400 (1841). — *Roche*, Kyste de la région clitoridienne. J. Méd. Bordeaux, Dez. **1904**. Ref. Jber. Geburtsh. **19**, 139 (1906).

Sage, Des tumeurs liquides de la grande lèvre. Thèse de Bordeaux 1894/95. — *v. Scanzoni*, Beitr. Geburtsk. **2**, 470 (1855). — *Schaeffer, O.*, Bildungsanomalien der weiblichen Geschlechtsorgane aus dem fetalen Lebensalter mit besonderer Berücksichtigung der Entwicklung des Hymen. Arch. Gynäk. **37**, 199 (1890). — *Schickele*, s. *Weber*, Ref. Zbl. Gynäk. **1925**, Nr 34, 1934. — *Schramm*, Bartholinische Cyste. Gynäk. Ges. Dresden, April 1887. Ref. Zbl. Gynäk. **1887**, Nr 28, 454. — *Scott*, Konkremente aus Cysten der vulvovaginalen Drüsen. Amer. J. med. Sci. Philadelphia **1885**, 438. Ref. Zbl. Gynäk. **1886**, Nr 14, 189. — *Seeligmann*, Cyste der rechten großen Schamlippe. Gynäk. Ges. Hamburg, Oktbr. **1897**. Ref. Zbl. Gynäk. **1900**, Nr 10, 281. — *Seidler*, Cystadenoma der großen Schamlippen embryonalen Ursprungs. Zbl. Gynäk. **1925**, Nr 28, 1569. — *Serafini*, Due cisti della ghiandola vulvo-vaginale. Ann. Ostetr. **2**, 208 (1907). Ref. Jber. Geburtsh. **21**, 157 (1908). — *Shtol, K.*, Cystoma colloides glandularum Bartholiniarum. Russ. Z. Petersburg **1891**, 88. — *Silva, da Jones*, Correio med. Lisboa **19** (1890). — *Souligoux*, Kyste dermoide de la grande lèvre droite. Ref. Ann. e Gynec., März **53** (1900). Ref. Jber. Geburtsh. **14**, 526 (1901). — *Soutougine*, Russ. J. Geburtsh. u. Frauenkrkh. St. Petersburg **1887**, 514. — *Spitzer*, Vorkommen eines paraurethralen Ganges mit cystischen Erweiterungen in der Genito-Perinealraphe. Wien. med. Presse **1905**, Nr 9. Ref. Jber. Geburtsh. **19**. 136 (1906). — *Stoltz*, Inaug.-Diss. Straßburg **1860**, 43. — *Stone, R. M.*, A instructive case of labial cyst. Ann. Gynec. a. Paediatr., Jan. **1907**. — *Stukowski*, Über Klitoriscysten. Münch. med. Wschr. **1924**, Nr 8, 238. — *Sturmer*, A case of hydatiform cyst growing in the vulva. Trans. obstetr. Soc. **43**, 148. London 1901. — *Swanton*, Cyst of the clitoris. Brit. gynec. J. Suppl. zu **22**, 143 (1907).

Tarnier, J. sages-femmes. **22**. Paris 1893. — *Taylor*, Case of cholesterin tumor of the vulva. J. Cut. a. Dis. New York **8**, 367 (1890). — *Teale*, Große Cystengeschwulst der Schamlippe und des Leistenkanals. Méd. Times et Gaz., Juli **1853**. Ref. Schmidts Jb. **80**, 336 (1853). — *Tourneux*, Über einen Fall von Cyste der kleinen Schamlippen. Soc. anat. Clin., Toulouse, 22. Febr. 1913. Ref. Presse méd. Nr 34. — *Tourneux, J. P.*, Cyste de la grande lèvre à épithélium prismatique stratifié. Bull. Soc. Anat. **93**, Nr 4, 342. Paris 1923. — *Turgard*, Semaine gynec. **1896**, 78.

Ulesco-Stroganowa, Zur Pathologie der Hymenal- und Vaginalcysten. Ref. Mschr. Geburtsh. **2**, 234 (1895) u. Zbl. Gynäk. **1893**, Nr 40, 938. — *Uluhogian*, Beitrag zur Kenntnis der Cysten der kleinen Labien (ital.). Ref. Zbl. Gynäk. **1927**, Nr 49, 3153.

Velpeau, Dict. méd. ou répert. gén. Sci. méd. **30**, 1001 (1846). — *Vidal*, Trait. path. ext. **5**, 587 (1846). — *Vladimirow*, Cysten der kleinen Schamlippen. Wratsch **1902**, Nr 24/25.

Wéber, Léon, Contribution à l'étude des cystes vulvaires (cystes Wolffiens). Thèse de Paris 1898, Nr 280. Ref. Zbl. Gynäk. **1898**, Nr 30, 797. — *Weber, E.*, Deux Kystes vulvaires d'origine différente. Bull. Soc. Obstetr. **1924**, Nr 3, 205. Ref. Zbl. Gynäk. **1925**, Nr 34, 1934. — *Wechselmann*, Über Dermoidcysten und paraurethrale Gänge der Genitoperinealraphe. Arch. f. Dermat. **68**, 123 (1903). — *Weibel*, Atherom der Vulva. Geburtsh.-gynäk. Ges. Wien, 9. Dez. 1919. Ref. Zbl. Gynäk. **1920**, Nr 13, 325. — *Werth*, Zur Anatomie der Cysten der Vulva. Zbl. Gynäk. **1878**, Nr 22, 513. — *West, Ch.*, Lehrbuch der Frauenkrankheiten. Übersetzt von Langenbeck. Göttingen **1870**, 815. — *Wile*, Amer. J. Obstetr. Dis. **14**, 588. New York 1881. — *Wiltshire*, Cysts from the labia minora. Obstetr. trans. **23**, 206. London 1881. — *Winckel, v.*, Lehrb. d. Frauenkrkh. **1890**, 82.

Zeissl, Eine Cyste in der rechten großen Schamlippe. Ärztl. Ber. d. k. k. allg. Kr. Wien **1879**, 249. — *Derselbe*, Über Cysten in den Schamlippen. Med.-chir. Zbl. Wien **15**, 256 (1880). — *Ziegenspeck*, Über Cysten im Hymen Neugeborener. Arch. Gynäk. **32**, 159 (1888). — *Derselbe*, Über die Entstehung von Hymenalcysten. Arch. Gynäk. **67**, 103 (1902). — *Zielewicz, J.*, Ein großes Kystofibroma des Labium majus. Arch. klin. Chir. **38**, 340 (1888/89).

II. Vasculäre Geschwülste.
Hämangiome und Lymphangiome der Vulva.

Amandoni, La Gin. 1906.

Brindeau, Lymphangiom der kleinen Schamlippe bei einer Schwangeren. Soc. Obstétr. Paris 1906. *Burgio, F.,* Angioma capillare semplice della vulva. Arch. Ostetr. Napoli **9**, 265 (1902). Ref. Zbl. Gynäk. **1903**, Nr 23, 720.

Delbet, Lymphangiome de la grande lèvre. J. des praticiens **38**, 132 (1924). Ref. Zbl. Hautkrkh. **14**, 131 (1924) u. Ber. Gynäk. **5**, 38 (1924).

Glantenay et *Lardenois,* Tumeur du clitoris. Bull. Soc. Anat. Paris 1898, Nr 18. — *Guyot,* Angiome caverneux de la vulve chez une petite fille. Soc. Anat. Bordeaux 1903. Ref. Jber. Geburtsh. **17**, 277 (1904).

Hennig, Handb. Kinderkrkh. **4 III**, 82.

Jayle et *Bender,* Lymphangioma labii minoris. Bull. Soc. Anat. Paris 1905.

Kardschieff, Über einen Fall von Fibrotelangioma labii minoris dextri. Inaug.-Diss. München 1922. — *Kieß, Oskar,* Eine eigenartige Form von Hauttumoren in der weiblichen Genitalregion. Angiofibroma circumscriptum symmetricum multiplex. Dermat. Wschr. **82**, Nr 22, 733 (1926). Ref. Ber. Gynäk. **10**, 808 (1926). — *Klein,* Ein Fall von Angiom der Klitoris. Ref. Ber. Gynäk. **14**, 548 (1928).

Laurenti, L'ignipuntura in un angioma del gran labio destro nota. Gazz. internaz. Med. pratica **1901**, Nr 13, 178 Napoli.

Markus, Gyn. Ges. Breslau, Nov. 1910. Ref. Mschr. Geburtsh. **33**, 231 (1911).

Neumann, Leo, Zur Kasuistik des Angioma vulvae. Inaug.-Diss. Berlin 1921.

Palm, Über papilläre polypöse Angiome und Fibrome der weiblichen Harnröhre. Mschr. Geburtsh. **13**, 231, 351 u. 470 (1901).

Rouville, de, Angiome de la grande lèvre gauche. Bull. Soc. Obstetr. **1925**, 416. Ref. Zbl. Chir. **1926**, Nr 49, 3142.

Sänger, Angiom der rechten großen Schamlippe. Ref. Zbl. Gynäk. 1882, Nr 8, 125. — *Seitz, A.,* Die primären angioplastischen Geschwülste der Vagina bei der Erwachsenen. Arch. Gynäk. **126**, 488 (1925). — *Stokes, J. H.,* Acquired lymphangioma of the vulva secondary to tuberculosis obliteration of the inguinal glands. Arch. of Dermat. **3**, Nr 4, 498. Ref. Ber. Gynäk. **2**, 430 (1924).

Taussig, Fred, Contributions to the pathology of vulvar diseases. Amer. J. Obstetr. **6**, 407 (1923). Ref. Ber. Gynäk. **4**, 55 (1924) u. Zbl. Gynäk. **1924**, Nr 38, 2103.

III. Epitheliale gutartige Geschwülste.
Adenosis und Adenofibromatosis vulvae.

Bartcky, Über ein Adenofibrom der Vulva. Inaug.-Diss. München 1925. — *Bungart,* Zur Frage der endometrioiden Epithelheterotopien und besonders der Entstehung der sog. „extraperitonealen" Wucherungen dieser Art. Arch. klin. Chir. **137**, 719 (1923).

Cullen, Bull. Hopkins Hosp. **9** (1896).

Haeuber, Die heterope endometrioide Epithelwucherung am weiblichen Genitale in dem angloamerikanischen Schrifttum. Mschr. Geburtsh. **68**, 123 (1925). — *Halban, J.,* Hysteroadenosis metastatica. Geburtsh.-gynäk. Ges. Wien, Nov. **1924**. Ref. Zbl. Gynäk. **1925**, Nr 7, 387. — *Derselbe,* Hysteroadenosis metastatica. Die lymphogene Genese der sog. Adenofibromatosis heterotopica. Arch. Gynäk. **124**, 457 (1926). — *Heineberg,* The use of radium in the treatment of endometrioma of the recto-vaginal septum. Amer. J. Obstetr. **14** (1927). — *Hollmann,* Über das Vorkommen von Uterusschleimhaut in der Leistenbeuge. Bruns' Beitr. **135**, 84 (1926).

Lahm, W., Zur Adenomyosis des weiblichen Genitalapparates. Z. Geburtsh. **85**, 292 (1923). — *Lauche, Arnold,* Die extragenitalen heterotopen Epithelwucherungen vom Bau der Uterusschleimhaut. Virchows Arch. **243**, 298 (1923). — *Derselbe,* Die Bedeutung der heteropen Epithelwucherungen vom Bau der Uterusschleimhaut. Dtsch. med. Wschr. **1924**, Nr 19, 595. — *Derselbe,* Zbl. Path. **35** (1924/25). — *Derselbe,* Über die heterotopen Wucherungen vom Bau der Uterusschleimhaut. Mschr. Geburtsh. **68**, 113 (1925).

Mestitz, Ursprung und Ausbreitungsweg des heteropen Uterusepithels. Arch. Gynäk. **130**, 667 (1927). — *Meyer, A.,* Entzündliches Adenofibrom der Leistengegend. Inaug.-Diss. Freiburg 1919. — *Meyer, Rob.,* Virchows Arch. **204** (1914) u. **250** (1924).

Neuweiler, Beitrag zur Klinik der endometrioiden Wucherungen. Schweiz. med. Wschr. **1926**, Nr. 22.

Palmer, Endometriomata of Vulva and Perineum. Proc. roy. Soc. Med. **18**, Nr 12, 83 (1925). Ref. Ber. Gynäk. **9**, 416 (1926).

v. Recklinghausen, Die Adenomyome und Cystadenome der Uterus- und Tubenwandung, ihre Abkunft von Resten des Wolffschen Körpers. — *Robinson, A. L.*, Tumoren der Vulva. Lancet **1926**, 554. Ref. Zbl. Gynäk. **1926**, Nr 51a, 3435.

Schiller, Walter, Über endometrioide Bildungen in den Parametrien. Arch. Gynäk. **129**, 425 (1927). — *Stewart, Henry*, An endometrial growth in the right labium majus. Surg. usw. **44**, 637 (1927). Ref. Ber. Gynäk. **12**, 759 (1927).

Weishaupt, Elisabeth, Ein Fall von extraperitonealem Adenomyom usw. Arch. Gynäk. **99**, 491 (1913).

Papillome und spitze Kondylome der Vulva.

Arns, Ein Fall von intracystärem Papillom des linken Labium majus. Mschr. Geburtsh. **67**, 1 (1924). — *Aubenas*, Des tumeurs de la vulve. Thèse de Strassbourg **1860**. — *Aubert*, Vegetationen der Vagina und des Collum uteri. J. Mal. Cut. et Syph. **1892**, 343. — *d'Aulinay*, Die Behandlung der Vegetationen der weiblichen Geschlechtsorgane. J. Mal. Cut. et Syph. **1893**, 298. Ref. Mschr. Dermat. **17**, 543 (1893).

Bauer, Adolf, Spitze Kondylome von besonderer Größe. Mschr. Geburtsh. **28**, 297 (1908). — *Baughman*, Condylomata vulvae. Amer. J. Obstetr. **47**, 261 (1903). — *Benicke*, Ges. Geburtsh. u. Gynäk. Berlin, 10. Juni 1892. Ref. Z. Geburtsh. **24**, 325 (1892). — *Bokelmann*, Papillom und Fibrom der Vulva. Z. Geburtsh. **52**, 144 (1904). — *Boys de Louvry* et *Costilhes*, Remarques pratiques sur les végétations chez la femme. Gaz. Méd. **2**, 314. Paris 1847. — *Bumm*, Zur Ätiologie und diagnostischen Bedeutung der Papillome der weiblichen Genitalien. Sitzgsber. Würzburger physik.-med. Ges., 22. Mai **1886**, 391. Ref. Münch. med. Wschr. **1886**, Nr 27, 473. — *Burtseff*, Papilloma teratoides clitoridis. Petersburg 1881.

Castan, Über einen Fall von voluminösem Papillom der Vulva nicht venerischen Ursprungs. Gaz. hebd. Sci. med. Montpellier **12**, 350 (1890). — *Caquille*, Du traitement des végétations vulvaires par l'acide phénique pur. Lille 1900. — *Comby* et *de Vaugiraud*, Papillomes verruqueux hypertrophiques de la vulve. Bull. Soc. Pédiatr. Paris **1913**, 18. — *Courant*, Über die Vereisung der spitzen Kondylome mittels Äthylchlorid. Gynäk. Ges. Breslau, Juli **1905**. Ref. Zbl. Gynäk. **1906**, Nr 37, 1023. — *Cronquist, Carl*, Über die Ätiologie und Pathogenese der spitzen Kondylome. Malmö: Georg Cronquist.

Decoster, Du traitement des végétations chez les femmes enceintes. Thèse de Paris **1887**. — *Degrais*, Curiethérapie des végétations vulvaires au cours de la grossesse. Gynec. **4**, 493 (1921). — *Derville*, Umfangreiche Kondylome der Vulva bei einem 13jährigen Mädchen. J. Mal. Cut. et Syph. Ref. Mschr. Dermat. **20**, 538 (1895). — *Dreyer*, Über Spirochätenbefunde in spitzen Kondylomen. Dtsch. med. Wschr. **33**, Nr 18, 720 (1907).

Ehrmann, Atlas der Hautkrankheiten. Jena: Gustav Fischer 1912. — *Ernst, W.*, Condyloma accuminatum bei Diabetes mellitus. Dtsch. med. Wschr. **1925**, Nr 9. — *Everke*, Zwei Papillome der Vulva. Ref. Mschr. Geburtsh. **11**, 1137 (1900).

Fantl, Über Papillomatosis cutis. Arch. f. Dermat. **129**, 332 (1921). — *Flatau*, Papillom des linken Labium majus. Nürnberger med. Ges. 16. März 1899. Ref. Mschr. Geburtsh. **9**, 914 (1899). — *Fontana*, Über die Sensibilität der spitzen Kondylome. Dermat. Wschr. **56**, Nr 1, 17 (1913). — *Fontana* und *Sanglorgi*, Spirochäten der Condylomata accuminata. Ref. Zbl. Hautkrkh. **6**, 169 (1923). — *Frankl, Oskar*, Pathologische Anatomie und Histologie der weiblichen Genitalorgane in Liepmanns Handb. d. ges. Frauenheilk. Leipzig **1914**, 272. — *Frey, E.*, Zur Frage der ätiologischen Beziehungen der Warzen und spitzen Kondylome. Schweiz. med. Wschr. **54**, Nr 9, 215 (1924) u. Nr 10, 239. Ref. Ber. Gynäk. **5**, 252 (1924).

Gal, Felix, Strahlenbehandlung einiger Frauenkrankheiten. Strahlenther. **17**, 310 (1924). — *Gascoyen*, zit. nach *Schülein*. — *Gilette*, Papillomata of the vulva etc. Ann. Obstetr. New York **12**, 599 (1879). — *Gottschalk*, Papillom der rechten großen Labie. Ges. Geburtsh. u. Gynäk. Berlin, Juli 1901. — *Güntz*, Über die Frage von der Kontagiosität der sog. spitzen Kondylome. Berl. klin. Wschr. **1876**, Nr 39, 560.

Hallauer, Vulvatumor beim Kinde. Z. Geburtsh. **66**, 668 (1910). — *Heller*, Spitze Feigwarzen auf nicht gonorrhoischer Basis bei Ehegatten. Berl. dermat. Ges., 15. März 1921. Ref. Zbl. Hautkrkh. **1**, 276 (1921). — *Heymann*, Ref. Z. Geburtsh. **63**, 170 (1908). — *Hildebrandt*, Condyloma vulvae bei einer Puerpera. Ziemssens Handb. Frauenkrkh. 3, 230. — *Hoepke, Hermann,* Der Aufbau des Epithels im spitzen Kondylom. Z. Anat. 75, 464 (1925).

Ill, Papilloma of the vulva, with specimens. Amer. J. Obstetr., Nov. 1900. Ref. Jber. Geburtsh. 14, 525 (1901).

Johnson, Einige Bemerkungen über venerische Kondylome und Warzen. Ref. Schmidts Jb. 8, 170 (1835).

Kaposi, Die Syphilis der Haut und der angrenzenden Schleimhäute. Wien 1873. Abbild. 36. — *Krämer,* Über Kondylome und Warzen. Göttinger Studien 1847, 98. — *Kraus, H.,* Papillomatöse Excrescenzen an den äußeren Genitalien. Inaug.-Diss. Würzburg 1887. — *Kroemer,* Mesothoriumeinwirkung auf genitale Neubildungen. Verh. dtsch. Ges. Gynäk. 15, 404 (1914).

Lahm, W., Heterologe Tumorbildungen des Müllerschen Ganges im Bereich der Cervix und des Corpus uteri (Mischtumoren). Biologie u. Pathol. des Weibes von Halban-Seitz 4, 639 (1927). — *Lefer,* Contribution à l'étude des végétations chez les femmes enceintes. Thèse de Paris 1899. — *Lehmann,* Tumor vulvae condylomatosus. Ges. Geburtsh. u. Gynäk. Berlin, März 1908. — *Lélu,* Les végétations des organes génitaux chez la femme. Thèse de Paris 1903. — *Lestideau,* Traitement des végétations vénériennes. Arch. Méd. nav. 113 (1923). Ref. Zbl. Hautkrkh. 9, 457 (1924). — *Lichtenstein,* Beitrag zur Frage der Kontagiosität des Condyloma accuminatum. Münch. med. Wschr. 1922, Nr 8, 270. — *Lipschütz, B.,* Cystologische Untersuchungen über das Condyloma accuminatum. Arch. f. Dermat. 146, 427 (1924). — *Lombardo,* Sulla dimostrazione di spirocheti nei condilomi acuminati. Giorn. ital. Mal. vener. 64 (1923). Ref. Ber. Gynäk. 2, 144 (1924). — *Lurjé,* Ein Condyloma accuminatum von ungewöhnlicher Größe und seltener Lokalisation (russ.). Ref. Mschr. Dermat. 36, 394 (1903).

Martin, Ed., Papillom der kleinen Schamlippen und des Praeputium clitoridis. Beitr. Geburtsh. 3, 25 (1874). — *Matt, Franz,* Weitere Erfahrungen über die Röntgenbehandlung spitzer Kondylome. Münch. med. Wschr. 1921, Nr 22, 674. — *Meyer, Rob.,* Zur Kenntnis des Papilloma portionis uteri, insbesondere des Papilloma verrucosum. Arch. Gynäk. 115, 167 (1922). — *Middleton,* Papillome am After. Ref. Mschr. Dermat. 29 (1899). — *Miescher,* Über Immunisierungsvorgänge bei Bestrahlung von Warzen und spitzen Kondylomen. Schweiz. med. Wschr. 1923, Nr 26, 632.

Osterloh, Ein kolossales spitzes Kondylom der äußeren Genitalien. 71. Vers. dtsch. Naturforsch. u. Ärzte, München 1899. Münch. med. Wschr. 1899, 140.

Pearson, Condylome énorme de la vulve. Brooklyn. med. J., Jan. 1903. Ref. Jber. Geburtsh. 17, 275 (1904). — *Petters,* Zur Frage der Ansteckungsfähigkeit der Vegetationen oder der spitzen Kondylome. Vjschr. Dermat. 1875, 255. — *Pexa,* Condylomata accuminata vulvae. Cas. lek. cesk. 1907, Nr 6, Ref. Zbl. Gynäk. 1908, Nr 33, 1109. — *Popov,* Scheidenpapillom bei einem Kind. Urologia 2, 37 (1925). Ref. Ber. Gynäk. 10, 138 (1926).

Rhomberg, Bruno, Beitrag zu den Condylomata accuminata. Zbl. Gynäk. 1915, Nr 48, 845. — *Rudaux,* Végétations ano-vulvaires pendant la grossesse. Clinique. Paris 8, 425 (1913).

Scaglione, Condilomi dei genitali femminili (ital.). Ref. Zbl. Hautkrkh. 9, 312 (1924) u. Ber. Gynäk. 1, 174 (1923). — *Scarcella, A.,* Enorme condilomatose dei genitale femminili. Rass. Ostetr. Napoli 20, Nr 4, 217 (1911). — *Schnabel, Georg,* Über einen Fall von spitzen Kondylomen der Vulva. Inaug.-Diss. Greifswald 1893. — *Schoenhof,* Zur Röntgentherapie der spitzen Kondylome. Arch. f. Dermat. 142, 380 (1923). Ref. Ber. Gynäk. 1, 130 (1923). — *Schülein,* Ein durch spitze Kondylome gebildeter Tumor der Vulva. Ges. Geburtsh. u. Gynäk. Berlin 1908. Ref. Z. Geburtsh. 63, 169 (1908) u. Zbl. Gynäk. 1909, Nr 1, 26. — *Seltzer, C. M.,* Condylomatous tumor of the labium. Boston med. J. 1883. — *Siegmund,* Condylomata accuminata. Dtsch. Klin. 1851, Nr 21/29. Ref. Schmidts Jb. 73, 318 (1852). — *Simon, W.,* Non-specific fungoid Growth of the Vulva. Med. a. surg. Rep. 1887, 391. — *Simonelli,* Sulla presenza di terminazioni nervose nell' epidermide del condiloma acuminato. Giorn. ital. Mal. vener. 1902, 630. — *Smith, W. G.,* Two cases of warty Growths on the vulva. Obstetr. J. Great Britain 8, 243 (1880). — *Stancanelli, P.,* Contributo alla istologia e patogenesi del condiloma acuminato. Giorn. internaz. Sci. med. 1908. — *Stein, R. O.,* Röntgenbehandlung der spitzen Kondylome. Wien. med. Wschr. 1921, Nr 19, 854. — *Stoeckel,* Med. Ges. Kiel, Nov. 1911. Ref. Münch. med. Wschr. 1912, Nr 8, 444.

Thibierge, Des végétations qui se développent sur les parties génitales des femmes pendant la grossesse. Arch. gén. Méd. 1, 573 (1856).

Ullmann, E. V., Versuche, Kehlkopfpapillome auf Haut und Schleimhaut von Mensch und Tier zu übertragen. Ges. Ärzte Wien, 25. Nov. 1921. — *Unna,* Die Histopathologie der Hautkrankheit. In Orths Lehrb. spez. path. Anat. 8, Erg.-Bd. II (1894).

Vollmer, Nerven und Nervenendigungen in den spitzen Kondylomen. Arch. f. Dermat. **30**, 365 (1895). — *Derselbe*, Über Papillomatose. Arch. f. Dermat. **79**, 293 (1906).

Waelsch, Übertragungsversuche mit spitzem Kondylom. Arch. f. Dermat. **124**, 625 (1917). — *Derselbe*, Beitrag zur Übertragbarkeit des spitzen Kondyloms. Med. Klin. **1923**, Nr 16, 529. — *Waelsch* und *Habermann*, Über Warzen und spitze Kondylome. Arch. f. Dermat. **147**, 144 (1924). — *Weber*, Einiges über spitze Kondylome beim Weibe. Petersburg. med. Wschr. 1877. — *Wetterer, J.*, Internationale Radiotherapie 1, 1025. Darmstadt: Wittich 1925. — *Wiener, Kurt*, Spitze Kondylome der Vulva und Papillome der Uvula und des einen Gaumenbogens. Schles. dermat. Ges., Juli **1922**.

Zerbe, Kondylomwucherungen während der Schwangerschaft. Allg. med. Zentralztg **1856**. — *Ziegler*, Übertragungsversuche mit spitzen Kondylomen. Schles. dermat. Ges., Breslau 29. Juli 1921. — *Zweifel*, Haufen von spitzen Kondylomen bei einer Gravida. Handb. Gynäk. **3**, 232.

IV. Desmoide gutartige Geschwülste.
Fibroma vulvae.

Albert, Ein Fibroma mollusculum vulvae als Geburtshindernis. Inaug.-Diss. Leipzig 1908. — *d'Ambrosio*, Giorn. internaz. Sci. med. 1880 (zit. von *Esser*). — *Amourel*, Des tumeurs fibreuses des grandes lèvres. Thèse de Paris **1883**. — *Antona d'*, Fibroma papillare della vulva. Napoli **2**, 20 (1909). — *Attwenger, Hans*, Ein Fibroma clitoridis. Arch. Gynäk. **121**, 135 (1924).

Baer, Fibroma molluscum der Nymphen. Amer. J. med. Sci. N. F. **1882**, Nr 166. Ref. Zbl. Gynäk. **1882**, Nr 46, 734. — *Barry*, Molluscum pendulum de la vulve. Thèse de Paris **1884**. — *Bigelow*, Fibrocellular tumor of nates and vagina. Boston med. J. **92**, 301 (1875). — *Bochenski*, Molluscum fibrosum labii majoris dextri. Gynäk. Ges. Lemberg 1900. Ref. Zbl. Gynäk. **1901**, Nr 11, 280 u. Jber. Geburtsh. **15**, 521 (1902). — *Derselbe*, Fibroma pendulum der großen Schamlippe. Gynäk. Ges. Lemberg 1908. Ref. Zbl. Gynäk. **1909**, Nr 9, 307. — *Bokelmann*, Papillom und Fibrom der Vulva. Z. Geburtsh. **52**, 144 (1904). — *Borremann*, Fibrome vulvaire. Bull. Soc. belg. Gynéc. et Obstétr. Bruxelles **15**, 85 (1904 bis 1905). — *Bournier*, Fibrom der Klitoris. Brit. med. J. **1899**. — *Bovée*, Fibroma of the labium minus. Amer. J. obstetr. New York, Mai **47**, 674 (1903). Ref. Jber. Geburtsh. **17**, 277 (1904). — *Bryant*, Fibroplastic tumor removed from the buttock of a woman. Trans. path. Soc. London 17 276 (1865/66). — *Buckner*, Ohio State med. Soc. trans. 1851. — *Bullard*, Bull. Womans Hosp. New York 1, 42 (1915). — *Burgio, F.*, Tumori multipli sessili della grandi labbra. Giorn. internaz. Sci. med. Napoli **23**, 1143 (1901). — *Burr*, Report of a case of fibromata of the vulva. New York a. Philadelphia med. J. **81**, 340 (1905). Ref. Zbl. Gynäk. **1906**, Nr 8, 264. — *Bylko*, Faustgroßes Fibrom einer Schamlefze. 10 Tage post partum entfernt. Ginec. **1904**, Nr 6, 309.

Calmann, Fibroma molluscum pendulum vulvae. Ärztl. Ver. Hamburg 1905. Ref. Mschr. Geburtsh. **22**, 188 (1905). — *Canuyt* et *Princeteau*, Fibrome de la grande lèvre. J. Méd. Bordeaux **42**, 556 (1912). — *Carnesi*, Un fibrome molluscoide delle grandi labbra. Nota clin. Palermo **1885**. Fratelli Puglesi. — *Cernezzi*, Pensiari med. Milano **4**, 709 (1914). — *Chérot*, Molluscum pendulum de la vulve. Thèse de Paris **1892**. — *Churchill*, Philadelphia med. J. 1857, 350. — *Mc Clintock*, Über Geschwülste der Labien. Dublin. J. **23**, 209 (1862, Febr.). — *Cohn, E.*, Gestieltes Fibrom der linken großen Labie. Ges. f. Geburtsh. u. Gynäk. Berlin, Jan. 1887. Ref. Zbl. Gynäk. **1887**, Nr 11, 179. — *Collyer*, Fibroma diffusum of the labia minora. Amer. J. Obstetr. New York **22**, 1251 (1889). — *Condamin*, Bemerkung über eine Beobachtung eines neben der Urethra befindlichen Fibroms der Vagina. Arch. prov. Chir. Paris **3**, 569. Ref. Jber. Geburtsh. **8**, 265 (1895).

Daxl, G., Ein Fall von Fibrom der großen Schamlippe des Weibes. Inaug.-Diss. Berlin 1907. — *Delbanco*, Fibroma pendulum labii majoris. Biol. Abtl. d. ärztl. Ver. Hamburg, Mai 1907. — *Dreyfus, G.*, Fibroma molluscum der kleinen Schamlippe. Inaug.-Diss. Straßburg 1903.

Eberhart, Demonstration eines fast pflaumengroßen Molluscum simplex vulvae. Oberrhein. Ges. Geburtsh., Mai **1926**. Ref. Zbl. Gynäk. **1926**, Nr 43, 2793. — *Edge*, A case of parauterine and paravaginal tumor extending into the left buttock. Med. Presse a. Circ. London **1896**, 79. — *Eichholz*, Frauenarzt **7**, 519 (1892). — *Emanuel, R.*, Über Tumoren des Ligamentum rotundum. Z. Geburtsh. **48**, 388 (1903). — *Esser*, Zwei neue Fälle von gestieltem Fibrom an den großen Schamlippen. Inaug.-Diss. Bonn 1892.

Ferguson, Teleangiektatisches Fibrom des Labium majus. J. Obstetr. **31**, Nr 3 (1924). Ref. Zbl. Gynäk. **1925**, Nr 17, 955. — *Ferlin* et *Rocheblave*, Un cas de fibrome de la vulve. Bull. Soc. méd.-chir. Valence et Paris **4**, 95 (1903). — *Fleming*, Dublin. Quart. J. **17**, 225 (1894). — *Formad*, Philadelphia med. Times **11**, 184 (1880). — *Fromme*, Kasuistischer Beitrag zum Ausgangspunkt gutartiger Geschwülste in den großen Labien. Mschr. Geburtsh. **20**, 961 (1904). — *Fuchs*, Neubildungen. Sammelbericht der Jahreshefte 1908 u. 1911. Ref. Gynäk. Rdsch. **1912**. — *Fürst, L.*, Demonstration eines polyposen Fibroids der großen Schamlippe. Ges. Geburtsh. Leipzig, Jan. 1884. Ref. Zbl. Gynäk. 1884, Nr 32, 509. — *Derselbe*, Einige Fälle von Geschwülsten der äußeren Geschlechtsteile. Arch. Gynäk. 27, 102 (1886). — *Fullerton*, Fibroid tumors of the vulva. Surg. usw. 40, Nr 2, 244 (1925). Ref. Ber. Gynäk. 8, 56 (1925).

Gaignerot, Tumeur benigne développée à l'intérieur d'une petite lèvre. J. Méd. Bordeaux 36, 474 (1906). — *Gallet*, Ein seltener Fall von Beckentumor. Allg. Wien. med. Z. 43, 86 (1898). — *Gangolphe*, Mitteilung über einen Fall von Fibrom der großen Schamlippe. Lyon Méd., Juni 1884. Ref. Zbl. Gynäk. 1885, Nr 16, 256. — *Garrigues*, New York med. J. 38, 477 (1884). — *Geldner, H.*, Fibroma molluscum labii majoris dextri. Inaug.-Diss Greifswald 1897. — *Gemmel*, Fibrom des Labium majus. North England gynec. Soc. Brit. med. J., Mai 1906. — *Gfoerer*, Ein Fall von Fibroma molluscum der Vulva. Inaug.-Diss. Tübingen 1893. — *Giles, A. E.*, Molluscum fibrosum der großen Schamlippe. Trans. obstetr. Soc. London 39, 7. Juli 1897. — *Gilette*, Enorme molluscum pendulum de la grande lèvre vulvaire droite d'une jeune femme opérée par lui. Bull. Soc. Chir. 31. Oktbr. 1885, 689. — *de Gironcoli*, Contributo anatomico e clinico allo studio dei tumeri dei genitali esterni della donna. Arch. ital. Chir. 7 (1923). Ref. Ber. Gynäk. 1, 456 (1923). — *Glantenay* et *Lardennois*, Tumeur du clitoris. Bull. Soc. Anat. Paris 1898, Nr 18, 631. — *Goldreich*, Mitteilungen der Ges. inn. Med. u. Kinderheilk. Wien 8, Beiblatt 53 (1909). — *Graham*, Fibrom der Vulva bei einem Kind von 2½ Jahren. Lancet 1, 717 (1909). — *Grime*, Glasgow med. J. 3, 265 (1871). — *Guinard*, Tumeurs extrapéritonéales du ligament rond. Rev. Chir. 9, 63 (1898).

Harrington, Ann. Surg. 41, 835 (1905). — *de Hofman, de Villiers* et *Damage*, Verkalktes Fibrom der großen rechten Schamlippe. Arch. de Tocol. Paris 20, 129 (1893). Ref. Jber. Geburtsh. 8, 201 (1895). — *Holzmann*, Fibroma molluscum permagnum labii majoris dextri. Inaug.-Diss. Marburg 1896.

Ill, Amer. J. Obstetr., Nov. 1900, 654.

Kaan, zit. von *Whitney* and *Harrington*. — *Kayser*, Med. Ges. Gießen. Ref. Dtsch. med. Wschr. 1893, Nr 45, 1135. — *Kirchhoff*, Ein Tumor der kleinen Schamlippe. Zbl. Gynäk. 1893, Nr 45, 1036. — *Kiwisch, Ritter von Rotterau*, Klin. Vortr. 1852 II, 558. — *Küster*, zit. von *Stein*. Beiträge zur Kenntnis der extraperitonealen Beckentumoren. Inaug.-Diss. Berlin 1876.

Ladinski, Fibroma of labium majus. J. Obstetr. 45, 70 (1902). — *Lala*, Bull. Soc. Anat. 1856, 107. — *v. Langenbeck*, zit. von *Esser*. — *Legneu* et *Morel*, Molluscum pendulum de la vulve, operée pendant la grossesse. Ann. Gynéc. 2. s. 2, 122 (1905). — *Lemcke*, Fibroma des präperitonealen Bindegewebes. Inaug.-Diss. Berlin 1884. — *Lindfors*, Fall von doppelseitiger Tumorbildung in der Vulva. Ref. Zbl. Gynäk. 1901, Nr 1, 26. — *Leonard*, Fibroidtumoren der Vulva. Bull. Hopkins Hosp. 28, Nr 322, 377 (1917).

Mac Ewen, Brit. med. J., Nov. 1908, 1607. — *Marcano*, Bull. Soc. Anat. 1873, 388. — *Marfan*, Étude sur la molluscum simplex de la grande lèvre. Arch. de Tocol. 9, 705 (1882). — *Derselbe*, Molluscum simplex labii majoris. Progrès méd. 1883, Nr 17. — *Mauclaire, P.*, Du molluscum pendulum de la vulve. Ann. Gynéc. et Obstétr. 40, 409 (1893). — *Merkel*, Fibrom im Labium majus. Festschr. d. Nürnberger ärztl. Ver. Ref. Jber. Geburtsh. 16, 214 (1903). — *Michon*, Bull. Soc. Anat. 14, 69 (1839). — *Mittermaier*, Fibrom der großen Labie. Geburtsh. Ges. Hamburg, Nov. 1896. Ref. Zbl. Gynäk. 1899, Nr 6, 185. — *Morestin*, Deux cas de molluscum de la grande lèvre. Soc. Anat. Paris. Ann. Gynéc. et Obstétr. 1, 473 (1898). Ref. Jber. Geburtsh. 13, 439 (1900). — *Morgagni*, De sedibus et causis morborum. 1760. — *Müller, C. J.*, Zur Kasuistik der Neubildungen an den äußeren weiblichen Genitalien. Berl. klin. Wschr. 1881, Nr 31, 446. — *Mulert*, Ein Beitrag zu den fibrösen Neubildungen der Haut. Inaug.-Diss. Berlin 1881.

Neugebauer, Fibroid der äußeren weiblichen Geschlechtsteile. Klin. Wschr. 1849, 49. Ref. Schmidts Jb. 65, 329 (1850). — *Neumann, Hans Otto*, Fibrolipom der rechten Labie. Zbl. Gynäk. 1928, Nr 32, 2034. — *Neumann, N.*, Ein Fall von Molluscum pendulum vulvae. Ann. Méd. gradit. V. el higlo méd. Madrid, Dez. 1896. — *Newman*, Large fibroma of the perineum. Chicago gyn. Soc., Nov. 1897. Ref. Amer. J. of gyn. Obstetr. 12, 230 (1898).

Odebrecht, Fasergeschwulst der rechten großen Schamlippe. Ges. f. Geburtsh. u. Gynäk. Berlin, Jan. 1890. Z. Geburtsh. 19, 301 (1890). — *Oreillard*, Molluscum pendulum de la vulve. Arch. de Tocol. 20, 941 (1893, Dez.). Ref. Zbl. Gynäk. 1894, Nr 22, 544. — *Ottow*, Ein Fibrom des Praeputium clitoridis. Zbl. Gynäk. 1918, Nr 41, 713. — *Derselbe*, Über Fibrome der Klitoris. Zbl. Gynäk. 1926, Nr 33, 2137.

Parsons, Trans. obstetr. Soc. London 1906. — *Pawlowski*, Fibroma permagnum vulvae. Russ. Z. 1913. Ref. Gynäk. Rdsch. 8, 340 (1914). — *Penrose*, Ödematöses Fibroid der Schamlippe. Amer. J. Obstetr. 1896, 72. — *Perewaloff*, Ein Fall von Riesenfibrom der großen Schamlippe. Wratsch Gaz. 1911, Nr 45. Ref. Jber. Geburtsh. 25, 198 (1912). — *Piering*, Fibrom der Vulva. Prag. med. Wschr. 21, 22 (1896). — *Pitirimoff*, Ein Fall von Riesengeschwulst des äußeren Genitale (russ.). 1925. Ref. Ber. Gynäk. 9, 195 (1926). — *Ponzian*, Fibroma pendulum der großen Schamlippe. Ann. ostetr. e ginec. 37, Nr 1 (1915). — *Prokeß*, Neubildung der Vulva. Orv. Hetil. (ung.). 1897, 572. Ref. Mschr. Geburtsh. 8, 692 (1898).

Rapatel, Glückliche Exstirpation eines enormen Tumor cellulofibrosus in der Vulva. Schmidts Jb. 17, 200. — *v. Recklinghausen*, Med. Ver. Straßburg, 9. Dez. 1898. Ref. Wien. klin. Wschr. 1899, Nr 1, 16. — *Rieken*, Fall von bedeutender Größe und Degeneration der Klitoris. J. Bruxelles 1865. — *Rille*, Fibroma molluscum. Dermat. Ges., Febr. 1887. Ref. Wien. klin. Wschr. 1887, Nr 10. — *Ritchie*, A small fibroid tumor with pedicle, removed from the labium. Glasgow obstetr. a. gynec. Soc. Ref. J. Obstetr., Dez. 1904. — *Rogers*, Elephantine development of the Clitoris. Trans. obstetr. Soc. London 11. — *Rosenberg*, Fibroma vulvae. Russ. Z. 1912. Ref. Gynäk. Rdsch. 7, 910 (1913). — *Rüppel*, Reisen in Abessynien. Frankfurt 1840.

Scanzoni, Lehrbuch der Krankheiten der weiblichen Sexualorgane. Wien 1875. — *Schiele*, Ein Fall von Fibrom an der Vulva. Inaug.-Diss. Erlangen 1882. — *Schütze*, Molluscum pendulum labii majoris von seltener Größe. Nordostdtsch. Ges. Gynäk., Febr. 1921. Ref. Mschr. Geburtsh. 55, 165 (1921). — *Schwarz*, Fibroma lymphangiectaticum der Vulva. Ref. Mschr. Geburtsh. 11, 720 (1900). — *Selcke*, Demonstration eines Fibroms der großen Schamlippe mit stark erweiterten cystischen Lymphräumen. Rostocker Ärztever., Juni 1905. Ref. Münch. med. Wschr. 1905, Nr 38, 1851. — *Simpson, T.*, Fibröse Neubildung im rechten Hinterbacken und rechter Schamlippe. Brit. med. J. 1, 317 (1867, Jan.). Ref. Schmidts Jb. 134, 52 (1867). — *Smith*, Soft fibroma of the pelvic cavity distending the perineum. Amer. J. Obstetr. New York 35, 128 (1897). — *Spencer, H.*, Fibrom des Hymen. J. Obstetr. 25, Nr 3 (1914). — *Stein*, Beiträge zur Kenntnis der extraperitonealen Beckentumoren. Inaug.-Diss. Berlin 1876. — *Storer*, Fibrom der Vulva. Boston. med. J., Dez. 1899.

Tarnier, Tumeur fibro-plastique des grandes lèvres. Gaz. Hôp. 1872, Nr 32. Ref. Virchow-Hirschs Jber. 1872, 659. — *Thomaß, W.*, Ein Fall von echtem Fibrom der Vulva. Zbl. Gynäk. 1902, Nr 25, 657. — *Tischendorf, v.*, Fibroma pendulum der äußeren Genitalien. Ges. Geburtsh. Leipzig, März 1888. Ref. Zbl. Gynäk. 1888. Nr 29, 476. — *Tuttle*, Fibroma molluscum of the labium majus. Amer. J. Obstetr. 24, 714. New York 1891.

Vandermissen, Un cas de tumeurs fibreuses multiples de la vulve. Progrès méd. belg. 1900, Nr 3. Ref. Jber. Geburtsh. 14, 527 (1901). — *Villeneuve, fils*, Molluscum de la grande lèvre, observé à l'hôpital de la Conception de Marseille. Marseille méd. 1875. — *Virchow*, Die krankhaften Geschwülste. Berlin 1863—67.

Weber, F., Über Tumoren des Lig. rotundum uteri. Mschr. Geburtsh. 9, 591 (1899). — *Withney* and *Harrington*, Ann. Surg. 41, 823 (1905).

Zacharias, Zbl. Gynäk. 1905, Nr 51, 1574. — *Zaharoff*, Contribution à l'étude du molluscum de la vulve. Thèse de Paris 1898. — *Ziembycki*, Wien. klin. Wschr. 1908, 1341. — *Zubrzycki*, Fibroma vulvae. Poln. Z. 1911. Ref. Gynäk. Rdsch. 6, 199 (1912). — *Derselbe*, Über Vulvafibrome. Przegl. lek. 1916, Nr 1. Ref. Zbl. Gynäk. 1919, Nr 16, 328. — *Zielewicz*, Ein 6 Pfund schweres Cystofibroid des Labium majus mit Schwangerschaft kompliziert. Dtsch. med. Wschr. 1886, Nr 24, 409.

Fibromyoma vulvae.

Acrel, zit. nach *v. Recklinghausen*. 1877. — *Alfieri, E.*, Leiomioma recidivante dei genitali esterni. Fol. gynaec. 1, H. 2, 103. Ref. Jber. Geburtsh. 22, 131 (1909). — *Aschoff*, Cystisches Adenofibrom der Leistengegend. Mschr. Geburtsh. 9, 25 (1899). — *Aumoine*, Thèse de Paris 1876.

Backmann, Ein Fall von großem, schnellwachsendem Fibromyom im Labium majus. Verh. finn. ärztl. Ges. Helsingfors 1911. Ref. Mschr. Geburtsh. 41, 492 (1915). — *Baermann, Gustav*, Fibromyom des rechten Ligamentum rotundum. Inaug.-Diss. München 1901. — *Bertolini, G.*, Rabdomioma congenito del piccolo labbro. Fol. gynaec. 8, Nr 2, 155 (1913). — *Blisner*, Fibromyom der großen Schamlippe. J. Akuscherst. 23 (1909). Ref. Gynäk. Rdsch. 4, 653 (1910). — *Blocq*, Ulceriertes Molluscum simplex. Progrès méd. 1884, Nr 35. — *Bluhm, Agnes*, Zur Pathologie des Ligamentum rotundum. Arch. Gynäk. 55, 647 (1898). — *Brigidi*, Rabdomioma mixomatoso del grande labbro. Gaz. Osp. 1892, 105. — *Burgio*, Klinische und pathologisch-anatomische Beiträge zum Studium des Fibromyoma vulvae. Arch. Ostetr. 1899, Nr 8. Ref. Zbl. Gynäk. 1900, Nr 43, 1150.

Clarke, Univ. of Pennsylvania. Med. Bull., Mai 1901. — *Coates*, Fibromyoma occuring in the left labium majus. Cleveland J. Med. 5, 24 (1900). Ref. Mschr. Geburtsh. 11, 744 (1900). — *Cullen*, Adenomyom des Ligamentum rotundum. Bull. Hopkins Hosp. 1896. Ref. Jber. Geburtsh. 12, 193 (1898). — *Derselbe*, Further remarks on adenomyoma of the round ligament. Bull. Hopkins Hosp. 9, Nr 87.

Desnier, Des tumeurs du lig. rond. Thèse de Paris 1906. — *Doorman*, Een Tumor van het lig. rot. Nederl. Tijdschr. Geneesk. 3, Nr 3. Ref. Zbl. Gynäk. 1892, Nr 9, 375. — *Duplay*, Fibromes et fibromyomes du lig. rond. Arch. gén. Méd. Paris 1882. — *Derselbe*, Contributions à l'étude des tumeurs du ligament rond. Arch. gén. Méd. 1882.

Emanuel, R., Über Tumoren des Ligamentum rotundum. Z. Geburtsh. 48, 388 (1903).

Fischer, Wilhelm, Prag. med. Wschr. 1868, Nr 19. — *Fothergill*, Fibromyom des Ligamentum rotundum. Geburtsh.-gynäk. Ges. von Nordengland, April 1901.

Géroulanos, Ein Fall von enormem, fibromatösem Tumor der Vulva. Orient méd. 1906. Ref. Zbl. Gynäk. 1907, Nr 1, 30. — *Goldschmied*, Leiomyom der Vulva. Geburtsh.-gynäk. Ges. Wien, 14. Juni 1921. Ref. Zbl. Gynäk. 1922, Nr 3, 105. — *Guinard*, Tumeurs extrapéritonéales du lig. rond. Rev. Chir. 9, 63 (1898).

Hecker, Inaug.-Diss. Leipzig 1882. — *Heydemann*, Zur Kasuistik der Fibromyome des Ligamentum rotundum. Dtsch. Z. Chir. 41, 425 (1895). — *Heidler*, Tumor des kleinen Labium. Geburtsh.-gynäk. Ges. Wien, Juni 1921. Ref. Mschr. Geburtsh. 57, 94 (1922). — *Hofmokl*, Allg. Wien. med. Ztg 1882, Nr 44.

Kauffmann, H., Tumor des Ligamentum rotundum. Z. Geburtsh. 45, 393 (1901). — *Kehrer, E.*, Zur Kenntnis der desmoiden Geschwülste der Vagina. Mschr. Geburtsh. 30, 731 (1909). — *Kretschmer*, Trans. Chicago Soc. 1911.

Lageau, R., Fibromyome des vulvoperinealen Gebietes. Arch. prov. Chir. Paris 1, 335 (1892). — *Letulle*, Leiomyom der Vulva. Bull. Soc. Anat. Paris 1910, Nr 9. Ref. Zbl. Gynäk. 1911, Nr 25, 917.

Madlener, Demonstration eines Vulvamyoms. Sitzgsber. Ges. Geburtsh. u. Gynäk. München, Jan. 1898. Ref. Mschr. Geburtsh. 8, 700 (1898). — *v. Mars*, Fibromyom mit myxomatöser Entartung. Mschr. Geburtsh. 12, 1 (1900). — *Martin, Chr.*, Case of myome of the round ligaments. Brit. gynec. J. 1898, Nr 55, 347. — *Merkel*, Myom der linken Schamlippe. Ärztl. Ver. Nürnberg. Münch. med. Wschr. 1901, Nr 44, 1774. — *Mestron*, Un caso di fibromioma vulvare pendulo del legamento rotondo. Ann. Ostetr. 45, 221 (1923). Ref. Ber. Gynäk. 2, 145 (1924). — *Mond*, Ein über kindskopfgroßes Fibromyom der rechten Schamlippe. Geburtsh. Ges. Hamburg, Nov. 1906. Ref. Zbl. Gynäk. 1907, Nr 12, 344. — *Monod*, Progrès méd. 29. April 1876.

Nebesky, Zur Kasuistik der vom Ligamentum rotundum uteri ausgehenden Neubildungen. Mschr. Geburtsh. 17 (1903).

Opitz, Vulvatumor (Fibromyom). Niederrhein.westf. Ges. Geburtsh. u. Gynäk. 1908. Ref. Mschr. Geburtsh. 29, 942 (1909).

Paletta, Tumeur située à la partie supérieure de la grande lèvre gauche du volume du poing. Thèse 1876. Actes de l'Institut Italien 1, 101. — *Parsons*, A case of fibromyome of the vestibule. Trans. obstetr. Soc. London 48, 123 (1906). — *Péraire*, Gros fibro-lipome de la grande lèvre droite. Ref. Ann. Gynec. 1909, 179. — *Pollailon*, Enorme fibromyom du lig. rond au niveau de son insertion dans la grande lèvre. Gaz. Méd. Paris 1891, Nr 32 u. Bull. Soc. Chir. Paris 17 (1891). Ref. Zbl. Gynäk. 1892, Nr 40, 794.

Rapatel, J. connaiss. Méd. 1836, Nr 8. — *Raynaud*, Contribution à l'étude clinique des tumeurs du ligament rond. Thèse de Montpellier 1898. — *Reboul*, Bull. Soc. Anat. 2, 747 (1888). — *Reverdin* et *Buscarlet*, Fibromyome de la grande lèvre. Rev, Méd. suisse roman. Genf 14, 466 (1894). — *Robinson, A. L.*, Tumoren der Vulva. Lancet 1926, 554. — *Roustan*, Montpellier méd., Febr. 1884.

Schneider-Sievers, Fibromyom der linken großen Schamlippe. Ref. Zbl. Gynäk. 1907, Nr 12, 345. — *Stevens*, Specimen of rhabdomyoma of the vulva. Ref. Arch. Obstétr. 1916, 275. — *Strina*, Fibro-mioma pendulo del grande labbro. Rass. Ostetr. Napoli 20, Nr 2, 65 (1911).

Valude, Fibromyom der großen Schamlippe. Progrès méd. 1884, Nr 44, Ref. Zbl. Gynäk. 1885, Nr 25, 397. — *Verneuil*, zit. nach *Duplay*.

Weber, F., Über Tumoren des Ligamentum rotundum uteri. Mschr. Geburtsh. 9, 591 (1899).

Zangemeister, Myom der Vulva. Ost- u. westpr. Ges. Gynäk., Nov. 1905. Ref. Mschr. Geburtsh. 23, 125 (1906).

Lipome und Lipofibrome der Vulva.

Adami, Retroperitoneal and perineal lipoma. Montreal Med. J. 25, 529. — *Anufrieff*, Zur Kasuistik der Tumoren der Genitalia externa des Weibes. Lipoma labii majoris sinistri. J. akusch. (russ.). 1890, 313.

Balls-Headley, Case of lipoma of the labium and adjacents parts. Austral. med. J. 10, 345 (1888). Ref. Zbl. Gynäk. 1890, Nr 50, 896. — *Bardon*, Les lipomes du périnée. Thèse de Paris 1899. — *Berger*, zit. von *Carmalt* 1902. — *Brigidi*, Lipoma del grande labbra. Gaz. degl. Osp. 1892, 105. — *Brown*, Lipoma of the vulva. Amer. J. Obstetr., Jan. 1913. — *Bruntzel, R.*, Lipom der rechten großen Schamlippe als Geburtskomplikation. Zbl. Gynäk. 1882, Nr 40, 625.

Capelle, Enormes Lipom der großen Schamlippe und des Perineums. J. Bruxelles 30, 41 (1860). Ref. Schmidts Jb. 106, 184 (1860). — *Carmalt*, Lipoma of the vulva. Amer. J. Obstetr. 45, 688 (1902). Ref. Jber. Geburtsh. 16, 213 (1903). — *Carmichael*, Fibrolipoma of the vulva. Edinburgh. obstetr. Trans. 31, 64. — *Carter, C. H.*, Lipoma removed from the left labium majus. Trans. obstetr. Soc. London 1890, 6. — *Christopherson*, A curious case of lipoma. J. roy. Army med. Corps. 6, 355 (1906, März).

Deckens, Fatty tumor of the labium. Med. surg. Rep. Philadelphia 1890. — *Demarquay*, Soc. Chir., Juli 1864. — *Dorosch*, Ein seltener Fall von großem Lipom der großen Schamlippe. Gynaek. akusch. (russ.). 1925, Nr 2, 156. Ref. Ber. Gynäk. 10, 263 (1926).

Ewing, Neoplastic diseases. Philadelphia. W. B. Saunders Company 1919.

Fahner, zit. nach *Klob*, Path. Anat. der weibl. Sexualorgane. 1864, 460. — *Flatau*, Lipom des rechten Labium majus (Demonstr.) Nürnberger med. Ges. Ref. Münch. med. Wschr. 1904, Nr 34, 1534.

Goodmann, A. L., Lipoma of the vulva. Amer. med. 9, 47 (1914). — *Grad*, Lipoma of the vulva. Amer. J. Obstetr. 47, 109 (1903). — *Graefe, M.*, Ein Fall von Lipoma (subserosum) labii majoris. Z. Geburtsh. 14, 199 (1888). — *Grzankowsky*, Lipoma pendulum vulvae. Przegl. ginec. 1911. zit. Gynäk. Rdsch. 6, 157 (1912).

Hill, A case of lipoma of the vulva. Med. trans. hosp. gaz. London 22, 431 (1894). — *Hutchinson, Jonathan*, Lipomata in hernial regions. Trans. path. Soc. London 37, 451 (1886).

Jakowski, 8 Pfund schweres Lipom einer großen Schamlippe. Przegl. chir. ginec. 9, H. 1. Ref. Jber. Geburtsh. 28, 80 (1915).

Kelly, Lipoma of the labium majus. Baltimore Hopkins Hosp. Rep. 3, 321 (1894). — *Klob*, Path. Anat. der weiblichen Sexualorgane. Wien 1864. — *Koch*, Über eine große Fettgeschwulst in der Schamlippe. In Gräfes und Walthers J. 24, 308 (1856). — *Koerner*, Fibrolipom der Vulva. Ref. Zbl. Gynäk. 1922, Nr 44, 1776. — *Konoplew*, Lipoma pendulum permagnum labii majoris sinistri. Russ. Z. 1907. Ref. Gynäk. Rdsch. 4, 163 (1910). — *Konrad*, Lipom der großen Labien. Orv. Hetil. (ung.). 1897, 463.

Leopold, Stereoskopbilder eines großen verkalkten Lipoms der Vulva. Gynäk. Ges. Dresden, März 1899. — *Landau, Th.*, Demonstration einer Kranken mit ungewöhnlich großer Tumorbildung an der Vulva. Berl. klin. Wschr. 1902, Nr 21, 505. — *Lovelace*, Fibrolipoma of left labium majus. J. amer. med. Assoc. 80, Nr 6, 375 (1923). Ref. Ber. Gynäk. 1, 212 (1923). — *Lynch* and *Maxwell*, Pelvic neoplasmas. New York, D. Appleton & Co. 1922.

Martin, Aug., Path. u. Ther. Frauenkrkh. 1893, 225. — *Maximow*, Eine große hängende Fettgeschwulst der rechten großen Schamlippe. Dtsch. med. Wschr. 1905, Nr 27, 1074. — *Morel*, Volumineuse lipome de la grande lèvre. Bull. Soc. Anat. Paris 1907, 802. Ref. Zbl. Gynäk. 1907, Nr 1, 27. — *Müller, C. J.*, Zur Kasuistik der Neubildungen an den äußeren weiblichen Genitalien. Berl. klin. Wschr. 1881, Nr 31, 446. — *Murray, Leith*, Paravaginal lipoma of 300 g weight. J. Obstetr. 31, Nr 3 (1924). Ref. Zbl. Gynäk. 1925, Nr 17, 154.

Neumann, Hans Otto, Fibrolipom der rechten großen Labie. Zbl. Gynäk. 1928, Nr 32, 2034.

Opielinski, Über die Cystengeschwülste der Vulva. Inaug.-Diss. Breslau 1876.

Pawlowsky, Ein Fall von Lipoma vulvae. Ther. obosren. 1911, Nr 16. — *Péraire*, Gros fibrolipome de la grande lèvre droite. Ann. Gynéc. 1909.

Quénu, Congenitales Lipom im großen Labium eines 6 monatlichen Mädchens. Bull. Soc. Chir. 16, Nr 1 (1890). Ref. Jber. Geburtsh. 4, 585 (1891).

Roustan, Tumeurs du ligament rond. Montpellier med. 1884.

Schramm, Birnenförmiges Lipom der rechten großen Labie. Gynäk. Ges. Dresden 1901. Ref. Zbl. Gynäk. 1901, Nr 52, 1426. — *Schülein*, Lipom der rechten großen Labie. Ges. Geburtsh. u. Gynäk. Berlin 1887. Ref. Zbl. Gynäk. 1887, Nr 7, 110. — *Shewman*, Labial Lipoma. Ref. Zbl. Hautkrkh. 2, 549 (1921). — *Smet, de*, Lipom der großen Schamlippe. Gaz. Gynéc. Paris 3, 214 (1888). — *Souligoux*, Fibrome de la grande lèvre. Ref. Ann. Gynéc. 53 (1900, März). Ref. Jber. Geburtsh. 14, 526 (1901). — *Stiegele*, Monstreuse Fettgeschwulst der linken Schamlippe. Z. Chir. 9, 243 (1856). Ref. Schmidts Jb. 93, 315 (1857). — *Sturmdorf*, Lipoma of the labium majus. Amer. J. Obstetr. 61, 311 (1910, Febr.).

Taylor, A cholesterin tumor of the vulva. J. Cutan. a. Dis. New York 8, 387 (1890). — *Twamby*, Lipom des Labiums. Brit. med. J. 1899.

Urich, Ein Lipom der großen Labie, ausgehend vom Imlachschen Fettkörper. Zbl. Gynäk. 1925, Nr 8, 416.

Myxoma vulvae.

Aschenborn, Myxoma labii majoris. Arch. klin. Chir. 25, 329 (1880). — *Atthill*, Myxomatous tumour occuring in the labium. Dublin. J. med. Sci. 63, 103 (1877).

Bindemann, Ein Fall von Fibromyxom des rechten Labium majus. Inaug.-Diss. Erlangen 1894.

Dam, van, Fibromyxoom van het bekkenbindweefsel. Nederl. Tijdschr. Geneesk. 1915 II, Nr 21, 2348. Ref. Jber. Geburtsh. 29, 78 (1916). — *Dienst*, Myxofibroma cavernosum multiplex. Gynäk. Ges. Breslau 1903. Ref. Mschr. Geburtsh. 19, 119 (1904).

Esmarch, Principiis obsta — Drei Vorträge. Inaug.-Diss. Kiel 1884.

Fischer, H., Myxom. Ann. Surg. 1919, Nr 6. Ref. Zbl. Gynäk. 1920, Nr 6, 160.

Garrigues, Myxofibroma of the vulva. New York med. J. 1884. 477. Ref. Zbl. Gynäk. 1884, Nr 35, 559. — *Graefe, M.*, Ein Fall von Myxom des Labium majus. Zbl. Gynäk. 1897, Nr 4, 105.

Handfield, Jones, Myxoma of the labium majus. Trans. obstetr. Soc. London 47, 362 (1905).

Macdonald, Edinburg obstetr. Soc. 1905. Lancet, Dez. 1905.

Okintschiz, Zur Kasuistik der Erkrankungen der Genitalia ext. des Weibes. Myxom des rechten Labium majus. (russ.). zit. Jber. Geburtsh. 19, 139 (1906).

Podaliri, Neoplasie connettivali metaplastiche della vulva. Clin. ostetr. 28 (1926). Ref. Ber. Gynäk. 10, 137 (1926).

Rosenthal, Th., Fibromyxom der großen Labien. Gynäk. Ges. Breslau 1910. Ref. Mschr. Geburtsh. 33, 235 (1911).

Schumann, Fibroid tumors of the vulva. The Amer. J. med. Sci. 133, 448 (1907). — *Schwaiblmair*, Myxofibroma labii majoris. Inaug.-Diss. München 1912. — *Simpson, Barbour*, Über Myxom der großen Schamlippe bei einem 16 jährigen Mädchen. Edinburgh obstetr. Soc. Lancet, Dez. 1905. Ref. Zbl. Gynäk. 1906, Nr 11, 333 u. Jber. Geburtsh. 19, 139 (1906). — *Suchard*, Myxom in einem Labium majus. Progrès méd. 10, Nr 39 (1882). Ref. Zbl. Gynäk. 1883, Nr 13, 213.

v. Winckel, Franz, Lehrb. Frauenkrkh. 1886, 28.

Das Neurom, Neurofibrom und die Neurofibromatosis der Vulva.

Adrian, Über Neurofibromatose und ihre Komplikationen. Bruns' Beitr. 31, 1 (1901). — *Albert, Joh.*, Ein Fibroma molluscum vulvae als Geburtshindernis. Inaug.-Diss. Leipzig 1908.

Beneke, Rudolf, Zwei Fälle von Ganglionneurom. Beitr. path. Anat. 30, 1 (1901). — *Bohnen*, Ein paravaginal entwickeltes Rankenneurom. Mschr. Geburtsh. 71, 51 (1925). — *Bondi*, Gynäk. Ges. Wien 1907. Ref. Zbl. Gynäk. 1907, Nr 48, 1513. — *Breitung*, Ein doppeltes Ganglionneuroma sympathicum an der Vorderfläche des Os coccygis als Geburtshindernis. Inaug.-Diss. Berlin 1914. — *Brossok*, Über das Neuroma gangliocellulare benignum et malignum. Bruns' Beitr. 74, 31 (1911). — *Bruns, Paul*, Das Rankenneurom. Virchows Arch. 50, 80 (1870). Arch. klin. Chir. 42, 58 (1891) u. Beitr. klin. Chir. 8, 1 (1892).

Glockner, Über einen Fall von Neuroma verum gangliosum amyelinicum des Bauchsympathicus. Arch. Gynäk. 63, 200 (1901).

Hildebrandt, Die Krankheiten des äußeren weiblichen Genitale. Stuttgart 1877, 56.

Kennedy, E., Specific inflammations of the uterus. Med. Presse a. Circ. 1874, 7. Juni.

Maczewski, Neurofibroma labii majoris dextri. Zbl. Gynäk. 1925, Nr 29, 1629.

Pock, Ein seltener Beckentumor als Geburtshindernis. (Neurofibromatosis Recklinghausen). Gynäk. Rdsch. 10, 105 (1916).

v. Recklinghausen, Über die multiplen Fibrome der Haut und ihre Beziehung zu den multiplen Neuromen. Festschrift für Virchow. Berlin: August Hirschwald 1882.

Scharpenack, Über einen Kaiserschnitt, indiziert durch eine Geschwulst der Scheide (Fibroma molluscum). Ref. Zbl. Gynäk. 1907, Nr 23, 668. — *Schmauch, G.*, Ein Rankenneurom der weiblichen Genitalien. Z. Geburtsh. 42, 140 (1900). — *Simpson*, Med. Times., Okt. 1859. — *Sippel*, Das Neurofibrom als Geburtshindernis. Zbl. Gynäk. 1923, Nr 21, 840. — *Stoeckel*, Intraligamentäres Ganglionneurom. Zbl. Gynäk. 1923, Nr 1, 33.

Verocay, Zur Kenntnis der „Neurofibrome". Beitr. path. Anat. 48, 1 (1910).

Enchondrom der Vulva.

Bartholinus, Histor. anat. cont. III hist. 69. Hafn. 1657. — *Beigel*, Die Krankheiten des weiblichen Geschlechts. Stuttgart 2, 728 (1875). — *Bellamy*, Trans. path. Soc. London 21, 352.

Fränkel, L., Demonstration. Gynäk. Ges. Breslau, 20. Nov. 1906. Ref. Zbl. Gynäk. 1907, Nr 31, 964.

Hildebrandt, Die Krankheiten des äußeren weiblichen Genitale. In Billroths Handb. Frauenkrkh. Stuttgart 3, 52 (1877).

Labhardt, Die Erkrankungen der Vulva und Vagina. In Halban-Seitz: Biologie und Pathol. des Weibes 3 (1924).

Pozzi, Lehrb. klin. u. operat. Gynäk. Dtsch. Ausgabe von Ringier 3, 1058 (1892).

Schneevogt, Enchondrom der Klitoris. Verh. van het Genootschap ter Bevordering der Genees-en Heelkunde te Amsterdam. 2 I, 67 (1855).

Veit, J., Mischgeschwülste der Vulva. In Veits Handb. Gynäk. 4 I, 721 (1908).

Winckel, F., Lehrb. Frauenkrkh. Leipzig 1886, 44.

V. Primäre bösartige Geschwülste.
Sarcoma, Endothelioma und Perithelioma vulvae.

Ahlström, E., Ein Fall von Sarcoma vulvae. Verh. obstetr.-gynäk. Sekt. d. Ges. schwed. Ärzte. Hygiea **1914**. Ref. Jber. Geburtsh. **28**, 402 (1915). — *Amann*, Ref. Zbl. Gynäk. **1912**, Nr 37, 1224. — *Arcangelis*, Mixo-sarcoma pendulo del grande labbro. Arch. Ostetr. Napoli **12**, Nr 1, 1 (1905). Ref. Zbl. Gynäk. **1906**, Nr 1. 40. — *Aulhorn*, Myxosarkom der Vulva. Ges. Geburtsh. u. Gynäk. Leipzig, April **1910**.

Beigel, Hermann, Die Krankheiten des weiblichen Geschlechts **2**, 653 (1875). — *Bell*, Sarcoma of the vulva. J. Obstetr., Okt. **1907**. Ref. Jber. Geburtsh. **21**, 156 (1908). — *Bluhm, A.*, Kasuistischer Beitrag zur Kenntnis des Sarcoma labii majoris. Arch. Gynäk. **71**, 1 (1904). — *Boissier*, Sarcome développé dans les grandes lèvres et petites lèvres gauches. Bull. Soc. Anat. Paris **49**, 625 (1874). — *Bruhn, B.*, Über sarkomatöse Neubildungen der Vulva nebst zwei einschlägigen Fällen. Inaug.-Diss. Jena 1887. — *Burckhardt-Socin*, Polymorphzelliges Sarkom. Schweiz. gynäk. Ges., Okt. **1919**. Bern. Ref. Zbl. Gynäk. **1920**, Nr 16, 408.

Carbone, Un caso di sarcoma della vulva a tipo periteliale. Arch. Ostetr. **13**, Nr 2, 84 (1926). Ref. Ber. Gynäk. **10**, 544 (1926). — *Caruso*, Sarkom der Vulva. Atti Soc. ital. Ostetr. **2** (1896). Ref. Zbl. Gynäk. **1896**, Nr 35, 908. — *Cauwenberghe, van*, Maligner Tumor der Bartholinischen Drüse. Bull. Soc. Méd. **1908**. Ref. Zbl. Gynäk. **1910**, Nr 3, 96. — *Chiaje*, Di un caso raro di endotelioma delle piccole labbra con metamorfosi sarcomatosa. Ann. **1907**, 451. Ref. Jber. Geburtsh. **22**, 132 (1909). — *Chrobak*, Tumor der Klitoris. K. K. Ges. d. Ärzte Wien, Dez. **1895**. Ref. Wien. klin. Wschr. **1895**, Nr 50, 886.

Delfino, E., Beitrag zur Kenntnis des primären Sarkoms der Vulva. Arch. Ostetr., Dez. **1906**. Ref. Zbl. Gynäk. **1908**, Nr 32. 1080. — *v. Dittrich*, Über drei seltene Tumoren und ihren Verlauf. Dtsch. Z. Chir. **172**, 178 (1922), — *Driessen*, Sarcoma vulvae. Nederl. Tijdschr. Verloskde **12** (1901). Ref. Jber. Geburtsh. **15**, 522 (1902) u. Nederl. Tijdschr. Verloskde **16**, Nr 2 (1905). Ref. Mschr. Geburtsh. **23**, 114 (1906).

Ehrendorfer, Sarkom der weiblichen Urethra. Zbl. Gynäk. **1892**, Nr 17, 321.

Federoff, Über Sarkom der Genitalia externa. 1. Kongreß russ. Geburtsh. Russ. Z., Mai **1904**. — *Fothergill*, Sarcoma of the labium majus, arising in a pigment mole. N. Engl. and. gynec. Soc. Ref. J. obstetr. **10**, 80 (1906). — *Franke, Rich.*, Über maligne Tumoren der Vulva und Vagina. Inaug.-Diss. Berlin 1898. — *Derselbe*, Beiträge zur Kenntnis maligner Tumoren an den äußeren Genitalien des Weibes. Virchows Arch. **154**, 363 (1898) (Fall 2). — *Frankl, O.*, Pathologische Anatomie und Histologie der weiblichen Genitalorgane. In Liepmanns Handb. Frauenheilk. **2**, 279 (1914). — *Freund, H. W.*, Maligner Tumor der Vulva. Unterelsässischer Ärztever. Straßburg, Juni **1906**. Ref. Dtsch. med. Wschr. **1906**, Nr 47, 1936. — *Fürst*, Demonstration eines Spindelzellensarkoms der linken großen Labie. Ges. Geburtsh. Leipzig, Juni **1885**. Ref. Zbl. Gynäk. **1885**, Nr 30, 478. — *Derselbe*, Einige Fälle von Geschwülsten der äußeren Geschlechtsteile. Arch. Gynäk. **27**, 106 (1883).

Grigorowitsch, A. R., Ein Fall von Fibrosarkom der äußeren Geschlechtsorgane. Russk. Wratsch **1905**, Nr 16. Ref. Zbl. Gynäk. **1906**, Nr 24, 712. — *Guibal*, Sarcome (Esthiomène?) de la vulve. Bull. Soc. Anat., Dez. **1907**. Ref. Zbl. Gynäk. **1909**, Nr 16, 582. — *Gummert*, Sarkom der Vulva. Ref. Mschr. Geburtsh. **11**, 1137 (1900).

Hartmann, Über Sarkom der äußeren weiblichen Genitalien. Mitt. gynäk. Klin. Engström. **7**, H. 2, 93 (1907). — *Hennig*, Sarkom der Bartholinischen Drüse. Ref. Z. Geburtsh. **87**, 205 (1924). — *Hermans, J.*, Ein Fall von Sarkom der Klitoris als Beitrag zu den malignen Klitorisgeschwülsten. Inaug.-Diss. Bonn 1905. — *Hildebrandt, H.*, Die Krankheiten der äußeren weiblichen Genitalien 62. In Billroths Handb. Frauenkrkh. Stuttgart **3** (1877). — *Hofmeier, M.*, Sarkom der Vulva. Schroeders Handb. Frauenkrkh. 14. Aufl. **1908**, 65.

Janvrin, Sarcomatous growth of the labia, the size of an ordinary orange. Trans. New York obstetr. Soc., Dez. **1889**. Ref. Amer. J. Obstetr. a. Dis. Childr. **23**, 322 (1890).

Kleeberg, Lipoma-fibro-sarkoma der großen Schamlefze. Petersburg. med. Z. **15**, H. 11/12 (1869). — *Kouwer*, Sarcoma vulvae. Niederl. gynäk. Ges., 20. Jan. **1901**. Ref. Zbl. Gynäk. **1901**, Nr 21, 600. — *Küster, Ernst*, Chir.-onkolog. Erfahrungen: Vulva und Vagina. Arch. klin. Chir. **12**, 626 (1871). — *Küstner, O.*, Lehrb. Gynäk. 4. Aufl. **1910**, 65.

Launois, Société anatomique 1883. Progrès méd. **1883**, 848. — *Leonard*, Fibroid Tumors of the vulva (Fall 4 u. 12). Bull. Hopkins Hosp. **28**, 373 (1917). — *Lichtenstein*, Sarkom am Introitus vaginae. Ges. Geburtsh. Leipzig, März **1908**. Ref. Zbl. Gynäk. **1908**, Nr 28, 916.

Maaß, F., Über die Malignität der Carcinome und Sarkome an den äußeren weiblichen Genitalien. Inaug.-Diss. Halle 1887. — *Maiß*, Sarcoma vulvae. Gynäk. Ges. Breslau, Nov. **1903**. Ref. Mschr. Geburtsh.

19, 121 (1904). — *Maly*, Beitrag zur Histologie der desmoiden Vulvatumoren, mit Berücksichtigung ihrer Abstammung vom Ligamentum rotundum. Arch. Gynäk. **76**, 175 (1905). — *Martin*, Sarkom an der großen Schamlippe. Rev. Gynec. et Chir. **21**, Ref. Zbl. Gynäk. **1914**, Nr 16, 610. — *Mayer, L.*, Beiträge zur Kenntnis der malignen Geschwülste der äußeren weiblichen Genitalien. Mschr. Geburtskde **32**, 250 (1868). — *Morris*, Primäres Sarkom der Vagina, in der Schwangerschaft entstanden. Practitioner **1898**. Ref. Zbl. Gynäk. **1900**, Nr 15, 414.

Nebesky, Zur Kenntnis der Sarkome der weiblichen Urethra. Arch. Gynäk. **93**, 539 (1911). — *Netzer*, Über Sarkom der Vulva. Zbl. Gynäk. **1925**, Nr 8, 413. — *Newton*, Endothelioma vulvae. J. Obstetr. **1914**, 46. Ref. Zbl. Gynäk. **1914**, Nr 20, 742.

Orloff, K., Beitrag zum Studium der Sarkome der äußeren Geschlechtsorgane. Wratsch **1900**, Nr 21. Rev. Gynäk., Okt. **1900**. Ref. Jber. Geburtsh. **14**, 526 (1901).

Peyrache, Des tumeurs malignes de la vulve et du vagin chez la petite fille. Thèse de Paris **1905**. — *Prochownik*, Zbl. Gynäk. **1907**, Nr 12, 345.

Rhomberg, Ein Fall von Sarcoma vulvae. Zbl. Gynäk. **1915**, Nr 45, 780. — *Robb, Hunter*, Myxosarcoma of the clitoris. Hopkins Hosp. Rep. **12**, 231 (1890). Ref. Zbl. Gynäk. **1891**, Nr 23, 479. — *Rothschild, M. F.*, Die malignen Neubildungen an der Vulva. Inaug.-Diss. Freiburg 1912. — *Rupprecht, P.*, Über Sarkome der Bauchdecken und der Vulva. Inaug.-Diss. Jena 1915.

Sänger, Weitere Beiträge zur Lehre von den primären desmoiden Geschwülsten der Gebärmutterbänder. Arch. Gynäk. **21**, 288 (1883). — *Saexinger*, Sarkom der äußeren Genitalien, vom Periost des rechten Sitzknochens ausgehend. Prag. med. Wschr. **1864**, Nr 10. — *Schmidlechner*, Perithelioma labii majoris. Arch. Gynäk. **74**, 195 (1905). — *Schmidt, H. R.*, Spindelzellensarkom der weiblichen Urethra. Zbl. Gynäk. **1926**, Nr 49, 3122. — *Schmidt, O.*, zit. nach *Küstner*, Lehrb. Gynäk. 4. Aufl. **1910**, 65. — *Simon, Gustav*, Operationen an den weiblichen Geschlechtsteilen. Ein Fall von rezidivierendem Sarkom in der großen Schamlippe. Mschr. Geburtskde **13**, 68 (1858). — *Simon, Hermann*, Die Sarkome. Neue dtsche. Chir. von Küttner. **43**, 469, 1928. — *Steffek*, Sarkom des Vestibulum. Ges. Geburtsh. u. Gynäk. Berlin, Nov. **1899**. Zeitschr. Geburtsh. **42**, 334 (1900). — *Stevens, T. G.*, Pedunculated endothelioma of the vulva. Proc. roy. Soc. Med. **17**, Nr 4 (1924). Ref. Ber. Gynäk. **6**, 171 (1925). — *Szili*, Fibrosarkom der Vulva. Bruns' Beitr. **31**, 734 (1901).

Thomas, Gaillard, Amer. J. obstetr. 7. — *Thomas*, Sarcoma of the vulva and perinaeum. New York med. J. **31**, 490 (1880). — *Thomson, H.*, Seltenere Neubildungen der weiblichen Harnröhre und des Septum urethro-vaginale. Zbl. Gynäk. **1906**, Nr 25, 722.

Veit, Rudolf, Beitrag zur Kasuistik des Vulvasarkoms. Z. Geburtsh. **87**, 422 (1924).

Wagstaffe, Pigmented myxoma. Trans. path. Soc. **1873**. Nr 24. Ref. Virchow-Hirschs Jber. **1**, 241 (1873). — *Watson*, Primary malignant tumors of the female urethra. Amer. J. obstetr. **69**, 797 (1914). Ref. Jber. Geburtsh. **28**, 271 (1915). — *Weber*, Ein Fall von Epitheliosarkom der großen Schamlippe. Rev. franç. Gynec. **1925**, Nr 7. Ref. Zbl. Gynäk. **1926**, Nr 51a, 3435. — *Weil*, Zur Kasuistik der Vulvasarkome. Thèse de Zürich **1905**. — *Wernitz*, Zur Kasuistik der Geschwülste der Vagina und Vulva. Zbl. Gynäk. **1894**, Nr 26, 632. — *Winckel, v.*, Lehrb. Frauenkrkh. Leipzig **1886**, 36.

Sarcoma idiopathicum multiplex haemorrhagicum Kaposi der Vulva.

Bernhardt, Sarcomata idiopathica multiplices pigmentosa cutis (Kaposi). Arch. f. Dermat. **49**, 207 (1899). — *Derselbe*, Weitere Mitteilungen über Sarcoma idiopathicum multiplex pigmentosum cutis. Arch. f. Dermat. **62**, 237 (1902). — *Derselbe*, Sarcoma idiopathicum multiplex en plaques pigmentosum et lymphangiectodes. Arch. f. Dermat. **63**, 239 (1902).

Garbien, Das sog. multiple idiopathische Pigmentsarkom (Kaposi) der Vulva. Zbl. Gynäk. **1927**, Nr 23, 1450.

Kaposi, Idiopathisches multiples Pigmentsarkom der Haut. Arch. f. Dermat. **4**, 265 (1872).

Saphier, Zur Kenntnis des Sarcoma idiopathicum multiplex haemorrhagicum (Kaposi). Arch. f. Dermat. **118**, 671 (1914). — *Sternberg*, Über das Sarcoma multiplex haemorrhagicum (Kaposi). Arch. f. Dermat. **111**, 331 (1912).

Melanoma malignum vulvae.

Anderson, Melanosarkom. J. amer. med. Assoc. Chicago **1906**, 911. — *Amann*, Primäres Melanosarkom der Klitoris. Gynäk. Ges. München, 14. Juli 1910. Ref. Mschr. Geburtsh. **33**, 243 (1911). — *Andrewes*, Note on a case of malignant melanoma of the vulva. St. Bartholomews hosp. J. **28**, 58 (1921) u. Ref. Zbl. Hautkrkh. **1**, 101 (1921). — *Aurvroy* und *Thinh*, Carcinom der Klitoris durch maligne Umbildung eines Naevus pigmentosus. Ref. Zbl. Gynäk. **1922**, Nr 11, 444.

Bailly, Gaz. hebd. Méd. et Chir. 1868, Nr 7. — *Battle*, Primary melanotic sarcoma of the clitoris. Trans. path. Soc. London **46**, 189 (1895). — *Berblinger*, Ein Beitrag zur epithelialen Genese des Melanin. Virchows Arch. **219**, 328. — *Behrend*, Drei Fälle von Geschwülsten der Klitoris. Inaug.-Diss. Berlin 1874. — *Blümke*, Über maligne Tumoren der Vulva. Inaug.-Diss. Halle 1891. — *Boldt*, Primary melanotic sarcome of the posterior vaginal wall. Amer. J. Obstetr. New York **1906**, 550. — *Borst*, Die Lehre von den Geschwülsten. Wiesbaden 1902.

Churchill, zit. nach *Dauriac*. Traité des maladies des femmes. — *Clark-Steward*, A case of benigne Melanosis. J. amer. med. Assoc. **49**, Nr 3. — *Clermont* et *Timbal*, Epithéliome mélanique du clitoris. Toulouse méd. **1910**, 129. — *Coley* und *Haguet*, Melanotische Krebsbildung. Ann. Surg. **64**, Nr 2 (1916). Ref. Zbl. Gynäk. **1917**, Nr 10, 252. — *Cruveilhier*, Anat. path. du corps humain. Paris 1829.

Dauriac, Du cancer primitif de la région clitoridienne. Thèse de Paris 1888. — *Demarquay*, zit. nach *Dauriac*, Thèse de Paris 1888. — *Dieterich, Ph.*, Ein Beitrag zur Statistik und klinischen Bedeutung melanotischer Geschwülste. Arch. klin. Chir. **35**, 289 (1887).

Eberth, C. J., Über die embolische Verbreitung der Melanosarkome. Virchows Arch. **58** (1873). — *Eggel*, Melanosarkom der Vagina. Gynäk. Ges. München, Oktbr. **1906**. Ref. Münch. med. Wschr. **1906**, Nr 45, 2227. — *Eiselt*, Prag. Vjschr. **59** (1861) 70 u. 76.

Fergusson, Recurrence of melanotic tumor. Lancet **1**, 622 (1851). — *Fischer, Siegfr.*, Über die Ursachen der Krebskrankheit. Dtsch. Z. Chir. **14**, 548 (1889). — *Fornero, A.*, Di una neoplasia non comune dei genitali esterni. (Adeno-Epithelio-Melano-Sarkom). Ginecologia **1912**, Nr 12. Ref. Mschr. Geburtsh. **40**, 85 (1914). — *Franke, Richard*, Über maligne Tumoren der Vulva und Vagina. Inaug.-Diss. Berlin 1898. — *Derselbe*, Beiträge zur Kenntnis maligner Tumoren an den äußeren Genitalien des Weibes. Virchows Arch. **154**, 363 (1898). — *Frieboes*, Basalmembran. Bau des Deckepithels. Physiol. u. path. Ausblicke. Dermat. Z. **31**, 57 (1920).

Gatter, Grete, Über Melanosarkom. Zbl. Gynäk. **1927**, Nr 21, 1318. — *Gebhard*, Melanocarcinom der Vulva. Demonstr. Ges. Geburtsh. u. Gynäk. Berlin, 14. Nov. 1890. Z. Geburtsh. **21**, 213 (1891). — *Gilette*, Union méd. **1874**, 129. — *Goforth*, Malignes Melanom der Vulva. Surg. etc. **1926**. Ref. Zbl. Gynäk. **1927**, Nr 40, 2570. — *Góth*, Primäres Sarkom der äußeren Genitalien. Zbl. Gynäk. **1881**, Nr 20, 473. — *Gräfenberg*, Eine Nebennierengeschwulst der Vulva als einzige Metastase eines malignen Nebennierentumors der linken Seite. Virchows Arch. **194**, 17 (1908).

Häckel, H., Über melanotische Geschwülste der weiblichen Genitalien. Arch. Gynäk. **32**, 400 (1888). — *Hertel, W.*, Über Melanosarkom der weiblichen Genitalien. Inaug.-Diss. München 1906. — *Hewett, Prescott*, Melanosis of the labium and glans, of the groins and pubes. Lancet **1861**. Ref. Cannstatts Jber. **4** (1861). — *Hinselmann, H.*, Beitrag zur Kenntnis der bösartigen pigmentierten Geschwülste der Vulva. Z. Geburtsh. **62**, 34 (1908). — *Hirschlaff*, Melanocarcinomatosis universalis. Med. Ges. Breslau 1898. — *Hoepke, Hermann*, Die Epithelfasern der Haut und ihre Verbindungen mit dem Corium. Erg. Anat. **25**, 185 (1924). — *Holland*, Malignant melanoma of the vulva. J. Obstetr., Nov. **1908**, Nr 5. Ref. Gynäk. Rdsch. **5**, 245 (1911). — *Holzapfel*, Melanoma vulvae. Neißers Stereoskop. med. Atlas Lief. 43. Taf. 505. — *Horn*, Zur Kenntnis der primären Scheidensarkome bei Erwachsenen. Mschr. Geburtsh. **4**, 409 (1896). — *Huter*, Melanosarcome de la vulve. Bull. Soc. Obstetr. **14**, Nr 2, 193 (1925).

Ivens, Frances, Melanotic sarcoma of the clitoris. J. Obstetr. **34**, 91 (1927).

Jahn, Georg, Ein Fall von Melanosarkom der Vulva. Inaug.-Diss. München 1902. — *Jores*, In Aschoffs: Path. Anat. 3. Aufl. **2**, 1006 (1913).

Kaposi, Tafelwerk: Syphilis der Haut und angrenzenden Schleimhäute. Wien: Wilhelm Braumüller 1875. — *Kehrer, E.*, Soll das Vulvacarcinom operiert oder bestrahlt werden? Mschr. Geburtsh. **48**, 346 (1918). — *Klob*, Pathologische Anatomie der weiblichen Sexualorgane 1864. — *Koerner, J.*, Einige Geschwulstprobleme an Hand seltener Tumoren. (Melanoma urethra usw.). Zbl. Gynäk. **1927**, Nr 14, 834. — *Kolaczek*, Zur Lehre von der Melanose der Geschwülste. Dtsch. Z. Chir. **12**, 67 (1880). — *Koll*, Ein Fall von primärem melanotischem Carcinom der Vulva mit Metastasen. Inaug.-Diss. Berlin 1899. — *Kotzareff*, Cerebrale Metastasen nach primärem Melanosarkom der linken großen Schamlippe. Ann. Gynéc. **72** (1917). Ref. Zbl. Gynäk. **1920**, Nr 38, 1071. — *Küstner, O.*, Lehrb. Gynäk. **1910**, 66.

Labhardt, Primäres Melanosarkom der Vulva in der Gravidität. Gynäk. Rdsch. **9**, 380 (1915). — *Lafleur*, Melanotisches Sarkom der Klitoris. Montreal med. **17**, 827 (1888/89). — *Langsdorff, L. v.*, Zur Kasuistik der Tumoren der äußeren weiblichen Genitalien. Ein Fall von primärem Melanosarkom der Klitoris. Inaug.-Diss. Freiburg i. B. 1890. — *Littauer, Arthur*, Zwei Fälle von Melanosarkom der Vulva. Ges. Geburtsh. Leipzig, Jan. **1909**. Ref. Gynäk. Rdsch. **4**, 56 (1910). — *Derselbe*, Gynäk. Rdsch. **6**, 121 (1912). — *Lockhardt*, Melanotic sarcoma clitoridis. J. of obstetr. **2**, 85 (1912). Ref. Zbl. Gynäk.

1913, Nr 10, 367. — *Lubarsch*, Allg. Path. Wiesbaden 1 I, 277 (1905). — *Derselbe*, Zur vergleichenden Pathologie der melanotischen Gewächse. Med. Klin. 1920, Nr 8, 195.

Maaß, Über die Malignität der Carcinome und Sarkome usw. Inaug.-Diss. Halle 1887. — *Markus*, Gleichzeitige Entwicklung eines Melanosarcoma ovarii und Carcinoma hepatis in der Schwangerschaft. Eklampsie. Placentarmetastase. Arch. Gynäk. 92, 659 (1910). — *Derselbe*, Malignes Melanom der Vulva. Mschr. Geburtsh. 34, 330 (1911). — *Marshall, Balfour*, A case of melanotic sarcoma of the clitoris. Gynäk. Ges. Glasgow. Brit. med. J. Dez. 1897 u. Febr. 1898. Ref. Zbl. Gynäk. 1898, Nr 20, 548. — *Mayer, L.*, Beiträge zur Kenntnis der malignen Geschwülste der äußeren weiblichen Genitalien. Mschr. Geburtskde 32, 250. — *Mériel*, Cancer mélanique prim. du clitoris. Document Gynéc. 1909. — *Meyer, P.*, Melanosarkom der kleinen Schamlippe und Metastasen der Leistenbeuge. Ges. Geburtsh. Berlin, Jan. 1906. Ref. Z. Geburtsh. 57, 321 (1906). — *Derselbe*, Über Melanome der äußeren Genitalien. Arch. Gynäk. 85, 512 (1918). — *Müller, C. J.*, Zur Kasuistik der Neubildungen an den äußeren weiblichen. Genitalien Berl. klin. Wschr. 1881, Nr 31, 446.

Neuwirth, Über ein sehr seltenes Melanosarcoma labii minoris. Z. Geburtsh. 79, 259 (1917).

Offergeld, Ein bemerkenswerter Fall von Melanosarkom. Arch. Gynäk. 101, 430 (1914).

Piollet, Tumeur mélanique de la région clitoridienne. Gaz. Hôp. 1902, Nr 82. Ref. Jber. Geburtsh. 16, 214 (1903).

Reed, Amer. J. Obstetr. 34, 864. — *Reines*, Zur Kenntnis des Basalzellencarcinoms Krompechers speziell der basocellulären Naevocarcinome. Beitr. path. Anat. 39 (1906). — *Ribbert*, Über das Melanosarkom. Beitr. path. Anat. 21, 471 (1897). — *Derselbe*, Geschwulstlehre 2, 318 (1914). — *Derselbe*, Bemerkungen zum Chromatophorom. Zbl. Path. 29, 273 (1918). — *Rößle*, Der Pigmentierungsvorgang im Melanosarkom. Z. Krebsforschg 2, 291 (1904). — *Rosenbaum*, Über die Melanome der Vulva. Ein Fall von Melanosarcoma clitoridis. Inaug.-Diss Kiel 1901. — *Rothschild, M. F.*, Die malignen Neubildungen an der Vulva und ihre Prognose. Inaug.-Diss. Freiburg 1912.

Saenger, Ein primäres Melanom der Harnröhrenmündung. Geburtsh.-gynäk. Ges. München, 31. Jan. 1924. Ref. Mschr. Geburtsh. 66, 177 (1924). — *Sahler*, Ein Fall von Naevuskrebs der Vulva. Zbl. Gynäk. 1927, Nr 45, 2859. — *Schiller*, Ein Melanosarkom der Klitoris. Gynäk. Ges. Breslau 1913. Ref. Zbl. Gynäk. 1913, Nr 37, 1361 u. Mschr. Geburtsh. 38, 368. — *Schmith, Aug.*, Über Vulva- und Scheidenkrebs. Inaug.-Diss. Straßburg 1897. — *Schwarzwäller*, Melanosarkom der rechten großen Schamlippe. Wiss. Ärztever. Stettin, Juni 1905. Ref. Berl. klin. Wschr. 1905, Nr 42, 1350. — *Siegel* und *Deval*, Melanosarkom der großen Labie. Bull. Soc. Anat. Paris 1906, 619. Ref. Zbl. Gynäk. 1908, Nr 22, 760. — *Simon, Otto*, Zwei Fälle seltener maligner Vulvatumoren. Bruns' Beitr. 34, 607 (1902). — *Sternberg, Carl*, Der heutige Stand der Lehre von den Geschwülsten im besonderen der Carcinome. Abhandl. a. d. Gebiet d. Med. Berlin: Julius Springer 1924.

Tauber, Rob., Ein Melanosarkom der Vulva. Mschr. Geburtsh. 71, 95 (1925). — *Taylor*, Primäres Melanosarkom der Vulva. New York med. J. 6. Juli 1889, 1. Ref. Zbl. Gynäk. 1890, Nr 5, 88. — *Terrillon*, Allgemeine Sarkomatose, ausgehend von einem Labium minus. Ann. Gynec. 26 (1886). Ref. Zbl. Gynäk. 1886, Nr 51, 839. — *Torggler*, Über Melanosarkom der weiblichen Schamlippe. Mschr. Geburtsh. 11, 382 (1900). — *Treuherz, Walter*, Zur Kenntnis der melanotischen Tumoren. Z. Krebsforschg 18, 73 (1922).

Veit, J., Sarkom der Vulva in Veits Handb. Gynäk. 4 I, 749 (1907). — *Versé*, Med. Ges. Leipzig 1909. Ref. Gynäk. Rdsch. 4, 56 (1910). — *Derselbe*, Das Problem der Geschwulstmalignität. Jena: Gustav Fischer 1914. — *Vianney*, Melanotisches Epitheliom mit langsamer Entwicklung. Semaine méd. 1913, Nr 41. — *Virchow*, Geschwülste 2, 283. — *Vogt, E.*, Beitrag zu den Melanosarkomen der Klitoris. Arch. Gynäk. 99, 364 (1913).

Wagstaffe, Pigmented myxoma. Trans. path. Soc. 1873, Nr 24. — *Weiß*, Ärztl. Ber. d. K. K. Allg. Krankenh. Prag 1882. — *Wiener, G.*, Ein Melanosarkom der Vulva. Münch. gynäk. Ges., März 1906. Ref. Zbl. Gynäk. 1906, Nr 24, 709 u. Arch. Gynäk. 82, 521 (1907). — *Winckel, v.*, Die Pathologie der weiblichen Sexualorgane. Leipzig 1881, 277.

Zimmermann, G., Beiträge zur klinischen Stellung der Pigmentgeschwülste. Inaug.-Diss. Göttingen 1889.

Carcinoma vulvae.

Abadie, Leukoplasie vulvaire avec épithéliome du clitoris. Ann. Gynéc. Obstétr. 1907. Ref. Münch. med. Wschr. 1908, Nr 4, 192. — *Ackermann*, Zur Kasuistik der Tumoren der äußeren weiblichen Genitalien. Ein Fall von Klitoriscarcinom bei einer Jugendlichen. Inaug.-Diss. Erlangen 1918. — *Adam*, Two cases of malignant disease of the vulva involving the urethra. Austral. med. J. Melbourne 14, 334 (1892). — *Adler*, Die Radiumbehandlung maligner Tumoren in der Gynäkologie. 4. Sonderband zur Strahlenther.

1919. — *Albarran*, Epitheliome primitif de l'urèthre. Gaz. Hôp. 1894. — *Albertini* und *Zweifel*, Z. Geburtsh. 34, 285 (1896). — *Amann*, Adenocarcinoma corporis uteri mit Metastase am Introitus vulvae. Demonstr. in der Münch. gynäk. Ges., Mai 1905. Ref. Zbl. Gynäk. 1906, Nr 14, 401. — *Derselbe*, Peri- und paraurethrale Metastasen von Korpuscarcinomen. Bayr. Ges. Geburtsh., Juli 1912. Ref. Münch. med. Wschr. 1912, Nr 35, 1932. — *Andrews*, Carcinom der Cervix eines prolabierten Uterus und Kontaktcarcinom der Vulva einer 86jährigen Frau. Roy. Soc. Med. März. — *Armanini*, Über einen Fall von vielfacher Geschwulstbildung am weiblichen Genitale usw. Ann. Ostetr. 50, Nr 4, 381 (1928). Ref. Ber. Gynäk. 14, 556 (1928). — *Arnold, Julius*, Über rückläufigen Transport. Virchows Arch. 124, 385 (1891). — *Arnott*, Trans. path. Soc. London 24, 157 (1872). — *Arzt* und *Kren*, Die Paget disease mit besonderer Berücksichtigung ihrer Pathogenese. Arch. f. Dermat. 148, 284 (1925). — *Asch*, Gynäk. Ges. Breslau, Febr. 1906. Ref. Zbl. Gynäk. 1906, Nr 45, 1256. — *Aschenborn*, Carcinoma labiorum majorum. Arch. klin. Chir. 25, 329 (1880). — *Assereto*, Sul carcinoma della vulva. Fol. gynec. 1908, Nr 1. Ref. Zbl. Gynäk. 1909, Nr 12, 431. — *Aurvroy* et *Thinh*, Carcinom der Klitoris durch maligne Umbildung eines Naevus pigmentosus. Bull. Soc. Anat. Paris 1921, Nr 2. Ref. Zbl. Gynäk. 1922, Nr 11, 444. — *Auvray*, Cancer de l'urèthre chez la femme. Soc. anat. Dez. 1904. Ann. Mal. 23, 1820.

Backer, M., Das Vulvacarcinom in seiner Ätiologie und Prognose, beleuchtet an der Hand von 24 in der Erlanger Frauenklinik beobachteten Fällen. Inaug.-Diss. Erlangen 1913. — *Bailly, Harald* and *Halsey J. Bagg*, Vulval and vaginal cancer treated by filtered and unfiltered radium emanation. Trans. amer. gynec. Soc. 46, 319 (1921). — *Bailly*, Gaz. hebd. 1860. — *Baisch*, Ergebnisse der Radium- und Mesothoriumbehandlung der Genitalcarcinome. Zbl. Gynäk. 1918, Nr 17, 281. — *Balanghien*, Epithélioma primitif de la grande lèvre droite chez une femme syphilitique. J. Sci. méd. Lille 2, 85 (1889). — *Balloch*, Epithelioma of the vulva. Amer. J. Obstetr., Oktbr. 1910, H. 1. — *Barbry*, Cancroide vulvaire. Autoinoculation par contact. J. Sci. méd. Lille 23 (1900). — *Barusby*, Carcinom der Klitoris. Soc. Anat. Paris 1898. — *Bardenheuer*, Jahresbericht über die chirurgische Tätigkeit aus dem Kölner Bürgerhospital während des Jahres 1875. Köln 1876. — *Basset, Antoine*, Traitement chirurgical opératoire de l'épithéliome primitif du clitoris. Rev. Chir. 1912. — *Derselbe*, L'épithelioma primitif du clitoris. Thèse de Paris 1912. Ref. Zbl. Gynäk. 1913, Nr 10. — *Behrend*, Zum Cancroid der äußeren Genitalien des Weibes. Inaug.-Diss. Jena 1869. — *Bégonin* et *Roche*, Epithélioma primitif de la glande de Bartholin. J. Méd. Bordeaux 37, 803 (1907). — *Bellamy*, Med. Times a. Gaz. 1880. Ref. Zbl. Gynäk. 1891, Nr 38, 780. — *Bender* et *Daniel*, Epithélioma primitif de la vulve. Bull. Soc. Anat. Paris 1904. Ref. Rev. Gynéc. 8, 731. — *Benthin*, Ergebnisse der Strahlenbehandlung bei gynäkologischen Erkrankungen. Strahlenther. 12, 133 (1921). — *Bercheley* and *Bonney*, Leukoplakie, vulvitis and its relation to Kraurosis vulvae and carcinoma vulvae. Brit. med. J. 1909. — *Berecz, Janos*, Carcinoma vulvae etc. Sitzung d. gynäk. Sektion d. kgl. Ärztever. 3. Dez. 1912. Ref. Orv. Hetil. (ung.) Nr 1. — *Derselbe*, Carcinoma clitoridis bei einer Gebärenden. Kgl. ung. ärztl. Ver. Budapest, 3. Dez. 1912. Ref. Zbl. Gynäk. 1913, Nr 28, 1040. — *Bertino*, Adeno-carcinoma cistico del clitoride sviluppatosi sopra una cisti dermoide. Ann. Ostetr. 25, Nr 4/5, 267, 313 (1903). Ref. Jber. Geburtsh. 17, 276 (1904). — *Berven*, Fall von radiumbehandeltem Carcinoma vulvae. Verh. obstetr.-gynec. Sekt. Ges. Schwed. Ärzte. Hygiea (Stockh.) 1917/18. *Derselbe*, Radiologische Behandlung des Carcinoma vulvae. 12. Vers. nord. chir. Ver. Christiania, Juli 1919. Ref. Zbl. Gynäk. 1920, Nr 8, 210. — *Bex*, Leukoplasie et cancroide de la muqueuse vulvo-vaginale. Thèse de Paris 1887. — *Bietrix*, Exérèse ganglionnaire dans le traitement chirurgical du cancer. Thèse de Paris 1907. — *Björkqvist*, Über das Carcinom der Klitoris. Mitt. a. d. Klin. Engström 5, 307 (1903). — *Blümcke*, Über maligne Tumoren der Vulva. Inaug.-Diss. Halle 1891. — *Bochenski*, Carcinoma clitoridis bei gleichzeitiger Kraurosis vulvae. Gynäk. Ges. Lemberg. Zbl. Gynäk. 1907, Nr 13, 369. — *Derselbe*, Klitoriscarcinom. Carcinom zwischen großer und kleiner Schamlefze. Lemberg. gynäk. Ges., Febr. 1909. Tyg. lek. 1909, Nr 9. — *Boerner, Walter*, Über Vulvacarcinome. Inaug.-Diss. Jena 1921. — *Bogoras*, Über primären Krebs der Klitoris. Wratsch. Gaz. 1907. — *Boguslawsky*, Zur Kasuistik des Krebses der Bartholinischen Drüsen. J. akusch. Petersburg 19 (1905). — *Boivin* et *Doges*, Traité pratique des maladies de l'utérus et de ses annexes 2 (Paris 1833). — *Bokelmann*, Ref. Zbl. Gynäk. 1904, Nr 20, 668. — *Boni*, Carcinoma della vulva. Ginec. 1909. Firenze 6, H. 2, 59. — *Derselbe*, Craurosi leucoplasica della vulva e carcinoma del clitoride. Soc. Toscana Ostetr. 1912. — *Bonney*, Die Diagnose und operative Behandlung des Carcinoms der Vulva, Vagina und des Uterus. Practitioner, April 1912. Ref. Zbl. Gynäk. 1912, Nr 35, 1168. — *Bordères*, Des tumeurs malignes primitives du clitoris. Thèse de Montpellier 1905. — *Bosse*, Über das primäre Carcinom der Urethra beim Manne und beim Weibe. Inaug.-Diss. Göttingen 1897. — *Boursier*, Deux cas de cancer primitif de l'urèthre chez la femme. J. Méd. Bordeaux 38, 149 (1907). — *Boursier* et *Roche*, Soc. Obstetr. Bordeaux, 26. Novbr. 1907. — *Boyer, A.*, Le cancer primitif de la vulve. Thèse de Paris 1908. Ref. Zbl. Gynäk. 1909, Nr 44, 1540. —

Bracht, Präcanceröser Vulvatumor. Z. Geburtsh. 80, 394 (1918). — *Brady, Leo,* A case of carcinoma of the fourchette. Hopkins Hosp. Bull. 34, Nr 394, 426. Ref. Ber. Gynäk. 4, 132 (1924) u. Zbl. Hautkrkh. 14, 131 (1924). — *Brettauer,* Ref. Zbl. Gynäk. 1899, Nr 52, 1551. — *Brewitt,* Carcinoma vulvae. Med. Ver. Greifswald, Mai 1908. Ref. Dtsch. med. Wschr. 1908, Nr 39, 1700 u. Mschr. Geburtsh. 28, 628 (1908). — *Brindel,* Epithélioma primitiv du clitoris. Gaz. Hôp. Toulouse 8, 235 (1894). — *Brünauer,* Wien. dermat. Ges., Nov. 1922. — *Bruns,* Virchows Arch. 1898, 557. — *Bucura,* Leukoplakie und Carcinom der Vulva. Wien. klin. Wschr. 1912, Nr 17, 616. — *Bumm, E.,* Sechs Jahre Radium. Zbl. Gynäk. 1919, Nr 1, 1. — *Bumm, E.* und *O. Schäfer,* Erfahrungen über die Strahlenbehandlung der Genitalcarcinome. Arch. Gynäk. 106, 84 (1917). — *Bumm, E.* und *Voigts,* Zur Technik der Carcinombestrahlung. Münch. med. Wschr. 1913, Nr 31, 1697. — *Bunge,* Carcinom der Vulva. Verh. Berl. gynäk. Ges. 1898. Z. Geburtsh. 38, 334 (1898). — *Burckhardt,* Handbuch der Urologie. Herausgegeben von Frisch und Zuckerkandl. Wien 3, 296 (1906). — *Burghele,* Tumori le maligne primitiva vulvare. Rev. Chir. Bukarest 1902. Ref. Zbl. Gynäk. 1903, Nr 36, 1102. — *Butlin,* Leukom oder Leukoplakie der Vulva und Krebs. Brit. med. J., Juli 1901. Ref. Jber. Geburtsh. 16, 214 (1903).

Cahen, Ref. Zbl. Gynäk. 1892, Nr 2, 37. — *Callender,* Epithelioma of the vulva. Lancet 1902. — *Carrcusci,* Mh. Dermat. 1 (1899). — *Cattaneo,* Caso di epitelioma vulvare curato col principio attivo del jequirity. Fol. gynec. 2 (1910). Ref. Mschr. Geburtsh. 34, 233 (1911) u. Zbl. Gynäk. 1910, Nr 6, 216. — *Derselbe,* Contributo alla statistica del carcinoma primitivo della vulva. Ann. Ostetr. 37, Nr 1 (1915). — *Cauwenberghe,* Maligner Tumor der Bartholinischen Drüse. Bull. Soc. Méd. 1908. Ref. Zbl. Gynäk. 1910. Nr 3, 96. — *Chaboux,* Des tumeurs malignes primitives de la glande de Bartholin. Thèse de Lyon 1906. — *Chassning de Borredon,* Craurosis vulvae und ihre carcinomatöse Degeneration. Thèse de Paris 1908. Ref. Zbl. Gynäk. 1909, Nr 44, 1541. — *Chene,* Un caso di cancroide. Giorn. Ostetr. Napoli 1906. — *Chiarabba,* Leucoplasia vulvare complicata ad epitelioma. Ginecol. Modena 1909, Nr 5. — *Corydon,* Cancer of the clitoris. Buffalo med. J., Sept. 1902. — *Crisholm,* Widespread secondary growths from vulval cancer. Lancet 210, Nr 21, 977 (1926). Ref. Ber. Gynäk. 10, 808 (1926) u. Zbl. Gynäk. 1927, Nr 16, 1023. — *Crossen,* Primäres Carcinom der Urethra. Amer. Gynec. Assoc. 20. Mai 1915. Ref. J. amer. med. Assoc. 1915. — *Cullen, F. S.,* On the Histology of Bartholins Gland. Amer. J. med. Assoc. 21. Jan. 1905. — *Culver* and *Forster,* Primary carcinoma of the urethra. Surg. Gynec. 26, 473 (1923). Ref. Ber. Gynäk. 1, 217 (1923). — *Cumston,* On primary malignant tumors. Cancer of the Clitoris. Ann. Gynec. a. Paediatr. Boston 9, 268 (1895/96). — *Cushier,* Fall von Epitheliom der Vulva nach chronischem Pruritus. Med. Rec. 1879. Ref. Zbl. Gynäk. 1880, Nr 3, 71. — *Czempin,* Demonstration eines Carcinoma vulvae. Ges. Geburtsh. Berlin, Febr. 1896. Ref. Z. Geburtsh. 34, 340 (1896) u. Zbl. Gynäk. 1896, Nr 13, 362. — *Czerwinski,* Demonstration einer Patientin nach Exstirpation eines primären Carcinoms der Klitoris. Ärztl. Ges. Dublin. Kronika Lek. 1901, 1025 u. 1902, 760. — *Czyzewicz,* Plattenepithelcarcinom der kleinen Schamlippe. Gynäk. Ges. Lemberg. Ref. Zbl. Gynäk. 1907, Nr 7, 371.

Daumy, Des tumeurs periuréthrales chez la femme. Thèse de Paris 1895. — *Dauriac,* Du cancer primitif de la région clitoridienne. Thèse de Paris 1888. — *David,* Epithelioma urethrae. J. Sci. méd. Lille, Juli 1899. — *Day,* Epithelioma of the clitoris. Brit. med. J., Dez. 1906. — *Delbet,* Epithelioma, leucoplasie et kraurosis de la vulve. J. praticiens 38, Nr 19, 309 (1924). Ref. Ber. Gynäk. 7, 906 (1925). — *Delporte, F.* et *Cahen, Jean,* Le traitement radio-chirurgical des épithéliomes de la vulve. Cancer 2, 61 (1925). Ref. Ber. Gynäk. 10, 375 (1926). — *Dietzer, W.,* Über Carcinom der weiblichen Urethra. Inaug.-Diss. Berlin 1893. — *Dittrik,* Epithelioma of the vulva. Amer. J. Sci. 1905. Ref. Jber. Geburtsh. 19, 138 (1906). — *Döderlein, A.,* Fall von Vulva- und Vaginalcarcinom. Gynäk. Ges. München. 1908, Juli. — *Derselbe,* Krebsheilung durch Strahlenbehandlung. Arch. Gynäk. 109, 705 (1918). — *Driessen,* Carcinoma vulvae. Niederl. gynäk. Ges., Jan. 1901. Ref. Zbl. Gynäk. 1901, Nr 21, 600. — *Druchert* et *Leroy,* Deux cas d'épithélioma de la vulva. Echo méd. du Nord 1906, Nr 32. — *Dubar,* Carcinome muqueuse développé dans le canal inguinal. Bull. méd. du Nord. Lille 1890. — *Dubreuilh,* Pagets disease of the vulva. Brit. J. Dermat. 13, 407 (1901). — *Dudley,* A plastic operation for covering the exposed vulvar surfaces with skin after excision of extensive growths of the vulva. Surg. usw. 1906. — *Duncan, Matthews,* Über Lupus und Cancroid der Vulva. Edinburgh med. J. 1862. — *Duvergey,* Cancer prim. du clit. J. Méd. Bordeaux 1912.

Eberhardt, Franz, Zur Kasuistik der malignen Tumoren der äußeren weiblichen Genitalien. Inaug.-Diss. Würzburg 1885. — *Ederle,* Über einen Fall von primärem Carcinom der Klitoris auf Grund eines 15 Jahre bestandenen Papilloms. Inaug.-Diss. München 1918. — *Eden,* A Manuel of Gynaecology London 1911. — *Derselbe,* Proc. roy. Soc. Med. 7 (1913/14). — *Edis,* On épithelioma of the clitoris. Brit. gynec. J. London 5, 332 (1889/90). — *Eggel,* Primäres Carcinom der weiblichen Urethra. Gynäk. Ges. München, Juni u. Juli 1906. Ref. Zbl. Gynäk. 1907, Nr 17, 484. — *Ehrendorfer, E.,* Über Krebs der weiblichen Harnröhre. Arch. Gynäk. **58**, 463 (1899). — *Eicke*, Primäres Urethralcarcinom. Zbl. Geburtsh. **1910**, Nr 17, 579. — *Emanuel, R.,* Über Tumoren des Ligamentum rotundum uteri. Z. Geburtsh. **48**, 417 (1903). — *Ernst, Paul,* Verbreitung des Carcinoms in der Lymphbahn der Nerven. Verh. dtsch. path. Ges. **1901**. — *Esnault,* Des épithéliomes primitifs de la vulve. Thèse de Montpellier **1911**.

Fabricius, Über ein primäres Carcinom der Bartholinischen Drüse. Mschr. Geburtsh. **40**, 69 (1914) u. Zbl. Gynäk. **1914**, Nr 25, 1150. — *Falk,* Klitoriscarcinom. Gynäk. Ges. Hamburg 1907. Ref. Zbl. Gynäk. **1908**, Nr 5, 161. — *Falls, Frederick,* Das Carcinom der Bartholinischen Drüse. Amer. J. Obstetr. **6**, 673 u. 749 (1923). Ref. Zbl. Gynäk. **1924**, Nr 38, 2102 u. Ber. Gynäk. **4**, 52 (1924) u. **6**, 50. — *Faure* et *Siredey,* Traité de Gynécologie **1910**. — *Fileux, D.,* Des tumeurs malignes primitives de la vulve. Thèse de Paris **1902**. Ref. Zbl. Gynäk. **1903**, Nr 44, 1313. — *Findley,* Combined malignant tumors of the female genitals. Surg. etc. **1905**. — *Firfarow,* Zur Kasuistik des Carcinoms der äußeren Genitalien. Ssitieskaja Wratsch Gaz **1912**. — *Fischer, Emil,* Zur Entstehung schwerer sekundärer Scheidenkrebse bei primärem Gebärmutterkrebs. Z. Geburtsh. **21**, 185 (1891). — *Flatau,* Carcinom der Klitoris. Demonstr. i. d. Nürnberger med. Ges. u. Poliklin. Ref. Münch. med. Wschr. **1902**, Nr 21, 903. — *Flater,* Über das primäre Carcinom der Klitoris. Inaug.-Diss. Heidelberg 1911. — *Fleischhauer,* Vorstellung eines Falles von operiertem Vulvacarcinom. Med. Ges. Kiel, 5. Juni 1913. Ref. Münch. med. Wschr. **1913**, Nr 31, 1741. — *Flockemann,* Carcinom der Klitoris. Geburtsh. Ges. Hamburg, Dez. **1898**. Ref. Zbl. Gynäk. **1900**, Nr 18, 493. — *Fohr,* Zwei Fälle von Klitoriscarcinom bei Jugendlichen. Fortschr. Med. **38**, Nr 5, 149 (1921). — *Fonyo, J.,* Carcinoma vulvae (ung.). Ref. Zbl. Gynäk. **1903**, Nr 50, 1516. — *Fordyce,* J. Cutan. Dis. New York 1903. — *Fornero,* Di una neoplasia non comune dei genitali esterni. Ginec. **1912**, Nr 12. — *Forsell, G.,* Radiumbehandlung maligner Tumoren der weiblichen Genitalien. Geburtsh.-gynäk. Ges. Helsingfors, 15. Dez. 1911. — *Fothergill,* Kraurosis vulvae and ulcers present epith. characters. Lancet **1901**. — *Fraenkel, E.,* Fall von Klitoriscarcinom. Gynäk. Ges. Breslau 1903. Ref. Zbl. Gynäk. **1904**, Nr 34, 1025. — *Fraenkel, L.,* Ausgeheiltes, infiltrierendes Carcinoma vulvae. Gynäk. Ges. Breslau, Nov. **1906**. Ref. Zbl. Gynäk. **1907**, Nr 31, 964 u. Mschr. Geburtsh. **25**, 271 (1907), Gynäk. Ges. Breslau 15. Febr. 1927. Ref. Zbl. Gynäk. **1927**, Nr 28, 1809. — *Frank, Fritz,* Über Carcinom der Bartholinischen Drüse. Med. Klin. **1908**, Nr 38, 1451. — *Derselbe,* Plattenepithelcarcinom der Bartholinischen Drüse. Gynäk. Ges. Köln 1908. Gynäk. Rdsch. **4**, 57 (1910). — *Franke, Rich.,* Beitrag zur Kenntnis maligner Tumoren an den äußeren Genitalien des Weibes. Virchows Arch. **154**, 363 (1898). — *Derselbe,* Mikroskopische Untersuchungen über maligne Tumoren der Vulva und Vagina mit besonderer Berücksichtigung des Carcinoms. Inaug.-Diss. 1898. — *Frankenthal, Lester,* Ein Fall von primärem periurethralem Carcinom des Weibes. Münch. med. Wschr. **1889**, Nr 12, 197. — *Frankl,* Zur Pathologie des Vulvacarcinoms. Gynäk. Rdsch. **1915**, 305. — v. *Franqué,* Leukoplakia und Carcinoma vaginae et uteri. Z. Geburtsh. **60**, 237 (1907). — *Fratkin,* Krebs der äußeren Geschlechtsorgane. Russk. chir. Ann. **1902**. — *Freund, H. W.,* Primärer Krebs der Harnröhre. Unterelsässischer Ärzteverein Sitzg v. 31. Mai 1904. Dtsch. med. Wschr. **1904**, Nr 45, 1370. — *Frigyesi,* Primäres Vulvacarcinom. Ref. Zbl. Gynäk. **1914**, Nr 22, 816. — *Frisch, O. v.,* Ein Fall von Carcinom der Bartholinischen Drüse. Mschr. Geburtsh. **19**, 60 (1904). — *Fromme,* Über multiples Vulvacarcinom. Beitr. Geburtsh. **9**, 382 (1905). — *Fuchs, A.,* Die Leistendrüsen bei Vulvacarcinom. Gynäk. Ges. Breslau, Febr. **1906**. Ref. Zbl. Gynäk. **1906**, Nr 45, 1256. — *Fütterer,* Metastase eines Carcinoms der großen Schamlippen. J. Amer. med. Assoc. **1896** u. Amer. med. J. 29. Febr. 1910.

Gärtner, Die Operation bei Carcinom der äußeren Genitalien des Weibes. Inaug.-Diss. Freiburg 1905. — *Gál, Felix,* Sechs Jahre Strahlenbehandlung des Krebses der weiblichen Geschlechtsorgane. Strahlenther. **11**, 880 (1920). — *Gála, C.,* Primäres Carcinom der Klitoris (poln.). Ref. Zbl. Gynäk. **1927**, Nr 16, 1023. — *Geist,* Carcinom der Bartholinischen Drüse. Inaug.-Diss. Halle 1887. — *Geipel,* Ref. Zbl. Gynäk. **1925**, Nr 36, 2031. — *Gerich, Ottocar,* Primäres Hymenalcarcinom. Zbl. Gynäk. **1926**, Nr 21, 1372. — *Geyser,* Epitheliome of the labium majus. J. Cut. Dis. New York **25** (1896) u. J. Cut. Dis. **1906**. — *Giesecke, A.,* Zur Behandlung des Vulvacarcinoms. Zbl. Gynäk. **1921**, Nr 10, 369. — *Glantenay* et *Lardenois,* Tumeur du clitoris. Bull. Soc. Anat. Paris 1898. — *Godart, Josef,* Epithélioma du clitoris. Bull. Soc. belge Gynéc. **7**, 150 (1895). — *Derselbe,* Carcinome de la glande de Bartholin. Bull. Soc. belge de Gynéc. Bruxelles **9**, Nr 8, 158 (1898/99). — *Gönner, Alfred,* Zur Kasuistik des Carcinoms der Vulva. Z. Geburtsh. **8**, 167 (1882). — *Goffe,* Epitheliom of the clitoris. Amer. J. Gynec. **12**, 906 (1898). — *Goldberg,* Über Carcinoma urethrae. Gynäk. Ges. Dresden, Febr. **1896**. Zbl. Gynäk. **1896**, Nr 19, 514. — *Goldmann,* Anatomische Untersuchungen über die Verbreitungswege bösartiger Geschwülste. Bruns' Beitr. **18**, 595 (1897). — *Goldschmidt,* Über das Vulvacarcinom. Inaug.-Diss. Leipzig 1902. — *Gordon,* Primary Carcinoma of the femal urethra. Amer. J. Obstetr. **61**. — *Grad, H.,* Epitheliom of the vulva and clitoris. Amer. J. Obstetr. **68**, Nr 1. — *Graf, Paul,* Die Ausrottung des Harnröhrenkrebses unter zeitweiligem Aufklappen der Schoßfuge. Zbl. Gynäk. **1921**, Nr 44, 1777. —

Graham, J. M., Cancer of the Bartholin gland. Edinburgh. med. J. **1908**. Ref. Zbl. Gynäk. **1909**, Nr 16, 579. — *Grinchar*, Pageterkrankung außerhalb der Brustwege (an der Vulva) (russ.). Moskau 1913. — *Groß*, Primäres Carcinom der rechten Bartholinischen Drüse. Orv. Hetil. (ung.) **1906**. — *Grünbaum*, Die Prognose bei Operationen des Vulvacarcinoms. Dtsch. med. Wschr. **1906**, Nr 7, 251. — *Gurlt*, Zur Kasuistik der Geschwülste. Arch. klin. Chir. **25**, 421 (1880). — *Gussenbauer*, Über die Entwicklung der sekundären Lymphdrüsengeschwülste. Z. Heilk. **2**, (1881).

Hamburger, Ove, Kontaktinfektion ved Epiteliom. Hosp.tid. **10 III**, 81 (1892). — *Hannemüller* und *Landois*, Pagets diseases of the nipple. Bruns' Beitr. **60**, 296 (1908). — *Hannes*, Das Carcinom der weiblichen Genitalien. Erg. Chir. **3** (1911). Ref. Zbl. Gynäk. **1912**, 975. — *Hart*, Epithelioma vulvae. Practitioner. London, Febr. **1895**. — *Hartmann*, Technique de l'ablation de l'épithéliome primitive du clitoris. Ann. Gynec., Mai **1912**. — *Hauser*, Multiple primäre Carcinome des weiblichen Genitalapparates. Arch. Gynäk. **99**, 339 (1913). — *Hedinger*, Über das Epithelioma benignum baso- et spinocellulare cutis. Korresp.bl. Schweiz. Ärzte **1917**, Nr 39. — *Heimann, Fritz*, Durch Röntgenstrahlen geheiltes Vulvacarcinom. Gynäk. Ges. Breslau 17. Dez. 1912. Ref. Mschr. Geburtsh. **37**, 389 (1913). — *Derselbe*, Die gynäkologische Röntgentherapie. Mschr. Geburtsh. **37**, 325 (1913). — *Derselbe*, Zur Strahlentiefenwirkung. Berl. klin. Wschr. **1915**, Nr 47, 1210. — *Heinsius*, Urethralcarcinom. Ges. Geburtsh. Berlin 1910. Z. Geburtsh. **68**, 238 (1911). — *Heitzmann*, Beiträge zur Kenntnis des primären Carcinoms der Vulva und Vagina. Allg. Wien. med. Ztg **1896**, Nr 8/9. — *Hellendall*, Über die blumenkohlähnlichen Tumoren der Vulva. Beitr. Geburtsh. **8**, 208 (1904). — *Herman*, Lancet **5**, 2 (1886). Ref. Zbl. Gynäk. **1891**, 781. — *Herzfeld*, Zwei Fälle von wiederholter Carcinomerkrankung des Genitales. Wien. klin. Wschr. **1890**. — *Hesse, Bruno*, Ein Fall von primärem Carcinoma corporis uteri mit nachfolgenden Carcinomen des Scheideneinganges. Inaug.-Diss. Jena 1886. — *Heyman, James*, Über die Behandlung der inoperablen Carcinome der weiblichen Beckenorgane. Strahlenther. **23**, 15 (1926). — *Hidaka*, Pagetsche Krankheit am äußeren Genitale des Weibes. J. oriental Med. **2** (1924). Ref. Zbl. Hautkrkh. **18**, 73 (1926). — *Hirsch, Georg*, Über Adenocarcinom der Vagina. Z. Geburtsh. **69**, 742 (1911). — *Hirst*, The differential diagnosis of syphilis and cancer of the vulva. Amer. J. Obstetr., März **1904**. — *Hock*, Frühdiagnose des Carcinoms der Harnröhre. Prag. med. Wschr. **31**, 691 (1907). — *Hoffmann*, Vulvacarcinom. Demonstr. Ges. Geburtsh. Berlin, Mai **1910**. Ref. Z. Geburtsh. **67**, 531 (1910). — *Hoffmeister, Fr.*, Die Therapie des Vulvacarcinoms und ihre Erfolge an der Univ.-Frauenklinik Göttingen in den Jahren 1910—1922. Inaug.-Diss. Göttingen 1922. — *Hofmeier*, Gynäk. Ges. Nürnberg 1909. — *Hofmokl*, Epithelioma labiorum pudendorum major und clitoridis. Ber. k. k. Rudolfstiftung Wien 1890. — *Hollemann*, Nederl. Tijdschr. Verlosk. **21** (1900). — *Honau, J. H.*, Über Carcinome der Glandulae Bartholini. Inaug.-Diss. Berlin 1897. — *van der Hoop, Bonne* und *Wassink*, Ein Fall von Pagetscher Krankheit der Vulva. Nederl. Tijdschr. Geneesk. **71**, 1899 (1927). Ref. Zbl. Hautkrkh. **24**, 728 (1927). — *Hottinger, R.*, Über das primäre Carcinom der Harnröhre. Korresp.bl. Schweiz. Ärzte **27**, 17. Jan. 1897. Ref. Schmidts Jb. **257**, 60. — *Hunt, Verne* and *Lester Powell*, Malignant disease of Bartholins Glands. Surg. Clin. N. Amer. **6**, 1325 (1926). Ref. Ber. Gynäk. **11**, 879 (1927).

Ingermann-Amitin, Zur Kasuistik der primären Vaginal- und Vulvacarcinome. Inaug.-Diss. Bern 1893.

Jacobaeus, „Pagets disease" und sein Verhältnis zum Milchdrüsencarcinom. Virchows Arch. **178**, 124 (1904). — *Jacobs, C.*, Cancer primitif de la région clitoridienne. Arch. de Tocol. **21**, Nr 9, 659 (1894). Ref. Zbl. Gynäk. **1894**, Nr 51, 1329. — *Derselbe*, Ein Fall von vaginaler und vulvarer Implantation eines Adenocarcinoma colli uteri. Mschr. Geburtsh. **8**, 238 (1898). — *Derselbe*, Ref. Münch. med. Wschr. **1913**, Nr 37, 2082. — *Jacoby, M.*, Über primäres Carcinom der Klitoris. Gynäk. Ges. Breslau, Nov. **1903**. Ref. Zbl. Gynäk. **1904**, Nr 34, 1025. — *Jahresber.* über die chir. Abt. d. Spit. zu Basel **1892**, 108. Carcinom der rechten kleinen Schamlippe. — *Janvrin*, Epithelioma of the vulva. Obstetr. Soc. New York, Okt. 1887. Amer. J. Obstetr. **1887**, 1277. — *Jesset*, A case of epithelioma of the vulva. Med. News London 1888/89. — *Jossel, Moses ber*, Der Krebs in der Schweiz in den Jahren 1901—1910. Inaug.-Diss. Bern 1916. — *Jung*, Über einen Fall von Carcinom der Damm- und Aftergegend. Inaug.-Diss. Freiburg. 1897. — *Jung, Ph.*, Cancroid bei Kraurosis vulvae mit spezieller Berücksichtigung der pathologischanatomischen Verhältnisse der letzteren. Mschr. Geburtsh. **17**, 985 (1903). — *Derselbe*, Gynäk. Ges. Erlangen, Juli **1909**. Ref. Gynäk. Rdsch. **4**, 56 (1910). — *Derselbe*, Zur Mesothoriumbehandlung von Genitalcarcinomen. Strahlenther. **3**, 246 (1913) u. Ber. Mittelrhein. Ges. Geburtsh. 26. Oktbr. 1913.

Kalle, Ein Beitrag zur Kenntnis der primären Scheiden- und Vulvacarcinome. Inaug.-Diss. Greifswald 1903. — *Kaltenbach*, Erfahrungen über Totalexstirpation des Uterus. Berl. klin. Wschr. **1889**, Nr 18, 389. — *Kanter*, Ges. Geburtsh. u. Gynäk. Berlin, März **1896**. Ref. Zbl. Gynäk. **1896**, Nr 19, 519. — *Karaki*, Über primäres Carcinom der weiblichen Harnröhre. Z. Geburtsh. **61**, 151 (1908). — *Kaufmann,*

Ed., Untersuchungen über das sog. Adenoma malignum, speziell dasjenige der Cervix uteri, nebst Bemerkungen über Impfmetastasen in der Vagina. Virchows Arch. **154** (1898). — *Keeling*, Lancet **1889**. — *Kehrer, E.*, Diagnose und Therapie des Vulvacarcinoms. Gynäk. Ges. Dresden, April 1912. Ref. Zbl. Gynäk. **1912**, Nr 35, 1151. — *Derselbe*, Episdiaskopische Bilder und Moulagen einer größeren Anzahl von Vulvacarcinomen. Verh. dtsch. Ges. Gynäk. **15 II**, 229 (1913). — *Derselbe*, Heilerfolge durch Radium beim Vulvacarcinom. Gynäk. Ges. Dresden, 25. April 1918. Ref. Zbl. Gynäk. **1918**, Nr 33, 562. — *Derselbe*, Soll das Vulvacarcinom operiert oder bestrahlt werden? Mschr. Geburtsh. **48**, 346 (1918). — *Derselbe*, Radiumbestrahltes Vulvacarcinom. Gynäk. Ges. Dresden, Dez. **1920**. Ref. Zbl. Gynäk. **1921**, Nr 20, 734. — *Derselbe*, Die Radiumbestrahlung bösartiger Neubildungen. Verh. dtsch. Ges. Gynäk. **16**, 132 (1920). — *Derselbe*, Ref. Zbl. Gynäk. **1925**, Nr 36, 2032. — *Kelly*, Carcinoma of the clitoris. Stereo Clinic Trog N. Y. **1911**, s. 20, 2—10. — *Kinoshita*, Epithelkrebs der Vulva. Med. Ges. Tokio 1907. Ref. Mschr. Geburtsh. **27**, 544 (1908). — *v. Klein*, Über primäres Urethralcarcinom. Ver. ostpreuß. Ges. Gynäk. **1906**. Ref. Mschr. Geburtsh. **24**, 386 (1906). — *Knoll, W.*, Ein Beitrag zur Pathologie des Carcinoms der weiblichen Urethra. Dtsch. Z. Chir. **80**, 461 (1905). — *Koblanck*, Operation eines Vulvacarcinoms. Z. Geburtsh. **36**, 520 (1897). — *Koppert*, Zur Kasuistik des Carcinoms der äußeren Genitalien des Weibes. Inaug.-Diss. Jena 1898. — *Kotzulla*, Zur Chirurgie der tiefen Beckendrüsen. Dtsch. Z. Chir. **119**, 55 (1912). — *Krasting*, Beitrag zur Statistik und Kasuistik metastatischer Tumoren. Z. Krebsforschg **4** (1906). — *Kraul*, Ergebnisse der Strahlenbehandlung des Gebärmutterkrebses. Zbl. Gynäk. **1923**, Nr 40, 1573. — *Kroemer*, Ref. Mschr. Geburtsh. **19**, 460 (1904). Verh. dtsch. Ges. Gynäk. **15**, 403 (1913) u. Strahlenther. **3**, 241 (1913). — *Krönig*, Die Strahlentherapie in der Gynäkologie. Strahlenther. **3**, 429 (1913). — *Krönig* und *Friedrich*, Physikalische und biologische Grundlagen der Strahlentherapie. Berlin u. Wien: Urban & Schwarzenberg 1918. — *Krysiewiecz*, Vorstellung eines 4jährigen Mädchens mit wahrscheinlich carcinomatösem Neoplasma der Klitoris. Ref. Przegl. lek. **1906**. — *Kubinyi*, Krebs der Vulva und des Perineum. Ref. Jber. Geburtsh. **23**, 168 (1909). — *Küstner, Otto*, Die bösartigen Geschwülste der Vulva und Klitoris in Zweifel-Payr: Klinik der bösartigen Geschwülste. **3**, 372. — *Derselbe*, Zur Pathologie und Therapie des Vulvacarcinoms. Z. Geburtsh. **7**, 70 (1882). — *Derselbe*, Zur Kenntnis der Literatur des Vulvacarcinoms. Zbl. Gynäk. **1886**, Nr 20, 305. — *Derselbe*, Zwei Fälle von Klitoriscarcinom. Gynäk. Ges. Breslau, Nov. **1903**. Ref. Mschr. Geburtsh. **19** (1904). — *Kuligo*, Klitoriscarcinom. Niederrhein. Ges. Geburtsh. Gynäk. Ref. Mschr. Geburtsh. **30**, 240 (1909). — *Kupferberg*, Neue Wege in der Krebsbehandlung. Münch. med. Wschr. **1923**, Nr 1, 6. — *Kyrle*, Drüsenkrebs der Mamma unter dem klinischen Bild von Pagets disease. Arch. f. Dermat. **83** (1907).

Ladinski, Carcinoma of the clitoris etc. Trans. New York Acad. med. 23. Febr. 1912. — *Lahaye*, Du cancer primitif du vestibule et de la vulve. Thèse de Paris 1886. — *Lahm*, Mit Mesothorium bestrahltes Vulvacarcinom. Mschr. Geburtsh. **39**, 279 (1914). — *Derselbe*, Ausgedehntes Vulvacarcinomrezidiv. Gynäk. Ges. Dresden. Ref. Zbl. Gynäk. **1914**, Nr 26, 945. — *Derselbe*, Radiumtiefentherapie. Dresden 1921. — *Derselbe*, Das Carcinom des Uterus nach ätiologischen und anatomisch-pathologischen Grundsätzen in Halban-Seitz: „Biologie und Pathologie des Weibes". **4**, 669. — *Derselbe*, Zbl. Gynäk. **1925**, Nr 36, 2032. — *Lambret*, Cancer de la grande lèvre. Echo méd. du Nord Lille 1905. — *Lancial*, Epithélioma primitif de la vulve, localisé à la grande lèvre gauche au niveau d'un ancien abcès. J. Sci. Méd. Lille **1**, 73 (1889). — *Lange, M.*, Über die sog. Carunkeln der weiblichen Urethra. Z. Geburtsh. **48**, 122 (1903). — *Latzko*, Vulvacarcinom. Ges. d. Ärzte Wien, 8. Mai 1908. — *Derselbe*, Carcinom der Bartholinischen Drüse. Demonstr. i. d. geburtsh.-gynäk. Ges. Wien, 9. Dez. 1913. Ref. Zbl. Gynäk. **1914**, Nr 25, 905. — *Derselbe*, Vers. dtsch. Naturforsch. u. Ärzte Wien 1913. — *Derselbe*, Metastase eines Korpuscarcinoms unter dem Bilde eines paraurethralen Abscesses. Geburtsh.-gynäk. Ges. Wien 1915. Ref. Zbl. Gynäk. **1916**, Nr 5, 107. — *Laurence, J.*, Le traitement du cancer vulvaire. J. des praticiens. **37**, Nr 16, 250. — *Leech*, Primary epithelioma of the clitoris. Brit. med. J. London **1**, 1079 (1894). — *Lehmann*, Über Entwicklung, Verlauf und Behandlung des Carcinoms an der Vulva. Inaug.-Diss. Halle 1880. — *Lennander*, Über Ausräumung der Lymphdrüsen in der Leiste und längs der Vasa iliaca und der Vasa obturatoria in einer Operation. Zbl. Chir. **1899**, Nr 37, 1001. — *Leonhardt*, Über Vulvacarcinom. Inaug.-Diss. Bern 1912. — *Leprévost*, Note sur deux cas d'épithélioma primitif de la vulve. Gaz. Gynec. 1888. — *Lerat*, Un cas d'épithélioma de la vulve s'accompagnant de leucoplasie et de kraurosis vulvae. Gaz. méd. Nantes **29**, 261 (1911). — *Lestrade*, Contribution à l'étude des tumeurs solides de la glande de Bartholin. Arch. méd. Toulouse **7** (1901). — *Lewers*, Three cases of épithelioma of the vulva with the afterhistories. Trans. Obstetr., Soc. London **10**, 195 (1906). Ref. Zbl. Gynäk. **1908**, Nr 35, 1165. — *Derselbe*, Epitheliom of the vulva. Brit. med. J., Mai **1906**. — *Lipinski*, Fall von Cancroid der Klitoris und des oberen Drittels der inneren Oberfläche der großen Schamlippen. J. akusch. **1897**. — *Derselbe*, Cancroide du clitoris. Ann. Gynec. **49** (1898). — *Lockwood*, Carcinoma of the Clitoris. J. amer. med.

Assoc. **57**, Nr 20 (1911). — *Lohage,* Du cancer primitif du vestibule de la vulve. Paris 1888. — *Lloyd,* Epithelioma labii majoris. Ref. Gynäk. Rdsch. **1910**, 94. — *Louradour,* Contribution à l'étude du cancer primitif de la clitoris. Thèse de Bordeaux 1895. — *Lovrich,* Zwei Fälle von Carcinoma vestibuli. Gynäk. Sekt. d. kgl. ungar. Ärztever. Budapest, Nov. 1898. Ref. Zbl. Gynäk. 1898, Nr 3, 82 u. **1899**, Nr 22, 657. — *Lutzenberger,* Papilläres Carcinom der Vulva. Inaug.-Diss. München 1894. — *Lwow,* Primärer Plattenepithelkrebs der Urethralschleimhaut beim Weibe. Wratsch 1889, 745. — *Lynch, F. W.,* Pelvic Neoplasmes 1922.

Machenhauer, Zwei Fälle von geheiltem Vulvacarcinom. Zbl. Gynäk. **1911**, Nr 44, 1541. — *Mackenrodt,* Carcinom der Glandula Bartholini. Z. Geburtsh. **26**, 186 (1893) u. Ref. Zbl. Gynäk. **1893**, Nr 4, 69. — *Derselbe,* Kauterektomie und Scheiden- und Vulvacarcinom. Z. Geburtsh. **67**, 199 (1910). — *Mac Mann,* Die chirurgische Behandlung des Carcinoms der Vulva. Lancet **179**, 1823 (1910). Ref. Münch. med. Wschr. **1911**, Nr 10, 534. — *Manley,* Two cases of the epithelioma of the labium majus New York med. Assoc. 1887. — *Mansfeld,* Ref. Zbl. Gynäk. **1914**, Nr 22, 818. — *Martin, A.,* Pathologie und Therapie der Frauenkrankheiten. 3. Aufl. **1893**, 225. — *Martin, E.,* Exstirpation des Diaphragma urogenitale wegen Vulvacarcinom. Ref. Z. Geburtsh. **67**, 173 (1910). — *Derselbe,* Beckenbodendefekt nach Operation eines Vulvacarcinoms. Z. Geburtsh. **66**, 669 (1910) u. Zbl. Gynäk. **1910**, Nr 40, 1305. — *Maß,* Über die Malignität der Carcinome und Sarkome an den äußeren weiblichen Genitalien. Inaug.-Diss. Halle 1887. — *Massey,* A case of epithelioma of the vulva. J. amer. med. Assoc. **56**, 886 (März 1911). Ref. Jber. Geburtsh. **25**, 238 (1912). — *Matthaei,* Vulvacarcinom. Geburtsh. Ges. Hamburg, März 1921. Ref. Zbl. Gynäk. **1921**, Nr 20, 721. — *Mattmüller, Georg,* Beitrag zur Statistik der Genitalcarcinome. Z. Geburtsh. **84**, 106 (1922). — *Mauclaire,* Evidem, lymph. bilat. et néopl. en bloc pour cancer penis et clitoris. Tribune méd. 1903. — *Maurel,* De l'épithélioma vulvaire primitif. Thèse de Paris 1888. — *Mauxion,* Contribution à létude de l'épithélioma de la vulve. Thèse de Paris **1905**. Ref. Zbl. Gynäk. **1906**, Nr 42, 1169. — *Mayer, L.,* Klinische Bemerkungen über das Cancroid der äußeren Genitalien des Weibes. Virchows Arch. **35**, 538 (1866). — *Derselbe,* Beiträge zur Kenntnis der malignen Geschwülste der äußeren weiblichen Geschlechtsteile. Mschr. Geburtskde **32**, 244 (1868). — *Melchiory, Giov.,* Del cancro periurethrale nella donna, con processo operativo del dott. G. M. medico-chirurgo nel civico Spedale di Salo. Ann. universali Med. Milano 1869. — *Mendes de Leon,* Ref. Zbl. Gynäk. **1899**, Nr 12, 340. — *Menge,* Vulvacarcinom mit großen regionären Drüsenmetastasen. Ärztl. Bezirksver. Erlangen 1907. — *Derselbe,* Vulvacarcinom. Mittelrhein. Ges. Geburtsh. u. Gynäk. **1911**. Ref. Mschr. Geburtsh. **34**. 250 (1911). — *Merkel,* Ein Fall von Carcinom der Klitoris. Inaug.-Diss. München 1891. — *Mey, v. d.,* Elephantiasis und Carcinom. Ref. Zbl. Gynäk. **1891**, Nr 8, 160. — *Miller, C. J.,* Carcinoma of the female urethra. Amer. Gynec. J. Nov. **1901**. — *Milner,* Gibt es Impfcarcinome? Arch. klin. Chir. **74**, 669 u. 1009 (1904). — *Mohr,* Fortschritte auf dem Gebiet der Röntgenstrahlen. **20** (1912). — *Mondain* et *Cailliau,* Les réactions dyskératosiques des muqueuses vulvo-vaginales avec dégénérescence néoplasique réalisant un type d'épithélioma analogue au cancer cutané de Bowen. Bull. Assoc. franç. Étude Canc. **12** (1923). Ref. Ber. Gynäk. **6**. 173 (1925). — *Monod,* Leucoplasie vulve et cancer. Ann. Policlin. Bordeaux **1896**, 220. — *Morestin,* Epithelioma de la vulve, point de départ d'accidents phlegmoneux graves. Soc. anat. Ann. Gynéc., März 1900. Ref. Ann. Gynec. **53**. Ref. Jber. Gynäk. **14**, 526 (1901). — *Derselbe,* Cancer de la vulve. Presse méd., Jan. **1901**. — *Derselbe,* Cancer très étendue de l'aine consécutif à un épithélioma de la vulve. Bull. Soc. Anat. 1909. — *Morris,* Cancer of the Vulva. Maryland med. J. **16**, 253 (1886/87). — *Müller, C. J.,* Zur Kasuistik der Neubildungen an den äußeren weiblichen Genitalien. Berl. klin. Wschr. **1881**, Nr 31, 449. — *Müller, Hugo,* Neurodermitis und Klitoriscarcinom bei jungen Mädchen. Dermat. Z. **35**, 70 (1921). — *Müller, R.,* Über das Carcinom der Vulva und Urethra. Inaug.-Diss. Breslau 1917. — *Münchmeyer,* Ref. Zbl. Gynäk. **1899**, Nr 45, 1376. — *Derselbe,* Demonstration von Präparaten von Vulvacarcinom und Inguinaldrüsen. Gynäk. Ges. Dresden, Febr. **1902**. Ref. Zbl. Gynäk. **1902**, Nr 38. — *Mundé,* Two cases of primary épithelioma of the vulva and vagina. Amer. J. Obstetr. **22**, 476 (1889). — *Munk,* Über Pruritus vulvae mit Carcinom der Vulva. Inaug.-Diss. Erlangen 1898. — *Munn,* Malignant disease of the female urethra. Med. News **1892**, 489.

Nahmmacher, H. C., Zwei Fälle von primärem Carcinom der Vulva. Inaug.-Diss. Kiel 1901. — *Nassetti,* L'épithelioma primitivo della ghiandola di Bartolino. Fol. gynec. **14**, 135 (1921). Ref. Jber. Geburtsh. **35**, 154 (1923). — *Neugebauer,* Epithelioma labii pudendi (poln.). 1873. — *Neuhaus,* Epithelioma of the clitoris. J. amer. med. Assoc. **1907**. — *Niebergall,* Über Impfmetastasen eines Carcinoma corporis uteri am Scheideneingang. Arch. Gynäk. **52**, 491 (1896). — *Nissen,* Demonstration eines selten großen Vulvacarcinoms. Gynäk. Ges. Dresden, 19. Febr. 1925. Ref. Zbl. Gynäk. **1925**, Nr 36, 2031. — *Nobl,* Zur Histopathologie der venerischen Bartholinitis. Arch. f. Dermat. **61**, 77, 205 (1902). — *Derselbe,* Report of two cases of epithelioma of the vulva. Amer. J. Obstetr. **42**, Nr 2 (1900). Ref. Jber. Geburtsh.

14, 256 (1901). — *Derselbe,* A case of epithelioma of the clitoris. Amer. J. Obstetr., Aug. 1902. Ref. Jber. Geburtsh. 16, 214 (1903). — *Noto,* Un caso di leucoplasia vulvare con epitelioma. Rass. Ostetr. 1901, Nr 10, 660. — *Okintschütz,* Zur Kasuistik der Erkrankungen der Genitalia externa des Weibes. J. akusch., Febr. 1905. Ref. Jber. Geburtsh. 19, 139 (1906). — *Ollion,* Über die Wirkung des Radiums bei Carcinoma vulvae. Lancet 1915. — *Orthmann,* Primäres Vulvacarcinom. Ges. Geburtsh. u. Gynäk. Berlin, Nov. 1901. Ref. Zbl. Gynäk. 1902, Nr 1, 21. — *Ossing,* Über die Dauerresultate der in der Kieler Klinik operierten Vulvacarcinome. Inaug.-Diss. Kiel 1913. — *Ozenne,* Du cancer des grandes lèvres. Bull. méd. Paris 6, 873 (1892).

Pakrowski-Segard, Epitheliome primitif de la grande lèvre. Soc. Anat. Paris, 3. Mai 1912. Presse méd. Nr 38. — *Pape,* Carcinom der Bartholinischen Drüse von einer 91 jährigen Frau. Dtsch. med. Wschr. 1907, Nr 39, 1620. — *Partsch,* Das Carcinom und seine operative Behandlung. Inaug.-Diss. Breslau 1884. — *Péan,* Epithelioma de l'urèthre etc. Leçon de clinique chirurg prof. à l'hôpital St. Louis 1879/80, 933. — *Peham,* Carcinom der Bartholinischen Drüse. Gynäk. Ges. Wien 1903. Ref. Zbl.Gynäk. 1903, Nr 50, 1506. — *Penrose,* Epithelioma of the vulva. Amer. J. Obstetr., Dez. 1895. — *Pépin,* Epithelioma primitif de la grande lèvre. Soc. Anat. Bordeaux 1892. — *Percheron,* Carcinom der Vulva. Bull. Soc. 1870. — *Percy,* Primäres Carcinom der Urethra. Mschr. Geburtsh. 20, 1283 (1904). — *Perrin,* Ann. Dermat. 1891 u. Congrès internat. Méd. 1900. — *Petersen,* Carcinoma of the Urethra. Amer. Gynec. 1903, H. 2. — *Peterson,* Primary carcinoma of the vulva. Amer. J. Obstetr. 47 (1903). Ref. Jber. Geburtsh. 17, 277 (1904). — *Derselbe,* Epithelioma of the vulva. Amer. J. Obstetr., März 1904. Ref. Jber. Geburtsh. 18, 544 (1905). — *Petit, P.,* Debut d'épithélioma leucoplasique de la vulve. Semaine gynec. 1899, Nr 21, 185. — *Derselbe,* Cancer de la vulve et vulvektomie. Gynécol. 1908, Nr 4. Ref. Gynäk. Rdsch. 1908 u. Zbl. Gynäk. 1909, Nr 11, 394. — *Petit-Dutaillis,* Traitement du cancer vulvaire. Gynécologie 1922. Ref. Zbl. Gynäk. 1925, Nr 47, 2688 u. Jber. Geburtsh. 36, 281 (1925). — *Derselbe,* Zweite Studie über die Behandlung des Vulvacarcinoms. Gynécologie 1923. Ref. Zbl. Gynäk. 1924, Nr 38, 2103. — *Pfannenstiel,* Carcinoma vulvae. Mittelrhein. Ärztetag 20. Mai 1902. Ref. Jber. Geburtsh. 16, 213 (1903). — *Pichevin* et *Petit,* Semaine gynéc. 1896, 37. — *Pilliet,* Cancer de la vulve. Recidive après 6 ans et demie. Ref. Ann. Gyné. 53 (1900). Ref. Jber. Geburtsh. 14, 526 (1901). — *Pistolese,* Contributo clinicostatistico sull' epitelioma primitivo della vagina et della vulva. Arch. ital. ginec. 7, Nr 2, 1. — *Polaillon,* Maladies des femmes. Paris 1891. Obs. 50—51 u. Epitheliom der Klitoris. Gaz. Paris 1885. — *Pomeroy* and *Milward,* A case of primary carcinoma of the female urethra treated with radium. Surg. etc. 35, Nr 3, 355 (1922). Ref. Jber. Geburtsh. 36, 420 (1925). — *Potenko,* Primäres Carcinom der Klitoris. J. akusch. 1906. — *Pratt,* Carcinom der großen Schamlippe. Gynäk. Ges. Berlin, 11. Jan. 1918. Ref. Berl. klin. Wschr. 1918, Nr 13, 318. — *Prochownick,* Ref. Zbl. Gynäk. 1913, Nr 22, 814. — *Prokeß,* Faustgroßes, primäres Carcinom der rechten Schamlippe. Kosk. Orvostars 1897. — *Puppel,* Seltene Beobachtung eines Adenocarcinoma papillare und gelatinosum der weiblichen Urethra. Mschr. Geburtsh. 27, 106 (1908).

Radler, Fall von primärem, multiplem Carcinom des Magens und der Vulva. Inaug.-Diss. Erlangen 1904. — *Raether,* Primäres Carcinom der Klitoris. Dtsch. med. Wschr. 1894, Nr 34, 107 u. Zbl. Gynäk. 1895, Nr 20, 550. — *Ralle, Ernst,* Ein Beitrag zur Kenntnis des primären Scheiden- und Vulvacarcinoms. Inaug.-Diss. Greifswald 1903. — *Rasch,* Chankerlignende Epitheliom fra labium minus. Hosp.tid. 1901, Nr 25, 625. — *Recasens,* Die Röntgentherapie in der Gynäk. Madrid 1921. — *Reclus,* Cancroides et leucoplasie des muqueuses buccale et vaginale. Gaz. hebd. Méd. et Chir. 24, 430 (1887). — *v. Recklinghausen,* Über die venöse Embolie und den retrograden Transport in den Venen und Lymphgefäßen. Virchows Arch. 100, 503 (1885). — *Reder, Françis,* Kraurosis vulvae and inguinal adenitis of a malignant nature. Surg. etc. 33, 554—556 (1921). — *Reed,* A case of epithelioma of the vulva. Amer. J. Obstetr. 1903. — *Reichel,* Über Carcinom der weiblichen Harnröhre. Sitzgsber. Würzburger physik.-med. Ges. 1891, Mai 48—54. — *Reisach,* Demonstration eines durch Bestrahlung klinisch geheilten Vulvacarcinoms. Ver. Ärzte Halle a. S. 6. Febr. 1918. Ref. Münch. med. Wschr. 1918, Nr 27, 742. — *Reusch,* Heilung eines Vulvacarcinoms mit dem Zellerschen Verfahren. Münch. med. Wschr. 1915, Nr 47, 1607. — *Reymond* et *Chanos,* Behandlung eines Epithelioms der Vulva mit X-Strahlen. Lyon méd. 1904. Ref. Zbl. Gynäk. 1905, Nr 11, 342. — *Ribbert,* Über den Paget-Krebs. Dtsch. med. Wschr. 1905, Nr 31, 1218. — *Riberi, A.,* Caso di totale e felice recisione dell'urethra in una donno con alcune precetti intorno cotesto nuova operatione. Giorn. Sci. med. Soc. med. e. chir. Torino 20, 506 u. 21, 126 (1844). — *Ricci,* Epithelioma primitivo della vulva. Arch. ital. Ginec. 17, Nr 8 (1915). — *Riddler,* Epitheliom of the clitoris. Amer. gynec. J. 1898, 906. — *Riedel,* Ref. Zbl. Gynäk. 1923, Nr 3, 134. — *Riedinger,* Carcinoma clitoridis. Ber. a. d. mähr.-schles. Gebäranstalt Brünn 1888, 75. — *Rittershaus,* Über das primäre Carcinom der Vulva. Dtsch. Z. Chir. 128, 426 (1914). — *Roberts,* Carcinoma of the clitoris. J. Obstetr. 1905. —

Robinson, Leyland, Solide Tumoren der Vulva. Brit. med. J. Nr 3402. Ref. Zbl. Gynäk. **1926,** Nr 51a, 3434. — *Roche,* Epithelioma du clitoris. Soc. Obstetr. Bordeaux, Febr. **1914.** — *Rochelt,* Carcinoma vulvae. Wien. med. Presse **1882.** — *Rokitansky,* Carcinom der Bartholinischen Drüse. Z. Ärzte Wien **1844.** — *Rokitansky, v.,* Epithelialcarcinom der Klitoris. Allg. Wien. med. Ztg **1882,** Nr 25. Ref. Zbl. Gynäk. **1882,** Nr 30, 478. — *Rona,* Carcinoma clitoridis. Budap. Orv. Szül **1912.** — *Rondet,* Sur le cancer primitif de la vulve et du vagin. Gaz. hebd. **1875.** — *Roth,* Beitrag zur Pathologie und Therapie des Vulvacarcinoms. Inaug.-Diss. Erlangen **1918.** — *Rothschild,* Die malignen Neubildungen der Vulva und ihre Prognose. Inaug.-Diss. Freiburg **1913.** — *Rouville,* Epithelioma atypique para-vaginal développée fort probablement aux dépens de la glande de Bartholin. Réun. Obstetr. Montpellier 3. Juni **1914.** Ref. Ann. Gynec. 1. Dez. 1916/17, 569. — *Ruge, Hermann,* Über Vulvaaffektionen und ihre gynäkologische Bedeutung. (Schweißdrüsencarcinom.) Z. Geburtsh. **56,** 307 (1905). — *Runge, E.,* Die Behandlung gynäkologischer Hauterkrankungen mittels Röntgenstrahlen. Münch. med. Wschr. **1912,** Nr 29, 1597. — *Rupprecht, Paul,* Zur operativen Behandlung des Carcinoma vulvae. Ges. Geburtsh. Dresden, Jan. **1886.** Ref. Zbl. Gynäk. **1886,** Nr 15, 235. — *Derselbe,* Die Ausräumung der Leistengrube bei krebsiger Erkrankung der Leistendrüse. Zbl. Chir. **1893,** Nr 16, 337. — *Derselbe,* Gynäk. Ges. Dresden, April **1912.** Ref. Zbl. Gynäk. **1912,** Nr 35, 1152. — *Derselbe,* Erfahrungen über das Vulvacarcinom. Z. Geburtsh. **72,** 664 (1912). — *Rusch,* Carcinoma vulvae. Wien. dermat. Ges., Nov. **1922.**

Sahler, Ein Fall von Naevuskrebs der Vulva. Zbl. Gynäk. **1927,** Nr 45, 2859. — *Sand, Henry,* Zur Kasuistik und Ätiologie des primären Vulvacarcinoms. Inaug.-Diss. Kiel **1897.** — *Savaré,* Contributo allo studio della leucoplachia e craurosi della vulva. Ann. di Ostetr. **1912.** — *Derselbe,* Contributo alla casistica ed alla cura operativa del carcinoma della vulva. Ginec. **9,** Nr 13. Firenze **1912.** — *Derselbe,* Beitrag zur Kasuistik und operativen Behandlung des Vulvacarcinoms. Ref. Zbl. Gynäk. **1913,** Nr 41, 1544. — *Savourin,* Cancer primitif de la glande de Bartholin. Thèse de Bordeaux **1908.** — *Schäfer, P.,* Zur Statistik der Carcinomheilung mit Radium. Arch. Gynäk. **110,** 374 (1919). — *Schäffer, R.,* Fall von Carcinom der Glandula Bartholini. Z. Geburtsh. **50,** 193 (1903). — *Derselbe,* Drei Fälle von primärem Carcinom der großen Schamlippen. Ges. Geburtsh. u. Gynäk. **1903.** Ref. Jber. Geburtsh. **17,** 278 (1904). — *Schick, Bela,* Carcinoma corporis uteri. Metastase am Eingang der Scheide. Geburtsh.-gynäk. Ges. Wien **1907.** Ref. Zbl. Gynäk. **1907,** Nr 48, 1509. — *Schiffmann, Jos.,* Schweißdrüsenadenocancroid der Vulva. Zbl. Gynäk. **1920,** Nr 3, 59. — *Schleiff,* Über Klitoriscarcinom. Inaug.-Diss. Halle **1905.** — *Schlüter,* Fall von doppelseitiger sekundärer Erkrankung der Bartholinischen Drüse an Carcinom. Zbl. Gynäk. **1908,** 1610. — *Schmidlechner,* Carcinoma clitoridis. Arch. Gynäk. **74,** 189 (1905). — *Schmidt, Hans R.,* Wiederholte Carcinomentwicklung auf leukoplastischer Grundlage. Z. Geburtsh. **83,** 736 (1921). — *Derselbe,* Die Erfolge der Strahlenbehandlung an der Bonner Frauenklinik. Strahlenther. **12,** 117 (1921). — *Schmidt,* Kompendium der Röntgenther. **1913.** — *Schmidt, O.,* Zur Kasuistik der primären Carcinome der Vulva und Vagina. Ges. Geburtsh. u. Gynäk. Köln, Dez. **1891.** Ref. Zbl. Gynäk. **1892,** Nr 2, 36. — *Schoemann,* Über Vulvacarcinome. Inaug.-Diss. Jena **1912.** — *Scholten* und *Voltz,* Die Strahlenbehandlung des gynäkologischen Carcinoms. Münch. med. Wschr. **1925,** Nr 1, 6. — *Schottländer,* Über die von den Genitalgeschwülsten des Weibes ausgehenden metastatischen Geschwülste. In Frankl-Hochwart: Die Erkrankungen des weiblichen Genitale in Beziehung zur inneren Medizin. **2,** 470. Wien: Alfred Hölder **1913.** — *Derselbe,* 5¼ Jahre pathologisch-anatomischer Tätigkeit. Wien. med. Wschr. **1913.** — *Schramm,* Ref. Zbl. Gynäk. **1886,** Nr 15, 237. — *Derselbe,* Ref. Zbl. Gynäk. **1887,** Nr 28, 454. — *Derselbe,* Zur Kasuistik des primären Harnröhrencarcinoms des Weibes. Arch. Gynäk. **58,** 522 (1899). — *Schulze, Hermann,* Über Carcinoma vulvae und seine Prognose. Inaug.-Diss. Leipzig **1903.** — *Schwarz, Georg,* Über die Erfolge der Radikaloperation der Vulva- und Vaginacarcinome. Inaug.-Diss. Berlin **1893.** — *Schweizer,* Carcinoma glandulae Bartholini. Arch. Gynäk. **44,** 322 (1893). — *Scipiades, E.,* Kasuistik. Gynäk. Sekt. d. kgl. Ärztever. 20. Dez. **1910.** Orv. Hetil. (ung.) **1911,** Nr 1. — *Seeligmann,* Gynäk. Ges. Hamburg **1912.** Ref. Zbl. Gynäk. **1912,** Nr 17, 552. — *Seitz* und *Wintz,* Unsere Methode der Röntgentiefentherapie und ihre Erfolge. 5. Sonderband z. „Strahlenther." **1920,** 342. — *Derselbe,* Die Bestrahlung des in und direkt unter der Haut gelegenen Carcinoms. Münch. med. Wschr. **1920,** Nr 6, 145. — *Serph,* Le cancer primitif du méat urinaire chez la femme. Thèse de Bordeaux **1901,** Nr 45. — *Shaw, Fletscher,* Carcinom der weiblichen Urethra mit Bemerkungen über 2 mit Radium behandelte Fälle. J. Obstetr. **30** (1923). Ref. Zbl. Gynäk. **1923,** Nr 50/51, 1906. — *Shoemaker,* Epithelioma of the vulva. Ann. Gynec. Nr 4. — *Simmons,* Epitheliom of the clitoris. Trans. Edinburgh obstetr. Soc. **1885,** 202. — *Simon,* Zwei Fälle seltener maligner Vulvatumoren. Bruns' Beitr. **34,** 607 (1902). — *Simpson,* Geburtsh. Ges. Hamburg, 6. Dez. **1898.** Ref. Zbl. Gynäk. **1900,** Nr 18, 493. — *Derselbe,* Labia minora and clitoris removed for epithelioma from a patient 32 years. Edinburgh. obstetr. Soc. Juni **1901.** — *Sinn,* Ein seltener Tumor der Vulva nebst Bemerkungen zur pathologischen Anatomie der Bartholinischen Drüse. Inaug.-Diss. Marburg 1880. — *Sippel*, Carcinom der Klitoris und der Vulva. Mittelrhein. Ges. Geburtsh. u. Gynäk. Frankfurt a. M. Ref. Mschr. Geburtsh. **19**, 460 (1904). — *Sitzenfrey*, Hornkrebs des Gangsystems der Bartholinischen Drüse. Z. Geburtsh. **58**, 363 (1916). — *Solomons*, Adenocarcinom der Vulva. Med. Ges. London, 3. Okt. 1908. Gynäk. Rdsch. **4**, 544 (1910). — *Sommer, Felix*, Über Carcinome der äußeren weiblichen Genitalien. Inaug.-Diss. Würzburg 1885. — *Sonneker*, Über das Cancroid der Vulva. Inaug.-Diss. Würzburg 1887. — *Sorbets*, Carcinom der Klitoris. Gaz. Hôp. **1883**, 140. — *Soullier*, Du cancer primitif du méat urinaire chez la femme. Thèse de Paris **1889**. — *Spaeth*, Carcinom der Klitoris. Gynäk. Ges. Hamburg, 3. Mai 1910. — *Spencer, H. R.*, Case of primary Carcinom of Bartholins gland. Proc. roy. Soc. Med. London **7 II** (1913/14) 102 a. J. Obstetr. **24**, Nr 6 (1914). — *Derselbe*, Two cases of cancer of the body of the uterus with secondary growths (in vulva and vagina) usw. J. Obstetr. **30**, Nr 2, 197 (1923). Ref. Ber. Gynäk. **2**, 208 (1924). — *Steel, W. A.*, Primary cancer of the clitoris. Internat. clin. Philadelphia **1914**, 269. — *Stein, Arthur*, Primäres Carcinom der Vulva. Amer. J. Obstetr. **74** (1916). Ref. Zbl. Gynäk. **1917**, Nr 25, 624. — *Derselbe*, Primäres Vulvacarcinom. Amer. J. Obstetr. Dis. Childr. **74**, Nr 4 (1919). Ref. Zbl. Gynäk. **1921**, Nr 46, 1675. — *Stevens*, Specimen of rhabdomyoma of the vulva. Ref. Arch. Obstetr. **1916**, 275. — *Stoeckel*, Die Erkrankungen der weiblichen Harnorgane in Veits Handb. Gynäk. **2**, 311 (1907). — *Derselbe*, Ärztl. Ver. Marburg, Juni **1909**. Gynäk. Rdsch. **4**, 56 (1910). — *Derselbe*, Über die Radikalheilung des Vulvacarcinoms. Ärztl. Ver. Marburg, 19. Jan. 1910. Ref. Münch. med. Wschr. **1910**, Nr 9, 497. — *Derselbe*, Zwei operierte Fälle von Vulvacarcinom. Med. Ges. Kiel, Nov. 1911. Ref. Münch. med. Wschr. **1912**, Nr 8, 444. — *Derselbe*, Wie lassen sich die Dauerresultate bei der Operation des Vulvacarcinoms verbessern? Zbl. Gynäk. **1912**, Nr 34, 1102. — *Derselbe*, Vulvacarcinome. Ges. Geburtsh. Berlin, 24. Febr. 1928. Ref. Z. Geburtsh. **93**, 772 (1928). — *Stratz*, Ref. Zbl. Gynäk. **1899**, Nr 12, 341. — *Strauß*, Ref. Gynäk. Rdsch. **4**, 56 (1910). — *Stumpf*, Cancroid der Vulva. Münch. med. Wschr. **1890**, Nr 40, 694. — *Sukmann*, Beginnendes Carcinoma vulvae. Dermat. Wschr. **1924**, Nr 35, 998. — *Sußmann*, Carcinoma vulvae. Wien. dermat. Ges., April **1924**. Ref. Zbl. Hautkrkh. **13**, 137 (1924). — *Switalski, L.*, Adenom der Harnblase und am Scheideneingang. Mschr. Geburtsh. **7**, 639 (1898). — *Syme*, Epithelioma of vulva and vagina. Austral. med. J. Melbourne 1892, **14**, 337. — *Szasz*, Über leukoplakische Veränderungen der Vulva, ihre Beziehung zur Kraurosis derselben, nebst 2 Fällen von Vulvacarcinom. Mschr. Geburtsh. **17** Erg.-H., 1020. (1903).

Taussig, F., Die Prognose des Vulvacarcinoms. Interstate med. J., Dez. **1912**. Ref. Zbl. Gynäk. **1913**, Nr 23, 861. — *Derselbe*, Amer. J. Obstetr. **76**, 794 (1917). — *Derselbe*, Chronic leucoplakie vulvitis followed by cancer. Surg. clin. N. Amer. **2**, 1559 (1922). Ref. Jber. Geburtsh. **36**, 280 (1925). — *Teller*, Über das Vulvacarcinom. Z. Geburtsh. **61**, H. 2, 309 (1908). — *Teuffel, R.*, Kraurosis und Cancroid. Zbl. Gynäk. **1913**, Nr 27, 998. — *Theilhaber*, Entstehung und Behandlung der Carcinome. Berlin: S. Karger 1914. — *Thieß*, Ref. Zbl. Gynäk. **1907**, Nr 7, 228. — *Thiry*, Klin. Vorlesung über Affektionen der Bartholinischen Drüse, mitgeteilt von Gaudy. Presse méd. **1862**. — *Thomas, T. G.*, Case of cancer of the female urethra. New York J. Obstetr., Okt. 1877. Trans. New York obstetr. Soc. **1876**. — *Tipjakoff*, Cancer vulvae. J. akusch. **6**, 940. St. Petersburg 1892. — *Tobler, Th. P.*, Zur Lehre des Carcinoma cylindrocellulare gelatinosum vulvae, ausgehend von der Bartholinischen Drüse. Z. Geburtsh. **83**, 707 (1921). — *Torggler*, Carcinom der Klitoris. Ber. geburtsh.-gynäk. Klin. Innsbruck 1888, 184. — *Tourneux*, Sur un cas de kyste des petites lèvres. Soc. anat. clin. Toulouse, 22. Febr. 1913. Ref. Presse méd. Nr 34. — *Townsend*, A report of four cases of cancer of the clitoris etc. Albany Med. Ann. 1891 and Trans. Med. Soc. Philadelphia **1891**, 317. Ref. Jber. Geburtsh. **5**, 797 (1892). — *Troquart*, Cystadenoma urethrae. J. Méd. Bordeaux 1886. — *Trotta*, Un caso di carcinoma della glandola del Bartolini. Arch. Ostetr. **1899**.

Ueberschuß, Beitrag zur Lehre von den primären Carcinomen der weiblichen Urethra. Inaug.-Diss. Würzburg 1891. — *Unterberger*, Klitoriscarcinom bei Schwangerschaft im 9. Monat. Ref. Dtsch. med. Wschr. **1912**, Nr 6, 293. — *Usemann, C.*, Drei Fälle von primärem Carcinom der weiblichen Urethra. Inaug.-Diss. Straßburg 1901. — *Uter*, Carcinomverschleppung. Mschr. Geburtsh. **63**, 171 (1923).

Valeriani, Epitelioma primitivo delle clitoride etc. Osservatori Torino **38**, 482 (1887). — *Veit*, Demonstration des Rezidivs eines Vulvacarcinoms. Ref. Münch. med. Wschr. **1906**, Nr 28, 1438. — *Venot et Parcelier*, Le cancer de l'urètre chez la femme. Rev. de Chir. **40**, Nr 11, 565 (1921). Ref. Jber. Geburtsh. **35**, 233 (1923). — *Vogt, E.*, Das gynäkologische Röntgencarcinom. Strahlenther. **17**, 231 (1924). — *Vyslovitsch*, Case of cancroid of external femal sexual organs. Med. pribav. K. morsk. sbornikus. **2**, 240. St. Petersburg 1892.

Wallach, K., Ein Beitrag zur Pathologie des Carcinoms der weiblichen Urethra. Inaug.-Diss. Würzburg 1899. — *Ward*, Epithelioma clitoridis. Med. Rec. **84**, Nr 15. Ref. Zbl. Gynäk. **1914**, Nr 16,

610. — *Warnekros,* Münch. med. Wschr. **1917,** Nr 27, 865. — *Wassermann,* Epithélioma primitif de l'urethra. Thèse de Paris **1895.** — *Watson,* Primäre maligne Tumoren der weiblichen Urethra. Amer. J. Obstetr. **1914,** Nr 5. Ref. Gynäk. Rdsch. **1915,** H. 21. — *Weber, F.,* Zwei Fälle von Carcinom des äußeren Genitale. Russ. Ges. Geburtsh. u. Gynäk. Nov. Ref. Mschr. Geburtsh. **19,** 292 (1904). — *Weidlich-Hartig,* Klitoriscarcinom. Ref. Zbl. Gynäk. **1913,** Nr 23, 861. — *Weigand, Hans,* Zur Technik der Radiumapplikation in der Gynäkologie. Strahlenther. **27,** 54 (1927). — *Weißwange,* Seit $3^{1}/_{2}$ Jahren rezidivfreies Vulvacarcinom. Ref. Zbl. Gynäk. **1910,** Nr 11, 385. — *Werthmann,* Beitrag zur Pathologie und Therapie der Vulva- und Scheidencarcinome. Inaug.-Diss. Würzburg 1907. — *West, Charles,* Lehrbuch der Frauenkrankheiten. Nach der 2. Aufl. des Originals ins Deutsche übertragen von W. Langenbeck. Göttingen 1860. — *Wettergren,* Epithelioma polyposum vulvae. Hygiea 1880. — *Wetterwald,* Kraurosis vulvae mit Carcinom. Inaug.-Diss. Basel 1919. — *Whitehouse,* Primary carcinoma of the female urethra. J. Obstetr. **20,** 269. Ref. Jber. Geburtsh. **25,** 29 (1912). — *Wichmann,* Fall von Carcinoma urethrae. Altonaer Ärztl. Ver., Mai **1901.** Ref. Mschr. Geburtsh. **14,** 596 (1901). — *Williams, W. R.,* The Natural History of Cancer. London 1908. — *Williamson,* A note on adenoma of the labium. Trans. obstetr. Soc. London **1906 III.** Ref. Zbl. Gynäk. **1906,** Nr 49, 1357. — *Winckel,* Pathologie der weiblichen Sexualorgane. Leipzig 1881. — *Winkelmann, F.,* Beitrag zur Kasuistik des Vulvacarcinoms. Inaug.-Diss. München 1912. — *Winkler, Albrecht,* Vulvacarcinom und Strahlentherapie. Fortschr. Röntgenstr. **22,** 193 (1914/15) u. Inaug.-Diss. Jena 1914. — *Winter, Friedrich,* Beitrag zur Frage der postoperativen prophylaktischen Bestrahlungen beim Uteruscarcinom. Münch. med. Wschr. **1923,** Nr 1, 7. — *Wintz,* Die Erfahrungen mit der Röntgentherapie des Krebses an der Erlanger Frauenklinik. Strahlenther. **15,** 770 (1923). — *Wittkopf,* Über das Carcinom der Bartholinischen Drüse. Inaug.-Diss. Kiel 1915 u. Zbl. Gynäk. **1915,** Nr 22, 369. — *Wolff,* Adenocarcinoma glandulae Bartholini. J. akusch. 1890. — *Derselbe,* Contribution à l'étude du carcinome de la vulve. Thèse de Paris **1898.** — *Derselbe,* Die Lehre von der Krebskrankheit. **2,** 223. Jena 1911. — *Wydrin,* Ein Fall von Krebs der äußeren Genitalien, Exstirpation des gesamten äußeren Genitale. Wratsch Gaz. **1912,** Nr 5. — *Wytonek,* Fall von Cancroid der äußeren weiblichen Geschlechtsteile. Med. Beil. Slg russ. Marineanstalten **1892.**

Zacharias, Carcinom der Klitoris. Sitzg d. fränk. gynäk. Ges. Ref. Gynäk. Rdsch. **4,** 56 (1900). — *Zeiß,* Carcinom des Labium minus, der Portio vaginalis und der Mamma. Zbl. Gynäk. **1892,** Nr 40, 780. — *Zeitler,* Über Carcinom der weiblichen Harnröhre. Inaug.-Diss. Würzburg 1900. — *Zirinski, M.,* Paraurethrale Metastasen bei Korpuscarcinom. Inaug.-Diss. München 1913. — *v. Zubrzycki,* Kraurosis, Leukoplakie und Carcinoma vulvae. Krakauer Gynäk. Ges., Dez. **1913.** Ref. Gynäk. Rdsch. **1914,** 309. — *Zieler,* Über die unter dem Namen „Pagets diseases of the nipple" bekannte Hautkrankheit und ihre Beziehungen zum Carcinom. Virchows Arch. **177** (1904). — *Zweifel,* Ref. Zbl. Gynäk. **1914,** Nr 34, 1193.

VI. Sekundäre bösartige Geschwülste.

Hypernephrom der Vulva.

Gräfenberg, Eine Nebennierengeschwulst der Vulva als einzige Metastase eines malignen Nebennierentumors der linken Seite. Virchows Arch. **194,** 17 (1908). — *Gragert,* Hypernephrom der Vagina. Arch. Gynäk. **132,** 348 (1927).

Chorionepitheliom der Vulva.

Apfelstedt und *Aschoff,* Über bösartige Tumoren der Chorionzotten. Arch. Gynäk. **50,** 511 (1896). — *Aschoff,* Chorionepitheliome in Lubarsch u. Ostertag: Erg. Path. **5,** 106. Wiesbaden: J. F. Bergmann. 1900.

Engström, Otto, Beobachtungen über maligne Chorionepitheliome. Mitt. gynäk. Klin. Otto Engström **10,** 175 (1913).

Frankl, O., Gynäk. Ges. Wien 1913 u. Path. Anat. u. Histol. d. weibl. Genitalorgane. In Liepmanns Handb. d. ges. Frauenheilkd. 1914.

Gál, Strahlenbehandlung des Krebses der weiblichen Geschlechtsorgane. Strahlenther. **11,** 880 (1920). *Halliday Croom,* Brit. med. J. **1902.** Ref. Zbl. Gynäk. **1902,** Nr 30, 809. — *Hitschmann,* Blasenmole u. malignes Chorionepitheliom. Halban-Seitz, Biologie und Pathologie des Weibes **7,** II, 459, (1927). — *Hörrmann,* Chorionepitheliom des Uterus mit Metastasen an den Labien. Zbl. Gynäk. **1914,** Nr 32, 1128. — *Hübl, Hugo,* Über das Chorio-Epitheliom in der Vagina bei sonst gesundem Genitale. Wien: Verlag Safar 1903.

Kehrer, E., Diskussion zum Vortr. Versé. Ref. Münch. med. Wschr. **1927,** Nr. 40, S. 1733. — *Kroemer,* Fall von Chorionepithelioma malignum. 83. Naturforscherversammlg. Karlsruhe 1911. Ref. Zbl. Gynäk. **1911,** Nr 43, 1493.

Neumann, Julius, Beitrag zur Kenntnis der Blasenmole und des „malignen Deciduoms". Mschr. Geburtsh. **6**, 17 u. 157 (1897). — *Nikiforoff*, Über maligne Deciduome. Russ. Arch. f. Pathol. **1**, 257 (1896).

Pick, L., Von der gut- und bösartig metastasierenden Blasenmole. Berl. klin. Wschr. **1897**, Nr 49, 1069.

Schlagenhaufer, Zwei Fälle von Tumoren des Chorionepithelioms. Wien. klin. Wschr. **1899**, Nr 18, 486.

Versé, Typisches Chorionepitheliom. Ärztl. Ver. Marburg 20. Juli 1927. Ref. Münch. med. Wschr. **1927**, Nr. 40, 1733.

Wehle, Ref. Zbl. Gynäk. **1901**, Nr 52, 1429. — *Williams*, Fall von Deciduoma malignum. Bull. Hopkins Hosp. Rep. **1894**.

Zagorjanski-Kissel, Über das primäre Chorionepitheliom außerhalb des Bereiches der Eiansiedlung. Arch. Gynäk. **67**, 326 (1902).

VII. Weitere Tumoren.

Teratoma vulvae.

Cushing, Pacific. med. surg. J. März **1887**.

Duclaux, H. et *A. Herrenschmidt*, Tératome de la grande lèvre. Bull. Soc. Anat. Paris 1905, **80**, s. 6, T. 7. Ref. Zbl. Gynäk. **1906**, Nr 15, 436.

Fischer, F. F., Fibrom und Dermoidcyste des Ligamentum rotundum. Mschr. Geburtsh. **5**, 317 (1897).

VIII. Tumorartige Bildungen der Vulva.

Xanthome der Vulva.

Salomon, Erich, Über das Xanthoma tuberosum und seine Beziehungen zu Stoffwechselstörungen, nebst Mitteilung eines Falles. Inaug.-Diss. Heidelberg 1909. — *Siemens, Hermann Werner*, Zur Kenntnis der Xanthome. Arch. f. Dermat. **136**, 159 (1921). — *Derselbe*, Über ungewöhnlich ausgebreitete Xanthomatose ohne Hypercholesterinämie. Arch. f. Dermat. **138** (1922). Kongreßber. 431.

Echinokokkus der Vulva.

Bussiano, zit. nach Teichmann. Inaug.-Diss. Halle 1898.

Caruso, Über einen sehr seltenen Fall von Echinokokkus der äußeren weiblichen Genitalien. Arch. Ostetr. **1898**. Ref. Zbl. Gynäk. **1899**, Nr 27, 824.

Gerschonowitsch, Vier Fälle von Echinokokkus der inneren weiblichen Genitalien. Inaug.-Diss. Breslau 1908.

Sturmer, London obstetr. Trans. **43**, 148 u. **44**, 4.

S. Hernien im Vulvagebiet.

Aepli, Die Hernia inguinalis beim weiblichen Geschlecht mit besonderer Berücksichtigung eines Falles von sehr großer Hernia labialis. Dtsch. Z. Chir. **10**, 430 (1878). — *Atkinson*, Perinealhernie von ungewöhnlicher Form. Brit. med. J., März **1911**.

Beigel, Die Krankheiten des weiblichen Geschlechtes. **1**, 435 (1874). — *Bialas*, Über Eileiterbrüche. Inaug.-Diss. Breslau 1921. — *Birnbaum, Richard*, Beitrag zur Kenntnis der Hernia uteri inguinales. Berl. klin. Wschr. **1905**, Nr 21, 632. — *Bitzakos*, Über Ovarialhernien. Inaug.-Diss. München 1892. — *Boeckel*, Quelques exceptionels de hernies. Gaz. méd. Straßburg 1841. — *Bose*, Programma de enterocele ischiadica. Lipsiae 1772. — *Brunner, C.*, Herniologische Betrachtungen. Bruns' Beitr. **4**, 1 u. 259 (1889). — *Bryant*, Some suggestions for an improved practice in strangulated hernie. Lancet, März **1861**.

Chassaignac, Rev. Méd. Chir. Paris 1853. — *Cloquet*, Observation sur une hernie vulvaire, suivie de quelques réflexions sur la nature et le traitement de cette maladie. Nouveau J. méd. Paris **10**, 427 (1821) u. J. Méd. Chir. et Pharm. Paris **77**, 217 (1821). — *Derselbe*, Dictionnaire Sci. méd. **39**. — *Cohn, Isidore*, Hernia of ovary and fallopian tube. Ref. Ber. Gynäk. **14**, 557 (1928). — *Cooper, Astley* and *Best*, The anatomy and surg. treatment of inguinal and congenital hernias. London 1804 bis 1807. — *Corner*, The contents of irreducible inguinal herniae in female subjects and true hermaphroditism. Brit. med. J. **1908**, Ref. Zbl. Chir. **1908**, Nr 17, 528. — *Cornil* und *Biossard*, Uterus et trompe situé entre les deux testicules dans la tunique vaginale. Bull. Acad. Méd. **1907**, Nr 34. Ref. Zbl. Chir. **1908**, 317.

Damianos, Über die Stieldrehung der Adnexe in Leistenbrüchen im frühen Kindesalter. Dtsch. Z. Chir. **80**, 228 (1905). — *Defontaine*, Rév. Méd. suisse romain. **1895**, Nr 4. — *Deneux*, Sur la hernie de l'ovaire. Paris 1813. — *Deutsch*, Ref. Schmidts Jb. **1855**, 163. — *Dorf*, Ein Fall von Leistenbruch mit dem fibromatösen Uterus. Russk. Wratsch **1907**. Ref. Zbl. Chir. **1917**, 1218.

Ebner, Über Perinealhernien. Dtsch. Z. Chir. **26**, 59 (1887). — *Eggers, Hartwig*, Die Lehre von den äußeren Hernien in „Die Chirurgie" von Kirschner u. Nordmann. **5**, 95. Berlin u. Wien: Urban u. Schwarzenberg 1927. — *Eisenhart*, Fall von Hernia inguinalis cornu dextri uteri gravidi. Arch. Gynäk. **26**, 439 (1885). — *Enderlen* und *Gasser*, Stereoskopbilder zur Lehre von den Hernien. Jena: Gustav Fischer 1906. — *Engelmann*, Ein Fall von Hämatom des Labium majus, verursacht durch eine Inguinalhernie. Zbl. Gynäk. **1885**, Nr 14, 434. — *Eunike*, Über Hernia uteri inguinalis bei unvollkommener Entwicklung des Genitale. Zbl. Gynäk. **1916**, Nr 7, 147. — *Derselbe*, Weiteres über Hernia uteri und ovarica inguinalis bei unvollkommener Entwicklung des Genitale. Zbl. Gynäk. **1918**, Nr 33, 558. — *Eustace* and *Mac Neuly*, Case of strangulated tubo-ovarian hernia in an infant. J. amer. med. Assoc., März **1914**, 772.

Farrar, Hernie des Uterus und beider Adnexe. Ref. Zbl. Gynäk. **1913**, Nr 42, 1573. — *Fischer, Otto*, Weibliche Adnexe als Inhalt von Inguinalhernien. Arch. klin. Chir. **93**, 385 (1910). — *Fraenkel, Alexander*, Über Radikaloperation der Leistenbrüche bei Säuglingen. Zbl. Chir. **1899**, Nr 47, 1241. — *Franke*, Ther. Mh. **14**, 71 (1900). — *Freund, Richard*, Cystisches Myom des Ligamentum rotundum zum Teil in einem rechtsseitigen Leistenbruch gelegen. Zbl. Gynäk. **1928**, Nr 10, 656.

Gabriel, F., Elephantiasis vulvae kompliziert durch Inguinalhernie. (ung.). 1905. Ref. Zbl. Gynäk. **1906**, Nr 47, 1315. — *Gaugele*, Über Ovarialhernien mit Stieltorsion. Dtsch. Z. Chir. **73**, 216 (1904). — *Graser, Ernst*, Die Unterleibsbrüche. Wiesbaden: J. F. Bergmann 1891. — *Derselbe*, Handb. prakt. Chir. v. Bergmann u. v. Bruns. 3. Aufl. **3**, 521 (1907). — *Grunert*, Über Herniotomie im Kindesalter. Dtsch. Z. Chir. **68**, 518 (1903).

Hager, Die Brüche und Vorfälle. Wien **1836**, 308. — *Hartmann, Georg*, Ein neuer Fall von Hernia labialis posterior. Inaug.-Diss. München 1891. — *Heath*, Tumor of the groin and labium containing omentum, removal, recovery. Lancet London **2**, 438 (1866). — *Derselbe*, On cases of large labial hernia and their treatment. Ibid. **2**, 767 (1873). — *Marinus*, Hernie vulvaire radicalement guérie par la position horizontale et la compression. Ann. Soc. Méd. **15**, 263 (1845). — *Heegaard*, Über Ovarialhernien. Arch. klin. Chir. **75**, 425 (1905). — *Hermanns*, Über die Brucheinklemmung von Adnexen im frühen Kindesalter. Inaug.-Diss. Kiel 1899. — *Hewitt*, Hernia of the female internal genitalia through the inguinal canal. Amer. J. Obstetr. **5**, 530 (1923). Ref. Ber. Gynäk. **1**, 478 (1923). — *Hilgenreiner*, Beitrag zur Kenntnis der Hernia uteri inguinalis. Berl. klin. Wschr. **1906**, Nr 11, 319. — *Derselbe*, Seltene und bemerkenswerte Hernien. Beitr. klin. Chir. **69**, 333 (1911). — *Hulke*, Hernia inguinalis labialis duplex. Lancet **1882**, 1088.

Jacobson, Über den Mittelfleischbruch. Graefe und Walthers J. Chir. **9**, 393 (1826). — *Johnson*, Omental hernia of the left labium majus. Boston med. surg. J. **138**, 612 (1898). — *Juville*, Des Bandages herniaires. Paris 1786.

Klemenz, Beitrag zur Kasuistik des weiblichen Wasserbruches. Bruns' Beitr. **67**, 307 (1910). — *Derselbe*, Beiträge zur Kasuistik der Geschwülste des runden Mutterbandes. Bruns' Beitr. **67**, 293 (1910). — *König, F.*, Lehrb. Chir. **2**, 201 (1877). — *Küstner, O.*, Hernia uteri, Hysterocele in J. Veits Handb. Gynäk. **1**, 407 (1907). — *Krymov*, Eine kolossale gemischte Hernie (russ.). Ref. Hildebrandts Jber. **1900**, 676.

Landau, Th., Demonstration einer Kranken mit ungewöhnlich großer Tumorbildung an der Vulva. Berl. klin. Wschr. **1902**, Nr 21, 505. — *Langemak*, Über Brucheinklemmung von Adnexen im Säuglingsalter. Dtsch. Z. Chir. **109**, 195 (1911). — *Latteri*, L'ernia inguinale dell' utero. Arch. ital. Chir. **7**, 39 (1923). Ref. Ber. Gynäk. **1**, 478 (1923). — *Leopold, G.*, Rudimentäre Entwicklung der Müllerschen Gänge. Inguinalhernie des linken Uterushorns. Arch. Gynäk. **14**, 378 (1879). — *Levisohn*, Über die Tuberkulose des Bruchsackes. Mitt. Grenzgeb. Med. u. Chir. **11**, H. 5. — *Lichtenstein* und *Hermann*, Zur Pathologie des runden Mutterbandes. Mschr. Geburtsh. **15**, Erg.-H. (1902). — *Linhart*, Vorlesungen über Unterleibshernien. Würzburg 1866. — *Linkenheld*, Beiträge zur Brucheinklemmung der Appendices epiploicae. Dtsch. Z. Chir. **92** (1908).

Maaß, Ovarialhernie mit Stieldrehung. Berl. klin. Wschr. **1898**, Nr 35, 776. — *Macready*, Treatise on ruptures. London 1893. — *Makkas*, Hernia uteri inguinalis bilateralis. Dtsch. Z. Chir. **106**, 401 (1910) u. Zbl. Gynäk. **1911**, Nr 35, 1257. — *Malgaigne*, Leçons cliniques sur les hernies. 1841. — *Masson, James C.* and *Harold E. Simon*, Vaginal hernia. Surg. etc. **47**, 36 (1928). Ref. Ber. Gynäk. **15**, 25 (1928). — *Mayol*, Die Lehre von den Unterleibsbrüchen. Wien 1898. — *Merkel*, Virchow-Hirschs Jber. 1873. — *Monod*, Hernie inguinale chez une femme. Gaz. Hôp. 1843. — *Monteunis*, Hernie de la grande lèvre. J. Sci. Méd. Lille **2**, 36 (1889). — *Moots*, Ungewöhnlicher Inhalt eines Inguinalbruches (Niere). Amer. Assoc. Obstetr., Nov. Ref. J. amer. med. Assoc. **1915**. — *Mühsam*, Einklemmung des Wurmfortsatzes in einem Nabelbruch. Zbl. Chir. **1907**, Nr 14, 403.

Nyström, Beobachtungen von rudimentärem Uterus im Inguinalbruche. Finska Läk.sällsk. Hdl. **1906,** Nr 11. Ref. Hildebrandts Jber. **1907,** 979.
Otte, Doppelseitige Hernia cruralis ovarialis incarcerata. Operation. Heilung. Berl. klin. Wschr. 1887, Nr 24, 435.
Pape, Epistola ad Hallerum. De stupenda hernia dorsali. Disp. chir. Halleri **2,** 313 (1750). — *Parker,* Inguinal hernia of uterus, herniotomy with radical cure etc. Brit. med. J. **1908.** Ref. Zbl. Chir. **1909,** Nr 26, 942. — *Payr,* Über die Ursachen der Stieldrehung intraperitoneal gelegener Organe. Arch. klin. Chir. **68,** 501 (1902). — *Perondi,* Ein Fall von Hernie des rudimentären Uterus. Clin. moderna 1902. Ref. Zbl. Gynäk. **1903,** Nr 23, 720. — *Peus,* Ein neuer Fall von Hernia labialis posterior. Gynäk. Rdsch. **7,** 281 (1913). — *Polland,* Lancet 1889. — *Puech,* Des ovaires et de leur anomalies. Paris, Savy **1873,** 42. — *Derselbe,* Des hernies de l'ovaire. Gaz. obstetr. Paris 1905. — *Derselbe,* Nouvelles recherches sur les hernies de l'ovaire. Ann. Gynec. 1878.
Quadflieg, Zur Kasuistik der Hernia labialis-inguinalis. Münch. med. Wschr. **1901,** Nr 20, 791.
Rosanoff, Leistenbruch des schwangeren Uterus. Arch. klin. Chir. **49,** 918 (1895). — *Rosenberg,* Drei Fälle von Genitalhernien bei Frauen. Russ. Chir. **1913,** Nr 196. Ref. Mschr. Geburtsh. **41,** 349 (1915). — *Rowley,* Report of a case of inguinal hernia complicated by hernia of the ovaries and tubes. Amer. J. Obstetr. **10,** 709 (1925). Ref. Ber. Gynäk. **9,** 821 (1926). — *Rydygier,* Ungewöhnlicher Bruchinhalt einer Labialhernie. Przegl. lek. **1904.** Ref. Zbl. Gynäk. **1905,** Nr 12, 384.
Schindler, Karl, Herniologische Beiträge. Münch. gynäk. Ges., März **1911.** Ref. Zbl. Gynäk. **1912,** Nr 2, 50. — *Derselbe,* Über freie und inkarzerierte Hernien und deren Inhalt. Wien. med. Presse **1904,** Nr 10 u 11. — *Schnitzler,* Torquierte Ovarialhernie. Wien. klin. Wschr. **1903.** — *Schreger,* Horns Arch. f. med. Erfahrungen 1810, **1,** 80. — *Smellie,* Cases in Midwifery. London 1754, Collect XI case IV. 144 — *Sohns,* Zur Leistenbruchoperation der Frau. Zbl. Chir. **1925,** Nr 22, 1173. — *Steinreich,* Beiträge zur operativen Behandlung der Bauchhernien. Inaug.-Diss. Gießen 1909. — *Stieda, Alfred,* Cruralhernie im Labium majus. Dtsch. Z. Chir. **56,** 219 (1900). — *Stoltz,* Mémoires sur la hernie vagino-labialis. Gaz. Méd. Straßburg **1,** 390 (1845) u. J. Chir. Paris: Malgaigne **3,** 369 (1846) u. **4,** 11 (1846). — *Straatmann,* Über den Perinealbruch. Greifswald; Verl. Kunike 1867. — *v. Stubenrauch,* Münch. gynäk. Ges., März **1911.** Ref. Zbl. Gynäk. **1912,** Nr 2, 51. — *Sultan, G.,* Atlas und Grundriß der Unterleibsbrüche. Lehmanns med. Handatlanten **25,** 211 (1901).
Teplitz, W., Die Hernien der weiblichen Genitalorgane (russ.). Ber. Gynäk. **10,** 141 (1926). — *Trolle,* Hernia uteri. Bibl. Laeg. (dän.) **1906,** Nr 7, 8. Ref. Hildebrands Jber. **1907,** 979.
Ulrich, Otto, Ein Fall von einer enormen Labialhernie. Zbl. Gynäk. **1900,** Nr 32, 1077. — *Unterberger, F.,* Zur Ätiologie der Hernia inguinalis uteri. Zbl. Gynäk. **1917,** Nr 22, 521.
Veit, G., Handb. spez. Path. u. Ther. **1867,** 571.
Waldeyer, Einiges über Hernien. Gedenkschrift für Rudolf v. Leuthold. Berlin: Schumacher 1906. — *Werner,* Erfahrungen auf dem Gebiet der Hernien. Med. Korresp.bl. d. Württemberg. ärztl. Ver. **38,** Nr 24 (1868). — *Wiart,* Double hernie congénitale des trompes sans hernie de l'ovaire. Ann. Gynec. **1,** 50, 474 (1898). — *Willerding,* Über die Varietäten des Schenkelbruches, insbesondere Hernia femoro-labialis und femoro-properitonealis. Zbl. Chir. **1924,** Nr 31, 1677. — *v. Winkel,* Pathologie der weiblichen Sexualorgane 282, Taf. IIIa. — *Derselbe,* Das Hervortreten von Darmschlingen am Boden des weiblichen Beckens. Volkmanns Vortr. Nr 397. Gynäk. R. Nr 146. — *Wolff, C. H.,* Über Perinealhernien. Inaug.-Diss. Straßburg 1880.

T. Hydrocele muliebris.

Abel, Ein Fall von Hydrocele feminina. Mschr. Geburtsh. **47,** 366 (1918). — *Albert,* Tumor des Ligamentum rotundum. Ref. Zbl. Gynäk. **1905,** Nr 14, 439.
Bandl, L., Dtsch. Chir. von Billroth-Lücke, Lieferung 59. — *Bergmann,* Über Hydrocele feminae. Inaug.-Diss. Bonn 1887. — *Bittner,* Zur Ätiologie und Therapie der Hydrocele im Kindesalter. Z. Heilk. **15,** 275. — *Borsuk, M.,* Hydrocele muliebris (Russ. Z.) 1911. Ref. Zbl. Gynäk. **1912,** Nr 33, 1094. — *Bouquet,* Umfangreiche Geschwülste der Vulva. Gynec. **1920.** Zit. Zbl. Gynäk. **1921,** Nr 15, 544. — *Brunner,* Herniologische Betrachtungen. Bruns' Beitr. **4,** 1 u. 259 (1889).
Chiari, Über Entzündung der weiblichen Hydrocele. Wien. med. Blätter 1879, Nr 21. — *Clark,* Hydrocele in the female. Ann. Surg., Mai **1905.** — *Cristalli,* Contributo alla pathologia del dotto di Nuck (Cisti ascculare del dotto Nuck). Arch. Ostetr. Napoli **13,** 257 (1906).
De Darvieu Des tumeurs de la grande lèvre improprement appelées hydrocèle de la femme. Montpellier 1867.

Eisenhart, Über Hydrocele feminae. Münch. med. Wschr. 1894, Nr 9, 164. — *Emanuel*, Ref. Zbl. Gynäk. 1902, Nr 7, 185.

Finsterer, Ein Beitrag zur Kenntnis der Hydrocele muliebris. Wien. klin. Wschr. 1908, Nr 15, 525. — *Föderl, Oskar*, Über Hydrocele muliebris. Z. Heilkd. 21, (1900). — *Frankl, O.*, Über Tumoren des Ligamentum rotundum und die Ätiologie der Hydrocele muliebris.

Gerke, Zur Therapie der Hydrocele feminae. Dtsch. med. Wschr. 1894, Nr 23, 502. — *Gottschalk*, Haematoma ligamenti rotundi uteri. Zbl. Gynäk. 1887, Nr 21, 329.

Halstead and *Clark*, Hydrocele in the female. Ann. Surg. 41, Nr 5 (1905). Ref. Münch. med. Wschr. 1905, Nr 32, 1557. — *Heinlein*, Hydrocele muliebris. Münch. med. Wschr. 1915, Nr 31, 1056. — *Hennig*, Über Hydrocele muliebris. Arch. Gynäk. 25, 103 (1885). — *Hilgenreiner*, Seltene und bemerkenswerte Hernien. Beitr. klin. Chir. 69, 333 (1911). — *Hinterstoisser*, Ein Fall von Hydrocele cystica beim Weibe. Wien. klin. Wschr. 1888, Nr 12, 270.

Kehrer, E., Beitrag zu den glandulären Ovarialtumoren und zur Hydrocele feminae. Beitr. Geburtsh. 4, 83 (1901). — *Kermauner*, Genese, entwicklungsgeschichtliche und teratologische Bedeutung des Ligamentum rotundum uteri und des Gubernaculum Hunteri. Arch. mikrosk. Anat. 31 (1912). — *Klaholt, Franz*, Über Hydrocele muliebris und über die cystischen Tumoren der runden Mutterbänder. Inaug.-Diss. Würzburg 1905. — *Klaußner*, Über die Winkelmannsche Hydroceleoperation. Arch. klin. Chir. 69, 447 (1903). — *Klemens, Paul*, Beitrag zur Kasuistik des weiblichen Wasserbruches. Bruns' Beitr. 67, 307 (1910). — *Klob*, Path. Anat. der weibl. Sexualorgane 1864, 385. — *Knopp, Johannes*, Ein Fall von Hernia inguinalis encystica bei einer Frau. Zbl. Chir. 1927, Nr 13, 786. — *Koppe*, Haematocele processus vaginalis peritonei. Zbl. Gynäk. 1886, Nr 12, 179.

Lallement, Mém. Soc. émulation Paris 3. — *Lammert*, Beitrag zur Kasuistik der Hydrocele feminae. Münch. med. Wschr. 1891, Nr 29. — *Leopold*, Ref. Zbl. Gynäk. 1887, Nr 17, 273. — *Lethaus*, Über Hydrocele muliebris. Inaug.-Diss. Bonn 1893. — *Liermann*, Ein Fall von Hydrocele feminae. Dtsch. med. Wschr. 1894, Nr 46, 871. — *Lomer*, Ref. Zbl. Gynäk. 1900, Nr 18, 481.

Majewski, Hydrocele muliebris. Gaz. lek. 1895. — *Meyer, Rob.*, Ref. Zbl. Gynäk. 1902, Nr 7, 185. — *Michel, E.*, Ein Fall von Hydrocele muliebris mit Hernia libera tubae und ovarii. Allg. Wien. med. Ztg 1890, Nr 17. — *Müllersheim*, Ref. Zbl. Gynäk. 1902, Nr 7, 184.

Nebesky, Zur Kasuistik der vom Ligamentum rotundum uteri ausgehenden Neubildungen. Mschr. Geburtsh. 17, 441 (1902). — *Niemann*, Über den Processus vaginalis beim weiblichen Geschlecht und die Cysten der weiblichen Inguinalgegend. Inaug.-Diss. Göttingen 1882. — *Noll*, Über Hydrocele feminae (Hydrocele ligamenti uteri rotundi). Zbl. Gynäk. 1898, Nr 29, 765.

Price, John, Hydrocele muliebris. Amer. J. Surg. 1, 30 (1926). Ref. Ber. Gynäk. 11, 529 (1927).

Rabère, Essai sur la pathologénie des kystes séreuse dits hydrocèle chez la femme. Thèse de Paris 1883, Nr 162. — *Remfry*, Hydrocele des Canalis Nuckii. Zbl. Gynäk. 1898, Nr 19, 515.

Sachs, Untersuchungen über den Processus vag. peritonei als prädisponierendes Moment für die äußere Leistenhernie. Arch. klin. Chir. 35, 321 (1887). — *Scarpa*, Mémoria sull'idrocele del Cordone spermatico. Bavia 1832. — *Schramm*, Ein neuer Fall von Haematoma ligamenti rotundi uteri. Zbl. Gynäk. 1896, Nr 45, 1139. — *Skutsch*, Hydrocele muliebris. Ref. Münch. med. Wschr. 1898, Nr 52, 1678. — *Smital*, Über einen Fall von Hydrocele feminina. Wien. klin. Wschr. 1889, Nr 42, 800. — *Staffel*, Über Cysten im Canalis Nuckii. Zbl. Gynäk. 1887, Nr 17, 272.

Theilhaber, Bruceinklemmungssymptome ohne Bruch. Ärztl. Intelligenzbl. 1877, Nr 7. — *Tillmann, Elisabeth*, Über Hydrocele muliebris. Inaug.-Diss. München 1921.

Ulesko-Stroganowa, Zur Pathologie des Ligamentum rotundum. J. akusch., Jan. 1898. — *v. Unge*, Hydrocele ligamenti rotundi. Hygiea. 1889, 270. Ref. Zbl. Gynäk. 1890, Nr 40, 720.

Vaßmer, Zur Pathologie des Ligamentum rotundum uteri und des Processus vaginalis peritonei. Arch. Gynäk. 67, 1 (1907).

Wechselmann, Arch. klin. Chir. 40, 578 (1890). — *Wolters, Joh.*, Über Hydrocele feminae. Inaug.-Diss. Kiel 1891. — *Wullstein, Joh.*, Über Hydrocele feminae. Inaug.-Diss. Halle 1909.

Zuckerkandl, Über den Scheidenfortsatz des Bauchfells und dessen Beziehung zur äußeren Leistenhernie. Arch. klin. Chir. 20, 215 (1877).

Lage- und Bewegungsanomalien des weiblichen Genitalapparates.

Von

Rud. Th. v. Jaschke, Gießen.

Mit 181 zum Teil farbigen Abbildungen im Text.

Allgemeiner Teil.
I. Einleitung.

Die klinische Erfahrung von zwei Jahrzehnten hat uns gelehrt und die mit allen Hilfsmitteln moderner Autopsie an der Lebenden durchgeführte Untersuchung zahlreicher Einzelfälle immer wieder bestätigt, daß die bisher fast allgemein übliche isolierte Betrachtung genitaler Lage- und Bewegungsanomalien prinzipiell falsch ist und notwendig zu Trugschlüssen nicht nur hinsichtlich der klinischen Bewertung solcher Lageveränderungen, sondern auch zu therapeutischen Mißgriffen führen muß. Selbst die scheinbar feststehende Symptomatologie genitaler Lageanomalien bedarf nach mancher Richtung einer Korrektur.

Der erwähnte, als prinzipiell bezeichnete Fehler liegt, wie gleich hier vorweggenommen sei, unseres Erachtens in der Einseitigkeit der Betrachtung, die auch in anderen Kapiteln der Gynäkologie zu mancherlei Hemmungen geführt hat. Die Hervorhebung dieser Tatsache soll uns aber den Blick für die Verdienste früherer Forscher nicht trüben; sie ist ja aus dem Entwicklungsgang unseres Faches verständlich genug. Ganz in Anspruch genommen von dem Ausbau des erst allmählich von der Chirurgie sich abgrenzenden Gebietes der „Frauenkrankheiten", worunter man sensu strictiori wesentlich nur die Erkrankungen des weiblichen Genitalapparates verstand, hat man den Zusammenhang mit der Gesamtmedizin zu wenig gepflegt und vielfach vergessen, den Genitalapparat nur als Teil des Gesamtorganismus zu würdigen. Gab es doch noch vor nicht langer Zeit mit Recht berühmte Gynäkologen, für die mit der Aufnahme eines minutiösen Genitalstatus und einer daraus abgeleiteten Indikation zu operativer oder nichtoperativer Behandlung der Fall erschöpft war. Auch das ist in den Zeiten des Aufbaues der Grundlagen operativer Gynäkologie gewiß verständlich; waren diese erst geschaffen, dann erforderte freilich der Ausbau des gesamten Faches ein Sichbesinnen über die ganze weitere Richtung. Dazu gehörten Männer mit breit basierter Ausbildung, die erst auf Umwegen über andere medizinische Fächer zur Gynäkologie gekommen waren (v. Rosthorn, Mathes u. a.). Uns Jüngeren obliegt es, das Werk dieser Männer weiterzuführen. Die Zeit scheint jetzt reif dafür. Nachdem die technischen Grundlagen des Faches bewundernswert vollendet sind, ist man allenthalben geneigter, auch bei Genitalleiden dem Gesamtorganismus mehr Aufmerksamkeit zu schenken. In neuerer Zeit sind dazu zahlreiche Anregungen von der neu aufgenommenen Konstitutionsforschung ausgegangen, ja man scheint an manchen Stellen, wie der Heidelberger Kongreß 1923 gezeigt hat, bereits auf dem besten Wege, über das Ziel hinauszuschießen und über einer diffusen Syzygiologie die Aufgaben der rein genitalen Gynäpathologie zu vernachlässigen.

Unsere Aufgabe erblicken wir bei diesem Stande der Dinge darin, von beiden Fehlern uns freizuhalten. Das will sagen, daß wir durchaus nicht geneigt sind, für jede Lageanomalie irgendwelcher Teile des Genitalapparates allgemeine Störungen im Organismus oder konstitutionelle Faktoren verantwortlich zu machen; ebenso aber hoffen wir zeigen zu können, daß in früher ungeahnter Häufigkeit genitale Lageanomalien nur als Teilerscheinung allgemeiner Funktionsstörungen zu bewerten sind. Es wird ein wesentlicher Teil unserer Aufgabe sein, klarzustellen, wann das eine, wann das andere zutrifft. Nur so können wir hoffen, die Ergebnisse eigener und fremder Forschung in eine Form zu bringen, die mindestens in ihren Umrissen dauernde Gültigkeit hat und bei weiteren Fortschritten nur der Korrektur in Einzelheiten bedarf. Das Kapitel der genitalen Lageanomalien zählt zu jenen, bei denen die bisher übliche Begrenzung am verwunderlichsten erscheint, da für eine dynamische Betrachtung der Beckeninhalt, um den es sich dabei handelt, schlechterdings nicht von dem Inhalt der gesamten Bauchhöhle zu trennen ist. Demgemäß können auch Lageveränderungen der Beckeneingeweide nicht unabhängig von Veränderungen der Bauchdynamik sich etablieren. Mit dieser werden wir uns daher zu allererst zu beschäftigen haben. Daraus wird dann sofort klar werden, in welcher Weise wir die Lösung unserer Aufgabe im Rahmen dieses Handbuches versuchen wollen.

II. Allgemeine Grundzüge der Bauch-Beckendynamik.

Die bisherige isolierte Betrachtungsweise der genitalen Lageanomalien wurzelt letzten Endes in einer aus der systematischen Anatomie übernommenen Auffassung der gesamten Körperform als einer statischen Größe, mit der ein für allemal zu rechnen sei. Bei solcher Grundauffassung ist es natürlich möglich, einzelne Teile des statischen Systems für sich zu betrachten. Demgegenüber stellen wir uns auf den Standpunkt einer **dynamischen** Betrachtungsweise, nach der die **Form Ausdruck der Funktion ist**[1]. Jedoch erscheint es nicht möglich, die Beckenhöhle mit ihren Eingeweiden als Teil für sich zu betrachten, sondern wir haben es durchaus mit einer einheitlichen Beckenbauchhöhle zu tun, die wir im folgenden kurz als „Rumpfblase" (v. Arx) bezeichnen wollen. Diese Rumpfblase kann man mit H. Strasser[2] einem Ballon halbstarren Systems vergleichen, an dem die Wirbelsäule dem Druckbaum, Thorax und Beckenring versteifenden Quergurten der Wand entsprechen würden (vgl. Abb. 1). Ist dieser Vergleich zunächst auch für den Quadrupeden gedacht, so läßt er sich im Prinzip ohne weiteres auch auf den Menschen übertragen. Natürlich ergeben sich dabei durch den aufrechten Gang einige Abweichungen in der Konstruktion, auf die wir weiter unten zurückkommen.

---

[1] In dieser Hinsicht weichen wir prinzipiell von E. Scipiades ab, dessen wertvolle Untersuchungen zur Statik des Beckeninhalts (Zbl. Gynäk. **1927**, Nr. 20) wir sonst voll würdigen.

[2] Lehrbuch der Muskel- und Gelenkmechanik. 1908.

Unter Annahme dieser „Ballontheorie", wie wir sie in Übereinstimmung mit v. Arx kurz nennen wollen, wird die Dynamik der Rumpfblase verständlicher. Der Begriff des Ballons schließt schon in sich die Vorstellung, daß die Form durch innere expandierende Kräfte mindestens mitbedingt ist. Um den Vergleich mit einem Ballon halbstarren Systems mit der lebendigen Wirklichkeit in Einklang zu bringen, ist nur eine Ergänzung notwendig: es handelt sich bei der Rumpfblase nicht um eine tote elastische Membran, etwa aus Kautschuk, sondern um eine lebende, mit Elastizität und Kontraktilität ausgestattete Wand; ebenso ist der Inhalt nicht gasförmig, sondern aus breiigen, flüssigen und gasförmigen Bestandteilen zusammengesetzt.

Für die Dynamik ist nun wesentlich die Feststellung, daß eine freie Bauch- oder Beckenhöhle in Wirklichkeit niemals existiert, was übrigens jeder x-beliebige durch die Rumpfblase gelegte Schnitt zweifelsfrei lehrt. Es schließen vielmehr sämtliche Eingeweide capillar aneinander an und liegen wieder capillar der Wand der Rumpfblase an.

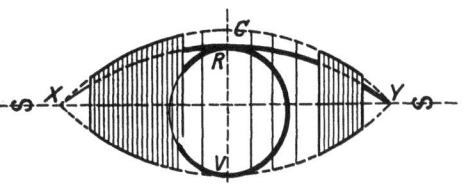

Abb. 1. Grundform des menschlichen Körpers nach der Ballontheorie von Strasser. R Druckbaum, V Zentralseite.

Man kann für die funktionelle Betrachtung die ganze Rumpfblase als ein Aggregat bezeichnen, dessen Wand als Charakteristicum die Fähigkeit eines veränderlichen Tonus, dessen Inhalt die Fähigkeit eines veränderlichen Turgors zeigt. Beide Systeme sind durch Vermittlung des breiig-flüssig-gasförmigen Inhaltes „aero-hydraulisch" aneinandergeschlossen (Sellheim). Es scheint besonders wichtig, die Art dieser Aneinanderkoppelung zu beachten, da sie — wie Sellheim[1] treffend ausführt — ein Arbeiten „ohne jeglichen toten Gang" ermöglicht[2].

Natürlich spielt bei dieser Aneinanderkoppelung auch die Adhäsion eine gewisse Rolle und außerdem darf die Schwere nicht vernachlässigt werden. Gerade durch die Adhäsion wird erreicht, daß die Rumpfblase auch dann ausgefüllt bleibt, wenn die Schwankungen des Wandtonus und des Inhaltsturgors nicht ganz gleichzeitig in der entsprechenden Richtung erfolgen. Daß die Schwere eine Rolle spielt, bedarf keiner weiteren Ausführung. Sie tritt normaliter nur deshalb nicht in Erscheinung, weil ihr durch Abstützung des Rumpfblaseninhaltes seitens der Wand und die Aufhängung der Eingeweide das Gleichgewicht gehalten wird.

Um eine zutreffende Vorstellung von der gegenseitigen Einwirkung von Wand und Inhalt der Rumpfblase zu gewinnen, ist es vielleicht am zweckmäßigsten, ein paar Experimente zu machen, die an einfachen Modellen die funktionelle Einheit von Wand und Inhalt demonstrieren. Wir entnehmen diese dem geistvollen Buche von v. Arx[3].

Experiment I: Wir stellen uns die Rumpfblase in Form eines länglichen Gummiballons A dar, in dessen Lumen ein anderer kleinerer Ballon B von kugeliger Form eingelassen ist, der durch einen Schlauch U mit der Außenwelt in Verbindung steht und durch diesen beliebig mit Luft oder Flüssigkeit gefüllt werden kann (Abb. 2). Beide Blasen sind elastisch, die große Blase A etwas lufthaltig mit geringer Wandspannung.

---

[1] Vgl. H. Sellheim: Die Befestigung der Eingeweide im Bauch usw. Z. Geburtsh. 80 (1918).

[2] Wir werden in der Pathologie sehen, wie durch Verlust dieses exakten Anschlusses sehr viel toter Gang, ähnlich wie bei einer ausgeleierten Maschine entstehen kann.

[3] v. Arx: Körperbau und Menschwerdung. Leipzig 1922.

Die Blase B soll zunächst als zusammengefallen und leer angenommen werden. Füllt man nun die Blase B durch den Zufuhrkanal U mit Wasser, so nimmt sie dabei infolge der gleichmäßigen hydraulischen Spannung Kugelform an und vergrößert sich exzentrisch mit zunehmender Füllung. Mit zunehmendem Druck in B steigt aber auch der Druck in A. Der gesteigerte Innendruck setzt sich mit dem Inhalt der Blasen A und B ins statische Gleichgewicht durch Ausnützung der Elastizität der Wandungen. Für die Leichtigkeit und Geschwindigkeit, mit der dieses Gleichgewicht erreicht wird, ist natürlich nicht nur die Elastizität der Wandungen maßgebend, sondern es spielen auch die Größen- und Lagebeziehungen der Blasen A und B zueinander eine Rolle. Sobald das Gleichgewicht einmal erreicht ist, setzt das ganze System oder Aggregat einer weiteren Füllung einen bestimmten Druck entgegen, der für einen weiteren bestimmten Füllungsgrad konstant ist.

Experiment II: Unter denselben Voraussetzungen hinsichtlich der Blasen A und B füllen wir die Blase A statt mit Luft mit einer beträchtlichen Anzahl kleinerer Ballonkugeln a a, von denen die einen mit Luft, andere mit Flüssigkeit, wieder andere mit breiigen Massen gefüllt sind (Abb. 3). Wiederholt man das Experiment I, indem mehrfach die Blase B mittels des Zufuhrschlauches U gefüllt und entleert wird, so ist der Effekt auf die Wandungen von A und die Rückwirkung auf B derselbe wie in Experiment I. Die kleinen Blasen a a werden, solange sie frei beweglich sind, aneinander verschoben und zwar in der Weise, daß die leichteren allmählich nach oben steigen und die schwereren fallen. Dabei ist natürlich von großer Bedeutung der Grad des Reibungswiderstandes zwischen den einzelnen Blasen ebensowie die Elastizität namentlich derjenigen kleinen Kugeln, welche luftförmigen Inhalt haben.

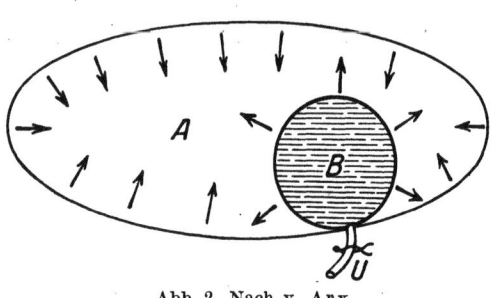

Abb. 2. Nach v. Arx.

Denkt man sich einzelne oder alle dieser kleinen Blasen an der Innenwand von A vermittels kurzer Schnürchen befestigt, so tritt, je nach der Länge der Schnürchen und der Bewegungsfähigkeit der Nachbarkugeln eine Hemmung der Bewegung jedes einzelnen Bläschens auf.

Experiment III. Legt man zwischen den kleinen Kugeln a Verbindungskanälchen an (Abb. 4), so werden nun bei demselben Experiment nicht mehr die Kugeln selbst verschoben, sondern nur ihr Inhalt. Dabei wird beobachtet, daß schließlich der schwerere Inhalt in die tiefer gelegenen Blasen, die Luft in die oben gelegenen Blasen gelangt. Daß dabei die Schwere die maßgebende Rolle spielt, läßt sich leicht beweisen, wenn man dem Ballon A eine andere Stellung gibt und das Experiment wiederholt. Immer kommt schließlich der schwerere Inhalt in die tiefer gelegenen Blasen, die einzelnen kleinen Blasen a verändern dabei unter gegenseitigem Pressen und Stoßen zum Teil recht beträchtlich ihre Form.

Man kann das Experiment noch mehr den natürlichen Verhältnissen der Rumpfblase einschließlich Thoraxhöhle angleichen, wenn man an einem Ende des Ballons (vgl. Abb. 4) die elastische Wand verdoppelt und den so abgeteilten Raum C von außen her durch ein Rohr T mit Luft füllt und wieder entleert. Die Zwischenwand D würde dann dem Zwerchfell entsprechen.

Wir haben diese ebenso einfachen wie geistvollen Experimente hier reproduziert, weil sie unseres Erachtens deutlichst demonstrieren, wie selbst diese komplizierten Körperfunktionen rein physikalisch analysiert werden können. Im einzelnen ist das Resultat des Experimentes natürlich von einer ganzen Reihe von Faktoren abhängig, wie dem Elastizitätskoeffizienten der verschiedenen Blasenwände, der Form und Lage der einzelnen Blasen zueinander, dem Reibungskoeffizienten usw. Darauf brauchen wir aber für unsere Zwecke nicht weiter einzugehen.

Nur in einem Punkte können wir das Experiment mit den tatsächlichen Verhältnissen des lebenden Organismus nicht in Übereinstimmung bringen. Die Wände bleiben immer tote Membranen, während die tierische Rumpfblasenwand mit veränderlichem Tonus begabt ist. Auch den wechselnden Turgor des Inhaltes kann man experimentell natürlich nur in groben Zügen und nur unvollkommen nachahmen. Gerade durch diese beiden Eigenschaften veränderlichen Tonus und Turgors wird aber der innige

Aneinanderschluß von Wand und Inhalt erreicht, der auch unter den verschiedensten Veränderungen des einen oder anderen Faktors erhalten bleibt. Nimmt die Füllung (der Turgor) zu, so läßt der Tonus der Wand nach, umgekehrt folgt einer Verminderung des Turgors eine Steigerung des Tonus. Ebenso kann eine Tonussteigerung durch Turgorverminderung, nötigenfalls unter Zuhilfenahme einer Inhaltsverminderung durch Entleerung von Hohlorganen ausgeglichen werden, genau wie ein Nachlassen der Wandspannung durch Turgorvermehrung (hier vor allem durch das Blutgefäßsystem reguliert), ausgeglichen werden kann, ohne daß der Zusammenschluß der beiden Systeme irgendwie gestört würde.

Mechanisch betrachtet handelt es sich also im ganzen um eine hin- und hergehende Bewegung, deren Wesen man sich vielleicht am besten durch Betrachtung der abdominalen

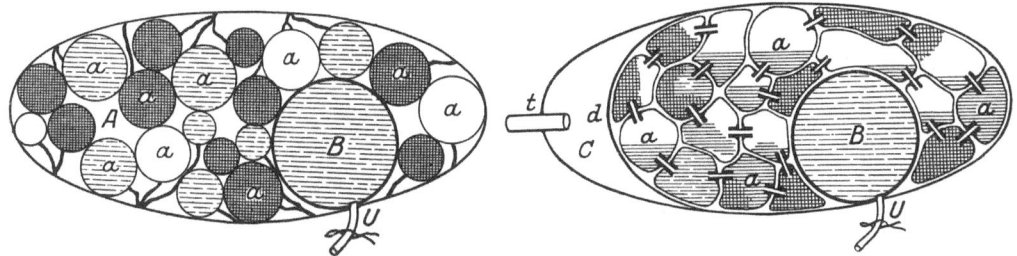

Abb. 3. Nach v. Arx.   Abb. 4. Nach v. Arx.

Atembewegungen versinnbildlichen kann. Wir halten Sellheims Ausdruck „Tonus-Turgorspiel" für außerordentlich treffend, namentlich wenn man die funktionelle Seite des Vorganges in Betracht zieht, die auf eine Befestigungsregulierung hinausläuft. „Wenn die Bauchwand ..... sich sowohl mehr spannen, zusammenziehen, verengern, als auch in ihrer Spannung um den Inhalt nachlassen, sich entspannen, ausdehnen und sich erweitern kann .... und wenn weiter.......... das Eingeweidepaket durchsetzt wird von einem Blutgefäßsystem mit ... leicht veränderlichem Füllungsgrade, so kommt durch das Zusammenspiel ..... eine leicht ansprechbare, sanft hin- und hergehende, unermüdliche und vor allem weich arbeitende Befestigung des Ganzen zustande .... Dieses lebendige Reguliersystem dient in der Hauptsache der Aufrechterhaltung einer Indifferenzlage, in welcher in der Bauchwand kaum eine Spannung vorhanden ist und infolgedessen alle Eingeweide, was für ihre ungestörte Funktion unerläßlich ist, in ungefährem Druckausgleich mit der umgebenden Atmosphäre arbeiten können" (Sellheim[1]).

Diese allgemeinen Bemerkungen über Bauch-Beckendynamik mögen zunächst genügen. Um aber auf unser Hauptthema zu kommen, erscheint es erforderlich, auch der Form der Beckenbauchhöhle und der normalen Lage der Eingeweide einige Aufmerksamkeit zu widmen. Dabei soll gleich die speziell weibliche Form berücksichtigt und auf Sexualdifferenzen nur nebenbei hingewiesen werden.

Die Form spielt natürlich für die Lage der einzelnen Eingeweide zueinander eine nicht zu unterschätzende Rolle, die bei Störung der normalen Befestigung vielleicht noch stärker hervortritt. Wenn wir als Grundform der Quadrupeden-Rumpfblase die eines länglichen Ballons ansehen (Abb. 9a), so besteht beim Menschen insofern ein wesentlicher

---

[1] Sellheim: l. c. S. 268.

Unterschied, als durch den aufrechten Gang die Ballon- oder Spindelform eine für die Species homo geradezu charakteristische Modifikation erfährt durch die Abknickung der Wirbelsäule am Promontorium (Abb. 9c), die bei der menschlichen Frucht schon im

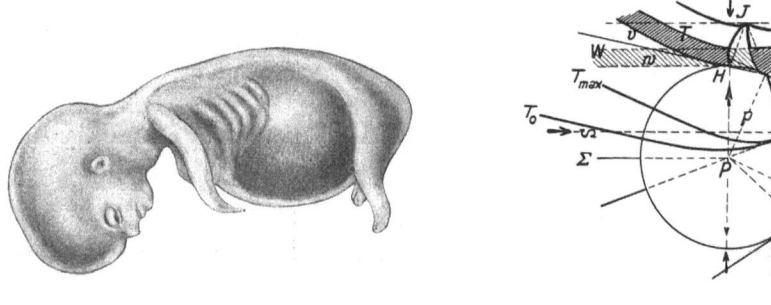

Abb. 5.   **Abb. 6.**

Abb. 5. Menschlicher Embryo am Ende des 2. Monats. Kopf-Steißlänge 3,6 cm, etwa 1½ mal vergrößert. Die resistentere Leistkugel in der Spindelform formiert die Skelettanlage des Rumpfes.

Abb. 6. Ursachen des Lenden- und Steißbeinknicks. R zylindrisches Beckenrohr vom Kaliber k in den geraden Druckbaum W eingelassen. P Zentrum der Leistkugel vom Radius p. SS Seitenachse II W K und T. Bruchstücke von W nach der Knickung von SS zu $\Sigma\Sigma$. Voraussetzung: $p > \dfrac{k}{2}$.

Nach v. Arx, Körperbau und Menschwerdung.

3. Monat angedeutet ist (Fehling). Eine zutreffende Erklärung für die Entstehung des Promontoriums hat bisher gefehlt und ist unseres Erachtens erst 1916 durch v. Arx gegeben worden[1]. v. Arx hat für die Entstehung des „Lendenknicks", worunter er nicht eigentlich das Promontorium, sondern die „Deformierung der menschlichen Rumpfachse vor dem Beckenring"[2] versteht, eine ebenso geistvolle wie mechanisch einwandfreie und soviel ich beurteilen kann, auch mathematisch exakt zu beweisende Erklärung gegeben, die wir nicht übergehen dürfen, da sie auch für die Dynamik der genitalen Lageveränderungen von grundlegender Bedeutung ist[3].

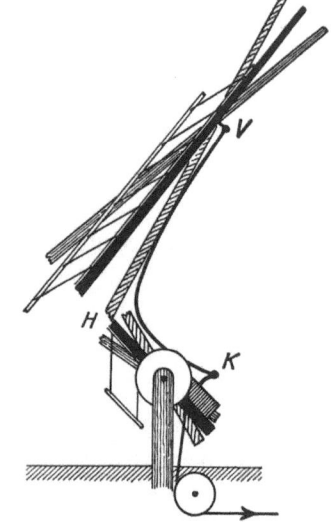

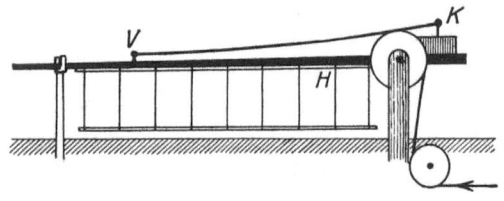

Abb. 7.   **Abb. 8.**

Abb. 7 und 8. Der Schlagbaummechanismus mit ungebrochenem und gebrochenem Druckbaum. KV Zugstrebe; H Bruchanlage (Stelle des Lendenknicks beim Menschen.) (Nach v. Arx.)

[1] v. Arx: Z. Geburtsh. **79** (1916).
[2] v. Arx, l. c. S. 57.
[3] Wir verweisen bezüglich aller Einzelheiten ausdrücklich auf das ideenreiche, auf ganz neuen Wegen wandelnde Buch von v. Arx und berücksichtigen hier nur einige wenige Tatsachen, die für unser Thema von unmittelbarer Bedeutung sind.

v. Arx akzeptiert auch für den menschlichen Rumpf als Grundform die eines Ballons oder einer Spindel. Der Stab R (vgl. Abb. 1) entspricht dem Druckbaum eines Ballons halbstarren Systems und ist beim Quadrupedenkörper der zur Versteifung der Rumpfform dienenden Wirbelsäule gleichzusetzen. Vorn und hinten sind in den Abb. 1 und 9 als Quergurt der Thorax und der Beckenring angedeutet.

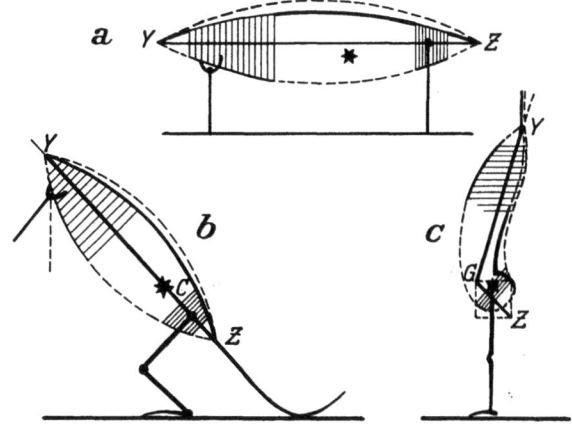

Abb. 9. Der „Ballon halbstarren Systems" und seine Statik bei der Aufrichtung. b Gibt die Verhältnisse bei ungebrochener Achse YZ (Primaten), c bei gebrochener Achse YZ (Mensch) wieder. (Nach v. Arx.)

Noch beim neugeborenen Menschen läßt sich nachweisen, daß die Krümmung der Rücken- und Bauchseite („Längsgurtenbogen") annähernd über einen gleichen Radius erfolgt. Ebenso haben Bauchgurtenbogen und Druckbaum einen ähnlichen Radius. Der im Zentrum der Spindel (Abb. 1) angedeutete Kreis entspricht der von v. Arx sog. „Leistkugel" L, worunter die aus der Zusammenballung von Herz, Leber und Milz im 2. Embryonalmonat nach dem Schluß der Quergurtenanlage entstandene Kugel zu verstehen ist (Abb. 5), die als solche der Species homo eigentümlich ist[1]. Ihr Zentrum fällt in die ventrale Hälfte der Spindelfigur. Die Formierung dieser Leistkugel ist nun ein wichtiger mechanischer Faktor bei der Bildung des Lendenknicks. Wie v. Arx mathematisch und experimentell nachweist, muß eine harte Kugel (z. B. eine Eisenkugel), die in ein Rohr von kleinerem Kaliber und weichem biegsamen Material (z. B. Blei) geladen werden

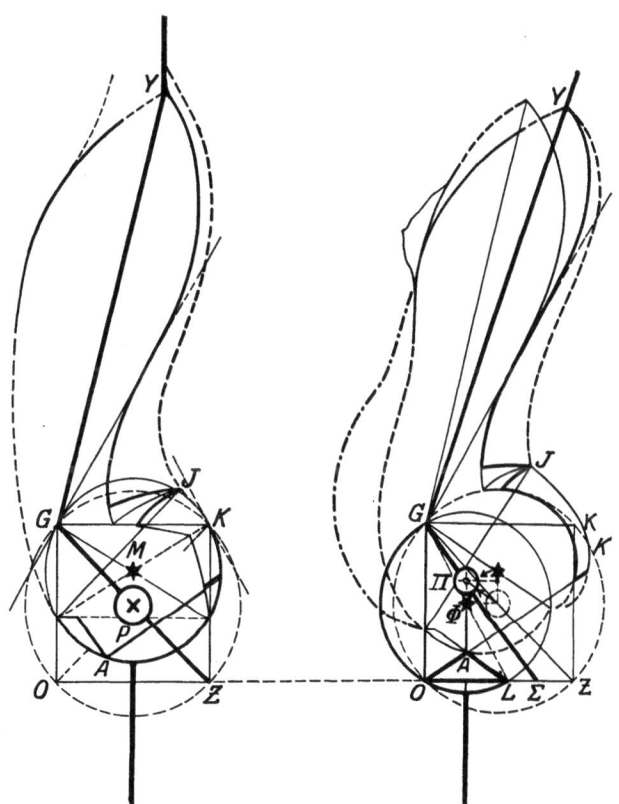

Männlich   Weiblich (— · — · — Schwangerschaftskontur)

Abb. 10. Statik und Balancement des menschlichen Torsos mit gebrochener Rumpfachse; YZ bzw. YΣ bei G gebrochen. Die Lokomotion erfolgt durch Verlagerung des Schwerpunktes M bzw. Φ infolge Verkleinerung des Knickwinkels YGZ (YGΣ) mittels Kontraktion des Lumbosakralsystems YJK. — Horizontalschnitt des Beckenringes in der P-, bzw. Π-Achse und Balancement der Rumpfachse GY. (Nach v. Arx.)

---

[1] Der Ausdruck „Kugel" ist in seiner Berechtigung nur ganz zu verstehen auf Grund der mathematischen Konstruktion, auf die hier nicht eingegangen werden kann.

soll, an der Rohrmündung eine Stauchung und als Folge der exzentrischen Lage ihres Mittelpunktes eine Abbiegung des Rohres vor der Rohrmündung bewirken (Abb. 6).

Alle diese Voraussetzungen sind tatsächlich bei der menschlichen Frucht erfüllt. Zunächst ist durch die Form und Druckverhältnisse im menschlichen Fruchthalter eine Konglomerierung der großen Bauchorgane zu dieser Zentral- oder Leistkugel gegeben. Die annähernde Kugelform des graviden Corpus uteri in den ersten Schwangerschaftsmonaten wirkt im Sinne eines vermehrten Druckes in der Richtung der Längsachse der Frucht. Sein Fortwirken über den Zeitpunkt der Schließung des Beckenringes hinaus wirkt nicht nur hemmend auf das Längenwachstum des zuerst annähernd ein kurzes zylindrisches Rohrstück darstellenden Beckenringes, sondern es kommt entsprechend obiger experimenteller Ergebnisse auch vor und hinter dem kurzen Rohrstück (Beckenraum) zu einer Stauchung und Abbiegung der Achse, die sich auch an dem begleitenden Wirbelstab und Beckenrohr selbst manifestiert. Der zur Auslösung dieser Wirkung nötige Gegendruck ist in dem Vorhandensein der aus Leber, Milz und Herz zusammengesetzten relativ harten Zentralkugel gegeben, deren Festigkeit und Widerstandskraft wieder relativ größer ist, als die der weichen hyalinen Skelettanlage. „So gibt diese Eingeweidekugel — so paradox es auch klingen mag — nicht nur dem Druckbaum der Rumpfform, der Wirbelsäule, die erste Form, sondern ebensosehr auch dem Brustkorb . . . . .“[1] und ist auch für Formierung des Beckenringes von entscheidendem Einfluß.

Die Anlage des Lendenknicks ist für die Promontoriumbildung, d. h. für die endgültige Gestaltung der menschlichen Rumpfblase von größter Bedeutung. Um dies zu verstehen, muß man sich nur vergegenwärtigen, daß die Wirbelsäule, also der Druckbaum aufgerichtet erscheint. Ein einfaches Beispiel aus der Mechanik, das wir v. Arx entnehmen, mag vielleicht anschaulicher als die mathematische Beweisführung klarlegen, worum es sich dabei handelt.

„Ein Schlagbaum von bekannter Konstruktion (Abb. 7) mit Zugstrebe V K und Hängewerk hat wenig vor seinem Drehpunkte eine Bruchstelle (H). Solange der Schlagbaum hinuntergelassen und in seiner Gabel ruhend im Gleichgewicht ist, solange ist der Bruch ohne Bedeutung. Die gebrochene Schlagbaumstange findet in der ganzen Konstruktionsanlage, vor allem auch in der Zugstrebe V K und im Hängewerk genügend Halt. Beginnt man den Schlagbaum aufzuziehen (vgl. Abb. 8) und hat die gebrochene Stange keine genügende, innere Festigkeit mehr, so folgt der vordere Teil der geknickten Stange dem in V angreifenden Zuge. Der Bruch an der Knickstelle H wird vollständig. Beide Bruchstücke kommen ins Schwanken und gelangen nach und nach durch Ausbalancieren ins statische Gleichgewicht, nachdem sich die Zugstrebe K V durchgebogen hat; das obere Stangenfragment hängt dann frei an der ganz gebliebenen, aber gekrümmten Zugstrebe K V“.

„In ähnlicher Weise vollzieht sich der mechanische Vorgang im eigentlichen Werdeakt der Anthropogenese beim Aufrichten der Wirbelsäule (Abb. 9). Als Conditio sine qua non hierfür betrachten wir das Vorhandensein einer Bruchstelle im Rückenstab der Stammform („Lendenknick“) und weiterhin das Vorhandensein einer zugfesten und druckstarken Zugstrebe K V“. Die biegsame elastische Zugstrebe des Experiments ist beim Menschen in den Ligamenta interspinalia und dem System des Musculus sacrospinalis gegeben (Abb. 10).

Diese Form der Rumpfblase spielt natürlich für die Verpackung der Eingeweide eine ausschlaggebende Rolle. Für die Lage und Lageerhaltung der Beckeneingeweide

---

[1] v. Arx: l. c. S. 72.

kommt aber nun nicht nur der verfügbare Raum als solcher in Frage, sondern es muß gerade dafür auch die Versteifung der Wand der Rumpfblase durch den knöchernen Beckenring in Betracht gezogen werden. Durch die Einschaltung dieses Ringes wird die tonusbefähigte elastische Wand der Rumpfblase in zwei Teile zerlegt, die eigentliche Beckenwand und den Beckenboden[1]. Beide finden am knöchernen Beckenring ihre Verankerung. Funktionell ist diese Trennung um so bedeutsamer, als zwar beide Teile unter einem gemeinsamen Innendruck stehen, im übrigen aber mechanisch eine gewisse Unabhängigkeit der beiden Teile voneinander besteht.

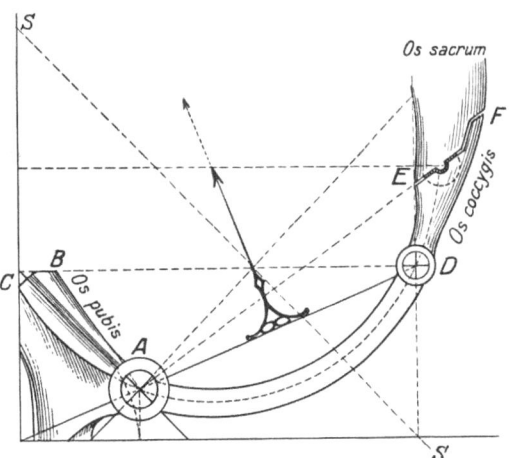

Abb. 11. Mechanik des männlichen Beckenbodens, als einfache elastische Feder dargestellt.
Hängepunkte A und D teilweise drehbar. (Nach v. Arx.)

Der Beckenboden kann, mechanisch betrachtet, beim männlichen Becken als eine einfache Federbrücke (v. Arx) aufgefaßt werden (Abb. 11). Für die Lageerhaltung der Beckeneingeweide, zunächst der Blase, ist nun die Winkelstellung des Beckens zum Horizont von größter Bedeutung, wie v. Arx mathematisch exakt nachweist[2]. Es befindet sich die Blase auf der hinteren Symphysenebene ruhend und gleichzeitig gestützt durch die Sehne des Bogens der Federbrücke genau so im statischen Gleichgewicht wie eine Kugel, die auf zwei Ebenen von gleichem Neigungswinkel aufruht (Abb. 12). **Es ist also die Innenfläche des vorderen Beckenhalbringes**

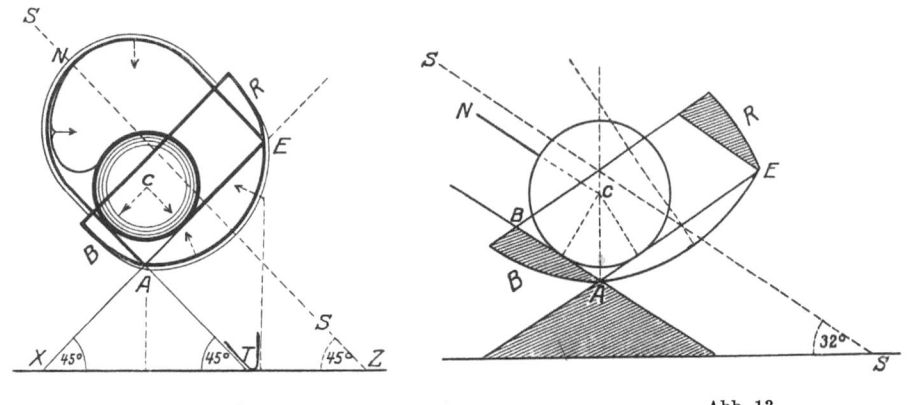

Abb. 12.   Abb. 13.

Abb. 12. Der Fall der Blasenkugel in der halbaufgerichteten Rumpfhöhle (schematisch).
Seitenachse SS steht unter einem Neigungswinkel von 45°. BR Beckenring, AE elastischer Beckenboden, c Blasenzentrum, in N aufgehängt. (Nach v. Arx.)
Abb. 13. Der gespreizte Typus des weiblichen Beckens. Bezeichnungen wie in Abb. 12. (Nach v. Arx.)

---

[1] Unter Beckenboden verstehen wir nicht nur die Beckenbodenmuskulatur, sondern den gesamten Muskelfascienbindefettgewebsapparat, der als lebendiger Beckenverschlußapparat in Frage kommt. Hinsichtlich anatomischer Details vgl. man die Arbeit von E. Scipiades (Zbl. Gynäk. **1927**, Nr 20).

[2] v. Arx: l. c. S. 90ff. Es würde unsere Darstellung zu sehr belasten, wollten wir hier die ganze Beweisführung reproduzieren. Daher möge dieser Hinweis genügen.

in mechanischer Koppelung mit der Sehne der Federbrücke des Beckenbodens der eigentliche Stützapparat für die Blase (Abb. 13). Das erscheint uns eine äußerst wichtige Tatsache, die bei der bisherigen Betrachtungsweise gänzlich übersehen wurde.

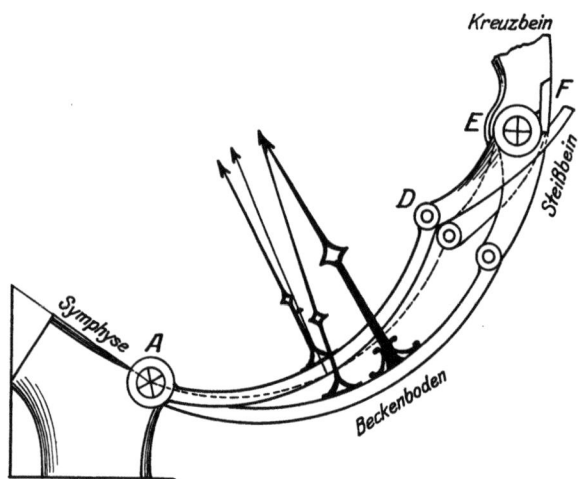

Abb. 14. Der Doppelfedermechanismus des weiblichen Beckenbodens. (Nach v. Arx.)

Bei der Frau besteht im Mechanismus des Beckenbodens nur insofern ein wesentlicher Unterschied als durch die größere Beweglichkeit des Steißbeins im Sacrococcygealgelenk wie durch die kuppelartige Auswölbung des Beckendaches (wesentlich durch das Kreuzbein repräsentiert) das Os coccygis funktionell als Bindestück zwischen Kreuzwirbelsäule und elastischem Beckenboden angesehen werden muß, und funktionell nicht mehr zum Versteifungsstab der Wirbelsäule, sondern zum Beckenboden gehört. Der Beckenboden funktioniert bei der Frau also nicht mehr als einfache, sondern als

Doppelfederbrücke, mit einem der Steißbeinspitze entsprechendem Scharnier (Abb. 14). Dadurch wird auch der Beckenbodenmechanismus bei der Frau komplizierter, zumal der Neigungswinkel des weiblichen Beckens ein anderer ist (vgl. Abb. 13).

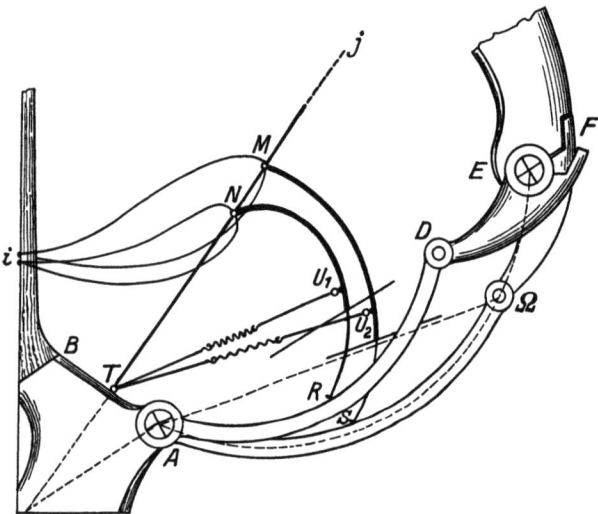

Abb. 15. Konstruktionelle Darstellung der mechanischen Funktion des elastischen Uterushebels RN und SM in Verbindung mit Druck und Zug von seiten der Urinblase U_1, U_2. (Nach v. Arx.)

Zum näheren Verständnis dieses weiblichen Beckenbodenmechanismus ist es notwendig, auch die Topographie des Beckeninhaltes etwas näher zu betrachten. Wie v. Arx bewiesen hat, kommt dem mit der Blase zu einem maschinellen System verbundenen Uterus bei der Gestaltung der spezifisch weiblichen Beckenform wesentlich größerer Einfluß zu, als bisher angenommen wurde [1]. Das eigenartige Zusammentreffen von Pubertätsentwicklung der genitalen Organe, speziell des Uterus und die Herausarbeitung der spezifisch weiblichen Beckencharaktere um dieselbe Zeit beweist am besten diesen Zusammenhang. Der Uterus ist mechanisch einem einarmigen Hebel vergleichbar, der in den

---

[1] Einzelheiten vgl. man bei v. Arx: l. c.

unteren Partien funktionell mit der Blase verbunden ist, während die obere Partie jedes dieser beiden Organe eine gewisse Freiheit der Bewegungen besitzt, die für die Blase nur durch das Ligamentum vesicale medium, für den Uterus durch das Zügelpaar der Ligamenta rotunda eingeschränkt wird. Aus dieser Anordnung ergibt sich unter Berücksichtigung der oben schon erwähnten Art der Blasenauflage ein maschinelles System, dessen einzelne Faktoren durch die Blasenkugel mit wechselndem Füllungszustand, Uterushebel und Doppelfederbrücke des Beckenbodens dargestellt sind. Die Funktion ist aus nebenstehender Abbildung (Abb. 15) eines Konstruktionsmodells von v. Arx ersichtlich. In dem Modell ist die Funktion der Blasenkugel bei verschiedenem Füllungszustand durch die Spiralfeder U 1 und U 2 ersetzt, die einerseits an dem — aus der ganzen vorherigen mathematischen Beweisführung ermittelten, absoluten — Fixpunkt T befestigt ist, andererseits an einer gebogenen Spiralfeder, die dem Uterushebel entspricht. Diese Feder besitzt einen auf der Linie T I beweglichen Drehpunkt und ist ihrerseits auf der einen Federbrücke der Doppelfeder eingeschraubt. Der Drehpunkt würde dem Fundus uteri, die beiden Zügel den Ligamenta rotunda entsprechen. Senkt sich die Federbrücke (id est der Beckenboden) in Stellung A Ω, dann muß entsprechend der mechanischen Anordnung des ganzen Systems der Drehpunkt N nach M wandern, wobei gleichzeitig die Krümmung der Feder in der M S-Stellung eine geringere ist, als in der Ausgangsstellung N R. Genau dieselbe Wirkung wird erreicht, wenn man an Stelle der Senkung der Federbrücke sich vorstellt, daß durch eine sich füllende Kugel im Raum T N U_1 R der Uterushebel über die M S-Stellung verschoben wird.

In die Physiologie der Beckeneingeweidedynamik übersetzt heißt das: **Stützapparat** (= Federbrücke), **Haftapparat** (Zügelpaar) **und Elastizität oder Tonus des Uterus selbst (Hebelfeder) müssen zusammenwirken und aufeinander abgestimmt sein, wenn trotz der durch die wechselnde Blasenfüllung notwendigen Exkursionsbreite die Normallage des Organs immer wieder hergestellt werden soll**[1]. Diese engen Beziehungen ergeben sich aus der ganzen Entwicklung des Urogenitalapparates, in der der Uterus erst allmählich in nähere topographische Beziehungen zur Blase gelangt, wie auch die Blase selbst (= unterer Teil des Urachus) erst relativ spät ins Becken hinabtritt. Genau ebenso wie die Wirkung der Blasenkugel auf die Form und Lage des Uterus bestimmenden Einfluß gewinnt, genau so sind Blase und Uterus zusammen von Einfluß auf die Beckengestaltung, auf die sekundär freilich noch Einflüsse der Außenwelt — in erster Linie im Druck der Femurköpfe konzentriert — zur Wirkung kommen.

Über die Entstehung der Form und Lage des Uterus als Folge der Einwirkung äußerer und eingeschlossener Druck- und Spannkräfte auf kombinierte, elastische Hüllensysteme mag folgendes Experiment von v. Arx[2] eine anschauliche Vorstellung vermitteln:

„In einem durchlochten Karton, der auf der Tischplatte aufruht, sind die Enden dreier dünnwandiger, elastischer Schläuche u, v, r befestigt (Abb. 16). Der eine hiervon geht durch den Stellring hindurch und ist in einem beweglichen Punkte n frei aufgehängt. Der zweite, kürzere, ungefähr von zwei Drittel Länge des ersteren, ist in seinem unteren Ende g' in das schwächere Gummirohr v gestülpt und oben mit zwei gleichlangen Schnüren l und l' an einem beweglichen Stativring o befestigt, während ihm unten eine Verbindung mit den Schläuchen u und r zukommt; hinten lehnt sich dabei der Schlauch r frei an die Wand an."

---

[1] Voraussetzung dabei ist noch die Gleichgewichtslage der Blase, die aber ja nach den Ausführungen S. 705 gewährleistet ist.

[2] l. c. S. 167.

Wesentlich bei der Anordnung des Experimentes ist, daß mit der Wandung des Urachusschlauches n u das eine Ende g' eines dickeren Gummirohres in der Weise verbunden ist, daß es hier alle Verschiebungen, welche die Berührungsfläche bei wechselnder Füllung des n u-Schlauches erleidet, mitmachen muß, während das obere Ende g frei ist und durch eine Schnurschlinge in seinen Bewegungen etwas gehemmt wird.

Läßt man den Zügelapparat außer Funktion, so steht das Gummirohr im Berührungspunkte g' stets in Tangentialstellung zur Oberfläche der gefüllten Schlauchform, während das obere Ende des Gummirohres mit wechselnder Füllung des n u-Schlauches seine Stellung und Lage ändert.

Läßt man dagegen den Zügelapparat l und l' in Funktion treten, so sieht sich der Gummistab in seiner freien Tangentialbewegung gehemmt und tritt nun mit seiner Elastizitätskraft in Wechselbeziehung zur Stoßkraft, die an seinem unteren Ende g' — Angriffspunkt der Last — die Füllung des n u-Schlauches ausübt. Der Gummistab wird zum elastischen einarmigen Hebel, sein oberes Ende zum relativ beweglichen Drehpunkt. Die Folge des Zusammenwirkens verschiedener Kräfte an dieser kombinierten Maschine

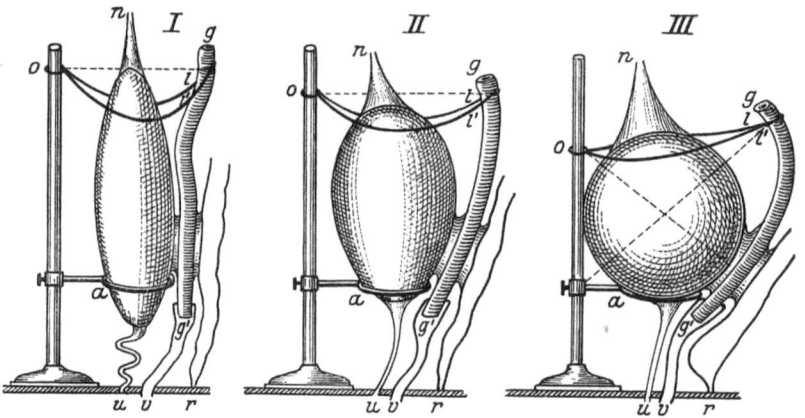

Abb. 16. Relation zwischen lebendiger Kraft und Elastizität. Entstehung der Form und Lage des Uterus. n u Urachusschlauch in verschiedengradiger Füllung I, II, III. o l, o l' Ligg. rotunda. g g' Uterus (einarmiger elastischer Hebel). v Vagina. r Rectum. a Auflagepunkt. (Nach v. Arx.)

ist die Spannung des elastischen Hebelarmes, der so zur gespannten Feder wird, die imstande ist, eine beträchtliche mechanische Arbeit zu leisten.

Wird in dem Experiment der Zügelapparat l l' nicht fest am Stativ, sondern an einem beweglichen verschiebbaren Ring o befestigt, so liegt der einzige fixe Stützpunkt des ganzen experimentellen Apparates in dem Tragring a, auf welchen die gefüllte Blase zu liegen kommt.

Wir haben diesen Versuch von v. Arx hier reproduziert, weil er nicht nur die mechanischen Wechselbeziehungen zwischen Blase und Uterus anschaulich macht, sondern uns auch klarzulegen scheint, wie durch diese Verkopplung der Uterus selbst zu einer einfachen Maschine wird, die mechanische Arbeit zu leisten imstande ist; denn daraus wird auch verständlich, daß der Uterus an der Gestaltbildung des weiblichen Beckens Anteil hat oder mindestens haben kann.

Allgemein ausgedrückt wird man sagen dürfen: Lage und mechanische Funktion des Uterus sind Folge des dynamischen Ausgleichs zwischen der Bewegungsenergie des Eingeweideinhalts einerseits, der elastischen Spannung und Widerstandskraft des Körpergewebes andererseits (v. Arx). Erst durch das mit der Körperaufrichtung verbundene Sinken der Harnblase wird der mit ihr jetzt bereits eng verbundene Uterus in die Lage versetzt, in der er an seinem Fundus an die Zügel der Ligamenta rotunda angeschlossen erscheint und dadurch, mechanisch betrachtet, zum einarmigen Hebel mit relativ beweglichem Drehpunkt am oberen Ende wird (Abb. 16). Der Drehpunkt fällt, wie v. Arx nachweist, immer in das Perpendikel des Beckenbodens, woraus folgt, daß die Lage dieses

Drehpunktes auch vom Beckenboden beeinflußt wird (man vgl. auch das Experiment mit der Federbrücke (Abb. 15).

Fällt dieser Stützpunkt des Perpendikels in der Mitte des Beckenbodens weg (Verletzungen, die in das Centrum musculare des Dammes fallen), dann geht infolge der gestörten Dynamik die Spannkraft des Uterushebels verloren und er büßt dadurch gleichzeitig seine normale Lage ein. Je nach der Ausdehnung der Verletzung kann es sogar dazu kommen, daß der Uterus in die Richtung der Scheidenachse sich einstellt, wodurch eine der wichtigsten Vorbedingungen zum Prolaps gegeben ist. Maschinell-konstruktiv zeigt die nebenstehende Abbildung (Abb. 17) die Wirkung des gestörten Beckenbodenmechanismus.

Wir legen auf die maschinellkonstruktive Darstellung dieser erstmals von v. Arx erwähnten und mathematisch erwiesenen Zusammenhänge deshalb Wert, weil sich daraus für das Verständnis der Lageanomalien, wie für die normale Lageerhaltung des Uterus grundlegende Schlußfolgerungen ergeben. Zunächst folgt für die normale Lagefunktion des Uterus, daß diese gebunden ist an vier Faktoren:

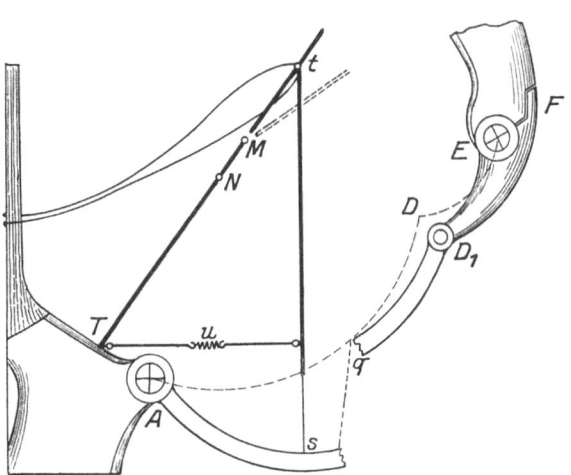

Abb. 17. Der gestörte Beckenbodenmechanismus. Der Uterusprolaps bei Verletzungen des Beckenbodens, technisch konstruiert. (Nach v. Arx.)

1. die Elastizität des Uterusgewebes,

2. die Integrität der Beckenboden-(Bauchdecken-)Elastizität,

3. die Elastizität der Blasenmuskulatur und die Kugelform der Blase,

4. die Integrität des Zügelapparates der Ligg. rotunda.

Für das spezielle Verständnis der Lageanomalien müssen wir aber noch auf einige sexuelle Eigentümlichkeiten des Beckenendes und speziell des Beckenbodens eingehen.

Gegenüber dem männlichen Beckenende erscheint das weibliche nicht mehr so schön abgerundet, sondern abgeflacht, man kann fast sagen plattgedrückt. Das ist, wie v. Arx nachgewiesen hat, Folge der Einlagerung des Uterus zwischen Blase und Rectum, die eine vermehrte Spannung im untersten Rumpfabschnitt bedingt, die ihrerseits sogar im Skelettbau, hier in einer steileren Stellung des Beckenringes und einem vermehrten Anzug des Steißbeins, id est des Caudalteiles der Wirbelsäule Ausdruck findet (vgl. oben Abb. 15). Es ergibt sich also ganz im Gegensatz zu der bisherigen Betrachtungsweise des menschlichen Rumpfes, daß die Form des Beckenendes wesentlich durch von innen heraus wirkende Kräfte zustandekommt, unter denen die hydrodynamischen des Blaseninhaltes in Verbindung mit dem elastischen Uterushebelapparat, die Hauptrolle spielen [1].

„Die Blasenkugel kommt topographisch so zu liegen, daß der Fundus (Abb. 18) (scil. vesicae) wieder auf den beiden Ebenen des Beckenendes, der Symphysenebene (A B)

---

[1] Für die mathematische Beweisführung sei ausdrücklich auf v. Arx: l. c. verwiesen.

und der Beckenbodenebene [1] (A E), aufliegt. Die Spurlinien A B und A E sind aber die verlängerten Schenkel des gleichseitigen Basisdreieckes [2], das seine Spitze am Scheitelpunkt des Arcus pubis A, seine beiden anderen Endpunkte im O-Punkt des Ordinatensystems wie am Tiefstpunkt L des Ramus pubis hat. Die Beckenbodenebenen werden wieder von der Peripherie sowohl des größten wie des kleinsten Blasenkreises tangiert. Die Steiglinie $A\ U_1\text{—}U_2$, auf welcher die Zentren dieser Blasenkreise auf- und niedersteigen,

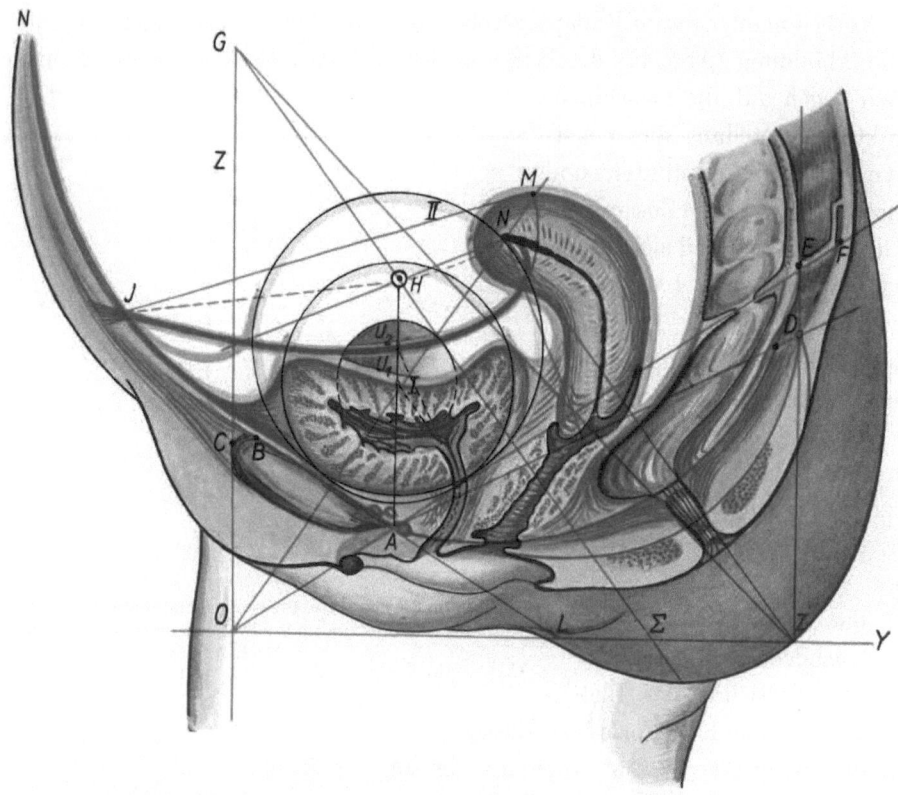

Abb. 18. Topographie des weiblichen Beckens im Lichte des mechano-dynamischen Systems.
I erste Phase der Blasenkugelformierung (U_1), II zweite Phase der Blasenkugelformierung. Bei II wandert der Drehpunkt des Uterus von N nach M. Hinsichtlich der übrigen Bezeichnungen vergleiche man den Text.
(Aus v. Arx, Körperbau und Menschwerdung.)

steht vertikal, sobald die genannten Spurlinien A B und A E zur Horizontalen gleich geneigt erscheinen."

„Der Maximakugel der weiblichen Blase aber kommt ein kleinerer Radius zu als beim männlichen Typus. Es wird dies klar, wenn man den ihr zu Gebote stehenden Raum ins Auge faßt. Durch die beiden Ligg. rotunda, die beiderseits vom interponierten Organ, dem Uterus, abgehen, wird nämlich die Maximakugel rings umfaßt. Wohl ist der Dreh- und Ansatzpunkt N am Fundus uteri bis zu einem gewissen Grade frei beweglich, indem ihm die Möglichkeit gegeben ist, auf der Leitlinie T U M nach hinten oben auszuweichen. Die Spannung der Ligamente aber erlaubt ihm dies normalerweise nur höchstens bis zum

---

[1] Diese wird dynamisch durch die dem Federbrückenbogen zugehörige Sehne A E dargestellt.
[2] Das ist das durch Verlängerung der Neigungsebenen A E und A B und durch die Horizontale gebildete Dreieck.

Punkte M, was bei der Maximakugelform der Blase erreicht wird. In diesem Falle verschwindet der vesicouterine Raum und die Vorderfläche des Uterus schmiegt sich sachte und plattgedrückt an die hintere Kugelfläche der Blase an. Bei noch stärkerem Füllungsgrad der letzteren entsteht eine deutliche Schnürfurche an der Blasenform durch den Druck der gestreckten runden Mutterbänder, und der obere Teil der Sanduhrform der Blase tritt in die freie Bauchhöhle hinauf. In gestrecktem Zustand nehmen die runden Mutterbänder die direkte Richtung I M/A E. Die fächerförmige Ausbreitung ihres vorderen Endes am Inguinalkanal von etwa $^1/_2$ cm Breite ist durch den genannten funktionellen Lagewechsel ihrer uterinen Ansatzpunkte in ihren Grenzen bestimmt."

„Damit ist bereits auch die Exkursionsbreite für die Lage des Fundus uteri normiert und zugleich auch diejenige des beweglichen Drehpunktes für den elastischen Uterushebel. Bei ungestörter und nicht maximal überlasteter Funktion aller Nebenorgane kommt der Cervix uteri mit seinem unteren Ende auf die Gleichgewichtsebene A D zu stehen, indem sich die Uterusachse zwischen ihrem Drehpunkt N und dieser Ebene abkrümmt, auf welche die Portio von unten her durch die Kontraktionen des Beckenbodens ebenso zurückgeworfen wird, wie der Fundus der Blase auf A E. Die Kuppe des vorderen und hinteren Scheidengewölbes ist durch die Spurlinie der beiden Beckenbodenebenen A D und A E bestimmt.

Entsprechend dem veränderten Mechanismus und der alternierenden Funktion beider Ebenen treten in der Regel am Mastdarmrohr zwei Harmonikafalten auf . . . . . . Die Lage des Afters wird bestimmt durch die Geraden G Z und N Z [1]."

Besonders wichtig erscheint uns die Feststellung, daß die Portio in der A D-Ebene — die Linie A D ist die zur vorderen Federbrücke gehörige Sehne — ihre Gleichgewichtsebene hat, ebenso wie die Blase in jedem Stadium ihrer Füllung sich in stabilem Gleichgewicht befindet. Diese Feststellungen sind uns deshalb so wichtig, weil daraus folgt, daß der Stützpunkt des Uterus und der mit ihm verbundenen Blase normaliter etwa in der Mitte des elastischen Beckenbodens liegt und ungefähr $1^1/_2$—2 cm hinter der Commissura posterior labiorum zu suchen ist. Zerstörungen des Beckenbodens, die über diesen Punkt hinausgehen, berauben daher den Vesico-Genitalapparat einer wesentlichen Stütze. Einrisse im Beckenboden über die erwähnte Stelle hinweg bedeuten aber gleichzeitig eine Störung der Gewölbekonstruktion des Beckenbodens; die Cervix uteri verliert damit den Halt auf ihrer Gleichgewichtsebene und gleichzeitig fällt damit eine wesentliche Vorbedingung für die physiologische Anteflexionsstellung weg. Der Uterus beginnt sich aufzurichten, mehr gerade zu stellen (vgl. Abb. 17), gelangt aber dadurch in eine Lage, in der er auch von vorne her dem Druck der Baucheingeweide ausgesetzt ist und dadurch in Retroversions- oder Retroflexionsstellung gedrückt werden kann. Damit aber ist, wie später noch gezeigt werden soll, eine wichtige Vorbedingung für die Prolapsbildung gegeben.

Wir dürfen aber in Hinsicht auf unsere klinischen Erfahrungen nun uns nicht einseitig mit der Beckeneingeweidedynamik befassen, sondern müssen zur Dynamik der gesamten Rumpfblase zurückkehren, wobei wir zur Vermeidung von Umwegen gleich gewisse

---

[1] Zit. nach v. Arx, S. 283.

Sexualdifferenzen berücksichtigen wollen, aus denen die größere Beteiligung des weiblichen Geschlechts an allen möglichen Lageveränderungen der Eingeweide sich erklärt.

Zunächst ergibt schon die Skelettbetrachtung, daß die Rumpfblase der Frau in relativ größerem Umfang der Versteifung durch die oben erwähnten Quergurtensegmente entbehrt, als beim Mann. Der ungeschützte Teil der weiblichen Rumpfblase ist auf die Körperlänge bezogen länger, breiter und tiefer (Sellheim) und man kann, ohne in den Verdacht unwissenschaftlicher Teleologie zu kommen, in Hinsicht auf die gewaltigen Umformungen in der Schwangerschaft und unter der Geburt wohl von „räumlichen Ergänzungsmöglichkeiten" (Sellheim) als Folge dieser Sexualdifferenz [1] sprechen. In toto erscheint der Hohlraum der Rumpfblase bei der Frau einfacher, mehr sackartig gestaltet, im Gegensatz zu dem viel mehr Leisten und Buchten aufweisenden Innenraum der männlichen Rumpfblase [2]. Daraus resultiert — und das ist für uns das Wesentliche — eine größere Beweglichkeit der Eingeweide, freilich auch eine geringere Stabilität in der Beibehaltung eines bestimmten Platzes.

Vor allem darf nie vergessen werden, daß die Entfaltung der Rumpfblase in der Schwangerschaft nicht nur eine Erweiterung bedeutet, sondern gleichzeitig eine beträchtliche Verschiebung großer Teile des Eingeweideblocks mit sich bringt, dem unvermittelt mit der Entleerung des Fruchthalters nach der Geburt eine beträchtliche Lockerung der Rumpfblasenwandung folgt. Unmittelbar post partum ist deshalb der Zusammenschluß des Eingeweidepaketes in dem zunächst noch ganz weiten Raum ein lockerer. Dabei soll natürlich nicht verkannt werden, daß bisher unerwiesen ist, ob die Schwangerschaftsentfaltung des weiblichen Bauches tatsächlich bloß passive Dehnung oder nicht zum Teil aktives Wachstum ist, ebenso wie vielleicht die Rückbildung im Wochenbett nicht bloß Zurückschnellen in eine Gleichgewichtslage bedeutet, sondern vielleicht regressives Wachstum ähnlich wie bei der Involution des Uterus ist [3].

Aber, gleichviel wie diese Zusammenhänge im einzelnen schließlich aufgeklärt werden mögen, die Tatsache bleibt zu beachten, daß durch die Schwangerschaftsveränderungen das Rumpfblasenvolumen fast um zwei Drittel vergrößert wird (Sellheim), um mit der Entleerung des Fruchthalters ziemlich plötzlich wieder nahezu auf das ursprüngliche Maß zurückgeschraubt zu werden. Ja man muß sich geradezu fragen, wie ist es möglich, daß dadurch nicht regelmäßig die Katastrophe eintritt in Form eines gänzlichen Auseinanderfallens der Becken- und Baucheingeweide?

Auf diese Frage gibt es nur eine Antwort, die sich aus der Hydrodynamik ergibt: es wird nicht einfach, wie es bei oberflächlicher Betrachtung scheinen könnte, ja zunächst scheinen muß — im Bereich des sich entleerenden Fruchthalters am Uterusausführungsgang die Kontinuität der Rumpfblasenwand, hier des Beckenbodens, aufgehoben, sondern es bleibt der Zusammenschluß des Eingeweideblocks deshalb erhalten, weil

---

[1] Auch die Körpermuskulatur des Weibes scheint lockerer — soweit bekannt — elastischer, aber auch dehnbarer, leichter ermüdbar, im ganzen wohl weniger widerstandsfähig gegen dauernde Belastung zu sein als die des Mannes. Anatomische Unterschiede sind bisher exakt allerdings noch nicht nachgewiesen.

[2] Einzelheiten darüber bei Sellheim, l. c.

[3] Diese Beweise sind inzwischen in Arbeiten von H. Küstner und Stieve erbracht (Anmerkung bei der Korrektur).

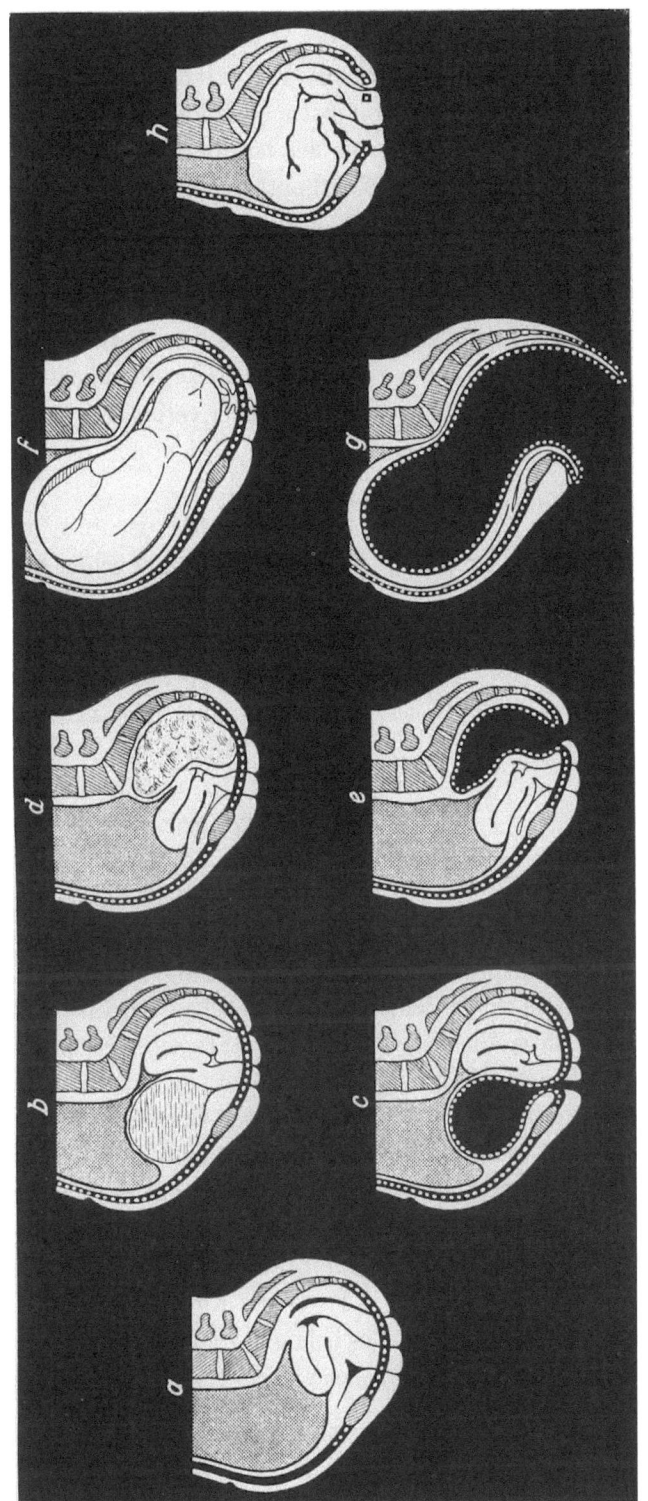

Abb. 19. Die Entleerung der Harnblase (b, c), des Darmes (d, e) und Fruchthalters (f, g, h) unter Verlegung des Verlaufes der Kontinuitätsgrenze (punktierte Linie) von außen nach innen bis zur Grenze des sich entleerenden sowie mit der Entleerung erhärtenden, mehr und mehr in sich verfilzenden und versteifenden Organes zurück. (Nach Sellheim.)

das gefüllte Hohlorgan, gleichgültig ob es nun der Fruchthalter, die Harnblase oder der Mastdarm ist, eben durch die Füllung in mehr oder minder großer Ausdehnung wandständig und damit zu einem Bestandteil der Bauchwand selbst wird (Sellheim). Die sich bei der Entleerung kontrahierende Organwand wird funktionell zu einem Teil der Bauchwand selbst und unterliegt wie jede andere Bauchwandstelle dem Druck ihres Inhaltes von innen nach außen. Im Moment der beginnenden Entleerung erscheint dadurch, wie Sellheim[1] das ausdrückt, die Kontinuitätsgrenze der Rumpfblasenwand „von außen nach innen bis zur Grenze des sich entleerenden, und mit der Entleerung erhärtenden, mehr und mehr sich in sich verfilzenden und versteifenden Organs" zurückverlegt (Abb. 19).

Es ist wohl die statische Betrachtungsweise, welche das Verständnis dieser allerdings nicht leicht zu überblickenden Verhältnisse bisher verhindert hat. Ihre fundamentale Bedeutung ist in die Augen springend.

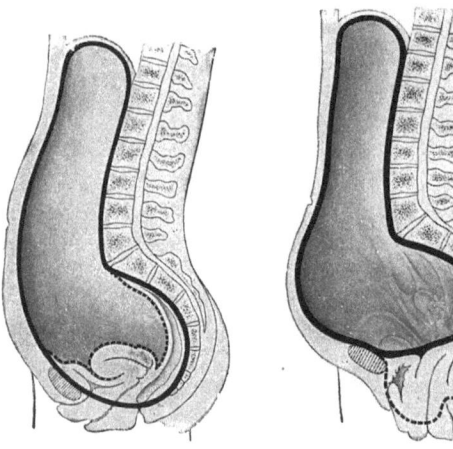

Abb. 20. Normal.   Abb. 21. Schlotterbauch mit Prolaps.
(Nach Sellheim.)

Natürlich ist mit einer solchen Entleerung, wenn schon die Füllung so ungeheuere Umwälzungen mit sich gebracht hat wie die Schwangerschaftsentwicklung des Fruchthalters und wenn es sich dabei um ein so voluminöses Organ handelt wie den schwangeren Uterus, die Gefahr naheliegend, daß nicht alles genau in die alte Form zurückkehrt. Es handelt sich vergleichsweise um dieselben Verhältnisse wie bei einer hochtourigen Verbrennungsmaschine, die bei dauernder Beanspruchung auf Höchstleistung der Gefahr vorzeitiger Abnutzung ausgesetzt ist. Genau so ist auch beim weiblichen Organismus die Gefahr vorhanden, daß infolge von Materialfehlern (d. h. konstitutionelle Eigentümlichkeiten) oder infolge von Materialbrüchen (Verletzungen usw.) Abnutzungserscheinungen sich bemerkbar machen, die insofern ernste Folgen haben, als der Organismus nach der Entleerung des Fruchthalters ja nicht ohne weiteres ruhiggestellt und einer Generalreparatur unterzogen werden kann, sondern mindestens teilweise weiter beansprucht erscheint — man denke nur an die fortdauernden Entleerungen der benachbarten Hohlorgane, wie Blase und Mastdarm — woraus die Gefahr sich ergibt, daß die Schädigungen weitergehen und schließlich Zustände sich herausbilden, die in Form von Eingeweidevorfällen (Prolaps) oder des „Schlotterbauches" (Sellheim) in Erscheinung treten. Nebenstehende Bilder (Abb. 20 u. 21) werden vielleicht noch anschaulicher als Worte klarlegen, um welch hochgradige Veränderungen es sich dabei handelt.

Das Abdomen hängt als schlaffer Sack über die Schoßfuge und alle Eingeweide halten Abschnitte des Bauchraumes besetzt, die normaliter nur vom schwangeren Fruchthalter

---

[1] Näheres darüber bei Sellheim: Aggregatzustand, Elastizität und Festigkeit des Bauches usw. Hegars Beitr. 18.

eingenommen werden, und sind entlang des durch die Geburtsbahn vorgezeichneten Weges herabgeglitten bzw. sogar herausgetreten.

Es mag verwunderlich erscheinen, wenn in unseren bisherigen Erörterungen von den viel berufenen „Aufhängebändern" der Eingeweide kaum die Rede war; höchstens als für die Begrenzung gewisser physiologischer Exkursionen der Organe eine gewisse Rolle spielende Apparate wurden sie oben erwähnt. Diese Lücke müssen wir nun noch ausfüllen.

Was sind denn überhaupt diese „Bänder"? Sind sie wirklich imstande, als Aufhängeapparat der zugehörigen Organe zu dienen? Wir möchten statt breiter Ausführung bitten, einmal einen Blick auf nebenstehendes Bild (Abb. 22) zuwerfen, das wir der bedeutsamen Arbeit Sellheims entnehmen. Drastischer kann der Irrglaube an die Aufhängefunktion der Bänder nicht widerlegt werden. Wer davon noch nicht überzeugt ist, der wiederhole das Experiment an einem x-beliebigen Versuchstier, nur mit der Modifikation, daß er die untergeschobene Bank wegläßt und dann nach mehreren Stunden sich überzeugt, was aus den Aufhängeapparaten geworden ist, nachdem man ihnen wirklich die ganze Eingeweidelast aufgebürdet hat. Sie werden teilweise so gelängt sein, daß der größte Enthusiast sie nicht mehr als „Aufhänger" benutzen möchte, zum Teil sogar Kontinuitätstrennungen als Beweis ihrer Unzulänglichkeit aufweisen.

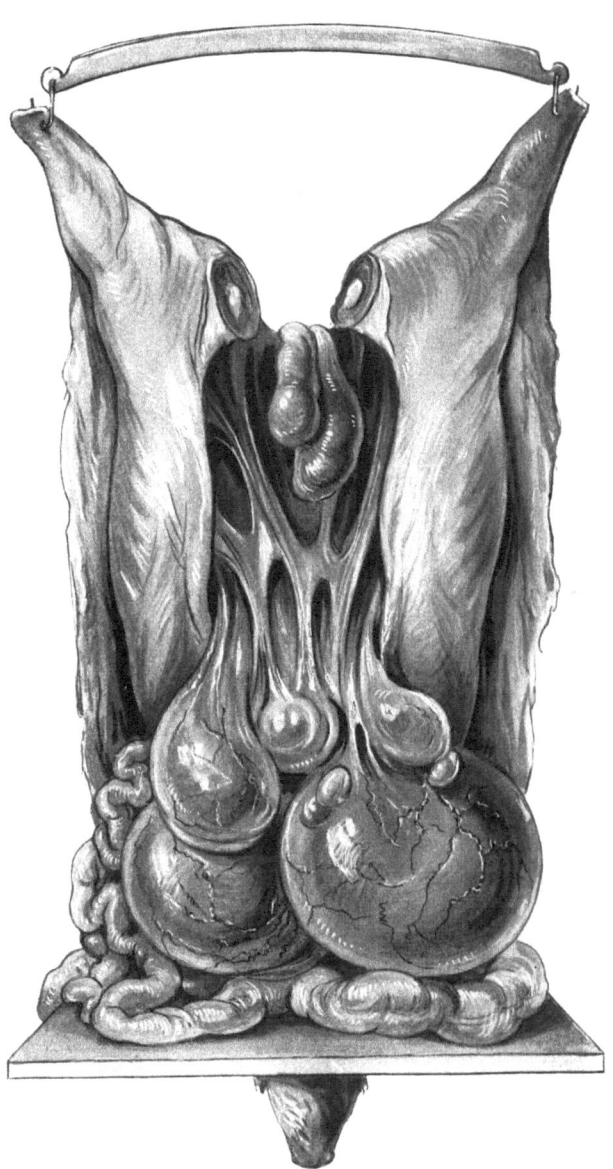

Abb. 22. Insuffizienz der sog. Aufhängebänder der Eingeweide. (Nach Sellheim.)

Trotzdem soll nicht geleugnet werden, daß den Bändern im lebendigen Organismus, mindestens soweit sie mit tonusbegabter Muskulatur ausgestattet sind, eine gewisse Bedeutung zukommt. Man könnte sie vielleicht „als Sicherungen des Tonus-Turgorspieles oder eine Art Bremsausgleich bezeichnen. Ihre höchste Leistung wäre die einer schwachen Rücklaufbremse. Einer anderen Auffassung der Bandapparate widerspricht ja auch ihre ganze Genese. Anstatt im Laufe der intrauterinen Entwicklung an Masse zuzunehmen, werden im Gegenteil die Verbindungen der Organe mit der Bauchwand im Laufe der fetalen Entwicklung geradezu auf ein Minimum reduziert und Hand in Hand mit dieser Reduktion erlangen erst die Eingeweide die für ihre Funktion im extrauterinen Leben unentbehrliche größere Beweglichkeit.

Damit dürfte die Dynamik der Rumpfblase einschließlich ihres Inhaltes in den Hauptzügen erledigt sein. Das Beispiel der Schwangerschafts- und Geburtsumwälzungen hat aber schon Ausblicke in die Pathologie eröffnet, auf die wir später noch ausführlicher zurückkommen werden.

Kurz **zusammengefaßt** läßt sich sagen:

Der normale capillare Zusammenhalt der Eingeweide der gesamten Rumpfblase wird garantiert dadurch, daß Rumpfblasenwand und Eingeweideblock ein mittels aëro-hydraulicher Druckübertragung aneinandergekoppeltes System darstellen, dessen eines Glied, die Rumpfblasenwand, mit nach Bedarf veränderlichem Tonus ausgestattet ist, während das andere Glied, der Inhalt, sich durch einen veränderlichen Turgor (worunter auch der wechselnde Füllungsdruck verstanden ist) auszeichnet. Normaliter sind beide Glieder des Systems derart aufeinander abgestimmt, daß Tonus und Turgor sich das Gleichgewicht halten. Dieses Tonus-Turgorspiel (Sellheim) garantiert zusammen mit der Adhäsion nicht nur einen präzisen Aneinanderschluß des gesamten Systems, sondern stellt gleichzeitig die beste Sicherung gegen jede Überlastung dar. Innerhalb des Eingeweideblocks erscheint durch die genannten Faktoren der Zusammenhalt gesichert. Für diejenigen Organe, die normaliter größeren Exkursionen ausgesetzt sind und dabei durch größeres Gewicht sich auszeichnen, erscheint in den Bandapparaten und bindegewebigen Verbindungen mit der Rumpfblasenwand bzw. benachbarten Organabschnitten ein Hilfsapparat gegeben, der im Sinne einer Begrenzung zu großer Exkursionen wirkt. Eine eigentliche Haltefunktion kommt diesen Bandapparaten unter physiologischen Verhältnissen nicht zu. Ihre Funktion als Halteapparat tritt höchstens unter pathologischen Verhältnissen subsidiär in Erscheinung, um freilich bald mit einem Bankrott zu endigen.

Eine Trennung der zur Organbefestigung dienenden Vorrichtungen in Haft- und Stützapparat hat nur analytisch eine gewisse Berechtigung, ist dagegen vom rein dynamischen Standpunkte aus unzulässig[1]. Vielmehr kommen die als Haftapparat beschriebenen Gebilde nur als Kuppelung im System des Tonus-Turgorspiels zur Wirkung.

III. Allgemeines über die Genese von Lageveränderungen.

Man kann ganz allgemein zwei Arten von Lageveränderungen unterscheiden: einmal solche, die als einfache Verdrängung eines Organs oder Organkomplexes durch die Entwicklung von Tumoren, Exsudaten, Hämatomen usw., durch den graviden Uterus zustande kommen — Menge hat sie treffend Verdrängungsdystopien genannt — oder als

---

[1] Man kann natürlich diese Analyse noch weiter treiben und mit E. Scipiades auch noch „Federapparat", „Versteifungsapparat", „Spannkeile" und ähnliches unterscheiden. Das ist für eine statische Betrachtungsweise sogar von einer gewissen Bedeutung, für die rein dynamische Art, in der wir diese Dinge angesehen wissen möchten, aber ohne prinzipielle Bedeutung.

Folge von Zug durch schrumpfende Narben aufzufassen sind. Sie haben im allgemeinen gar keine oder nur geringe pathologische Dignität, da gemeinhin das veranlassende Leiden im Vordergrund des klinischen Bildes steht. Viel bedeutsamer ist die zweite Gruppe von Lageveränderungen, die Folge einer Insuffizienz der normalen Befestigungsmittel ist. Allgemein ausgedrückt handelt es sich dabei immer um Störungen des Tonus-Turgorspiels, gleichgültig wie diese zustande kommen, gleichgültig zunächst auch, welcher Faktor des Systems defekt geworden ist. Hätte man schon früher der Rumpfblasendynamik mehr Aufmerksamkeit zugewandt, dann wäre manch unfruchtbarer Streit überflüssig gewesen. Prinzipiell liegt die Sache immer so, daß entweder der Tonus der Rumpfblasenwand in toto oder partiell gestört ist oder umgekehrt infolge dauernd mangelhaften Turgors — hier wären auch Erschlaffungszustände der sog. Haftapparate zu subsummieren — der Zusammenhalt des Eingeweideblocks in bestimmten Bezirken der Rumpfblase ein mangelhafter geworden ist. Streng genommen ist freilich auch dabei stets ein mangelhafter Tonus der Rumpfblasenwand mit im Spiele, da anderenfalls ja Turgorverminderung durch Zunahme des Wandtonus in weiten Grenzen ausgeglichen werden kann. Tatsächlich findet man äußerst selten Fälle, in denen lediglich der eine oder andere der für den Zusammenhalt des Eingeweideblocks maßgebenden Faktoren gelitten hat, sondern es sind ganz gewöhnlich beide, wenn auch in graduell verschiedenem Ausmaß geschädigt. Nur eines verdient hervorgehoben zu werden. Es muß eine derartige Schädigung nicht etwa immer die ganze Rumpfblase betreffen, sondern es besteht infolge der durch den Lendenknick bedingten Abbiegung der unteren Rumpfblasenhöhle eine gewisse Abkammerung der Beckenhöhle gegen die Bauchhöhle. Zudem ist durch die Verstärkung der Rumpfblasenwand durch den knöchernen Beckengurt auch funktionell eine Unterbrechung der einheitlichen tonusbegabten Rumpfblasenwand proximal und caudal vom knöchernen Beckengürtel gegeben. Daraus erklärt es sich einfach, daß Schädigungen des Zusammenhalts der Beckeneingeweide nicht notwendigerweise stets eine solche in der übrigen Rumpfblase zur Folge haben müssen. Es werden zweifellos isolierte Lageanomalien der Beckeneingeweide beobachtet. Jedoch sind, wie die klinische Erfahrung lehrt (vgl. spezieller Teil) solche Fälle in der Minderzahl und zwar gerade deshalb, weil infolge der funktionellen Einheit der gesamten Rumpfblase schließlich früher oder später alle Teile in Mitleidenschaft gezogen werden, ganz abgesehen davon, daß überwiegend häufig die zu Lageveränderungen der Beckeneingeweide führenden Schädigungen auch die Bauchwand betreffen. Das gilt nicht allein von allen konstitutionell bedingten Minderwertigkeiten und Schädigungen des Tonus-Turgorspiels, sondern ebenso für die Mehrzahl der durch Schwangerschaft und Geburt erzeugten Schädigungen. Natürlich soll damit nicht geleugnet werden, daß in den Beckenbodenabschnitten der Rumpfblase diese Schädigungen oder Verletzungen häufig gröber sind und früher sichtbare Folgen zeitigen, als in dem Bauchabschnitt der Rumpfblase.

In dieser Hinsicht ist auch zu bedenken, daß der Bauchabschnitt durch Binden, Korsetts und ähnliches besser und länger geschützt werden kann, als der Beckenbodenabschnitt und daß durch die nach dem Wochenbett häufig zu beobachtende Fetteinlagerung in dem Bauchabschnitt der Rumpfblase eine gewisse Kompensation geschaffen werden kann.

Weniger scharf, aber doch nicht ganz zu vernachlässigen, ist auch die durch Muskelvorsprünge (z. B. Psoas, Quadratus lumborum) und Knochenleisten oder -platten (z. B.

Darmbeinschaufeln) bedingte Abgrenzung verschiedener Bezirke der Bauchhöhle, die immerhin ausreicht, um gewisse Teile des Eingeweideblocks vor einem Abgleiten zu bewahren. Auch die Bedeutung von gewissen Fettanhäufungen, die wie Gummipuffer oder „Spannkeile" (Scipiades) wirken, ist nicht zu vernachlässigen. Wenn gerade in dieser Hinsicht die Sexualdifferenz zuungunsten der Frau ausschlägt, so dürfen diese Leisten doch nicht ganz vernachlässigt werden. Die ungünstigere Stellung der Frau springt freilich deutlich in die Augen und findet in der viel größeren Häufigkeit von Lageanomalien der Eingeweide bei weiblichen Individuen ihren Ausdruck.

Sicherlich spielt aber dabei der riesige, durch Schwangerschaft und Geburt bedingte Umbau sowie die Gefahr violenter oder auch bloß durch Überdehnung bedingter Schädigungen der Rumpfblasenwand eine überragende Rolle. Die Plötzlichkeit der Umänderungen unmittelbar nach der Entleerung des Fruchthalters kann hier um so verhängnisvoller werden, als die starke Verschiebung der Eingeweide in der Schwangerschaft vielfach auch die Bandapparate beansprucht, so daß ihre Bremswirkung gerade in der gefährlichsten Zeit häufig versagt.

Das ist alles, was wir zunächst über die allgemeine Ätiologie von Lageveränderungen der Eingeweide überhaupt, der Beckeneingeweide im besonderen vorbringen möchten. Ein Eingehen auf Detailfragen sparen wir uns für den speziellen Teil auf. Unsere Aufgabe beschränkt sich auf die Darstellung der Lage- und Bewegungsanomalien des Genitalapparates. Die Berücksichtigung gleichartiger Anomalien der übrigen Eingeweide fällt außerhalb dieses Rahmens. Gleichwohl werden wir in Form von gelegentlichen Exkursen auch darauf kurz hinweisen, um für die von uns vertretene Auffassung der genitalen Lageanomalien den geeigneten Hintergrund zu schaffen.

Spezieller Teil.
A. Bewegungsanomalien des Uterus und seiner Anhänge.
I. Normale Schwankungen der Lage von Uterus und Adnexen.

Wir setzen die normale Anatomie sämtlicher Eingeweide wie der gesamten Rumpfblasenwand hier als bekannt voraus und dürfen mindestens für den Beckenabschnitt der Rumpfblase das um so eher tun, als ja diese Kapitel bereits in Band I eine kompetente Darstellung durch Tandler erfahren haben, auf die wir für alle Einzelheiten zurückzugreifen bitten. Die dort geschilderte Lage der einzelnen Organe des Genitalapparates ist aber keine unabänderliche oder starre, sondern unterliegt — und das ist für das normale Verhalten charakteristisch — in Abhängigkeit von der jeweiligen Körperlage und dem Füllungszustand benachbarter Eingeweide gewissen Schwankungen. Ebenso sei nochmals betont, daß diese sog. Normallage nur für das geschlechtsreife Weib gilt, während beim Neugeborenen sowohl die Blase als der Uterus noch größtenteils oberhalb der Beckeneingangsebene gelegen sind (Abb. 23) und erst mit stärkerer Ausbildung des Lendenknicks im Laufe der Kindheit allmählich in das Becken herabtreten.

Die Ursachen der normalen Anteversio-flexio uteri haben wir ja bereits im allgemeinen Teil erwähnt. Abgesehen von den entwicklungsgeschichtlichen Tendenzen ergibt sich die normale Uteruslage hauptsächlich aus der funktionellen Verbindung des Uterushebels mit der Blasenkugel in Zusammenhang mit der Ausbildung des Lendenknicks; sie ist weiter aber gebunden an einen normalen Tonus des Uterus wie eine normale Funktion der Federbrücke des Beckenbodens [1].

Gerade aus der funktionellen Gebundenheit von Blasenkugel, Uterushebel und Beckenboden folgt auch die für die Norm so charakteristische Exkursionsbreite des Uterus, an der die Uterusanhänge in geringem Grade teilnehmen.

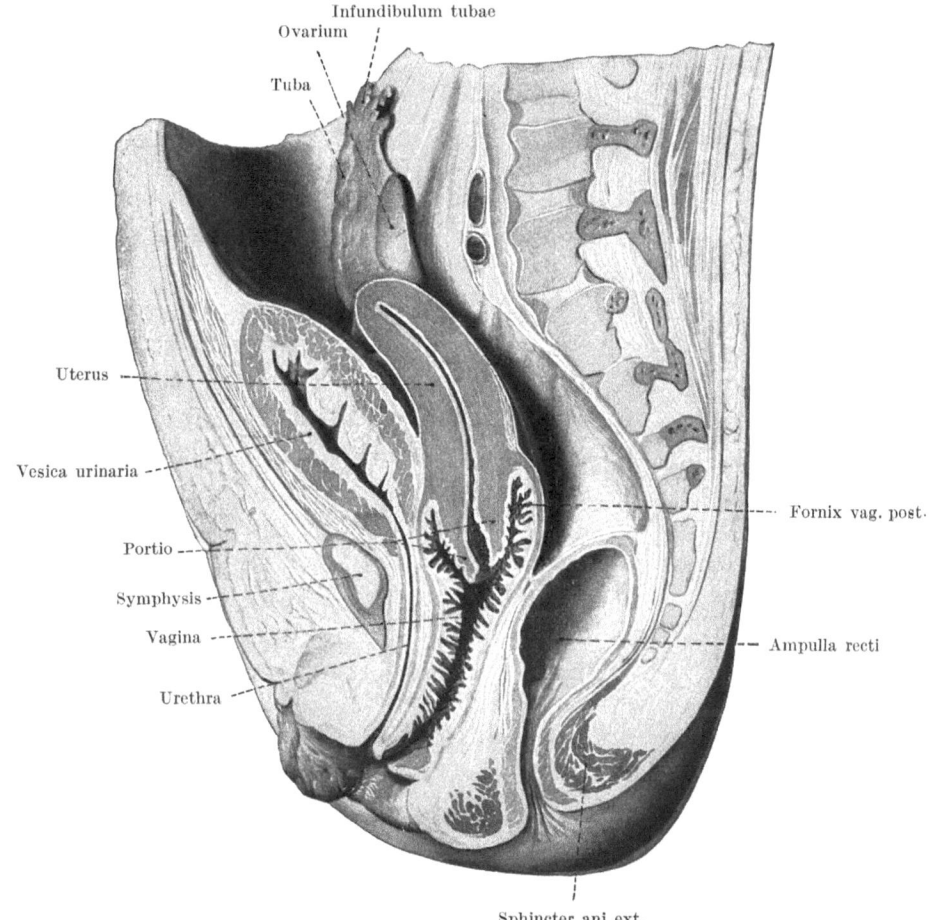

Abb. 23. Situs der Genitalorgane und Blase bei einer weiblichen Frucht.
(Nach Tandler, Lehrb. d. systemat. Anatomie. Leipzig 1922.)

Verhältnismäßig am geringsten sind die Variationen der Uteruslage in Abhängigkeit von der Körperlage, jedoch läßt sich immerhin deutlich feststellen — namentlich Küstner hat darüber ausführliche Untersuchungen angestellt —, daß bei der stehenden Frau durch den Druck der Eingeweidelast und wie wir hinzufügen möchten, durch einen erhöhten Tonus des Beckenbodens die normale Anteversio-flexio stärker ausgeprägt erscheint als bei der in bequemer Haltung zurückgelehnten oder liegenden Frau. Gewisse individuelle Unterschiede dürften ebensowohl von dem Tonus der gesamten

---

[1] Vgl. dazu S. 707.

Rumpfblasenwand wie des Uterushebels selbst abhängig sein. Niemals beobachtet man aber unter streng physiologischen Verhältnissen ein Herübersinken des Uterus in die Retroversiohaltung selbst nach tagelang eingehaltener Bettruhe. Noch geringer ist im allgemeinen der Einfluß der Seitenlage. Einzig eine stärkere Füllung des absteigenden Flexurschenkels und des Rectums ruft nicht selten eine Lateriversio des Uterus hervor, gelegentlich verbunden mit einer leichten Rotation um seine Längsachse. Sehr ausgeprägte Bewegungen dieser Art möchten wir nicht mehr als streng normal auffassen.

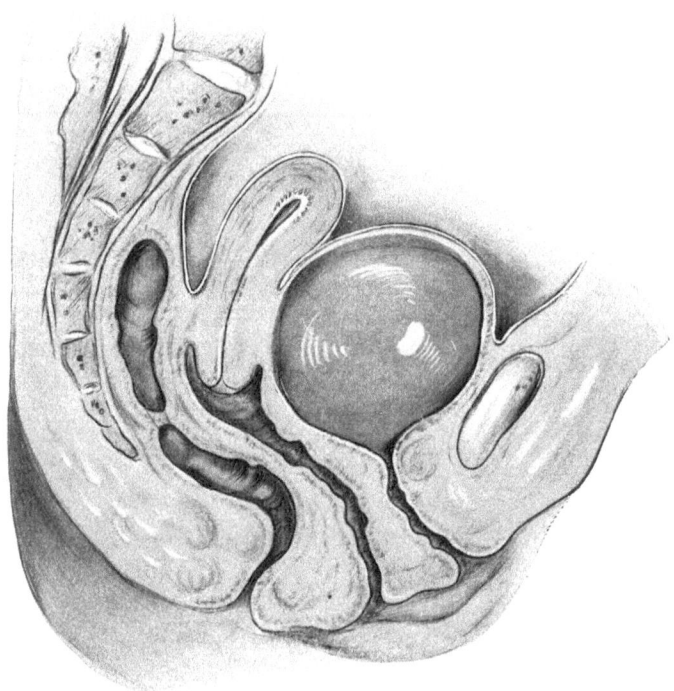

Abb. 24. Retroposition und geringe Elevation des Uterus bei starker Füllung der Blase.

Die Adnexe, vor allem die Ovarien werden durch die verschiedene Körperlage normaliter nicht disloziert.

Die größten Exkursionen des Uterus werden zweifellos in Abhängigkeit von dem Füllungszustand der Blase beobachtet. Angesichts der engen funktionellen Verbindung zwischen Blasenkugel und Uterushebel ist das nicht verwunderlich (vgl. oben S. 708). Jede stärkere Füllung der Blase, die dabei der Kugelgestalt zustrebt, bedingt ein Gleiten des Fundus auf der ideellen Linie oder anders ausgedrückt, eine Vergrößerung des Anteflexionswinkels, die allerdings bei normalem Tonus des Organs niemals so weit geht, daß er etwa 180° erreicht.

Mit dieser Bewegung um eine Querachse ist häufig, wenn auch durchaus nicht konstant, eine geringe Elevation des gesamten Uterus verbunden, an der natürlich die Tuben teilnehmen, während die Ovarien nur bei dem höchsten Grade der Blasenfüllung aus ihrer normalen Lage in der Fossa ovarica herausgehoben werden. Bei der normalen Nullipara beobachtet man gewöhnlich nur die Vergrößerung des Anteflexionswinkels und eine Retroposition des Organs (Abb. 24), während bei Multiparen mit schlaffer, langer Scheide und schlaffen Ligg. rotunda die Elevation manchmal deutlich in Erscheinung tritt. Der Zusammenhalt zwischen Blase und Uterus bleibt de norma auch bei den höchsten Graden der Blasenfüllung erhalten, so daß selbst bei der liegenden Frau niemals Darmschlingen in die Excavatio vesico-uterina eindringen können. Bei den höchsten Graden der Blasenfüllung wird schon durch die seitliche Spannung der Ligg. lata der Uterus fest an die Blase angeschlossen, ebenso wie bei der Blasenentleerung der Uterushebel infolge seines Eigentonus, unterstützt durch die vis a tergo der nachdrängenden Eingeweidesäule, den Anschluß an die Blase in keinem Moment verliert.

In gewissem Sinne gegensinnig, zum Teil aber auch gleichsinnig wirkt eine starke Füllung der Ampulla recti; durch eine Ansammlung von festen Kotballen in dieser wird der Uterus in toto etwas gehoben. Geht die Füllung des Rectums über die Ampulle hinaus, dann kann sogar eine mäßige Antepositio des Uterus dadurch hervorgerufen werden, wobei auch der Anteflexionswinkel etwas stumpfer wird. Die Füllung der Pars pelvina recti und des absteigenden Flexurschenkels beeinflußt die Uteruslage häufig gar nicht und bewirkt lediglich eine Verdrängung der normaliter in der Excavatio recto-uterina gelegenen Darmschlingen nach oben. Gelegentlich wird eine mäßige Anteposition und Lateripositio durch Extramedianlage dieser Darmabschnitte hervorgerufen.

Sind Blase und Ampulla recti gleichzeitig stark gefüllt, dann kommt es regelmäßig zu einer deutlichen Elevation des Uterus (Abb. 25).

Alle diese Exkursionen sind ja leicht verständlich; viel schwieriger zu beantworten ist die Frage, was den Uterus und seine Anhänge nach Wegfall dieser dislozierenden Kräfte wieder in die Ausgangsstellung zurückbringt.

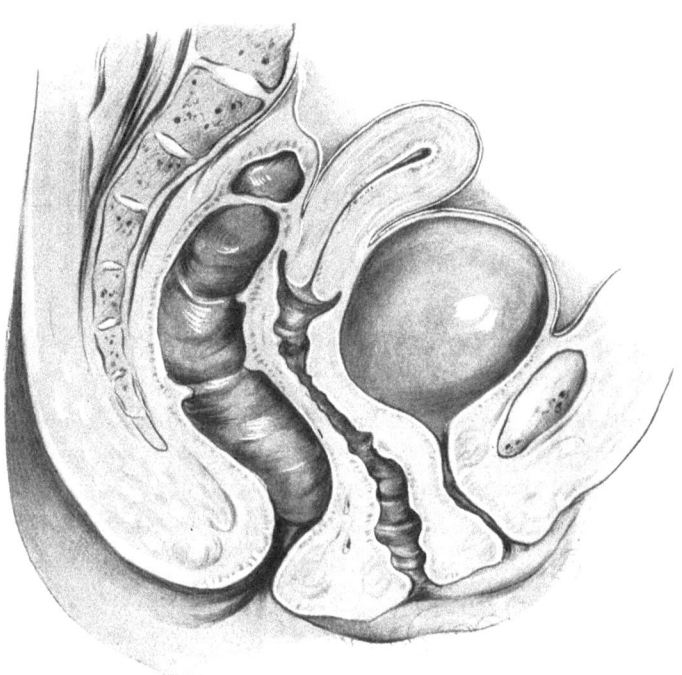

Abb. 25. Veränderung der Uteruslage — meist Retropositio und starke Elevatio — durch gleichzeitige Füllung von Rectum und Blase.

Die Antwort auf diese Frage ergibt sich einwandfrei aus den in der Einleitung angeführten mechanischen Gesetzen, vor allem aus der funktionellen Abhängigkeit des Uterushebels von der Blasenkugel unter der Voraussetzung, daß das Uterusgewebe selbst einen gewissen Eigentonus besitzt. Wir kehren damit zu einer Anschauung zurück, die schon Fritsch, Schröder sen., Doléris geäußert haben. Den Ligg. rotunda kommt dabei unseres Erachtens höchstens die Rolle einer Rücklaufbremse zu, die aber auch nur bei exzessiver Blasenfüllung in Funktion treten dürfte. Die von Hodge, B. S. Schultze und O. Küstner vertretene Meinung, daß diesen Ligamenten die Hauptwirkung bei der Rückführung des Uterus in die Ausgangsstellung zukäme, scheint nach den Experimenten und Berechnungen von v. Arx nicht mehr haltbar. Demgemäß hat auch die von O. Küstner verlangte Unterscheidung zwischen Bewegungs- und Befestigungsapparaten des Uterus keine Berechtigung mehr.

II. Abnorme Beweglichkeit des Uterus und seiner Anhänge.

Jede über die normale Exkursionsbreite hinausgehende Lageveränderung sowohl der Gebärmutter selbst wie ihrer Anhänge hat eine abnorme Beweglichkeit des inneren Genitales zur Voraussetzung. Eine Ausnahme bilden nur diejenigen Fälle, in denen es durch Tumoren, Narbenzug u. dgl. zu einer gewaltsamen Verschiebung des Organs über die normalen Grenzen hinaus kommt.

Solche abnorme Beweglichkeit wurde noch von O. Küstner ausschließlich auf Insuffizienz der Ligamentmuskulatur und zwar sowohl der in den Ligg. rotunda wie in dem Ligamentum transversum colli Mackenrodts, in den Sakrouterinligamenten verlaufenden Muskelzüge zurückgeführt. Unseres Erachtens ist diese Meinung irrig und in den meisten Fällen eine Verwechslung von Ursache und Wirkung. Wir bestreiten zwar nicht, daß Erschlaffung der Ligamente bei abnormer Beweglichkeit des Uterus sich immer findet, aber wir messen ihr ursächlich nur eine geringe Bedeutung bei. Wesentlich erscheint uns vielmehr eine Störung des Tonus der Federbrücke des Beckenbodens, wie eine Herabsetzung des Uterustonus selbst. Die erwähnte Erschlaffung der Ligamentapparate ist nur eine koordinierte, auf dieselbe Ursache zurückzuführende Erscheinung; wie überhaupt die in der abnormen Beweglichkeit zum Ausdruck kommenden Störungen des Tonus-Turgorspiels überwiegend nur Teilerscheinungen einer allgemeinen Hypotonie der quergestreiften und glatten Muskulatur darstellen. Sie ist gelegentlich Folge langwieriger erschöpfender Erkrankungen, häufiger aber Ausdruck einer allgemeinen konstitutionellen Minderwertigkeit des Gesamtorganismus. Demgemäß findet man die reinsten Formen von abnormer Beweglichkeit des Genitalapparates — zunächst des Uterus, an der aber die Ovarien immer teilnehmen — bei virginellen und nulliparen Individuen von asthenischem Habitus. Eine andere Kategorie stellen früher fette, im Verlaufe irgendeiner Erkrankung hochgradig abgemagerte Patientinnen dar. Demgegenüber findet sich eine auf das Genitale beschränkte abnorme Beweglichkeit bei Individuen mit ausgedehnten Geburtsverletzungen des Beckenbodens. Sie hat aber kaum selbständige Bedeutung, sondern beansprucht Interesse mehr als Vorstadium und Vorbedingung von Lageanomalien des Genitales (vgl. die folgenden Kapitel). Ebenso ist eine abnorme Beweglichkeit Voraussetzung für die Entstehung einer Hernia uteri oder ovarii.

In den meisten Fällen abnormer Beweglichkeit fällt schon bei der gynäkologischen Untersuchung die Schlaffheit der gesamten Befestigungsapparate, die Widerstandslosigkeit der Scheidengewölbe, die Nachgiebigkeit des parametranen Gewebes, der mangelhafte Eigentonus des Uterus selbst und der Beckenbodenmuskulatur auf. Seltener sind Fälle, in denen die Schlaffheit auf den Uterus beschränkt erscheint und nur aus der Leichtigkeit, mit der man ihn nach vorn, nach hinten und selbst nach der Seite umbiegen kann, erkennbar ist.

Während diese letztgenannten Fälle kaum jemals irgendwelche auf die abnorme Beweglichkeit zu beziehenden Klagen vorzubringen haben, findet man unter den Patientinnen der ersten Kategorie nicht nur Individuen, die über ähnliche Beschwerden wie Prolapsträgerinnen, über sog. Senkungsbeschwerden, zu klagen haben (vgl. später), sondern man beobachtet oft auch eine Fülle anderer Klagen, die nur bei genauer Durchforschung als Symptome allgemeiner Enteroptose sich herausstellen. Des besseren Zusammenhanges wegen wollen wir aber die Enteroptosefrage erst in einem späteren Kapitel besprechen. Die namentlich in der zweiten Hälfte des Weltkrieges und in der Nachkriegszeit in Deutschland und Österreich vielfach beobachteten Fälle von „Prolapsgefühl ohne Prolaps" gehören hierher. Es handelte sich fast ausschließlich um unterernährte Asthenikerinnen oder infolge der Nahrungsmittelnot rapid abgemagerte Individuen. Eine mehrfach beobachtete neurotische Komponente möchten wir als koordinierte Folge derselben Ursache ansehen.

Eine Behandlung der abnormen Beweglichkeit des Uterus und der Adnexe ist natürlich nur notwendig in Fällen, in denen dadurch Beschwerden hervorgerufen werden. Sie besteht in auf allgemeine Ertüchtigung der Binde- und Stützapparate des Organismus gerichteten Maßnahmen, unter denen Gymnastik, sorgfältige Vorschriften zur allgemeinen Körperhygiene und kräftige Ernährung die Hauptrolle spielen. Bandagen und Korsettbehandlung sind nur notwendig, wenn die Symptome allgemeiner Enteroptose stark hervortreten. Eine Pessartherapie zur Stützung des Genitales hat nur Sinn und Zweck, wenn gerade Senkungsbeschwerden im Vordergrund der Klagen stehen.

III. Herabgesetzte Beweglichkeit der Genitalorgane.

Wir müssen hier Uterus und Adnexe getrennt behandeln, da die Herabsetzung der Beweglichkeit häufig nur einen Teil des Genitalapparates betrifft.

a) Uterus.

Wir möchten die verschiedenen unter diesem Sammelnamen zusammenzufassenden Prozesse und Zustände schärfer trennen und unterscheiden: 1. die Winkelsteifigkeit des Uterus und 2. abnorme Fixation des ganzen Organs.

1. Winkelsteifigkeit, d. h. eine mangelhafte Fähigkeit des Uterus, den Anteflexions- oder auch Retroflexionswinkel entsprechend der wechselnden Füllung der Nachbarorgane, Blase und Rectum, zu verändern, kann sowohl auf angeborenen wie erworbenen Veränderungen beruhen.

In die erste Kategorie von Fällen gehören jene über Dysmenorrhöe klagenden virginellen Personen oder auch daneben noch wegen Sterilität Hilfe suchenden Nulliparen mit kleinem, hartem, meist sogar spitz anteflektiertem Uterus, der schon bei der Betastung durch seine derbe Konsistenz und mangelhafte Flexibilität auffällt. Es handelt sich dabei um denselben Zustand, der in der Literatur vielfach als „pathologische Anteversioflexio", von anderen als „angeborene Atrophie" bezeichnet und von Bossi als „schneckenförmiger Uterus" beschrieben wurde (Abb. 26).

Die zapfenförmige, manchmal geradezu rüsselförmige kurze Portio steht in der Richtung der Scheide, die gewöhnlich eng und straff erscheint. Nicht selten ist der kleine, spitz anteflektierte Uterus in toto etwas retroponiert, so daß das Korpus nur den hintersten Teil der Blase bedeckt (Abb. 26).

Selten findet sich die Winkelsteifigkeit bei den infantilen Uteri mit langem, starrem Collum und demgegenüber kurzen Korpus. In der Mehrzahl der Fälle zeichnen sich diese

Uteri durch große Flexibilität an der Grenze zwischen dem derben Collum und dem dünnen weichen Korpus aus.

Über die Ätiologie des eigenartigen Zustandes ist nichts weiter bekannt, als daß es sich sicher um eine Entwicklungsanomalie handelt. Ob dabei eine abnorme Verteilung von Muskulatur, Binde- und elastischem Gewebe in der Uterussubstanz selbst eine Rolle spielt, wissen wir nicht. Als sicher darf angenommen werden, daß eine Hypofunktion der Ovarien eine recht bedeutsame Rolle spielt. Dabei kann es sich um eine schon in der Anlage begründete Insuffizienz der Keimdrüsen oder aber auch um eine erworbene Hypofunktion handeln, für die vermutlich die Infektionskrankheiten des Kindesalters eine bedeutsame Rolle spielen. Von anderer Seite werden auch chronische Entzündungen, namentlich lymphangitische Prozesse in den Sakrouterinligamenten, wie sie im Anschluß an einen Cervicalkatarrh oder ungeschickte Thure-Brandtsche Massage entstehen, für den Zustand angeschuldigt. Unseres Erachtens trifft das für die reinen Fälle nicht zu. Es wäre auch schwer einzusehen, daß die Kleinheit und spitzwinklige Anteflexion des Uterus mit der durch lymphangitische Prozesse in den Sakrouterinligamenten bedingten Retroposition des Organs zu tun haben sollte.

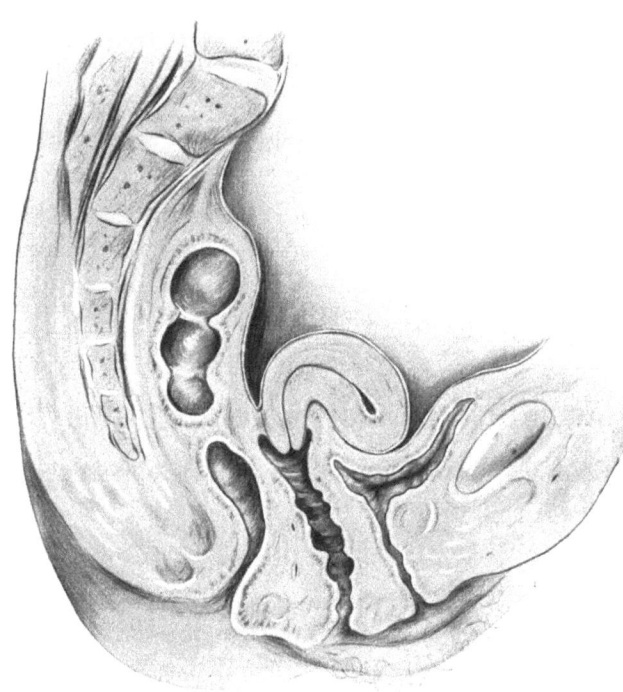

Abb. 26. Spitzwinklige Anteflexio.

Unter den Symptomen spielt, wie schon erwähnt, gewöhnlich die Dysmenorrhöe, bei den Nulliparen die Sterilität die Hauptrolle. Von Menstruationsstörungen werden häufig Oligo- und Polymenorrhöe beobachtet. Nicht selten klagen diese Individuen auch über Fluor und weisen einen minderen Reinheitsgrad ihrer Scheidenflora auf. Alle diese Symptome passen gut zu dem Bilde der primären oder erworbenen Ovarialinsuffizienz. Sonstige Symptome wie allgemeine Schlaffheit, leichte Ermüdbarkeit, Neigung zu Kopfschmerzen, Ziehen im Unterleib, im Kreuz, Druck auf die Blase und den Mastdarm, sind wohl nur als Symptome allgemeiner konstitutioneller Minderwertigkeit, speziell einer Asthenie des Nervensystems zu deuten.

Die Diagnose ergibt sich aus dem genitalen Tastbefund, wobei natürlich auf die Abwesenheit entzündlicher Veränderungen großes Gewicht zu legen ist.

Therapeutisch ist auf Hebung des allgemeinen Körperzustandes großes Gewicht zu legen, rein genital in erster Linie eine Besserung der Ovarialfunktion anzustreben. Diesem letzteren Zweck dient vor allem die Reizabrasio, die oft auch schon durch die Polymenorrhöe indiziert erscheint, wobei eine ausgiebige Dilatation zur Beseitigung der Dysmenorrhöe noch als wünschenswerter Nebeneffekt in Frage kommt. Daneben wenden wir gern eine Reizbestrahlung der Ovarien an und lassen, namentlich bei Individuen mit Oligomenorrhöe, Menformon in großen Dosen (dreimal täglich zwei Tabletten) monatelang nehmen. Reicht das für den gewünschten Erfolg nicht aus, dann injiziere man nebenher noch zweimal wöchentlich Keimdrüsenhormon in Form von Follikulin oder Hormovar. Sehr günstigen Einfluß hat auch die Diathermie. Bei verheirateten sterilen Frauen fügen wir zur Dilatation, Reizabrasio noch die Chrobaksche Discision der hinteren Muttermundslippe, von der wir zur Beförderung der Konzeption gerade bei diesen Fällen recht gute Resultate gesehen haben. Die Schwangerschaft bedeutet für derartige Individuen, wo sie erreicht werden kann, das beste Heilmittel. Sexualverkehr wirkt an sich bei normaler Libido gewöhnlich günstig, häufig aber versagt diese Maßnahme infolge mangelhafter Libido oder ausgesprochener Dyspareunie.

Über Winkelsteifigkeit des retroflektierten Uterus siehe das Kapitel Retroflexio.

2. Abnorme Fixation des ganzen Uterus kann mit oder ohne gleichzeitiger Winkelsteifheit bestehen. Sie ist regelmäßig ein erworbener Zustand. Auch bei einer ganzen Reihe von Lageveränderungen, namentlich soweit sie durch Tumoren und entzündliche Prozesse hervorgerufen werden, ist die Fixation des Organs in der veränderten Lage oft bedeutsamer für die Beschwerden als die Lageveränderung selbst; ja es hat O. Küstner zweifellos recht, wenn er betont, daß selbst diejenigen Lageveränderungen, die ihrerseits Folge einer abnormen Beweglichkeit des Uterus sind, wie Retroflexio und Prolaps, „in ihrer Art Formen beschränkter Beweglichkeit" darstellen. Selbst bei erhaltener oder vergrößerter passiver Beweglichkeit ist für die Beschwerden mindestens die Aufhebung und Schwächung der aktiven Beweglichkeit und der normalen Exkursionsbreite um die Querachse sicherlich von großer Bedeutung. Am häufigsten handelt es sich bei Fixation des Uterus um die Folge entzündlicher Prozesse in seiner Umgebung, gleichgültig, ob sie intra- oder extraperitoneal lokalisiert waren. Narbenstränge setzen die Beweglichkeit des Uterus nach der entgegengesetzten Seite herab; darauf wird in den nächsten Kapiteln noch mehrfach zurückzukommen sein.

Ob besondere Symptome durch die Fixation des Uterus hervorgerufen werden, ist schwer zu entscheiden, da sie allzumeist durch die Symptome des veranlassenden Leidens überdeckt sind. Demgemäß ist die pathologische Fixation unseres Erachtens auch niemals eo ipso Objekt der Therapie.

b) **Fixation der Tuben und der Ovarien**

findet sich ein- oder doppelseitig mit oder ohne begleitende Fixation des Uterus. Am häufigsten wird die Fixation sämtlicher drei Organe durch entzündliche Prozesse hervorgerufen. Tumorbildung spielt demgegenüber eine wesentlich geringere Rolle. Die Fixation oder Herabsetzung der Beweglichkeit der Ovarien (wie der Tuben) kann nicht als selbständiges Krankheitsbild gewertet werden und bedarf als solche auch keiner Behandlung. Maßgebend für die Wertung eventueller Symptome wie für die einzuschlagende Therapie ist immer das veranlassende Leiden.

B. Lageveränderungen.

Abgesehen von der Stieldrehung der Adnexe, die eine gewisse selbständige Bedeutung beansprucht, werden die genitalen Lageveränderungen beherrscht durch Veränderungen der Uteruslage. Wir wollen in den folgenden Kapiteln die Lageanomalien des Uterus und die davon abhängigen Lageveränderungen der Adnexe, der Scheide (und extragenitalen Nachbarorgane des Uterus) in Zusammenhang mit den jeweiligen Veränderungen der Uteruslage behandeln.

I. Elevation.

Wir fassen unter diesem Terminus zweierlei Vorgänge zusammen, deren Mechanik nicht ganz gleich ist, nämlich 1. die Verdrängung des an sich unveränderten Organes nach oben und 2. die Erhebung des Fundus oder anderer Teile des Uterus über das normale Niveau, wobei aber eine Vergrößerung des gesamten Organes die Hauptrolle spielt und die Portio gar nicht oder in geringem Maße über die Spinalebene sich erhebt. Elevatio sensu strictiori ist nur der erste Vorgang, am reinsten zu beobachten, wenn der Uterus durch irgendwelche unterhalb von ihm sich ausbreitende Tumoren, Exsudate und ähnliches verdrängt wird. Klassisch in diesem Sinne ist die Elevatio uteri, die infolge eines allmählich sich vergrößernden Hämatokolpos bei der Atresia hymenalis und retrohymenalis bzw. vaginalis nach Eintritt der Pubertät sich herausstellt. Der Grad der Elevation ist natürlich ganz abhängig von der Menge des bis zur Inanspruchnahme fachärztlichen Rates angesammelten Menstrualblutes

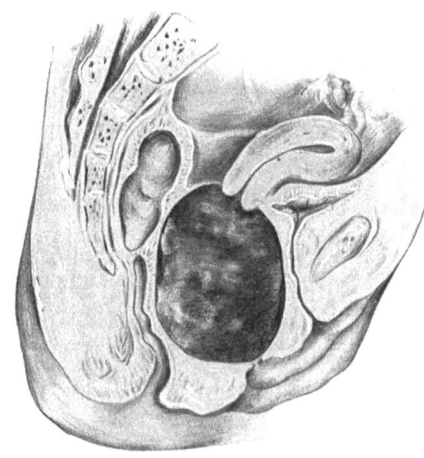

Abb. 27. Atresia vaginae retrohymenalis mit Hämatokolpos im Sagittalschnitt.
(Aus Jaschke-Pankow, Lehrb. d. Gynäkol. 3./4. Aufl. Julius Springer, Berlin 1923.)

bzw. der Weitbarkeit des über dem Verschluß noch zur Verfügung stehenden Scheidenabschnittes. Das ist namentlich zu berücksichtigen bei den Fällen, in denen die Atresia vaginalis erst später — etwa im Gefolge einer schweren Infektionskrankheit, ausgedehnter Druckgangrän als Folge schwerer Geburten und ähnliches — erworben wurde. Es macht dabei im Prinzip keinen Unterschied, ob die Elevation den selbst noch unveränderten Uterus betrifft (Abb. 27) oder dieser infolge gleichzeitiger Hämatocervix oder gar allgemeiner Hämatometra auch eine mehr minder weitgehende Gestaltveränderung erlitten hatte (Abb. 28).

Genau wie in dem angezogenen Beispiel die Blutansammlung in der Scheide wirkt jede beliebige Tumorbildung, gleichgültig ob blastogener oder entzündlicher Natur, die primär unter dem Niveau der Portio entsteht oder sekundär dahier sich ausbreitet. So beobachtet man die Elevatio uteri bei Beckenzellgewebsinfiltraten entzündlicher oder carcinomatöser Natur. Relativ häufiger wird sie sekundär durch Ovarialtumoren bedingt, die ursprünglich hinter dem Uterus gelegen, diesen zunächst anteponieren und erst, wenn sie bei weiterem Wachstum im Becken eingekeilt werden, den Uterus auch elevieren. So gut wie regelmäßig sind derartige Tumoren infolge von Stieldrehung, Vereiterung usw. im Becken adhärent, so daß wahrscheinlich diese Fixation für die Elevation des Uterus das eigentlich maßgebende Moment ist, zumal wir wissen, daß nicht fixierte Ovarialtumoren in der Regel bauchwärts aufsteigen, sobald sie eine gewisse Größe überschritten haben. Auch seitlich vom Uterus entwickelte Tumoren oder Exsudate vermögen unter Umständen unter gleichzeitiger Lateripositio-Versio den Uterus zu elevieren. Eine seltenere Ursache starker Elevation (und gleichzeitiger Anteposition) des Uterus stellen subperitoneale Myome dar (Abb. 29).

In die zweite Gruppe möchten wir alle die Fälle rechnen, in denen der Uterus wesentlich deshalb eleviert erscheint, weil er in toto zu groß geworden ist, um im kleinen Becken Platz zu finden. Dabei hat die Portio zwar auch ihren

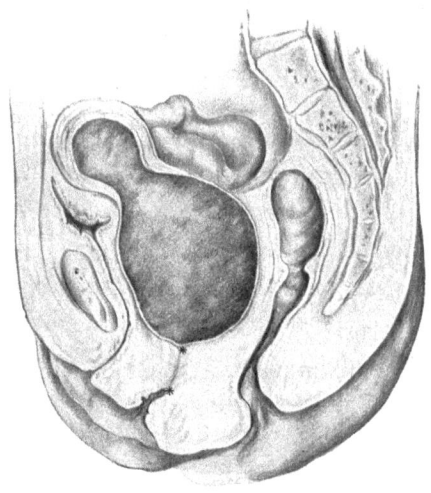

Abb. 28. Erworbene Atresia vaginae partialis mit Hämatosalpinx, Hämatometra und partiellem Hämatokolpos. Zwischen den beiden * die atretisch gewordene Scheidenpartie. (Aus Jaschke-Pankow.)

normalen Platz vielfach verlassen, ihre Elevation ist aber im Verhältnis zum Stand des Fundus unbedeutend. Das klassische Beispiel für diese Art der Elevation ist der gravide Uterus, namentlich der späteren Monate. Genau dasselbe bewirken die gleichmäßigen oder ungleichmäßigen Vergrößerungen des Uterus durch Myomatosis (Abb. 34). Je nach dem Sitz des oder der Tumoren handelt es sich dabei um ein einfaches Höhersteigen des Fundus des vergrößerten Organes oder auch — das trifft für manche Fälle von Cervixmyom, in die Scheide geborene große submuköse Tumoren zu — um eine richtige Elevatio. Bei intraligamentärer Myomentwicklung ist ganz gewöhnlich eine Lateripositio und -versio uteri mit der Elevation verbunden.

Schließlich sei noch die artefizielle Elevatio uteri nach ventrofixierenden Operationen erwähnt.

Besondere Symptome werden durch die Elevation des Uterus als solche nicht hervorgerufen. Vielmehr hat man nur mit Symptomen

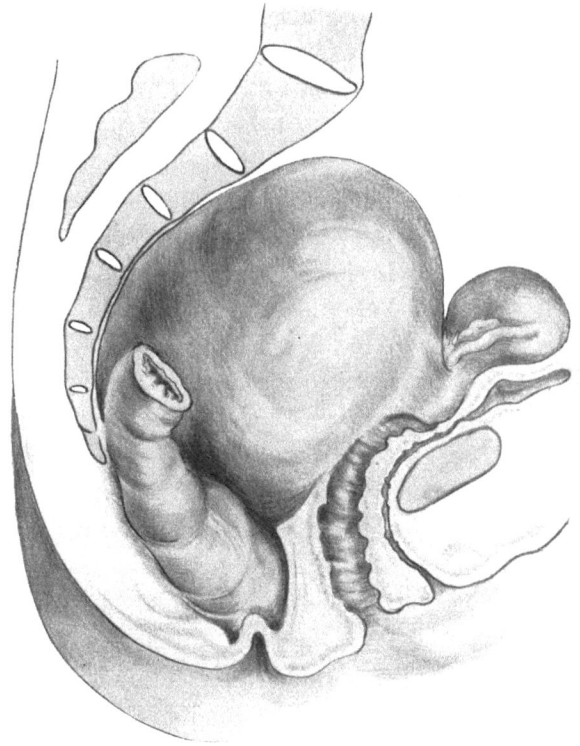

Abb. 29. Elevatio und Antepositio uteri durch Entwicklung eines großen subperitonealen Myoms der Hinterwand. (Fall von Weibel.)

der auch die Elevation veranlassenden Grundkrankheit, im wesentlichen Verdrängungserscheinungen, Druck im Becken, schmerzhaftem Ziehen bei komplizierenden Adhäsionen und ähnlichem zu rechnen. Am häufigsten sind noch mit der Elevation Störungen der Miktion in Zusammenhang zu bringen, da bei hochgradiger Elevation von Cervix und Isthmus uteri auch die Blase mit hochgezogen wird, die dadurch unter Umständen eine derartige Verzerrung erfährt, daß die Miktion erschwert wird. Große, die Scheide ausfüllende Tumoren können durch Kompression der Urethra oder des Blasenhalses sogar zu dem Bilde der Ischuria paradoxa führen.

Die Diagnose der Elevatio uteri gründet sich in einem Teil der Fälle auf den direkten Tastbefund, in anderen Fällen — umfängliche Tumorbildung, stark gespannte Hämatosalpingen, ausgedehnte Beckenzellgewebsexsudate — wird sie oft nur aus dem übrigen gesamten Tastbefund erschlossen. Das ist um so bedeutungsloser, als ja die Elevation des Uterus bei all diesen Zuständen besondere Beachtung kaum verlangt. Demgemäß erheischt sie, von seltenen Ausnahmen abgesehen (vgl. oben), keine Therapie, die vielmehr nur durch das veranlassende Grundleiden vorgeschrieben wird.

Von einer

II. Antepositio uteri

spricht man dann, wenn der Uterus in toto nach der vorderen Beckenwand zu verschoben ist, gleichgültig welche Lage er sonst einnimmt.

Eine geringe physiologische Antepositio wird vorübergehend durch die die Ampulla recti passierende Fäkalsäule erzeugt. Gewissermaßen den Übergang zur Pathologie stellen jene höheren und auch länger bestehenden Grade von Antepositio dar, die man bei der hochgradigen proktogenen Koprostase namentlich junger Mädchen nicht ganz selten zu beobachten Gelegenheit hat [1].

Von sonstigen Ursachen der Antepositio uteri nennen wir Tumoren, Exsudate, Blut- und Flüssigkeitsergüsse in die Beckenhöhle. Am häufigsten sind es doppelseitige Pyo- und Hydrosalpingen, nächstdem Faustgröße nicht überschreitende Ovarialtumoren, welche den Raum hinter dem Uterus beanspruchend, diesen zum Ausweichen nach vorn zwingen. Bei Einseitigkeit des Prozesses erfährt dabei der Uterus häufig gleichzeitig noch eine Verdrängung nach der Seite und gelegentlich eine leichte Drehung um seine Längsachse. Bei gut beweglichem, langem Stiel wird dabei die Vorderfläche des Uterus meist nach der von der erkrankten abliegenden Seite, durch kurzgestielte fixierte Tumoren öfters aber auch etwas nach der erkrankten Seite gewendet. Das sind aber Nebensächlichkeiten, die nur der Vollständigkeit halber erwähnt seien.

Am typischsten ist vielleicht die Antepositio uteri die durch eine Haematocele retrouterina oder durch einen Douglasabsceß, seltener durch tuberkulösen Ascites oder ähnliches hervorgerufen wird.

Seltener wird durch im Anschluß an die Sakrouterinligamente sich ausbreitende pelveocellulitische Exsudate eine Antepositio uteri erzeugt. Das ist zumeist nur im akuten Stadium bei Neigung zu Abscedierung und Senkung ins Septum rectovaginale der Fall, während späterhin durch Schrumpfung eine gegensinnige Verschiebung des Uterus (vgl. S. 730) Platz greift.

---

[1] Näheres darüber bei Strauß: Erkrankungen des Rectums und des Sigmoideum. Berlin-Wien 1922.

Relativ oft beobachten wir ausgesprochene Anteposition des Uterus bei Ovarialcarcinomen, die schon im Beckenbindegewebe Metastasen gemacht hatten.

Sehr selten ist die Antepositio uteri durch ein sehr umfangreiches Carcinoma recti, eine Beckenniere, ein Megasigmoideum bedingt.

Eine partielle Antepositio erfährt der Uterus durch subperitoneal entwickelte Cervixmyome, überhaupt durch den Fundus und oberes Korpus freilassende, nach hinten ausladende Myome (Abb. 30).

Eine klinische Dignität kommt der Antepositio uteri neben dem veranlassenden Leiden erst dann zu, wenn sie so hohe Grade erreicht, daß durch Verziehung der Blase oder gar Kompression des Blasenhalses Miktionsstörungen erzeugt werden. Die Frauen klagen zunächst über häufigeren, schmerzhaften Harndrang mit Entleerung nur kleiner Urinportionen. Kommt es gar zur Kompression mit mehr oder minder vollständigem Verschluß des Blasenhalses, dann kann die Entleerung der Blase zeitweilig unmöglich werden und das Bild der Ischuria paradoxa mit allen sonstigen Folgen der Harnstauung (Cystitis, Gangrän der Blase, Ruptur, Harninfiltration, Sepsis) eintreten, genau wie bei der Retroflexio uteri gravidi incarcerata (vgl. S. 822 ff.).

Am frühesten treten Miktionsstörungen bei solchen Fällen von Anteposition ein, bei denen der Uterus gleichzeitig stark

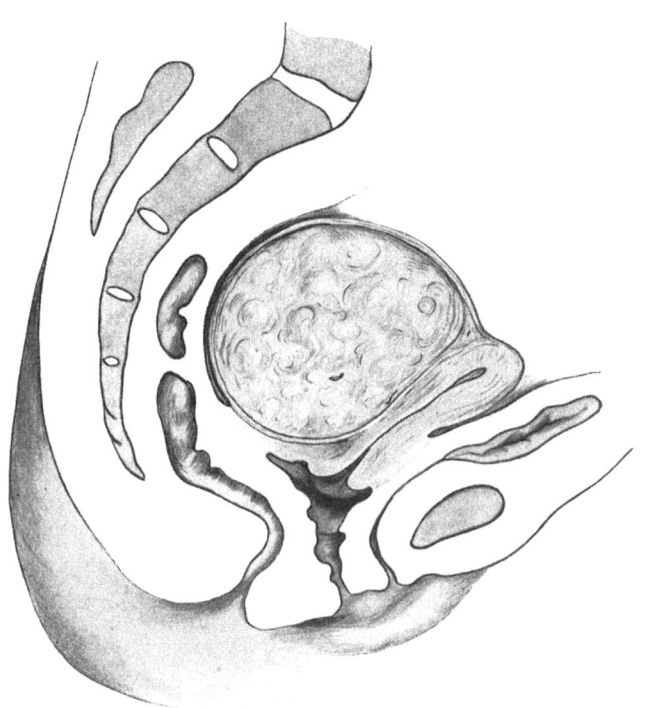

Abb. 30. Antepositio uteri durch großes Myom der Hinterwand.

eleviert ist. Im ganzen handelt es sich dabei aber immer um seltene Ausnahmefälle. Denn allzumeist führen schon die durch das veranlassende Grundleiden ausgelösten Beschwerden zum Arzt zu einem Zeitpunkt, wo ernstere Miktionsbeschwerden noch nicht bestehen.

Im übrigen sind die klinischen Erscheinungen wesentlich durch die Grundkrankheit bestimmt und demgemäß wechselnd. Darauf brauchen wir nicht einzugehen und verweisen auf die einschlägigen Kapitel dieses Handbuches.

Die Diagnose der Antepositio stützt sich — nach Entleerung der Blase — einzig auf den Tastbefund. Sie gelingt einem geübten Untersucher fast regelmäßig; im Notfall, d. h. bei ungünstigen Betastungsverhältnissen muß die Narkoseuntersuchung herangezogen werden. Hüten muß man sich nur vor dem häufig vorkommenden Irrtum, aus der Anteposition und evtl. Elevation der Portio falschen Verdacht zu schöpfen und einen retrouterinen

Tumor für das retroflektierte vergrößerte Corpus uteri zu halten, was dann verhängnisvoll sein könnte, wenn forcierte Aufrichtungsversuche angeschlossen würden.

Die Prognose richtet sich nach dem Grundleiden, kann in schweren Fällen allerdings beherrscht werden von der Blasenerkrankung.

Auch die Therapie wird im allgemeinen keine andere Aufgabe haben, als das Grundleiden zu beseitigen und eventuellen Komplikationen von seiten der Blase gebührende Aufmerksamkeit zu schenken.

III. Retropositio uteri

als Gegenstück der Antepositio wird innerhalb physiologischer Grenzen durch die gefüllte Blase bei leerem Darm (Abb. 24), unter pathologischen Verhältnissen durch die verschiedensten vor dem Uterus sich bildenden Tumoren, seien es nun Blastome, Blutergüsse, Exsudate, große Blasensteine usw. erzeugt. Andererseits kommen dafür auch retrouterine Exsudate im Stadium der Schrumpfung in Frage; sie ziehen den Uterus nach hinten und können ihn in dieser Lage fixieren (Abb. 31).

Unter den anteuterinen Tumoren, welche zur Retroposition führen, spielen die Hauptrolle Ovarialtumoren, unter diesen wieder mit einer gewissen Regelmäßigkeit Dermoidcysten bis etwa Faustgröße. Noch größere Ovarialtumoren zwingen den Uterus häufig in Retroversion.

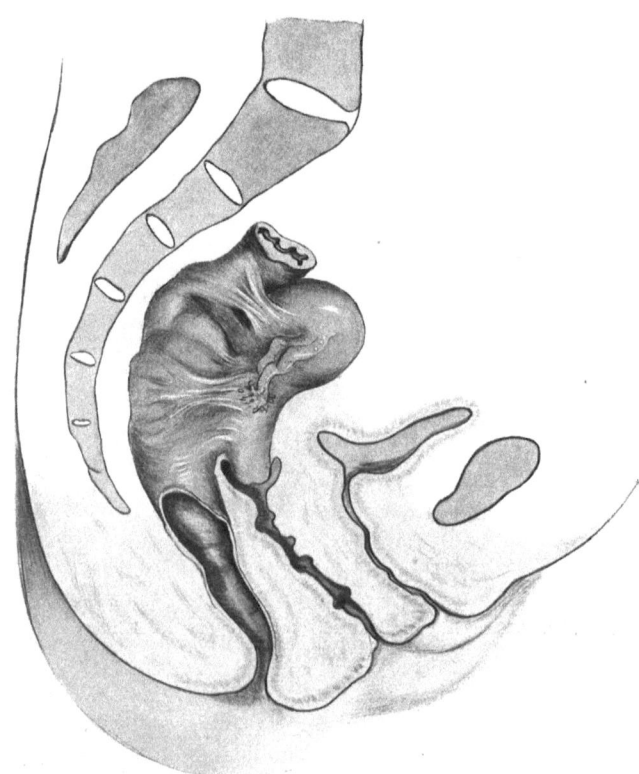

Abb. 31. Retropositio uteri durch pelviperitonitische Adhäsionsstränge.

Von entzündlichen Prozessen sind es vor allem pelveocellulitische Exsudate, die in dem paravesicalen und antecervicalen Raum sich ausbreitend, den Uterus zwingen, nach hinten auszuweichen. Andererseits können schrumpfende Exsudate in den Sakrouterinligamenten denselben Effekt haben. Auch intraperitoneale, hinter dem Uterus gelegene Exsudate oder sich organisierende Hämatocelen können im Stadium der Resorption derbe Schwarten bilden, die den Uterus in toto nach hinten ziehen und mit der rückwärtigen Absceß- bzw. Hämatocelenwand verlöten (Pachyperimetritis posterior). Ähnliches kann auch durch zwischen Rectum bzw. Flexura sigmoidea und parietalem Peritoneum der seitlichen Beckenwand einerseits, Uterusserosa und Adnexen andererseits als Residuen einer abgelaufenen Pelveoperitonitis sich ausbildende Adhäsionsmembranen und Stränge erzeugt werden.

Anteuterine Hämatocelen oder gar umfängliche Blasentumoren mit Peri- und Paracystitis sind selten Ursache einer Retropositio uteri. Küstner hat einen derartigen Fall beschrieben. Eine partielle Retroposition des Uterus wird durch alle nach vorne aus seiner Substanz sich entwickelnden Myome erzwungen, unter denen namentlich die subperitonealen Bedeutung haben.

Von charakteristischen Symptomen der Retropositio uteri kann man nicht sprechen, ja es scheint durchaus zweifelhaft, ob irgendwelche bei retroponiertem Uterus uns begegnenden Klagen überhaupt etwas mit dieser Lageveränderung zu tun haben und nicht ausschließlich durch komplizierende Adhäsionen, Schwartenbildungen, schrumpfende Narben oder einen die Retroposition erzwingenden Tumor bedingt sind. Selbst die nicht selten geklagte Erschwerung oder Schmerzhaftigkeit der Defäkation dürfte viel mehr von Verlötungen zwischen Uterus und Darm als von der Uteruslage als solcher abhängig sein, da bei freier Beweglichkeit beider Organe der Darm ja Gelegenheit hat, nach der Seite auszuweichen. Kreuzschmerzen, nicht selten in das eine oder beide Beine ausstrahlend oder nach den Unterbauchseiten sich fortsetzend, haben sicherlich nichts mit der Retroposition des Uterus als solcher zu tun, sondern sind lediglich abhängig von den oben geschilderten Adhäsionen oder Schwartenbildungen. Daß in dem nervenreichen Beckenzellgewebe sich etablierende schrumpfende Narben zu solchen Beschwerden Veranlassung geben, ist ja allgemein bekannt.

Ist die Retroposition durch anteuterine Tumoren bedingt, dann stehen häufig Blasenbeschwerden im Vordergrunde, genau wie bei der Anteposition, nur mit dem Unterschied, daß hier an Stelle des nach vorn gedrängten Uterus der Tumor sie auslöst. Besonders bei subperitonealen, vor dem Uterus sich entwickelnden Myomen sind Blasenbeschwerden meist das erste Symptom, das die Patientin veranlaßt, ärztliche Hilfe zu suchen.

Die Diagnose stützt sich auf den Tastbefund und ist unter Zuhilfenahme der rectalen und rectovaginalen Untersuchung wohl stets möglich.

Die Prognose ist quoad valitudinem bestimmt von dem Grundleiden, hinsichtlich der Beschwerdefreiheit sehr wesentlich abhängig von der richtigen Wahl der

Therapie,

die unter vorsichtiger Abwägung aller Umstände gewählt werden muß. Es ist selbstverständlich, daß man Neubildungen, die zu Verdrängungserscheinungen geführt haben, operativ behandeln wird. Dasselbe gilt von einer Haematocele anteuterina. Dagegen wird in all den anderen oben erwähnten Beispielen die operative Therapie nur das ultimum refugium darstellen dürfen und erst einzusetzen haben, wenn alle konservativen Behandlungsverfahren (Hydro-, Balneotherapie, ganz besonders auch die Diathermie) versagt haben. Vor einer voreiligen Operation möchten wir um so mehr warnen, als derartige Eingriffe, wenn sie ihren Zweck erfüllen sollen, unter Umständen recht große Erfahrung und technisches Geschick erfordern. Denn meist wird die Aufgabe so gestellt sein, daß mehr oder minder ausgebreitete Adhäsionen zu beseitigen und die danach zurückbleibenden Rauhigkeiten und Wunden an der Serosa nicht nur des Uterus und anderer Beckenorgane, sondern häufig auch noch benachbarter Darmschlingen, hier besonders wieder am Mesenterium der Flexur so zu versorgen sind, daß neue Verwachsungen sich nicht bilden können.

Den ersten Teil der Aufgabe zu lösen fühlen sich viele berufen, die dem zweiten Teil durchaus nicht gewachsen sind, wobei nach einem rasch vorübergehenden Erfolg neue, oft heftigere Beschwerden der Patientin resultieren. Wie im einzelnen Falle die Aufgabe, überall glatte Serosaflächen zu schaffen, zu lösen ist, dafür lassen sich allgemeine Vorschriften nicht aufstellen. Jedoch möchten wir an dieser Stelle ganz besonders auf die außerordentlich günstigen Erfahrungen hinweisen, welche wir mit der Transplantation von Netzlappen auf anders nicht zu beseitigende Serosadefekte und Rauhigkeiten erzielt haben.

IV. Lateripositio uteri.

Geringste Grade von Lateripositio findet man auch bei der Untersuchung genitalgesunder Individuen nicht selten. Für die Sinistropositio wird dabei von O. Küstner eine an sich normale Verkürzung der hinteren Partien des linken Ligamentum latum verantwortlich gemacht. Wir haben uns bei sonst streng normalen Verhältnissen davon nie zu überzeugen vermocht und sehen vielmehr ganz geringfügige Seitenverschiebung des Uterus bei sonst normalem Genitale durch Lagevariationen des Rectums bedingt an. Irgendeine praktische Bedeutung kommt ihnen nicht zu. In dem von Küstner angezogenen

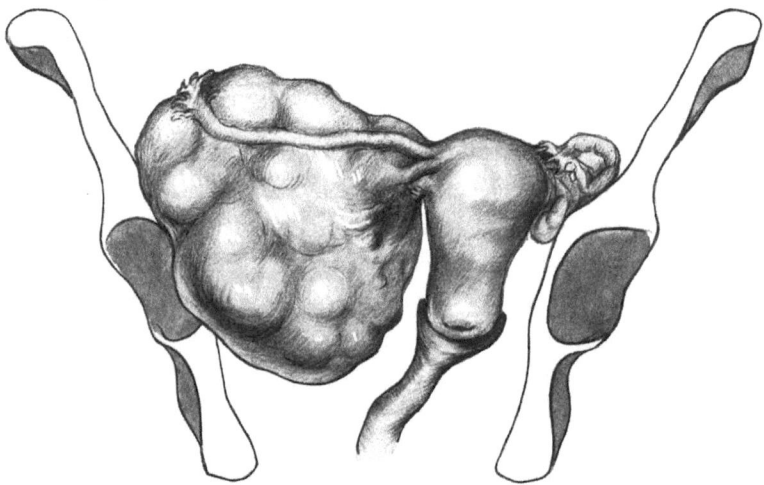

Abb. 32. Lateripositio, hier Sinistropositio uteri durch rechtsseitigen Ovarialtumor.

Falle handelt es sich unseres Erachtens nicht mehr um völlig normale Verhältnisse, sondern wir möchten nach immer wieder durch die Autopsie bestätigten Erfahrungen glauben, daß diese Verkürzung der hinteren Partie des linken Ligamentum latum bedingt ist durch perisigmoidale Adhäsionen, die mit ganz besonderer Vorliebe zwischen Recessus intersigmoideus und Ligamentum infundibulo-pelvicum sinistrum sich etablieren (Opitz u. a.) und zum großen Teil sicher Folge einer Koprostase sind. Freilich spielen noch andere Faktoren mit, so eine aus der fetalen Entwicklung sich ergebende Lokaldisposition und die ganz allgemein bei hypoplastisch-asthenischen Individuen zu beobachtende Neigung zu peritonealen Verlötungen und Adhäsionsbildungen (E. Payr).

Im übrigen wird die Lateripositio rein mechanisch erzeugt durch Tumorbildung seitlich vom Uterus (Abb. 32), gleichgültig, welches ihr Ausgangspunkt ist, gleichgültig auch, ob es sich um Neubildungen, parametrane Exsudate, entzündliche Adnextumoren, intra- oder extraperitoneale Hämatome handelt. Sobald die Anschwellung eine gewisse Größe überschreitet verdrängt sie den Uterus nach der gegenüberliegenden Seite; im Stadium der Resorption und Schrumpfung entzündlicher Exsudate kann der Uterus gegenteils nach der erkrankten Seite verzogen werden, wobei er also eine über die normale Ausgangsstelle hinausgehende Rückbewegung ausführt. Eine besondere Form der Lateripositio wird durch große Ovarialcysten erzeugt. Hier wird durch Zug am Stiel, sobald der Tumor bei bis dahin erhaltener freier Beweglichkeit so groß geworden ist, daß er in die freie Bauchhöhle aufsteigt, der Uterus nach der gleichnamigen Seite verzogen. Freilich handelt es es sich dabei nur selten um eine reine Lateripositio; vielmehr ist diese meist mit einer Lateriversio oder mit einer geringen Rotation des Uterus kombiniert.

V. Lateriversio und -flexio.

Lateriversio nennt man eine Lageveränderung des Uterus, bei der das Organ nach einer Seite geneigt ist, während die Portio an ihrer normalen Stelle bleibt oder sogar etwas

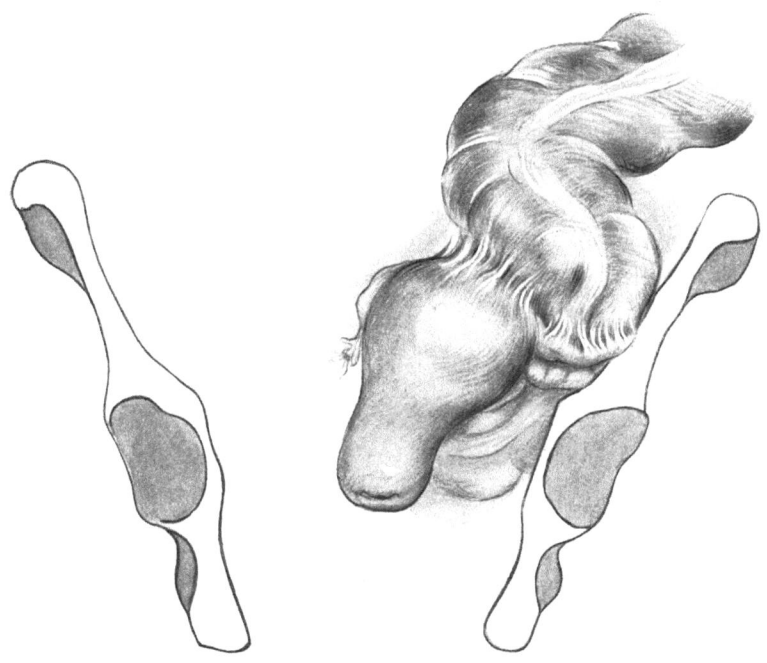

Abb. 33. Lateri-(Sinistro-)versio durch ausgedehnte perisigmoiditische Adhäsionen.

nach der entgegengesetzten Beckenhälfte ausweicht (Abb. 33). Eine echte Lateralflexion, bei der das Organ über die seitliche Kante abgebogen erscheint, kommt nur ganz ausnahmsweise beim atrophischen Uterus vor; wir erinnern uns, nur 2—3 derartige Fälle gesehen zu haben; wo man sonst an dem lateral geneigten Organ einen seitlich offenen Flexionswinkel tastet, da handelt es sich, wie O. Küstner betont, nur um eine Beugung des gleichzeitig um seine Achse rotierten Organs.

Die gewissermaßen klassische Veranlassung zur Lateriversio uteri geben schrumpfende einseitige Exsudate an der Basis des Parametriums, ganz besonders solche, die im Anschluß an tiefe Cervixrisse sich entwickelt haben. Die Lateriversio kommt dadurch zustande, daß die Portio nach der erkrankten Seite disloziert wird. Viel ausgesprochener wird die Seitwärtsneigung des gesamten Organs in den immerhin seltenen Fällen, in denen gleichzeitig die Adnexe der anderen Seite an der Beckenwand fixiert sind. Eine derartige Fixation der Tubenecke des Uterus durch einseitige perisalpingoophoritische oder perimetritische Adhäsionen ist überhaupt die wichtigste Ursache einer Lateriversio.

Nächstdem kommen Ovarialtumoren in Frage. Die bewegende Kraft ist dabei der Zug am Tumorstiel; wesentlich von dessen Länge und Nachgiebigkeit hängt es ab, ob der Uterus bloß an der dem Tumor zugehörigen Kante sich nach der Seite neigt oder etwa eine Lateripositio eintritt. Es gilt als diagnostische Regel, daß in Fällen, in denen man bei Ovarialtumor den Uterus nach der Seite geneigt findet, der Tumor meist der gleichnamigen Seite angehört.

O. Küstner ist geneigt, die Lateriversio meist nur als eine Übergangshaltung zur Retroversioflexio uteri aufzufassen. Der hier an der Seitenkante Angriffspunkte gewinnende Bauchpressendruck soll namentlich bei starker Blasenfüllung, die den lateral geneigten Uterus um eine schräg verlaufende Achse nach hinten dreht, zu einer schließlich in Insuffizienz übergehenden Belastung der Ligamente Veranlassung geben, so daß es gewissermaßen nur eine Frage der Zeit wäre, wann der Uterus vollständig in Retroversionshaltung übergeht. Wir möchten dieser Erklärung für einen Teil der Fälle partiell fixierter Retroversioflexio zustimmen; dagegen glauben wir, daß bei der mobilen Retroversioflexio ein solcher Umweg keine Rolle spielt (vgl. das betreffende Kapitel).

Symptome der Lateriversio- und flexio gibt es nicht. Die Diagnose ergibt sich aus dem Tastbefund; eine Behandlung der Lageveränderung als solcher ist überflüssig, wird aber häufig durch das veranlassende Leiden bedingt werden.

VI. Rotatio uteri

nennen wir übereinstimmend mit O. Küstner die Drehung des Gesamtorgans um seine Längsachse [1]. Leichte Grade von Rotation sind außerordentlich häufig; besonders wird durch das gefüllte Rectum leicht eine geringe Dextrorotation des Uterus, seltener eine Sinistrorotation hervorgerufen. Wann das eine, wann das andere eintritt, dafür sind individuelle Verschiedenheiten des Rectums maßgebend.

Die pathologische Rotation wird am häufigsten durch schrumpfende einseitige Exsudate hervorgerufen. Die gewöhnlichste Ursache sind pelviperitonitische Adhäsionen, die entweder zwischen einer Uteruskante bzw. Douglasfalte und den verbackenen Adnexen derselben Seite oder zwischen diesen und dem absteigenden Schenkel der Flexur bzw. dem Rectum ausgespannt sind. Es liegt auf der Hand, daß dabei Rotation und Lateriversio (evtl. auch Lateripositio) sich häufig kombinieren. Gewissermaßen als klassische Ursache reiner Rotation des Uterus gilt seit B. S. Schultze die einseitige Parametritis posterior. Sehr viel seltener gibt die Parametritis anterior zur Rotation Veranlassung, doch haben wir gerade dabei einige Male Gelegenheit gehabt, die Entstehung einer Rotation zu beobachten. Es handelt sich dabei hauptsächlich um Schrumpfung der-

---

[1] Der synonym gebrauchte Ausdruck „Torsion" (B. S. Schultze) ist als mechanisch inkorrekt abzulehnen.

jenigen Bindegewebszüge, die von der Pars anterior des Retinaculum uteri nach dem Ligamentum pubo-vesicale laterale ausstrahlen.

Leichte Grade von Rotation beobachtet man nicht selten in den ersten Monaten der Gravidität, namentlich bei Bestehen einer sehr ausgesprochenen Piskačekschen Ausladung. Dem Ungeübten passieren dabei gewöhnlich Fehldiagnosen in der Richtung, daß die Ausladung für einen Ovarialtumor gehalten wird; auch die Verwechslung mit einem Myom ist wiederholt vorgekommen. Küstner erwähnt 3 Fälle, in denen der stark seitlich gelegene Körper des graviden Uterus für einen extrauterinen Fruchtsack, die verlängerte und vergrößerte neben diesem gelegene Cervix für das nicht gravide Korpus gehalten wurde.

Klinische Symptome werden durch die Rotation ebensowenig als durch die vorher erwähnten Lageveränderungen hervorgerufen. Alle gelegentlich zu hörenden Klagen sind auf die die Rotation hervorrufenden Prozesse zu beziehen, die auch einzig die Therapie bestimmen.

Die Diagnose stützt sich auf den Tastbefund, der aber hier insofern besondere Beachtung verdient, als häufig erst dadurch die Aufmerksamkeit des Untersuchers auf die den Klagen der Patientin zugrunde liegende Erkrankung gelenkt wird. Das erscheint uns um so wichtiger, als bei bloßer vaginaler Untersuchung diese Grundkrankheit oft nicht ohne weiteres entdeckt wird und erst durch die rectale oder rectovaginale Untersuchung, evtl. sogar unterstützt durch Narkose, volle Klarheit gewonnen wird.

VII. Achsendrehung oder Torsion des Uterus.

Erfolgt eine Drehung des Corpus uteri um seine Längsachse bei unveränderter Stellung der Cervix, so spricht man von Torsion oder Achsendrehung. Diese kann so weit gehen (Abb. 35), daß die ursprüngliche Hinterfläche des Corpus symphysenwärts sieht (Drehung um 180°). Ja es sind in der Literatur Fälle beschrieben, in denen die Drehung bis zu 720° betrug und die Uteruswand im Bereich der Torsionsspindel im höchsten Grade atrophisch gefunden wurde, z. B. Fall Kynoch. Bei derartig hochgradiger Torsion kommt es dann zu einem Verschluß des Cervicalkanales mit konsekutiver Hämato- bzw. Hydrometra (Fälle von Küstner und Virchow).

Die Achsendrehung des Uterus ist ein seltenes Vorkommnis. Hatte O. Küstner bis zum Jahre 1907 nur 32 Fälle sammeln können, so ist seitdem die Zahl[1] auf 96 gewachsen. In Wirklichkeit ist sie zweifellos größer, da in den letzten 1½ Jahrzehnten wohl nicht mehr jeder Fall publiziert wurde und mancher sicherlich auch der Beobachtung entgeht. In allen bisher beschriebenen Fällen wurde die Achsendrehung durch Tumoren hervorgerufen und zwar etwas häufiger durch Ovarialtumoren als durch Myome.

In der ersten Gruppe von Fällen handelt es sich entweder um kurzgestielte oder stielgedrehte Ovarialtumoren, wobei die Drehrichtung des Tumorstiels und der Torsionsspindel des Uterus stets gleichsinnig waren. Man gewinnt schon aus oberflächlicher Betrachtung derartiger Fälle den Eindruck, daß die Torsion des Uterus gewissermaßen in Fortsetzung der Torsion des Ovarialstieles erfolgt, wenn der Tumorstiel aus irgendeinem Grunde der weiteren Drehung größeren Widerstand entgegensetzt als die Substanz des Uterus

---

[1] Einschließlich dreier eigener, nicht publizierter Fälle des Verfassers.

selbst. Aus demselben Grunde wird bei sehr kurzem Stiel des Ovarialtumors die Drehung in diesem vermißt; es hat dann der Uterus selbst gewissermaßen die Rolle des Tumorstieles übernommen.

Ganz ähnlich liegen die Verhältnisse beim Uterus myomatosus. Am häufigsten fand man die Achsendrehung bei großen subserösen Myomen. In einem Teil der Fälle war ähnlich wie bei den Ovarialtumoren zunächst die Drehung im Stiel des Myoms erfolgt und erst, nachdem hier die Drehungsmöglichkeiten erschöpft waren, die Achsendrehung

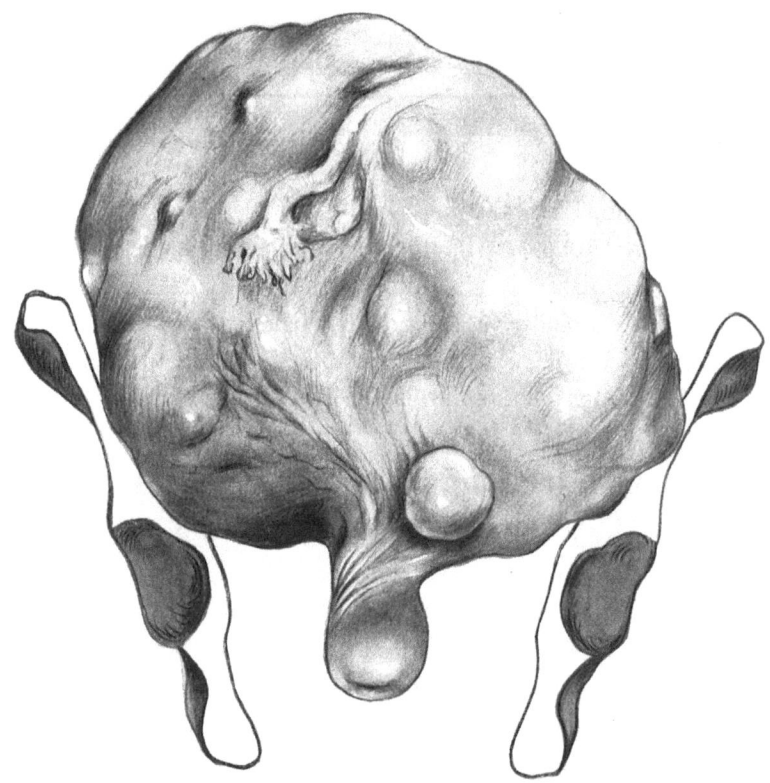

Abb. 34. Achsendrehung des myomatösen Uterus.

des Uterus selbst hinzugekommen. Voraussetzung ist natürlich ein Fortwirken der drehenden Kräfte und eine abnorme Nachgiebigkeit des Uterus. Fehlt letztere, dann geht die Drehung im Tumorstiel selbst weiter und führt evtl. zu völliger Lostrennung des Tumors vom Uterus, wie das ja auch wiederholt beobachtet ist. Maßgebend ist also eine Differenz in der Torsionsfähigkeit zwischen Tumorstiel und Uterussubstanz im Bereiche der Cervix. Es liegt danach auf der Hand, daß die Torsion im Uterus hauptsächlich bei solchen subserösen Myomen erfolgt, deren Stiel kurz und dick ist. Ebenso ist leicht einzusehen, daß unter Umständen die Torsion des Tumorstieles ganz ausbleibt und von vornherein nur in der Cervix uteri erfolgt — dann nämlich, wenn der Widerstand hier geringer ist.

Über den Mechanismus der Achsendrehung des Uterus finden sich in einzelnen kasuistischen Mitteilungen, Sammelreferaten und auch in der Darstellung O. Küstners in der vorigen Auflage des Handbuches recht komplizierte Raisonnements, die aber eines einheitlichen Grundgedankens entbehren und nicht voll befriedigen.

H. W. Freund hat ungleichmäßiges Wachstum der Tumoren mit Vornüberfallen der jeweiligen Tumorkuppe angeschuldigt und allgemeine Wachstumsgesetze dafür herangezogen. O. Küstner glaubt die peristaltischen Bewegungen des Darmes als Drehkraft in Anspruch nehmen zu sollen, häufig unterstützt durch Druck seitens der Bauchdecken. Die meisten Autoren haben sich nur auf ihren speziellen Fall zugeschnittene Erklärungen zurecht gelegt, auf deren Diskussion wir glauben um so eher verzichten zu dürfen, als ein Fortschritt nur in einer allgemeingültigen Erklärung erblickt werden kann. Eine solche zu geben, würde jetzt auf Grund der Sellheimschen Experimente möglich sein. Dieser Forscher hat experimentell am Modell und an der Lebenden nachgewiesen, daß es sich bei der Stieltorsion und ebenso bei der Achsendrehung des Uterus um die „Übertragung

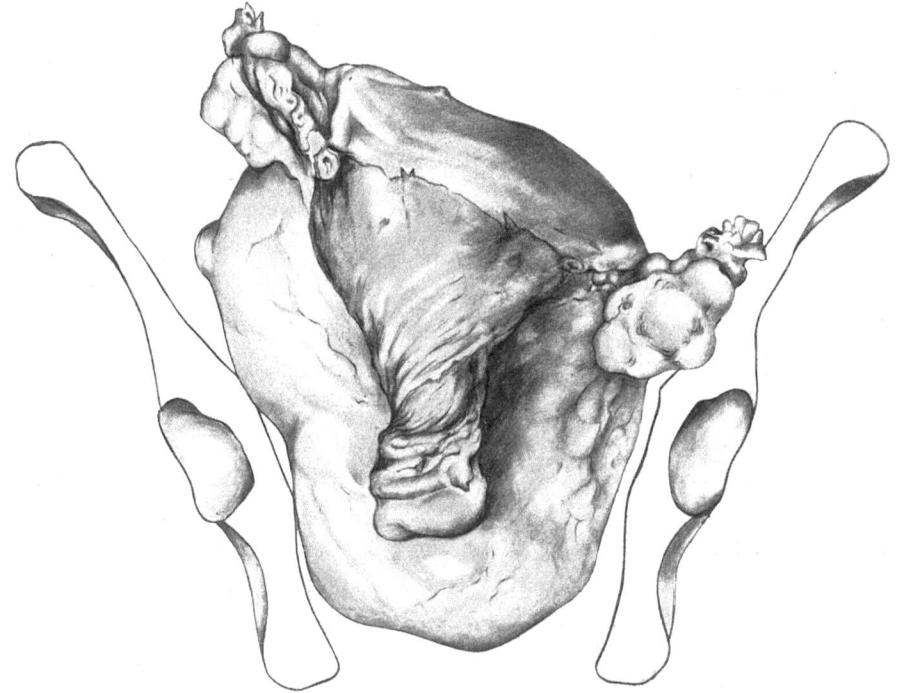

Abb. 35. Achsendrehung des Uterus um 180° durch großes Myom.

einer Drehbewegung des ganzen Körpers, z. B. einem Sichumdrehen in aufrechter Stellung oder einem Sichherumwälzen im Liegen" handelt[1]. Je heftiger, schneller und länger eine solche Drehbewegung erfolgt, je plötzlicher sie etwa abgebremst wird, desto eher kommt es zur Torsion. Natürlich muß eine derartige Drehbewegung nicht immer gerade um die Längsachse des Körpers erfolgen. Bei der Torsion z. B. eines Uterus myomatosus werden oft auch Drehungen um eine andere als die Rumpflängsachse als Antriebskraft in Frage kommen können. Für den Endeffekt kommt es nur darauf an, daß das zu torquierende Gebilde genügend drehbar gelagert ist, um durch eine Drehbewegung des Körpers mit in Rotation versetzt zu werden. Die Torsion selbst käme dann dadurch zustande, daß das rotierte Organ (Eierstocks- oder Uterustumor, Nabelschnur, Uterus gravidus) in der vom Körper auf es übertragenen Drehbewegung beharrt, während die Drehung des Körpers

---

[1] Zbl. Gynäk. **1922**, 1232.

selbst schon abgebremst ist. Das wird naturgemäß um so leichter der Fall sein, je beweglicher an sich das zu torquierende Organ, je glatter seine Oberfläche und je nachgiebiger der Stiel oder der mechanisch als Stiel wirkende Organabschnitt ist. In unserem Falle tritt die Bedeutung des letzteren Momentes besonders deutlich darin hervor, daß die Achsendrehung des Uterus mit Vorliebe beim Uterus gravidus mit oder ohne gleichzeitige Tumorbildung im Uterus oder an den Adnexen beobachtet wird oder aber an Uteri mit dünner schlaffer Cervix oder in Fällen, in denen der Tumorstiel selbst derber ist als das Gewebe der Cervix uteri. Bei der Achsendrehung des myomatösen Uterus scheinen besonders solche Drehbewegungen des Rumpfes von Bedeutung, die „mit einem gewissen Schwung und mit großer Kraft immer in der gleichen Richtung ruckweise wiederholt und langsam wieder rückgängig gemacht werden, wie z. B. Mäh- und Kehrbewegungen. Diese Sellheimsche, experimentell erwiesene Erklärung aller hierhergehörigen Vorgänge, scheint uns so unwiderlegbar, daß dadurch allen älteren, oft recht gekünstelten Konstruktionen der Boden entzogen ist. Natürlich soll damit nicht geleugnet werden, daß eine Verlagerung des Schwerpunktes der Geschwulst oder des zu torquierenden Organs überhaupt durch eine Rotation des Körpers von begünstigendem Einfluß sein kann [1].

Mit der Achsendrehung des Uterus ist natürlich stets eine von dem Grade der Drehung abhängige Verlagerung der Adnexe verbunden. In unserem jüngsten Falle sind z. B. die linken Adnexe völlig auf die rechte, die rechten auf die linke Seite verlagert. (Abb. 35.)

Die Symptome der Achsendrehung des Uterus sind die der Stieldrehung überhaupt [2], in vielen Fällen aber so geringfügig, daß sie der Beobachtung entgehen oder mindestens keine richtige Deutung finden. Offensichtlich ist genau wie bei der Stieltorsion von Ovarialtumoren neben dem Grade der Torsion vor allem das Tempo, in dem sie erzeugt wird, für die Intensität der Symptome von Bedeutung. Außerdem fällt auf, daß Erscheinungen akuter peritonealer Reizung mit Fieber, Erbrechen, allgemeiner Shockwirkung und reflektorischer Spannung der Bauchdecken relativ viel seltener als bei den einfachen Ovarialtumoren beobachtet wurden. Das rührt offenbar daher, daß einmal das Uterusgewebe weniger empfindlich ist, vor allem aber eine hochgradige Stauung oder gar Abschnürung der arteriellen Blutzufuhr nach der Anordnung der Gefäße nur möglich ist, wenn die Torsion wenigstens über 180° hinausgeht. Dann allerdings kann mindestens die Zirkulationsstörung eine hochgradige werden mit all den bekannten Folgen wie Abscheidung eines flüssigen Exsudates in die Umgebung, Entstehung einer zunächst aseptischen Peritonitis unter fibrinösen Verklebungen des Tumors mit benachbarter parietaler und visceraler Serosa. Sekundär ist durch Mikrobenüberwanderung von verklebten Darmschlingen aus auch noch eine Infektion des abgeschiedenen Exsudats oder des Tumors selbst möglich. Vereiterung, Verjauchung des Tumors, septische Thrombophlebitis im Bereich der uterinen Venenplexus mit konsekutiver, evtl. tödlicher Lungenembolie oder allgemeine Peritonitis sind weitere mögliche und in einzelnen Fällen (Pick, Küster) beobachtete Folgen der Achsendrehung. Demgegenüber stehen freilich andere Fälle selbst hochgradiger Stieldrehung, die fast symptomlos verliefen (z. B. Schultzes Fall einer Drehung um 720°), ferner 2 Fälle von Dambrin und Bernardberg.

---

[1] Vgl. Küstner: Zbl. Gynäk. 1891, 309.
[2] Vgl. die ausführliche Darstellung in dem Kapitel „Ovarialtumoren". Bd. 5 dieses Handbuches.

Bei jeder über 90—120° hinausgehenden Achsendrehung kann übrigens die Blase mitdisloziert werden. Die gerade bei Tumorbildung im Uterus vorhandenen großen Schwankungen in den topographischen Beziehungen zur Blase machen es aber verständlich, daß eine allgemeine Gesetzmäßigkeit auch nach dieser Richtung sich nicht feststellen ließ. Es sind bei relativ geringfügiger Achsendrehung ausgesprochene Blasenbeschwerden (Pollakisurie, Dysurie, selbst Hämaturie) beobachtet, bei hochgradiger dagegen vermißt worden. Man kann sich beinahe darüber wundern, daß eine Anurie infolge von doppelseitigem Ureterverschluß als Folge hochgradiger Achsendrehung mindestens bisher nicht beschrieben worden ist.

Die Diagnose der Achsendrehung ist nach einer Angabe Küstners bis 1904 nur einmal gestellt worden und zwar in dem Falle von Switalski, in dem die Achsendrehung nur geringfügig (um 90°) war. Dem Verfasser ist die Diagnose in zwei selbst beobachteten, nicht publizierten Fällen gelungen. Das eine Mal handelte es sich um einen bis über den Nabel reichenden Uterus myomatosus, der um etwa 120° rechts torquiert war. Hier erregten der eigentümliche Verlauf des gespannten Ligamentum rotundum sin. und die deutlich vorn tastbaren linken Adnexe den richtigen Verdacht und es gelang sogar, mit einiger Sicherheit die Torsionsspindel zu tasten. In dem zweiten Falle eines über kindskopfgroßen Uterus myomatosus wurde durch die heftigen Blasenbeschwerden der Verdacht geweckt, durch die deutliche Tastbarkeit der Torsionsspindel die Diagnose ermöglicht. Wir möchten darnach doch glauben, daß die Hauptursache der gewöhnlichen Fehldiagnosen daran gelegen ist, daß bei der relativen Seltenheit des Vorkommnisses zu wenig an diese Möglichkeit gedacht wird, wie auch in einem dritten Falle des Verf. Das liegt in erster Linie an der Geringfügigkeit oder Mehrdeutigkeit der Symptome (z. B. Blasenbeschwerden), zum Teil auch daran, daß bei heftigeren Symptomen die Betastung durch Schmerzhaftigkeit und reflektorische Bauchdeckenspannung erschwert wird und dann meist Stieldrehung eines Ovarialtumors diagnostiziert wird. Praktisch ist übrigens ein derartiger diagnostischer Irrtum irrelevant, da das chirurgische Eingreifen durch die Tumordiagnose an sich oder durch die Symptome der Stieldrehung indiziert ist.

Die Prognose kann im allgemeinen als gut bezeichnet werden. Todesfälle infolge völliger Verkennung der Zusammenhänge, zu später chirurgischer Hilfe oder durch Lungenembolie gehören nach den bisherigen Beobachtungen zu den Seltenheiten.

Die Therapie soll immer eine operative sein und deckt sich mit der Beseitigung des die Achsendrehung verursachenden Tumors. Das zu betonen dürfte in unserer Ära der Strahlenbehandlung von Myomen nicht unnötig sein. Wir haben leider wiederholt beobachtet, daß aus Begeisterung für diese Art der Behandlung oder in Konzession an besondere Wünsche der Patientin die Strahlentherapie auch in solchen, hauptsächlich wegen ihrer Beschwerden zum Arzt kommenden Fällen angewandt wurde, bis der eklatante Mißerfolg — Fortdauer oder gar Verschlimmerung der Beschwerden — die Frauen in die Hand eines Operateurs führte.

Achsendrehung des graviden Uterus.

In der Gravidität wird die Achsendrehung des Uterus noch begünstigt durch zwei Faktoren, einmal dadurch, daß eine Andeutung von Achsendrehung und zwar die Dextrotorsion fast physiologisch ist und weiter dadurch, daß im graviden Uterus infolge der starken

Auflockerung im Isthmusgebiet eine gegen drehende Kräfte von vornherein weniger widerstandsfähige Stelle besteht, die um so größere Bedeutung gewinnt, als die Cervix an der Graviditätsauflockerung viel weniger und viel später teilnimmt.

Die torquierenden Kräfte sind im Prinzip dieselben wie außerhalb der Gravidität, nur muß hinzugefügt werden, daß auch Bewegungen der Frucht unter Umständen die Achsendrehung einleiten oder mindestens begünstigen können.

Man könnte sich geradezu wundern, daß unter solchen Umständen die Achsendrehung des graviden Uterus nicht häufiger ist. De facto sind bisher nach Angaben Küstners nur 10 Fälle beschrieben, worunter 2 die eine Hälfte eines Uterus bicornis betreffen (Calmann-Schindler). Das ist vielleicht kein Zufall, wie die verhältnismäßig viel größere Häufigkeit der Achsendrehung des graviden Uterus bei Tieren mit Uterus bicornis beweist.

Zu diesen Fällen kommen noch einige andere, in denen die Gravidität in einem Uterus myomatosus bestand (Franz 2 Fälle, ferner Landau, Löwe, Ludwig, Reinprecht, Spaeth, Thorn) und 2 Fälle, in denen gleichzeitig ein stielgedrehter Ovarialtumor sich fand.

Die Symptome der Achsendrehung waren beim graviden Uterus mit Ausnahme der Fälle von Weinzierl gewöhnlich sehr lebhaft (vgl. weiter unten). Durch die hochgradigen Kreislaufstörungen kam es mehrfach zu einer vorzeitigen Lösung der Placenta, die verschiedentlich den Tod der Mutter zur Folge hatte, ehe die Situation erkannt wurde.

Hinsichtlich der Diagnose gilt dasselbe wie hinsichtlich der Achsendrehung des nicht graviden Uterus.

Die Therapie kann natürlich nur in der Laparotomie bestehen und wird dann wohl regelmäßig auch mit einer Entleerung des Uterus verbunden werden. Die Entscheidung über das weitere Vorgehen muß sich nach dem Befund richten. Vorhandene Tumoren sind selbstverständlich bei dieser Gelegenheit mitzuexstirpieren.

Auch isolierte Tubentorsion bei gleichzeitiger intrauteriner Gravidität ist vereinzelt beschrieben[1].

Die Stieldrehung der Adnexe

behandeln wir zweckmäßig im Anschluß an die Achsendrehung des Uterus, weil der sie herbeiführende Vorgang mutatis mutandis genau derselbe ist, wie wir ihn oben auf Grund der Sellheimschen Experimente dargestellt haben. Soweit die Torsion nur von der Drehung eines Ovarialtumors abhängig ist, soll sie hier außer Betracht bleiben, da sie in dem Kapitel der Ovarialerkrankungen ausführlich behandelt wird.

Es ist natürlich kein Zufall, daß die Torsion der unveränderten Tube viel seltener ist, als die Torsion von Tubensäcken und daß unter diesen wieder die Hydrosalpingen gegenüber den Pyosalpingen überwiegen. Das ist ohne weiteres verständlich, denn je dünnflüssiger der Inhalt, je glatter die Wand ist, um so eher besteht die Möglichkeit der Übertragung einer Drehbewegung des Körpers auf diese Gebilde und ihr Beharren in der einmal erteilten Drehrichtung, nachdem die Körperdrehung längst abgebremst ist. Für die Stieldrehung der Adnexe dürften namentlich Drehungen um eine Querachse des Körpers eine große Rolle spielen. Besonders lehrreich scheint uns in diesem Sinne ein Fall von Michel, in dem die rechte Tube viermal rechts herum, die linke dreimal links herum

---

[1] Literatur Schweitzer: Zbl. Gynäk. 1918, Nr 2.

gedreht war. Gerade die Gegensinnigkeit der Drehung auf beiden Seiten ist nach den experimentellen Ergebnissen Sellheims selbstverständlich, während jede andere Erklärung daran zu schanden wird. Jedenfalls wird die Sellheimsche Erklärung allen Möglichkeiten gerecht, während die von Payr[1] gegebene mindestens unwahrscheinlich ist. Payr stellt sich vor, daß in den als Stiel dienenden Organabschnitten durch Blutdrucksteigerung in den Venen, die sich dann um die Arterien als Achse herumwinden, die Torsion zustande käme. Man wird unseres Erachtens höchstens zugestehen können, daß eine solche hämodynamische Wirkung die Torsion gelegentlich anbahnen könnte; sie zu vollenden, dürfte sie niemals ausreichen.

Es sind in der Literatur bisher 117 Fälle von Drehung der Tube allein, des Ovariums allein oder beider zusammen, beschrieben. $^2/_3$ aller Fälle betreffen Hydrosalpingen, $^1/_8$ Pyosalpingen, etwa $^1/_{20}$ gravide Tuben. Nicht selten kam es dabei zur Spontanamputation der Adnexe. Nicht uninteressant in Hinsicht auf den Entstehungsmechanismus scheint uns die relativ große Beteiligung von Kindern. Doppelseitige Torsion ist selten.

Die Torsion der Adnexe gewinnt klinische Bedeutung vor allem durch die oft heftigen Symptome. Nach der Kasuistik sind die Krankheitserscheinungen — heftigster Schmerz in der betreffenden Unterbauchseite mit Erbrechen, Blässe, kaltem Schweiß, reflektorischer Muskelspannung, mäßiger Temperaturerhöhung, seltener hohem Fieber (Pyosalpingen!) — überwiegend ganz plötzlich aufgetreten. Eine allmähliche Entwicklung der Symptome fand sich seltener. Noch seltener scheint die Torsion ganz symptomlos zu bleiben. Maßgebend für die Heftigkeit der Erscheinungen ist natürlich in erster Linie die Schnelligkeit, nächstdem der Grad der Torsion.

Die Diagnose ist fast niemals richtig gestellt worden. Bei Torsion der rechten Adnexe ist meist unter der Annahme einer Appendicitis operiert worden. Bei Stieldrehung von Hydrosalpingen ist vielfach irrtümlich ein Ovarialtumor mit Stieldrehung angenommen worden. Andererseits hat selbst in Fällen, in denen auf Grund des negativen Tastbefundes und der heftigen peritonealen Reizsymptome an die Möglichkeit derartiger Torsionen gedacht wurde, bei der Laparotomie diese Annahme sich als falsch erwiesen. So fand Verfasser in einem Fall, in dem er eine Stieldrehung der linken Adnexe angenommen hatte, statt dessen Torsion einer sehr langen und fettreichen Appendix epiploica; in einem anderen Falle hatte eine heftige Follikelblutung bei einer Virgo die starken peritonealen Reizerscheinungen hervorgerufen. Praktisch sind derartige, wohl unvermeidliche Irrtümer in der Diagnose ziemlich irrelevant.

Die Prognose ist im allgemeinen eine durchaus gute. Gefahren drohen nur in seltenen Fällen aus der Möglichkeit, daß es im Anschluß an die Torsion einer Pyosalpinx oder eines Pyovariums infolge der Stauung zu einer Ruptur mit folgender Peritonitis kommen könnte.

Die Therapie hat deshalb in jedem Fall die Aufgabe, durch die Laparotomie die Klarstellung zu erzwingen, wobei torquierte Adnexe wohl am besten entfernt werden, auch wenn sie sonstige Veränderungen vermissen lassen. Jedenfalls bietet die frühzeitige Laparotomie die einzige Möglichkeit, üblen Folgen, die aus der Verkennung einer Appendicitis usw. sich ergeben könnten, vorzubeugen.

---

[1] Payr: Dtsch. Z. Chir. 85 (1906).

VIII. Retroversio und -flexio uteri.

Verläuft die Längsachse des Uterus (bei entleerter Blase) etwa in der Fortsetzung der Achse des Scheidenrohres mit kreuzbeinwärts gerichtetem Fundus, dann sprechen wir von einer Retroversio uteri (Abb. 36). Der Flexionswinkel zwischen Korpus und Cervix ist aufgehoben oder höchstens angedeutet. Die Portio steht ein wenig vor der Interspinallinie, der Muttermund ist gegen den Introitus gerichtet; seltener sind Fälle, in denen der Uterus nahezu auf dem Kopf zu stehen scheint, die Portio gegen die Symphyse und der Fundus gegen das Steißkreuzbeingelenk gerichtet ist.

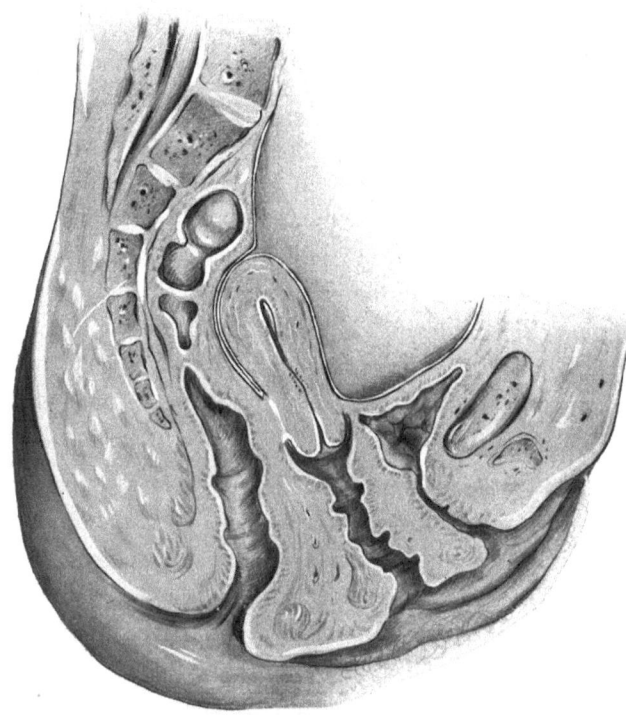

Abb. 36. Retroversio uteri.

Die meisten Autoren sprechen von einer Retroversio uteri auch dann, wenn an dem mehr oder minder stark rückwärts geneigten Organ noch deutlich ein nach vorn offener Winkel zwischen Korpus und Collum nachweisbar ist. Wir ziehen es vor, in solchen Fällen von einer Reclinatio uteri (Abb. 37) zu sprechen und halten diesen Unterschied deshalb für berechtigt, weil diese Reklination ätiologisch mit Retroversio nichts zu tun hat. Ob es zweckmäßig ist, daneben noch eine sog. Mittelstellung zu unterscheiden, d. h. eine Reclinatio mit fast aufgehobenem Anteflexionswinkel, lassen wir dahingestellt und halten das mehr für eine Geschmackssache. Die große Bedeutung, die noch Küstner dieser Frage zuerkennt, indem er nachdrücklichst betont, daß die bei leerer Blase nachweisbare Mittelstellung bereits als leichtester Grad einer Retroversio und damit als pathologisch aufzufassen sei, vermögen wir nicht anzuerkennen. Vor allem deshalb nicht, weil wir überhaupt die Retroversio und Retroflexio nicht so ohne weiteres als „pathologisch" auffassen (Näheres weiter unten).

Von einer Retroflexio uteri (Abb. 38) sprechen wir dann, wenn Korpus und Cervix einen nach hinten, d. h. kreuzbeinwärts zu offenem Winkel miteinander bilden. Es liegt in der Natur der Sache, daß bei stumpfwinkliger Retroflexio stets auch die Retroversio des Organs dem Untersucher imponiert. Man spricht daher vielfach von einer Retroversio-flexio. Eine spitzwinklige oder rechtwinklige Retroflexion ist viel seltener. Recht charakteristisch ist auch bei der Retroversio-flexio die Stellungsänderung der Portio. Sie hat ihren normalen Platz in der Spinallinie verlassen und ist in den vorderen Beckenhalbring getreten und allein dadurch schon dem Beckenausgang genähert. An der stehenden Frau ist somit die Retroversio-flexio stets gleichbedeutend mit Descensus des Uterus, die Portio rückt näher an den Introitus heran, die Scheide erscheint kürzer und weist vielfach deutliche Querfaltenbildung auf.

Die **Ätiologie** der Retroversio-flexio uteri zählt zu den umstrittensten Fragen in der Gynäkologie. Ihre Beantwortung ist um so schwieriger, als tatsächlich, wie noch gezeigt werden soll, im einzelnen Falle verschiedenste Momente schließlich diese Lageveränderung des Uterus herbeiführen. Trotzdem scheint es uns möglich, zu einer einheitlichen Auffassung der Genese zu gelangen, wenn man sich an die Gesetze der Dynamik hält. Nach dem, was wir über die Normallage des Uterus und ihre Erhaltung unter den verschiedensten Verhältnissen ausgeführt haben, halten wir für uns berechtigt, mit Anspruch auf Allgemeingültigkeit zu behaupten, daß eine Retroversio des vorher anteflektierten Uterus nur dann entstehen kann, wenn durch irgendwelche Faktoren Gelegenheit geschaffen wird, daß der Bauchdruck auf die vordere Uteruswand, die ihm ja normaliter gänzlich entzogen ist (Abb. 39), direkt zur Wirkung kommt. Wodurch im Einzelfalle diese Gelegenheit geschaffen wird, ist prinzipiell gleichgültig, erklärt aber zur Genüge, warum eine Vielheit recht verschiedener Momente zu demselben Effekt führt. In der weitaus überwiegenden Mehrzahl der Fälle wird die vordere Uteruswand dem Angriff des Bauchdruckes nur dadurch zugänglich werden, daß Darm in die normaliter darmfreie Excavatio vesicouterina eindringen kann (Abb. 41). Da nach hydraulischen Gesetzen der Bauchdruck immer senkrecht auf die gedrückte Fläche wirkt (Abb. 40), so ist klar, daß danach auf die Vorderwand des

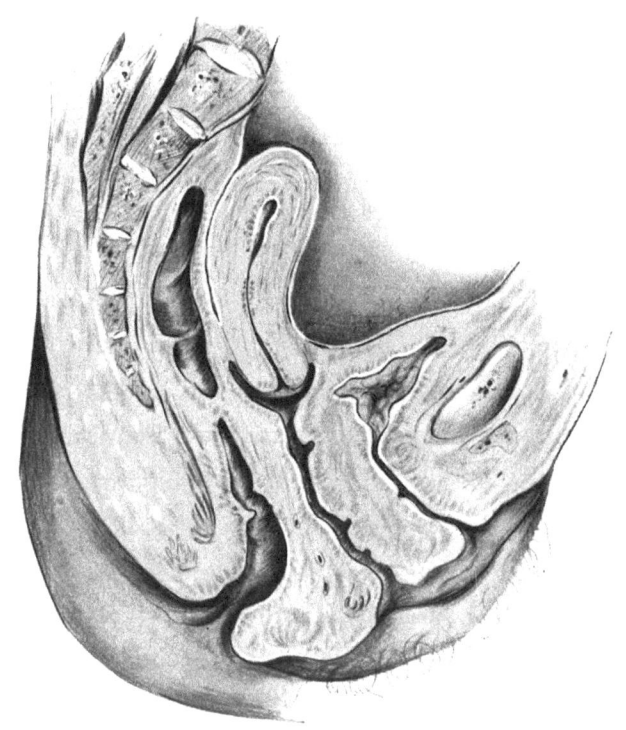

Abb. 37. Reclinatio und Retropositio uteri.

Uterus eine Kraft wirken kann, die zunächst die Tendenz hat, den Uterus aufzurichten, später ihn kreuzbeinwärts zu verdrängen und schließlich unter Umständen das Organ nach hinten umzubiegen (Retroflexio). Allgemein ausgedrückt: der auf die vordere Uteruswand wirkende Bauchhöhlendruck sucht den Uterus um eine, etwa durch den inneren Muttermund gelegt gedachte Querachse nach hinten zu bringen. Ob und wieweit das gelingt, hängt freilich ganz von verschiedenen anderen Faktoren ab.

Wir werden also gut tun zunächst die weitere Frage zu beantworten: Wodurch und unter welchen Bedingungen kann Darm in die Excavatio vesico-uterina gelangen?

Wir gehen von den physiologischen Schwankungen der Uteruslage aus, wie sie durch das ständig sich wiederholende, wechselnde Spiel von Füllung und Entleerung der benachbarten Hohlorgane Blase und Mastdarm, erzeugt werden.

Füllt sich die Blase, dann richtet sich unter mehr minder weitgehender Ausgleichung des Anteflexionswinkels der Uterus auf und wird in toto etwas retroponiert (vgl. oben S. 720). Mit der Blasenentleerung kehrt der Uterus vermöge seiner elastischen Wandspannung, seines Tonus, sofort wieder in die Ausgangsstellung zurück, der Zusammenhang zwischen Blasenkugel und Uterushebel wird nicht einen Moment gelockert (vgl. unsere Ausführungen, S. 708). Die Excavatio vesico-uterina ist bei gefüllter wie leerer Blase ein capillarer Spalt. Ganz anders, wenn der normale Tonus des Uterus oder die normale Gleichgewichtsanlage des Blasenkugeluterushebelsystems verloren gegangen ist (vgl. oben S. 709 ff.). Der Uterus leistet dann einer Änderung des Flexionswinkels keinen oder geringen Widerstand. Ja es kann die Tonusverminderung so weit gehen, daß der Uterus ohne weiteres jede ihm gegebene Biegung annimmt. In allen diesen Fällen wird der gleiche Effekt, nur in graduell verschiedenem Ausmaß erzeugt: Die Rückkehr des Uterus in die Ausgangsstellung hinkt der Blasenentleerung nach und in dieser Zeit können Darmschlingen in die Excavatio vesico-uterina eindringen, um so leichter natürlich je stärker die Blasenfüllung war und je größer durch das Nachhinken des Uterus die nun an Stelle des früheren capillaren Spaltes entstehende Mulde (vgl. Abb. 41) wird. Ganz besonders begünstigt wird dieses Eindringen der Därme in die Fossa vesico-uterina, wenn etwa zur Blasenentleerung eine besondere Anstrengung der Bauchpresse notwendig und die Verpackung der Därme aus irgendeinem Grunde schon gelockert ist.

All das trifft zu bei der Entleerung der Blase der liegenden Wöchnerin. Hier haben wir einen in der Gegend des inneren Muttermundes noch weichen Uterus von gerade vor der Blasenentleerung stark vermindertem Tonus, dazu häufig noch eine überfüllte Blase, die den Uterus der liegenden Frau an sich schon in eine Mittelstellung drängt, dazu einen erst in Involution begriffenen Bandapparat, der bei relativ so geringfügiger Dislokation keinerlei Bremswirkung auszuüben vermag, schließlich noch oftmals die Notwendigkeit einer besonders starken Anstrengung der Bauchpresse, um überhaupt die Entleerung der Blase im Liegen zu erreichen. All das wirkt zusammen, um gelegentlich Darmschlingen das Eindringen in das Cavum vesico-uterinum zu ermöglichen. Ist das erreicht, dann wird bei jeder weiteren Steigerung des intraabdominellen Druckes immer wieder ein Druck auf die Vorderwand des Uterus ausgeübt; er wird vollends in Retroversion gedrängt und in dieser Lage seine Involution vollenden, ja nicht selten in Retroflexionshaltung übergehen, zumal gerade post partum der Douglassche Raum frei von Darmschlingen ist, während späterhin oft das überfüllte Rectum etwa im Cavum recto-uterinum befindliche Darmschlingen herausgedrängt und durch die bei starker Mastdarmfüllung erzwungene Elevation den Uterus dem Angriff des Bauchdruckes noch in größerem Umfang zugänglich macht. Wird dann etwa im Anschluß an die Blasenentleerung das überfüllte Rectum entleert, so kann in dem Maße, als dadurch Platz gewonnen wird, der auf die Vorderwand des schon retrovertierten Uterus wirkende Bauchdruck das Korpus vollends in die retroflektierte Haltung pressen.

Die tatsächlichen Beobachtungen stimmen mit dieser Annahme gut überein. Wir selbst haben ein paarmal Gelegenheit gehabt, den Vorgang der puerperalen Entstehung der Retroversio-flexio genau zu verfolgen und ihn durchaus in Übereinstimmung mit den eben entwickelten Vorstellungen gefunden. Daß mangelhafte und verzögerte Involution im Puerperium die Gelegenheit zu einer derartigen Entstehung der Retroversio-flexio mindestens verlängert, kann nicht wundernehmen. Ebenso unterliegt es keinem Zweifel, daß durch entzündliche puerperale Prozesse nicht nur die Involution verzögert, sondern auch die frühzeitige Rückkehr des Uterus in die Normallage verhindert werden kann. Daß dabei aber gerade entzündliche Prozesse in den Sakrouterinligamenten mit folgendem Muskelschwund eine so bedeutsame Rolle spielen, wie B. S. Schultze und W. A. Freund angenommen haben, davon haben wir uns freilich niemals überzeugen können.

Gewiß werden die geschilderten mechanischen Vorbedingungen bei den Wöchnerinnen nur in einem Teil der Fälle geschaffen. Normaliter findet man den puerperalen Uterus schon vom 3. Tage ab ganz im Gegenteil in maximaler Anteflexio [1], wobei der Darm gar keine Gelegenheit findet, ins Cavum vesico-uterinum einzudringen. **Man muß also das Ausbleiben der frühpuerperalen Anteversioflexio in erster Linie für die Entstehung der puerperalen Retroflexio anschuldigen.** Natürlich spielt dabei eine streng und lang eingehaltene Rückenlage, wie sie noch vor 20 Jahren allgemein üblich war und mindestens in der ersten Woche des Puerperiums für notwendig erachtet wurde, eine begünstigende Rolle. Darauf ist zuerst wohl von O. Küstner hingewiesen worden; andere Autoren wie Fritsch und Hofmeier haben sich dieser Meinung angeschlossen. Heute

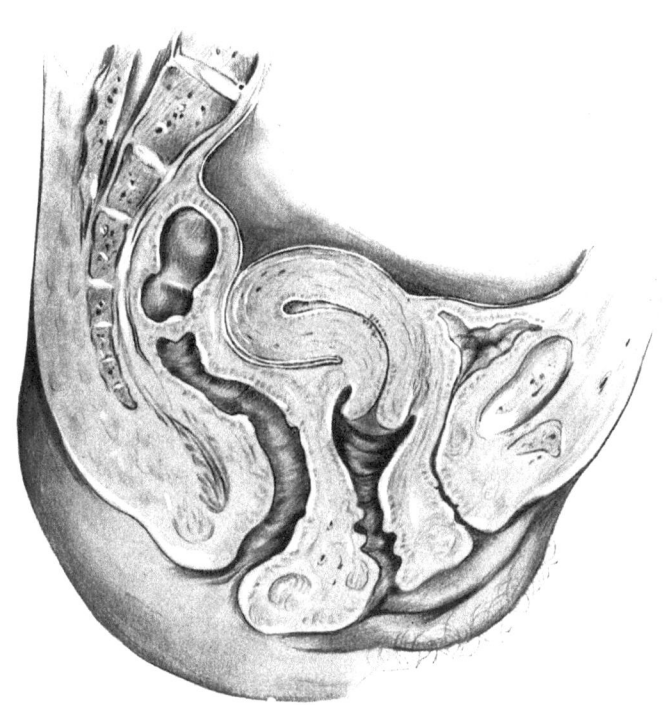

Abb. 38. Retroflexio uteri.

dürfte diese Auffassung allgemein sein, zumal ja die Erfahrungen mit dem Frühaufstehen der Wöchnerinnen, namentlich seit der Propagation durch Krönig nicht nur keine Vermehrung, sondern gegenteils eine Verminderung der puerperal entstandenen Lageanomalien ergeben haben [2]. Küstner hat sicherlich recht, wenn er auf die Gesamtheit der durch Schwangerschaft, Geburt und Wochenbett bedingten Veränderungen hinweist und vor allem die Plötzlichkeit der Umstellung post partum hervorhebt. Uteruswand und Bandapparat sind zunächst noch schlaff und es hängt im Einzelfalle oft von mehr zufälligen Momenten (Rückenlage, Blasenüberfüllung, starke Anstrengung der Bauchpresse bei der Defäkation u. ähnl.) ab, ob vor Wiederherstellung eines ausreichenden Tonus und der normalen puerperalen Anteversio-flexio die zur Retroversio-flexio führenden Kräfte zum Angriff Gelegenheit finden oder nicht. Mit Recht betont Küstner gerade an dieser Stelle

---

[1] Vgl. das bekannte Bild in Bumms Grundriß der Geburtshilfe.
[2] Heimann (Küstners Klinik) fand unter den am 2.—4. Tag aufgestandenen Wöchnerinnen 0,5% Retroflexionen, unter den am 10. Tag aufgestandenen 2%.

die Bedeutung der Konstitution und die Gefährdung der Frauen mit schlaffer Faser. Freilich legt er dabei den Hauptton auf die Erschlaffung der Befestigungsmittel des Uterus, als welche er in erster Linie die Bänder des Uterus ansieht. Darin können wir ihm nicht folgen; denn trotz hochgradigster Schlaffheit der gesamten Bandapparate entsteht eben bei vielen Wöchnerinnen keine Retroversio-flexio, wie auch außerhalb des Puerperiums bei vielen Frauen trotz schlaffster Bandapparate der Uterus in Normallage gefunden wird. Wir möchten also doch glauben, daß — wie auch Halban hervorhebt — die Druckwirkung des Darmes auf die Vorderfläche des Uterus die wichtigste Komponente für die Entstehung

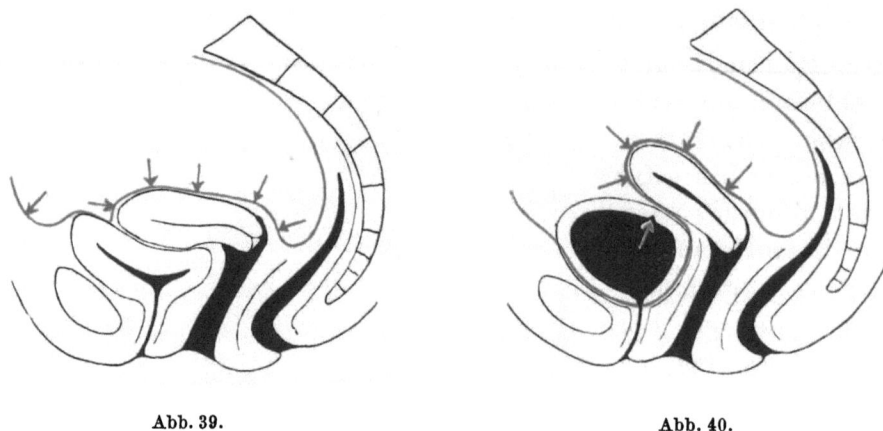

Abb. 39.   Abb. 40.

Abb. 39. Schema über die Wirkung des gesteigerten Abdominaldruckes auf den antevertierten Uterus bei leerer Blase und leerem Rectum. Die rote Linie markiert die Grenzen des abdominellen Druckbezirkes. Die Pfeile stellen die Antriebsrichtung auf die einzelnen Flächenteile des Organes dar. (Nach Halban-Tandler.)

Abb. 40. Schema über die Wirkung des gesteigerten Abdominaldruckes bei voller Blase und bei leerem Rectum. Erklärung vgl. Abb. 39. (Nach Halban-Tandler.)

der puerperalen Retroflexio darstellt. Der verminderte Tonus der Bandapparate wie der Uteruswand selbst wirken nur begünstigend.

Es muß anerkannt werden, daß ein schon ante graviditatem vielleicht jahrelang retrodeviierter Uterus im Puerperium von vornherein die Tendenz haben mag, wieder in seine frühere Lage zurückzukehren. Es ist aber sicherlich zu weit gegangen, mit Krönig und Feuchtwanger[1] jede puerperale Retroflexio einfach als Zurückfallen in die schon vorher bestandene Haltung aufzufassen. Als völlig verfehlt können die extremen Meinungen von Salin, der jeden Einfluß des Puerperiums rundweg leugnet, wie die gegenteilige von v. Olshausen[2], der überhaupt jede Retroflexio als puerperal entstanden erklärte, abgetan werden. Über die Häufigkeit der puerperal entstandenen Retroflexio exakte Zahlenangaben zu machen, ist freilich schwer, da man nur in einem kleinen Teil von Fällen Gelegenheit hat, die Uteruslage vor Eintritt der Gravidität zu kontrollieren, nach deren Ablauf die Retroflexio konstatiert wird. Man ist nicht berechtigt, eine im Puerperium entdeckte Retroflexio auch als puerperal entstanden zu erklären, wenn man nicht genau weiß, wie der Uterus vorher lag. Die Angabe von Winter[3], der in 12% aller Erstgebärenden im Wochenbett eine Retroflexio fand, scheint uns daher viel zu hoch.

---

[1] Mschr. Geburtsh. **10**, 694 (1899).
[2] Zbl. Gynäk. **1908** 1.
[3] Zbl. Gynäk. **1898**.

In neuerer Zeit hat van der Hoeven am 10.—14. Wochenbettstag unter 737 Erstgebärenden nur in 3%, unter 499 Multiparen in 4,6% eine Retroflexio gefunden. Davon wird man noch etwa ein Viertel abziehen müssen [1], so daß man unter heutigen Verhältnissen, nachdem die lange Einhaltung der Rückenlage bei Wöchnerinnen aufgegeben ist, in etwa 3% der Fälle (bei Erstgebärenden vielleicht nur in etwas über 2%) eine puerperale Entstehung der Retroflexio wird annehmen dürfen.

Wir haben das Beispiel der puerperalen Retroflexio nur deshalb an die erste Stelle gesetzt, weil uns dabei die Mechanik ihrer Entstehung am eindrucksvollsten klar zu machen schien. Nun findet man aber auch bei nulliparen Individuen gar nicht selten den Uterus in Retroversio-flexio. Etwa ein Viertel bis ein Drittel aller Retrodeviationen gehört hierher.

van der Hoeven, dem wir besonders sorgfältige Untersuchungen zu dieser Frage verdanken, fand 29% Nullipare, während nach Angaben älterer Autoren (Hildebrandt, Grünewaldt, Grenser, Vedeler u. a.) 15—33% aller Retroflexionen auf nullipare Individuen entfallen. Nach unseren eigenen Erfahrungen würde die Prozentzahl 28% betragen, sich also mit der von van der Hoeven ungefähr decken. Insgesamt beobachtet man bei jeder 5.—6. Frau, die die gynäkologische Sprechstunde aufsucht, eine Retrodeviation des Uterus. Das stimmt fast völlig mit einer neueren Angabe aus der Leydener Klinik (16%) überein, während in dem Material der Poliklinik für innere Krankheiten in Leyden nur 5% der Patientinnen eine Retroversio-flexio hatten.

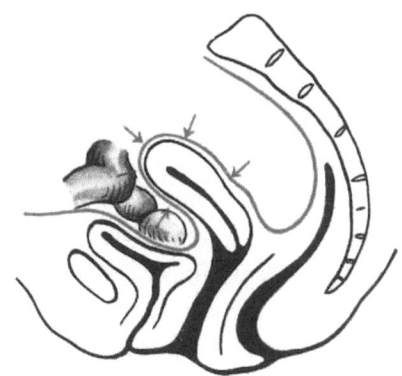

Abb. 41. Wirkung des Bauchdruckes bei darmgefüllter Excavatio vesico-uterina.

Wie ist nun bei dieser Form der Retroflexio der Entstehungsmechanismus? Unseres Erachtens genau ebenso wie im Puerperium, wenn man von den durch entzündliche Prozesse erzeugten Lageveränderungen und den reinen Verdrängungsdystopien absieht.

Man muß nur erst die Möglichkeit ausschließen, daß es sich um eine kongenitale Lagevariation handelt. Das ist um so leichter möglich, als wir heute sicher wissen, daß normaliter schon beim Fetus und Neugeborenen der Uterus trotz relativen Hochstandes gewöhnlich wenigstens eine Andeutung von Anteflexio zeigt (Abb. 23), andererseits eine Retroflexio bei einer Neonata bisher erst in 2 Fällen (Ruge, Grenser [2]) bei einer intrauterin abgestorbenen Frucht sogar erst einmal (Gaifami [3]) nachgewiesen werden konnte. Damit ist gegenteiligen Meinungen, wie der von Gardener [4], der 25% aller Retroflexionen, und von Salin, der sie „fast immer" für kongenital hält, der Boden entzogen. Die Autoren, welche die kongenitale Retroflexio überhaupt leugnen (Rokitansky, W. A. Freund, Credé, Schröder sen., u. a.) haben im allgemeinen auf Grund ihrer großen Erfahrung recht behalten, denn die Fälle Gaifamis, Ruges und Grensers sind wohl nur als seltene Ausnahmen zu betrachten. Es haben wohl H. Bayer und Kermauner recht, wenn sie für diese sog. Retroflexio uteri congenita eine postfetale Entstehung durch eine besonders hochgradige postnatale Involution (Halban) annehmen.

---

[1] Vgl. unten S. 39, die auf Np. entfallenden Retrodeviationen.
[2] Ruge: Berl. klin. Wschr. 1875, Nr 1. — Grenser: Arch. Gynäk. 11, 145. (1877).
[3] Fol. gynaec. 14, 1 (1921). Vgl. Zbl. Gynäk. 1923, 1355.
[4] Amer. J. Obstetr. 1906, 807.

Die nach der Pubertät durch irgendwelche Beschwerden sich manifestierende oder sonst zufällig entdeckte Retroflexio kann also nicht als angeboren bezeichnet werden, sondern ist entweder nur Teilerscheinung einer konstitutionellen Minderwertigkeit der gesamten Binde- und Stützgewebe (vgl. später) oder Folge einer auf das Genitale beschränkten Entwicklungshemmung. Nach der Meinung von B. S. Schultze, die viele Anerkennung erfahren hat, kann durch Zurückbleiben der Scheide im Wachstum und die daraus folgende Kürze der Vagina die Portio im vorderen Beckenhalbring festgehalten und durch die Kürze der Scheidengewölbe die Cervix in die Flucht der Scheide gezwungen werden. Es besteht also mindestens eine Retroversio cervicis. Unseres Erachtens ist es aber nicht notwendig, gewissermaßen eine Fixation der Portio anzunehmen, sondern es genügt vollständig der Hinweis auf die gesamte Entwicklungshemmung des Genitales, besonders die Kürze des vorderen Scheidengewölbes, die bei derartigen Individuen oft recht auffallend ist. Für ebenso wichtig aber sehen wir die Hypoplasie des Uterus selbst an. Der langen, oft starren Cervix sitzt ein kleines, relativ dünnwandiges Korpus von vermindertem Tonus und Turgor auf, der Anteflexionswinkel ist oft von vornherein wenig ausgesprochen. Diese Beschaffenheit des Uterus genügt, möchten wir glauben, vollständig, um die Vorbedingungen zu schaffen, die bei günstiger Gelegenheit dem Darm ein Eindringen ins Cavum vesico-uterinum ermöglichen, zumal dieses oftmals abnorm tief ist und gewohnheitsmäßige Blasenüberfüllung auch bei jungen Mädchen anzutreffen ist.

Bieten hier also Form, primäre Lage und Wandbeschaffenheit des Uterus dem intraabdominalen Druck von vornherein Angriffspunkte, so muß in all den anderen Fällen nulliparer Individuen, in denen trotz guter Entwicklung von Scheide und Uterus dieser in Retroversio-flexio gefunden wird, erst durch besondere Umstände die Möglichkeit zu der Umhebelung des Uterus aus der Anteversio-flexio in die Retroversio-flexio geschaffen werden. Offenbar ist auch hier ein Eindringen von Darmschlingen in die Excavatio vesicouterina notwendige Vorbedingung [1].

Wir haben bei der puerperalen Retroflexio schon gesehen, daß und unter welchen Umständen das möglich wird. Genau so entsteht offenbar mutatis mutandis auch die Retroversio-flexio bei der Nulliparen. Sicherlich muß nicht nur eine gewisse Schlaffheit der Bandapparate des Uterus vorhanden sein, sondern es muß auch der Tonus und nicht selten auch der Turgor des Uterus selbst geringer sein, als in der Norm. Beides findet sich verwirklicht nach erschöpfenden Krankheiten, begünstigt häufig noch durch die erschwerte Miktion in Rückenlage und die bei Bettruhe leicht eintretende Obstipation. Fritsch [2] ist wohl einer der ersten, der auf diese Zusammenhänge hingewiesen hat. Freilich legt er das Hauptgewicht auf die lange Rückenlage, während wir den allgemeinen Turgorverlust der Binde- und Stützsubstanzen des Uterus, an dem der Genitalapparat teilnimmt, in den Vordergrund schieben möchten. Ohne Turgorverlust der Bandapparate und Uterussubstanz würde die Rückenlage allein kaum solchen Schaden stiften können. Beides scheint uns wesentlich. Demgegenüber haben ältere und neuere Autoren, so z. B. B. S. Schultze, O. Küstner, dann Ed. Martin, Bumm, von ausländischen

---

[1] Natürlich kann die Wirkung des Bauchdruckes auch durch den Druck eines Tumors oder umgekehrt durch den Zug pelviperitonitischer Adhäsionen hinter dem Uterus ersetzt werden.

[2] Handb. d. Frauenkrankheiten. 1 II, 296.

Forschern vor allem Auvard[1], Lutaud[2], Hart und Barbour[3], Penrose[4], Bland-Sutton[5] betont, daß die Erschlaffung der Bänder des Uterus in erster Linie bei der Entstehung der Retroflexio eine Rolle spiele; auch Hofmeier[6] vertritt im wesentlichen diese Meinung, wenn er daneben auch einer Erschlaffung des Uterus „mindestens in der Gegend des inneren Muttermundes" eine gewisse Bedeutung zuerkennt, ja zugesteht, daß in einem allerdings kleineren Teil der Fälle scheinbar diese Uteruserschlaffung das primum movens sei. Vermutlich werden das auch die erst angeführten Autoren zugestehen, sie haben es nur nicht besonders hervorgehoben. Auf der anderen Seite vertritt namentlich van der Hoeven, der damit eine schon früher von A. Martin, Macrez geäußerte Ansicht wieder aufnimmt, in einer bemerkenswerten Monographie die Meinung, daß gerade der Tonusverlust der Uteruswand das bedeutsamste ätiologische Moment für die Entstehung der Retrodeviation des Uterus sei. Alles weitere sei Folge des intraabdominellen Druckes, sobald durch irgendwelche zufällige oder häufig sich wiederholende Verschiebungen der Uterus in eine Position gebracht wird, in der seine Vorderwand und die Vorderfläche der Ligamenta lata der Belastung durch den Eingeweideblock ausgesetzt werden. Für die Retroflexio der Nulliparen betont van der Hoeven besonders die Verdrängung der Portio nach vorn, die Hochdrängung des ganzen Uterus durch das gefüllte Rectum einschließlich pelviner Flexurabschnitte bei obstipierten Mädchen und Frauen, sowie die Bedeutung des Tiefstandes des Blasenbodens bei asthenischen Individuen. Die vorübergehende Retrodeviation des Uterus durch die stark gefüllte Blase spiele dabei höchstens eine unterstützende oder einleitende Rolle. Unserer Meinung nach hat van der Hoeven damit die Rolle der Blasenüberfüllung treffend charakterisiert, während z. B. Zweifel[7], Fehling, Pozzi u. a. gerade diesem Umstand zu große Bedeutung zumessen. Wir möchten sogar noch einen Schritt weiter gehen als van der Hoeven und auf Grund unserer langjährigen, diesen Zusammenhängen speziell nachspürenden Beobachtungen, dabei in völliger Übereinstimmung mit den eingangs entwickelten dynamischen Lehren glauben, daß auch unabhängig von schweren Erkrankungen oder langdauernder Rückenlage Tonus-Turgorverlust des gesamten Uterus-Haftapparates, hier aber speziell der Ligamenta rotunda und sacrouterina und der Uterussubstanz selbst, für die Entstehung der Retroversio-flexio von ausschlaggebender Bedeutung sind; selbst die Obstipation und ähnliche Momente, die den Uterus in eine ungünstigere, dem Angriff der rückwärts wirkenden Kräfte ausgesetzte Position bringen, treten unseres Erachtens demgegenüber an Bedeutung gänzlich zurück, wie ja die Häufigkeit der Anteflexio bei schwer obstipierten Frauen beweist. Das entscheidende Moment sehen wir tatsächlich in einer Störung des normalen Tonus-Turgorspiels. Wodurch Verminderung oder Verlust des Tonus-Turgorspiels im einzelnen Falle bedingt ist, ob durch den frisch puerperalen Zustand, namentlich bei gleichzeitiger Verletzung

---

[1] Traité pratique de Gynaec. **1892**, 304.
[2] Manual des maladies des femmes **1895**, 276.
[3] Manual of gynecology **1897**, 343.
[4] Textbook of diseases of women **1898**, 125.
[5] The diseases of women **1904**.
[6] Handb. d. Frauenkrankh. 17. Aufl., 260. Leipzig 1921.
[7] Zbl. Gynäk. **1898**, 799.

des Beckenbodens[1], ob als Folge langdauernder erschöpfender Krankheiten, ob durch Mängel in der Entwicklung der Bandapparate oder der Uterussubstanz oder durch anlagemäßige Minderwertigkeit des gesamten Organismus, das scheint von sekundärer Bedeutung. Immerhin fanden wir in unserem Materiale bei den Trägerinnen nicht puerperal entstandener Retroflexionen eine außergewöhnlich hohe Zahl von Individuen, die nach ihrer ganzen Konstitution in die Gruppe der Asthenikerinnen einzureihen sind. Dementsprechend fanden sich so gut wie regelmäßig bei diesen Individuen auch Zeichen mehr minder ausgesprochener Enteroptose, als deren Teilerscheinung — und oft nicht einmal als deren bedeutungsvollste Äußerung — wir die nichtpuerperale Retroflexio allzumeist auffassen möchten. Beim asthenischen Infantilismus konkurriert mit der Tonus-Turgorverminderung noch die Ungunst der Uterusform und -position.

Im Prinzip ist die Mechanik der außerpuerperal erworbenen Retroflexio multiparer Individuen ganz gleich. Eine Häufung von Schwangerschaften und Geburten ohne genügende Pausen, ohne ausreichende Schonung kann selbst bei der vollblütigsten Frau zu einer mangelhaften Rückbildung der beanspruchten Gewebe führen, deren Resultat Erschlaffung der Bänder wie der Rumpfblasenwand ist. Es resultiert ein Zustand sekundärer Enteroptose, ein Schlotterbauch (Sellheim), der mechanisch der primären Enteroptose der Asthenikerin natürlich gleich zu werten ist.

Die Bedeutung der Tonusverminderung in der Isthmusgegend erfährt eine besondere Beleuchtung durch die Fälle von Retroflexio, die in den ersten Monaten der Gravidität entstehen. Schon Fritsch hat auf diese Fälle hingewiesen, neuestens van der Hoeven. Wir können diese Angabe bestätigen mit dem Hinzufügen, daß anscheinend besonders infantile Erstgravide mit kurzer enger Scheide und der oben schon erwähnten Retroversio cervicis bei anteflektiertem Korpus es sind, bei denen diese Form der Retroflexio uteri gravidi zur Beobachtung kommt. Diese Tatsache hier zu erwähnen, scheint uns um so wichtiger, weil es danach nicht angängig ist, jede Retroflexio einer Erstgeschwängerten als schon vor der Konzeption vorhandenen Zustand anzusehen.

Etwas anders liegen die Dinge vielleicht in den Fällen, in denen es im Gefolge von Drucknekrosen, langdauernden Geburten, voreiligen Zangenentbindungen oder infolge sonstiger Geburtsverletzungen zu einer Fixation der Portio an die vordere Scheidenwand unter Verödung des vorderen Scheidengewölbes oder gar zu einer Fixation an die vordere Beckenwand kommt. Außer solchen Narben können auch Reste entzündlicher Prozesse im paravaginalen und antecervicalen Bindegewebe die Fixation der Portio bedingen. Der Anteflexionswinkel wird dadurch vermindert, der Uterus zunächst mindestens in eine Reklination gedrängt und damit die Blasenmulde erweitert, so daß für das Eindringen von Darmschlingen in die Fossa vesico-uterina günstigere Vorbedingungen geschaffen sind. Häufig genug freilich wird auch Bändererschlaffung und Tonusverlust im Uterus von Einfluß sein. B. S. Schultze hat zuerst auf die Bedeutung der Fixation der Portio vaginalis hingewiesen. Ja Ziegenspeck (1895) ging so weit, sie für die häufigste Ursache der Retroflexio überhaupt zu erklären. Das ist sicher falsch.

In all den bisher genannten Fällen ist der typische mechanische Vorgang immer

---
[1] Vgl. Allg. Teil, S. 711.

derselbe: es wird auf die eine oder andere Weise die Vorderwand des Uteruskörpers dem Angriff der intraabdominellen Druckkräfte zugänglich gemacht und durch deren Wirkung der Uteruskörper nach hinten umgehebelt.

Derselbe Effekt kann natürlich auch auf andere Weise erzielt werden. Hierher gehören z. B. die durch Tumoren erzeugten Retroversionen und -flexionen. Sobald ein Ovarialtumor nach vorne überfällt und bei weiterem Wachstum teilweise vor den Uterus gelangt, muß er den Uterus allmählich nach hinten umhebeln. Genau dasselbe bewirken Blasentumoren größeren Umfanges, subperitoneal sich entwickelnde Cervixmyome, anteuterin gelegene Exsudate, Hämatome und ähnliches. Darauf braucht nicht näher eingegangen zu werden, da der Mechanismus ja ganz klar liegt. In seltenen Fällen können Tumoren den Uterus auch dadurch in Retroversioflexio bringen, daß sie einseitig starkes Wachstum der Vorderwand im Uterus unter Zurückbleiben der Hinterwand bedingen. B. S. Schultze hat einen klassischen Fall dieser Art abgebildet (Abb. 42), in dem es sich um ein myxomatöses Adenom der Vorderwand des Uterus handelte, nach dessen Entfernung mittels scharfen Löffels und Löffelzange der Uterus spontan in Anteversio-flexio zurückkehrte.

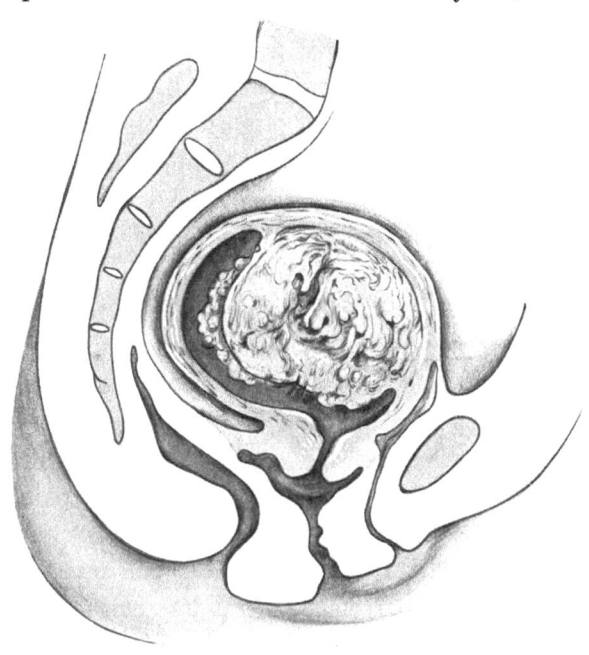

Abb. 42. Retroflexio uteri, bedingt durch einseitig starkes Wachstum der Vorderwand (myxomatöses Adenom). Fall von B. S. Schultze.

Schließlich kann der Uterus durch Schrumpfung hinter ihm etablierter Exsudate oder Adnextumoren, durch den Zug pelviperitonitischer Adhäsionen zur Retrodeviation gezwungen werden. Der Mechanismus zeigt dabei kleine Varianten je nach Größe und Lage des Exsudates oder der Adnextumoren. Manchmal wird die Umhebelung des Uterus schon dadurch eingeleitet, daß der im Douglas sich etablierende Tumor durch seine Größe die Cervix nach vorne verdrängt und dadurch — zumal oft lange Zeit strenge Rückenlage eingehalten wird — das Korpus in eine Position bringt, in der seine Vorderwand leichter den intraabdominellen Druckkräften Angriffspunkte bietet. Häufiger aber ist es der am Fundus oder an der Hinterwand des Uterus angreifende Zug eines schrumpfenden Exsudates oder pelviperitonitischer Adhäsionsspangen, der die Umhebelung vollendet[1]. Küstner erwähnt als seltene Retroflexionsursache noch Mißbildungen des Uterus; bei den verschiedensten Formen des doppelten Uterus bzw. Uterus bicornis liegt häufig das eine Horn retro-lateriflektiert.

---

[1] Zweimal freilich habe ich auch gerade das Umgekehrte beobachtet: Spontanheilung einer Retroflexio durch Entstehung eines doppelseitigen Adnextumors.

Von praktischer Wichtigkeit ist schließlich die Frage, ob Traumen in der Ätiologie der Retroversio-flexio eine Rolle spielen.

Eine einheitliche Beantwortung hat die Frage bis heute nicht gefunden. Wegen ihrer praktischen Bedeutung für die ärztliche Gutachtertätigkeit scheint es aber notwendig, etwas näher auf sie einzugehen. Unter den in Betracht kommenden Unfallereignissen werden immer wieder plötzliche starke Steigerungen des intraabdominellen Druckes durch Heben einer schweren Last oder starke Körpererschütterung, durch Sturz in der Richtung der Längsachse des Körpers angeführt. Nicht zu verkennen ist, daß zweifellos durch die zweite Kategorie von Traumen ein Tiefertreten des Uterus hervorgerufen werden kann, während intraabdominelle Drucksteigerungen, gleichviel welcher Genese, ein Tiefertreten des Uterus wohl nur dann zur Folge haben können, wenn gleichzeitig die Beckenbodenmuskulatur in einem Erschlaffungszustand sich befindet. Das wird bei den ersterwähnten Traumen niemals zutreffen, vielmehr stets die Beckenbodenmuskulatur gleichzeitig mit der übrigen Bauchrumpfpresse reflektorisch kontrahiert werden. Es wird also auch bei derartigen traumatisch zustandegekommenen Drucksteigerungen ein Tiefertreten des Uterus nur dann eintreten können, wenn aus irgendeinem Grunde die Tätigkeit der Beckenbodenmuskulatur, insbesondere der Verschluß des Beckens im Hiatus genitalis insuffizient ist. Der Natur der Sache nach ist solche Insuffizienz im allgemeinen nur bei Frauen, die geboren haben, anzunehmen, bei nulliparen Individuen höchstens dann, wenn durch das Trauma gleichzeitig eine Verletzung des Beckenverschlußapparates stattfände. Abgesehen davon setzt aber ein wesentliches Tiefertreten des Uterus auch noch eine Nachgiebigkeit des Haftapparates voraus, die zur Zeit des Traumas entweder vorhanden sein muß oder durch Zerreißung wichtiger Teile des Haftapparates zustande kommen kann. Es läßt sich also bei dynamischer Betrachtungsweise und unter Berücksichtigung unserer im allgemeinen Teil gegebenen Darstellung der Wirkungsweise des Blasenkugeluterushebelapparates und seiner lebendigen Wechselbeziehungen zur Tätigkeit der Federbrücke des Beckenbodens die ganze Frage einer traumatischen Entstehung der Retroflexio schon von vornherein dahin einengen, daß eine solche nur möglich ist, wenn durch das Trauma gleichzeitig der Befestigungsmechanismus des Uterus in wichtigen Teilen zerstört oder von vornherein der ganze Beckenbodenmechanismus insuffizient ist. In letzterem Falle würde man aber schon nicht von einer reinen traumatischen Entstehung sprechen können, sondern eine bereits vor Einwirkung des Traumas vorhandene Disposition zu der Lageveränderung anerkennen müssen. Wenn wir bisher nur von einem Tiefertreten des Uterus sprachen, so geschah das deshalb, weil das Tiefertreten des Uterus in der Richtung der Scheidenachse uns in Übereinstimmung mit A. Mayer überhaupt die notwendige Vorbedingung für jede traumatische Entstehung einer Retroversio-flexio scheint. Denn nur, wenn durch eine Verschiebung der Portio in der Vaginalachse der normale Anteflexionswinkel verringert oder gar ausgeglichen wird, können diejenigen Druckkräfte, welche allenfalls den Uterus in die Retroflexionshaltung umzuhebeln vermögen, zum Angriff kommen.

Stellt man sich auf diesen, von uns eingenommenen Standpunkt unter gleichzeitiger Berücksichtigung dessen, was wir über die Bedeutung des Uterustonus selbst für die Entstehung der Retroversio-flexio ausgeführt haben, so wird man der Frage einer traumatischen Entstehung dieser Lageveränderung sehr kritisch gegenüberstehen. Die Möglichkeit einer solchen Genese ist theoretisch zweifellos zuzugeben; es muß aber gleich hinzugefügt werden, daß unter sämtlichen in der Literatur aufgeführten Fällen[1] kein einziger einer strengen Kritik standhält. Selbst in dem Falle von Martin[2], den Aug. Mayer gelten läßt, scheint uns die Bedeutung des geringfügigen Traumas höchstens eine subsidiäre zu sein.

Im Gegensatz zu B. S. Schultze, Reifferscheid, Fritsch, Fehling, v. Winckel, v. Herff, Williams u. a., welche für die Möglichkeit einer traumatischen Entstehung der Retroversio-flexio sich einsetzen, stehen wir also gleich Thiem, Aug. Mayer u. a. auf einem fast völlig ablehnenden Standpunkt. Bei normalen anatomischen Verhältnissen jedenfalls scheint uns die traumatische Entstehung einer Retroversioflexio durch Unfall nur möglich, wenn dieser Unfall gleichzeitig zur Zerstörung wichtiger Teile des Haft- und Stützapparates des Uterus geführt hat. In allen anderen Fällen dürfte ein Trauma die Umhebelung des Uterus nur dann zu bewirken imstande sein, wenn entweder wichtige Teile des Haft- oder Stützapparates von vornherein schon insuffizient sind und der Uterus einen verminderten Tonus aufweist, anders ausgedrückt, es würde also das Trauma nur im Falle einer schon vorhandenen Disposition die Lageveränderung wirklich herbeizuführen imstande sein.

Für die praktische Tätigkeit des ärztlichen Gutachters empfehlen wir also im allgemeinen einen durchaus ablehnenden Standpunkt, der uns um so richtiger erscheint, als ein einwandfreier, der Kritik standhaltender Fall traumatisch entstandener Retroversio-flexio in der Literatur bisher nicht existiert. Wo eine nach Trauma entdeckte Retroversio-flexio zu Beschwerden Veranlassung gibt, da dürfte diese wohl fast ausschließlich Ausdruck einer traumatischen Neurose sein. Die Existenz dieser allein kann unseres Erachtens auch bei Beurteilung der Frage, ob die Arbeitsfähigkeit eingeschränkt sei oder nicht, zugrunde gelegt werden, während wir die Existenz der Retroversio-flexio für die Rentenbewertung der Unfallfolge außer Betracht lassen würden. Wenn früher Renten von 60—100% bewilligt wurden, so werden diese heute wohl allgemein als zu hoch eingeschätzt. Auch die Anerkennung einer Erwerbsbeschränkung bis zu 20% bei unkomplizierter Retroversio-flexio (Thiem, Ruben) erscheint uns im allgemeinen ungerechtfertigt, wenn sie allein auf die Retroflexio bezogen wird. Wir gestehen aber gern zu, daß in Einzelfällen eine derartige Beurteilung der Erwerbsfähigkeit gerechtfertigt sein kann[3].

a) Die pathologische Anatomie der Retroversio-flexio uteri.

Die pathologische Anatomie der Retroversio-flexio uteri kann heute erheblich kürzer dargestellt werden als in früheren Auflagen dieses Handbuches. Wichtig sind eigentlich nur die Veränderungen der Topographie der Beckeneingeweide, während die früher viel beachteten geweblichen Veränderungen der Uterussubstanz zwar große Mannigfaltigkeit aufweisen, dagegen fast jegliche für die Lageveränderung etwa charakteristische Sonderstellung vermissen lassen.

Charakteristisch für jede Retroversio-flexio ist ein gewisser Tiefstand der Portio und ein Abweichen derselben nach vorn. Der Uterus liegt namentlich bei der reinen Retroversio mit seiner Hinterfläche der Vorderwand des Rectums dicht an, während diese Berührung bei der Retroflexio meist nur eine partielle ist. Sehr bedeutsam — und sicherlich für die ätiologische Auffassung der Retrodeviation von großer Bedeutung — ist der

---

[1] Hinsichtlich der Kasuistik vgl. das Buch von Aug. Mayer: Die Unfallerkrankungen in der Geburtshilfe und Gynäkologie, Stuttgart 1917.
[2] Ärztl. Sachverständigen-Z. **1911**, 393.
[3] Weitere Einzelheiten zu dieser Frage bei Aug. Mayer, l. c. ferner bei H. Füth, l. c.

vielfach in viva und in mortua zu beobachtende Tiefstand der Plica vesico-uterina, die gelegentlich bis nahe an das vordere Scheidengewölbe heranreicht. Wir bilden einen charakteristischen, von Halban-Tandler beobachteten Fall dieser Art hier ab (Abb. 43). Freilich dürfte niemals mit Sicherheit zu entscheiden sein, wie weit eine derartige Vertiefung der Excavatio vesico-uterina etwa sekundär als Folge des Druckes hier eingedrungener Darmschlingen aufzufassen ist. Wenn Halban als besonderes Charakteristicum den Umstand hervorhebt, daß das Cavum recto-uterinum frei von Dünndarm gefunden wurde, so ist das natürlich für die von ihm gemeinsam mit Tandler beschriebenen Präparate zutreffend. An der Lebenden habe ich aber wiederholt trotz ausgesprochener Retroversio und -flexio im Douglas vereinzelte Darmschlingen gefunden.

Tuben und Ovarien sind bei der Retroversio vielfach nach hinten disloziert, bei der Retroflexio findet man regelmäßig einen Descensus der Ovarien in individuell sehr wechselndem Grade. Daß mit der Retroversio-flexio häufig ein Descensus vaginae oder gar ein Prolaps kombiniert ist, soll noch in den folgenden Kapiteln genauer erörtert werden.

Ob im Einzelfalle unter der Einwirkung des Bauchdruckes der Uterus in Retroversio oder -flexio gelangt, hängt einesteils von der Flexibilität, andererseits von der speziellen Lage der Cervix uteri zum Levatorspalt bzw. der individuell verschiedenen Form, Weite und Länge des Hiatus genitalis ab. Die Flexibilität des Uterus darf in den meisten Fällen als beträchtlich angesehen werden, da nach unseren obigen Auseinandersetzungen der Tonusverlust der Uterussubstanz in der Ätiologie der Retrodeviation die Hauptrolle zu spielen scheint. Jedenfalls wird in allen Fällen der Uterus der Form der Unterlage sich anzupassen versuchen. Wird bei gut erhaltenem Beckenboden das gesamte Organ gegen die Kreuzbeinhöhlung (natürlich unter Zwischenlagerung des Rectums) gepreßt, so bleibt es bei der Retroversio. Liegt dagegen der Uterus primär tiefer oder ist der Levatorspalt infolge mangelhafter Anlage bzw. Verletzungen so weit, daß die Cervix in dessen Druckbereich zu liegen kommt, dann wird das Corpus uteri in die nach innen konkave Levatormulde hineingepreßt werden, während die hintere Cervixwand an der Curvatura perinealis aufgehalten wird — es muß also zwischen Korpus und Cervix ein levatorwärts offener Winkel entstehen, anders ausgedrückt eine Retroflexio zustande kommen. Im Einzelfall an der Lebenden die speziell den Übergang von der Retroversio zur -flexio veranlassenden Momente festzustellen, ist freilich nur ausnahmsweise möglich. Die gegebene Erklärung, ist eine theoretische, aus dem Studium von Leichenpräparaten gewonnene Konstruktion, aus der hinsichtlich der pathologischen Anatomie nur die Formveränderungen des Organes als Folge der Lageveränderung entnommen werden sollen.

Alle in der Uterussubstanz selbst gefundenen Veränderungen, die man früher als charakteristisch für die Lageveränderung oder geradezu durch sie bedingt angesehen hat, können heute eine derartige Wertung nicht mehr beanspruchen. War man früher überzeugt[1], daß durch die fehlerhafte Lage des Uterus die Ligamenta lata eine Zerrung und Torsion erleiden, welche naturgemäß am stärksten die Venen trifft, die so zur Stauung des Uterus mit Durchtränkung der ganzen Wand einschließlich der Schleimhaut führen müsse, so vermögen wir einen derartigen Kausalzusammenhang heute nicht mehr ohne weiteres anzuerkennen.

---

[1] Vgl. Darstellung O. Küstners in der vorigen Auflage des Handbuches 1, 148.

Gewiß gibt es Fälle, namentlich frühpuerperal entstandener Retroflexio, in denen solche Stauung gefunden wird; wir haben aber bei einer unendlich viel größeren Zahl von retrovertierten und retroflektierten Uteri jegliche Stauung vermißt und sie andererseits oft genug bei anteflektierten Uteri gefunden. Schon die Behauptung, daß die fehlerhafte Haltung des Uterus eine Zerrung und Torsion der Mesometrien bewirke, scheint uns

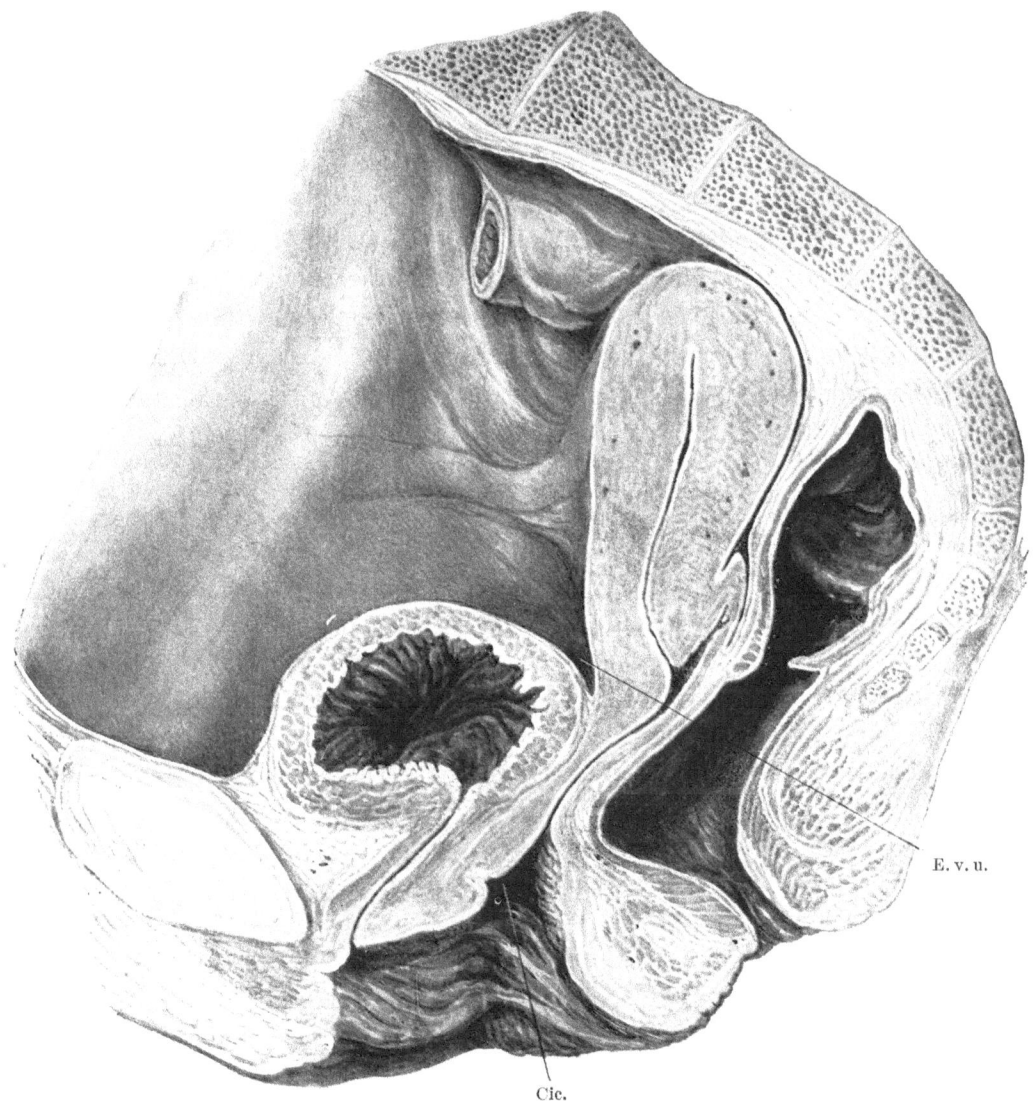

Abb. 43. Retroversio uteri. Auffallend tiefe Excavatio vesico-uterina (E. v. u.). Die Blase im ganzen gesenkt. Cic. Narbe in der vorderen Scheidenwand. (Präparat von Halban-Tandler.)

in mancher Hinsicht Ursache und Wirkung zu verwechseln. Gewiß könnte die Retroflexio des völlig normal gelagerten Uterus bei völlig normalen Ligamentapparaten eine derartige Wirkung haben, unseres Erachtens aber werden solche völlig normalen Uteri mit normalen geweblichen Verbindungen so gut wie niemals in Retrodeviation kommen. Andererseits lehrt die Erfahrung, daß in zahlreichen Fällen trotz der Retroflexio jegliche Stauung in den abführenden Venen und im Uterus selbst vermißt wird. Wir sind daher geneigt die Stauung auch dort, wo sie gefunden wird, als einen primär vorhandenen Zustand anzusehen, entstanden genau so wie Varizen entstehen als Folge mangelhafter Widerstandsfähigkeit der Venenwand, mangelhaften Tonus des gesamten Ligamentapparates besonders der Ligamenta lata wie der Uteruswand selbst, begünstigt vielleicht durch chronische Obstipation und Enteroptose, selbst aber im wesentlichen nur Teilerscheinung einer Hypotonie der gesamten Binde- und Stützsubstanzen. Diese Hypotonie, an der auch der Uterus teilnimmt, schafft aber gerade die Vorbedingungen für die Entstehung der Retroversio-flexio (vgl. oben). Die bereits vorhandene Stauung mag unter Umständen dadurch noch gesteigert werden; ihre Ursache aber liegt nicht in der Lageanomalie als solcher. Demgemäß halten wir auch alle als Folge chronischer Stauungszustände bekannten Befunde am Uterus, die man früher im wesentlichen als chronische Metroendometritis aufgefaßt hat, nicht für charakteristische Eigentümlichkeiten des retroflektierten Uterus, sondern einfach jedes Uterus, aus dem die Blutabfuhr infolge derartiger Venenveränderungen gestört ist oder auch nur infolge eines primären Mißverhältnisses zwischen Muskulatur und Bindegewebe der Abfluß des Blutes normaler Förderung entbehrt.

Mutatis mutandis gilt natürlich dasselbe von den Ovarien. Zirkulationsstörungen sind viel weniger Folge einer Dislokation dieser Organe als der allgemeinen Hypotonie, die ihrerseits sowohl die Stauung wie die Dislokation begünstigt.

Nicht selten findet man die Retroversio-flexio kompliziert mit entzündlichen Veränderungen des Perimetriums, wie namentlich auch der benachbarten Organe (Adnexe, Darm, an diesem wieder besonders Typhlon, Appendix, Flexura sigmoidea und Rectum). Es handelt sich kurz gesagt um Erscheinungen einer Pelviperitonitis adhaesiva, bei der im Einzelfalle bald mehr perimetritische, bald mehr perisalpingo-oophoritische, bald mehr perisigmoiditische oder periappendikuläre und perityphlitische Adhäsionen überwiegen. Ihre eingehende Schilderung kann hier um so eher unterlassen werden, als die Pelviperitonitis chronica an anderer Stelle dieses Handbuches eine ausführliche Darstellung findet. Die Folgen derartiger Veränderungen sind praktisch immer dieselben: es werden zwischen Uterus und Nachbarorganen direkt oder unter Vermittlung der Adnexe Adhäsionen — angefangen von feinen Filamenten und spinnewebsdünnen Netzen bis zu derben Membranen, Bändern und Schwarten (Pachyperimetritis) — erzeugt, die die Beweglichkeit des Uterus einschränken oder aufheben (Abb. 44). Aus der Retroflexio mobilis ist eine Retroversio-flexio uteri fixata geworden. Schon oben (S. 751) wurde erwähnt, daß die Pelviperitonitis bzw. ihre Folgeerscheinungen auch in der Ätiologie der Retroversio-flexio uteri eine nicht zu unterschätzende Rolle spielen. Nicht selten findet man auch akute, subakute und chronische Adnextumoren. Daß in solchen Fällen auch am Uterus selbst, namentlich an seiner Schleimhaut Zeichen bestehender oder abgelaufener Entzündung sich finden und abhängig von den Veränderungen der Ovarien Störungen der zyklischen Umwandlung der Uterusschleimhaut und demgemäß Menstruationsstörungen beobachtet werden, darf nicht wundernehmen. Nur muß man sich darüber klar sein, daß sie nicht durch die Lageveränderung des Uterus kausal bedingt, sondern koordinierte Begleiterscheinungen dieser sind.

Eine bis heute unentschiedene Streitfrage ist die, ob auch ohne Entzündung, lediglich veranlaßt durch die Lageveränderung, peritonitische Adhäsionen zwischen Uterus und

Umgebung entstehen können. Für diese Möglichkeit hat sich neben Fritsche, Schultze, O. Küstner mit großem Nachdruck (dieses Handbuch 2. Aufl.) eingesetzt, während Krönig u. a. sie ebenso scharf ablehnen. Küstner stützt sich bei dieser Behauptung auf die Vorstellung, daß „die Retroflexio gleichbedeutend mit absoluter Ruhelage gegenüber der Normallage ist, bei welcher der Uterus wie sämtliche Organe des Abdomen und der serösen Höhlen überhaupt dem beständigen Spiel eines Lage- und Stellungswechsels unterworfen ist . . . .". Er fährt fort: „Nun gilt das Gesetz, daß, sobald ein Organ in einer serösen Höhle bewegungslos liegt, die gegenüberliegenden, einander dauernd berührenden Partien der visceralen und parietalen serösen Flächen sehr bald Drucknekrosen des Endothels erleiden und dann miteinander verlöten. Von diesem Gesetz machen wir den ausgedehntesten Gebrauch in der Abdominalchirurgie; ich nenne nur die Ventrifixura uteri, die Lembertsche Darmnaht, die Operation der Leisten- und Nabelhernien. Mit derselben Notwendigkeit, welche diesen Operationen ein Gelingen garantiert, muß der retrovertiert-flektierte Uterus allmählich mit dem Bauchfell der hinteren Beckenwand verwachsen. Dasselbe

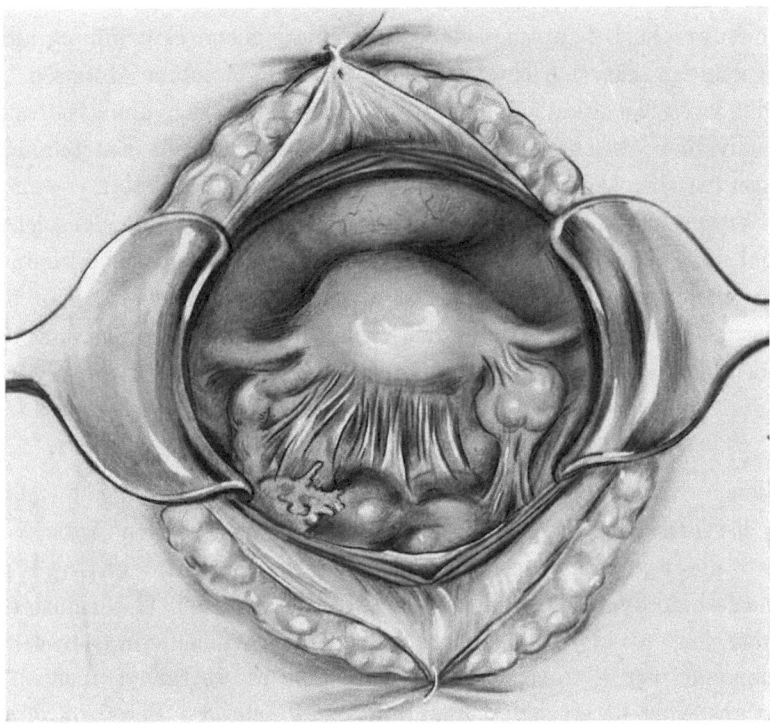

Abb. 44. Retroversio fixata bei Pelviperitonitis adhaesiva.

muß sich auch mit den Ovarien und Tuben ereignen, denn auch diese Organe sind durch die Retroversioflexio uteri immobilisiert. Als unterstützendes Moment für die Verwachsung kommt, wie für die Ovarien bereits auseinandergesetzt, auch für Uterus und Tuben die Stauung in Betracht. Daß die Stränge und Verlötungen, welche auf diese Weise entstehen, allmählich recht fest werden können, ist zweifellos."

Der Autor glaubt allerdings, daß die auf diese Weise entstandenen Verwachsungen zart sind, so daß man aus ihrer Beschaffenheit gewissermaßen auf ihre Entstehung Rückschlüsse ziehen könne. Demgegenüber hat Krönig[1] mit allem Nachdruck betont, derartige Adhäsionen seien „stets die Folge spezifischer Entzündungsprozesse, welche sich nur selten auf den serösen Überzug des Uterus als Perimetritis beschränkt, sondern meist auf das ganze Pelviperitoneum übergegriffen haben". Als Beweis führt Krönig an, daß er jahrelang Retroflexionen beobachtet habe, bei denen trotz Unterbleibens jeglicher Lagekorrektur keine Fixation eingetreten sei.

---

[1] Döderlein-Krönig: Operative Gynäkologie, 2. Aufl. 385, Leipzig 1907.

Wir selbst stehen auf einem etwas anderen Standpunkt, ohne indes Küstner beizupflichten. Eine absolute Immobilisierung des Uterus wird durch die Retroversio-flexio sicher niemals hervorgerufen. Man kann höchstens von geringeren oder selteneren Schwankungen der Uteruslage sprechen. Anderenfalls müßte ja unter Annahme der Küstnerschen Meinung die bewegliche Retroflexio zu den Ausnahmen gehören, die fixierte die Regel darstellen. Auch der Hinweis Küstners, daß das Puerperium mit seinen Ernährungsveränderungen des gesamten Uterusgewebes und des peritonealen Überzuges eine Disposition zu solchen Verklebungen schaffe, dürfte hinfällig sein, mit Rücksicht auf die Erfahrung, daß gerade die puerperal nachweisbar werdende Retroflexio noch monate- und jahrelang hinterher ganz leicht aufrichtbar ist, und sich auch bei der operativen Lagekorrektur so vielfach als vollkommen frei von Verwachsungen erwies. Trotzdem möchten wir die Küstnersche Behauptung, daß auch ohne jegliche Entzündung am Uterus oder seiner Umgebung Adhäsionen entstehen können, nicht a limine abweisen.

Es gibt zweifellos Individuen und zwar handelt es sich um hypoplastische, hypotonische Individuen, welche eine ausgesprochene Neigung zu Entstehung peritonealer Verklebungen zwischen allen möglichen Organen der Bauchhöhle haben — eine Tatsache, auf die meines Wissens zuerst E. Payr mit Nachdruck hingewiesen hat. Bei solchen Individuen können wohl auch einmal bei retroflektiertem Uterus ohne jeglichen Entzündungsvorgang Adhäsionen entstehen. Die Uteruslage ist aber an sich irrelevant. Man beobachtet sie genau so bei anteflektiertem Uterus, wobei vielleicht kleinen Blutungen nach dem Follikelsprung, einem Prolaps des Corpus luteum die Rolle des Agent provacateur zukommt.

b) Symptome der Retroversio-flexio uteri.

In diesem Kapitel wird die Wandlung unserer Anschauungen vielleicht am auffallendsten hervortreten. Schrieb noch Küstner in der vorigen Auflage dieses Handbuches, daß die Symptome recht prägnante seien, spricht Fehling[1] geradezu von pathognomonischen Symptomen der Rückwärtslagerung der Gebärmutter, so möchten wir dem den fast paradox klingenden Satz entgegenstellen: **irgendwelche charakteristische Symptome der Retroversio-flexio uteri gibt es überhaupt nicht.** Natürlich erwächst uns aus einer derartigen Behauptung die Pflicht der Beweisführung.

Man unterschied und unterscheidet zum Teil noch heute lokale und allgemeine Retroflexionssymptome.

1. Unter den örtlichen Symptomen wird als eines der frühesten und konstantesten eine Verstärkung der menstruellen Blutung angeführt, die oft so hochgradig werden soll, daß sie zu sekundärer Anämie führe. Bei jungen Mädchen hält O. Küstner die verstärkte Blutung oft für das einzige, auf die Lageanomalie hinweisende Zeichen. Ebenso hebt er hervor, daß die bei Stillenden auftretende Menstruation geradezu zur genitalen Untersuchung wegen Verdacht auf Retroflexio auffordere. Die Hypermenorrhöe wird aus der stets vorhandenen Stauung erklärt, aus dieser auch die Neigung zu Abort und selbst habitueller Frühgeburt.

O. Küstner gibt damit einer Meinung Ausdruck, welche bis in die allerneueste Zeit widerspruchslos in der Gynäkologie Anerkennung fand. Daß sie solange unwider-

---

[1] Dtsch. Klinik am Eingang d. 20. Jahrh. **9,** 58.

sprochen geblieben ist, mag sich zum Teil aus einem weitgehenden Autoritätsglauben erklären, zum Teil daraus, daß man einseitig nur das Verhalten der Menstruation bei Rückwärtslagerung des Uterus in Statistiken berücksichtigt hat, ohne die Häufigkeit von gleichen Menstruationsstörungen bei anteflektiertem Uterus zum Vergleich heranzuziehen. Tut man das (vgl. weiter unten), dann kommt man zu wesentlich anderen Resultaten. Schon 1912 hat Fräulein Hölder aus der Sellheimschen Klinik in einer äußerst sorgfältigen Arbeit auch zu dieser Frage einige Zahlen gebracht, die zum Nachdenken anregen. Sie fand nach den Angaben der Patientinnen profuse Menstruation bei 54,22%, unregelmäßige Menstruation ebenfalls bei 54,22% aller Fälle von Rückwärtsverlagerung. Aus ihren Zahlenangaben geht hervor, daß profuse und unregelmäßige Menstruation vielfach zugleich bestanden. Nach der Operation klagten über profuse Menstruation noch 30,28%, über unregelmäßige Menstruation noch 40,84% der Frauen; anders ausgedrückt: es hatte also auf die Gesamtzahl bezogen in nahezu zwei Drittel der Fälle die Lagekorrektur keinen Einfluß auf die Menstruation. Schon das muß hinsichtlich des kausalen Zusammenhanges mit der Lageveränderung Zweifel erregen. Auch bei den Nulliparen konnte Hölder profuse Menstruation nicht häufiger beobachten als überhaupt bei der Retrodeviation. Demgegenüber hatten 13,7% der Retroflexionsträgerinnen von vornherein sehr schwache Menses.

Rob. Schröder[1] fand unter 226 Fällen unkomplizierter Retroflexio uteri mobilis

schwache Menses von 4 wöchentlichem Typus . . . . . in 19 %
mittelstarke Menses von 4 wöchentlichem Typus . . . . ,, 44 %
starke Menses von 4 wöchentlichem Typus . . . . ,, 17 %
über 6 Tage dauernde starke zyklische Blutungen . . . ,, 13 %
zu häufige, starke Regel . . . . ,, 1,3 %
zu seltene, schwache Regel . . . . ,, 1,8 %
zu seltene, starke Regel (1 Fall) . . . . ,, 0,43%
schließlich Metrorrhagien . . . . ,, 1,8 %

Auch diese Zahlen sprechen nicht eben für eine besondere Beeinflussung durch die Lageveränderung. Der anatomische Ablauf des Zyklus war in der großen Mehrzahl der Fälle ungestört, der klinische Ablauf zeigte in rund 30% eine zu starke Regelblutung. Immerhin ist Rob. Schröder auf Grund der Erfahrung, daß in solchen Fällen nach der Lagekorrektur die vorher starke Blutung schwach oder normal wurde, geneigt, der Retroflexio doch eine gewisse kausale Bedeutung zuzuerkennen. Er meint, daß der anteflektierte Uterus sich vielleicht doch besser kontrahieren kann als der retroflektierte. Schröder selbst sieht die Ursache der Hypermenorrhöe in der Schwäche der schlaffen Uterusmuskulatur. Darin stimmen wir ihm bei. Nur halten wir nicht die schlaffe Muskulatur für eine Folge der Retroflexio, sondern umgekehrt die Retroflexio für eine Folge der Schlaffheit. Damit stimmt ja überein, daß bei asthenischen Individuen sowohl die Hypermenorrhöe wie die Polymenorrhöe auch ohne Retroflexio sich findet.

Wir selbst gingen bei unseren Nachforschungen etwas anders vor. Wir beschränkten uns nicht darauf, einfach die Prozentzahl bei Retroflexionen festzustellen, sondern wir prüften die Menstruationsverhältnisse bei 1000 fortlaufend aufgenommenen Patientinnen

---

[1] Lehrb. d. Gynäk. 124, Leipzig 1922.

	Anzahl der Fälle und ihre Prozentzahl zu sämtlichen Retroflexionen bzw. Anteflexionen	insgesamt Prozentzahl zur Gesamtzahl der Retroflexionen und Anteflexionen	Normale Menses						Polymenorrhöe						Hypermenorrhöe						
			davon Asthenie	vergröberte Schilddrüse	Infantilis. universalis	Uterus infantilis	Uterus hypoplasticus		insgesamt	Asthenie	vergröß. Schilddrüse	Lokalbefund	Uterus infantilis	Uterus hypoplasticus	insgesamt	Asthenie	vergröß. Schilddrüse	Lokalbefund	Infantilis. universalis	Uterus infantilis	Uterus hypoplasticus
Retroflexio mobilis . . .	431=43,1%	203=47,1%	29=14,5%	21=10,3%	3	1	1		6=2,6%	2	1	1	1		106=24,8%	11=10,4%	25=23,6%	9	1	2	
Unkomplizierte Anteversio -flexio	*525=52,5%*	*238=45,2%*	*22= 9,2%*	*46=19,3%*	*6*	*7*	*1*		*6=1,0%*		*2*				*153=29 %*	*17=11,8%*	*25=16,9%*	*6*		*8*	
Retroflexio + Senkung .	208=20,8%	106=50,9%	16=15,1%	17=16 %					1=0,5%	1					61=29,3%	10=16,4%	16=26,2%	1		1	
Anteflexio + Senkung . .	*70= 7,0%*	*30=43 %*	*4=13,3%*	*10=33,3%*					*1=1,5%*						*25=35,8%*	*1= 4 %*	*8=32,0%*				
Retroflexio + entzündliche Adnextumoren	166=16,6%	77=46,3%	5= 6,5%	8=10,4%					1=0,5%		1				53=32,4%	2= 3,8%					
Anteflexio + entzündliche Adnextumoren . . .	*195=19,5%*	*79=40,5%*	*6= 7,6%*	*17=21,6%*	*1*				*1=0,5%*						*70=36,0%*	*6= 8,6%*					
Retroflexio + gutartige Adnextumoren	36= 3,6%	70=55,3%	1	1					1=2,9%						3= 8,2%	÷				1	
Anteflexio + gutartige Adnextumoren	*47= 4,7%*	*16=34,0%*	*1*	*3*					*1=2,1%*						*17=36,1%*	*2*					
Retroflexio + Myome . .	45= 4,5%	5=11,1%	1						2=4,4%						15=33,5%	3	6				
Anteflexio + Myome . .	*70= 7,0%*	*12=17,1%*		*4*					÷						*40=57,1%*	*1*	*15*				
Retroflexio fixata. . . .	104=10,4%	49=47,1%	3	8					2=1,9%	1			2		30=28,8%	2= 6,6%	4=13,3%	1			
Spitzwinklige Anteflexio .	*75= 7,5%*	*20=26,7%*	*2*	*7*	*3*				*5=6,6%*				*2*		*30=40,1%*	*3*	*5*		*1*	*2*	*3*
Klimakterische Blutungen .	*12= 1,2%*	÷							÷						*5*	*1*					
Sonstiges	*16(1)=0,8%*	*6 (1)*							*1*						*2*						
Retroflexionen insgesamt .		465=46,5%							14=1 4%						270=27,0%						
Anteflexionen insgesamt		*395=39,5%*							*14=1,4%*						*340=34,0%*						
Retroflexionen + Anteflexionen insges. (2000)		860=43 %	90=10,4%	142=16,5%					28=1,4%						610=30,5%	59= 9,7%	136=22,3%				

1. Es handelt sich um 1000 Retroflexionen und 1000 Anteflexionen. Sämtliche Fälle befanden sich im geschlechtsreifen Alter.
2. Bei Fällen, bei denen sich für eine seit kurzem bestehende Änderung des Menstruationstyps aus Anamnese oder Operations- der vor der Erkrankung maßgebende Menstruationstyp gewählt. Nur in den Fällen, wo eine Endometritis interstitialis sich durch die Abrasio
3. Unter der Rubrik „Sonstiges" handelt es sich um beginnendes Ca. corporis, Ca. ovarii oder tubae.

mit retroflektiertem Uterus und 1000 fortlaufenden Fällen mit anteflektiertem Uterus. Dabei fanden wir sämtliche klinische Zyklustypen und Zyklusstörungen fast genau gleich häufig bei anteflektiertem wie bei retroflektiertem Uterus, ja es waren normale Menses unter den Fällen von Anteflexio etwas seltener und Hypermenorrhöe etwas häufiger[1]. Das scheint uns doch ein recht auffälliges Ergebnis und im ganzen eine volle Bestätigung einer früheren Angabe von Theilhaber. Das Resultat wird noch lehrreicher (vgl. nebenstehende Tabelle), wenn man die Komplikationen berücksichtigt. Interessanterweise sind gerade die Hypermenorrhöe und Polyhypermenorrhöe häufiger bei den Fällen mit anteflektiertem Uterus und irgendwelchen Komplikationen als bei der Retrodeviation mit denselben Komplikationen. Die Retroflexio uteri fixata ohne ausgesprochene Adnextumoren zeigt lediglich hinsichtlich der Hypermenorrhöe, nicht aber hinsichtlich der Polymenorrhöe und Polyhypermenorrhöe eine geringfügige Steigerung gegenüber der unkomplizierten Retroflexio uteri mobilis. Aber auch diese Schwankung wird in ihrer Bedeutung stark eingeschränkt beim Vergleich mit der Häufigkeit der Hypermenorrhöe bei anteflektiertem Uterus. Insgesamt lehrt unsere Nachforschung doch wohl, daß **zwischen Menstruationstypus oder Menstruationsstörungen einerseits und Retrodeviation des Uterus andererseits kein Kausalnexus besteht.** Wohl beziehen wir gleich

---
[1] Einzelheiten bei W. Vogel, l. c.

Poly-Hypermenorrhöe							Oligomenorrhöe							Hypomenorrhöe							Oligo-Hypomenorrhöe							Metrorrhagien						
insgesamt	Asthenie	vergröß. Schilddrüse	Lokalbefund	Infantilis. universalis	Uterus infantilis	Uterus hypoplasticus	insgesamt	Asthenie	vergröß. Schilddrüse	Lokalbefund	Infantilis. universalis	Uterus infantilis	Uterus hypoplasticus	insgesamt	Asthenie	vergröß. Schilddrüse	Lokalbefund	Infantilis. universalis	Uterus infantilis	Uterus hypoplasticus	insgesamt	Asthenie	vergröß. Schilddrüse	Lokalbefund	Infantilis. universalis	Uterus infantilis	Uterus hypoplasticus	insgesamt	Asthenie	vergröß. Schilddrüse	Lokalbefund	Infantilis. universalis	Uterus infantilis	Uterus hypoplasticus
43=10,8%	6=13,9%	5=11,6%	10	÷	2	÷	5=1,2%	÷	÷	÷	÷	1	÷	28= 6,5%	2	3			2		9=2,8%					1	2	22= 5,1%	1		15			
45= 8,5%	6=13,3%	9=20,0%	6	1	4	3	7=1,5%	2				2		47= 8,9%	2	5		1		3	12=2,3%		1			2	2	19= 3,6%	3	2	7			
9= 4,3%	1	1					1=0,5%							24=11,5%	3	3					5=2,4%	1	1					1= 0,5%						
3= 4,4%	2	1					1=1,5%	1						9=13,9%							÷							1= 1,5%						
9= 5,3%		2					3=1,8%	1						11= 6,5%	2			1			5=3,0%					1		7= 4,5%	2		1			
15= 7,7%		6					1=0,5%							17= 8,5%	3	1		1			5=2,6%							7= 3,5%	2					
4=11,1%							1=2,9%							3= 8,2%							2=5,5%							1= 3,0%						
3= 6,4%	1	1				1	2=4,2%						1	5=10,5%							1=2,1%							2=4,5%						
9=20 %	1	1					÷							1= 2,2%							÷							13=28,8%	2	4				
9=12,9%		5					÷							4= 5,7%	2						4=5,7%		2					5= 7,2%						
9= 8,6%	1	3					3=2,9%	1						7= 6,7%	2						÷							3= 3 %			1	1		
5= 6,6%							÷							11=14,7%		1				3 2	2=2,7%							2= 2,7%					2	
5	1	3					÷							÷							÷							2	1					
1																												6						
84= 8,4%							13=1,3%							74= 7,4%							21=2,1%							53= 5,3%	+ 4 Amenorrhöen ohne Befund					
85= 8,5%							11=1,1%							93= 9,3%							24=2,4%							38= 3,8%						
169=8,4%	19=11,3%	34=19 %					24=1,2%							167= 8,4%							45=2,2%							91= 4,6%						

befund eine Erklärung fand (zerfallendes Ca., Endometritis post abortum, Placentarpolyp, Cervixpolyp, glandulär-cystische Hyperplasie), wurde ergab, wurde der augenblickliche Menstruationstyp gewählt. Diese Fälle sind unter der Rubrik „Lokalbefund" angeführt.

Rob. Schröder die Hypermenorrhöe in der Hauptsache auf schlechten Gefäßverschluß durch eine insuffiziente Uterusmuskulatur und ebenso die Polymenorrhöe auf eine leichte Ovarialinsuffizienz, die in einem Teil der Fälle auf allgemeinen Entwicklungshemmungen, in einem anderen Teil der Fälle auf Schädigung des Ovariums durch Stauung des venösen Blutes in den Ligamenta infundibulo-pelvica oder infolge variköser Erweiterung des Plexus ovaricus beruht. Beide Störungen finden sich aber ebenso häufig bei anteflektiertem Uterus und man darf unseres Erachtens einen Zusammenhang höchstens nach der Richtung konstruieren, daß die Schlaffheit der Uterusmuskulatur und die erwähnte Stauung in den Abflußbahnen bei hypotonischen Individuen sich findet, die auch zur Retroflexio disponiert sind. Auch in den Fällen, wo die Hypermenorrhöe oder Polyhypermenorrhöe als Folge von Stauung im Becken und Muskelschlaffheit des Uterus nachweisbar ist, machen wir für diesen Zustand nicht die Retrodeviation als solche verantwortlich, sondern sehen Lageveränderung und Menstruationsstörung als koordinierte Folgeerscheinung der allgemeinen Asthenie an, bei denen ja so gut wie regelmäßig eine allgemeine Abdominalplethora zu beobachten ist (P. Mathes), die ihrerseits aus den geänderten physikalischen Strömungsbedingungen oder auch aus mangelhafter Widerstandsfähigkeit der Venenwände und aus einer Insuffizienz der Vasomotorenregulation sich erklärt. Übrigens findet sich diese Abdominalplethora nicht selten auch bei sekundären Enteroptotikerinnen, also zunächst unabhängig von einer Konstitutionsanomalie. Den Beweis für die Richtigkeit unserer Annahme erblicken wir in der Tatsache, daß derartige Individuen auch bei anteflektiertem Uterus ebenso häufig über Hypermenorrhöe und Polyhypermenorrhöe zu klagen haben. Ich glaube nicht, daß unsere Beweisführung gezwungen oder kompliziert ist; sie setzt allerdings voraus die Anerkennung der Tatsache, daß die Retrodeviation des Uterus außerordentlich häufig nur Teilerscheinung allgemeiner Enteroptose auf Basis konstitutioneller Minderwertigkeit ist. Dieser Anerkennung aber dürfte, wer einmal die Mühe sich nimmt, sein Material auf Konstitutionsanomalien genau und kritisch zu beobachten, sich nicht lange entziehen können.

2. Das zweite, regelmäßig angeführte Lokalsymptom der Retroversio-flexio, den Fluor albus, halten die meisten Gynäkologen mit O. Küstner ebenfalls für eine Folge der durch die Stauung hervorgerufenen Veränderungen der Uterusschleimhaut. Allerdings bestand in dieser Frage schon unter den älteren Gynäkologen keine Einigkeit. Während v. Winckel sich dahin äußerte, daß durch die Retroflexio seröser, schleimiger, eitriger, ja manchmal sogar jauchiger Ausfluß hervorgerufen werde, hat schon v. Olshausen den Uteruskatarrh nur als zufällige Komplikation, nicht als Folge der Retrodeviation erklärt. Heute dürfte ein Consensus omnium mindestens darüber bestehen, daß der bei Retroflexio sich findende Fluor nichts mit einer von der Lageveränderung abhängigen Endometritis zu tun hat. Darüber braucht nach dem Ergebnis der langen Reihe von Arbeiten, die seit Hitschmann-Adlers grundlegenden Untersuchungen über dieses Kapitel entstanden sind, nicht mehr diskutiert zu werden. Man könnte höchstens die Frage aufwerfen, ob durch die Retrodeviation eine Hypersekretion der Uterusschleimhaut auf nicht entzündlicher Basis, vielmehr als Folge einer Hyperplasie derselben hervorgerufen werde. Auch diese Frage verneinen wir völlig und gestehen lediglich zu, daß Retrodeviation und Fluor häufig auf gemeinsamer Basis zustande kommen[1]. Gewiß findet man bei hyperplastischen retroflektierten Uteri nicht selten auch eine hyperplastische Schleimhaut, aber nichts berechtigt uns, einen Kausalnexus aus dem Zusammentreffen der beiden Veränderungen zu konstruieren. Denn einmal finden wir Schleimhauthyperplasie und Fluor genau so häufig bei anteflektiertem Uterus und selbst dort, wo in kleineren Serien einmal retroflektierte Uteri überwiegen, beweist das unseres Erachtens nur, daß die der Stauung zugrunde liegende Konstitutionsanomalie eben häufig auch zu Fluor führt. Solche Hypersekretion auf konstitutioneller Basis ist ja auch an anderen drüsigen Organen (z. B. Magen) recht häufig.

Abgesehen davon kommen als Ursache des Fluors einfache oder gonorrhoische Cervicalkatarrhe mit Erosionsbildung und primäre Kolpitiden in Frage, die natürlich mit der Lageveränderung als solcher nichts zu tun haben.

Darüber hinaus findet man den Fluor auch bei kleinen, jeder Stauung entbehrenden retroflektierten Uteri. Vor allem aber möchten wir gegen einen Kausalzusammenhang zwischen Lageveränderung und Ausfluß geltend machen die Erfahrung, daß der Fluor albus in der Mehrzahl der Fälle mit einer Sekretionsanomalie der Uterusschleimhaut überhaupt nichts zu tun hat, sondern, daß es sich meist um einen rein vaginalen Fluor handelt, entstanden auf Basis einer biologischen Minderwertigkeit der Scheidenwand, evtl. auch einer

---

[1] Einzelheiten bei v. Jaschke: Die normale und pathologische Genitalflora und das Fluorproblem in Halban-Seitz: Biologie und Pathologie des Weibes. 3, Berlin u. Wien 1924.

leichten Ovarialinsuffizienz, durch die der normale Scheidenmikrobismus gestört wird. Auf dem Umwege über die Verunreinigung der Scheidenflora kommt es dann zu vermehrter Desquamation der Scheidenepithelien; ja bei Eindringen von Eitererregern, deren rasche Eliminierung infolge der Verdrängung der Vaginalbacillen und der damit zusammenhängenden Verminderung des Säuretiters nicht mehr gelingt, kann es auch zu einer vermehrten Transsudation und Leukocytenausschwemmung kommen, so daß sogar ein Fluor flavus, eitriger Fluor, unter dem klinischen Bilde der Kolpitis auftritt (vgl. die Arbeiten von Rob. Schröder, Loeser, Salomon u. a.)[1]. Man kann höchstens sagen: genau so wie die konstitutionelle Minderwertigkeit der gesamten Haft- und Stützgewebe die Retroflexio, die abdominale Plethora begünstigt, genau so führt die durch dieselbe Konstitutionsanomalie bedingte biologische Minderwertigkeit der Scheidenwand zum Fluor (vgl. Heurlin, Salomon). **Das ist unseres Erachtens der einzige Zusammenhang zwischen Retroflexio und Fluor bei virginellen Personen.**

Bei Nulliparen muß natürlich heute mehr denn je mit der größeren Häufigkeit der Gonorrhöe, bei Multiparen außerdem mit den post abortum und post partum eintretenden Infektionen, sowie allen möglichen sonst in Betracht kommenden Fluorursachen gerechnet werden (Descensus, Prolaps, Tumoren usw.). Daß darunter auch manche Trägerin eines retroflektierten Uterus sich findet, ist selbstverständlich. Niemals aber haben wir auch bei dieser Gruppe von Patientinnen uns von einem Kausalzusammenhang des Fluors mit der Retrodeviation als solcher überzeugen können. In den Fällen vielmehr, in denen eine mechanische, chemische oder infektiöse Fluorursache fehlt und als einzig auffällige Abweichung von der Norm eine Retroflexio sich fand, ließ sich hinsichtlich des Zusammentreffens von Fluor und Retrodeviation keine andere haltbare Erklärung finden, als die oben schon für die virginelle Retroflexio angeführte.

3. Als ein drittes, wenn auch durchaus nicht konstantes Symptom der Retrodeviation des Uterus werden Miktionsbeschwerden bezeichnet. Vielfach handelt es sich dabei nur um einen häufigeren Drang zum Urinlassen. Nur bei bedeutender Vergrößerung des retroflektierten Uterus durch eine Gravidität, seltener durch einen Tumor, kommt es zu einer Erschwerung der Miktion bis zu schließlicher Harnverhaltung mit Ischuria paradoxa und deren gefährlichen Folgeerscheinungen, wie sie bei der Retroflexio uteri gravidi bekannt sind. Die Erklärung dieses letzteren Zustandes macht keinerlei Schwierigkeiten. Die Harnverhaltung ist einfach Folge einer Kompression der Urethra. Viel schwieriger ist die Frage zu beantworten, ob die Pollakisurie wirklich mit der Retrodeviation des Uterus in kausalem Zusammenhang steht. Die Inkonstanz des Symptoms spricht von vornherein dagegen und speziell in den letzten Jahren darauf gerichtete Aufmerksamkeit hat uns in diesen Zweifeln nur bestärkt. Diese Nachforschungen ergaben nämlich, daß abgesehen von den mit Descensus vaginae, besonders größeren Cystocelen, mit Tumoren oder Blasenerkrankungen komplizierten Fällen über häufigeren Harndrang immer nur von Frauen mit labilem Nervensystem geklagt wurde. Gegen einen kausalen Zusammenhang mit der Retrodeviation des Uterus spricht aber im allgemeinen auch die Erfahrung, daß wir bei neurolabilen Individuen dieselben Klagen auch bei anteflektiertem Uterus fanden, ebenso wie die Lagekorrektur in vielen Fällen die Pollakis-

---

[1] Ausführliche Literaturangaben bei v. Jaschke: Die normale und pathologische Genitalflora in Halban-Seitz, 3.

urie gar nicht beeinflußt hat. In anderen Fällen freilich wurde durch die Lagekorrektur dieses Symptom dauernd zum Verschwinden gebracht, so daß man einen gewissen Zusammenhang mit der Lageveränderung wenigstens für manche Fälle wird zugestehen müssen. Wir stellen uns vor, daß das Nervensystem derartiger Patientinnen auf die wechselnde Belastung der Blase durch den arbeitenden Darm, der hier das Cavum vesicouterinum erfüllt, vielleicht stärker reagiert; insbesondere scheint einem angeborenen Tiefstand der Plica vesico-uterina dabei eine gewisse Bedeutung zuzukommen. Indes ist die Zahl hierher gehöriger Fälle, die wir autoptisch kontrollieren konnten, zu gering, um bindende Schlüsse zuzulassen.

4. Auch die Obstipation wird von manchen Autoren mit der Retroversio-flexio in einen gewissen kausalen Zusammenhang gebracht, desgleichen soll die durch die Lageanomalie verursachte Stauungshyperämie hämorrhoidale Beschwerden erzeugen oder verschlimmern. Über die Frage der Hyperämie haben wir uns oben schon ausführlich geäußert. Was die Obstipation anlangt, so wollen wir nicht leugnen, daß bereits bestehende Stuhlverstopfung durch die Retroflexio eines großen schweren Uterus verschlimmert, in einzelnen Fällen, in denen das durch einen Tumor vergrößerte oder verdrängte Organ das Rectum komprimiert, auch wohl einmal erzeugt werden kann. Im allgemeinen aber scheint uns die Lageveränderung an der Obstipation so unschuldig wie an dem Fluor. Die ungeheuere Verbreitung der Koprostase beim weiblichen Geschlecht muß schon zur Vorsicht in der Annahme eines derartigen Kausalzusammenhanges mahnen; noch mehr aber die Tatsache, daß durch die Lagekorrektur allein an der Obstipation meist nichts geändert wird. Abgesehen von den weit überwiegenden Fällen, in denen schlechte Erziehung des Darmes, unzweckmäßige Ernährung und Lebensweise für die Obstipation verantwortlich zu machen sind, wird man einen Zusammenhang mit der Lageveränderung des Uterus nur indirekt herstellen können in der Weise, daß die zur Retrodeviation disponierten Individuen auf Grund derselben konstitutionellen Eigentümlichkeiten auch zur Obstipation neigen. Man erinnere sich in diesem Zusammenhange vor allem der Häufigkeit kongenitaler Lage- und Größenanomalien der Flexura sigmoidea und des Rectums, der Häufigkeit perisigmoiditischer zu Knickung und Passageerschwerung führende Prozesse, der Typhlatonie wie überhaupt der Enteroptose bei den Trägerinnen eines retroflektierten Uterus [1].

5. Mit der Lageveränderung des Uterus wird auch vielfach die bei derartigen Frauen bestehende Sterilität in Zusammenhang gebracht. Sicherlich ist auch hier in vielen Fällen der Zusammenhang zwischen Lageveränderung und Unfruchtbarkeit nur ein indirekter und eine Hypofunktion der Keimdrüsen, seltener eine Uterushypoplasie der ausschlaggebende Faktor, andererseits wird man nicht leugnen dürfen, daß rein mechanisch durch die Stellung der Portio und die Richtung des Muttermundes die Spermaaufnahme mindestens erschwert sein kann und daß in Tausenden von Fällen die konzeptionsbegünstigende Wirkung einer Lagekorrektur erwiesen ist. Man muß sich nur hüten, über der Lageveränderung andere Momente, die zur Sterilität führen, zu übersehen, wenn man vor leicht vermeidbarem Mißerfolg sich bewahren will. van Teutem hat neuerdings festgestellt,

---

[1] Ausführliches über diese Darmveränderungen in den Arbeiten von Albrecht, Opitz, v. Jaschke, A. Seitz (l. c.).

daß bei Retroflexio eine Sterilität sich nicht häufiger findet als bei Anteflexio. Er fand nämlich:

	Zahl der Graviditäten	Zahl der Aborte
unter 400 Müttern mit Retroflexio . . .	1689	322
unter 400 Müttern mit Anteflexio . . .	1594	237

Eine derartige Statistik scheint uns nichts gegen unsere oben geäußerte Meinung zu beweisen, denn wir sind weit davon entfernt, die Retroflexio etwa für eine besonders häufige oder besonders wichtige Sterilitätsursache zu halten, vielmehr überzeugt, daß die Hypoplasie des Uterus und der Keimdrüsen eine viel größere Rolle spielt. Da bei Uterushypoplasie die Anteflexio viel häufiger ist als die Retroflexio und auch die übrigen Sterilitätsursachen wie Tubenverschlüsse irgendwelcher Ätiologie naturgemäß ebenso bei anteflektiertem Uterus vorkommen, so erklären sich allein daraus zur Genüge die Ergebnisse der oben angeführten Statistik.

6. Daß bei der Retroflexio, sofern sie nicht durch spontane Aufrichtung oder artefiziell beseitigt wird, häufig eine vorzeitige Graviditätsunterbrechung eintritt, ist aus rein mechanischen Gründen so leicht verständlich, daß wir darauf nicht weiter einzugehen brauchen. Auch van Teutems Zahlen zeigen ja deutlich ein Überwiegen der Aborte bei Frauen mit Retroflexio.

7. Die unter den Lokalsymptomen aufgeführten Schmerzen wollen wir zusammen mit den allgemeinen Symptomen behandeln.

Der Kreuzschmerz wird bis heute von vielen Ärzten als ein beinahe pathognomonisches Symptom der Retroversio-flexio uteri angesehen. Die Inkonstanz aber auch dieses Symptoms, andererseits sein häufiges Vorhandensein bei Frauen ohne Retroversioflexio hat schon O. Küstner hervorgehoben. Häufig wird von den Frauen angegeben, daß die Kreuzschmerzen in die beiden Unterbauchseiten oder sogar in ein oder beide Beine ausstrahlen. Nicht ganz selten findet man auch ein- oder doppelseitiges Ausstrahlen des Kreuzschmerzes in die obere Lumbalregion oder einen einseitig überhaupt nur in der Lumbalregion lokalisierten Schmerz. In der Würdigung dieser Symptome gingen und gehen die Ansichten bis heute weit auseinander. Schon Küstner hat in der vorigen Auflage dieses Handbuches genau so wie für den Kreuzschmerz zugestanden, daß sie inkonstant seien. Gleichwohl hält er an dem von B. S. Schultze geprägten Satz: „Jedenfalls nur ganz selten besteht im geschlechtsreifen Alter des Weibes eine Retroversio-flexio ohne Krankheitssymptome" fest und erklärt die zuerst von Theilhaber, Krönig und Feuchtwanger verfochtene Meinung, daß diese Schmerzen wie eine Fülle sonstiger Beschwerden nur Ausdruck einer Hystero-Neurasthenie oder durch irgendwelche Komplikationen der Retroversio-flexio bedingt seien, für eine „rückläufige Strömung". Außer diesen Schmerzen wird noch über alle möglichen sonstigen Beschwerden wie allgemeine Ermüdbarkeit, Arbeitsunlust, Kopfschmerzen, Migräne, Herzklopfen, Hitzewallungen, Schmerz in der Herzgegend, Beklemmungen, Übelkeit, Erbrechen, Aufstoßen, Druck in der Magengegend, Parästhesien an den Extremitäten bis zu Lähmungserscheinungen, Singultus, Sehstörungen u. dgl. m. von verschiedenen Retroflexionsträgerinnen geklagt. Man hat alle diese Beschwerden ursprünglich als Reflexsymptome gedeutet. Es existiert in der älteren Literatur darüber eine reiche Kasuistik, deren Ergebnis man kurz dahin zusammenfassen kann, daß es überhaupt keine Sensation, keinen Schmerz, keine Störung irgendeiner Organfunktion gibt, die nicht schon einmal mit der Retrodeviation des Uterus deshalb in kausalen Zusammenhang gebracht wurde, weil nach der Aufrichtung desselben und Einlegen eines Pessars das betreffende Symptom wie mit einem Zauberschlage verschwunden war. Ja es gab eine Zeit, in der gerade diesen reflektorisch erzeugten Symptomen eine überwiegende Bedeutung zuerkannt und die Retrodeviation als einer der wichtigsten auslösenden Faktoren angesehen wurde. „Die Fälle sind nicht selten, wo eine im ersten Wochenbett entstandene Retroflexio aus einer blühenden kräftigen Frau eine Ruine gemacht hat, eine unbrauchbare, unliebenswürdige, stets kränkliche, unzufriedene, vollkommen invalide Hysterica! Ja ein früher Tod kann die Folge sein. Besteht eine Disposition zur Phthise, so wird durch die Blutungen, schlechte Ernährung, durch die Ruhelosigkeit und Unzufriedenheit die Erkrankung leicht ausbrechen und das schlimme Ende beschleunigen. Somit betrachten wir die Retroflexio als ein stets sehr folgenschweres Leiden, das dringend einer energischen Therapie bedarf und niemals als unwichtig angesehen werden sollte." Diese Sätze stammen aus der Bearbeitung der Lageanomalien durch Fritsch in dem ersten deutschen Handbuch der Frauenkrankheiten, Bd. 1, 2. Hälfte[1]. Jedermann weiß, welch große Erfahrungen dieser Autor hatte, ein wie scharfsinniger Beobachter er war — trotzdem muten diese Sätze heute recht absonderlich an. Es müssen also neue wichtige Tatsachen bekannt geworden sein, die zu einer Wandlung der Anschauungen geführt haben.

Es war, wie schon oben erwähnt, zunächst Theilhaber, der auf die Inkonstanz aller dieser Symptome, ihre fast gleiche Häufigkeit auch bei Frauen ohne Retrodeviation des Uterus hinwies und deshalb die klinische Bedeutung der Retrodeviation bestritt. Nur Krönig und Feuchtwanger schlossen sich ihm an und zeigten darüber hinaus, daß bei ihren operierten und nachuntersuchten Frauen das symptomatische Resultat ganz unabhängig von dem orthopädischen war. Der Standpunkt dieser Autoren konnte sich aber nicht durchsetzen und wurde 1900 von Max Cohn als bereits „allgemein verlassen" gekennzeichnet. Erst seit einem Vortrage von A. Mayer auf der Naturforscherversammlung in Köln 1908 und Sellheim bei der Naturforscherversammlung in Königsberg 1910, des Verfassers auf der Naturforscherversammlung in Wien 1913, dann vor allem durch die Arbeiten Walthards hat sich ein Wandel der Anschauungen über die klinische Bewertung der Retroversio-flexio uteri allgemeiner Bahn gebrochen. Es ist in der Tat erstaunlich, wie man über die großen Widersprüche sich früher hinweggesetzt hat. Wenn hier bei einer gesunden, blühenden, beschwerdelosen Frau zufällig aus Anlaß einer gynäkologischen Untersuchung eine Retroflexio entdeckt, dort bei einem siechen, von tausend Beschwerden gequälten, für seine Lebensarbeit unbrauchbarem Weibe eine ebenfalls bei der gynäkologischen Untersuchung entdeckte Retroflexio für all dieses Symptome verantwortlich gemacht wird, so scheint uns das heute nur verständlich aus den unklaren Vorstellungen, die eine frühere Zeit über Reflexneurosen hatte. Mit zunehmender Erkenntnis der funktionellen Neurosen, um deren Aufklärung in diesem Zusammenhang sich vor allem Krönig, später Binswanger, Lewandowsky verdient gemacht haben, mußte auch die Wertung mindestens der Retroflexio mobilis sich ändern; vollends seit Walthards grundlegenden Arbeiten über die Bedeutung der Psychoneurosen in der Gynäkologie hat die

---

[1] S. 725.

Retroflexio uteri mehr und mehr die Bedeutung eines selbständigen Krankheitsbildes verloren. Was uns heute als schwer verständlicher Irrweg erscheint, ist aber leicht erklärbar aus der Entwicklungsgeschichte unseres Faches, insbesondere aus der so spät gewonnenen Erkenntnis der typischen Uteruslage. Es ist danach kein Wunder, wenn man anfänglich geneigt war, mit dem eindringlichen Tastbefund einer Uterusdeviation auch die Vorstellung wesentlicher klinischer Bedeutung zu verknüpfen und die verschiedensten Beschwerden ohne weiteres mit der Lageveränderung in kausalen Zusammenhang zu bringen. Es bedeutete ja überhaupt in vieler Hinsicht eine Hemmung, daß, wie auch wohl aus der Entwicklung unseres Faches sich erklärt, die ältere Gynäkologie den Zusammenhang mit der Gesamtmedizin vielfach verlor und sich immer mehr zu einer virtuosen Lokaldiagnostik und Lokaltherapie entwickelte, bei der der Gesamtorganismus der kranken Frau vielfach gänzlich unberücksichtigt blieb. Erst als man sich wieder darauf besann, dem Gesamtorganismus mehr Aufmerksamkeit zuzuwenden, mußten Zweifel auftauchen. Diese ergaben sich vor allem aus der Beobachtung, daß einerseits die Klagen bei Retrodeviation des Uterus sich fast niemals ausschließlich auf die Genitalsphäre beschränkten, andererseits dieselben Klagen oder Klagenkomplexe auch bei anteflektiertem Uterus häufig genug beobachtet werden konnten. Das verbindende und zum Verständnis führende Glied in dieser Kette von Erfahrungstatsachen war die Beobachtung, daß diese **Symptome viel mehr von der Gesamtpersönlichkeit oder dem Gesamthabitus der Kranken als von der Uteruslage abhängig waren.** Die weitere Erfahrung, daß die auf die mechanische Beseitigung der Deviation gerichtete Therapie vielfach völlig im Stich läßt, wenn man nicht gleichzeitig auch die ganze kranke Persönlichkeit behandelt, konnte als Bestätigung dieser neuen Auffassung herangezogen werden. Wo Dauererfolge nach operativer Lagekorrektur wirklich sorgfältig geprüft worden sind, hat man immer wieder entdeckt, daß bei orthopädisch schlechtem Resultat die Beschwerden oft verschwunden, bei orthopädisch gutem Resultat ebenso häufig unverändert oder gar verschlimmert waren. Von der anderen Seite her konnten die verschiedensten Autoren zeigen, daß bei bloßer Beseitigung evtl. Komplikationen der Retroflexio oder Heilung einer vorhandenen Psychoneurose auch ohne jegliche Lagekorrektur des Uterus die Beschwerden verschwanden und eine dauernde Heilung erzielt wurde.

Auf Grund dieser neuen Erfahrungen kann man zum Teil die Erfolge blutiger oder unblutiger Lagekorrektur als rein suggestiven Effekt ansprechen. Der Beweis für die Richtigkeit dieser Auffassung kann experimentell in vielen Fällen erbracht werden. Es genügt offenbar, daß man der Patientin die Versicherung gibt, die Gebärmutter aufgerichtet und durch einen Ring gestützt zu haben, um ihre vermeintlichen Retroflexionsbeschwerden dauernd zum Verschwinden zu bringen. Daraus geht zweifellos hervor, daß die klinische Bedeutung der Retroversio-flexio uteri mobilis ohne sonstige Komplikation vielfach überschätzt wurde und das ganze Heer lokaler und allgemeiner Beschwerden, das sich bei solchen Patientinnen findet, nicht mit der Lageveränderung als solcher in ursächlichem Zusammenhang steht.

Man darf aber unseres Erachtens nun durchaus nicht in den entgegengesetzten Fehler verfallen und die bei Retroversio-flexio geklagten Beschwerden unter allen Umständen als neurasthenisch oder hysterisch auffassen. Es sind in dieser Hinsicht in den letzten Jahren zweifellos auch schon Übertreibungen vorgekommen. Mancher moderne Gynäkologe ist vielleicht zu geneigt, bei der mobilen Retroflexio eo ipso an eine Psychoneurose zu denken und aus dieser Überzeugung heraus die Heilung der Patientin von ihren Beschwerden bloß auf psychotherapeutischem Wege zu erstreben. Wir haben Gelegenheit gehabt, eine Reihe solcher Patientinnen zu beobachten, die zu uns kamen, nachdem sich der Mißerfolg des psychotherapeutischen Versuches, trotzdem er von erfahrenster und kompetentester Seite unternommen war, klar herausgestellt hatte. Die Ursache dieses Mißerfolges war darin zu finden, daß es sich zwar um eine Retroflexio uteri mobilis gehandelt hatte, daß aber Komplikationen anderer Art wie eine adhäsive Perisigmoiditis oder Perityphlitis übersehen worden waren. Ebenso sahen wir Mißerfolge sowohl der psychotherapeutischen Behandlung wie übrigens auch der blutigen oder unblutigen Lagekorrektur des Uterus in vielen Fällen, in denen derartige Komplikationen unberücksichtigt geblieben waren oder der betreffende Therapeut eine gleichzeitig vorhandene primäre oder sekundäre Enteroptose vernachlässigt hatte.

Wenn wir das Ergebnis unserer jahrelangen, diesen Zusammenhängen mit besonderer Aufmerksamkeit zugewandten Untersuchungen überblicken, so sind wir überhaupt geneigt, in der Annahme einer Psychoneurose als Grundlage der vielgestaltigen Beschwerden von Retroflexionsträgerinnen doch wesentlich zurückhaltender zu sein, als das heute vielfach üblich ist. Nicht, daß wir die Neuro- und Psychasthenie bei einem großen Teil derartiger Patientinnen leugnen wollen; wir sind aber der Meinung, daß diese Beschaffenheit des Nervensystems doch eine gewisse somatische Grundlage hat und wir glauben, diese Grundlage in ganz bestimmten anlagemäßigen Besonderheiten und von dieser Anlage abhängigen somatischen Veränderungen gefunden zu haben. Anders ausgedrückt: es scheint uns die Neuropsychasthenie derartiger Individuen allzumeist selbst nur Teilerscheinung somatischer Veränderungen, die in einem Teil der Fälle aus konstitutioneller Minderwertigkeit zu erklären, in einem anderen Teil aber erst durch Gestationsarbeit oder Krankheit erworben sind.

In ersterer Hinsicht findet man bei den Trägerinnen einer Retroversio-flexio uteri und zwar vor allem unter den nulliparen Individuen außerordentlich häufig Individuen von asthenischem Habitus (Stiller, Mathes u. a.). Darunter gibt es Fälle, bei denen scheinbar die Retroflexio mobilis, überhaupt die Schlaffheit des gesamten genitalen Haft- und Stützapparates die Hauptäußerung der Asthenie ist; in einer weitaus größeren Zahl von Fällen aber sind die Charakteristica der Asthenia universalis, der allgemeinen Hypotonie der gesamten Binde- und Stützsubstanzen auch sonst überall im Körper nachweisbar. Derartige Individuen stellen gewöhnlich die typischsten Trägerinnen des asthenischen Habitus dar.

Es handelt sich in reinen Fällen meist um kleine, sehr grazile, untergewichtige Mädchen und Frauen mit blasser, wenig turgeszenter Haut, von meist ausgesprochener Magerkeit bei zartem Knochenbau, dolichocephaler Schädelform mit langem, schmalem Gesicht, langem Hals, flachem schmalen, dabei langen Thorax, mit enger oberer und unterer Appertur und infolgedessen vorspringenden Claviculae, herabhängenden oder flügelförmig abstehenden Scapulae, spitzem epigastrischen Winkel, steil verlaufenden Rippen (vgl. Abb. 45/46). Bei aufrechter Haltung wird der Kopf leicht geneigt getragen, was die Folge einer über das normale Maß hinausgehenden Cervicodorsalkyphose ist. Häufiger als bei anderen Individuen findet man eine Costa decima evtl. auch nona fluctuans, ohne daß wir indessen zuzugestehen vermöchten, daß dieses Zeichen geradezu ein pathognomonisches Symptom des Habitus asthenicus wäre, wie Stiller angegeben hat. Die allgemeine Muskelhypotonie läßt sich an den Extremitätenmuskeln durch die bloße Betastung genau so nachweisen wie an den Bauchdecken und ist ihrerseits für beinahe alle die geschilderten Charakteristica des asthenischen Habitus verantwortlich zu machen. Als besonderes Charakteristicum für die Asthenikerin erscheint mir die eigentümliche Konfiguration des Abdomens, das unterhalb des Nabels bald stärker bald schwächer vorgewölbt ist, während das Epigastrium eingesunken erscheint. Diese Formveränderung ist bedingt durch die allgemeine Ptose der Eingeweide, die ihrerseits von einer mangelhaften Entwicklung der gesamten Haftapparate abhängt, andererseits dadurch verstärkt wird, daß die hypotonische Bauchwand dem dauernden Druck des Eingeweideblocks nicht gewachsen ist. Diese primäre Enteroptose der Nulliparen ist geradezu eine notwendige Folge des asthenischen Körperbaues. Es handelt sich bei dieser Hypotonie nicht bloß um eine funktionelle Minderwertigkeit im Sinne einer Störung des Tonus-Turgorspiels, sondern es ist in neuerer Zeit durch Hueck nachgewiesen worden, daß auch histologisch in den verschiedensten Geweben die Unterscheidung von Individuen mit schlaffer und straffer Konstitution gelingt.

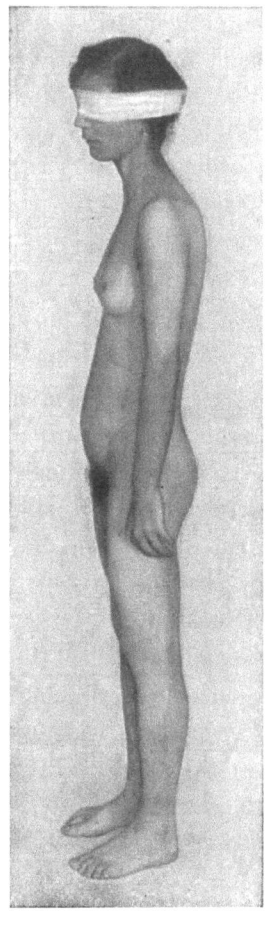 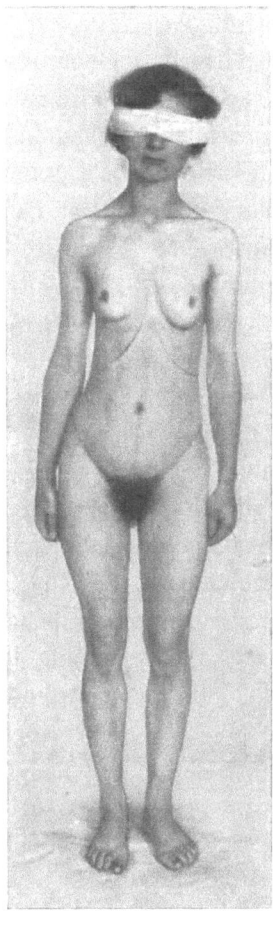

Abb. 45.   Abb. 46.
Abb. 45 u. 46. Asthenia universalis congenita (im Profil und en face.) (Aus Jaschke-Pankow.)

Schon bei der gynäkologischen Untersuchung fällt die außergewöhnlich große Beweglichkeit des Uterus nach den Seiten sowie in der Richtung der Beckenachse, die Schlaffheit der langausgezogenen Ligg. sacrouterina, die langsame und ungenügende Kontraktionsfähigkeit des muskulären Beckenbodens auf; ja schon am äußeren Genitale wecken schlaffe Labien und das schlechte Polster des Mons Veneris Verdacht. Die so häufig bei derartigen Individuen zu findende Retroversio-flexio uteri, einschließlich des Descensus ovariorum dokumentiert sich fast regelmäßig lediglich als eine Teilerscheinung der allgemeinen Splanchnoptose. Außerordentlich häufig ist eine ein- oder doppelseitige Nephroptose, eine mehr oder minder deutliche Hepatoptose schon palpatorisch nachweisbar, während die Ptose des Magens, des Kolons, des Coecums, das meist als ein atonisches Coecum mobile imponiert, erst mittels der Röntgendurchleuchtung nachweisbar werden. Als Teilerscheinung der Asthenie beobachtet man so gut wie regelmäßig ein weniger widerstandsfähiges, leicht ermüdbares Nervensystem, ja es kommen Fälle vor, in denen diese leichte nervöse Erschöpfbarkeit so imponiert, daß manche Autoren geradezu von einer „neuropathischen oder psychasthenischen Konstitution" gesprochen haben. Kommt sie zweifellos auch für sich allein vor, so hat doch gerade der Gynäkologe außerordentlich häufig Gelegenheit, unter den Asthenikerinnen derartige Individuen zu beobachten, wobei bald mehr die neurotische bald mehr die psychische Komponente imponiert. Wie jede Klassifikation wird natürlich auch diese der Mannigfaltigkeit der Erscheinungsformen am einzelnen Individuum nur unvollkommen gerecht. Trotzdem besteht kein Zweifel, daß aus dieser nervösen Erschöpfbarkeit die Neigung zu depressiver oder hypochondrischer Stimmung sich erklärt, die so viele Asthenikerinnen mit oder ohne Retrodeviation des Uterus auszeichnet. Es wird daraus unseres Erachtens auch ohne weiteres verständlich, daß durch das Zusammentreffen von Splanchnoptose und Neuro-Psychasthenie eine Fülle von Beschwerden ausgelöst werden kann (vgl. oben), die bei vielen Fällen mit erworbener Enteroptose durchaus fehlen. Ganz zweifellos vermag auch bei letzteren die Senkung bestimmter Teile der Eingeweide nicht allein manche Störung der allgemeinen Organfunktion nach sich zu ziehen, sondern gelegentlich auch Beschwerden zu machen; während aber das konstitutionell normale Individuum diese Beschwerden spielend überwindet, fällt bei der Asthenikerin eine tiefgreifende Rückwirkung auf die Stimmung und den ganzen Zustand des Nervensystems in die Augen, die ihrerseits wieder die Beschwerden verschlimmert. So entsteht ein Circulus vitiosus, den zu sprengen die Hauptaufgabe der ärztlichen Kunst in diesen Fällen ist.

Die Bedeutung dieser konstitutionellen Minderwertigkeit springt vor allem dadurch so in die Augen, daß bei der auf Basis von Geburtsschädigungen erworbenen sekundären Ptose der Beckeneingeweide, als deren leichtesten Grad wir die Retroversio-flexio uteri auffassen möchten, die Fülle der allgemeinen Symptome fehlt, und meist nur der Kreuzschmerz, evtl. in die eine oder andere Unterbauchseite ausstrahlend, ein unangenehmer Druck nach unten und ähnliches hervortritt. Natürlich kann auch die Asthenikerin als Folge namentlich gehäufter Geburten zu ihrer primären noch eine schwere sekundäre Enteroptose akquirieren. In solchen Fällen wird der Zusammenhalt des Eingeweideblocks noch hochgradiger gestört, die Rückwirkung auf Bauchdecken und Beckenverschlußapparat ist ebenfalls viel ausgeprägter, so daß ein Zustand sich herausbildet, den man nicht treffender als mit Sellheim als „Schlotterbauch" bezeichnen kann (vgl. Abb. 47 u. Abb. 21). Gerade in den Fällen, in denen auch die Retrodeviation nur Teilerscheinung der hochgradigen Ptose vieler anderer Baucheingeweide ist, erreichen oft die Beschwerden den höchsten Grad und wird die schwerste Rückwirkung auf den Allgemeinzustand beobachtet. Man kann es geradezu nur als ein Unglück bezeichnen, wenn derartige Fälle in die Hand eines enragierten Psychotherapeuten geraten. Ich habe wiederholt derartige Individuen, die mir in völlig erschöpftem Zustand mit schweren Nervenanfällen nach vergeblicher psychotherapeutischer Behandlung zugeführt wurden, innerhalb von wenigen Monaten wieder zu blühenden Frauen sich entwickeln sehen, nachdem operativ durch Antefixation des retroflektierten Uterus (bei lädiertem Beckenboden unter Hinzufügung einer Beckenbodenplastik), Beseitigung eines dilatierten und torquierten Coecum mobile, perisigmoiditischer Adhäsionen) und eine ausgiebige Bauchdeckenplastik der Zusammenhalt des Eingeweideblocks in wesentlichen Teilen wiederhergestellt und schließlich noch durch ein gut angepaßtes Korsett verbessert worden war. Oft schon eine Woche nach der Operation war die bis dahin unbesiegliche Obstipation beseitigt, blühten die Patientinnen sichtlich auf und erholten sich bei entsprechender Lebensweise und ganz vorsichtig ihrem Kräftezustand angepaßter Übungstherapie innerhalb einiger Monate so, daß sie wieder absolut leistungsfähig waren und ihren häuslichen oder beruflichen Verpflichtungen ohne Störung ihres Befindens nachgehen konnten.

Wenn wir diese Tatsache hier anführen, so leitet uns dabei der Gesichtspunkt, vor einer unberechtigten Verallgemeinerung moderner konstitutioneller Betrachtungsweise ebenso zu warnen wie vor der voreiligen Anschuldigung eines psychoneurotischen Grundleidens als Quelle der zahlreichen, von solchen Individuen mit erworbenem Schlotterbauch geklagten Beschwerden.

Wir haben die Asthenia universalis congenita hier besonders hervorgehoben, weil sie tatsächlich die bei Retroflexionsträgerinnen wie überhaupt unter gynäkologisch Kranken weitaus am häufigsten zu beobachtende Konstitutionsanomalie darstellt. Ebensowenig aber wie jede Asthenikerin eine Retrodeviation des Uterus haben muß, ebensowenig darf erwartet werden, etwa bei jeder Retrodeviation des Uterus auch bei nulliparen Individuen Zeichen einer asthenischen Konstitution zu finden. In selteneren Fällen

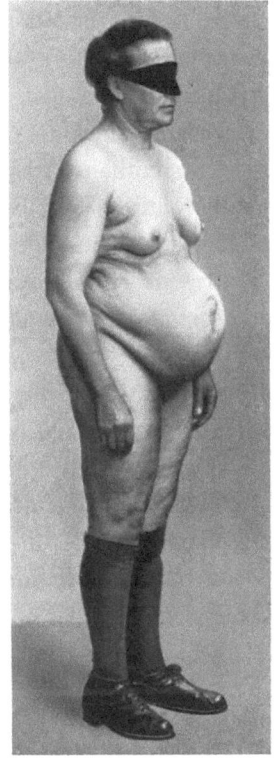 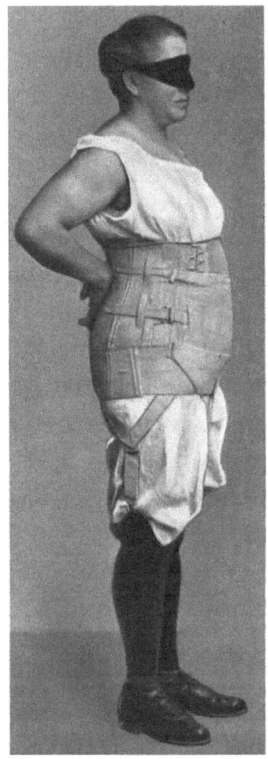

Abb. 47.   Abb. 48.
Abb. 47. Hochgradige sekundäre Enteroptose.
Abb. 48. Korrektur eines Schlotterbauches (mit hochgradiger sekundärer Enteroptose) durch Thalysia-Edelgurt.

handelt es sich um mehr infantile Individuen oder auch wohl um Mischformen von Infantilismus und Asthenie. Darauf möchten wir indes hier nicht näher eingehen.

Unter den bei Retrodeviation des Uterus geklagten Beschwerden wird von altersher auch die Dysmenorrhöe aufgeführt. Ihr Zusammenhang mit der Lageveränderung des Uterus ist aber höchstens ein indirekter, insofern als die die Entstehung der Lageanomalie begünstigende konstitutionelle Minderwertigkeit auch für die Dysmenorrhöe verantwortlich zu machen ist. Die Genitalhypoplasie, die so häufig zu beobachtende Psycho- oder Neurasthenie dysmenorrhoischer Individuen scheint für die Auslösung der Beschwerden von größerer Bedeutung als die Lageveränderung selbst. Unserer Erfahrung nach ist die Dysmenorrhöe viel häufiger bei anteflektiertem als bei retroflektiertem Uterus zu beobachten. Nur in einer Minderzahl von Fällen glauben auch wir an einen direkten Zusammenhang zwischen Retroflexio und Dysmenorrhöe. Das trifft unseres Erachtens zu in denjenigen Fällen, in denen bei einer bis dahin normal menstruierten Frau, die puerperal eine Retroflexio erworben hat, die Dysmenorrhöe sich einstellt und bei der die Untersuchung einen recht- oder gar spitzwinklig retroflektierten Uterus aufdeckt. Man kann wohl verstehen, daß in derartigen Fällen die erschwerte Ausscheidung des Menstrualsekretes dymenorrhoische Beschwerden hervorruft.

Alles in allem: **Es gibt kein einziges für die Retroflexio uteri charakteristisches Symptom.** Es können lokale wie allgemeine Beschwerden völlig fehlen. Wo solche vorhanden sind, da ist erst der Nachweis zu führen, daß sie mit der Lageveränderung in ursächlichem Zusammenhang stehen. Auf diesen Beweis ist deshalb Wert zu legen, weil genau die gleichen lokalen und allgemeinen Symptome auch bei Frauen mit anteflektiertem Uterus vorkommen (vgl. oben). Die Bedeutung eines derartigen Beweises ergibt sich vor allem aus praktisch-therapeutischen Gesichtspunkten heraus (vgl. später). Denn die Lagekorrektur ist oftmals ohne jeglichen Einfluß auf die Beschwerden, während andererseits trotz Unterlassung oder fehlgeschlagener Lagekorrektur lokale oder allgemeine Symptome verschwinden durch eine auf allgemeine Kräftigung des Organismus abzielende Behandlung. Das ergibt sich ja vor allem aus unseren obigen Auseinandersetzungen über die ganze Fülle lokaler und allgemeiner Symptome, die in erster Linie von der Beschaffenheit des Allgemeinzustandes und weiter von bestimmten Komplikationen abhängig sind. Trotzdem möchten wir nicht prinzipiell der Retrodeviation des Uterus jegliche Bedeutung absprechen, denn es gibt zweifellos Fälle, in denen lokale oder auch allgemeine Erscheinungen oder beides erstmals in dem Moment sich einstellen, in dem der Uterus aus der typischen Anteversio-flexio in die Retroversio-flexio übergeht, Fälle, in denen alle Symptome mit der Lagekorrektur sofort und dauernd verschwinden, um mit Wiederkehr der abnormen Lage neuerlich in gleicher oder veränderter Zusammenstellung wiederzukehren. Sind diese Fälle auch durchaus in der Minderzahl, so dürfen sie doch nicht einem Prinzip zuliebe geleugnet werden.

c) Die Diagnose der Retroversio-flexio.

Die Diagnose der Retroversio-flexio uteri wird ausschließlich auf Grund des Tastbefundes bei der bimanuellen Untersuchung gestellt und ist bei günstigen Betastungsverhältnissen ebenso leicht, wie sie durch Bauchdeckenspannung, Fettleibigkeit oder Vorhandensein komplizierender Veränderungen am Genitale im einzelnen Falle auch einmal sehr schwierig sein kann. Fehldiagnosen sind deshalb bei mangelnder Übung in der gynäkologischen Untersuchung an der Tagesordnung, erklären sich aber unseres Erachtens sehr häufig daraus, daß die Diagnose aus Verlegenheit gestellt wird und nur verdecken soll, daß der ungewandte Untersucher in Wirklichkeit nichts Richtiges gefühlt hat. Wieviel Unheil aus solchen Verlegenheitsdiagnosen entstehen kann, haben wir schon oben angedeutet.

Man mache es sich daher zur Regel, die Diagnose der Retrodeviation nur dann zu stellen, wenn sie gesichert erscheint und in schwierigen Fällen, wo Zweifel bestehen bleiben, lieber eine Narkoseuntersuchung zu Hilfe zu nehmen. Es genügt für die Diagnose nicht die Unmöglichkeit, das Corpus uteri vom vorderen Scheidengewölbe aus zu tasten, sondern es muß verlangt werden, daß man vom hinteren Scheidengewölbe oder vom Rectum aus einen der Gestalt und Größe des Corpus uteri entsprechenden Körper tastet und dessen Zusammenhang mit der Cervix sicher nachweist. Ist dieser Zusammenhang annähernd durch eine gerade Linie vermittelt, dann handelt es sich um eine Retroversio, besteht zwischen Korpus und Cervix ein nach hinten offener Winkel, so liegt eine Retroflexio vor. Die Stellung der Portio vor und nicht selten auch unterhalb der Interspinallinie, also näher der Symphyse, sowie die Richtung des Muttermundes gegen den Introitus können als erster Hinweis auf die Lageveränderung dienen, sind aber für sich allein nicht beweisend. Auf Grund irgendwelcher Symptome kann die Diagnose niemals gestellt werden. Das dürfte aus unseren Auseinandersetzungen über die Symptomatologie ohne weiteres klar geworden sein. Nur bei der Retroversio-flexio uteri gravidi incarcerata sind häufig die anamnestischen Angaben schon so charakteristisch, daß allein daraus mindestens der Verdacht auf die genannte Lageveränderung sich ergibt [1].

Führt die vaginale Untersuchung nicht zum Ziele, so versuche man jedenfalls erst durch rectale und rectovaginale Untersuchung Klarheit zu gewinnen. Beide Verfahren leisten unschätzbare Dienste namentlich zur Aufklärung darüber, ob der als Corpus uteri angesprochene Tumor auch tatsächlich in kontinuierlicher Verbindung mit der Cervix steht oder nicht. Außerachtlassung dieser Regel führt leicht zu Fehldiagnosen in der Richtung, daß ein hinter dem Uterus gelegener Tumor — sei es ein Myom, Ovarialtumor, Exsudat, entzündlicher Adnextumor, Douglasabsceß, eine Haematocele retrouterina und dergleichen — für das Corpus uteri gehalten wird, was um so eher möglich ist, wenn das Corpus uteri wegen Kleinheit oder straffer Bauchdecken, Ängstlichkeit der Patientin an der normalen Stelle nicht ohne weiteres getastet wird, während andererseits der vom hinteren Scheidengewölbe aus getastete Tumor die Aufmerksamkeit des Untersuchers von vornherein in eine falsche Richtung lockt. Niemals darf die Diagnose Retroversioflexio gestellt werden, wenn nicht vorher die Blase entleert wurde.

Auch in schwierigen Fällen muß jedenfalls vor Vornahme irgendwelchen therapeutischen Eingriffs, insbesondere vor einem Aufrichtungsversuch die Diagnose geklärt werden. Genügen Blasen- und Darmentleerung, die Zuhilfenahme der rectalen Untersuchung dazu nicht, dann untersuche man lieber einmal in Narkose, ehe man sich zu irgendeinem weiteren Schritt entschließt. Irrtümer können schwere Folgen nach sich ziehen, ja es kann ein Repositionsversuch des vermeintlichen Korpus, das in Wirklichkeit vielleicht eine Haematocele retrouterina, ein Pyovarium ist, unmittelbar durch Verblutung, mittelbar auf dem Umwege über eine Peritonitis zum Tode führen. In der Literatur finden sich mannigfache Berichte dieser Art, die jeder erfahrene Gynäkologe um das eine oder andere Beispiel wird vermehren können.

Aber auch bei gesicherter Diagnose der Lageveränderung an sich sind therapeutische Eingriffe irgendwelcher Art zu unterlassen, ehe nicht die weitere Frage geklärt ist, ob es sich um eine mobile oder fixierte Retroflexio handelt. Letztere darf ohne weiteres diagnostiziert werden, wo intumescierte Adnexe ein- oder beiderseits neben dem retrovertierten Uterus zu tasten sind. Denn mittelbar wird durch solche entzündliche Prozesse auch der Uterus fixiert oder selbst dort, wo derartige Veränderungen nicht nachzuweisen sind, kann der Uterus fixiert sein durch pelviperitonitische Adhäsionen, die

---

[1] Vgl. weiter unten S. 827 f.

zunächst, ja vielleicht überhaupt nicht tastbar sind. In diesem Ausnahmefall kann allerdings nur der mit aller Vorsicht vorgenommene Repositionsversuch weitere Aufklärung bringen. Man sei sich aber von vornherein klar, daß es sich wirklich zunächst nur um einen Versuch handeln darf, da bei brüskem Vorgehen zwar unter Zerreißung der Adhäsionen die Reposition gelingen, aus Nebenverletzungen aber schwerer Schaden (Blutung, Infektion aus angerissener Darmwand) entstehen könnte. Glückt schon bei zartem Repositionsmanöver (s. S. 782) die Aufrichtung des Organs, dann kann man mit Sicherheit behaupten, daß der Uterus mobil ist. Das schließt freilich noch nicht aus, daß doch zarte pelviperitonitische Adhäsionen vorhanden sind, die aber eben das Organ in seiner Beweglichkeit nicht stören. Folgt der Uterus nicht, dann ist damit eine Fixation noch nicht unbedingt bewiesen. Widerstand der Patientin, Straffheit des Scheidengewölbes bei nulliparen Individuen können hier ebenso zu Täuschungen Veranlassung geben wie mangelhafte Technik der Aufrichtung. Man darf ruhig behaupten, daß viel mehr fixierte Retroflexionen irrtümlich diagnostiziert werden, als umgekehrt. Der geübte, seiner Technik sichere Untersucher wird aus einem Mißlingen des Repositionsmanövers, besonders in Narkose, mit Sicherheit auf eine Fixation des Uterus durch pelviperitonitische Adhäsionen schließen dürfen und zwar auch dann, wenn die fixierenden Stränge oder Membranen der Tastung entgehen, was selbst bei tiefster Narkose möglich ist. Andererseits möchten wir an dieser Stelle besonders darauf hinweisen, daß gerade zur Tastung feiner Veränderungen die rectale Untersuchung ausgezeichnete Dienste leistet, namentlich wenn man nach dem Vorschlag Sellheims die Ampulla recti vorher mit einem Viertelliter Wasser auffüllt, um auf diese Weise mit dem tastenden Finger leicht in dem Raum oberhalb der Sakrouterinligamente zu gelangen. Die in früheren Jahrzehnten erstrebte Aufklärung über Sitz und Ausdehnung irgendwelcher Adhäsionen kann heute als überflüssig angesehen werden, da wohl niemand mehr eine fixierte Retroversio-flexio auf unblutigem Wege reponieren wird [1].

d) Die Prognose der Retrodeviation.

Die Prognose der Retrodeviation — die Retroversio-flexio uteri gravidi wird wegen ihrer Sonderstellung noch besonders behandelt — ist quoad vitam absolut gut. Quoad sanationem ist zunächst zu betonen, daß eine Spontankorrektur eintreten kann [2]. Ebenso ist auf blutigem, bei mobiler Retroflexio auch auf unblutigem Wege eine Lagekorrektur möglich. Sie ist technisch jedenfalls immer erreichbar, wenn auch Rezidive bei jedem Verfahren vorkommen. Der subjektive Erfolg aber ist, wie noch gezeigt werden soll und wie schon aus unseren Erörterungen in der Symptomatologie sich ergibt, von der erreichten Lagekorrektur in weitem Maße unabhängig.

e) Therapie.
Allgemeines.

Es kann angesichts der in den vorhergehenden Kapiteln dargestellten großen Meinungsdifferenzen nicht wundernehmen, daß die Frage der Behandlung der Retrodeviation des Uterus zu den umstrittensten der modernen Gynäkologie zählt. Es handelt sich dabei vor allem um folgende Fragen:

---

[1] Vgl. Näheres im Kapitel Therapie.
[2] Kleinwächter will eine solche sogar in 11,2% der Fälle beobachtet haben.

1. Ist jede Retroversio-flexio behandlungsbedürftig bzw. welche Fälle bedürfen überhaupt einer Behandlung?
2. Welche Methoden der Behandlung stehen zur Verfügung?
3. Wie ist die Auswahl unter diesen Methoden zu treffen?

Mit der Mehrzahl jüngerer Gynäkologen stehen wir auf dem Standpunkte, daß durchaus nicht jede Retrodeviation des Uterus einer Behandlung bedarf, während noch in der vorigen Auflage dieses Handbuches (S. 243) Küstner als seiner eigenen und der erdrückenden Mehrheit seiner Fachgenossen Meinung dahin Ausdruck geben konnte: „Es ist ein Fehler, die Behandlungsbedürftigkeit von dem Vorhandensein von Symptomen abhängig zu machen usw." Zuletzt stand selbst Fehling, der auf Grund seiner Erfahrung die pathologische Dignität der Rückwärtslagerung unbedingt bejaht, auf dem Standpunkt: „In den Fällen, wo Beschwerden die Kranke zum Arzt führen, muß unbedingt behandelt werden. Wo die Rückwärtslagerung zufällig entdeckt wird, ist im allgemeinen keine Behandlung erforderlich [1]. Der zweite Teil dieses Satzes darf allgemeiner Zustimmung sicher sein. Den ersten Teil wird man mit großen Einschränkungen sich zu eigen machen und im allgemeinen eine lagekorrigierende Behandlung nur dann für gerechtfertigt ansehen dürfen, wenn ein kausaler Zusammenhang zwischen der Lageveränderung und den von der Patientin vorgebrachten Klagen sicher nachweisbar oder nach gründlicher Durchforschung mindestens mit großer Wahrscheinlichkeit anzunehmen ist.

So wird man — darüber dürfte ein Consensus omnium bestehen — jede komplizierte Retroversio-flexio für behandlungsbedürftig erklären müssen. Die Methode der Behandlung wird aber unseres Erachtens viel mehr von der Art der Komplikation als von der Lageveränderung bestimmt. Man muß unterscheiden zwischen der chronischen Retroversio-flexio fixata und der durch akute oder subakute Adnextumoren, Pelviperitonitis, parametrane Exsudate, Tumoren und ähnliches hervorgerufenen Rückwärtslagerung. Bei der ersteren ist die Lagekorrektur und zwar hier nur die operative Lagekorrektur der einzige Weg, um die Beschwerden zu beseitigen, während in den letztgenannten Fällen dem Therapeuten vielmehr die Aufgabe zufällt, die Komplikationen zu beseitigen, der Lagekorrektur aber höchstens in zweiter Linie Bedeutung zukommt. Das Vorgehen im speziellen Falle muß sich aber unseres Erachtens nicht nur nach der Art der Komplikation, sondern nach den verschiedensten Begleitumständen richten. So gibt es z. B. Fälle von Rückwärtslagerung mit Komplikation durch akute oder subakute entzündliche Adnextumoren, in denen der Uterus nach Abheilung der Komplikation spontan in die Normallage zurückkehrt. Davon abgesehen beobachtet man nicht ganz selten, daß auch dann, wenn der Uterus in Retrodeviation verharrt, mit Abheilung der komplizierenden Erkrankung die Patientin keine oder so geringfügige Beschwerden hat, daß schon deshalb eine Lagekorrektur sich als überflüssig erweist. Was hier für den speziellen Fall entzündlicher Adnextumoren angeführt wurde, kann ganz allgemein für jede nachweisbare Komplikation als richtunggebend bezeichnet werden; es ist in jedem Fall zunächst durch konservative, unblutige Heilmethoden (Hydro- und Elektrotherapie in Anstalten oder Badeorten) die Heilung zu erstreben. Eine unblutige Aufrichtung des Uterus wäre in derartigen

---
[1] Deutsche Klinik, am Eingang des XX. Jahrhunderts. 9, 58. Berlin u. Wien 1904.

Fällen wegen der schon angedeuteten Gefahr geradezu ein Kunstfehler. Aber auch das operative Vorgehen rechtfertigt sich bei den guten Heilerfolgen moderner konservativer Behandlungsmethoden immer erst in zweiter Linie, von seltenen Ausnahmefällen abgesehen. Akute oder subakute, bisher noch nicht behandelte entzündliche Komplikationen sollen zunächst jedenfalls mit konservativen Methoden behandelt werden. Die operative Therapie erachten wir erst dort indiziert, wenn mit konservativen Verfahren dauernde Heilung oder wenigstens Beschwerdefreiheit nicht erzielt werden konnte. Das gilt also zunächst für alle chronischen, immer wieder rezidivierenden Adnextumoren und Parametritiden, während in akuten Fällen die operative Therapie nur ausnahmsweise, wenn aus zwingenden sozialen Gründen rascheste Wiederherstellung der Erwerbsfähigkeit notwendig ist, gerechtfertigt erscheint. Eine weitergehende Erörterung dieser Frage, die übrigens auch nicht einheitlich beantwortet wird, gehört nicht hierher. Jedenfalls aber wird kein Operateur berechtigt sein, wenn er sich einmal zur operativen Therapie derartiger Fälle entschließt, die Lageveränderung unberücksichtigt zu lassen, da bei Belassung des Uterus in der Retrodeviation jedenfalls infolge Bestehenbleibens oder neu sich bildender Adhäsionen Beschwerden zu erwarten wären.

Ähnlich liegen die Dinge bei Tumoren des retroflektierten Uterus oder durch einen extrauterinen Tumor erzeugte Retrodeviation. Sobald nach Entfernung des Tumors — bei Entfernung des Uterus fällt ja jede Behandlung der Lageveränderung weg — der Uterus in der Rückwärtslagerung beharrt, wird man eine Lagekorrektur nicht unterlassen dürfen, da diese eine unwesentliche Erweiterung und Verlängerung des operativen Eingriffes darstellt, ein Fortbestehen oder Auftreten von Beschwerden aber um so eher möglich ist, als selbst bei bis dahin völlig mobilem Uterus als Folge der Laparotomie Adhäsionen entstehen können.

Die chronische Retroversio-flexio uteri fixata bedarf unter allen Umständen der operativen Behandlung, da eine Beseitigung der fixierenden Adhäsionen in derartigen Fällen auf unblutigem Wege nicht möglich erscheint. Ausnahmsweise beobachtet man freilich auch derartige Fälle mit so geringfügigen Beschwerden, daß eine Therapie überflüssig erscheint. Die Retroversio-flexio uteri gravidi ist als gefahrdrohender Zustand unter allen Umständen behandlungsbedürftig[1].

In allen bisher genannten Fällen dürfte über den Kausalzusammenhang zwischen Genitalbefund und Beschwerden kaum jemals ein Zweifel bestehen. Wie aber soll man sich bei einer Retroversio-flexio uteri mobilis verhalten, angesichts der aus unseren obigen Ausführungen bekannten Tatsache, daß die von derartigen Patientinnen vorgebrachten Klagen häufig gar nicht von der Lageveränderung des Uterus abhängig sind?

Es gibt Autoren (A. Mayer, Walthard, Matthes, Kermauner u. a.), die eine Behandlung der Retroversio-flexio uteri mobilis überhaupt ablehnen; das scheint uns in dieser Schroffheit zu weit gegangen. Wir nehmen zwar einen ganz ähnlichen Standpunkt insofern ein, als wir die mobile Retroflexio als solche nicht für behandlungsbedürftig ansehen, stehen aber andererseits auf dem Standpunkt, daß auch bei der mobilen Retroversio-flexio uteri durch Komplikationen eine und zwar in diesem Fall fast ausschließlich operative Behandlung notwendig werden kann. Wir

---

[1] Vgl. weiter unten S. 816ff.

unterscheiden also zwischen einer Retroversio-flexio uteri mobilis complicata und non complicata.

Entdeckt man eine Retroversio-flexio zufällig bei einer Patientin, die wegen ganz anderer Beschwerden Rat sucht, so halten wir es für das Richtigste, von der Lageveränderung gar nichts zu erwähnen. Zweckmäßig wird der Arzt aber dem Ehemann oder einer sonst der Patientin nahestehenden Person Mitteilung machen, um sich gegen den Vorwurf der Unfähigkeit zu sichern, wenn etwa bei späterer Gelegenheit ein anderer Arzt der Patientin von dieser Lageabweichung Kenntnis gibt.

Hat die Trägerin einer mobilen Retroversio-flexio Beschwerden, dann prüfe man genau, ob diese wirklich von der Lageveränderung abhängig sind oder — was unserer Erfahrung nach viel häufiger ist — nur als Teilerscheinung allgemeiner enteroptotischer Beschwerden oder gar nur eines psychoneurotischen Symptomenkomplexes gewertet werden müssen. Auch in derartigen Fällen ist es oftmals besser, der Patientin von der genitalen Lageveränderung nichts zu sagen und erst einmal den Erfolg einer gegen die Enteroptose oder Psychasthenie gerichteten Behandlung abzuwarten.

Hat die Patientin von der Lageveränderung ihrer Gebärmutter bereits von anderer Seite Kenntnis erhalten, dann scheint es uns im allgemeinen richtiger, sie über die Bedeutungslosigkeit dieses Befundes aufzuklären, ihr aber gleichzeitig auseinanderzusetzen, wie ihre Beschwerden zustande kommen und daß ihre Beseitigung wahrscheinlich von der Lagekorrektur ganz unabhängig, dagegen sehr viel von einer richtigen Allgemeinbehandlung zu erwarten sei. Wo den Beschwerden eine Psychoneurose zugrunde liegt, dort hat deren Behandlung natürlich im Vordergrunde zu stehen. Wie diese durchzuführen ist, dafür lassen sich allgemeine Gesetze kaum aufstellen, da das ganz von der speziellen Lage des Einzelfalles abhängt. Handelt es sich um eine einigermaßen intelligente Frau, dann wird oftmals die Psychotherapie, hauptsächlich in Form der ruhigen Aufklärung der Patientin nach eingehender Aussprache (Methode der Persuasion nach Dubois) sehr viel auszurichten vermögen; eine Heilung freilich steht nur zu erwarten, wenn es gelingt, mit dieser Methode der Psychogenese der Erkrankung völlig gerecht zu werden. Sobald irgendwelche exogenen Faktoren wie Überarbeitung, Unbefriedigtsein in einem durch die soziale Lage aufgezwungenen Beruf, in der Ehe — gleichgültig ob in der Vita sexualis oder in anderen Verhältnissen begründet — bei der Entstehung und Unterhaltung der Psychoneurose eine Rolle spielen, ebenso in allen mit stärkerer Enteroptose oder bestimmten Organleiden, mit Anämie, hochgradiger konstitutioneller Schwäche, bestimmten endokrinen Störungen komplizierten Fällen kann selbstverständlich die Psychotherapie nur zum Ziele führen, wenn man gleichzeitig imstande ist, die erwähnten Noxen zu beseitigen. Es liegt in der Natur der Sache, daß das gerade bei den erstgenannten Faktoren häufig nicht möglich sein wird. Man kann am ehesten noch Überarbeit abstellen, wenn nicht besondere Not dazu zwingt. Man kann aber die Befriedigung im Beruf auf psychotherapeutischem Wege nicht erzwingen; man kann in einer verpatzten Ehe durch zeitweilige Trennung der Ehegatten wohl Besserung erzielen, man kann aber im übrigen durch die Psychotherapie höchstens die Widerstandsfähigkeit gegen derartige Faktoren steigern, fast niemals völlige Heilung bringen. Wer sich das einbildet, überschätzt seine Kräfte und unterliegt sicher vielfach einer Selbsttäuschung, da die von der Persönlichkeit des Psychotherapeuten gefangen genommene Patientin zunächst wohl beschwerdefrei wird, bei Wiederkehr ihrer Beschwerden aber häufig einen ganz anderen Arzt aufsucht, dem sie sofort erklärt, daß sie nun „richtig", d. h. in ihrem Sinne durch Lagekorrektur, behandelt sein will. Die Psychotherapie ist ein zweischneidiges Schwert, das nur handhaben sollte, wer damit wirklich umzugehen weiß. Ich kann mich des Eindrucks nicht erwehren, daß selbst sehr erfahrene und verdiente Gynäkologen auf diesem Gebiete manchen Täuschungen über ihre Erfolge unterliegen, ganz abgesehen von jenen Halbwissern, die in einseitiger Übertreibung der Psychoanalyse mit Vorliebe auf das Sexualgebiet abirren, sich da festrennen und ihren Patientinnen oft vielmehr schaden als nützen. So hoch ich die Kunst erfahrener und kritischer Ärzte auf diesem Gebiete, z. B. Walthard, Aug. Mayer, schätze, so sehr mißtraue ich nach meinen Erfahrungen ihren kritiklosen Nachläufern. Und so überflüssig es scheinen mag, sei es doch ausgesprochen: Psychotherapie soll nur am geeigneten Objekt getrieben werden. Die stumpfsinnige Bäuerin aus dem Hinterland, die ländliche Kleinfabrikarbeiterin, Dienstmädchen vom Lande und ähnliche Kategorien von Patientinnen sind nur höchst selten geeignete Objekte auch dann, wenn die psychoneurotische Komponente klar zutage tritt. Jedenfalls erfordert die Psychotherapie in derartigen Fällen eine genaue Einfühlung in das zu behandelnde Objekt, die nur dem Arzte möglich ist, der in dem Milieu der Patientin wirklich zu Hause ist.

Wo ein Organleiden, eine Anämie, eine allgemeine Enteroptose besteht, muß neben der Psyche selbstverständlich auch diesen Faktoren besondere Aufmerksamkeit gewidmet werden. Versteht sich das für die erstgenannten Leiden von selbst, so möchten wir es für die Enteroptose, sobald objektive Zeichen gestörter Funktion bestehen, besonders betonen, weil auch dagegen in Überschätzung psychotherapeutischer Erfolgsmöglichkeiten heutzutage vielfach gefehlt wird. So sehr wir das unsinnige Annähen aller möglichen ptotischen Organe — oft noch mit mangelhafter Technik durchgeführt — perhorreszieren, ebensosehr möchten wir vor einseitiger Überschätzung psychoneurotischer Symptome bei Enteroptotikerinnen warnen. Die beste Psychotherapie kann daran zuschanden werden, wenn nicht gleichzeitig durch ein gutsitzendes Korsett oder eine besondere Bandage der Enteroptose entgegengewirkt wird. In vielen Fällen kommt es gar nicht darauf an, ein ptotisches Organ besonders zu stützen, sondern es ist nichts weiter nötig als durch ein Korsett den Tonus der Bauchwand zu ersetzen, um den Zusammenhalt des Eingeweideblocks einigermaßen wiederherzustellen. In welcher Weise das erreicht wird, scheint uns prinzipiell gleichgültig. Viele der modernen Korsetts mit gerader Front sind, wenn sie sachkundig angepaßt werden, dazu vortrefflich geeignet. Wir bevorzugen besonders das Warner-Korsett[1], das bei der Enteroptose nulliparer Individuen regelmäßig ausreicht, während für Fälle von höhergradiger Erschlaffung der Bauchdecken namentlich bei gleichzeitiger Adipositas sich diese Korsetts weniger eignen. Dann ist es zweckmäßig eines der zahlreichen vom Thalysia-Haus in Leipzig herausgebrachten Modelle zu verwenden (vgl. Abb. 48). Am häufigsten wird man den Thalysia-Edelgurt oder den Thalysia-Frauengurt verwenden können, deren sinnreiche Konstruktion eine weitgehende Nachahmung der natürlichen Wirkung der drei Schichten der Bauchwandmuskulatur gestattet (vgl. Abb. 49), ohne freilich das lebendige Tonus-Turgorspiel ganz ersetzen zu können. Jedenfalls aber wird eine ordentliche Verpackung des Eingeweideblocks erreicht (Abb. 59) und damit die wesentlichste Quelle der Beschwerden ausgeschaltet. Das gilt besonders für Fälle von

---

[1] Fabrik in Hamburg, Niederlage in allen größeren Städten.

Therapie.

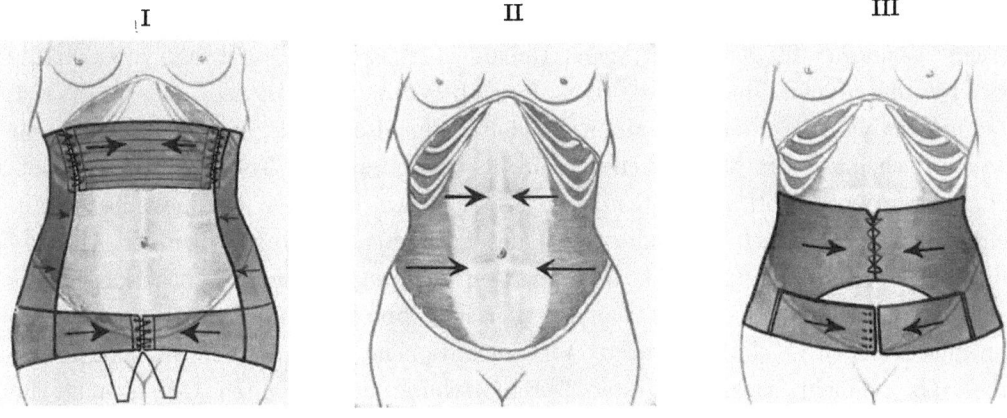

a Nachahmung des zirkulären Zuges der queren Bauchmuskeln.

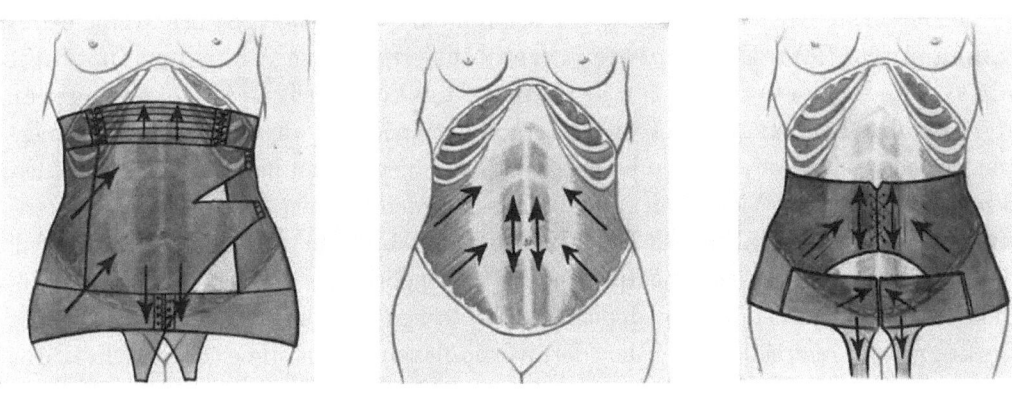

b Nachahmung des in der Mittellinie sich kreuzenden, von unten und außen nach innen und oben gerichteten Zuges der inneren schrägen Bauchmuskeln und des in der Längsrichtung wirkenden Zuges der geraden Bauchmuskeln.

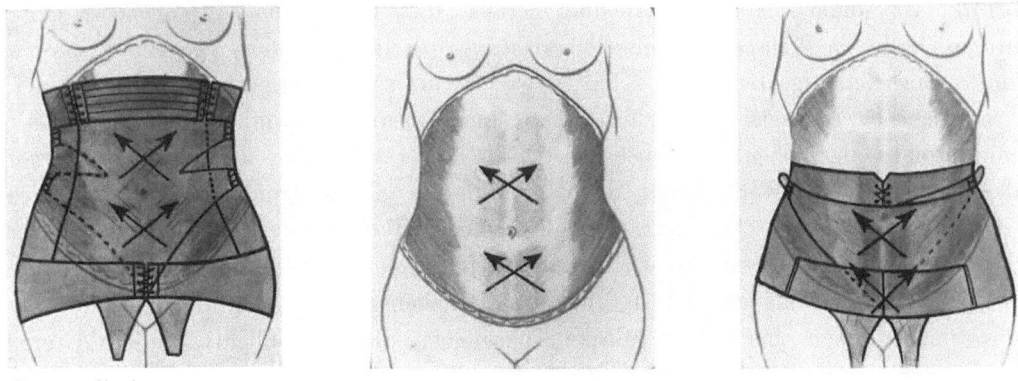

c Nachahmung des in der Mittellinie sich kreuzenden, von innen und unten nach oben und außen gerichteten Zuges der äußeren schrägen Bauchmuskeln.

Abb. 49. Die Bilder zeigen die dem Thalysia-Edelgurt (I) und dem Thalysia-Frauengurt (III) zugrunde liegenden Konstruktionsideen. In II ist die Wirkung der Konstruktion der verschiedenen Schichten der Bauchwandmuskulatur dargestellt.

sekundärer Enteroptose multiparer Frauen. Bei primärer Enteroptose nulliparer Asthenikerinnen scheint es uns notwendig, das Hauptaugenmerk auf die Beseitigung der Muskelhypotonie zu richten, damit das Tonus-Turgorspiel zwischen Eingeweideblock und

Rumpfblasenwand in Ordnung kommt. Dazu leisten systematisch durchgeführte gymnastische Übungen[1] in genauester, ganz allmählich steigender Dosierung, zweckmäßig unterstützt durch eine Recresalkur (Embden) hervorragende Dienste, sofern es sich um junge Individuen unter 30 Jahren handelt. Bei älteren ist damit oft nicht mehr viel zu erreichen. Dann bleibt auch hier nichts übrig, als den Tonus wenigstens notdürftig durch ein Korsett zu ersetzen. **Fixierte** Ptosen einzelner Organe oder Organabschnitte (Nieren, Magen, besonders auch des Coecum) erfordern oftmals chirurgische Hilfe, ehe die geschilderte Allgemeinbehandlung Erfolg haben kann. Es scheint mir überhaupt, als sollte man aus der Enteroptosetherapie weniger eine Prinzipienfrage machen — hier operative Vielgeschäftigkeit, dort therapeutischer Nihilismus —, als vielmehr nach genauester Durchforschung des gesamten Organismus einschließlich seiner Psyche von Fall zu Fall entscheiden, was am besten zu tun sei.

Wir fassen unsere Meinung also dahin zusammen, daß in allen Fällen von Retroversio-flexio mobilis, in denen die erwähnten Symptome einer Psychoneurose, der Enteroptose vorhanden sind, die Therapie in erster Linie sich gegen diese zu richten hat, einer Lagekorrektur des Uterus dagegen erst sekundär Bedeutung zukommt. Auch hier möchten wir wieder vor prinzipienfestem Schematismus warnen. Wo man es mit Individuen zu tun hat, bei denen die Idee, daß nur die Beseitigung einer Knickung die Beschwerden nehmen kann, sich bereits festgesetzt hat, dort soll man unseres Erachtens die Lagekorrektur vornehmen, es sei denn, daß die Patientin sich psychotherapeutisch so zugänglich erweist, daß auf diese Maßnahme verzichtet werden kann. Jedenfalls aber sehen wir, auch wenn man sich zur Lagekorrektur entschließt, bei der Retroversio-flexio mobilis diese nur als Teil des gesamten oben entwickelten therapeutischen Planes an. Auch unter den Enteroptotikerinnen halten wir trotz völlig freier Beweglichkeit des Uterus die Lagekorrektur für indiziert in allen Fällen mit starker Senkung des Beckenbodens, vor allem aus der Überlegung heraus, daß durch die Lagekorrektur einer weiteren, leicht zu Prolaps führenden Überlastung des Beckenbodens vorgebaut werden kann[2]. Eine derartige Behandlung halten wir für um so berechtigter, als solche Frauen ausgesprochene Senkungsbeschwerden haben, auch wenn kein objektiv nachweisbarer Genitalprolaps oder Scheidendescensus besteht. Man erkennt aber leicht, daß in diesen Fällen weniger die Lageveränderung des Uterus als die mit ihr kombinierte Senkung des Beckenbodens, die nur Ausdruck der allgemeinen Hypotonie ist, die Lagekorrektur indiziert. Demgemäß betrachten wir die lagekorrigierenden Operationen — Pessare nützen hier niemals — nur als ein Mittel, zwischen Baucheingeweideblock und Beckenboden gewissermaßen noch eine Zwischendecke einzuziehen, die nicht allein aus dem Uterus allein besteht, sondern auch die Ligamenta lata heranzieht.

Nicht allein bei Enteroptotikerinnen, auch bei infantilen und gelegentlich auch bei im allgemeinen konstitutionell ganz normalen Individuen mit mobiler Retroversio-flexio erachten wir gleich Albrecht, Opitz die Lagekorrektur für indiziert, wenn durch andere Komplikationen, wie eine chronische Appendicitis, Periappendicitis oder Perityphlitis adhaesiva, ein sekundär fixiertes Coecum mobile,

---
[1] Man vgl. dazu die Darstellung von Sellheim, Bd. II dieses Handbuches.
[2] Vgl. das nächste Kapitel über Prolaps.

eine Perisigmoiditis adhaesiva chronica Unterleibsschmerzen ausgelöst werden, die durch konservative Behandlungsmethoden nicht mehr beseitigt werden können. Entschließt man sich zur operativen Beseitigung solcher Veränderungen, dann sollte unseres Erachtens auch die Lagekorrektur des Uterus vorgenommen werden, da ein Belassen desselben in der Retrodeviation die Gefahr sekundärer Fixation durch Vermittlung der Adnexe mit sich bringt.

Schließlich erscheint uns die operative Lagekorrektur bei Sterilität und habituellem Abortus angezeigt (vgl. oben S. 764).

Im ganzen betrachtet ist also unser Standpunkt der, daß auch bei Vorhandensein von Beschwerden eine mobile Retroversio-flexio niemals an sich als Lageanomalie eine Behandlung erfordert, sondern diese ausschließlich durch Komplikationen verschiedenster Art, zu denen wir auch fehlgeschlagene psychotherapeutische Versuche oder schlechte Ansprechbarkeit der Patientin auf solche rechnen, indiziert wird. Wir verkennen nicht, daß diese Indikationsstellung dem subjektiven Ermessen des Einzelnen weiten Spielraum läßt; wer indes schärfer zusieht, wird finden, daß das eigentlich für die meisten Eingriffe gilt. Selbst bei Myom und Carcinom gibt es heute kaum noch eine allgemein anerkannte Indikationsstellung. Die Entscheidung muß tatsächlich dem Verantwortungsgefühl jedes einzelnen überlassen werden. Wir glauben, daß der Hinweis auf die Komplexität des Problems eher geeignet ist, auch den operationslüsternen jungen Frauenarzt zu ernster Abwägung alles Für und Wider zu bewegen, als die doktrinäre Abgrenzung ganz bestimmter Indikationen, die der Vielgestaltigkeit des wirklichen Geschehens nicht gerecht wird. Wer etwa befürchtet, daß unsere Indikationsstellung praktisch darauf hinausläuft, daß mehr oder minder jede Retroversio-flexio operiert würde, dem darf ich entgegenhalten, daß von unserem Material einschließlich der Fälle von Retroversio-flexio uteri fixata nur 29 % aller Retrodeviationen der operativen Behandlung zugeführt wurden.

Das bringt uns auf eine weitere Kardinalfrage therapeutischer Überlegungen: in welcher Weise kann und soll die Lagekorrektur vorgenommen werden?

1. Konservative Behandlung der Retroversio-flexio uteri.

Die zu erfüllende Aufgabe besteht aus zwei Teilen: 1. muß der Uterus aus der Retrodeviation in die normale Anteversio-flexio übergeführt, 2. in dieser Lage gehalten werden, wobei als Endziel vorschwebt ein Zustand, in dem der Uterus ohne Hilfe in der typischen Lage verharrt. Diese Trennung der Aufgabe in zwei Teile ist nicht nur begrifflich zu verstehen, sondern muß auch in der praktischen Therapie durchgeführt werden: erst Reposition des Organes, dann Anbringung eines Stützapparates (Pessars). Der in früherer Zeit viel unternommene Versuch, durch Konstruktion besonderer Pessare (wie z. B. des Hebelpessars von Hodge) die beiden Aufgaben zu vereinigen, wird auch heute noch von unwissenden Ärzten wiederholt; aber O. Küstner hat recht, wenn er die Pessarapplikation ohne vorhergegangene Reposition des Uterus als ebenso „widersinnig" erklärt, „wie die Applikation eines Bruchbandes ohne vorhergegangene Taxis des Bruches". Freilich ist nicht zu leugnen, daß mancher Arzt mit derartigem Vorgehen sogar Erfolge erzielt hat, trotzdem die Retrodeviation unverändert fortbestand und die Frauen sogar noch einen Fremdkörper in der Scheide trugen. Es handelt sich dabei offensichtlich um

Suggestiverfolge, die übrigens schlagend beweisen, wie häufig die vermeintlichen Retroflexionssymptome mit der Lage des Uterus nichts zu tun haben.

Als typisches Repositionsverfahren kann noch heute die von B. S. Schultze angegebene Methode empfohlen werden.

Nach Entleerung von Blase und Darm wird die Frau auf den Untersuchungstisch, am besten mit leicht erhobenem Steiß gelegt, dann geht man mit zwei Fingern in die Scheide

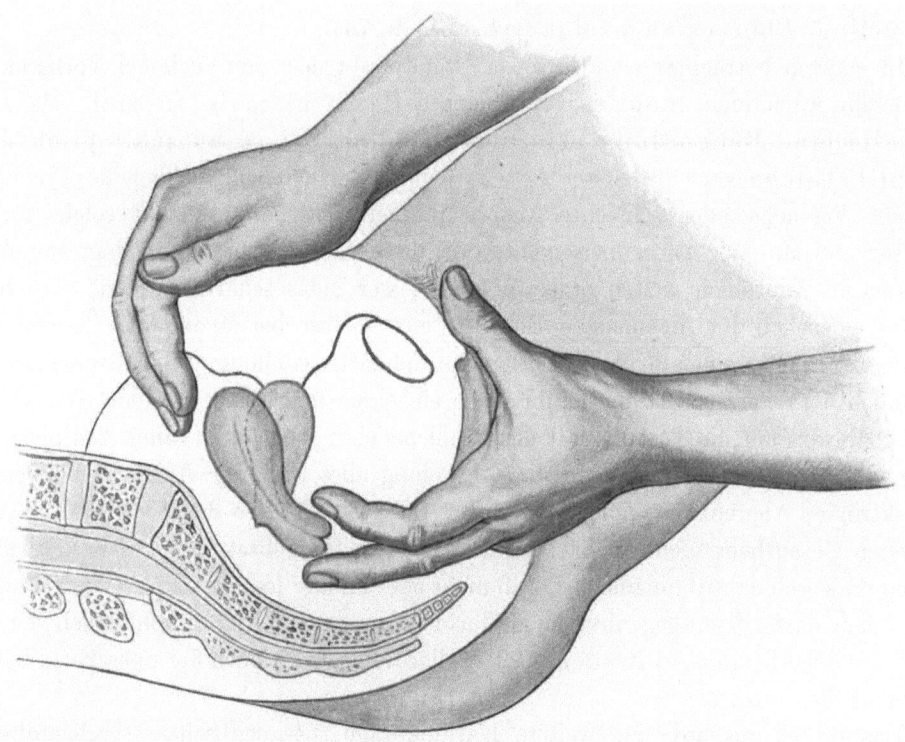

Abb. 50. Bimanuelle Reposition des Uterus nach B. S. Schultze. Die Abbildung zeigt eine Phase des gesamten Repositionsmanövers, in dem der retroflektierte Uterus mit seinem Fundus durch den vom hinteren Scheidengewölbe aus wirkenden Druck der Finger des Arztes bereits über das Promontorium hinausgeschoben ist und nun von der äußeren, von den Bauchdecken aus wirkenden Hand in Empfang genommen wird. Unterstützt wird dieses Manöver durch die in der Abbildung angezeigte Stellung des Fingers der inneren Hand, deren Zeigefinger die Partie weiter nach der hinteren Beckenhälfte drängt. (Aus Jaschke-Pankow.)

ein und drängt vom hinteren Scheidengewölbe aus den Fundus uteri nach hinten in der Richtung gegen das Promontorium und schließlich über dieses hinauf, bis der Fundus hier von den durch die Bauchdecken entgegendringenden Fingern der äußeren Hand umfaßt (Abb. 50) und mit dieser vollends im Bogen nach vorne umgelegt werden kann. Die in der Scheide verbleibenden Finger der inneren Hand drängen währenddessen zweckmäßig die Portio in den hinteren Beckenhalbring hinein (Abb. 50), so daß allein schon durch die Hebelwirkung die Umlagerung des Uterus begünstigt wird.

Bei kurzem oder straffem Scheidengewölbe ist es zweckmäßig, die Reposition rectal oder rectovaginal durchzuführen. Eine besondere Beschreibung erübrigt sich wohl.

Führt das hier geschilderte Originalverfahren nicht zum Ziele, sei es daß die Bauchdecken oder das Scheidengewölbe zu straff sind, sei es, daß der die Reposition versuchende Arzt nicht über die genügende Technik verfügt, dann bewährt sich oftmals die von

O. Küstner angegebene Repositionsmethode: „Man hakt mit einer Kugelzange die vordere Muttermundslippe an und zieht den Uterus so tief als möglich. Dann geht man, während

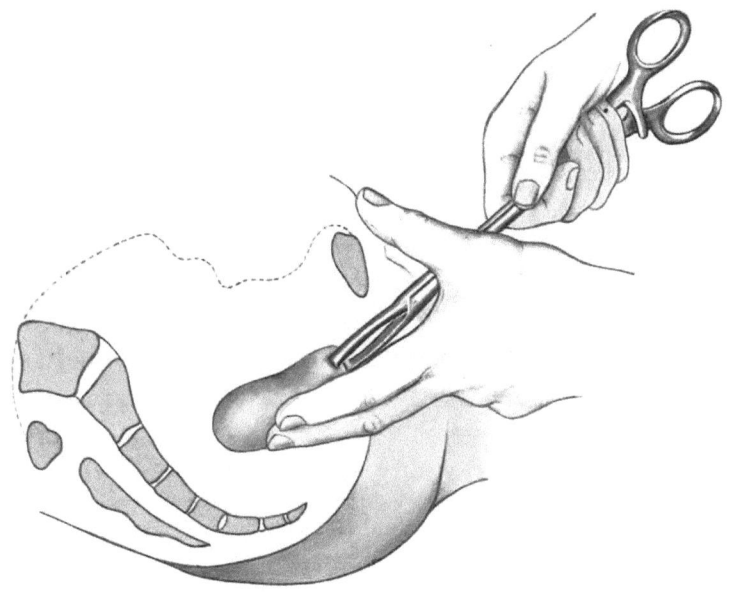

Abb. 51. Reposition des retrovertierten Uterus nach dem Verfahren von O. Küstner I.

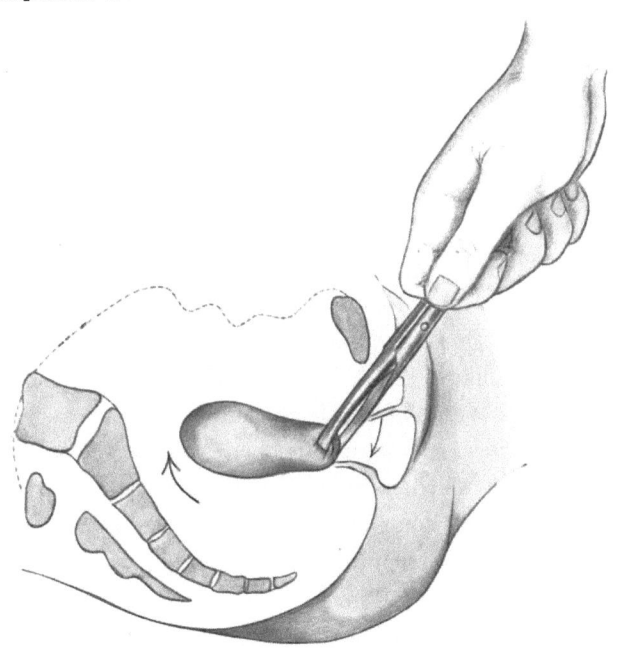

Abb. 52. Reposition des retrovertierten Uterus nach dem Verfahren von O. Küstner II.

man mit der einen Hand in der Zange die Portio tief hält, mit einem oder zwei Fingern der anderen Hand in das hintere Scheidengewölbe und drückt nun das Corpus uteri nach vorn, was hier durch den Tiefstand des Uterus wesentlich erleichtert ist (Abb. 51). Gleichzeitig hebt man die Zangengriffe, ohne aber dabei die Portio von ihrer Stelle zu lassen, so weit als möglich an und schiebt nun in dieser veränderten Richtung durch den Druck der Kugelzange die Portio auf die Kreuz-Steißbeinverbindung zu in das Becken hinein (Abb. 52). Dann wird die Kugelzange ohne an der Portio zu ziehen, abgenommen."

Dieses Verfahren hat sich in der Tat recht gut bewährt und kann nur empfohlen werden. Manchmal genügt allein schon das beschriebene Manöver mit der Kugelzange zur Reposition. Es versagt, abgesehen natürlich von der fixierten Retroversio-flexio nur, wenn bei langer dehnbarer Cervix eine bedeutende Flexibilität des Uterus besteht. In solchen Fällen bewährt sich manchmal ein Vorgehen, auf das ebenfalls Küstner hingewiesen hat [1]: „Man legt ein Thomaspessar in die Scheide und läßt darauf die Patientin einen Tag das Bett hüten, wobei sie möglichst Bauchlage abwechselnd mit Seitenlage einhalten und alle 2—3 Stunden die Blase entleeren soll. Bei mobiler Retroversio-flexio gelingt dadurch manchmal die Aufrichtung, da einmal der hintere Pessarbügel ähnlich dem Druck der bei der Aufrichtung des Korpus anhebenden Finger wirkt, andererseits durch die Bauch- und Seitenlage der Druck des Eingeweideblocks jedenfalls nicht gegen die Excavatio vesico-uterina wirken kann.

Von manchen Gynäkologen, darunter unter den neueren von O. Pankow wird nach Mißlingen der manuellen Reposition noch die Aufrichtung mit der Sonde empfohlen, natürlich unter der Voraussetzung, daß keine Gravidität, keine Gonorrhöe, kein akut entzündlicher Prozeß in der Umgebung des Uterus besteht. Die Sonde ist in der gewöhnlichen Weise bis über das Os internum einzuführen, dann um 180° zu drehen, so daß der Sondenknopf jetzt nach hinten sieht. Nun wird der Sondenknopf vorsichtig bis zum Fundus emporgeschoben und darauf dieser durch starke Senkung des Sondengriffes so weit angehoben, bis die äußere Hand ihn in Empfang nehmen kann. Wir gestehen gern zu, daß diese Methode bei entsprechender Vorsicht und strengster Asepsis in der Hand des Geübten ohne große Gefahr ist; dem praktischen Arzt dagegen sollte man sie unseres Erachtens niemals empfehlen, da die Perforationsgefahr zu groß ist, zumal dem gynäkologisch Ungeschulten die Schätzung für das aufzuwendende Maß an Kraft völlig fehlt.

In allen Fällen, in denen die geschilderten Verfahren nicht zum Ziele führen — gleichgültig ob Ungeschick des Arztes oder Ängstlichkeit der Patientin und starke Bauchdeckenspannung daran Schuld trägt — ist der Repositionsversuch in Narkose zu wiederholen. Die vollkommene Bauchdeckenentspannung erleichtert die Aufrichtung namentlich bei der Nulliparen sehr. Der Hauptvorzug der tiefen Narkose besteht aber darin, daß vielfach erst in ihr die sichere Unterscheidung der mobilen von der fixierten Retroversioflexio möglich ist. Bei der vollkommenen Nachgiebigkeit der zwischenliegenden Gewebe tastet man nicht nur leichtere Veränderungen an den Adnexen besser, sondern es gelingt häufig auch noch, die fixierenden pelviperitonitischen Adhäsionsmembranen oder -stränge zu tasten. Zartere Adhäsionen weichen dabei dem Fingerdruck sehr leicht, d. h. sie zerreißen — die Aufrichtung gelingt dann leicht. Derbere Stränge oder Membranen lassen die Bewegung des Organes nur in beschränktem Umfang zu; sowie der Druck der Finger nachläßt, ziehen sie den Uterus wieder in die Ausgangsstellung zurück. Damit ist das Zeichen gegeben, weitere Repositionsversuche auf nicht operativem Wege zu unterlassen.

Die Versuche, solche Membranen und Stränge in Narkose zu zerreißen oder gar den Uterus stumpf durch bimanuelles Agieren aus größeren Verwachsungsbezirken, z. B. zwischen Rectum und Hinterwand auszulösen (B. S. Schultze) mögen zu einer Zeit, als die Laparotomie noch mit großen Gefahren behaftet war, berechtigt gewesen sein,

---

[1] Von diesem ausnahmsweisen Versuch abgesehen, bleibt unser obiger Satz bestehen, daß die Reposition immer der Pessareinlagerung vorangehen müsse.

haben aber heute nur historisches Interesse. Wir verwerfen sie, darin der Zustimmung wohl aller Gynäkologen sicher, weil heutzutage die Laparotomie zweifellos mit viel weniger Gefahren verbunden ist als eine derartige stumpfe Zerreißung von Adhäsionen. Niemand wird sich wundern, daß in der Literatur mehrfach über Fälle berichtet ist, wo wegen starker innerer Blutung aus den zerrissenen Strängen doch noch laparotomiert werden mußte oder das Rectum perforiert (Küstner) oder durch Ruptur einer nicht erkannten Eitertube tödliche Peritonitis hervorgerufen wurde [1].

Eine andere Methode, die Reposition derartiger Fälle zu ermöglichen, ist die Thure-Brandtsche Massage, darin bestehend, daß die in das Rectum oder die Scheide eingeführten Finger an die Adhäsionen vordringen, sie gewissermaßen unterstützen und dann mit der äußeren Hand auf dieser Unterlage drückende und knetende Bewegungen ausgeführt werden. Solche Massagesitzungen müssen täglich oder mindestens alle paar Tage, jedesmal in Dauer von wenigen Minuten vorgenommen werden, bis sie entweder zum Ziele führen oder ihre Erfolglosigkeit erwiesen ist. Es unterliegt nach den Erfahrungen der Anhänger dieser Methode keinem Zweifel, daß dadurch recht umfängliche und feste Adhäsionen getrennt und gute

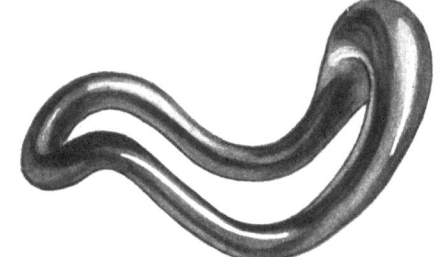

Abb. 53. Hodge-Pessar.   Abb. 54. Thomas-Pessar.

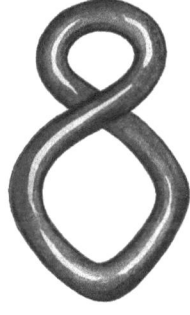 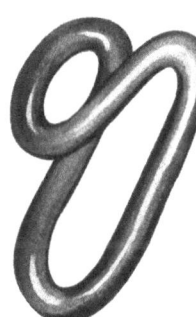 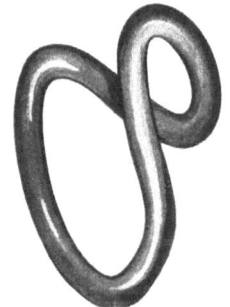

Abb. 55.   Abb. 56.   Abb. 57.
Schultzes Achterpessar.   Verschiedene Möglichkeiten der Formung des Schultzeschen Achterpessars.

orthopädische Resultate erzielt werden können, sofern Arzt und Patientin die nötige, oft recht große Geduld aufbringen. Trotzdem perhorreszieren wir das Verfahren vor allem wegen seines ungünstigen Einflusses auf das Nervensystem der Patientin, das meist an sich schön recht labil ist. Ist gar eine Psychoneurose vorhanden, so wird sie unter allen Umständen verschlimmert, ganz zu schweigen davon, daß auch die Massage nicht ganz harmlos ist. Ich habe eine ansehnliche Reihe von Parametritiden, teilweise mit folgender Abszedierung, bei Virgines gesehen, denen durch eine „Frauenärztin" ihr angeblich retrovertierter, mit dem Mastdarm verwachsener Uterus — in Wirklichkeit hat es sich meist nur um infantile reklinierte, dabei spitz anteflektierte Uteri gehandelt — gelöst werden sollte.

Nur ausnahmsweise z. B. bei einer frisch puerperalen Retroversio oder einer Retroflexio uteri gravidi bleibt das aufgerichtete Organ ohne weiteres dauernd in der Normallage. Im allgemeinen dagegen ist das nicht der Fall und es erwächst daher nach gelungener Reposition die weitere Aufgabe, den Uterus in Normallage nun auch zu erhalten. Dazu

---

[1] Vgl. z. B. Schauta: Lehrbuch der gesamten Gynäkologie, 3. Aufl.

dienen die **Pessare**, das sind verschieden geformte und gebogene, runde oder längsovale Ringe, denen die Aufgabe zukommt, die Scheide zu strecken und dadurch die Portio in den hinteren Beckenhalbring zu drängen, wodurch ein neuerliches Umkippen des Korpus nach hinten verhindert wird [1].

Von all den Hunderten von Pessarformen haben nur wenige sich dauernd behaupten können. Für die Zwecke der Retroflexionsbehandlung genügen die von Hodge (Abb. 53), Smith und Thomas (Abb. 54) angegebenen Pessarformen, während das Schultzesche Achterpessar (Abb. 55) heute entbehrlich geworden ist.

Eine besondere Beschreibung der einzelnen Pessarformen dürfte sich erübrigen, ein Blick auf die Abbildungen sagt alles. Die erstgenannten Pessare sind in ihrer Form stabil und in verschiedenen Größen im Handel, während die Schultzesche Acht erst aus einem mit Kautschuk oder Celluloid umhüllten Kupferdrahtring zurecht gebogen werden muß.

In diesem Zurechtbiegen liegt ebenso der große Vorteil wie Nachteil dieser Pessarform. Gestattet einerseits die Formbarkeit des Pessars eine recht vollkommene Anpassung an die individuell verschiedene Weite der Scheide und an die Stellung der Portio (Abb. 56, 57), so liegt ihr Nachteil darin, daß das richtige Biegen einer Schultzeschen Acht Übung und ein gutes Vorstellungsvermögen von den individuellen Lageverhältnissen in der Scheide erfordert. So verkehrt sich der größte Vorteil in einen Nachteil und die Herstellung einer korrekten Acht scheint beinahe eine Geheimkunst Weniger geworden zu sein; wenigstens erwähnt Küstner in der vorigen Auflage dieses Handbuches, „daß er recht oft Gelegenheit gehabt hat, inkorrekte Achten, welche von sehr bekannten und geschätzten Gynäkologen geformt waren, entfernen und verwerfen zu müssen". Tatsächlich leisten aber auch die anderen Pessarformen alles, was man verlangen kann, und die Anwendung des Schultzeschen Ringes erscheint um so überflüssiger, als seine Vorzüge nur selten ganz ausgenutzt werden dürften und selbst die Möglichkeit, durch asymmetrische Achten auch solche Uteri zu fixieren, bei denen durch perimetritische oder parametritische Verkürzungen die Portio in der rechten (Abb. 56) oder linken Beckenhälfte (Abb. 57) festgehalten wird, den heutigen Anschauungen über die Indikation der Pessarbehandlung nicht mehr entspricht. Derartige Fälle dürften immer besser der operativen Lagekorrektur zuzuführen sein. B. S. Schultzes wohlverdienter Ruhm wird nicht geschmälert, wenn man sein Achterpessar zum alten Eisen wirft.

Auch die erstgenannten Pessare sind früher aus mit Kautschuk umhülltem Kupferdraht hergestellt worden. Das hatte den großen Nachteil, daß alsbald eine Fremdkörperkolpitis mit jauchigem Ausfluß sich entwickelte, das Pessar unter dem Einfluß der Scheidenmilchsäure teilweise maceriert und mit Salzen inkrustiert wurde. Diesen Nachteil zu vermeiden hat man freilich bald gelernt, indem man reizloses Material (Hartkautschuk, Celluloid oder Hartglas) verwendete. Hartkautschuk ist heute wohl das Gebräuchlichste. Celluloidringe haben den Vorzug, daß sie, in warmes Wasser geworfen, beliebig zurecht gebogen werden können. Den Hartglaspessaren, neuerlich wieder von Opitz unter dem Namen Silicatpessare empfohlen, wird nachgerühmt, daß sie am wenigsten reizend wirken, sie haben aber den Nachteil, daß sie relativ schwer sind, leicht zerbrechen und dann

---

[1] Über die historische Entwicklung vgl. Kapitel Prolaps S. 893.

zu Nebenverletzungen Veranlassung geben können. Zinn- und Aluminiumpessare haben sich nicht bewährt, da sie von dem sauren Scheidensekret angegriffen werden und dann bald eine rauhe Oberfläche bekommen.

Alle drei Pessarformen werden derart eingeführt, daß der breitere, nach oben gebogene Bügel ins hintere Scheidengewölbe zu liegen kommt (Abb. 58), während der schmälere, nach dem Introitus sieht. Im allgemeinen empfiehlt es sich, erst ein Hodge- oder Smithpessar anzuwenden; nur bei sehr nachgiebigem oder weitem Scheidengewölbe erscheint das Thomaspessar zweckmäßig, da es gerade das hintere Scheidengewölbe stärker nach oben drängt. Was hier Vorteil ist, kann aber unter anderen Verhältnissen zum Nachteil werden und die Gefahr des Decubitus mit sich bringen. Überhaupt muß daran festgehalten werden, daß immer das kleinste Pessar, das eben noch seinen Zweck erfüllt, das beste ist. Die Frauen dürfen von einem gutsitzenden Pessar gar nichts spüren. Wo irgendwelche Sensationen, namentlich Druckgefühl oder Schmerzen auftreten, kann man sicher sein, daß das Pessar zu groß gewählt wurde. Wer solche Beschwerden unberücksichtigt läßt, darf sich nicht wundern, wenn die Pessarbügel Druckfurchen verursachen, in denen sie durch

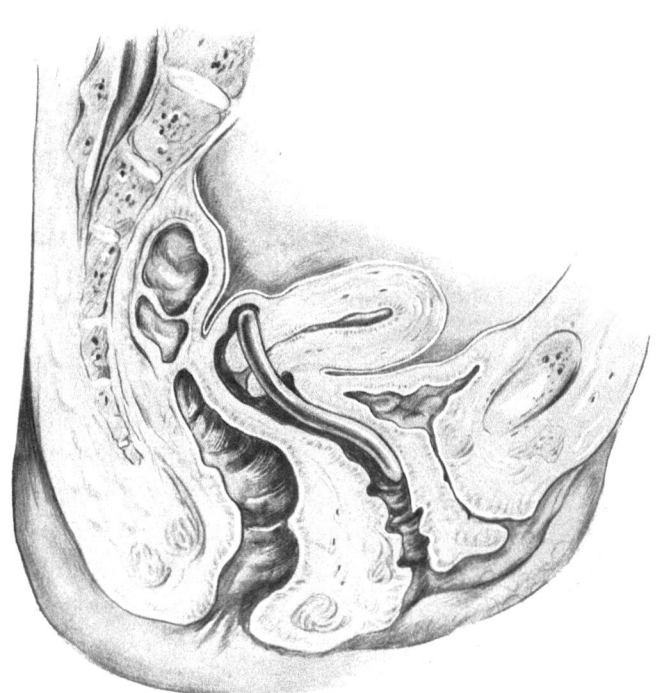

Abb. 58. Richtig liegendes Hodge-Pessar.

Granulationsbildung völlig umwuchert, schließlich durch bindegewebige Organisation dieser Wucherungen fest fixiert werden. Jedes Pessar wird schräg mit Umgehung der empfindlichen Urethralöffnung eingeführt; sowie es in der Scheide liegt, drückt man den oberen Bügel mit einem Finger hinter die Portio. Das gelingt beim Hodgepessar sehr leicht, bei dem stärker gebogenen Smith- oder gar Thomaspessar kann es unter Umständen schwieriger sein. Die einfachen runden Ringe (Meyerschen Ringe) sollten bei der Retroversio-flexio nicht mehr verwendet werden, da sie, um ihren Zweck zu erfüllen, recht groß gewählt werden müssen und dann leicht Decubitus machen.

Einige Tage nach Einlegen des Pessars muß jedenfalls kontrolliert werden, ob es seinen Zweck erfüllt und ob es keinen Druck erzeugt. Weiterhin kontrolliere man die Kranke nach 2—3 Monaten. Wird das Pessar bis dahin anstandslos vertragen, so kann man sich weiterhin mit einer selteneren Kontrolle begnügen, bei der das Pessar jedesmal entfernt, gut gereinigt und evtl. durch ein neues mit frischer glatter Oberfläche ersetzt wird. Vernachlässigung dieser Kontrolle kann zu ungeheuerem Schaden führen. Decubitale Geschwüre, tiefe Ulcerationen mit Gangrän und jauchigem Ausfluß, ja selbst

Durchbruch in benachbarte Hohlorgane können die Folge solcher Vernachlässigung sein, namentlich wenn das Pessar zu groß gewählt war oder infolge seniler Involution der Scheide zu groß wurde. Neugebauer[1] hat eine reiche Kasuistik solcher Pessarschäden veröffentlicht. Jede Pessarträgerin muß täglich eine Scheidenspülung machen, um das Anbacken von Schleim, Blut und Sperma zu verhüten. Wir empfehlen dazu wegen ihrer schleimlösenden Wirkung am meisten dünne Sodalösung oder ganz dünne Lösungen von essigsaurer Tonerde (1 Teelöffel voll auf 1 l Wasser), abwechselnd mit $1/2\%$ Milchsäure.

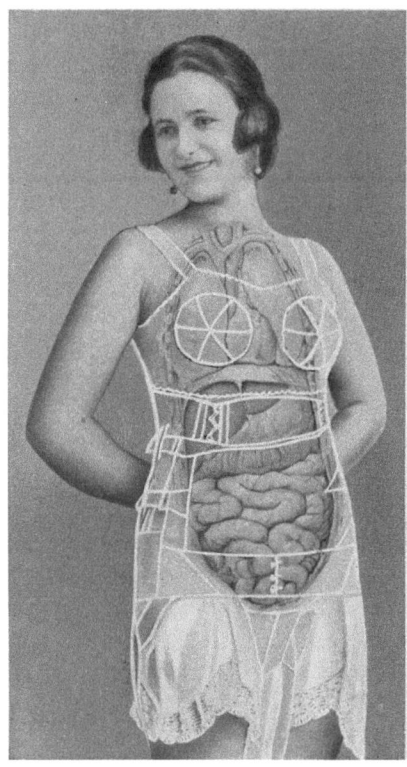

Abb. 59. Normale Verpackung der Eingeweide, hier durch einen Thalysia-Edelgurt unterstützt.

Bei gut sitzendem, keinerlei Beschwerden machenden Pessar ist den Frauen jede Art von Körperbewegung zu gestatten, nur die Bauchpresse sehr anstrengende Tätigkeit ist zu vermeiden. Lediglich für Individuen dieser Kategorie kann eine Beschränkung der Erwerbsfähigkeit zugestanden werden. Jede Art von Sport, ganz besonders das Schwimmen und gymnastische Übungen sind vorteilhaft. Auch gegen das Reiten im Herrensitz ist nichts einzuwenden, das Reiten im Damensitz dagegen besser zu unterlassen. Sexueller Verkehr kann uneingeschränkt stattfinden. Nach Eintritt einer Schwangerschaft ist im 5. Monat derselben das Pessar zu entfernen. Auf regelmäßige, in nicht zu großen Abständen erfolgende Blasenentleerung wird man angesichts der Rezidivgefahr bei Blasenüberfüllung Gewicht legen müssen. Eine gewisse Beachtung verdient auch die Kleidung. Unzweckmäßige, die Taille einschnürende Korsetts müssen vermieden werden. Dagegen halten wir ein gut sitzendes[2], modernes Korsett mit gerader Front oder ein Thalysia-Edelformer (Abb. 59) sogar für recht zweckmäßig. Das Schnüren der Rockbänder ist jedenfalls viel schädlicher, die sog. Reformkleidung wegen der übermäßigen Belastung des Schultergürtels gerade bei asthenischen Individuen durchaus zu verwerfen.

Mit der Pessareinlegung ist die orthopädische Behandlung der Retroversio-flexio mobilis noch nicht beendigt, denn das Ziel der Behandlung ist ja, durch die zunächst erzwungene Normalhaltung und sonstigen auf allgemeine Kräftigung der Körpermuskulatur abzielenden Maßnahmen (vgl. oben) zu erreichen, daß nach einer gewissen Zeit der Uterus auch ohne Pessar in der Normallage verharrt. Wann dieses Ziel erreicht wird, wie lange also das Pessar zu tragen ist, kann niemals mit Sicherheit vorhergesagt werden — sicher ist nur, daß es bei manchen Frauen nie erreicht wird. So darf es nicht wundernehmen, daß manche Frauen, namentlich in früherer Zeit, von der Jugend bis

---

[1] Arch. Gynäk. **43**.
[2] Darauf ist allerdings großes Gewicht zu legen. Nur wenige Korsettmacherinnen sind dazu wirklich imstande.

zum Klimakterium ihr Pessar tragen mußten. O. Küstner betont in seiner Darstellung, daß die Dauer der Pessarbedürftigkeit allgemein unterschätzt würde und scheint 1—2 Jahre für eine Durchschnittszahl zu halten. Diese lange Dauer der Pessartherapie ist ein Faktor, der in der Indikationsstellung wohl berücksichtigt werden muß.

2. Operative Therapie.

Man kann die Lagekorrektur des Uterus auf verschiedenen Wegen, vom Leistenkanal oder von der per laparotomiam oder schließlich per colpotomiam aus eröffneten Bauch-

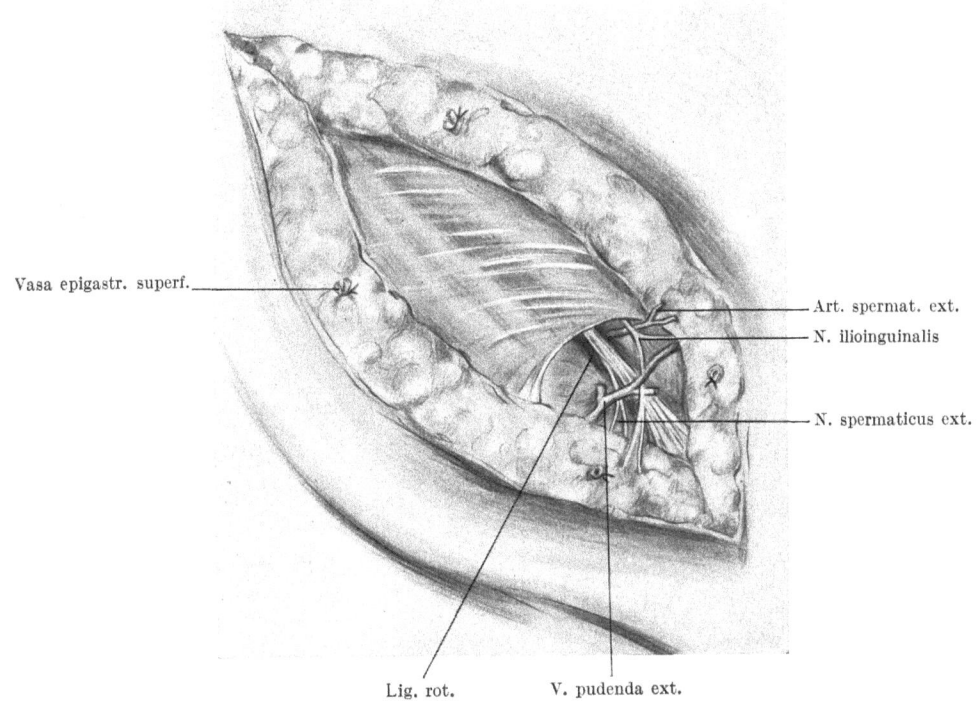

Abb. 60. Alexander Adamssche Operation I. Freilegung des Operationsgebietes.

höhle durchführen. Alle Operationsmethoden, mögen sie nun auf inguinalem, abdominalem oder vaginalen Weg erfolgen, können am Uteruskörper angreifen oder durch Verkürzung der Uterusbänder die Lagekorrektur erreichen. Man wird aber B. S. Schultze darin beipflichten, daß nur die schwebende, also bewegliche Anteversio-flexio als Normallage im strengen Sinne anzusehen ist. Danach müßte man eigentlich von vornherein alle Operationsverfahren, die aus der Retrodeviation eine fixierte Anteversio-flexio, unter Umständen noch mit bedeutender Elevation verbunden, machen, als verfehlt bezeichnen. Die Zahl der zur Beseitigung der Retroversio-flexio angegebenen Operationsverfahren reicht heute nahezu an 300 heran. Diese große Zahl erklärt sich wohl zum größten Teil aus der Eitelkeit so mancher Autoren, ihren Namen mit einem Operationsverfahren in Verbindung zu bringen. Es kann um so weniger unsere Aufgabe sein, hier etwa eine Beschreibung aller jemals vorgeschlagenen Verfahren zu geben, als es sich überwiegend um so unbedeutende Modifikationen handelt, daß selbst ihre Erwähnung nicht lohnt. Es liegt ja auch in der

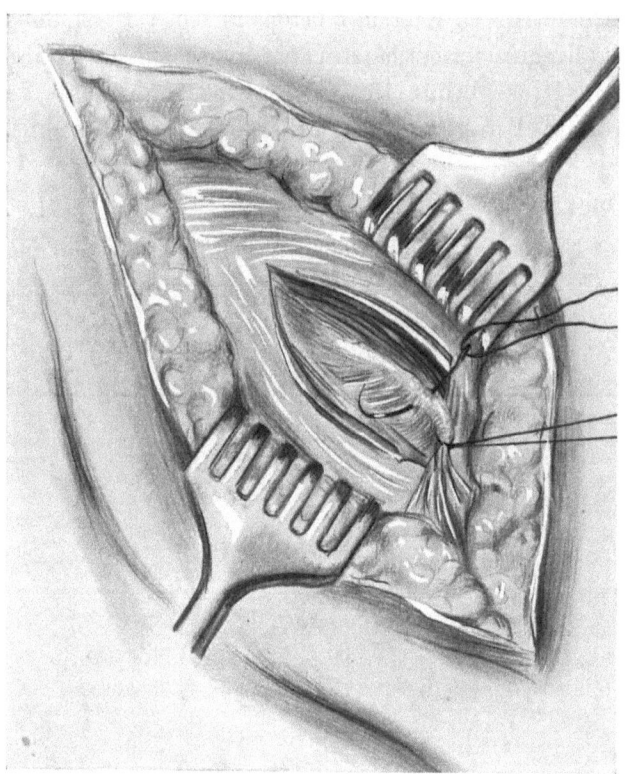

Abb. 61. Alexander-Adamssche Operation II.
Freilegung des Lig. rot. im Leistenkanal und Unterbindung derselben durch zwei Untersuchungen.

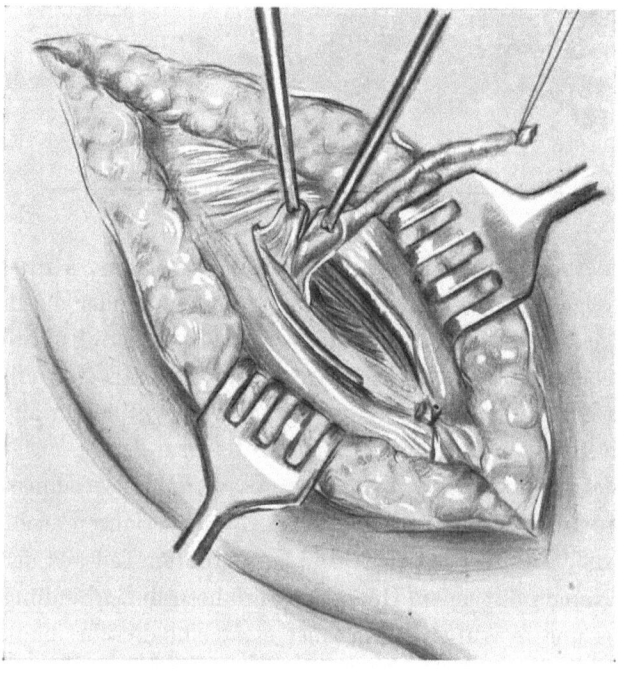

Abb. 62. Alexander-Adamssche Operation III.
Eröffnung des Peritonealkegels.

Natur der Sache, daß bei den immerhin beschränkten Möglichkeiten gar manche Modifikation zwei-, drei- und selbst mehrmals erfunden wurde. In Wirklichkeit kommt man selbst bei weitester Berücksichtigung von Sonderbedürfnissen einzelner Fälle mit recht wenigen Methoden aus. Nur solche, die eine gewisse Anerkennung sich bereits erworben haben, sollen hier berücksichtigt, die übrigen der verdienten Vergessenheit um so weniger entrissen werden, als sie meist nur von ihrem Erfinder in einer recht beschränkten Zahl von Fällen angewandt wurden.

a) **Inguinale Methoden.** Die einzige hier in Frage kommende Methode ist das unter dem Namen Alexander-Adamssche Operation bekannte Verfahren in seinen ungezählten, meist allerdings auf unbedeutende Kleinigkeiten sich beziehenden Modifikationen.

Die Operation, bestehend in Verkürzung der Ligg. rotunda vom Leistenkanal aus, geht zurück auf eine Idee von Alquier und Aran (1840), wurde aber zum erstenmal 1881 von dem Anatomen Alexander ausgeführt, während Adams 1882 über die ersten Erfolge berichtete. Viel Anerkennung und Nachfolger fand er zunächst nicht, anscheinend wesentlich aus dem Grunde, weil die ursprünglich von ihm angegebene Technik, das Lig. rotundum an seiner Austrittsstelle aus dem äußeren Leistenkanal aufzusuchen, viel Mißerfolge zeitigte. Das Ligament ist ja bekanntlich von außerordentlich wechselnder Mächtigkeit und gerade bei der Retroflexio im äußeren Leistenring oft schon so dünn und aufgefasert, daß der Operateur es vielfach nicht fand, oft sogar völlig zerstörte oder abriß. Nur so kann man es verstehen, daß die Operation, die übrigens auch in Amerika und England erst seit 1884 mehr in Aufnahme gekommen war, noch 1886 auf dem Gynäkologenkongreß in München, wo überhaupt zum erstenmal ernsthaft in Deutschland über sie diskutiert wurde, von maßgebenden Gynäkologen (v. Winckel, O. Küstner) abgelehnt wurde, während Zeiß, Slaviansky und Mundé sich vergeblich um ihre Ehrenrettung bemühten. Allgemeines Interesse weckte die ganze Frage damals nicht. Daran änderte sich auch in den folgenden Jahren wenig; erst gegen die Jahrhundertwende trat ein Umschwung ein, ausgehend nicht so sehr von zunehmender Übung einer immer größeren Zahl von Operateuren, als vielmehr von einer technischen Verbesserung, die an die Namen Roux, Edebohls, Werth, Kocher, Goldspohn sich knüpft und darin bestand, daß einmal durch Spaltung der Vorderwand des Leistenkanals das Auffinden des Ligaments in diesem garantiert war, wozu dann noch die Eröffnung des Processus vaginalis peritonei kam [1]. Was darüber hinaus im Laufe der Jahre an Vorschlägen auftauchte, betrifft Kleinigkeiten. Die meisten erfahrenen Operateure haben an der Technik der Spaltung des Leistenkanals und Eröffnung des Processus vaginalis peritonei festgehalten.

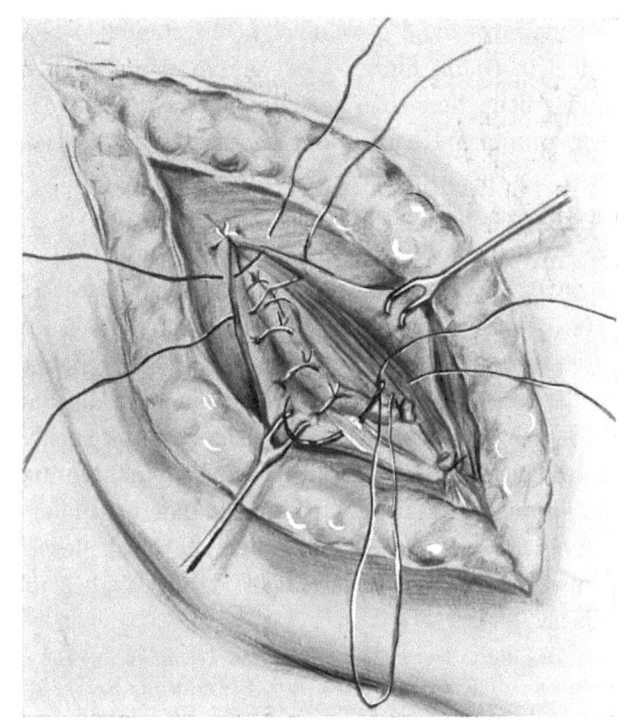

Abb. 63. Alexander-Adamssche Operation IV.
Fixation des resezierten Lig. rot. und Fasciennaht.

Nach dieser Technik, die wir allein hier berücksichtigen wollen, wird von einem 6—7 cm langen Schnitt etwas oberhalb und parallel dem Lig. Pouparti die Fascia muscul. obliqui ext. freigelegt, wobei außen die Vasa epigastrica superficiales, nahe dem inneren Wundwinkel in der Gegend des Tuberculum pubis ein Ast der Vena pudenda externa und gewöhnlich einige kleinere Äste der Vasa spermatica externa zu unterbinden sind (Abb. 60). Der Annulus inguinalis ist an der Auffaserung der Fascie und dem Imlachschen Fettpfropf, einem meist wohl abgegrenzten Fettkörper, der aus dem Leistenkanal austretend sich in den Fettkörper des Labium majus fortsetzt, erkennbar. Dieser Fettkörper muß entfernt werden, da er meist das Lig. rotundum verdeckt. Als Leitgebilde

---

[1] Edebohls und Goldspohn, Bilateral inguinal Coeliotomy 1893, ursprünglich zu dem Zweck angegeben, um von hier aus evtl. noch kleine Operationen an den Adnexen ausführen zu können.

können die nach Entfernung des Imlachschen Fettpfropfes ohne weiteres differenzierbaren, im übrigen leicht durch vorsichtiges stumpfes Präparieren sichtbar zu machenden Nerven dienen, die am Rande des äußeren Leistenringes unter der Fascie heraustreten und von denen der Nervus ileoinguinalis oberhalb, der Nervus spermaticus ext. unterhalb des Lig. rotundum gelegen ist [1].

Gelingt wegen zu starker Auffaserung oder Dürftigkeit die Isolierung des Lig. rotundum vor dem äußeren Leistenring nicht ohne weiteres, dann halte man sich damit nicht auf, sondern eröffne, was wir auf jeden Fall empfehlen, durch Spaltung der Obliquusfascie parallel und etwas oberhalb des Lig. Pouparti den Leistenkanal (Abb. 61). Hier wird man das Band gewöhnlich leicht darstellen können [2], da es vom äußeren Leistenring nach dem Uterus hin an Dicke zunimmt und man hier auch besser gegen ein Reißen des Bandes beim Vorziehen geschützt ist. Man faßt das Band in seinem inguinalen Teil mit einer stumpfen Klemme und hebt es mittels dieser an. Ein Tupferstrich genügt meist, um es von der Unterlage und Umgebung zu isolieren. Dort, wo das Ligament außerhalb des äußeren Leistenringes sich auffasert, kann man es jetzt oder später zwischen zwei Ligaturen durchtrennen. Sobald bei weiterem Zug am Lig. rotundum der Peritonealkegel erscheint, eröffne man diesen mit einem Scherenschlag und ziehe nun das Band soweit als möglich vor (Abb. 62). In der gleichen Weise gehe man auf der anderen Seite vor. Durch frühere Mißerfolge gewitzigt, empfehlen die meisten neueren Operateure, vor Schluß des Peritoneums die Uteruslage mit einem in die Bauchhöhle eingeführten Finger zu kontrollieren [3]. Dann wird unter gleichzeitigem Verschluß des Peritoneums das Band an der Hinterfläche der Fascie mit Catgutknopfnähten fixiert und der überschüssige Teil des Lig. rotundum reseziert. Zweckmäßig fixiert man dann noch als Vorbeugung gegen Hernienbildung mit ein paar Knopfnähten die Muskelfasern des Obliquus internus an das Lig. Pouparti (Abb. 63) und schließt dann darüber die Fascie, Fettschicht und Haut in üblicher Weise.

Das dürfte heute die meist geübte Technik sein. Die oben erwähnten älteren Autoren, in neuerer Zeit noch Asch, Bröse, Calmann, Cleveland, Fritsch, Gelpken u. a. haben dagegen an kleinen Hautschnitten von 3 cm Länge festgehalten und auf die Spaltung des Leistenkanals verzichtet. Ebenso sind auch heute noch manche Autoren gegen die Eröffnung des Peritonealkegels — sicherlich mit Unrecht, da nachgewiesenermaßen früher viele Mißerfolge und Rezidive auf ungenügender Verkürzung der Ligg. rotunda beruhten. Der Einwand, daß durch die Eröffnung des Peritoneums die Gefahr der Operation erhöht werde, kann bei einwandfreier Asepsis heute wohl nicht mehr als stichhaltig angesehen werden.

Kocher, Kummer, Beuttner und Wertheim empfehlen, die vorgezogenen Ligg. rotunda nach oben umzuschlagen und in der Richtung gegen die Spina iliaca anterior superior zu befestigen. Damit erreicht man eine stärkere Elevation des Uterus unter Verminderung der Anteversio. Wir vermögen darin im allgemeinen keinen Vorzug zu erblicken und würden dieses Verfahren nur für solche Fälle empfehlen, in denen gleichzeitig ein stärkerer Descensus des Uterus besteht. Noch weniger können wir einen Vorteil ersehen,

---

[1] Letzterer kann freilich auch durch das Lig. rotundum selbst verdeckt sein.

[2] Sollte auch das einmal bei großer Dürftigkeit des Bandes mißlingen, dann kann man entsprechend Döderleins Vorschlag nach Spaltung der Fascia transversa das Peritoneum eröffnen und durch diese Lücke den intraperitonealen Teil des Lig. rotundum fassen und in die Wunde vorziehen oder man kann, dem Vorschlag von E. Solms folgend, das Ligament im retroinguinalen Raum aufsuchen.

[3] Küstner empfiehlt statt dessen, vor der Operation den Uterus aufzurichten und ein gutsitzendes Pessar einzulegen.

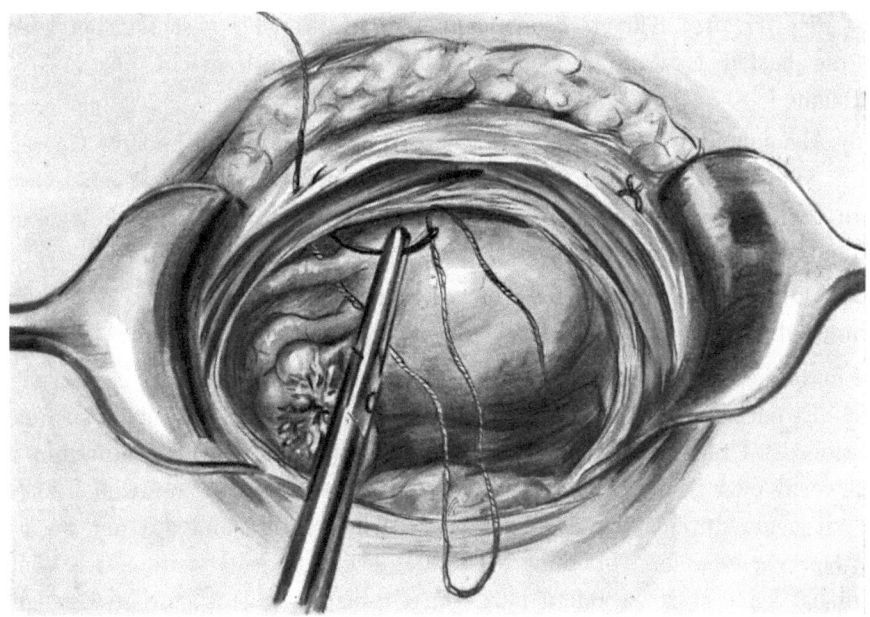

Abb. 64. Ventrofixatio uteri sec. v. Olshausen.

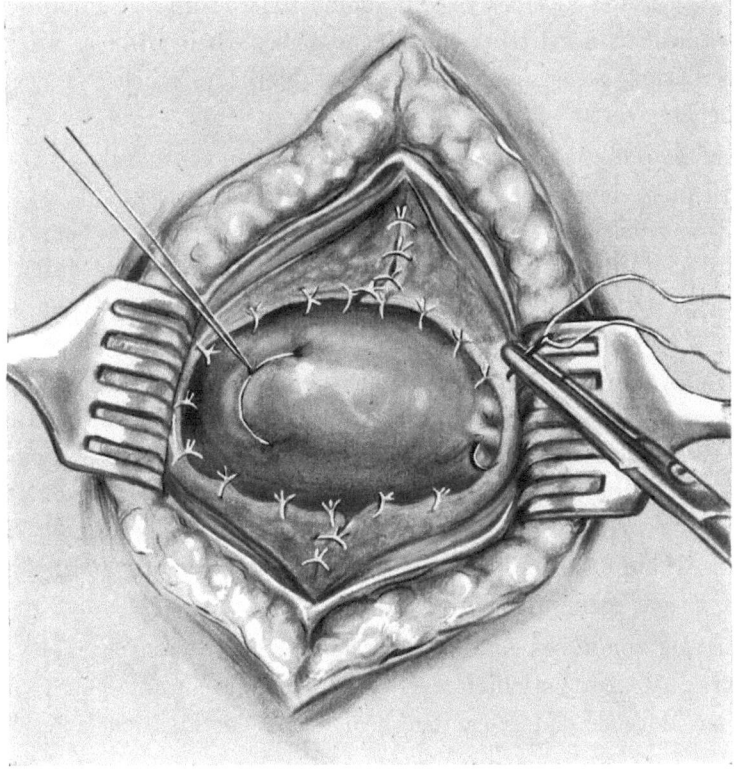

Abb. 65. Exohysteropexia sec. Kocher.

wenn man, anstatt den überschüssigen Teil des Ligaments zu resezieren, es in Falten legt (Daret, Fabrizius, Smith u. a.). Ob man anstatt der geschilderten zwei Schnitte einen die beiden Leistenringe verbindenden Querschnitt macht (Casati), erscheint ohne Belang [1].

β) **Abdominaler Weg.** Nachdem schon früher gelegentlich anderer Operationen von Marion Sims und Lawson-Tait der Uterus an der Bauchwand angenäht worden war, empfahl 1886 als erster Olshausen die Ventrofixur des Uterus als lagekorrigierende Operation bei Retroversio-flexio.

Die Olshausensche Methode hat nach einigen Abänderungen des ursprünglichen Verfahrens durch den Erfinder selbst folgende Gestalt angenommen:

Ein medianer Längsschnitt — man kann natürlich auch den Pfannenstielschen Querschnitt oder Küstnerschen Kreuzschnitt machen — eröffnet die Bauchhöhle. Nach Reposition des Uterus wird jederseits um die Ansatzstelle des Lig. rotundum am Uterus ein Silkworm- oder Seidenfaden gelegt, der neben dem unteren Wundwinkel Fascie, Rectus und Peritoneum durchbohrt, ebenso wieder zurückgeführt und auf der Fascie geknotet wird. Die vorstehende Abbildung (Abb. 64) erübrigt jede weitere Beschreibung. Die Fixation ist keine starre, sondern läßt dem Uteruskörper eine gewisse Beweglichkeit, da nur seroseröse Verwachsungen an den Fixationsstellen entstehen.

Bumm ließ 1907 durch Liepmann eine ganz ähnlich übrigens schon von D. Simpson ausgeführte Modifikation mitteilen, darin bestehend, daß eine durch ein peritoneales Knopfloch durchgezogene Schlinge des Lig. rotundum fixiert wird. Dadurch wurde einmal eine bessere Beweglichkeit des Uterus erzielt, andererseits hält Liepmann wegen der etwas breiteren Berührung seroseröser Bezirke diese Methode gesicherter gegen Rezidive als das ursprüngliche Verfahren.

Eine andere ähnliche Methode stammt von Staude, von ihm als „innerer Alexander-Adams" benannt. Man faßt 1—1½ cm vom Uterus entfernt die Ligg. rot. und zieht mit einer Klemme das rechte nach links, das linke nach rechts; 2—3 cm weiter vom Uterus entfernt wird dann die erste Sutur durch das Ligament und tief durch das Peritoneum parietale gelegt, während die folgenden 3—4 Nähte, in gleicher Weise nach dem Uterus hin bis an die Klemme gelegt werden.

Das Olshausensche Verfahren schien anderen Autoren noch nicht sicher genug. So legten Leopold und Czerny auf eine völlige Fixation des Uterus Wert, dabei freilich außer acht lassend, daß dadurch aus der einen Falschlage eigentlich eine neue, nämlich eine fixierte Anteversio-flexio mit Elevation entstand. Sie legen die Fixationsfäden durch die Substanz der vorderen Uteruswand und führen die Fäden durch die Bauchdecken hindurch, um sie auf der Haut zu knüpfen. Später hat man die Fäden freilich auch meist nur auf der Fascie geknüpft.

Unabhängig von diesen Autoren hat schon 1885 Howard A. Kelly unter dem Titel „Hysterorraphy" ein Verfahren der ventralen Fixation angewandt, das sich von der letztgenannten Methode dadurch unterscheidet, daß der Fixationsfaden durch die hintere

---

[1] Hinsichtlich einiger älterer Modifikationen der Operation verweisen wir auf die Darstellung von Küstner in der 2. Auflage dieses Handbuches und die Zusammenstellung von Kleinwächter: Wien. med. Presse 1902, Nr 49.

Uteruswand dicht unterhalb des Fundus durchgeführt wird. Sinn und Zweck dieser Methode war, eine scharfe Anteflexion zu erzielen [1].

Recht ähnlich ist das Verfahren von Worral, der eine Naht quer durch den Fundus, eine zweite etwas dahinter legt.

Fritsch erstrebte wieder eine lockere, aber breitere seroseröse Fixation, indem er ein Oval der vorderen Uterusserosa von etwa $1^{1}/_{2}:3$ cm Durchmesser mit Knopfnähten im unteren Wundwinkel des Bauchschnittes ansäumte.

Vollständig verlassen und nur aus ihrer Zeit heraus verständlich sind die Vorschläge von Kaltenbach, Czempin, Asaky, die um eine Eröffnung der Bauchhöhle zu vermeiden, den Schnitt in den Bauchdecken nur bis auf das Peritoneum führten und durch das uneröffnete Bauchfell hindurch die Fixationsnähte durch den mittels einer Sonde fest an die Bauchwand angedrückten Uterus legten.

Die geschilderten Fixationsverfahren sind ursprünglich aus der durch die ersten Erfahrungen mit der Alexander-Adamsschen Operation abgeleiteten Sorge entstanden, ein Rezidiv der hochbewerteten Retrodeviation unter allen Umständen zu verhüten. Wir haben schon oben angedeutet, daß sie insofern eigentlich alle über das Ziel hinausschießen, als sie eine neue pathologische Lage des Uterus herstellen, da die typische Uteruslage eher durch eine viel größere Exkursionsweite des Uterus ausgezeichnet ist. Deswegen werden die richtigen Fixationsverfahren heute zum Zweck der reinen Lagekorrektur kaum verwendet, es sei denn, daß bei einem Prolaps die feste Anheftung des Uterus geradezu Hauptzweck wird.

Für solche Zwecke eignet sich dann auch die Kochersche Exohysteropexie, die gegen Rezidive die denkbar größte Sicherheit gewährt. Ihre Technik ist folgende (Abb. 65): nach Eröffnung der Bauchhöhle und Vorholen des Uterus wird dieser derart mit Peritoneum umsäumt, daß der ganze Fundus extraperitoneal zu liegen kommt. Der Uterus soll nicht zu dicht über der Symphyse liegen, um der Blase genügenden Spielraum zu lassen. Über dem Fundus uteri werden dann Muskulatur und Fascie vereinigt, wobei gleichzeitig mit zwei durchgreifenden Nähten der Uterus an die Fascie fixiert wird. In den unteren Wundwinkel ist endlich ein bis auf den Uterus reichendes Drain, am besten Glasdrain einzulegen (Abb. 66), im übrigen wird die Wunde geschlossen.

Das Bestreben, dem Uterus größere Beweglichkeit zu lassen, führte bald nach Bekanntwerden der Olshausenschen Ventrofixation zur Ersinnung neuer abdominaler Verfahren, unter denen zunächst die Vesiciventrofixatio sec. Werth genannt sei.

In einfachster Form wird die Vesici-Ventrofixatio so ausgeführt, daß das Corpus uteri nur mit dem Blasenscheitel vernäht wird. Später, nachdem mehrere Ileusfälle nach Olshausenscher Ventrifixur bekannt geworden waren, ging Werth so vor, daß er bei mäßiger Blasenfüllung (150—200 ccm) eine mediane Falte des Blasenperitoneums in der Medianlinie an das Corpus uteri annähte, daran eine Olshausensche Ventrifixur anschloß und nun — zur Vermeidung von Darmeinklemmungen — die kleine Lücke zwischen dem oberen Ende der medianen Nahtreihe und dem Abgang der Ligg. rotunda durch einige seroseröse Knopfnähte verschloß (Vesicaeventrifixatio). Diese an sich ausgezeichnete Methode hat, soweit ich sehe, niemals viel Verbreitung gefunden [2], offenbar deshalb, weil sie

---

[1] Kelly publizierte sein Verfahren zuerst durch einen Vortrag in der Philadelphia obstetric. society, nov. 1896.

[2] Nur Fuchs ist noch 1922 wieder lebhaft für sie eingetreten.

inzwischen durch die verschiedensten Verfahren der intraperitonealen Verkürzung der Ligg. rotunda mit oder ohne gleichzeitige Ventrosuspension verdrängt wurde, die sämtlich das gemeinsam haben, daß sie dem Uterus eine gute Beweglichkeit lassen und doch nach Ansicht vieler Autoren weniger Rezidive geben als die Alexander-Adamssche Operation.

Eines der ältesten Verfahren dieser Art ist die Ventrosuspensio sec. Doléris (1902), die namentlich in Frankreich zahlreiche Anhänger (Faure, Hartmann, Richelot) zählt, in Deutschland dagegen weniger in der Originaltechnik als in Modifikationen gebräuchlich ist. Nach dem Originalverfahren wird durch medianen Schnitt die Bauchhöhle eröffnet, dann der Rectus auf eine kurze Strecke beiderseits von seiner vorderen Scheide abgelöst. Nach stumpfem Auseinanderdrängen seiner Fasern werden Fascia transversa und Peritoneum durch Knopflochschnitt durchtrennt und durch diesen Schlitz jederseits eine Schlinge des Lig. rotundum, das etwa 3—4 cm von seinem uterinen Ursprung gefaßt wird, durchgezogen. Nach Vereinigung von Peritoneum und Muskulatur werden die Kuppen der durchgezogenen Ligamentschlingen mit zwei Knopfnähten in der Mittellinie vereinigt (Abb. 67) und bei der folgenden Bedeckung mit der Fascie noch einmal in die Naht mitgefaßt.

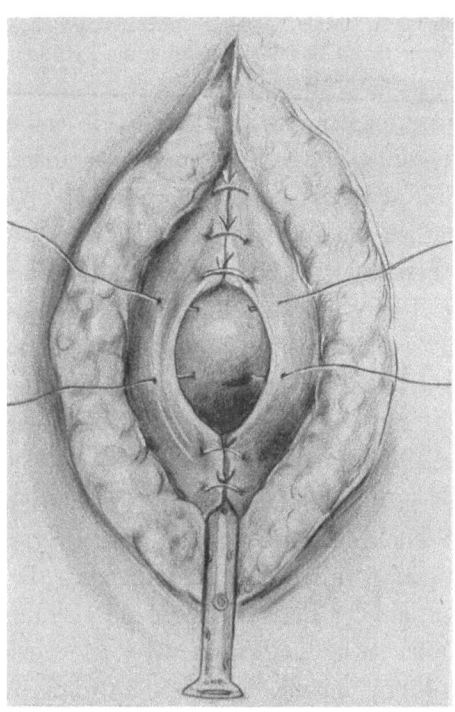

Abb. 66. Wundversorgung nach Kochers Exohysteropexie.

Ein recht ähnliches Verfahren hat schon 1900 Gilliam angegeben, das sich von der Operation nach Doléris nur dadurch unterscheidet, daß auch die Fascie durchbohrt wird und die Vereinigung der durchgezogenen Ligamentschlingen auf der Fascie erfolgt. Genau das gleiche Verfahren ist 1904 nochmals von Bardescu empfohlen worden.

Eine recht unnötige Komplikation dieses Verfahrens hat Beck angegeben, darin bestehend, daß man die Ligg. rotunda vor dem Durchziehen erst freipräpariert und dann natürlich gezwungen ist die bei dieser Präparation im vorderen Blatt des Lig. latum entstandene Wunde zu vernähen.

In neuerer Zeit hat Adler aus der Schautaschen Klinik eine recht zweckmäßige Modifikation des Gilliamschen Verfahrens ersonnen, das er selbst allerdings als eine Modifikation der Methode von Doléris bezeichnet.

Fascienquerschnitt. Nach Eröffnung der Bauchhöhle und Reposition des Uterus wird etwa 1 cm vom Schnittrand und 2 cm von der Mittellinie eine geschärfte Pince durch den unteren Fascienlappen, Muskel und Peritoneum durchgestoßen, das Lig. rotundum, beiderseits in einer Entfernung von 2—5 cm vom Uterus gefaßt und durchgezogen, so daß mindestens 2—3 cm des gedoppelten Bandes auf der Fascie liegen. Nach Schluß der Bauchdecken bis auf die Haut wird diese vorgezogene Schlinge mit 2—3 Seidenfäden auf der

Fascie fixiert. Das stumpfe Durchbohren der Bauchdecken hat — nach den Angaben des Autors — den Vorzug, Blutungen sicher zu vermeiden. Ebenso soll das kleine Loch als Prophylaxe gegen Hernienbildung dienen.

Wir selbst bevorzugen diese Methode ganz besonders, haben aber seit vielen Jahren eine technisch unwesentliche Modifikation in der Weise vorgenommen, daß wir die Bauchdecken dicht neben dem äußeren Rectusrand durchbohren und nur die Kuppe der Ligamentschlinge in das kleine Fascienloch einnähen (Abb. 68). Wir kamen zu dieser Modifikation dadurch, daß vereinzelt von Frauen über Schmerzen bei jeder stärkeren Kontraktion des Rectus geklagt wurde, gelegentlich auch in den durchgezogenen und aufgenähten Schlingen schmerzhafte Verdickungen sich bildeten. Seit der kleinen Änderung sind uns derartige Klagen nicht wieder begegnet.

Eine weitere Gruppe von Operationen sichert die Normallage des reponierten Uterus lediglich durch intraperitoneale Verkürzung der Ligg. rotunda. Vater aller einschlägigen Ideen ist wohl Polk, der einfach das Ligament nach innen faltete und vernähte. Genau so gingen Bode und Wylie vor. Eine wesentliche Verbesserung dieser Ligamentfaltung gab Menge an, der die beiden in sich vernähten Ligamentschlingen noch an der Vorderwand des Uterus annäht und schließlich die dabei entstandenen Falten im Lig. latum ebenfalls an der

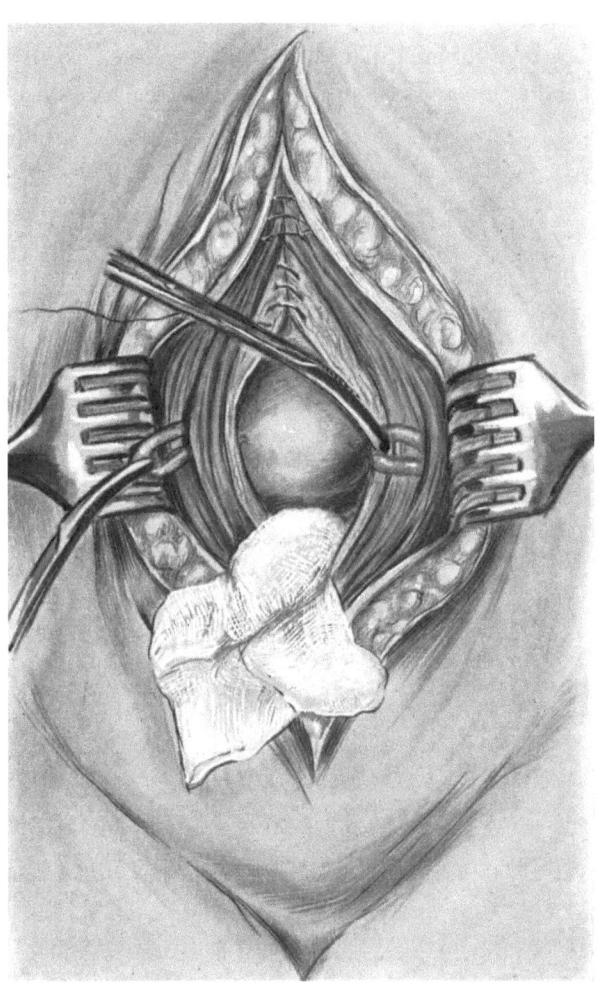

Abb. 67. Ventrosuspensio uteri sec. Doléris.

Vorderwand des Corpus uteri anheftet um Darmeinklemmungen zu verhüten (Abb. 69). P. Dudley, der im übrigen ganz gleich vorgeht, entblößt vorher die vordere Uteruswand in weitem Umfange von ihrer Serosa, um eine festere serofibröse Verlötung zu bekommen. H. W. Freund empfahl 1906 eine Kombination des Mengeschen Verfahrens mit dem Olshausenschen.

In allerneuester Zeit war man bestrebt, bei der Verkürzung der Ligg. rotunda solche störenden Faltenbildungen ganz zu vermeiden. Eine Duplificatio lig. rot. wurde von Pankow 1912, eine Triplificatio von Langes empfohlen.

Pankow durchschneidet nach Eröffnung der Bauchhöhle das Lig. rotundum jederseits in der Mitte seines Verlaufes und näht dann die Schnittfläche der uterinen Hälfte in der Nähe des inneren Leistenringes an das Peritoneum, das Schnittende der distalen Hälfte in die Uterusmuskulatur ein und erzielt so eine Verdoppelung des Lig. rotundum.

Langes (1913) eröffnet die Bauchhöhle durch einen Querschnitt. Dann wird zunächst das Lig. rotundum jederseits durch Anlegen von zwei Kocherschen Klemmen in etwa drei gleichlange Stücke unterteilt, darauf die dem Uterus zunächst gelegene Klemme nach dem Leistenkanal zu, die distaler gelegene Klemme nach dem Uterus zu gelegt, also das Lig. rotundum in zwei Falten gelegt. Nach Anziehen der zwei Klemmen markiert sich der innere Leistenring deutlich. Hier wird die eine Schleife durch eine Seidenknopfnaht

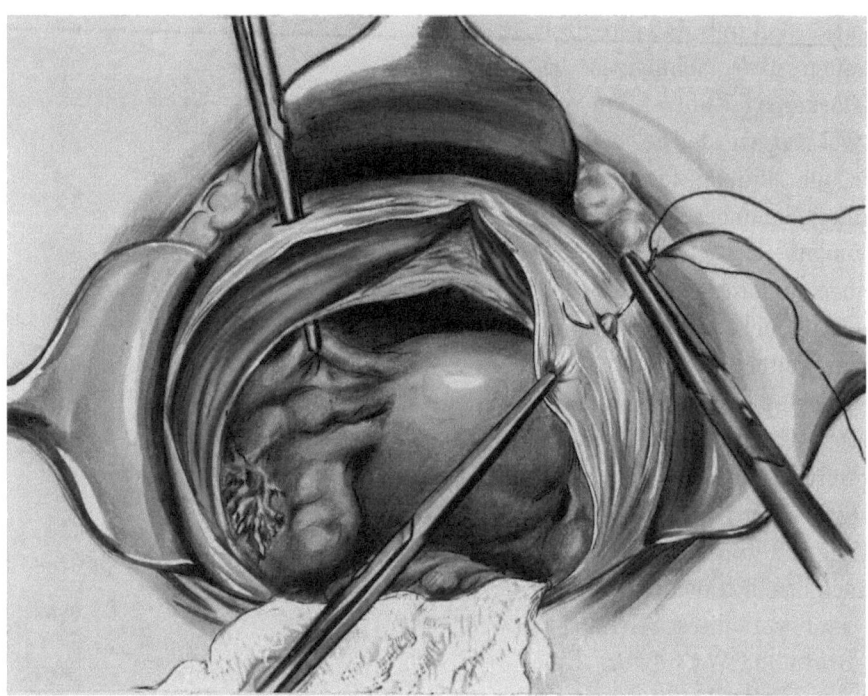

Abb. 68. Ventrosuspensio uteri sec. Gilliam-Schauta in Verfassers Modifikation.

fixiert, die durch den Annulus fibrosus des inneren Leistenringes, oberhalb und lateralwärts vom austretenden Bande — zur Vermeidung aller Gefäße — durchgeht, dabei aber auch den aus dem Leistenring austretenden Schenkel des Lig. rotundum mitfaßt. Ebenso wird die Kuppe der am Uterus liegenden Schleife vor der Ansatzstelle des Lig. rotundum mit einer Seidenknopfnaht fixiert (Abb. 70). Zum Schluß werden die drei nebeneinanderliegenden Schenkel des Bandes durch eine am Peritonealkegel beginnende fortlaufende Catgutnaht vereinigt, die zur Vermeidung von Nekrosen nur die oberflächlichen Schichten des Bandes fassen darf. Die feste Fixation an der Fascie und die wesentliche Verstärkung des Bandes werden als Vorteil dieser Methode gerühmt, die eine wirklich physiologische Uteruslage herbeiführe. Stolz hatte schon früher einen gleichlautenden Vorschlag gemacht, ihn aber nie an der Lebenden erprobt, so daß es mir richtig erscheint, Langes das Urheberrecht seiner Operation zuzuerkennen, die er in Unkenntnis der Stolzschen Leichenversuche publiziert hatte.

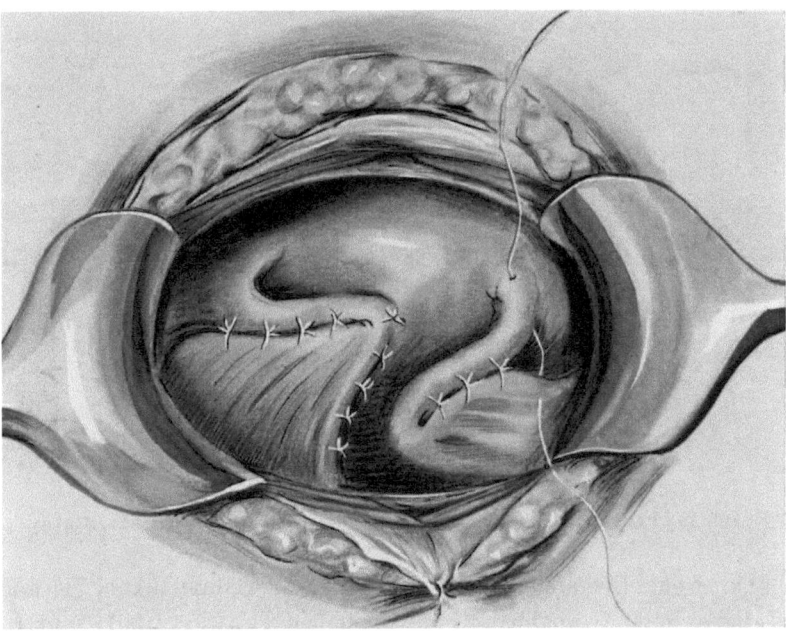

Abb. 69. Intraperitoneale Verkürzung der Ligg. rotunda nach Menge-Dudley.

Manche Autoren ziehen es vor, die Ligg. rotunda dadurch zu verkürzen, daß sie eine Schleife des Ligaments jederseits unterhalb des Tubenbündels durch eine gefäßfreie Stelle des Lig. latum durchziehen und auf der Hinterwand des Uterus dicht unterhalb

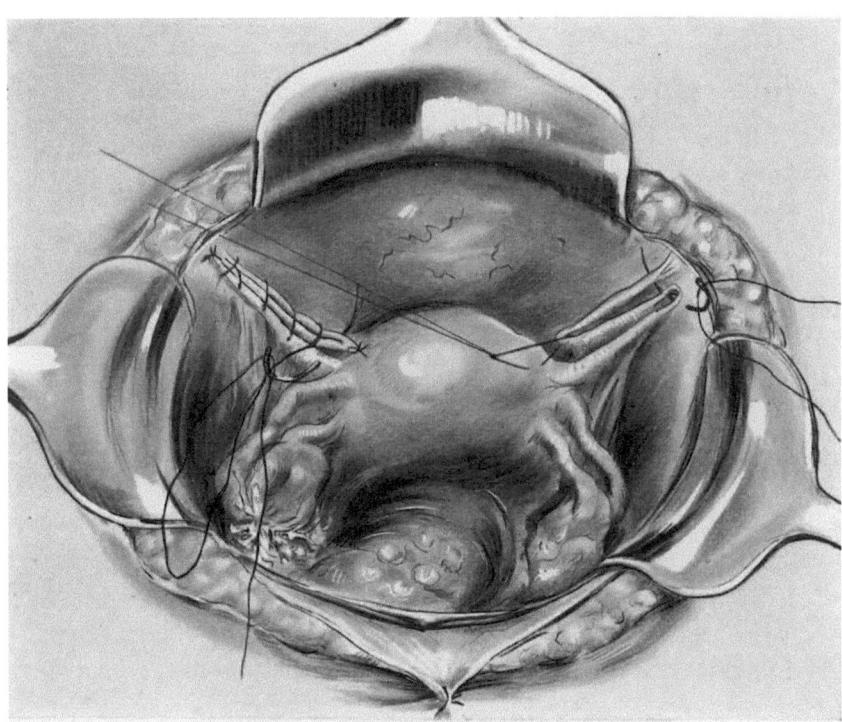

Abb. 70. Triplificatio lig. rotundi sec. Langes.

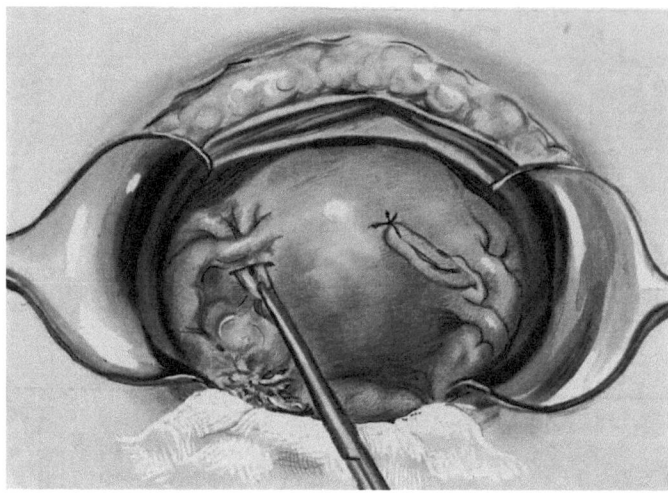

Abb. 71. Retrouterine Ligamentsuspension des Uterus nach Webster-Baldy.

des Fundus anheften. Der erste, der ein derartiges Verfahren (Abb. 71) angegeben hat, ist wohl Webster (1901); unabhängig davon haben Franke (1901) und Baldy (1903) dasselbe Verfahren publiziert, dem sich eine ganze Reihe von Autoren, z. B. Guggisberg, Pollak, später Dartigues und Carraven, Alfieri, Hirsch anschlossen, dabei kleine Modifikationen angebend, die aber zu unwesentlich sind, um besonders erwähnt zu werden.

H. W. Freund und Sinclair fügen zur Verkürzung und Aufhängung der Ligg. rotunda noch die Ventrofixur hinzu. Allerneuestens (1920) hat H. Grad in New York

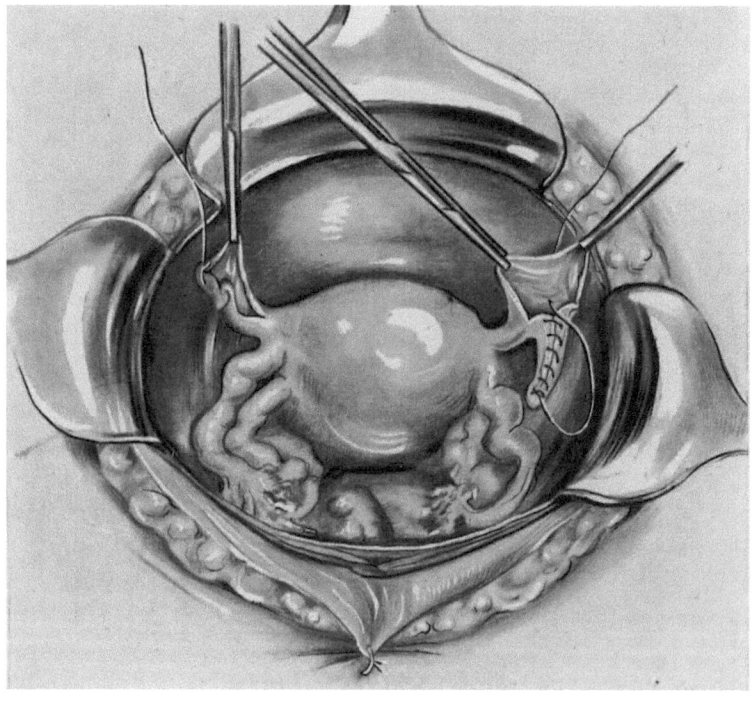

Abb. 72. Subperitoneale intraperitoneale Verkürzung der Ligg. rotunda nach Grad.

ein Verfahren subperitonealer Verkürzung der Ligg. rotunda angegeben, das der Autor noch vielfach mit einer festen Ventrifixur und einer Verkürzung und Anheftung der Sakrouterinligamente verbindet und das in der Hand des Erfinders unter 100 Fällen bisher 95% Dauererfolge ergeben hat. Die Einzelheiten des Verfahrens sind aus der nebenstehenden Abb. 72 zu entnehmen.

γ) **Vaginaler Weg.** Man kann sowohl die direkte Fixation des Uterus wie die Verkürzung der Ligg. rotunda auch von der Scheide aus nach vorderer Kolpotomie vornehmen. Mackenrodt und Dührssen sind als die Autoren anzusehen, welche annähernd gleichzeitig im Jahre 1892 diesen Weg empfahlen; sie haben im Laufe der Jahre selbst manche kleine Verbesserung ihrer ursprünglichen Methode vorgenommen, ebenso sind zahlreiche andere verbessernde Vorschläge gemacht, die mit dem Anspruch auf Priorität der Idee verfochten wurden, ohne daß man heute noch imstande wäre einzusehen, worauf solche Prioritätsansprüche sich stützten. Sinngemäß kann man doch wohl nur für eine grundsätzliche Idee oder die Ergebnisse wesentlich verbessernder Abänderungen solche Ansprüche erheben. Es hat wenig Zweck, heute noch die ursprüngliche Methode genau darzustellen; wir wählen vielmehr eine Beschreibung, die den Gedankengängen Dührssens und Mackenrodts entsprechen dürfte, ohne in unbedeutenden Einzelheiten genau an die seinerzeitigen Vorschriften sich zu halten.

Nach Anhaken und Herabziehen der Portio wird in der vorderen Scheidenwand von der Portio aufwärts bis in die Nähe des Urethralwulstes ein Längsschnitt oder umgekehrter T-Schnitt gesetzt, dann nach seitlichem Abpräparieren von zwei Scheidenlappen die Blase nach oben abgeschoben, bis die Plica vesico-uterina erscheint. Diese wird heute allgemein eröffnet, während ursprünglich von beiden Autoren die Fixation durch die uneröffnete Plica hindurch vorgenommen wurde. Dann werden ein oder mehrere Fäden unresorbierbaren Materials in der aus der Abbildung (Abb. 74) ersichtlichen Weise durch Scheide und vordere Uteruswand 1—2 cm oberhalb des Os internum durchgeführt und nach Schluß des Peritonealschlitzes geknotet. Es wird also der Uteruskörper dadurch an die vordere Scheidenwand fixiert.

Dührssen hatte ursprünglich die Fixationsnähte höher oben im Corpus uteri durchgeführt. Diese hohe Vaginaefixura uteri ist aber wegen der vielfach beobachteten schweren Schwangerschafts- und Geburtsstörungen fast gänzlich verlassen, so daß jetzt nur die oben beschriebene tiefe Vaginaefixura uteri noch häufiger ausgeführt wird.

Mackenrodt hat, um dem Uterus eine größere Beweglichkeit zu belassen und Geburtsstörungen zu vermeiden, an Stelle der Vaginaefixatio eine Vesicaefixura uteri vaginalis ausgearbeitet. Dabei wurde zunächst das Blasenperitoneum eine Strecke weit von der Blasenmuskulatur abpräpariert und dann nach Eröffnung der Blasenumschlagfalte der obere abpräparierte Peritoneallappen ein Stück reseziert und der neue peritoneale Wundrand quer am Fundus von einer Tubenecke zur anderen angenäht. Schließlich wurde noch die Hinterwand der Blase mit ein paar oberflächlichen Nähten an der Vorderwand des Corpus uteri angeheftet, dann darüber die Scheidenwand verschlossen. Die Resultate dieses Operationsverfahrens haben aber den Autor selbst nicht befriedigt und auch durch Hinzufügen einer Verkürzung der Ligg. cardinalia, die vor der Cervix gerafft wurden, haben sich keine wesentlich besseren Erfolge erzielen lassen. Völlig obsolet sind die Verfahren von Schücking und Sänger[1].

Im ganzen werden alle bisher genannten vaginalen Methoden zum Zweck der Korrektur einer Retrodeviation des Uterus heute wohl wenig geübt. Auch die Anhänger vaginaler

---

[1] Vgl. darüber die Darstellung Küstners in der vorigen Auflage des Handbuches.

Operationsmethoden wählen heute lieber die indirekte Fixation an den Ligg. rotunda, wofür zunächst Wertheim eine brauchbare, auch von uns früher viel geübte Methode angegeben hat.

Man kann sich dabei entweder mit einer bloßen Verkürzung der Ligg. rotunda begnügen oder die verkürzten Bänder auch noch an die Scheide fixieren. In beiden Fällen wird durch einen medianen Längsschnitt in der vorderen Scheidenwand zunächst die

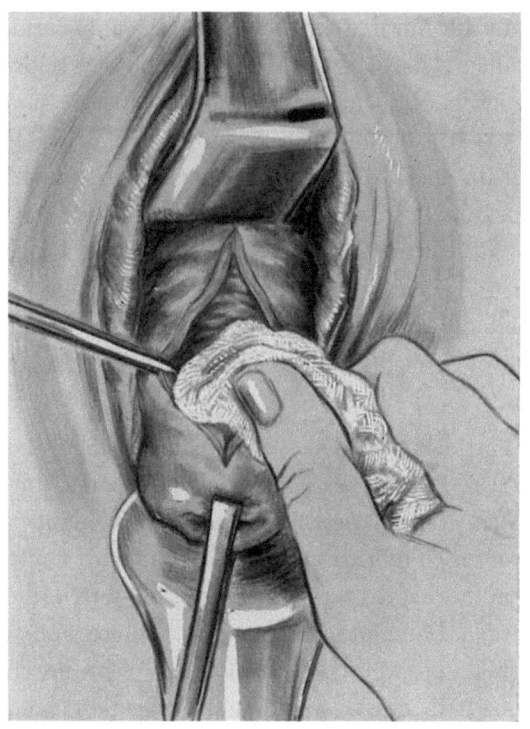 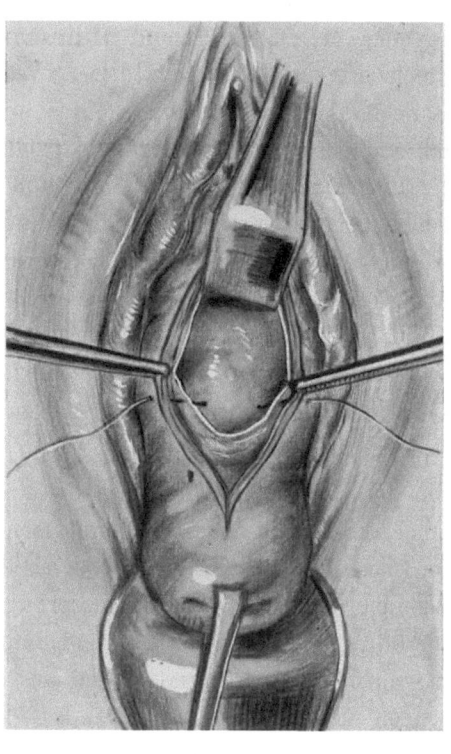

Abb. 73. Kolpotomia anterior. Blase freigelegt, wird nach oben abgedrängt.

Abb. 74. Vaginaefixura uteri nach Dührssen.

Blase freigelegt, die Scheidenwand wird etwa daumenbreit nach den beiden Seiten abpräpariert, dann die Blase nach oben abgeschoben, die Plica vesico-uterina eröffnet und nun mit einem feinen Häkchen ein Uterushorn eingestellt. Dann wird das Lig. rotundum mit einer Klemme etwa in der Mitte seines Verlaufes gefaßt (Abb. 75) und durch Zug an der Klemme in eine Falte gelegt. Nunmehr wird die Ligamentschlinge durch Vernähen des äußeren und inneren Schenkels mit feinen Seidenfäden gedoppelt (Abb. 76), wobei man aber nur etwa die Hälfte der Dicke des Ligaments fassen darf, um seine Ernährung nicht zu stören; auch eine zu starke Schnürung der Fäden muß vermieden werden. Man darf auch mit der Naht nicht zu nahe an den Uterus herangehen, um eine Einklemmung der Tube zu vermeiden. Will man sich mit der Ligamentverkürzung begnügen, dann wird nunmehr das Peritoneum und die Scheidenwunde wieder verschlossen. Will man mit der Ligamentverkürzung gleichzeitig eine Fixation verbinden, dann zieht man die Kuppe des gedoppelten Ligamentes mittels des lang gelassenen ersten Fadens durch ein jederseits in der Scheidenwand angebrachtes Knopfloch durch und näht es hier ein (Abb. 77).

Dieses Knopfloch muß man je nach Lage des Falles nahe der Portio oder näher der Urethra (L. Adlers Vorschlag) anbringen.

Man kann natürlich auch eine Schlinge des Lig. rotundum einnähen ohne das Ligament vorher durch Naht zu verdoppeln. Diese Methode gibt aber leichter Rezidive als die erstbeschriebene.

Ein ganz ähnliches Verfahren wie Wertheim hat gleichzeitig Bode angegeben. Caturani reseziert die Ligg. rotunda und näht ihre Stümpfe in die Vaginalwand ein. Wir können nicht finden, daß dieses Verfahren gegenüber dem hier geschilderten irgendwelche Vorteile biete.

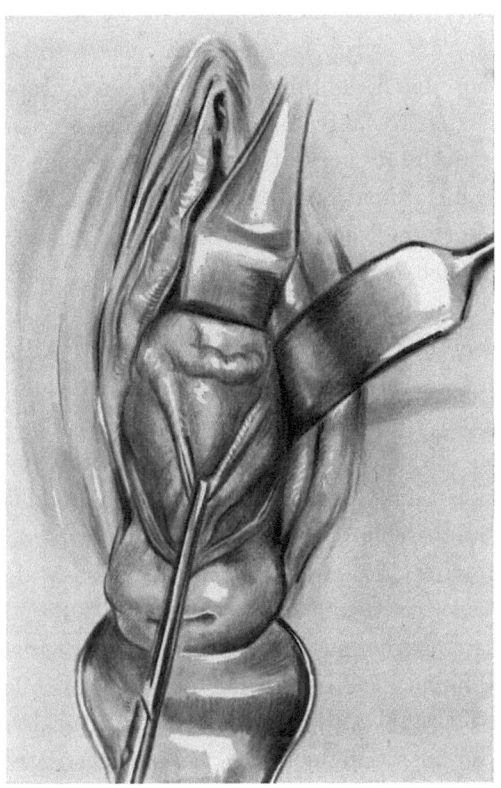 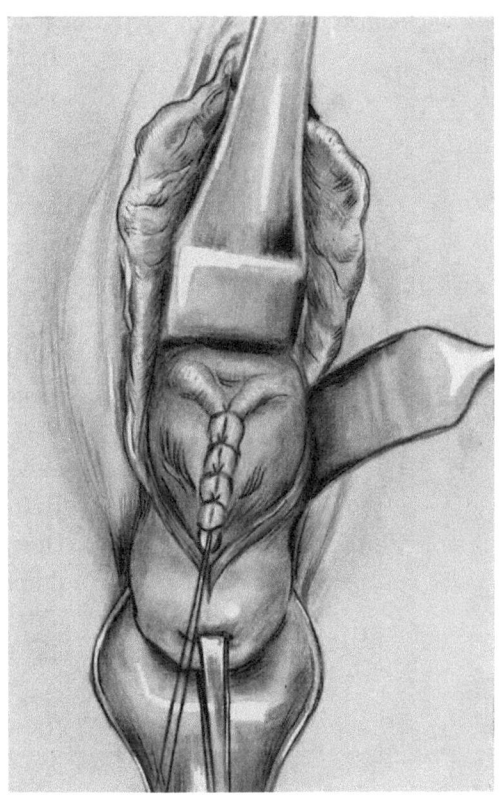

Abb. 75. Vaginale Verkürzung der Ligg. rotunda nach Wertheim I.

Abb. 76. Vaginale Verkürzung der Ligg. rotunda nach Wertheim II.

Orthopädische Ergebnisse der verschiedenen Operationsverfahren.

Wir möchten die Beantwortung der Frage, welche Methoden heute als besonders empfehlenswert zu bezeichnen sind, zurückstellen, zumal dabei eine ganze Reihe von Gesichtspunkten zu berücksichtigen ist. Hier soll zunächst nur die Frage nach der rein orthopädischen Leistungsfähigkeit und nach der Gefährlichkeit der einzelnen Operationsverfahren erörtert werden, da diese natürlich für die endgültige Beurteilung einer Operationsmethode unter Umständen von ausschlaggebender Bedeutung ist. Dabei ergibt sich freilich vielfach eine Schwierigkeit dadurch, daß die Angaben über die erzielten Resultate zu ungenau sind, manchmal nur auf wenige Fälle sich erstrecken und ebenso die Art der Kontrolle der Resultate oftmals strengen Anforderungen nicht genügt. Will man ein brauchbares Gesamturteil gewinnen, so sind aus den genannten Gründen eine ganze Reihe von Mitteilungen auszuscheiden.

1. Alexander-Adamssche Operation. Die Angaben der älteren Literatur bis 1904[1] ergeben ein so außerordentlich schwankendes Bild, daß man sie für die Beurteilung der Leistungsfähigkeit der Operation nur mit großem Vorbehalt verwerten kann. Auf der einen Seite haben einzelne Autoren Serien von 40—70 Fällen ohne Rezidive mitgeteilt, auf der anderen Seite werden Rezidivzahlen bis 44% berechnet, wobei Unterschiede in der Strenge der Beurteilung des erreichten Resultates oft eine ausschlaggebende Rolle spielen. Aber auch wenn man nur auf Grund von Fällen urteilt, die nach genügend langer Zeit nachkontrolliert wurden, schwanken die Zahlen der Rezidive zwischen 1 und 25%.

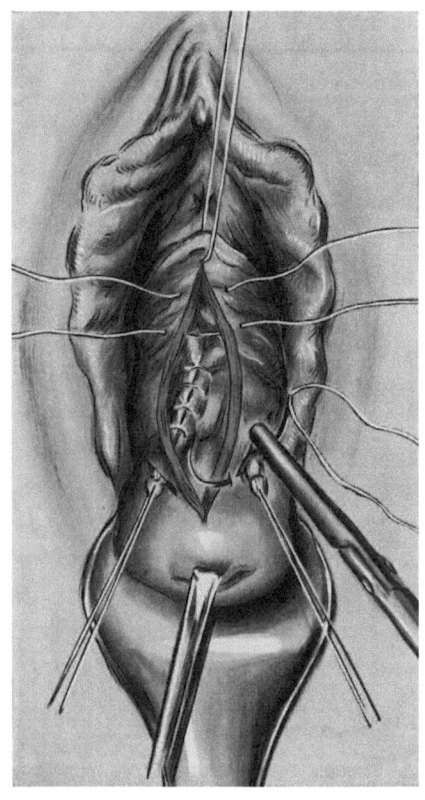

Abb. 77. Vaginale Verkürzung der Ligg. rotunda und vaginale Ligament-Suspension des Uterus nach Wertheim III.

Immerhin läßt sich beim Vergleich neuerer Statistiken mit den Erfahrungen der älteren Autoren in den letzten 15 Jahren ganz allgemein eine Besserung der Resultate konstatieren (vgl. nachstehende Tabelle), die einmal aus Verbesserungen der Technik, weiter aber aus einer richtigeren Auswahl der Fälle sich erklärt.

Es ist also die durchschnittliche Zahl der Rezidive doch auf rund 10% zurückgegangen. Allgemein hat man konstatieren können, daß diese Verbesserung wesentlich dadurch erreicht wurde, daß man alle Fälle nicht sicher frei beweglicher Retroflexio von der Alexander-Adamsschen Operation ausschloß. Am schlagendsten wird das durch die Resultate von K. Franz bewiesen, der unter Berücksichtigung der Größe seines Materials die besten überhaupt erreichten Resultate erzielt hat. Während die Rezidivziffer bei völlig mobiler Retroflexio nur 2,8% beträgt, ist sie beinahe doppelt so hoch, nämlich 4,3% bei fixierter Retroflexio und zwar trotzdem Franz in derartigen Fällen vorher durch Laparotomie die Adhäsionen beseitigt hatte. Es erscheint danach wohl sicher, daß die hohen Rezidivzahlen älterer Autoren doch wesentlich darauf zurückzuführen sind, daß eben häufig Adhäsionen überhaupt nicht erkannt worden waren. Die Zahlen von Franz beweisen aber gleichzeitig, daß, auch wenn vom eröffneten Leistenkanal oder selbst von der breit eröffneten Bauchhöhle aus Adhäsionsstränge mit dem Finger gelöst werden, das Dauerresultat dadurch stark beeinträchtigt wird.

Von einer besonderen Mortalität der Operation kann man kaum sprechen. Sie beträgt höchstens 1—1½%. Doch handelt es sich dabei regelmäßig um Unglücksfälle, wie sie schließlich nach jeder noch so einfachen Operation eintreten können, hauptsächlich um Embolien.

2. Abdominale Methoden. Das Dauerresultat erscheint bei den Ventrifixurmethoden im ganzen durchschnittlich besser. Nach den älteren bei Küstner zusammengestellten

---

[1] Vgl. die Zusammenfassung bei Küstner, Bd. 1 der 2. Auflage dieses Handbuches.

Ergebnisse der Alexander-Adamsschen Operation bei Retroversio-flexio uteri.

Autor	Zahl der Fälle [1]	Zahl der Rezidive	Bemerkungen
Fehling (1905)	106	4,4 %	Aufsuchen des Bandes im Leistenring, keine Eröffnung des Proc. vag. peritonei
Fuchs (1905)	69	14,4 %	Aufsuchen des Landes im Leistenkanal.
Besserer (1907)	68	20 %	
Hannes-Küstner (1908)	71	4,2 %	Wechselnde Technik.
Pauli (1909)	84	4,9 %	Außerdem aber 11,7% subjektive Mißerfolge.
Hoenscher-Küstner (1912)	81	1,1 %	Alle mit Eröffnung des Proc. vag. peritonei.
Hölder [Döderleins Mat. in Tübingen (1912)]	142	23,24%	Davon klagten 45,77% über Schmerzen in den Narben.
Schickele-Fehling (1912)	171	6,4 %	
K. Franz (1920)	869	3,55%	2,8% bei mobiler, 4,3% bei fixierter Retroflexio.
Hammerschlag (1922)	142	7,4 %	
Schäfer-Bumm (1922)	159	13,57%	0,78% Hernien, 1,44% Mortalität.
Stoeckel (1910—1922)	194	9,5 %	
Durchschnitt	2156	10,2 %	

Angaben verschiedener Autoren (O. Küstner, Halban, Noble, Dorsett, Smith, Kelly) wurden im ganzen etwa 6% Rezidive beobachtet, ja bei fester Ventrofixur nach Leopold sind sogar Reihen bis 100 Fälle ohne Rezidive mitgeteilt worden. Aus neuerer Zeit berichtet Worral (1914) über 334 Fälle ohne Todesfall mit nur 8 Rezidiven = 2,4% mit der Kellyschen Ventrifixurmethode.

Mit dem Olshausenschen Verfahren sind sehr wechselnde Resultate erreicht worden, offenbar von der Auswahl der Fälle und von den verschiedenen Abweichungen von der Originaltechnik abhängig. So berichtet z. B. 1905 Frigyesi über 17 nachkontrollierte Fälle ohne Rezidiv, während Guggisberg unter 32 Fällen 7 Rezidive rund = 20% hatte. Bumm-Schäfer gaben 1922 an, daß sie mit der Olshausenschen Originalmethode 16,75% Rezidive erlebt hatten. Hofmeier hatte unter 130 nachuntersuchten Fällen 14,7% Rezidive, Kempter 10,5%.

Die Heidelberger Klinik unter v. Rosthorn hatte sogar 19% Rezidive. Demgegenüber ließ wieder Hofmeier 1917 durch Arnold über 140 Fälle mit 3 nicht mit der Operation in Zusammenhang stehenden Todesfällen berichten, wobei unter 98 nachkontrollierten Fällen sich nur 3 Rezidive fanden.

Wir selbst hatten hier in Gießen unter 80 Ventrofixationen nach Olshausen unter 37 nach genügend langer Zeit nachkontrollierten Fällen 6 Rezidive = 16%, also im ganzen ein schlechtes Resultat, das freilich zum großen Teil durch die Auswahl der Fälle sich erklärt. Stoeckel fand unter 31 nachuntersuchten Fällen 6,4% Rezidive. Über die Liepmannsche Modifikation des Verfahrens fehlen brauchbare Angaben in der Literatur.

Insgesamt kann man also nur sagen, daß hinsichtlich der Rezidivgefahr die

---
[1] Nur nachuntersuchte Fälle sind hier berücksichtigt.

Leopold-Czernysche bzw. Kellysche Methode der direkten Ventrofixur sehr viel bessere Dauerresultate ergibt, als das Olshausensche Verfahren. Beide Verfahren, besonders das Leopoldsche sind aber mit der Ileusgefahr belastet. Hastrup hat bis 1921 20 derartige Fälle zusammengestellt und die Zahl der nicht publizierten Fälle dürfte mindestens ebenso groß sein. Diese Gefahr wird durch die Werthsche Ventrovesicoficatio (vgl. oben) beseitigt. Fuchs berichtet über eine Eigenserie von 218 Fällen mit nur 3,2% Rezidiven.

Was die Ventrosuspensionsverfahren und die Methoden intraperitonealer Ligamentverkürzung anlangt, so ist es bei der ungeheuren Zahl derartiger Methoden und Modifikationen — rund 275 — schwer, aus der Literatur ein Bild über die wirkliche Leistungsfähigkeit zu gewinnen. Noch weniger ist es denkbar, daß ein einziger Operateur etwa sämtliche Methoden durchprobiere. Vielleicht aber besagt gerade die Unmöglichkeit, größere Serien von Operationen nach einer bestimmten Methode ausfindig zu machen, sehr viel; die meisten Verfahren scheinen nur von dem Erfinder geübt und häufig auch von diesem selbst alsbald nach einer voreiligen Publikation wieder verlassen worden zu sein.

Die größten Erfahrungen liegen zweifellos mit der Gilliamschen Methode in der von Schauta-Adler und Verfasser geübten kleinen Modifikation vor. Adler berichtet 1910 aus der Schautaschen Klinik über 33 nachkontrollierte Fälle, darunter 27 fixierte Retroflexionen ohne jegliches Rezidiv, Körner über 70 Fälle mit 1 Rezidiv. Über die größte Reihe von 410 Fällen mit einer Mortalität von 0,45% hat A. Seitz aus unserer Klinik berichtet, wo die Methode bereits 1911 noch unter der Direktion von Opitz durch uns eingeführt wurde. Es wurde zunächst nach den Angaben Schautas operiert, später mit der oben erwähnten kleinen Abänderung. Unter 200 Nachuntersuchten hatten wird 7,5% Rezidive. E. J. Ill hat etwa 8% Rezidive für Gilliams Verfahren errechnet, bei einer späteren Reihe von 783 Fällen mit 3 Todesfällen aber nur 7 Rezidive = 0,8% gehabt. Wir möchten auf unsere Zahlen besonderen Wert legen, weil es sich fast ausschließlich um Spätresultate handelt und alle Fälle sehr genau und streng kontrolliert wurden. Dabei operieren wir fast ausschließlich nur sog. komplizierte Retroflexionen. Die Rezidive betrafen auch bei uns vorwiegend nur Fälle mit ausgedehnten pelviperitonitischen Adhäsionen. Es sind übrigens in der Literatur auch noch viel bessere Resultate über die Gilliamsche Methode mitgeteilt. So berichtet Ibens, der nebenbei behauptet, daß durch die Kontraktion des Uterus und das Uterusgewicht die Ligg. rotunda hypertrophieren und das in einem Fall auch mikroskopisch erwiesen hat, über eine Serie von 100 Fällen mit einem einzigen Rezidiv. Mac Farlane hat bei ebenfalls 100 Fällen 85% tadellose, 10% teilweise Erfolge. Ill (1913) hatte mit einer geringen Modifikation (Fixation der durchgezogenen Schlingen an der hinteren Fläche der vorderen Rectusscheide) unter 783 Fällen nur 7 Rezidive. Caballero (1914) hat über 350 ohne Todesfall ohne Rezidiv und ohne Geburtsstörung berichtet. Die letztgenannten Zahlen sind aber mit unseren obengenannten Zahlen nicht ohne weiteres vergleichbar, da die Indikationsstellung eine gänzlich andere war. Sie beweisen aber jedenfalls die Leistungsfähigkeit der Operation bei der mobilen Retroflexio.

Über die Verfahren von Menge und Dudley lauten die Äußerungen recht günstig. Größere Serien sind aber von keinem Autor publiziert.

In Amerika wird neben der Gilliamschen Methode vor allem das Verfahren von Webster-Franke-Baldy geübt. Über Dauerresultate habe ich aber kaum Berichte in der Literatur finden können außer einer Angabe von Guggisberg über 73 Fälle mit nur 1 Rezidiv. Dagegen sah Kempter nach dieser Operation 23% Rezidive (!), die allerdings zum Teil einer technisch fehlerhaften Ausführung der Methode zur Last fallen dürften. Stoeckel hat 26 nachkontrollierte Fälle ohne Rezidive. Dieser Autor wandte das Verfahren besonders bei der Retroflexio fixata an. Grad hat mit seiner etwas komplizierten Methode unter 83 nachkontrolllierten Fällen 5% Mißerfolge gesehen.

3. Vaginale Methoden. Schauta-Adler hatten 1910 mit hoher und tiefer Vaginaefixatio bei fixierter Retroflexio unter 38 Fällen 63,2% Rezidive, die allerdings hauptsächlich auf die tiefe Vaginaefixur entfallen, während die hohe nur 25% Rezidive gab, aber wegen der schweren Geburtsstörungen, die in ihrem Gefolge auftreten, verlassen werden mußte. In sehr auffälligem Gegensatz dazu berichtet Bamberg 1911 bei 42 tiefen Vaginaefixuren über nur 10% Rezidive, von denen — auch wieder ganz im Gegensatz zu Schauta — auf 22 fixierte Retroflexionen kein einziges, auf 20 bewegliche Retroflexionen 20% Rezidive entfielen. Hofmeier hatte nach Vaginaefixur 26%, Fehling 15%, Dührssen selbst 17% Rezidive. Im ganzen betrachtet sind also die Resultate der Vaginaefixura uteri recht unbefriedigende.

Relativ sehr gute Erfolge hatten Schauta-Adler dagegen bei mobiler Retroflexio mit der vaginalen Fixation der Ligg. rotunda, nämlich nur 8,2% Rezidive. Vineberg hatte nur 6, Goffe nur 3% Rezidive. Weibel-Wertheim hatten mit den vaginalen Methoden — darunter 42 Fälle einfacher Schlingenbildung der Ligg. rotunda, 91 Fälle mit gleichzeitiger Fixation der Schlingenkuppe an der Scheide, 10 tiefen und 2 hohen Vaginaefixuren, 17 Kombinationen von Ligamentverkürzung und Vaginaefixur — 18,5% orthopädische Mißerfolge. P. Straßmann (vgl. H. O. Neumann) erzielte mit seiner Methode der Vesicofixation unter 204 nachuntersuchten Fällen bei 0,32% Mortalität einen anatomischen Dauererfolg in 87,75%. Die älteren Autoren, Dührssen selbst, Küstner, Olshausen, Steffeck, Petersen u. a., hatten auch recht wechselnde Resultate. Die Zahl der Rezidive schwankt zwischen 3 und 25%.

Vergleichende Kritik der verschiedenen Operationsverfahren.

Will man das Anwendungsgebiet der einzelnen Operationsmethoden abgrenzen, so wird man außer der Gefahr der einzelnen Methoden und außer den orthopädischen Dauerresultaten auch verschiedene sonstige Folgen in Rücksicht zu ziehen haben.

Zunächst muß man sich klar machen, daß bei einem großen Teil der beschriebenen Operationen durch die Lagekorrektur eigentlich eine neue pathologische Lage, nämlich eine mehr oder minder fixierte Anteversio-flexio, gelegentlich noch mit Elevation des Uterus verbunden, hergestellt wird. Das gilt in erster Linie von der hohen Vaginaefixura uteri, kaum minder aber von der Ventrofixation nach Leopold-Czerny oder Kelly. Die theoretischen Bedenken, daß dadurch unangenehme Beschwerden ausgelöst werden können, haben sich freilich durch die praktische Erfahrung als hinfällig erwiesen; namentlich gilt das für die Ventrofixur. Beschwerden sind im allgemeinen selten und stehen meist mit Störungen der Wundheilung im Zusammenhang. Etwas häufiger scheinen subjektive Beschwerden nach der Vaginaefixur, gelegentlich übrigens auch nach der vaginalen Ligamentfixation bei Nulliparen beobachtet zu werden. Viel schwerwiegender als das sind aber die nach allen Fixationsmethoden verschiedentlich beobachteten Geburtsstörungen (vgl. das folgende Kapitel), die namentlich der hohen Vaginaefixur und der Ventrofixur nach Czerny-Leopold zur Last fallen, vereinzelt aber auch bei Olshausens Verfahren beobachtet wurden. Daraus ergibt sich die Notwendigkeit, solche Operationen bei gebärfähigen Frauen entweder überhaupt zu unterlassen oder sie nur unter gleichzeitiger Sterilisierung der Frau durchzuführen. Das bedeutet natürlich eine wesentliche Einschränkung ihres Anwendungsgebietes. Schließlich haftet der Ventrofixation nach Czerny-Leopold und Kelly, in seltenen Fällen auch der Olshausenschen Ventrofixur die Gefahr des postoperativen Ileus an (vgl. oben). Man darf diese Gefahr gewiß nicht überschätzen, man darf sie aber auch, namentlich im Zusammenhang mit den obengenannten Nachteilen, nicht vernachlässigen oder sollte sie wenigstens durch die Werthsche Modifikation des Olshausenschen Verfahrens ausschalten. Die Mortalitätsziffer ist heute bei all den beschriebenen Methoden so gering, daß man daraus für die Wahl der Methode keine bedeutsamen Schlüsse ziehen kann. Es handelt sich immer um seltene Unglücksfälle. Eines aber muß scharf betont werden: Von einer geringeren Gefahr vaginaler Methoden, die seinerzeit sehr zu ihren Gunsten in die Wagschale fiel, kann heute keine Rede mehr sein. Ganz im Gegenteil kann man heute sagen, daß der vaginale Weg wegen der Unmöglichkeit einer exakten Asepsis sogar gefährlicher ist.

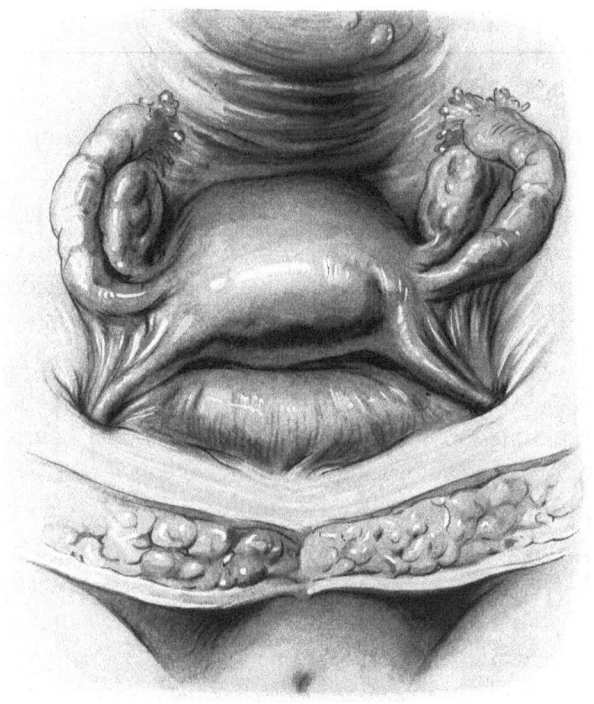

Abb. 78. Situs nach Alexander-Adamsscher Operation.
(Nach Döderlein-Krönig: Operative Gynäkologie. Leipzig 1924.)

Tödlich verlaufende Fälle endogener Spontaninfektion sind nach vaginalen Operationen mehrfach beobachtet worden, Störungen der Wundheilung viel häufiger als nach glatten Laparotomien.

Der vaginale Weg eignet sich auch für Virgines nicht und bietet selbst bei Nulliparen mancherlei technische Unbequemlichkeiten und daraus sich ergebende Gefahrenmomente, so daß man schon allein vom operationstechnischen Standpunkt aus diese Methoden für Mehrgebärende reservieren sollte.

Ein weiterer Gesichtspunkt ergibt sich aus der verschiedenen Rezidivsicherheit der einzelnen Verfahren. In dieser Hinsicht verdienen die festen Fixurverfahren, vor allem die Kochersche Exohysteropexie, demnächst die Leopold-Czerny oder Kellysche Methode bei weitem den Vorzug. Bei gut entwickelten Ligg. rotunda und nicht zu großem Uterus ist auch das Olshausensche Verfahren eine relativ gute Sicherung gegen Rezidive. Ihm gleich stehen aber die verschiedenen Verfahren der Ligamentsuspension, gleichgültig ob auf abdominalem oder vaginalem Wege vorgenommen unter der einzigen Einschränkung, daß zu große und schwere Uteri sich für diese Verfahren weniger eignen. Demnächst wäre die hohe Vaginaefixur zu nennen, die aber gleich allen vaginalen Methoden nur bei mobiler Retroflexio gute Dauerresultate gibt. Weniger gegen Rezidive gesichert erscheinen die Verfahren rein intraperitonealer Ligamentverkürzung ohne nachfolgende Suspension an den Bauchdecken wie die Verfahren von Dudley-Menge, Webster, Langes, Pankow, wobei die Reihenfolge in der Aufführung etwa dem Grade der Rezidivsicherheit entspricht.

Am unsichersten hinsichtlich der Dauererfolge haben sich die tiefe Vaginaefixur und die Alexander-Adamssche Operation erwiesen. Während der erste Teil des Satzes

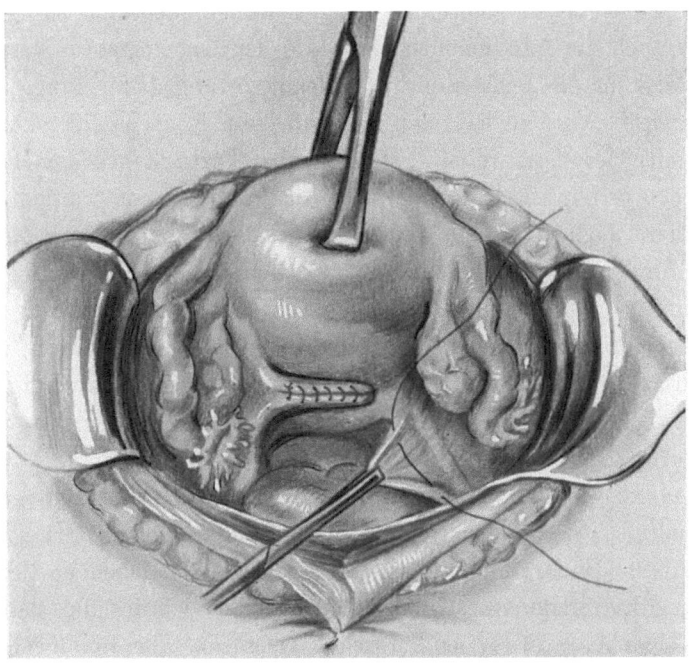

Abb. 79. Abdominale Verkürzung der Sakrouterinligamente nach Grad.

allgemeiner Anerkennung sicher sein darf, ist für den zweiten Teil eine Einschränkung nötig. Die Rezidivgefahr bei der Alexander-Adamsschen Operation hängt wesentlich ab von einer richtigen Auswahl der Fälle. Die Resultate waren außerordentlich schlecht, als man wahllos jeden Fall von Retroversio-flexio dieser Operation unterzog, haben sich aber im letzten Jahrzehnt wesentlich gebessert, als man sich auf die sicher mobile Retroversio-flexio uteri beschränkte. Namentlich die Resultate von K. Franz beweisen das schlagend. Zweifellos hat ja die Alexander-Adamssche Operation den großen Vorzug, daß sie eine wirklich physiologische Uteruslage herstellt bzw. mindestens herzustellen gestattet (vgl. Abb. 78). Dagegen kann, was man früher zugunsten der Alexander-Adamsschen Operation immer angeführt hat, die Vermeidung der Herniengefahr, heute nicht mehr als stichhaltig anerkannt werden, da seit Einführung der Schichtnaht bei Laparotomien, namentlich bei Anwendung des Lennanderschnittes oder des Pfannenstielschen Fascienquerschnittes Hernien bei aseptischen Operationen kaum noch vorkommen und, wie die Erfahrung des letzten Jahrzehntes lehrt, sogar nach der Alexander-

Adamsschen Operation häufiger als nach lagekorrigierenden Laparotomien beobachtet wurden.

Im allgemeinen darf man heute wohl sagen: Für die Behandlung der Retroversioflexio fixata wie auch der komplizierten Retroflexio mobilis eignen sich nur intraperitoneale Verfahren, da sowohl die vaginalen Methoden wie die Alexander-Adamssche Operation eine Beseitigung dieser Komplikationen nicht erlauben. Wer auch für diese Fälle an der Alexander-Adamsschen Operation festhalten will, muß dem Vorschlag von Franz folgen und mit einem Querschnitt das Abdomen eröffnen, die Komplikationen beseitigen, wonach natürlich nichts im Wege steht, die Alexander-Adamssche Operation zur Lagekorrektur noch anzuschließen.

Für die Bewertung der einzelnen Operationsmethoden müssen neben den orthopädischen aber auch die funktionellen Resultate der Lagekorrektur besprochen werden.

Das Material für die Beurteilung und Beantwortung dieser Frage stammt erst aus diesem Jahrhundert. Vordem hat man sich um diese Frage nicht gekümmert, und nur vereinzelt ist von Operateuren dem Erstaunen über Fortbestehen der Beschwerden trotz eines vorzüglichen orthopädischen Resultates Ausdruck gegeben worden. Aber nicht nur in älteren, sondern auch in vielen Arbeiten aus neuerer und neuester Zeit, so besonders in denen der Erfinder neuer Retroflexionsoperationen, werden allzuhäufig genaue Angaben über die funktionellen Dauerresultate vermißt. Eine kritische Beurteilung auch nach dieser Hinsicht ist aber um so mehr am Platze, als tatsächlich alle Autoren, die neben dem orthopädischen auch das funktionelle Resultat berücksichtigt haben, ganz unabhängig von irgendwelchen Methoden übereinstimmend die häufige Divergenz beider Resultate hervorheben.

Für die Alexander-Adamssche Operation hat als einer der ersten wohl Löhlein dieses Mißverhältnis zwischen anatomischem und funktionellem Erfolg betont und als besonders drastische Illustration von einem 21jährigen Mädchen erzählt, das jahrelang erfolglos wegen „Retroflexionsbeschwerden" behandelt wurde und dann überglücklich war, als nach einer Alexander-Adamsschen Operation alle Beschwerden spurlos verflogen waren, trotzdem die Ligg. rotunda von dem operierenden Assistenten gar nicht gefunden wurden. Jeder erfahrene Gynäkologe wird über ähnliche Fälle zu berichten wissen und daraus den einzigen Schluß ziehen müssen, daß ein Suggestiverfolg vorliegt, der freilich auf unblutigem Wege wahrscheinlich hätte auch erreicht werden können. Viel häufiger freilich versagt auf die Dauer der Suggestiverfolg; nach anfänglicher Besserung oder Beseitigung ihrer Beschwerden kommen die Frauen dann mit ihren alten, manchmal auch verschlimmerten Beschwerden wieder, sobald sie den Wechselfällen des täglichen Pflichtenkreises ausgesetzt sind. Es erscheint darum wichtig, nur Dauerresultate, die frühestens ein halbes Jahr nach der Operation erhoben sein dürfen, zu berücksichtigen. Die vernichtendsten Mißerfolge mit der Alexander-Adamsschen Operation haben Krönig-Feuchtwanger mitgeteilt: Bei keinem ihrer operierten und nachuntersuchten Fälle war das funktionelle Resultat dauernd ein gutes, während andererseits wesentliche Besserung der Beschwerden auch bei anatomischem Mißerfolg verzeichnet wurde. Besserer hat in einer Jenenser Dissertation von 1906 unter 128 Fällen nur in 5,71% ein tadelloses anatomisches und funktionelles Resultat, in 28,5% Besserung der Beschwerden, in 25,7% keine Besserung oder sogar Verschlechterung feststellen können.

Aus allerneuester Zeit hebt Schäfer (Bumm) hervor, daß neben einer Mortalität von 1,44% und 13,5% anatomischen Rezidiven noch in 12,85% mehr oder weniger starke Beschwerden bei objektiv tadellosem Erfolg beobachtet wurden. Ganz ähnliche Angaben machte 1927 Wiemann (Zangemeister).

Besonders wertvoll sind wegen der Genauigkeit der Kontrolle die von H. Hölder unter Aug. Mayers Überwachung vorgenommenen Nachprüfungen der Alexander-Adamsschen Operation an dem Tübinger Material Döderleins. Danach waren unter 109 kontrollierten Fällen mit orthopädisch einwandfreiem Resultat nur ein Drittel (33,94%) völlig beschwerdefrei, mehr als ein weiteres Drittel (35,7%) gab Besserung der Beschwerden an, während ein knappes Drittel (29,36%) über keine Besserung, ja zum Teil sogar über Verschlechterung zu berichten wußte. Umgekehrt war von den Rezidivfällen genau je ein Drittel beschwerdefrei, gebessert oder ungebessert in seinem subjektiven Befinden.

Dieses Mißverhältnis zwischen anatomischem und funktionellem Resultat findet sich auch nach anderen Behandlungsmethoden, aber kaum je so kraß wie nach der Alexander-Adamsschen Operation. So fand Adler (Schauta) bei hoher Vaginaefixur unter 20 nachuntersuchten Fällen 10mal ein gutes orthopädisches und funktionelles Resultat, 2mal objektiv guten Erfolg bei subjektivem Mißerfolg, 4mal Rezidive bei gutem subjektivem Resultat und in den übrigen 4 Fällen anatomischen und funktionellen Mißerfolg. — Bei der tiefen Vaginaefixur waren unter 11 nachuntersuchten Fällen 3 Rezidive ohne Beschwerden, 1 Rezidiv mit Beschwerden, 1 objektiver Erfolg bei subjektivem Mißerfolg und nur in 6 Fällen, also in etwa der Hälfte, deckten sich anatomisches und funktionelles Ergebnis. — Bei der vaginalen Fixation der Ligg. rotunda mit oder ohne gleichzeitiger Vaginaefixur wurden unter 101 nachuntersuchten Fällen beobachtet:

16 Rezidive mit Beschwerden,
52 Rezidive ohne Beschwerden,
3 anatomische Erfolge mit Beschwerden,
30 anatomische Erfolge ohne Beschwerden.

Also auch hier wieder eine auffallende Divergenz; an den Mißerfolgen sowohl objektiver wie subjektiver Art sind die Fälle von Retroflexio uteri fixata besonders stark beteiligt.

Relativ gut decken sich anatomische und funktionelle Resultate bei der Ventrifixur nach Czerny-Leopold und bei dem Olshausenschen Verfahren. Brauchbare Angaben darüber liegen nur von Adler aus der Schautaschen Klinik vor, deren Wert freilich durch die kleine Zahl der Fälle eingeschränkt wird. Dieser Autor fand nach Czerny-Leopoldscher Ventrofixation unter 11 nachuntersuchten Fällen, bei denen es sich 9mal um fixierte Retroflexio gehandelt hatte:

1 Rezidiv ohne Beschwerden,
0 Rezidiv mit Beschwerden,
8 anatomische Erfolge ohne Beschwerden,
2 anatomische Erfolge mit Beschwerden.

Nach der Olshausenschen Methode unter 6 nachuntersuchten Fällen:

1 Rezidiv ohne Beschwerden,
0 Rezidiv mit Beschwerden,
5 anatomische Erfolge ohne Beschwerden,
0 anatomische Erfolge mit Beschwerden.

Auch hier waren 4 der Fälle fixierte Retroflexionen.

Über die Resultate der Methode von Doléris in der Modifikation nach Gilliam-Schauta liegen Erfahrungen vor aus der Schautaschen Klinik in Wien und namentlich aus der Gießener Klinik. Aus ersterer hat Adler über 33 nachuntersuchte Fälle, darunter 27 fixierte Retroflexionen, berichtet:

0 Rezidiv ohne Beschwerden,
0 Rezidiv mit Beschwerden,
30 anatomische Erfolge ohne Beschwerden,
3 anatomische Erfolge mit Beschwerden.

Von den von A. Seitz mitgeteilten Fällen der Gießener Klinik seien von den 218 nachuntersuchten Fällen zunächst nur die 120 Fälle berücksichtigt, bei denen es sich um eine Retroversio-flexio uteri ohne gleichzeitigen Descensus gehandelt hat. Dabei ergibt die Nachuntersuchung:

1,7% Rezidive ohne Beschwerden,
5,8% Rezidive mit Beschwerden,
72,5% anatomische Erfolge ohne Beschwerden,
20% anatomische Erfolge mit Beschwerden.

Gegenüber anderen Statistiken fällt hier auf, wie selten sich Rezidive ohne Beschwerden fanden. Das hängt unseres Erachtens mit der strengen Auswahl der Fälle, die überhaupt der operativen Behandlung zugeführt wurden (vgl. oben S. 781), zusammen.

3. Spezielle Indikationsstellung und Wahl der Methode.

Wir wiederholen zunächst unsere oben ausführlich begründete Meinung, daß nur in einem Bruchteil von Fällen — in unserem Material in 29% aller Retrodeviationen — eine Behandlung überhaupt notwendig ist. Ist man von der Behandlungsbedürftigkeit eines Falles im Sinne der Lagekorrektur überzeugt, dann ist weiter die Entscheidung zwischen orthopädischem Verfahren und operativer Therapie zu treffen.

Wenn wir hier zunächst unseren Standpunkt präzisieren, so vergesse man dabei nicht, daß wir eben noch nicht einmal ein Drittel aller Retrodeviationen, die in unsere Beobachtung kommen, behandeln. Eben deshalb verwerfen wir im allgemeinen die Pessartherapie. Denn dort, wo sie ihre schönsten Erfolge im Sinne dauernder Wiederherstellung der typischen Uteruslage erzielt, halten wir vielfach eine Behandlung überhaupt für überflüssig, dort aber, wo die Behandlung nach unserer Meinung nötig ist, kann nicht das Pessar, sondern nur die Operation Heilung bringen, wobei freilich allzumeist die Lagekorrektur nur einen Teil, oft sogar nur einen nebensächlichen Teil der Operation darstellt.

Pessarbehandlung wenden wir nur an bei der Retroflexio uteri gravidi und bei der im Wochenbett entdeckten Retroversio-flexio. Da wir indes nicht selten die Erfahrung machen, daß ein bei der Entlassung am 12. Wochenbettstag retrovertiert oder -flektiert liegender Uterus einige Wochen später von selbst in die typische Anteversio-flexio zurückkehrt, pflegen wir auch in solchen Fällen die Aufrichtung und Pessareinlegung erst nach Ablauf des Wochenbetts vorzunehmen. Bereits nach 6 Monaten wird probeweise das Pessar entfernt. Rezidiviert danach die Retroversio-flexio, so lassen wir sie unberücksichtigt, wenn keine Beschwerden auftreten; stellen sich solche ein, trotzdem die Patientin überzeugt ist, daß sie einen normal liegenden Uterus hat, dann scheint uns allerdings die Lagekorrektur, nun aber auf operativem Wege nötig. Ein jahrelanges Pessartragen, wie es noch Küstner empfohlen hat, scheint uns unter allen Umständen mit so vielen Nachteilen und Unannehmlichkeiten behaftet, daß demgegenüber die Gefahr einer operativen Behandlung gar nicht ins Gewicht fällt. Denn die Mortalität dürfte, wenn man die Kasuistik der üblen Pessarfolgen heranzieht, für die Pessartherapie kaum geringer sein als für die operative Behandlung.

Sonst wählen wir die Pessartherapie nur in Fällen, in denen trotz festgestellter Behandlungsbedürftigkeit eine Operation wegen irgendwelcher komplizierender Organ- oder Allgemeinerkrankungen zu riskiert erscheint.

Schließlich dient uns gleich W. J. Gow u. a. das Pessar gelegentlich als vorübergehendes Unterstützungsmittel der Psychotherapie oder als differentialdiagnostische Hilfe in Fällen, in denen zunächst nicht klar zu entscheiden ist, ob die von der Patientin vorgebrachten Beschwerden wirklich mit der Lageveränderung des Uterus in Zusammenhang stehen oder nicht. Beseitigt das Pessar die Beschwerden sofort, aber nicht dauernd, dann ist der Verdacht, daß es sich nur um einen Suggestiverfolg handelt, die Lageanomalie also für die Beschwerden gar nicht verantwortlich zu machen ist, gerechtfertigt. Umgekehrt freilich erlebt man Fälle, in denen eine nach der Aufrichtung und Pessareinlegung völlig beschwerdefreie Patientin nach kürzerer oder längerer Frist wiederkehrt und erklärt, daß seit einem ganz bestimmten Anlaß (Sturz, besondere Anstrengung der Bauchpresse beim Heben und ähnliches) die alten Beschwerden trotz des Pessars wieder aufgetreten seien; findet man dann den Uterus unerwartet wieder in Retroflexio, dann kann man, besonders wenn die Patientin bis dahin regelmäßig kontrolliert, war, wohl annehmen, daß tatsächlich die Lageanomalie für die Auslösung der Beschwerden von Bedeutung ist. Andererseits beobachteten wir Fälle, in denen das Pessar dauernd die Beschwerden beseitigte, trotzdem es den Uterus nicht in Anteversio-flexio zu halten vermochte, oder Fälle, in denen nach Pessarentfernung die Beschwerden alsbald wiederkehren, trotzdem das Organ in der Normallage verharrt. In beiden Fällen dürfte die Unabhängigkeit der Klagen von der Uteruslage drastisch erwiesen sein, wobei nur zu beachten ist, daß unter Umständen ein Descensus vaginae auch nach Korrektur der Uteruslage nach Pessarentfernung ähnliche Beschwerden verursachen kann. Ebenso dürften unsere eben mitgeteilten Erfahrungen wohl genügend illustrieren, daß das wirkliche Leben auch in dieser Frage vielgestaltiger ist, als daß man es in bestimmte Gesetze eines theoretischen Standpunktes einzwängen könnte.

Wer unseren Standpunkt nicht teilt, sondern mit Löhlein, O. Küstner und anderen älteren Autoren daran festhält, daß die Retroversio-flexio uteri an sich als Anomalie einer Behandlung bedürftig sei, und zwar selbst dann, wenn Symptome fehlen, für den ist natürlich die Indikationsstellung zur Pessarbehandlung eine wesentlich andere. Wenn nach dieser älteren Überzeugung die Retroflexio früher oder später immer zu Beschwerden führen muß, dann wird man Küstner[1] auch recht geben müssen, wenn er sagt: „Je früher die Falschlage in Behandlung kommt, mit um so einfacheren Mitteln kommt man aus" usw. Von solcher prinzipiellen Einstellung aus wird man dann auch fordern müssen, daß jeder unkomplizierte Fall von Retroversio-flexio mobilis am besten der Pessarbehandlung

---

[1] Küstner: Dieses Handbuch, 2. Aufl. S. 243.

zugeführt wird, denn je eher diese einsetzt, um so eher würde man hoffen dürfen, das ideale Ziel, daß der Uterus ohne Pessar in normaler Lage verharrt, zu erreichen. Die Indikation zur operativen Behandlung ergibt sich dann für die mobile Retroflexio nur bei Virgines, deren Hymen geschont werden soll, ferner bei Frauen, die eine unüberwindliche Abneigung gegen das Pessar haben, schließlich aus sozialen Gründen bei Frauen der erwerbenden Kreise, die durch die Operation viel schneller ihre Arbeitsfähigkeit wieder erlangen können.

Alle mit irgendwelchen Erkrankungen der Adnexe komplizierten Fälle wie überhaupt jede Retroflexio fixata wären der operativen Behandlung zuzuführen, mindestens dann, wenn Versuche einer Beseitigung dieser Komplikationen ohne Operation versagt haben.

Hat man sich nun für die operative Behandlung entschieden, dann bleibt die Frage des anzuwendenden Operationsverfahrens zu erwägen.

Die Alexander-Adamssche Operation wird von uns nur in ganz seltenen Ausnahmefällen ausgeführt, in denen eine ein- oder doppelseitige Leistenhernie bei gleichzeitiger Retroversio-flexio zu behandeln ist. Mit dieser Ausnahme aber verwerfen wir diese Operation prinzipiell, weil sie für die Fälle, die wir überhaupt als behandlungsbedürftig erachten (fixierte oder mit Tumoren, extragenitalen Baucherkrankungen komplizierte Retroversioflexio), ungeeignet ist, in den Fällen aber, für die die Alexander-Adamssche Operation sich eignet, nämlich die unkomplizierte mobile Retroversio-flexio, unseres Erachtens eine Behandlung der Lageveränderung überhaupt überflüssig ist. Auch in den erstgenannten Fällen ist für uns die Lagekorrektur nur ein Teil, häufig nicht einmal der wichtigste Teil der operativen Behandlung. Selbst wenn wir ausnahmsweise — wir scheuen solche Verstöße gegen Prinzipien nicht — bei einer ganz auf die pathologische Dignität ihrer Lageveränderung eingestellten Patientin die operative Lagekorrektur einmal vornehmen, halten wir die Inspektion der Nachbarorgane für so wichtig, daß wir andere Verfahren wählen. Es bleibt natürlich der Ausweg, an die Laparotomie und Beseitigung der Komplikationen auch bei voller Wahrung unseres Standpunktes die Alexander-Adamssche Operation anzuschließen, wie das z. B. K. Franz empfiehlt. Dagegen haben wir in der Tat nichts einzuwenden. Wenn wir diesem Vorschlag gemeinhin nicht folgen, so sind dafür zwei Momente maßgebend: 1. einmal die Erfahrung, daß die Alexander-Adamssche Operation gegen Rezidive allermindestens keinen größeren Schutz gewährt als die von uns geübten Verfahren, und 2. ein rein technisches Operationsmoment! Beseitigung der uns wichtig erscheinenden Komplikationen z. B. am Darm gestattet häufig nur einen Längsschnitt für die Laparotomie, so daß wir zum Zweck der nachfolgenden Alexander-Adamsschen Operation noch neue Wunden setzen müßten.

Wer unserem Standpunkt sich nicht anschließen will, für den ist natürlich bei jeder unkomplizierten mobilen Retroflexio, die er überhaupt der Korrektur bedürftig hält, die Alexander-Adamssche Operation gewissermaßen das Idealverfahren, da es zweifellos die natürlichsten Verhältnisse schafft (Abb. 78). Bei Beschränkung auf solche Fälle wird man auch die Rezidivgefahr als gering ansetzen dürfen, einwandfreie Technik der Operation vorausgesetzt.

Für uns kommen also unter allen Umständen für die als behandlungsbedürftig angesehenen Fälle nur intraperitoneale Verfahren in Betracht, unter denen wir das Gilliam-Schautasche Verfahren mit den kleinen Abänderungen, die wir oben, S. 797 erwähnt haben, bevorzugen. Die geringe Zahl von Rezidiven, die bisher in größeren Serien, abgesehen von K. Franz, mit keinem einzigen Verfahren erreicht worden sind, berechtigen uns wohl zu diesem Standpunkt. Die Zahl unserer Rezidive ist in den letzten Jahren sogar noch zurückgegangen, da wir gelernt haben, einige ungeeignete Fälle auszusondern. Als solche sehen wir jetzt die Fälle an, in denen die Ligg. rotunda so dünn und lang ausgezogen sind, daß der Uterus auch nach Durchziehen ihrer Schlingen durch die Bauchdecken noch in einer anteflektierten Reclinatio verharrt. Für diese Fälle halten wir bei jüngeren Frauen mit zu erhaltender Gebärfähigkeit vor allem die Verfahren von Menge-Dudley, Langes oder Franke-Webster für empfehlenswert. Das erste Verfahren haben wir in den letzten Jahren statt des letzteren etwas mehr herangezogen, da die Langessche Operation, so schön sie ist und so ideale Lageverhältnisse sie schafft, bei den dünnen Ligamenten, bei denen wir sie verwendet haben, zu viel Rezidive ergab. Auch das Pankowsche Verfahren hat uns so schlechte Dauererfolge gegeben, daß wir es bald aufgaben. Statt des Menge-Dudleyschen Verfahrens kann man natürlich auch das von Webster empfohlene wählen, in geeigneten Fällen kombiniert mit der von Grad angegebenen Methode der Verkürzung der Sakrouterinligamente (Abb. 79). Wer Abwechslung liebt, kann auch eine Modifikation der oben geschilderten Verfahren wählen.

Die Leistungsfähigkeit der Ventrosuspension nach Gilliam-Schauta bewerten wir um so höher, als unkomplizierte mobile Retroflexionen dabei nur selten in Frage kommen, die Operation trotz ihrer Eignung für fixierte und komplizierte Fälle also mehr leistet als die Alexander-Adamssche Operation. Jenseits des gebärfähigen Alters sowie gelegentlich bei noch gebärfähigen Frauen mit starkem Scheidendescensus wählen wir die Ventrofixation nach Olshausen. Ebenso ziehen wir dieses Verfahren gelegentlich bei sehr großen schweren Uteri Vielgebärender wie schwachen Ligg. rotunda heran, dann jedoch unter gleichzeitiger Sterilisierung, um Geburtsstörungen sicher aus dem Wege zu gehen. Denn wenn diese auch nie so schwer sind wie nach Leopold-Czerny oder Kellyschen Fixationen, so waren wir doch einige Male zum Kaiserschnitt gezwungen und haben außerdem mehrmals auch Kinderverluste zu beklagen gehabt. Zur Vermeidung der Ileusgefahr empfehlen wir, die Excavatio vesico-uterina nach dem von Werth angegebenen Verfahren gleichzeitig auszuschalten.

Das Czerny-Leopoldsche Verfahren, dann meist in der Kellyschen Modifikation, wird von uns nur ausnahmsweise und nie ohne gleichzeitige Sterilisation angewandt in den Fällen hochgradiger Enteroptose, in denen der Beckenboden ausgebaucht erscheint und heftige Beschwerden hervorgerufen werden, die durch konservative Behandlungsmethoden nicht zu beseitigen sind. Es handelt sich dabei fast ausschließlich um Vielgebärende mit hochgradigem Schlotterbauch. Hier verbinden wir mit der Operation gleichzeitig eine Muskelplastik des Beckenbodens und der Bauchdecken und verkürzen öfter auch die Sakrouterinligamente nach dem Vorgehen von Grad, um gewissermaßen zwischen Zwerchfell und Beckenboden eine den Druck der Eingeweidelast auffangende federnde Zwischendecke einzuschalten, die einer neuerlichen Überlastung des Beckenbodens vorbeugt. Man sieht aber, daß hier die Beseitigung der Lageanomalie des Uterus in unseren Überlegungen gar keine Rolle spielt, sondern daß es sich vielmehr um eine Operation zur Beseitigung des Schlotterbauches (Sellheim) handelt.

Die vaginale Ligamentverkürzung und Ligamentfixation nach Adler oder Wertheim haben wir früher viel geübt, sie aber zugunsten der Ventrosuspension ganz aufgegeben.

Wir halten sie an sich für eine gute und leistungsfähige Methode. Bemerkt muß aber auch dabei werden, daß sie im allgemeinen auf die bewegliche Retrodeviation zu beschränken ist, da sonst die Rezidivgefahr recht groß wird. Wer vaginale Methoden bevorzugt, wird bei Mehrgebärenden mit diesem Verfahren recht gute Resultate erzielen. Eine geringere Gefährlichkeit vaginaler Methoden gegen die Laparotomie ins Treffen zu führen, ist aber heute nicht mehr berechtigt.

Die Vaginaefixatio uteri als Lagekorrekturoperation wird nur noch wenig geübt, denn die tiefe Vaginaefixur gibt schlechte Dauerresultate, die hohe ist nur unter gleichzeitiger Sterilisation erlaubt, wodurch an sich schon ihr Anwendungsgebiet stark eingeschränkt wird.

Die Mackenrodtsche Vaginaevesicaefixur hat allgemeine Nachahmung nur wenig gefunden und wird augenscheinlich auch von dem Erfinder selbst kaum noch geübt.

Für die Behandlung der mit Descensus und Prolaps komplizierten Retroversio-flexio sei auf das nächste Kapitel verwiesen.

Retroflexio und Retroversio uteri gravidi.

Wir haben schon oben (S. 764) angeführt, daß die Retroversio-flexio uteri gelegentlich als Sterilitätsursache eine Rolle spielt. Wahrscheinlich ist freilich diese

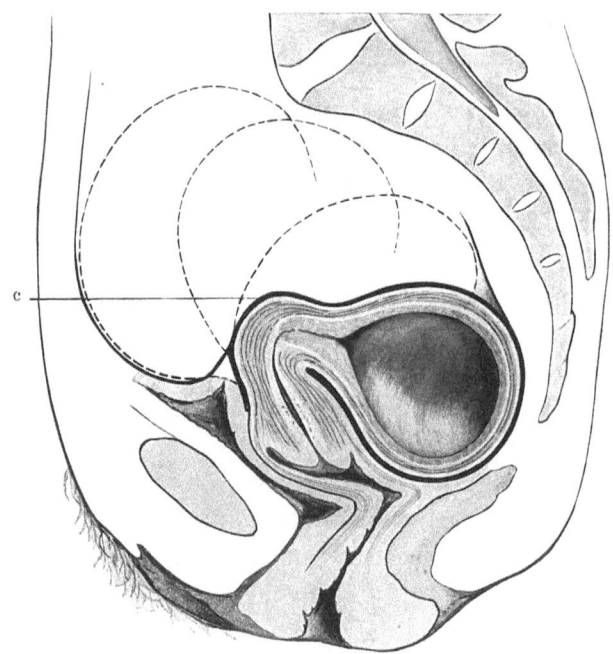

Abb. 80. Retroflexio uteri gravidi. (Nach Bumm.)
c Oberer Teil der Cervix, der bei der Untersuchung für das Corpus gehalten werden kann. Die punktierten Linien geben die Konturen des Uterus bei der Spontanaufrichtung an.

Rolle eine subsidiäre, die nur in Kombination mit anderen Konzeptionserschwerungen größere Bedeutung erlangt. Daß dem so ist, beweisen am besten die zweifellos zahlreicheren Fälle, in denen Frauen trotz einer Rückwärtslagerung nicht nur einmal, sondern wiederholt konzipieren[1]. Überwiegend häufig erfolgt dann im 3.—4. Monat, gelegentlich schon früher, eine spontane Aufrichtung des Organs, von der natürlich fixierte Retroflexionen ausgeschlossen sind.

Der Mechanismus dieser spontanen Aufrichtung des graviden Uterus ist vielfach umstritten gewesen. Ältere Autoren haben dem Zug der Ligg. rotunda dafür maßgebende Bedeutung zugeschrieben, eine Auffassung, die wir nach unseren Ausführungen im allgemeinen Teil sicher als Irrtum ad acta legen dürfen. Demgegenüber hat schon Chrobak die Ansicht verfochten und plausibel zu machen verstanden, daß, sobald das Organ in der

---

[1] Über die Frage, ob eine Retroversio-flexio auch erst in der Schwangerschaft entstehen kann, vgl. oben S. 750.

Beckenhöhle auf einen gewissen Widerstand stößt, dadurch Kontraktionen ausgelöst werden, die wegen der an der Hinterwand bestehenden Raumbeengung im Bereich der der freien Bauchhöhle zugekehrten Vorderwand des Uterus ausgiebiger ausfallen, so daß bei Wiederholung derartig gleichmäßiger Zusammenziehungen allmählich immer größere Teile der Uteruswand aus dem kleinen Becken herausgehebelt werden (Abb. 80 u. 81). Chrobak nimmt dabei an, daß — wohl reflektorisch — auch in den an sich schon infolge der Lageveränderung gespannten Sakrouterinligamenten die hier befindlichen Muskelbündel sich kontrahieren und die Aufrichtung begünstigen. Selbstverständlich kann zufällige Seiten- oder Bauchlage der Frau, eine Art Knieellenbogenlage beim Vornüberbücken (Fußbodenaufwaschen und ähnliches), manche Bewegung bei der Sportausübung das endgültige Vornüberfallen des Uterus begünstigen.

Daß aber abnorme Kontraktionen am retroflektierten graviden Uterus vorkommen, dürfte am besten dadurch bewiesen werden, daß ceteris paribus zweifellos häufiger als bei anteflektiertem Uterus um diese Zeit der Spontanabortus eintritt.

Sehr wahrscheinlich spielt aber neben den Kontraktionen der Uteruswand auch das Eiwachstum eine Rolle. Nach allem, was wir heute aus der allgemeinen Physiologie über Wachstumsvorgänge wissen, besteht kein Zweifel, daß jeder noch so kleine Widerstand für die Wachstumsrichtung von Bedeutung ist. Demgemäß

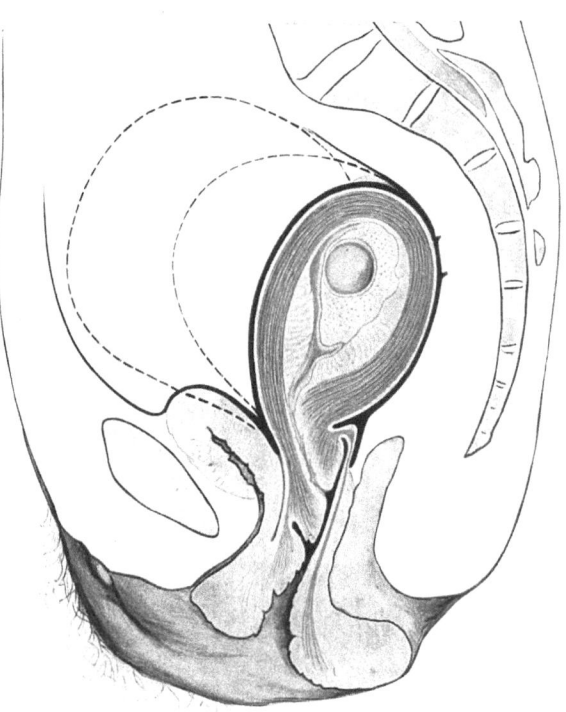

Abb. 81. Retroversio uteri gravidi. (Nach Bumm.)
Bedeutung der punktierten Linien wie in Abb. 80.

wird man der Meinung derjenigen Autoren, die, wie z. B. v. Franqué, annehmen, daß das Ei im retroflektierten Uterus sehr bald Neigung zeigt, von vornherein in der Richtung geringsten Widerstandes, also bauchhöhlenwärts sich auszudehnen, durchaus beistimmen können. Der Kern der Chrobakschen Lehre scheint uns trotzdem richtig. Vielleicht ist es gerade die durch das stärkere Wachstum des Eies in der Richtung nach der freien Bauchhöhle erzeugte stärkere Spannung der Uterusvorderwand, welche diese Kontraktionen zuerst auslöst. Daß dafür der Sitz der Placenta an der Vorderwand und das damit zusammenhängende stärkere Wachstum dieses Bezirkes von maßgebender Bedeutung sei, wie O. Küstner meint, davon haben wir uns, soweit Austastungen an abortierenden retroflektierten Uteri ein Urteil gestatten, nicht recht überzeugen können. Dagegen gestehen wir gern zu, daß auch der Placentarsitz an der Vorderwand subsidiär von Bedeutung sein kann.

Sobald die Spontanaufrichtung erfolgt ist, unterscheidet sich die Schwangerschaft in ihrem weiteren Verlauf in nichts von einer solchen im primär anteflektierten Uterus.

Die größere Häufigkeit des Spontanabortes im retroflektierten Uterus möchten wir in erster Linie als Folge derartiger Uteruskontraktionen bei diesem Aufrichtungsstreben ansehen. Die im retroflektierten graviden Uterus zweifellos vorhandene venöse Hyperämie mag begünstigend für derartige, in die Eihäute erfolgende Blutungen wirken. Auch

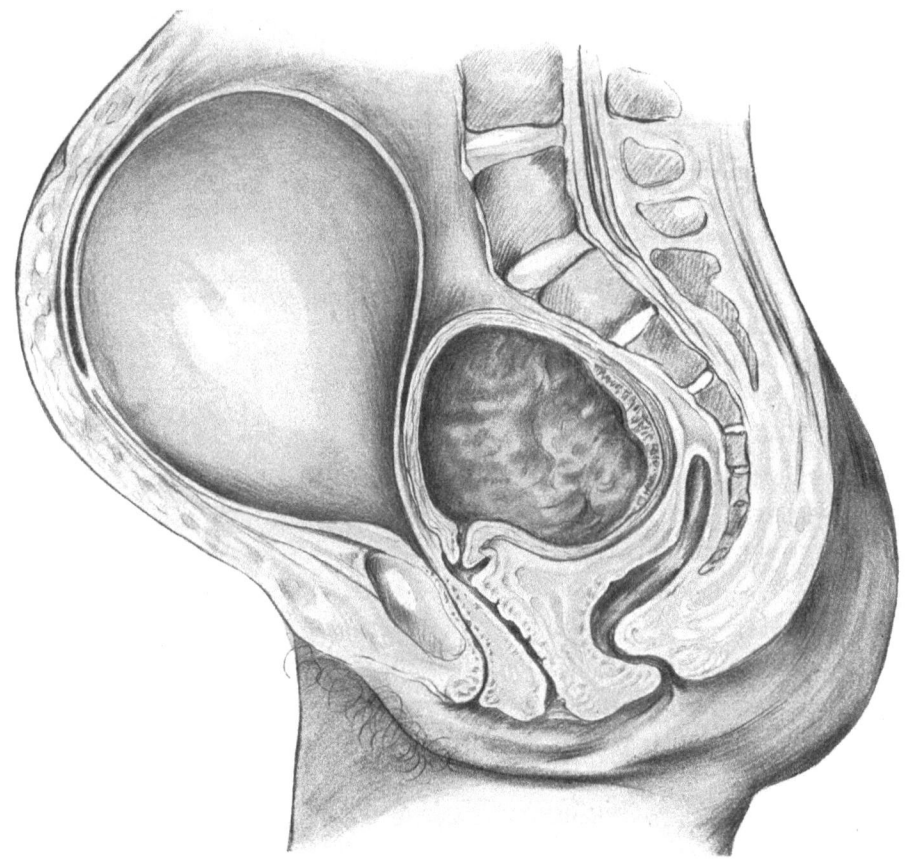

Abb. 82. Retroflexio uteri gravidi mens. IV. Beginnende Incarceration.

Kohabitationen können hier als mechanischer, die Uterushinterwand treffender Insult in Frage kommen. Dagegen besteht nach unseren heutigen Kenntnissen (vgl. oben S. 756) keinerlei Berechtigung mehr, etwa von vornherein im retroflektierten Uterus eine hyperplastische Deciduabildung anzunehmen. Gelegentlich beobachtet man Fälle, in denen sich derartige Spontanaborte aus dem retroflektierten Uterus bei einer und derselben Frau mehrfach hintereinander wiederholen. Es ist also zweifellos richtig, daß die Retroflexio unter den Ursachen des habituellen Abortus eine Rolle spielt; daß sie aber eine der häufigsten Ursachen derselben wäre — eine Meinung, die noch im Döderleinschen Handbuch 1924 von O. Küstner vertreten wird — vermögen wir nach unseren Erfahrungen nicht zu bestätigen. Lues und besonders Gonorrhöe scheinen uns in dieser Hinsicht eine viel größere Bedeutung zu haben.

Noch weniger haben wir uns jemals davon überzeugen können, daß nach der Spontanaufrichtung des Uterus eine habituelle Frühgeburt in der 32.—36. Woche Folge der ursprünglichen Rückwärtslagerung des Uterus gewesen wäre. O. Küstner hat zwar derartige Fälle beobachtet und dieselben Frauen nach Beseitigung der Retroflexio vor einer weiteren Gravidität dann normal austragen sehen. Danach ist kein Zweifel möglich, daß vereinzelt auch die habituelle Frühgeburt in dieser Weise zustande kommen kann; ein allgemeines Gesetz wird man daraus aber nicht ableiten können.

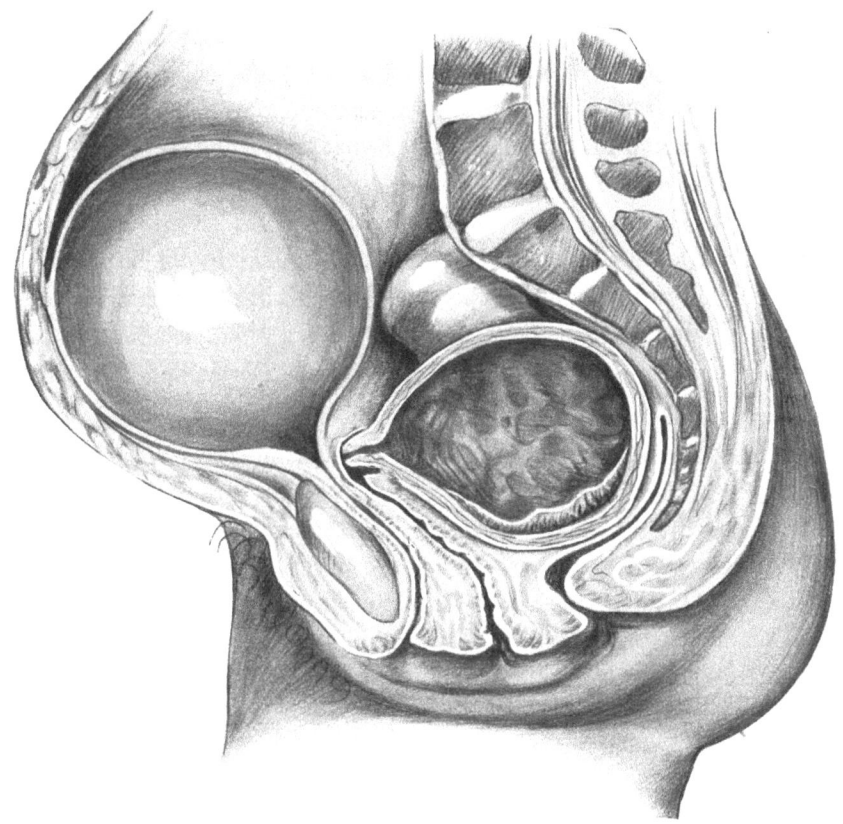

Abb. 83. Retroversio uteri gravidi m. IV/V. Behinderung der Blasenentleerung.

Erfolgt die spontane oder künstliche Aufrichtung des retrovertierten oder retroflektierten schwangeren Uterus nicht, tritt auch eine Fehlgeburt nicht ein, dann kommt, gleichgültig, ob der Uterus etwa durch Adhäsionen in seiner Rückwärtslagerung fixiert war oder nicht, ob ein Tumor die Aufrichtung verhindert, im 3.—4., seltener erst im 5. Graviditätsmonat der Zeitpunkt, wo das gravide Organ die Beckenhöhle so vollständig ausfüllt, daß weiterhin eine Spontanaufrichtung überhaupt unmöglich wird, weil der Fundus uteri unterhalb des Promontoriums in der Kreuzbeinhöhle eingeklemmt wird. Dieser Zustand (Abb. 84, 85), die Incarceratio uteri gravidi retroflexi führt sehr bald, oft ganz akut, zu bedrohlichen Erscheinungen, die die höchste Aufmerksamkeit des Arztes verdienen.

Im Vordergrunde des ganzen Bildes der Incarceration des retroflektierten oder retrovertierten graviden Uterus stehen Störungen der Blasenfunktion; oft schon im 2.—3. Monat, ehe noch von einer Incarceration die Rede sein kann, klagen viele derartige Frauen über ein lästiges Druckgefühl im Becken und vermehrten Harndrang, über kurz oder lang gesellen sich dazu ausgesprochene Schmerzen bei der Miktion, die auf einer Cystitis beruhen.

Diese Cystitis ist zunächst die Folge einer Behinderung der Blasenentleerung, die dadurch zustandekommt, daß das immer mehr Raum im Becken beanspruchende Korpus die Portio allmählich nach vorn und oben gegen den Blasenhals drängt (Abb. 82). Dadurch wird das Orificium urethrae internum verengt, die Blasenentleerung erschwert, um so mehr als mit dem Hochstand der Portio auch die Harnröhre immer mehr gestreckt ist und nach oben gezerrt wird. Die Erschwerung der Miktion führt ganz gewöhnlich dazu, daß die Frauen ihre Blase nicht mehr vollständig entleeren, sondern diese Entleerung unterbrechen, sobald ein gewisses Gefühl der Erleichterung erreicht ist. Ja vielfach mag auch die Kraft der Blasenkontraktion schon nicht mehr stark genug sein, gegen den erhöhten Widerstand wirklich allen Blaseninhalt auszupressen. Es bleibt immer oder wenigstens häufig etwas Residualharn in der Blase zurück. Damit ist die wichtigste Vorbedingung zur Entstehung der Cystitis geschaffen; denn in der Harnröhre sind stets Keime vorhanden, Staphylo-Streptokokken, seltener Kolibakterien, neben zahlreichen Keimen, die auch in der Vestibularflora der betreffenden Frau sich finden [1] und die bei gestörter Blasenentleerung Gelegenheit zur Infektion des Blaseninneren finden.

Wenn auch im allgemeinen bei Schwangeren eine spontane Keimascension selten ist — darin stimme ich mit anderen Autoren, vor allem Stoeckel, Zangemeister, durchaus überein — so herrschen hier doch ganz besondere Verhältnisse; denn der in der Blase zurückbleibende Residualharn neigt zur Zersetzung und schafft, wenn er bei der nächsten Miktion teilweise entleert wird, in der Harnröhre, die wir uns ja nicht als absolut harnfrei vorstellen dürfen, offenbar günstige Wachstumsbedingungen für die normalen Harnröhrenschmarotzer. Es mag dann oft von Zufälligkeiten der individuellen Florazusammensetzung abhängen, ob diese veränderten Wachstumsbedingungen auch eine Virulenzsteigerung herbeiführen und dadurch eine Ascension der rasch wachsenden Keime begünstigen oder nicht.

Aber auch, wenn es in diesem Stadium noch nicht zur Cystitis kommt, treten bald weitere Veränderungen auf, die ihre Entstehung unausbleiblich machen. Je mehr die Portio Blasenhals und Harnröhre in die Höhe zerrt und gleichzeitig komprimiert, um so stärker wird die Erschwerung der Miktion, bis schließlich eine totale Ischurie eintritt, weil nicht nur infolge der zunehmenden Kompression von Harnröhre und Blasenhals, sondern wohl auch infolge einer Schwellung der Harnröhrenschleimhaut, die ihrerseits durch die starke venöse Hyperämie begünstigt wird, schließlich der Verschluß am Orificium urethrae internum ein kompletter wird.

Bei der Retroversio wird dieser Zeitpunkt nach allgemeinen Beobachtungen gewöhnlich früher erreicht als bei der Retroflexio. Im übrigen mögen kleine individuelle Unterschiede in den topographischen Beziehungen zwischen Blasenhals und Uterus, kleine Varianten im Bau des Trigonum, Fruchtwassermenge und ähnliches dafür verantwortlich zu machen sein, ob dieser Zustand früher oder später, mehr allmählich oder — was viel seltener ist — plötzlich eintritt.

---

[1] Näheres vgl. v. Jaschke: Genitalflora des Weibes im Handbuch von Halban-Seitz, Bd. 3.

Die unausbleibliche Folge der völligen Miktionsbehinderung ist natürlich eine zunehmende Blasenfüllung. Der Scheitel der Blase steigt immer weiter an der vorderen Bauchwand empor und erreicht schließlich Nabelhöhe. Ja es sind Fälle beobachtet, wo die Kuppe der gefüllten Blase noch über der Nabelhorizontale gefunden wurde. Dementsprechend enthält die Blase oft 2 und mehr Liter Harn; 10 Liter Blaseninhalt, von O. Küstner beobachtet, dürften das Maximum sein, über das bisher in der Literatur berichtet wurde. Gewöhnlich sind aber wohl schon früher so schwere Folgen der Blasenüberfüllung eingetreten, daß selbst indolente Frauen ärztliche Hilfe in Anspruch nehmen. Freilich wird die wahre Sachlage nicht nur von Laien, sondern immer noch gelegentlich von Ärzten verkannt, weil bald der paradoxe Zustand eintritt, daß trotz der Unmöglichkeit spontaner Blasenentleerung dauernd etwas Harn abtropft, also gerade das Gegenteil der Ischurie, nämlich eine Inkontinenz vorgetäuscht wird. Man hat daher diesen Zustand recht treffend als Ischuria paradoxa bezeichnet.

Infolge der enormen Füllung und Wandentfaltung der Blase werden die Endstücke der Ureteren, die schräg in der Blasenwand selbst verlaufen, komprimiert, der Harn staut sich nun auch in den Ureteren und selbst in den Nierenbecken, dadurch wird natürlich zunächst die Urinsekretion stark verlangsamt. Schließlich wird aber die vis a tergo doch so groß, daß der Verschluß der Ureteren gesprengt und neuer Harn in die schon überfüllte Blase hineingepreßt wird, bis endlich die Blasenfüllung so groß ist, daß eben der Sphincterverschluß doch gesprengt und wenigstens tropfenweise dauernd etwas Harn durchgepreßt wird. Nur dadurch ist es überhaupt erklärlich, daß nicht die Blasenruptur eintritt, die de facto in diesem Stadium der Erkrankung noch nie beobachtet worden ist, sondern erst eintrat, wenn auch jetzt sachgemäße Hilfe noch nicht einsetzte. Denn trotz des dauernden Abtropfens von Harn bleibt ja die Blasenüberfüllung bestehen, und es kommt in der Blasenwand zu schwersten, oft irreparablen Schädigungen. Der Druck des Blaseninhaltes wird schließlich so stark, daß die Blutzirkulation in der Blase Schaden leidet. Folge davon ist natürlich eine Nekrose kleiner oder größerer Abschnitte der Blasenschleimhaut, bald auch tieferer Wandschichten der Blase. Aus der Nekrose wird recht bald eine Gangrän, da ja in dem Moment, in dem die Ischuria paradoxa einsetzt, für die Keimascension entlang der kontinuierlich die Harnröhre erfüllenden Harnsäule kein Hindernis mehr besteht. Die im retinierten Harn regelmäßig auftretende ammoniakalische Zersetzung bietet überdies den Keimen ganz besonders günstige Bedingungen für Wachstum und Virulenzsteigerung.

Schreitet die Gangrän allmählich auf tiefere Blasenschichten (Muskulatur, Peritoneum) fort, dann kommt schließlich auch der Moment, wo trotz einer oft beträchtlichen Verdickung des Blasenbodens infolge ausgedehnter Para- und Pericystitis an irgendeiner Stelle, manchmal an mehreren Stellen gleichzeitig der Durchbruch erfolgt (Abb. 89) und der jauchige Urin in die Bauchhöhle sich entleert, womit das Schicksal der Patientin allzumeist besiegelt sein dürfte. Wenn auch vereinzelt (A. Martin, Calverley) durch eine sofortige Laparotomie noch die Rettung der Patientin gelang, so ist doch der Tod an jauchiger Peritonitis der häufigere Ausgang; derartige Fälle sind von Marchand, Treupel, Roberts beschrieben. Als besonderen Glücksfall wird man es bezeichnen dürfen, wenn die Blase durch den Urachus oder am Nabel (Unterberger, Robinson, Vallee, Neugebauer) oder in eine verklebte Darmschlinge (Schröder) durchbrach.

Häufiger ist aber anscheinend ein anderer Ausgang, der wenigstens quoad vitam als günstiger bezeichnet werden darf — Demarkation der gangränös gewordenen Partien, die bald oberflächlich, bald tiefer in der Muskulatur erfolgt. Diese gangränösen Fetzen mischen sich dem Blaseninhalt bei, verstärken natürlich noch die Jauchung und werden nun zum Teil aufgelöst, zum Teil mit dem abtropfenden Harn, oft unter fürchterlichsten Schmerzen durch die Harnröhre ausgeschieden (Abb. 90). In anderen Fällen wurden

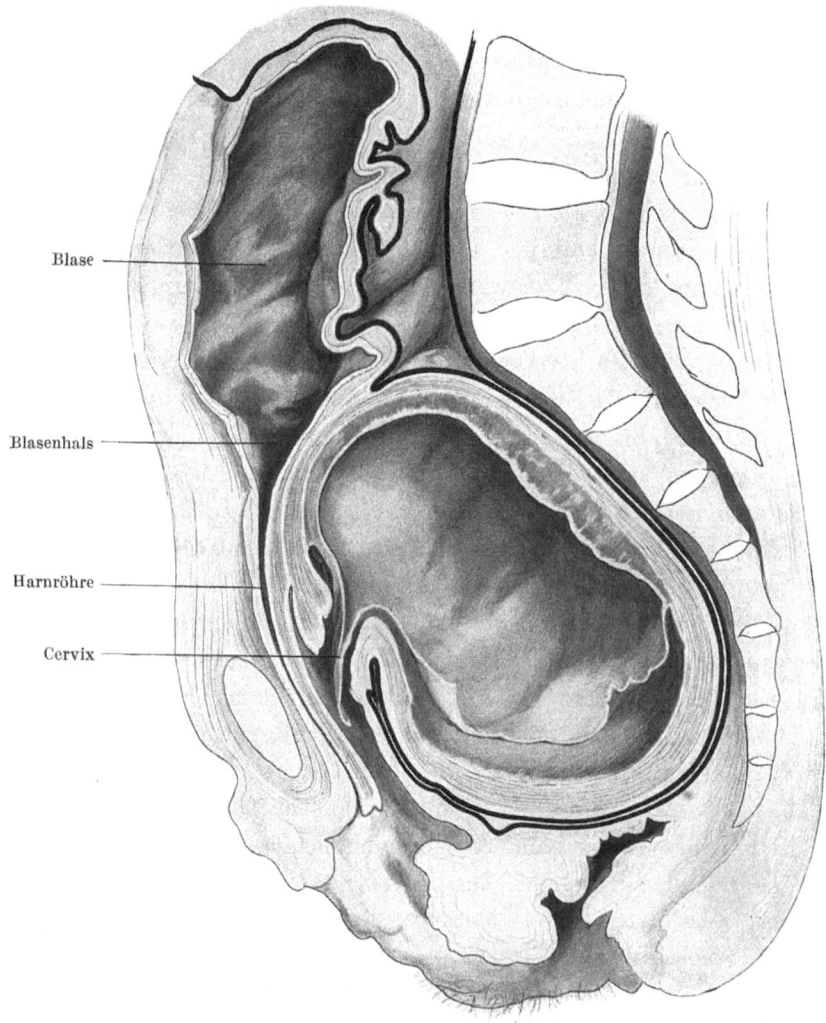

Abb. 84. Incarceratio uteri retroflexi gravidi. (Nach Wyder.)

große zusammenhängende, fast einen Blasenausguß darstellende Sequester abgestoßen (Cystitis purulenta exfoliativa Boldt sive dissecans gangraenescens Stoeckel).

Das Leben der Patientin ist in diesem Stadium der Erkrankung bedroht hauptsächlich durch den schweren septischen Allgemeinzustand, zu dem dieser Jauche- und Entzündungsherd führt.

Manchmal kommt aber plötzlich eine Wendung zum Besseren, indem es unter fürchterlichen Schmerzen und unter stärkster Anstrengung der Bauchpresse gelingt, schließlich den ganzen gangränösen Sack durch den in seiner Ernährung jedenfalls schwer geschädigten und darum jetzt oft nachgiebigeren Sphincterbezirk durchzuzwängen, wonach die Ausstoßung durch die Harnröhre meist keine Schwierigkeiten mehr macht. Hinter dem gangränösen Blasenausguß stürzt dann natürlich eine Masse scheußlich stinkenden Harns nach, und es ist gewissermaßen spontan, durch eine Art Selbsthilfe der Natur ein Zustand erreicht, wie wir ihn durch den Katheterismus herbeiführen

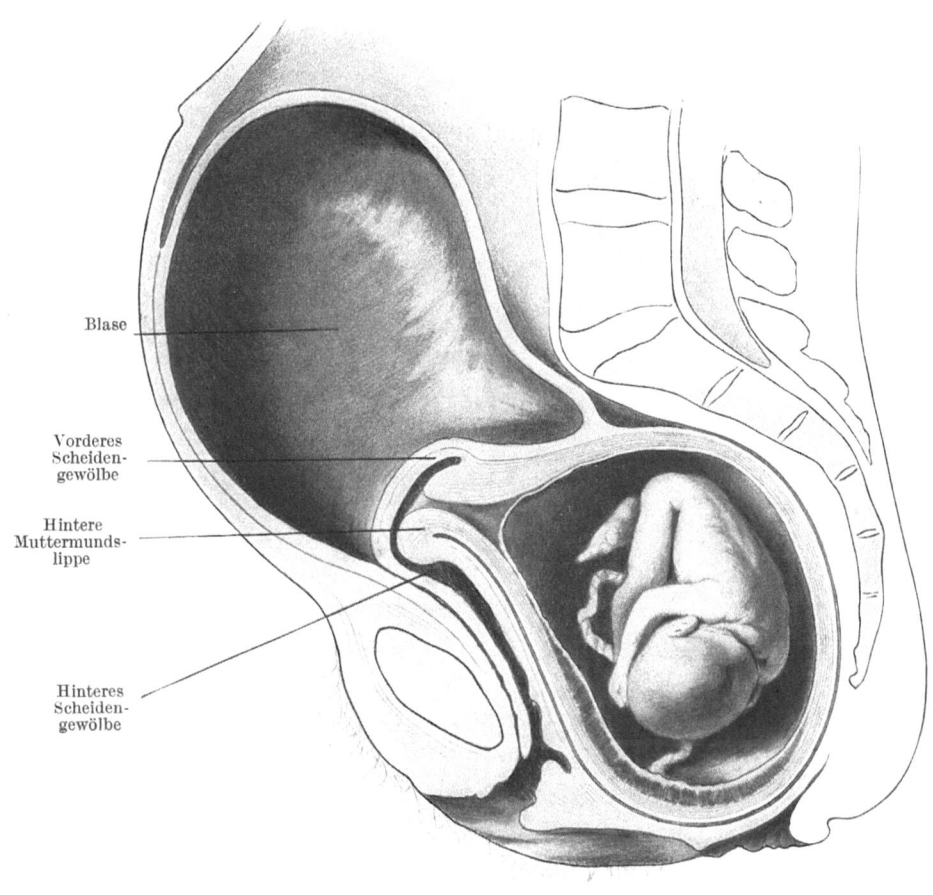

Abb. 85. Inarcercation bei Retroversio uteri gravidi. (Nach Bumm.)

können. Damit ist die akuteste Gefahr für die Patientin beseitigt, freilich eine Restitutio ad integrum nicht mehr möglich.

Unter der Voraussetzung, daß wenigstens jetzt eine Aufrichtung oder Entleerung des Uterus vorgenommen wurde, bildet sich eine in ihrer Kapazität stark beschränkte Narbenschrumpfblase aus, deren Wand gewöhnlich stark verdünnt erscheint, wenn auch durch pericystitische Schwielen und Schwarten für die Betastung oft eine Verdickung der Blasenwand vorgetäuscht wird (Stoeckel). War auch der Sphincter stärker an der Gangrän beteiligt, dann ist gleichzeitig Inkontinenz die Folge; im übrigen aber kann die Funktion einer derartigen Narbenschrumpfblase relativ gut sein. Stoeckel, der sich um die Aufklärung dieses Krankheitsbildes besondere Verdienste erworben hat, schildert das cystoskopische Bild der Narbenschrumpfblase nach Cystitis dissecans gangraenescens folgendermaßen: Besonders charakteristisch sei das Klaffen der drei in der Blasenwand befindlichen Öffnungen der Ureterostien und der inneren Harnröhrenmündung, die als große und tiefe, starrwandige Krater erscheinen. Die Schleimhaut, die von stehengebliebenen Epithelinseln aus sich regeneriert, sieht rein weiß aus und ist sehr gefäßarm. Eine Ureteraktion fehlt. Dieses Offenstehen der Ureteren begünstigt natürlich eine aufsteigende Infektion, so daß manche Frauen noch später an einer Pyelonephritis als Folge dieser schweren Blasenaffektion zugrunde gehen.

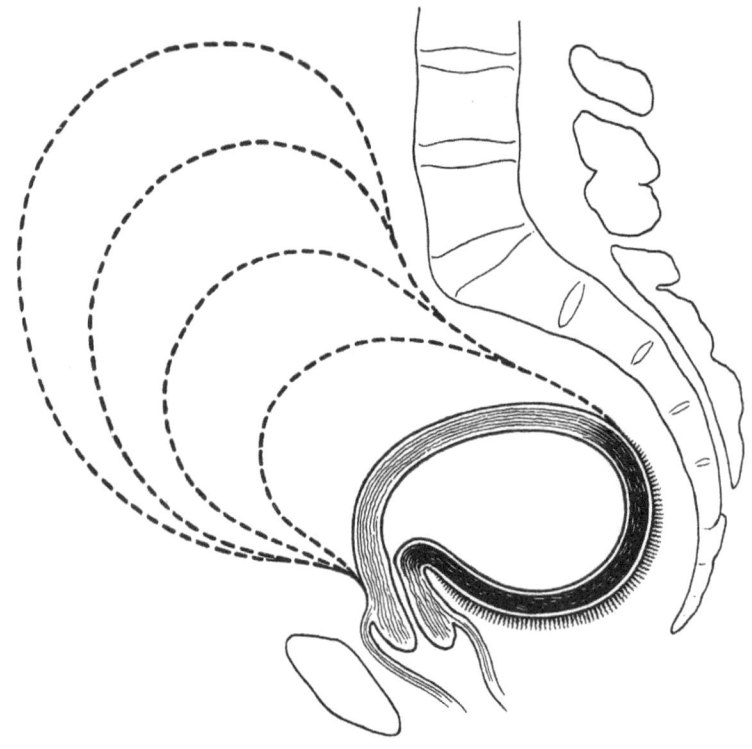

Abb. 86. Retroflexio uteri gravidi partialis. (Nach Bumm). Die hintere Wand ist im kleinen Becken durch Verwachsungen fixiert, die punktierten Linien zeigen die allmähliche Ausdehnung der vorderen Wand an.

Ältere Autoren haben sich vorgestellt, daß der oben geschilderten Sequestrierung die gesamte Blase zum Opfer fällt und danach nur ein aus pericystitischen Schwielen und verklebten Darmschlingen gebildetes Receptaculum urinae an Stelle der Blase zurückbleibt. Auch O. Küstner scheint geneigt, diese Erklärung für verschiedene Fälle der älteren Literatur zu akzeptieren. Die bei dieser Vorstellung merkwürdige Tatsache, daß manchmal kaum eine Inkontinenz beobachtet wurde, erklärten spätere Autoren, wie Dührssen, Schatz u. a., damit, daß wenigstens Teile der Blase, vor allem das Trigonum, erhalten geblieben seien. Die cystoskopischen Untersuchungen von Stoeckel haben das Irrtümliche dieser Auffassung aber zweifelsfrei aufgedeckt.

Auffallend bleibt, daß die Cystitis dissecans gangraenescens im einen Fall verhältnismäßig früh sich einstellt, im anderen selbst im 5. Graviditätsmonat noch ausbleibt. Wahrscheinlich hat Stoeckel recht mit der Vermutung, daß die Art der infizierenden Keime dafür eine ausschlaggebende Rolle spielt.

Ein dritter, vereinzelt beobachteter Ausgang der Blasenüberfüllung und der Incarceration des retroflektierten graviden Uterus ist der Tod an Urämie — dann eintretend, wenn die Ureteren gegen den enormen Inhaltsdruck in der Blase sich nicht mehr zu entleeren vermögen. Bei der außerordentlichen Seltenheit dieses Ereignisses wird man aber wohl annehmen dürfen, daß für einen derartigen Ausgang besondere prädisponierende Momente, wie etwa schon eine früher bestehende Hydronephrose der Frau, verantwortlich zu machen sind.

Viel geringfügiger als von seiten des uropoetischen Apparates sind die durch Kompression des Rectums ausgelösten Erscheinungen. Gewiß kann für die

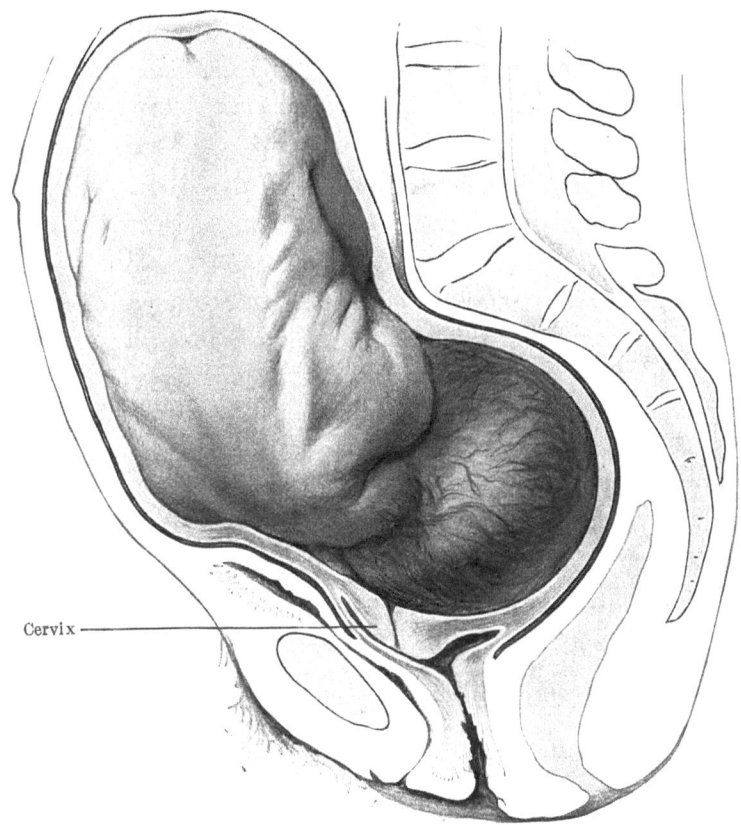

Abb. 87. Retroflexio partialis am Ende der Gravidität. (Nach Bumm.)

oft hochgradige Obstipation auch die Uteruslage mitverantwortlich sein; Flatusverhaltung und Ileus durch völlige Kompression des Rectums sind aber nur ausnahmsweise beobachtete Erscheinungen.

Übrigens besteht in dieser Hinsicht ein bemerkenswerter Unterschied zwischen der Retroflexio und der an sich viel selteneren Retroversio uteri gravidi. Bei letzterer richtet sich mit zunehmender Vergrößerung des Organes der Muttermund immer ausgesprochener gegen die Symphyse (Abb. 82/83), die Portio steigt höher und gelangt schließlich unter starker Anspannung der vorderen Scheidenwand, sogar über das Niveau der Symphyse (Abb. 85). Das Corpus uteri wird bei der Retroversio von vornherein viel stärker in die Kreuzbeinhöhle hineingedrängt und breitet sich so ausschließlich im kleinen Becken aus, daß relativ früh das Rectum komprimiert wird. Erschwerte Defäkation, später auch Blähung der höher gelegenen Darmabschnitte sind die Folge. Eine Spontanaufrichtung ist bei dieser Veränderung des Organs viel schwieriger.

Dagegen treten die Blasenerscheinungen bei der reinen Retroversio gewöhnlich später, etwa erst zwischen 16. und 20. Woche ein (Abb. 85), während bei der Retroflexio meist schon nach der 10. Woche Blasenbeschwerden sich einstellen und zwischen 12. und 16. Woche die Erscheinungen ausgesprochener Incarceration sich entwickeln. Es ist nach der ungeheuren Erfahrung von Chrobak, auf dessen Angaben wir uns dabei stützen, nicht daran zu zweifeln, daß solche Unterschiede bestehen. Andererseits müssen wir nach unseren eigenen Erfahrungen Wertheim u. a. wenigstens so weit beipflichten, daß praktisch die Trennung von Retroversio und Retroflexio uteri gravidi keine wesentliche Rolle spielt, da die reine in der Gravidität als solche bestehenbleibende Retroversio ganz außerordentlich selten ist.

Eine Sonderstellung nehmen die Fälle von sog. Retroflexio uteri gravidi partialis ein. Man versteht darunter einen Zustand, in dem zwar der größte Teil des Uterus in normaler Weise nach der Bauchhöhle sich entwickelt hat, die Cervix aber stark anteponiert hinter der Symphyse steht, in diese Stellung offenbar gezwungen durch ein hinter ihr gelegenes, in den Beckenraum halbkugelig vorspringendes Segment des Uterus, in dem sich vielfach der vorliegende Kindesteil tasten ließ. Offenbar entwickelt sich dieser, übrigens sehr seltene Zustand — Verfasser hat ihn zweimal, darunter nur einmal in höherem Grade beobachtet — dann, wenn durch breite flächige Adhäsionen ein Teil der Korpushinterwand fixiert ist (Abb. 86). Wir möchten uns sein Zustandekommen folgendermaßen vorstellen: Spontane Kontraktionen führen wie bei der mobilen Retroflexio uteri gravidi zunächst zur Aufrichtung, die im zweiten, vielleicht noch in der ersten Hälfte des 3. Schwangerschaftsmonats durch diese Adhäsionen wahrscheinlich nicht gehemmt wird. Damit ist dem Uterus die Wachstumsrichtung nach der Bauchhöhle freigegeben. Erst bei weiterer Vergrößerung des Organs, wenn Rectum und pararectale Partien nicht mehr genügend zu folgen vermögen, werden die hier breit verlöteten Partien der Uterushinterwand — bemerkenswerterweise waren diese Adhäsionen bei den bisher beobachteten Fällen von Retroflexio uteri gravidi oft auf eine Hälfte beschränkt — zu einer Fessel, welche die betreffenden Partien der Korpushinterwand festhält. Die Aussackung nach dem kleinen Becken zu entsteht unseres Erachtens erst sekundär, wenn der vorliegende Kindespol (Kopf oder Steiß), der durch die Anteposition der Cervix nach hinten abgedrängt wird, diesen fixierten Wandteil passiv dehnt und gegen das kleine Becken vordrängt. Verfasser hatte jedenfalls Gelegenheit, bei einem seiner beiden Fälle den hier geschilderten Vorgang zu beobachten. Die aus dem nichtgraviden Zustand als fixiert bekannte Retroflexio war in der Schwangerschaft schon im 3. Monat spontan verschwunden; in den nächsten 4 Monaten imponierte der Fall als durchaus normale Gravidität, erst im 7. Monat fiel die Anteposition und ein gewisser Hochstand der Cervix auf, hinter der der Uterus eine gewisse Ausladung zeigte. Erst im 8. Monat aber bildete sich deutlich der oben geschilderte Zustand der Retroflexio uteri partialis mit dem Schädel als Inhalt der Aussackung nach dem kleinen Becken zu aus (Abb. 87). Leider habe ich in diesem Fall den Geburtsverlauf nicht selber beobachten können.

Offenbar darf nur die unmittelbar an den Isthmus uteri angrenzende Partie der

Korpushinterwand breit fixiert sein, wenn ein unserem Falle entsprechender Zustand sich entwickeln soll.

Reicht die Verwachsungszone höher hinauf, dann kann es zu so extremen Veränderungen kommen, wie in dem Falle von K. Franz, in dem das ganze Organ im kleinen Becken eingekeilt war und der in den Bauchraum hinaufragende Anteil ausschließlich von der hochgradig überdehnten vorderen Cervix-Isthmuswand gebildet wurde (Abb. 88). Es scheint uns aber kaum richtig, solche Fälle als partielle Retroflexio zu bezeichnen, trotzdem gerade der Franzsche Fall immer als Paradigma dafür angeführt wird; denn de facto war in diesem Fall der ganze Uteruskörper im kleinen Becken, und aus unbekannten Gründen ist diese enorme Überdehnung der Cervixvorderwand eingetreten. Von einer partiellen Retroflexio uteri gravidi darf man unseres Erachtens nur dann sprechen, wenn mindestens größere Teile des Uteruskörpers nach dem Bauchraum sich entwickelt haben und nur ein kleiner Teil der Hinterwand im kleinen Becken festgehalten wird. Der von Fonyo[1] beschriebene Fall würde diesen Forderungen entsprechen.

Andere Autoren wieder, wie Chrobak, Dührssen, halten den Ausdruck Retroflexio uteri gravidi partialis überhaupt für falsch und wollen nur von einer Ausladung oder Aussackung des Uterus nach hinten sprechen. O. Küstner nimmt einen vermittelnden Standpunkt ein und will die Chrobaksche Auffassung für solche Fälle gelten lassen, in denen nur „der alleruntersten Teil

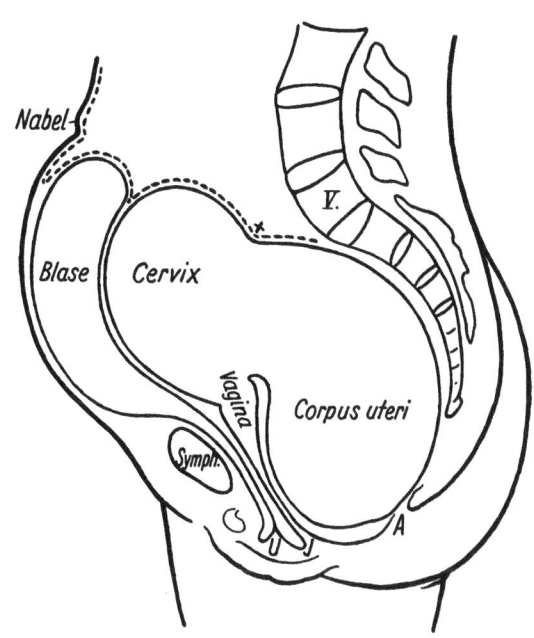

Abb. 88. Partielle Incarceration des retroflektierten graviden Uterus. (Nach K. Franz.)
U = Urethralöffnung. J = Introitus vaginae. A = Anus.
× Stelle des inneren Muttermundes. ------- Bauchfell.

der hinteren Gebärmutterwand hinter der Cervix gefesselt im Becken liegt". Wir selbst vermögen einer derartigen Unterscheidung keine große Bedeutung zuzuerkennen; will man sie aber beibehalten, dann möchten wir vorschlagen den Ausdruck „Ausladung" auf solche Fälle zu beschränken, in denen sie durch eine besondere Wandveränderung, wie Narben nach Placentarlösung (besonders bei Placenta praevia), nach Metritis dissecans, gelegentlich auch durch einen Tumor der Uterushinterwand zustandekommt. Im übrigen ist der Ausdruck Retroflexio uteri gravidi partialis schon deshalb vorzuziehen, weil tatsächlich fließende Übergänge bestehen und die Störungen — Einklemmungserscheinungen mit schweren Blasensymptomen — dieselben sind wie bei der Retroflexio uteri gravidi, nur mit dem Unterschied, daß sie bei der Retroflexio uteri gravidi partialis viel später, gewöhnlich erst im 6. oder 7. Graviditätsmonat, auftreten.

Die Diagnose der Retroversio-flexio uteri gravidi bereitet in den ersten Monaten gewöhnlich keine Schwierigkeiten, sofern die Anamnese an sich auf eine Gravidität hinweist. Vor

---
[1] Zbl. Gynäk. **1913**, Nr 34.

allem wird der Stand der Portio im vorderen Beckenhalbring immer Verdacht erwecken müssen und dann gewöhnlich die Betastung des graviden Korpus hinter derselben bzw. das Fehlen des Uteruskörpers bei der Betastung vom vorderen Scheidengewölbe die Diagnose sichern. Andererseits ist natürlich davor zu warnen, jeden vom hinteren Scheidengewölbe

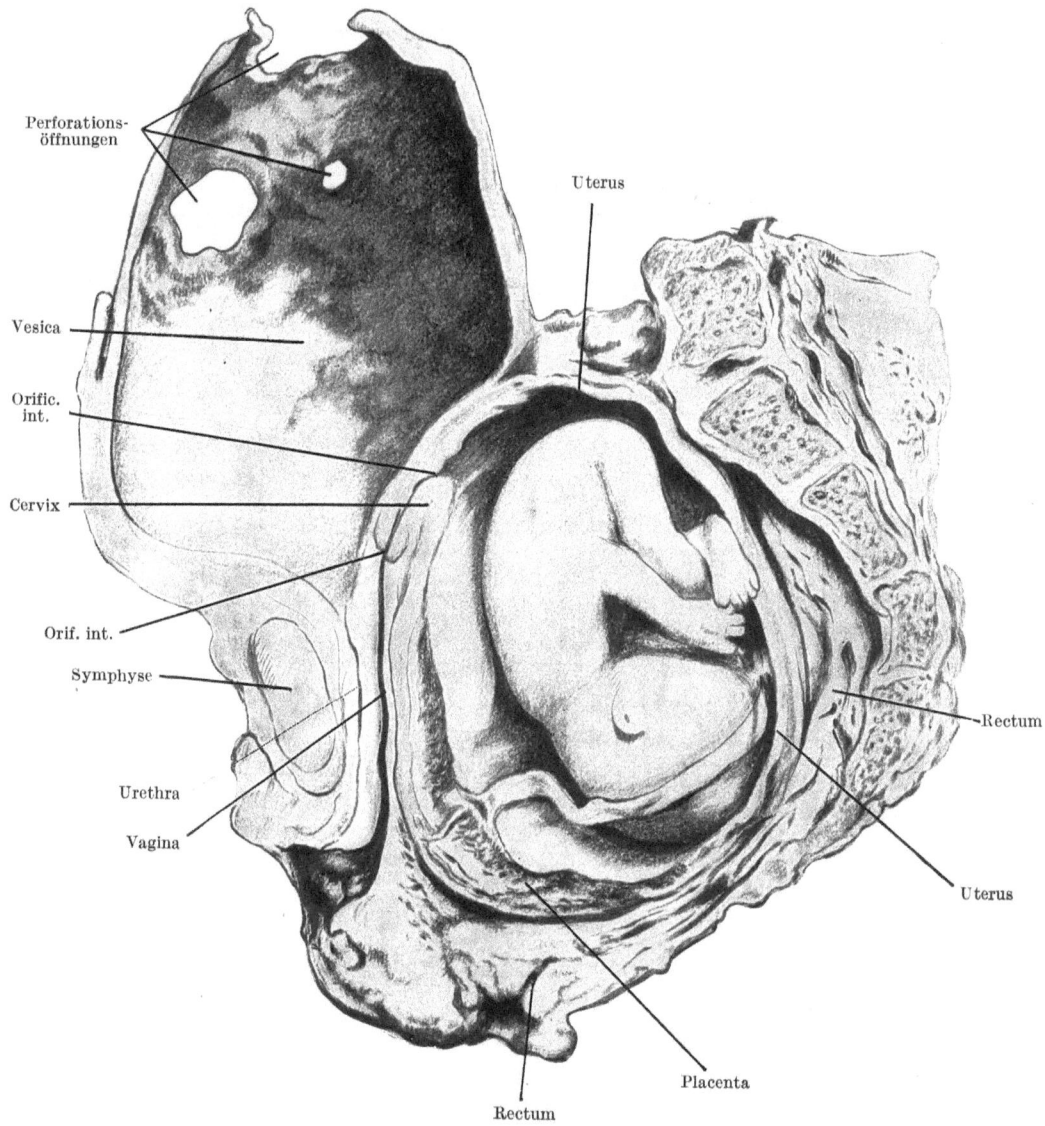

Abb. 89. Blasenruptur infolge von Retroflexio uteri grav. incarcerati. (Nach Orthmann-Marchand.)

aus getasteten Tumor bei einem auf Gravidität verdächtigen Fall ohne weiteres für das gravide Korpus anzusehen. Es ist vielmehr der Nachweis eines kontinuierlichen Übergangs dieses Tumors in die Portio zur Sicherung der Diagnose unerläßlich.

Schwierigkeiten entstehen sofort, wenn dieser Nachweis — sei es infolge mangelhafter Technik des Untersuchers, sei es infolge ungünstiger Betastungsverhältnisse — nicht sicher gelingt. Noch größer werden die Schwierigkeiten, wenn etwa die Anamnese hinsichtlich einer Amenorrhöe unklar ist oder gar absichtlich den Arzt irreführende Angaben gemacht werden, eine Möglichkeit, mit der man heutzutage immer häufiger zu rechnen hat. In ersterer Hinsicht ist hinzuweisen auf Fälle, in denen trotz eingetretener Schwängerung die Menstruation, wenn auch vielleicht schwächer, noch einmal eintrat. Täuschungen können ferner dadurch unterlaufen, daß eine in Wirklichkeit den drohenden Abortus anzeigende, nach wenigen Tagen aber sich wieder beruhigende Blutung von der Schwangeren irrtümlich für eine Menstruation gehalten wurde. Es kommt auch immer wieder vor, daß Frauen auf ihre Menstruation so wenig achten, daß ein einmaliges Ausbleiben der Periode in ihrem Gedächtnis keine Spuren hinterläßt. Besonders schwierig können die Verhältnisse natürlich werden bei Frauen, die an sich unregelmäßig in größeren Pausen von 6—8 Wochen menstruieren. Wer indes an solche Möglichkeiten und Schwierigkeiten

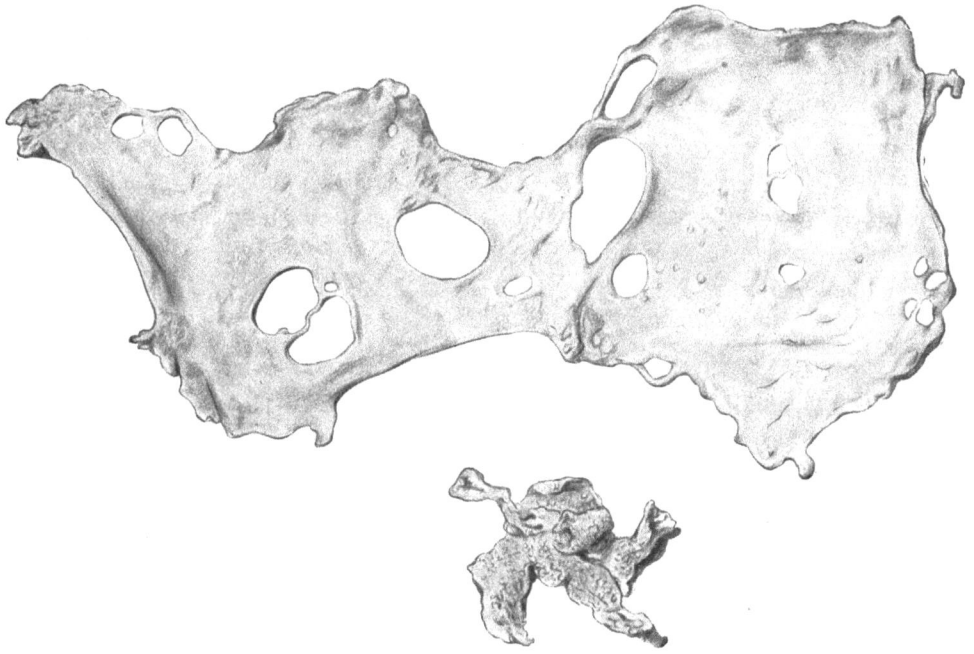

Abb. 90. Ausgestoßene Membranen bei Cystitis dissecans gangraenescens. (Nach Stoeckel.)

denkt, hat damit das größte Hindernis für eine richtige Diagnose schon aus dem Weg geräumt.

Als selbstverständliche Vorsichtsmaßregel, die aber immer wieder außer acht gelassen wird, sei empfohlen, vor der Untersuchung sich zu vergewissern, ob die Frau ihre Blase entleert hat, und gegebenenfalls diese Entleerung mit dem Katheter vorzunehmen. Das ist um so wichtiger, als schon in den ersten beiden Monaten bei der Retroflexio uteri gravidi — übrigens gelegentlich auch bei anteflektiertem Uterus — eine überfüllte Blase angetroffen wird. Daß der Katheterismus unter allen aseptischen Kautelen vorzunehmen ist, braucht kaum besonders betont zu werden.

Erscheint die Diagnose nicht nach jeder Richtung durch die Betastung gesichert, vermag auch eine Untersuchung in Narkose diese Sicherheit nicht zu geben, dann sind differentialdiagnostisch eine ganze Reihe anderer Zustände in Betracht zu ziehen.

Bei auf Gravidität deutender Anamnese wird natürlich in erster Linie an die Möglichkeit einer Extrauterinschwangerschaft mit retrouteriner Hämatocele zu denken sein; bei bestehendem Fieber rechne man heute immer mit der Möglichkeit eines Douglasabscesses nach einem Abtreibungsversuch; rectovaginale Untersuchung, Beachtung des Blutbildes, Bestimmung der Senkungsgeschwindigkeit der roten Blutkörperchen bringen dann Aufklärung. Nicht ganz selten vermag ein retrouterin gelegener Ovarialtumor das retroflektierte gravide Korpus vorzutäuschen, besonders wenn etwa gleichzeitig wirklich eine Gravidität besteht. Bei genügender Aufmerksamkeit und guter Untersuchungstechnik wird es freilich stets gelingen, dann das gravide Korpus und seine Verbindung mit der Portio an anderer Stelle festzustellen.

Wesentlich seltener werden entzündliche Adnextumoren, retroperitoneal gelegene weiche Myome, parametrane Exsudate und ähnliches zu Verwechslung Anlaß geben. Vermeidbar sind derartige Irrtümer nur dann, wenn man sich streng an die Regel hält, eine Retroflexio erst dann zu diagnostizieren, wenn der kontinuierliche Zusammenhang der Portio und des hinter ihr vom hinteren Scheidengewölbe aus getasteten Tumors absolut einwandfrei erwiesen und gleichzeitig die Abwesenheit des Corpus uteri an normaler Stelle sichergestellt ist. Natürlich gibt es auch dann gelegentlich Fälle, in denen bei mehrdeutiger Anamnese und schwierigen Betastungsverhältnissen eine Entscheidung nicht ohne weiteres getroffen werden kann. Dann ist aber die Unsicherheit der Diagnose das beste Mittel, Fehlgriffe in therapeutischer Hinsicht zu vermeiden, zu denen eine mit dem Gefühl der Sicherheit gestellte Fehldiagnose verleiten kann.

Was wir für die Diagnose der Retroflexio uteri gravidi der ersten 8—12 Wochen entwickelt haben, gilt mutatis mutandis auch für die folgenden Wochen und Monate. Nur tritt jetzt ein neues für die Diagnose bedeutsames Moment hinzu, die Beteiligung der Blase und die davon abhängigen Symptome. Wer sich zur Regel macht, bei jeder graviditätsverdächtigen Anamnese mit gleichzeitigen Miktionsbeschwerden in erster Linie an die Retroflexio uteri gravidi zu denken, wird am sichersten einer Fehldiagnose entgehen. Die reiche Kasuistik diagnostischer Irrtümer und darauf basierender therapeutischer Mißgriffe lehrt das zur Evidenz. Am häufigsten ist der unter den Bauchdecken getastete prall elastische median gelegene Tumor für den graviden Uterus, das Corpus uteri für einen Ovarialtumor oder ein weiches Myom gehalten, seltener umgekehrt die Blase für einen die Gravidität komplizierenden Tumor erklärt worden. Wer weiß, wie häufig auch sonst schon in der Gynäkologie die gefüllte Blase zu Fehldiagnosen Veranlassung gegeben hat, wird von vornherein der Gefahr derartiger Fehlgriffe weniger ausgesetzt sein, zumal der Stand der Portio dicht hinter der Symphyse in jedem derartigen Fall Verdacht erregen muß. Bleiben noch Zweifel, dann ist durch den Katheterismus um so leichter Aufklärung zu schaffen, als gegen diesen unter streng aseptischen Kautelen Einwendungen nicht zu erheben sind.

Besonders aber erinnere man sich stets, daß bei jeder Ischurie, ganz besonders bei der Ischuria paradoxa, von vornherein die Incarceration des retroflektierten graviden Uterus als wahrscheinlichste Ursache derselben anzunehmen ist. Freilich ist in diesem Stadium der Erkrankung die Harnröhre meist bereits so in die Länge gezogen, daß der Katheterismus schwieriger ist [1]. Sobald aber der stark stinkende trübe Harn sich unter gleichzeitigem

---

[1] Vgl. unter Therapie.

Verschwinden des unter den Bauchdecken getasteten Tumors durch den Katheter entleert, ist die Sachlage aufgeklärt. Schwierigkeiten können nur entstehen, wenn etwa der Katheterismus nicht gelingt. Andererseits werden solche Schwierigkeiten kaum noch einen Zweifel übrig lassen, daß es sich bei dem fraglichen Tumor um die Blase handelt, wonach durch suprasymphysäre Blasenpunktion die gewünschte Klarheit geschaffen werden kann.

Sehr viel schwieriger kann die Diagnose bei Retroflexio uteri gravidi partialis sein, zumal wegen der Seltenheit dieser Anomalie der weniger Erfahrene an diese Möglichkeit nicht denken wird. Tatsächlich kann die Entscheidung, ob das im Becken tastbare Segment einem Teil des graviden Uterus, einem in seiner Wand gelegenen Myom oder einem außerhalb gelegenen Tumor entspricht, unter Umständen lange Zeit unmöglich bleiben. Ich erinnere mich eines Falles, in dem monatelang ein im Becken eingekeilter Ovarialtumor, der durch den graviden Uterus platt gedrückt und von ihm nicht deutlich zu differenzieren war, für eine Aussackung des graviden Uterus angesehen worden war, bis es mir bei einem Lagewechsel der Patientin einmal zufällig gelang, ihn vom Uterus zu differenzieren und die richtige Diagnose zu stellen, die dann bei der später vorgenommenen Schnittentbindung verifiziert wurde. Sorgfältige Überwachung einer derartigen Schwangeren, wiederholte Untersuchungen gestatten es wohl immer, zeitgerecht die Entscheidung zu treffen.

Bekommt man einen derartigen Fall erst unter der Geburt zu Gesicht, dann kann freilich auch dem Erfahrensten die Entscheidung unmöglich und eine Fehldiagnose die Folge sein, wie aus der spärlichen Literatur zu dieser Frage genügend hervorgeht. Man wird aber einen diagnostischen Irrtum hier um so weniger tragisch zu nehmen brauchen, als die in den meisten Fällen dann indizierte Schnittentbindung ja Aufklärung schafft.

Die Prognose der Retroflexio-versio uteri gravidi hängt, von seltenen Ausnahmen abgesehen, fast ausschließlich von dem Grad der bereits eingetretenen Blasenschädigung ab. Ist diese nicht zu hochgradig, dann ist bei rechtzeitiger und richtiger Therapie die Prognose für die Frau wohl immer eine gute, nicht in gleichem Maße freilich für die Erhaltung der Gravidität. Zwar hat man bei rechtzeitiger und schonender Aufrichtung eine Fehlgeburt im allgemeinen nicht zu fürchten, doch kommen Ausnahmen vor und vor allem ist auch der Spontanabort bei der Retroflexio uteri gravidi doch etwas häufiger als normal.

Die Therapie richtet sich in ihrer zeitlichen Reihenfolge nach dem Zustand der Blase, hat aber natürlich letzten Endes immer in der Reposition des Uterus zu gipfeln. Aus praktischen Gründen ist es daher richtiger, die Therapie des nicht incarcerierten und incarcerierten retrodeviierten Uterus gravidus getrennt zu sprechen.

Wird eine Gravidität im retroflektierten Uterus schon in den ersten 6—8 Wochen festgestellt, dann bedarf es zunächst keiner weiteren Maßnahme als einer Anweisung an die Frau, bei Auftreten von Miktionsbeschwerden sofort, jedenfalls aber innerhalb der nächsten 2—3 Wochen sich kontrollieren zu lassen. Wiederholt erlebt man dann, daß inzwischen die Spontanaufrichtung des Uterus erfolgt ist. Zu der Vorschrift O. Küstners, die Aufrichtung unter allen Umständen sofort anzustreben, vermögen wir uns deshalb nicht zu bekennen, weil unserer Erfahrung nach durch eine ungeschickte Aufrichtung häufig der Abortus provoziert wird, der nach der Spontanaufrichtung viel eher ausbleibt, und weil durch ein Hinausschieben der Reposition bis zur 10.—12. Woche weder eine wesentliche Erschwerung dieser noch sonst ein Nachteil für die Frau hervorgerufen wird.

Ist freilich bis zu diesem Zeitpunkt die Aufrichtung nicht spontan erfolgt, dann erachten auch wir die künstliche Lagekorrektur für notwendig, da ein weiteres Zuwarten die Gefahr von Incarcerationserscheinungen mit sich bringt, von denen niemand vorher wissen kann, ob sie dann mehr allmählich oder stürmisch eintreten; ja selbst der Zeitpunkt ist nicht genau zu fixieren, wie schon aus unseren obigen Ausführungen[1] hervorgeht.

Die Technik der Reposition ist im Prinzip keine andere als außerhalb der Gravidität. Nur empfehlen wir dringend wegen der immer möglichen Folge eines Abortus, dieselbe unter strengster Asepsis vorzunehmen.

Vor jedem Repositionsversuch ist natürlich die Blase zu entleeren.

Gelingt die Aufrichtung mit der üblichen bimanuellen Technik nicht, dann kann man sich dieselbe wesentlich erleichtern durch das O. Küstnersche Verfahren, darin bestehend, daß eine Kugelzange die Portio faßt und nach abwärts zieht, während gleichzeitig die Finger der anderen Hand vom hinteren Scheidengewölbe aus das Korpus in die Höhe drängen.

Wenn auch dabei der Versuch noch mißlingt, dann ist er in steiler Beckenhochlagerung oder in Knieellenbogenlage der Patientin eventuell unter Zuhilfenahme der Narkose zu wiederholen (Abb. 91).

Unseres Erachtens gelingt mit einem dieser Verfahren die Aufrichtung jedes nicht fixierten Uterus; selbst im 4. Monat und bei schon aufgetretener Incarceration macht sie keine ernsten Schwierigkeiten. Gewaltsames Vorgehen ist stets zu vermeiden, da aus zerrissenen Adhäsionen, besonders in der Gravidität, gefahrdrohende Blutungen auftreten können.

Ist der Uterus fixiert, dann empfiehlt sich die Laparotomie mit scharfer Trennung der Adhäsionen und folgender Ventrosuspension des Uterus nach Gilliam-Schauta.

Nach jeder, namentlich schwierigeren Aufrichtung erscheint es zweckmäßig, in Hinsicht auf die Gefahr eines Abortus an den folgenden beiden Tagen den Uterus möglichst ruhigzustellen. Bettruhe mit überwiegender Bauch- oder Seitenlage, eine Injektion von 1 ccm Pantopon und die durch 2 Tage fortgesetzte Medikation von Opiumtropfen (Rp. Tinctura opii simplex, Extract. Viburn. prunifol. $\overline{aa}$ 5, davon 3mal täglich 20 Tropfen) leisten dazu sehr gute Dienste. Selbstverständlich wird man, wenn nicht etwa eine operative Suspension des Uterus vorgenommen wurde, die Uteruslage durch ein Pessar (Hodge, Smith, ausnahmsweise auch Thomas) sichern müssen. Das Pessar ist am Ende der 20. Woche zu entfernen.

Sind bereits Incarcerationserscheinungen aufgetreten, dann wird auch das therapeutische Vorgehen in erster Linie durch den Zustand der Blase bestimmt.

Die Entleerung der überfüllten Blase ist in jedem Fall das erste, was zu geschehen hat. Man muß sich nur von vornherein darüber klar sein, daß dieser Katheterismus sehr schwierig und unter Umständen auch gefährlich sein kann. Strengste Asepsis ist natürlich erforderlich. Infolge der starken Längsdehnung der Urethra und des Hochstandes des

---

[1] Vgl. S. 826.

Orificium urethrae internum genügt gewöhnlich der gebräuchliche gerade Glaskatheter nicht, ganz abgesehen von der Gefahr des Abbrechens. Man nimmt daher besser von vornherein einen männlichen Metallkatheter, der auf jeden Fall so lang ist, daß die Harnblase erreicht wird. Wegen der vorhandenen Mercierschen Krümmung ist er auch leichter zu handhaben, da der Katheter ja, um das hochstehende Orificium urethrae internum zu

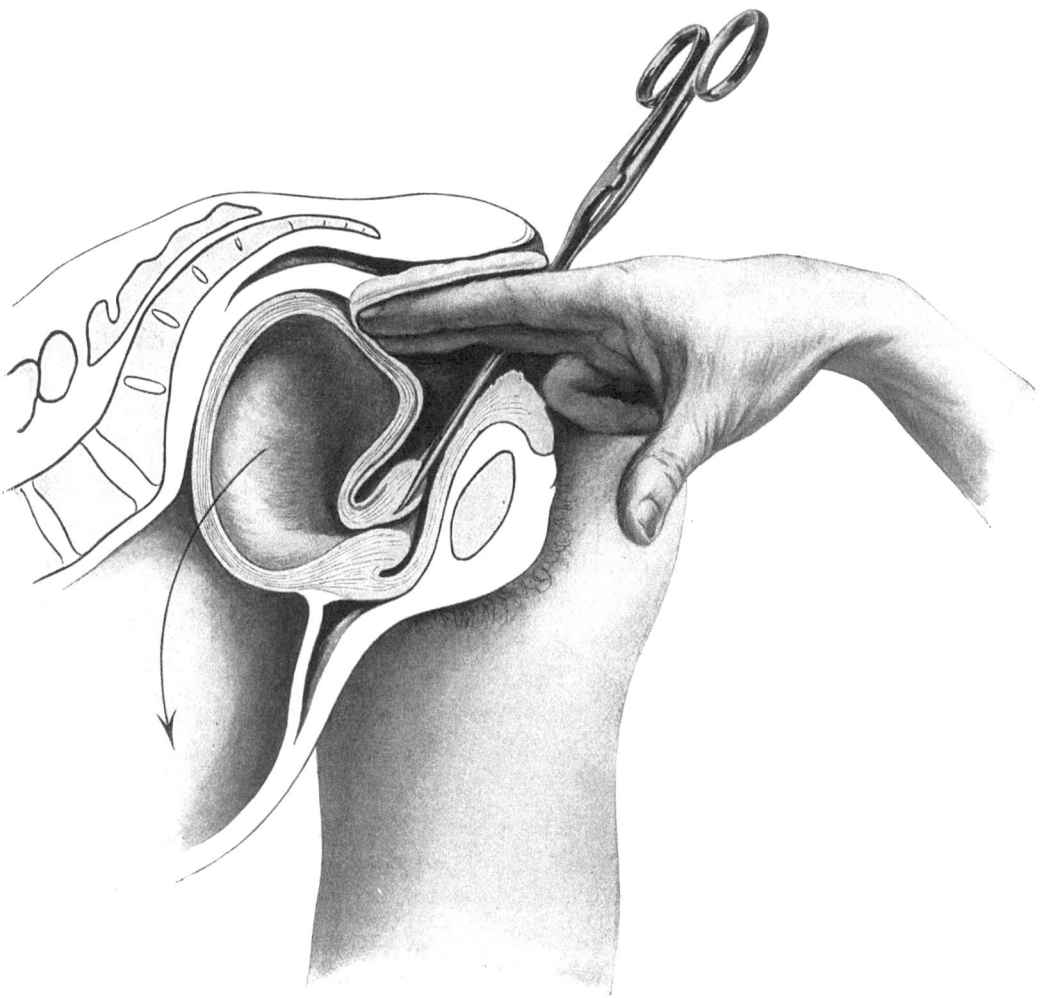

Abb. 91. Aufrichtung des incarcerierten retroflektierten Uterus in Knieellenbogenlage. (Nach Bumm.)

erreichen, unter starker Senkung des Griffes einen verhältnismäßig großen Bogen um die Symphyse beschreiben muß. Ergeben sich auch dann noch Schwierigkeiten, dann forciere man ja nicht, sondern nehme zur Vermeidung falscher Wege einen elastischen Katheter.

In beiden Fällen passiert es zuweilen, wenn schon eine gangränescierende Cystitis vorhanden ist, daß der Katheterismus deshalb erfolglos bleibt, weil exfoliierte Teile der Blasenwand vor der inneren Harnröhrenmündung liegen und das Auge des eindringenden Katheters verlegen. Gelingt es nicht, durch Veränderung der Katheterlage oder durch ganz geringe Auffüllung von wenigen Kubikzentimetern Borwasser das Auge freizumachen, dann bleibt nichts übrig, als die **Blasenentleerung durch suprasymphysäre Punktion der Blase zu erzwingen.**

Die vielfach noch empfohlene Punktion von der Scheide aus, ist zu widerraten. Einmal ist sie technisch viel schwieriger und überdies ist es in Hinsicht auf die Möglichkeit eines Abortus gefährlich, mit dem hochinfektiösen Harn die Scheide zu verunreinigen.

Die infrasymphysäre Blasenpunktion ist bei dem Hochstand der Blase nicht durchführbar.

In jedem Fall, in dem die Incarceration schon tagelang besteht oder bereits eine komplette Ischurie und Cystitis mit zersetztem Harn vorhanden ist, muß die **Entleerung der Blase mit dem Katheter ganz langsam vorgenommen werden,** da sonst leicht Blasenblutungen auftreten können. Die Blutungen stammen entweder aus den bei der Abstoßung gangränöser Massen erodierten Gefäßen oder aus den hochgradig gestauten Venenplexus, aus denen im Moment der plötzlichen Druckentlastung das Blut in die Blasenvenen zurückschießt. Die letztgenannten Blutungen sind meist nicht hochgradig und stehen gewöhnlich bald von selbst. Die ersteren können foudroyant sein, ja es sind selbst Verblutungstode danach beobachtet worden.

Manchmal ist man überrascht, wie schnell nach dem Katheterismus die Blase sich wieder füllt. Zumeist handelt es sich dann um Harn, der in den Ureteren und Nierenbecken angestaut war und jetzt freien Abfluß bekommt, wozu wohl auch eine reichlichere Sekretion aus den Nieren selbst sich gesellt. In anderen Fällen kommt die schnelle Füllung durch die obenerwähnten Blutungen zustande. Dann ist es natürlich falsch, die Blase wieder zu entleeren und neue Blutungen zu provozieren, sondern es ist gegenteils sogar richtig, die Blase mit Borwasser unter Adrenalinzusatz aufzufüllen, um durch den gesteigerten Inhaltsdruck die Blutung zum Stehen zu bringen.

Wenn in Ausnahmefällen auch das nicht hilft, deutliche Zeichen zunehmender Anämie auftreten, dann empfiehlt es sich, ohne Zaudern die Sectio alta zu machen, die in diesen Fällen technisch besonders leicht ist, und die Blase mit in Adrenalinlösung 1:10000 getränkter Gaze zu tamponieren und dann ganz allmählich, etwa 24 Stunden nach der Operation beginnend, die Gaze wieder zu entfernen.

Ist die Blase völlig entleert, sind keine weiteren Komplikationen eingetreten, dann bleibt noch die Aufgabe der Reposition des Uterus; ob diese alsbald oder erst später vorzunehmen ist, hängt wieder von dem Zustand der Blase ab.

War der abgelassene Urin klar oder besteht nur eine einfache Cystitis, dann kann die Aufrichtung sofort angeschlossen werden.

Besteht dagegen bereits eine gangränescierende Cystitis, dann ist die **Reposition zunächst zu unterlassen.** Jeder derartige Versuch könnte zu einer Perforation der vielleicht da und dort aufs äußerste verdünnten Blasenwand führen und damit die Gefahr nur vergrößern. In solchen Fällen begnüge man sich vielmehr damit, in den folgenden Tagen die Blase 2—3 mal täglich in schonendster Weise mit dem Katheter zu entleeren. Bessert sich dabei der Harnbefund — und das geschieht oft auffallend rasch — dann darf man daraus den Schluß ziehen, daß der Zustand der Blase kein bedenklicher ist, und kann nach einigen Tagen die Reposition vornehmen.

Bleibt der Zustand der Blase auch in den nächsten Tagen noch ein bedrohlicher, dann erachten wir die Aufrichtung bei durch Längsschnitt eröffneter Bauchhöhle als das weitaus Ungefährlichere und schonendere Verfahren, das um so mehr Berechtigung hat, als gerade in diesen schweren Fällen der Uterus häufig schon durch Adhäsionen fixiert ist, die nun unter Leitung des Auges durchtrennt werden können. Die Aufrichtung kann so schonend vorgenommen werden, daß eine Blasenruptur wohl kaum jemals eintreten wird. Schlimmstenfalls würde dieselbe sofort bemerkt und durch Naht versorgt werden können, wie das erfolgreich in einem Fall von Calverley geschah. Wenn der Uterus bereits genügend groß ist, kann nach der Reposition die Bauchhöhle sofort geschlossen werden; erscheint er zu klein, so ist natürlich gegen eine Sicherung der Uteruslage durch Ventrosuspension nach Gilliam-Schauta nichts einzuwenden. Auf jeden Fall werden durch diese Verfahren alle weiteren Gefahren am sichersten ausgeschaltet und die Ausheilung der Blasenaffektion am besten gewährleistet.

Wie ersichtlich schließen wir uns hinsichtlich der Laparotomie nicht nur dem Standpunkt von O. Küstner an, sondern gehen insofern noch darüber hinaus, als wir sie in den angezogenen Fällen von vornherein für den gegebenen Weg ansehen. Die dagegen früher geltend gemachten Bedenken sind durch zahlreiche Erfahrungen verschiedenster Autoren widerlegt.

Früher hat man in den Fällen, in denen die Reposition kontraindiziert war oder nicht gelang, die Einleitung des Abortus empfohlen. Da die Portio oft nicht oder nur schlecht zugänglich war, punktierte man entweder von der hinteren Scheidenwand aus den Uterus und suchte durch die Entleerung des Fruchtwassers die spontane Ausstoßung des Eies zu erreichen. Gelang das nicht, dann entleerte man den Uterus in einer Sitzung durch Schnitt in die hintere Korpuswand von der Scheide aus. Diese Verfahren scheinen uns gegenüber der Laparotomie zwei Nachteile zu haben: einmal wird vielleicht unnötig die Schwangerschaft unterbrochen, vor allem aber ist immer die Infektionsgefahr eine verhältnismäßig große. Unvermeidbar wird bei der schweren gangränescierenden Cystitis auch das Vestibulum infiziert und ebenso unvermeidbar ist es, daß bei den Manipulationen am Uterus diese Keime auch in die Scheide und vielleicht in den Uterus selbst verschleppt werden. Bei dem heutigen Stand unserer Erkenntnis haben derartige Vorschläge sicher keine Berechtigung mehr, und es stellt die Laparotomie, schon wegen der Möglichkeit der Wahrung einwandfreiester Asepsis, unter allen Umständen das ungefährlichere Verfahren dar. Wir glauben deshalb auch auf eine ausführliche Wiedergabe der aus der Literatur sich ergebenden Diskussion völlig verzichten zu können [1].

Anteversio-flexio uteri gravidi (*et puerperalis*).

Genese. Die dem nichtgraviden Uterus eigentümliche und allgemein als normal angesehene Anteversio-flexio wird im Verlauf der Schwangerschaft aus rein mechanischen Ursachen nicht aufrecht erhalten. Zwar beobachtet man oft im 2. oder zu Anfang des 3. Monats bei graviden Uteri eine Zunahme, ein Deutlicherwerden der Flexion nach vorne, abhängig in erster Linie von der Stelle der Eiansiedelung im Corpus uteri. Nach zahlreichen autoptischen Beobachtungen, die Verfasser nicht nur bei Abortausräumungen, sondern auch bei Gelegenheit von supravaginalen Amputationen gravider Uteri wegen progredienter Tuberkulose machen konnte, trifft das immer dann zu, wenn das Ei in der Vorderwand

---

[1] Wer sich dafür interessiert, sei auf O. Küstners Darstellung in Döderleins Handbuch d. Geburtshilfe, **2** (1924) und die alte Darstellung von Wertheim im v. Winckelschen Handbuch d. Geburtshilfe, **2**, 1 (1904) verwiesen.

des Korpus sich ansiedelt. Die der Nidationsstelle entsprechenden und benachbarten Partien der Vorderwand zeigen zuerst und am deutlichsten die dem frühgraviden Uterus eigentümliche Auflockerung, die bald zu einer Art Ausladung nach vorne sich auswächst und so zu einer Verkleinerung des Flexionswinkels führt. Wenn man will, kann man auch von einer vorgetäuschten Verstärkung der Anteflexio sprechen. Man vergleiche

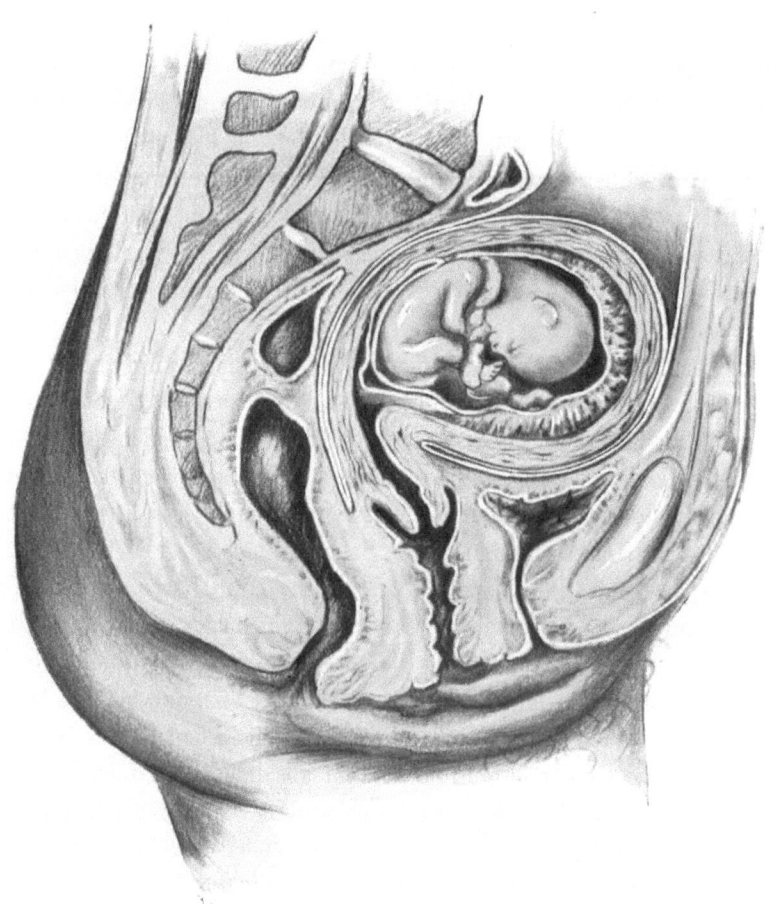

Abb. 92. Scheinbare Hyperanteflexio eines graviden Uterus vom 3. Monat.

dazu auch Abb. 92, die wir hinsichtlich der Uteruslage nach einem Sagittalschnitt von Waldeyer kopiert haben.

In Fällen, in denen die Anteversio uteri vor Eintritt der Schwangerschaft nicht ausgesprochen war, kann diese Vermehrung der normalen Flexion zu Tastbefunden führen, die dem Unerfahrenen wegen ihrer Auffälligkeit imponieren. Noch stärker tritt das ausnahmsweise bei der spitzwinkligen Anteflexio hypoplastischer Uteri in den ersten 6—10 Schwangerschaftswochen in Erscheinung. Solche Fälle sind es wohl gewesen, welche besonders in der älteren Literatur als pathologische Anteversioflexio uteri gravidi beschrieben worden sind. Demgegenüber hat schon O. Küstner vor vielen Jahren und noch neuerdings in dem Döderleinschen Handbuch der Geburtshilfe[1]

---

[1] Bd. 2, 2. Aufl. 1924. München: Verlag J. F. Bergmann.

unseres Erachtens mit Recht betont, daß es sich dabei um „Mißdeutungen" eines Zustandes handelt, den jedenfalls wir noch durchaus als innerhalb physiologischer Grenzen gelegen betrachtet wissen möchten. Eine Ausnahmestellung nehmen nur die Fälle ein, in denen infolge profixierender, besonders vaginaler Operationen der Uterus in dieser vorübergehenden Haltung fixiert wird[1]. Denn normaliter zeigt sich manchmal schon in der zweiten Hälfte des 3. Schwangerschaftsmonats, noch deutlicher im 4. und jedenfalls im 5. Monat eine Zunahme des Flexionswinkels, der immer stumpfer wird, je weiter der Uterus in die freie Bauchhöhle hinaufwächst. Es sind zunächst rein mechanische Widerstände von seiten der mit normalem Turgor und Tonus ausgestatteten Bauchwand, welche den wachsenden Uterus immer mehr in eine Mittelstellung und oft zu fast völliger Aufgabe der Anteversio zwingen. Die Richtigkeit dieser Auffassung geht am besten daraus hervor, daß bei Vielgebärenden mit schlaffen Bauchdecken die Flexion durchschnittlich viel länger und deutlicher erhalten bleibt als bei Erstgeschwängerten mit straffen Bauchdecken. Im weiteren Verlauf der Gravidität spielen Fruchtwassermenge, wie Lage und Haltung des Kindes eine wesentlich mitbestimmende Rolle für die Lage und Haltung des graviden Uterus. Es lohnt sich nicht, auf alle hier möglichen Varianten einzugehen; sie besitzen kaum klinische Dignität; wo durch sie Beschwerden hervorgerufen werden, sind sie letzten Endes vielmehr auf ein mangelhaftes Tonus-Turgorspiel der Rumpfblasenwand zurückzuführen und auch nur von hier aus — durch Bandage oder Korsett — einer Änderung zugänglich.

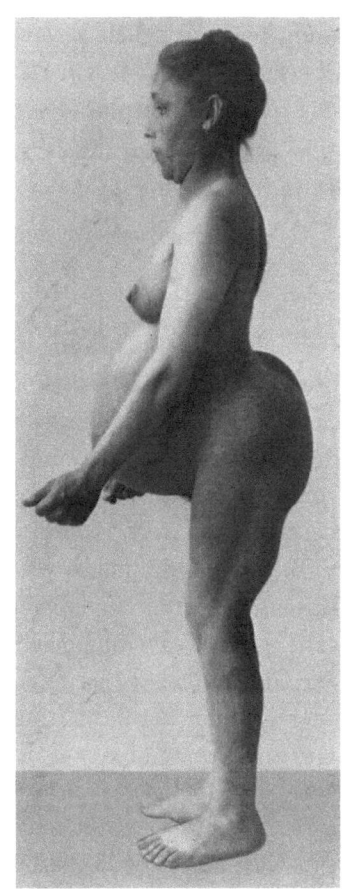

Abb. 93.
Hängebauch bei einer Vielgebärenden.
(Aus Jaschke-Pankow.)

Die ausschlaggebende Bedeutung des Tonus-Turgorspiels der Bauchdecken tritt am auffallendsten in Erscheinung bei jenen Fällen, in denen ihre Schlaffheit so groß ist, daß der Fruchthalter bei seinem Wachstum hier geringeren Widerstand findet als auf seiten des Eingeweideblocks und deshalb bauchwandwärts ausweicht. Dann nimmt natürlich die Anteflexio uteri gravidi zu anstatt ab und imponiert schließlich als „Hängebauch". In diesen Fällen hat man zweifellos ein Recht von einer pathologischen Anteversioflexio uteri gravidi zu sprechen (Abb. 93). Von den verhältnismäßig zahlreichen Fällen, in denen schlaffe Bauchdecken Vielgebärender mit mehr minder weiter Rectusdiastase ursächlich für die Haltungsanomalie des graviden Uterus verantwortlich zu machen sind, sind jene wesentlich selteneren Fälle zu unterscheiden, in denen der Hängebauch trotz primär guter Bauchdecken dadurch zustande kommt, daß infolge abnormer Raumbeschränkung in der Beckenbauchhöhle schließlich die vordere Rumpfblasenwand als der allein nachgiebige Teil bei Druck

---

[1] Vgl. das Kapitel über die Antefixationsgeburt.

des wachsenden Organs nachgeben muß. Daher gehören die Fälle von Hängebauch bei Kyphoskoliose und bei höheren Graden von Beckenverengerung, sowie die seltenen Fälle, in denen durch große Tumoren der Platz in der Bauchhöhle eingeschränkt wird; besondere Ausdehnung der Gebärmutter durch Hydramnios, Gemini kann natürlich unterstützend hinzutreten.

In exzessiven Fällen kann der Hängebauch so hochgradig werden, daß seine Trägerin kaum noch zu gehen vermag und an der stehenden Frau die Bauchdeckenhaut mit der Oberschenkelhaut sich berührt. Die Korpusvorderwand ist dann dorsal gerichtet; ja es sind selbst Fälle beobachtet, in denen der Bauch bis handbreit über Kniehöhe herunterhing.

Der Spitzbauch ist mechanisch betrachtet nur eine Variante des Hängebauches, bei der aber die Anteversio-flexio niemals so hochgradig zu sein pflegt.

Von einer besonderen Symptomatologie der pathologischen Anteversio-flexio uteri gravidi kann kaum gesprochen werden. Man darf zwar von vornherein annehmen, daß höhere Grade von Hängebauch der Trägerin Beschwerden verursachen, ist aber auf der anderen Seite erstaunt, wie gering oft diese Beschwerden sind. Dafür ist wohl in erster Linie der Umstand verantwortlich zu machen, daß der ganze Zustand überwiegend langsam, ganz allmählich sich entwickelt, die Beschwerden von der Trägerin unter die normalen Schwangerschaftsbeschwerden eingereiht werden, über die sie besondere Klagen nicht vorzubringen wünscht. Daß gerade das Tempo, in dem derartige Störungen und Beschwerden sich einstellen, von großer Bedeutung ist, wissen wir ja von vielerlei anderen Zuständen, z. B. vom Hydramnios, wo auch die oft geringgradigen Klagen bei selbst hochgradigem chronischen Hydramnios mit den heftigen Beschwerden bei akutem Hydramnios selbst geringeren Grades auffallend kontrastieren. Trotzdem gibt es natürlich eine Grenze. Sobald der Hängebauch so hochgradig wird, daß Teile der vorderen Bauchwand zur gegenseitigen oder gar zur Berührung mit der Oberschenkelhaut kommen, stellen sich nicht nur das Gefühl von Schwere, Ermüdungsschmerzen im Erector trunci, sondern häufig auch hochgradigste Gehbeschwerden ein, die schließlich zu fast völliger Bewegungsunfähigkeit führen können. Freilich wird fast regelmäßig schon früher die Schwangere ganz instinktiv durch Aufbinden des Leibes therapeutisch eingreifen. Häufig beobachtet man in der Umschlagfalte der Bauchhaut intertriginöse, oft nässende Ekzeme, die Schmerzen wie Jucken verursachen und vor allem als Brutstätte von Infektionserregern Aufmerksamkeit verdienen. Gelegentlich kommt es infolge von Zirkulationsstörungen in den Bauchdecken zu einer auffallenden Hautvenenzeichnung, seltener zu umschriebenem Ödem, namentlich in den Striae gravidarum. Fälle, in denen dieses Ödem hochgradig wird und dann zu elephantiastischer Verdickung in den überhängenden Bauchwandpartien führt, gehören zu den größten Seltenheiten.

Größere Bedeutung beanspruchen die aus der pathologischen Anteversio-flexio sich ergebenden Lage- und Haltungsanomalien der Frucht, die allerdings bestimmter, vom Hängebauch abhängiger Charakteristica durchaus entbehren und nach den allgemein anerkannten Prinzipien zu behandeln sind.

Dagegen sind die Geburtsstörungen, die aus dem Hängebauch als solchem resultieren, in vieler Hinsicht charakteristisch, so daß die wichtigsten derselben besonders aufgeführt werden müssen.

Hierher gehört in erster Linie die Neigung zum vor- oder frühzeitigen Blasensprung, darauf beruhend, daß der vorliegende Teil oft mangelhaft das untere Uterinsegment abschließt. Auch die Störungen der Entfaltung des Uterusausführungsganges beruhen zum Teil darauf, zum Teil allerdings folgen sie aus der ungünstigen Richtung des Cervicalkanals, durch die die Einrichtung des vorliegenden Teils in die Achse des Geburtskanals erschwert ist. Das gilt namentlich dann, wenn die Portio durch das Gewicht des vorne überfallenden Fruchthalters in der Richtung nach oben und hinten, also gegen das Promontorium hin, disloziert wird, was nur bei höheren Graden von Hängebauch zutrifft [1].

Konkurrieren damit noch Schwierigkeiten, die sich aus einem Zusammentreffen mit Haltungs- und Lageanomalien der Frucht, mit engem Becken, Hydramnios, Zwillingen, Tumorbildung usw. ergeben, dann ist leicht einzusehen, wie vielgestaltig im einzelnen Falle die bei der pathologischen Anteversio-flexio uteri gravidi vorkommenden Störungen des Geburtsverlaufes sein können. Ihre Detailschilderung gehört nicht hierher, sondern ist Aufgabe der Lehr- und Handbücher der Geburtshilfe.

Die Diagnose macht natürlich keine Schwierigkeiten; wichtig erscheint uns nur die Feststellung, ob und wie weit die Portio von ihrem normalen Platz in der Spinalebene sich entfernt hat.

Die Prognose ist im Einzelfalle von der veranlassenden Ursache abhängig, wird aber ihrerseits mitbestimmt durch die als Folge des Hängebauches sich eventuell einstellenden Geburtsstörungen.

Therapie. Angesichts der zu erwartenden Geburtsstörungen ist klar, daß die pathologische Anteversio-flexio des graviden Uterus in jedem Falle einer Korrektur bedürftig ist. In all den Fällen, in denen der Hängebauch einfach Folge einer Bauchdeckeninsuffizienz ist, besteht die Aufgabe von vornherein in einer Korrektur des Hängebauches in den ersten Anfängen. Dazu eignen sich nicht nur Bandagen, Handtuchverbände und ähnliches, sondern ganz besonders auch der Thalysia-Frauengurt (Abb. 48), der durch passende Einlagen entsprechend dem zunehmenden Bauchumfang nach Bedarf erweitert werden kann. Freilich sind diesem Streben nach Korrektur des Hängebauches bei engem Becken, Kyphoskoliose, Hydramnios oft recht enge Grenzen gezogen. In solchen Fällen besteht unseres Erachtens die Hauptaufgabe darin, durch passende Traggurten oder Bandagen den Hängebauch so zu unterstützen oder zu fixieren, daß wenigstens das fortwährende Hin- und Herpendeln ausgeschaltet wird. Damit beugt man in den Grenzen des Möglichen Lageanomalien der Frucht vor und lindert die Beschwerden der Trägerin. Noch wichtiger erscheint uns eine sorgfältige Hautpflege. Es ist viel leichter, durch zeitgerechte Unterstützung des Hängebauches und häufige Bäder mit nachfolgender ganz dünner Einpuderung mit 1% Salicyltalkum die Entstehung eines Eczema intertrigo zu verhüten, als ein einmal etabliertes, womöglich schon stark nässendes Ekzem während der Schwangerschaft doch zur Abheilung zu bringen. Diese Aufgabe ist deshalb so wichtig, weil diese ekzematösen nässenden Partien Brutstätte aller möglichen Bakterien sind und unsere Handlungsfreiheit bei der Geburtsleitung in verhängnisvoller Weise beschränken können. Denn es ist ja klar, daß angesichts der häufigen oben erwähnten Komplikationen nicht nur im kindlichen, sondern oft genug auch im mütterlichen Interesse eine abdominale

---

[1] Man vgl. dazu die Abb. 169, S. 937.

Schnittentbindung den besten Weg zur Überwindung aller Schwierigkeiten darstellt und nicht selten gleichzeitig eine Verstärkung der Rumpfwand erlauben wird. Damit soll selbstverständlich nicht etwa einer prinzipiellen Einstellung auf die Schnittentbindung in derartigen Fällen das Wort geredet werden; wir wollen nur darauf aufmerksam machen, daß man sich diesen Ausweg, wenn irgend möglich, durch schon in der Schwangerschaft zu ergreifende Maßregeln offen halten soll.

Die Geburtsleitung im einzelnen zu schildern, geht über den Rahmen der uns gestellten Aufgabe weit hinaus und ist Sache der Handbücher der Geburtshilfe. Nur einige prinzipielle Bemerkungen möchten wir auch hier nicht unterdrücken.

Zunächst ist klar, daß in allen Fällen, in denen die Möglichkeit dazu besteht, auch noch im Geburtsbeginn der Hängebauch durch passende Bandagen korrigiert werden soll, wodurch häufig noch eine Haltungs- oder Lageverbesserung des Kindes erreichbar ist. Gelingt das nicht, dann besteht eine weitere Hauptaufgabe darin, den frühzeitigen Blasensprung zu verhüten. Wir möchten dazu in erster Linie die Kolpeuryse empfehlen, die gleichzeitig infolge der Wehenanregung günstig wirkt.

Ist der vor- oder frühzeitige Blasensprung schon eingetreten, dann mag bei guter Wehentätigkeit zunächst abgewartet werden, wenn nicht aus anderen Komplikationen die Notwendigkeit eines Eingreifens sich ergibt. Stellt sich heraus, daß die Eröffnungsperiode oder der Eintritt des vorliegenden Teiles wegen ungünstiger Stellung oder gar wegen eines Ödems der Portio sich ungebührlich verzögert, dann wird auch heute noch ein Versuch mit der Hystereuryse zu empfehlen sein, einer Methode, die ebensowohl durch Wehenverstärkung wie vor allem durch die Stellungskorrektur der Portio in vielen Fällen als vorteilhaft sich erwiesen hat. Wenn die Verhältnisse die Einführung eines zugfesten Ballons ohne große Schwierigkeit erlauben, wird man ihm nach dem Vorschlag von Schauta[1] den Vorzug geben; aber gleichgültig ob ein elastischer oder zugfester Ballon eingeführt wird, in jedem Fall ist ein Gewichtszug anzubringen, um die stellungskorrigierende Wirkung auf die Portio, auf die es hauptsächlich ankommt, zu erreichen.

Der ganzen, auch von O. Küstner und vielen anderen propagierten Methode haftet nur der eine Nachteil an, daß namentlich die Einführung eines zugfesten Ballons bei sehr hochstehender Portio außerordentlich schwierig sein kann, so daß das Verfahren dann an Gefährlichkeit oft eine abdominale Schnittentbindung übertrifft.

Die Methode, einen Fuß des vorher eventuell gewendeten Kindes herabzuholen und an diesem einen Gewichtszug anzubringen, scheint uns für die allgemeine Praxis auch heute noch ein empfehlenswertes Verfahren. Freilich erfordert auch dieser Eingriff bei hochstehender Portio und nach vorn gerichtetem Cervicalkanal oft einen sehr gewandten Geburtshelfer. Der große, diesem Verfahren anhaftende Nachteil besteht darin, daß nur zu häufig das Kind dabei oder im weiteren Verlauf der Geburt verloren geht.

Deshalb erachten wir unter klinischen Verhältnissen und unter der Voraussetzung, daß die Beschaffenheit der Bauchdecken eine einwandfreie ist, in allen Fällen, in denen die Metreuryse auf zu große Schwierigkeiten stößt, von vornherein die abdominale Schnittentbindung als das ungefährlichere und zudem im Interesse des Kindes vorzuziehende Verfahren. Wir möchten aber ausdrücklich betonen, daß

---

[1] Mschr. Geburtsh. 35, H. 2.

es sich dabei nur um allgemeine Richtlinien handeln kann und das Verhalten im einzelnen Falle durchaus variiert werden soll. Aufrechterhaltung der Asepsis und Vermeidung von Nebenverletzungen bei der Mutter, Rettung des kindlichen Lebens erscheinen uns als die Leitmotive, um die alle weiteren Überlegungen und Handlungen sich zu gruppieren haben. Im Wochenbett wird die Aufgabe darin zu bestehen haben, den Rückbildungsprozeß in den Bauchdecken zu fördern, wozu neben Gymnastik, Massage zunächst Bandagen, später ein gutsitzendes Korsett zu empfehlen sind. Freilich wird man damit nur in den Fällen einen Erfolg erzielen, in denen nicht schon vor der Gravidität ein Schlotterbauch bestand.

Daß etwa eine besondere Neigung derartiger Wöchnerinnen zu einer Lochialstauung als Folge einer Hyperanteflexio uteri puerperalis bestünde, wie alte Geburtshelfer behauptet haben, trifft sicherlich nicht zu. Jedenfalls vermögen wir aus einem Hängebauch keine Indikation für eine längere Bettruhe im Wochenbett abzuleiten.

IX. Descensus und Prolaps.

In diesem Kapitel soll nicht nur die Senkung und der Vorfall des Uterus besprochen werden, sondern wir behandeln hier den Genitalvorfall schlechtweg. Der Genitalschlauch mit seinen Nachbarorganen muß hier als Einheit betrachtet werden; mechanisch richtiger würde man sogar von Eingeweidesenkung und -vorfall sprechen. Dabei definieren wir als Senkung jede Lageveränderung, welche irgendeinen Teil der Beckeneingeweide von seiner normalen Stelle in der Richtung gegen den Introitus vaginae verschiebt, als Vorfall oder Prolaps das Erscheinen bestimmter Abschnitte des inneren Genitales vor dem Introitus vaginae. Je nachdem, ob das betreffende Organ ganz oder teilweise vor der Vulva liegt, unterscheidet man einen partiellen und einen Totalprolaps. Dabei ist für die Definition immer maßgebend der jeweils unter bestimmten Verhältnissen erreichte höchste Grad der Lageveränderung. So kann man von einem Totalprolaps des Uterus auch dann sprechen, wenn dieser völlige Vorfall nur bei Anstrengung der Bauchpresse eintritt, bei Ruhe dagegen vielleicht nur die Hälfte oder ein Drittel des Uterus vorgefallen erscheint. Ja es kann sein, daß z. B. ein bei Feldarbeit total prolabierter Uterus nach Einhalten mehrtägiger Bettruhe vollständig in die Scheide zurückkehrt und selbst bei neuerlicher Anstrengung der Bauchpresse nicht auf einmal wieder total vorfällt. Trotzdem ist für die Beurteilung der Schwere der höchste Grad des vorher erreichten Tiefstandes des Organes maßgebend. Ähnliches wird natürlich auch bei partiellem Vorfall und bloßen Senkungen beobachtet. Eine über ausgesprochene Senkungsbeschwerden (vgl. weiter unten) klagende Frau braucht für die Besichtigung keinerlei nachweisbaren Descensus aufzuweisen. Trotzdem wäre es verfehlt, etwa von „Senkungsbeschwerden ohne Prolaps" — auch das kommt vor[1] — zu sprechen, wenn nicht festgestellt ist, daß auf längere Anstrengung der Bauchpresse eine Senkung ausbleibt.

Der Vorfall des Uterus war schon den Ärzten des Altertums wohlbekannt[2]. Schon vor Hippokrates gab Eryphon Vorschriften für die Prolapstherapie. Bei den Hippokratikern finden sich bereits weitergehende Kenntnisse mit Unterscheidung zwischen

---

[1] Vgl. oben S. 723.
[2] Die folgenden Angaben sind der Geschichte der Gynäkologie von I. Fischer in Halban-Seitz, Biologie und Pathologie des Weibes, Bd. 1, Berlin-Wien 1924, entnommen.

Descensus, einfachem und Totalprolaps, für deren Entstehung frühzeitiger Geschlechtsverkehr und schwere körperliche Arbeit nach der Geburt, sowie Bändererschlaffung als ätiologische Momente angeführt werden. Zu den Zeiten des Soranus taucht schon ein Streit über die Ätiologie des Prolapses auf, der uns weiter unten noch beschäftigen wird.

Im Mittelalter findet sich in dem Compendium medicinae des Gilbertus Anglicus (13. Jahrhundert) die Angabe, daß der komplette Dammriß zu Vorfall der Gebärmutter führen könne.

Angesichts der bis heute umstrittenen Ätiologie scheint es uns verfehlt, eine pathogenetische Einteilung zu geben, denn notwendig wird damit etwas präjudiziert, was erst des Beweises bedürfte, vielfach aber überhaupt nicht streng bewiesen werden kann. Wir erachten es daher für richtiger, zunächst einfach nach der Form, in der Descensus und Prolaps in Erscheinung treten, bestimmte Typen zu unterscheiden, ihre ätiologische Deutung dagegen einer besonderen Auseinandersetzung zu überlassen. Danach unterscheiden wir:

a) Senkung und Vorfall der vorderen Scheidenwand
    1. ohne Cystocele, 2. mit Cystocele;

b) Senkung und Vorfall der hinteren Scheidenwand
    1. ohne Rectocele, 2. mit Rectocele;

c) Senkung und Vorfall des anteflektierten oder retroflektierten Uterus, in verschiedenster Weise mit den unter a) und b) genannten Veränderungen kombiniert;

d) als seltenere Form kämen dazu noch die Enterocele vaginalis anterior et posterior.

a) Senkung und Vorfall der vorderen Scheidenwand.

1. Ohne Cystocele. Sie sind von geringer Bedeutung. Meist handelt es sich um mäßige, manchmal hahnenkammartige Vorwölbungen des unteren Scheidendrittels in den Introitus (Abb. 94), die bei Vielgebärenden fast zur Regel gehören und häufig von schlecht vernarbten Dammrissen begleitet sind. Im wesentlichen ist nur die Columna rugarum anterior descendiert, woran sich die seitlich angrenzenden Partien der Scheidenschleimhaut in verschiedenem Ausmaß beteiligen.

In seltenen Fällen handelt es sich um Ausbuchtungen der vorderen Scheidenwand gegen das Lumen, bedingt durch Divertikel- oder Steinbildung in der Urethra, durch paraurethrale Abscesse und ähnliches.

Noch seltener sind isolierte Senkungen des oberen Scheidendrittels als Folge einer hernienartigen Vorwölbung der Excavatio vesico-uterina, die nur auf Basis von Entwicklungsfehlern vorkommt (vgl. später). Ebenso gehören Senkung und Prolaps der vorderen Scheidenwand als Folge einer Tumorbildung im Septum urethro- oder vesicovaginale zu den Seltenheiten.

2. Senkung und Vorfall der vorderen Scheidenwand mit Cystocele. Die meisten Senkungen der vorderen Scheidenwand, und zwar beginnend mit der oberen Scheidenhälfte, sind bedingt durch eine Cystocele, d. h. eine divertikelartige Ausbuchtung der Blasenwand, der natürlich die Scheide angesichts der engen geweblichen Verbindungen mit der Blasenwand folgen muß (vgl. Abb. 101ff.). Je nach der Ausdehnung der Cystocele sind größere oder kleinere Abschnitte der Scheide betroffen. Die umfänglichsten Vorfälle der vorderen Scheidenwand bis zu völliger Inversion derselben finden sich als Begleiterscheinung größerer Uterusvorfälle (vgl. Abb. 98).

b) Senkung und Vorfall der hinteren Scheidenwand.

1. **Ohne Rectocele.** Auch Senkung und Vorfall der hinteren Scheidenwand werden zunächst unabhängig von Uterusvorfall beobachtet.

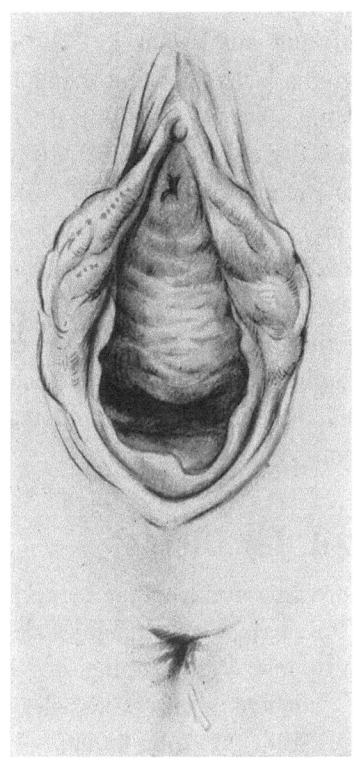 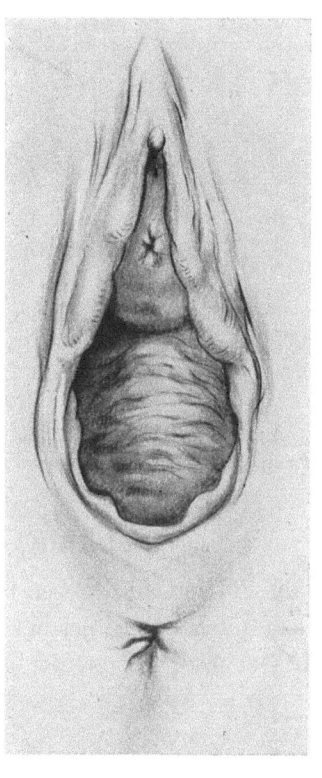

Abb. 94. Vorfall der vorderen Scheidenwand ohne Cystocele.

Abb. 95. Vorfall der hinteren Scheidenwand.

Kleinere Vorfälle der unteren Abschnitte der hinteren Scheidenwand entwickeln sich nicht selten als Folge der bei Geburten erfolgten Abhebung der Scheidenwand von ihrer Unterlage. Auf den Mechanismus dieser Abscherung der Scheidenwand hat zunächst Schatz hingewiesen, später besonders Sellheim durch seine Untersuchungen über den Geburtskanal Klarheit geschaffen. Bei intaktem oder nach korrekter Naht verheiltem Damm haben diese Vorfälle häufig hahnenkammartige Gestalt und entsprechen wesentlich der abgelösten Columna rugarum posterior (Abb. 95). Ist die Naht eines Dammrisses oder seine Prima reunio unterblieben, dann werden durch Narbenretraktion oft auch die der Columna rugarum benachbarten Schleimhautpartien sekundär mit in den Vorfall einbezogen.

Höhere Abschnitte der hinteren Scheidenwand können im allgemeinen erst bei gleichzeitigem Prolapsus uteri vorfallen. Beim Totalprolaps kann unter Umständen auch die hintere Scheidenwand völlig invertiert werden. In seltenen Fällen wird ein

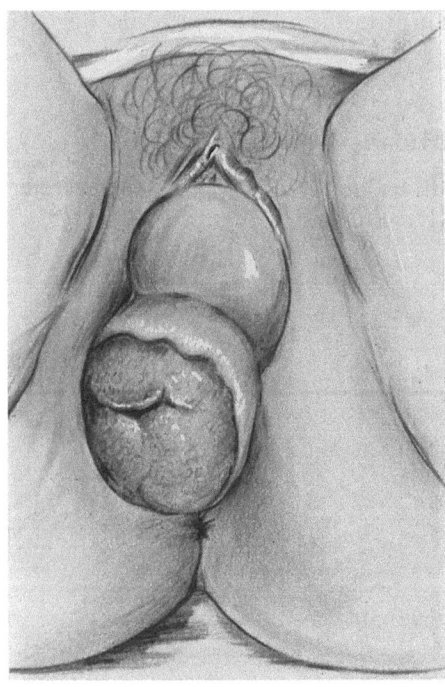

Abb. 96. Partieller Uterusprolaps mit großer Cystocele und ausgedehntem Dehnungsgeschwür.

Vorfallen verschiedener Abschnitte der hinteren Scheidenwand durch Tumoren, Exsudate und Hämatome im Septum rectovaginale bedingt.

Eine isolierte Senkung der oberen Hälfte der hinteren Scheidenwand ist verdächtig auf eine Hernie der Excavatio rectouterina (vgl. später).

2. Senkung und Vorfall der hinteren Scheidenwand mit Rectocele. Mit dem Vorfall der hinteren Scheidenwand kombiniert findet man häufig eine Rectocele, d. h. eine Ausbuchtung der vorderen Mastdarmwand oberhalb des Sphincter ani extern. (vgl. Abb. 101). Die Rectocele kann ihrerseits auch Ursache des Vorfalles der hinteren Scheidenwand sein, die dann nur passiv der Vorwölbung der Rectalwand folgt. Gewöhnlich verdanken allerdings Vaginalprolaps und Rectocele derselben Ursache, nämlich Geburtsverletzungen, ihre Entstehung.

c) Senkung und Vorfall des Uterus.

Tritt die Portio beim Pressen bis zur Höhe des Introitus vaginae herab, so sprechen wir von Descensus uteri, gelangt sie vor den Vulvarring, so handelt es sich um einen partiellen Uterusprolaps, der gewöhnlich mit einer Verlängerung des Uterus, besonders seines Halsteiles einhergeht (Abb. 96/97 u. 98/99). Ein Totalprolaps liegt vor, wenn auch der Fundus unterhalb des Hiatus genitalis gelegen ist (Abb. 99).

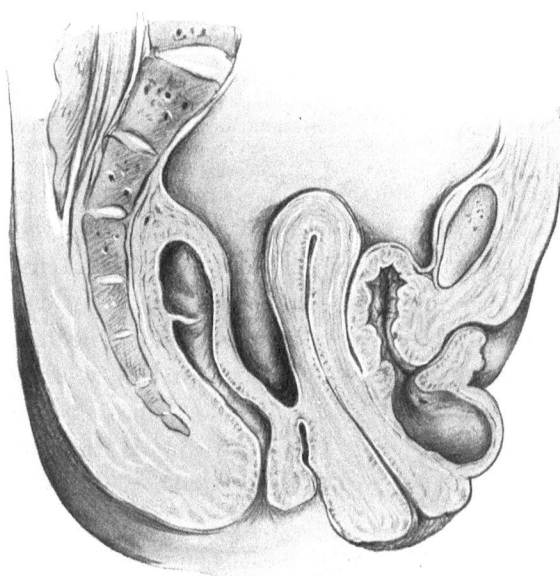

Abb. 97. Derselbe Fall wie Abb. 96 im Durchschnitt. — Starke Elongatio colli, große Cystocelett.

Jedes Tiefertreten des Uterus hat notwendigerweise eine Invagination der Scheide zur Folge, die, wie schon erwähnt, bis zur völligen Inversion führen kann. Es besteht aber zwischen Grad des Uterusvorfalles und Scheidenvorfalles keine gesetzmäßige Beziehung, wie schon ältere Autoren mit Recht betont haben. Selbst beim totalen Uterusvorfall braucht nicht ohne weiteres die ganze Scheide vorzufallen. Namentlich die hintere Scheidenwand ist häufig weniger beteiligt. Umgekehrt ist aber auch mit totaler Inversion der Scheide nicht notwendig ein Totalprolaps des Uterus verbunden. Wie weit beide Zustände parallel gehen, hängt wesentlich von der Länge des Uterus ab. Der prolabierte Uterus wird häufiger in Retroversio und Retroflexio als in Anteflexio gefunden.

d) Enterocele vaginalis anterior und posterior.

1. Von einer **Enterocele vaginalis anterior** oder Hernie der Excavatio vesico-uterina spricht man dann, wenn die mit Darm angefüllte Bauchfelltasche zwischen Blase und Uterus die oberen Abschnitte der Scheide vorwölbt.

2. Das Gegenstück dazu ist die **Enterocele vaginalis posterior** oder Hernie der Excavatio recto-uterina, beginnend mit einer Vorwölbung des hinteren Scheidengewölbes, die bei einer Vergrößerung zur Inversion immer weiterer Abschnitte der hinteren Scheidenwand Veranlassung gibt.

Anatomie der verschiedenen Formen von Genitalprolaps.

Die Anatomie des Genitalprolapses war bis in neuere Zeit mit mancherlei Unklarheiten behaftet, die sich zum Teil daraus ergaben, daß aus Einzelfällen nicht berechtigte

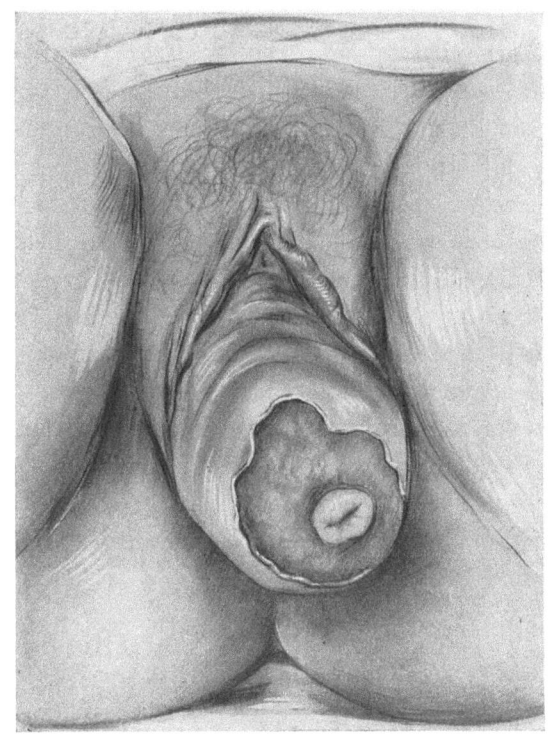

Abb. 98. Totalprolaps des Uterus mit Inversion der vorderen Scheidenwand und unregelmäßig begrenztem großen Dehnungsgeschwür.

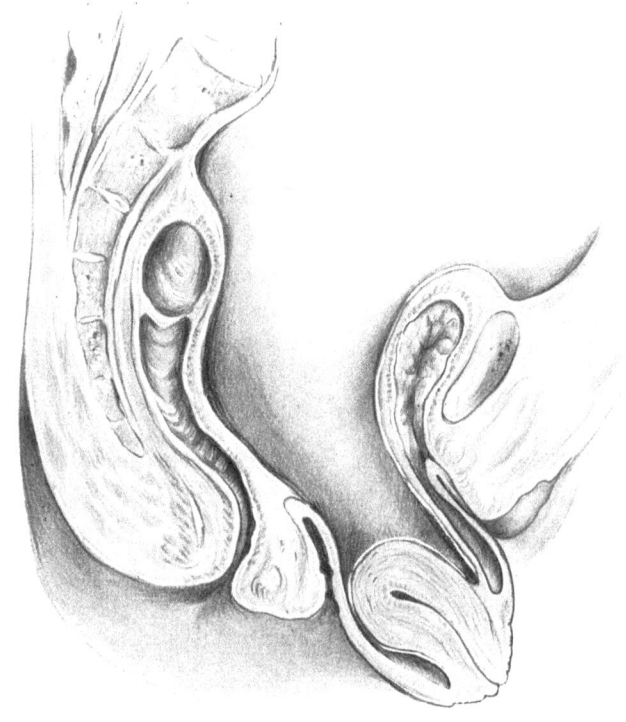

Abb. 99. Totalprolaps des Uterus im Sagittalschnitt. Ganz ähnlich dem Fall der Abb. 97, nur die vordere Scheidenwand ist hier nicht völlig invertiert.

Verallgemeinerungen abgeleitet, zum Teil aber auch aus einseitiger Beurteilung von Sagittalschnitten falsche Schlüsse gezogen wurden. Zudem war die Herstellung der Präparate selbst gewöhnlich nicht einwandfrei; so krankt selbst die größte Darstellungsreihe von Prolapsfällen aus der älteren Literatur, die in Frorieps Tabulae anatomicae, daran, daß die den Zeichnungen zugrunde liegenden Präparate ohne besondere Maßnahmen zur Sicherung des intra vitam bestandenen Situs angefertigt wurden, wodurch vielfach ohne weiteres als solche erkennbare Fehler unterliefen. Erst in neuester Zeit wurde diese Lücke geschlossen durch die großartigen Untersuchungen von Halban und Tandler (1907) und eine Arbeit von Ed. Martin (1912). Beide haben eine einwandfreie Technik der Untersuchungen angewandt[1]. Das in diesen Arbeiten niedergelegte anatomische Material, das seitdem noch durch einige schöne Präparate Wertheims ergänzt wurde, lege ich daher unserer Darstellung zugrunde. Es erscheint dabei zur Vermeidung von Wiederholungen wohl am besten, jedes Organ für sich zu betrachten, um aus der verwirrenden Mannigfaltigkeit der Bilder das Typische herauszuarbeiten. Da der Vorfall des Uterus am bedeutsamsten ist, besprechen wir zunächst die Befunde an diesem Organ.

a) Uterus.
1. Partieller Prolaps des Uterus.
Bei Anteversio-flexio uteri.

Entgegen der früher von Sims u. a. geäußerten Ansicht ist heute sowohl durch die klinischen Beobachtungen wie durch die anatomischen Untersuchungen zweifelsfrei erwiesen, daß die Anteversio-flexio den Vorfall des Uterus nicht unmöglich macht. Allen diesen Fällen — neben einigen älteren Fällen Frorieps gehören hierher die Fälle 19—21 bei Halban-Tandler und der auf Tafel XXX bei Ed. Martin abgebildete Fall — ist gemeinsam, daß bei ihnen eine abnorm tiefe und ausgeweitete Fossa recto-uterina gefunden wurde und eine hochgradige Elongation des Uterus nachweisbar war. In den Fällen von Halban-Tandler war der Uterus außerdem sehr deutlich anteponiert (Abb. 103), was in dem Martinschen Falle weniger hervortritt. Die Elongation betraf in den genannten Fällen hauptsächlich das Collum uteri, während das Korpus daran nur in geringem Maße beteiligt war; Scheidenvorfall, Cysto- und Rectocele waren bei den genannten Fällen in wechselndem Grade vorhanden (vgl. auch Abb. 102).

Bei Retroversio und Retroflexio uteri.

In der weit überwiegenden Mehrzahl der Fälle von partiellem Prolaps findet man den Uterus in Retroversion oder Retroflexion. Schon die Häufigkeit dieses Zusammentreffens läßt den Schluß zu, daß diese Retrodeviation des Uterus für die Entstehung des Prolapses von einer gewissen Bedeutung ist. In Übereinstimmung mit Küstner u. a. wurde auch schon oben betont, daß die Retroversio-flexio uteri fast regelmäßig mit einem gewissen Descensus verbunden ist. Klinische Beobachtungen wie anatomische Untersuchungen lehren weiter, daß alle Übergänge von Retroversio-flexio und Descensus uteri zum Prolaps desselben vorkommen.

---

[1] Einzelheiten darüber bei Halban-Tandler: l. c. S. 73.

Für die Fälle von Prolaps mit retrovertiertem oder -flektiertem Uterus ist aber außerdem charakteristisch eine Verlängerung des Uterus bis zu 12 cm, die durch eine Elongation des vorgefallenen Anteiles zustande kommt (vgl. Abb. 97). Entgegen der früher allgemein anerkannten Meinung Schröders, daß die Elongation immer das Collum uteri betreffe, haben Halban-Tandler nachweisen können, daß das nur für einen Teil der Fälle zutrifft, in einem anderen, an dem Material dieser Autoren sogar größeren Teil der Fälle an der Elongation auch das Corpus uteri in wechselndem Ausmaß beteiligt ist. Die Grenze zwischen elongiertem und nichtelongierten Uterusabschnitt entspricht stets der hinteren Umrandung des Hiatus genitalis.

Fast typisch zeigt der partiell prolabierte Uterus an der Stelle, wo er durch den Hiatus genitalis hindurchtritt, eine graduell verschieden ausgeprägte Verschmächtigung im sagittalen Durchmesser (Abb. 101), die in einzelnen Fällen bis zu einer völligen Abtrennung des Uteruskörpers vom Collum gesteigert war (v. Franqué). Halban und Tandler haben schließlich darauf aufmerksam gemacht, daß der außerhalb des Hiatus genitalis gelegene Uterusanteil häufig eine Abknickung gegen den Damm zeigt (Abb. 101). Unter 13 hierher gehörigen Fällen war das in 4 sehr auffällig. Der vor der Vulva gelegene Uterusabschnitt zeigt außerordentlich häufig eine Verdickung. Diese Verdickung beruht gelegentlich auf einer Portiohypertrophie durch eine Metritis colli chronica (A. Martin), wie sie auch unabhängig von Prolaps als Folge von tiefen Lacerationen mit ektropionierter Cervixschleimhaut vorkommt; in der Mehrzahl der Fälle ist die Vergrößerung aber nur durch ein chronisches Ödem des prolabierten Stückes bedingt. Das darf heute als sichergestellt angesehen werden[1].

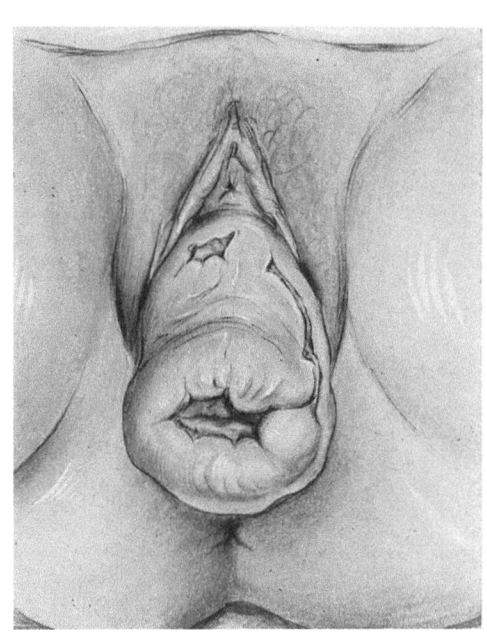

Abb. 100. Risse in der vorderen Vaginalwand bei Prolaps.

2. Totalprolaps des Uterus.

Der Uterus liegt völlig außerhalb des Hiatus genitalis, so daß er von den untersuchenden Händen vollständig umfaßt werden kann, und ist im Gegensatz zu den bisher erwähnten Fällen gewöhnlich kleiner als normal, bald in Anteversio, bald in Retroversioflexio, gelegentlich auch in einer Mittelstellung. Nur die Fälle, in denen noch ein Teil des Uterus, gewöhnlich gerade noch der Fundus, oberhalb des Hiatus genitalis liegt, werden von Halban-Tandler — wie uns scheint mit Recht — als Übergangsform zum Totalprolaps gewertet (Abb. 104). In diesen Fällen ist auch die Elongation des Uterus, die Korpus und Cervix betrifft, regelmäßig nachweisbar.

---

[1] Über die Entstehung dieses Ödems vgl. das Kapitel Ätiologie.

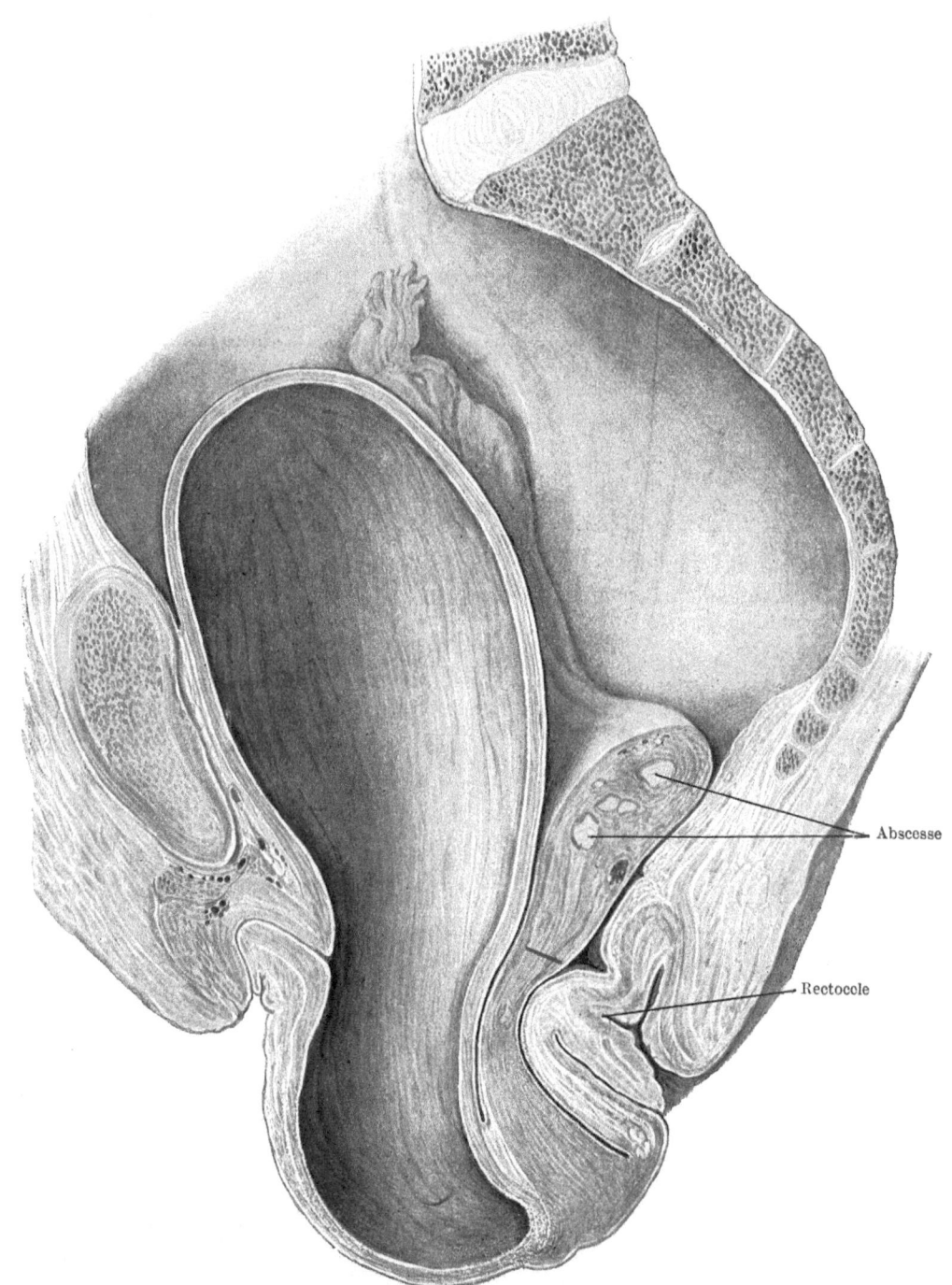

Abb. 101. Totalprolaps der vorderen, fast vollständiger Prolaps der hinteren Vaginalwand. Partieller Prolaps des Uterus mit Elongation der Cervix und des Korpus. Cystocele. (Nach Halban-Tandler.)

Irgendwelche für den Prolaps charakteristische gewebliche Veränderungen des Uterusgewebes oder seiner Schleimhaut sind mit Ausnahme der bereits erwähnten Elongation und des Ödems nicht nachweisbar.

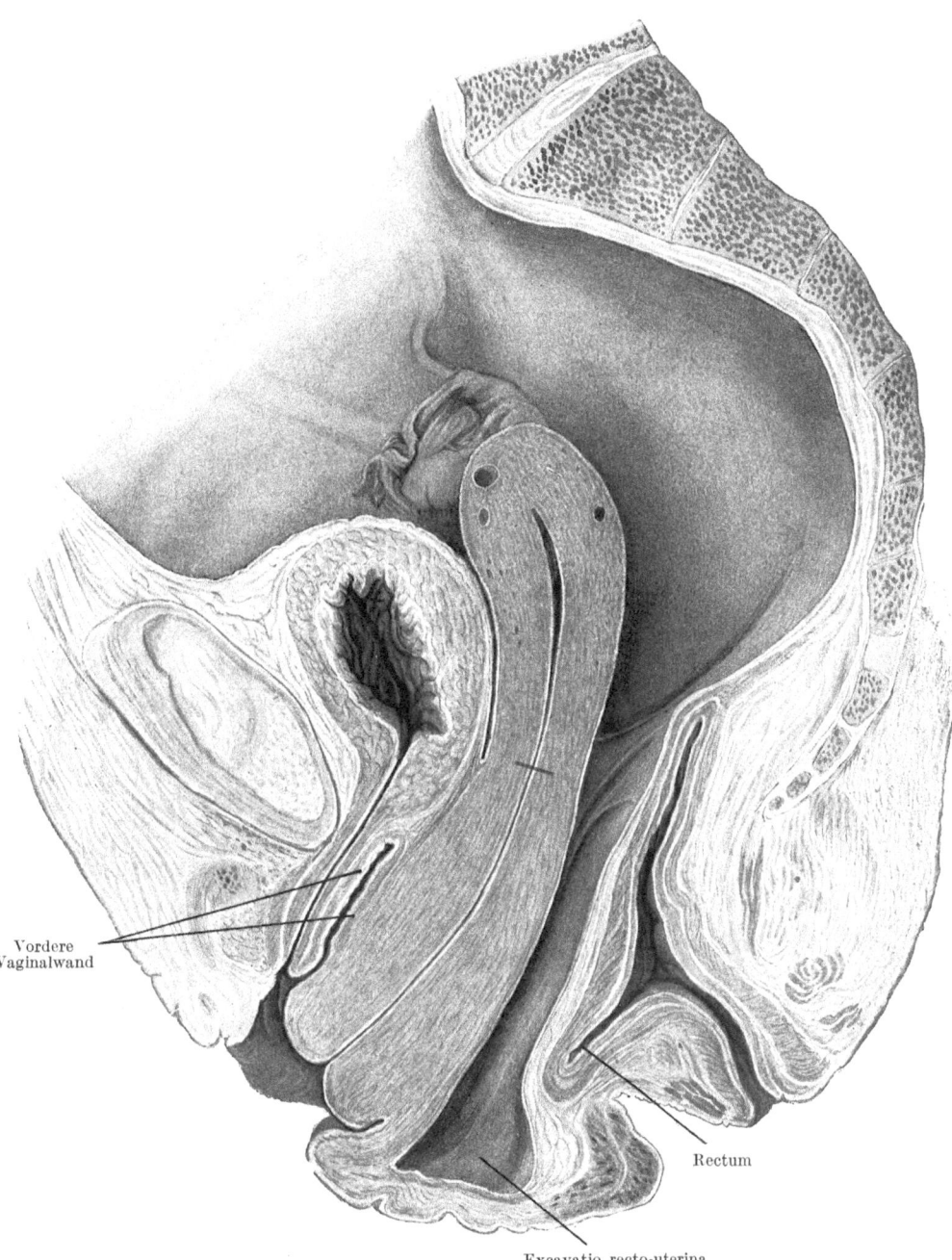

Abb. 102. Partieller Prolaps des antevertierten Uterus bei Enterocele vaginalis posterior.
(Präparat von Halban-Tandler.)

b) Vagina.

Angesichts der geweblichen Verbindungen zwischen Uterus und Scheide ist es verständlich, daß mit jedem Descensus oder gar Prolaps der Uterus auch eine Lageveränderung der Vagina verbunden ist. Es muß mindestens entsprechend dem Grade des Descensus regelmäßig zu einer Invagination des proximalen Scheidenanteiles kommen.

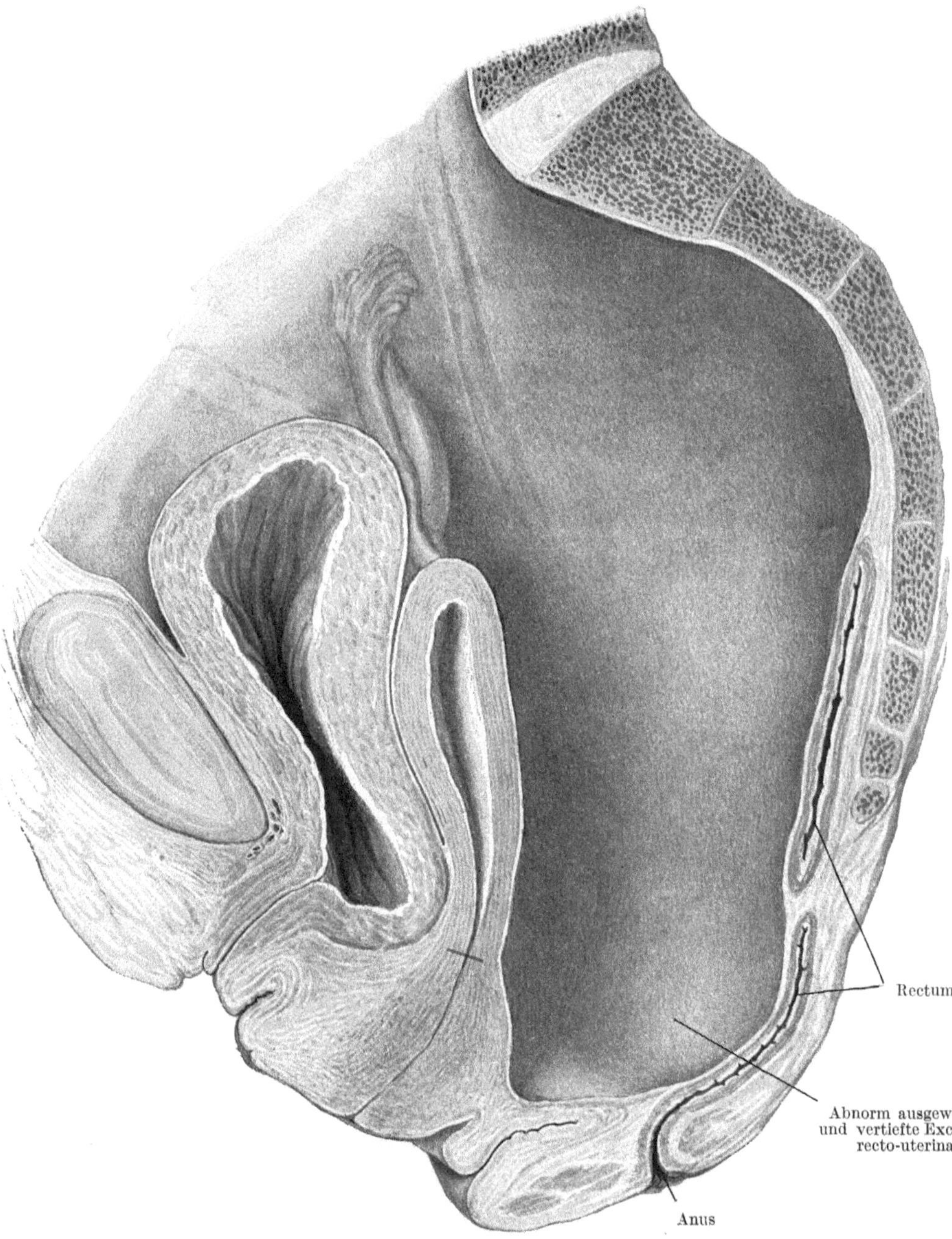

Abb. 103. Partieller Prolaps des anteflektierten Uterus. (Nach Halban-Tandler.)

Wenn tatsächliche Beobachtungen und theoretische Forderungen hinsichtlich des Grades der Invagination sich oftmals scheinbar nicht decken, so liegt das daran, daß die Scheide durch vorangegangene Geburten so gedehnt ist, daß unter Heranziehung von Querfalten der Scheidenwand ein gewisser Ausgleich möglich ist. Mit dem Uterusprolaps ist regelmäßig auch ein Vorfall der hinteren oder vorderen Scheidenwand oder beider verbunden. Auffallend ist dabei, daß die vordere Scheidenwand häufig völlig invertiert ist, während

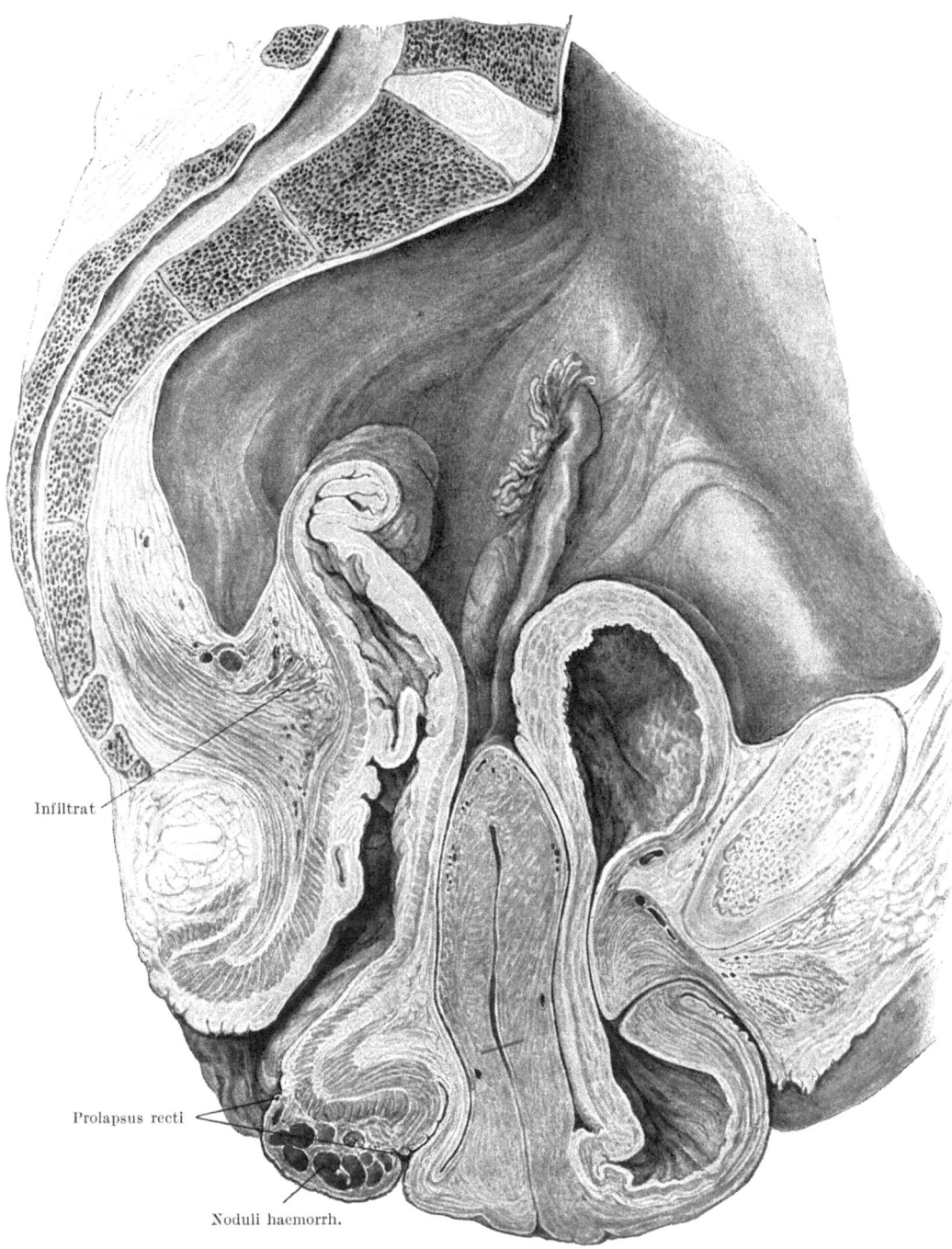

Abb. 104. Totalprolaps der vorderen Vaginalwand, inkompletter Prolaps der hinteren Vaginalwand. Partieller Prolaps des Uterus mit Elongation des Corpus und der Cervix. Übergang in Totalprolaps. Cystocele. (Nach Halban-Tandler.)

die hintere Scheidenwand sowohl bei partiellem wie totalem Prolaps des Uterus oft nur teilweise vorgefallen erscheint (vgl. z. B. Abb. 104). Die Umschlagstelle der hinteren Scheidenwand entspricht stets der hinteren Umrandung des Hiatus genitalis (Halban-Tandler). Die klinischen Beobachtungen stimmen damit gut überein.

Eine Ausnahmestellung nehmen nur die oben bereits erwähnten Fälle von partiellem Prolaps des antevertierten Uterus ein, bei denen gegenteils die hintere Scheidenwand in größerer Ausdehnung als die vordere vorgefallen erscheint (vgl. Abb. 102) Auch darauf haben Halban und Tandler zuerst die Aufmerksamkeit gelenkt.

Abgesehen davon gibt es, wie schon oben erwähnt, Fälle von isoliertem Vorfall der vorderen und hinteren Scheidenwand ohne und mit Beteiligung des Uterus.

Die vorgefallenen Teile der Scheidenwand erscheinen bei längerem Bestand des Prolapses trocken, blaß infolge einer Epidermisierung der Schleimhaut, nicht selten auch mit Erosionen, Rissen und Geschwüren bedeckt (Abb. 96, 98, 100).

c) Harnorgane.

Die **Blase** kann isoliert gegen das Scheidenlumen und den Introitus vorfallen (Cystocele), wobei natürlich die Scheidenwand mitvorgewölbt wird; es kann aber auch im Gefolge eines Descensus und Prolapsus uteri zu Veränderungen der Blasenlage kommen (Näheres darüber in dem Kapitel Ätiologie).

Der descendierte, retrovertierte Uterus muß infolge seiner geweblichen Verbindungen mit dem Blasenboden diesen auf seiner Wanderung nach abwärts mitnehmen. Dabei wird der gesamte Blasengrund in Form von Querfalten zusammengezogen, in toto also verkürzt (Halban-Tandler).

Es kann aber auch ganz unabhängig vom Uterusprolaps zu einer Lageveränderung der Blase kommen, die wir schon oben als Cystocele kennen gelernt haben. Wie Säxinger, Hofmeier, später cystoskopisch Stoeckel und Knorr, dann auf Grund exakter anatomischer Untersuchungen namentlich Halban-Tandler und Ed. Martin nachgewiesen haben, beginnt die Cystocelenbildung stets in Form einer Aussackung des Recessus retrouretericus (Abb. 106). Die Plica interureterica tritt dadurch stärker hervor (Cystocele 1. Grades nach Ed. Martin).

In einem weiteren Stadium der Erkrankung wird auch das Trigonum vesicae ausgebuchtet (Abb. 107), wodurch die Plica interureterica noch stärker, geradezu leistenartig vorspringt (Cystocele 2. Grades nach Ed. Martin). Die Ansicht von Mackenrodt, daß die Cystocelenbildung in der Regel mit einer Aussackung des Trigonum beginnt, dürfte nach diesen Untersuchungen nicht mehr haltbar sein, vielmehr scheint es sich dabei um seltene Ausnahmefälle zu handeln. Halban und Tandler bilden auf Tafel VIII ihres Werkes einen derartigen Fall ab. Das Vortreten der Plica interureterica erklärt sich daraus, daß die Blasenwand hier durch die Einmündung der Ureteren verstärkt ist, diese Wandpartie daher länger Widerstand leistet. Im weiteren Verlauf der Erkrankung muß freilich früher oder später auch diese Gegend nachgeben, so daß dann an Stelle des zweiteiligen Cystocelensackes mit sattelförmiger Erhebung der Plica interureterica eine einheitliche Ausbuchtung von Trigonum und Fossa retrouretericua (vgl. z. B. Abb. 101) zustandekommt (Cystocele 3. Grades nach Ed. Martin). Die Tiefe des Cystocelensackes geht in der Regel dem Grad des Descensus uteri parallel, schwankt aber selbstverständlich auch mit dem Füllungszustand der Blase. Immerhin können bei großen Prolapsen der ganze Fundus und selbst Teile des Corpus vesicae in die Cystocele einbezogen werden.

Entsprechend dem verschiedenen Grade der Cystocelenbildung wechselt auch die Vorbuchtung der Scheidenwand. Bei der Cystocele 1. Grades findet man lediglich beim Pressen eine Vorwölbung des oberen Abschnittes der vorderen Scheidenwand; bei der Cystocele 2. Grades bleibt die vordere Scheidenwand auch schon ohne Anwendung der Bauchpresse in der Vulva sichtbar (Ed. Martin), eine mäßige Blasenfüllung natürlich vorausgesetzt. Bei der Cystocele 3. Grades kommt es zum Prolaps der vorderen Scheidenwand mit Aufhebung des vorderen Scheidengewölbes.

Mit jeder höhergradigen Cystocele ist in der Regel auch eine Lageveränderung der gesamten Blase verbunden, die in toto descendiert erscheint (vgl. Abb. 104). Man kann zweckmäßig, entsprechend dem Vorschlag Halban-Tandlers zwei Abschnitte unterscheiden, erstens den abdominalen Blasenanteil, zweitens die Cystocele. Die Grenze zwischen beiden entspricht dem Hiatus genitalis und wird von Halban-Tandler wegen der gewöhnlich zu beobachtenden Einschnürung an dieser Stelle als Cystocelenhals bezeichnet. Infolge dieser Einschnürung gewinnt die Blase auf dem Sagittalschnitt manchmal geradezu das Aussehen einer Sanduhr. Die Unterscheidung dieser beiden Blasenabschnitte ist deshalb berechtigt, weil die Blasenwand in beiden verschiedenes Verhalten zeigt. Während die Wand der Cystocele glatte Schleimhaut und oft atrophische Muskulatur aufweist, findet man im abdominalen Blasenanteil gegenteils Muskulatur und Schleimhaut hypertrophisch (vgl. Abb. 97) mit Neigung zur Balkenbildung (Halban-Tandler).

Mehrfach hat man in der Cystocele Blasensteine gefunden. Es sind in der Literatur etwa 20 derartiger Fälle bekannt. Die Steinentstehung in der Cystocele ist sicher kein zufälliges Ereignis, sondern dürfte durch die in großen Cystocelen öfters erfolgende Harnstagnation und Cystitis begünstigt werden.

Die **Harnröhre** wird durch höhere Grade von Cystocele ebenfalls disloziert. Diese Dislokation betrifft stets den proximalen oberhalb des Diaphragma urogenitale gelegenen Abschnitt, während der distale unterhalb des Diaphragma urogenitale gelegene Abschnitt einschließlich Orificium urethrae externum im allgemeinen davon unberührt bleibt. Nur bei hochgradiger Erschlaffung oder Zerreißung in dem vorderen Abschnitt des Diaphragma urogenitale erscheint auch dieser distale Abschnitt der Harnröhre gesenkt. In solchen Fällen findet man häufig eine Urethrocele, eine divertikelartige Ausbuchtung der hinteren Harnröhrenwand, die auf bis ins Septum urethro-vaginale hineinreichende Geburtsverletzungen zurückzuführen ist.

Demgemäß muß der proximale Harnröhrenabschnitt bei der Cystocele immer gesenkt erscheinen. Die Harnröhre nimmt dadurch eine posthornförmige Krümmung mit vulvawärts gerichteter Konkavität an (Abb. 101), bei manchen lang ausgezogenen Cystocelen wird die Harnröhre geradezu spitzwinklig abgeknickt. Mit stärkerer Füllung der Blase verringert sich die Krümmung der Harnröhre, das Orificum urethrae internum zeigt vielfach eine trichterförmige Erweiterung, die manchmal auf den proximalen Harnröhrenabschnitt sich fortsetzt. Das Orificium urethrae internum ist derjenige Anteil der Harnröhre, der am frühesten bei der Cystocelenbildung sich senkt, schon zu einer Zeit, wo die übrige Harnröhre noch ihren normalen, symphysenwärts leicht konkaven Verlauf zeigt. Infolgedessen findet man gerade bei diesen leichteren Graden von Cystocele eine leicht S-förmige Krümmung der Harnröhre. Darauf ist schon von den verschiedensten Autoren, Hüffel, Hofmeier, Zangemeister u.a., hingewiesen worden.

Auch die Ureteren werden durch den Uterusprolaps mit oder ohne Cystocele fast regelmäßig in Mitleidenschaft gezogen. War schon früher ausnahmsweise eine Dilatation und Hypertrophie der Ureteren beobachtet worden, so ist Halban und Tandler der Nachweis gelungen, daß es sich dabei um eine fast typische Veränderung handelt, die wesentlich abhängig ist von der Größe der Cystocele. Die Dilatation betrifft immer nur den oberhalb des Hiatus genitalis gelegenen Abschnitt des Ureters (Abb. 108); sie fehlt lediglich bei jenen Fällen, bei denen die Cystocele so klein ist, daß das Orificium ureteris noch oberhalb des Hiatus genitalis zu liegen kommt. Schon auf Grund dieser Beobachtungen ist es klar, daß die Dilatation rein mechanisch dadurch zustande kommt, daß der Ureter durch den Levatorrand eine mäßige Abschnürung erfährt (Halban-Tandler). Bei größerem Prolaps besteht deutlich und regelmäßig eine Elongation der Ureteren.

d) Adnexa uteri.

Bei partiellem Prolaps und bei der bloßen Elongatio colli findet man Tuben und Ovarien häufig in normaler Lage, während bei hochgradigem Descensus des Uterusfundus die Tuben gestreckt nach aufwärts verlaufen (vgl. Abb. 103) und beim Totalprolaps gewöhnlich auch die Ovarien tief descendiert erscheinen. Ebenso findet man bei höhergradigem Prolaps die zuführenden Gefäße elongiert, den Bandapparat des Uterus gelängt und häufig atrophisch (Abb. 104). Auf weitere Einzelheiten in dem Verhalten des Haftapparates des Uterus soll erst bei Besprechung der Ätiologie eingegangen werden.

Das Beckenperitoneum zeigt insofern von der Norm abweichendes Verhalten, als die Fossa vesico-uterina bei retrovertiertem Uterus regelmäßig mit Darmschlingen gefüllt und stark vertieft erscheint. In den Fällen von Totalprolaps liegt der tiefste Punkt der Excavatio vesico-uterina sogar vor der Vulva (vgl. Abb. 99). Dieser gewissermaßen descendierte Teil der Excavatio vesico-uterina bleibt freilich auch in diesen Fällen wegen seines spaltartigen Charakters darmfrei. Eine Vertiefung der Excavatio vesico-uterina wird nur in den Fällen vermißt, in denen es sich um reine Elongatio colli handelt. Ebenso bleibt diese Vertiefung aus in den Fällen von Douglashernie.

Die Excavatio recto-uterina zeigt übrigens auch fast regelmäßig eine mehr oder minder weitgehende Vertiefung, die natürlich in den Fällen von Douglashernie die höchsten Grade erreicht (vgl. Abb. 102).

e) Rectum.

Entsprechend den häufig bei Prolaps zu findenden ausgedehnten Verletzungen des muskulären Beckenbodens ist vielfach die Curvatura perinealis recti mehr oder minder ausgeglichen, bei hochgradiger Erschlaffung des gesamten Beckenbodens verläuft das Rectum gestreckter als normal und es kann in höchstgradigen Fällen sogar die Crena ani nahezu verstreichen (vgl. Abb. 104).

Sehr charakteristisch sind die Veränderungen des Rectums bei der Rectocele. Die Ausbuchtung der Vorderwand betrifft sowohl Mucosa wie Muskulatur. Wenn auch durch die neueren Untersuchungen von Halban-Tandler, Ed. Martin, zahlreiche Autopsien in viva einwandfrei erwiesen ist, daß Malgaignes Ansicht, der einen Vorfall der Mastdarmschleimhaut zwischen den aneinandergelegenen Muskelfasern annahm, irrtümlich ist, so besteht doch andererseits gar kein Zweifel, daß die Textur der aus zirkulären und longitudinalen Fasern gewebten Muskelschicht bei der Rectocele wesentlich gestört ist. Die Muskelfasern erscheinen in ihrem Zusammenhang gelockert und gedehnt, die Eigenfascie des Rectums im Bereich der Rectocele nicht darstellbar.

f) Haft- und Stützapparat des Genitales.

Die beim Prolaps gefundenen anatomischen Veränderungen im Haft- und Stützapparat sind nicht einheitliche, zudem in ihrer Bedeutung noch Gegenstand einer Kontroverse zwischen verschiedenen Autorengruppen, so daß es uns zweckmäßig erscheint, diese Veränderungen erst in dem Kapitel über die Ätiologie zu besprechen.

Dasselbe gilt von den Veränderungen des knöchernen Beckens.

Die Ätiologie des Genitalprolapses.
a) Allgemeine Ätiologie.

Es gibt kaum ein Kapitel der Gynäkologie, das in den letzten zwei Jahrzehnten so umstritten war als dieses. Eine Einigung der Meinungen ist bis heute nicht erzielt. Es scheint uns darum notwendig, hier etwas ausführlicher auf ältere Ansichten einzugehen, um dem Leser eine eigene Stellungnahme zu den umstrittenen Fragen eher zu ermöglichen.

Klar ist natürlich von vornherein, daß Senkung und Prolaps der Genitalorgane nur auf Basis einer Insuffizienz der normalen Befestigungsmittel möglich sind. Mit dieser allgemeinen Ausdrucksweise ist aber für das Verständnis der Prolapsgenese wenig gewonnen. Trotzdem haben viele ältere Autoren sich mit der Annahme einer Erschlaffung sämtlicher Befestigungsmittel begnügt. Erst relativ spät hat man die einzelnen Komponenten des Befestigungsapparates getrennt gewürdigt, ohne indes mangels ausreichender und zwingender anatomischer Beweisstücke über mehr subjektiv gefärbte Meinungsäußerungen hinauszukommen.

B. S. Schultze[1], der um die Erforschung der Lageanomalien so verdiente Forscher, hat in erster Linie eine Erschlaffung der Douglasfalten als wichtigste Ursache für Lageveränderungen des Uterus überhaupt angesehen und sich vorgestellt, daß diese Erschlaffung zunächst zur Retroflexio uteri führe, aus der dann bei starker Anstrengung der Bauchpresse, also gerade bei der arbeitenden Klasse, leicht ein Prolaps sich entwickle. Andere Autoren, z. B. Meißner, Fritsch u. a., haben eine Erschlaffung der peritonealen Verbindungen des Genitales als Hauptursache des Descensus und Prolapsus angeschuldigt, wieder andere eine Erschlaffung der Scheide (Bell und Duncan, Huguier, Hegar u. a.), Alterstrophie und Fettschwund des perivaginalen Gewebes (Kiwisch, Hohl, J. Veit, W. A. Freund, Wintz u. a.). Eine andere Gruppe von Autoren (z. B. A. Martin, Hegar, Freund, Varnier) hat schon frühzeitig einer Erschlaffung und Atrophie des muskulären Beckenbodens in der Ätiologie des Prolapses eine bedeutsame Rolle zuerkannt.

Als Ursache für die verschiedensten der eben genannten Veränderungen der Befestigungsmittel des Genitales wurden ganz überwiegend schwere Geburten aufgeführt.

Eine Synthese dieser verschiedenen Meinungen hat wohl zuerst O. Küstner gegeben, der Verletzungen des Beckenbodens als Verlust einer wichtigen Stütze ansieht, die sekundär eine Überbelastung und Insuffizienz der übrigen Haftorgane des Genitales zur Folge habe; daneben freilich anerkennt er primäre Erschlaffungszustände der Bandapparate mit der Folge einer „Erschlaffungsretroflexion", die ihrerseits gewissermaßen ein Vorstadium des Prolapses darstelle.

Das ist in großen Zügen ungefähr alles, was man aus der älteren Literatur herauslesen kann. In Einzelheiten ist die Differenz der Meinungen noch größer, und es hatte ungefähr jeder namhafte Gynäkologe seine Theorie über die Pathogenese der einzelnen Prolapsformen. Viele Autoren, z. B. Schröder sen.,

---

[1] Wir folgen in den nachfolgenden historischen Angaben den Angaben der Monographie von Halban und Tandler.

Huguier, v. Winckel, Fehling, Fritsch, Schauta haben — offenbar unter dem Eindruck, daß überwiegend häufig die vordere Scheidenwand in der Vulva sichtbar wird — angenommen, daß der Scheidenvorfall das Primäre sei und die immer mehr prolabierende Scheide ihrerseits die mit ihr verbundene Blase und schließlich auch die Cervix uteri nachziehe. War dabei gleichzeitig infolge mangelhafter puerperaler Involution der Aufhängeapparat des Uterus schlaff geblieben, dann sollte es schließlich sogar zum Totalprolaps kommen können (Fritsch); nur wenn der Uterus pathologischerweise durch Verwachsungen im Becken fixiert sei, folge er dem Zug der Scheide nicht, sondern es trete höchstens allmählich eine Ausziehung der Cervix ein. Diese eben geschilderte Meinung wurde zuletzt wohl nur noch von Hofmeier in seinem Handbuch der Frauenkrankheiten vertreten.

Demgegenüber gibt es Autoren, die gegenteils den Uterusvorfall für das Primäre ansehen und den Scheidenvorfall als Folge des Zuges des prolabierten Uterus auf die Scheide erklären, z. B. Hüffel, Götz. Recht ähnlich stellte sich auch Nagel die Prolapsentstehung vor. Jedoch leugnen auch diese Autoren nicht, daß es primäre Scheidenvorfälle als Folge von Schwund des perivaginalen Gewebes gäbe.

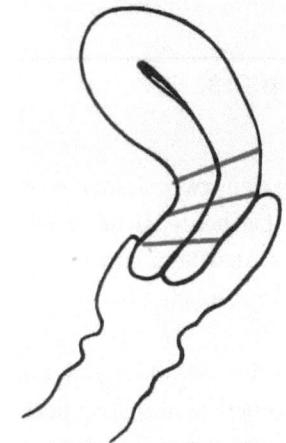

Abb. 105. Schrödersche Einteilung des Collum uteri.

Eine lebhaft umstrittene Frage ist von jeher die nach der Entstehung und Bedeutung der Elongatio. Huguier, der sich wohl zuerst genau mit dieser Frage beschäftigt hat, meint, daß es sich dabei um eine einfache Hypertrophie handle, die ihrerseits den Vorfall bedinge, da das veränderte Organ in der Scheide nicht mehr Platz fände. Dieser Ansicht schlossen sich deutsche Autoren (Hegar, W. A. Freund, E. Martin sen.) mindestens für einen Teil der Fälle an, während die Mehrzahl deutscher Gynäkologen der schon früher von Morgagni u. a. ausgesprochenen Meinung war, daß die Elongation etwas Sekundäres sei. So stellte Schröder sen. sich vor, daß es dann zu einer Elongation komme, wenn infolge der Fixation des Korpus der Uterus dem Zug der prolabierten Scheide nicht folgen könne. Auf diese Vorstellung gründete Schröder auch seine Einteilung des Collum uteri in eine Pars infravaginalis, intermedia und supravaginalis (Abb. 105). Es dürfte überflüssig sein, heute noch alle Einzelheiten dieser Lehre und ihre kleinen Modifikationen zu reproduzieren, da sie als irrtümlich erwiesen ist (vgl. weiter unten). — Es sei nur noch kurz erwähnt, daß Walcher eine Synthese der Huguierschen und Schröderschen Auffassung versucht hat, indem er in einem Teil der Fälle eine wirkliche Hypertrophie der Cervix, in anderen eine bloß passive Ausziehung derselben als Ursache der Elongation annimmt. Der Wahrheit näher kam zweifellos Küstner, nach dem die Elongation nur zum Teil Effekt einer Zerrung nach unten, in der Hauptsache aber Ödem sei. Auf weitere Einzelheiten werden wir noch zurückkommen.

Jedenfalls zeigt schon dieser kurze Überblick, daß man bis zum Beginn dieses Jahrhunderts von einer klaren Erkenntnis der Prolapsgenese weit entfernt war. Die mechanischen Vorstellungen sind mangelhaft und unklar, und vor allem fehlt durchaus ein einheitliches Erklärungsprinzip. Ein solches zuerst gegeben und in ausgezeichneter Weise begründet zu haben, bleibt ein unvergängliches Verdienst von Halban und Tandler[1], die auf Grund ihrer anatomischen Untersuchungen und Studien zu einer wesentlich neuen Auffassung kamen.

Danach entsteht ein Prolaps „wie eine Hernie dann, wenn der Hiatus genitalis nicht suffizient geschlossen ist, sondern eine Bruchpforte darstellt". Organe, die in den Bereich des Hiatus genitalis kommen, werden bei mangelhaftem Verschluß desselben bei gesteigertem Abdominaldruck durch diese Bruchpforte durchgepreßt, fallen also vor. Diese Ansicht hat von vornherein viel für sich. Denn es ist außer Zweifel, daß im Hiatus genitalis des Musculus levator ani eine schwache Stelle, ja kurz gesagt eine Lücke der Rumpfblasenwand besteht, die freilich normaliter durch die davor gelagerten Muskel des Diaphragma urogenitale und die Gebilde des Vestibulums

---

[1] Anatomie und Ätiologie der Genitalprolapse beim Weibe. Wien-Leipzig 1907.

so eingeengt ist, daß nur gerade noch Lücken zum Durchtritt von Urethra, Scheide und Rectum übrigbleiben. Zur verlockenden Bruchpforte wird diese schwache Stelle der Rumpfblasenwand erst dann, wenn durch Verletzungen oder eine andersartige Schädigung der Verschluß insuffizient geworden ist. Ob Schadhaftwerden des Diaphragma urogenitale oder des Levators eine größere Rolle spielt, ist zunächst eine Frage von sekundärer Bedeutung. Es läßt sich natürlich von vornherein annehmen, daß bei schweren Verletzungen des Levators auch das viel schwächere Diaphragma urogenitale bald insuffizient wird. Andererseits läßt sich aber auf Grund der Untersuchungen von v. Arx nicht leugnen, daß dynamisch auch bloße Verletzungen des Diaphragma urogenitale allein imstande sind, die Gleichgewichtslage der Beckeneingeweide zu stören, sobald sie über eine Stelle von 2—3 cm hinter der Commissura posterior labiorum hinausgehen. Praktisch liegt die Frage ja so, daß gewöhnlich Diaphragma urogenitale und Levator gleichzeitig, wenn auch in verschiedenem Ausmaß geschädigt werden. Von Verletzungen spielen der Natur der Sache nach Geburtsverletzungen, unter diesen namentlich Absprengungen der Levatorschenkel vom Schambeinast, wie sie bei Zangenentbindungen namentlich aus tiefem Querstand sehr häufig entstehen, eine verhängnisvolle Rolle. Denn der abgesprengte Schenkel degeneriert; notwendige Folge ist also eine bleibende, zunächst oft nur einseitige, bei Wiederholung solcher Ereignisse aber gar nicht selten doppelseitige Erweiterung des Levatorspaltes von einem normalen Querdurchmesser von etwa $2^{1}/_{2}$ cm bis auf das Doppelte, ja selbst 6—7 cm. Ganz gewöhnlich sind mit derartigen Verletzungen auch Zerreißungen im Diaphragma urogenitale verbunden, die aber, mindestens soweit sie die Dammuskulatur betreffen, sich durch eine korrekte Naht weitgehend kompensieren lassen, natürlich unter der Voraussetzung einer prima intentio. Viel wesentlicher erscheint uns die Tatsache, daß durch diese Geburtsverletzungen die zahlreichen Verflechtungen der Muskel des Diaphragma urogenitale untereinander und mit dem Levator zerrissen werden und durch die Narbenheilung auch bei äußerlicher Wiederherstellung doch das ganze Gefüge des Beckenverschlußapparates gelockert wurde. Besonders Absprengungen von Teilen des Transversus perinei profundus sind hier von schwerwiegender Bedeutung, weil dadurch die Hauptverschlußplatte, gewissermaßen der den Hiatus genitalis levatoris sichernde breite Torriegel, geschädigt ist. Zudem sind, wie oben schon erwähnt, diese Verletzungen des Transversus perinei profundus gar nicht selten mit ein- oder doppelseitiger Absprengung des Musculus pubo-rectalis (levatoris) gleichzeitig entstanden. Endeffekt derartiger Verletzungen ist nicht nur eine dauernde Erweiterung des Hiatus genitalis in der Quer- und Längsrichtung, sondern vor allem eine Schwächung des gesamten Verschlußapparates. An Stelle des mit Eigentonus und Kontraktionsfähigkeit ausgestatteten, jeder Gewalteinwirkung von oben elastischen, federnden Widerstand entgegensetzenden Verschlußapparates — man erinnere sich der dynamischen Wirkung des Beckenbodens als Federbrücke — ist eine dieser Fähigkeiten entbehrende bindegewebig-narbige, passiver Dehnung und Überdehnung ausgedehnte Verschlußplatte getreten — „Ersatzware" wäre man fast versucht zu sagen (vgl. Abb. 111—115).

Solche Geburtsverletzungen — ganz selten andere Verletzungen (Pfählung, Stuprum, Beckenbrüche, operative Verletzungen) — spielen zahlenmäßig unter den Schädigungen des Beckenverschlußapparates die wichtigste Rolle.

Daß sie besonders nach operativen Entbindungen, hier wieder besonders nach Zangenextraktion aus tiefem Querstand[1], bei Gesichts- oder gar Stirnhaltung eintreten, liegt in der Natur der Sache. Ebenso ist es verständlich, daß mit der Zahl der Geburten die Gelegenheit zu derartigen violenten Schädigungen des Verschlußapparates steigt; das wird ja aus der größeren Beteiligung Vielgebärender unter den Prolapsträgerinnen ohne weiteres ersichtlich. Freilich spielt auch die primäre Beschaffenheit der Muskulatur wie die spezielle Architektur des Beckenausganges bei der Entstehung derartiger Verletzungen eine nicht zu unterschätzende Rolle.

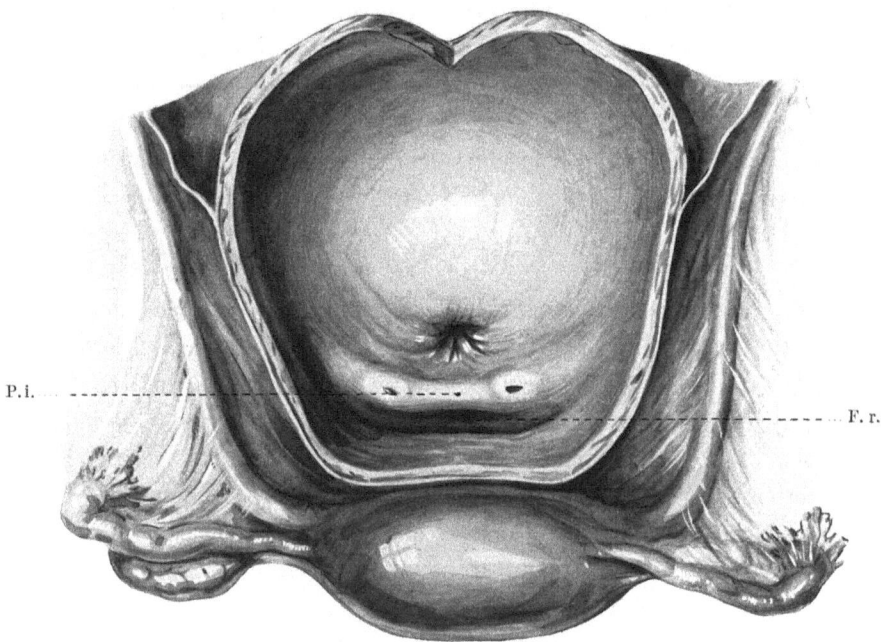

Abb. 106. Cystocele ersten Grades. (Nach Ed. Martin.) P. i. = Plica interureterica. F. r. = Fossa retroureterica.

So haben Fetzer-Sellheim ganz allgemein auf die Bedeutung später Erstgeburt für die Entstehung derartiger Verletzungen hingewiesen, d. h. anders ausgedrückt auf die Bedeutung eines nicht mehr so gut dehnbaren und jugendlich nachgiebigen Beckenverschlußapparates[2]. Darauf werden wir in anderem Zusammenhang alsbald noch zurückkommen. Ebenso ist verständlich, daß die spezielle Form des Beckenausgangs von ausschlaggebender Bedeutung für die Beanspruchung des Beckenverschlußapparates sein kann. Wo der Kopf sich in den Ausschnitt des Schambogens gut einpassen

---

[1] Wir lehren (vgl. v. Jaschke-Pankow, Lehrbuch der Geburtshilfe) gerade aus diesem Grunde immer wieder, daß der tiefe Querstand als solcher keine Indikation zur Zangenoperation abgebe und empfehlen, wenn irgend möglich, statt der Zange nötigenfalls die digitale Umhebelung der Pfeilnaht in den schrägen oder geraden Durchmesser nach Ahlfeld unter Unterstützung durch äußere Handgriffe, die den Rücken nach vorn bringen sollen. Ebenso warnen wir dringend vor voreiligen Zangenentbindungen bei Deflexionslagen und lehnen für nicht geübte Geburtshelfer die Zange bei Stirnlage eines reifen Kindes überhaupt ab (vgl. auch v. Jaschke in Stoeckels Lehrbuch der Geburtshilfe, 3. Aufl.).

[2] In neuerem eigenen Material, das aber viel konstitutionell Minderwertige aufweist, tritt diese Tatsache freilich nur in der Form hervor, daß das Zusammentreffen später Erstgeburt und operativer Entbindung für die Prolapsentstehung von Bedeutung ist (vgl. Langreuter). Ähnliches berichtet Böhm aus Straßburg und Graff aus Wien.

kann, besteht die Gefahr umfangreicher Zerreißungen ceteris paribus natürlich viel weniger als bei engem virilen Schambogen, der den Kopf zum Ausweichen in der Richtung nach dem Steißbein zu zwingt und damit den muskulären Beckenverschluß stärker gefährdet (Abb. 113, 114).

Prinzipiell den Geburtsschädigungen des Beckenverschlußapparates gleichzusetzen sind angeborene oder erworbene Lähmungen der Muskulatur infolge von Rücken-

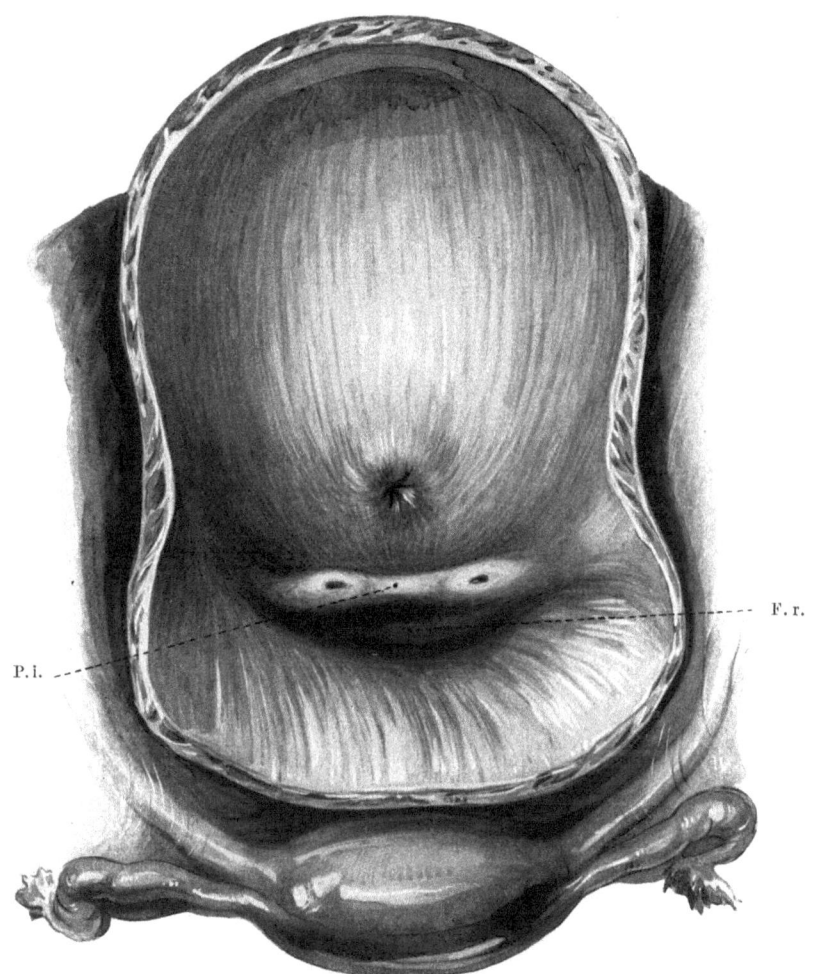

Abb. 107. Cystocele 2. Grades. (Nach Ed. Martin.) P. i. = Plica interureterica. F. r. = Fossa retroureterica.

marks- oder Nervenerkrankungen. Besondere Aufmerksamkeit in dieser Hinsicht verdient die Spina bifida, die bei ihrem häufigsten Sitz mit einer Lähmung der vom 3. und 4. Sakralnerven versorgten Beckenbodenmuskulatur einhergeht. Die Bedeutung derartiger Lähmungen demonstrieren am besten die Fälle von sog. angeborenem Prolaps, richtiger Fälle von Prolapsen, die in den ersten Lebenstagen bei neugeborenen Mädchen manifest werden (Abb. 109). Bei dem Prolaps virgineller und nulliparer Individuen wird nicht ganz selten — nach Gräßner in etwa $10^0/_0$ — eine okkulte Spina bifida gefunden, bei der es zwar nicht zu einer völligen Lähmung, aber doch zu Paresen kommt, oder mindestens ein mangelhafter Tonus und schlechte Kontraktionsfähigkeit der Muskulatur den Beckenverschlußapparat in seiner Widerstandsfähigkeit beeinträchtigt. Neuestens

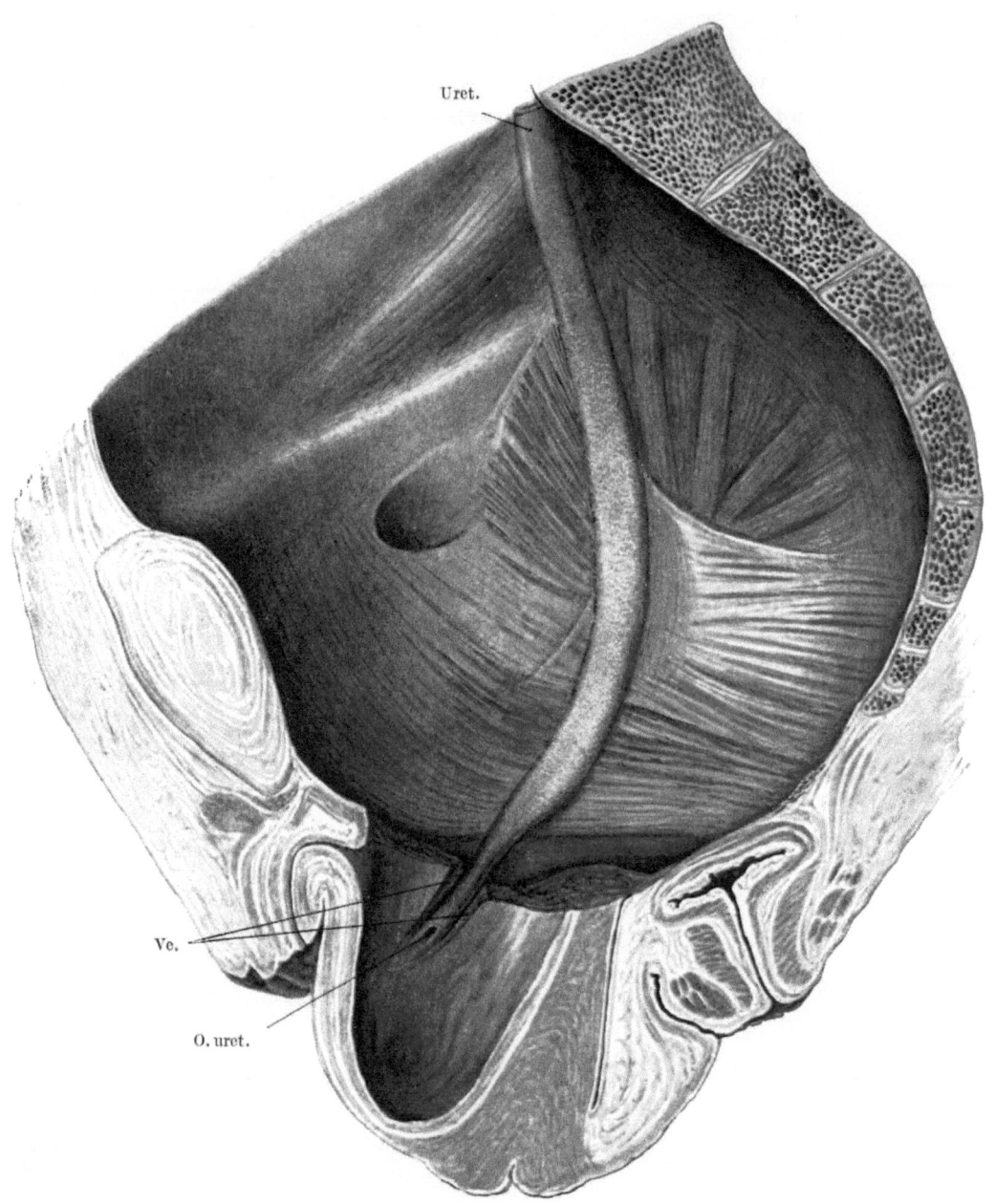

Abb. 108. Sagittalschnitt durch ein weibliches Becken. Partialprolaps des Uterus mit Cystocele. Der Beckenboden ist präpariert und der Ureter in seinem ganzen Beckenanteile freigelegt. Der distale Teil desselben ist unverändert, der proximale ist erweitert. Die Grenze beider entspricht der Stelle, an welcher der Ureter die Bruchpforte (Hiatus genitalis) passiert. O. uret. = Orificium ureteris. Uret. = Ureter. Ve. = Blase.
(Nach Halban-Tandler.)

ist Ebeler so weit gegangen, der Spina bifida occulta in der Prolapsgenese eine geradezu überragende Bedeutung zuzusprechen, da er in 82% seiner Fälle mindestens eine Andeutung derselben fand. Das ist zweifellos übertrieben und wird durch eigene

Erfahrungen wie durch neueste Mitteilungen von Heynemann widerlegt. Es kommen aber auch angeborene Defektbildungen in der Muskulatur des Beckenbodens vor. So weist Opitz darauf hin, daß beim rachitisch-platten Becken mit seinem weiten Schambogen der Levatorspalt häufig primär weiter sei als normal. Wir haben selbst bereits dreimal Gelegenheit gehabt, bei virginellen Prolapsen uns zu überzeugen, daß der Puborectalis einseitig oder doppelseitig sozusagen fehlte und dadurch der Hiatus levatoris primär außerordentlich erweitert war [1]. Ob es auch angeborene Hypo- und Aplasie der Beckenbodenmuskulatur gibt, möchten wir dahingestellt sein lassen, da einwandfreie anatomische Beweise dafür bei lebensfähigen Individuen bisher nicht vorliegen. An der Möglichkeit ist kaum zu zweifeln.

Jedenfalls spielt die Qualität der Muskulatur eine gar nicht zu unterschätzende Rolle. In unserem Material, das daraufhin besonders genau beobachtet wurde, fanden wir eine überraschend große Zahl von konstitutionell Minderwertigen unter den Prolapsträgerinnen. Die allgemeine Hypotonie sämtlicher Binde- und Stützsubstanzen, wie sie die Asthenia congenita kennzeichnet, findet sich auch in der Beckenbodenmuskulatur und wirkt sicher mindestens als disponierendes Moment. Wir kommen darauf noch zurück.

Für die spezielle Form, in der der Prolaps in Erscheinung tritt, ist natürlich die Lokalisation der Schädigung im Stützapparat von wesentlicher Bedeutung. Davon soll noch weiter unten die Rede sein. Allgemein wird man nur

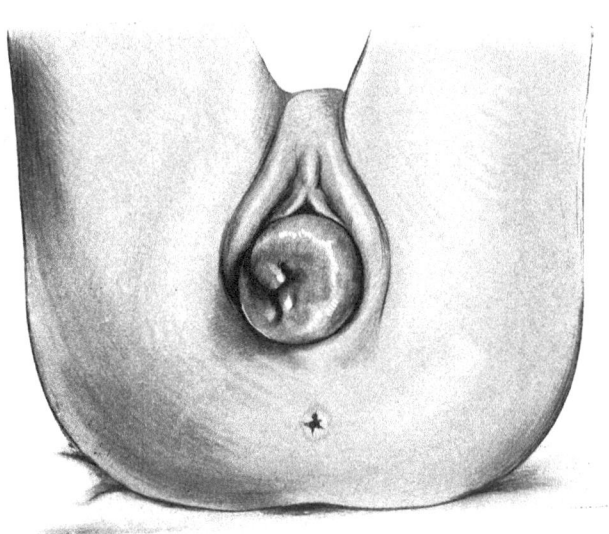

Abb. 109. Prolaps bei neugeborenem Mädchen. (Nach Hofmeier.)

sagen können: es fällt der Teil des Genitalapparates vor, der durch die Schädigung des muskulären Beckenbodens seiner Stütze beraubt, ohne weiteres oder infolge sonstiger bestimmter Abweichungen — hier ist namentlich die Retroversio-flexio von Bedeutung — in den Bereich der im Hiatus genitalis entstandenen Bruchpforte kommt.

Der Grundgedanke der Halban-Tandlerschen Lehre war jedenfalls der, daß **zur Entstehung des Prolapses unbedingt eine Insuffizienz des muskulären Beckenbodens gehört,** durch die der Hiatus genitalis gewissermaßen zu einer Bruchpforte wird. Selbstverständlich ist auch diesen Autoren bei ihren anatomischen Untersuchungen nicht entgangen, daß gleichzeitig stets eine Insuffizienz des bindegewebigen Haft- und Halteapparates des Uterus vorhanden war. Sie legten indes darauf wenig Gewicht, sondern sind überzeugt, daß die Erschlaffung dieses Apparates nicht Ursache, sondern genau wieder Prolaps selbst gewissermaßen Folge der Insuffizienz des Stützapparates ist. Diese Halban-

---

[1] Damit stehen wohl auch die schlechten Resultate der operativen Therapie virgineller Prolapse, die allgemein hervorgehoben werden, im Zusammenhang.

Tandlersche Lehre bedeutet eine fundamentale Umkehrung der bis dahin fast allgemein gültigen Ansicht, daß die Erschlaffung der Bandapparate das wichtigste kausale Moment, mindestens für den Uterusprolaps, sei. Die neue Lehre hatte fast unbestrittene Anerkennung — auch im Auslande — gefunden, als im Jahre 1909 von Bumm und Ed. Martin auf Grund anatomischer Untersuchungen dagegen Front gemacht und gegenteils die ältere Ansicht durch neue Feststellungen zu stützen versucht wurde. Ed. Martin ist im Gegensatz

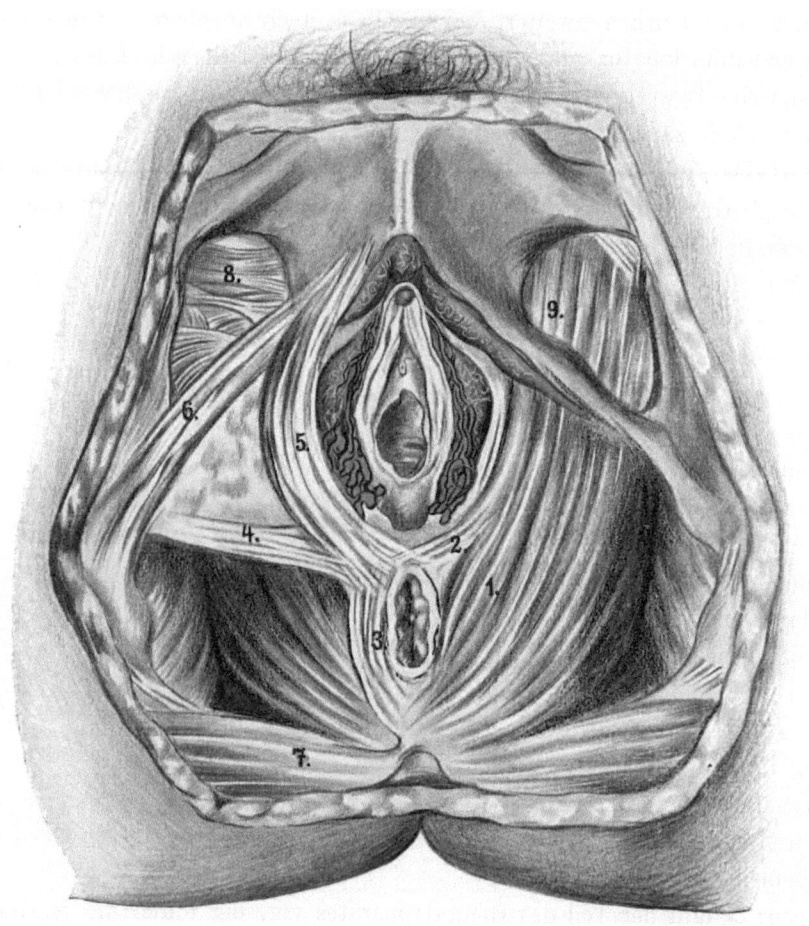

Abb. 110. Der muskuläre Beckenboden, von unten gesehen. Rechts im Bilde ist das Diaphragma urogenitale abgetragen. Blau die Schwellkörper des weiblichen Genitales. 1. M. levator ani. 2. Prärectale Levatorfasern. 3. M. sphincter ani externus. 4. M. transversus perinei. 5. M. bulbo-cavernosus. 6. M. ischiocavernosus. 7. M. glutaeus maximus. 8. Membrana obturatoria. 9. M. puborectalis. (Aus Jaschke-Pankow.)

zu Halban und Tandler überzeugt, daß gerade einer Insuffizienz des bindegewebigen Haftapparates größere Bedeutung zukommt und stützt diese Meinung vor allem dadurch, daß er in einer Mehrzahl von Fällen den Musculus levator ani eher hypertrophisch als atrophisch oder aufgefasert fand oder jedenfalls Grad der Atrophie und Größe des Vorfalles häufig nicht parallel gingen, während der bindegewebige Haftapparat immer mehr oder minder schwer geschädigt war. Martin glaubt, daß in der Mehrzahl der Fälle der Hiatus genitalis nur entsprechend der Größe des Vorfalles gedehnt werde. Aus dem überwiegenden Fehlen einer Atrophie der Muskulatur des Diaphragma urogenitale und rectale bei konstant feststellbarer Dehnung, Auffaserung und Verschmächtigung des bindegewebigen Haftapparates schließt Martin, daß eben die Insuffizienz des Haftapparates das Primäre, die Dehnung des Hiatus genitalis das Sekundäre sei. Martin wird in seiner Ansicht bestärkt durch das Ergebnis seiner Prüfungen der faradischen Erregbarkeit des Musculus levator ani, die ganz überwiegend häufig einen sich kräftig kontrahierenden Muskel nachweisen ließen [1]. Natürlich geht Ed. Martin nicht so weit, die Bedeutung des muskulären Stützapparates ganz zu leugnen. Für eine allerdings kleinere Gruppe von Fällen (sog. sekundärer Prolaps) anerkennt auch er die primäre Insuffizienz des Stützapparates als Prolapsursache. Der Vorfall des Uterus selbst könne freilich erst entstehen,

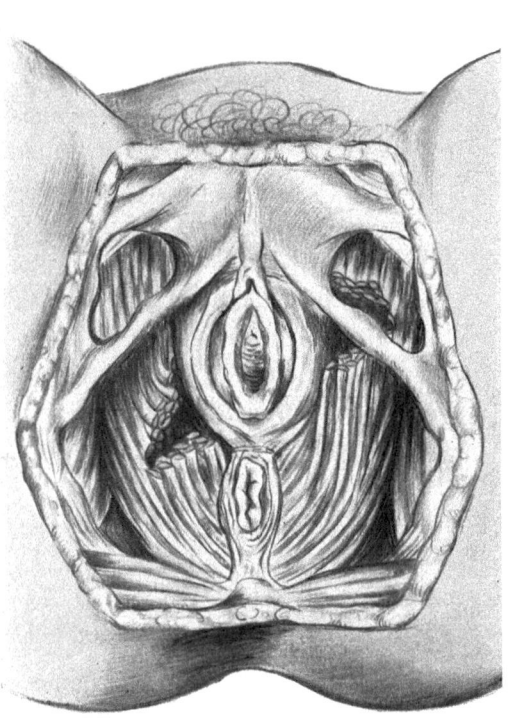

Abb. 111. Die tiefen Schichten der Beckenbodenmuskulatur, beide Puborectales stark eingerissen.

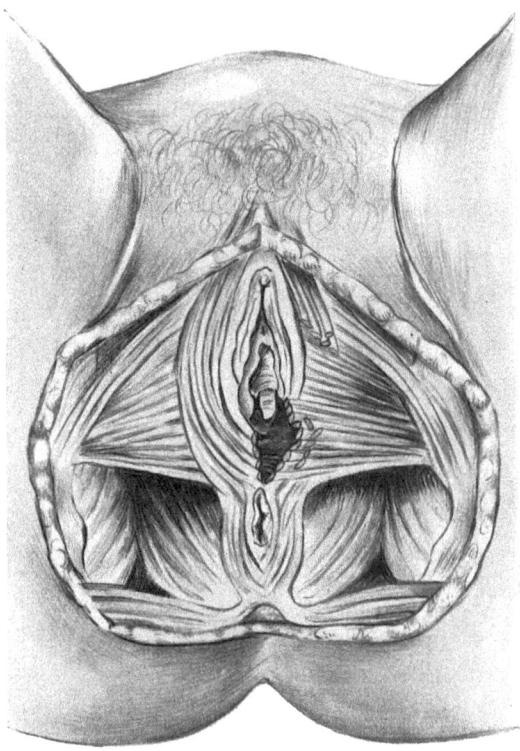

Abb. 112. Gewöhnlicher Dammriß, der nur das Diaphragma urogenitale und die prärectalen Levatorfasern betrifft.

wenn sekundär auch der Haftapparat insuffizient geworden ist. Auf Einzelheiten soll erst in der speziellen Ätiologie eingegangen werden.

Kurz zusammengefaßt lautet Ed. Martins Konklusion: „Das Bindegewebe ist beim Genitalprolaps stets schadhaft, der Beckenboden nicht überall gleichmäßig. Daraus schließe ich, daß als die Ursache des Vorfalles in erster Linie das gleichmäßig vorkommende Moment, der Defekt im Bindegewebe, im Haftapparat, in Betracht kommt" [2], während die Inkonstanz der Muskelatrophie beweise, daß Schädigungen des Stützapparates höchstens in einem kleinen Teil der Fälle als Prolapsursache anzusprechen seien [3].

---

[1] Einzelheiten darüber bei Martin, l. c. S. 29.

[2] L. c. S. 49.

[3] Nebenbei bemerkt folgert Ed. Martin daraus ja auch, daß die Beckenorgane in erster Linie durch den Haftapparat in ihrer Lage erhalten werden.

Es stand also die Frage so: In ihren tatsächlichen Beobachtungen, den anatomischen Befunden, stimmen die Autoren überein, in der Deutung kommen sie zu geradezu entgegengesetzten Schlüssen. Der Unbefangene wird aber immer den Eindruck gewinnen, daß für das Verhalten des Beckenbodens Halban-Tandlers Untersuchungen sowohl wegen der Größe des Materials wie wegen der ganzen Technik der Präparation absolut überzeugend sind, während bei Martins viel kleinerem Material Zufälligkeiten mindestens eine große Rolle spielen können. Dagegen hat Ed. Martin zweifellos genauere Untersuchungen über das Verhalten des bindegewebig-fascialen Haftapparates angestellt und unter allen Umständen damit wertvolle Ergänzungen und Berichtigungen der Halban-Tandlerschen Lehre gegeben.

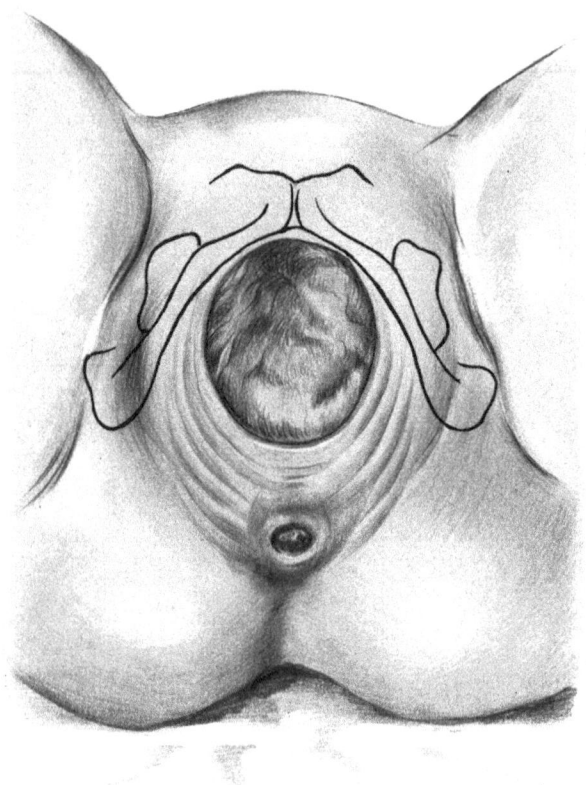

Abb. 113. Gute Einpassung des Schädels bei weitem Schambogen — geringe Gefährdung des Dammes und Levators.

Wie schon 1912 in einer ausführlichen Arbeit dargelegt, halten wir das Ergebnis beider Autorengruppen nicht für geeignet, **die letzte Entscheidung zu bringen. Diese muß vielmehr klinisch-anatomischen Untersuchungen, d. h. dem gemeinsamen Ergebnis genauester klinischer Beobachtungen und anatomisch-präparatorischer Untersuchungen an der Lebenden vorbehalten bleiben.** Die Kenntnis des rein anatomisch-präparatorisch gewonnenen Tatsachenmaterials ist natürlich selbstverständliche Voraussetzung zur Durchführung derartiger Untersuchungen. Daß die anatomische Präparation an der Leiche den Ausschlag nicht geben kann, geht unseres Erachtens am besten aus den kontradiktorischen Schlußfolgerungen der Autoren, trotz Übereinstimmung in den tatsächlichen Beobachtungen, hervor. Unsere Kritik soll die hervorragenden Verdienste beider Autorengruppen nicht im mindesten herabsetzen. Der Fehler, namentlich der Martinschen Betrachtungsweise, liegt unseres Erachtens darin, daß dieser Autor einmal auf Grund seiner besonderen Präparationsmethode (besonders der vorangehenden Ödematisierung des Bindegewebes doch wohl zu einer Überschätzung der Mächtigkeit des bindegewebigen Haftapparates gekommen ist; vor allem aber darin, daß er den Beckeninhalt ganz isoliert für sich betrachtet, ohne die lebendigen Beziehungen zwischen Eingeweideblock und Rumpfblasenwand genügend in Rechnung zu stellen. Auch die Trennung in **Stütz- und Haftapparat**

Allgemeine Ätiologie.

ist analytisch und bei statischer Betrachtungsweise wohl berechtigt, anatomisch-funktionell und dynamisch aber gar nicht durchführbar. Beide **bilden** vielmehr **ein untrennbares Ganze.** Es geht unseres Erachtens nicht an, die Fascien, wie Martin das tut, zum bindegewebigen Haftapparat zu rechnen und isoliert von der Muskulatur zu betrachten, ganz abgesehen davon, daß schon anatomisch die Ausbildung der Fascien der der Muskulatur parallel geht, ja direkt von ihr abhängig ist. Je kräftiger die Muskulatur, desto kräftiger die Fascie, desto sicherer auch die Verankerung des bindegewebigen Haftapparates in der Fascie und umgekehrt. Noch deutlicher ist die funktionelle Zusammengehörigkeit von Haft- und Stützapparat. Schädigungen des einen Apparates sind ohne solche des anderen, von manchen traumatischen Momenten abgesehen, gar nicht möglich. Selbst das in der Ätiologie des Genitalprolapses eine so große Rolle spielende Geburtstrauma wirkt immer schädigend auf beide Apparate. Abgesehen von bestimmt lokalisierten oder nachweisbaren Zerreißungen im Haft- oder Stützapparat wirkt das Geburtstrauma im wesentlichen dadurch, daß der Zusammenhalt der Teile gelockert wird (Sellheim, Verf.). Haft- und Stützapparat hängen eben untrennbar zusammen. Diesem Standpunkt des Verfassers haben sich bereits Opitz, Wertheim, Reifferscheid u. a. angeschlossen.

Gewiß hat Ed. Martin darin recht, daß ohne Insuffizienz des Haftapparates mindestens ein Uterusprolaps nicht möglich ist. Es haben unseres Erachtens aber auch Halban und

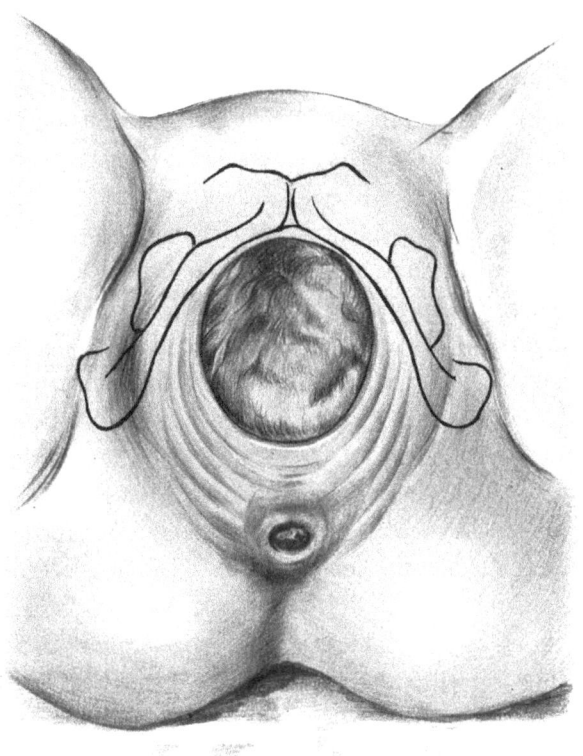

Abb. 114. Ein enger Schambogen zwingt den Kopf, analwärts auszuweichen. Starke Gefährdung des Dammes. Hier tiefer Riß in den M. bulbocavernosus und puborectalis.

Tandler recht, wenn sie sagen, daß eine Insuffizienz des Stützapparates früher oder später eine solche des Haftapparates nach sich ziehen muß. Das leugnet ja auch Martin nicht. Seine Beweisführung, die wesentlich auf das Vorhandensein kräftiger und auf faradische Reizung kräftig sich kontrahierender Levatoren bei der überwiegenden Mehrzahl seiner Prolapsfälle sich stützt und daraus ableiten will, daß der Hiatus genitalis nur passiv, entsprechend der Größe der durchtretenden Teile gedehnt sei, halten wir durchaus nicht für zwingend und demgemäß auch seine daraus gezogenen Schlußfolgerungen von der überwiegenden Bedeutung des Haftapparates für hinfällig. Denn die Insuffizienz des Beckenbodens infolge von Zerreißungen im Musculus levatoris oder im Diaphragma urogenitale mit der selbstverständlichen Konsequenz einer dauernden Erweiterung des Hiatus genitalis ist doch nicht gleichbedeutend mit Atrophie der restierenden Teile. Halban-Tandler haben auch als konstantes Merkmal nur die Erweiterung des Hiatus genitalis, die mehr oder minder starke Beschädigung des Diaphragma urogenitale — die auch Martin nicht leugnet — angegeben. Die operativ-präparatorischen Erfahrungen bestätigen absolut die Schilderungen von Halban-Tandler, und Martins eigene Bilder, besonders seine Operationsbilder, widersprechen dem in keiner Weise. Eine Atrophie des Levators wie in Abb. 115 wird auch von Halban-Tandler durchaus nicht als konstanter Befund angesehen, sondern im Gegenteil betont (S. 190), daß die unpaare Levatorplatte häufig fast unverändert ist.

Wir sehen also in den Ausführungen beider Autoren keine unlösbaren Widersprüche, zumal inzwischen von Halban ausdrücklich zugestanden worden ist, daß in den ursprünglichen Ausführungen die Bedeutung des bindegewebigen Haftapparates der Genitalorgane für ihre Lageerhaltung unterschätzt worden sei, wie auch Tandler in seinen anatomischen Darstellungen [1] die enge Verflechtung der Fascia endopelvina mit den die einzelnen Organe des Genitalapparates umscheidenden Eigenhüllen (Fascia visceralis) und der gesamten Beckenbodenmuskulatur deutlich herausgestellt hat. Will man trotzdem durchaus eine Rangunterscheidung zwischen Haft- und Stützapparat machen, dann kommen wir freilich immer wieder zu dem Resultat, daß der Stützapparat von größerer Bedeutung ist. Wo dieser zerstört ist, muß früher oder später der Haftapparat überdehnt und insuffizient werden, während umgekehrt bei insuffizienten Bandapparaten ein Prolaps durchaus nicht einzutreten braucht. Das gilt sogar dann, wenn das Tonusspiel des Beckenverschlußapparates nicht auf der Höhe steht. Wohl kann es dann infolge der Tonus-Turgorverminderung im gesamten bindegewebigen Haftapparat zu der bekannten Erschlaffungsretroflexion kommen, wohl können ausgesprochene Senkungsbeschwerden auftreten, ein Prolaps bleibt trotzdem aus, solange der Hiatus genitalis nicht durch irgendwelche Verletzungen erweitert ist. Ich erinnere nur an die zahlreichen Fälle von Retroflexio uteri bei virginellen und nulliparen asthenischen Individuen, bei denen schon die Betastung die hochgradige Schlaffheit des gesamten bindegewebigen Haftapparates aufdeckt, die Autopsie in viva oft genug erlaubt, hochgradigste Schlaffheit sämtlicher Bänder festzustellen und doch in Jahrzehnten kein Prolaps auftritt, obgleich auch die Beckenbodenmuskulatur einen verminderten Tonus zeigt; andererseits lehrt die klinische Erfahrung, daß derartige Individuen geradezu mit automatischer Sicherheit einen Prolaps bekommen, sobald etwa durch einen Partus und damit in Zusammenhang stehende Verletzungen des muskulären Beckenbodens eine dauernde Erweiterung des Hiatus genitalis gegeben ist (vgl. S. 857). Gleichwohl scheint es uns nicht zweckmäßig, in diesen Fällen von einer primären Insuffizienz des bindegewebigen Haftapparates als Prolapsursache zu sprechen und darauf geradezu eine Einteilung der Prolapse zu basieren, wie Ed. Martin vorgeschlagen hat. Denn es bleibt eine derartige Betrachtungsweise doch an der Oberfläche hängen; in Wirklichkeit ist ja auch in diesen Fällen maßgebend die anlagemäßige Minderwertigkeit des Haft- und Stützapparates, die von vornherein vorhandene Unterwertigkeit des Tonus-Turgorspiels. Diese schafft wohl eine allgemeine Disposition zum Prolaps, die Insuffizienz des Haftapparates zusammen mit der Tonusverminderung des Uterus führt zur Retro-

---

[1] Vgl. Handbuch d. Frauenheilk. von Menge-Opitz, 5. Aufl., München 1927, und Tandler, Lehrbuch der Anatomie, 2. Leipzig 1923.

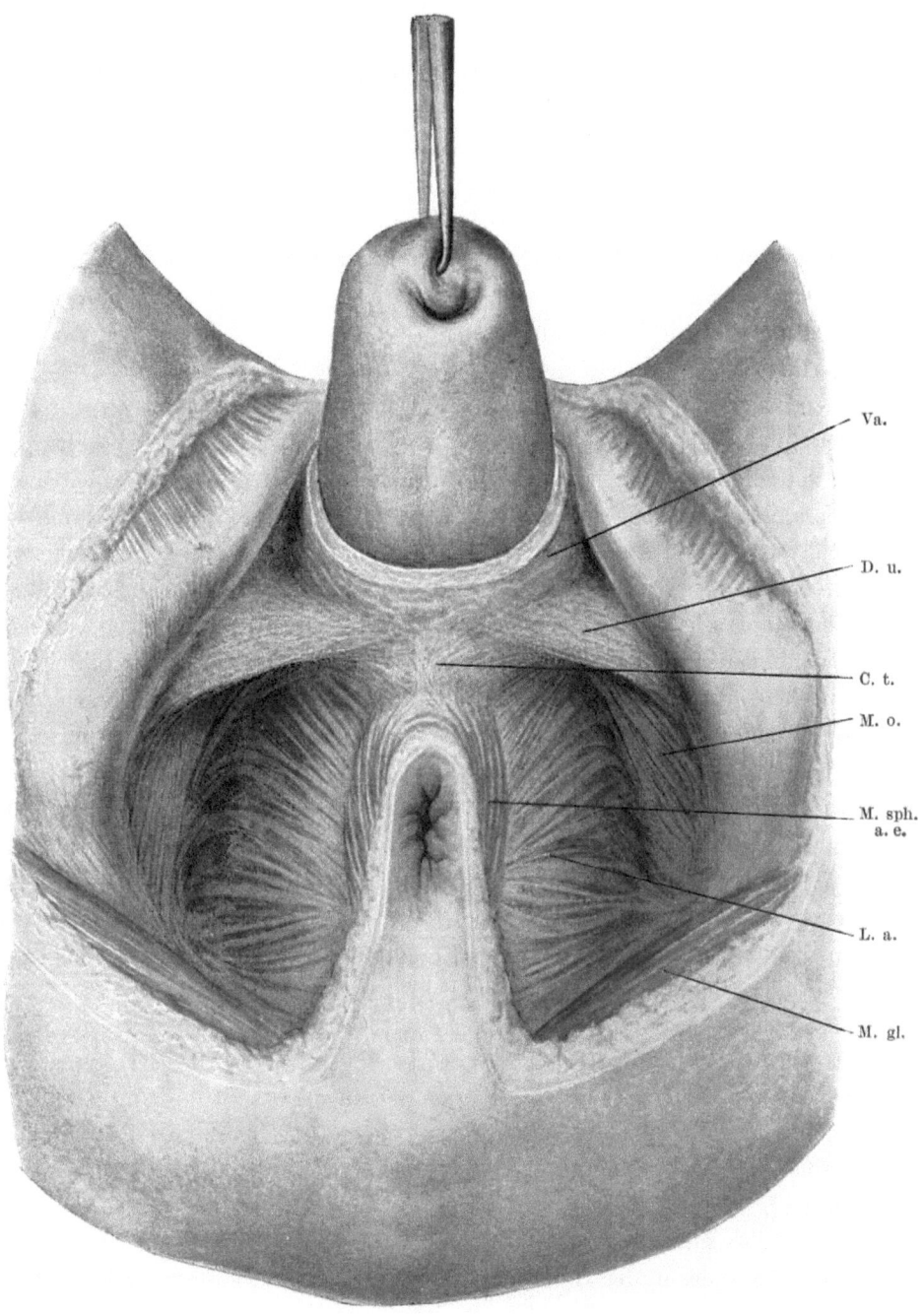

Abb. 115. Partieller Prolaps des Uterus. (Nach Halban-Tandler.) Schlechter Beckenboden.
Va. = Vagina.   D. u. = Diaphragma urogenitale.   C. t. = Centrum tendineum.   M. o. = M. obturatur internus.
M. sph. a. e. = M. sphincter ani externus.   L. a. = Levator ani.   M. gl. = M. glutaeus maximus.

flexio und damit zu einer weiteren Begünstigung des Prolapses, der aber erst perfekt werden kann, wenn mit der traumatischen Schädigung des Hiatus genitalis in diesem eine Bruchpforte entsteht. Natürlich können auch andere Faktoren die sekundäre Insuffizienz des Haftapparates herbeiführen, unter denen zweifellos die „Ausmagerung" im Senium

(Opitz) wie überhaupt jede starke Abmagerung (Beigel, Prochownik, Lehr, Fritsch) eine gewisse Rolle spielen.

In seltenen Fällen, die gewissermaßen aus dem Rahmen der hierhergehörigen Erörterungen herausfallen, entsteht ein Descensus oder Prolaps ganz unabhängig von irgendwelcher Insuffizienz des Haft- oder Stützapparates als Folge einer Verdrängung durch einen Tumor (Myom, Ovarialtumor). Ganz selten wird der Uterus durch ein großes, in die Scheide geborenes Myom nach abwärts gezogen. Diese Fälle sind einfach unter die Verdrängungsdystopien, wie Menge sie treffend genannt hat, zu rechnen.

Unter den allgemeinen Prolapsursachen dürfen aber auch konstitutionelle Faktoren nicht vernachlässigt werden, wie aus den obigen Andeutungen wohl genügend hervorgeht.

Schon früher war einzelnen Beobachtern — ich nenne vor allem van der Höwen, Stiller, Mathes — aufgefallen, daß unter den Prolapsträgerinnen wie überhaupt unter den Frauen mit genitalen Lageanomalien nicht selten Individuen mit Zeichen einer minderwertigen Gesamtkonstitution sich finden. Achtet man auf derartige Zusammenhänge systematisch, wie das an Verfassers Klinik seit Jahren geschah, dann kommt man zu überraschend großen Zahlen. In unserem Material, das allerdings an konstitutionell Minderwertigen überhaupt sehr reich ist, fanden wir in 54% aller Prolapsträgerinnen eine allgemeine Hypotonie der Binde- und Stützsubstanzen; in 38% der Gesamtzahl unserer Fälle bestand eine hochgradige Splanchnoptose, von der allerdings nicht zu entscheiden war, wie weit sie primär auf Basis mangelhafter Konstitution entstanden oder sekundär durch Krankheit und Geburtsschädigungen erworben war. Mancherlei Stigmata des asthenischen Habitus lassen uns allerdings vermuten, daß auch bei der sekundären Enteroptose die primäre Anlage häufig mindestens mitspielte. Die von uns obengenannten Zahlen dürften die Bedeutung der Anlage auch für derartige erworbene Leiden wie den Descensus und Prolaps genügend deutlich machen. Auf Grund einzelner Stigmata[1] Schlüsse auf die Gesamtkonstitution zu ziehen, geht unseres Erachtens zu weit. Wollten wir das tun, dann hätten wir in unserem Prolapsmaterial rund 90% konstitutionell Minderwertige. Jedenfalls wird man danach sagen dürfen, daß die allgemeine, in der Anlage gegebene Widerstandsfähigkeit des Gesamtorganismus auch in der Prolapsätiologie eine bedeutsame Rolle spielt. Geburtsverletzungen des Stütz- und Haftapparates scheinen viel mehr die Rolle des auslösenden Faktors als der unmittelbaren Prolapsursache zu spielen. Gleichzeitig mit Verfasser haben Flatau und v. Graff sich im gleichen Sinne geäußert[2].

Man möge das nicht mißverstehen. Selbstverständlich soll durch den Hinweis auf die große Bedeutung des in der Gesamtanlage gegebenen Faktors nicht geleugnet werden, daß auch die bestkonstituierte Frau rein als Folge ausgedehnter Zerreißungen des Beckenbodens oder umfänglicher Schädigung des Haftapparates einen Prolaps bekommen kann.

Der Ausdruck „konstitutionelle Minderwertigkeit" allein besagt nicht viel. Für den speziellen Mechanismus der Prolapsentwicklung ist auch die besondere Form, in der die anlagemäßige Minderwertigkeit sich äußert, von großer Bedeutung. Verfasser hat bereits 1923 darauf hingewiesen[2]. Eine Asthenikerin — charakterisiert durch die angeborene

---

[1] Vgl. J. Bauer: Konstitutionelle Disposition zu inneren Erkrankungen. 3. Aufl. Berlin 1924.
[2] Gynäkologenkongreß 1923 in Heidelberg.

Insuffizienz sämtlicher Binde- und Stützgewebe — kann auch ohne jegliche Zerreißung des muskulären Beckenbodens, einfach als Folge des physiologischen Geburtstraumas einen Prolaps bekommen. Die mit der Schwangerschaftsentwicklung und der Herstellung der Geburtsbahn unweigerlich verbundene Auffaserung, die ganze Auflockerung der Textur, die Quellung und Erweichung des Kittgewebes bedeutet für solch minderwertiges Bindegewebe und eine schon des normalen Tonus entbehrende Muskulatur eine Schädigung, die mit der Überdehnung normalen Gewebes in eine Linie gesetzt werden kann. Demgemäß bleibt im Wochenbett die Wiederherstellung eine recht unvollkommene. Der Zusammenhalt des gesamten Eingeweideblocks[1], der meist schon vor der Gestation kein berühmter war, wird vollends gelockert. Das zur normalen Lageerhaltung des gesamten Eingeweideblocks unbedingt erforderliche Tonusturgorspiel (Sellheim[2]) ist ein für allemal gestört, um so erheblicher natürlich, je häufiger und rascher sich derartige, an sich physiologische Traumen folgen, und im Einzelfalle abhängig von mancherlei mehr zufälligen Komplikationen der Schwangerschaft und Geburt (Hydramnios, Gemini, Größe des Kindes, Geburtsdauer usw.). Das brauche ich nicht in Einzelheiten auszuführen. Wenn ich mit zwei Schlagworten mich ausdrücken darf: Zu der primären, aus der mangelhaften Anlage folgenden Enteroptose gesellt sich die sekundäre Eingeweidesenkung und als deren nicht seltene Teilerscheinung, wenn auch häufig für den Arzt und die Patientin auffallendste Äußerung, möchten wir den Genitalprolaps in den einschlägigen Fällen auffassen.

Unter Berücksichtigung dieser Zusammenhänge dürften auch manche Widersprüche zwischen Halban-Tandler und Ed. Martins Angaben eine befriedigende Erklärung finden. Auch die Feststellung Flataus[3] und Kübányis, die bei Prolapsträgerinnen außerordentlich häufig, namentlich bei Fällen ohne größeren Dammdefekt, stark verminderte Beckenneigung fand, paßt gut in den Rahmen dieser Auffassung. Wer sich unserer Darlegung in dem Kapitel über die Dynamik des Beckeninhalts, speziell des Blasenkugel-Uterushebelapparates erinnert, wird leicht verstehen, daß verminderte Beckenneigung im Zusammenhang mit mangelhaftem Tonus der Beckenbodenmuskulatur das Abgleiten des Blasenkugelapparates von der Symphysenauflage und damit die Störung der gesamten Beckeneingeweidedynamik begünstigt.

Wesentlich anders scheint uns der Zusammenhang beim reinen Infantilismus, sei er nun mehr universell ausgeprägt oder rein auf das Genitale und Becken beschränkt, was sicherlich viel häufiger ist. Hier ist nicht die schlaffe Faser die Causa efficiens, sondern hier spielt in erster Linie ein Mißverhältnis zwischen vorhandener und für den Geburtsakt notwendiger Weite und Weitbarkeit der genitalen Ausführungswege die ausschlaggebende Rolle. Enge und nicht selten dazu noch Rigidität der Weichteile sind es, die in derartigen Fällen die Geburt zu einem echten Trauma gestalten, da daß Mißverhältnis zwischen vorhandener und verlangter Weite der Ausführungswege nur auf dem Wege einer Zerreißung letzterer lösbar ist. Es macht dabei im Prinzip keinen Unterschied, ob die Geburt spontan oder durch Kunsthilfe beendigt wird. Jedoch ist klar, daß bei Inanspruchnahme

---

[1] Darauf und nicht bloß auf Rückbildungsvorgänge im Genitalapparat allein ist Gewicht zu legen.
[2] Auf die grundlegende Arbeit Sellheims [Z. Geburtsh. 80 (1918)] sei ausdrücklich hingewiesen.
[3] Flatau hat übrigens einen Apparat angegeben, der die relative Beckenneigung einfach und bequem zu messen gestattet. Das Instrument wird von Paul Walb, Fabrik chirurgischer Instrumente, Nürnberg geliefert.

letzterer die Zerreißungen häufig ausgedehnter ausfallen als bei spontanem Geburtsablauf. Es ist nicht möglich, in ein paar Sätzen alle in Frage kommenden Faktoren aufzuzeigen, aber einleuchtend, wie viel da auf eine richtige individualisierende Geburtsleitung ankommt. Voreilige Kunsthilfe ist gerade für derartige Frauen oft von verderblichsten Folgen, andererseits aber nicht zweifelhaft, daß eine geschickte Kunsthilfe manchmal sogar imstande ist, die unvermeidlichen Verletzungen auf ein geringeres Maß zu reduzieren oder an eine der Wiederherstellung günstigere Angriffspunkte bietende Stelle, in den Damm, zu verlegen.

Die beiden genannten Typen von konstitutioneller Minderwertigkeit stellen nur zwei besonders prägnante Beispiele dar. In Wirklichkeit kommen zahllose Kombinationen vor, die alle anzuführen uns wertlos erscheint. Es sei nur darauf hingewiesen, daß z. B. beim asthenischen Infantilismus allein die Konkurrenz der beiden genannten Faktoren, Insuffizienz des gesamten Faserapparates und Enge der Weichteile, die Möglichkeit zu den Prolaps begünstigenden Schädigungen noch erweitert.

b) Spezielle Ätiologie der verschiedenen Prolapsformen.

Es ist schon a priori wahrscheinlich, daß die verschiedenen Erscheinungsformen des Prolapses abhängig sind von bestimmten Lokalisationen der im Haft- oder Stützapparat bzw. in beiden nachweisbaren Schädigungen.

1. Cystocele vaginalis.

Um die Aufklärung ihrer Ätiologie hat sich vor allem Ed. Martin die größten Verdienste erworben. Während Halban und Tandler sich im wesentlichen damit begnügten, Schädigungen des Diaphragma urogenitale, also Wegfall der Stütze für die vordere Scheidenwand und Blase als Ursache der Cystocelenbildung anzunehmen, hat Ed. Martin auf Grund seiner Untersuchungen an besonders glücklich gewählten Objekten nachweisen können, daß gerade für die Cystocelenbildung ganz bestimmt lokalisierte Schädigungen des Blasenhaftapparates eine große Rolle spielen.

Zunächst hat Ed. Martin sicherlich recht mit seiner Annahme, daß ein isolierter Vorfall der oberen Hälfte der vorderen Scheidenwand ohne Beteiligung der Blase nicht möglich ist. „Die Scheide ist so fest mit dem Blasenhals und dem Blasenboden am Pawlikschen Dreieck [1] verwachsen, daß eine Lageveränderung nur mit Beteiligung der Harnblase eintreten kann", zumal Tumorbildungen in diesem Gebiet kaum in Frage kommen. Der springende Punkt ist auch hier die Frage: Was ist primär, was sekundär? Ed. Martin [2] schließt: „Der Vorfall der vorderen Scheidenwand kann nur sekundär sein, denn da die schädlichen Einflüsse stets vom Inneren der Bauchhöhle kommen, so muß auch erst das über der Scheidenwand liegende Gewebe defekt geworden sein, ehe der vermehrte intraabdominelle Druck die Scheide direkt trifft, dann ist auch schon eine Cystocelenbildung im 1. Grade vorhanden". Man wird dieser Beweisführung, die übrigens mit der Ansicht der meisten älteren Autoren (Scanzoni, A. Martin, Fritsch, Küstner u. a.) sich deckt, nicht widersprechen können und dann natürlich sofort die weitere Frage aufzustellen haben: Welcher Defekt im Haft- oder Stützapparat veranlaßt die Cystocelenbildung oder schafft wenigstens die Vorbedingungen dazu?

---

[1] Das ist die Partie des vorderen Scheidengewölbes, die unter der Area retroureterica liegt.
[2] Ed. Martin: S. 14 seiner Monographie, 2. Teil.

Das war tatsächlich bis in die neueste Zeit unklar und hat eine ganz befriedigende Aufklärung erst durch Ed. Martins schöne Untersuchungen gefunden. Danach kann die Ausbuchtung der Blasenwand, in der Pars retroureterica beginnend, allmählich auf die Area interureterica und das Trigonum sich ausdehnend, nur eintreten, wenn

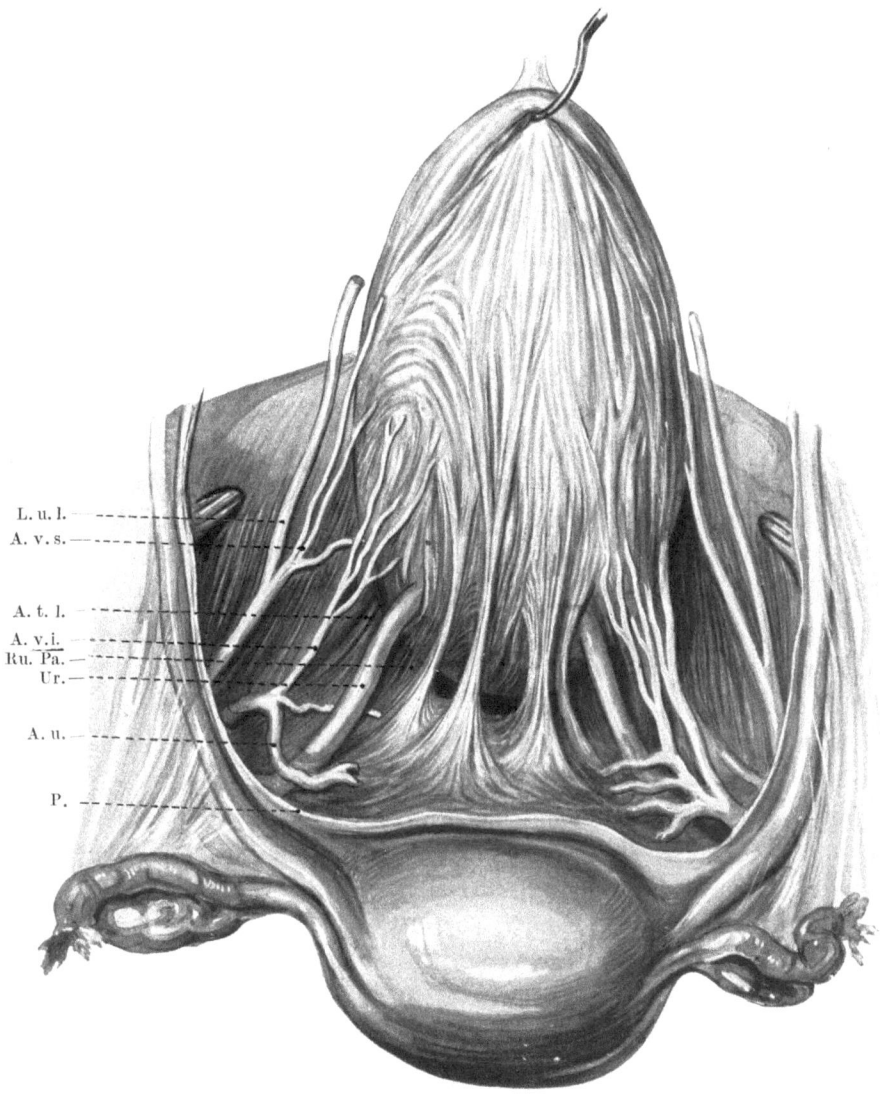

Abb. 116. Defekte im Haftapparat der weiblichen Harnblase bei Cystocele. (Nach Ed. Martin.) L. u. l. = Lig. umbilicale lat. A. v. s. = Art. vesicalis superior. A. t. l. = Arcus tendineus levatoris. A. v. i. = Art. vesicalis inferior. Ru. Pa. = Pars ant. retinaculi uteri. Ur. = Ureter. A. u. = A. uterina. P. = Schnittrand des Blasenperitoneums.

der bindegewebige Haftapparat der Blase, d. h. der vordere Schenkel des Retinaculum uteri schadhaft geworden ist. Tatsächlich konnte Ed. Martin schon bei leichten Graden von Cystocele Atrophie und später zunehmende Rarefizierung der zwischen Blasenwand und Uterus nach vorn ausstrahlenden Schenkel des Retinaculum uteri nachweisen (Abb. 116) und — was uns noch wichtiger erscheint — durch Raffung dieses Anteils des Retinaculum durch Naht die Cystocele zum Verschwinden bringen. Wenn demgegenüber Halban und Tandler die Ursache der Cystocelenbildung in dem Wegfall der Muskelstütze der Blase durch Schädigung des Diaphragma urogenitale und Abrisse der vorderen Levatorschenkel sehen, so scheinen sie uns gerade in dieser Frage die Rolle des bindegewebigen Haftapparates insofern unterschätzt zu haben, als sie eben diesem für die Lageerhaltung der Blase überhaupt keine Bedeutung zumessen. Im übrigen aber wird ihre Erklärung der Dynamik der Beckeneingeweide unseres Erachtens besser gerecht als die Martinsche. Sie unterscheiden richtig zwischen leerer und mäßig gefüllter Blase. Während bei ersterer jede Steigerung des abdominalen Druckes zunächst auf die hintere und dann auf die vordere Blasenwand, von dieser auf die Vaginalwand sich überträgt und bei fehlender Gegenwirkung des Beckenbodens diese Partien zum Vorfall bringt, liegen bei mäßig gefüllter Blase die Verhältnisse dynamisch insofern ganz anders, als die gefüllte Blase in das abdominale Druckgebiet einbezogen ist und demnach der flüssige Blaseninhalt selbst zum Druckübertrager wird. Daraus erklärt sich dann, daß nur der Blasenboden die Cystocele bildet, sobald hier durch Defekte des Haftapparats eine schwache Stelle besteht.

Nach unserer eigenen Überzeugung sind beide Erklärungen nicht ganz frei von Einseitigkeit. Der Nachweis der Defekte im Blasenhaftapparat durch Ed. Martin bildet eine wertvolle Ergänzung der Halban-Tandlerschen Untersuchungen; zweifellos sind diese Defekte die Conditio sine qua non, ohne welche die Cystocele nicht entstehen kann. Wir gestehen Martin sogar zu, daß gerade die Cystocele I ausschließlich auf Grund einer derartigen Insuffizienz des Blasenhaftapparates entstehen kann. Für die höheren Grade der Cystocelenbildung erachten wir aber den Wegfall der entsprechenden Stützung durch den muskulären Beckenverschlußapparat auch von wesentlicher Bedeutung. Ob der Defekt im Blasenhaftapparat primär oder sekundär entstanden ist, spielt keine Rolle und wird sich zudem in den meisten Fällen gar nicht entscheiden lassen. Aus der in der Einleitung gegebenen Darstellung der Beckeneingeweidedynamik folgt unseres Erachtens zwingend, daß auch für die Lagerhaltung der Blase die Intaktheit des Beckenbodens erforderlich ist, da sie nur dann im statischen Gleichgewicht sein kann, wenn die Federbrücke intakt ist. Denn nur in diesem Fall hat die zugehörige Sehne den gleichen Neigungswinkel wie die Auflagefläche der Blase auf den vorderen Beckenhalbring (vgl. Abb. 18). Das schließt natürlich nicht aus, daß kleinere Vorwölbungen der Blase auch allein auf Basis eines Defektes im Blasenhaftapparat sich herausbilden können; sie müssen aber solange in ihrer Größe beschränkt bleiben, als die Gleichgewichtslage der Blase im ganzen erhalten bleibt. De facto haben wir auch niemals einen Fall von nennenswerter Cystocele ohne Insuffizienz des Stützapparates gesehen. Daß vollends die großen Cystocelen ohne Verletzungen des Beckenbodens nicht zustande kommen können, da die unverletzten Levatorschenkel die seitlichen Blasenpartien gut stützen, müßte auch Ed. Martin auf Grund seiner eigenen Präparate (Tafel II, IV, VI des 1. Teiles und Tafel XVIII [= Abb. 116] des 2. Teiles) zugestehen.

Unseres Erachtens hat die scharfe Trennung von Haft- und Stützapparat auch in dieser Frage nur analytischen Wert; denn tatsächlich schädigen, von seltenen Ausnahmen abgesehen, dieselben Ursachen, die den Haftapparat da und dort insuffizient machen, den Stützapparat und umgekehrt.

In Übereinstimmung mit den oben (S. 855 f.) genannten älteren Autoren, zu denen neuestens Ed. Martin trat, ist natürlich zuzugeben, daß eine mangelhafte Rückbildung im Wochenbett in erster Linie und am häufigsten es ist, welche den Haftapparat (und Stützapparat, wie wir hinzufügen möchten) schädigt. Noch wichtiger scheinen uns die durch den Geburtsakt selbst hervorgerufenen Veränderungen. Die Entfaltungsvorgänge bei Herstellung der Geburtsbahn bedingen unter allen Umständen eine Lockerung der Kittfugen (Sellheim), und zwar sowohl des Haft- wie Stützapparates, wobei übrigens sichtbare Verletzungen gar nicht vorhanden zu sein brauchen. Dazu kommen bei sehr langdauernden Geburten, bei einem Mißverhältnis zwischen Geburtsobjekt und Geburtsweg, bei operativen Entbindungen, darunter besonders auch nach der Symphyseotomie und Hebosteotomie traumatische Zerstörungen, die ebensowohl die vorderen Schenkel des Retinaculum uteri — also den Haftapparat der Blase nach Ed. Martin — wie das Diaphragma urogenitale, sehr häufig aber auch noch die Levatorschenkel treffen. Beim engen Becken mögen dazu noch ganz spezielle Zerstörungen (Druckusuren am Haftapparat der Blase) eine Rolle spielen. Der Endeffekt ist immer derselbe: Die Blase findet sich nicht mehr im stabilen Gleichgewicht, sobald der Neigungswinkel der zum Federbrückenbogen des muskulären Beckenbodens zugehörigen Sehne sich geändert hat. Die Tendenz zum Blasenvorfall und Vorfall der vorderen Scheidenwand ist damit ohne weiteres gegeben, die überwiegende Häufigkeit des Vorfalles gerade dieser Partien (etwa 50—70% aller Fälle) damit genügend erklärt. Ob die Cystocelenbildung dann früher oder später in größerem oder geringerem Umfang auftritt, hängt sehr maßgebend von dem Grad der Zerstörungen im Blasenhaftapparat ab. Darin hat Ed. Martin zweifellos recht. Mangelhafte Rückbildung im Wochenbett bei zu früher Wiederaufnahme der Arbeit, dauernde Überfüllung der Blase im Wochenbett, die ihrerseits die Entstehung einer Retroversion oder Retroflexion begünstigt, kann natürlich durch längeres Bestehenlassen der „schwachen Stellen" die Ausbuchtung der Blasenwand fördern. Besonders gefährlich müssen hier Anstrengungen der Bauchpresse sein. Ob wirklich eine Lücke oder nur eine schwache Stelle besteht, macht höchstens einen graduellen Unterschied. Besonderes Gewicht wurde von den verschiedensten älteren Autoren auf eine gewohnheitmäßig verzögerte Entleerung der Blase, wie die bei Wöchnerinnen so häufige Überfüllung derselben, gelegt. Sicherlich ist das nicht gleichgültig. Denn die gefüllte Blase wird, wie Halban-Tandler zuerst klar hervorgehoben haben, dynamisch betrachtet, zu einem Teil des Bauchinhaltes, ihre Wände werden annähernd gleichmäßig durch den Druck des flüssigen Inhaltes belastet, so daß dort, wo eine schwache Stelle im bindegewebigen Haftapparat vorhanden ist, eine Vorwölbung eintreten muß. Es ist mutatis mutandis genau derselbe Vorgang, der zur Fruchtblasenbildung führt.

Nach den in der allgemeinen Ätiologie gemachten Ausführungen bedarf es nur eines kurzen Hinweises, daß minderwertiges Binde- und Stützgewebe, wie es bei Asthenikerinnen sich findet, solchen Beanspruchungen leichter erliegen wird als normales. Mit einem Infantilismus scheinen uns derartige Zustände nichts zu tun zu haben. Hier spielt vielmehr die Enge der Geburtswege und die damit steigende Gefahr ausgedehnter Verletzungen eine verhängnisvolle Rolle, ganz abgesehen davon, daß durch bestimmte topische Infantilismen, wie z. B. die Tiefe der Excavatio vesico-uterina, die Entstehung bestimmter Prolapsformen begünstigt wird. Ed. Martin freilich gibt an, daß in derartigen Fällen auch die Entwicklung der fascialen Einlagerungen zwischen Uterus und Harnblase und das festere

Bindegewebe ausbleibt (S. 16, Teil II). Nach seinen Angaben würde allein auf dieser Basis, wenn auch in seltenen Fällen, sogar bei nulliparen Individuen eine Cystocelenbildung zustande kommen können. Wir selbst haben bei einem sehr reichen Prolapsmaterial einen derartigen Fall nie beobachtet ohne gleichzeitige Defektbildung oder Paresen im Beckenboden als Folge einer Spina bifida occulta.

2. Descensus und Prolaps des Uterus mit oder ohne Beteiligung anderer Abschnitte der Beckenorgane.

Als notwendige Vorbedingung für jede Form von Prolaps gilt Halban-Tandler der Descensus uteri, der mindestens so weit gehen muß, daß das Organ in den Bereich des als Bruchpforte fungierenden Hiatus genitalis kommt. Das ist aus rein mechanischen Gründen (vgl. allgemeiner Teil) meist nur möglich, wenn der Uterus in Retroversion liegt. Erst dann gewinnt bei Steigerung des intrabdominellen Druckes der Bauchdruck Angriffspunkte am Fundus uteri (vgl. allgemeine Ätiologie) und trachtet, das Organ in der Richtung der Vaginalachse nach abwärts zu verschieben. Halban drückt das in seiner Bearbeitung im Menge-Opitzschen Handbuch ganz schroff aus: „Ohne Descensus kein Prolaps und ohne Retroversio kein Descensus"[1]. Ob daneben eine Cystocele besteht, ist ganz gleichgültig, solange der Uterus anteflektiert ist. Tatsächlich kommen auch hochgradige Cystocelen bei anteflektiertem Uterus ganz isoliert vor.

Um zunächst die Frage der Retroversio-flexio vorwegzunehmen, so herrscht darin heute ziemliche Einmütigkeit, und Halban-Tandlers Meinung deckt sich mit älteren Ansichten von B. S. Schultze, Schröder sen., A. Martin, Fritsch, O. Küstner u. a. Es macht einen geringen Unterschied, ob man mit diesen Autoren den mit Retrodeviation verbundenen Descensus uteri als prädisponierendes Moment ansieht oder mit Scanzoni, Hegar, Küstner, Winter und Ed. Martin darin, als Folge der Erschlaffung des Haftapparates, bereits das erste Stadium des Prolapses erblickt. Wer mit uns aus anatomischen wie dynamischen Gründen Haft- und Stützapparat als eine zusammengehörige funktionelle Einheit ansieht, für den besteht zwischen den beiden Auffassungen kaum ein Unterschied. Für Ed. Martin ist der Unterschied wichtiger, denn er unterscheidet zwischen primärem Uterusvorfall als Folge einer Insuffizienz des Haftapparates und sekundärem Uterusvorfall mit oder ohne Elongatio colli als Folge einer primären Insuffizienz des muskulären Stützapparates mit sekundärem Versagen des Haftapparates. Wie weit ein solcher Unterschied berechtigt ist, soll erst weiter unten erörtert werden. Martin stützt die Diagnose „primärer Uterusvorfall" einzig auf seine Beobachtungen, daß in einer Anzahl von Fällen — in seinem Material war das die Mehrzahl — der Levator eher hypertrophisch als atrophisch sei, während der Haftapparat stets insuffizient gefunden wurde. „Das Bindegewebe ist beim Genitalprolaps stets schadhaft usw.". Ich muß gestehen, daß mir diese Beweisführung nicht zwingend erscheint, denn seine anatomischen Untersuchungen beschränken sich auf ein gegenüber Halban-Tandler wesentlich kleineres Material. Seine Wertung der Beschaffenheit des Levators stützt Ed. Martin wesentlich auf das Ergebnis der faradischen Prüfungen dieses Muskels (bei 39 Fällen von kombiniertem Prolaps 34 mal beiderseits kräftige Reaktion, 3 mal nur auf einer Seite, 2 mal auf

---
[1] Die Ausnahmen von Prolaps des anteflektierten Uterus werden besonders begründet (vgl. weiter unten).

keiner Seite; unter 4 Fällen von isoliertem Uterusprolaps hatten 3 beiderseits, einer nur einseitig einen kräftig reagierenden Muskel). Mir ist bis heute unverständlich, wie Ed. Martin daraus so weitgehende Schlüsse ziehen konnte. Denn einmal besagen seine Untersuchungen gar nichts über das Diaphragma urogenitale, das für die Sicherheit des Verschlusses des Hiatus genitalis doch auch eine ganz wesentliche Rolle spielt, zum anderen aber scheint mir das Ergebnis der faradischen Prüfung des Levators nichts gegen die Insuffizienz des Beckenbodens als Verschlußapparat der Beckenhöhle und Stützapparat für das Genitale zu beweisen. Es kommt ja darauf gar nicht an. Selbst wenn der geprüfte Muskel überstark reagierte und anatomisch hypertrophiert sich erwiese, kann dadurch eine durch Abriß, also vollständiges Fehlen, oder Atrophie der den Hiatus genitalis umrahmenden Muskelpartien entstandene Insuffizienz des Beckenverschlußapparates nicht wettgemacht werden. Hätte Ed. Martin stattdessen sich lieber auf die — von ihm allerdings als ungenau abgelehnte — Bestimmung der Weite des Hiatus genitalis beschränkt, so würde er zweifellos zu ganz anderen Resultaten gekommen sein.

Übrigens besteht zwischen Martins und Halban-Tandlers Befunden am Beckenboden tatsächlich kein so wesentlicher Unterschied, denn auch die letztgenannten Autoren behaupten durchaus nicht, daß etwa regelmäßig der Levator atrophisch wäre, sie geben vielmehr S. 189—190 nur an und beweisen das an ihren Präparaten, „daß die am meisten medial gelegenen Bündel des Levator ani häufig[1] bindegewebig geworden sind". Die an die Puborectales seitlich anschließenden Muskelbündel sind „vielfach an ihrer Insertionsstelle an der lateralen Beckenwand nach abwärts gezogen", wodurch „bisweilen" eine Dislokation des Arcus tendineus nach abwärts erzeugt wird, die übrigens von den Autoren als sekundär und passiv „als Effekt der Zugwirkungen von seiten des Prolapses" entstanden angesehen wird. Das stimmt genau mit Martins Angaben über die Erweiterung des Ringes, welchen der Arcus tendineus fasciae pelvis bildet, überein. Im übrigen fanden die Autoren außerordentliche Verschiedenheiten hinsichtlich der Atrophie des muskulären Beckenbodens. Bei den höchsten Graden allerdings fanden Halban-Tandler die Muskelbündel auseinandergewichen, die Muskulatur selbst blaß, wachsartig, die Muskellage im ganzen dünn, die Spalten zwischen den Muskelbündeln durch Bindegewebe und Fett erfüllt. Das war aber eine recht kleine Minderzahl von Fällen.

Die unpaare Levatorplatte fanden auch Halban-Tandler bei recht großen Prolapsen (Fall 8, 15, 16, 18, 24) „fast unverändert", in anderen Fällen freilich mehr minder nach abwärts gesenkt, mit hochgradiger Rarefizierung der Bündel. Es stimmen unseres Erachtens also die anatomischen Befunde der beiden Autorengruppen, von gewissen zahlenmäßigen Unterschieden, die sich aus der verschiedenen Größe des Materials erklären dürften, abgesehen, ausgezeichnet überein. Offensichtlich ist Martin nur durch das Ergebnis seiner faradischen Muskelprüfungen zu so differenten Schlußfolgerungen gekommen. Martin sagt S. 48: „. . . . läßt sich aktiv oder passiv (das soll wohl heißen bei faradischer Prüfung) eine gute Kontraktion des Muskels herbeiführen, so ist der Muskel auch gesund. Hier ist der Levatorspalt nicht primär, sondern sekundär gedehnt". Das scheint uns wieder ein höchst angreifbarer Schluß. Denn es kommt zunächst gar nicht auf die Güte der restierenden Muskelfasern, sondern auf die Erweiterung und dadurch notwendig bedingte Insuffizienz des Hiatus genitalis an, und die ist abhängig von

---

[1] Von uns gesperrt.

der traumatischen Zerstörung bestimmter Muskelpartien des Diaphragma urogenitale und in den Puborectales. Alles andere ist unseres Erachtens von sekundärer Bedeutung. Natürlich wird ein atrophischer Beckenboden weniger imstande sein, als Stütze für das Genitale zu dienen als ein abgesehen von gewissen Stücken intakter Muskel. Selbstverständlich wird der Haftapparat bei atrophischem Beckenboden — wir stimmen da ganz mit Ed. Martin wie mit Halban-Tandler überein — früher und ausgedehnter insuffizient werden, als wenn nur einige Lücken im Verschlußapparat des Hiatus genitalis vorhanden sind. Uns erscheint, so gern wir die Berechtigung der Analyse anerkennen und so wichtige und wertvolle Ergänzungen Ed. Martin zu den Halban-Tandlerschen Untersuchungen gebracht hat, die Gegensätzlichkeit seiner Schlußfolgerungen nicht berechtigt. Deshalb, weil der Haftapparat immer insuffizient gefunden wird, der Muskel aber gute Kontraktionsfähigkeit aufweist, von einem primären Uterusprolaps zu sprechen, ist unseres Erachtens ebensowenig berechtigt, wie bei anatomisch und funktionell insuffizientem Beckenboden zu behaupten, hier sei die Atrophie des Haftapparates sekundär und somit der ganze Prolaps ein sekundärer. Das kann in einem Teil der Fälle zutreffen, in einem anderen gerade umgekehrt sein. Eine derartige Entscheidung läßt sich unserer Meinung nach gar nicht treffen.

Für uns liegen die Dinge vielmehr so: Der Haftapparat ist immer insuffizient, der Stützapparat ist ebenfalls insuffizient, wobei in einem Teil der Fälle diese Insuffizienz einzig auf die Erweiterung des Hiatus genitalis infolge traumatischer Zerstörung bestimmter Muskelbündel des Diaphragma urogenitale und der Musculi puborectales sich erstreckt, in einem anderen Teil der Fälle aber auch Atrophie verschiedenster Grade in den restierenden Muskeln des Beckenbodens sich findet. In solchen Fällen ist der gesamte Beckenboden gesenkt, gleichgültig ob größere oder geringere Zerstörungen in ihm vorhanden sind. Da ist es unserer Überzeugung nach unmöglich, zu entscheiden, ob die Schädigung des Haftapparates oder des Beckenbodens das Primäre ist. Gerade bei den Fällen von Senkung des gesamten Beckenbodens, in denen oft ausgedehnte Verletzungen fehlen, halten wir die Minderwertigkeit der gesamten Anlage sowohl der Muskeln wie des bindegewebigen Haftapparates für die Hauptsache. Andererseits sind wir überzeugt, daß in den geburtstraumatisch entstandenen Fällen Haft- und Stützapparat zugleich und höchstens graduell verschieden geschädigt werden. Martins Ausführungen haben für uns in dieser Frage etwas gewaltsam Konstruiertes.

Es scheint uns überhaupt ein Fehler, wie das im letzten Jahrzehnt geschehen ist, einseitig den Musculus levator ani in den Vordergrund zu stellen und das Diaphragma urogenitale mit seinen zwei Platten ganz zu vernachlässigen. Für uns lautet die Kernfrage: Ist der Verschlußapparat des Hiatus genitalis suffizient oder nicht? Wodurch diese Insuffizienz hervorgerufen wird, ob durch primären Mangel der Anlage der Muskel oder des bindegewebigen Haftapparates, ob durch Defekte im Diaphragma urogenitale oder im Levator oder in beiden, ob solche Defekte zuerst im Haftapparat oder Stützapparat entstanden sind, das ist alles von sekundärer Bedeutung.

Wir sind der Überzeugung und können das durch die klinischen wie operativ-anatomischen Erfahrungen belegen, daß solche Defekte im Verschlußapparat immer vorhanden sind. Daneben ist freilich auch der Haftapparat stets defekt oder atrophisch.

Darin stimmen wir mit Ed. Martin so gut wie mit Halban-Tandler überein. Ohne Insuffizienz des Haftapparates wäre ein Prolapsus uteri natürlich unmöglich. Ob aber die Insuffizienz im Beckenverschluß- oder im Haftapparat das Primäre ist, das läßt sich unseres Erachtens so gut wie niemals mit Sicherheit entscheiden. Meist wird beides Effekt einer und derselben Ursache sein; ja wir gehen soweit, zu behaupten: **jede schwerere Schädigung des muskulären Beckenverschlußapparates muß notwendigerweise den Haftapparat schädigen, da er an den Fascien und Muskeln des Beckenbodens mitverankert ist. Ebenso muß jede bedeutendere Schädigung des Haftapparates zu einer stärkeren Belastung des Beckenverschlußapparates führen.**

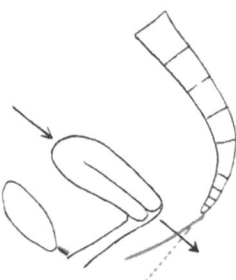
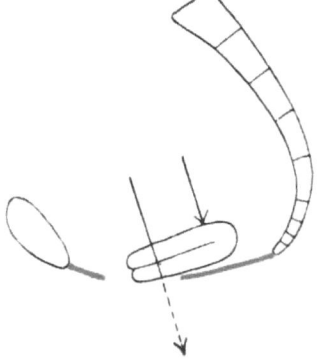

Abb. 117. Der antevertierte Uterus wird bei Drucksteigerung in der Richtung gegen die Levatorplatte vorgeschoben, wo er auf Widerstand stößt und daher nicht vorfallen kann.

Abb. 118. Bei Retroversio wird im Falle einer Drucksteigerung das Corpus uteri an der Levatorplatte Widerstand finden, das Collum aber fällt in die Bruchpforte des Levatorspaltes. (Nach Halban-Tandler.)

Die Insuffizienz des Beckenverschlußapparates muß aber durchaus nicht immer auf traumatischer Basis beruhen. Sie kann ebensogut — bei virginellem Prolaps, Prolaps der Neugeborenen — Folge mangelhafter Anlage oder einer Lähmung sein. Einzig bei diesen Fällen von sog. kongenitalem Prolaps hätte man ein Recht, von sekundärem Prolaps zu sprechen. Beim virginellen Prolaps ist das nur dann angängig, wenn Defekte in der Anlage der Puborectales vorhanden sind, während bei den übrigen Fällen von virginellem Prolaps ebensogut auch das Bindegewebe primär minderwertig sein kann. Wenn Martin diese Frage mit der Bemerkung abtut (Bd. II, S. 32): „Das ist ein grundsätzlicher Irrtum, denn ein angeborener und ein erworbener Prolaps ist ein Unterschied", so dürfte der Irrtum ganz auf seiner Seite liegen. Denn in Wirklichkeit handelt es sich ja nicht um einen angeborenen, sondern um einen in den ersten Lebenstagen erworbenen Prolaps (Abb. 109), erworben in dem Moment, in dem durch Anstrengungen der Bauchpresse der Eingeweideblock gegen den gelähmten Beckenboden andrängt.

Mit unseren bisherigen Erörterungen ist aber nur die grundsätzliche Frage der Vorbedingungen für den Uterusprolaps erledigt. Es handelt sich nun weiter darum, den **speziellen Mechanismus des Uterusvorfalles**, zunächst des retrovertierten Uterus, kennen zu lernen. Solange der Uterus anteflektiert ist, kann jede Steigerung des intraabdominellen Druckes nur eine Verschiebung in der Richtung der Uterusachse bringen, die je nach dem Zustand des Haftapparates und der absoluten Größe der Drucksteigerung graduell etwas verschieden ausfallen wird. Bei leerer Blase kommt es dabei gleichzeitig zu einer Verstärkung der Anteversio uteri. In jedem Fall aber findet diese Verschiebung sehr bald eine Grenze an dem Widerstand der unparen Levatorplatte bzw. des zwischengelagerten Rectums, da die Druckrichtung (Uterusachse) bei anteflektiertem Uterus niemals in den Hiatus genitalis hineinfallen kann (Abb. 117). Zudem kontrahiert sich in der Regel synchron mit der Bauchpresse auch der Levator. Vorfall des anteflektierten Uterus ist deshalb — von besonderen Ausnahmefällen abgesehen (vgl. später) — unmöglich.

Ist dagegen der Uterus retrovertiert, so wird er bei jeder Steigerung des Bauchdruckes nicht nur tiefer gepreßt, sondern er gerät mit seinem distalen cervicalen Abschnitt auch in den Druckbereich über dem Hiatus genitalis. Während Korpus und eventuell auch noch Teile des Collum dabei auf den Widerstand der unparen Levatorplatte stoßen (Abb. 118), fehlt ein solcher für den über dem Hiatus genitalis stehenden Abschnitt besonders dann, wenn dieser etwa durch Defekte im Diaphragma urogenitale erweitert ist. Folge davon ist, daß erstere sehr fest gegen die Unterlage, die Levatorplatte bzw. das zwischenliegende Rectum angedrückt werden, während der letztere mangels eines solchen Widerstandes nach außen gepreßt wird, wodurch ein partieller Prolaps des retrovertierten Uterus entstanden ist. Mit dem Uterus wird jeweils so viel von der Blase mitvorgepreßt, als über den Bereich des insuffizienten Hiatus genitalis zu liegen kommt. Uterusprolaps und Cystocele sind dann also Effekt derselben Ursache, was natürlich nicht ausschließt, daß die Cystocele häufig schon früher entstanden ist (vgl. oben S. 871 ff.). Ebenso ist klar, daß angesichts der engen geweblichen Verbindungen zwischen Cervix und Blasenboden dieser bis zu einem gewissen Grade dem descendierenden Uterus auf seinem Wege folgen muß. Indessen besteht zwischen Grad des Descensus bzw. Prolapsus uteri und Cystocelenbildung kein Parallelismus.

Noch weniger Einfluß hat ihrerseits die Cystocelenbildung auf die Höhenlage des Uterus. Die alte Ansicht (Kiwisch, Schröder sen., B. S. Schultze, Veit, Fehling, Winter, Hofmeier u. a.), daß die prolabierte vordere Scheidenwand und Cystocele es sei, welche durch Zug am Uterus diesen zum Prolabieren zwinge, ist in dieser Form sicher unrichtig. Das lehren vor allem die Fälle von großer Cystocelenbildung bei anteflektiertem Uterus, der dabei oft kaum descendiert ist. Sobald natürlich die Cystocelenbildung über ein gewisses Maß hinausgeht, wird zweifellos ein gewisser Zug am Uterus ausgeübt, dem er so weit folgen wird, als nicht der Gegenzug des Haftapparates seine Wirkung aufhebt. Einen richtigen Prolaps des Uterus kann aber die Cystocele so lange nicht herbeiführen, als nicht der Uterus infolge Retroversionsstellung in den Druckbereich des insuffizienten Hiatus genitalis gelangt. Es liegt auf der Hand — und die Erfahrung beweist das ja — daß häufig genug die Vorbedingungen für die Cystocelenbildung wie für den Uterusprolaps gleichzeitig erfüllt sein werden.

Ed. Martin schließt sich für diese Prolapsform der Halban-Tandlerschen Erklärung an, nur betont er stärker die hier sekundär eingetretene Insuffizienz des Haftapparates.

Bei diesem partiellen Vorfall des retrovertiert oder retroflektiert gelegenen Uterus beobachtet man nun regelmäßig eine Verlängerung des Organs, eine Elongation. Schon ältere Untersucher haben erkannt, daß es sich dabei wesentlich um eine Verlängerung des Halsteiles der Gebärmutter, also um eine Elongatio colli, handelt. Die Halban-Tandlerschen Messungen an ihren Präparaten haben freilich gezeigt, daß in wechselndem Ausmaß aber auch die unteren Korpusabschnitte an dieser Elongation beteiligt sind. Sie haben zuerst klar bewiesen, daß die Elongation immer nur den gerade außerhalb des Hiatus genitalis zu liegen kommenden Uterusanteil betrifft. Nach Halban-Tandler kommt die Elongation zustande teils als Folge des kontinuierlichen Einflusses des Bauchdruckes auf die innerhalb der Bruchpforte gelegenen und prolabierenden Abschnitte des Uterus, teils aber auch dadurch, daß die Bruchpforte um die prolabierten Organabschnitte eine gewisse Schnürwirkung ausübt und zu Stauung und Stauungsödem der vorgefallenen Partie und in weiterer Folge selbst zu einer Hypertrophie dieser Teile führt. Eine solche Schnürwirkung mag in einem Teil der Fälle eine Rolle spielen und namentlich dann zur Steigerung des Zustandes beitragen, wenn das bereits ödematös aufgequollene Halsstück für die Weite der Bruchpforte zu umfangreich geworden ist. Primär dagegen scheint uns eine solche Schnürwirkung keine Rolle zu spielen; es genügt vielmehr die Tatsache als solche. Alle unterhalb des Hiatus genitalis gelegenen Organabschnitte sind ja dem Einfluß des intraabdominellen Druckes entzogen und stehen unter geringerem Druck. Diese Druckdifferenz wird bei jeder Steigerung des intraabdominellen Druckes, zunächst bei jeder Anstrengung der Bauchpresse noch vergrößert. Folge der Druckdifferenz ist ein Abströmen der leicht beweglichen Organbestandteile, Blut und Lymphe, nach den Stellen geringeren Druckes, also Stauung und Ödem der vorgefallenen Teile. Es ist mutatis mutandis genau derselbe Vorgang, wie wir ihn sub partu bei der Entstehung der Geburtsgeschwulst beobachten. Der von Sellheim für die Geburtsgeschwulst klargestellte Mechanismus gilt unseres Erachtens auch hier. Gegenüber dieser einfachen, mechanisch einwandfreien Erklärung scheinen uns ältere Ansichten nicht mehr haltbar. Insbesondere sind alle jene Meinungen, welche die Elongatio colli auf Zugwirkung seitens der vorgefallenen Teile beziehen, als irrtümlich abzulehnen. Die noch ältere Ansicht von Huguier, der die Hypertrophie des Collums als Ursache des Prolapses ansah, ist schon von A. Martin widerlegt worden. Als widerlegt durch die Halban-Tandlerschen Untersuchungen darf auch die bis in die neueste Zeit fast allgemein akzeptierte Lehre Schröders angesehen werden, der ebenfalls von einer Zugwirkung ausging. Er unterschied an der Cervix (vgl. Abb. 105) eine Pars supravaginalis (zwischen Os internum und Ansatz des hinteren Scheidengewölbes), eine Pars media (zwischen Ansatz des hinteren und vorderen Scheidengewölbes) und eine Pars infravaginalis (unterhalb des Ansatzes des vorderen Scheidengewölbes). Schröder stellte sich nun rein theoretisch vor, daß, wenn der Uterus durch irgendeine Veränderung in seiner Umgebung im Becken fixiert sei, die prolabierte Scheide ihren Zug auf das Collum ausüben könne und zu seiner Verlängerung führe, wenn wegen der Fixation die übrigen Teile des Uterus dem Zuge nicht folgen können. Bei Prolaps der vorderen Scheidenwand (Cystocelenbildung) sollte dieser am Ansatz der vorderen Scheidenwand angreifende Zug eine Verlängerung der Pars media, bei Prolaps der hinteren Scheidenwand eine Verlängerung der Pars supravaginalis, bei Prolaps beider Scheidenwände eine Elongation der Pars media und supravaginalis bedingen. Durch die Halban-Tandlerschen Präparate ist diese Ansicht als irrig erwiesen und vielmehr festgestellt, daß einfach die Partien verlängert werden, welche außerhalb der Bruchpforte zu liegen kommen. Daß es sich dabei im wesentlichen um ein Ödem handelt, ist schon von O. Küstner festgestellt worden.

Daneben gibt es wohl Fälle von scheinbarem Descensus uteri mit Verlängerung des Organs durch eine Metritis colli chronica, die gewöhnlich auf Basis tiefer Lacerationen entsteht (A. Martin). Diese Fälle gehören aber strenggenommen nicht hierher.

In all den erwähnten Fällen von partiellem Uterusprolaps mit Elongatio colli findet man eine weitgehende Dehnung und Erschlaffung der Uterusbänder, besonders der Ligg. sacrouterina, die ja geradezu als selbstverständliche Voraussetzung für den Prolaps des Uterus angesehen werden muß.

Infolge des Prolapsus uteri muß natürlich auch die hintere Scheidenwand so weit invertiert werden, als erforderlich ist, um nach Ausgleich des Scheidengewölbes dem vorgefallenen Uterusabschnitt folgen zu können. Bei der großen Tiefe des hinteren Scheidengewölbes und der an sich großen Dehnbarkeit der hinteren Scheidenwand erklärt sich unseres Erachtens sehr einfach die Tatsache, daß selbst bei größeren Prolapsen des Uterus die hintere Scheidenwand fast immer nur partiell invertiert ist.

Ist der Hiatus genitalis durch umfangreichere Zerstörungen des Beckenbodens oder durch defekte Anlage sehr weit, andererseits der Uterus klein, so kann dieser in seiner ganzen Ausdehnung in den Bereich des erweiterten Hiatus genitalis kommen. Dann fällt auch nicht nur ein Teil des Uterus, sondern das ganze Organ vor — Totalprolaps. Diese Vorbedingung des kleinen Uterus wird am häufigsten im Senium erfüllt, begünstigt noch dadurch, daß infolge der senilen Involution auch die Muskeln schlaffer, dünner werden und der Hiatus sich erweitert, zumal auch seine bindegewebigen Bestandteile weniger widerstandsfähig werden, andererseits auch der Haftapparat durch die senile Atrophie — Opitz spricht von einer Ausmagerung im Senium — an Widerstandsfähigkeit einbüßt. So kann es unter Umständen im Senium erstmals zum Prolaps überhaupt kommen, zumal gar nicht selten auch der Uterus erst in dieser Zeit seniler Involution und hochgradiger Tonusverminderung in Retroversio-flexio sich umlegt.

Schwieriger zu deuten sind die übrigens viel selteneren Fälle von Prolaps des anteflektierten Uterus; bei verschlußfähigem Beckenboden wird ja jede Steigerung des intraabdominellen Druckes nur die Anteversio verstärken, ein Vorfall kann nicht eintreten. Selbst bei defektem Beckenverschlußapparat kommt aber ein Prolaps des anteflektierten Uterus deshalb so selten zustande, weil meist die Cervix in der unpaaren Levatorplatte noch Widerstand findet. Nur wenn etwa der Uterus sehr klein, vielleicht noch anteponiert, andererseits der Hiatus genitalis durch umfangreiche Zerstörungen vor allem im sagittalen Durchmesser erweitert ist, kann es vorkommen, daß die Cervix des antevertierten Uterus in den Druckbereich über der Hiatusspalte gelangt. Dann wird zwar der Fundus gegen die Blase bzw. Symphyse gepreßt werden, gleichzeitig aber die Cervix vorfallen und schließlich elongiert werden. Schon oben wurde angedeutet, daß eine gewisse Anteposition des Uterus die Entstehung derartiger Vorfälle begünstigt. Man beobachtet diesen Prolaps daher gelegentlich bei Ovarialtumoren, sonst am häufigsten bei angeborenem Tiefstand und damit gewöhnlich großer Weite des Douglasschen Raumes. Solche Fälle sind zuerst von Froriep in seinen anatomischen Tafeln beschrieben worden, der zufällig zunächst einige solcher Fälle obduzierte und dadurch zu der irrtümlichen Meinung kam, daß das die gewöhnlichste Form des Prolapses sei. Der Mechanismus der Prolapsentstehung in diesen Fällen ist erstmals von Halban-Tandler befriedigend aufgeklärt worden. Sie schreiben S. 238f.: „In solchen Fällen wird sich der Bauchdruck hauptsächlich auf die hintere Wand des Uterus oder auch auf den oberen Anteil der hinteren Vaginalwand erstrecken. Die Folge wird sein, daß diese letztere oberhalb ihrer Fixation an die Levatorränder — also entsprechend dem hinteren Fornix — einem unter Umständen sehr großem Drucke ausgesetzt ist. Dieser Druck wird zunächst auf die vordere Vaginalwand, von dieser auf die Blase und Symphyse resp. die vordere Partie des Beckenbodens (Diaphragma urogenitale) übertragen. Solange dieser Muskel suffizient ist, kann der Druck kompensiert, ein Prolaps vermieden werden. Ist aber der zwischen hinterer Vaginalwand und Curvatura perinealis recti gelegene Anteil des Diaphragma urogenitale insuffizient, so wird die hintere Vaginalwand in der Richtung des Druckes ausgedehnt und vorgewölbt werden und in ganz gleicher Weise auch die Cervix, wenn sie innerhalb des Hiatus genitalis liegt, resp. eventuell auch höhere Abschnitte des Uterus. Der Fundus des Uterus aber wird durch die Bauchpresse gegen die Symphyse gepreßt und dadurch fixiert ... Günstig für die Entwicklung eines derartigen Prolapses wirkt der Umstand, daß unter dem Einfluß der primären Douglashernie die hintere Umrandung des Hiatus genitalis stark nach abwärts gedrückt ist. Dadurch kommt es in solchen Fällen zu einem viel größeren Hiatus genitalis, besonders in seinem hinteren Anteil. Außerdem wird durch das einseitige Tiefertreten der hinteren Umrandung die Richtung der Ebene des Hiatus in der Weise verändert, daß ihr hinterer Abschnitt viel tiefer steht als gewöhnlich (vgl. Abb. 119). Dadurch wird wieder, da wir die Antriebsrichtung des Bauchdruckes senkrecht auf diese Ebene konstruieren müssen, der abdominale Druck in ganz anderer Weise auf die Organe einwirken."

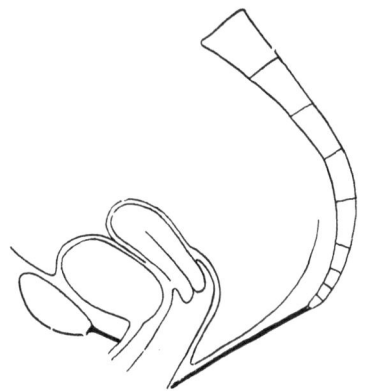

Abb. 119. Schema zur Darstellung der Richtung des Hiatus genitalis bei tiefer Excavatio recto-uterina. (Nach Halban-Tandler.)

Uns persönlich will scheinen, daß gerade der Tiefstand des Douglas und die dadurch geänderte Konstruktion der Federbrücke des Beckenbodens von vornherein dem aus Blasenkugel und Uterushebel bestehenden System die stabile Gleichgewichtslage entzieht, die ja daran gebunden ist, daß die Sehnenebene der Federbrücke und die hintere Symphysenebene im gleichen Winkel zum Horizont stehen. Aus der einfachen Tatsache, daß durch eine veränderte Beckenneigung eine Kompensation möglich ist, erklärt es sich auch, daß trotz einer veränderten Douglaskonfiguration nicht in jedem derartigen Falle ein Prolaps zustande kommt. Es handelt sich wie gesagt, um seltene Fälle. Ihre Existenz abzulehnen, wie Sims, Fritsch, B. S. Schultze getan haben, ist nach den einwandfreien Präparaten derartiger Fälle bei Halban-Tandler, Ed. Martin nicht mehr möglich. Ed. Martin rechnet diese Fälle unter die infolge primärer Insuffizienz des Haftapparates entstandenen und bezeichnet sie als Hernie der Excavatio recto-uterina, während sie von Froriep als Enterocele vaginalis posterior beschrieben wurden. Der Tiefstand der Douglastasche ist nach den Untersuchungen von W. A. Freund, Sellheim u. a. allgemein als Entwicklungshemmung anerkannt. Für die Neugeborenen noch ist die tiefe Douglastasche ja geradezu charakteristisch. Entsprechend der Auffassung von W. A. Freund, daß erst durch die Entwicklung des Bindegewebes im Spatium rectocervico-vaginale die Douglastasche seichter werde, folgert Martin einen Entwicklungsdefekt und daraus eine Insuffizienz des bindegewebigen Haftapparates. Darin wird man ihm recht geben, unseres Erachtens dabei aber nicht übersehen dürfen, daß infolge derselben Entwicklungshemmung auch die

Anordnung der Levatorplatte und damit die Dynamik des gesamten Beckeninhaltes geändert ist. Es scheint uns auch hier mißlich, entscheiden zu wollen, was primär, was sekundär ist.

3. Die Enterocele vaginalis anterior.

Diese übrigens sehr seltene Prolapsform fällt insofern aus dem Rahmen unserer bisherigen Erörterungen, als sie augenscheinlich nur auf Basis einer weitgehenden infantilen Hemmungsbildung entstehen kann. Bleibt eine abnorm tiefe und deutliche Excavatio

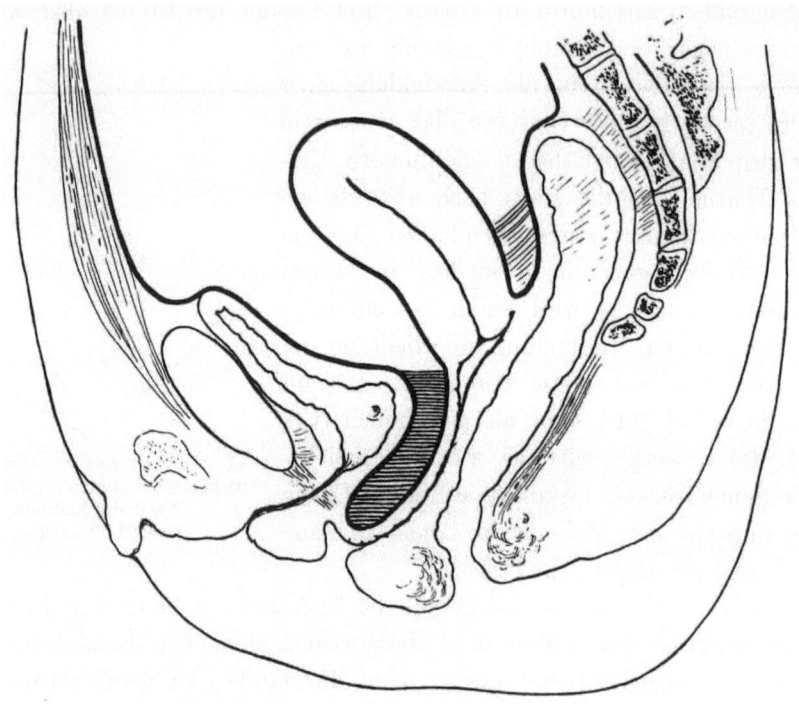

Abb. 120. Hernie in der Excavatio vesico-uterina. (Nach Ed. Martin.)

vesico-uterina bestehen, dann treten, sobald der physiologische Descensus von Blase und Uterus ins kleine Becken beginnt, leicht Darmschlingen hier ein, die bei jeder Steigerung des abdominellen Drucks die Excavatio nach allen Richtungen zu erweitern trachten und bei der Nachgiebigkeit des Bindegewebes — Ed. Martin nimmt auch eine besondere Entwicklungshemmung dieses an — zu einer allmählichen Vorwölbung auch in der Richtung nach unten führen, der natürlich die vordere Scheidenwand folgen muß (Abb. 120).

Soviel ich sehe, sind in der ganzen Literatur nur 3 Fälle dieser Art bekannt geworden (Ed. Martin sen., Etheridge und A. Martin[1]).

4. Rectocele.

Auch diese nimmt ätiologisch eine gewisse Sonderstellung ein insofern, als Verletzungen des Beckenbodens hier als koordinierte Erscheinung aufzufassen sind, die maßgebliche Veränderung dagegen in einer Störung des gesamten geweblichen Zusammenhaltes im

---

[1] Vgl. Literaturangabe in der Monographie von Ed. Martin, l. c.

Septum rectovaginale zu suchen ist. Wie schon Schatz gezeigt hat, kommt es durch den andrängenden Kindesteil nicht selten zu Abhebungen der Scheide von ihrer Unterlage, an der Hinterwand vielleicht noch begünstigt durch starke Entwicklung der Venengeflechte, die nicht nur für manche Vorwölbung der Scheidenwand selbst verantwortlich zu machen sind, sondern auch die wichtigsten Vorbedingungen zur Entstehung einer Rectocele darstellen. Denn so wie dieser Zusammenhalt der Teile im Septum rectovaginale zerstört ist, vergleichbar dem Ausfall wichtiger Kittfugen, trifft die ganze Kraft der andrängenden Kotsäule an der Curvatura perinealis recti die Vorderwand des Darmes allein. Die des Schutzes durch das Septum rectovaginale und die angekittete hintere Scheidenwand entbehrende vordere Darmwand wird ausgebuchtet, wobei zunächst die Eigenfascie des Rectums da und dort auseinanderweicht, in weiterer Folge aber auch die Muskelfasern der vorderen Darmwand selbst auseinandergedrängt werden können.

Ein wichtiger, in den bisherigen Eröterungen zu wenig berücksichtigter Faktor scheint uns die Obstipation zu sein, denn wir haben die Rectocelenbildung bei Frauen mit regelmäßiger normaler Defäkation stets vermißt, bei starker Obstipation aber auch dann häufig beobachtet, wenn der Dammkeil nur wenig geschädigt war.

Genitalprolaps und Unfall.

Die Bedeutung von Unfällen in der Ätiologie des Genitalprolapses behandeln wir als Sonderkapitel, da wegen der großen Wichtigkeit dieser Frage für die praktische Gutachtertätigkeit des Arztes auch die klinische Bedeutung derartiger Traumen gleich miterörtert werden soll.

Notwendig wird man ein Trauma nur dann für die Entstehung oder Verschlimmerung eines Vorfalles verantwortlich machen können, wenn es entweder mit einer plötzlichen Steigerung des intraabdominellen Druckes oder mit einer heftigen Erschütterung des Körpers einhergeht. Denn entweder muß eine plötzliche starke Steigerung des Bauchdruckes den Genitalapparat oder bestimmte Teile desselben so stark und so plötzlich tiefer treiben, daß der Haftapparat dabei überdehnt wird, oder es muß durch eine heftige Erschütterung eine Zerreißung oder wenigstens Lockerung bestimmter Abschnitte des Haft- oder Stützapparates eintreten.

Die erstgenannte Wirkung kann durch die verschiedensten mit Anstrengung der Bauchpresse einhergehenden Arbeitsleistungen, z. B. Anheben einer Last, Garbengabeln, Ausziehen von Stangen aus dem Boden und ähnliches erzeugt werden, während ein Aufspringen oder Auffallen auf die Beine, ein Sturz auf das Gesäß z. B. von einem Heuwagen, einer Leiter, auf einer Treppe zu dieser heftigen Erschütterung mindestens führen kann. Die Literatur [1] ist reich an einzelnen Beispielen für die genannten Kategorien von Traumen, die im gegebenen Fall auch noch mit Beckenbrüchen und Weichteilzerreißungen sich kombinieren können.

Für die Begutachtung derartiger Fälle ist es nötig, sich daran zu erinnern, daß nach der Gesetzgebung die Verschlimmerung eines schon bestehenden Leidens durch einen

---

[1] Bezüglich aller Literaturangaben zu diesem Kapitel sei auf die wertvolle Monographie von Aug. Mayer: Die Unfallerkrankungen in der Geburtshilfe und Gynäkologie, Stuttgart, 1917, verwiesen, die auch die ausführlichste und kritischste Darstellung der hier erörterten Spezialfrage enthält.

Betriebsunfall für die Entschädigungspflicht der Berufsgenossenschaft ganz dieselbe rechtliche Bedeutung hat wie ein durch den Unfall ganz neu entstandenes Leiden (Becker[1]).

Es kommt also nicht darauf an, daß plötzlich im Anschluß an ein Trauma oder an einen Betriebsunfall der Prolaps entstanden ist. Es genügt auch eine Verschlimmerung eines schon vorhandenen Descensus oder Vorfalls, ja es ist überhaupt nicht erforderlich, daß Verschlimmerung oder Inerscheinungtreten des Leidens sich unmittelbar an den Unfall angeschlossen haben, wenn nur der Kausalzusammenhang mit dem Trauma „mit hoher Wahrscheinlichkeit" angenommen werden kann.

Diese gesetzlichen Bestimmungen sind vor allem deshalb so wichtig, weil die plötzliche traumatische Entstehung eines Vorfalles zu den Seltenheiten gehört und dann gewöhnlich durch die Begleitumstände, wie Blutung, ausgedehnte Suffusionen, Hämatombildung im Beckenbindegewebe, Zerreißung im Bereich des muskulären Beckenbodens, lokale starke Schmerzen, peritonealen Shock, Erbrechen, Ohnmacht u. dgl. (Fälle von A. Martin, Bumm, Mundé) der Kausalzusammenhang aufzuklären ist.

Viel häufiger handelt es sich um die Beurteilung von Fällen, bei denen bereits eine Disposition zum Prolaps vor dem Unfall vorhanden war oder ein bestehender Genitalprolaps durch das Trauma nur plötzlich oder auch allmählich verschlimmert wurde. Da ist die Entscheidung natürlich viel schwieriger, zumal die objektiven Grundlagen für die Beurteilung häufig verwischt oder mangelhaft sind.

Erschwert wird die Beurteilung noch dadurch, daß mit dem Begriff der Prolapsdisposition in vielen Fällen wenig anzufangen ist. Zweifellos hat A. Mayer[2] recht, wenn er sagt, „daß beinahe jede Frau der schwerarbeitenden Bevölkerung, die mehrere Kinder gehabt hat, von einem gewissen Alter an eine Erschlaffung des Beckenbodens und des Haftapparates, sowie auch eine gewisse Neigung zu Senkung der Scheide oder Gebärmutter hat". Aber auch bei Nulliparen wird man nach unseren obigen Ausführungen (S. 859 ff.) oftmals eine Disposition im Sinne minderwertiger Konstitution oder eines mangelhaften Tonus des Beckenbodens infolge Spina bifida occulta usw. annehmen dürfen. Gleichwohl ist Schwarze zuzugestehen, daß das Auftreten eines Prolapses nach einem Trauma bei einer Nulliparen von vornherein die Wahrscheinlichkeit einer „Unfallfolge" für sich hat, während bei der Multiparen jedenfalls mit der Möglichkeit oder Wahrscheinlichkeit einer schon bestehenden Disposition, wenn nicht gar eines geringen Grades des Leidens gerechnet werden muß.

Auch die Form des Prolapses kann mindestens für die Beurteilung eines Falles von Bedeutung sein. Eine Elongatio colli oder eine Rectocele ist nach allgemeiner Auffassung (Ed. Martin, Aug. Mayer) als Unfallfolge abzulehnen. Nicht so ohne weiteres gilt das — darin möchten wir Aug. Mayer im Gegensatz zu Ed. Martin und Kauffmann zustimmen — für den Vorfall der hinteren Scheidenwand ohne Rectocele, der sehr wohl Folge eines traumatisch entstandenen Haematoma vaginae sein kann, das die hintere Scheidenwand von ihrer Unterlage abgelöst hat. Sämtliche übrigen Prolapsformen können sicherlich traumatisch entstehen oder mindestens verschlimmert werden — auch die Cystocele, was gegenüber Hammerschlag ausdrücklich betont sei. Für die Beurteilung des Einzelfalles ist es wichtig zu wissen, daß zwar im allgemeinen zur traumatischen Prolaps-

---

[1] Lehrbuch der ärztlichen Sachverständigentätigkeit, 5. Aufl., S. 61.
[2] L. c. S. 66.

entstehung eine intensive Gewalteinwirkung (vgl. oben) gehört, bei vorhandener Disposition aber auch einmal ein geringfügiges Trauma genügt. Soweit es sich um bei der Berufsarbeit erlittene Unfälle handelt, ist — um von einem Unfall im Sinne des Gesetzes sprechen zu können — zu verlangen, „daß die Anstrengung über das alltägliche gewöhnliche Maß .... hinausging" (Aug. Mayer).

Zu berücksichtigen bleibt natürlich immer die Neigung der Versicherten, alle möglichen Leiden mit Betriebsunfällen in Zusammenhang zu bringen. Hammerschlag z. B. berichtet, daß in Königsberg 15% aller Prolapsträgerinnen einen Unfall als Ursache anschuldigten, er aber nur bei 4,25% derselben die traumatische Entstehung anzuerkennen vermochte. Nach Götz konnten Unfallwirkungen sogar nur in 0,8% der Prolapse erwiesen werden. Nach unseren eigenen Erfahrungen halten wir die letztere Zahl für richtiger.

Der Grad der Erwerbsbeschränkung richtet sich natürlich abgesehen von den Beschwerden, die nicht von der Größe des Vorfalles allein bestimmt werden (vgl. weiter unten S. 886) und in den zur Begutachtung gelangenden Fällen wegen der häufigen Rentensucht besonders vorsichtig zu verwerten sind, einmal nach der Art des Vorfalles, vor allem aber auch nach der Berufsarbeit. Eine sitzende Beschäftigung wird vergleichsweise durch den Vorfall kaum beeinträchtigt werden, während umgekehrt eine Feldarbeiterin durch einen nicht reponierten großen Vorfall nahezu zu $^3/_4$ erwerbsunfähig sein kann. Freilich wird auch da zu berücksichtigen sein, wie weit etwa eine Änderung der Tätigkeit möglich und welche tatsächliche Verminderung der Arbeitsfähigkeit erweisbar ist. Wir haben hier zwei Extreme einander gegenübergestellt, halten allerdings für den großen Durchschnitt eine Erwerbsbeschränkung in Höhe von 30—50% (Ruben) für eine ausreichende Grundlage für Rentenansprüche. Aug. Mayer schließt sich diesem Standpunkt Rubens ebenfalls an. Läßt sich ein Vorfall durch einen Ring gut zurückhalten, dann dürfte die Annahme einer Erwerbsbeschränkung von 20% genügend hoch sein. Nach erfolgreicher Beseitigung des Leidens durch einen operativen Eingriff und nach Vollendung der Heilung und Vernarbung, wozu wir eine Frist von mindestens 8 Wochen, in der natürlich völlige Erwerbsunfähigkeit zugestanden werden muß, für notwendig halten, dürfte die Erwerbsbeschränkung höchstens noch 10% betragen (Aug. Mayer). Ja, es wird nicht selten Fälle geben, wo nach vollendeter Heilung eine Erwerbsbeschränkung überhaupt nicht besteht. Das hängt wesentlich von der Berufsart ab. Wo durch einen Unfall eine Verschlimmerung eines schon bestehenden Vorfalles erzeugt wurde, muß bei der Rentenfestsetzung berücksichtigt werden, wie weit etwa schon vor dem Unfall die Erwerbsfähigkeit beeinträchtigt war.

Die Symptome.

Die Symptomatologie der Senkung und des Vorfalles der Genitalorgane ist in vielen Fällen so charakteristisch, daß man sich daran gewöhnt hat, schlechtweg von „Senkungsbeschwerden" zu sprechen. Es gehören zu diesem Symptomenkomplex Kreuzschmerzen in Verbindung mit einem Gefühl von Zug und Druck nach unten, oft die charakteristische Empfindung, wie wenn etwas aus der Scheide herausfiele, wozu bei größeren Cystocelen noch Erschwerung der Miktion, bei größeren Rectocelen Schwierigkeiten bei der Defäkation hinzukommen. Man kann geradezu aus dem Zusammentreffen von Senkungsgefühl mit Miktionsbeschwerden auf das Vorhandensein einer Cystocele, bei Erschwerung der Defäkation, namentlich einem Unbefriedigtsein nach der Stuhlentleerung, auf eine größere Rectocele schließen, in der Teile der Kotsäule sich fangen. Gelegentlich sind die durch die Blasenaussackung oder die Taschenbildung am Rectum einer völligen Entleerung sich entgegenstellenden Hindernisse so stark, daß die Frauen instinktiv auf den Ausweg verfallen, durch vor der Miktion oder Defäkation selbst vorgenommene Reposition der vorgefallenen Teile Abhilfe zu schaffen. Manchmal kann bei größeren Cystocelen, einem total oder in größerer Ausdehnung vorgefallenen Uterus die Entleerung der Blase völlig unmöglich werden, ehe nicht der vorgefallene Teil der Blase reponiert ist. Davon abgesehen besteht aber bei jeder irgendwie erheblichen Aussackung der Blase die Gefahr einer unvollkommenen Entleerung mit der selbstverständlichen Folge einer Aufwanderung von Urethralkeimen, ammoniakalischer Harnzersetzung und entzündlicher Reizung der Blasenschleimhaut. Brennen bei der Miktion, übler Geruch des Harns sind darum häufige Klagen auch bei kleineren Cystocelen. Überhaupt kann man sagen: Die Cystocele macht oft am frühesten und oft die heftigsten Beschwerden, der Uterusprolaps vielfach erst dann, wenn eine beträchtliche Elongation und Stauung des vorgefallenen Teiles besteht.

Bei großen Prolapsen treten demgegenüber oft die durch das vorgefallene, angeschwollene Organ bedingten Gehbeschwerden in den Vordergrund, manchmal auch Schmerzen an wundgescheuerten Partien des vorgefallenen Organes. In manchen Fällen dieser Art machen die Frauen im ganzen einen halt- und hilflosen Eindruck, während in anderen Fällen selbst Frauen mit großem Vorfall so wenig Beschwerden haben, daß sie jahrelang damit herumgehen, ehe sie sich überhaupt entschließen, ärztlichen Rat einzuholen. In der Regel aber wird ein großer Vorfall immer Beschwerden machen, die sich namentlich bei plötzlicher Anstrengung der Bauchpresse (Niesen, Husten, Heben einer schweren Last) zu ausgesprochenen Schmerzen im Kreuz und Leib steigern, die man wohl auf Zerrung der peritonealen Verbindungen der vorgefallenen Organe beziehen darf. Bei akutem Vorfall des vorher nur descendierten Organs, z. B. durch Unfall, kann es zu shockartigen Erscheinungen kommen. Jedenfalls stehen beim ausgesprochenen Prolaps lokale Symptome durchaus im Vordergrund und selbst dort, wo eine besondere Hilflosigkeit der Patientin auffällt, ist sie meist durch die Größe des Vorfalls oder bestimmte Komplikationen genügend erklärt.

Viel wechselvoller und uncharakteristischer sind die Symptome bei den kleineren, nur zeitweilig in Erscheinung tretenden Vorfällen und beim Descensus. Neben Fällen, in denen Beschwerden überhaupt nicht bestehen oder nur bei Anstrengung, besonders nach längerem Stehen oder Gehen, während körperlicher Arbeit sich einstellen, begegnet man nicht so selten namentlich unter den gebildeten Ständen Frauen, die neben den lokalen Beschwerden eine Fülle allgemeiner Klagen (Magen-Darmbeschwerden, Kopfschmerzen, Migräne usw.), kurz die verschiedensten, bereits in dem Kapitel der Retroflexio geschilderten Klagen hervorzubringen haben. Häufig fällt dabei ein arges Mißverständnis zwischen Stärke der Klagen und objektivem Befund auf. Anders ausgedrückt: Es wird in vielen Fällen durch den Descensus oder den Vorfall auch das Allgemeinbefinden alteriert, wodurch dann die lokalen Beschwerden stärker empfunden werden. Es bildet sich ähnlich wie bei vielen Fällen von Retroflexio ein Zustand von Neuro-Psychasthenie heraus. Geht man dem Zusammenhang nach, so findet man — wieder genau wie bei der Retroflexio, daß in erster Linie konstitutionell minderwertige, ganz besonders asthenische Individuen eine solche Allgemeinreaktion aufweisen, während die konstitutionell gesunde Frau nur über die durch den Vorfall bedingten und der Art und Größe des Vorfalles entsprechenden Beschwerden zu klagen hat. Neben konstitutionell bedingter Minderwertigkeit kann natürlich auch starke Anämie, Erschöpfung durch chronische Überarbeitung oder schwere Erkrankung, Unterernährung die Störung des Allgemeinbefindens bedingen. Solche Herabsetzung der allgemeinen Widerstandsfähigkeit führt gar nicht selten bei Frauen zu den Senkungsbeschwerden recht ähnlichen Klagen, selbst dann, wenn durch die objektive Untersuchung ein Descensus oder Prolaps gar nicht nachweisbar ist. Im Weltkriege hatte man allgemein sehr häufig Gelegenheit, über „Prolapsgefühl ohne Prolaps" klagen zu hören. Die verschiedensten Autoren (Gräfe, A. C. Mayer, Adler, Mathes) haben darüber berichtet und sind scheinbar übereinstimmend zu der gleichen, zweifellos richtigen Erklärung gekommen, daß es sich um die Folgen chronischer Unterernährung bei vielfach gesteigerten körperlichen Anforderungen und seelischen Insulten handelte. Auch die allseits in Deutschland konstatierte Zunahme der Prolapse im Krieg — nach A. Mayer z. B. in Tübingen von 1,8% auf 4,5% des gynäkologischen Materials — erklärt sich nicht ausschließlich aus dem für viele Frauen bestehenden Zwang zu anstrengender körperlicher Tätigkeit, sondern wohl mehr noch aus herabgesetzter Widerstandsfähigkeit infolge von Unterernährung, ungenügender Schonung im Wochenbett und ähnlichem. Auch in den ersten Jahren nach dem Krieg haben derartige Hungerschäden sich vielfach bemerkbar gemacht. Daß konstitutionell minderwertige und neurolabile Patientinnen von diesen Schäden schwerer betroffen worden sind, als andere, versteht sich von selbst.

Verlauf und Prognose.

Der Verlauf des Leidens ist ein ausgesprochen chronischer. Jeder Descensus oder Prolaps hat, wenn nichts dagegen unternommen wird, die Tendenz des Fortschreitens an sich. Das Tempo dieses Fortschreitens kann allerdings ein so geringes sein, daß oft jahrelang das Krankheitsbild ein fast stationäres ist. Andererseits kann durch Komplikationen eine ganz akute Verschlimmerung eintreten, gleichgültig, ob dabei der Vorfall größer wird oder nicht.

Am meisten Interesse beanspruchen in dieser Hinsicht die Blasenveränderungen; wie schon oben erwähnt, kann es in dem Cystocelensack infolge von Harnstagnation leicht zu ammoniakalischer Zersetzung und zu Cystitis kommen. Auch diese bleibt oft lange Zeit stationär, wahrscheinlich deshalb, weil bei geringeren Graden der Prolaps in der Nacht vielfach spontan verschwindet oder wenigstens kleiner wird, während bei höhergradigem Prolaps die Frauen oft instinktiv vor der Blasenentleerung eine Reposition vornehmen. Gelingt diese nicht oder nicht mehr vollständig, gelegentlich auch ohne solch leicht nachweisbare Ursache, dann kann es zu akuter Verschlimmerung des Blasenleidens kommen, ganz ähnlich wie bei der Retroflexio uteri gravidi incarcerata. Es kann eine aufsteigende Uretero-Pyelitis entstehen, in Ausnahmefällen kommt es zu einer Cystitis gangraenescens dissecans (Stoeckel), der bei Unmöglichkeit der Blasenentleerung unter Umständen sogar die Blasenruptur folgt. Küstner erwähnt auch die Urämie als Folge der Harnstauung, jedoch habe ich einen einwandfreien Fall in der Literatur nicht aufgefunden.

Harmloser, dafür relativ häufig ist die in großen Cystocelensäcken zu beobachtende Steinbildung, die sicherlich mit der Stagnation und Zersetzung des Harns in ursächlichem Zusammenhang steht.

Schließlich droht den Prolapskranken Gefahr durch die Läsionen, welchen die vorgefallenen Teile ausgesetzt sind. Schon das Scheuern der zwischen den Schenkeln liegenden Geschwulst kann zu Epitheldefekten an der Oberfläche führen, die nicht nur den Kranken Beschwerden verursachen, sondern auch als Eintrittspforten für Infektionserreger dienen können. Nicht selten entstehen an den vorgefallenen Partien, namentlich in der Umgebung des Muttermundes, unregelmäßig begrenzte Geschwüre mit speckig belegtem Grund. Hatte man diese früher allgemein als Decubitalgeschwür aufgefaßt, so ist durch Kermauner einleuchtend die Auffassung begründet worden, daß diese Ulcera in Wirklichkeit Dehnungsgeschwüre sind, entstanden durch Platzen der Scheidenschleimhaut an Stellen maximaler Spannung. Da diese überwiegend in der Umgebung des Muttermundes zu suchen sind, wird auch der häufigste Sitz dieser Geschwüre verständlich. Es zeigen aber Fälle wie Abb. 100, daß auch an anderen Stellen solche Rißgeschwüre entstehen können, abhängig offenbar von einer bei überfüllter Blase oder besonderen Haltung der Patientin eintretenden Spannung. Die rasche Aneinanderlagerung der Geschwürsränder, die oft überraschend schnelle Abheilung nach Reposition des Prolapses beweisen die Richtigkeit der Kermaunerschen Auffassung. Daneben beobachtet man — freilich seltener — an der Hinterwand der Scheide, dort, wo der Prolaps der hinteren Umrandung des Introitus aufliegt, Geschwüre, die wir als echte Decubitalgeschwüre auffassen möchten. Ebenso sind viele der seitlich an der Berührungsstelle mit der Haut der Innenfläche der Oberschenkel zu findende Geschwüre nicht reine Rißgeschwüre, sondern durch das Scheuern im Sinne der Decubituswirkung verändert.

Bleiben solche Geschwüre oft lange Zeit für die Trägerin recht harmlos, so sind sie doch in anderen Fällen zum Ausgangspunkt schwerer Komplikationen geworden. Unter Fieber, bald sich einstellender großer Hinfälligkeit kommt es zu einer perivaginalen Phlegmone mit starker Rötung und Schwellung der vorgefallenen Partien, selten zu einer abscedierenden Metro-Endometritis. Die Schwellung kann so stark werden, die Phlegmone so rasch auf das übrige Beckenzellgewebe sich ausbreiten, daß in kurzer Zeit der Prolaps irreponibel wird. Derartige Incarceration des prolabierten Uterus ist mehrfach beobachtet und beschrieben worden (Baldy, Beyea u. a.). In einem von Verfasser beobachteten derartigen Fall kam es durch Gangrän und Abstoßen großer Teile des Uterus zu einer Spontanheilung — meist aber ist in solchen Fällen der Tod die Folge, gleichgültig ob die Patientin sich selbst überlassen oder der Versuch einer Totalexstirpation unternommen wird.

Vielen Beobachtern ist schon die Tatsache aufgefallen, daß am prolabierten Genitale, trotz der mechanischen Insulte, denen es ausgesetzt ist, so selten ein Carcinom sich entwickelt. Eine zutreffende Erklärung dafür fehlt; in der Literatur der letzten 20 Jahre habe ich nur 15 Fälle von Carcinom des prolabierten Uterus oder der Scheide aufgefunden.

Abgesehen von den eben geschilderten Komplikationen ist die Prognose des Leidens quoad vitam als gut zu bezeichnen; quoad sanationem sind die Aussichten wesentlich davon abhängig, in welchem Stadium der Erkrankung die Behandlung einsetzt, nicht minder aber von der zur Heilung angewandten Methode und der vollendeten Beherrschung ihrer Technik. Darüber werden wir aber besser im Kapitel Therapie uns äußern.

Diagnose.

Um über die Art eines Prolapses eine richtige Vorstellung zu gewinnen, ist es notwendig, die Untersuchung möglichst vorzunehmen, wenn der Vorfall seine größte Ausdehnung aufweist. Zu diesem Zweck läßt man die Patientin pressen oder husten, oft am besten im Stehen; jedoch kommt man damit durchaus nicht immer zum Ziele, da selbst ein Totalprolaps nach mehrtägiger Reposition durch so vorübergehende Anstrengung der Bauchpresse oft sich nicht vorpressen läßt. Wo also der objektive Befund und die Angaben der Patientin über die Größe des Vorfalles miteinander in Widerspruch stehen, wird man gut tun, sie für einige Tage möglichst unter dieselben Lebensbedingungen, unter denen der Vorfall sonst in Erscheinung tritt, zu bringen oder wenigstens durch Zug an der Portio mit einer eingehakten Kugelzange sich ein Bild von der größten Ausdehnung des Vorfalles zu verschaffen. Niemals wird man mit der Inspektion allein sich begnügen dürfen, sondern hat durch kombinierte Untersuchung festzustellen, ob es sich um einen genuinen Prolaps oder eine Verdrängungsdystopie handelt.

Wichtig ist ferner die Feststellung, ob der Uterus gut beweglich ist, in welcher Lage er sich befindet, ob eine Elongation besteht oder nicht.

Wo ein Vorfall der Scheide vorhanden ist, orientiere man sich nicht nur genau über die Ausdehnung der vorgefallenen Partien, sondern untersuche an der Vorderwand auch genau das Verhalten von Harnröhre und Blase, an der Hinterwand das Verhalten des Rectums. Man hüte sich vor der blamablen Verwechslung mit Scheidencysten. Die Richtung der Harnröhre kann mit dem Katheter festgestellt werden, wobei man auch über die Ausdehnung des Cystocelensackes ein gutes Urteil gewinnt. Nur darf man nicht etwa glauben, daß die Blase überall dort liegt, wo man sie mit der Katheterspitze hindrängen kann. Das sicherste Urteil über die Ausdehnung eines Cystocelensackes gewinnt man, wenn man die Blase mit 100—150 ccm Borwasser auffüllt.

Vom Mastdarm aus läßt sich leicht feststellen, ob eine Rectocele vorhanden ist und welche Ausdehnung sie hat. Bei großen Vorfällen der hinteren Scheidenwand denke man auch an die Hernien der Excavatio recto-uterina und prüfe, ob die Vorwölbung etwa Darmschall aufweist.

Eine Hernie der Excavatio vesico-uterina wird man nur vermutungsweise annehmen dürfen, wenn zwischen der Vorwölbung der oberen Scheidenpartie und Größe einer eventuell noch vorhandenen Cystocele ein auffälliges Mißverhältnis besteht.

Endlich bemühe man sich, über den bindegewebigen Haftapparat des Uterus eine Vorstellung zu gewinnen, vor allem Narben festzustellen. Zur Abwägung der Heilungschancen wie für die Wahl des operativen Verfahrens ist es ferner wichtig, über die Beschaffenheit der Beckenbodenmuskulatur, vor allem über die Weite des Hiatus genitalis, eventuell größere Absprengungen der Levatorschenkel und Kontraktionsfähigkeit der Muskeln sich zu vergewissern. Sowohl die vaginale als die rectovaginale Untersuchung gestattet darüber ein zutreffendes Urteil, wenn man die Patientin auffordert, das Gesäß ein wenig anzuheben und die Beckenbodenmuskulatur zu kontrahieren, d. h. so zu tun, als ob sie heftig andrängenden Stuhl zurückbehalten müßte.

Daß für die Wertung von allgemeinen Beschwerden eine Berücksichtigung des gesamten Organismus wichtig ist, brauchen wir kaum noch zu betonen. Jedenfalls ist es auch für den Operateur von Bedeutung, über die Konstitution der Prolapsträgerin ein zuverlässiges Urteil zu gewinnen, namentlich über den Grad der so häufig vorhandenen Enteroptose und über sonstige Komplikationen sich Klarheit zu verschaffen.

Therapie.
Allgemeine Indikationsstellung.

Anders als bei der Retroversio-flexio läßt sich ganz allgemein sagen: **Jeder Descensus oder Prolaps irgendeines Abschnittes des Genitalapparates soll grundsätzlich behandelt werden**, da das Leiden stets die Tendenz des Fortschreitens in sich trägt. Natürlich wird dort, wo ein geringer Descensus keine oder kaum Beschwerden hervorruft, nicht stets eine Lokalbehandlung erforderlich sein, sondern es wird vielfach genügen, unter Verordnung allgemein kräftigender Maßnahmen sich zunächst mit einer sorgfältigen Überwachung zu begnügen. Diese allgemein tonisierende und speziell auf Kräftigung der gesamten Körpermuskulatur einschließlich des muskulären Beckenbodens abzielende Behandlung, scheint uns übrigens in jedem Fall von Bedeutung; sie tritt nur bei manchen Fällen — heftige Senkungsbeschwerden fast ohne nachweisbare Senkung — geradezu in den Vordergrund. Hier wird eben genau wie bei der Retroversio-flexio wieder die Bedeutung der allgemeinen Widerstandsfähigkeit des Gesamtorganismus sichtbar. Die Asthenica reagiert oft schon auf leichte Senkung der Scheidenwand mit heftigen Beschwerden, während die robuste, konstitutionell vollwertige Frau, die ihren Prolaps auf Basis ausgedehnter Geburtsverletzungen erworben hat, trotz körperlicher Arbeit oft erst durch das Erscheinen der vorgefallenen Partien vor der Vulva auf ihr Leiden aufmerksam wird. Andererseits besteht kein Zweifel, daß namentlich durch große Vorfälle auch das körperliche und psychische Allgemeinbefinden höchst ungünstig beeinflußt werden kann.

Alle weiter vorgeschrittenen Senkungen und Vorfälle bedürfen neben einer allgemeinen Behandlung auch einer lokalen Therapie.

Diese hat zunächst jedenfalls die Reposition der vorgefallenen Teile zu bewirken, weiter aber die Aufgabe, die normale Höhenlage und Haltung der reponierten Organe zu sichern. Dieser zweite Teil läßt sich in verschiedener Weise, entweder auf unblutigem oder blutigem Wege durchführen.

Ob man sich für die operative oder konservative Behandlung entschließt, hängt von verschiedenen Umständen ab. Zunächst ist daran festzuhalten, daß bestimmte Prolapsformen wie die Rectocele, die Enterocele vaginalis, alle Fälle mit hochgradiger, nach Reposition nicht abschwellender Elongation für die konservative Behandlung sich nicht eignen. Aber auch bei den übrigen Prolapsformen wird man bei den geringen Erfolgen der Massagebehandlung, der Endlosigkeit und vielfachen Unbequemlichkeit der Pessarbehandlung im allgemeinen die operative Therapie als das vorzuziehende Verfahren ansehen dürfen [1]. Bei dieser prinzipiellen Einstellung für die operative Behandlung darf man nicht übersehen, daß bei hohem Lebensalter, schlechtem allgemeinen Kräftezustand, speziellen Organerkrankungen, namentlich

---
[1] Über die spezielle Auswahl der Operationsverfahren, vgl. S. 926 f.

des Herzens und der Gefäße, der Lungen, Nieren sich mannigfache Kontraindikationen ergeben, ganz abgesehen davon, daß gelegentlich messerscheue Patientinnen die operative Behandlung direkt ablehnen.

Andererseits wird man eine starke Rückwirkung auf das Nervensystem wegen der mit der Pessartherapie verbundenen Kettung an den Arzt und an die Sensationen in der Genitalgegend geradezu als Anzeige für die operative Behandlung auch bei kleineren Vorfällen ansehen dürfen.

Schließlich kann durch soziale Rücksichten die Entscheidung des Arztes weitgehend beeinflußt werden. Man wird allgemein sagen dürfen, daß in jedem Fall, in dem die operative Behandlung eine Dauerheilung verspricht, sie bei den Frauen der arbeitenden Klassen unbedingt vorzuziehen sei.

Die Pessarbehandlung ist immer nur ein palliatives Verfahren, eine Heilung läßt sich damit nicht erzielen, abgesehen von den relativ seltenen Fällen, in denen im Greisenalter eine so starke Schrumpfung der Vulva und unteren Scheidenabschnitte eintritt, daß dadurch schließlich das Pessar überflüssig wird. Man wird allgemein bei jüngeren Frauen die operative Behandlung vorziehen dürfen, ohne freilich zu vergessen, daß durch nachfolgende Geburten das Resultat der Operation wieder zerstört werden kann. Ob man berechtigt ist, durch eine operative Sterilisierung das Operationsresultat zu sichern, läßt sich nicht allgemein, sondern nur von Fall zu Fall entscheiden.

Man sieht, es ist so vielerlei zu berücksichtigen, was nur nach Lage des Einzelfalles entschieden werden kann, daß es uns verfehlt erscheint, die Indikationsstellung weiter in Einzelheiten auflösen zu wollen. Die hauptsächlichsten Momente, die zu berücksichtigen sind, dürften sich aus den vorstehenden Ausführungen genügend klar ergeben.

1. Konservative Behandlung.

Es stehen zwei Verfahren zur Verfügung, von denen das eine, die Massagebehandlung, erstrebt, in Zusammenhang mit allgemein diätetischen Maßnahmen durch Kräftigung der Stütz- und Haftapparate Heilung zu erzielen, während das zweite, die Pessartherapie, durch mechanische Stützung ein neues Vorfallen des Uterus und größerer Scheidenabschnitte zu verhindern sucht, eine richtige Heilung aber, wie schon oben angedeutet, nur in Ausnahmefällen herbeizuführen vermag.

Massage und Gymnastik.

Die von Thure Brandt angegebene Methode hat im allgemeinen in der Prolapstherapie nur wenig Erfolge gezeigt. Am besten eignen sich dafür anscheinend Fälle, in denen pelviperitonitische Adhäsionen den Uterus in der Tiefstellung fixieren (O. Küstner) oder vaginale oder paravaginale Narbenverkürzungen vorhanden sind (Ziegenspeck). Durch die von Thure Brandt empfohlenen mahlenden oder knetenden Bewegungen werden diese Adhäsionen oder Narben so gedehnt, in manchen Fällen auch wohl vollständig beseitigt, so daß das Organ beweglich wird und sich leicht in die normale Lage reponieren läßt. Da derartige Veränderungen nur in einem kleinen Bruchteil der Fälle eine Rolle spielen, so geht schon daraus hervor, daß die Massage nur in relativ seltenen Fällen die Methode der Wahl sein wird. Thure Brandt selbst hat angeblich 40 Prolapse mit diesem Verfahren geheilt, aber keine näheren Angaben über die Größe und Art derselben gemacht.

Neben den erwähnten mahlenden und knetenden Bewegungen wurde von Thure Brandt besonders das „Liften" empfohlen, d. h. das Heben des vorher in die Scheide reponierten Uterus von den Bauchdecken aus, der dabei ähnlich wie ein Tumor oder der vorliegende Kopf des Kindes von dem mit abgewandtem Gesicht neben der Kranken stehenden Arzt angehoben wird. Wenn Ziegenspeck das dadurch zu erreichen sucht, daß er mit einer in die Portio eingehakten Kugelzange den Uterus so hoch wie möglich ins Becken hinaufdrängt, so glaube ich nicht, daß diese Maßnahme eine mit dem Liften ganz identische Wirkung auszuüben vermag.

Weiter wird empfohlen eine direkte Massage des Levator ani, ferner wurde Lenden-Kreuzklopfung angewandt. Außerdem kommt aber noch eine ganze Reihe anderer Maßnahmen in Frage, die in der Hauptsache als Beckenbodengymnastik charakterisiert werden kann.

Hierher gehört vor allem das sog. Knipning, darin bestehend, daß die Patientin morgens und abends in Rückenlage mit aktiv angehobenem Gesäß 10—20 mal hintereinander willkürlich Sphincter ani, Levator ani, Bulbocavernosus und Trigonum urogenitale kontrahiert, was dadurch erreicht wird, daß man die Patientin anweist, dieselben Muskelbewegungen auszuführen, wie wenn sie heftig andrängenden Stuhl und Urin zurückhalten müßte.

Auch die Knieteilung, d. h. das Auseinanderdrängen der Knie bei gebeugtem Knie- und Hüftgelenk gegen kräftigen Widerstand der liegenden Patientin, wirkt zum Teil auf die Beckenmuskulatur, ist aber in erster Linie als eine allgemeine, speziell die Adductoren des Oberschenkels und die Bauchmuskulatur kräftigende Übung anzusehen.

Wir möchten unsererseits diese Gymnastik für den wertvollsten Teil der Thure Brandtschen Methode halten und empfehlen solche oder die von F. H. Martin angegebenen Übungen bei Asthenikerinnen mit Senkungsgefühl ohne oder mit geringem Descensus. Aber auch in Fällen von größerem Descensus und Prolaps, die mit Pessar behandelt werden, kann man mit Vorteil von derartigen Übungen Gebrauch machen. Überhaupt wird man ganz allgemein auf Kräftigung der Muskulatur abzielende Übungen empfehlen dürfen, wie etwa in dem von Mensendieck speziell für Frauen angegebenen Buch oder in einem neuerlich von J. P. Müller herausgebrachten Fünfminutensystem beschrieben. Wesentlich für den Erfolg erscheint weniger die Festlegung auf ein bestimmtes System als die richtige Dosierung. Wenn der Zweck der Kräftigung bei derartigen Individuen erreicht werden soll, dann muß man besonderes Augenmerk darauf richten, daß die Übungen niemals bis zur Ermüdung fortgesetzt werden, sondern vielmehr erst entsprechend der zunehmenden Kräftigung die Zahl und Dauer der verschiedenen Übungen vermehrt wird. Bei jüngeren Frauen erscheint uns die Unterstützung durch Rekresalzufuhr vorteilhaft.

Neben diesen gymnastischen Übungen dürfen aber auch allgemeine diätetische Maßnahmen wie kräftige Ernährung, reichliche Bewegung in frischer Luft, gegebenenfalls auch Schwimmen und Rudern, nicht vernachlässigt werden. Ist man dazu in der Lage, einen mild stimulierenden Klimawechsel zu verordnen, dann gelingt es in der Tat, bei beginnendem, wesentlich auf einer Erschlaffung der Haft- oder Stützapparate beruhenden Descensus allein durch diese Maßnahmen eine Heilung, in anderen Fällen wenigstens wesentliche Besserung der Beschwerden zu erreichen. Wo aber ein größerer Descensus oder gar Prolaps vorhanden ist, da können diese Maßnahmen zwar als wertvoller Bestandteil der Behandlung bezeichnet werden, sie sind aber niemals allein imstande, Heilung zu bringen. In solchen Fällen ist vielmehr ein orthopädischer Ersatz des insuffizienten Haft- und Stützapparates unbedingt erforderlich.

Pessartherapie.

Voraussetzung jeder Pessarbehandlung ist genau wie bei der Retroflexio die vorherige Reposition der vorgefallenen Teile. Diese macht im allgemeinen keinerlei Schwierigkeiten und besteht gewöhnlich in einem einfachen Zurückschieben des vorgefallenen Uterus unter gleichzeitiger Reinversion der Scheide, wodurch auch die descendierten Nachbarorgane reponiert werden. Eine gleichzeitig vorhandene Retroversio-flexio wird zweckmäßig mitkorrigiert, was bei Fehlen von Verwachsungen fast niemals Schwierigkeiten macht. Beim Totalprolaps muß man für den Fall, als der Fundus stark nach hinten abgebogen ist, diesen erst etwas anheben, damit er sich nicht an den Resten des Damms fängt. Ernste Schwierigkeiten für die Reposition ergeben sich im allgemeinen nur bei Riesenprolapsen, wie sie durch hochgradiges Ödem und sekundäre entzündliche Veränderungen der vorgefallenen Teile entstehen können. In solchen Fällen forciere man die Reposition niemals, sondern lasse die Patientin einige Tage Bettruhe einhalten und bedecke in dieser Zeit die vorgefallenen Teile mit häufig gewechselten, in Alumen-aceticum-Lösung oder Borwasser getränkten Gazelappen. Gewöhnlich erreicht man mit dieser einfachen Maßnahme eine Abschwellung, worauf die Reposition gelingt. Nur sehr lange Zeit vernachlässigte Fälle benötigen längere Zeit, ehe die zur Reposition notwendige Abschwellung erreicht ist. Sollte sie in einem Ausnahmefall auch dann noch mißlingen, dann bleibt natürlich nichts übrig als die operative Therapie, mit der manchmal noch eine genügende Verkleinerung der vorgefallenen Partien erreichbar ist; schlimmstenfalls muß man die vaginale Totalexstirpation ausführen.

Historisches über Pessare. Unter Pessaren versteht man verschieden geformte Körper, die in die Scheide eingeführt werden, um zu verhindern, daß Uterus und Scheide eine fehlerhafte Haltung oder Lage einnehmen. Während ursprünglich diese Pessare in der Hauptsache Träger von Arzneimitteln waren, durch Erweichung oder gegenteils durch Erzeugung von Entzündung eine Heilung der Lageveränderung bringen sollten, ist später die rein mechanische Stützwirkung in den Vordergrund gerückt worden. Schon im Altertum wurde vielfach für diese Arzneimittelträger eine Form gewählt, die sie geeignet machte, einen Vorfall zurückzuhalten. Besonders beliebt waren bei den Hippokratikern für diesen Zweck durchbohrte und in Wein getränkte Granatäpfel, die durch eine breite Binde in der Scheide festgehalten wurden. Andere, wie z. B. Diokles, tränkten den Granatapfel mit Essig, wollten also offenbar mehr adstringierend als erweichend wirken.

Erst im 16. Jahrhundert tauchen Pessare von Ringform auf (Kaspar, Bauhin); Ambroise Paré wandte ein eiförmiges Pessar an. Diese Grundtypen — Ei- und Ringform — in verschiedener Größe und in verschiedenem Material blieben von da ab vorherrschend, da sie anscheinend den Bedürfnissen vollkommen genügten. Ein Wandel trat darin ein, als neben dem Prolaps die verschiedensten anderen Lagevariationen des Uterus als Falschlage aufgefaßt wurden. Damit machte sich das Bedürfnis nach anders geformten Pessaren geltend, die auch bald in unzähligen Modellen auftauchten. Neugebauer hat bereits über 400 verschiedene Pessarformen ausfindig gemacht. Es gab im vorigen Jahrhundert eine Zeit, wo jeder namhafte Gynäkologe auch seine eigenen Pessarkonstruktionen glaubte verwenden zu müssen. Natürlich haben auch die Kurpfuscher sich dieser Sache bemächtigt und es sind namentlich für die Zurück-

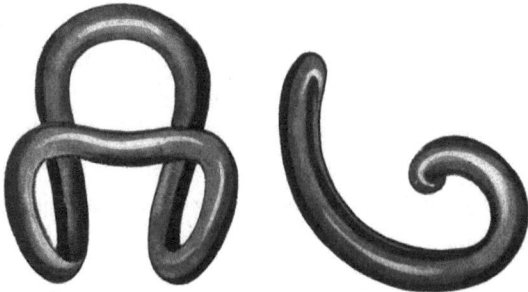 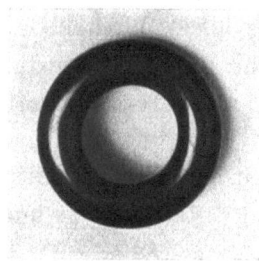

Abb. 121. Schultzes Wiegenpessar. Abb. 122. Mayerscher Ring in moderner Form (Hartgummi).

haltung großer Prolapse recht komplizierte und absonderlich geformte Apparate konstruiert worden. Daß damit auch mancher Schaden angerichtet wurde, versteht sich von selbst [1].

Ursprünglich diente Holz mit oder ohne Wachsüberzug, später vielfach Holz oder Werg mit Lederbezug als Pessarmaterial. Dann haben Metallringe mit Kautschuküberzug als bevorzugtes Pessarmaterial gedient, bis in neuerer Zeit Hartgummi und Celluloid, Glas und Porzellan zur Herstellung von Pessaren verwendet wurden.

Die heute in der Prolapstherapie gebräuchlichen Pessare stellen ring- oder tellerförmige Gebilde dar, die in die Scheide eingeführt werden und, indem sie nach oben als Stütze für den Uterus dienen, nach unten selbst eine Stütze im muskulären Beckenboden finden. Es handelt sich also im wesentlichen darum, den erweiterten Hiatus genitalis zu überbrücken; je weiter die Pessarränder über die Begrenzung des Hiatus genitalis hinausragen, desto sicherer und tragfähiger ist diese Überbrückung. Ragt die Ringperipherie nur wenig über die Räner des Hiatus levatoris hinaus, fallen also große Teile des Rahmens des Ringes in den Druckbereich des Hiatus genitalis, dann besteht immer die Gefahr, daß der Ring gekippt und schließlich aus der Scheide herausgepreßt wird. Das Kippen des Ringes wird noch dadurch begünstigt, daß durch die Verlaufsrichtung der hinteren

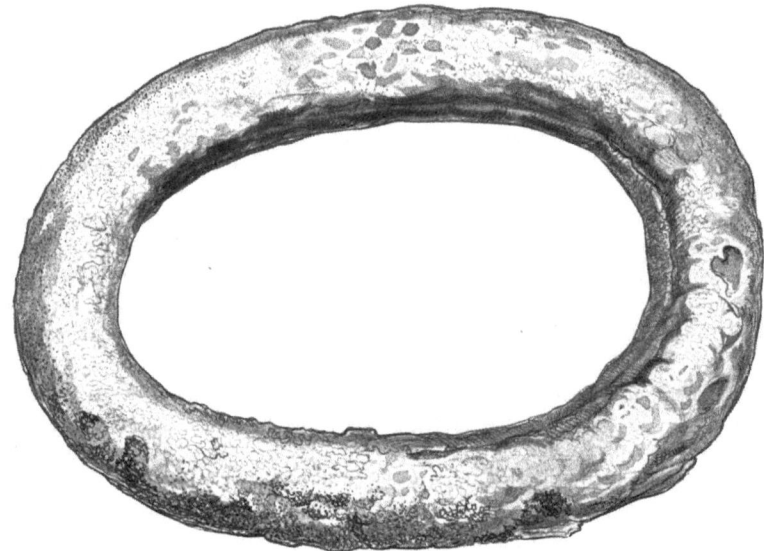

Abb. 123. Mayerscher Ring aus Weichgummi nach 18jährigem Liegen in der Scheide völlig mit Salzen inkrutiert.

[1] Näheres darüber weiter unten.

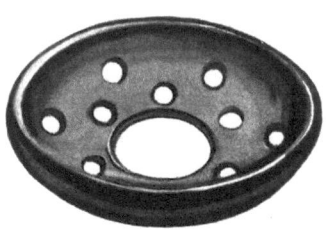
Abb. 124. Schatzsches Siebpessar.

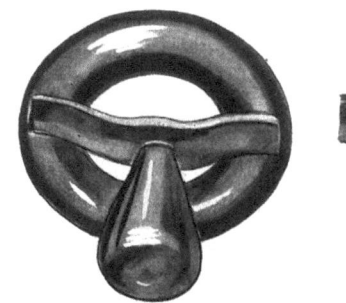
Abb. 125. Menges Keulenpessar.

Scheidenwand an sich schon eine gewisse Tendenz, die Fensterfläche des Pessars frontal zu stellen, vorhanden ist. Menge[1] betont unseres Erachtens sehr richtig, daß das Kippen und die Kantenstellung des Ringes nur dann zu vermeiden ist, „wenn die Ringrahmen unmittelbar über den Resten der Levatoren und des Trigonum urogenitale die Scheidenwand umschrieben zirkulär spannen". Liegt der Ring wirklich so, dann wird er durch jede Steigerung des Bauchdruckes fest gegen die Federbrücke des Beckenbodens und gegen den unteren Rand der Symphyse gepreßt. Die zirkuläre Spannung der Scheide ist aber nicht nur zur Sicherung der Pessarlage notwendig, sondern es wird dadurch auch die Stützwirkung des Ringes verbessert, da gleichzeitig der gesamte Suspensionsapparat des Genitales gespannt wird. Die passive Spannung ersetzt hier gewissermaßen den aktiven Tonus.

Aus den genannten Gründen muß also — in prinzipiellem Unterschied zur orthopädischen Behandlung der Retroflexio — beim Prolaps der Ring möglichst groß gewählt werden, d. h. so groß, als eben noch für das Gewebe erträglich ist. Da das nicht von vornherein genau abzuschätzen ist, ist es namentlich im Anfang der Behandlung erforderlich, die Frauen häufig zu kontrollieren.

Sitzt der Ring gut, d. h. also so, daß er direkt über dem Beckenboden die Scheide zirkulär spannt, dann wird dadurch der ganze Genitalapparat gehoben und der Uterus nach erfolgter Reposition gleichzeitig in eine Anteversionshaltung gezwungen; er selbst wie die Blase und vordere Scheidenwand werden auch direkt unterstützt, während für die hintere Scheidenwand die Stützung durch die infolge der Spannung seitens des Ringes notwendige Ausgleichung des Gewebsüberschusses ersetzt wird.

Bei geringgradigem Descensus mit nicht zu breitem Hiatus genitalis läßt sich die oben umschriebene Aufgabe auch durch die bei der Behandlung der Retroversio-flexio

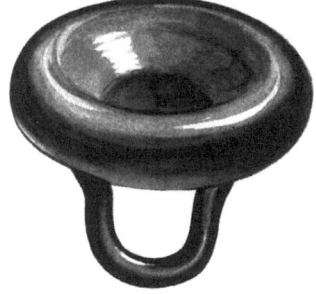
Abb. 126. Löhleins Bügelpessar.

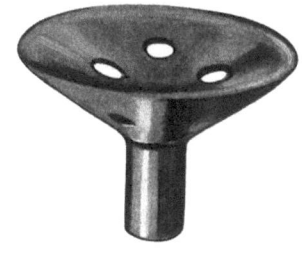
Abb. 127. Rosenfelds Stielpessar.

---
[1] Menge, l. c. S. 472

empfohlenen Pessarformen erfüllen, zumal allein mit der Beseitigung der Retrodeviation der Uterus aus dem Druckbereich des Hiatus genitalis herauskommt. Sobald aber der muskuläre Beckenboden stärkere Zerstörungen aufweist, versagen die Bügelpessare, weil der schmale vordere Flügel keinen Halt mehr findet. Auch eine Verbreiterung des Bügels wie beim Schultzeschen Wiegenpessar (Abb. 121) oder dem recht ähnlich geformten nach v. Schrenck nutzt oft wenig.

Deshalb eignen sich für alle größeren Prolapse, die ja gewöhnlich mit starker Erweiterung des Hiatus genitalis einhergehen, besser andere Pessarformen, deren Urtypus der

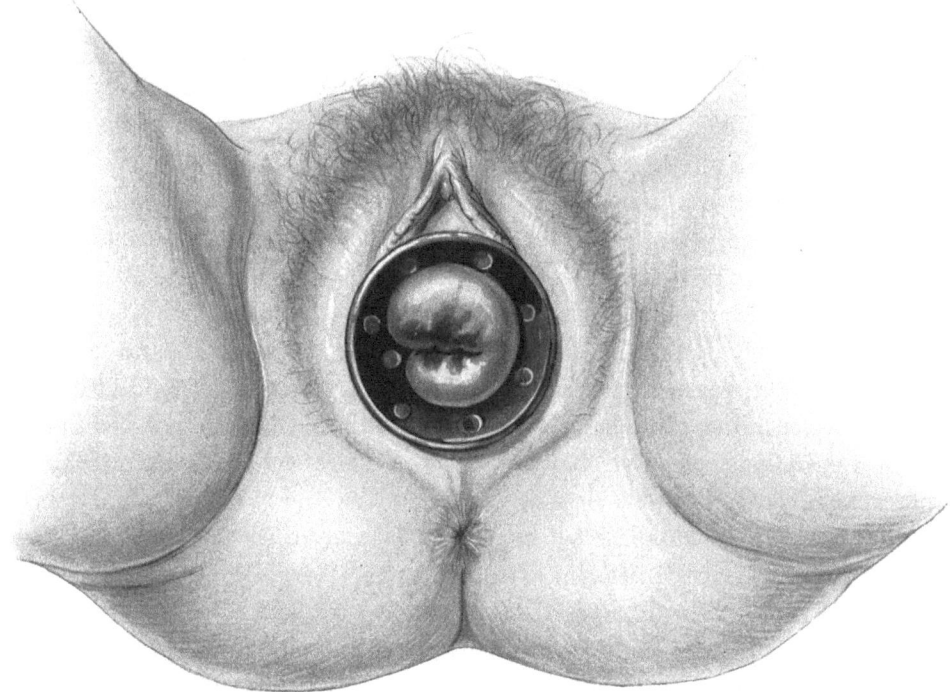

Abb. 128. In Schalenpessar eingeklemmte Portio. (Nach Hofmeier.)

Mayersche Ring ist (Abb. 122). Alle diese runden Ringe oder tellerartigen Apparate finden in der Scheide einen besseren Halt, weil sie nach den Seiten weiter über die Ränder des Hiatus genitalis hinübergreifen; gleichzeitig spannen sie die vordere Scheidenwand stark und bilden dadurch auch für die Blase eine Stütze. Freilich ist auch der Anwendung dieser Ringe ganz allgemein eine bestimmte Grenze gesetzt: bei hochgradigem Prolaps gelingt ein Zurückhalten mittels eines derartigen Ringes nur dann, wenn man ihn so groß wählt, daß er die oben erwähnte zirkuläre Spannung der Scheide auch wirklich herbeiführt. Das bringt aber auf der anderen Seite die Gefahr eines Decubitus der Scheide mit sich. Demnach entscheidet die individuell außerordentlich wechselnde Empfindlichkeit des Gewebes über die zulässige Größe des Ringes. Wählt man den Ring von vornherein so klein, daß die Gefahr eines Decubitus sicher vermieden wird, dann wird dadurch das Kippen und Herauspressen des Ringes begünstigt.

Der ursprüngliche Mayersche Ring bestand aus einem mit Weichgummi überzogenen Kupferdrahtring, der sich in zusammengepreßtem Zustand einführen läßt und dann erst in der Scheide sich zur Kreisform entfaltet. Dadurch wurde ermöglicht, recht große Ringe einzuführen, die eine gute Spannwirkung ausübten. Auf der anderen Seite hatte der Ring schwerwiegende Fehler. Der schwefelhaltige Weichgummiüberzug des Ringes erzeugt bald Reizzustände in der Scheide mit übelriechendem jauchigem Ausfluß, wird andererseits selbst durch das Scheidensekret zersetzt und bekommt dadurch bald eine rauhe Oberfläche (Abb. 123), die wieder den Reizzustand der Scheide verstärkt und dadurch die Gefahr eines Decubitus heraufbeschwört. Diese Nachteile sind so groß, daß der Mayersche Weichgummiring heute von allen Gynäkologen verworfen wird, wenn er auch unter den praktischen Ärzten wegen der Leichtigkeit seiner Einführung immer noch zahlreiche Anhänger hat.

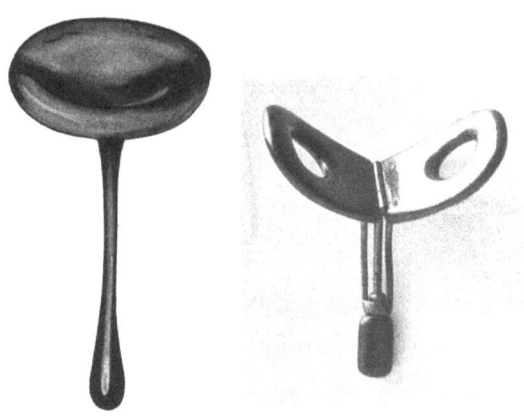

Um die genannten Nachteile des Mayerschen Ringes zu vermeiden, wählt man heute kreisrunde dicke oder dünne Hartgummi- oder Celluloidringe, die freilich gegenüber dem ursprünglichen Modell den Nachteil haben, daß sie nicht deformierbar sind. Infolgedessen ist man in der Größe des Ringes von vornherein durch die Weite und Weitbarkeit des Introitus vaginae beschränkt. Die dünnen Ringe entfalten

Abb. 129. Gestielter Ring nach Martin. Abb. 130. Flügelpessar.

eine bessere Spannwirkung, sind aber insofern gefährlicher, als durch die Konzentrierung des Druckes auf einen schmalen Berührungsgürtel die Decubitusgefahr größer ist. Insofern sind die dickeren Ringe vorzuziehen; sie entfalten aber eine geringere Spannwirkung und werden deshalb auch leichter aus der Scheide herausgepreßt.

Für große Prolapse reichen die Ringpessare nicht aus. Hier leistet noch das Schalen-Siebpessar von Schatz manchmal gute Dienste (Abb. 124). Es entfaltet wegen seiner dünnen Ränder einerseits eine gute Spannwirkung, andererseits gewährt es der Portio eine direkte Unterstützung und wird weniger leicht gekantet, da der aufgebogene Rand der Schale sich zum Teil auch auf die Symphyse stützt. Freilich ist wegen des dünneren Randes auch eine gewisse Decubitusgefahr gegeben. Gelegentlich kommt es auch vor, daß bei älteren Frauen die schrumpfende Portio durch das zentrale Loch des Ringes durchtritt und sich einklemmt (Abb. 126). Dieser Übelstand läßt sich durch Verwendung eines Schalenpessars mit nur kleinen Löchern (van de Velde) leicht vermeiden.

Wie die bisherigen Erörterungen zeigen, besteht immer das Dilemma: Wählt man den Ring so groß, daß er eine sehr gute Spannwirkung ausüben kann, ist die Decubitusgefahr gegeben, wählt man den Ring klein genug, um einer Schädigung zu entgehen, dann besteht immer die Gefahr des Kippens und schließlichen Durchpressens des Ringes durch den Hiatus genitalis. Einen Ausweg aus diesen Schwierigkeiten hat man dadurch gesucht und vielfach auch erreicht, daß man vertikal zur Fensterfläche des Pessars bügelartige Fortsätze anbrachte. Diese Fortsätze, die bei richtiger Lage des Pessars gegen den Introitus zu verlaufen, schlagen, sobald das Pessar sich auf die Kante zu stellen droht, an die Scheidenwandung an und finden hier Widerstand, wodurch die Kippbewegung des Ringes abgebremst wird. Hauptnachteil dieser Ringe ist der, daß sie die Kohabitation unmöglich machen und zum Teil auch schwierig einzuführen sind.

Als bestes hierher gehöriges Modell dürfte wohl das Keulenpessar von Menge (Abb. 125) zu bezeichnen sein, das einerseits wegen seiner dicken Ränder kaum Decubitusgefahr bringt, andererseits trotz des keulenförmigen Fortsatzes leicht einzuführen ist,

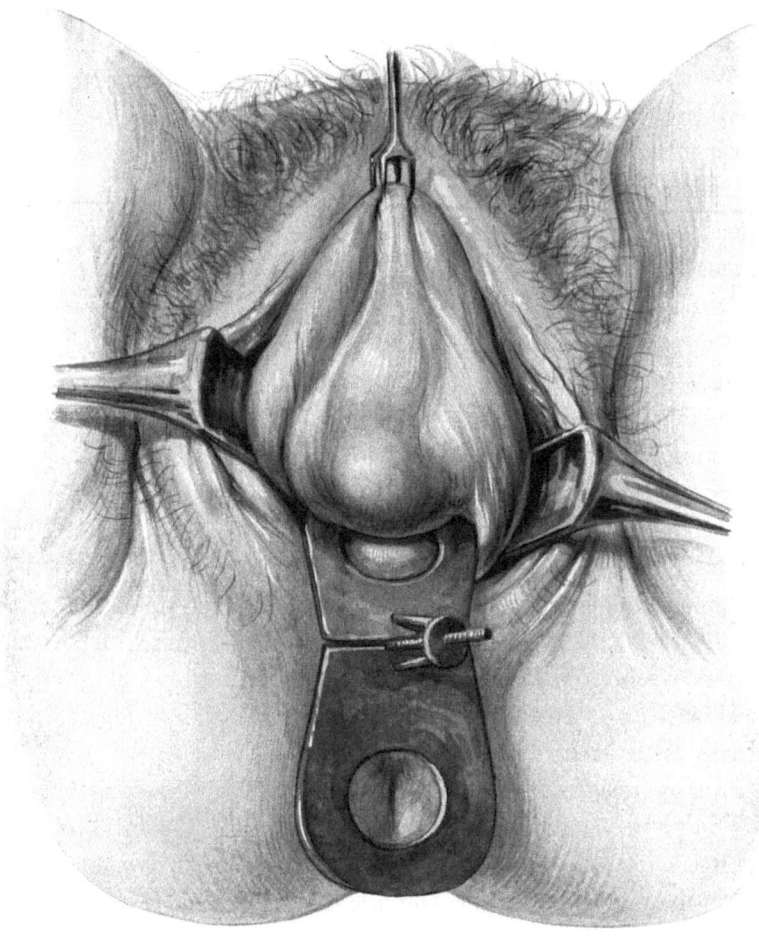

Abb. 131. Zwanck-Schillingsches Pessar, mit einem Flügel in die Blase perforiert. (Nach Hofmeier.)

da es in zwei Teile zerlegbar ist. Es wird genau wie ein einfacher runder Ring in Kantenstellung eingeführt, dann in der Scheide quergestellt, wonach erst der keulenförmige Fortsatz eingeführt und mittels Bajonettverschlusses gesichert wird (Abb. 125a). Demgegenüber haben die sonstigen, gleichfalls recht zweckmäßig geformten ähnlichen Pessare [das Bügelpessar von Löhlein (Abb. 126) und das Zapfenpessar von Rosenfeld (Abb. 127)] den Nachteil, daß sie wegen ihres fest angebrachten Bügels oder Zapfens mehr minder quer durch den Introitus hindurchgezwängt werden müssen[1]. Das ist einerseits für die

---

[1] Bei neueren Konstruktionen des Rosenfeldschen Pessars ist übrigens der Zapfen abschraubbar; doch scheint uns die Keule des Mengeschen Ringes für das Gewebe schonender. Ferner haben Friedmann und Stenzel dem Löhleinschen Ring recht ähnliche Pessare angegeben, bei denen aber der Bügel umgeklappt werden kann. Wir sehen von ihrer Wiedergabe hier ab, weil sie uns durch das Mengesche Pessar vollkommen ersetzbar scheinen.

Patientin recht unangenehm, andererseits wird dadurch die Einführung eines genügend großen Ringes oft unmöglich gemacht.

Die genannten Modelle haben das älteste Pessar, nämlich den gestielten Ring von Ed. Martin sen. (Abb. 129) vollständig verdrängt, zumal das Originalmaterial (Leder mit Werg ausgestopft) wenig haltbar ist.

Die Schwierigkeiten der Einführung größerer, eine genügende Spannwirkung entfaltender Ringe veranlaßten Zwank, seine Flügel- oder Schmetterlingspessare (Abb. 130) zu konstruieren. Das Pessar wird mit hochgeklappten Flügeln eingeführt, die dann durch eine sinnreiche Schraubvorrichtung entfaltet werden und eine ausgezeichnete Spannwirkung ausüben, gleichzeitig eine direkte Unterstützung für den Uterus abgeben. Gleichwohl ist dieses später von Schilling modifizierte Flügelpessar durchaus zu verwerfen, da es so gut wie regelmäßig tiefe Drucknekrosen verursacht (Abb. 131). Die Kasuistik derartiger Verletzungen mit zum Teil tödlichem Ausgang ist außerordentlich groß[1].

Wo bei großen Totalprolapsen, ebenso bei manchen Rezidiven aus irgendeinem Grunde nicht operiert werden kann und mit den genannten Pessaren eine Zurückhaltung des Vorfalles nicht zu erreichen ist, dort bleibt als letztes Hilfsmittel der Hysterophor, das ist ein Tragapparat, dessen in die Scheide eingeführter Zapfen als Träger für den Uterus dient, während der Zapfen

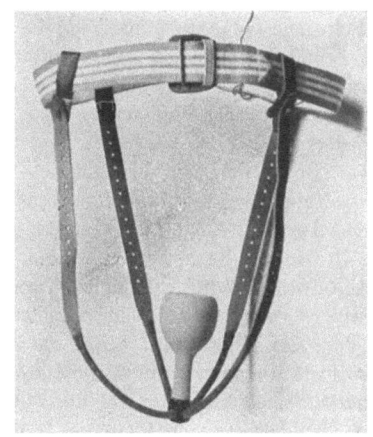

Abb. 132. Hysterophor.

selbst seine Unterstützung außerhalb des Beckens in einem zwischen den Schenkeln der Frau durchgehenden Gurt findet. Die Anlegung des Apparates ist aus der Abbildung (Abb. 132) ersichtlich. Als letztes Hilfsmittel haben wir den Hysterophor deshalb bezeichnet, weil er für die Trägerin mit mancherlei Unannehmlichkeiten verbunden und vor allem kaum sauber zu halten ist.

2. Operative Therapie der Prolapse.

Historisches. Die zur Prolapsheilung angegebenen Operationsverfahren spiegeln die Wandlungen der Auffassung der Genese und Ätiologie wieder. Mit den ersten Versuch stellt das schon von den Hippokratikern geübte Verfahren der Elytrorhaphie, das Ausschneiden von kleinen Stückchen der Scheidenschleimhaut dar, das offenbar bezweckte, durch die entstehenden Narben der Scheide mehr Halt zu gewähren und auch wohl eine gewisse Verengerung der Scheide herbeizuführen. Auf etwas robustere Art wurde dasselbe Ziel verfolgt durch das Pincement du vagin (Desgranges), d. h. das Anlegen von Klemmen an die in Falten abgehobene Scheidenwand, die 5—10 Tage liegen blieben, bis sie zusammen mit dem nekrotisierten Gewebe abfielen. Die danach sich ausbildenden Narben waren zweifellos geeignet, eine Verengerung der Scheide herbeizuführen. Auf anderem Wege versuchte Fricke 1833 durch die Episiorhaphie, d. h. die Verengerung der Schamspalte durch Anfrischung und blutige Vereinigung der Ränder der Schamlippen, das Vortreten des Uterus zu verhindern. So primitiv uns heute diese Idee anmutet, darf doch nicht vergessen werden, daß wir auch bei den modernsten Verfahren niemals auf eine Verengerung des Introitus verzichten.

Eine brauchbare Kombination von Elytro- und Episiorhaphie, die auch in den Modifikationen von Malgaigne und Baker-Brown naturgemäß nur unvollkommene Resultate liefern konnte, hat zuerst Marion Sims angegeben. Der weitere Ausbau dieses Verfahrens ist hauptsächlich Simon zu danken,

---
[1] Einzelheiten darüber bei Küstner, l. c.

der als erster eine Kolpoperineorhaphie ausführte, weil er erkannte, daß nur durch eine beträchtliche Verengerung der Scheide und Erhöhung des Dammkeiles ein wirksamer mechanischer Nutzeffekt erreicht werden konnte.

Von einer prinzipiell ganz anderen Überlegung ausgehend schlug Huguier vor, die Portio zu amputieren. Wenn auch die Ansicht Huguiers, daß das Wesentliche des Vorfalles die Elongatio colli sei, zweifellos in dieser Verallgemeinerung falsch war, so darf doch nicht verkannt werden, daß bei hochgradiger Elongatio colli die operative Verkürzung der verlängerten Partie als Hilfsoperation auch heute noch ihre Berechtigung hat und vielfach empfohlen wird.

Die bedeutsamste Vervollkommung der Prolapsoperation ist A. Hegar zu danken, der unter Vereinfachung der Simonschen Anfrischungsfigur der Kolpoperineoplastik ganz allgemeinen Eingang verschaffte und sie außerdem mit einer Kolporrhaphia anterior kombinierte, der er in geeigneten Fällen noch die Portioamputation hinzufügte. Damit wurden erstmals wirklich befriedigende Erfolge erzielt. Die Hegarsche Methode, die in ihrer einfachen und dem Grade des Vorfalls leicht anzupassenden Ausdehnung recht gute Dauerresultate ergeben hat, hat sich bis heute erhalten. Ihr Prinzip besteht darin, durch eine ausgiebige, d. h. hoch genug hinaufreichende Verengerung des Scheidenrohres in Kombination mit einer Verstärkung und Erhöhung des Dammkeiles eine Barriere zu schaffen, welche das Wiedervorfallen des Uterus verhindert.

In der Folge wurden zahlreiche Modifikationen angegeben, die aber wesentlich auf die verschiedene Gestaltung der Anfrischungsfigur hinauslaufen (Freund, Martin, Bischoff, Fritsch u. a.). Die nebenstehenden Abb. 133 u. 136 geben die gebräuchlichsten Anfrischungsfiguren wieder. Demgegenüber ist von Sellheim mit Recht betont worden, daß die Hegarsche Anfrischung alles leistet, wenn man die Spitze des Anfrischungsdreiecks nur hoch genug, d. h. unter Umständen bis in die Nähe des hinteren Scheidengewölbes verlegt. Tatsächlich sind auch die meisten Modifikationen des Hegarschen Verfahrens heute in Vergessenheit geraten. Einzig die Fritschsche Anfrischung scheint uns gelegentlich bei sehr schlaffem niedrigem Dammkeil mit Vorteil anwendbar; da sie einen beinahe quergelegenen Riegel am Introitus schafft; ebenso kann man von der Fehlingschen Anfrischung bei der vorderen Kolporrhaphie mit Vorteil in jenen Fällen Gebrauch machen, in denen keine Cystocelenbildung, sondern nur eine allgemeine Erschlaffung der Scheide besteht.

Unwesentlich dürfte es sein, ob man überschüssiges Gewebe reseziert oder in Übereinstimmung mit der Lawson-Taitschen Dammplastik (Frank, Doléris) sich nur mit einer submukösen Raffung des Septum rectovaginale begnügt.

Eine im Prinzip geistvoll erdachte, für spezielle Fälle noch heute sehr wertvolle Methode ist die, durch Herstellen eines medianen Längssteges in der Scheide das Vorfallen des Uterus zu verhindern (Le Fort, Neugebauer).

Den radikalsten Vorschlag machte Kaltenbach, der empfahl, den vorgefallenen Uterus einfach zu exstirpieren[1]. Die zahlreichen Mißerfolge zeigten bald, daß diese Idee verfehlt war, was nach unserer heutigen Kenntnis nicht wundernehmen kann. Eine Besserung wurde erreicht, wenn man nach dem Vorschlag von Fritsch an die Totalexstirpation eine ausgedehnte Kolporrhaphie oder gar eine Verödung des größten Teiles der Scheide anschloß. Für gewisse Fälle, namentlich von Prolapsrezidiven, bleibt unter geeigneten Sicherungen (vgl. unten) die Totalexstirpation auch heute noch ein ultimum refugium.

Von einer anderen Seite her versuchten diejenigen Operateure die Heilung, welche den Uterus elevierten und fixierten, gewöhnlich in Verbindung mit supravaginaler Amputation des Korpus (P. Müller, Jacobs u. a.). Die Erfolge waren zunächst nicht sehr ermutigend, besserten sich aber, wenn man nach Küstners Vorschlag die Verengerung der Scheide und Dammplastik mit der Ventrofixur kombinierte.

Nachdem man auf Grund der Arbeiten von O. Küstner, Halban und Tandler u. a. die große Bedeutung der Retroflexio uteri für die Prolapsgenese erkannt hatte, war es klar, daß man auf die gleichzeitige Herstellung einer Anteversioflexio großen Wert legte. So wurde in neuerer Zeit die Retroflexionsoperation häufig mit Scheidenverengerung und Dammplastik kombiniert.

Zur speziellen Sicherung gegen die häufigen Cystocelenrezidive wurde die isolierte Raffung der Blase von Gersuny und Sänger empfohlen. Noch größere Sicherheit gewährte die von Schauta-Wertheim und Watkins annähernd gleichzeitig angegebene Methode, den Uterus zwischen Blase und Scheide zu interponieren. In neuester Zeit sind dazu noch die verschiedenen Methoden der Levatornaht getreten, auf die wir noch ausführlich zu sprechen kommen.

---

[1] Den ersten, übrigens erfolgreichen Versuch dieser Art hat wohl M. Gatenaria in Padua im 15. Jahrhundert gemacht, indem er bei einem Totalprolaps die gangränös gewordene Gebärmutter einfach abschnitt. (Zit. nach J. B. Fischer: Geschichte der Gynäkologie in Halban-Seitz: Biologie und Pathologie des Weibes, 1, 95, Berlin-Wien 1923.)

Im folgenden sollen nur diejenigen Operationsverfahren genauer geschildert werden, die noch heute allgemeiner Anerkennung sich erfreuen.

Dabei möchten wir unterscheiden:

1. Operationen zur Verengerung des Scheidenrohres;
2. Operationen zur Verengerung des Hiatus genitalis unter Wiederherstellung des Dammes;
3. Operationen zur Lagekorrektur des retroflektierten Uterus und Fixation des reponierten, vorher prolabierten Uterus, einschließlich gewisser Hilfsoperationen wie Cervixamputation;
4. atypische und verstümmelnde Operationen, die hauptsächlich für Rezidivfälle in Frage kommen. Die Indikationsstellung für die einzelnen Verfahren soll erst am Schluß besprochen werden.

Operationen zur Verengerung des Scheidenrohres.

Hier ist eigentlich nur die Kolporrhaphia anterior zu nennen, da die Kolporrhaphia posterior wohl stets mindestens mit einer Erhöhung des Dammkeils, also einer Perineorhaphie verbunden wird. Die Technik der Operation ist höchst einfach. Ob man als Anfrischungsfigur ein myrtenblattförmiges Oval oder eine Raute oder eine durch eine Längsleiste getrennte Doppelellipse wählt (cf. Abb. 133), ist natürlich im Prinzip ganz gleichgültig. Die Ausdehnung der Figur richtet sich wesentlich nach der Größe der gesenkten oder vorgefallenen Partie.

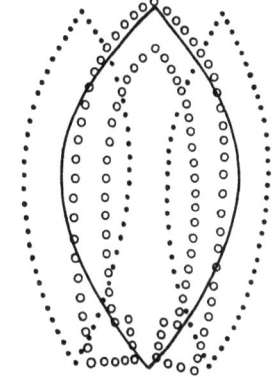

Abb. 133. Verschiedene Anfrischungsfiguren für die Kolporrhaphia anterior.

Wir selbst kombinieren die Kolporrhaphia anterior stets mit einer Naht des Blasenhaftapparates, ausgehend von der Überlegung, daß bei jedem Prolaps der vorderen Scheidenwand auch eine Cystocele besteht. Wir legen ebenso wie Ed. Martin einen Längsschnitt von der Urethralmündung bis zur Portio, den wir gleich bis auf die Blase durchführen, deren Eigenfascie bei kleinen Cystocelen erhalten und gut darstellbar, bei größeren allerdings atrophisch und völlig auseinandergewichen sein kann. Dann wird teils stumpf, teils scharf, wie es eben der Einzelfall erfordert, die Blase von der Scheide samt dem dieser anhaftenden Bindegewebsapparat nach den Seiten zu abgelöst. Nun aber schneiden wir nicht, wie das gewöhnlich geschieht, einfach die überschüssig erscheinenden Teile der Scheide weg, sondern präparieren die zum Haftapparat der Blase gehörigen Bindegewebspartien von der Scheidenwand ab (Abb. 134) und vernähen diese in der Mittellinie mit dünnen Catgutfäden. Dann erst werden von der Scheide überflüssige Lappen reseziert (Abb. 135). Nach Vereinigung der Scheidenwundränder in der Mittellinie durch Catgutknopfnähte ist die Kolporrhaphie vollendet.

Bei größeren Cystocelen raffen wir vor der Naht des bindegewebigen Haftapparates die Blase entweder nach Gersuny (cf. Abb. 148) oder durch ein paar quere Knopfnähte.

Die Kolporrhaphia posterior wird im Prinzip ganz gleich wie die Kolporrhaphia anterior ausgeführt.

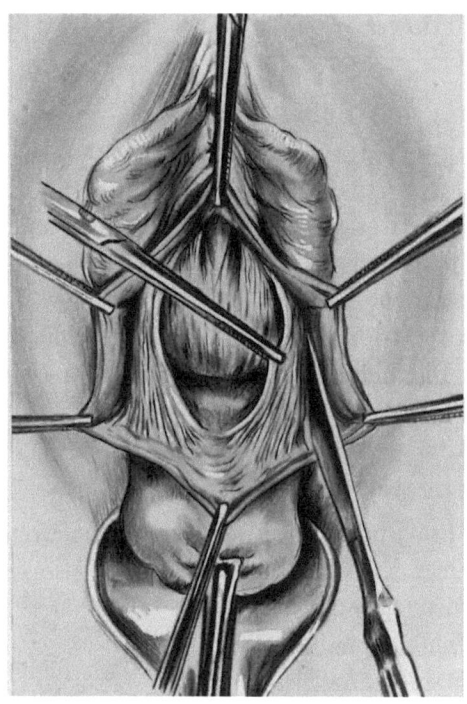

Abb. 134. Kolporrhaphia anterior.
Darstellung des Blasenhaftapparates.

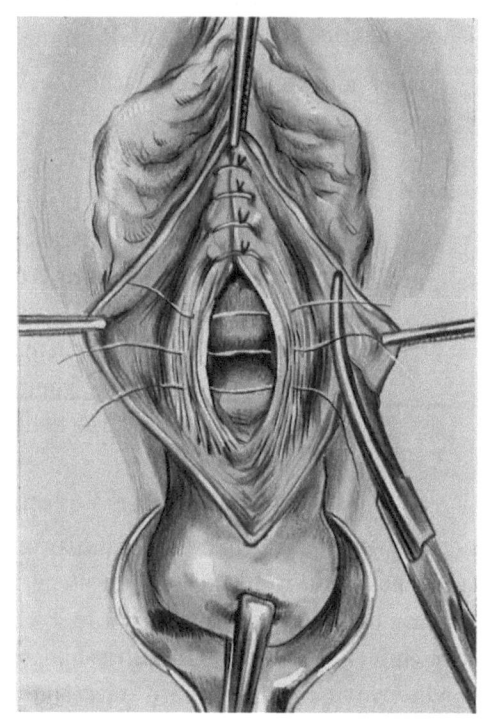

Abb. 135. Kolporrhaphia anterior
mit isolierter Naht des Blasenhaftapparates.

Operationen zur Verengerung des Hiatus genitalis unter Wiederherstellung des Dammes.

Eine isolierte Kolporrhaphia posterior wird aber wohl niemals ausgeführt, sondern sie wird allgemein mit der Erhöhung des Dammkeiles kombiniert und damit zu einer Kolpoperineorhaphie oder Kolpoperineoplastik gestaltet, zumal in den in Frage kommenden Fällen fast regelmäßig ein alter Dammriß besteht. Die Anfrischungsfigur ist prinzipiell ziemlich gleichgültig. Am verbreitetsten ist wohl immer noch das Hegarsche Dreieck. Dann wird mit flachen Messerzügen die Scheidenwand von ihrer Unterlage — in den oberen Abschnitten oft dem Rectum sehr nahe — abpräpariert. Das weitere Vorgehen ist aus den Abbildungen (Abb. 142 ff.) ersichtlich. Die versenkten Nähte haben wesentlich den Zweck, im oberen Abschnitt der Wunde das Septum rectovaginale wiederherzustellen, während nach dem Damm zu die meist sehr defekten Muskeln des Diaphragma urogenitale (hauptsächlich Bulbocavernosus und Transversus perinei) mitgefaßt und dadurch der Dammkeil wiederhergestellt werden soll. Darüber wird die Scheidenschleimhaut nach Resektion des

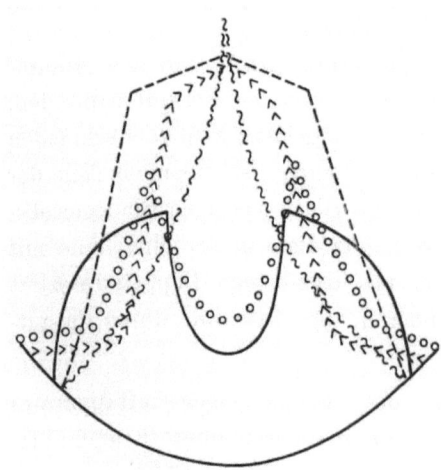

Abb. 136. Verschiedene Anfrischungsfiguren für die Kolporrhaphia posterior.

überschüssigen Gewebes mit Catgutknopfnähten vereinigt, die Haut am Damm wird von verschiedenen Autoren verschieden behandelt. Manche nähen auch hier mit Catgut, z. B. Döderlein; viele Autoren legen Wert auf unresorbierbares Nahtmaterial (Seide, Silkworm, Draht). Wir selbst vereinigen die Haut regelmäßig mit serres fines nach v. Herff. Je höher in der Scheide die Spitze der Anfrischungsfigur zu liegen kommt, um so höher hinauf reicht die Verengerung des Scheidenrohrs, während die Breite der Basis des Dreiecks der Anfrischungsfigur für die Höhe des Dammes und die Verengerung des Introitus maßgebend ist. Hier muß man sich vor Fehlern hüten und Rücksicht nehmen auf das Alter der Frau. Zu starke Verengerung des Introitus kann natürlich zu Kohabitationsstörungen und damit zu Klagen Veranlassung geben. Im allgemeinen kann man über die Grenze der seitlichen Anfrischung sich gut orientieren, wenn man die Vulva von der Seite her zusammendrängt und dann sich die gewünschte Stelle mit einem Messerritz oder einer Kocherschen Klemme markiert. Der erfahrene Operateur trifft instinktiv die richtige Grenze.

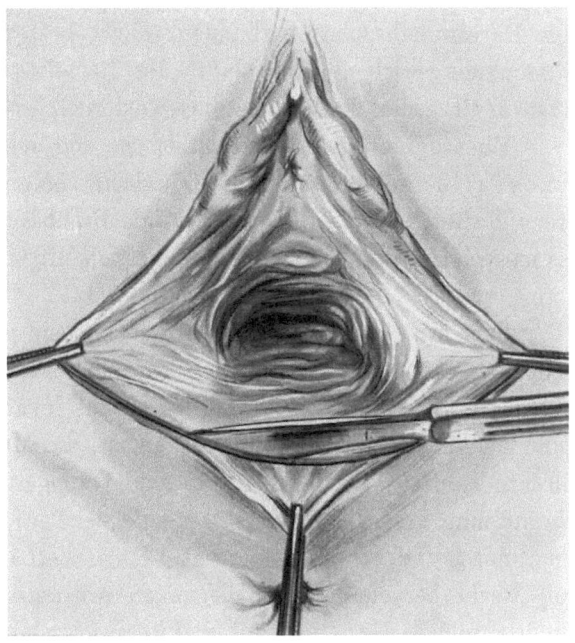

Abb. 137. Levator-Dammplastik I.

Lawson-Tait beschränkte sich auf das Unterminieren des Scheidenlappens, der dann nicht reseziert, sondern in einer Längsfalte zusammengenäht oder auch bloß in Form einer Längsfalte gerafft wurde dadurch, daß nun im entblößten Septum rectovaginale bzw. Dammkeil eine Reihe von Silber- oder Bronzedrahtnähten mittels besonderer Nadeln quer von einem Rand zum anderen durchgelegt und schließlich mit besonderen Drahtschnürern zusammengedreht wurde. Die Methode ist heute wohl vollkommen verlassen.

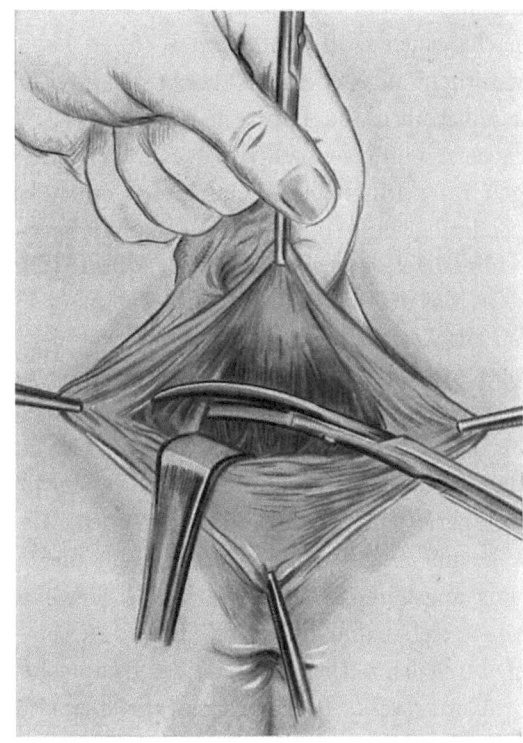

Abb. 138. Levator-Dammplastik II. Einkerbung der tiefen Schichten des Trigonum urogenitale.

Besteht eine Rectocele, dann wird mit der Kolpoperineoplastik eine Beseitigung des Darmwandbruches verbunden, darin bestehend, daß mit feinen Catgutnähten die auseinandergewichene Muskulatur der Rectalwand isoliert vereinigt und wenn möglich auch die Eigenfascie des Rectums wiederhergestellt wird.

Ebenso muß selbstverständlich in den relativ seltenen Fällen einer Hernie der Excavatio rectouterina die Douglastasche eröffnet und durch Resektion oder mindestens Raffung des Peritoneums die als Bruchsack dienende Aussackung verödet werden. Es handelt sich dabei um nichts anderes, als um eine nach dem Introitus zu verlegte Coeliotomia vaginalis posterior.

Seit man weiß, daß die Dammuskulatur gerade bei großen Prolapsen durch ausgedehnte Verletzungen zerstört, gelegentlich sogar völlig atrophisch ist, seitdem man vor allem die Bedeutung der Weite des Hiatus levatoris für die Prolapsgenese erkannt hat, sind viele Operateure dazu übergegangen, die Mm. puborectales in der Mittellinie durch direkte Naht zu vereinigen, um so eine Verengerung des Levatorspaltes mit gleichzeitiger Verkürzung in der Längsrichtung zu erreichen. Daß es dabei nicht ohne eine gewisse anatomische Übertreibung der natürlichen Verhältnisse abgeht, hat neuestens Sellheim mit Recht hervorgehoben. Diejenigen Autoren, welche vor allem eine Insuffizienz des bindegewebigen Haftapparates als Prolapsursache anschuldigen, pflegen die Levatornaht zu üben, um durch Wiederherstellung des Stützapparates einer neuerlichen Überlastung und Insuffizienz des Haftapparates vorzubeugen. Um die Technik der Levatornaht haben sich, nachdem die Vorschläge von Ziegenspeck (1899 auf der Naturforscherversammlung) ganz unbeachtet geblieben waren, vor allem Heidenhain, Latzko, Ed. Martin verdient gemacht; auch Döderlein und Krönig haben eine besondere Technik der Transversus-Levatornaht angegeben, die aber wegen ihrer Kompliziertheit wenig Eingang gefunden hat. Wir selbst üben die Levatornaht seit 1910 und glauben, daß unsere Technik, die sich übrigens nur unwesentlich von der später von Martin angegebenen unterscheidet, besonders wegen ihrer Einfachheit empfohlen werden kann. Die Operation gestaltet sich bei uns folgendermaßen: An der Scheidendammgrenze wird ein quer oder ganz leicht bogenförmig verlaufender Hautschnitt angelegt (Abb. 137), von dem aus die Scheidenwand unterminiert und in das rectovaginale Bindegewebslager eingedrungen wird, bis die vordere Rectalwand zur Ansicht kommt. Durch den von der Scheide aus eingeführten Finger eines Assistenten wird das Rectum gespannt gehalten und es werden die Muskelbündel und Bindegewebszüge zwischen Scheide und Rectum, soweit nötig, mit der Schere durchtrennt (Abb. 137). Um nun an den Levatorrand zu gelangen, ist es notwendig, die distal von ihm gelegenen Gewebspartien, d. h. die Reste der oberflächlichen Muskelschicht und den Transversus perinei profundus zu durchtrennen, die allzumeist nur noch in Form von Narbengewebe mit eingestreuten Muskelzügen, die hauptsächlich dem Transversus perinei profundus angehören, nachweisbar sind. Gewöhnlich genügt dazu ein Scherenschlag in die Nischen rechts und links vom Rectum (Abb. 138), deren Zugänglichkeit man sich evtl. noch durch den seitlichen Enden des Hauptschnittes vaginalwärts angesetzte kurze Schnitte vergrößern kann. Dann dringen wir hier stumpf mit dem Zeigefinger der rechten und linken Hand ein und legen jederseits durch einen Strich den Rand des Puborectalis frei (Abb. 139). Nach Bedarf lösen wir evtl. noch die vordere Rectalwand von der Scheide ab und vereinigen darauf mit durchgreifenden kräftigen Catgutnähten die Levatorschenkel

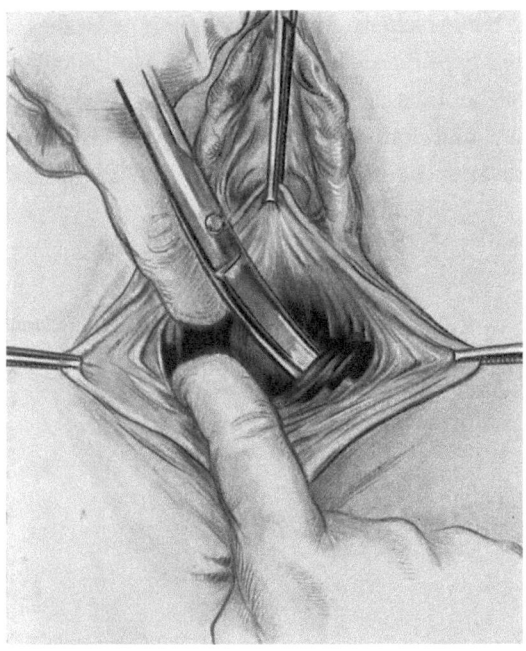

Abb. 139. Levator-Dammplastik III.
Der Puborectalis rechts wird freigelegt, der linke ist auf der Schere vorgehoben.

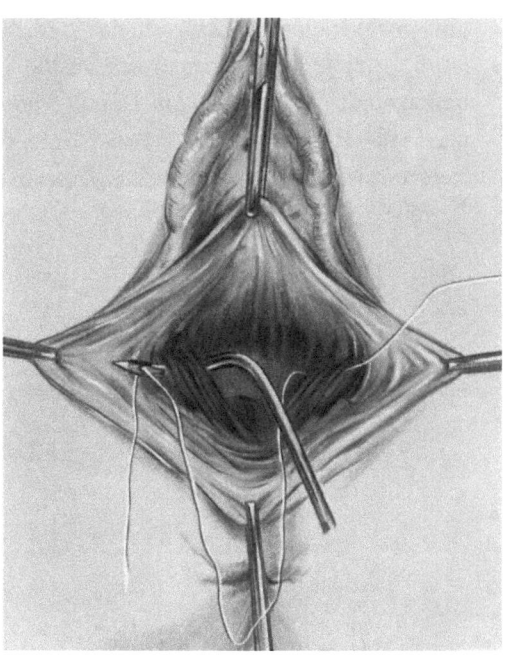

Abb. 140. Levator-Dammplastik IV. Naht des Levator (Vereinigung der beiden Mm. puborectales).

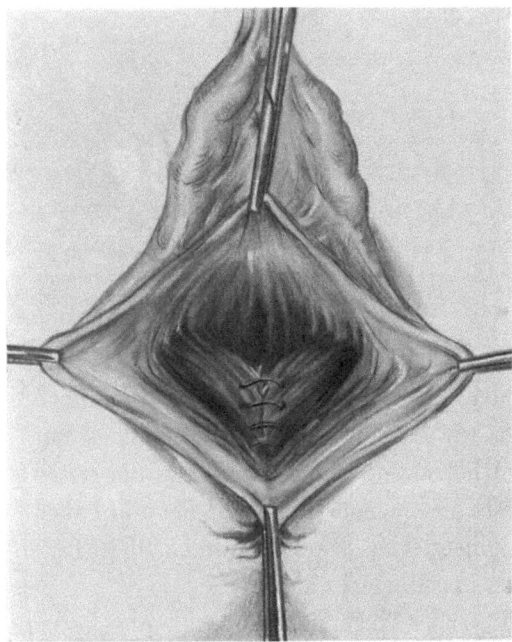

Abb. 141. Levator-Dammplastik V. Naht des Levator vollendet.

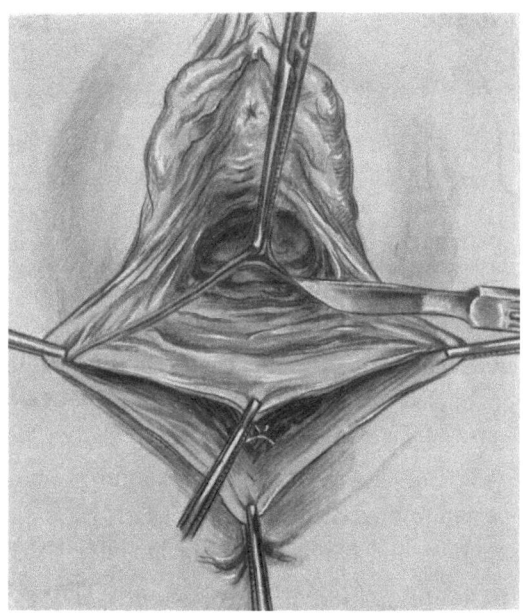

Abb. 142. Levator-Scheidendammplastik VI.
Nach Vollendung der Levatornaht wird aus der hinteren Scheidenwand ein dreieckiger Lappen reseziert.

in der Mittellinie (Abb. 140 u. 141). Wo überschüssiges Gewebe vorhanden ist, wird es nun nachträglich entsprechend der Simon-Hegarschen Anfrischungsfigur reseziert (Abb. 142) und die oben beschriebene Naht des Septum rectovaginale und der Scheide hinzugefügt (Abb. 143). Am Damm werden durch weitausgreifende Nähte vor der Levatorplatte die Reste des Transversus perinei profundus und der oberflächlichen Schicht (Bulbocavernosus, Transversus perinei superficialis) zusammengezogen (Abb. 144) und dadurch

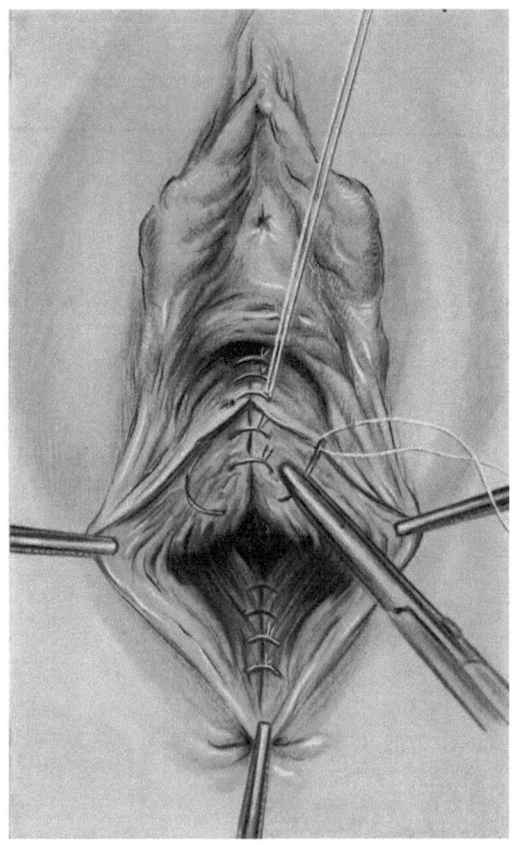
Abb. 143. Levator-Scheidendammplastik VII. Naht der hinteren Scheidenwand und des Septum recto-vaginale.

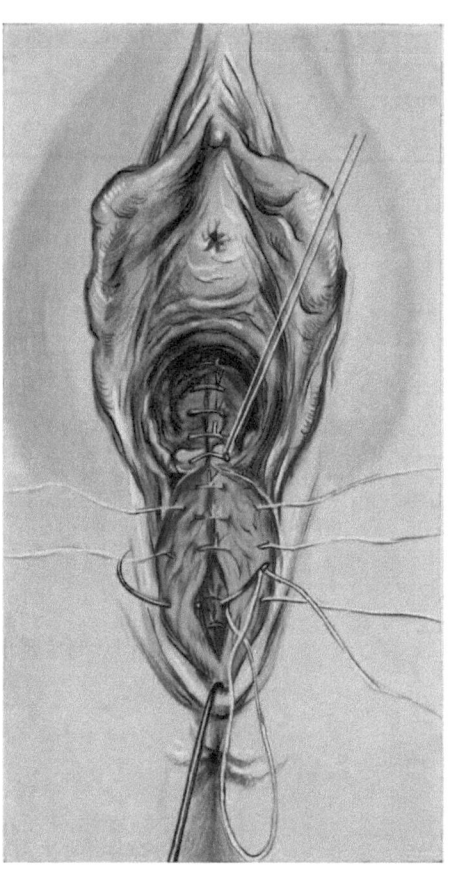
Abb. 144. Levator-Dammplastik. Kolporrhaphia posterior vollendet. Naht der Reste des Trigonum urogenitale am Damm.

nicht nur die Bildung toter Hohlräume vermieden, sondern gleichzeitig der Dammkeil möglichst wieder aufgebaut. Darüber vereinigen wir dann die Haut des Dammes mit serres fines (Abb. 145), die am 6. Tage post operationem entfernt werden. Für die ersten zwei Tage legen wir als Gegenkompression eine feste Tamponade in die Scheide und haben es dadurch erreicht, daß wir niemals Hämatombildung erleben. Die Patientin bleibt 10 Tage zu Bett und kann dann vom 11. oder 12. Tage an ungehindert aufstehen.

Die ganze Operation ist mit geringem Blutverlust verbunden, nur im abgelösten Scheidenlappen sind gewöhnlich ein paar spritzende Gefäße zu unterbinden, während die Freilegung und Naht der Levatorschenkel sich fast blutleer gestaltet. Lediglich in Ausnahmefällen blutet es einmal aus bei der Freilegung angerissenen Venen der Plexus pudendus oder haemorrhoidalis. Die ganze Technik der Operation ist so einfach, daß es uns unverständlich erscheint, warum immer noch gelegentlich die Levatornaht als ein großer oder blutiger Eingriff bezeichnet wird. Bei Befolgung unserer Vorschriften scheint uns ein Verfehlen der Levatoren nahezu ausgeschlossen, wobei wir zugestehen müssen, Operationen gesehen zu haben, die den Namen Levatornaht in Wirklichkeit nicht verdienen. Man kann natürlich den Levator auch vom eröffneten Abdomen aus nähen (Jianu), doch sehen wir darin keinerlei Vorteil, sondern nur eine recht unnötige Komplikation.

In den immerhin seltenen Fällen, in denen die Puborectales völlig von ihrem Ansatz am Schambein abgerissen sind und der Levatorspalt 4—5 Querfinger breit geworden ist, gibt die Levatornaht keine befriedigenden Dauerresultate (Adolph u. a.). Es gelingt zwar immer noch, wenigstens in den hinteren Partien die Levatorschenkel zusammenzuziehen, die vorderen Abschnitte des Hiatus genitalis aber bleiben breit. Für solche Fälle kann man zu anderen Verfahren seine Zuflucht nehmen. Von den später zu besprechenden verstümmelnden Verfahren abgesehen, kommen nur zwei Methoden in Frage:

a) die freie Transplantation von Fascienstreifen in den Damm und

b) die Glutaeusplastik nach Halban und Tandler.

Die erste Methode wurde meines Wissens zuerst von Bumm empfohlen, hat sich aber niemals große Anhängerschaft erworben, weil die Fascienstreifen leicht nekrotisch wurden und selbst in den Fällen, in denen sie einheilten, sich als wirksame Stütze auf die Dauer nicht erwiesen. Die Fälle, die ich selbst zu sehen

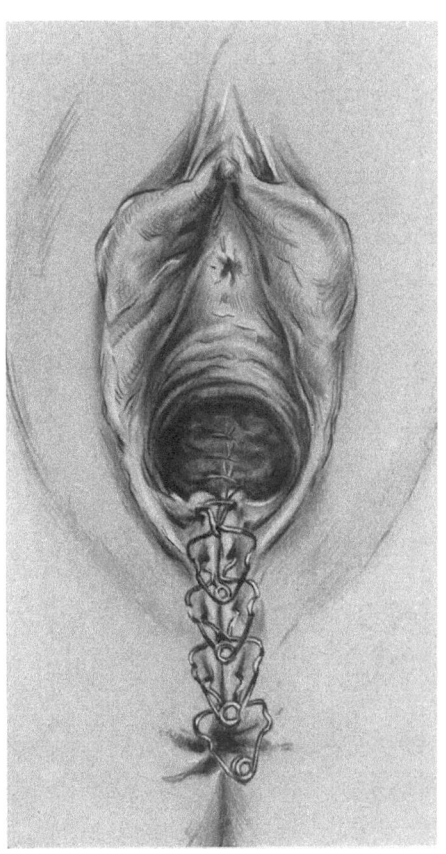

Abb. 145. Kolpoperineoplastik vollendet. Verschluß der Dammhaut mit Serres fines.

bekommen habe, waren sämtlich unbefriedigend. Die Technik des Verfahrens ist außerordentlich einfach: Man näht den aus der Fascia lata genommenen Streifen in einfacher oder auch mehrfacher Schicht auf und zwischen die Levatorschenkel und zieht darüber die Reste des Diaphragma urogenitale zusammen.

Die Methode von Halban und Tandler ist, so viel ich sehe, von ihren Erfindern, die sie auf Grund von Leichenversuchen empfohlen, niemals ausgeführt worden. Soweit mir bekannt, ist sie an dem Lebenden nur einmal von Opitz und Mathes mit wenig befriedigendem Erfolg, von G. A. Wagner mit sehr gutem Erfolg ausgeführt worden. Die Technik ist folgende: Schnitt jederseits neben dem Lab. majus bogenförmig um den Anus bis zur Steißbeinspitze, von da spitzwinklig nach außen am Tuber ossis ischii vorbei bis nahe an den Trochanter major. Dieser letzte Schnitt trifft den Glutaeus maximus, aus dem jederseits ein etwa 3 Finger breiter gestielter Lappen gebildet wird, der nun unter weiterer Vertiefung und Unterminierung des die Vulva umkreisenden Schnittes, vorn an das Periost des Schambeines und das Diaphragma urogenitale, seitlich am Periost des Tuber ischii und am Lig. sacrotuberosum fixiert wird. Schließlich werden die beiden Muskellappen noch median vor der Steißbeinspitze bis zum Anus miteinander, weiter vorn mit der lateralen Scheidenwand vernäht.

Operationen zur Lagekorrektur und Fixation des prolabierten Uterus.

Entsprechend den oben erwähnten Vorstellungen über die Genese des Prolapses wird — mindestens bei allen Vorfällen, an denen der Uterus selbst beteiligt ist — heute

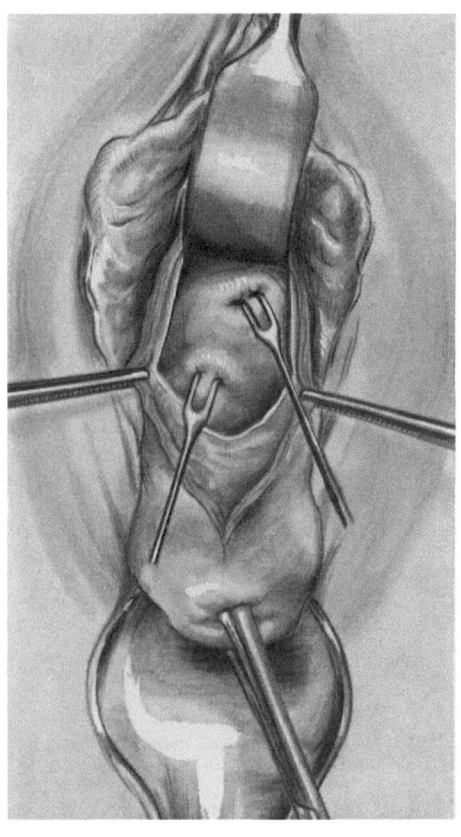

Abb. 146. Interpositio uteri vesico-vaginalis I. Die Plica vesico-uterina ist eröffnet, der Uterus wird mit Kletterhäkchen vorgeholt.

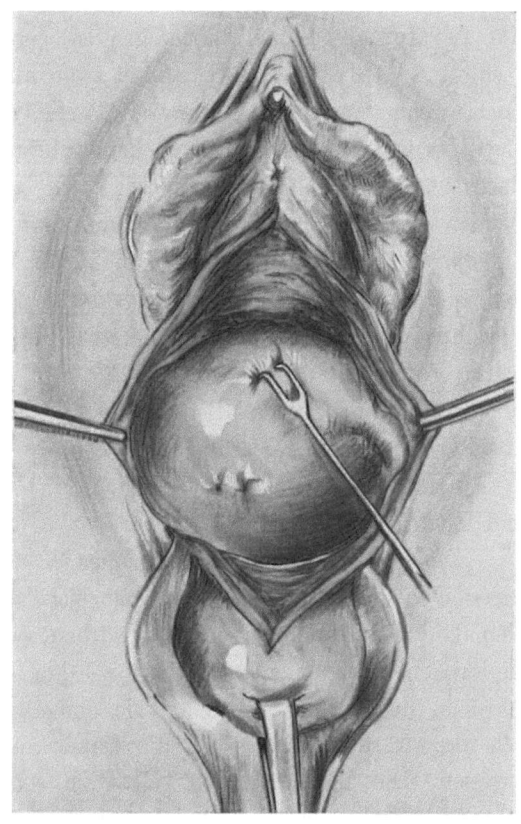

Abb. 147. Interpositio uteri vesico-vaginalis II. Der Uterus ist mit Kletterhäkchen in das Interpositionsbett vorgeholt.

wohl fast allgemein mit der Scheidendammplastik eine Lagekorrektur des retrodeviierten Uterus verbunden. Die leitende Idee dabei ist, durch die Anteversio-flexio den Uterus wieder aus dem Druckbereich des Hiatus genitalis herauszubringen und gleichzeitig Darmschlingen den Eintritt in die Excavatio vesico-uterina zu verwehren.

Dazu eignet sich im Prinzip jedes der schon im Kapitel Retroflexio besprochenen Verfahren. Bei den vaginalen Methoden geht die Lagekorrektur der Plastik voraus, bei den abdominalen Verfahren ist es besser, die lagekorrigierende Operation der vaginalen

Plastik folgen zu lassen, da anderenfalls die Plastik erschwert wird, vielfach auch die Gefahr bestünde, den Uterus wieder in eine Falschlage zu bringen. Unter Hinweis auf das Kapitel Retroflexio seien hier nur diejenigen Verfahren besprochen, die speziell für Prolapsfälle ersonnen oder empfohlen sind.

Von Döderlein wird besonders die hohe Vaginaefixura uteri gerühmt, die er aber bei Prolapsen insofern modifiziert hat, als er die Blase möglichst hoch zurückschiebt und möglichst nahe dem Fundus uteri fixiert, eine evtl. vorhandene größere Cystocele dabei durch Raffnähte möglichst verkleinernd. Nach einigen eigenen Erfahrungen

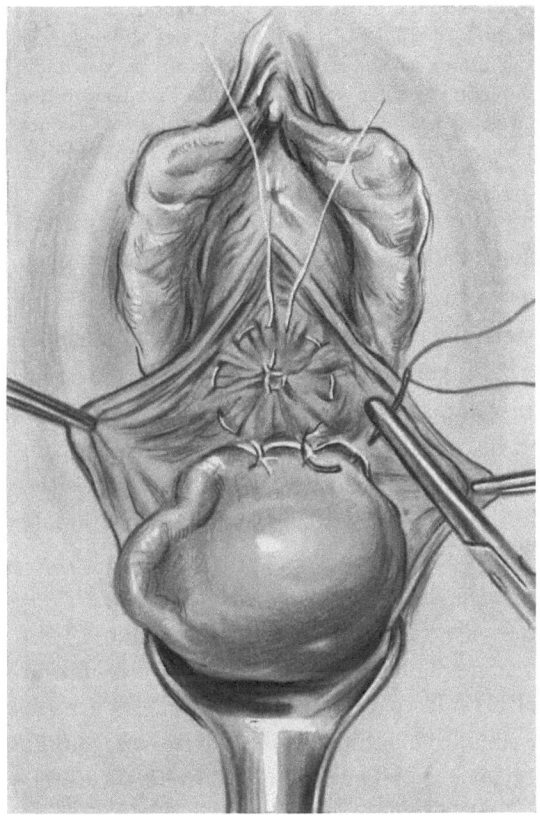

Abb. 148. Interpositio uteri vesico-vaginalis III.
Das Blasenperitoneum wird tief an der Korpushinterwand fixiert; die Cystocele durch Gersunysche Tabaksbeutelnaht gerafft.

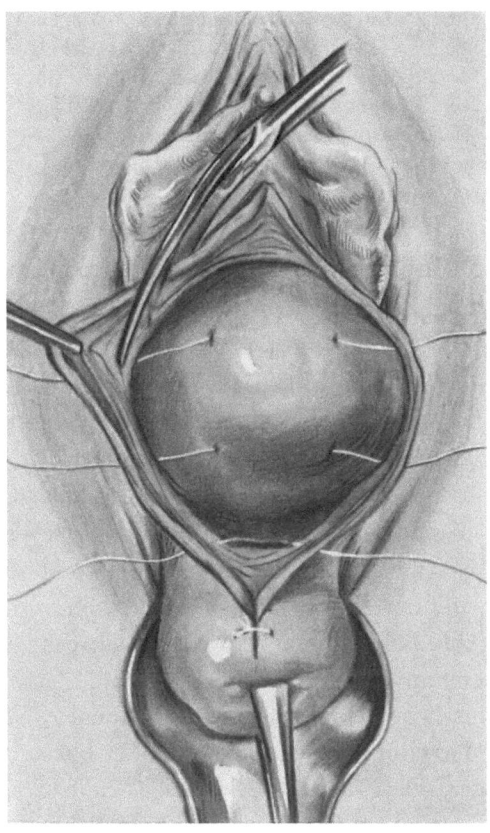

Abb. 149. Interpositio uteri vesico-vaginalis IV.
Fixation des interponierten Uterus an die Scheide.
Resektion überschüssiger Scheidenwand.

in früheren Jahren und nach verschiedenen Berichten in der Literatur scheint aber namentlich bei Vorhandensein großer Cystocelen die Rezidivgefahr für letztere relativ groß zu sein und auch der Uterus ist häufig wieder vorgefallen.

Für große und Totalprolapse wurde daher eine gänzlich andere Befestigung des Uterus empfohlen, die einmal den Uterus in forcierte Anteversio-flexio bringt und ursprünglich auf die Idee W. A. Freunds, den Uterus selbst zum Verschluß des Hiatus zu verwenden, zurückgeht. Frühzeitig wurde erkannt, daß für die Rezidivverhütung sehr viel auf die Verhütung des Cystocelenrezidivs ankommt, die man am sichersten durch einen Platzwechsel zwischen Uterus und Blase zu erreichen hoffen durfte. Diese als Interpositio uteri vesico-vaginalis heute allgemein anerkannte Operation ist zunächst von E. Wertheim (Februar 1899) angegeben worden und hat dann wenige Wochen später durch Schauta, von dem auch der Name für die Operation stammt, eine recht glückliche Modifikation erfahren. Unabhängig von diesen beiden Autoren publizierte Watkins im November 1899 eine ganz gleiche Methode, für die er die Priorität in Anspruch nimmt, weil er sie schon im Jahre 1898 ausgeführt hat, ohne sie allerdings gleich zu publizieren. Übrigens behauptet H. N. Vineberg, die gleiche Operation bereits 1894 angegeben zu haben.

Diese Daten wollten wir hier anführen, weil um die Operation ein teilweise recht erbitterter und langer Prioritätsstreit geführt wurde mit dem Ergebnis, daß die Interpositio uteri vesico-vaginalis in Deutschland gewöhnlich als Schauta-Wertheimsche Operation, in Amerika als Transposition des Uterus nach Watkins bezeichnet wird. Das meist geübte Verfahren ist wohl das Schautasche mit verschiedenen kleinen Modifikationen, während Wertheim, dem rein literarisch die Priorität zuerkannt werden muß, seine Technik wiederholt so erheblich modifiziert hat, daß man von einer Wertheimschen Prolapsoperation schlechtweg gar nicht mehr sprechen kann. Der Autor selbst ist gezwungen[1], dafür verschiedene Namen zu gebrauchen: intravaginale Fixation des Uterus, Spangenoperation oder modifizierte Technik und die erst zuletzt entstandene Originaltechnik.

Wir wollen, um die Orientierung zu erleichtern, zunächst die von uns geübte Technik beschreiben und in kurzen Bemerkungen dazu auf verschiedene Abweichungen von der Originalvorschrift der Autoren aufmerksam machen.

Wir ziehen den prolabierten Uterus mittels einer in die vordere Muttermundslippe eingesetzten Hakenzange bis zur vollständigen Inversion der vorderen Scheidenwand herab und führen dann in der vorderen Scheidenwand von der Urethralmündung bis zur Portio einen sagittalen Längsschnitt, der gleich bis auf die Blase durchgeführt wird. Nun lösen wir teils scharf, überwiegend aber stumpf, die beiden Scheidenlappen von den Seiten so weit von der Blase ab, als nötig scheint, um ein für die jeweilige Uterusgröße gerade passendes Bett zu schaffen. Wichtig erscheint uns dabei gleich Wertheim, daß die Ablösung der Scheidenlappen auch nach vorn bis gegen die Urethra durchgeführt wird (vgl. Abb. 146). Nunmehr wird mit ein paar Scherenschlägen die Blase in der Mittellinie vom Collum abgelöst und dann stumpf nach oben abgeschoben, bis die Plica vesico-uterina erscheint. Die seitlichen Blasenpfeiler (Stoeckel) oder parametranen Blasenleisten nach Wertheim sollen dabei erhalten bleiben, um ein Zurückschlüpfen des Uterus und damit den Übergang des Interpositions- in den Vaginaefixationseffekt zu verhüten. Andere Autoren legen gegenteils auf die Ablösung dieser seitlichen Blasenpfeiler Wert, was wir nur ausnahmsweise einmal tun, wenn der Uteruskörper zu groß ist, um zwischen den parametranen Blasenleisten herausluxiert werden zu können. In solchen Fällen ist aber auch das Zurückschnellen des Uterus nicht zu befürchten. Bei sehr großer Cystocele oder umgekehrt bei kleinem Uterus verkleinern wir den Cystocelensack durch eine Gersunysche Tabaksbeutelnaht (vgl. Abb. 148).

Nunmehr wird die Plica vesico-uterina eröffnet und unter Zurückdrängen der Portio das Corpus uteri durch Kletterhäkchen vorgeholt (Abb. 146, 147). Zur Sicherung der Transposition zwischen Uterus und Blase fixieren wir nun nach dem Vorschlag von Schauta das Blasenperitoneum mit ein paar Knopfnähten möglichst tief, etwa der Collum-Korpusgrenze entsprechend, an die Serosa der Hinterwand des Uterus (Abb. 148).

---

[1] Vgl. seine Monographie.

Bei noch gebärfähigen Frauen wird unmittelbar daran zur Vermeidung bedrohlicher Geburtsstörungen eine Tubensterilisation (einfache Durchtrennung der Tuben zwischen zwei Ligaturen mit folgender subperitonealer Versenkung der Tubenstüpfe) angeschlossen.

Danach wird der interponierte Uterus mit den abgelösten Scheidenlappen bedeckt; wir selbst verbinden damit, was übrigens Wertheim später auch tat, grundsätzlich die Vaginaefixation des interponierten Uterus, indem wir jedesmal durch drei durch die Uterussubstanz geführte Catgutnähte — eine Naht fingerbreit unter dem Fundus, eine zweite in der Mitte des Korpus, eine dritte entsprechend der Korpus-Collumgrenze — den Uterus an die Scheide fixieren (Abb. 149). Die erste dem Fundus nahegelegene und möglichst weit vorn die Scheide durchsetzende Naht soll den Uterus fest gegen die Blase andrängen, gleichzeitig aber auch den Interpositionseffekt sichern, was namentlich dann wichtig ist, wenn die demselben Zweck dienende Verspreizung des Uterus im Interpositionsbett durch die Blasenpfeiler fehlt. Die dritte Naht erachten wir insofern als wertvoll, als sie eine forcierte Anteversio garantiert und das bei der Rezidiventstehung oft eine Rolle spielende Abknicken des Collum und der Portio nach vorne verhindert. Ist eine hochgradige Elongatio colli oder eine massige Hypertrophie der Portio vorhanden, die sich trotz achttägiger Reposition des Prolapses nicht zurückgebildet hat, dann empfehlen wir in Übereinstimmung mit Döderlein, Halban, Wertheim, Weibel u. a. ihre Amputation.

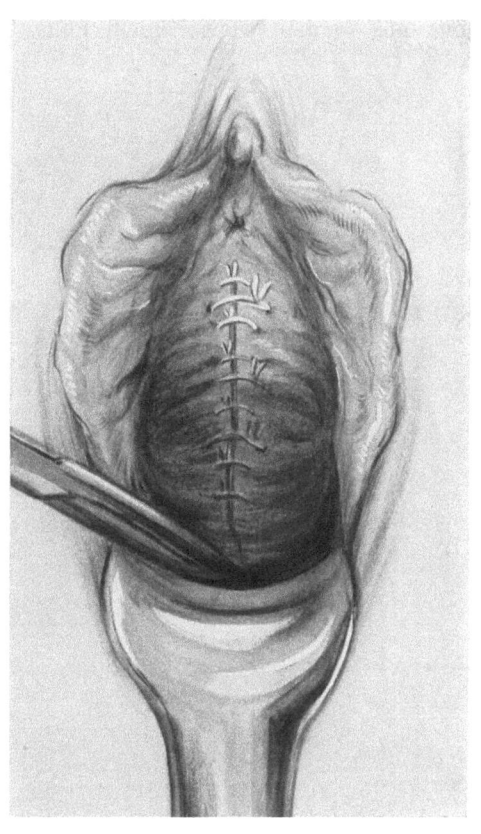

Abb. 150. Interpositio uteri vesico-vaginalis VI. Kolporrhaphie vollendet. Der interponierte Uterus ist mit 3 Nähten — in der Zeichnung etwas breiter ausgreifend — noch an die vordere Scheidenwand fixiert.

Der Uterus muß gut in das Interpositionsbett hineinpassen. Ist er klein, dann reseziert man nach Bedarf noch überschüssiges Scheidengewebe. Gar mancher Mißerfolg der Interposition ist auf Unterlassen dieser Vorsichtsmaßregel zurückzuführen. Stoeckel hat, um auch bei kleinem Uterus eine breite Pelotte zu gewinnen, in solchen Fällen vorgeschlagen, die vordere Uteruswand median zu spalten, im eröffneten Cavum die Schleimhaut abzuradieren und dann die ganze Innenfläche des Uterus kräftig zu verschorfen. Wir haben uns von dem günstigen mechanischen Effekt mehrfach überzeugen können, üben aber das Verfahren nicht mehr, weil wir einmal eine schwere Blutung aus dem so behandelten Uterus erlebt haben, die eine Opferung des gesamten Organs notwendig machte. Ist umgekehrt der Uterus für das Wundbett zu groß, dann kann man zunächst Platz schaffen, indem man ausnahmsweise[1] die

---

[1] Andere Autoren durchtrennen diese prinzipiell, was wir gleich Wertheim für einen Fehler halten. Stoeckel, der das früher (1911) ebenfalls empfahl, ist davon abgekommen.

Blasenpfeiler durchtrennt; genügt das nicht, dann kann man sich in der Weise helfen, daß man die Scheidenwundränder mehr seitlich auf die Uterusserosa aufnäht und einen Teil der Vorderwand des Corpus uteri ganz unbedeckt läßt. Sollte in Ausnahmefällen auch das nicht genügen, dann führe man die von Pfannenstiel zuerst angegebene, später von v. Franqué warm empfohlene Keilresektion des Uterus aus. Unter allen Umständen hüte man sich, den Uterus mit Gewalt in das Interpositionsbett zu zwängen; denn entweder werden dann die Scheidenlappen nekrotisch, oder es kann sogar der Uterus gangränös werden, wie in einem Falle Döderleins.

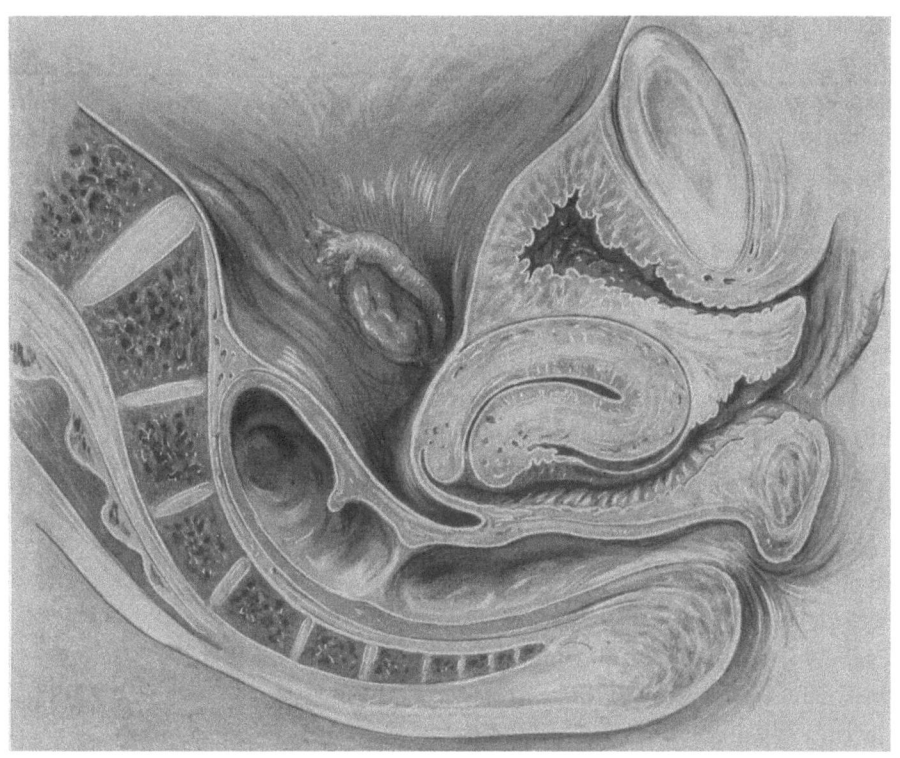

Abb. 151. Situs nach Interpositio uteri vesico-vaginalis (Sagittalschnitt).
(Nach Döderlein-Krönig, Operative Gynäkologie. Leipzig 1924.)

Die Resultate dieser Operation sind so befriedigend (vgl. weiter unten S. 926), daß wir sie jedenfalls für große Prolapse und größere Cystocelen nicht missen möchten. Der Situs nach einer gelungenen Interposition wird vorzüglich durch das vorstehende Bild nach einem Prolaps der Tübinger Frauenklinik unter Döderlein demonstriert (Abb. 151).

Wertheims ursprünglichste Operation war eine intravaginale Fixation oder Apposition des Uterus, ohne daß derselbe durch Scheidenlappen bedeckt wurde. Diese Technik wurde aber sehr bald aufgegeben.

Die Interposition wurde auch ursprünglich in einer anderen Technik ausgeführt, die Wertheim in seiner Monographie als Originaltechnik oder Spangenoperation beschreibt. Dabei bleibt zunächst eine Scheidenspange stehen, der Uterus wurde nach Eröffnung der Plica vesico-uterina unter dieser Scheidenspange hindurchgezogen und diese Spange zusammen mit dem Blasenperitoneum dann an der Hinterwand des Korpus fixiert. Voraussetzung für die Spangenbildung ist natürlich genügendes Scheidenmaterial und ein kleiner Uterus, der anderenfalls stranguliert würde. Weiter verfuhr Wertheim genau wie oben beschrieben. Später wurde noch insofern eine Modifikation ausgeführt, als auch das ursprünglich unbedeckt bleibende Stück der vorderen Cervixwand noch bedeckt wurde.

Atypische Verfahren für besondere Fälle.

Die bisher geschilderten Verfahren können gewissermaßen als die typischen Prolapsoperationen angesehen werden. Indessen gibt es Fälle, in denen die Interposition von vornherein ein unbefriedigendes Resultat ergibt, insofern als trotz der forcierten Anteversio-flexio das Collum uteri Neigung hat, sich nach vorne abzuknicken und in der Richtung der Scheidenachse sich einzustellen. Das ist sehr häufig der Fall bei Elongatio colli. Die hohe Portioamputation (vgl. oben) kann in solchen Fällen die Verhältnisse bessern. Bei sehr schlaffem Haftapparat besteht aber trotzdem eine gewisse Rezidivgefahr. Zur Vorbeugung ebenso wie auch zur Behandlung von Prolapsrezidiven erscheint es darum manchmal wünschenswert, die Portio noch besonders im hinteren Beckenhalbring zu fixieren, wozu sich am besten die Suspension an den Sakrouterinligamenten eignet, die zu diesem Zweck natürlich verkürzt werden müssen. Das kann auf abdominalem oder vaginalem Wege geschehen.

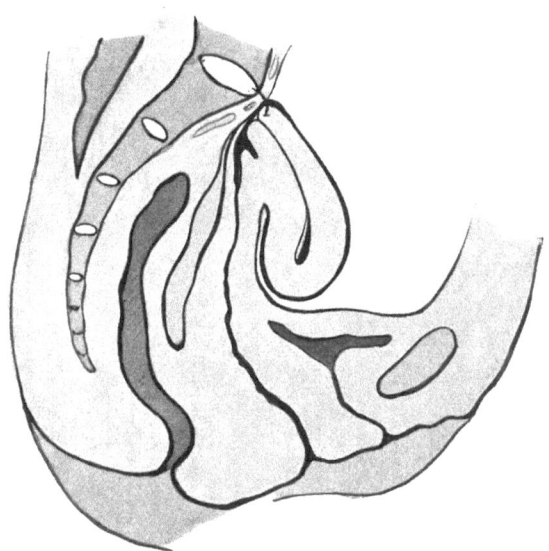

Abb. 152. Situs nach Promontoriofixura uteri.

Auf abdominalem Wege kann man die Raffung in der Weise durchführen, daß man das gedehnte Ligament jederseits durch eine Art Tabaksbeutelnaht verkürzt. Man sticht mit Seiden- oder Zwirnfäden hinten möglichst nahe dem Kreuzbein ein und reiht mit kurzen Stichen das Bandgewebe auf, schließlich am uterinen Ansatz des Bandes, die Uterussubstanz kräftig mitfassend, wieder ausstechend. Beim Knüpfen des Fadens wird das Band etwa auf ein Drittel seiner Länge verkürzt und dann das Collum uteri kräftig nach hinten angehoben. Natürlich muß die Naht sich dicht an das Ligament halten, um den Ureter nicht mitzufassen. Ebenso kann man nach dem Verfahren von Grad (vgl. oben S. 798) die Sakrouterinligamente verkürzen (vgl. Abb. 79). Die abdominale Verkürzung der Sakrouterinligamente ist wohl zuerst von Sänger angegeben, dann von Frommel, Risselow, Herrig, Grad und vielen anderen modifiziert worden, ohne aber allzuviel Anhänger zu gewinnen.

In neuester Zeit ist an Stelle der Suspension an den Sakrouterinligamenten vielfach die Fixur der Hinterwand des Collum am Promontorium versucht und empfohlen worden, (W. A. Freund, Küstner, H. H. Schmid, Oehlecker, Franz, Latzko, Heynemann u. a.), wobei jeder Autor kleine, aber unwesentliche Modifikationen angab. Das Prinzip dieser Promontoriofixura uteri ist bei allen Autoren das gleiche: Nach Spaltung des Peritoneums vor dem Promontorium wird die wundgemachte Hinterwand der Cervix uteri — H. H. Schmid wählt die hintere Muttermundslippe — durch zwei Nähte, am besten Silkworm oder Draht, an den Zwischenwirbelknorpel angeheftet, dann das Peritoneum wieder verschlossen. Der durch die Operation erreichte Situs ergibt sich aus obenstehender Abb. 152. Die Operation scheint nach den vorliegenden Erfahrungen nicht ganz harmlos zu sein. Wir selbst haben sie bisher nicht geübt. Jedenfalls ist sie nicht ohne weiteres die Methode der Wahl für alle Vorfälle, sondern soll nur bei großen Prolapsen mit tiefem Douglas und bei Prolapsrezidiven ausgeführt werden (H. H. Schmid), wenn die Portio sich ohne Spannung an das Promontorium heranbringen läßt.

Auch auf vaginalem Wege kann die Verkürzung der Sakrouterinligamente und die Suspension der Portio an diesen durchgeführt werden.

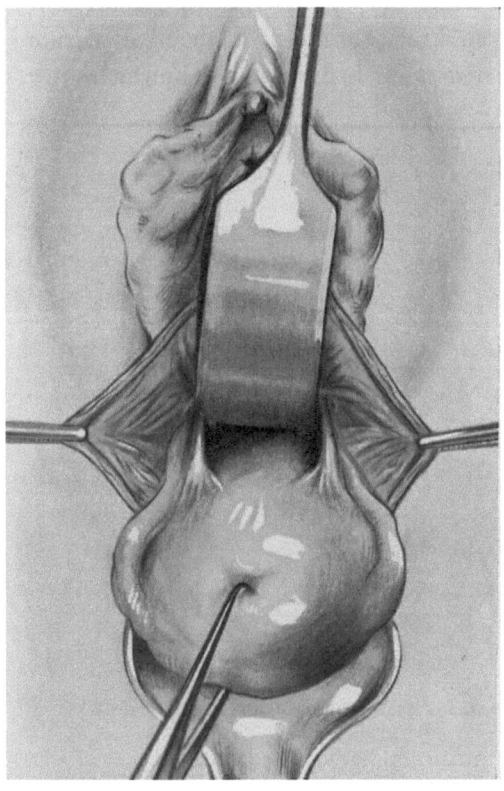
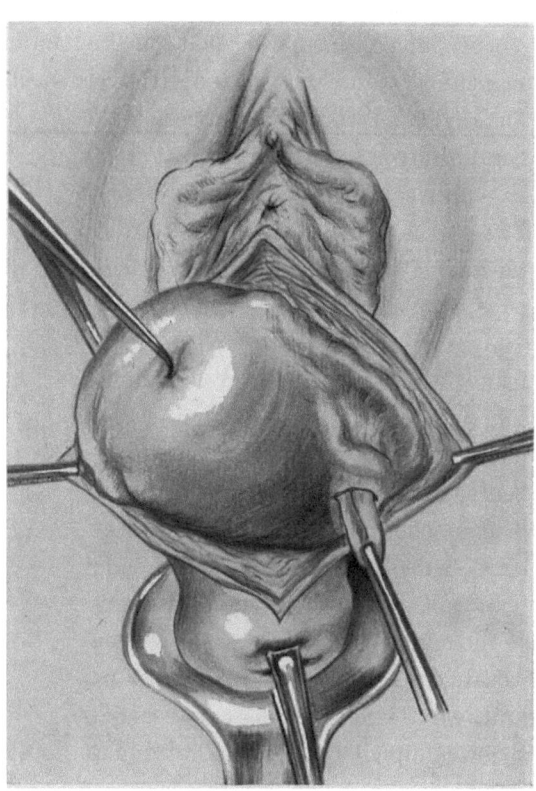

Abb. 153. Sichtbarmachung der Sakrouterinligamente des interponierten Uterus zum Zweck der Suspension der Portio an den Sakrouterinligamenten. I. (Methode des Verf.)

Abb. 154. Vaginale Suspension der Portio des interponierten Uterus an den Sakrouterinligamenten II. (Methode des Verf.)

Die von uns bei größeren Totalprolapsen mit hochgradiger Erschlaffung des ganzen Haftapparates geübte und stets in Verbindung mit der Interpositio uteri vesico-vaginalis durchgeführte Methode ist folgende [1]:

Zunächst Vorgehen wie oben bei der Interposition beschrieben. Bevor jedoch das Blasenperitoneum an der Hinterwand des Uterus fixiert wird (Abb. 153), bohren wir mit einer Kocherschen Klemme im Lig. latum unterhalb der Arteria uterina jederseits ein Loch und ziehen durch dieses unter Kontrolle mit dem Finger von der Bauchhöhle aus jederseits eine Schlinge des Sakrouterinligamentes durch (Abb. 154), die wir dann mit ein paar feinen Zwirn- oder Seidenknopfnähten an die Vorderwand der Portio anheften, um

---

[1] Die gleiche Methode hat neuestens Pfeilsticker beschrieben.

schließlich auch noch die Kuppe der beiden Schlingen miteinander zu vernähen (Abb. 155). Das Verfahren hat uns in den seltenen Fällen, in denen wir es anwenden, bisher ausgezeichnete Resultate nach ungestörtem Heilungsverlauf ergeben. Es erscheint uns im Effekt gleichbedeutend mit der in den letzten Jahren von Wertheim angegebenen, ganz außerordentlich viel komplizierteren und viel gefährlicheren Methode (vgl. weiter unten).

Ganz ähnlich wie wir geht G. A. Wagner vor; er durchtrennt nur erst die Sakrouterinligamente und zieht das proximale Ende durch das erwähnte Loch im Lig. latum vor, um dann die beiden Enden der Ligamentstümpfe vor der Portio zu vernähen. Wir haben auch dieses Verfahren wiederholt angewendet und können es empfehlen. Unser Verfahren ist scheinbar nur insofern vorzuziehen, als es infolge der gleichzeitigen Verdoppelung der Sakrouterinligamente eine kräftigere Tragschlinge für die Portio schafft und technisch in keiner Weise komplizierter oder gefährlicher ist.

Wertheims Methode der sog. Auflagerungssuspension der Portio vaginalis (vgl. seine Monographie) ist demgegenüber technisch so kompliziert und zudem so gefährlich (6,1% Mortalität), daß der Erfinder sie selbst bald aufgegeben hat. Die von Wertheim schließlich geübte Methode begnügt sich mit einer Fixation der Sakrouterinligamente seitlich, nur ganz ausnahmsweise an der Vorderfläche der Portio. Aber auch diese Methode ist, wie wir bestätigen können, technisch noch recht kompliziert und wird wohl kaum irgendwo geübt. Wir glauben daher auf eine Darstellung um so eher verzichten zu können, als sie von Wertheim selbst in seiner Monographie und neuestens von Weibel genau beschrieben ist.

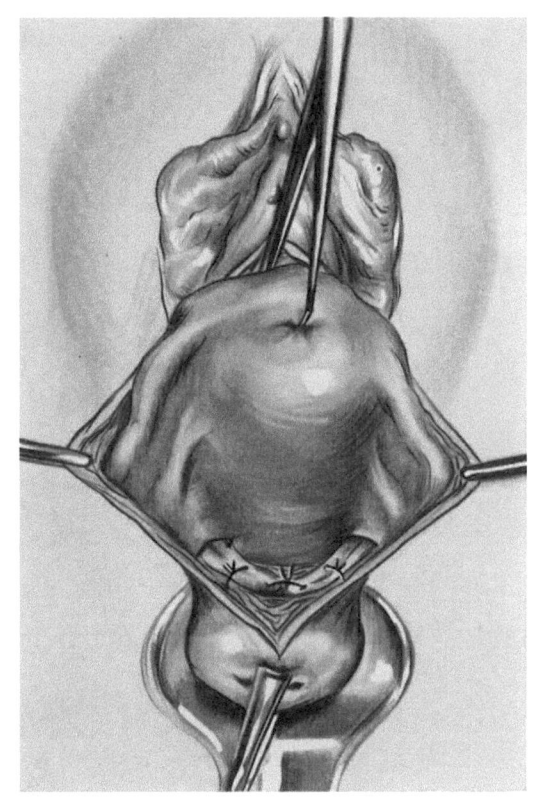

Abb. 155. Vaginale Suspension der Portio des interponierten Uterus an den Sarouterinligamenten nach der Methode des Verfassers. III.

Denselben Zweck, den wir unter anderem mit der Aufhängung der Portio des interponierten Uterus an den Sakrouterinligamenten verfolgen, suchte Kielland dadurch zu erreichen, daß er die ausgehülste Portio des interponierten Uterus an dem sie umgebenden Bindegewebe vor dem Douglasperitoneum zu breiter flächiger Anheilung bringt. Die Operation ist zweifellos gut erdacht und bei technisch richtiger Ausführung und geeigneter Auswahl der Fälle auch nicht besonders gefährlich. Für die richtige Auswahl ist vor allem wichtig die Ausscheidung aller mit virulenten Keimen behafteter Fälle. Die aus der bisherigen Literatur unter 62 publizierten Fällen (Franz, Conrad, Köhler, Sachs) sich ergebende Mortalitätsziffer von 3,2% ist überwiegend darauf zu beziehen, daß eben diese Auswahl der Fälle nicht richtig durchgeführt wurde und auch mancherlei technische

Fehler bei den ersten Operationen unterlaufen sind. Da die Operation gerade in den letzten Jahren größere Aufmerksamkeit erregt hat, möchten wir sie kurz schildern.

Man faßt die Portio in üblicher Weise mit einer Krallenzange und schlägt sie, nachdem der Uterus vor die Vulva gezogen ist, stark nach oben (Abb. 158). Dann wird aus der hinteren — gegebenenfalls später auch aus der vorderen Muttermundslippe zum Zweck einer Zuspitzung der Portio — ein Keil ausgeschnitten und im Zusammenhang damit ein

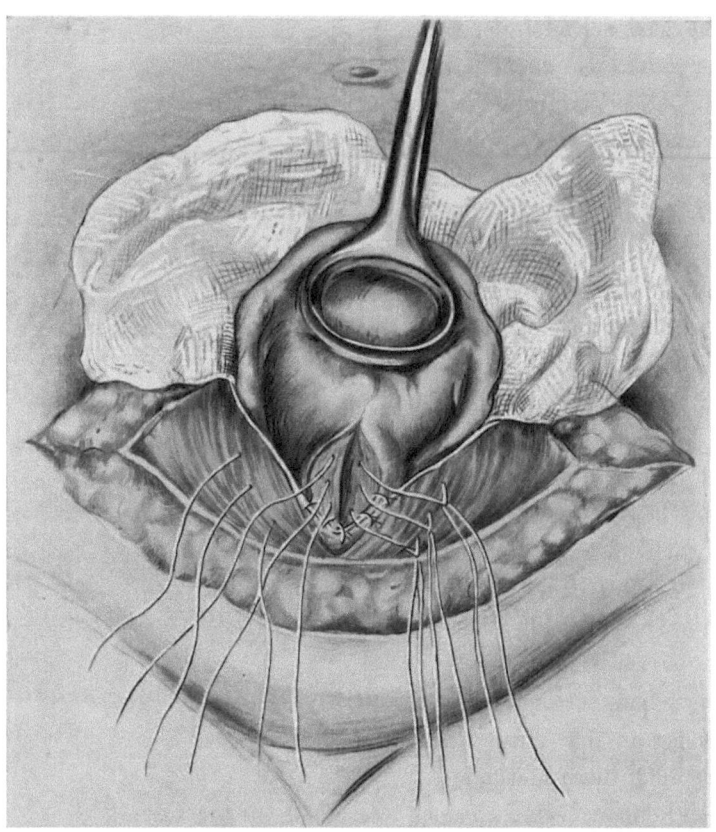

Abb. 156. Collifixura uteri nach Bumm.

etwa 2 cm breiter nach der Funduspartie eventuell leicht divergierender Streifen der hinteren Scheidenwand abpräpariert. Dieser Streifen wird zunächst nicht abgetrennt, da er später als Zügel gebraucht wird (vgl. Abb. 159). Sollte bei dieser Ablösung der Douglas eröffnet werden, was leicht passieren kann, so ist das nicht schlimm. Man braucht bloß das Peritoneum mit ein paar feinen Catgutknopfnähten zu schließen. Nun wird die Portio von hinten durch Ablösung der Scheide nach beiden Seiten bis fast zur Mitte der vorderen Muttermundslippe hin ausgehülst (vgl. Abb. 158). Daß diese Aushülsung ausgiebig vorgenommen wird, ist für den Zweck der Operation von entscheidender Bedeutung. Darauf wird die Wunde an der hinteren Muttermundslippe mit Knopfnähten verschlossen und darüber, aber ohne Mitfassen der Portio oder Uteruswand die Vereinigung der Scheidenwundränder mit Knopfnähten durchgeführt.

Damit ist der wesentliche Teil der Kiellandschen Operation erledigt. Es folgt jetzt eine Interpositio uteri vesico-vaginalis in typischer Weise.

Nachdem diese ausgeführt ist, wird nun die Portio mit dem Finger eingestülpt, wobei sie meist ruckartig zurückschnellt; der dabei als Zügel dienende Lappen der hinteren Scheidenwand (vgl. Abb. 159) kann nun natürlich reseziert werden. Eine Kolpoperineoplastik mit Levatornaht beschließt die Operation.

Nach den Angaben des Erfinders und verschiedenster Operateure soll danach der Uterus in extremster Anteversionsstellung sich befinden; allerdings stützt diese Meinung sich wesentlich auf den Tasteindruck bei einer Mehrzahl von nachuntersuchten Fällen. Nach einem Obduktionspräparat von Sachs und nach den Erfahrungen einzelner Operateure bleibt aber in anderen Fällen die Portio ganz leicht gegen den übrigen Uterus abgeknickt, ohne daß dadurch der Operationserfolg beeinträchtigt worden wäre (Abb. 161). Es hat sich zum Teil um diese Detailfragen eine lebhafte Diskussion entsponnen, der wir nicht die Wichtigkeit beimessen können, die ihr von mancher Seite zuerkannt wurde. Tatsächlich scheint es uns ziemlich gleichgültig zu sein, ob der Uterus wirklich in extremer Anteversion sich findet, oder ob ein Knickungswinkel zwischen Portio und vorderer Uteruswand noch bestehen bleibt.

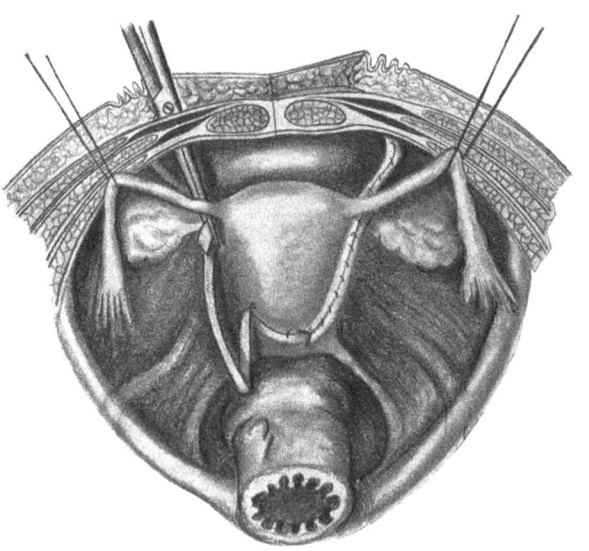

Abb. 157. Lagekorrektur und Fixation des Uterus mittels subperitoneal eingenähter Sehnenstreifen nach Schubert.

Das Wesentliche scheint uns nicht in der extremen Anteversion, sondern lediglich in der breitflächigen Fixation der hinteren Portiowand zu liegen, durch die eben die Sicherung des Interpositionseffektes erreicht wird.

Auf prinzipiell anderem Wege versuchten Flatau, Wederhake, Lichtenstein, in gewissem Sinn auch Bumm bei größeren Prolapsen dadurch Heilung zu schaffen, daß sie den Uterus dem Einfluß des intraabdominalen Druckes überhaupt entziehen, indem sie ihn gewissermaßen zu einem Bestandteil der Bauchwand selbst machten. Die auch von uns in geeigneten Fällen geübte Methode Flataus ist folgende: Nach Portioamputation, vorderer und hinterer Scheidenplastik Laparotomie, Tubensterilisation. Nun wird der Uterus kräftig nabelwärts und gleichzeitig nach rechts bzw. links gezogen, gleichzeitig werden auf der entsprechenden Seite die Bauchdecken in die Höhe gehoben, so daß der Operateur das gespannte Lig. rotundum der betreffenden Seite in seinem ganzen Verlauf übersieht. Nachdem durch Abschabung des Serosaepithels das Ligament leicht wundgemacht ist, wird es mit einer dichten Reihe von Catgutknopfnähten, beginnend am inneren Leistenring und schräg gegen den unteren Wundwinkel ansteigend, an die innere Bauchwand festgenäht. Nach gleichem Vorgehen auf der anderen Seite hat man nur noch durch ein paar Bauchfellnähte am unteren Wundwinkel und zwei durch die ganze Dicke der

Bauchdecken geführte, die Uterusmuskulatur kräftig fassende Nähte aus unresorbierbarem Material die Apposition des Uterus an die Bauchserosa zu vollenden und gleichzeitig die völlige Ausschaltung der Excavatio vesico-uterina erreicht. Wir selbst knüpfen die Fixationsfäden für den Uterus auf der Fascie und haben ein Rezidiv danach bisher nicht erlebt.

Auch Bumm schaltet bei seiner Collifixura uteri, die übrigens schon 1908 von Detelb und Caraven als Hysteropexia isthmica beschrieben wurde, die Excavatio vesico-uterina größtenteils aus. Das Verfahren wird nach einer Mitteilung von Schäfer[1] aus der Bummschen Klinik jetzt folgendermaßen ausgeführt:

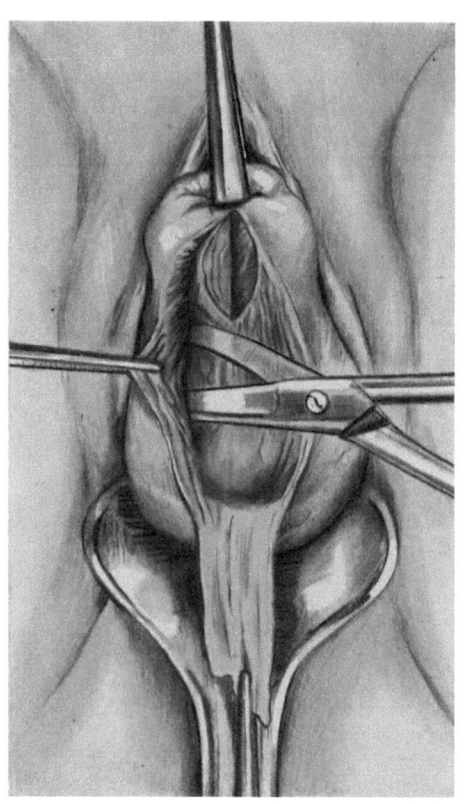

Abb. 158. Kiellandsche Operation. Aushülsung der Portio.

Nach Eröffnung der Bauchhöhle und Vorziehen des Uterus wird die Plica vesico-uterina in etwa 3—4 cm Ausdehnung quer gespalten, die Blase abpräpariert und in der Mitte der freigelegten Cervixwand eine 3—4 cm lange Längsincision gemacht, die aber niemals den Cervicalkanal eröffnen darf. Durch diese neuere Modifikation wird erstrebt, eine breitere Verwachsung der Cervix an der Bauchwand zu erzielen. Nunmehr wird das viscerale Peritoneum der Blase mit dem Peritoneum parietale vernäht, wodurch die Excavatio vesico-uterina ausgeschaltet ist. Dann wird die auseinandergezogene Cervixwunde jederseits mit dem sehnigen Anteil des Rectus dicht oberhalb der Symphyse durch einige Knopfnähte vereinigt, die sowohl den Rectus wie die Cervixwand, jedoch unter Vermeidung des Cervicalkanals durchbohren (Abb. 156). Im Anschluß daran macht Bumm eine Alexander-Adamsche Operation oder eine Suspension an den Ligg. rotunda nach Doléris. Allerdings hat Bumm dabei relativ viel Rezidive erlebt (5 unter 36 Fällen).

Wir selbst schließen deshalb an die Collifixur immer eine feste Apposition des Corpus uteri an die Bauchwand mittels Rectusfascie und Uterussubstanz durchbohrender Knopfnähte an und haben damit bisher recht gute Erfahrungen gemacht. Da wir das Verfahren aber nur ausnahmsweise hauptsächlich bei Prolapsrezidiven üben, ist die Zahl unserer Fälle zu klein, als daß wir eine Statistik aufstellen möchten.

Halban hat zur Vermeidung der Rezidivgefahr nach der Bummschen Collifixur empfohlen, zwei Fascienstreifen aus der vorderen Rectusscheide samt Pyramidalis durch das Ligamentum latum unterhalb der Arteria uterina durchzuziehen, um die Cervix herumzuführen und dann an der vorderen Cervixwand untereinander und mit der Uterussubstanz zu vernähen. Irgendwelche Resultate über diese Operation sind bisher nicht bekannt geworden.

Derjenige Autor, der wohl die ausgedehntesten Erfahrungen über die Verwendung

---

[1] Arch. Gynäk. 113, 588.

von Fascienstreifen zur Suspension oder Fixation des Uterus hat, ist Schubert, der bereits seit 11 Jahren eine Reihe derartiger Methoden ausgebildet hatte. Er verwandte dazu entweder Fascienstreifen aus dem Tractus iliotibialis, in letzter Zeit statt dessen in Formalin und Alkohol sterilisierte Streifen aus dem Perikard des Rinderherzens. Die Abbildung (Abb. 157) läßt den Gang der Operation nach dem neuesten Verfahren Schuberts[1] ohne weiteres ersehen. Unter 34 Fällen, in denen Schubert dieses Verfahren, natürlich unter Hinzufügung einer Scheidendammplastik, bei Prolapsen verschiedenen Grades anwandte, hat er bei 31 nachuntersuchten Fällen kein Rezidiv erlebt.

Verstümmelnde Operationen. Da namentlich in älterer Zeit die Resultate der operativen Therapie bei Totalprolaps recht schlechte waren, hat man vorgeschlagen, zur Heilung solcher Fälle die vaginale Totalexstirpation vorzunehmen [Chopping (1867), Langenbeck (1868), Patterson (1876), F. A. Kehrer (1878)][2]. Aber schon vor diesen Autoren war die vaginale Totalexstirpation ausgeführt worden in Fällen, in denen der prolabierte Uterus durch Geschwürsbildung, Hypertrophie oder Tumoren schwer verändert war [Gatenaria (15. Jahrh.), Langenbeck (1813), Gebhardt) 1836), Jürgensen (1838), Edwards (1864)][3].

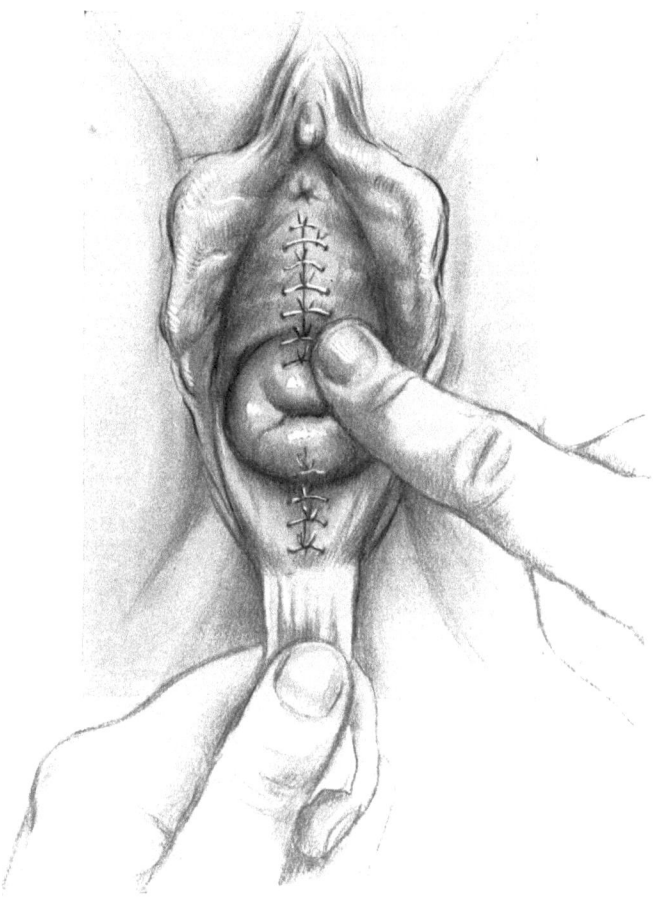

Abb. 159. Kiellandsche Operation II. Fixation des interponierten Uterus an die Scheide und Scheidenwand vollendet. Der Zeigefinger der rechten Hand drückt die Portio oben hinein.

Größere Verbreitung fand die Operation aber erst auf den Vorschlag Kaltenbachs hin, und es gab gegen Ende des vorigen Jahrhunderts eine ganze Reihe von Autoren, welche beim Totalprolaps die vaginale Totalexstirpation für das gegebene Verfahren erklärten (von deutschen Autoren Hahn, A. Martin, Fritsch, Leopold, Schauta, Fehling, Bumm, Döderlein, von Ausländern besonders Bouilly, Richelot, Terrillon, Gouillioud, Pozzi, Quénu, Ségond, Lejas u. a.). Diese begeisterte Anhängerschaft ist seit Anfang dieses Jahrhunderts größtenteils verschwunden. Schon die genannten Autoren erlebten neben manchem Erfolg Mißerfolge in Form von Prolaps

---

[1] Zbl. Gynäk. **1921**, 1477.

[2] Zitiert nach Döderlein: Operative Gynäkologie, 5. Aufl., **1924**, 341.

[3] Zitiert nach Döderlein.

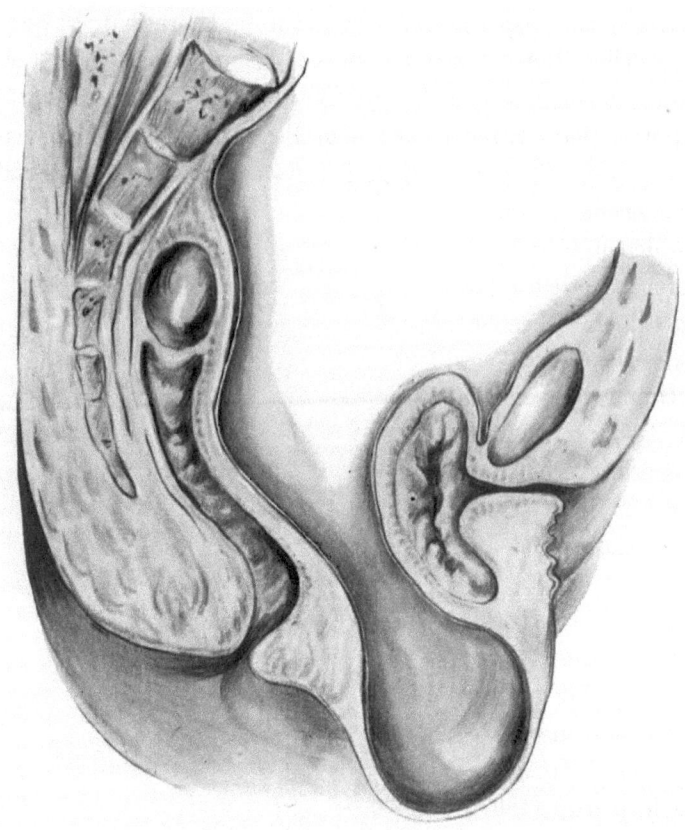

Abb. 160. Prolapsrezidiv nach vaginaler Totalexstirpation. (Enterocele vaginalis.)

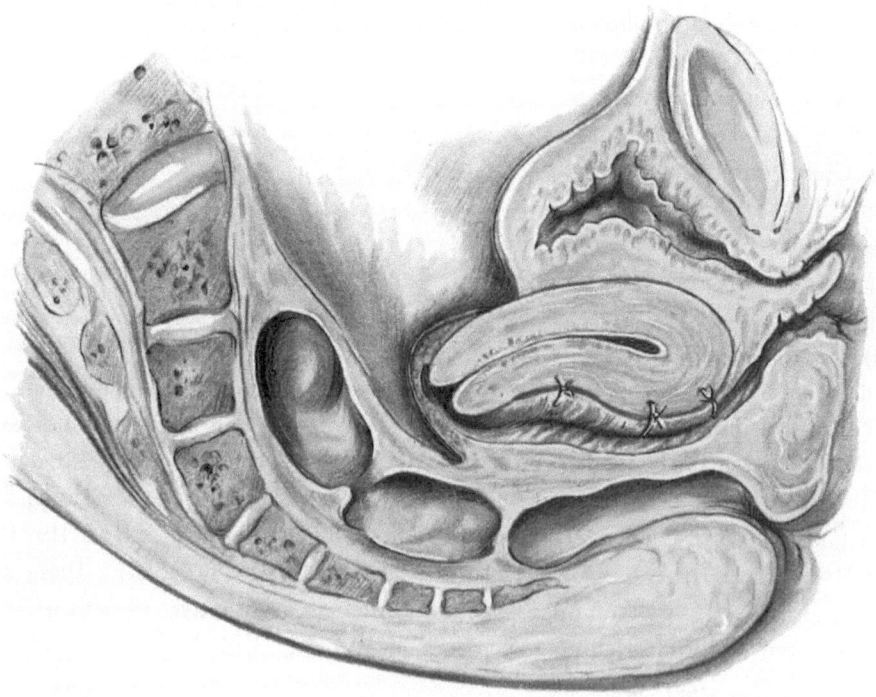

Abb. 161. Situs nach Kiellandscher Operation.

des Scheidenblindsackes (Abb. 160). Solche Fälle waren es wohl, die schon Kaltenbach veranlaßten, mit der vaginalen Totalexstirpation die Kolporrhaphia anterior und Kolpoperineoplastik zu verbinden. Fritsch und Martin gingen noch weiter und exstirpierten mehr oder minder die ganze Scheide mit, um eine Verödung zu erreichen. Von neueren Autoren empfehlen noch Döderlein, Stoeckel, Wormser, Goffe, Reifferscheid (durch K. Schröder) das Verfahren für Totalprolaps bei Frauen in und jenseits der

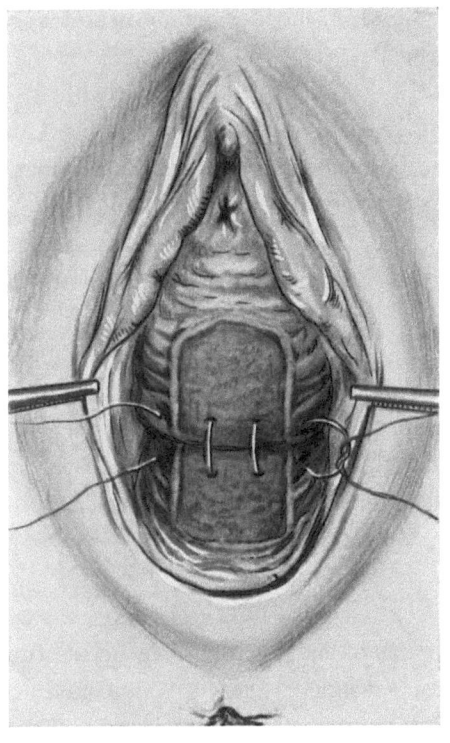

Abb. 162. Kolporrhaphia mediana nach Neugebauer-Le Fort.

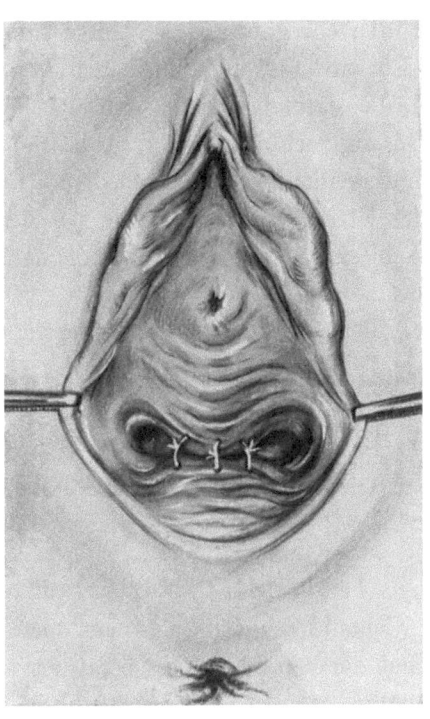

Abb. 163. Kolporrhaphia mediana nach Neugebauer-Le Fort. Operation vollendet.

Klimax. Zur Sicherung gegen den nachfolgenden Prolaps der Scheide verschließt Döderlein die ganze Bindegewebswunde zwischen Blase und Rectum durch quere Nähte bis nahe herab an den Introitus, nachdem vorher der größte Teil der Scheide mitexstirpiert ist. Etwas weniger radikal, im Prinzip aber ähnlich, geht Stoeckel bei der Totalexstirpation bei Prolaps vor.

Wir selbst gehen nach dem Vorschlag von Opitz, Jolly u. a. so vor, daß wir nach der Exstirpation des Uterus die Adnexstümpfe und die der Sakrouterinligamente mit den parametranen Wurzeln zunächst untereinander und dann noch mit dem Scheidenwundrand vernähen, also den Scheidenschlauch gewissermaßen an diesen Stümpfen aufhängen, wonach dann durch ausgiebige Kolporrhaphie und Dammplastik das Scheidenrohr möglichst verengt wird. Bei alten Frauen führen wir im Anschluß an die vaginale Totalexstirpation die Kolporrhaphia mediana nach Neugebauer-Le Fort aus (vgl. weiter unten).

Man kann sich gegen den Vorfall der nach Totalexstirpation des Uterus zurückgelassenen Scheide auch dadurch sichern, daß man den verschlossenen Scheidenblindsack ventrofixiert. Dieses Vorgehen ist wohl zuerst von Bumm, später namentlich von L. Fraenkel zur Heilung von Rezidiven nach vaginaler Totalexstirpation wegen Prolaps empfohlen worden. Ist die Scheide zu einer derartigen Fixation zu kurz, dann soll man statt der vaginalen Totalexstirpation lieber die supravaginale Amputation ausführen und den Uterusstumpf, eventuell auch noch die Ligamentstümpfe (Fletcher, Baldy) ventrofixieren. L. Fraenkel hat vorgeschlagen, aus Muskulatur und Peritoneum der Hinterwand des Collum uteri einen Lappen zu bilden, der ventrofixiert wird. Recht zweckmäßig ist in solchen Fällen auch die Exohysteropexie nach Kocher, mit der gerade neuestens von Hempel recht günstige Ergebnisse erzielt wurden.

Ein anderes, allerdings auch verstümmelndes Verfahren ist die Kolporraphia mediana, darin bestehend, daß aus vorderer und hinterer Scheidenwand je ein Längsstreifen ausgeschnitten wird (Abb. 162), wonach die beiden Wundflächen miteinander vereinigt werden, so daß ein medianes Septum im Scheidenlumen entsteht, das den Vorfall des Uterus und der Scheide selbst verhütet (Abb. 163). Die zuerst von Gerardin vorgeschlagene Methode ist später namentlich von Neugebauer und Le Fort ausgebildet worden.

Will man das ganze Scheidenrohr veröden, so empfiehlt sich am meisten die von Peter Müller angegebene Operation: Es wird die Scheide größtenteils exstirpiert und die zurückbleibende Wunde durch versenkte tiefgreifende Catgutknopfnähte verschlossen. Das Verfahren, das übrigens nicht ungefährlich ist (vgl. Ebros), eignet sich natürlich nur für Frauen in der Menopause, bei jüngeren Frauen müßte die Totalexstirpation vorhergeschickt werden.

Resultate der verschiedenen Operationsverfahren.

Nichts ist schwieriger, als aus der Literatur ein zuverlässiges Bild über die Leistungsfähigkeit der verschiedenen Operationsverfahren zu gewinnen. Das liegt zum guten Teil wohl daran, daß auf der einen Seite von den Erfindern eines neuen Verfahrens mehr oder minder kleine Serien von Operationen mit gewöhnlich gutem Erfolg publiziert werden, von den später auftretenden Mißerfolgen aber häufig nicht oder nicht deutlich genug berichtet wird. Auf der anderen Seite berichten viele Autoren über ihre Gesamterfahrungen in der Prolapsbehandlung mit den verschiedensten Methoden, woraus wieder für die Leistungsfähigkeit einer einzelnen Methode wenig zu entnehmen ist. Mehr als bei irgendeiner anderen Erkrankung des weiblichen Genitalapparates gilt aber gerade beim Prolaps der Satz: Eines schickt sich nicht für alle. Alle erfahrenen Operateure legen deshalb mit Recht den größten Wert darauf, die Fälle für die einzelnen Verfahren richtig auszuwählen.

Nur unter diesem Vorbehalt seien hier die wichtigsten aus der Literatur ersichtlichen Resultate der einzelnen Verfahren mitgeteilt.

Über das Ergebnis der einfachen Kolporrhaphie und Kolpoperineoplastik liegen die ausgedehntesten Erfahrungen aus der Hegarschen Klinik vor, mitgeteilt von Dorf, Sonntag und Sellheim. Danach ergaben sich unter 305 Fällen 85% Dauerheilungen. Ganz ähnliche Resultate sind von Niebergall aus der Bummschen Klinik in Basel (nämlich 83%) und von Andersch aus der Pfannenstielschen Klinik (auch 83%), von A. Martin (86%) mitgeteilt worden, während die Hallenser Klinik unter Kaltenbach, die Züricher Klinik unter Wyder und namentlich die Baseler Klinik unter v. Herff wesentlich schlechtere Erfahrungen machten. Aus neuester Zeit hat Stoeckel unter 162 nachuntersuchten Fällen über 94,5% Dauerheilungen berichtet. Dieses wesentlich günstigere Resultat ist aber auf die sorgfältige Auswahl der Fälle zurückzuführen, da es sich dabei eben nur um Scheidenvorfälle geringen bis mittleren Grades ohne gleichzeitigen Uterusprolaps handelte.

Die Kombination von vaginaler Plastik mit irgendeinem vaginalen oder abdominalen Antefixationsverfahren bei retroflektiertem und gleichzeitig descendierten oder prolabierten Uterus, die namentlich bei jüngeren Frauen sich empfiehlt, hat ebenfalls außerordentlich wechselnde Resultate ergeben, die aber sicherlich aus einer unpassenden Auswahl der Fälle sich größtenteils erklären lassen. Während Küstner in der vorigen Auflage dieses Handbuches für die Kombination der Alexander-Adamsschen Operation mit Plastiken Dauerheilungszahlen von 37—92% bei allerdings kleinen Serien von Operationen verschiedener Autoren mitteilt, hat in neuester Zeit Stoeckel über eine Serie von 305 nachuntersuchten Fällen von vaginaler Plastik in Kombination mit der Alexander-Adamsschen Operation berichtet, wobei er 89,6% Dauerheilungen hatte. Dieses nicht besonders befriedigende Resultat erfährt aber durch weitere Analyse der Fälle eine sehr interessante Aufhellung; es ergab sich nämlich, daß das Verfahren bei den Totalprolapsen nur 12,5%, bei allen übrigen Fällen dagegen 97,2% Dauerheilungen ergab. Hinsichtlich des Einflusses der Geburt machte Stoeckel die Erfahrung, daß die Uteruslage meist gut geblieben war, dagegen die Scheidensenkung bei 38,1% der Frauen, die geboren hatten, in stärkerem oder geringem Maße wieder eingetreten war.

Die Ventrofixation in Vereinigung mit Scheidendammplastik ergibt nach älteren Mitteilungen[1] rund 63% Dauerheilungen. Nach neueren Angaben hatten Kaarsberg und Essen-Möller bei fester Ventrofixur sogar 91,7 bzw. 77% gute Resultate. Recht schlecht sind die Dauererfolge nach der Bummschen Collifixur. Es werden Rezidivzahlen von 24—73% angegeben (E. Winter, Popken). Schubert hatte bei seinem Verfahren unter 31 nachuntersuchten Fällen kein Rezidiv. In unseren eigenen Fällen ergeben sich für die Kombination von Scheidendammplastik (immer mit Levatornaht) mit einem abdominalen Antefixationsverfahren unter 112 nachuntersuchten Fällen 91,6% Dauerheilungen.

Die Vaginaefixur des Uterus in Verbindung mit Scheidendammplastik ergab in der Fehlingschen Klinik rund 79% Dauerheilungen, während z. B. von Herff nur 22½% Dauerheilungen hatte. Stoeckel dagegen hatte unter 16 nachuntersuchten Fällen 93,7% Dauerheilungen.

Für die Interpositio uteri sind die Resultate um so schwerer zu bewerten, als aus der außerordentlichen Verschiedenheit der der Literatur zu entnehmenden Ergebnisse wohl hervorgeht, daß bei dieser Operation neben geeigneter Auswahl der Fälle einerseits die Beherrschung der Technik eine ziemlich große Rolle spielt, andererseits aber auch die Beurteilung dessen, was Rezidiv genannt werden soll, offensichtlich ganz außerordentlich verschieden ist.

Wertheim selbst hatte mit seiner Originaltechnik unter 43 Fällen 6,9% Rezidive, mit der modifizierten Technik sogar 12,5%, die fast regelmäßig durch Abknickung des

---

[1] Vgl. bei Küstner, S. 353.

Collums am interponierten Uterus zustande kamen. Krönig und Franz (zitiert nach Wertheim) hatten in Jena mit der Originaltechnik 33,3%, mit der modifizierten Technik 57,2% Rezidive, Menge erlebte in Heidelberg 20% Totalrezidive, was ungefähr dem Durchschnitt der übrigen Angaben entspricht; es geben an Rezidivzahlen nach der Interposition an Brandt 3,4%, Bröse 16%, Clauß 12,3%, Franqué 3,3—8,5%, Fuchs 4—10,2%, Graatz 11,6%, Just-Amann 9,5%, Kaarsberg 16%, Küstner 25%, Lichtenstein-Zweifel 19,5%, Olow 18%, Petri 19%, Pfeffer 7,6%, Rand 25%, Schad 10%, Scharpenack 20%, Schauta 22,1%, Thies 10%, Thiessen 8,7%, Watkins 6,5—12,5%, Weber 2,4%. Für die Beurteilung der genannten Zahlen ist der Umstand zu berücksichtigen, daß namentlich in der ersten Zeit die meisten Operateure sich mit der Interposition begnügten und keine vaginale Plastik hinzufügten. Wie wesentlich aber die Wiederherstellung des Beckenbodens ist, geht am besten aus der Angabe von Franz hervor, der früher 15,6%, nach Hinzufügen einer ausgedehnten Levatornaht überhaupt kein Rezidiv mehr hatte. Neuestens hat Stoeckel seine Erfahrungen mitgeteilt, die unter 364 nachuntersuchten Fällen von Interposition mit ausgedehnter Dammplastik ohne isolierte Levatornaht nur 3,5% Rezidive ergaben. Dagegen hatte Josef Miller (1924) unter 50 nachkontrollierten Fällen 7% Rezidive. Die besten Resultate (45 Fälle ohne Rezidiv) hat Vineberg mitgeteilt. Auch wir selbst, die wir die Interposition von vornherein auf Fälle mit großen Cystocelen beschränkten und stets mit der Levatornaht, in früheren Jahren wohl auch nur mit der einfachen Kolpoperineoplastik verbanden, erlebten unter 118 Fällen keine Rezidive.

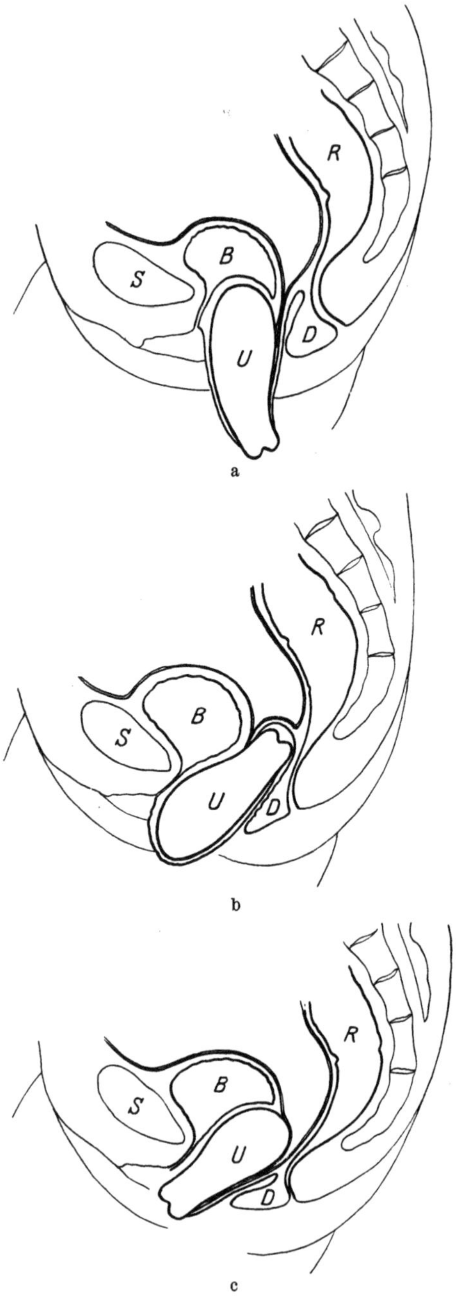

Abb. 164. Rezidivformen nach Interpositio uteri vesico-vaginalis. (Nach Weibel.) Erklärung im Text.

Der Rezidivmechanismus, um dessen Klarstellung sich besonders Weibel verdient gemacht hat, ist dabei ein verschiedener.

Am häufigsten kommt das Rezidiv dadurch zustande, daß die Portio allmählich entlang der hinteren Scheidenwand tiefer und schließlich zum Introitus heraustritt, während der fixierte Uteruskörper an Ort und Stelle bleibt (Abb. 164a). Eine quer durch den Fundus gelegte Linie stellt dabei die Drehachse dar. Solche Rezidive ereignen sich ganz gewöhnlich dann, wenn der Interposition keine Dammplastik hinzugefügt wurde oder trotz schon erkennbarer Neigung der elongierten Portio, sich nach vorne abzuknicken, auf eine Amputation dieser verzichtet wurde.

Die zweite seltenere Form des Rezidivs kommt zustande, wenn der interponierte Uterus mit dem Fundus voran, gewissermaßen kopfüber, aus der Vulva heraustritt (Abb. 164 b). Wie Schauta und Weibel betont haben, ist für diese Art des Rezidivs am häufigsten ein technischer Fehler der Art verantwortlich zu machen, daß der Uterus zu wenig fest ins Interpositionsbett hineingedrückt wurde. Am häufigsten liegt das wohl daran, daß zu wenig Gewebe von der vorderen Scheidenwand reseziert wurde. Ein derartiges Rezidiv imponiert auf den ersten Blick als Cystocele, doch läßt sich durch Katheterismus und Palpation leicht nachweisen, daß es sich in Wirklichkeit um eine Hysterocele handelt.

Am seltensten ist wohl die dritte Rezidivart, dadurch zustande kommend, daß der Uterus aus seinem Bett unterhalb der Blase sich freigemacht hat und wieder in die ursprüngliche Retroversionsstellung zurückkehrt, auf die bald der neuerliche Vorfall folgt (Abb. 164c). Auch dafür sind am häufigsten technische Fehler anzuschuldigen, vor allem das Durchtrennen der parametranen Blasenleisten. Weniger bedeutsam scheint die Unterlassung der Fixation des Blasenperitoneums an der Hinterwand des Korpus.

Zur Beseitigung der ersten Form des Rezidivs empfiehlt sich die abdominale Verkürzung der Sakrouterinligamente, allenfalls die Promontoriofixur des hinteren Fornix vaginae unter Mitfassen des Portiogewebes. Bei der zweiten Rezidivform genügt eine Reinterposition unter ausgiebiger Resektion der bedeckenden Scheidenlappen. Eventuell kann man das Resultat noch dadurch sichern (Weibel), daß man die Uterushörner mit zwei Seidenfäden an das Lig. arcuatum pubis fixiert und dann noch per laparotomiam die Sakrouterinligamente verkürzt.

Als weniger guter Ausweg bleibt die vaginale Totalexstirpation mit nachfolgender Kolporrhaphia mediana nach Neugebauer-Le Fort. Nur bei alten Frauen ist diese Methode sehr empfehlenswert, da sie als fast absolut rezidivsicher bezeichnet werden kann.

Für die Beurteilung der Leistungsfähigkeit der Interposition ist freilich zu berücksichtigen, daß die Operation nicht ganz ungefährlich ist. Die Mortalität nach der Operation beträgt nach sämtlichen aus der Literatur mir zugänglichen Angaben berechnet im Durchschnitt 3,8%. Wir selbst hatten unter 118 Fällen eine Mortalität von 1,6% infolge zweier Todesfälle an Embolie, die überhaupt bei uns die einzige Todesursache nach der Interposition darstellt.

Die vaginale Totalexstirpation hat als allgemeine Prolapsoperation so schlechte Resultate ergeben, daß sie von vielen Autoren deshalb verworfen wurde, ganz abgesehen von prinzipiellen Einwänden gegen die Wegnahme des Uterus. Labhardt hat die Methode geradezu als „historisch" bezeichnet. Demgegenüber muß doch darauf hingewiesen werden, daß für den Totalprolaps älterer Frauen die Operation sogar ausgezeichnete Resultate ergibt, wenn man sie nur mit einer ausgiebigen Verengerung des Scheidenrohres und mit einer möglichst ausgedehnten Levator-Dammplastik verbindet. Wir selbst hatten unter 23 kontrollierten Fällen kein einziges Rezidiv, nur einmal einen leichteren Scheidendescensus, was allerdings auf die besondere Behandlung der Stümpfe (vgl. oben S. 921) zurückzuführen sein dürfte. Dasselbe läßt sich natürlich durch eine Kolporrhaphia mediana oder die P. Müllersche Verödung der Scheide erreichen. Auch Stoeckel, der sogar auf die Levatornaht verzichtet und sich nur mit einer ausgedehnten Kolpoperineoplastik begnügt, hatte seine besten Resultate (2,3% Rezidive unter 116 nachuntersuchten Fällen) gerade mit dieser Methode. Riddle Goffe, der die Stümpfe ganz ähnlich wie wir behandelt, hatte unter 44 Fällen 1 Rezidiv (= 0,44%), Reifferscheid (Schröder) unter 336 Fällen mit 2,7% Mortalität bei 160 nachuntersuchten Frauen 96% Heilungen.

Über die anderen Operationsverfahren liegen größere Erfahrungsreihen mit statistisch verwertbaren Angaben nicht vor. Es sei deshalb gestattet, unsere eigenen Erfahrungen an exakt und streng nachgeprüften Fällen in Form einer vergleichenden Tabelle hierherzusetzen (vgl. Tabelle).

Tabelle. Resultate der operativen Prolapsbehandlung an der
Universitäts-Frauenklinik Gießen.

Operationsmethode	Subjektiv und objektiv sehr gut	Subjektiv mittelmäßig, objektiv sehr gut	Subjektiv sehr gut, objektiv leichter Descensus	Subjektiv sehr gut, objektiv Rezidiv	Subjekt. u. objektiv schlecht, Rezidiv	Exitus	Zahl der Fälle
Vordere und hintere Plastik. Levatornaht ohne Lagekorrektur	88 (81,5%)	8 (7,4%)	4 (3,7%)	4 (3,7%)	4 (3,7%)		108
Vordere und hintere Plastik. Levatornaht, mit Lagekorrektur im ganzen	91 (74,5%)	18 (14,7%)	3 (2,4%)	1 (0,8%)	6 (4,9%)	3 (2,4%)	122
a) Schauta-Doléris	49 (64%)	14 (19,7%)	3 (4,2%)	0	4 (5,6%)	1(1,4%) Embolie	71
b) Langes	7 (63,6%)	3 (27%)	0	1 (9%)			11
c) Olshausen	31 (96,8%)	1 (3,1%)	0	0	0	0	32
d) Collifixur nach Bumm	4 (50%)			0	2 (25%)	2 (25%) 1. Embolie, 2. Peritonitis	8
Vordere und hintere Plastik mit:							
1. Portioamputation	2 (100%)						2
2. Supravaginale Amputation	6 (75%)		2 (25%)				8
3. Totalexstirpation	23 (88,8%)	1 (3,8%)	1 (3,8%)			1(3,8%) Embolie	26
Hintere Plastik mit Levatornaht ohne Lagekorrektur	32 (72,7%)	3 (6,8%)	8 (18,1%)		1 (2,2%)		44
Levatornaht mit Lagekorrektur	33 (71,5%)	7 (15,2%)	4 (8,6%)		2 (4,3%)		46
a) Schauta-Doléris	20 (83,3%)	2 (8,3%)	2 (8,3%)		2 (11,7%)		26
b) Olshausen	9 (54,7%)	5 (29,4%)	1 (5,8%)				17
c) Langes	4 (80%)		1 (20%)				5
Hintere Plastik. Levatornaht mit:							
Portioamputation	5 (87,5%)		1 (12,5%)				8
Interposition	97 (82,2%)	7 (5,9%)	12 (10,1%)			2(1,6%) Embolie	118
Darunter mit Suspension	2		1 (50%)				3
Interposition nach Stoeckel	1 (50%)				1 (33,3%)		3
Interposition im Levatorspalt	2 (66,6%)				1 (50%)		3
Kolporrhaphie ohne Levatornaht	1 (50%)						
Insgesamt:	Erfolge: 95,6%			Rezidive: 4,4%		Mortalität: 1,07%	651

Indikationsstellung.

Die Mortalität der verschiedensten Operationsverfahren, die zur Prolapsheilung empfohlen wurden, ist durchschnittlich eine so geringe und im wesentlichen nur durch vereinzelte Unglücksfälle bedingt, daß sie für die Auswahl des Verfahrens kaum eine wesentliche Rolle spielt. Einzig die Ileusgefahr nach der Promontoriofixur scheint beachtenswert; doch sind die bisher vorliegenden Erfahrungen mit dieser Operation noch zu gering, um ein endgültiges Urteil zu erlauben. Mit der größten Mortalität schlechtweg ist zweifellos die Interpositio uteri belastet, allerdings wesentlich aus der Entwicklungszeit des Verfahrens. Gegenwärtig dürfte die Mortalität zwischen 1 und 2% liegen, wesentlich bedingt durch Todesfälle an Embolie, ganz vereinzelt durch Hämatombildung mit sekundärer Infektion. Diese Mortalitätsziffer der Interposition ist immerhin hoch genug, um das Verfahren auf ganz besonders gelagerte Fälle zu beschränken (vgl. weiter unten). Ähnliches gilt von der vaginalen Totalexstirpation. Die bakteriologischen Erfahrungen (Liepmann, Winter, Salomon u. a.) haben aber ergeben, daß es von besonderer Wichtigkeit ist, bei solchen Operationen der endogenen Spontaninfektion entgegenzuwirken. Dazu gehört die Ausschließung aller der Fälle von der Operation, welche wahrscheinlich virulente Keime beherbergen, solange bis diese Keime nach Abheilung von Geschwüren und durch systematische Milchsäurespülungen verschwunden sind. Dies vorausgeschickt möchten wir unsere Auffassung über die Anzeige zu den einzelnen Operationsverfahren — eine allgemein gültige Indikationsstellung ist nirgends aus der Literatur abzuleiten — in folgender Weise zum Ausdruck bringen:

Zunächst erscheint es uns wichtig, zwischen jungen und älteren Frauen zu unterscheiden, wobei wir unter den älteren alle dem Klimakterium nahen oder schon in die Menopause eingetretenen Patientinnen verstehen wollen, zu denen aber gelegentlich auch junge Individuen hinzutreten, bei denen die Erhaltung der Gebärfähigkeit wegen des Vorhandenseins einer größeren Zahl lebender Kinder keine besondere Rolle spielt. Schon daraus ergibt sich eine Verschiedenheit in der Indikationsstellung. Interposition, Vaginaefixatio, ventrale Fixation, Exohysteropexie und vaginale Totalexstirpation, wie überhaupt alle verstümmelnden Verfahren eignen sich nicht für junge Frauen, weil sie entweder die Gebärfähigkeit ausschließen oder wie die erstgenannten die Gefahr so schwerer Geburtsstörungen mit sich bringen, daß sie nur unter der Voraussetzung gleichzeitiger Sterilisation angewandt werden dürfen. Demnach sind diese Verfahren an jungen Frauen für ganz besonders gelagerte Einzelfälle zu reservieren, in denen mit anderen Methoden eine Heilung des Prolapses nicht erreichbar scheint. Hauptsächlich werden das Rezidive sein. Ein anderer zu berücksichtigender Faktor ist die Kohabitationsmöglichkeit, die durch zu starke Verengerung der Scheide und des Introitus wie durch die Neugebauer-Le Fortsche Operation und durch die Verödung des Scheidenrohres nach Peter Müller vernichtet wird. Hier ist die einfache Unterscheidung jüngerer und älterer Frauen für die Entschließung des Operateurs nicht maßgebend, sondern man wird oft auch bei Frauen im Klimakterium auf diesen Punkt Rücksicht zu nehmen haben. Jedenfalls dürfte es sich empfehlen, auch bei älteren Frauen vor Vornahme einer derartigen Operation sich zu vergewissern, ob die beiden Ehegatten mit dem Verlust der Kohabitationsmöglichkeit einverstanden sind.

Unter diesen Einschränkungen möchten wir etwa folgendes Schema für die operative Prolapstherapie aufstellen:

Bei einfachem Descensus oder leichten Prolapsen der Scheide ohne Lageveränderung des Uterus genügt die Scheidendammplastik, wobei wir bei Prolaps der vorderen Scheidenwand mit Cystocele auf eine isolierte Naht des Blasenhaftapparates, beim Prolaps der hinteren Scheidenwand auf die eventuelle Rectocelennaht[1] und Levatornaht Gewicht legen. Bei größeren Cystocelen ist vor der Naht des Blasenhaftapparates noch die Verkleinerung der Cystocele durch eine Tabaksbeutelnaht nach Gersuny notwendig.

In allen anderen Fällen, in denen der Uterus retrovertiert oder -flektiert ist, halten wir die gleichzeitige Lagekorrektur des Uterus für ein wesentliches Sicherungsmittel gegen ein Rezidiv[2]. Bei jungen Frauen ist diese Lagekorrektur am besten durch eines der Ligamentverkürzungs- oder Suspensionsverfahren (Alexander-Adams, Ventrosuspension nach Gilliam-Schauta, Ligamentverkürzung nach Langes oder Franke-Webster) vorzunehmen, bei älteren Frauen kann eine feste Fixationsmethode auf abdominalem oder vaginalem Operationsweg gewählt werden. Wir bevorzugen bei jüngeren Frauen besonders die Ligamentsuspension nach Gilliam-Schauta oder Franke-Webster, während wir für ältere Frauen früher die Ventrofixation nach Olshausen oder Czerny-Leopold, in den letzten Jahren mehr die Collifixur nach Bumm mit gleichzeitiger Apposition des Uterus an die Bauchdecken und besonders das Flatausche Verfahren angewandt haben.

Bei Prolapsen mit größerer Cystocele ist für ältere Frauen unseres Erachtens die Interposition nach Watkins-Schauta unter Hinzufügen einer Levatordammplastik das aussichtsreichste Verfahren. Wo es ausnahmsweise bei noch gebärfähigen Frauen angewandt werden soll, muß natürlich gleichzeitig sterilisiert werden. Sonst wird man aber bei jüngeren Frauen mit den oben erwähnten Verfahren sich begnügen müssen.

Für Totalprolapse empfehlen wir als Normalverfahren bei älteren Frauen die Interposition des Uterus, bei sehr schlaffem Haftapparat eventuell in Verbindung mit der Suspension der Portio an den Sakrouterinligamenten. Zur Sicherung gegen Rezidive ist in allen Fällen, in denen eine stärkere Elongatio colli, die nach mehrtägiger Reposition sich nicht zurückbildet, vorhanden ist, ebenso in Fällen, in denen die Portio von vornherein Neigung zeigt, nach vorne abzuknicken, die Portioamputation zu empfehlen. In Fällen, in denen der Levatorspalt über drei Querfinger breit ist und infolgedessen nach der Interposition leicht Rezidive eintreten (Adolph), ebenso in all den Fällen, in denen der Uterus für die Interposition zu groß oder gegenteils bei relativ weitem Levatorspalt zu klein erscheint, halten wir die vaginale Totalexstirpation mit den oben genannten Sicherungen für das erfolgversprechendste Verfahren. Bei jüngeren Frauen soll man unseres Erachtens in all den Fällen, in denen auf die Erhaltung der Gebärfähigkeit Wert zu legen ist, mit den weiter oben genannten Verfahren sich begnügen und die Interposition, natürlich nach vorhergehender Sterilisation, oder gar die Totalexstirpation nur ausnahmsweise vornehmen.

Für Rezidivfälle eignet sich bei jüngeren Frauen unseres Erachtens am besten die Flatausche Operation, während man bei älteren Frauen entweder die vaginale Totalexstirpation mit starker Scheidenverengerung oder eine Kolporrhaphia mediana nach Neugebauer-Le Fort oder auch wohl die Exohysteropexie nach Kocher

---

[1] Eine Interpositio uteri rectovaginalis (Kraatz) zur Sicherung gegen ein Rectocelenrezidiv halten wir für überflüssig.

[2] Sellheim und Heidenhain halten dagegen die Uteruslage für gleichgültig, wenn nur eine ausgiebige, eventuell bis ins hintere Scheidengewölbe reichende Scheidendammplastik gemacht wird.

ausführen kann. Das Neugebauer-Le Fortsche Verfahren ist auch das einzige, welches nach Prolapsrezidiven bei fehlendem Uterus, also im Anschluß an die Totalexstirpation, noch befriedigenden Erfolg gibt, zumal die Fixation des Scheidenstumpfes an die Bauchdecken oder gar an das Promontorium nur ausnahmsweise möglich ist. Freilich wird dadurch die Kohabitationsmöglichkeit vernichtet. Soll diese erhalten bleiben und ist andererseits eine direkte Fixation des Scheidenblindsackes an die Bauchdecken nicht möglich, dann dürfte das von Nürnberger angegebene Verfahren der Suspension des Scheidenschlauches an einem der Rectusscheide entnommenen gestielten Fascienlappen recht zweckmäßig sein.

Descensus und Prolaps der Adnexe.

Schon an verschiedensten Stellen unserer Ausführungen haben wir ein Tiefertreten der Adnexe, speziell der Ovarien als Begleiterscheinung und Folge einer Veränderung der Uteruslage erwähnt. Hier sollen nur jene Fälle berücksichtigt werden, in denen der Descensus isoliert ein oder beide Ovarien betrifft, wobei natürlich die Tuben in wechselndem Ausmaß mitbeteiligt sind.

Ob das Ovarium mehr entlang der Uteruskante oder der seitlichen Beckenwand heruntersinkt, ob es dabei nur bis zum Niveau der Sakrouterinligamente oder bis zum Boden des Douglas gelangt, scheint von geringer Bedeutung. Sänger hat früher ein Herabsinken bis zur Plica Douglasii als Descensus lateralis sive partialis, ein Herabsinken bis auf den Boden des Douglas als einen Descensus posterior sive totalis unterschieden. Es hat aber unseres Erachtens Pfannenstiel recht mit seinem Hinweis, daß eine derartige Trennung wenig Wert habe. Die Amerikaner nannten die Senkung des Ovariums bis auf den Boden des

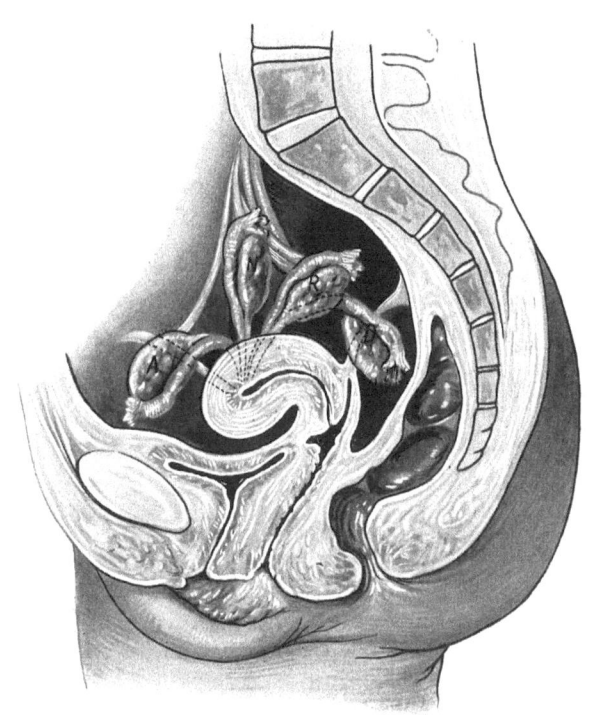

Abb. 165. Die verschiedenen Formen von Dislokation der Ovarien. (Nach Stratz.) A = Anteversio, N = normal, R = Retroversio ovarii, D = Descensus ovarii.

Douglasschen Raumes Prolapsus ovarii, eine Bezeichnung, die uns um so weniger glücklich erscheint, als es vereinzelt eben wirklich zu einem Vorfall der Ovarien durch Kolpotomiewunden (Rouffart) kam. Von Neu ist ein Prolaps der Tube beschrieben worden[1].

Voraussetzung für jeden Descensus oder Prolaps des Ovariums ist natürlich eine abnorme Beweglichkeit, die ihrerseits nur unter Längung des Lig. infundibulo-pelvicum

---

[1] C. H. Stratz erwähnt übrigens als wichtige Lageveränderung der Adnexe auch noch die Dislokation des Ovariums nach vorne, die er als Anteflexio ovarii bezeichnet.

möglich ist. Wie diese zustande kommt, ob durch Vergrößerung des Ovariums infolge Tumorbildung, Ödem, kleincystischer Degeneration oder als Folge allgemeiner Schlaffheit der Bandapparate nach erschöpfenden Krankheiten, bei Asthenikerinnen und Enteroptotikerinnen ist mechanisch von untergeordneter Bedeutung, klinisch dagegen insofern wichtig, als gerade in den letztgenannten Fällen durch den Descensus ovarii häufiger Beschwerden ausgelöst werden. Stratz hält außerdem noch eine extraligamentäre Implantation des Ovariums für ein Moment von großer Bedeutung. Die häufigsten Ursachen eines Descensus der Ovarien sind zweifellos entzündliche Adnextumoren. Als Folge der mit der Verlagerung der Ovarien verbundenen, graduell allerdings sehr verschiedenen Torsion der Venen werden in descendierten Ovarien ganz gewöhnlich Stauungsödem, ja selbst Hämorrhagien beobachtet.

Symptome werden durch einen Descensus ovarii in vielen Fällen überhaupt nicht hervorgerufen; namentlich gut bewegliche Ovarien geben relativ selten zu Klagen Veranlassung, auch wenn sie an abnormer Stelle sitzen. Einzig durch die Kohabitation werden bei sensiblen Frauen gelegentlich auch trotz völliger Beweglichkeit der Ovarien Schmerzen ausgelöst. Allerdings fanden wir in derartigen Fällen meist den Uterus retroflektiert. In anderen Fällen, so namentlich bei Asthenikerinnen, ist der starke Berührungsschmerz im descendierten Ovarium wohl mehr Ausdruck einer allgemeinen Neurasthenie. Vereinzelt haben wir übrigens den Eindruck gewonnen, als ob hochgradige Varizenbildung im Plexus pampiniformis und Ligamentum infundibulo-pelvicum für die Auslösung derartiger Beschwerden seitens eines descendierten ödematösen Ovariums von Bedeutung wäre, zumal in zwei Fällen, in denen wegen dieses Befundes die varikösen Venen unterbunden wurden, die Beschwerden dauernd verschwanden. Mauclaire gibt besonders Ziehen und Schwere im Perineum, bei der Defäkation und Kohabitation exazerbierend, als charakteristisches Symptom eines Descensus ovarii an. Wir haben uns persönlich von der Richtigkeit dieser Angabe nicht überzeugen können. Die bei der Betastung, bei Bewegungsversuchen, durch die Kohabitation ausgelösten, oft heftigen Schmerzempfindungen seitens eines fixierten und descendierten Ovariums dürften in erster Linie durch Zerrung perioophoritischer bzw. pelviperitonitischer Adhäsionen bedingt sein.

Die Diagnose macht natürlich keine Schwierigkeiten und ist durch vaginale oder rectovaginale Untersuchung leicht zu stellen.

Eine Therapie kommt nur dort in Frage, wo durch den Descensus ovarii Beschwerden ausgelöst werden. Bei fixierten Ovarien dürfte zunächst immer ein Versuch mit konservativen resorbierenden Maßnahmen angezeigt, daneben auf die Allgemeinbehandlung der Patientin ein Hauptgewicht zu legen sein. Nützt das nichts, bestehen insbesondere starke Kohabitationsbeschwerden und zwar gleichgültig, ob das Ovarium fixiert oder beweglich ist, dann wird man allein daraus gelegentlich die Indikation zur operativen Behandlung entnehmen dürfen. Bei der Retroflexio uteri genügt dazu meist die Lagekorrektur des Uterus; nur ganz ausnahmsweise wird eine Pelvifixura ovarii nach Sänger (Vernähen des Ligamentum infundibulo-pelvicum mit dem Peritoneum parietale) in Frage kommen. Mauclaire empfahl 1903 eine anteligamentäre Transposition des Ovariums, das durch einen im Ligamentum latum angelegten Schlitz an die Vorderseite des breiten Mutterbandes verlagert werden soll. Eine Exstirpation des descendierten Ovariums halten wir nur in Ausnahmefällen, in denen es irreparable schwere Veränderungen aufweist, für erlaubt. —

Indiziert erscheint die Pelvifixura ovarii oder bei zweifelhafter Keimfreiheit die Oophorektomie beim echten Prolaps des Ovariums.

Schwangerschafts- und Geburtsstörungen nach lagekorrigierenden Operationen.

Die hier zu besprechenden Störungen sind zu trennen einerseits in solche, die sich aus der mit der Lagekorrektur des Uterus oft verbundenen Beschränkung seiner Beweglichkeit ergeben und andererseits in solche, die durch Verengerung des Scheidenrohres und des Introitus vaginae, wie durch erhöhten Widerstand eines abnorm hohen und narbigen Dammes zustandekommen.

1. Störungen durch profixierende Operationen.

Pathogenese und Symptomatologie. Die naheliegende Vermutung, daß profixierende, die normale Anteversio-flexio übertreibende Operationen ähnliche Störungen hervorrufen, wie die pathologische Anteversio-flexio beim Hängebauch, trifft nur teilweise zu. Während dort Störungen mehr aus der abnormen Beweglichkeit des Fruchthalters resultieren, sind sie hier gegenteils und ausschließlich Folge der pathologischen Fixation, deren Bedeutung in erster Linie in einer Störung der Geburtsmechanik zu suchen ist. Nur insofern als auch hier nach manchen profixierenden Operationen von vornherein oder im Verlauf der Geburtsarbeit ein Hochstand der Portio im hinteren Beckenhalbring zustande kommt, ergibt sich auch in den Geburtsstörungen manche Übereinstimmung.

Mehr läßt sich in prinzipieller Hinsicht zunächst kaum sagen, da die einzelnen lagekorrigierenden Operationen in Hinsicht auf die Geburtsmechanik recht verschiedene Bedeutung haben.

Allgemein gültig aber kann man sagen, daß alle Suspensionsmethoden für folgende Geburten ohne Bedeutung sind. Die Schwangerschaftsreaktion an den Ligamenten des Uterus gestattet nach derartigen Operationen so gut wie immer ein ungehindertes Emporsteigen des Uterus, so daß irgendwelche Geburtsstörungen nicht zu erwarten sind. Höchstens ausnahmsweise kommt es vor, daß vorübergehend von derartigen Patientinnen in der Gravidität über Zerrungsschmerzen im Bereich der Fixationsstelle der Ligg. rotunda geklagt wird. Ganz vereinzelt ist es auch vorgekommen, daß infolge von hochgradiger Verkürzung des Ligamentapparates an irgendeiner Stelle der Uterus während der Gravidität dauernd in eine Hyperanteflexio gezwungen wurde und daraus Beschwerden wie leichtere Geburtsstörungen, am häufigsten freilich ein Abortus resultierten. Es ist aber ohne weiteres ersichtlich, daß auch da nicht eigentlich die Methode als vielmehr ihre fehlerhafte Ausführung anzuschuldigen ist.

Die Alexander-Adamssche Operation, die verschiedensten an den Ligg. rotunda angreifenden Suspensionsmethoden (vgl. oben), die Menge-Dudleysche und andere Ligamentfaltungsmethoden können also unbedenklich auch im gebärfähigen Alter ausgeführt werden [1].

Auch die vaginale Ligamentsuspension nach Wertheim oder K. Franz ist in dieser Hinsicht als harmlos hinzustellen, gibt dagegen öfters einmal zu Beschwerden Veranlassung; auch ein Abortus tritt danach vielleicht häufiger als unter normalen Verhältnissen ein.

---

[1] Hinsichtlich der Technik dieser Operationen sei auf das Kapitel Retroflexio verwiesen.

Dagegen sind alle Methoden, die zu einer richtigen Fixation des in Anteflexio oder gar in ausgesprochene Anteversio gebrachten Uterus geführt haben, unweigerlich mit dem Nachteil behaftet, daß sie zu Geburtsstörungen führen, die vielfach ganz unmittelbar lebensbedrohlich werden können. Ausdehnung und Sitz der Fixationszone bestimmen im Einzelfall die Schwere der Störungen. Ganz allgemein darf man sagen, daß diese Störungen um so schwerer ausfallen, je höher an der Korpusvorderwand die Fixationszone sitzt und je ausgedehnter sie ist. Ceteris paribus fallen die Störungen im Geburtsverlauf um so schwerer aus, je mehr der Uterus von vornherein in einer Anteversion fixiert ist, wie das besonders nach der Interpositio uteri vesico-vaginalis zutrifft. Freilich wird insofern ein gewisser Ausgleich geschaffen, als gerade in diesen letzteren Fällen der Abortus viel häufiger ist.

Verhältnismäßig harmlos sind die Störungen nach der sog. Olshausenschen Ventrofixur. Bei korrekter Ausführung der Methode in der zuletzt von v. Olshausen geübten Form brauchen Störungen überhaupt nicht aufzutreten. Immerhin können sich solche ereignen, wenn die Uterussubstanz mitgefaßt wurde, oder wenn sich bei roher Behandlung des Organs Serosaverletzungen ergaben, in deren Bereich später eine seroseröse Verklebung und Verwachsung mit der Bauchwand zustande kommt. Sobald das gravide Organ so weit gewachsen ist, daß in dieser Verwachsungszone eine Zerrung zustande kommt, können nicht nur Schmerzen, sondern bei leichter Erregbarkeit des Uterus auch Fehlgeburt oder Frühgeburt die Folge sein. In anderen Fällen, in denen die Verwachsungszone nicht zu breit ist, kommt es unter passiver Dehnung dieses Verwachsungsbezirkes und unter subsidiärer Heranziehung benachbarter Partien der Wandserosa des Bauches wie des serösen Uterusüberzuges zur Bildung eines Lig. uteroabdominale mediale, auch Lig. rotundum tertium genannt. Geburtsstörungen bleiben dann aus und auch post partum resultieren Gefahren höchstens aus der Möglichkeit einer Darmeinklemmung mit nachfolgendem Ileus.

In ähnlicher glimpflicher Weise kann die Schwangere auch dann davonkommen, wenn zwar eine feste Ventrifixur etwa nach der Methode von Czerny-Leopold ausgeführt wurde, diese aber nur in einem verhältnismäßig schmalen Bezirk von etwa 1 cm Durchmesser zu einer festen seroserösen Verwachsung geführt hat. Auch da kann die Verwachsungszone bandförmig ausgezogen werden und ein völlig normaler Ablauf von Schwangerschaft und Geburt zu beobachten sein. Immerhin läßt sich aus der Literatur für derartige Fälle doch eine größere Neigung zu vorzeitiger Schwangerschaftsunterbrechung entnehmen.

Sobald jedoch Uterusvorderwand und Bauchwand in breiteren Zonen zu fester Vereinigung gekommen sind, wie das bei korrekter Ausführung des Czerny-Leopoldschen und anderer fester Ventrofixationsverfahren der Fall ist, dann muß es zu Störungen kommen, die teilweise schon in der Gravidität bedrohlichen Charakter annehmen können, jedenfalls aber unter der Geburt recht auffällig und häufig genug verderblich für Mutter und Kind in Erscheinung treten. Dabei ist für die Schwere der Störungen nicht nur die Ausdehnung der an der Bauchwand fixierten Stelle der Uterusvorderwand, sondern mehr noch die Lage der Fixationszone von Bedeutung.

Das wird erst klar, wenn man prinzipiell die Graviditätsveränderungen an einem derartig fixierten Fruchthalter untersucht.

Zwar spielen sich die in der Cervix uteri auftretenden Graviditätsreaktionen, die erst jüngst durch H. Stieve[1] eine sehr vollständige Darstellung erfahren haben, in normaler Weise ab. Im eigentlichen Brutraum aber läuft die Schwangerschaftsreaktion der Wand von vornherein durch den in Narbengewebe umgewandelten Fixationsbezirk in abnormer Weise ab — nur graduell verschieden je nach der Stärke der Narbenbildung wie der Größe und dem Sitz des Fixationsbezirkes.

Die unterhalb des Fixationsbezirkes gelegenen Partien sind an der Bildung der Brutkammer nur unwesentlich beteiligt, das Narbengewebe im Fixationsbezirk selbst ist gewissermaßen als tote Stelle zwischen die übrige lebendige, Schwangerschaftswachstum und

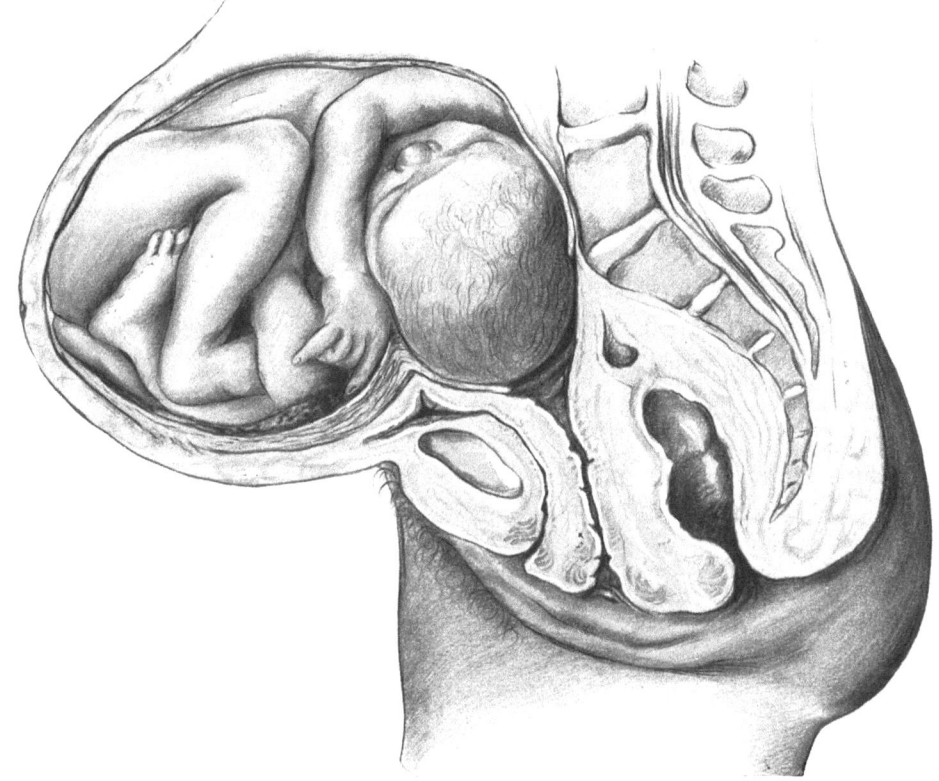

Abb. 166. Geburt bei ventrofixiertem Uterus. Maximale Überdehnung der Hinterwand. Fixationsstelle deutlich erkennbar.

Auflockerung noch vollständig zeigende Wand des Fruchthalters eingeschaltet. **Durch den Ausfall einer mehr oder minder großen, nämlich der unterhalb des narbigen Fixationsbezirkes gelegenen Wandpartie, werden die übrigen oberhalb der Fixationsstelle gelegenen Abschnitte des Fruchthalters schon in der Schwangerschaft abnorm stark auf Dehnung beansprucht (Abb. 166).** Wieweit etwa kompensatorisch ein Ausgleich durch stärkere Schwangerschaftshyperplasie der Muskelfasern zustandekommt, ist unbekannt. Man darf aber innerhalb gewisser Grenzen mit solchen kompensatorischen Vorgängen wohl von vornherein rechnen — anderenfalls würden wahrscheinlich schon in der Schwangerschaft viel häufiger schwere Störungen

---

[1] Stieve, Der Halsteil der menschlichen Gebärmutter, seine Veränderungen während Schwangerschaft, Geburt und Wochenbett usw. Z. mikrosk.-anat. Forschg. 11 (1927).

bis zur Uterusruptur eintreten. Denn es ist ja klar, daß diese Wandbezirke, welche nun fast allein den ganzen, dauernd wachsenden Brutraum zu umhüllen haben, viel stärker als normal gedehnt werden müssen, während in der normalen Schwangerschaftsentwicklung die Dehnung gegenüber dem aktiven Wachstum stark zurücktritt. Ebenso ist klar, daß diese Dehnung um so stärker ausfallen muß, je größer der an der Schwangerschaftsentwicklung nicht teilnehmende Bezirk ist, d. h. je höher die Fixationszone an der Vorderwand sitzt. Fällt infolge einer dicht unter dem Fundus oder gar hinter demselben (Verfahren von Kelly) sitzenden Fixation die Vorderwand des Uterus fast völlig aus, dann kann bereits in der Schwangerschaft die Dehnung so hohe Grade erreichen, daß dadurch vorzeitig Kontraktionsreize gesetzt werden, die zu Abortus oder Frühgeburt führen, ein Vorgang, den man in diesem Fall als eine Art Selbsthilfe der Natur wird bezeichnen können, da anderenfalls früher oder später die Uterusruptur oder Kolpaporrhexis die Folge sein muß. Immerhin sind das nur ganz ausnahmsweise verwirklichte Gefahren — ein Beweis für die erstaunliche Anpassungsfähigkeit des Organs.

Sobald aber die Geburtsarbeit beginnt, sind schwere und gefährliche Störungen unvermeidlich. Die narbige Fixation gestattet den unterhalb gelegenen Wandpartien keine Teilnahme an der jetzt einsetzenden Faserverschiebung (Retraktion), vor allem aber wird diese Partie jeder Zugwirkung seitens der Geburtskräfte entzogen. Der normalerweise bei jeder Uteruskontraktion auf die Cervix- und Isthmusregion ausgeübte Zug, der bei der Entfaltung des Uterusausführungsganges mit eine so wesentliche Rolle spielt, kann an der vorderen Cervixwand nicht angreifen. Sein Angriffspunkt an der Vorderwand ist vielmehr in den Bereich der Narbenzone verlegt; was unterhalb derselben liegt, bleibt davon unberührt. Je höher die Fixationszone sitzt, um so stärker erscheint ferner die gesamte, zur Geburtsarbeit noch befähigte Wandstrecke verkürzt, woraus folgt, daß auf die hintere Cervixwand eine stärkere Zugwirkung ausgeübt wird, als das normaliter der Fall ist. Diese mit jeder Wehe sich verstärkende Zugwirkung summiert sich zu dem allein schon durch die starke Dehnung in den letzten Schwangerschaftswochen hervorgerufenen Zug in der Richtung nach oben (bauchhöhlenwärts). Folge davon ist, daß oft schon gegen Ende der Schwangerschaft die Portio nach hinten oben, promontoriumwärts, verzogen wird (Abb. 166), denn de facto kann jeder Zug nach oben wegen der völligen Fixation des Narbenbezirks überhaupt nur an der hinteren Cervix-Portiowand als der allein beweglichen Partie des ganzen mechanischen Systems zur Wirkung kommen.

Setzt die Geburtsarbeit voll ein, verstärkt diese Zugwirkung sich immer mehr, dann beobachten wir zu allererst ein weiteres Hochsteigen der Portio, die dabei dicht vor, ja sogar über das Promontorium zu stehen kommt. Gleichzeitig erfährt die ganze Portio, weil der Zug direkt nur an der Hinterwand angreift, eine Haltungsänderung in der Weise, daß der Cervicalkanal und Muttermund immer mehr nach der Wirbelsäule gerichtet werden (Abb. 170). Natürlich findet dieses Hochsteigen der Portio eine Grenze an der Dehnungsfähigkeit der hinteren Scheidenwand. Der Ansatz der hinteren Scheidenwand an der Portio wird schließlich die maximal auf Zug beanspruchte Stelle und es ist kein Zweifel, daß die Kolpaporrhexis ein viel häufigerer Ausgang dieses Kräftespiels wäre, wenn nicht durch das Widerspiel der von seiten der Frucht zur Geltung kommenden Kräfte und noch häufiger durch Eingreifen seitens des Geburtshelfers diese Zone maximalster Beanspruchung an andere Stellen verlegt würde, so daß häufiger als die Kolpaporrhexis die Uterusruptur der Ausgang ist.

Genau wie bei der Anteflexio uteri gravidi aus dem ungünstigen Stand der Portio außerordentlich häufig eine mangelhafte Abdichtung des unteren Fruchtpols sich ergibt, gilt das auch hier. Folge davon ist eine stärkere Belastung des unteren Eipols durch das ungehindert andrängende Fruchtwasser mit dem Effekt, daß häufig ein frühzeitiger Blasensprung eintritt, der hier um so ungünstiger wirkt, als infolge der dem Zug und Druck der Geburtskräfte fast völlig entzogenen Vorderwand des Ausführungsganges die Entfaltung des Cervicalkanals an sich schon schwierig ist und jedenfalls längere Zeit erfordert. Daraus erklärt es sich auch, daß öfters eine Infektion der Uterushöhle durch aufwandernde Keime mit der Folge einer Physometra beobachtet wurde. Der frühzeitige Blasensprung hat aber hier noch ungünstigere Folgen als bei normaler Richtung des Cervicalkanals, weil nach demselben der untere Fruchtpol in der Hauptsache zum Überträger des Wehendruckes wird. Die Frucht kann nun aber mindestens bei Schädellagen nicht in der Richtung des Cervicalkanals vorrücken, sondern wird in Ausnutzung des vorhandenen Raumes mehr in der Richtung der Becken-

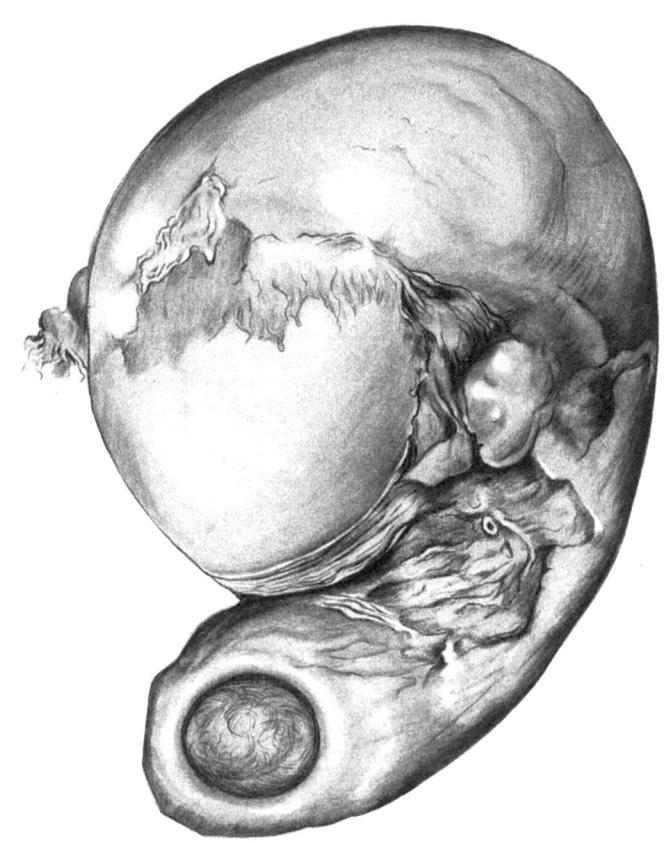

Abb. 167. Ventrofixierter Uterus gravidus, sub partu totalexstirpiert. Derselbe Fall wie Abb. 166.

achse sich vorzuschieben suchen, d. h. es wird jetzt die unterhalb der Fixationszone gelegene Partie der Uterusvorderwand belastet und wenn sie überhaupt die Einpassung des umfänglichen Schädelpoles der Frucht gestattet, passiv gedehnt (Abb. 166).

Man kann sogar die Beobachtung machen, daß in dieser Hinsicht eine Schädellage ungünstiger wirkt als eine Schräg- oder Querlage, bei der unter besonderen Umständen der Kopf- oder Schulterpol noch eher zu einem wirksamen Drucküberträger in der Richtung gegen den Cervicalkanal wird. Die ganze Situation ist bei den Schädellagen um so ungünstiger, als mit weiterer Geburtsarbeit das Retraktionsstreben des Hohlmuskels zu einer immer stärkeren Überdehnung der hinteren Uteruswand, überhaupt der Uteruswand bis zur Fixationszone (Abb. 168) führt. Es ist nur eine Frage der Zeit, ob und wann diese Überdehnung schließlich durch eine Ruptur einen gewaltsamen Ausgleich erfährt.

Rein geburtsmechanisch am günstigsten sind in dieser Situation Fälle — Verfasser hat das mehrmals beobachten können — in denen bei Schräg- oder Beckenendlagen schließlich ein Fuß durch den teilweise erweiterten Cervicalkanal vorfällt. Dadurch wird ganz allmählich der Cervicalkanal in eine günstigere Richtung gedrängt und — wenn auch unter Verlust des Kindes — unter Umständen noch die spontane Austreibung ohne schwere Schädigung der Mutter möglich.

Es ist leicht ersichtlich, daß bei einer Antefixationsgeburt zweierlei ungünstige Faktoren in Konkurrenz treten: einmal die ungünstige Stellung der Portio und die ungünstige Richtung des Cervicalkanals, zum anderen die aus der Dehnung der Uterushinterwand resultierenden Gefahren. Alles andere

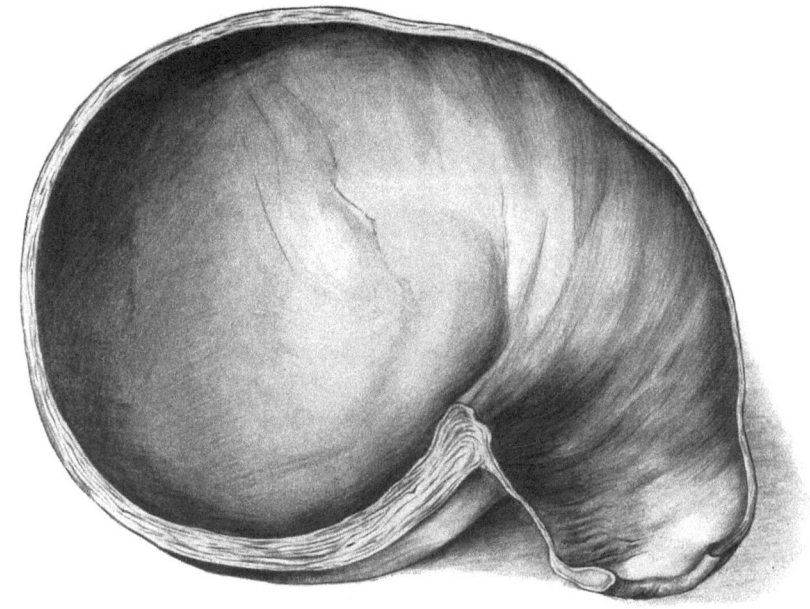

Abb. 168. Ventralfixierter Uterus gravidus nach der Totalexstirpation und Entfernung des Eies. Derselbe Fall wie Abb. 166.

wie die starke Verzögerung der Eröffnungsperiode, die Gefahr aufsteigender Infektion, die oft nur schleppende Wehentätigkeit, in anderen Fällen gegenteils Krampfwehen mit Störung des placentaren Gaswechsels, ist von sekundärer Bedeutung. Daß in der Nachgeburtsperiode häufig atonische Nachblutungen beobachtet wurden, ist bei der Überdehnung der Uteruswand leicht verständlich.

Die Störungen sind immer gleichartig, abhängig in erster Linie von Ausdehnung und Sitz des Fixationsbezirkes. Ob die Fixation eine ventrale (Abb. 166) oder vaginale (Abb. 169) war, ist prinzipiell gleichgültig. Doch ist immerhin leicht einzusehen, daß nach einer vaginalen Fixation die Störungen gewöhnlich hochgradiger ausfallen und früher eintreten. Am schlimmsten sind die Störungen, wenn es sich etwa um einen interponierten und ganz breit an die Scheide apponierten Uterus handelt. Hier tritt die Störung überwiegend schon im 4.—5. Graviditätsmonat in Erscheinung und hat nicht nur zur Ruptur schon in der Gravidität, sondern häufiger noch zu einer vorzeitigen Unterbrechung der Gravidität Veranlassung gegeben.

Die Diagnose der Gravidität oder Geburt im antefixierten Uterus macht im allgemeinen keine Schwierigkeiten. Gewöhnlich werden schon anamnestische Angaben auf die Spur führen, Narben Schlüsse auf die besondere Art der Antefixation gestatten — schlimmstenfalls muß der Stand der Portio Verdacht erwecken.

Die Prognose hängt, wie aus der Schilderung des Geburtsverlaufes schon hervorgeht, im allgemeinen wesentlich von der Art und dem Sitz der Fixationszone ab. Im Einzelfalle wird sie noch durch Besonderheiten der Fruchtlage und -Haltung, durch den Termin des Blasensprunges und ähnliches mitbestimmt. Davon abgesehen ist die richtige Geburtsleitung für den Ausgang von größter Bedeutung.

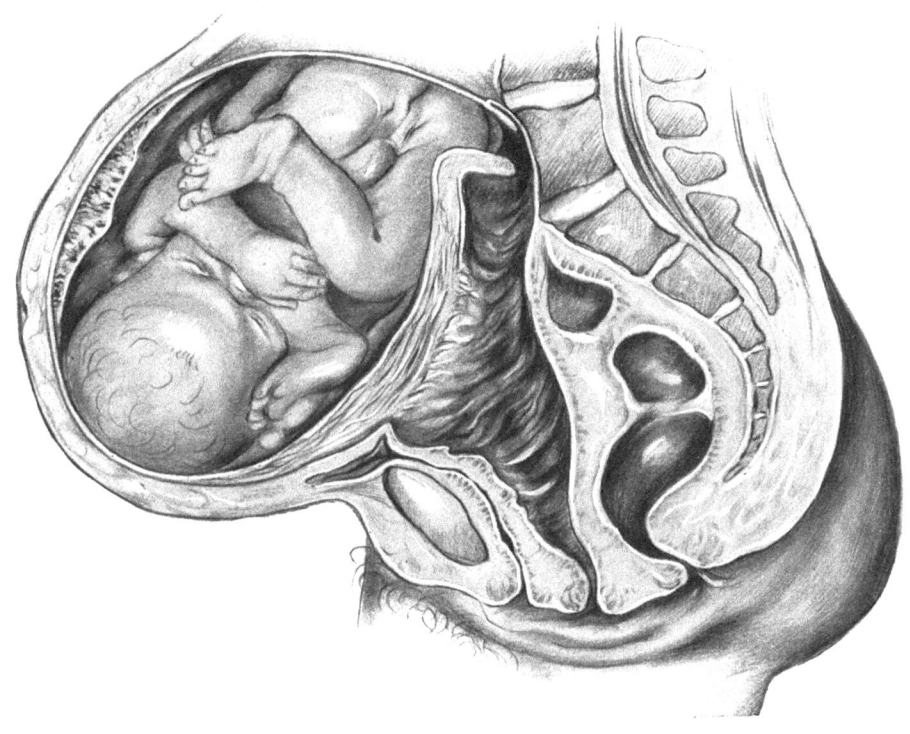

Abb. 169. Schwangerschaft nach vaginaler Fixation des Uterus.

Für das Kind ergeben sich Gefahren einmal aus der — besonders nach vaginalen Fixationen — stärkeren Raumbeschränkung. Tatsächlich sind verhältnismäßig häufig Mißstaltungen der Frucht, die aus der Raumbeschränkung sich erklären, beobachtet worden. Weitere Gefahren drohen aus den häufigen Lageanomalien unter der Geburt, vor allem aus Störungen des placentaren Gasaustausches und nicht zuletzt aus Schädigungen bei therapeutischen Eingriffen.

Prophylaktisch ist daher zu fordern, daß jede feste Fixation bei Frauen im gebärfähigen Alter vermieden werden muß oder, wenn eine solche im Einzelfalle aus besonderen Gründen geboten erscheint, nur um den Preis gleichzeitiger Sterilisierung der Frau vorgenommen werden darf.

Die **Therapie** hat in der Schwangerschaft die Aufgabe, durch sorgfältige Kontrolle den Zeitpunkt zu bestimmen, in dem einer gefährlichen Überdehnung eventuell zuvorgekommen werden muß. Das scheint namentlich bei der Schwangerschaft im interponierten Uterus von größter Bedeutung. Gewöhnlich führen zunächst Blasenbeschwerden, die bis zu völliger Ischurie sich steigern können, die Frauen zum Arzt. Nicht selten geben diese Erscheinungen sogar zur Schwangerschaftsunterbrechung Veranlassung, die übrigens in diesem Stadium öfters auch spontan eintritt.

Unter der Geburt ist die Hauptaufmerksamkeit auf eine Vorbeugung des frühzeitigen Blasensprungs zu richten. Ist derselbe schon eingetreten, dann hängt viel von der Stellungskorrektur der Portio ab. Was wir im Kapitel Anteflexio uteri gravidi in dieser Hinsicht angeführt haben, gilt auch hier. Man muß sich nur darüber

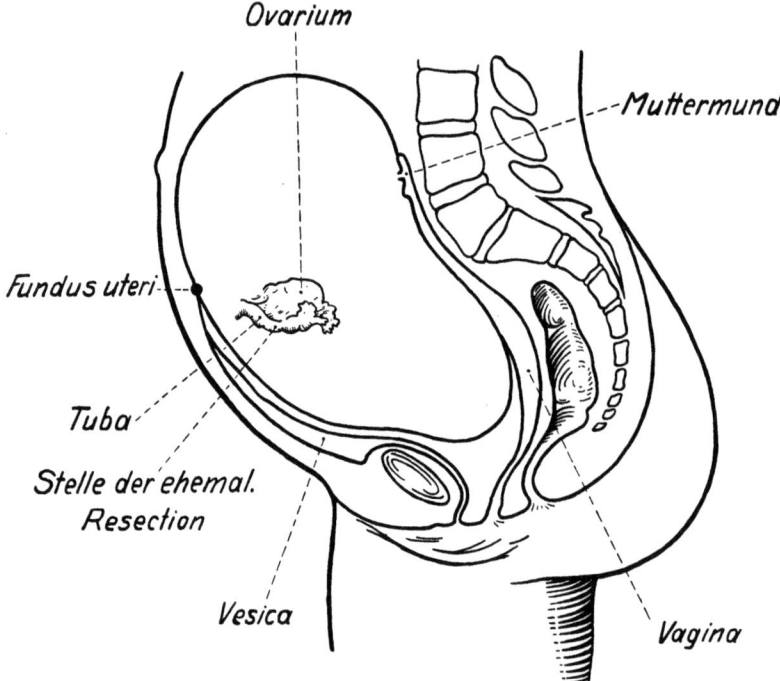

Abb. 170. Hochgravider Uterus nach Schautascher Interpositio vesico-vaginalis.
(Nach Weber: Mschr. Geburtsh. 53, 81.)

klar sein, daß infolge des oft viel extremeren Hochstandes die Hystreuryse noch schwieriger, oft sogar unmöglich sein kann, daß auch eine vorzeitige innere Wendung mit unlösbaren Schwierigkeiten verknüpft sein kann und ein Forcieren derartiger Eingriffe wegen der Überdehnung der Hinterwand doppelt gefährlich ist.

Deshalb ist in allen Fällen, in denen die Hystreuryse oder vorzeitige Wendung nicht ausführbar oder mit zu großen Gefahren verbunden scheinen, eine abdominale Schnittentbindung der beste Ausweg. Früher wurde von Brühl, Schauta, O. Küstner u. a. in solchen Fällen der vaginalen Hysterotomie vor der abdominalen Schnittentbindung der Vorzug gegeben; angesichts der Gefährlichkeit des klassischen Kaiserschnittes besonders nach dem Blasensprung oder gar bei einem infizierten Fall wird man diesen Rat verständlich finden. Heute indes scheint uns die Laparohysterotomie in ihrer modernen Form vorzuziehen. Sie ist nicht nur technisch viel einfacher als die in solchen Fällen recht schwierige vaginale Hysterotomie, sondern vor allem auch ungefährlicher. Namentlich die von Polano angegebene Laparohysterotomia cervicalis posterior scheint uns in extremen Fällen dieser Art geradezu das Verfahren der Wahl zu sein. Handelt es sich um ausgesprochen infizierte Fälle, dann wird man natürlich die Totalexstirpation anschließen müssen oder noch besser erst am total exstirpierten Fruchthalter die Schnittentbindung vornehmen. Dazu gehört natürlich ein rasches Operieren, damit das Kind nicht verloren geht.

Angesichts der verhältnismäßig großen Lebenssicherheit der abdominalen Schnittentbindung scheint uns eine prophylaktische Schwangerschaftsunterbrechung heute im allgemeinen nicht mehr berechtigt. Trotzdem wird man nach der vaginalen Interposition wegen der oft frühzeitig auftretenden schweren Blasenerscheinungen und der ebenfalls häufig schon um die Mitte der Gravidität auftretenden Überdehnung mit Rupturgefahr verhältnismäßig häufig zur Schwangerschaftsunterbrechung gezwungen werden, die dann am besten durch einen vaginalen Korpusschnitt vorzunehmen ist. In Ausnahmefällen, in denen auf das Kind besonderes Gewicht gelegt wird, wird man nach dem Vorgehen von Hofmeier auch den Versuch machen können, den Uterus per laparotomiam aus dem Interpositionsbett auszulösen und die Schwangerschaft austragen zu lassen. Als Normalverfahren scheint uns dieser Eingriff deshalb nicht berechtigt, weil die Frau dann post partum wieder ihren Prolaps bekäme, zu dessen Beseitigung sie sich einem neuen, nicht harmlosen Eingriff unterziehen müßte.

2. Störungen durch Verengerung des Scheidenlumens und des Introitus vaginae.

Prinzipiell anders geartet sind die Störungen, die sich aus der bei Scheidendammplastiken vielfach resultierenden Verengerung des Scheidenrohres und des Introitus vaginae sowie aus der gewöhnlich damit verbundenen Erhöhung des Dammes ergeben, die gleichzeitig mindestens mit einer gewissen Rigidität des Dammgewebes verbunden ist.

In der Schwangerschaft resultieren Störungen daraus überhaupt nicht.

Auch unter der Geburt ist die Eröffnungsperiode ungestört. Schwierigkeiten ergeben sich erst in der Austreibungsperiode, Schwierigkeiten, die man am besten mit den Weichteilschwierigkeiten bei der Entbindung infantiler alter Erstgebärender vergleichen kann.

Die Enge oder wenigstens herabgesetzte Weitbarkeit des Scheidenrohrs vermag in einzelnen Fällen das Vorrücken des vorliegenden Teiles so zu verzögern, daß genau wie bei einer alten oder infantilen Erstgebärenden das Kind in Gefahr gerät, wobei am meisten intrakranielle und intracerebrale Blutergüsse zu fürchten sind. Für erstere spielt ätiologisch die hochgradige zirkuläre Schnürung des Schädels und die dadurch erzwungene starke Verschiebung der Schädelknochen in den Nähten die Hauptrolle, während letztere als Minderdruckblutungen im Sinne der Untersuchungen von Ph. Schwartz[1] zu deuten sind.

Ein Ausgleich ist nur möglich, wenn entweder das Scheidengewebe zeitgerecht nachgibt oder platzt. Praktisch ist man gewöhnlich überrascht, daß die Schwangerschaftsreaktion auch an dem verengten Scheidenrohr überwiegend häufig eine so gute ist, daß die zirkuläre Schnürung meist noch innerhalb der für das Kind erträglichen Grenzen sich

---

[1] Vgl. dazu am besten Ph. Schwartz und Lotte Fink, Morphologie und Entstehung der geburtstraumatischen Blutungen in Gehirn und Schädel des Neugeborenen. Z. Kinderheilk. 40, H. 5, 430 (1925).

hält und auch eine bedrohliche Verzögerung der Austreibungsperiode auf diesem Teil des Geburtsweges sich nicht ergibt. Gleichwohl ist in allen derartigen Fällen erhöhte Aufmerksamkeit, d. h. genaueste Kontrolle der Herztöne und des Vorrückens des vorliegenden Teiles erforderlich, damit nötigenfalls zeitgerecht eingegriffen werden kann. Das ist um so notwendiger, als wir vergleichsweise die zweite Ausgleichsmöglichkeit des Aufplatzens des Scheidenrohres nur selten verwirklicht sahen. Aber auch nach Überwindung dieser Schwierigkeiten bestehen nun noch Hemmungen, die sich aus der Erhöhung und Rigidität des Dammkeiles ergeben.

Der Kopf, um nur von dem Beispiel der Schädellage zu sprechen, wird oft lange Zeit am Austritt verhindert. Erfolgt derselbe schließlich, dann ist gewöhnlich ein ausgedehntes Aufplatzen des Dammes und eine vielfach zerfetzte Dammwunde die Folge. Daß in dieser Zeit auch noch manches Kind verloren gehen kann, ist leicht einzusehen, so daß häufig genug aus fetaler Indikation zur künstlichen Entbindung geschritten werden muß. Deshalb halten wir es in allen derartigen Fällen für richtig, von vornherein, sobald der Kopf gegen den Damm andrängt, durch eine ausgiebige zentrale Episiotomie das Hindernis zu beseitigen[1]. Dadurch wird jede Gefahr für das Kind abgewendet, die Entbindung per forcipem läßt sich umgehen und post partum hat man eine glatte, nicht zerfetzte Wunde, die dem einigermaßen Geübten die Möglichkeit einer exakten Wiedervereinigung der einzelnen Schichten gibt. Wir sind wiederholt schon bei einer und derselben Frau in dieser Weise vorgegangen, ohne irgendeine Beeinträchtigung des Dauerresultates der Scheiden-Dammplastik zu erleben.

Angesichts dieser Tatsachen und der Gefahren, die sich aus einer Nichtberücksichtigung der durch Scheiden-Dammplastiken geschaffenen Sonderbedingungen ergeben, wird man allgemein die Forderung aufstellen müssen, daß jede Frau, bei der im gebärfähigen Alter eine Scheiden-Dammplastik ausgeführt wurde, auf die Notwendigkeit ärztlicher Überwachung jeder folgenden Geburt aufmerksam gemacht wird. Bei größeren, mit Levatornaht verbundenen Plastiken wird es sich allzumeist empfehlen, zu diesem Zweck klinische oder mindestens spezialärztliche Überwachung und Leitung folgender Geburten anzuempfehlen.

Prolaps und Gestation.

Man muß in Hinsicht auf die Gestation unterscheiden zwischen Scheiden- und Uterusprolaps. Ersterer hat praktisch eine geringe Bedeutung — Ausnahmen kommen nur bei grober Vernachlässigung vor — letzterer kann geburtsmechanisch zu ernsten Schwierigkeiten führen.

1. Scheidensenkung und -Vorfall.

Die kleinen Scheidensenkungen, wie sie wesentlich durch Abscherung der Scheidenschleimhaut an und neben der Columna rugarum anterior und posterior zustande kommen, erfahren durch die Schwangerschaftsauflockerung und die in der Schwangerschaft einsetzenden Wachstumsvorgänge[2] häufig eine gewisse Vergrößerung; an der Vorderwand sind sie dann oftmals eine Prädilektionsstelle für die Entstehung von

---

[1] Vgl. v. Jaschke: Zur Rationalisierung des Dammschutzes. Arch. Gyn. **134**, H. 2 (1928).
[2] Man vergleiche die schönen Untersuchungen von H. Stieve.

Netzen ektatischer Venen. Seltener bilden sich circumscripte Varizen. An der Hinterwand haben wir Derartiges vergleichsweise selten beobachtet. Zudem werden in der zweiten Hälfte der Schwangerschaft mit dem Höhersteigen der Portio die Senkungen vielfach geringer, zuweilen völlig ausgeglichen, um allerdings dann unter der Geburt und besonders im Wochenbett wieder etwas stärker hervorzutreten.

Eine Ausnahme bilden größere Rectocelen. Sie erfahren nicht nur unter dem Einfluß der Schwangerschaftsreaktion des Gewebes, sondern auch infolge der häufig sich verschlimmernden Obstipation oftmals eine Vergrößerung und können in der zweiten Hälfte wie besonders im letzten Drittel der Schwangerschaft aus der Schamspalte in Form von dachartig nach den Seiten abgeschrägtem Vorfall in Erscheinung treten. Bei längerem Bestand kommt es durch Epidermoidalisierung der Schleimhaut und Bildung trockener Borken auf derselben oft zu lebhaften Gehbeschwerden, seltener auch zu Beschwerden beim Sitzen. Oft sind es gerade erst derartige Beschwerden, welche die Patientin zum Arzt führen.

Die Bedeutung solcher Prolapse der hinteren Scheidenwand liegt einmal in der Gefahr des Keimimportes in die Scheide und damit in den Geburtskanal, eine Gefahr, die im Wochenbett oft noch größere Bedeutung gewinnt als unter der Geburt. Sub partu kommt es gelegentlich vor, daß der vorrückende Kopf die vorgefallene Partie in Form eines den Austritt erschwerenden Walles vor sich herdrängt. Ein ernstes mechanisches Hindernis wird freilich dadurch niemals geschaffen.

Die außerhalb der Schwangerschaft so große Bedeutung besitzende Cystocele spielt in der Gravidität so gut wie keine Rolle, denn regelmäßig wird die Blase durch den bauchhöhlenwärts wachsenden Uterus mitgenommen, so daß die Cystocele schon vom 3. Graviditätsmonat ab eine wesentliche Verkleinerung erfährt und später gewöhnlich ganz verschwindet, um freilich im Wochenbett wieder aufzutreten. Selbst bei der Retroflexio uteri gravidi wird eine gleichzeitig bestehende Cystocele kaum jemals selbständige Bedeutung gewinnen. Auch im Frühwochenbett ist gewöhnlich von dieser Seite keine Störung zu befürchten; erst später tritt die Cystocele wieder auf und ist dann nach den bereits erörterten Prinzipien zu behandeln.

Die seltene Hernie der Excavatio rectouterina ist in leichten Fällen ohne Bedeutung, in höheren Graden sind theoretisch Störungen in Form einer Art Darmeinklemmung möglich. Die vorliegende Literatur weiß aber davon nichts zu berichten, so daß wir uns mit diesem kurzen Hinweis begnügen dürfen.

2. Der Uterusvorfall

hat im Gegensatz zu den Scheidensenkungen und -Vorfällen eine wesentlich größere Bedeutung; einmal im negativen Sinne insofern, als größere Prolapse zweifellos die Konzeption erschweren und demgemäß schon als Minderer der natürlichen Fertilität eine Rolle spielen. Ein Kohabitationshindernis gibt der Uterusvorfall kaum ab; wenigstens haben wir praktisch niemals Klagen nach dieser Richtung zu hören bekommen.

Ist Gravidität in einem prolabierten Uterus eingetreten, dann hängt der weitere Verlauf oft von ganz zufälligen Nebenumständen ab.

Der gewöhnliche Verlauf ist der, daß — gleichgültig ob der Uterus von vornherein anteflektiert lag oder spontan sich allmählich aufrichtete — bereits im 4. Graviditätsmonat der Uterusprolaps verschwunden ist und bis in die 4.—5. Woche des Puerperiums verschwunden bleibt. Irgendwelche Schwangerschafts- oder Geburtsstörungen sind nicht zu erwarten. Selbst eine mäßige Elongatio colli ändert daran nichts. Die spontan erfolgende Reposition des Prolapses bringt auch die in der elongierten Cervix vorhandenen Gewebsveränderungen zum Verschwinden und in späteren Monaten der Gravidität wie unter der Geburt deutet überhaupt nichts auf den bestehenden Prolaps hin.

Auch bei Bestehenbleiben einer Retroversio-flexio verschwinden partielle Uterusprolapse gewöhnlich schon im Laufe des 3. Graviditätsmonats; der weitere Verlauf ist dann wechselvoll, wird aber beherrscht durch das Persistieren dieser Retroflexio uteri[1].

Gering ist die Bedeutung des Totalprolapses. Wenn aus der Literatur vielfach andere Eindrücke zu entnehmen sind, so liegt das nur daran, daß große partielle Prolapse, die mit einer Inversion der vorderen Scheidenwand einhergingen, vielfach als Totalprolapse registriert wurden; ja oftmals haben die Untersucher für Einreihung unter diesen Begriff es schon als genügend angesehen, wenn sie den Fundus uteri oberhalb der Symphyse nicht tasten konnten. Das ist natürlich prinzipiell falsch. Berücksichtigt man nur Fälle, in denen wirklich das ganze Corpus uteri unterhalb des Levatorspalts tastbar ist, dann spielt der Totalprolaps eine sehr geringe Rolle, einmal wegen der relativ seltenen Konzeption, dann aber vor allem, weil der Abortus der gewöhnliche Ausgang ist. Nur ausnahmsweise, gewissermaßen durch einen glücklichen Zufall dürfte es in einem solchen Fall möglich sein, daß das gravid gewordene Corpus uteri ins Becken zurücktritt, in welchem Falle die Dinge dann wie beim partiellen Prolaps verlaufen würden. Gewöhnlich aber dürfte der Verlauf beim Totalprolaps der sein, daß das Ei im prolabierten Organ weiterwächst, welchem Wachstum durch die Dehnungsfähigkeit der Scheide meist schon Ende des 2. oder im Anfang des 3. Monats Grenzen gesetzt sind. Damit ist eine Situation erreicht ähnlich wie bei der Hernia uteri inguinalis. Meist scheint der Spontanabort im 3., spätestens im 4. Monat die Lösung der Schwierigkeiten zu bringen. In einem einzigen Falle (Wimmer) ist dieser erst im 6. Monat eingetreten. Niemals ist ein Fortbestehen der Gravidität bis zum normalen Ende erreicht worden.

Theoretisch wäre natürlich auch das Platzen der Scheidenwand und da wieder am häufigsten unter dem Bild der zirkulären Ruptur am Uterushals — mechanisch der Kolpaporrhexis gleich — ein möglicher Ausweg, der aber, so viel ich sehe, bisher nicht beobachtet wurde.

Praktisch die größte Bedeutung haben jene partiellen Uterusprolapse, bei denen unter völliger Inversion wesentlich der vorderen Scheidenwand eine hochgradige Elongatio uteri besteht, die in solchen Fällen gewöhnlich nicht auf das Collum allein beschränkt ist, sondern auch die untersten Abschnitte des Korpus betrifft. Diese in der Literatur vielfach unter dem falschen Namen Totalprolaps angeführten Fälle spielen deshalb eine so große Rolle, weil hier das Wachstum des graviden Korpus in den ersten 3 Monaten nicht ausreicht, um die Reposition der elongierten Partie zu erreichen. Infolgedessen erfährt unter dem Einfluß der Schwangerschaftsreaktion die Elongation oft eine solche Vergrößerung, daß auch späterhin ein völliges Verschwinden des Uterus in der Scheide nicht mehr erreichbar ist. Selbst wenn äußerlich die elongierten Partien

---

[1] Vgl. dieses Kapitel.

verschwinden, bleiben deren unterste Abschnitte doch unter der hinteren Umrahmung des Hiatus genitalis und damit weiter unter den mechanischen Bedingungen, welche überhaupt die Elongatio hervorgerufen haben. Das ist deshalb von so großer Bedeutung, weil dadurch in einem wichtigsten Teil des Uterusausführungsganges das Gewebe hart und

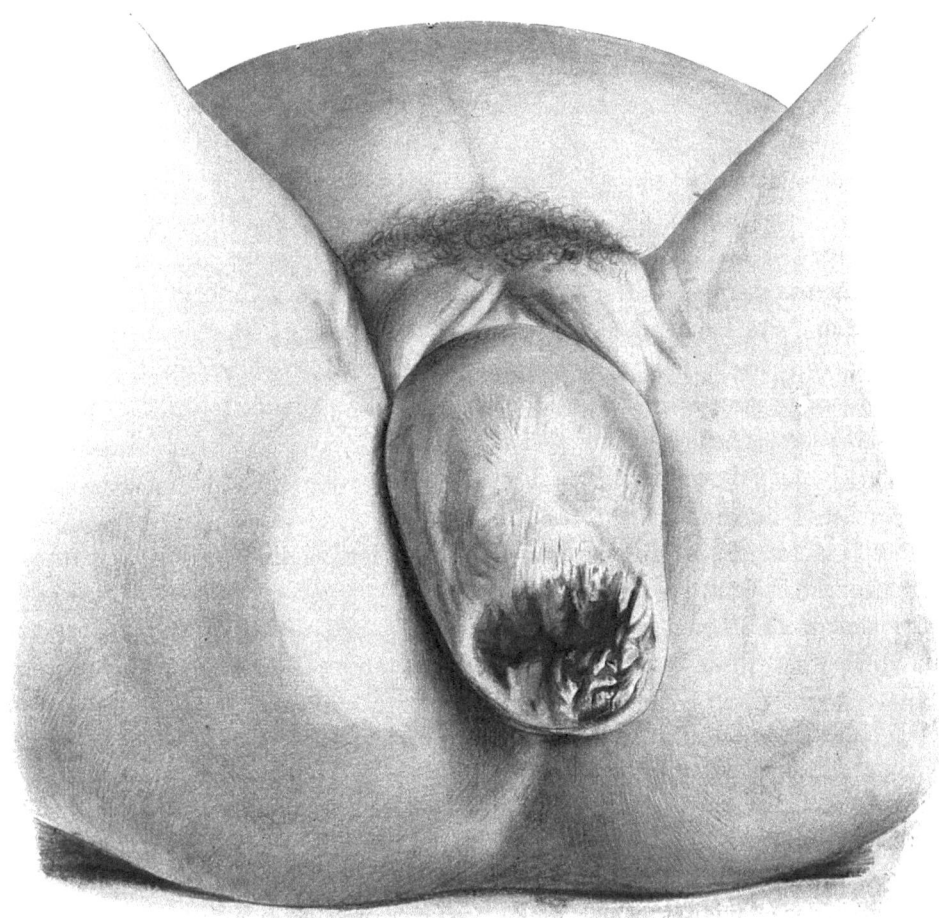

Abb. 171. Prolaps des hypertrophischen Collum uteri im 8. Monat der Schwangerschaft. (Nach Bumm.)

unnachgiebig bleibt, woraus — von anderen Gefahren ganz abgesehen — unter der Geburt ernste Hindernisse für die Entfaltung sich ergeben können.

Auch schon in der Schwangerschaft sind unangenehme Beschwerden und Komplikationen möglich und wiederholt beobachtet worden. Einmal verursacht die aus der Schamspalte heraushängende (Abb. 171), durch die Schwangerschaftsveränderungen manchmal phantastisch vergrößerte elongierte Portio lebhafte Beschwerden, die selbst zu völliger Gehunfähigkeit führen können; vor allem aber entstehen an den seitlichen Partien der prolabierten Teile oft Decubitalgeschwüre neben multiplen Dehnungsgeschwüren, die bereits in der Schwangerschaft zum Ausgangspunkt gefährlicher Infektion werden können. Immerhin sind das verhältnismäßig selten verwirklichte Gefahren.

Fast regelmäßig ist dagegen unter der Geburt mit ernsten Störungen zu rechnen. Man kann zweckmäßig die aus der Infektionsgefahr drohenden Störungen —

auf die wir nur kurz hinweisen wollen — und die aus der Unnachgiebigkeit des callös veränderten Gewebes sich ergebenden mechanischen Störungen der Entfaltung trennen.

Nur ganz vereinzelt, unter der Voraussetzung sehr nachgiebiger Eihäute einerseits, nicht zu bedeutender Verlängerung der Cervix andererseits gelingt eine Fruchtblasenbildung, die nach ihrer Form zur Entfaltung des Cervicalkanals in einer den physiologischen Verhältnissen entsprechenden Weise ausreicht. Gewöhnlich ist die Entfaltung bis zum Blasensprung nur auf die obersten Abschnitte beschränkt, da die Dehnbarkeit der Eihäute nicht ausreicht, eine tiefer herabreichende Fruchtblase zu bilden. Springt die Blase, dann müssen die unteren Partien der Cervix erst durch den vorliegenden Kindesteil entfaltet werden, der freilich in dem von callösen Wänden umgebenen Ausführungsgang nur langsam vorrücken kann. Darüber vergeht längere Zeit, oft mehrere Tage, mit dem gewöhnlichen Ausgang, daß eine sich bemerkbar machende Gefährdung des Kindes oder fortschreitende Temperatursteigerung bei der Mutter schließlich einen ärztlichen Eingriff im Sinne einer blutigen Sprengung des Hindernisses erzwingen. Dabei ist zu berücksichtigen, daß alle erweiternden oder geburtsbeendigenden Eingriffe wegen der Unnachgiebigkeit des Gewebes im Uterusausführungsgang erschwert sind und immer die Gefahr droht, daß dabei das unelastische Gewebe schließlich weiter aufplatzt.

Weitere Komplikationen ergeben sich aus den verhältnismäßig häufig beobachteten Falschlagen oder Haltungsanomalien des Kindes.

Relativ bedeutungslos ist die Tatsache, daß unter dem Einfluß der Wehen, besonders der Preßwehen ein Prolaps sich oft noch vergrößert.

Einer kurzen Erörterung bedarf noch die Frage, ob ein Prolaps des Uterus während der Schwangerschaft oder sub partu entstehen kann. Man hat über diese Frage lebhaft gestritten und eine einheitliche Meinung ist bis heute aus der vorliegenden Literatur nicht zu entnehmen. Schroffer Ablehnung einer derartigen Möglichkeit bei den Einen steht eine unbedingte Bejahung bei den Anderen gegenüber und vielfach ist die Stellungnahme eine vermittelnde. Wir möchten aber glauben, daß nach den bereits im allgemeinen Teil erörterten mechanischen Bedingungen der Prolapsentstehung die Frage durchaus allgemein gültig beantwortet werden kann. Ein normal gelagerter Uterus wird in der Gravidität niemals prolabieren können. Dagegen ist es durchaus möglich, wie übrigens auch außerhalb der Gravidität, daß ein bis dahin äußerlich nicht als Prolaps in Erscheinung getretener Descensus des retroflektierten Uterus unter dem Einfluß einer plötzlichen Anstrengung der Bauchpresse, eines Sturzes oder dergleichen auch einmal in der Gravidität zum ersten Mal in einen richtigen Vorfall übergeht. Verschiedene Fälle aus der Literatur (Breslau, Rosario, Ruggenini, Straßmann) würden hierher gehören.

Der unter der Geburt auftretende Prolaps ist sicher nichts anderes als das Vorpressen bereits vorher prolabierter, in der Schwangerschaft zunächst zurückgetretener Abschnitte des Uterus. Es lohnt wirklich nicht, auf ältere abweichende Anschauungen einzugehen, da sie vielfach von recht unklaren mechanischen Vorstellungen ausgehen.

Die Diagnose bedarf keiner weiteren Erörterung, zumal wir auf die Irrtümer in der Bezeichnung Totalprolaps schon oben aufmerksam gemacht haben.

Die Prognose ist von so vielen Einzelumständen abhängig, daß allgemein gültige Angaben sich kaum machen lassen. Hinsichtlich der Infektionsgefahr ist man bei den erst unter der Geburt zur Behandlung kommenden Fällen oft machtlos, während die mechanischen Schwierigkeiten sich meist gut beherrschen lassen. Für die Kinder ist die Prognose getrübt, einmal durch den verhältnismäßig häufigen vorzeitigen Eintritt der Geburt, durch Falschlagen und durch die Gefahr traumatischer Schädigung bei geburtsbeendigenden Eingriffen.

Die aus der Sammelliteratur sich ergebende Prognose ist freilich recht schlecht; schwankt doch allein die Mortalitätsziffer der Mütter zwischen 5% (Franke-Seitz) und 10% (Bossi), die für die Kinder zwischen 26 und 29%. Trotzdem wird man sagen dürfen: diese trübe Prognose darf nicht als unabwendbares Verhängnis angesehen werden, sondern man wird ganz im Gegenteil wenigstens für die Mütter die Gefahr auf ein Minimum reduzieren können, wenn seitens der Ärzteschaft derartige Fälle in der Schwangerschaft korrekt behandelt oder zeitgerecht korrekter Behandlung zugeführt werden. Auch unter der Geburt ist lediglich die Infektionsgefahr unserer Macht zu einem großen Teil entzogen. Aus unseren eigenen Erfahrungen dürfen wir aber hinzufügen, daß wir in keinem einzigen Falle eine tödliche Infektion erlebt haben.

Die Therapie gipfelt in der Prophylaxe während der Schwangerschaft.

Jeder bei einer Schwangeren entdeckte Prolaps der Scheide oder des Uterus ist zu reponieren.

In den ersten Monaten der Gravidität ist damit gleichzeitig die Reposition des eventuell retroflektierten Uterus zu verbinden; später handelt es sich aber immer nur um den elongierten Uterusabschnitt, im wesentlichen um das Collum uteri. Man wird über die Wirkung der Reposition immer wieder erstaunt sein; überraschend schnell schwellen danach die elongierten Partien ab, Decubital- und Dehnungsgeschwüre verkleinern sich zusehends und zeigen rasche Heilungstendenz, die vorher trockene, mit hornigen Borken belegte Scheide wird wieder feucht und zart.

Oft genügt nach der Reposition allein das Einhalten mehrtägiger Bettruhe, um alle diese Veränderungen herbeizuführen. Wo Bettruhe irgendwie durchführbar ist, scheint es uns deshalb richtig, mit dem Einlegen eines Pessars zu warten, bis diese Rückbildung eingetreten ist. Dann muß natürlich ein richtig gewähltes Pessar eingelegt werden, das etwa im 6. Schwangerschaftsmonat versuchsweise entfernt werden kann.

Nicht so selten haben wir es aber erlebt, daß der Prolaps auch nach Verlassen des Bettes nicht wieder auftrat, wenn die Frauen in der Lage waren, stärkere Anstrengung der Bauchpresse durch Heben und ähnliches zu vermeiden.

Auch in den letzten Wochen und Tagen ante partum ist die Reposition immer das Richtige. Zweckmäßig läßt man dann aber 4mal täglich Scheidenspülungen mit $\frac{1}{2}\%$iger Milchsäure oder Normolactol 1:6—1:10 ausführen, womit es am besten gelingt, die säureempfindlichen Staphylo- und Streptokokken aus der Scheide zu eliminieren.

Selbst nach Wehenbeginn scheint uns die Reposition, nötigenfalls sogar unter Zurückhaltung der Teile durch einen Kolpeurynter, das richtige Vorgehen, das in Hinsicht auf die Infektionsgefahr sicherlich nicht ungünstigere Bedingungen schafft als die Belassung der vorgefallenen Teile vor der Vulva. Allerdings scheint es uns dann richtig, vor Einlegen des Kolpeurynters die Scheide gründlich mit Milchsäure zu spülen und den Kolpeurynter alle 2 Stunden unter Zwischenschaltung einer etwa viertel- bis halbstündigen, zu neuer Scheidenspülung benutzten Pause, zu wechseln.

Nun gibt es aber leider Fälle, bei denen, sei es wegen des Tiefstandes des vorliegenden Teiles, sei es wegen zu starker Anschwellung der vorgefallenen Partien die Reposition nicht oder nur unvollkommen gelingt. In solchen Fällen ist es nötig, die vorgefallenen Teile durch sterile, in Borwasser oder $1/2\%$ige Milchsäure getauchte Unterlagen zu unterstützen und sie in ebensolche Kompressen einzuschlagen.

Sobald sich herausstellt, daß die rigide Cervix der Entfaltung größeren Widerstand leistet, ist es durchaus zweckmäßig, die Überwindung dieser Schwierigkeiten durch die Hystreuryse zu unterstützen. Bei ungenügender Erweiterung der Cervix benutze man zunächst die kleinen Braunschen Blasen, bis eine zur Einführung des Metreurynters genügende Dilatation erreicht ist. Immer aber verwende man einen Metreurynter aus weichem Gummi, der mit etwa 500 ccm Flüssigkeit aufzufüllen und mit etwa 1 Pfund zu belasten ist (Abb. 172). Die sog. zugfesten Ballons von Champentier de Ribes oder A. Müller sind zu verwerfen, da sie die Gefahr einer Ruptur der unnachgiebigen Cervixwände bedingen. Der elastische Metreurynter bewirkt durch den gleichmäßig nach allen Richtungen zur Wirkung kommenden hydraulischen Druck die Erweiterung in sehr schonender Weise, wenn sie überhaupt zu erzielen ist.

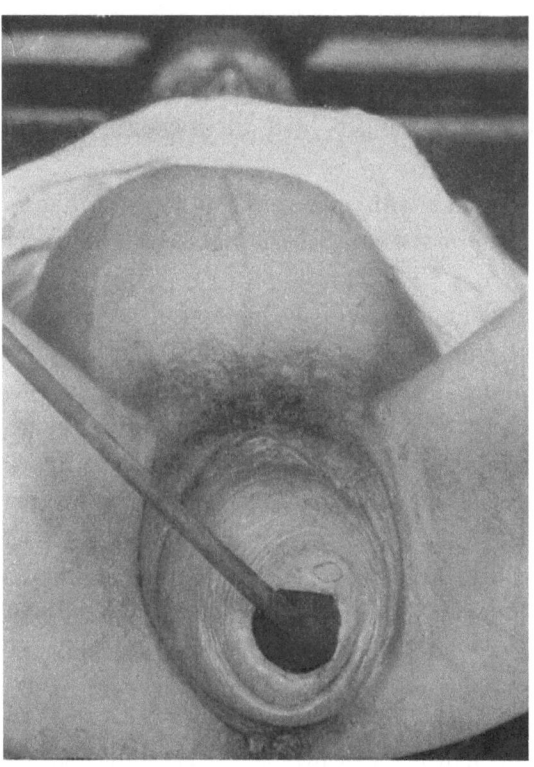

Abb. 172. Hystreuryse in der prolabierten Cervix uteri. (Nach O. Küstner.)

Erweist sich ausnahmsweise die Cervixwand als so rigide, daß durch den Ballon die Erweiterung nicht zustande kommt, dann scheint uns das einzig richtige Verfahren die Spaltung mit dem Messer. Oft genügt es, vorne und hinten je zwei einige Zentimeter tiefe Incisionen zu machen. Erscheint das von vornherein wegen der außergewöhnlichen Länge der starren Cervix als aussichtslos, dann kommt die vaginale Hysterotomie in Frage, die am prolabierten Organ technisch sehr leicht ist.

Die Anwendung des Bossischen Instruments und seiner Modifikationen möchten wir ebenso wie O. Küstner durchaus widerraten.

Das weitere Vorgehen richtet sich ganz nach Lage des einzelnen Falles. Der spontane Geburtsablauf ist natürlich das Erstrebenswerte; nach der Hysterotomie wird es freilich besser sein, zu wenden und zu extrahieren, bei totem Kind unter Perforation des nachfolgenden Kopfes. Bei tiefstehendem Kopf kann ausnahmsweise die Zangenextraktion in Frage kommen.

Nach der Geburt gelingt die Reposition gewöhnlich leicht und man hat weiter nichts zu tun. Nur selten wird auch bei Bettruhe der Vorfall schon im Frühwochenbett wieder erscheinen. In solchen Fällen ist es zweckmäßig, ein Pessar einzulegen. Nach Ablauf der ersten 14 Tage ist jedenfalls auch eine eventuell vorhandene Retroflexio zu korrigieren.

X. Inversio uteri.
1. Inversio non puerperalis.

Ganz allgemein bezeichnet man als Inversio die Umstülpung der Gebärmutter derart, daß zunächst Teile der Uteruswand, meist des Fundus, in das Cavum eingestülpt werden, bis in den höchsten Graden des Zustandes die Gebärmutter vollständig umgestülpt erscheint. so daß die Schleimhautoberfläche des Cavum uteri zur äußeren, die Peritonealfläche des Korpus zur inneren Oberfläche des Organs geworden ist. Beschränkt sich der ganze Vorgang, der in jedem Stadium zu einem mehr oder minder dauerhaften Zustand werden kann, auf kleine Abschnitte der Uteruswand, so spricht man von einer lokalen Inversion, als deren leichtester Grad noch von manchen Autoren die Depression unterschieden wird; von einer partiellen Inversion wird übereinkommengemäß dann gesprochen, wenn die Einstülpung auf das Cavum corporis sich beschränkt; sobald sie so weit geht, daß die Fundusschleimhaut mehr oder minder weit in den entfalteten Cervicalkanal sich hineindrängt, spricht man von einer inkompletten Inversion, während die völlige Umstülpung des Organs durch den äußeren Muttermund in die Scheide hinein als Inversio completa bezeichnet wird. Als Totalinversion wird die Kombination von Inversio uteri completa mit Inversio vaginae bezeichnet; auch der Terminus Inversio uteri cum prolapsu (Neugebauer) ist für diesen Zustand in der Literatur vielfach gebräuchlich; doch macht O. Küstner mit Recht dagegen geltend, daß auch mit geringeren Graden der Inversion ein Prolaps verbunden sein kann.

Bei den höheren Graden der Inversio hat also eine völlige Umkehrung der Verhältnisse insofern stattgefunden, als nun die konvexe Oberfläche des Organs mit Schleimhaut, die konkave mit Serosa bekleidet ist. Die frühere äußere Oberfläche bildet nun die innere Begrenzung eines nach der Bauchhöhle sich öffnenden Trichters (Inversionstrichter), in den die dem Fundus benachbarten Teile der Adnexe, je nach dem Grad der Inversion, verschieden weit hineinbezogen erscheinen; die Ovarien werden jederseits nicht bis in den Trichter hinein, sondern nur bis an dessen Rand herangezogen (Abb. 174). Nur bei der kompletten und totalen Inversion sind sie vielfach auch im Inneren des Inversionstrichters gefunden worden. Bei der kompletten Inversion findet sich als Besonderheit gewöhnlich eine Einschnürung des intervertierten Organs an der Stelle, wo es durch den äußeren Muttermund durchtritt. Diese Einschnürung ist namentlich bei puerperal entstandenen Inversionen infolge der allmählich einsetzenden puerperalen Involution sehr ausgesprochen. Es kann dadurch eine Stauung in den invertierten Partien erzeugt werden und in deren Gefolge Ödem, Vergrößerung und Verdickung des Organs unterhalb des Schnürrings eintreten. Bei totaler Inversion finden sich in der Schleimhaut des Uteruskörpers häufig Dehnungs- und Decubitalgeschwüre, daneben wird oft auf ausgedehnte Strecken eine Metaplasie des Epithels beobachtet, die bis zu vollständiger Epidermoidalisierung gehen kann, während die Muskelwand oft eine ausgedehnte hyaline Degeneration erfährt (Caruso, eigene Beobachtungen). Die genannten Schleimhautveränderungen erklären es wohl, warum bei der nichtpuerperalen Inversion schwere Infektionen relativ selten sind. Selbst eine Salpingitis mit Verschluß der Tuben wird durchaus nicht regelmäßig gefunden, die Fälle von Vereiterung der Ovarien mit folgender Peritonitis purulenta (Hofmeier) sind geradezu selten.

Ätiologie. Die Inversio uteri ist meist puerperalen Ursprungs; mit dieser tokogenetischen Inversion werden wir uns wegen ihrer Sonderstellung noch in einem besonderen Kapitel befassen. Hier interessiert zunächst nur die noch viel seltenere außerpuerperale Inversion, die fast ausschließlich durch Zugwirkung submuköser Tumoren zustandekommt (onkogenetische Inversion), nur ganz ausnahmsweise auch ohne begleitende Geschwulstbildung beobachtet wurde (idiopathische Inversion). Letztere scheint am häufigsten (bisher 22 Fälle) beim Prolaps seniler Frauen vorzukommen, weshalb Stephan mit einer gewissen Berechtigung vorgeschlagen hat, von einer „Prolapsinversion" zu sprechen.

Gleichgültig aber, was im einzelnen Falle zur Inversion führen mag, Voraussetzung ist unter allen Umständen eine hochgradige Erschlaffung der Uteruswand, die mindestens so weit gehen muß, daß der Fundus dem Zug eines in die Scheide geborenen Myoms oder einer in derselben Richtung wirkenden andersartigen Kraft folgen kann. Bei der onkogenetischen Inversion ist der Mechanismus um so leichter verständlich, als die zur Ausstoßung des Tumors in die Scheide führenden Kontraktionen des Uterus schon eine Entfaltung des Cervicalkanals und Muttermundes bewirkt haben. Im einzelnen kann natürlich die Mechanik mancherlei Variationen aufweisen. Genügt bei einem sehr großen schweren Tumor unter Umständen schon der Gewichtszug, um die Inversion zustande zu bringen, so ist in anderen Fällen die Ein- oder Umstülpung nur aus einer hochgradigen Nachgiebigkeit der Uteruswand erklärbar. In beiden Fällen aber ist — mindestens im Moment des Zustandekommens der Inversion — ein graduell natürlich verschiedener Erschlaffungszustand notwendig. Das hat wohl als erster Schauta (1903) scharf betont. Kürze des Tumorstieles wird die Inversion selbstverständlich begünstigen. Trotzdem bleibt der Inversionseffekt aus, wenn der Uterus bei normaler Wandbeschaffenheit durch Kontraktion seine Gestalt konserviert (O. Küstner). In solchen Fällen reißt eher der Tumorstiel ab, als daß die Uteruswand nachgibt. Das schließt unseres Erachtens nicht aus, daß, sobald die Inversion einen gewissen Grad erreicht hat, auch einmal durch ungleichmäßige Kontraktion der Uteruswand der umgestülpte Bezirk vergrößert werden kann.

Durch diese einfache Erklärung scheinen uns die vielfach sich widersprechenden und komplizierten Auffassungen älterer Autoren überholt, wenngleich zugestanden wird, daß in jeder dieser Erklärungen auch etwas Wahres ist. So sehen A. Martin, Emmet, Heitzmann und J. Veit ausschließlich in Uteruskontraktionen den die Inversion erzeugenden Faktor; Fritzsch und Pozzi glauben an die maßgebende Bedeutung von Uteruskontraktionen, verlangen aber als Voraussetzung für das Erzielen des Inversionseffektes Atrophie und fettige Entartung des Geschwulstbettes und seiner Umgebung. v. Winckel, Fehling, Hofmeier gestehen Uteruskontraktionen höchstens eine akzidentelle Bedeutung zu, erblicken dagegen die auslösende Kraft in dem Zug der Geschwulst oder einer Steigerung des intraabdominellen Druckes unter der Voraussetzung einer Erschlaffung der Insertionsstelle der Geschwulst. Noch schärfer lehnen Schauta und Werth Uteruskontraktionen als zur Inversion führenden Faktor ab. Auch die bei der Entstehung der Inversion vielfach beobachteten Schmerzparoxysmen werden nicht als Beweis für Uteruskontraktionen anerkannt (Gottschalk).

Wesentlich schwieriger ist die Entstehung der idiopathischen Uterusinversion zu erklären. Da bei dieser Form der Inversion fast regelmäßig ein partieller, meist sogar totaler Prolaps beider Vaginalwände bestand, ist Stephan geneigt, dieser Veränderung auch in der Ätiologie der Inversion eine Rolle beizumessen. Seine Erklärung scheint uns durchaus plausibel. Danach beginnt hier, abweichend von dem oben geschilderten Mechanismus der Prozeß mit einer **Eversion der Muttermundslippen** (Thorn), die ihrerseits durch den Zug der prolabierten Vaginalwand zustande kommt. Diese Eversion der Muttermundslippen, mit mehr oder weniger weitgehender Erweiterung des Muttermundes und Cervicalkanals verbunden, schafft gewissermaßen die Vorbedingungen zur Inversion des Uterus, zu deren Perfektwerden natürlich auch hier eine **hochgradige Erschlaffung**

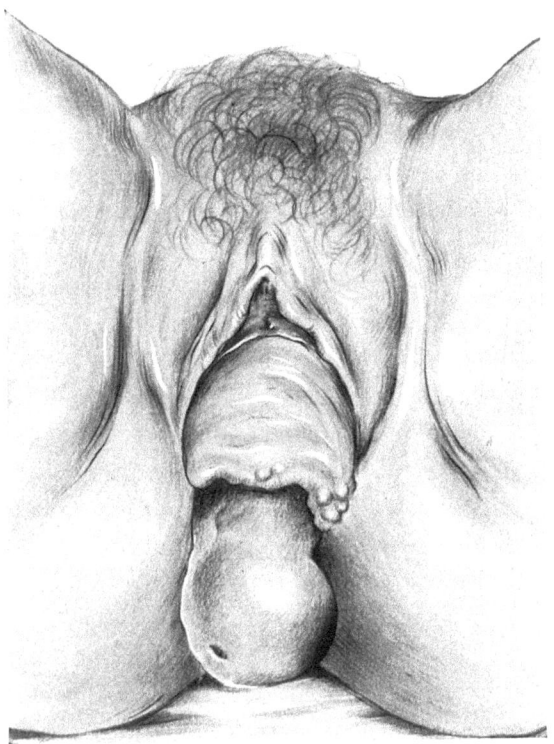

Abb. 173. Prolapsinversion des Uterus.

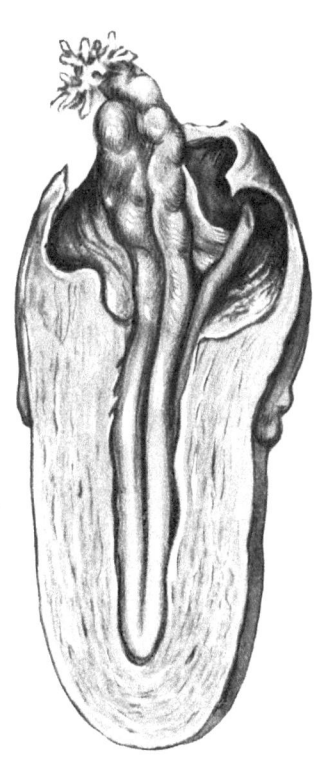

Abb. 174. Prolapsinversion des Uterus im Sagittalschnitt. Derselbe Fall wie Abb. 173.

der ganzen Uteruswand notwendig ist. Die Tatsache, daß es sich in allen Fällen um Frauen im Klimakterium oder selbst im Greisenalter handelt, ist in diesem Zusammenhang hervorzuheben. Ebenso ist wohl zuzugestehen, daß Cervixrisse die Eversion der Muttermundslippen noch begünstigen (Fullerton). Ist einmal der Vorgang der Inversion eingeleitet und bis zu einem gewissen Grade vorgeschritten, dann dürfte plötzlicher Anstrengung der Bauchdecken bei der Defäkation, beim Heben schwerer Lasten usw. für die Vollendung der Umstülpung gewiß große Bedeutung zukommen (Fellenberg, Silberstein, Verbeek u. a.). Ob für die Erschlaffung der Uteruswand neben den klimakterischen oder senilen Gewebsveränderungen noch innersekretorische Störungen, wie namentlich eine Hypoplasie des Adrenalsystems (Mansfeld u. a.) eine Rolle spielen, ist bisher noch ungeklärt.

Die Symptome der nichtpuerperalen Inversion sind durchaus uncharakteristisch:

Blutungen, Schmerzen, Ausfluß kommen genau ebenso wie bei in die Scheide geborenen submukösen Tumoren ohne Inversio uteri vor. Partielle Nekrosen an der umgestülpten Uterusschleimhaut sind nicht häufiger als auch sonst bei in die Scheide geborenen Tumoren. Die Infektionsgefahr scheint nach den bisher vorliegenden Erfahrungen bei der außerpuerperalen Inversion nicht größer als überhaupt bei submukösen, in die Scheide hineinragenden Tumoren. Die Blutungen sind selten so hochgradig, daß es zu einer bedrohlichen Anämie oder gar zu einer Kachexie der Kranken kommt.

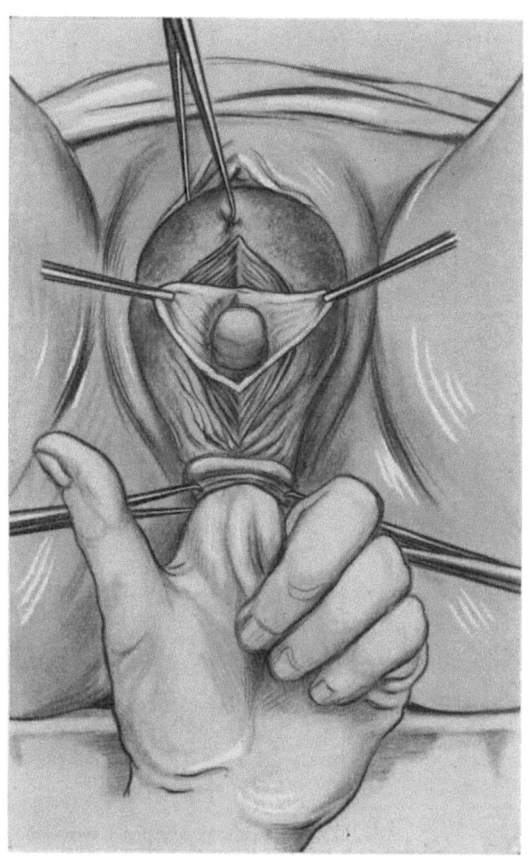

Abb. 175. Blutige Reinversion des invertierten Uterus. (Nach O. Küstner.)

Bei Prolapsinversion ist von charakteristischen Symptomen noch weniger die Rede. Senkungsbeschwerden sind gewöhnlich das einzige, worüber die Patientin zu klagen hat. Auffällig und verdachterweckend sind nur die Blutungen, die in den bisher bekannten Fällen stets das unmittelbar die Frauen zum Arzt treibende Symptom darstellten.

Für die **Diagnose** scheint uns das wichtigste, bei jedem submukösen Tumor oder Totalprolaps stets auch an die Möglichkeit einer Inversion des Uterus zu denken. Nur dann kann man sicher sein, bei der bimanuellen Untersuchung die Diagnose exakt stellen zu können, während ohne solche besonders darauf gerichtete Aufmerksamkeit manche Untersucher geneigt sein mögen, sich mit einer ungefähren Kenntnis der Uteruslage zu begnügen und auf die exakte Betastung des Fundus uteri bei dicken Bauchdecken oder sonstigen Schwierigkeiten zu verzichten. Bei der totalen Prolapsinversion wird freilich schon die Besichtigung der vorgefallenen Teile auf die richtige Diagnose führen. Bei aufmerksamer Besichtigung wird es nicht leicht möglich sein, den Unterschied in der Oberflächenbeschaffenheit zwischen invertiertem Uteruskörper und dem von Scheidenschleimhaut überzogenen cervicalen Anteil zu übersehen (Abb. 173). Bei genauer Besichtigung gelingt es häufig auch, die Tubenöffnungen in der Nähe des unteren Tumorpols nachzuweisen. Eine exakte Diagnose erscheint um so wichtiger, als Irrtümer zu verhängnisvollen therapeutischen Mißgriffen führen können (vgl. weiter unten).

Ganz besonders bei partieller Inversion infolge eines gestielten submukösen Tumors — es handelt sich fast immer um Myome, ganz selten um Sarkome — lege man Wert darauf, über die Form des Uterusfundus Klarheit zu gewinnen, da sie das einzige Hilfsmittel darstellt, die Diagnose zu stellen.

Die Prognose der außerpuerperalen Inversion möchten wir im Gegensatz zu den Angaben älterer Autoren quoad vitam nicht gerade als ungünstig bezeichnen. Schon das oft jahrelange Bestehen derselben, ehe starke Blutungen oder Schmerzen die Patientin zum Arzt führen, spricht in diesem Sinne. Übrigens scheint auch die Blutungsgefahr im allgemeinen gering zu sein. Das gilt mindestens für die Prolapsinversion; bei der onkogenetischen, durch submuköse Tumoren erzeugten Inversion treten allerdings oft akut lebensbedrohliche Blutungen auf, die uns weniger auf die Inversion als solche, als auf

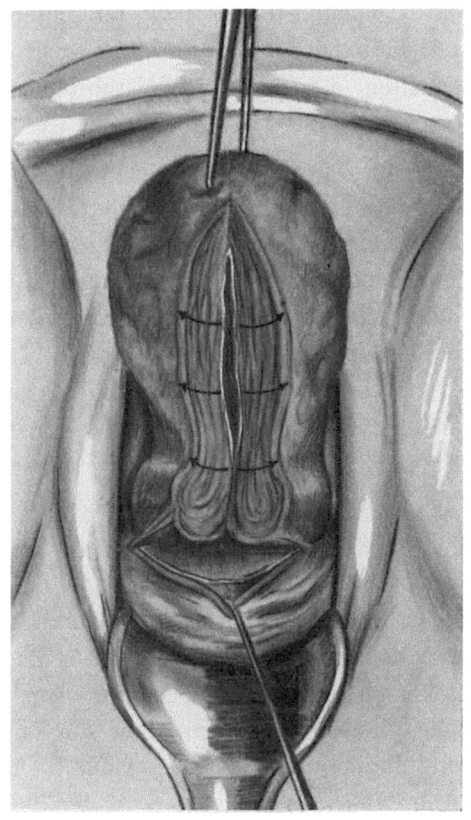 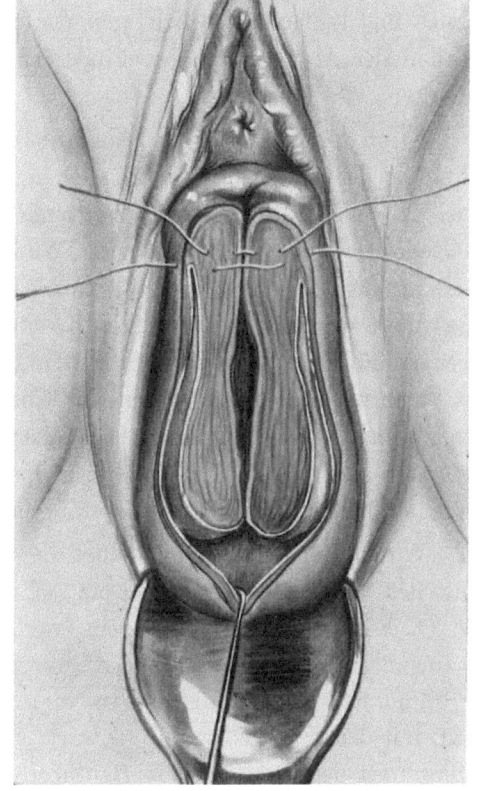

Abb. 176. Piccoli-Operation I.   Abb. 177. Piccoli-Operation II.

den Tumor zu beziehen scheinen. Die mit der Inversion verbundenen Zirkulationsstörungen wirken höchstens blutungsverstärkend. Bei der onkogenetischen Inversion ist zweifellos auch die Infektionsgefahr wesentlich größer, ja wir möchten diese überhaupt für die **Hauptgefahr** ansehen. Große Gefahren sind für die Patientin mehrfach aus einer Verkennung des Zustandes und einer verfehlten Therapie erwachsen.

Quoad sanationem ist die Prognose der außerpuerperalen Inversion immer dubiös. Wohl kann man bei der partiellen onkogenetischen Inversion nach sachgemäßer Entfernung des Tumors gewöhnlich mit Leichtigkeit die Reposition und dauernde Heilung erreichen; selbst spätere Schwangerschaften mit glattem Geburtsverlauf sind wiederholt beobachtet. Bei der kompletten und Totalinversion dagegen gelingt die Reposition häufig nicht und es ist hier eine Heilung nur durch Verstümmelung zu erreichen, die freilich um so weniger ins Gewicht fallen dürfte, als es sich fast ausschließlich um Frauen jenseits des Klimakteriums handelt.

Therapie. Bei der onkogenetischen Inversion ist unter allen Umständen zuerst die Geschwulst zu entfernen, was aber niemals durch einfaches Abschneiden des Tumorstiels, sondern durch vorsichtiges Ausschälen desselben zu geschehen hat. Anderenfalls könnte eine schwere Blutung die Folge sein, die um so schwieriger zu beherrschen wäre, als die im Inversionstrichter durchschnittenen Ligg. lata sich sofort retrahieren. Sollte doch einmal einem Operateur das Unglück passieren, dann kann nur rasch entschlossenes Handeln, nämlich Umlagerung zur Laparotomie, Abklemmen der Ligg. infundibulopelvica und schleunigstes Freilegen der uterinen Gefäßbündel nach provisorischer Kompression der Aorta durch den Finger eines Assistenten, den drohenden Verblutungstod aufhalten.

Nach Entfernung des Tumors kann man die Reposition vornehmen. Diese gelingt bei der partiellen Inversion auch in veralteten Fällen fast immer leicht. Interessanterweise ist auch bei jahrelang bestehender kompletter Inversion verschiedenen Autoren die Reposition recht leicht gelungen. Wo sie mit dem Finger oder einem ähnlich geformten Druckinstrument — es sind eine ganze Reihe von solchen Instrumenten von älteren Autoren konstruiert worden[1] — nicht gelingt, dort versuche man durch täglich oder alle 2 Tage erneuerte Staffeltamponade nach Kußmaul die Reposition allmählich zu erreichen. Nach den Erfahrungen älterer Autoren erzielt man bei genügender Geduld oft noch nach Monaten den gewünschten Erfolg. Jedenfalls scheint die Tamponade ein besseres und wirksameres Verfahren als die früher viel geübte Kolpeuryse, die zudem wegen der notwendigen maximalen Füllung des Kolpeurynters für die Frauen unangenehmer ist.

Wo die Reposition durch keines dieser Verfahren erreichbar, trotzdem aber die Erhaltung der Gebärfähigkeit der Frau sehr wichtig ist, dort kann man sie durch das von O. Küstner 1893 angegebene vaginale Operationsverfahren erzwingen, das ältere Versuche, auf abdominalem Wege zum Ziele zu kommen (Thomas, Mundé), gänzlich verdrängt hat. Küstner geht so vor, daß er den invertierten Uterus vor die Vulva zieht, mit dem Fundus symphysenwärts umlegt und nun von der Scheide aus durch einen Querschnitt den Douglasschen Raum eröffnet (Abb. 175). Von hier aus wird der Zeigefinger der einen Hand in den Inversionstrichter eingeführt und nun die hintere, dem Operateur zugekehrte Uteruswand je nach Bedarf, am besten zunächst von der Nähe des Fundus bis nahe zum äußeren Muttermund gespalten. Meist gelang dann überraschend leicht die Reposition (vertikale Reinversion). Danach wurde die Uteruswand sorgfältigst vernäht, das Peritoneum des Douglas und die kleine Scheidenwunde geschlossen.

Mißerfolge mit diesem Verfahren, über die gelegentlich von einzelnen Autoren berichtet wurde, scheinen allzumeist darauf zurückzuführen zu sein, daß der Schnitt in der Uteruswand nicht lang genug war. Wird dieser Fehler vermieden, dann scheinen in der Tat nur ganz wenig Fälle übrig zu bleiben, in denen das Küstnersche Verfahren nicht zum Ziele führt. In diesen Fällen kann man sich aber noch dadurch helfen, daß man nach dem Vorschlag von Westermark, Borelius und Piccoli (Abb. 176) die ganze hintere Uteruswand einschließlich des Schnürringes bis in das Scheidengewölbe hinein, spaltet (Abb. 177)

---

[1] Siehe darüber bei O. Küstner, 2. Aufl. dieses Handbuches, S. 393f.

und dann den Uterus nach vorne herumklappt (horizontale Reinversion). Mit diesem Verfahren dürfte die Reinversion wohl immer gelingen.

Die von F. A. Kehrer, Polk, Spinelli, Thorn, v. Herff, Mulzer empfohlene Spaltung der vorderen Uteruswand leistet im Prinzip natürlich dasselbe wie das Küstnersche Verfahren, hat aber zweifellos den Nachteil, daß erst die Blase abgelöst werden muß. Es ist deshalb in den letzten 10 Jahren auch kaum noch angewandt worden.

Wiederholt (bisher 13 Fälle) ist nach der Küstner-Piccolischen Operation, wie sie gewöhnlich heute in der Literatur genannt wird, Schwangerschaft mit glattem Geburtsverlauf beobachtet worden. Dabei hat sich das Verfahren als so ungefährlich erwiesen, daß wir gleich Döderlein empfehlen, alle forcierten und gewaltsamen Repositionsversuche zu unterlassen.

Trotz dieser Erfolge scheint uns für Fälle, die bereits infiziert sind, sowie bei allen Fällen jenseits des Klimakteriums, namentlich also bei allen Prolapsinversionen, nach wie vor die verstümmelnde vaginale Totalexstirpation ihre Berechtigung zu haben. Auch in dem hier abgebildeten Falle wurde so vorgegangen. Die Operation ist wegen der leichten Zugänglichkeit aller zu unterbindenden Gefäße technisch sehr einfach, so daß eine ausführliche Beschreibung sich wohl erübrigt.

2. Inversio uteri puerperalis.

Wie schon im vorigen Kapitel angedeutet, ist die puerperale Uterusinversion häufiger als die außerpuerperale. Trotzdem bleibt sie absolut betrachtet immer noch recht selten; man rechnet etwa auf 300—400 000 Geburten einschließlich Frühgeburten und Abortus eine Uterusinversion, doch ist diese, auf Grund der bisher publizierten Fälle — in der ganzen Weltliteratur etwa 600, in Deutschland in 22 Jahren 76 Fälle — sich ergebende Schätzung sicher nicht ganz richtig, da im wesentlichen nur Fälle von kompletter oder Totalinversion beschrieben worden sind, während viele partielle Inversionen der Beobachtung entgangen sein mögen. Mancher sehr erfahrene Geburtshelfer mit großem Material hat nie eine Uterusinversion zu sehen bekommen, während andere an oft verhältnismäßig kleinem Material in relativ kurzen Zwischenräumen mehrere Fälle beobachtet haben. Zangemeister, von dem die letzte große Bearbeitung dieses Kapitels im Döderleinschen Handbuch stammt, schätzt die wirkliche Frequenz auf etwa 1:10000. Verfassers persönliche Erfahrungen würden damit gut übereinstimmen.

Aus den Angaben der Literatur könnte man eine gewisse größere Disposition Erstgebärender, besonders jugendlicher Erstgebärender ablesen, ebenso die Tatsache, daß eine und dieselbe Frau mehrmals eine Inversion bekommen kann. Wir persönlich freilich möchten glauben, daß diese Ergebnisse der Literatur mehr Zufälligkeiten zuzuschreiben sind und nicht einen tieferen Kausalzusammenhang aufdecken.

Die Ätiologie ist prinzipiell dieselbe wie bei der außerpuerperalen Inversion. Ein hochgradiger Erschlaffungszustand der Uteruswand einerseits, Zug von unten oder — was mechanisch betrachtet prinzipiell dasselbe ist — Druck von oben, müssen zusammen wirken, wenn eine puerperale Inversion zustande kommen soll. Darin stimmen wir, wie schon an anderer Stelle ausgeführt[1], mit Zangemeister durchaus überein. Die vielfach

---

[1] Zbl. Gynäk. 1915.

namentlich von amerikanischen Autoren ersonnene Erklärung der puerperalen Uterusinversion aus einem eigenartigen Zusammentreffen unregelmäßiger partieller Kontraktionen der Wand scheint uns durchaus in die Irre zu gehen, wenn wir auch zugestehen wollen, daß in einzelnen Ausnahmefällen der Mechanismus ein ähnlicher wie bei der Prolapsinversion sein kann und vor allem bei der Verstärkung einer bereits begonnenen Inversion solche unregelmäßige Kontraktionen sicherlich eine Rolle spielen können. Wodurch im Einzelfall der verhängnisvolle Zug auf den erschlafften Fundus oder eine benachbarte Partie der Uteruswand ausgeübt wird, ist prinzipiell gleichgültig. Nicht ganz selten war es ein kunstwidriger Zug an der Nabelschnur oder der teilweise gelösten Placenta oder Druck von oben bei fehlerhafter Ausführung des Credéschen Handgriffes am erschlafften Organ, was die Inversion letzten Endes herbeiführte. Auch Fehler bei der manuellen Placentarlösung spielen oft eine verhängnisvolle Rolle. Daher gehört besonders die nicht auszurottende Unsitte, bei Schwierigkeiten der manuellen Placentarlösung nach Ablösung eines größeren oder kleineren Bezirkes durch Zug an den bereits gelösten Teilen die Ablösung des Restes sich erleichtern zu wollen. Die schädliche Zugwirkung kann natürlich auch durch das Kind bei abnorm kurzer Nabelschnur oder bei einer Sturzgeburt ausgeübt werden, vorausgesetzt, daß der Uterus schlecht kontrahiert ist. Es kann aber auch die teilweise gelöste Placenta selbst vermöge ihrer Schwere schon einen hinreichenden Zug am erschlafften Organ ausüben, schließlich sogar ein größerer Placentarpolyp im Wochenbett. Gerade in diesem letzteren Fall mögen Kontraktionen in der Umgebung der schlaffen Haftfläche des Placentarpolypen vielleicht eine Rolle spielen.

Natürlich braucht die Inversion nicht gleich eine komplette oder totale zu sein, so daß manchmal noch Stunden, ja selbst Tage und Wochen vergehen können, ehe die Inversion bemerkt wird. Denn gerade partielle Inversionen brauchen nicht die geringsten Symptome zu machen und werden andererseits sicher häufig spontan wieder ausgeglichen, ehe überhaupt jemand etwas davon bemerkt hat. Bei der inkompletten Inversion ist natürlich die Wahrscheinlichkeit des Überganges in eine komplette oder in die Totalinversion eine wesentlich größere. Hier sind es dann nicht Zugwirkungen oder Druck von oben, die die Inversion vollenden, sondern gegenteils Uteruskontraktionen, an denen die vielleicht schwer veränderte Placentarstelle nicht oder nicht genügend sich beteiligt. Denn darüber ist auch kein Zweifel möglich, daß Abnormitäten der Placentarhaftung und davon abhängige Wandveränderungen im Bereich der Placentarhaftstelle die Atonie begünstigen, wie nicht nur die verhältnismäßige Häufigkeit derartiger Anomalien in der Anamnese der Inversion, sondern auch das Vorkommen der postmortalen Inversion beweist. So ist es vielleicht in manchen Fällen weniger die Atonie im strengen Sinne als die mangelhafte Retraktion der Muskelfasern nach einer raschen Entleerung des Uterus oder der plötzlichen Ablösung der Placenta, welche die Inversion begünstigt.

Plötzliche Steigerungen des intraabdominellen Drucks beim Husten, Erbrechen u. dgl. können bei sonst erfüllten Vorbedingungen auch einmal den die Inversion auslösenden Faktor darstellen. Rein fundaler Sitz der Placenta wird ceteris paribus das Zustandekommen einer Inversion erleichtern.

Insgesamt ergibt sich aus der Literatur, daß die artefiziell (violent) entstandenen Inversionen etwa doppelt so häufig sind als die spontan entstandenen.

Symptome und Verlauf. Irgendwie charakteristische Symptome für die Inversion gibt es nicht; nur die Totalinversion ist durch das mehr oder minder plötzliche Erscheinen der invertierten Uteruswand vor der Vulva eindeutig charakterisiert. Alle anderen Symptome wie Shock und Blutung sind vieldeutig und außerdem inkonstant. Doch ist immerhin die Inversion vielleicht noch mit die häufigste Ursache eines schweren puerperalen Shocks, so daß schon deshalb dieser Symptomenkomplex besondere Beachtung verdient. Der Shock äußert sich in hochgradiger Blässe, Ohnmacht oder wenigstens Ohnmachtsanwandlung, Schwindel, eventuell Erbrechen und vor allem in dem kleinen frequenten, schlecht gespannten Puls. Diese Erscheinungen müssen namentlich dann von vornherein Verdacht erwecken, wenn keine erhebliche Blutung bestand oder besteht. Wo eine solche

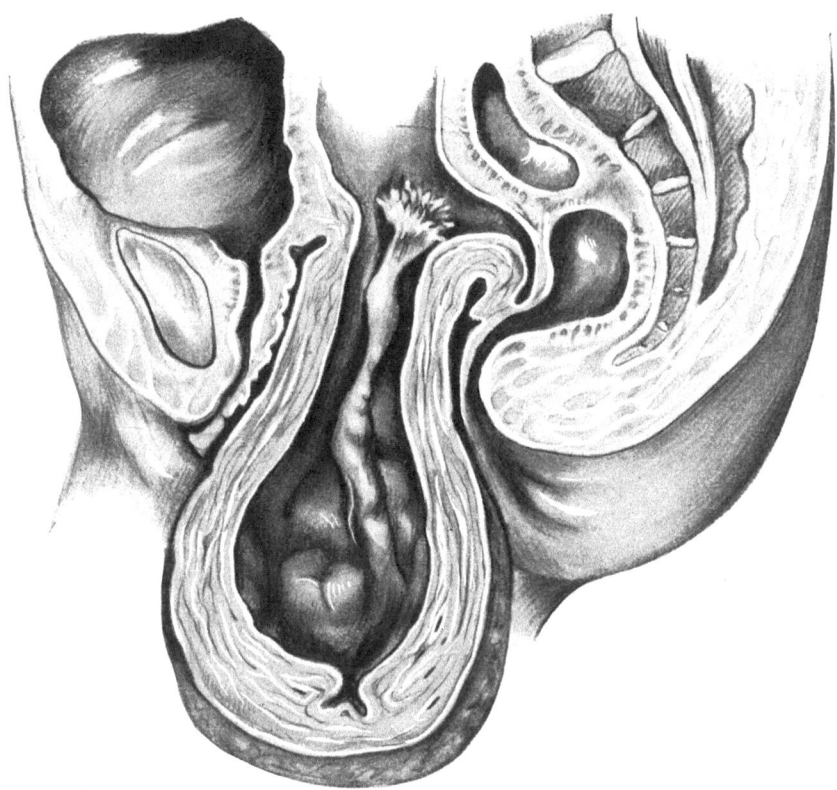

Abb. 178. Inversio uteri puerperalis. (Übergangsstadium zwischen kompletter und totaler Inversion.)

vorhanden ist oder voranging, sind natürlich Zweifel erlaubt, wie viel von diesen Erscheinungen auf Shockwirkung, wie viel auf die Anämie zu beziehen ist.

Die Shockwirkung kann in einem Fall sehr stürmisch einsetzen, in einem anderen Fall ganz fehlen. Offenbar ist das Auftreten des Shocks abhängig einmal von der Schnelligkeit, mit der die Inversion eintritt, dann von dem Grade der Inversion und drittens auch von der Konstitution der Patientin. Neurolabile und asthenische Individuen sind vergleichsweise viel mehr dazu disponiert als vollgesunde Frauen.

Die partielle Inversion führt sicher nur ausnahmsweise und in geringem Grade eine Shockwirkung herbei. Auch bei der inkompletten Inversion ist sie vermutlich in der Mehrzahl der Fälle gering, während bei der kompletten und Totalinversion der Shock zu den konstantesten Symptomen gehört mit Ausnahme derjenigen Fälle, in denen es ganz allmählich zu einem hohen Grade der Inversion kam oder der Fälle, in denen durch eine schon vorher, z. B. zum Zweck der Placentarlösung eingeleitete tiefe Narkose die Reaktionsfähigkeit der Gefäßnerven stark herabgesetzt oder ausgeschaltet war. Denn es ist wohl heute kein Zweifel mehr darüber möglich, daß es sich bei dieser wie überhaupt bei jeder Shockwirkung um einen auf nervösen Bahnen zustande kommenden Symptomenkomplex handelt, der allgemein gesprochen durch die verschiedensten Faktoren ausgelöst werden kann. Im gegebenen Fall dürfte die Zerrung an den nervenreichen Ligamenten neben einer Torsion von Gefäßen die ausschlaggebende Schädlichkeit sein, die in erster Linie das Gefäßnervensystem im Splanchnicusgebiet trifft.

Es ist nach allgemeinen Erfahrungen wie nach zuverlässiger Beobachtung bei einzelnen Fällen von Inversion zweifellos, daß die Shockwirkung allein den Tod herbeiführen kann. Glücklicherweise kommt das selten vor — soweit man nach der Literatur urteilen kann nur in etwa 1% der Fälle akuter puerperaler Uterusinversion. Vielfach wird angegeben, daß die Reposition des invertierten Uterus, gleichgültig ob sie gelang oder mißlang, neuerlich und oft stärkere Shockwirkungen auslöste. Zum Teil war diese Shockwirkung so stark, daß die allerdings durch Anämie, Angst und den bereits einmal durchgemachten Shock geschwächte Patientin daran zugrunde ging. Nach den vorliegenden Berichten trifft das in weiteren 3—4% der Fälle zu, so daß bei einer Gesamtmortalität von rund 16% immerhin ein Viertel aller Todesfälle auf den Shock zu beziehen wäre. Zangemeister hat darum ganz recht, wenn er sich gegen diejenigen Autoren wendet, welche diese Gefahr unterschätzen (z. B. Engelmann) oder gar ganz leugnen wollen (Jolly). Allerdings scheint uns Zangemeister selbst die Shockgefahr etwas zu überschätzen[1].

Das zweite wichtige Symptom ist die Blutung aus der Placentarstelle, die um so verhängnisvoller wird, als sie häufig Frauen trifft, welche durch die der Inversion vielfach vorausgehende starke Blutung schon geschädigt sind. Diese aus der Placentarstelle stammende Blutung beruht im wesentlichen darauf, daß infolge der Inversion eine regelrechte Retraktion und Kontraktion der Muskelfasern, die zur physiologischen Blutstillung erforderlich ist, im allgemeinen und wenigstens zunächst nicht zustande kommen kann. Dazu gesellt sich oft eine starke venöse Stauung, da die Inversion wohl regelmäßig mindestens die Blutabfuhr aus den uterinen Venen hemmen dürfte[2].

Wie groß diese Verblutungsgefahr ist, geht daraus hervor, daß allein **mehr als ein Drittel aller Todesfälle bei Uterusinversion der in kürzester Zeit eintretenden Verblutung zur Last fällt.**

Blutverlust und Shock sind natürlich an dem ungünstigen Ausgang häufig zusammen schuld und es bleibt dem subjektiven Ermessen des einzelnen überlassen, ob er das eine oder andere Moment als ausschlaggebend beurteilt.

Trotzdem braucht man sich nicht zu wundern, daß die Inversion auch ohne jeden oder jeden nennenswerten Blutverlust zustande kommen kann. Das ist z. B. dann der Fall, wenn die Placenta in toto haften bleibt und vereinzelt auch trotz und nach Ablösung der

---

[1] Vgl. dazu weiter unten.
[2] Vereinzelt freilich scheint die oben erwähnte Gefäßtorsion so stark zu sein, daß auch die arterielle Blutzufuhr Schaden leidet. Daraus dürfte es sich erklären, daß in einzelnen Fällen von Totalinversion die Blutung aus der Placentarhaftstelle fehlte oder außerordentlich geringfügig war.

Placenta beobachtet worden, wenn der die invertierte Partie begrenzende Schnürring so eng war, daß er auch die arterielle Blutzufuhr sperrte. Diese Sperrung kann eine so völlige sein, daß Gangrän des Uterus eintritt. Nicht verwunderlich ist, daß gerade in derartigen nichtblutenden Fällen die Shockwirkung um so größer war.

Vereinzelt hat man eine Luftembolie als Ursache der Shockwirkung angeschuldigt (Nacke). Demgegenüber steht die interessante Angabe von Zangemeister, daß Luftembolie bisher in keinem einzigen Falle von Inversion als Todesursache nachweisbar war. Dieser negative Beweis ist natürlich ebensowenig zwingend wie die Angabe Nackes, da der Nachweis der Luftembolie nur durch Obduktion und auch dann nur unter besonderen Vorsichtsmaßregeln zu führen ist. Wir persönlich möchten die Gefahr der Luftembolie bei der bestehenden Inversion gerade wegen der starken Stauung in den Venen als gering ansehen, andererseits glauben, daß von den bei der Reposition beobachteten Todesfällen doch mancher auf eine Luftembolie zu beziehen sein dürfte. Wenn nicht besondere Vorsichtsmaßregeln (Höherlagerung der unteren Körperhälfte) dagegen getroffen werden, ist in der Tat bei der Reposition die Gefahr einer Luftembolie sicher groß.

Neben Blutverlust und Shock droht den Frauen aber auch noch die Möglichkeit der Infektion. 2% der bisher beobachteten Fälle sind an Sepsis zugrunde gegangen. Wenn man berücksichtigt, wie groß demgegenüber die durchschnittliche Mortalität nach der manuellen Placentarlösung ist (rund 8%), so ist man eigentlich überrascht, daß unter den extrem ungünstigen Verhältnissen bei der Inversion und der folgenden Reposition eine tödliche Infektion nicht häufiger vorkam.

Daß auch andere Komplikationen wie Lungenembolie und ähnliches, unglückliche oder verfehlte therapeutische Eingriffe eine Anzahl Opfer fordern, ist nicht verwunderlich. Zangemeister hat die darauf entfallende Mortalität auf rund 3,5% berechnet.

Andererseits hat manche Patientin trotz starker Shockwirkung, trotz des Blutverlustes, trotz mißlungener Repositionsversuche, manche auch ohne daß der Zustand jemals erkannt worden war (vgl. das vorige Kapitel) ihre Inversion überlebt, bis vielleicht erst später unregelmäßige Blutungen, Ausfluß oder Beschwerden von seiten der Blase zur Entdeckung des Zustandes führten.

Ebenso ist sicher bekannt, daß zuweilen und sogar nach mißlungenem Repositionsversuch eine spontane Reversion vorkommt. Bei kleiner partieller Inversion dürfte das sogar der gewöhnliche Ausgang sein, der aus dem im Wochenbett eintretenden Rückbildungsvorgang sich unschwer erklären läßt. Auch bei der inkompletten Inversion dürften, sofern kein besonderer Schnürring besteht, die puerperalen Rückbildungsvorgänge häufig ausreichend sein, um an den invertierten Partien einen solchen Dauerzug auszuüben, daß die allmähliche Reduktion möglich ist. Möglicherweise (Zangemeister) kommt auch ein dauernder Zug seitens der ja auch der puerperalen Rückbildung unterliegenden Adnexe und Bandapparate unterstützend hinzu.

Daß auch bei der totalen Inversion eine spontane Reduktion vorkommt, wie in einem Fall von Vogt (1894) berichtet wurde, scheint uns allerdings mit einer Wirkung derartigen Bänderzuges und der puerperalen Rückbildungsvorgänge allein nicht erklärlich. Vermutlich werden doch noch irgendwelche beachtete oder unbeachtete, vielleicht einfach durch den Druck der Unterlage ausgeübte Repositionsmanöver dabei mit eine Rolle gespielt haben.

Die Diagnose der puerperalen Uterusinversion bereitet an sich keine Schwierigkeit. Irrtümer sind zwar vielfach vorgekommen, aber in der Hauptsache bei Hebammen, seltener bei Ärzten, in beiden Fällen nur deshalb, weil die Betreffenden an die Möglichkeit dieser

Komplikation gar nicht dachten oder gar nichts von ihr wußten. Wer überhaupt gelernt hat, in jedem Fall exakt zu untersuchen und vor allem bei einem unklaren oder mehrdeutigen Befund differentialdiagnostische Erwägungen anzustellen, der wird die richtige Diagnose der Inversion immer treffen. Am leichtesten ist sie natürlich bei der Totalinversion (Abb. 179); aber auch bei der kompletten Inversion sind die Erscheinungen des Inversionsshocks gewöhnlich so deutlich, daß sie zur inneren Untersuchung, die selbstverständlich unter allen aseptischen Kautelen, am besten mit sterilem Handschuh vorgenommen werden

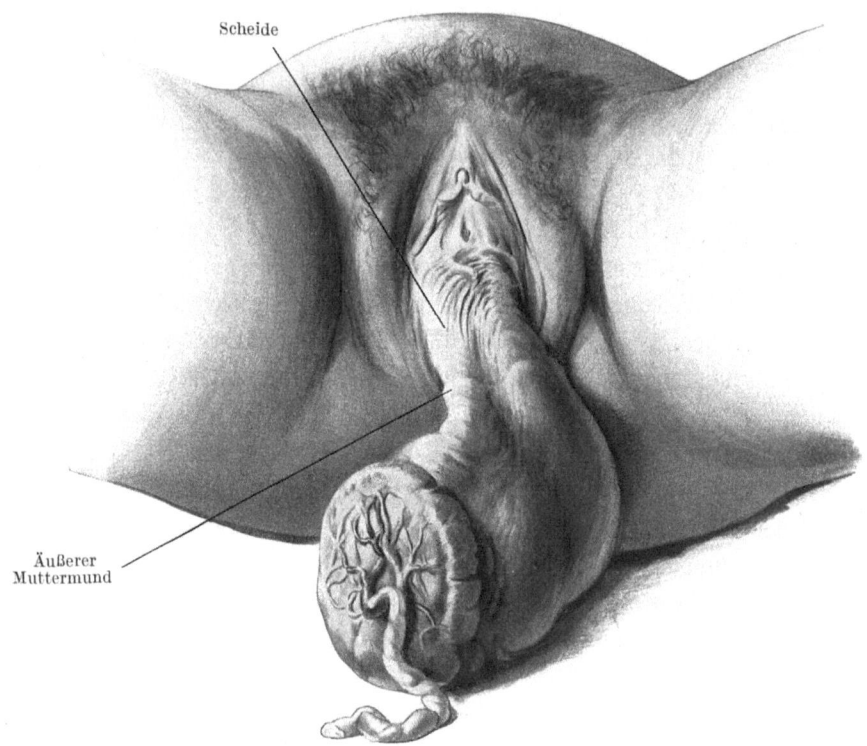

Abb. 179. Totalinversion des puerperalen Uterus. Placenta noch haftend. (Nach Bumm.)

muß, auffordern, wonach der kindskopfgroße, dem invertierten Korpus entsprechende, die Scheide ausfüllende Tumor sofort Verdacht erwecken muß. Haftet die Placenta noch ganz oder teilweise, dann wird die Diagnose kaum verfehlt werden können; ist die Placenta bereits abgelöst, dann sichert gegen die Verwechslung mit einem Myom die Tastung des Inversionstrichters. Ernste Schwierigkeiten, auch für den Erfahrenen, könnten nur entstehen, wenn etwa zufällig Myom und Inversion des puerperalen Uterus sich kombinieren. Hindernisse für eine exakte Palpation müssen natürlich beseitigt werden. Das gilt in erster Linie von der gefüllten Harnblase. Erschweren dicke Bauchdecken eine exakte Tastung, dann leite man die Narkose ein, die auch für den eventuell folgenden therapeutischen Eingriff notwendig ist. Partielle Inversionen, die keine besonderen Symptome machen, können natürlich der Diagnose entgehen. Doch ist dieser Irrtum bedeutungslos.

Die beste Therapie besteht gerade bei der Inversion in der Prophylaxe. Man darf ruhig sagen, daß mindestens die Hälfte aller puerperalen Inversionen vermeidbar wäre. Diese Prophylaxe erschöpft sich während der eigentlichen Entbindung darin, daß schädlicher Zug an der Nabelschnur vermieden wird. Eine primär oder infolge zahlreicher Umschlingungen zu kurze Nabelschnur soll lieber zwischen zwei Klemmen durchtrennt werden, ehe man riskiert, bei der Entwicklung des Kindes einen gefährlichen Zug an der Nabelschnur auszuüben. Ganz besonders ist natürlich bei entbindenden Operationen, vor allem bei der Zangenextraktion, bei der Kephalotrypsie darauf zu achten, daß nicht die Nabelschnur mitgefaßt wird. Hauptgebiet der Prophylaxe ist die Nachgeburtsperiode. Von dem verwerflichen Zug an der Nabelschnur ganz abgesehen, ist jeder vorzeitige Expressionsversuch, vor allem am erschlafften Organ, streng zu vermeiden. Schließlich ist, wie ein vom Verfasser beobachteter Fall beweist, auch bei der manuellen Placentarlösung streng darauf zu achten, daß niemals an der Placenta irgend ein Zug ausgeübt wird, ehe sie völlig abgelöst ist.

Die Therapie der bereits perfekten Inversion hat prinzipiell zunächst die Aufgabe der Reposition, dann aber die weitere, die Patientin vor den Gefahren des Shocks, der Verblutung und der Infektion möglichst zu bewahren bzw. diese Gefahren zu bekämpfen.

Die Reposition kann sehr leicht, sie kann aber auch schwer sein und selbst mißlingen. Schwierigkeiten ergeben sich vor allem dann, wenn der Umschnürungsring an der Grenze zwischen invertierten und nichtinvertierten Partien eng oder gar spastisch kontrahiert ist. Freilich hat man mit derartigen Schwierigkeiten nur bei der kompletten und bei der Totalinversion zu rechnen. Eine andere Schwierigkeit kann sich daraus ergeben, daß das invertierte Organ bei frischen Fällen manchmal in tetanischer Kontraktion vorgefunden wurde, die allerdings durch eine entsprechend tiefe Narkose wohl immer überwindbar sein dürfte.

Eine gar nicht zu unterschätzende Schwierigkeit ist die Neigung des kaum reponierten Uterus zu neuerlicher Inversion. Doch möchten wir glauben, daß diese Schwierigkeit durch eine entsprechende Technik sich überwinden läßt.

Die Technik ist an sich einfach.

Nach Jodtinkturanstrich des äußeren Genitales — bei der Totalinversion kann auch das invertierte Organ mit verdünnter Jodtinktur bestrichen werden — wird, immer natürlich nach vorangehender Ablösung der Placenta mit behandschuhter Hand ein Reversionstrichter erzeugt; die Spitzen der kegelförmig zusammengelegten zwei oder drei Finger drängen die am meisten vorgestülpte Partie oder wenn diese als wenig nachgiebig sich erweist, eine etwas seitlich davon gelegene Stelle ganz zart zurück, bis eine kleine Delle entsteht; unter sanfter Vermehrung des Druckes und geringer, ganz allmählicher Spreizung der Fingerspitzen voneinander wird versucht, diese Delle nach der Peripherie zu vergrößern und gleichzeitig zu vertiefen. Sobald das gelungen ist, also der Reversionstrichter eine gewisse Tiefe und einen bestimmten Umfang erreicht hat, zieht sich der Rest der invertierten Partien gewöhnlich von selbst zurück. In diesem Moment der vollendeten Reinversion ist es wichtig, daß die äußere Hand durch die Bauchdecken den Uterus fest umfaßt und womöglich von vorne nach hinten zusammendrückt. Damit allein gelingt es schon meist, die Neigung zu einer neuerlichen Inversion zu überwinden.

Noch etwas anderes scheint uns freilich wichtig. Die innere Hand darf nun nicht plötzlich zurückgezogen werden, sondern es erscheint uns am besten, wenn die Finger der inneren Hand weiter einen leichten Druck gegen den Fundus ausüben und nunmehr auf der in Scheide und Uterushöhle liegenden Hand breite Tamponadestreifen eingeführt werden. Erst in dem Maß, als die Gaze die fundalen Partien des Korpus ausfüllt, darf die innere Hand langsam zurückgehen, um völlig erst dann aus der Scheide entfernt zu werden, wenn der ganze Uterus tamponiert ist. Nun wird noch die Scheide tamponiert, durch Secacornin und eventuell eine Eisblase für eine gute Kontraktion des Uterus gesorgt. Spätestens nach 12 Stunden kann die Tamponade nach nochmaliger vorhergehender Secacornininjektion entfernt werden. Geschieht das mit Vorsicht, dann dürfte die Gefahr einer neuerlichen Inversion meist zu vermeiden sein. Schlimmstenfalls müßte die Tamponade bei den ersten Zeichen einer neuerlichen Inversion sofort erneuert werden. Jedenfalls scheint uns das ein geringeres Übel als ein längeres Liegenlassen der Tamponade.

Die Erfahrung hat nun gelehrt, daß die Reposition ebenso wie die Inversion, ja nach mancher Autoren Meinung noch häufiger als diese einen bedrohlichen Shock erzeugt oder mindestens erzeugen kann. Es ist verständlich, daß bei einer Frau, bei der schon die Inversion mit Shockerscheinungen einherging und durch den Blutverlust vielleicht eine beträchtliche Anämie erzeugt wurde, der neuerliche Repositionsshock das Maß zum Überlaufen bringt, d. h. den Tod herbeiführen kann. Es ist das Verdienst Zangemeisters, auf diese Gefahr der Reposition in neuerer Zeit mit großem Nachdruck hingewiesen zu haben. Nach seinen Angaben trat unter 172 Repositionen 14 mal, d. h. also in 8% der Exitus im Anschluß an diesen Eingriff ein. Zangemeister leitet daraus die Forderung ab, „die manuelle Reposition grundsätzlich erst nach Ablauf einer gewissen Zeit vorzunehmen"[1]. Er fügt allerdings einschränkend hinzu „zum mindesten in Fällen, in denen sie nicht besonders leicht ist". Aus dieser Einschränkung würde freilich folgen, daß der Repositionsversuch doch immer erlaubt sei, denn niemand kann vorher mit Sicherheit entscheiden, ob die Reposition leicht oder schwierig sein wird.

Verfasser möchte demgegenüber seinen Standpunkt etwas anders formulieren: Ich halte grundsätzlich die alsbaldige Reposition in tiefster Narkose für das Erstrebenswerte; nur wo dieselbe auf größere Schwierigkeiten stößt oder die Patientin auch in tiefster Narkose und trotz der Verabreichung von Analepticis von dem Inversionsshock sich nicht erholt, tut man besser, die Reposition einige Stunden hinauszuschieben.

Vielleicht ist im praktischen Handeln die Differenz unserer Standpunkte gar nicht groß. Ich bin weit davon entfernt, die Gefahr des Shocks zu unterschätzen, wie Engelmann zweifellos es tut, andererseits scheint mir Zangemeister diese Gefahr zu überschätzen oder mindestens die aus einem Zuwarten sich ergebenden Gefahren zu unterschätzen. Denn das Zuwarten bringt vielfach weiteren Blutverlust und vergrößert zudem die Infektionsgefahr erheblich. Auch die Gefahr anderer Komplikationen wie einer Embolie, der Gangrän des Uterus dürfte durch das Zuwarten größer werden. Die von Zangemeister gebrachten Zahlen[2] zeigen, daß diese Gefahren insgesamt doch mehr Opfer gefordert haben als der Shock. Bei so seltenen Komplikationen, in denen kein Autor über eine größere persönliche Erfahrung verfügt, streitet man natürlich immer ein wenig um des Kaisers Bart. Andererseits ist der Eindruck spärlicher, aber sorgfältiger eigener Beobachtungen ein tieferer als der aus dem Literaturstudium zu gewinnende Gesamteindruck. Ich vermag Zangemeister in der hohen Einschätzung seines statistischen Ergebnisses vor allem deshalb nicht zu folgen, weil nach meinem Dafürhalten die Fälle

---

[1] L. c. S. 471.
[2] L. c. S. 472.

vielfach so mangelhaft beobachtet, beurteilt und behandelt sind, daß mir tatsächlich diese Grundlage als allgemeiner Maßstab für das eigene Handeln zu unsicher erscheint. Vor allem erscheint mir auf Grund eigener Erfahrung nicht nur bei zwei selbst beobachteten Totalinversionen, sondern auf Grund der gesamten klinischen Erfahrung die Gefahr des Shocks leichter zu bekämpfen als die eines zu großen Blutverlustes. Eine wirklich tiefe Äthernarkose hat im Verein mit Analepticis und Morphium in meinen beiden Fällen wie auch sonst bei verschiedenen Gelegenheiten den bestehenden Shock nicht nur völlig auszuschalten vermocht, sondern auch hingereicht, die Reposition ohne neuerlichen Shock durchzuführen. Gelingt also die Ausschaltung des Shocks, dann ist die sofortige Reposition jedenfalls ein Vorzug, was ja auch Zangemeister zugeben dürfte. Gelingt die Ausschaltung des Shocks nicht, und darüber kann eben kein Literaturstudium mit seinen vielen Fehlerquellen entscheiden, sondern nur die praktische Beobachtung des Einzelfalles, dann soll man auch nach meiner Anschauung Zangemeisters Rat folgen und unter Inkaufnahme gewisser anderer Gefahren lieber einige Stunden warten. Zangemeister hält die 2.—6. Stunde nach der Entstehung der Inversion für den günstigsten Zeitpunkt der Reposition. In praxi wird die Differenz unserer Standpunkte um so weniger in Erscheinung treten als leider nur zu oft zwei und selbst mehr Stunden nach Eintritt der Inversion vergehen werden, ehe Hilfe geleistet werden kann.

Zeigt sich, daß auch in tiefer Narkose nach vorheriger Verabreichung von Morphium und Analepticis der Shock ausnahmsweise noch fortbesteht, dann mag man abwarten. Blutet die Frau nicht, dann ist dieser Entschluß verhältnismäßig leicht. Blutet es aber weiter, dann ist guter Rat teuer. Zangemeister empfiehlt für solche Fälle bei inkompletter Inversion die Vaginaltamponade mit dünnwandigem Kolpeurynter oder mit breitem Gazestreifen bzw. eine Watte-Gazetamponade, bei kompletter und Totalinversion die temporäre Umschnürung des invertierten Organs mit 7—8 mm dickem Gummischlauch, im Notfall mit einem Leinenband, wie sie zunächst von Kocks[1], später von Thorn empfohlen wurde. Daß diese Umschnürung nur ebenso fest sein darf, daß die Blutung steht, nach 3—4 Stunden gelöst werden muß, wenn nicht eine Gangrän des Uterus eintreten soll, bedarf keiner ausdrücklichen Erwähnung. Für mich persönlich hat dieses Verfahren etwas außerordentlich Unsympathisches und ich würde darum bei einer Mehrgebärenden die Totalexstirpation des Uterus vorziehen, die sich unter Anwendung der bei den Franzosen noch heute beliebten Klemmenmethode in wenigen Minuten durchführen läßt.

Aber was soll man tun, wenn die Reposition, gleichgültig zu welchem Zeitpunkte sie versucht wurde, nicht gelingt oder nach gelungener Reposition eine neuerliche Inversion eintritt?

Verwerfen möchten wir gleich Zangemeister jeden Versuch, mit Hilfe von Repositorien, wie solche von Braxton-Hicks, Gariels, Galabin u. a. konstruiert worden sind, die Reinversion zu erzwingen. Die Gefahr von Verletzungen ist dabei zu groß.

Wir stehen vielmehr auf dem Standpunkt, daß nach Mißlingen eines von sachverständiger Seite ausgeführten manuellen Repositionsversuchs sofort die operative Reinversion vorzunehmen ist. Die dafür in Frage kommenden Methoden sind

---

[1] Zbl. Gynäk. 1890, 353.

dieselben, die wir bereits im vorigen Kapitel geschildert haben. Bei Vielgebärenden kann statt dessen die vaginale Totalexstirpation vorgenommen werden, die auch in allen bereits infizierten Fällen, bei beginnender Gangrän des Uterus und bei den dem Verblutungstod nahen Frauen als Ultimum refugium in Frage kommt. In diesen letztgenannten Fällen, wo es auf jede Minute ankommt, empfehlen wir dazu die Klemmenmethode der Franzosen, darin bestehend, daß nach Abschieben der Blase und Eröffnung des Peritoneums einfach lange Quetschklemmen an die zuführenden Gefäße und die Adnexstümpfe angelegt werden, die liegen bleiben, bis sie nach einigen Tagen von selbst abfallen. Wir sind sonst kein Freund derartiger robuster Methoden, haben aber bereits mehrmals auf diesem Wege noch völlig pulslose Frauen retten können.

XI. Hernia uteri.

Von einer Hernia uteri oder Hysterocele spricht man übereinkommengemäß, wenn die Gebärmutter Bruchinhalt ist. Danach unterscheidet man eine Hernia uteri inguinalis, femoralis, ischiadica, obturatoria usw. Die beiden letztgenannten Formen sind nicht sicher erwiesen, auch die Hernia uteri femoralis ist recht selten; einzig die Hernia uteri inguinalis ist häufiger beobachtet worden, bisher in 44 Fällen. Darunter hat es sich in der Hälfte der Fälle um den graviden Uterus gehandelt. Neben dem Uterus wurden gewöhnlich die Adnexe einer oder beider Seiten, öfters auch Netz und Darm im Bruchsack gefunden.

Über die **Ätiologie** herrscht keine einheitliche Auffassung. Wir selbst stehen auf Seite derjenigen Autoren (Klob u. a.), welche annehmen, daß wohl regelmäßig erst eine Ovarialhernie vorhanden ist und der Uterus gewissermaßen sekundär in den Bruchsack hineingelangt. Das geht unseres Erachtens allein schon aus der viel größeren Häufigkeit der Ovarialhernien wie der regelmäßigen Beteiligung wenigstens eines Ovars an der Hysterocele hervor. In einem Falle von Rosanoff ist die hier geschilderte Entstehung direkt beobachtet worden. Begünstigt wird sie — auch das läßt sich aus der Kasuistik entnehmen — durch Mißbildungen des Uterus, namentlich die verschiedenen Formen des Uterus bicornis, bei denen ja von vornherein ein Uterushorn dem Leisten- oder Schenkelring angenähert ist. Jedenfalls war in den bisher bekannten Fällen von Hernia uteri inguinalis bei nichtgraviden Frauen in mehr als $3/4$, bei graviden in $1/4$ der Fälle eine solche Mißbildung nachweisbar.

Bemerkenswert scheint uns auch die Tatsache, daß bei Pseudohermaphroditismus masculinus externus auffallend häufig ein Uterus in einem gleichzeitig vorhandenen Leistenbruch gefunden wurde [1].

Da die Hernien des graviden Uterus noch besonders behandelt werden, bleibt uns nur noch die künstlich durch die Exohysteropexia Kochers erzeugte Hernia uteri ventralis und die gelegentlich nach der Interpositio uteri zu beobachtende Hysterocele vaginalis zu erwähnen. Mehrfach sind Ventralhernien auch nach Ventrifixur des Uterus mit sekundärer Heilung der Bauchwunde beobachtet worden.

---

[1] Ausführliche Literaturzusammenstellung bei Neugebauer, 103 Beobachtungen von mehr weniger hochgradiger Entwicklung eines Uterus beim Mann. Leipzig 1904.

Besondere **Symptome** werden durch die Hernia uteri gewöhnlich überhaupt nicht hervorgerufen, die meisten Fälle — sofern es sich um nicht gravide Frauen handelt, die wir hier allein zu berücksichtigen haben — sind zufällig bei Gelegenheit einer Herniotomie oder erst an der Leiche entdeckt worden; nur vereinzelt führten schmerzhafte Anschwellungen in der Leistengegend zur Zeit der Menses die Frauen zum Arzt. Dieses Symptom sollte in der Tat immer Verdacht erregen.

Die **Diagnose** ist an sich leicht zu stellen, wenn man exakt bimanuell untersucht und in schwierigen Fällen lieber einmal die Narkose zu Hilfe nimmt als sich mit einem unklaren Befund zu begnügen.

Die **Therapie** besteht in der Radikaloperation der Hernie unter gleichzeitiger Reposition des Uterus.

Hernia ovarii et tubae.

Die Kasuistik der Hernien mit Tube oder Ovarium oder beiden als Bruchinhalt ist im Laufe der letzten Jahrzehnte eine recht ansehnliche geworden. Dabei sehen wir hier von all den Fällen, in denen die Adnexe bei einer Hernia uteri mit im Bruchsack gefunden werden, ab. Am häufigsten handelt es sich um Inguinalhernien, nächst dem um Femoralhernien, dann um postoperative Hernien, namentlich nach der Alexander-Adamsschen Operation, während die Hernia obturatoria, ischiadica und glutaealis nur als Kuriositäten in Frage kommen. Bald ist das Ovarium allein, bald zusammen mit der Tube, sehr viel seltener die Tube allein als Bruchinhalt gefunden worden; doppelseitige Hernien der Adnexe sind sehr selten und dann fast ausschließlich Inguinalhernien. Leistenbrüche sind überhaupt etwa neunmal so häufig als alle anderen Hernien der Adnexe zusammengenommen. Daß aber in 25—30% aller Inguinalhernien weiblicher Individuen die Adnexe als Bruchinhalt gefunden werden, wie Carmichael behauptet, ist nach unseren Erfahrungen unzutreffend. Häufig sind derartige Hernien schon bei kleinen Mädchen beobachtet worden, darunter 12 Fälle (Langemak), die mit Einklemmungserscheinungen einhergingen; relativ oft fand man Adnexhernien bei Uterus unicornis und bicornis, was leicht verständlich ist.

Die im Bruchsack gefundenen Adnexe sind überwiegend verändert; gewöhnlich fand sich kleincystische Degeneration, zuweilen Geschwulstentwicklung, darunter Carcinom und Angiosarkom. Als Kuriosität seien Hernien mit einem Ovarialtumor als Inhalt erwähnt, darunter 5 Fälle von Incarceratio bei ektopischer Schwangerschaft (vgl. Birmann).

Hinsichtlich der **Ätiologie** ist namentlich bei den selteneren Formen von Adnexhernien primären Fehlern der Anlage zweifellos das Hauptgewicht beizulegen. Dafür spricht in erster Linie die Häufigkeit des Zusammentreffens von genitalen und extragenitalen Mißbildungen, weiter aber auch die Tatsache, daß manche Hernien oft schon angeboren sind und überwiegend häufig im ersten Lebensjahre zur Beobachtung kamen. Auch bei der Hernia inguinalis spielen zweifellos anlagemäßige Besonderheiten eine Rolle. Daß besondere Länge oder Schlaffheit der Ligg. lata, des Lig. ovarii proprium und infundibulopelvicum begünstigend wirken, ist selbstverständlich. Im übrigen kann man nur sagen, daß genau dieselben Faktoren eine Rolle spielen, die überhaupt Individuen zur Hernienbildung disponieren, wobei oftmals hereditäre Momente eine Rolle spielen.

Symptome wurden durch die genannten Hernien nur in einem Bruchteil aller Fälle hervorgerufen. Deshalb sind auch angeborene Hernien häufig erst nach Eintritt der Pubertät entdeckt worden, wenn durch Schwellung des Ovariums oder sonstige Veränderungen, darunter Stieltorsion im Bruchsack, Einklemmungserscheinungen oder mindestens Schmerzen erzeugt wurden. Daraus erklärt sich auch, daß die

Diagnose an der Lebenden vielfach erst bei der wegen des Bestehens einer Hernie gleichzeitig vorgenommenen Operation gestellt wurde. Namentlich unter den eingeklemmten Hernien junger Mädchen und unter den als Netzhernien angesprochenen Fällen ist das relativ oft der Fall gewesen. Ein nicht geringer Teil der Fehldiagnosen erklärt sich auch daraus, daß die Trägerinnen von Hernien meist in die Hand des Chirurgen kommen, der die Genitaluntersuchung in der Regel vernachlässigt oder auch nicht beherrscht, während von gynäkologischer Seite die Diagnose bei genügender Aufmerksamkeit vielfach richtig gestellt wurde. Das wichtigste ist auch hier, an die Möglichkeit überhaupt zu denken und sich über den Genitalbefund jedesmal, nötigenfalls unter Zuhilfenahme der Narkose, Klarheit zu verschaffen.

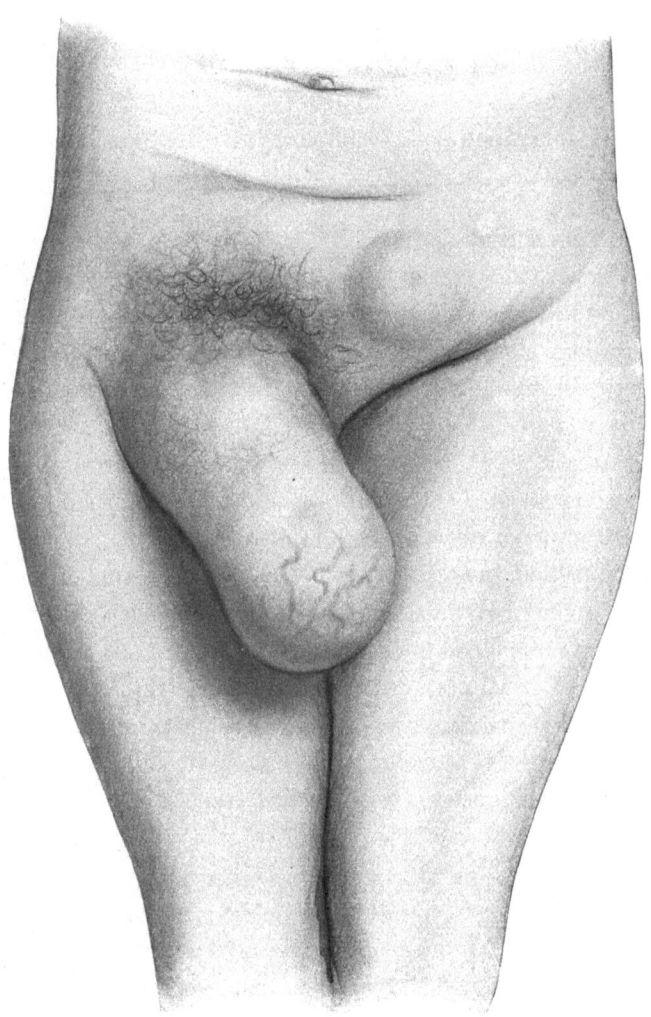

Abb. 180. Hernia cornu dextri uteri gravidi inguinalis mens. V. (Nach v. Winckel.)

Die **Prognose** ist im wesentlichen die der Hernie als solcher. Nur ausnahmsweise wird sie durch besondere Veränderungen der Adnexe (Tumorenentwicklung, vor allem Carcinom, Sarkom, Vereiterung) beherrscht.

Die **Therapie** soll prinzipiell eine operative sein. Bruchbänder sind bei Adnexhernien zu vermeiden. Neben dem Verschluß der Bruchpforte kommt eine Entfernung der Adnexe nur dann in Frage, wenn sie derart verändert sind, daß ihre Funktion beeinträchtigt erscheint oder ihr Verbleiben mit Gefahren für die Patientin verbunden ist.

Hernia uteri gravidi.

Praktisch spielt nur die Hernia uteri gravidi inguinalis eine gewisse Rolle (Abb. 180). Schenkelhernien des graviden Uterus sind nicht bekannt, häufiger wohl sind Fälle von Ventralhernie mit dem graviden Uterus als Inhalt; sicherlich ist nur ein Teil dieser Fälle beschrieben worden. Ein Kuriosum stellt der jüngst von E. Fischer publizierte Fall von Hysterocele gravidae sacralis (Abb. 181/182) dar, die nach Rectumamputation mit Kreuzbeinresektion bei gleichzeitig bestehender Retroflexio uteri zustande kam. Die nachstehenden Abbildungen zeigen alles Weitere.

Auffallend oft, wie überhaupt bei den Hernien des Uterus handelt es sich um Doppelbildungen. Das ist leicht verständlich, da ja beim Uterus bicornis verschiedensten Grades, beim Uterus unicornis das gravide Horn von vornherein dem Leistenring näherliegt und dieser unter Umständen geradezu in der Wachstumsrichtung des graviden Hornes liegen kann. Ob dabei die Graviditätshypertrophie des Lig. rotundum, das in derartigen Fällen oft stark entwickelt ist, eine Rolle spielt, möchten wir dahin gestellt sein lassen. Merkwürdig ist, daß anscheinend selten ein bereits im Bruchsack befindlicher Uterus geschwängert wird; meist ist erst der gravid gewordene Uterus sekundär in den inguinalen Bruchsack gelangt. O. Küstner vermutet, daß in diesem Fall bereits vorher eine Inguinalhernie mit der Keimdrüse oder überhaupt mit Ovarium und Tube als Bruchinhalt bestand. Das ist wahrscheinlich richtig, weil trotz der verhältnismäßigen Häufigkeit von Inguinalhernien der Uterus im allgemeinen keinerlei Neigung zeigt, solche Lücken zu benutzen.

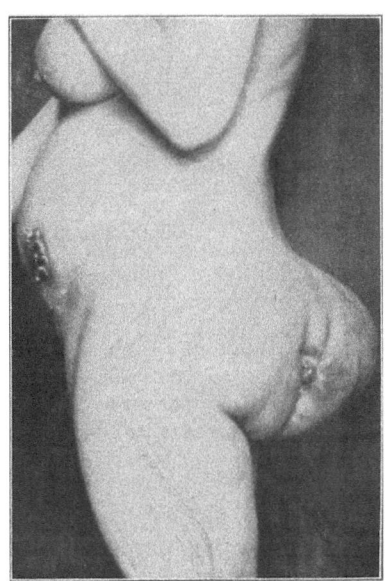

Abb. 181. Hysterocele gravidae sacralis. (Nach E. Fischer.)

Der **Verlauf** der Gravidität gestaltet sich nach den bisherigen Beobachtungen sehr wechselvoll. Nur selten kam es zum Abortus, häufiger zur Frühgeburt, gewöhnlich aber wurde die Gravidität nahezu ausgetragen. Daß dabei regelwidrige Lagen der Frucht beobachtet wurden, kann nicht wundernehmen, ebensowenig, daß mehrfach Schwierigkeiten dadurch entstanden, daß der Bruchring sich als zu eng erwies, um eine richtige Einstellung des vorliegenden Teiles zu gestatten.

Die **Diagnose** macht natürlich keine Schwierigkeiten und ist tatsächlich in den bisher bekannten Fällen auch immer richtig gestellt worden.

Die **Prognose** ist für die Mutter in erster Linie von der Weite der Bruchpforte abhängig. Daß gerade von dieser Seite sehr häufig Komplikationen drohen, wurde schon oben angedeutet. Abortus und Frühgeburt sind in dieser Hinsicht von geringerer Bedeutung als die aus Abnormitäten der Kindeslage und Haltung sich häufig ergebende Notwendigkeit einer operativen Entbindung. Am gefährlichsten für die Mutter ist vielleicht die gleichzeitige Anwesenheit von Darm im Bruchsack. Denn gerade in diesen Fällen ist die Gefahr entzündlicher Veränderungen im Bruchsack, eines Ileus mit seinen gefahrdrohenden Folgen am größten.

Auch für das Kind ist die Prognose, abgesehen von frühzeitiger Unterbrechung der Gravidität, getrübt durch die notwendigen operativen Eingriffe, die technisch erschwert und darum oft für das Kind verhängnisvoll sind, ganz besonders natürlich dann, wenn etwa die Bruchpforte für den Durchtritt des Kopfes zu eng ist.

Gleichwohl darf man sagen, daß bei sorgfältiger Überwachung unter den heutigen Verhältnissen die Prognose für beide Teile wesentlich besser sein dürfte als früher, wo einer etwa notwendig werdenden Schnittentbindung verhältnismäßig sehr viele Frauen zum Opfer fielen.

Die **Therapie** soll, wenn der Zustand gleich in den ersten Monaten der Schwangerschaft erkannt wird, zunächst in einem Repositionsversuch bestehen, dem in günstig gelagerten Fällen die Radikaloperation der Hernie angeschlossen werden kann. Allgemein gültige Vorschriften lassen sich nicht geben; denn es hängt natürlich ganz von der Weite der Bruchpforte und der sonstigen Beschaffenheit der Gewebe ab, ob die Radikaloperation Aussicht auf Dauererfolg bietet oder nicht. Hat man in dieser Hinsicht Zweifel, dann ist es wohl richtiger, nach gelungener Reposition durch eine weiche Pelotte die Bruchpforte zu verschließen und erst nach Ablauf der Schwangerschaft die Radikaloperation der Hernie vorzunehmen.

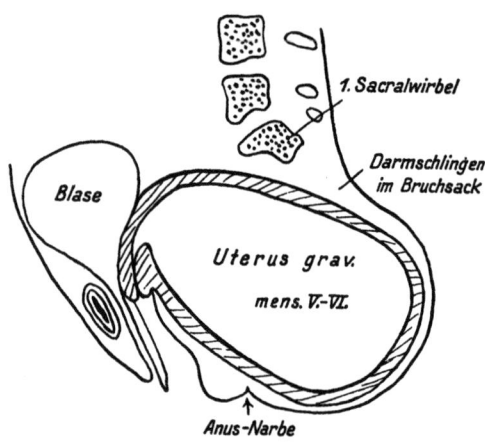

Abb. 182. Sagittalschnitt zu dem Fall der Abb. 181.

Wo die Reposition aus irgend einem Grunde nicht gelingt — das war bisher fast regelmäßig der Fall — da scheint uns, unter der Voraussetzung der Möglichkeit einer sorgfältigen Überwachung Abwarten das Richtige. Stellen am normalen Ende der Schwangerschaft oder auch bei vorzeitigem Eintritt der Wehen die Verhältnisse für eine Spontangeburt sich günstig dar, dann mag auch diese abgewartet werden.

Ergeben sich Komplikationen, dann würden wir vor jedem schwierigen, die Mutter und auch das Kind gefährdenden Eingriff warnen und lieber von vornherein die Laparohysterotomie im Bruchsack vorzunehmen empfehlen, der die Radikaloperation der Hernie, bei Doppelbildung eventuell auch die Amputation des schwangeren Horns unmittelbar anzuschließen wäre.

Eine Indikation zur Einleitung des Abortus, wie sie früher für die erste Graviditätshälfte nach mißlungener Taxis von v. Winckel u. a. empfohlen wurde, scheint uns heute nicht mehr gegeben, nachdem die Schnittentbindung der vor 20 Jahren bestehenden Gefahren größtenteils entkleidet ist.

Literaturverzeichnis.

Erklärung der in den Literaturangaben[1] vorkommenden Abkürzungen der Zeitschriften:

Arch. Gynäk. = Archiv für Gynäkologie. Berl. klin. Wschr. = Berliner klinische Wochenschrift. Dtsch. med. Wschr. = Deutsche medizinische Wochenschrift. Med. Klin. = Medizinische Klinik. Mschr. Geburtsh. = Monatsschrift für Geburtshilfe und Gynäkologie. Münch. med. Wschr. = Münchner medizinische Wochenschrift. Zbl. Gynäk. = Zentralblatt für Gynäkologie. Z. Geburtsh. = Zeitschrift für Geburtshilfe und Gynäkologie. Z. urol. Chir. = Zeitschrift für urologische Chirurgie.

Adler, L., Zur Klinik der Retroversio-flexio uteri. Mschr. Geburtsh. 32, H. 2/3. — *Derselbe,* Über den Einfluß des Krieges in der Frauenheilkunde. Med. Klin. 1919, 19. — *Adolph,* Die Bedeutung des Levatorspaltes für die Rezidivprognose bei Prolapsoperationen. Mschr. Geburtsh. 30, H. 3. — *Albano, G.,* Sull inversione puerperale dell'utero. Contributo statistico clinico ed etiopato genetico. Ann. Ostetr. 45, Nr 2 (1923). — *Albert, W.,* Über die Indikation der Ventrofixatio uteri. Zbl. Gynäk. 1921, Nr 26. — *Albrecht, H.,* Über intraabdominale Netztorsion. Gynäk. Rdsch. 1911, H. 7. — *Derselbe,* Zur operativen Therapie der Rectalprolapse bei Frauen. Gynäk.Rsch. 1914, H. 7. Ref. Zbl. Gynäk. 1914, 1455. — *Alfieri, E.,* Die Dauerresultate meiner Methode der Kolporrhaphie bei Behandlung des Vaginalprolapses. Rass. Ostetr. 1909, 6. Ref. Zbl. Gynäk. 1910, 464. — *Derselbe,* Die Resultate der endoperitonealen Verkürzung der runden Mutterbänder in Beziehung zur Uterusstatik und zum Verlaufe von Schwangerschaften und nachfolgenden Geburten. Fol. gynaec. (Genova) 12, 3 (1918). — *Allmann,* Nachteile der Ventrifixur. Zbl. Gynäk. 1913, Nr 18. — *Derselbe,* Inversio et prolapsus totalis uteri puerperalis. Dtsch. med. Wschr. 1914, 3. — *Allport, W. H.,* Vergleichende anatomische Studien zur Erläuterung der Architektur und Physiologie des menschlichen Beckens. Amer. J. Obstetr. 1912, Oktober. Ref. Zbl. Gynäk. 1913, 214. — *Altmann, J.,* Die abdominalen Operationen der Retroversioflexio des Uterus und deren Resultate. 5. Kongr. tschech. Naturforsch. u. Ärzte, Prag 1914. Ber. Zbl. Gynäk. 1915, 386. — *Amberger,* Ein seltener Fall von Prolaps der Harnblase. Beitr. klin. Chir. 110, H. 2. Ref. Zbl. Gynäk. 1918, 118. — *Andrews, H. R.,* Carcinoma of a prolapsed cervix in a woman aged 77. Proc. roy. Soc. Med. 16, Nr 11. Sect. Obstetr. a. Gynec. 1923, 109. — *Anspach, B. M.,* Die Torsion von Tubensäcken usw. Amer. J. Obstetr. 1912, Oktober. Ref. Zbl. Gynäk. 1913, 365. — *Apolant,* Eine Modifikation des Schultzeschen Ringes. Berl. klin. Wschr. 1911, Nr 40. — *Arnold,* Über die Dauerresultate der Ventrofixatio uteri, ganz besonders über postoperative Schwangerschaften und Geburten. Inaug.-Diss. Würzburg 1917. Ref. Zbl. Gynäk. 1920, 1230. — *Arnold, R.,* Über einen Fall von Ausstoßung der Blasenschleimhaut bei Incarceration des retroflektierten graviden Uterus. Inaug.-Diss. Leipzig 1923. — *v. Arx, M.,* Der Mechanismus des Beckenbodens und das statische Prinzip im Aufbau unseres Körpers. Arch. Entw.mechan. 29, H. 2 (1910). Ref. Zbl. Gynäk. 1910, 1701. — *Derselbe,* Körperbau und Menschwerdung. Leipzig 1922. — *Aubert, L.,* Hysteropexie durch Befestigung der Ligg. rot. an der Aponeurose. Rev. franç. Gynéc. 1920, Juli. Ref. Zbl. Gynäk. 1921, 1156. — *Aulhorn,* Spontane Stieltorison normaler Adnexe in der Schwangerschaft. Ges. Geburtsh. u. Gynäk. zu Leipzig, 17. Jan. 1910. Ber. Zbl. Gynäk. 1910, 538. — *Auvray,* Über die spontane Torsion der normalen Adnexe. Arch. mens. Obstetr. 1912, Juli. Ref. Zbl. Gynäk. 1913, 752.

Baaden, E., Die mediane Fasciensuspension. Inaug.-Diss. München 1925. Ref. Zbl. Gynäk. 1927, 2641. — *Babcock, W. Wayne,* Die Korrektur des Fetthängebauches mit besonderer Berücksichtigung des Gebrauches von versenkten silbernen Ketten. Amer. J. Obstetr. 74, Nr 4 (1916). Ref. Zbl. Gynäk. 1917, 849. — *Bäcker, J.,* Bedeutung und Behandlung der Lageveränderungen der Gebärmutter. Budapesti Orvosi tysag. 1907, Nr 25/26. Ref. Zbl. Gynäk. 1909, 1550. — *Babitzki,* Zur Frage der Fascientransplantation bei Mastdarmvorfall. Berl. klin. Wschr. 1918, Nr 38. Ref. Zbl. Gynäk. 1919, 621. — *Bailey, F. W.,* Gebrauch und Mißbrauch des Ligamentum teres uteri. Interstate med. J. 1912, August. Ref. Zbl. Gynäk. 1912, 1751. — *Bakofen,* Kriegserscheinungen in Gynäkologie und Geburtshilfe. Dtsch. med. Wschr. 1919, H. 8. — *Balduin, H.,* Netztorsion. Prag. med. Wschr. 1911, Nr 2. — *Baldy, J. M.,*

---

[1] Das Literaturverzeichnis umfaßt die Zeit von 1905 bis Ende 1927. Frühere Literatur ist in der vorigen Auflage dieses Handbuches einzusehen. Die Literatur des Jahres 1927/28 konnte bei der Korrektur nur noch teilweise berücksichtigt werden.

Über den Prolaps des Uterus. Surg. etc. **15**, Nr 2. Ref. Zbl. Gynäk. **1912**, 1750. — *Derselbe,* Prolaps des Uterus. 37. Jahresversamml. d. amerik. gynäk. Ges. Amer. J. Obstetr. **1912**, Juli-Oktober. Ref. Zbl. Gynäkol. **1913**, 178. — *Bamberg, G.,* Wie sollen wir die Retroflexio operieren? Zbl. Gynäk. **1911**, 41. — *Bantelmann,* Über Dauererfolge nach Operation von Bauchnarbenhernien. Inaug.-Diss. Kiel 1915. Ref. Zbl. Gynäk. **1915**, 850. — *v. Bardeleben,* Bauchnarbenbrüche mit 8 Monate schwangerer Gebärmutter als Inhalt. Ges. Geburtsh. u. Gynäk. Berlin zu 8. Dezember 1911. Ber. Zbl. Gynäk. **1912**, 858. — *Barringer, E. D.,* Akute traumatische Verlagerung des Uterus. Amer. J. Obstetr. **71**, Nr 5 (1915). Ref. Zbl. Gynäk. **1915**, 729. — *Barse, J.,* Les opérations correctrices des rétrodéviations de l'utérus et leurs résultats. Thèse de Montpellier 1905. Ref. Zbl. Gynäkol. **1906**, 641. — *Bársony, E.,* Die Anwendung der Alexander-Adamsschen Operation bei der Retroflexio des Uterus. Gyógyászat (ung.) **1925**, Nr 20. Ref. Zbl. Gynäk. **1926**, 3311. — *Basset,* Mastdarmfisteln nach Zwanck-Schillingschem Flügelpessar. Hegars Beitr. Geburtsh. **17**, H. 2. — *Derselbe,* Rektovaginalfistel nach Zwanck-Schillingschem Pessar. Gynäk. Ges. Breslau, 21. November 1911. Ber. Zbl. Gynäk. **1912**, 113. — *Bastian,* Die abdominale Hysterektomie in der Behandlung des Uterusprolapses. Neue Methode der doppelten ligamentären Trachelopexie. Rev. méd. Suisse roman. **1906**, 12. Ref. Zbl. Gynäk. **1909**, 896. — *Bauer,* Der heutige Stand der Behandlung des Rectumprolapses. Erg. Chir. **4**, 573 (1912). — *Bauer, A.,* Eine neue konservative Behandlungsmethode des Mastdarmvorfalles. Beitr. klin. Chir. **55**, H. 1/2. Ref. Zbl. Gynäk. **1912**, 125. — *Bauer, J.,* Ein Fall von Douglashernie. Geburtsh.-gynäk. Ges. Wien 12. Nov. 1912. Ber. Zbl. Gynäk. **1913**, 852. — *Bauer, K. H.,* Vererbung und Konstitution. Dtsch. med. Wschr. **1922**, Nr 20. — *Bauer, R.,* Zur operativen Behandlung der Retroflexio uteri und der großen Prolapse. Wien. med. Wschr. **1912**, 19. — *Beauvois, G. J.,* Prolapsus génitaux graves; leur traitement par la trachélopexie et la colpopexie recti-musculaire. Thèse de Lille 1905. Ref. Zbl. Gynäk. **1906**, 645. — *Beckmann, W.,* Zur Kasuistik und Therapie der chronischen Uterusinversion. Petersburg. med. Z. **1912**, 29. Ref. Zbl. Gynäk. **1913**, 363. — *Derselbe,* Einige Bemerkungen über die puerperale Uterusinversion. Zbl. Gynäk. **1914**, Nr 18. — *Bégouin,* Prolapsus partialis. Presse méd. **31**, Nr 82 (1923). — *Derselbe,* Prolapsus génital complet. Presse méd. **31**, Nr 82 (1923). — *Derselbe,* Étude critique des interventions pratiques contre les prolapsus génitaux. Gynéc. **22**, Nr 11 (1923). — *Behrend, A.,* Ein Fall von Prolaps des kreißenden Uterus durch eine Bauchdeckenhernie nebst Aufzählung einiger Fälle. Inaug.-Diss. Jena 1919. — *Beix, E.,* De la laparotomie classique en cas des rétrodéviations utérines. Thèse de Paris 1907. Ref. Zbl. Gynäk. **1909**, 1720. — *Bell, B.,* Eine neue Methode der Kolporrhaphie. J. Obstetr. **1911**, Nr 6. Ref. Zbl. Gynäk. **1912**, 348. — *Derselbe,* Bemerkungen zur Behandlung der primären Lageanomalien des Uterus. Practitioner **1912**, Febr. Ref. Zbl. Gynäk. **1912**, 721. — *Benthin, W.,* Erfahrungen mit der Collifixura uteri. Zbl. Gynäk. **1923**, H. 4. — *Derselbe,* Collifixura uteri. Nordostdtsch. Ges. Gynäk. 14. Juni 1923. Ber. Mschr. Geburtsh. **64**, 108 (1923). — *Derselbe,* Zur Prolapstherapie. Mschr. Geburtsh. **75**, 384 (1927). — *Benzel,* Zur operativen Behandlung des Gebärmutter-Scheidenvorfalles. Münch. med. Wschr. **1918**, 33. — *Beresnegowsky, N.,* Über Pathologie und Therapie des Mastdarmvorfalles. Arch. klin. Chir. **91**, H. 3. Ref. Zbl. Gynäk. **1911**, 1478. — *Bergeret* et Mlle. *Pommay,* Hydrosalpinx mit Stieldrehung. Bull. Soc. Anat. Paris **1921**, Juli. Ref. Zbl. Gynäk. **1922**, 2063. — *Bermann, S. E.,* Gynäkologische Massage bei Retroflexio uteri. Boll. Soc. Obstetr. Buenos Aires **4**, Nr 13, 437/445 (1925). Ref. Zbl. Gynäk. **1926**, 3310. — *Bertino, A.,* Über die operative Behandlung der Genitalprolapse mit gleichzeitiger Retroflexio uteri. Riv. ital. Ginec. **1**, H. 11, (1922). Ref. Zbl. Gynäk. **1923**, 1356. — *Besserer, J.,* Über Dauererfolge der Alexander-Adamsschen Operation. Inaug.-Diss. Jena 1906. — *Beuthner, B.,* Über die Spontandrehung von Adnexen. Mschr. Geburtsh. **71**, 272 (1925). — *Bialas, A.,* Über Eileiterbrüche. Inaug.-Diss. Breslau 1921. Ref. Zbl. Gynäk. **1922**, 2064. — *Birmann, A.,* Beitrag zur Kasuistik der Adnexhernien. Wien. klin. Wschr. **1922**, Nr 26. — *Birnbaum, R.,* Beitrag zur Kenntnis der Hernia uteri inguinal und der histologischen Veränderungen verlagerter Ovarien. Berl. klin. Wschr. **1905**, Nr 21. — *Bissel, D.,* Chirurgische Lagekorrektur des retroflektierten Uterus. Amer. J. Obstetr. **74**, Nr 1 (1926). Ref. Zbl. Gynäk. **1917**, 418. — *Derselbe,* Beitrag zum Studium der beweglichen Rückwärtslagerung des Uterus. Amer. J. Obstetr. **76**, Nr 5 (1915). Ref. Zbl. Gynäk. **1915**, 729. — *Bittmann, O.,* Eine Modifikation der Wertheimschen Interposition mit Suspension des Uterus bei Totalprolaps. кас. lék. cesk. **1921**, 43. Ref. Zbl. Gynäk. **1922**, 603. — *Blonserius, N.,* Über die Promontorifixur. Inaug.-Diss. Kiel, 1923. — *Boehm, R.,* Beitrag zur Ätiologie der Genitalprolapse beim Weibe. Inaug.-Diss. Straßburg 1911. — *Bogdanovics,* Über die operative Behandlung der Retroflexio uteri. Orv. Hetil. (ung.) **1911**, Nr 52. — *Bogusch, K. F.,* Die operative Behandlung der Gebärmutterknickungen und der Vorfälle. J. Geburtsh. (russ.) **1910**. Ref. Zbl. Gynäk. **1911**, 1444. — *Böhm, St.,* Tödlicher Gebärmuttervorfall. Zbl. Gynäk. **1925**, Nr 48. — *Boldt, H. J.,* Prolapsus of the uterus. Amer. J. Obstetr. **71**, Nr 16 (1915). Ref. Zbl. Gynäk. **1916**, 168. — *Derselbe,* Modified Interposition operation originally devised by Chr. Kielland. N. Y. Acad. med. Sect. on Obstetr. 23. Jan. 1923. Ber. Amer. J. Obstetr. **5**, Nr 6, 677 (1923). — *Derselbe*, Kiellandoperation bei Uterusprolaps. Surg. etc. **36**, Nr 6. Ref. Zbl. Gynäk. **1924**, 1267. — *Bonney*, Der Stützapparat des weiblichen Genitalapparates, die Senkungen, die infolge seiner Schwäche entstehen und ihre Behandlung. J. Obstetr. **1914**, Nr 6. Ref. Zbl. Gynäk. **1914**, 1337. — *Bordeau, M.*, De la hernie complète des organes génitaux de la femme etc. Thèse de Paris 1905. Ref. Zbl. Gynäk. **1906**, 1167. — *Borger*, Vergleichende Bemerkungen zu einigen Methoden der operativen Behandlung der Retroversio-flexio uteri mit besonderer Berücksichtigung der Hysteropexia pelvica. Wien. klin. Wschr. **1924**, 14. — *Börjeson, C.*, Beitrag zur Kenntnis der Spätergebnisse der Neugebauer-Lefortschen Prolapsoperation. Acta gynaec. scand. **5**, 235. — *Du Bose, F. G.*, Eine neue Operation der Nabelhernie. Surg. etc. **91**, Nr 6. Ref. Zbl. Gynäk. **1916**, 853. — *Boulfroy*, Des hernies des organes génitaux de la femme. Thèse de Lyon 1904. Ref. Zbl. Gynäk. **1906**, 646. — *Bourcart, M.*, Über die Bedeutung der verschiedenen Operationsmethoden bei Retroversion und Retroflexion des Uterus. Ann. Obstetr. **1907**, Dez. Ref. Zbl. Gynäk. **1909**, 1549. — *Bousseau, A.*, Cystocele inguinalis. Thèse de Paris 1901. Ref. Zbl. Gynäk. **1903**, 1311. — *Bovée, J. W.*, Die chirurgische Behandlung der Rückwärtslagerungen der Gebärmutter. Amer. J. Obstetr. **1906**, Febr. Ref. Zbl. Gynäk. **1907**, 128. — *Derselbe*, Meine Erfahrungen über die Behandlung der Rückwärtslagerung des Uterus durch Operationen am Ligamentum teres, dem uterosakralen und uterovesicalen Ligamentum. Bericht über 129 Fälle. Surg. etc. **1905**, Dez. Ref. Zbl. Gynäk. **1907**, 255. — *Boye, O. A.*, Erfahrungen über präperitoneale Ventrofixation der Gebärmutter bei Genitalprolaps. Mitt. gynäk. Klin. *O. Engströms* in Helsingfors 8, H. 2 (Berlin 1910). Ref. Zbl. Gynäk. **1910**, 1024. — *Bracht*, Über operative Prolapsbehandlung. Ges. Geburtsh. u. Gynäk. Berlin 12. Nov. 1920. Ber. Z. Geburtsh. **84**, 529 (1922). — *Bräcker, A.*, Über die operative Behandlung des Genitalprolapses und ihre Dauerresultate (Bericht über 162 Fälle). Inaug.-Diss. Marburg 1913. Ref. Zbl. Gynäk. **1914**, 532. — *Brandt*, Genitalprolaps. Tidsskr. norske laageforening **1913**, 879. Ref. Zbl. Gynäk. **1914**, 859. — *Brenner, M.*, Eine neue Methode zur operativen Heilung primärer oder rezidivierender Cystocelen. Mschr. Geburtsh. **33**, H. 4. — *Brenner, P.*, Über intraabdominelle Operationen der Retroflexio uteri. Inaug.-Diss. Göttingen 1922. Ref. Zbl. Gynäk. **1923**, 544. — *Britzke, M.*, Über die Achsendrehung des Uterus bei Myom. Inaug.-Diss. Jena 1905. Ref. Zbl. Gynäk. **1907**, 546. — *Brocq, P.* und *G. Nora*, Die Behandlung des totalen Gebärmutterscheidenvorfalles bei alten Frauen nach der erweiterten Operationsmethode von *Le Fort*. Rev. mens. Gynéc. **11**, Nr 5 (1925). Ref. Zbl. Gynäk. **1926**, 3307. — *Bröse, P.*, Hernia ovarii inguinal. Ges. Geburtsh. u. Gynäk. Berlin 15. Juni 1906. Ref. Zbl. Gynäk. **1906**, 1097. — *Derselbe*, Zur Operation der komplizierten Retroflexio uteri (Pfannenstielscher Schnitt mit Verkürzung der runden Mutterbänder nach Alexander-Adams). Zbl. Gynäk. **1909**, 36. — *Derselbe*, Die Resultate der Prolapsoperation mit Interpositio uteri vesico-vag. Z. Geburtsh. **66**, H. 2. — *Derselbe*, Die Dauerresultate der Prolapsoperation mit Interpositio uteri vesico-vaginalis. Ges. Geburtsh. u. Gynäk. Berlin 10. Dez. 1909. Ref. Zbl. Gynäk. **1910**, 880. — *Broßmann, H.*, Exstirpation einer stielgedrehten Wandermilz. Zbl. Chir. **1922**, Nr 19. — *Brütt, H.*, Die Rectopexie nach der Kümmelschen Methode. Bruns' Beitr. **129**, 175 (1923). — *Bumm, E.*, Zur Ätiologie und Behandlung des Uterusprolapses. Ges. Geburtsh. u. Gynäk. Berlin 26. Nov. 1909. Ber. Zbl. Gynäk. **1910**, 735. — *Derselbe*, Heilung schwerer Prolapsrezidive nach Totalexstirpation durch Transplantation aus der Fascia lata. Ges. Geburtsh. u. Gynäk. Berlin 26. Jan. 1912. Ber. Z. Geburtsh. **70**, 921 (1912). — *Derselbe*, Collifixura uteri. Zbl. Gynäk. **1916**, 29. — *Derselbe*, Enterocele-vaginalis-Operation. Ges. Geburtsh. u. Gynäk. Berlin 12. Jan. 1917. Ber. Z. Geburtsh. **80**, 225 (1918). — *Derselbe*, Zur Rehabilitation der Alexander-Adamsschen Operation. Ges. Geburtsh. u. Gynäk. **85**, H. 3, 631 (1923). — *Derselbe* und *Ed. Martin*, Anatomie und Klinik von Uterus- und Blasenvorfall. Ges. Geburtsh. u. Gynäk. Berlin 26. Nov. 1909. Ber. Z. Geburtsh. **66**, 460 (1910). — *Bürger*, Zur Ätiologie des Prolapsus uteri. Arch. Gynäk. **73**, H. 2. — *Derselbe*, Beiträge zur Prolapsätiologie im Verhältnis zur Konstitution. Zbl. Gynäk. **1926**, Nr 10. — *Buteau, S. H.*, Ein neues chirurgisches Verfahren bei Rückwärtslagerung der Gebärmutter. 25. Jahresverslg amer. Ges. Geburtsh. u. Gynäk. Toledo 17./19. Nov. 1912. Ber. Amer. J. Obstetr. März 1913. Ref. Zbl. Gynäk. **1913**, 1241. — *Derselbe*, Eine neue Methode der chirurgischen Behandlung des rückwärts gelagerten Uterus. Pac. med. J. **1913**, Sept. Ref. Zbl. Gynäk. **1914**, 532. — *Byford, H. F.*, Operation der Retroversio uteri im Anschluß an Laparotomie. Southern surg. and gynec. assoc. 16.—18. Dez. 1913 Atlanta. Ref. Zbl. Gynäk. **1914**, 859. — *Derselbe*, Die interne Alexander-Adamssche Operation. J. med. Soc. **62**, Nr 26 (1914). Ref. Zbl. Gynäk. **1914**, 1338.

Caballero, Behandlung der Retrodeviationen des Uterus durch Neuinsertion der Ligamenta rotunda. Rev. Gynéc. et Chir. abd. **21**. Ref. Zbl. Gynäk. **1914**, 532. — *Cadwallader, J. M.*, Ein Ovarium als Inhalt einer Inguinalhernie. J. amer. med. Assoc. **75**, Nr 17 (1920). Ref. Zbl. Gynäk. **1921**, 1158. — *Caesar, V.*, Klinische Untersuchungen über die Entstehung der Genitaldystopien beim Weibe. Inaug.-

Diss. Freiburg 1910. Ref. Zbl. Gynäk. **1912**, 1549. — *Cahen*, Zur Operation der Nabel- und Bauchbrüche. Arch. Gynäk. 82. — *Caldwell, W. M. E.*, Drei Fälle von Geburt nach ventraler Suspension. Amer. J. Obstetr. 74, Nr 1. Ref. Zbl. Gynäk. **1917**, 418. — *Calmann*, Achsendrehung des myomatösen Uterus. Geburtsh. Ges. Hamburg 7. Nov. 1916. Ber. Zbl. Gynäk. **1917**, 84. — *Derselbe*, Totale Ausschneidung der Scheide und Gebärmutter nach Martin bei vollkommenem Gebärmuttervorfall mit gänzlicher Ausstülpung der Scheide. Geburtsh. Ges. Hamburg 19. Dez. 1916. Ber. Zbl. Gynäk. **1917**, 224. — *Carington, G.*, Eine Operation an den Ligg. rot. zur Beseitigung einer Uterusverlagerung in ausgewählten Fällen. Surg. etc. **1925**, Nov. Ref. Zbl. Gynäk. **1927**, 2641. — *Carmichael, E. S.*, Über Hernien der Uterusadnexe. J. Obstetr. **1906**, Juli. Ref. Zbl. Gynäk. **1906**, 1363. — *Castano, C. A.*, Arcésches Verfahren der Ligamentopexie. Semana méd. 30, Nr 50 (1923). — *Chaduc, M.*, Étiologie des prolapsus génitaux chez des nullipares. Thèse de Lyon **1904**. Ref. Zbl. Gynäk. **1905**, 1007. — *Chase, H. C.*, Levatorhernie. Surg. etc. 35, Nr 6. Ref. Zbl. Gynäk. **1923**, Nr 33, 1358. — *Chiene*, Zur Operation der großen Ventralhernien. Eidnb. med. J. 24, Nr 6. Ref. Zbl. Gynäk. **1921**, 190. — *Christides, J.*, Radikalkur des totalen Prolapses durch die Freund-Wertheim-Schautasche Operation. Gynéc. Helvet. 10 (Genf 1910). Ref. Zbl. Gynäk. **1910**, 1277. — *Chudovsky, M.*, Über Blasenbrüche. Beitr. klin. Chir. 84, H. 1. Ref. Zbl. Gynäk. **1914**, 501. — *Clagett, A. N.*, Retroversion des Uterus. Ein vorläufiger Bericht über eine Operation am Lig. rotundum. N. Y. med. J. 102, Nr 25 (1915). Ref. Zbl. Gynäk. **1916**, 575. — *Clark, J. G.*, Endresultate bei 100 Fällen von Uterusprolaps. Surg. Clin. N. Amer. 1, 77 (1921). — *Clauser, P.*, Klinischer und pathologisch-anatomischer Beitrag zum Studium der Spätresultate der Operation Wertheim-Schauta. Fol. gynaec. (Genova) 21, H. 1 (1925). Ref. Zbl. Gynäk. **1926**, 3308. — *Clauß, E.*, Über Dauererfolge der Schauta-Wertheimschen Prolapsoperation. Zbl. Gynäk. **1914**, Nr 46. — *Derselbe*, Über die Dauererfolge mit der Schauta-Wertheimschen Prolapsoperation. Geburtsh. Ges. Hamburg 30. Juni 1914. Ref. Zbl. Gynäk. **1915**, 120. — *Clellan, Mc.*, Uterine displacements and pregnancy. Amer. J. Obstetr. 5, Nr 3 (1923). — *Cleve*, Beitrag zur Operation der Prolapse. Z. Geburtsh. 88, 355 (1924). — *Cohn, F.*, Keilresektion des Corpus uteri bei chronischer Metritis, insbesondere bei der Prolapsoperation. Arch. Gynäk. 84, H. 1. — *Colmann*, Achsendrehung eines schwangeren Uterushorns bei doppeltem Genitale. Nordwestdtsch. Ges. Geburtsh. u. Gynäk. 21. Mai 1921. Ber. Zbl. Gynäk. **1921**, 1044. — *Conrad, G.*, Beitrag zur operativen Behandlung des weiblichen Genitalprolapses nach der Kiellandschen Methode. Zbl. Gynäk. **1925**, Nr 14. — *Corner, E. M.*, Der Inhalt irreduzibler Leistenbrüche bei weiblichen Individuen und echter Hermaphroditismus. Brit. med. J. 4. Jan. 1908. Ref. Zbl. Gynäk. **1909**, 680. — *Cotte, G.*, Die chirurgische Behandlung der Rückwärtslagerung des Uterus außerhalb der Schwangerschaft. Lyon méd. **1923**, Nr 22. — *Derselbe* et *De Rougemont*, L'interposition de l'utérus dans le traitement des prolapses génitaux. Lyon chir. 21, Nr 1 (1924). Ref. Zbl. Gynäk. **1925**, 1839. — *Cramer, H.*, Beiträge zur Radikaloperation des Prolapses. Arch. Gynäk. 101, H. 1. — *Crossen, H. S.*, Operative Behandlung lang bestehender Uterusinversion. J. amer. med. Assoc. 62, Nr 14 (1914). Ref. Zbl. Gynäk. **1914**, 1339. — *Cugno, H.*, Contributions à l'étude des procédés de raccourcissement intra-abdominal des ligaments ronds dans le traitement des rétrodéviations de l'utérus. Thèse Paris 1907. Ref. Zbl. Gynäk. **1908**, 896. — *Cullen, S. Thomas*, Die Benutzung der Nähte als Zugmittel bei vaginalen Prolapsoperationen. Amer. J. Obstetr. **1922**, Nov. Ref. Zbl. Gynäk. **1923**, 1359. — *Cuthbertson, Ww.*, Die verbesserte Gilliamsche Operation bei Gebärmutterverlagerung. Surg. etc. 18, Nr. 6. Ref. Zbl. Gynäk. **1914**, 1522. — *Czerwenka*, Vaginale Fixation des Uterus nach abdominaler Cöliotomie (Vesico-Vaginaefixatio uteri abdominalis). Zbl. Gynäk. **1912**, 362.

Daels, F., Quelques indications et techniques de gynécologie opératoire. Progrès méd. **1924**, Nr 14. — *Dambrin* und *Bernardbeig*, Zwei neue Fälle von axialer Torsion des myomatösen Uterus ohne klinische Erscheinungen. Bull. Soc. Obstétr. Paris **1923**, Nr 7. — *Derselbe*, Zur Frage der Behandlung des rezidivierenden Uterovaginalprolapses. Bull. Soc. Obstétr. Paris **1923**, Nr 7. — *Damianos, N.*, Über Stieldrehung der Adnexe in Leistenbrüchen im frühen Kindeslater. Dtsch. Z. Chir. 80, H. 3/4. — *Dartigues* et *Caravon*, Nouveau procédé de raccourcissement intrapéritonéal des ligaments ronds. Ligamentopexie rétroutérine et sous tubo-ovarienne. Presse méd. **1906**, 28. Ref. Zbl. Gynäk. **1906**, 1295. — *Davidsohn, L. K.*, Zur Frage über die chirurgische Behandlung des Uterusprolapses. J. Geburtsh. (russ.) **1913**, 1163. Ref. Zbl. Gynäk. **1914**, 533. — *Deißböck, Andreas*, Geschichtliches über die ersten Prolapsoperationen. Inaug.-Diss. München 1922. — *Delassus, A.*, Über die Trachelopexie bei der Behandlung schwerer Vorfälle. Rev. franç. Gynéc. **1920**, Febr. Ref. Zbl. Gynäk. **1920**, 1472. — *Delanglade, E.*, Über Genitalprolaps. Ann. Gynéc. et Obstétr. **1907**, Juni. Ref. Zbl. Gynäk. **1909**, 925. — *Delbet, P.* et *J. Caraven*, Die Hysteropexia isthmica. Rev. Gynéc. et Clin. abd. **1908**. Ref. Zbl. Gynäk. **1908**, 1259. — *Delépine, J.*, Tube als Inhalt einer eingeklemmten Hernie. Rev. franç. Gynéc. **1921**, Okt. Ref. Zbl. Gynäk. **1922**, 20, 64. — *Demis, W. A.*, Die Behandlung des Uterusprolapses. St. Paul med. J. **1912**, Mai. Ref. Zbl. Gynäk.

1912, 1135. — *Desmarest*, Große Vaginalprolapse. Endgültige Heilung durch totale Kolpektomie. Amer. J. Surg. **1920**, Nov. Ref. Zbl. Gynäk. **1921**, 1154. — *Dervaux*, Über Blaseninversion. Ann. Mal. organes génito-urinaires **1911**, Nr 8. Ref. Zbl. Gynäk. **1911**, 1473. — *Dienst*, Zur Ätiologie des Urethralprolapses. Gynäk. Ges. Breslau 21. Nov. 1905. Ref. Zbl. Gynäk. **1906**, 1052. — *Dietrich, H. A.*, Zur Therapie des Uterusprolapses. Klin. Wschr. **1924**, Nr 10. — *Diejuhafé, L.*, Über axiale Torsion des Uterusfibroms. Bull. Soc. Obstétr. **1923**, Nr 10. Ref. Zbl. Gynäk. **1924**, 22, 97. — *Dittrich, B.*, Ergebnisse der vaginalen Prolapsoperation. Arch. Gynäk. 116, 412 (1923). — *Döderlein, A.*, Operative Gynäkologie. 5. Aufl. Leipzig 1924. — *Doldi, M.*, Ein neuer einfacher Retentionsapparat bei Senkung und Vorfall des Uterus und der Scheidewände. Münch. med. Wschr. **1914**, Nr 18. — *Doléris*, Behandlung der Verlagerungen der Genitalorgane. Gynéc. **1911**, Nr 9/10. Ref. Zbl. Gynäk. **1912**, 347. — *Donald, A.*, Kurze Geschichte der Kolporrhaphieoperationen mit Hinweis auf die Technik. J. Obstetr. 28, Nr 2. Ref. Zbl. Gynäk. **1922**, 603. — *Derselbe*, Die Behandlung der mobilen Retroflexio uteri. Brit. med. J. Nr 3337. *Derselbe* and *W. Fl. Shaw*, Retroflexio uteri. Practitioner **1913**, Juni. Ref. Zbl. Gynäk. **1913**, 1671. — *Drew, D.*, Vorfall des Uterus und Rectums bei einer 27jährigen. Lancet 2, Nr 3, 19. Juli 1913. Ref. Zbl. Gynäk. **1914**, 533. — *Driessen, L. F.*, Bedeutung und Behandlung der Lageanomalien der Gebärmutter. Nederl. Tijdschr. Geneesk. **1909** II. Ref. Zbl. Gynäk. **1911**, 639. — *Dudley, E. C.*, Die operative Behandlung der Cystocele und des Uterusvorfalles. J. amer. med. Assoc. 4. April 1903. Ref. Zbl. Gynäk. **1906**, 1109. — *Dugona*, Contributions à l'étude de la valeur du choisonnement vag. dans le traitement des prolapses génitaux. Thèse Bordeau 1907. Ref. Zbl. Gynäk. **1908**, 1325. — *Dührssen, A.*, Über Perineoplastik nebst Bemerkungen über die extraperitoneale Interposition des Uterus bei Prolaps. Gynäk. Rdsch. **1907**, Nr 8. — *Derselbe*, Die operative Behandlung großer Prolapse der Vagina und des Uterus. Gynäk. Rdsch. 1, Nr 2. — *Derselbe*, Über operative Heilung von Prolapsen des Uterus und der Vagina. Gynäk. Rdsch. **1907**, H. 2. — *Derselbe*, Behandlung von ausgedehnten Cystocelen und von Uterusprolaps. Surg. etc. 4, Nr 5. Ref. Zbl. Gynäk. **1909**, 1040. — *Derselbe*, Ist heutzutage die Alexander-Adamssche Operation noch berechtigt? Berl. klin. Wschr. **1911**, Nr 4, 45. — *Derselbe*, Die Ventrofixur der Ligamenta rotunda unter subperitoneale Durchleitung durch die Ligg. lata. Gynäk. Rdsch. **1913**, H. 1. — *Derselbe*, Operative Künsteleien bei Scheiden- und Gebärmuttervorfällen. Berl. klin. Wschr. **1916**, Nr 20. — *Derselbe*, Beitrag zur Priorität und Technik einiger berühmter gynäkologisch-vaginaler Operationen. Arch. Gynäk. 123, 452 (1925). — *Durlacher*, Luft- und Kissenpessare. Münch. med. Wschr. **1921**, Nr 44. — *Duvergey, J.*, Un procédé nouveau de colpo-perineorrhapie. Presse méd. **1907**, Nr 104. Ref. Zbl. Gynäk. **1908**, 810.

Earl, R. O., Uterusprolaps. St. Paul med. J. **1913**, Juli. Ref. Zbl. Gynäk. **1913**, 1669. — *Ebeler, F.*, Prolaps und Spina bifida occulta. Festschr. z. Feier d. 10jähr. Bestehens d. akad. u. prakt. Med. in Köln. — *Derselbe* und *F. Duncker*, Der angeborene Prolapsus uteri bei einem mit Spina bifida behafteten Neugeborenen. Z. Geburtsh. 77, H. 1 (1915). — *Ebner, A.*, Torsion eines Fettanhanges und multiple Darmdivertikel in der Flexura sigmoidea. Dtsch. Chir. 98, H. 4/5. — *Derselbe*, Ein vereinfachtes Operationsverfahren des Nabelbruches. Beitr. klin. Chir. 59, H. 3. Ref. Zbl. Gynäk. **1910**, 303. — *Eckstein, E.*, Zur Pathologie und Therapie der Form-, Gestalt- und Lageveränderungen des Uterus mit besonderer Berücksichtigung der Retroflexio uteri und Retroversio. Frauenarzt **1908**, H. 11/12 (1919). — *Derselbe*, Über die Indikation der Ventrofixatio uteri. Zbl. Gynäk. **1920**, Nr 26. — *Derselbe*, Nochmals über die Indikation der Ventrofixatio uteri. Zbl. Gynäk. **1922**, Nr 25. — *Edward, J. Ill.*, Das Gehrung-Pessar zur Behebung der Cystocele. Amer. J. Obstetr. 1, Nr 4 (1921). Ref. Zbl. Gynäk. **1921**, 1156. — *Efros*, Über Spätfolgen nach Kolpektomie bei senilem Totalprolaps. Schweiz. Gynäk.-Ges. 18. Okt. 1919. Ber. Zbl. Gynäk. **1920**, 404. — *D'Eichia, Fl.*, Operationsmethode für die chirurgische Behandlung des vollständigen Uterus-Vaginalprolapses. 20. Congresso della Soc. Ital. di Ostetr. e Ginec. Pavia 24.—26. Okt. 1920. Ber. Mschr. Geburtsh. **1923**, 97. — *Ellerbrock, N.*, Über eine Cervixtorsion des myomatösen Uterus. Arch. Gynäk. 116, 171 (1922). — *Endermann, H.*, Die operativen Behandlungsmethoden der Retroflexio uteri. Inaug.-Diss. München 1923. — *Eunike, K. W.*, Über Hernia uteri inguinalis bei unvollkommener Entwicklung des Genitales. Zbl. Gynäk. **1916**, Nr 8. — *Derselbe*, Weiteres über Hernia uteri et ovarica inguinalis bei unvollkommener Entwicklung des Genitales. Zbl. Gynäk. **1918**, Nr 33. — *Derselbe*, Isoliert torquierte normale Tube. Zbl. Gynäk. **1922**, Nr 37. — *Eversmann, J.*, Völliger Prolaps der vorderen Scheidenwand in der Eröffnungsperiode. Zbl. Gynäk. **1916**, Nr 15, 281.

Faber, Die Gastroptosefrage. Klin. Wschr. **1923**, Nr 18. — *Fabricius, J.*, Beitrag zur Kasuistik der Douglashernien. Wien. klin. Wschr. **1925**, Nr 23. — *Derselbe*, Diskussion zu Schiffmann. Geburtsh.-gynäk. Ges. Wien 12. Febr. 1918. Ber. Zbl. Gynäk. **1918**, 276. — *Fain, M.*, Über Ätiologie und Therapie des Prolapsus uteri. Inaug.-Diss. München 1913. Ref. Zbl. Gyn. **1914**, 752. — *Fairbain, J. S.*, Geringfügige Verlagerungen des Uterus. Brit. med. J. Nr 3198. Ref. Zbl. Gynäk. **1922**, 2030. — *Falgowski*,

Über Pathologie und Therapie des Hängebauches bei Frauen. Gaz. lekarska 1910, Nr 51. Ref. Zbl. Gynäk. 1911, 1291. — *Farrar, L. K. P.*, Hernie des Uterus und beider Adnexe. Surg. etc. 17, Nr 5. Ref. Zbl. Gynäk. 1914, 291. — *Fehim*, Operative Heilung großer vaginaler Enterocelen. Mschr. Geburtsh. 44, H. 4 (1916). — *Fehling, H.*, Der heutige Standpunkt in der Behandlung der Rückwärtslagerung der Gebärmutter. Dtsch. Klin. am Eing. d. 20. Jahrh. 9. Berlin-Wien: Urban u. Schwarzenberg 1904. — *Derselbe*, Zur Technik der Alexander-Adamsschen Operation. Zbl. Gynäk. 1905, Nr 6. — *Derselbe*, Die Rückwärtslagerung der Gebärmutter in der Tätigkeit des Hausarztes. Ärztl. Standesztg 1911, Nr 3. — *Derselbe*, Sind Grenzverschiebungen in der operativen Gynäkologie eingetreten und notwendig? Arch. Gynäk. 107, H. 3. — *Derselbe*, Zur Rettung der Alexander-Adamsschen Operation. Zbl. Gynäk. 1922, Nr 13. — *Feith, V.*, Zur operativen Behandlung der Retroversio-flexio uteri mittels der Vaginaefixur. Inaug.-Diss. Würzburg 1912. Ref. Zbl. Gynäk. 1913, 187. — *v. Fellenberg, R.*, Knie-Ellenbogenlage bei Ptosis gewisser Bauchorgane. Korresp.bl. Schweiz. Ärzte 1911, Nr 7. Ref. Zbl. Gynäk. 1911, 1291. — *Felten, R.*, Über Blasenhernien. Arch. klin. Chir. 94, H. 1. Ref. Zbl. Gynäk. 1912, 29. — *Férand-Baylon*, Mme., Contributions à l'étude des hernies de l'ovaire. Thèse de Montpellier. Ref. Zbl. Gynäk. 1909, 796. — *Ferguson, J. H.*, Über die relativen Vorzüge von Operationen an den Ligg. rot. wegen Retroversion des Uterus, zugleich eine Anregung zu einem Vorgehen, das Ziel und Nutzen der Operation nach Alexander-Adams erhöht. J. Obstetr. 30, Nr 3 (1923). Ref. Zbl. Gynäk. 1925, 1839. — *Ferroni, E.*, Indikation und Grenze der Hysterektomie bei Behandlung des Gebärmuttervorfalles. Ann. Ostetr. 1918, Nr 11/12. — *Fetzer, M.*, Der Genitalprolaps als Folge der späten Erstgeburt. Münch. med. Wschr. 1910, Nr 2. — *Feyerabend*, Resultate der Interpositio uteri beim Prolaps. Mschr. Geburtsh. 43, H. 6. Inaug.-Diss. Breslau 1917. Ref. Zbl. Gynäk. 1920, 1230. — *Figneroa, S.*, Eine neue Methode der Verkürzung der Ligamenta rotunda. J. amer. med. Assoc. 1913, Nr 14. Ref. Zbl. Gynäk. 1913, 1127. — *Fikentscher, A.*, Über die Erfolge der Ventrifixur und Vaginifixur beim Genitalprolaps. Inaug.-Diss. Straßburg 1913. Ref. Zbl. Gynäk. 1914. 857. — *Findley, P.*, Uterusprolaps bei nulliparen Frauen. Amer. J. Obstetr. 75, Nr 1 (1917). Ref. Zbl. Gynäk. 1918, 820. — *Derselbe*, Vorkommen und klinische Bedeutung von Lageveränderungen des Uterus. J. amer. med. Assoc. 79, Nr 10 (1922). Ref. Zbl. Gynäk. 1923, 542. — *Finsterer*, Ein Beitrag zur Kenntnis der Hydrocele muliebris. Wien. klin. Wschr. 1908, Nr 15. Ref. Zbl. Gynäk. 1909, 956. — *Derselbe*, Über Harnblasenbrüche. Beitr. klin. Chir. 81. Ref. Zbl. Gynäk. 1913, 832. — *Derselbe*, Zur operativen Behandlung des Mastdarmvorfalles. Arch. klin. Chir. 123. — *Fischer, A. W.*, Über die Funktion des Levator ani. Verlg d. mittelrhein. Chir. Würzburg 21. Jan. 1922. Ber. Klin. Wschr. 1922, 1021. — *Fischer, E.*, Hernia uteri gravidi retroflexi sacralis nach Rectumamputationen und Kreuzbeinresektion. Zbl. Gynäk. 1927, Nr 47. — *Fischer, M.*, Über Blasendivertikel unter Berücksichtigung eines durch Operation geheilten Falles von angeborenem Divertikel. Z. urol. Chir. 3, H. 3/4 (1915). Ref. Zbl. Gynäk. 1915, 535. — *Fjeldborg, P.*, Über Ileus nach Ventrosuspensio uteri. Hosp.tid. (dän.) 66, Nr 8 (1923). Ref. Zbl. Gynäk. 1925, Nr 4. — *Flaischlen*, Diskussion über Prolaps. Ges. Geburth. u. Gynäk. Berlin 14. Jan. 1910. Ber. Zbl. Gynäk. 1910, 1136. — *Flatau, L.*, Die Ausschaltung der Fossa vesico-uterina aus der Bauchhöhle. Ein neuer Weg zur Verhinderung des Prolapsrezidivs. Zbl. Gynäk. 1916, Nr 22. — *Derselbe*, Über Verhütung des Prolapsrezidivs. 86. Verslg dtsch. Naturforsch. u. Ärzte Bad Nauheim 1920. Ref. Zbl. Gynäk. 1920, 1251. — *Derselbe*, Beckenneigung und Vorfall. Dtsch. Ges. Gynäk. Heidelberg 1923. Ber. Arch. Gynäk. 120. — *Derselbe*, Einfacher Apparat zur Bestimmung der Beckenneigung. Zbl. Gynäk. 1924, H. 4. — *Fleischmann, C.*, Inversio uteri completa puerperal. chron. Geburtsh.-gynäk. Ges. Wien 7. Nov. 1916. Ber. Zbl. Gynäk. 1917, 50. — *Derselbe*, Diskussion zu Schiffmann. Geburtsh.-gynäk. Ges. Wien 12. Febr. 1918. Ber. Zbl. Gynäk. 1918, 277. — *Derselbe*, Totale Uterusinversion bei einer 70jährigen Greisin. Zbl. Gynäk. 1923, Nr 3. — *Fletcher, F.*, Die Behandlung des Gebärmuttervorfalles bei alten Frauen. Surg. etc. 16, Nr 2. Ref. Zbl. Gynäk. 1913, 1125. — *Fleurent*, Myom mit axialer Uterustorison. Bull. Soc. Obstétr. Paris 1923, Nr 5. Ref. Zbl. Gynäk. 1924, 2297. — *Flint, A.*, Rückwärtslagerung des Uterus im Anschluß an die Geburt. Amer. J. Obstetr. 1914, Juli. Ref. Zbl. Gynäk. 1914, 1522. — *Forßner, Hj.*, Genitalprolaps mit besonderer Rücksicht auf das Resultat der Behandlung. 10. Kongr. Nord. chir. Ver. Kopenhagen 31. Juli bis 2. Aug. 1913. Ber. Zbl. Gynäk. 1913, 1474. — *Derselbe*, A case of twisted appendix epiploicus with peritonitis. Trans. obstetr. a. gynec. Section 28. Okt. 1921. Ber. Acta gynec. scand. 2, H. 2, 177 (1923). — *Fonyo, J.*, Kritik der die Uterusretroflexion und Senkung heilenden Operationen und zwei neue Operationsverfahren. Gyógyászat (ung.) 1925, Nr 21. Ref. Zbl. Gynäk. 1926, 3306. — *Foote, Rob. F.*, Acute puerperal inversion of the uterus. Brit. med. J. 1923, Nr 3261. — *Fothergill, W. E.*, Diskussion über Retroflexio. 76. Jahresverslg Brit. med. Assoc. 19. Sept. Brit. med. J. 1908. Ref. Zbl. Gynäk. 1909, 1374. — *Derselbe*, Operation bei Prolaps und Cervixhypertrophie. Brit. med. J. 1913, 12. April. Ref. Zbl. Gynäk. 1913, 1126. — *Derselbe*, Über die Falschbehandlung des Genitalprolapses. Lancet **1916**, 3. Juni. Ref. Zbl. Gynäk. **1916**, 722. — *Derselbe*, Die Endresultate der vaginalen Operationen wegen Genitalprolaps. J. Obstetr. **28**, Nr 2. Ref. Zbl. Gynäk. **1922**, 602. — *Derselbe*, Die Entwicklung vaginaler Operationen wegen Genitalprolaps. Brit. med. J. Nr 3398. Ref. Zbl. Gynäk. **1926**, 3307. — *Fousseng, J.*, Torsion du grand épiploon. Thèse de Montpellier 1908. Ref. Zbl. Gynäk. **1909**, 797. — *Fox, J. S.*, Acute puerperal complete inversion of the uterus. Replacement recovery. Brit. med. J. **1924**, Nr 3309. — *Fraas, E.*, Über Adenombildung in der Bauchnarbe und Elongatio uteri nach Ventrofixur. Zbl. Gynäk. **1919**, Nr 36. — *Frank, L.*, The Interposition operation of Watkins-Wertheim in the treatment of Cystocele and Prolapsus uteri. Amer. J. Obstetr. **74**, Nr 5. Ref. Zbl. Gynäk. **1917**, 1096. — *Frank, R. T.*, Study of Anatomy, Pathology and Treatment of Prolapsus uteri, Rectocele and Cystocele. Surg. etc. **24**, Nr 1 (1917). Ref. Zbl. Gynäk. **1917**, 1095. — *Derselbe*, The Treatment of Cysto-Rectocele and Prolapsus uteri. Amer. J. Obstetr. **1923**, Jan. Ref. Zbl. Gynäk. **1923**, Nr 33, 1357. — *Franke, J.*, Eine neue Methode der intraperitonealen Verkürzung der Ligg. rot. Zbl. Gynäk. **1909**, 48. — *Derselbe*, Zur retrouterinen Anheftung der Ligg. rot. Zbl. Gynäk. **1910**, 5. — *Derselbe*, Zur Operation der Retroflexio und des Prolapses uteri. Zbl. Gynäk. **1924**, Nr 26. — *Fränkel, L.*, Die Ventrosuspension der Vagina. Gynäk. Kongr. 1927. Ref. Zbl. Gynäk. **1927**, Nr 31, 1981. — *v. Franqué, O.*, Über die Pfannenstielsche Keilresektion des Uterus. Z. Geburtsh. **66**, H. 3. — *Derselbe*, Beitrag zur Operation der Prolapse nebst kurzen Bemerkungen zur anatomischen Ätiologie. Mschr. Geburtsh. **33**, H. 5. — *Derselbe*, Carcinoma vag. und Prolaps. Dtsch. med. Wschr. **1915**, Nr 29. — *Derselbe*, Spaltbecken mit Blasenektopie und Prolaps. Zbl. Gynäk. **1916**, Nr 14. — *Franz, K.*, Eine Prolapsoperation. Mschr. Geburtsh. **26**, Erg.-H. 1912. — *Derselbe*, Demonstration von Lichtbildern zur Kiellandschen Prolapsoperation. Ges. Geburtsh. u. Gynäk. Berlin 8. Juni 1923. Z. Geburtsh. **87**, 213 (1924). — *Franz, Th.*, Zur Kasuistik der Drehungen des myomatösen schwangeren Uterus um seine Längsachse. Zbl. Gynäk. **1918**, Nr 12. — *Frederick, W. J.*, Endresults after interpositionoperation in Prolapsus uteri and Cystocele. Surg. etc. **1926**, H. 4. — *French, R. W.*, Inversion of the uterus. J. amer. med. Assoc. **81**, Nr 19 (1923). — *Freund, H. W.*, Die Ventrosuspension des verkürzten Ligamentum rotundum als Retroflexionsoperation. Zbl. Gynäk. **1906**, Nr 19. — *Derselbe*, Eine inguinale Prolapsoperation (Exohysteropexia inguinalis). Zbl. Gynäk. **1908**, Nr 38. — *Derselbe*, Unerwünschte Folgen nach Kolpoköliotomie und der Alexander-Adamsschen Operation. Münch. med. Wschr. **1909**, Nr 5. — *Derselbe*, Über Genitalprolapse und deren Behandlung. Prakt. Erg. Geburtsh. **1** (1909). — *Derselbe*, Neue Prinzipien der Prolapsbehandlung, zugleich Mitteilung eines Falles von Fascien- und Fettransplantation. Arch. Gynäk. **107**, H. 2 (1917). — *Derselbe*, Zur Operation großer Bauchbrüche. Oberrhein. Ges. Geburtsh. u. Gynäk. 22. Mai 1921. Ber. Zbl. Gynäk. **1921**, 1295. — *Friedmann, L.*, Ein neues Pessar gegen Uterus- und Scheidenvorfall. Zbl. Gynäk. **1908**, Nr 31. — *Friedrich*, Technische Erleichterung der Alexander-Adamsschen Operation. Zbl. Gynäk. **1925**, Nr 39. — *Frigyesi, J.*, Über die operative Behandlung der Retroflexio uteri. Gynaekologia **1904**, Nr 1. Ref. Zbl. Gynäk. **1905**, 1524. — *Fritsch, H.*, Über Prolapsoperationen. Dtsch. Klin. am Eing. 20. Jahrh. 9. Berlin-Wien: Urban u. Schwarzenberg 1904. — *Derselbe*, Retroflexio uteri und Unfall. Dtsch. med. Wschr. **1911**, Nr 41. — *Fromme, F.*, Über Harnröhrendivertikel. Z. Geburtsh. **74**, H. 1. — *Fründ, H.*, Unsere Erfahrungen mit der Makkaschen Operation der Blasenektopie. Beitr. klin. Chir. **99**, H. 1. Ref. Zbl. Gynäk. **1916**, 418. — *Fuchs, H.*, Zur plastischen Verwendung des Uterus bei Operation großer Genitalprolapse. Mschr. Geburtsh. **22**, H. 5. — *Derselbe*, Zur Alexander-Adamsschen Operation. Zbl. Gynäk. **1905**, Nr 20. — *Derselbe*, Dauererfolge der Interpositio uteri vesico-vaginalis. Gynäk. Rdsch. **1909**, H. 7. — *Derselbe*, Die Ventrovesicofixatio uteri. Ihre Bedeutung für die Prophylaxe der Darmeinklemmung und die sonstigen Leistungen. Zbl. Gynäk. **1912**, Nr 20. — *Derselbe*, Zur Kritik der Ventrofixatio uteri auf Grund einer Eigenserie von 218 Fällen von Vesicoventrofixationen. Mschr. Geburtsh. **60**, 133. — *Fürth, E.*, Über Pessare im allgemeinen und eine neue Form im besonderen. Zbl. Gynäk. **1908**, 1231. — *Füth, H.*, Weitere Beiträge zur Verschiebung des Coecum während der Schwangerschaft. Arch. Gynäk. **100**, H. 2. — *Derselbe*, Retroflexio und Unfall. Zbl. Gynäk. **1926**, Nr 14.

Gaifami, P., Über die angeborene Retroflexion. Fol. Ginecol. **14** (1920). — *Derselbe*, Über das Bestehen einer fetalen Gebärmutterreflexion und über kongenitale Anteflexio. Fol. Ginecol. **14**, H. 1 (1921). Ref. Zbl. Gynäk. **1923**, 1355. — *Gall, P.*, Fixation des Collum uteri und der Ligamenta rotunda. Zbl. Gynäk. **1917**, Nr 18. — *Gallant, E.*, Panhystero-Kolpektomy in Prolapsus. Monthly cyclopaed. a. med. Bull. Philadelphia **1911**, Dez. Ref. Zbl. Gynäk. **1912**, 723. — *Gammeltoft, S. A.*, Bedeutung, Diagnose und Behandlung der Retroflexio-versio uteri. Ugeskr. Laeg. (dän.) **86**, Nr 21 (1924). Ref. Ber. Gynäk. **6**, 266. — *Garcia, de la Serrama, M. J.*, Ein neues Verfahren für die Uterusfixation. Zbl. Gynäk. **1921**, Nr 36. — *Gay, P. J. L. A.*, De la prolapsus de la muqueux de la vessie a travers l'urèthre chez la femme. Diss. Bordeaux 1905. Ref. Zbl. Gynäk. **1906**, 462. — *Gayer, W. C.*, Die Rückenlage im Puerperium als Ursache der Retroversio uteri. J. amer. med. Assoc. 62, Nr 8 (1914). Ref. Zbl. Gynäk. 1914, 858. — *Geiser, E.*, Komplikationen nach ventraler Fixation des Uterus. Zbl. Gynäk. 1912, Nr 11. — *Germann*, Zur Indikation der Fixationsmethoden des Uterus mit einem kasuistischen Beitrag zu Bumms Collifixatio uteri. Mschr. Geburtsh. 48, H. 3 (1918). — *Gerschun, M.*, Ventrofixur bei fehlendem Uterus. Zbl. Gynäk. 1909, Nr 11. — *Gibbon, Fritz*, Hypertrophische Verlängerung der Cervix nach Ventrofixation wegen Prolaps. J. Obstetr. 31, Nr 3 (1924). Ref. Zbl. Gynäk. 1925, 1840. — *Gibson, G.*, Beziehungen zwischen Erkrankungen der Bauchorgane und manisch-depressivem Irresein. Amer. J. Obstetr. 74, Nr 3 (1916). Ref. Zbl. Gynäk. 1917, 760. — *Derselbe*, Ergebnisse bei den Vorfalloperationen nach Emmet-Balduin. Amer. J. Obstetr. 9, 637 (1925). — *Gill, F. A.*, Operation for uterine prolapse. Med. J. Australia 1, Nr 2 (1924). Ref. Ber. Gynäk. 5, 276. — *Girod, Ch.*, Contributions à l'étude de la torsion de l'utérus produite par les tumeurs utéro-annéxielles. Thèse de Paris 1908. Ref. Zbl. Gynäk. 1909, 1648. — *Glinn, J. A. Mc.*, Die chirurgische Behandlung der Rückwärtslagerung des Uterus. Amer. J. Obstetr. 1912, Juni. Ref. Zbl. Gynäk. 1912, 1136. — *Göcy, L.*, Mit der vereinigten Neugebauer-Le Fort-Mackenrodtschen Methode behandelte Fälle von Uterusprolaps. Gyógyászat 1925, Nr 1. — *Goffe, R. J.*, Diskussion über Retroflexio. 76. Jahresverslg d. Brit. med. Assoc. Brit. med. J. 1908, Sept. Ref. Zbl. Gynäk. 1909, 1374. — *Derselbe*, Neueste Operation zur Heilung vorgeschrittener Fälle von Prolaps, Cystocele und Rectocele. Bull. Womans-Hosp. 1, Nr 1. Ref. Zbl. Gynäk. 1913, 363. — *Goldberg, O.*, Eine neue leichte Methode der Reposition des retroflektierten Uterus. Zbl. Gynäk. 1910, Nr 51. — *Goldberg, T.*, Die operative Behandlung der Senkung und der Prolapse des weiblichen Genitaltractus nach Wertheim-Schauta (Interpositio uteri). Zbl. Gynäk. 1923, Nr 9. — *Goldsborough, F. R.*, Retrodeviation des Uterus im Puerperium und bei Nulliparen. Med. Rec. 85, Nr 19 (1914). Ref. Zbl. Gynäk. 1914, 1338. — *Goldschmidt, K.*, Fall von Ventrifixura vag. Geburtsh.-gynäk. Ges. Wien 11. Mai 1920. Ber. Zbl. Gynäk. 1920, 893. — *Goldspohn, A.*, Modifizierte Gilliamsche Operation. Amer. J. Obstetr. 75, Nr 1 (1917). Ref. Zbl. Gynäk. 1918, 820. — *Gönner, A.*, Über Sondenaufrichtung und Intrauterinstifte. Mschr. Geburtsh. 28, H. 1. — *Gordessen*, Über die Erfahrungen mit der Aushülsung der Cervix nach Kielland als Ergänzung der Interpositio uteri vescio-vaginalis. Inaug.-Diss. München 1922. — *Gösta Lund*, Entbindung nach Prolapsoperationen. Allmänna sv. Läkartidn. 1919, Nr 20. Ref. Zbl. Gynäk. 1920, 1231. — *Gottschalk*, Diskussion über Prolaps. Ges. Geburtsh. u. Gynäk. Berlin 14. Jan. 1910. Ber. Zbl. Gynäk. 1910, 1137. — *Derselbe*, Vorstellung eines nach der Methode von Gottschalk operativ geheilten Falles von Totalprolaps des Uterus. Ges. Geburtsh. u. Gynäk. Berlin 22. Jan. 1909. Ber. Z. Geburtsh. 65, 194 (1909). — *Gow, W. J.*, Bemerkungen über Retroversio uteri. Brit. med. J. 1912, 2. März. Ref. Zbl. Gynäk. 1912, 874. — *Grad, H.*, Verkürzung der Sakrouterinligamente. N. Y. med. J. 1913, 22. März. Ref. Zbl. Gynäk. 1913, 1126. — *Derselbe*, Eine neue Methode der subperitonealen Verkürzung der Uterusbänder. Ein Bericht über 100 Fälle mit Analysierung der Enderfolge. Amer. J. Obstetr. 1921, Febr. Ref. Zbl. Gynäk. 1922, 601. — *Derselbe*, Endergebnisse nach Operationen bei 53 Fällen von Uterusprolaps. Amer. J. Obstetr. 8, 163 (1924). — *Graefe, M.*, Über Prolapsgefühl ohne Prolaps als Kriegserscheinung. Zbl. Gynäk. 1919, Nr 11. — *Derselbe*, Über Schwangerschaft nach Interpositio uteri. Zbl. Gynäk. 1916, Nr 47. — *Graf, R.*, Über den kongenitalen Prolaps. Ein Beitrag zur Ätiologie der weiblichen Genitalprolapse. Mschr. Geburtsh. 3, H. 6 (1911). — *Graff, E.*, Ein seltener Fall von Stieldrehung der Adnexe. Geburtsh.-gynäk. Ges. Wien 12. Dez. 1922. Ber. Zbl. Gynäk. 1923, 440. — *Derselbe*, Zur Ätiologie des Prolapses. Kongr. d. dtsch. Ges. Gynäk. Heidelberg 1923. Ber. Arch. Gynäk. 120 (1923). — *Derselbe*, Die Prolapsbildung als Maß der Konstitution. Z. Konstit.lehre 11, 170 (1925). — *Grant, W.*, Hernia femoralis des Ovariums. J. amer. med. Assoc. 1920, 31. Juli. Ref. Zbl. Gynäk. 1921, 1158. — *Graser, E.*, Zur Technik der Radikaloperation großer Nabel- und Bauchwandhernien. Zbl. Gynäk. 1906, Nr 25. — *Derselbe*, Zwei (nach Maydl) geheilte Fälle von Blasenektopie mit Untersuchungen des aus dem Darm entleerten Harnes. Dtsch. Z. Chir. 100. Ref. Zbl. Gynäk. 1911, 471. — *Graul*, Beitrag zur Inversio uteri durch Geschwülste. Inaug.-Diss. Jena 1904. Ref. Zbl. Gynäk. 1905, 1513. — *Grath, J. F. Mc.*, Retroposition of the Uterus etc. Surg. etc. 1926, Febr. — *Graves, W.*, Die Olshausensche Suspension des Uterus. Amer. J. Obstetr. 1923, Aug. Ref. Zbl. Gynäk. 1924, Nr 23, 1266. — *Gray*, Das Problem der großen Beckenhernie beim Weibe. Amer. J. Obstetr. 1914, Febr. Ref. Zbl. Gynäk. 1914, 857. — *Grechen, M.*, Über retrouterine Doppelung und Befestigung der runden Mutterbänder zur Heilung der Rückwärtslagerung der Gebärmutter und Senkung. Zbl. Gynäk. 1915, Nr. 41. — *Gronarz, F.*, Über die operative Behandlung komplizierter Prolapse. Gynäk. Rdsch. 1909, Nr 7. — *Groß, E.*, Zur operativen Behandlung der Inversio uteri puerp. inveterata. Zbl. Gynäk. 1907, Nr 46. — *Grosse, A. et M. Pinel*, Hématosalpinx droit à pédicule tordu; hydrosalpinx gauche et fibroma utérine chez la même femme. Rev. franç. Gynéc. 18, Nr 17 (1923). — *Großmann*, Ein Beitrag zur Mechanik der Tubenstieldrehung. Zbl. Gynäk. 1925, Nr 18. — *Grunert*, Stieldrehung des Uterus durch subseröses

Myom. Ges. Geburtsh. u. Gynäk. Berlin 23. Mai 1913. Ber. Z. Geburtsh. **74**, Nr, 13 1013. — *Gudrun*, Ein Pessar 35 Jahre in der Vagina. Med. Klin. **1917**, Nr 18. — *Guénard, R.*, De la cure des grands prolapsus génitaux par la méthode de Basielly et de l'hystéropexie obturatrice. Thèse de Paris 1903. Ref. Zbl. Gynäk. **1905**, 182. — *Guggisberg*, Über Komplikationen der Retroflexio uteri und deren Einfluß auf die operative Therapie. Inaug.-Diss. Bern. Ref. Zbl. Gynäk. **1907**, 1253. — *Derselbe*, Über einen Fall von Prolapsus uteri inversi. Zbl. Gynäk. **1909**, Nr 3. — *Derselbe*, Intraperitoneale Verkürzung der Ligamenta rotunda. Mschr. Geburtsh. **50** (1919). — *Derselbe*, Komplikationen von Schwangerschaft, Geburt und Wochenbett durch Regelwidrigkeiten der Genitalien (Weichteilschwierigkeiten). In Halban-Seitz' Biologie und Pathologie des Weibes II 7 (1927). — *Guibal, P.*, Inversion der Vagina nach Hysterektomie. Arch. Ginéc. de Chir. **1911**, Nr 1. Ref. Zbl. Gynäk. **1911**, 913. — *Guinsbourg*, Prolapsus utérin chez les nullipares. Thèse de Paris 1908. Ref. Zbl. Gynäk. **1909**, 1649.— *Günther, J. B.*, Über operative Dauer bei Retroflexio uteri und Prolapsus vaginae. Inaug.-Diss. Gießen 1904. Ref. Zbl. Gynäk. **1905**, 1580.

Haagn, T., Über einen Fall von Prolapsus mucosae urethrae bei gleichzeitigem Totalprolaps des Uterus. Gynäk. Rdsch. **1907**, Nr 13. — *Hadden, D.*, Anatomie des weiblichen Beckens und ihre Bedeutung für den Prolaps. Amer. J. Obstetr. **1914**, Febr. Ref. Zbl. Gynäk. **1914**, 857. — *Haendly*, Die Ursachen der Rückenschmerzen bei Frauen. Mschr. Geburtsh. **61** (1923). — *Häggström, P.*, Über das Spätresultat von verschiedenen Prolapsoperationen. Hygiea (Stockh.) **1919**, 355. Ref. Zbl. Gynäk. **1921**, 1154. — *Haim, E.*, Über Tubentorsion. Zbl. Gynäk. **1925**, Nr 25. — *Halban, J.*, Prolaps bei einer Virgo. Geburtsh.-gynäk. Ges. Wien 12. Nov. 1912. Ber. Zbl. Gynäk. **1913**, 858. — *Derselbe*, Zur Prolapsfrage. Geburtsh.-gynäk. Ges. Wien 12. März 1918. Ber. Zbl. Gynäk. **1918**, 356. — *Derselbe*, Operative Behandlung des weiblichen Genitalprolapses unter Berücksichtigung der Anatomie und Ätiologie. Wien u. Leipzig 1919. Ref. Zbl. Gynäk. **1921**, 125. — *Derselbe*, Zur Technik der Collifixatio uteri. Zbl. Gynäk. **1921**, Nr 41. — *Derselbe*, Diskussion zu Schiffmann, I. Zbl. Gynäk. **1921**, 279. — *Derselbe*, Zur Therapie des Mastdarmprolapses. Geburtsh.-gynäk. Ges. Wien 13. Mai 1919. Ber. Zbl. Gynäk. **1919**, 580. — *Halter, G.*, Zur Statistik des Prolaps- und Retroflexionsoperationen. Zbl. Gynäk. **1926**, Nr 17. — *Hamand* und *Worms*, Stielgedrehtes Ovarium in einer Laparotomienarbenhernie. Bull. Soc. Anat. Paris **1910**, Nr 9. Ref. Zbl. Gynäk. **1911**, 636. — *Hammesfahr*, Die Naht größerer Bauchbrüche. Zbl. Chir. **33** (1916). Ref. Zbl. Gynäk. **1917**, 849. — *Hammond, F. C.*, Das Pessar. Ther. Gaz. **1915**, Jan. Ref. Zbl. Gynäk. **1915**, 729. — *Hannes, W.*, Verletzung des prolabierten Uterus durch Unfall. Zbl. Gynäk. **1907**, Nr 26. — *Derselbe*, Die Dauererfolge des Alexander-Adams. Zbl. Gynäk. **1908**, Nr 49. — *Harraß, P.*, Genitalprolaps und Hernienbildung infolge einer alten Beckenringverletzung. Münch. med. Wschr. **1910**, Nr 51. — *Harris, M. L.*, A new operation for Prolapsus uteri. J. amer. med. Assoc. **1910**, Nr 20. Ref. Zbl. Gynäk. **1911**, 1727. — *Handorn, L.*, Operative Heilung eines Falles von chronischer Inversio uteri puerperalis. Zbl. Gynäk. **1923**, Nr 30. — *Hartmann, H.*, Scheidenverschluß. Gynec. a. Obstetr. rev. mens. **7**, 415 (1923). Ref. Zbl. Gynäk. **1924**, 1267. — *Derselbe*, Le traitement des prolapsus génitaux devant le congrès français de chirurgie. Gynéc. et Obstétr. **9**, Nr 2 (1924). — *Hartmann, J. P.*, Pessarbehandlung. Ugeskr. Laeg. **1914**, Nr 15. Ref. Zbl. Gynäk. **1916**, 576. — *Hastrup, R.*, Über die Indikation der Ventrofixatio uteri. Zbl. Gynäk. **1921**, Nr 15. — *Derselbe*, Ventrofixatio uteri. Zbl. Gynäk. **1922**, Nr 33. — *Derselbe*, Remarques sur la priorité de quelques opérations gynécologique célèbres. Acta gynaec. scand. **2** (1923). — *Haub, F.*, Inversion der Harnblase bei Carcinoma uteri et vaginae. Münch. med. Wschr. **1922**, Nr 34. — *Haynes, J. S.*, Übergroße Ventralhernien. N. Y. med. J. **105**, Nr 3 (1917). Ref. Zbl. Gynäk. **1917**, 849. — *Derselbe*, Acute complete inversion of the uterus. J. Michigan State med. Soc. **22**, Nr 2 (1923). — *Heegaard, H.*, Über Ovarialhernien. Arch. klin. Chir. **75**, H. 2. Ref. Zbl. Gynäk. **1905**, 1038. — *Hegar, K.*, Beitrag zur Anatomie und Ätiologie der Hyperanteflexio uteri congenita. Hegars Beitr. Geburtsh. **14**, H. 3. — *Heidenhain, L.*, Der Einfluß der Geburt auf den Levatorspalt und die Operation von Prolapsen. Zbl. Gynäk. **1909**, Nr 36. — *Derselbe*, Über eine neue Prolapsoperation. Arch. Gynäk. **88**, H. 3. — *Derselbe*, Prolaps und Retroversio. Mschr. Geburtsh. **33**, H. 5. — *Heil, K.*, Ein Fall von Stieldrehung der Tube bei virginellem Genitaltractus. Zbl. Gynäk. **1921**, Nr 14. — *Heimann*, Inwieweit wird die Entstehung der Retroversio-flexio durch längere oder kürzere Bettruhe nach der Geburt beeinflußt? Mschr. Geburtsh. **31**, H. 2. — *Heinberg, A.*, Eine verbesserte Methode zur Unterstützung der Blase und der Scheide nach Hysterektomie wegen Vorfall. Amer. J. Obstetr. **1922**, Dez. Ref. Zbl. Gynäk. **1923**, Nr 33, 1357. — *Heineck, A. P.*, Über Hernien des Ovariums, der Fallopischen Tube und des Ovariums samt Fallopischer Tube. Surg. etc. **15**, Nr 1. Ref. Zbl. Gynäk. **1913**, 78. — *Derselbe*, Hernien, enthaltend Ovar oder Tube oder beide zusammen. Pacif. med. J. **1912**. Ref. Zbl. Gynäk. **1913**, 750. — *Heinricius, H.*, Über die Kolpohysterotomia posterior bei Inversio uteri. Prakt. Erg. Geburtsh. **2** (Wiesbaden 1911). — *Heinsius*, Totalprolaps infolge Ulcus vulvae chronicum. Ges. Geburtsh. u. Gynäk. Berlin 26. Nov. 1910. Ber. Z. Geburtsh. **68**, 234. — *Derselbe*, Blaseninversion und Totalprolaps von Uterus und Vagina infolge Ulcus chronicum vulvae. Z. gynäk. Urol. 3, H. 3. — *Derselbe*, Über die operative Behandlung und Heilung der totalen Blasenektopie. Berl. klin. Wschr. 1915, Nr 9. — *Hellendall, H.*, Die Radikaloperation von Leisten- und Schenkelhernien mittels plastischer Verwendung des Uterus von der Bauchhöhle aus bei gleichzeitiger Laparotomie aus anderem Grunde. Eine neue Methode. Zbl. Gynäk. 1922, Nr 25. — *Derselbe*, Die Ventrofixation des Uterusstumpfes nach supravaginaler Amputation oder des Scheidengewölbes nach Totalexstirpation bei gleichzeitiger Senkung der Scheide und des Uterus. Zbl. Gynäk. 1925, Nr 7. — *Hempel, E.*, Die Exhysteropexie nach *Kocher* zur Beseitigung des völligen Scheidenvorfalles älterer Frauen. Dtsch. med. Wschr. 1927, Nr 33. — *Henitt, W. R.*, Ein neues Pessar. Interstate med. J. 1913, Aug. Ref. Zbl. Gynäk. 1913, 1671. — *Henkel, M.*, Inversion eines Horns eines Uterus bicornis unicollis. Ges. Geburtsh. u. Gynäk. Berlin 14. April 1905. Ber. Zbl. Gynäk. 1905, 751. — *Derselbe*, Über das Anlegen des Schnittes bei Laparotomien, zugleich ein Beitrag zur Ventrofixation des Uterus nach Olshausen. Gynäk. Rdsch. 1908, Nr 16. — *Derselbe*, Die Retroflexio uteri in der allgemeinen Praxis. Münch. med. Wschr. 1909, Nr 4. — *Derselbe*, Über die operative Behandlung ausgedehnter Hernien der Linea alba. Arch. Gynäk. 88, H. 3. — *Derselbe*, Etwas über Dammrisse und ihre Beziehungen zum Prolaps. Dtsch. med. Wschr. 1926, Nr 17. — *Henneberg, H.*, Indikationen der chirurgischen Behandlung der Retrodeviationen des nichtgraviden Uterus. Gynéc. et Obstétr. Rev. mens. 8, Nr 2, 1(1923). Ref. Zbl. Gynäk. 1924, 1. — *v. Herff, O.*, Operative Reinversio nach Kehrer einer Inversio uteri inveterata. Zbl. Gynäk. 1907, Nr 16. — *Herman, E.*, Fixation of the uterus. London obstetr. Soc. 14. Okt. 1905. Ref. Zbl. Gynäk. 1906, 335. — *Derselbe*, Diskussion über Retroflexio. 76. Jahresverlg Brit. med. Assoc. Brit. med. J. 1908, Sept. Ref. Zbl. Gynäk. 1909, 1374. — *Derselbe*, On the use of pessaries. Practitioner 1912. Ref. Zbl. Gynäk. 1912, 1752. — *Heumann, W.*, Über moderne Prolapsoperationen. Ianug.-Diss. Breslau 1920. Ref. Zbl. Gynäk. 1920, 1471. — *Heusner, L.*, Eine neue Operation der Retroflexio uteri. Zbl. Gynäk. 1912, Nr 13. — *Heyman*, Ein Fall von Pessarschaden. Hygiea 1917, 280. Ref. Zbl. Gynäk. 1919, 620. — *Heymann, F.*, Zur Technik der Verkürzung der runden Mutterbänder bei Eröffnung der Bauchhöhle. Mschr. Geburtsh. 45, H. 5 (1917). — *Derselbe*, Vollständige Gangrän eines prolabierten Uterus. Ges. Geburtsh. u. Gynäk. Berlin 22. Juni 1923. — *Heynemann, Th.*, Zur Ätiologie des Prolapses. Zbl. Gynäk. 1924, Nr 3. — *v. Hibler, E.*, Vorfall eines cystisch erweiterten Ureters durch Harnblase und Urethra usw. Wien. klin. Wschr. 1903, Nr 7. — *Hilgenreiner, H.*, Beitrag zur Kenntnis der Hernia uteri inguinalis. Berl. klin. Wschr. 1906, Nr 11. — *Derselbe*, Seltene und bemerkenswerte Hernien. Beitr. klin. Chir. 69, H. 2. Ref. Zbl. Gynäk. 1911, 1257. — *Hillmann, H.*, Über Inversio uteri. Mschr. Geburtsh. 59, H. 1/2 (1922). — *Hirokawa, W.*, Über das Verhalten der Ureteren beim Genitalprolaps des Weibes. Dtsch. Z. Chir. 109, H. 1/2. Ref. Zbl. Gynäk. 1911, 1355. — *Hirsch, H.*, Prolapsinversion des Uterus. Zbl. Gynäk. 1925, Nr 30. — *Hirsch, M.*, Zur Fixatio ligament. rot. retrouterina. Zbl. Gynäk. 1910, Nr 2. — *Derselbe*, Über intraperitoneale Verkürzung der Ligg. rotunda. Mschr. Geburtsh. 31, H. 2. — *Derselbe*, Leitfaden der Berufskrankheiten der Frau usw. Stuttgart 1919. — *Hirst, B. C.*, Eine Prolapsoperation. Trans. south. Surg. a. gynec. Assoc. 24, 72 (1922). Ref. Zbl. Gynäk. 1913, 1125. — *Derselbe*, Die neueren Operationen zur Wiederherstellung des Beckenbodens mit einer eigenen Technik zur Freilegung und Naht des Levators ani und Transversus perinei profundus. Amer. J. Obstetr. 1913, Juni. Ref. Zbl. Gynäk. 1913, 1459. — *Derselbe* and *Ch. Mazer*, The palliative and operative treatment of prolapse of the uterus. Amer. J. Obstetr. 5, Nr 3 (1923). — *Hisgen, H.*, Zur plastischen Verwertung des Uterus bei Prolapsoperationen. Inaug.-Diss. Bonn 1905. Ref. Zbl. Gynäk. 1907, 1488. — *Hochenbichler, A.*, Zur Ätiologie der Retroflexio uteri. Mschr. Geburtsh. 70, 56 (1925). — *Hoensch*, Zur Alexander-Adamsschen Operation nach der Modifikation von Edebohls und Godspohn. Inaug.-Diss. Breslau 1912. Ref. Zbl. Gynäk. 1912, 1136. — *van der Hoeven, P. C. T.*, Die Asthenie und die Lageanomalien der weiblichen Genitalien. Jena: Verlag G. Fischer 1909. — *Hofbauer*, Soll die ventrale Fixation symmetrisch ausgeführt werden? Zbl. Gynäk. 1919, 92. — *Höfer, R.*, Dauerresultate von Prolapsoperationen mit Dammplastik nach Küstner. Inaug.-Diss. München 1912. Ref. Zbl. Gynäk. 1913, 1669. — *Hofmann, A.*, Zur Pathologie des Prolapsus ani et recti und seine operative Behandlung durch Beckenbodenplastik. Zbl. Chir. 1905, Nr 35. Ref. Zbl. Gynäk. 1906, 416. — *Derselbe*, Eine neue Methode zur Beseitigung des Rectumprolapses bei Frauen. Münch. med. Wschr. 1911, Nr 20. — *Hofmann, H.*, Isolierte Stieldrehung der Tube im 8. Schwangerschaftsmonat. Zbl. Gynäk. 1921, Nr 33. — *Hofmeier, M.*, Erfahrungen mit der Ventrofixation des Uterus. Fränk. Ges. Geburtsh. u. Gynäk. 28. Mai 1905. Ref. Zbl. Gynäk. 1906, 186. — *Derselbe*, Die Ventrofixatio uteri bei Verlagerung des Uterus. Festschrift f. Olshausen. Stuttgart: Verlag Enke 1905. Ref. Zbl. Gynäk. 1905, 1591. — *Derselbe*, Über Pessarbehandlung. Münch. med. Wschr. 1906, Nr 34. — *Derselbe*, Zur Frage der Prolapsoperation. Zbl. Gynäk. 1916, Nr 45. — *Derselbe*, Zur operativen Behandlung der Rückwärtslagerung der Gebärmutter. Z.

Geburtsh. 86, H. 3, 509 (1923). — *Derselbe*, Zur operativen Behandlung der Verlagerungen des Uterus. Bayr. Ges. Geburtsh. u. Frauenheilk. 26. Nov. 1922 Nürnberg. Ber. Mschr. Geburtsh. 63, 295 (1923). — *Derselbe*, Handbuch der Frauenkrankheiten. 17. Aufl. Leipzig 1921. — *Hölder, H.*, Zur Klinik der Retroflexio uteri mobilis auf Grund der Nachuntersuchung von 142 nach der Alexander-Adamsschen Methode operierten Frauen. Inaug.-Diss. Tübingen 1912. Ref. Zbl. Gynäk. 1913, 187. — *Hollemann, W.*, Eine neue Methode der intraperitonealen Verkürzung der Ligamenta rotunda (Fixatio lig. rot. retrout.). Zbl. Gynäk. 1910, Nr 7. — *Holopeau* et *Collevile*, Inguinalhernie, enthaltend Tube und Ovarium. Bull. Soc. Anat. Paris 1920, Mai. Ref. Zbl. Gynäk. 1921, 1707. — *Holmberg, G.*, A case of diverticulitis of the sigmoid, resembling an ovarian tumour, in a paticul. of 65 lap. Recovery. Trans. obstetr. a. gynec. Sect. 24. Febr. 1922. Ber. Acta gynaec. scand. 2, H. 2, 193 (1923). — *v. Holst, M.*, Ein neues Verfahren zur operativen Beseitigung von Totalprolapsen. Zbl. Gynäk. 1905, Nr 51. — *Derselbe*, Zur operativen Behandlung der Prolapse des Uterus. Zbl. Gynäk. 1912, Nr 5. — *Derselbe*, Kasuistischer Beitrag zur Inversio uteri. Zbl. Gynäk. 1912, Nr 10. — *Derselbe*, Zur operativen Behandlung der Gebärmuttervorfälle. Operative Behandlung der Retroflexio. Zbl. Gynäk. 1927, Nr 29. — *Holz, S.*, Zur Technik der Transversus-Levatornaht. Zbl. Gynäk. 1915, Nr 52. — *Horsch, K.*, Kasuistischer Beitrag zur isolierten Tubentorsion. Zbl. Gynäk. 1926, Nr 31. — *Hufschmidt*, Über Cervixmyom mit Totalprolaps, insbesondere einen in der Univ.-Frauenklinik zu München beobachteten Fall mit totaler Inversion. Inaug.-Diss. München 1909. Ref. Zbl. Gynäk. 1911, 557.

Ill, E. F., Weitere Erfahrungen mit der ventralen Fixation nach *Gilliam*. 25. Jahresverslg amer. Ges. Geburtsh. u. Gynäk. Toledo 17.—19. Sept. 1912. Amer. J. Obstetr. 1913, Jan.-Febr. Ref. Zbl. Gynäk. 1913, 1241. — *Inoura*, Behandlung des Genitalprolapses älterer Frauen durch Verschluß der Vagina. Presse méd. 1919, Nr 39. Ref. Zb . Gynäk. 1910, 1695. — *Ivens, F.*, Die Behandlung der Retroversio uteri mittels der Gilliamschen Ventrosuspensio lig. rot. Brit. med. J. 1912, April. Ref. Zbl. Gynäk. 1912, 876.

Jacobovici, Myohysteropexie. Cluj. med. (rum.) 5, Nr 1/2 (1924). Ref. Berichte 5, 276. — *Jacobsohn, A.*, Ein verbessertes Kugelpessar. J. amer. med. Assoc. 82, Nr 10 (1924). Ref. Zbl. Gynäk. 1924, 2328. — *Jacobson, N. L.*, Behandlung des Rectumvorfalles bei Frauen durch Bildung der Dammmuskulatur. 2. Kongr. Geburtsh. u. Gynäk. Rußlands, 28.—30. Dez. 1907 Moskau. Ref. Zbl. Gynäk. 1908, 777. — *Derselbe*, Die Behandlung der Rectumprolapse durch Wiederherstellung des Beckenbodens. 5. intern. Kongr. Geburtsh. u. Gynäk. Petersburg 22.—28. Nov. 1910. Ref. Zbl. Gynäk. 1910, 1485. — *Jacoby, A.*, Retroversio und Retroflexio. Med. Rec. 89, Nr 7 (1916). Ref. Zbl. Gynäk. 1916, 721. — *Jacovici*, Die Myohysteropexie. Rev. di Chir. 1913, April. Ref. Zbl. Gynäk. 1913, 1670. — *Jaeggy*, Die Kolpektomie nach *Peter Müller*. Gynäk. Rdsch. 1907, Nr 21. — *Janota, J.*, Spontane Gebärmutterausstülpung nach der Geburt. čas. lék. česk. 1923, Nr 13. — *Jarecki, M.*, Über Divertikel und andere Urintaschen der weiblichen Harnröhre. Z. urol. Chir. 3, H. 3/4 (1915). Ref. Zbl. Gynäk. 1915, 534. — *v. Jaschke, Rud. Th.*, Zur Prolapsbehandlung. Zbl. Gynäk. 1911, Nr 40. — *Derselbe*, Klinisch-anatomische Beiträge zur Ätiologie des Genitalprolapses. Z. Geburtsh. 74 (1913). — *Derselbe*, Die Anatomie, Ätiologie und Therapie des Prolapses. Zbl. ges. Gynäk. 1 (1913). — *Derselbe*, Zur Wertung und Behandlung der Retroflexio uteri und ihrer häufigsten Komplikationen. Wien. klin. Rdsch. 1913, Nr 38. — *Derselbe*, Prinzipielles zur Behandlung der Retroversio-flexio uteri. Zbl. Gynäk. 1922, Nr 24. — *Derselbe*, Der Genitalprolaps im Lichte der Konstitutionspathologie (Kongreßber.). Arch. Gynäk. 120 (1923). — *Derselbe*, Lageveränderungen des Uterus in der Schwangerschaft und unter der Geburt. Jkurse ärztl. Fortbildg. München: Lehmanns Verlag 1924, Julih. — *Derselbe*, Zur Symptomatologie der Retroversio-flexio uteri. Münch. med. Wschr. 1924, Nr 21, 667. — *Derselbe*, Zur Deutung und Bewertung der Allgemeinsymptome bei Retroflexio uteri. Zbl. Gyn. 1925. — Konstitutionelle Grundlagen hartnäckiger Obstipation. Z. f. Konstitutionslehre usw. 1925. — *Derselbe* und *Pankow*, Lehrbuch der Gynäkologie. 3. u. 4. Aufl. Berlin 1923. — *Jaworsky*, Bauchbrüche, den graviden Uterus enthaltend. Gaz. lek. 1910, 31. Ref. Zbl. Gynäk. 1911, 1255. — *Derselbe*, Über Inversion und Vorfall der weiblichen Harnröhre. Gaz. lek. 1905, Nr 39. Ref. Zbl. Gynäk. 1906, 1415. — *Derselbe*, Uterus descensus und Prolaps, Scheideninversion und unwillkürliches Harnträufeln als Folgen mangelhafter Ernährung. Gaz. lek. 1917, Nr 18. Ref. Zbl. Gynäk. 1919, 618. — *Derselbe*, Senkung und Prolaps von Uterus und Scheide infolge ungenügender Ernährung. Zbl. Gynäk. 1917, Nr 28. — *Jayle, F.*, Liste et définition des déviations de l'utérus. Presse méd. 1905, Nr 97. Ref. Zbl. Gynäk. 1906, 894. — *Jeannin*, L'inversion utérine aigue. Progrès méd. 52, Nr 25 (1924). — *Jellet, H.*, Die Naht des Levator ani bei der Perineorrhaphie. Surg. etc. 19, Nr 3. Ref. Zbl. Gynäk. 1915, 385. — *Jianu, A.*, Intraabdominale Myorrhaphie des Musculus levator ani bei Uterusvorfällen. Mschr. Geburtsh. 36, H. 6 (1912). — *Derselbe*, Intraabdominale Myorrhaphie der Heber des Afters beim Vorfall des Mastdarms. Dtsch. Z. Chir. 118, H. 5/6. Ref. Zbl. Gynäk.

1913, 791. — *Jerie, J.*, Eine neue Methode der Ligamentverkürzung bei Retroversio uteri (Uterofixatio ligamenti rotundi). Zbl. Gynäk. **1909**, Nr 20. — *Jolly, R.*, Die Operation des Prolapsus uteri totalis. Z. Geburtsh. **66**, H. 1. — *Josephson, C. D.*, Zur Behandlung der Inversio uteri inveterata. Zbl. Gynäk. **1907**, Nr 25. — *Derselbe*, A case of ventrofixation with sequelae. Trans. obstetr. a. gynec. Sect. 25. Nov. 1921. Ber. Acta gynaec. scand. **2**, H. 2, 188 (1923). — *Judd, J. R.*, Uterusprolaps ungewöhnlichen Ursprungs. Surg. etc. **21**, Nr 2 (1915). Ref. Zbl. Gynäk. **1916**, 168. — *Jüdd, E. S.*, Die Prophylaxe und Therapie der Bauchhernien. Surg. etc. **1912**, Febr. Ref. Zbl. Gynäk. **1912**, 969. — *Just, F.*, Die Erfolge der operativen Behandlung großer Prolapse mit Implantation des Uterus ins Septum vesico-vag. Inaug.-Diss. München 1912. Ref. Zbl. Gynäk. **1913**, 1670.

Kaarsberg, J., Genitalprolaps mit besonderer Berücksichtigung auf das Resultat der Behandlung. 10. Kongr. d. Nord. chir. Vereins Kopenhagen 31. Juli bis 2. Aug. 1913. Ber. Zbl. Gynäk. **1913**, 1474. — *Kamann*, Stielgedrehte faustgroße rechtsseitige Parovarialcyste. Freie Verngg mitteldtsch. Gynäk. 28. April 1912. Ber. Zbl. Gynäk. **1912**, 954. — *Derselbe*, Großer Prolaps bei ventrifixiertem Uterus. Freie Verngg mitteldtsch. Gynäk. 28. April 1912. Ber. Zbl. Gynäk. **1912**, 955. — *Kaiser, L.*, Über intraabdominalen Druck. Arch. Gynäk. **96**, H. 2. — *Derselbe*, Kurzer Rückblick auf die Geschichte des Krankheitsbildes der Asthenie-Enteroptose. Zbl. Gynäk. **1914**, Nr 41. — *Kaiser, O.*, Zur Pessarbehandlung der Prolapse. Berl. klin. Wschr. **1910**, Nr 45. — *Karczewski* und *Koronkiewicz*, Über die konservative Behandlung der chronischen puerperalen Uterusinversion. Odczyty kliniczne Warschau **1904**, Nr 189. Ref. Zbl. Gynäk. **1905**, 1016. — *Karewski*, Klinische und anatomische, sowie experimentelle Beiträge zur Kenntnis der inguinalen und cruralen Blasenhernien. Arch. klin. Chir. **75**, H. 2. Ref. Zbl. Gynäk. **1905**, 1114. — *Katz, H.*, Über die Geburtsstörungen bei sog. Retroflexio uteri partialis und ihre Behandlung in Fällen weit vorgeschrittener Schwangerschaft. Mschr. Geburtsh. **70**, 147 (1925). — *Keefe, J. W.*, A new operation for the correction of retroflexio of the uterus. Boston med. J. **188**, Nr 10 (1923). — *Keilmann, A.*, Zwei weitere Fälle von Gravidität nach Küstnerscher Inversionsoperation. Zbl. Gynäk. **1907**, Nr 13. — *Keitler, H.*, Über Collifixura uteri nach Bumm. Zbl. Gynäk. **1923**, Nr 42. — *Keley, H. A.* und *R. E. Fricke*, Der Gebrauch von Pessaren. Ther. Gaz. **1921**, 15. Jan. Ref. Zbl. Gynäk. **1921**, 1156. — *Kempter, R.*, Über die operative Behandlung der Lageanomalien des Uterus. Inaug.-Diss. Hamburg 1925. Ref. Zbl. Gynäk. **1925**, 2105. — *Kermauner*, Das sog. Dekubitalgeschwür beim Prolaps. Mschr. Geburtsh. **27**, H. 5. — *Derselbe*, Zur Deutung und Wertung der Krankheitserscheinungen bei der Rückwärtslagerung der Gebärmutter. Z. Konstit.lehre **11**, 399 (1925). — *Derselbe*, Geschwüre beim Vorfall. Wien. klin. Wschr. **1926**, Nr 22. — *Keyes, A. B.*, Der Beckenboden, Rectocele, Cystocele, Prolapsus uteri. Ätiologie und Mechanismus. Amer. J. Obstetr. **1913**, Sept. Ref. Zbl. Gynäk. **1914**, 184. — *Derselbe*, Bauchwandhernien. Amer. J. Obstetr. **1914**, Sept. Ref. Zbl. Gynäk. **1915**, 387. — *Derselbe*, Primärer Prolaps der Scheide mit Elongation der Cervix im Verhältnis zum Uterusprolaps, sei er primär oder sekundär. Amer. J. Obstetr. **72**, Nr 4 (1915). Ref. Zbl. Gynäk. **1916**, 722. — *Kirchgeßner, Ph.*, Vaginale Totalexstirpation bei totalem Vorfall des Uterus. Z. Geburtsh. **58**, H. 2. — *Kiriak, J.*, Note über eine neue Methode gegen den Gebärmuttervorfall. Gynaecologia **1905**, Nr 6. Ref. Zbl. Gynäk. **1906**, 434. — *Kischner, M.*, Die operative Behandlung der Brüche des Nabels der Linea alba und der postoperativen seitlichen Bauchbrüche bei Erwachsenen. Erg. Chir. **1** (1910). Ref. Zbl. Gynäk. **1912**, 969. — *Klauser*, Blasenvorfall durch die Harnröhre. Münch. med. Wschr. **1922**, Nr 37. — *Kleemann*, Carcinoma vaginalis bei Totalprolaps. Mschr. Geburtsh. **51**, H. 4. Gynäk. Ges. Breslau 18. Nov. 1919. Ber. Zbl. Gynäk. **1920**, 248. — *Klein*, Mißerfolge der Pessarbehandlung bei mobiler Retroflexio uteri. Münch. gynäk. Ges. 13. Juli 1904. Ber. Zbl. Gynäk. **1905**, 1507. — *Klein, J.*, Die Operation von Totalprolapsen nach W. A. Freund, ihre Modifikationen, ihr Schicksal. Z. Geburtsh. **74**, H. 1. — *Kleinwächter, L.*, Einige Worte über das spontane Auftreten des mobilen retrodeviierten Uterus. Z. Geburtsh. **54**, H. 1. — *Klose, E.*, Verspricht die mit scheidenverengernden Operationen kombinierte Totalexstirpation bei Uterusprolaps günstigere Dauerresultate als andere Operationsverfahren. Inaug.-Diss. Breslau 1909. Zbl. Gynäk. **1910**, 1195. — *Knappe, L.*, Die Prophylaxe und Therapie bei Enteroptose. Berlin-Wien: Urban u. Schwarzenberg 1921. — *Kneise, O.* und *R. Schulze*, Zur Frage der sog. kongenitalen Blasendivertikel. Z. urol. Chir. **10** (1922). — *Knoop, C.*, Zur Ventrofixatio uteri. Zbl. Gynäk. **1921**, Nr 36. — *Kocks*, Die Verkürzung der Ligg. cardinalia bei Prolaps und Retroversionen nach *W. M. Polk* in New York. Zbl. Gynäk. **1911**, Nr 11. — *Köhler, H.*, Über die Kiellandsche Prolapsoperation. Zbl. Gynäk. **1927**, Nr 34. — *Derselbe*, Torsion des Uterus während der Entbindung. Zbl. Gynäk. **1927**, Nr 38. — *König, F.*, Die Radikaloperation großer Hernien, besonders der Bauchbrüche, unter Verlötung mit frei verpflanzten Periostlappen. Beitr. klin. Chir. **75**, H. 3. Ref. Zbl. Gynäk. **1912**, 1208. — *Derselbe*, Über die Versicherung (Verlötung) unzuverlässiger Nahtlinien an Bruchrändern, Harnröhren usw. durch aufgepflanzte Gewebslappen. Dtsch. Chir. **100**. Ref. Zbl. Gynäk. **1911**, 471. — *Königsberger, M.*,

Neue Anschauung über Ätiologie und Therapie der Prolapse nebst Mitteilung von 2 Kolossalprolapsen. Inaug.-Dissert. Straßburg 1913. Ref. Zbl. Gynäk. 1913, 785. — *Konietzny, K.*, Über die Operation der Inversio uteri nach Methode *Küstner*. Inaug.-Diss. Breslau 1907. Ref. Zbl. Gynäk. 1907, 1454. — *Körner, H.*, Die operative Behandlung der Retroflexio uteri mittels Ligamentoventrofixatio. Z. Geburtsh. 85, H. 1, 164 (1922). — *Kosminsky*, Beitrag zur operativen Behandlung des Gebärmuttervorfalles. Lwowski tygodnik lek. 1906, Nr 50/51. Ref. Zbl. Gynäk. 1909, 406. — *Kostlivy, S.*, Eine neue Methode der intraabdominalen Suspension des retroflektierten Uterus. Cas. lék. cesk. 1911, Nr 26. Ref. Zbl. Gynäk. 1911, 1446. — *Kraatz, A.*, Die plastische Verwendung des Uterus bei Cystocele und Gebärmuttervorfall. Ges. Geburtsh. u. Gynäk. Berlin 10. Dez. 1909. Ber. Z. Geburtsh. 66, 476. — *Derselbe*, Die Alexander-Adamssche Operation unter Lokalanästhesie. Zbl. Gynäk. 1910, Nr 34. — *Derselbe*, Die plastische Verwendung des Uterus bei Rectocele. Z. Geburtsh. 67, H. 2. — *Kraemer, L.*, Über Prolaps bei Jugendlichen. Inaug.-Diss. München 1923. — *Krauß, R.*, Über die Dauerresultate der Omphalektomie bei Nabelbrüchen. Beitr. klin. Chir. 50, H. 1. Ref. Zbl. Gynäk. 1907, 1128. — *Kritzler, H.*, Ein Fall von Prolapsus vaginae et uteri ante et intra partum, mit tödlichem Ausgang für Mutter und Kind. Zbl. Gynäk. 1921, Nr 48. — *Derselbe*, Zur Wertung von Descensus und Prolaps bei der ländlichen Arbeiterfrau. Gynäk. Kongr. Heidelberg 1923. Ber. Arch. Gynäk. 120. — *Krönig, B.*, Bemerkungen zur Prolapsoperation. Arch. Gynäk. 92, H. 1. — *Krull, W.*, Der Scheidenverschluß mit doppelter enger Schlauchbildung als Operation der Wahl bei Totalvorfällen alter Frauen. Mschr. Geburtsh. 58, H. 2. — *Kruszynski, M.*, Die Kombination der Laparotomie mit dem Alexander-Adams und deren Dauerresultate. Wien. klin. Rdsch. 1915, Nr 43—49. Ref. Zbl. Gynäk. 1916, 575. — *Ksido, M.*, Über die vesico-vaginale Interposition des Uterus. Zbl. Gynäk. 1911, Nr 20. — *Kubanyi, A.*, Die Beckenneigung als prädisponierendes Moment für die Entwicklung der Gebärmutterretrodeviationen. Orv. Hetil. (ung.) 1919, Nr 39. Ref. Zbl. Gynäk. 1920, 1232. — *Kümmell, H.*, Zur Operation des hochgradigen Mastdarmvorfalles. Zbl. Chir. 1919, Nr 25. Ref. Zbl. Gynäk. 1920, 1112. — *Kuncz, A.*, Über den therapeutischen Wert der Alexander-Adams-Operation. Orv. Hetil. (ung.) 1923, Nr 29. Ref. Zbl. Gynäk. 1924, 1266. — *Derselbe*, Über den Heilwert der Alexander-Adams-Operation. Orv. Hetil. 67, Nr 24 (1923). Ref. Zbl. Gynäk. 1924, Nr 7a. — *Küster, H.*, Neuralgie des Nervus ileoinguinalis nach Alexander-Adams-Operation. Zbl. Gynäk. 1926, Nr 4. — *Derselbe*, Über Geburt nach operativer Antefixation. Mschr. Geburtsh. 39, H. 2. Ref. Zbl. Gynäk. 1914, 452. — *Küstner, O.*, Über Grenzgebiete der orthopädischen und operativen Therapie in der Gynäkologie. Med. Klin. 1908, Nr 15. — *Derselbe*, Welche Profixur- (Antefixations-) Methode ist bei fixierter Retroversio-flexio am zweckmäßigsten? Zbl. Gynäk. 1909, Nr 2. — *Derselbe*, Operation großer Prolapse. Gynäk. Ges. Breslau 15. März 1910. Ber. Zbl. Gynäk. 1910, 1027. — *Derselbe*, Die individualisierende Operation der inveterierten Scheiden-Damm-Mastdarmrisse. Jena: G. Fischer 1909. Ref. Zbl. Gynäk. 1910, 663. — *Derselbe*, Abdominale Totalexstirpation des Uterus, Ventrifixur des Scheidengewölbes, Kolporrhaphien; Verfahren bei großen Prolapsen. Mschr. Geburtsh. 32, H. 1. — *Derselbe*, Zur Therapie der Retroversio-flexio. Mschr. Geburtsh. 50, H. 4 (1919). — *Derselbe*, Über die Entstehungsmechanik der tokogenetischen Inversion des Uterus. Arch. Gynäk. 118, 203 (1923). — *Derselbe*, Anteversio-flexio uteri gravidi et puerperalis. Retroversio und Retroflexio uteri grav. Schwangerschaft, Geburt und Wochenbett bei Vorfall des Uterus und der Vagina. Torsion und Achsendrehung des graviden Uterus. Schwangerschaft und Geburt nach profixierenden Operationen. Hernia uteri gravidi. Sämtlich in Döderleins Handb. der Geburtshilfe. 2. Aufl. München 1924. (Daselbst weitere Literatur.) — *Kynoch, J. A.*, Axiale Rotation des myomatösen Uterus. Trans. Edinb. obstetr. Soc. 1912. Zbl. Gynäk. 1913, 698.

Labhardt, A., Eigentümliche Incarceration der Portio durch ein Schalenpessar. Gynäk. Rdsch. 1909, H. 9. — *Derselbe*, Subtotale Kolpoperineokleisis als Prolapsoperation bei alten Frauen. Zbl. Gynäk. 1923, Nr 35. — *Lacey, F. H.*, Die Erfolge der Manchester Schule bei der vaginalen Operation wegen Prolaps. J. Obstetr. 28, Nr 2. Ref. Zbl. Gynäk. 1922, 603. — *Lachs*, Zur Ätiologie des Urethralprolapses beim Weibe. Chrobak-Festschr. 1902. Ref. Zbl. Gynäk. 1903, 1379. — *Lack, V.*, Retroversio uteri im frühen Wochenbett. Lancet 1926, Nr 12, 592. — *Laemmle, K.*, Ein weiterer Beitrag zur Frage der Eileiterdrehung. Zbl. Gynäk. 1923, Nr 11. — *Derselbe*, Zur Frage der orthopädischen Lagekorrektur des Uterus. Unter besonderer Berücksichtigung der Alexander-Adams-Operation. Zbl. Gynäk. 1926, Nr 33. — *Lamblin, P.*, Der Prolaps der Schleimhaut der Urethra bei kleinen Mädchen. Inaug.-Diss. Paris 1903. Ref. Zbl. Gynäk. 1905, 184. — *Landmann, K.*, Über die Radikaloperation der umbilikalen, subumbilikalen und postoperativen Hernien der Linea alba nach Menge. Inaug.-Diss. Heidelberg 1913. Ref. Wien. klin. Rdsch. 1914, Nr 3. — *Landau, Th.*, Ein neues Operationsverfahren zur Heilung des totalen Prolapses bei klimakterischen Frauen. Zbl. Gynäk. 1905, Nr 43. — *Langemark*, Über Brucheinklemmung von Adnexen im Säuglingsalter. Dtsch. Z. Chir. 109, H. 1/2. Ref. Zbl. Gynäk.

1911, 1256. — *Langes, E.*, Eine neue Methode der intraperitonealen Verkürzung der Ligg. rot. Zbl. Gynäk. **1913**, Nr 1. — *Langreuter, G.*, Zur Ätiologie des Uterusprolapses. Inaug.-Diss. Gießen 1919. Ref. Zbl. Gynäk. **1920**, 147. — *Lapeyre*, Prolaps des Uterus bei Virgines und Nulliparen usw. Arch. prov. Chir. **1907**. Ref. Zbl. Gynäk. **1908**, 1407. — *Lankford*, Untersuchungen an 300 Privatpatientinnen 6 Wochen oder länger nach der Geburt in bezug auf den Zustand des Beckenbodens, der Cervix und den Fundus. Amer. J. Obstetr. 7, 275 (1924). Ref. Zbl. Gynäk. **1924**, 2326. — *Laquière*, Ein Fall von angeborener Achsendrehung der Tube mit Tuboovarialcyste. Bull. Soc. Anat. **1923**, Nr 8/9. Ref. Zbl. Gynäk. **1924**, 2320. — *Latteri, S.*, L'ernia inguinale dell'utero. Arch. ital. Chir. 7, H. 1 (1923). Ref. Ber. ges. Geburtsh. 1, 478. — *Latzko, W.*, Eine neue Methode der intraperitonealen Ligamentverkürzung. Zbl. Gynäk. **1908**, Nr 39. — *Derselbe*, Zur Interpositio uteri vesico-vag. 1. Zweimaliges Prolapsrezidiv, 2. Leichenpräparat einer Interposition. Geburtsh.-gynäk. Ges. Wien 15. Febr. 1910. Ber. Zbl. Gynäk. **1910**, 1523. — *Derselbe*, Levatornaht als typische Prolapsoperation. Mschr. Geburtsh. **32**, H. 3. — *Derselbe*, Diskussion zu Schiffmann, Klammersuspension des Uterus. Geburtsh.-gynäk. Ges. Wien 12. Febr. 1918. Ber. Zbl. Gynäk. **1918**, 276. — *Derselbe*, Haematometra im prolabierten Uterus. Geburtsh.-gynäk. Ges. Wien 15. Febr. 1921. Ber. Zbl. Gynäk. **1921**, 1495. — *Lebar, L.*, Wanderniere und Genitalaffektionen. Gynéc. **1903**. Ref. Zbl. Gynäk. **1904**, 640. — *Lebedew, G. J.*, Die Radikaloperation der Hernia lineae albae nach Menge. J. Geburtsh. (russ.) **1913**, 1541. Ref. Zbl. Gynäk. **1914**, 1263. — *Leedham-Green, C.*, Prolaps der Blase durch die Urethra. Brit. med. J. **1908**, 25. April. Ref. Zbl. Gynäk. **1909**, 831. — *Legueu* und *H. Rais*, Inguinalhernien des Uterus und der Adnexe. Gynéc. **1908**, Nr 4/5. Ref. Zbl. Gynäk. **1909**, 396. — *Lehmann, F.*, Zum Kapitel der Retroflexio uteri. Arch. Gynäk. **94**, H. 3 (1911). — *Lehne, H.*, Prolapsus uteri während Schwangerschaft und Geburt. Inaug.-Diss. Göttingen 1922. Ref. Zbl. Gynäk. **1925**, 1583. — *Lehrnbecher, A.*, Zur Alexander-Adams-Operation. Zbl. Gynäk. **1923**, Nr 52. — *Lemaire, H.*, Contributions à l'étude de l'hystérépexie abdominal par le procédé Doléris-Richelot. Thèse de Montpellier 1908. Ref. Zbl. Gynäk. **1909**, 797. — *Lenorment, Ch.*, Das Zusammentreffen von rectalem Prolaps und utero-vaginalem Prolaps. Hysterokolopexie und ihre Indikationen. Gynéc. **1913**, Juni. Ref. Zbl. Gynäk. **1914**, 184. — *Derselbe* und *Petit-Dutaillis, D.*, Indikationen und Resultate der Operation von Bouilly, hohe Amputation der Cervix und Kolpektomie bei den Genitalprolapsen. Gynéc. **1914**, April. Ref. Zbl. Gynäk. **1914**, 1522. — *Leopold, G.*, Zur Ventrofixatio uteri nach meiner Methode und über ihre angeblichen Geburtsstörungen. Gynäk. Rdsch. **1908**, H. 20. — *Lepage, G.*, Bemerkung über hohe Ventrofixur als Geburtshindernis. Ann. Gynéc. 72 (1917, Nov./Dez.). Ref. Zbl. Gynäk. **1920**, 1231. — *Léry* et *Guillaume*, Tube als Bruchinhalt. Bull. Soc. Anat. Paris **1920**, Nr 4. Ref. Zbl. Gynäk. **1921**, 1707. — *Lesse, W.*, Zur Alexander-Adams-Operation. Mschr. Geburtsh. 29, H. 4. — *Leuenberger, S. G.*, Über die Radikaloperation der Hebosteotomiehernie und die Knochennaht der Diastase. Z. Geburtsh. 68, H. 2. — *Lichtenstein*, Technisches zur Schautaschen Prolapsoperation. Arch. Gynäk. 88, H. 2. — *Derselbe*, Kolporrhaphia submucosa statt Hysterophorbehandlung bei Altersprolapsen. Ges. Geburtsh. u. Gynäk. Leipzig 17. März 1919. Ber. Zbl. Gynäk. **1919**, 437. — *Liegner, R.*, Die Bedeutung von Bauchdruck und Bauchdecken für die Gynäkologie. Mschr. Geburtsh. 65, 77. — *Liepmann, W.*, Eine neue Methode der Ventrifixur. Zbl. Gynäk. **1907**, Nr 6. — *Derselbe*, Das Trigonum urogenitale in seiner klinisch-operativen Bedeutung. Berl. klin. Wschr. **1912**, Nr 37. — *Derselbe*, Der gynäkologische Operationskursus. 2. Aufl. Berlin: Verlag Hirschwald 1912. — *Derselbe*, Atlas der Operations-Anatomie und Operations-Pathologie der weiblichen Sexualorgane. 2. Aufl. Berlin: Verlag Hirschwald 1924. — *v. Liestal*, Über einen Fall von Uterusruptur nach Ventrofixation. Gynäk. Rdsch. **1917**. Ref. Zbl. Gynäk. **1918**, 405. — *Lihotzky*, 2 Fälle von Prolaps bei virginellem Genitale. Ges. Geburtsh. u. Gynäk. Wien 14. Jan. 1913. Ber. Zbl. Gynäk. **1913**, 1194. — *Lindquist, S.*, Zur Operation der großen postoperativen Ventralhernien. Zbl. Gynäk. **1910**, Nr 44. — *Linnartz, M.*, Die Bauchdeckenplastik als Nebenoperation bei Hängebauch usw. Zbl. Gynäk. **1920**, Nr 42. — *Littauer, A.*, Die subfasciale Eröffnung des Inguinalkanals behufs Kürzung der Ligamenta rotunda. Zbl. Gynäk. **1909**, Nr 24. — *Derselbe*, Die Kürzung der runden Mutterbänder, im Leistenkanal behufs Rechtslagerung der Gebärmutter durch Laparotomie. Slg. klin. Vortr. Gynäk. Nr 201. — *Derselbe*, Kolossalprolapse mit Carcinomentwicklung am Muttermund. Ges. Geburtsh. u. Gynäk. Leipzig 11. März 1912. Ber. Zbl. Gynäk. **1912**, 1187. — *Derselbe*, Über 250 Fälle von Uterusfixation mittels subfascialer Eröffnung des Leistenkanals. Mschr. Geburtsh. 48, H. 6 (1918). — *Loli, E.*, Un caso di eversione acuta dell'utero. Ref. Medicine 39, Nr 32 (1923). — *Lorentz, H.*, Die intraperitoneale Verkürzung der Ligg. rot. durch N-förmige Raffung und ihre Stellung zu den lagekorrigierenden Operationen. Inaug.-Diss. Greifswald 1913. Ref. Zbl. Gynäk. **1915**, 728. — *Loser, W.*, Carcinoma vaginae und Prolaps. Inaug.-Diss. Basel 1914. Ref. Zbl. Gynäk. **1915**, 79. — *Lothrop, P.*, Die Behandlung des Uterusprolapses durch Vaginofixation. Amer. J. Obstetr. **1912**, Febr. Ref. Zbl. Gynäk. **1912**, 874. — *Lott*, Ein Fall von Wandermilz mit Stieldrehung. Coeliotomie,

Splenektomie. Heilung. Amer. J. Obstetr. a. Dis. of w. a. Childr. **1912,** Dez. Ref. Zbl. Gynäk. **1913,** 668. — *Löwit, A.*, Interpositio uteri vesico-vaginalis nach Keilresektion oder vaginaler Amputation des Uterus. Zbl. Gynäk. **1911,** Nr 8. — *Derselbe,* Prolapsrezidiv nach Interpositio uteri vesico-vaginalis. Geburtsh.-gynäk. Ges. Wien 8. Nov. 1910. Ber. Zbl. Gynäk. **1911,** 521. — *Luque,* Verschlußnaht bei Verkürzung der Ligg. rot. bei Pfannenstielschem Fascienquerschnitt. Rev. españ. Obstetr. Nr 89. Ref. Zbl. Gynäk. **1924,** 1267. — *Lynch, F. W.*, Retroversion der Gebärmutter nach Entbindung. Amer. J. Obstetr. 22. Okt. Ref. Zbl. Gynäk. **1923,** Nr 33, 1354.

Mackenrodt, Diskussion zu Bumm und Martin über Prolaps. Ges. Geburtsh. u. Gynäk. Berlin 14. Jan. 1910. Ber. Zbl. Gynäk. **1910,** 1138. — *Derselbe,* Zur Lehre von der Pathologie und Therapie der Verlagerungen. Ges. Geburtsh. u. Gynäk. Berlin 28. Okt. 1910. Ber. Z. Geburtsh. **68,** 205. — *Derselbe,* Zur Lehre von der Pathologie und Therapie der Verlagerungen. Ges. Geburtsh. u. Gynäk. Berlin 11. Nov. 1910. Ber. Zbl. Gynäk. **1911,** 679. — *Derselbe,* Extramuköse Keilresektion und Interposition des prolabierten blutenden oder myomatösen Uterus. Ges. Geburtsh. u. Gynäk. Berlin 27. Okt. 1922. Ber. Z. Geburtsh. **86,** 399 (1923). — *Derselbe,* Zur operativen Behandlung des nach Entfernung der Gebärmutter entstandenen totalen Scheidenvorfalls. Ges. Geburtsh. u. Gynäk. Berlin 7. März 1919. Ber. Zbl. Gynäk. **1920,** 469. — Z. Geburtsh. **82,** 496. *Macias de Torres, E.* Uterusinversion. Rev. españ. Obstetr. **8,** Nr 91 (1923). — *Macrez,* Der Tonus des Uterus und des Beckenbindegewebes und die Rückwärtslagerung des Uterus. Gynéc. **1909,** Nr 1. Ref. Zbl. Gynäk. **1909,** 1440. — *Macry,* Beitrag zur Kenntnis der Befestigungs- und Bewegungsorgane des Uterus. Arch. Gynäk. **88,** H. 3. — *Madschuginsky,* Zur operativen Therapie der inveterierten Uterusinversion. Med. Obozr. Nižn. Povolz (russ.) **1912,** Nr 9. Ref. Zbl. Gynäk. **1913,** 189. — *Mainzer,* Diskussion zu Prolaps. Ges. Geburtsh. u. Gynäk. Berlin 14. Jan. 1910. Ber. Zbl. Gynäk. **1910,** 1140. — *Madelung, O.*, Über den postoperativen Vorfall von Baucheingeweiden. Arch. klin. Chir. **77,** H. 2. Ref. Zbl. Gynäk. **1906,** 1015. — *Maluschen, D.*, Ein neues Operationsverfahren zur Behandlung großer Uterusprolapse. Zbl. Gynäk. **1922,** Nr 17. — *Mandelstamm, A.*, Prinzipielle Betrachtungen über die Prolapstherapie, zugleich Vorschlag zur gleichartigen Bearbeitung des Prolapsmaterials. Zbl. Gynäk. **1924,** Nr 48. — *v. Manitius, A.*, Über den Prolapsus virginalis und die Dauererfolge seiner operativen Behandlung. Inaug.-Diss. Breslau 1910. Ref. Zbl. Gynäk. **1910,** 1197. — *Mansfeld, O.*, Neuere Bestrebungen zur Erklärung und Heilung der Gebärmuttersenkungen. Orv. Hetil. (ung.) **1910,** Nr 1. Ref. Zbl. Gynäk. **1911,** 912. — *Marcus, P.*, Über die Ätiologie der Prolapse und ihre Dauerheilung durch die Interpositio uteri vesico-vaginalis. Inaug.-Diss. Heidelberg 1912. Ref. Zbl. Gynäk. **1912,** 1135. — *Marion,* Die Verödung des hinteren Douglas bei der Behandlung gewisser Formen von Uterusprolaps. Rev. Gynéc. et Chir. abd. **1909,** Nr 3. Ref. Zbl. Gynäk. **1910,** 528. — *Markus,* Ein Fall von Ileus nach Ventrofixur. Gynäk. Ges. Breslau 20. Mai 1924. Ber. Zbl. Gynäk. **1924,** 2813. — *Derselbe,* Ileus nach Ventrofixur. Mschr. Geburtsh. **68,** 271 (1925). — *Martin, A.*, Diskussion über Prolaps. Ges. Geburtsh. u. Gynäk. Berlin 14. Jan. 1910. Ber. Zbl. Gynäk. **1910,** 1140. — *Derselbe,* Zu den Prolapsfragen. Mschr. Geburtsh. **50** (1919). Z. Geburtsh. **82,** 1. — *Martin, Ed.*, Zur Technik und Anatomie der Levatornaht. Ges. Geburtsh. u. Gynäk. Berlin 4. Dez. 1911. Ber. Zbl. Gynäk. **1912,** 858. — *Derselbe,* Zur Technik und Anatomie der Levatornaht. Ges. Geburtsh. u. Gynäk. Berlin 8. Dez. 1911. Ber. Z. Geburtsh. **70,** 711 (1912). — *Derselbe,* Der Haftapparat der weiblichen Genitalien. I. Teil: Beckenbindegewebe, Fascien und Muskelapparat. Berlin: Verlag S. Karger 1911. II. Teil: Der Prolaps. Berlin: Verlag S. Karger 1912. — *Derselbe,* Zur Anatomie und Technik der Levatorfasciennaht. Arch. Gynäk. **97,** H. 2 (1912). — *Derselbe,* Prolaps und Unfall. Ärztl. Sachverst.ztg **1913,** Nr 6. Ref. Zbl. Gynäk. **1913,** 1459. — *Derselbe,* Der Genitalprolaps. Mschr. Geburtsh. **39,** H. 1. — *Derselbe,* Die Anatomie und klinische Bedeutung der Fascia vaginae. Zbl. Gynäk. **1918,** Nr 33. — *Martin, F. H.*, Gymnastik und andere mechanische Heilmittel bei der Behandlung der Eingeweidesenkung und ihrer Komplikationen. Surg. etc. **15,** Nr 2. Ref. Zbl. Gynäk. **1912,** 1597. — *Derselbe,* Gymnastik und andere mechanische Verfahren bei der Behandlung der Splanchnoptose und ihrer Komplikationen. Amer. J. Obstetr. **1912,** Juli bis Okt.. Verh. 37. Jahresverslg Amer. gynec. Soc. Ber. Zbl. Gynäk. **1913,** 175. — *Martius,* Einige Bemerkungen usw. Klin. Wschr. **2** (1922). — *Martz, A. J.*, Contributions à l'étude de cystocèles pures étranglées. Thèse de Bordeaux 1909. Ref. Zbl. Gynäk. **1910,** 636. — *Mason, H. N.* und *M. P. Rücker,* Inversion des Uterus usw. Amer. J. Obstetr. **10,** 671 (1925). — *Massaret, C.*, Über abdominale Hysteropexie. Thèse de Paris 1903. Ref. Zbl. Gynäk. **1905,** 178. — *Mathes, P.*, Über Enteroptose usw. Arch. Gynäk. **77,** H. 2. — *Derselbe,* Beckenbodenplastik beim Prolaps. Mitt. d. Ärzte Steiermarks **1910,** Nr 8. Ref. Zbl. Gynäk. **1911,** 1444. — *Derselbe,* Operative und orthopädische Behandlung bei Prolaps. Wien. klin. Wschr. **1915,** Nr 50. — *Derselbe,* Über Prolapsgefühl ohne Prolaps als Kriegserscheinung. Zbl. Gynäk. **1919,** Nr 24. — *Derselbe,* Prolaps und Retroflexionsfragen. Zbl. Gynäk. **1921,** Nr 40. — *Mathou, J.*, Zur operativen Therapie der Retrodeviationen des Uterus. 5. Kongr. tschech. Naturforsch. u. Ärzte Prag 1914. Ber. Zbl. Gynäk. **1915**, 385. — *Mauclaire*, Schmerzhafte Eierstocksvorfälle, behandelt durch Hysteropexie und anteligamentäre Transposition des Ovariums. Le marin Gynéc. **1903**, Nr 35. Ref. Zbl. Gynäk. **1904**, 472. — *Derselbe*, Kolopexie als Hilfsoperation bei utero-vaginalem Prolaps. Arch. gén. Chir. **1910**, Nr 3. Ref. Zbl. Gynäk. **1919**, 1343. — *Mayer, A.*, Zur Klinik der Retroflexio. Dtsch. med. Wschr. **1908**, Nr. 49. — *Derselbe*, Zur Behandlung der Retroflexio uteri. Zbl. Gynäk. **1912**, Nr 32. — *Derselbe*, Die Unfallerkrankungen in Geburtshilfe und Gynäkologie. Stuttgart 1917. — *Derselbe*, Über die Beziehungen der Geburtshilfe und Gynäkologie zum Krieg und zu den Kriegsverhältnissen. 10. Krieg und gynäkologische Leiden. Med. Klin. **1922**, H. 26, 821. — *Derselbe*, Über die operative Behandlung der Rectumprolapse bei gleichzeitigem Genitalprolaps. Zbl. Gynäk. **1918**, Nr 14. — *Derselbe*, Über Vorfall des divertikelartig erweiterten Ureters durch die Harnröhre. Zbl. Gynäk. **1922**, Nr 8. — *Mayer, C.*, Über Prolapsgefühl ohne Prolaps als Kriegserscheinung. Zbl. Gynäk. **1919**, Nr 52. — *Mayerhofer*, Angeborener Prolaps. Geburtsh.-gynäk. Ges. Wien 10. März 1914. Ber. Zbl. Gynäk. **1915**, 165. — *Macfarlane, W. D.*, Bericht über 100 Fälle von Retroflexio uteri, die mit Gilliams Methode der Uterusfixation behandelt wurden. J. Obstetr. **1912**, Aug. Ref. Zbl. Gynäk. **1913**, 186. — *Menge, C.*, Intraperitoneale Ligamentverkürzung mit ausschließlicher Verwendung von Catgut als Fixationsmaterial. Zbl. Gynäk. **1904**, Nr 21. — *Derselbe*, Zur Radikaloperation von Nabelbrüchen und von epigastrischen und subumbilicalen Hernien der Linea alba durch quere Fascienspaltung und Muskelaushülsung. Münch. med. Wschr. **1908**, Nr 27. — *Derselbe*, Behandlung der Lageveränderungen der weiblichen Geschlechtsorgane. Handb. d. ges. Therapie von Pentzold-Stintzing. 6. Aufl. 7. Jena 1927. — *Derselbe* und *Opitz*, Handb. der Frauenheilkunde. 2./3. Aufl. Wiesbaden 1920. — *Menuet, F.*, Le prolapsus de l'utérus chez les vierges et les nullipares. Thèse de Toulouse 1908. Ref. Zbl. Gynäk. **1910**, 970. — *Meyer, P.*, Prolapsoperationen und ihre Resultate. Inaug.-Diss. München 1912. Ref. Zbl. Gynäk. **1913**, 1669. — *Meyer, R.*, Zur Begriffsbestimmung und Namengebung in der Lehre von den Uterusversionen. Zbl. Gynäk. **1919**, Nr 38. — *Meyer, V.*, Über die Bedeutung der Geburt für den Prolaps. Inaug.-Diss. Freiburg 1911. Ref. Zbl. Gynäk. **1912**, 1550. — *Meyer-Ruegg*, Wie entsteht ein Genitalprolaps. Schweiz. med. Wschr. **1922**, Nr 8. Ref. Münch. med. Wschr. **1922**, Nr 14, 523. Ref. Klin. Wschr. **1922**, Nr 16, 803. Ref. Zbl. Gynäk. **1922**, 2021. — *Derselbe*, Zur Retroflexionsfrage. Schweiz. med. Wschr. **1923**, Nr 2. — *Michailow*, Die Bedeutung der Allgemeinkonstitution des Organismus in der Ätiologie des Vorfalles der inneren Geschlechtsorgane der Frau. 6. Kongr. russ. Gynäk. u. Geburtsh. Moskau. Ref. Zbl. Gynäk. **1925**, 2107. — *Michel, J.*, Eine Beobachtung doppelseitiger Torsion beider Tuben. Ann. Gynéc. et Obstétr. **1907**, April. Ref. Zbl. Gynäk. **1909**, 863. — *Miginac, G.*, L'inversion de l'utérus et son traitement par la colpo-hysteréct. ant. Gynéc. et Obstétr. 7, Nr 1 (1923). — *Mignet*, Contributions à l'étude d'une nouvelle opération sur la thérapeutique des prolapsus utérins. Thèse de Lyon 1907. Ref. Zbl. Gynäk. **1909**, 1215. — *Miller, C. J.*, The indications of the interposition operation in the treatment of cystocele and prolapsus of the uterus. Surg. etc. 38, Nr 3 (1924). — *Mittwef*, Einseitige Alexander-Adamssche Operation und ihr Dauerresultat. Z. Geburtsh. 83, H. 1 (1921). — *Mix, C. M.*, The radical cure of cystocele. J. Indiana State med. Assoc. 16, Nr 10 (1923). — *Mock, H. E.*, Traumatische Uterusverlagerungen. J. amer. med. Assoc. 7, Nr 10 (1922). — *Mokkas, M.*, Hernia uteri inguinalis bilat. Dtsch. Z. Chir. 106, H. 4/6. Ref. Zbl. Gynäk. **1911**, 1257. — *Mönch*, Achsendrehung des fibromyomatösen Uterus und gestielter Uterusfibromyome. Gynäk. Rdsch. **1916**, H. 1. — *Montenbrück, E.*, Über die keilförmige Excision des Uterus bei Prolaps und gutartigen Geschwülsten. Inaug.-Diss. Bonn. Ref. Zbl. Gynäk. **1910**, 1434. — *Montgomery, E. E.*, Eine neue Operationsmethode des Retroflexio uteri. Surg. etc. **1905**, 1. Ref. Zbl. Gynäk. **1906**, 1111. — *Derselbe*, Die Hernie des Beckenausgangs. Surg. etc. 16, Nr 1. Ref. Zbl. Gynäk. **1913**, 785. — *Derselbe*, Betrachtung der modernen Methoden zur Behandlung des Uterusprolapses mit ihren Vor- und Nachteilen. 37. Jahresverslg Amer. gynec. Soc. Amer. J. Obstetr. **1912**, Juli bis Okt. Ref. Zbl. Gynäk. **1913**, 78. — *Derselbe*, Vagino-Uterusprolaps und seine operative Behandlung. J. amer. med. Assoc. **1913**, Nr 14. Ref. Zbl. Gynäk. **1914**, 184. — *Montuoro, F.*, Die Operation von Pestalozza. Beitrag zur operativen Behandlung der Retroflexio uteri. Zbl. Gynäk. **1910**, Nr 15. — *Derselbe*, Über einen Fall von Vaginofixation in der Menopause. Ginek. moderna A. 1, H. 6. Ref. Zbl. Gynäk. **1910**, 560. — *Moraller*, Scheiden- und Gebärmuttervorfall. Ges. Geburtsh. u. Gynäk. Berlin 14. Juni 1912. Ber. Z. Geburtsh. 72, 506 (1912). — *Morgan, N. D.*, An operation for the correction of procidentia of marked cystocele and rectocele. Surg. etc. 38, Nr 4 (1924). — *Moschcovitz, A. V.*, Die Pathogenese und Behandlung der Hernia lineae albae. Surg. etc. 18, Nr 4. Ref. Zbl. Gynäk. **1914**, 1264. — *Derselbe*, Die Pathogenese, Anatomie und Behandlung des Prolapsus recti. Surg. etc. 15, Nr 1. Ref. Zbl. Gynäk. **1912**, 1636. — *Mouchotte, J.* und *A. Periliat*, Stielgedrehte große Hydrosalpinx. Rev. franç. Gynéc. **1921**, Nov. Ref. Zbl. Gynäk. **1922**, 20, 63. — *Muggia, S.*, Über die Pathogenese des utero-vaginalen Prolapsus infolge von Schwäche. Ann. Obstetr. **1920**, Nr 2. Ref. Zbl. Gynäk. **1921**, 1155. — *Müller, C. J.*, Indikation und Erfolge der Interpositio uteri bei Behandlung der Cystocele u. des Uterusprolapses. Surg. Gyn. and Obst. **1924**, März. Ref. Zbl. Gynäk. **1924**, 2328. — *Müller, G.,* Die operative Therapie der Retroversio-flexio und Descensus uteri. Cas. lék. cesk. **1911**, Nr 22/24. Ref. Zbl. Gynäk. **1911**, 1446. — *Derselbe,* Operative Therapie einiger Uterusdeviationen. Bratislav. lek. Listy 1, Nr 6 (1922). Ref. Zbl. Gynäk. **1925**, 1583. — *Derselbe,* Die suprasymphysäre Suspension der Gebärmutter auf inguinalem Wege als Ersatz der Antefixation usw. Cas. lék. cesk. **1924**, 38. Ref. Zbl. Gynäk. **1925**, 2106. — *Müller, P.,* Der Weltkrieg und sein Einfluß auf den weiblichen Organismus. Bern 1918. Ref. Zbl. Gynäk. **1919**, 661. — *Munz,* Zur operativen Therapie der Genitalprolapse. Gynäk. Ges. Breslau 13. Dez. 1921. Ber. Mschr. Geburtsh. **57**, H. 5, 279. — *Mulzer, P.,* Zur Kasuistik der Inversio uteri puerperalis inveterata. Med. Klin. **1907**, 2. — *Muret,* Direkte abdominale Hysteropexie und ihr Einfluß auf Schwangerschaft und Geburt. Gynäk. Ges. franz. Schweiz 1914. Ref. Zbl. Gynäk. **1916**, 344. — *Derselbe,* Inkontinenz und Vaginalprolaps. Rev. Gynéc. 20, Nr 4/5 (1913). Ref. Zbl. Gynäk. **1913**, 1346.

Nacke, W., Inversio uteri puerperalis inveterata und die konservierende Inversionsoperation nach Küstner. Zbl. Gynäk. **1918**, Nr 11. — *Nadory, B.,* Fascia-lata-Implantation zur Heilung des weiblichen Genitalprolapses. Zbl. Gynäk. **1914**, Nr 12. — *Nagel,* Drehung eines Tubensackes. Ges. Geburtsh. u. Gynäk. Berlin 26. April 1918. Ber. Z. Geburtsh. **80**, 475. — *Natanson, K.* und *A. Zinner,* Zur Anatomie der intraligamentären Harnblase. Mschr. Geburtsh. **22**, H. 5. — *Natwig, H.,* Interpositio vesico-vaginalis uteri bei Prolaps. 13. Verslg Nord. chir. Vereins Helsingfors 7.—9. Juli 1921. Ref. Mschr. Geburtsh. **59**, 77. — *Nebesky, O.,* Die Ätiologie des utero-vaginalen Prolapses. Arch. Gynäk. **87**, H. 3. — *Neel, C.,* Die Behandlung der Cystocele. J. amer. med. Assoc. **79**, Nr 9 (1920). Ref. Zbl. Gynäk. **1923**, 543. — *Nell, Th. E.,* Behandlung der Rückwärtslagerung der Gebärmutter bei schwangeren und nichtschwangeren Frauen. Amer. J. Obstetr. **1914**, Jan. Ref. Zbl. Gynäk. **1914**, 752. — *Neu,* Prolaps der Tube. Z. Geburtsh. **62**, H. 3. — *Neuadowitsch, L.,* Die imaginäre Retroflexio fixata. J. Geburtsh. (russ.) **1913**, 781. Ref. Zbl. Gynäk. **1914**, 185. — *v. Neugebauer, F.,* Über eine Geburt 5 Jahre nach vorausgegangener Piccoli-Operation wegen puerperaler Uterusinversion. Zbl. Gynäk. **1913**, Nr 15. — *Derselbe,* Zur Frage der Behandlung des Gebärmuttervorfalles. Zbl. Gynäk. **1917**, Nr 10. — *Neuhof, H.,* Eine Operation zur Ventrosuspension an den runden Ligamenten. J. amer. med. Assoc. **1913**, Nr 22, 1701. Ref. Zbl. Gynäk. **1913**, 1459. — *Neumann, H. O.,* Diskussion zu dessen Vortrag: Über Ergebnisse der vaginalen Operationen bei mobiler und fixierter Retroflexio. Ges. Geburtsh. u. Gynäk. Berlin 16. Febr. 1923. Ber. Mschr. Geburtsh. **65**, 103 (1923) u. Z. Geburtsh. **86**, 675. — *Nilson, G.,* Einkapselung des durch Selbstdrehung sequestrierten großen Netzes. Acta med. scand. (Stockh.) **59**, H. 1/6 (1923). — *Noall, B.,* Die Harnblase als Bruchinhalt. Practitioner **1910**, Nr 6. Ref. Zbl. Gynäk. **1910**, 1153. — *Norman, G.,* Ventrifixur vor der Menopause. Brit. med. J. **1920**, April. Ref. Zbl. Gynäk. **1920**, 1472. — *Nowak, E.,* Die chirurgische Behandlung des kompletten Prolapses des Uterus. Surg. etc. **19**, Nr 3. Ref. Zbl. Gynäk. **1915**, 385. — *Derselbe,* Das Vaginalpessar. Seine Indikationen und Grenzen. J. amer. med. Assoc. **80**, H. 18 (1923). Ref. Zbl. Gynäk. **1924**, 1267. — *Nürnberger, L.,* Zur Therapie des Scheidenvorfalles bei fehlendem Uterus. Zbl. Gynäk. **1923**, Nr 33. — *Nyström, G.,* Beobachtungen über das Vorkommen eines rudimentären Uterus im inguinalen Bruchsack. Mitt. gynäk. Klin. O. Engströms Helsingfors. **7**, H. 2. Ref. Zbl. Gynäk. **1908**, 47. — *Nyulasch, A. J.,* Die Wiederherstellung der Ligg. rotunda. Brit. med. J. Nr 3232. Ref. Zbl. Gynäk. **1923**, Nr 33, 1355. — *Nyullassy, A. J.,* Die Stützen des Uterus. Surg. etc. **1921**, Juli.

Oehlecker, F., Promontoriofixur bei schweren Uterusprolapsen. Zbl. Gynäk. **1918**, Nr 48. — *Offergeld,* Durch Retroflexio uteri bedingter Fall von echter Ischias. Dtsch. med. Wschr. **1906**, Nr 51. — *Oesson, K.,* Ein Fall von chronischer Uterustorsion. Acta gynec. scand. 3, 286 (1925). — *Ogden, B. H.,* Die chirurgische Behandlung der Rückwärtslagerung des Uterus. St. Pauls med. J. **1913**, Jan. Ref. Zbl. Gynäk. **1913**, 787. — *Ogorek, M.,* Ein merkwürdiger Fall von Spontantrennung der Tube und Verlagerung der Adnexe. Arch. Gynäk. **103**, H. 2 (1914). — *Derselbe,* Spontanabtrennungen der weiblichen Adnexe. Arch. Gynäk. **102**, H. 2. — *Ohlmann, J.,* Zur Therapie der Genitalprolapse durch die Levatornaht. Inaug.-Diss. Freiburg 1911. Ref. Zbl. Gynäk. **1912**, 1550. — *Oldag,* Schädigung durch einen Mutterring. Dtsch. med. Wschr. **1915**, Nr 19. — *Oldenborg,* Übungsbehandlung der Enteroptose. J. amer. med. Assoc. **1913**, März. Ref. Zbl. Gynäk. **1913**, 1021. — *Oliva, A.,* Technische Modifikation der Vaginalhysterektomie bei Prolaps. Zbl. Gynäk. **1914**, Nr 50. — *Derselbe,* Über einen Fall von Prolapsus des Mastdarms mit Scheiden- und Uterusprolapsus. Riv. ostetr. Palermo. — *Derselbe,* Die chirurgische Behandlung der vollständigen Anteflexion. Atti Accad. Med. Genova 1920. — *Olow, J.,* Zwei Fälle von Achsendrehung des Uterus. Mschr. Geburtsh. **32**, H. 1. — *Olshausen, R.,* Zur Ventrifixur. Zbl. Gynäk. **1907**, Nr 41. — *Derselbe,* Zur Ätiologie der Retroflexio puerperal. Zbl. Gynäk. **1908**, Nr 1. — *Opitz, E.,* Über Entstehung und Behandlung der Genitalprolapse. Erg. Med. 4. — *Derselbe,* Über

Ursachen und Behandlung der Prolapse. Oberrhein. Ges. Geburtsh. u. Gynäk. 16. Okt. 1921. Ber. Zbl. Gynäk. 1922, 185. — *Orthmann*, Ins Rectum prolabiertes Pessar. Ges. Geburtsh. u. Gynäk. Berlin 8. Nov. 1907. Ber. Z. Geburtsh. 61, 621 (1908) u. Zbl. Gynäk. 1908, 156. — *Ostrowski, S.*, Ein Fall von Inversio uteri puerperalis. Ginek. Polska 2, H. 9/12 (1923). — *Ottesen, W.*, Resultat einer Nachuntersuchung von 55 Patientinnen, an welchen eine Hysterorrhaphia anterior nach Menge vorgenommen wurde. Acta gynec. scand. 2, H. 3, 432 (1923). — *Otto, K.*, Erfahrungen mit der Retroflexionsoperation nach Baldy-Franke. Zbl. Gynäk. 1927, Nr 9.

Pachner, Fr., Operation großer Genitalprolapse. Rozhl. Chir. a Gynaek. (tschsch.) 1, Nr 5 (1922). Ref. Zbl. Gynäk. 1923, Nr 33, 1359. — *Palm, H.*, Zur Alexander-Adamsschen Operation. Zbl. Gynäk. 1906, Nr. 31. — *Derselbe*, Zur operativen Behandlung der komplizierten Retroflexio uteri fixata unter Mitteilung eines Verfahrens mittels ankerförmiger Schnittführung. Ges. Geburtsh. u. Gynäk. Berlin 12. Juni 1908. Z. Geburtsh. 63, 215 (1908). Weiterer Ber. Zbl. Gynäk. 1909, 63. Desgl. Mschr. Geburtsh. 29, H. 4. — *Palmer, C. D.*, Ovarialprolaps und seine rationelle Behandlung. Amer. J. med. Sci. 1914, April. Ref. Zbl. Gynäk. 1914, 1014. — *Pankow, O.*, Der Einfluß der Geburt auf den Levatorspalt. Zbl. Gynäk. 1909, Nr 29. — *Derselbe*, Die Behandlung der Retroversio-flexio uteri durch Verdoppelung der Ligg. rot. Zbl. Gynäk. 1912, Nr 39. — *Paoli, G. de*, Betrachtung über die chirurgische Behandlung der Verlagerungen des Uterus. Ross. Ostetr. e Ginec. 1912, Nr 5. Ref. Zbl. Gynäk. 1912, 1750. — *Paramore, R. H.*, The statics of the female pelvic viscera. London: H. K. Lewis & Co. 1926. — *Parisse, E.*, Die Ätiologie der Retrodeviationen bei den Jungfrauen und Nulliparen. Gynéc. 1913, Mai. Ref. Zbl. Gynäk. 1913, 1460. — *Paroli, G.*, Über einige Fälle von gleichzeitigem Rectum- und Genitalprolaps. Riv. ital. Ginec. 3, H. 4, 475 (1925). Ref. Zbl. Gynäk. 1926, 3305. — *Parray, A.*, Beziehungen zwischen Sport und den Genitalorganen der Frau. Amer. J. Obstetr. 1912, Sept. Ref. Zbl. Gynäk. 1913, 202. — *Pauli, R.*, Über Dauererfolge der Alexander-Adamsschen Operation bei Retroflexio uteri und bei Prolaps. Ianug.-Diss. Straßburg 1907. Ref. Zbl. Gynäk. 1909, 295. — *Paunz, A.*, Wie sollen wir die nach der Schauta-Wertheimschen Interpositio vesico-vaginalis uteri entstandenen Rezidive operieren? Zbl. Gynäk. 1923, Nr 19. — *Derselbe*, Ein zweiter durch Alexander-Adams-Operation mit Erfolg geheilter Fall eines Rezidivs nach Interpositio vesico-vaginalis. Zbl. Gynäk. 1926, Nr 4. — *Peine, H.*, Über Stieltorsion entzündeter Eileiter. Zbl. Gynäk. 1919, Nr 26. — *Pernon, N. V.*, De l'hystéerectomie abdominal avec colpopexie dans le traitement de certains prolapses. Thèse de Lyon 1906. Ref. Zbl. Gynäk. 1907, 1157. — *Peschel, E.*, Die Methoden der operativen Prolapsbehandlung und ihre Erfolge in den Jahren 1915 bis 1919. Inaug.-Diss. Freiburg 1921. Ref. Zbl. Gynäk. 1923, Nr 33, 1359. — *Pestalozza, E.*, Zur chirurgischen Behandlung des Genitalprolapses. Mschr. Geburtsh. 36. — *Peters, J.*, Ileus nach Ventrofixation. Inaug.-Diss. Bonn 1909. Ref. Zbl. Gynäk. 1910, 250. — *Pellenda*, Eine ligamentäre Hysteropexie: der Doléris-Pfannenstiel. Rev. franç. Gynéc. 1925, Nr 12. — *Petersen, E.*, Occlusion intestinale aigue après l'opération des Gilliam. Acta obstetr. scand. (Stockh.) 6, H. 1 (1927). — *Petri, Th.*, Prolapsoperationen und ihre Dauererfolge. Festschr. f. v. Winckel, München 1907. Ref. Zbl. Gynäk. 1907, 1603. — *Derselbe*, Zur Interpositio uteri vesico-vaginalis. Z. Geburtsh. 63, H. 3. — *Peukert, M.*, Leistenbruch mit eingeklemmter Nebentube. Zbl. Gynäk. 1919, Nr 4. — *Derselbe*, Zur Antefixation des retroflektierten Uterus bei Laparotomie. Zbl. Gynäk. 1925, Nr 20. — *Peus, G.*, Ein neuer Fall von Hernia labialis post. (Hernia subtransversalis). Gynäk. Rdsch. 1913. — *Pfeffer, J.*, Die Erfolge der Interpositio uteri bei Prolapsen. Mschr. Geburtsh. 54, H. 4 (1921). — *Pfeilsticker, W.*, Die Göbell-Stoeckelschen Fascienstreifen zur Verstärkung der Schauta-Wertheimschen Prolapsoperation. Zbl. Gynäk. 1922, Nr 38. — *Derselbe*, Suspension der Portio durch die Sakrouterinligamente. Zbl. Gynäk. 1924, Nr 42. — *Pflücker*, Ureter als Bruchinhalt. Med. Klin. 1914, Nr 37. — *Phaneuf, L. E.*, Uterusprolaps, Cystocele, Rectocele. An Analysis of 63 consecutiv cases operated upon by the vaginal rout. Amer. J. Obstetr. 8, Nr 3 (1924). Ref. Zbl. Gynäk. 1926, 3305. — *Derselbe*, (Uterus-) Prolaps des Douglasbodens oder hintere vaginale Enterocele. Amer. J. Obstetr. 9, 507 (1925). — *Piel, P.*, Über Genitalprolapse und Unterleibsbrüche im Kriege. Zbl. Gynäk. 1918, Nr 14. — *Pincus, L.*, Zur Ätiologie der Retroflexio uteri puerperalis. Zbl. Gynäk. 1908, Nr 8. — *Piontik-Fainberg, B.*, Der Einfluß des Weltkrieges und der Revolution auf die Anzahl der Gebärmuttersenkungen und Prolapse. Russk. gynaek. Westnik 1, H. 3 (1923). Ref. Ber. Gynäk. 3, 153. — *v. Piotrowski, K.*, Ein Fall von totaler Abschnürung eines normalen Ovariums und der Tube. Gynäk. Rdsch. 1917. — *Piquand, G.* und *H. Renaud*, Der Levator pubo-vaginalis und der Genitalprolaps. Rev. Gynéc. et Chir. abd. 1908, Nr 1. Zbl. Gynäk. 1908, 1258. — *Derselbe* und *Lemeland*, Die Stieldrehung der subserösen und interstitiellen Uterusmyome. Rev. Gynéc. et Chir. abd. 1909, Nr 3. Ref. Zbl. Gynäk. 1910, 205. — *Pitha, W.*, Beitrag zur Ätiologie und Therapie der angeborenen Retroversionen des Uterus. Med. Blätter 1909, Nr 38. Ref. Zbl. Gynäk. 1910, 622. — *Polano, O.*, Über mediane Fasciensuspension des verlagerten Uterus. Zbl. Gynäk. 1923, Nr 46. — *Polk, W. M.*, Vorfall des Uterus, behandelt durch Faltung der Scheide und Verkürzung der Sakrouterin- und breiten Bänder. 37. Jahresverslg Amer. gynec. Soc. Amer. J. Obstetr. **1912**, Juli bis Okt. Ber. Zbl. Gynäk. **1913**, 178. — *Derselbe*, Behandlung der Rückwärtslagerungen des Uterus. Med. Rec. **35**, Nr 6 (1914). Zbl. Gynäk. **1914**, 752. — *Pollack, C.*, Resultate der Schauta-Wertheimschen Interposition. Zbl. Gynäk. **1926**, Nr 4. — *Pollaert, R.*, Les ligaments utéro-sacrés dans la statique utérine. Gynéc. et Obstétr. **9**, Nr 2 (1924). — *Pollet*, 2 Fälle von Ureterocele vaginalis, behandelt mit Hochfrequenzströmen. J. d'Urol. **11**, Nr 1. Zbl. Gynäk. **1922**, 322. — *Polosson, A.*, Abdominale Totalexstirpation mit Kolpopexie in der Behandlung gewisser Prolapse. Lyon méd. **1906**, 3. Juni. Ref. Zbl. Gynäk. **1907**, 496. — *Polya, E.*, Fall von Nabelhernie mit Torsion einer Ovarialcyste. Budapest Közkorhazainak. evkönyve **1904**. Ref. Zbl. Gynäk. **1905**, 1041. — *Popken, R.*, Die Resultate der Collifixura uteri. Münch. med. Wschr. **1927**, Nr 1. — *Poth, H.*, Stieldrehung des Uterus bei Stieldrehung eines subserösen Myoms. Ges. Geburtsh. u. Gynäk. Berlin 23. Mai 1913. Ber. Z. Geburtsh. **74**, 1010 u. Zbl. Gynäk. **1913**, 1756. — *Derselbe*, Kasuistischer Beitrag zur Achsendrehung des myomatösen Uterus. Zbl. Gynäk. **1913**, Nr 31. — *Preschker, G.*, Die Dauerresultate bei Alexander-Adams-Operationen. Inaug.-Diss. Breslau 1908. Ref. Zbl. Gynäk. **1909**, 710. — *Pretzsch, E.*, Über die Torsion des Netzes. Beitr. klin. Chir. **52**, H. 1. Ref. Zbl. Gynäk. **1907**, 1256. — *Pribram, E. E.*, Klinische Erfahrungen zur Therapie der Prolapse des weiblichen Genitales Arch. Gynäk. **115** (1922). — *Derselbe*, Konstitutionspathologie und Prolapsfrage. Klin. Wschr. **1923**, Nr 24. — *Prochownik, L.*, Das Mengesche Heilverfahren bei postoperativen Bauchbrüchen. Zbl. Gynäk. **1914**, Nr 8. — *Proust, R.*, Korrektion der Retroflexio uteri durch Fixation der runden Mutterbänder auf der Hinterseite des Uterus (nach Baldy-Dartigues). Resultate dieser Operation bei eintretender Schwangerschaft. Soc. Obstétr. de Gynéc. et de Paed. Paris 10. Mai 1909. Ref. Zbl. Gynäk. **1910**, 245. — *Derselbe*, Technik der chirurgischen Behandlung der Rückwärtslagerung des nichtgraviden Uterus. Gynéc. et Obstétr. Rev. mens. 8, Nr 2 (1923). Ref. Zbl. Gynäk. **1924**, 1876. — *Pust, W.*, Vaginale Bänderraffung mit Vaginalfixur. Arch. Gynäk. **112** (1920).

Quadflieg, Ventrifixur des Uterus oder Ventrifixur der Ligg. rot. Zbl. Gynäk. **1908**, Nr 8. — *Queissner, A. H.*, Beitrag zur operativen Behandlung der Retroflexio uteri. Slg Abh. Frauenheilk. u. Geburtsh. **7**, H. 1. Ref. Zbl. Gynäk. **1906**, 1203. — *Quisling, N. A.*, Erfahrungen über Alexander-Adams-Operation. Tidsskr. f. d. norske laegeforening **29** (1909). Ref. Zbl. Gynäk. **1910**, 1279. — *Derselbe*, Über Retroversio uteri. 17. Verslg nord. chir. Vereins Kristiana. Ber. Zbl. Gynäk. **1920**, 209.

Raaflaub, W., Kasuistischer Beitrag zur Frage der traumatischen Retroversio-flexio. Zbl. Gynäk. **1925**, Nr 48. — *v. Radwanska*, Der angeborene gänzliche Prolapsus uteri bei einem mit Spina bifida behafteten Neugeborenen. Gynäk. Rdsch. **1913**. — *Derselbe*, Angeborener totaler Gebärmuttervorfall bei einem Neugeborenen mit Spina bifida. Przegl. lek. (poln.) **1916**, Nr 2. Ref. Zbl. Gynäk. **1919**, 619. — *Rahn, A.*, Beitrag zur Behandlung des Uterusprolapses. Medico **1905**, Nr 32. Ref. Zbl. Gynäk. **1906**, 435. — *Ragusa, B.*, Retroflexio uteri und Hysteropexia pelvica. Riv. ital. Ginec. **2**, H. 4, 705 (1924). — *Derselbe, D.*, Ätiologie des Genitalprolapses und die Operation nach Pestalozza. Fol. gynaec. (Genova) **20**, H. 2 (1924). Ref. Zbl. Gynäk. **1926**, 3308. — *Raisz, D.*, 20 Jahre Ventrofixation. Orv. Hetil. (ung.) **1925**, Nr 24. Ref. Zbl. Gynäk. **1926**, 3306. — *Derselbe*, Ventrofixationen in den vergangenen 20 Jahren. Ges. Ärzte Budapest 21. Febr. 1925. Ber. Klin. Wschr. **1925**, 997. — *v. Randkow, G.*, Retroflexio uteri gravidi. Inaug.-Diss. Breslau 1923. Ref. Ber. Gynäk. **6**, 93. — *Recasus, L.*, Die Methode von Thorning zur Behandlung des Uterusprolapses. Rev. españ. Obstetr. **1922**, Nr 79. Ref. Zbl. Gynäk. **1923**, Nr 33, 1358. — *Rech, J.*, Zur Retroflexio uteri und Alexander-Adamsschen Operation an der Bonner Universitätsklinik. Inaug.-Diss. Bonn 1911. Ref. Zbl. Gynäk. **1912**, 1551. — *Reclus*, Prolaps des Uterus bei Nulliparen. Gaz. Hôp. **1908**, Nr 30. Ref. Zbl. Gynäk. **1909**, 752. — *Reder, F.*, The uterus in malposition. South. med. J. **16**, Nr 3 (1923). — *Derselbe*, Der anteponierte Uterus. Amer. J. Obstetr. **9**, 356 (1925). Ref. Zbl. Gynäk. **1927**, 2643. — *Reed, Ch. A. L.*, Die Beziehungen von Magen-Darmverlagerungen zu gewissen Veränderungen im weiblichen Becken. Amer. Ges. Geburtsh. u. Gynäk. Amer. J. Obstetr. **1912**, Jan. Ref. Zbl. Gynäk. **1912**, 554. — *Reifferscheid* und *Kaboth*, Über die Lageveränderungen der weiblichen Genitalien. Beih. Med. Klin. **1925**, H. 5. — *Richter, J.*, Diskussion zu Schiffmann Vermehrung der Prolapse als Kriegsschädigung der Frauen. Geburtsh.-gynäk. Ges. Wien 11. Juni 1918. Ber. Zbl. Gynäk. **1918**, 544. — *Derselbe*, Interpositio uteri. Geburtsh.-gynäk. Ges. Wien 11. Febr. 1919. Ber. Zbl. Gynäk. **1919**, 265. — *Derselbe*, Seltene Komplikation nach Interpositio uteri vesico-vag. Geburtsh.-gynäk. Ges. Wien 28. Jan. **1919**. Ber. Zbl. Gynäk. **1919**, 528. — *Derselbe*, Lageveränderungen der Gebärmutter. Wien. klin. Wschr. **37**, H. 45 (Sonderbeil.). — *Riddle Goffe, J.*, Die Prinzipien für die Operation zur Heilung des Uterusprolapses mit Cystocele und Rectocele. 37. Jahresverslg Amer. gynec. Soc. Amer. J. Obstetr. **1912**, Juli bis Okt. Ref. Zbl. Gynäk. **1913**, 1781. — *Rieck, A.*, Über neuere Retroflexionsoperationen. Geburtsh. Ges. Hamburg 7. März 1911. Ber. Zbl. Gynäk. **1911**, 1165. — *Derselbe*, Kolporrhaphie durch Scheidenwandverengerung. Arch. Gynäk. **90**, H. 3. — *Derselbe*, Sehr großer Prolaps des Uterus. Geburtsh. Ges. Hamburg 25. März 1919. Ber. Zbl. Gynäk. **1919**, 483. — *Riedel, E.*, Subseröses Myom bei gravidem Uterus als Inhalt eines eingeklemmten Nabelbruches. Klin. Wschr. **1924**, Nr 15. — *Rieder*, Stieldrehung der Tube bei normalem virginellem Genitaltractus. Nordwestdtsch. Ges. Gynäk. Ber. Zbl. Gynäk. **1921**, 45. — *Riedinger, H.*, Ein Fall von Perforatio uteri und Prolaps des Darmes. Zbl. Gynäk. **1920**, Nr. 52. — *Derselbe*, Ein Fall von Operation der Inversio uteri inveterata. Zbl. Gynäk. **1921**, Nr 3. — *Riedmeier, G.*, Über einen Fall von onkogenetischer Totalinversion des Uterus. Inaug.-Diss. München 1912. Ref. Zbl. Gynäk. **1913**, 1671. — *Rigaud*, Uterusprolaps, kompliziert durch Eiterung im Becken. Lyon méd. 1912, Nr 51. Ref. Zbl. Gynäk. **1913**, 787. — *Rindfleisch, W.*, Eine abdominale Operationsmethode bei Retroflexio uteri. Zbl. Gynäk. **1914**, Nr 29. — *Risse, O.*, Über Silicatpessare. Münch. med. Wschr. **1922**, Nr 5. — *Rißmann, P.*, Ventrifixur des Uterus oder Ventrifixur der Ligamenta rotunda? Zbl. Gynäk. **1907**, Nr 5. — *Derselbe*, Über 100 Ventrifixuren der Ligg. rot. nach eigener Methode und über 100 Operationen nach Alexander-Adams mit prinzipieller Versenkung von Seidenfäden ohne Rezidiv. Z. Geburtsh. **73**, H. 3. — *Derselbe*, Eine Methode der Ventrifixur der Ligg. rot. ohne Ileusgefahr. Zbl. Gynäk. **1927**, Nr 9. — *Robbers*, Zur Technik der Alexander-Adamsschen Operation. Dtsch. med. Wschr. **1905**, Nr. 16 — *Robbius, J.*, Enteroptose. Med. Rec. **89**, Nr 6 (1916). Ref. Zbl. Gynäk. **1916**, 853. — *Roberts, C. L.*, Acute puerperal inversion of the uterus. Brit. med. J. **1923**, Nr 3248. — *Roche, G.*, Des torsions de l'épiploon. Thèse de Paris 1905. Ref. Zbl. Gynäk. **1906**, 1167. — *Roczeh*, Befunde und Resultate bei Operation der anscheinend mobilen Retrodeviation des Uterus. Inaug.-Diss. Breslau 1921. Ref. Zbl. Gynäk. **1922**, 2030. — *Roller, W.*, Vereinfachung des Laparotomie-Alexander-Adams. Zbl. Gynäk. **1926**, Nr 33. — *van Rooy, A. H. J. M.*, Eine seltene Komplikation von Gebärmutterprolaps. Nederl. Tijdschr. Geneesk. **1901**, 25. Jan. Ref. Zbl. Gynäk. **1911**, 671. — *Rose, H.*, Vaginale Operation des Descensus ovariorum. Zbl. Gynäk. **1907**, Nr 33. — *Derselbe*, Über vaginale Behandlung des Descensus ovariorum. Geburtsh. Ges. Hamburg 3. Juni 1907. Ber. Zbl. Gynäk. **1908**, 79. — *Rosenthal, Th.*, Zur Ätiologie des virginellen Prolapses. Berl. klin Wschr. **1911**, Nr 25. — *Rosner, A.*, Ein Fall von Hernia abdominalis uteri gravid. Zbl. Gynäk. **1904**, Nr 48. — *Derselbe*, Der Prolaps nulliparer Frauen und der muskulöse Beckenboden. Gynäk. Rdsch. **1916**, H. 21. — *Derselbe*, Zur Ätiologie der weiblichen Genitalprolapse und die gynäkologische Untersuchung. Przegl. lek. (poln.) 1916, Nr 7. Ref. Zbl. Gynäk. **1919**, 619. — *Derselbe*, Hysteropexie und Schwangerschaft. Gynéc. et Obstétr. **5**, H. 3. Zbl. Gynäk. **1922**, 2031. — *Rossier*, Gravidität nach Vaginofixation. Gynäk. Ges. franz. Schweiz. 1914. Ber. Zbl. Gynäk. **1916**, 343. — *Rost, W. L.*, Twisted ovarian pedicle causing gangrene of a normal ovary simulatnig acute appendicitis. Arch. of Pediatr. **40**, Nr 11 (1923). — *Roufjart, E.*, Durchtritt des Ovariums in die Scheide durch eine Kolpotomiewunde. Rev. mes. Gynéc. et Obstétr. **14**, 6 (1919). Ref. Zbl. Gynäk. **1920**, 1035. — *Rovsing, Th.*, Die Gastroptosis, ihre pathologische Bedeutung, ihre Krankheitsbilder, Diagnose und Behandlung. Übersetzt von G. Saxinger. Leipzig: F. C. W. Vogel 1914. Ref. Zbl. Gynäk. **1914**, 1098. — *Royster, H. A.*, Eingeklemmte Inguinalhernie bei der Frau. Amer. J. Obstetr. **1911**, Sept. Ref. Zbl. Gynäk. **1912**, 124. — *Ruben, M.*, Lageanomalien der weiblichen Genitalorgane vor dem Unfallgesetz. Gynäk. Rdsch. **1915**, H. 4. — *Rübsamen*, Blasenverletzung durch Splitter eines in der Scheide zerbrochenen Hohlglas-Silicatpessars nach Opitz. Münch. med. Wschr. **1922**, Nr 25. — *Rückert*, Zur Vesikofixation. Ges. Geburtsh. u. Gynäk. Berlin 28. Jan. 1910. Ber. Z. Geburtsh. **66**, 635 (1910). — *Rudolph, J.*, Ein neues Instrument zur Ventrofixation des Uterus. Zbl. Gynäk. **1905**, Nr 37. — *Rueder*, Über Alquie-Adamssche Operation. Geburtsh. Ges. Hamburg 21. März 1911. Ber. Zbl. Gynäk. **1911**, 1246. — *Ruegenberg, H.*, Zur Keilresektion des Uteruskörpers nach Pfannenstiel. Prag. med. Wschr. 1910, Nr 29/30. Ref. Zbl. Gynäk. **1910**, 1526. — *Ruge, E.*, Zur Pathologie und Therapie der Nabelhernien bei Erwachsenen. Arch. klin. Chir. **91**, H. 1. Ref. Zbl. Gynäk. **1911**, 1256. — *Runge, E.*, Über den Prolaps der Vagina und des Uterus und seine Behandlung. Berl. klin. Wschr. **1905**, Nr 32.

Sachs, E., Über die sog. intraligamentäre Blase. Mschr. Geburtsh. **60**, 88 (Okt. 1922). — *Derselbe*, Über die Kiellandsche Prolapsoperation. Z. Geburtsh. **89**, 384 (1925). — *Derselbe*, Über die Kiellandsche Cervixaushülsung. Gynäk. Ges. Berlin 12. Juni 1925. Ber. Zbl. Gynäk. **1925**, 2149. — *Saenger, H.*, Über das Problem der Hebung der Portio vaginalis bei der Prolapsoperation. Mschr. Geburtsh. **56**, 270 (1921). — *Samuel, M.*, Über die Bedeutung der vaginalen Korpusamputation als Prolapsoperation. Zbl. Gynäk. **1925**, Nr 42. — *Saniter*, Diskussion über Prolaps. Ges. Geburtsh. Berlin 14. Jan. 1916. Ber. Zbl. Gynäk. **1910**, 1140. — *Sante Solieri*, Über die abdominale Exohysteropexie bei schweren Lagefehlern und totalem Prolaps des Uterus. Z. Geburtsh. **67**, H. 2. — *Savariaud, M.*, Die Operation nach Müller bei Prolaps oder Colpectomia totalis mit Erhaltung des Uterus. Ann. Gynéc. et Obstétr. **1906**, Nov. Ref. Zbl. Gynäk. **1909**, 158. — *Derselbe*, Étude critique des interventions pratiques contre les prolapses génitaux. Gynéc. **22**, Nr 11 (1923). — *Derselbe,* Choix d'une opération en cas de prolapsus et fibroma. Presse méd. **31**, Nr 82 (1923). — *Savariaud,* Choix d'une opération en cas de prolapses irréductible. Presse méd. **31**, Nr 82 (1923). — *Derselbe,* Choix d'une opération en cas de prolapsus récidivé. Presse méd. **31**, Nr 82 (1923). — *Derselbe,* Choix d'une opération en cas de prolapsus incomplet des femmes agées. Grande cystocèle, rectocèle. Presse méd. **31**, Nr 82 (1923). — *Schaaback, K. F.,* Myorrhaphia partis ant. musculi levatoris ani. Ber. über d. geburtsh.-gynäk. Sekt. d. 11. Pirogowschen Kongr. russ. Ärzte St. Petersburg. Praktiszesk med. **1910**, H. 4. Ref. Zbl. Gynäk. **1910**, 1357. — *Schaback,* Unmittelbare und Dauerresultate der operativen Behandlung der Uterusprolapse. V. Internat. Kongr. Geburtsh. u. Gynäk. St. Petersburg 22.—28. Sept. 1910. Ber. Zbl. Gynäk. **1910**, 1485. — *Schad, H.,* Über die Schautasche Prolapsoperation. Inaug.-Diss. Gießen 1912. Ref. Zbl. Gynäk. **1913**, 1125. — *Schaedel, H.,* Ventrifixur der durch Laparotomie interponierten Gebärmutter, eine neue Methode zur Beseitigung größerer Prolapse. Zbl. Gynäk. **1917**, Nr 10. — *Schaefer,* Resultate der Collifixatio uteri. Arch. Gynäk. **113**, H. 1 (1920). — *Schäfer (-Bumm),* Resultate der Alexander-Adamsschen Operation. Ges. Geburtsh. Berlin 13. Jan. 1922. Ber. Zbl. Gynäk. **1922**, 807. Ber. Z. Geburtsh. **85**, 631 (1923). — *Scharpenack,* Zur Statistik der Prolapsoperationen. Zbl. Gynäk. **36** (1907). — *Schatz,* Die Behandlung der Verlagerungen des Uterus. Dtsch. med. Wschr. **1906**, Nr 29. — *Schauta,* Über die extraperitoneale Interposition des Uterus bei Prolaps. Gynäk. Rdsch. **1**, H. 4. — *Derselbe,* Über Prolapsoperationen. Prag. med. Wschr. **1909**, Nr 41. Ref. Zbl. Gynäk. **1910**, 493. Gynäk. Rdsch. **1909**, H. 20. — *Derselbe,* Über Antefixationsoperationen. Gynäk. Rdsch. **1911**, H. 3. — *Scheer,* Über unerwünschte Folgen der Alexander-Adams-Operation. Dtsch. med. Wschr. **1917**, Nr 16. — *Scheffzek,* Zur Collifixur nach Bumm. Mschr. Geburtsh. **65**, H. 1. — *Scheid, F.,* Weiterer Beitrag zur Stieldrehung der Adnexe im kindlichen Alter. Zbl. Gynäk. **1922**, Nr 37. — *Schepelmann, E.,* Über Bauchdeckenplastiken mit besonderer Berücksichtigung des Hängebauches. Beitr. klin. Chir. **111**, H. 2. Ref. Zbl. Gynäk. **1920**, 183. — *Schiekele,* Einige kritische Bemerkungen zur Alexander-Adamsschen Operation, insbesondere über das Verhältnis zu den Leistenbrüchen. Berl. klin. Wschr. **1906**, Nr 12. — *Derselbe,* Die Erfolge der Alexander-Adamsschen Operation. Berl. klin. Wschr. **1911**, Nr 50. — *Schiffmann, J.,* Die Zunahme der Prolapse als Kriegsschädigung der Frauen. Zbl. Gynäk. **1917**, Nr 22; **1918**, Nr. 32. — *Derselbe,* Klammersuspension des Uterus. Geburtsh.-gynäk. Ges. Wien 12. Febr. 1918. Ber. Zbl. Gynäk. **1918**, 274. — *Derselbe* und *Ekler,* Die ätiologische Therapie des Prolapses. Mschr. Geburtsh. **32**, H. 3. — *Schindler, K.,* Herniologische Beiträge. Münch. gynäk. Ges. 16. März 1911. Ber. Zbl. Gynäk. **1912**, 50. — *Derselbe,* Beitrag zur Achsendrehung des graviden Uterus. Mschr. Geburtsh. **50**, H. 6. (1919). — *Schirschow, D. J.,* Zur Frage über die operative Behandlung der Gebärmutter- und Scheidenvorfälle. J. Geburtsh. (russ.) **1912**, 1243. Ref. Zbl. Gynäk. **1913**, 786. — *Schlee, E.,* Über Netztorsion. Inaug.-Diss. München 1912. Ref. Zbl. Gynäk. **1913**, 1705. — *Schlemminger, O.,* Die Kombination der Laparotomie mit dem Alexander-Adams, ein Verfahren bei fixierter Retroversio-flexio. Inaug.-Diss. Breslau 1909. Ref. Zbl. Gynäk. **1909**, 1625. — *Schlink, H. H.,* Die Gebärmutterverlagerungen und ihre Behandlung. Brit. med. J. Ref. Zbl. Gynäk. **1926**, 3306. *Schmid, H. H.,* Über einen Fall von Promontoriofixatio uteri. Zbl. Geburtsh. **1917**, Nr 10. — *Derselbe,* Über Promontoriofixation. Zbl. Gynäk. **1923**, Nr 10. Bayer. Ges. Geburtsh. u. Frauenheilk. Nürnberg 26. Nov. 1922. Ber. Mschr. Geburtsh. **63**, 297 (1923). — *Schmidt, W.,* Der kreißende Uterus als Bruchinhalt bei Bauchbruch nach konservativem Kaiserschnitt. Zbl. Gynäk. **1908**, Nr 25. — *Derselbe,* Zur Kenntnis des Vorfalles der weiblichen Harnröhre im Kindesalter. Z. urol. Chir. **5**, 31. Ref. Zbl. Gynäk. **1921**, 95. — *Schönburg, W.* und *E. Pfister,* Beitrag zur operativen Behandlung des kongenitalen Blasendivertikels. Z. urol. Chir. **5**, 27. Ref. Zbl. Gynäk. **1921**, 95. — *Schönmeier, A.,* Über Ovarialhernie. Bruns' Beitr. **128**, 451 (1923). — *Schopf, F.,* Hernia obturatoria tubae et ovarii sin. Wien. klin. Wschr. **1903**, Nr 8. — *Schottelius, A.,* Über die Operation von Nabel- und Bauchnarbenbrüchen mit querer Fascienspaltung und Muskelaushülsung (Menge-Pfannenstiel). Z. Geburtsh. **76**, H. 2. — *v. Schrenck,* Ein neues Pessar für den Prolapsus uteri. Zbl. Gynäk. **1910**, Nr 46. — *Schröder, K.,* Die vaginale Totalexstirpation des Uterus bei Prolaps auf Grund des Materials der Göttinger Univ. Frauenklinik aus den Jahren 1910—1920. Inaug.-Diss. Göttingen 1922. — *Schröder, Rob.,* Lehrbuch der Gynäkologie. Leipzig 1922. — *Schubarth, R.,* Die operative Behandlung der Scheiden-Gebärmuttervorfälle und 3 Fälle von ausgeführter Ventrofixatio nebst Kolporrhaphia ant. et post. Inaug.-Diss. München 1904. Ref. Zbl. Gynäk. **1905**, 634. — *Schubert, G.,* Die Verwertung der freien Fascientransplantation zur Heilung des Totalprolapses. Zbl. Gynäk. **1914**, Nr 1. — *Derselbe,* Die freie Fascientransplantation und ihre Verwendungsmöglichkeiten in der Gynäkologie unter besonderer Berücksichtigung der Prolapsoperation. Z. Geburtsh. **82**, 195 (1910). — *Derselbe,* Zur Frage der Prolapsoperationen. Arch. Gynäk. **120**, 62 (1923). — *Schülein,* Über den Einfluß des Krieges auf die Erkrankungen des weiblichen Geschlechts. Dtsch. med. Wschr. **1918**, Nr 23. — *Schulte, F.,* Zur Achsendrehung des myomatösen Uterus. Gynäk. Rdsch. **1908**,

H. 21. — *Schultz*, Beckenboden und Prolaps. Mschr. Geburtsh. 38, H. 6. — *Schultze, B. S.*, Die Achsendrehung des myomatösen Uterus. Slg klin. Vortr. N. F., Nr 410. Ref. Zbl. Gynäk. 1906, 549. — *Schürmann, E.*, Eine neue vaginale Fixationsmethode bei Retroflexio uteri. Frauenarzt 1912, H. 11. Ref. Zbl. Gynäk. 1913, 787. — *Derselbe*, Eine neue Modifikation der von mir angegebenen vaginalen Ligamentfixation bei Retroflexio uteri. Zbl. Gynäk. 1913, Nr 50. — *Schütze, A.*, Zur Prophylaxe und Radikaloperation postoperativer Ventralhernien. Mschr. Geburtsh. 23, H. 4. — *Schwab, M.*, Erfolge der Pessartherapie in der gynäkologischen Praxis. Münch. med. Wochenschr. 1907, Nr 29. — *Schwabe, L.*, Beitrag zur Prolapsoperation nach Neugebauer-Le Fort. Mschr. Geburtsh. 44, H. 6. — *Schwarz, H.*, Operative Behandlung des Mastdarmvorfalles mittels Fascienplastik. Beitr. klin. Chir. 111, H. 2. Ref. Zbl. Gynäk. 1919, 351. — *Schwarzenbach*, Zur Symptomatologie der Lageanomalien der Gebärmutter und ihrer operativen Behandlung. Schweiz. med. Wschr. 1924, Nr 41. — *Schwartz*, Über den Wert der Alexander-Adamsschen Operation wegen Retroflexio uteri mobilis. Dtsch. med. Wschr. 1924, Nr. 43. — *Schwarzmüller, G.*, 2 Fälle isolierter Stieldrehung der Tube. Zbl. Gynäk. 1924, Nr 42. — *Schweitzer, B.*, Isolierte Torsion der normalen Tube. Zbl. Gynäk. 1918, Nr 2. — *Derselbe*, Ein Fall von einseitiger Selbstamputation der Adnexe. Zbl. Gynäk. 1920, Nr 19. — *Schweitzer, R.*, Über die Torsion von Adnextumoren lateral vom Ovarium. Schweiz. med. Wschr. 1922, Nr 43. — *Scipiades*, Die normale Gleichgewichtslage der Kleinbeckenorgane mit besonderer Berücksichtigung der Entstehungsweise der Gebärmutterlageveränderungen. Zbl. Gynäk. 1927, Nr 20. — *Scrocttaz, L.*, Traitement de la rétroversion de l'utérus mobile non gravide. Thèse de Montpellier 1907. Ref. Zbl. Gynäk. 1909, 856. — *Sébiau, H.*, Des hernies de la trompe et de l'ovaire. Thèse de Paris 1904. Ref. Zbl. Gynäk. 1905, 1088. — *Seegert, P.*, Welche Ventrofixationsmethoden führten zu Geburtsstörungen und zu Ileus. Festschr. Olshausen, Stuttgart 1905. Ref. Zbl. Gynäk. 1906, 38. — *Seeligmann, L.*, Eine neue Operation des Prolapsus ani und recti. Zbl. Gynäk. 1910, Nr 1. — *Seibold, F.*, Ein Gleitbruch mit der Tube als gleitendem Organ. Zbl. Gynäk. 1923, Nr 7. — *Seitz, A.*, Operative Behandlung der Retroversio uteri. Arch. Gynäk. 114, H. 1. — *Sellheim, J.*, Einiges über den Gewinn für die gewöhnliche Plastik aus der modernen Gestaltung der Prolapsoperationen. Zbl. Gynäk. 1910, Nr 45. — *Derselbe*, Die geburtshilflich-gynäkologische Untersuchung. Leitfaden f. Studierende u. Ärzte. 3. Aufl. Freiburg u. Leipzig: Speyer u. Kaerner 1910. — *Derselbe,* Einige Bilder und Bemerkungen zur Erkennung der Beckenverschlußmittel vor und während der Prolapsoperation. Mschr. Geburtsh. 36, H. 2. — *Derselbe*, Obligate und fakultative Befestigungsmittel der Eingeweide im Bauche. Gynäk. Rdsch. 1912, Nr 20. — *Derselbe*, Die Befestigung der Eingeweide im Bauche überhaupt, sowie bei Mann und Frau im besonderen. Z. Geburtsh. 80, 257 (1918). — *Derselbe,* Erklärung der Achsendrehung innerer Organe usw. Dtsch. med. Wschr. 1922, Nr 34. — *Derselbe*, Erklärung der Achsendrehung von Eierstockscysten usw. Zbl. Gynäk. 1922, Nr 30. — *Derselbe*, Weiterstellung des Bauches, Fasciendehnung und Dehnungsstreifen der Haut. Mschr. Geburtsh. 63, 185 (1923). — *Derselbe*, Anatomische Grundlage und Technik der Beckenbodenplastik. Mitteldtsch. Ges. Geburtsh. u. Gynäk. Halle 20. Jan. 1924. Ber. Zbl. Gynäk. 1924, Nr 26, 868; Nr 16. Arch. Gynäk. 123, 88 (1924). — *Derselbe*, Übertragungen von Körperbewegungen auf beweglichen Inhalt. Z. Geburtsh. 87, 13 (1924). — *Derselbe*, Beschränkung der Indikation zur Operation bei Retroflexio, Erweiterung bei Prolaps. Münch. med. Wschr. 1924, Nr 4. — *Derselbe*, Die Mechanik der Achsendrehung innerer Organe sowie der Nabelschnurumschlingung und Verknotung der Nabelschnur. Arch. Gynäk. 118 (1923). — *Sichel, M.*, Über einen Totalprolaps aus seltener Ursache bei einer Nullipara. Zbl. Gynäk. 1922, Nr 38. — *Sieber, H.,* Über den Blasensitus nach Cystocelenoperationen. Z. gynäk. Urol. 1, H. 2. — *Derselbe*, Pyometra nach Collifixur. Nordostdtsch. Ges. Gynäk. 14. April 1923. Ber. Mschr. Geburtsh. 64, 106 (1923). — *Siefart, G.*, Über den Wert der Alexander-Adams-Operation. Zbl. Gynäk. 1922, Nr 13. — *Sigwart*, Prolapsus bei doppeltem Uterus. Ges. Geburtsh. u. Gynäk. Berlin 13. März 1914. Ber. Z. Geburtsh. 76, 602. — *Derselbe*, Zur Antefixation des retroflektierten Uterus bei Laparotomie. Zbl. Gynäk. 1925, Nr 33. — *Simon, M.*, Vorfall und Gangrän des erweiterten Ureterendes. Zbl. Gynäk. 1905, Nr 3. — *Derselbe*, Komplikation nach Alexander-Adams-Operation. Wien. klin. Rdsch. 1907, Nr 49. — *Sippel, A.*, Die klinische Bedeutung der Rückwärtslagerung des Gebärmutterkörpers. Mschr. Geburtsh. 26, H. 4. — *Derselbe*, Zur Ätiologie der operativen Behandlung des Uterus prolapses. Mschr. Geburtsh. 33, H. 5. — *Siredey, A.*, Die Rückwärtslagerung der Gebärmutter. Gynéc. 19 (1920, Mai). Ref. Zbl. Gynäk. 1921, 1155. — *Skala, J.*, Über Inversion des Uterus. Cas. lék. cesk, 1906, 499. Ref. Zbl. Gynäk. 1908, 758. — *Skutsch*, Über Schädigung durch Pessar. Ges. Geburtsh. u. Gynäk. Leipzig 18. Febr. 1907. Ber. Zbl. Gynäk. 1907, 673. — *Sloan, E. P.*, Ergebnis chirurgischer Radikalbehandlung des Prolapses durch Operationen nach *Murphy*, *Collius* und *Jackson*. Amer. J. Obstetr. 7, 703 (1924). — *Smead, L. F.*, Eine Übersicht über die plastischen Methoden zum Verschluß von Ventralhernien. Amer. J. Obstetr. 1913, Nov. Zbl. Gynäk. 1914, 1263. — *Smith*, Vorfall der weiblichen Harnröhre und Ausstülpung der äußeren Harnröhrenöffnung. Amer. J. Obstetr. 1922, Okt. Ref. Zbl. Gynäk. 1923, 622. — *Smith, H. L.*, Endresults of a new „uterine shelf" operation for the relief of cystocele. Surg. etc. **39**, Nr 1 (1924). — *v. Sobolew, J.,* Über die Alquie-Alexandersche Operation. Inaug.-Diss. Berlin 1904. Ref. Zbl. Gynäk. **1905**, 960. — *v. Sohlern,* Bauchgröße und Ernährungszustand. Med. Klin. **1912**, Nr 38. — *Soler y L. Soto,* Ursachen und konservative Behandlung der schmerzhaften Eierstocksprolapse. Rev. españ. Obstetr. **8**, Nr 90 (1923). — *Solieri,* Über die Exohysteropexia abdominalis bei schweren Lageveränderungen und beim Totalprolaps des Uterus. Ginec. **1909**, H. 21, 658. Ref. Zbl. Gynäk. **1910**, 747. — *Solms,* Die plastische Verwertung der Gebärmutterbänder. Zbl. Gynäk. **1919**, Nr 3. — *Derselbe,* Die Anatomie der Fascia vesicae und ihre Bedeutung für die Prolaps- und Collumcarcinomoperation. Zbl. Gynäk. **1921**, Nr 8. — *Derselbe,* Zur operativen Behandlung von Prolapsen mittleren Grades durch Fasciaefixura uteri. Med. Klin. **1921**, Nr 12, 349. — *Derselbe,* Retroinguinaler Alexander-Adams. Zbl. Gynäk. **1925**, Nr. 39. — *Derselbe,* Eine Operationsmethode zur Behandlung des schweren Uterusprolapses (Symphyseoventrifixura uteri), zugleich ein Beitrag zur Pathologie des Prolapses. Zbl. Gynäk. **1926**, Nr 5. — *Sonnenfeld, J.,* Zur Technik und Indikation der Retroflexionsoperationen mit besonderer Berücksichtigung der Vaginifixura uteri. Berl. klin. Wschr. **1909**, Nr 14. — *Spaeth,* Zur Alexander-Adamsschen Operation. Münch. med. Wschr. **1907**, Nr 13. — *Spalding, A.,* Die Ursache und Behandlung der hohen Rectocele. J. amer. med. Assoc. **79**, Nr. 9 (1922). Ref. Zbl. Gynäk. **1923**, 544. — *Sperling, M.,* Operative Korrektur von Deviationen des Uterus durch verkürzende Plastik der Ligg. rot. per laparotomiam. Zbl. Gynäk. **1906**, Nr 7. — *Derselbe,* Ein Fall von unstillbarem Erbrechen bei Retroversio uteri puerperal. Zbl. Gynäk. **1913**, Nr 2. — *Spiegel,* Über den Einfluß sozialer Faktoren auf die Entstehung der Genitalsenkungen und Prolapse bei Frauen. Arch. Gynäk. **124**, 823 (1925). — *Sprengel,* Über Ursachen und Behandlung der postoperativen Bauchbrüche. 43. Chir.-Kongr. Charlottenburg 1914. Ber. Zbl. Gynäk. **1914**, 794. Arch. klin. Chir. **105**, H. 1. Ref. Zbl. Gynäk. **1915**, 387. — *Squier, J. B.,* Chirurgie der Sanduhrblase. N. Y. med. J. **99**, Nr 21 (1914). Ref. Zbl. Gynäk. **1914**, 1246. — *Stacy, L. J.,* Anteposition und Retroposition des Uterus, ihr Vorkommen und ihre Erscheinungen. J. amer. med. Assoc. **79**, Nr 10. — *Staemmler, S.,* Methoden und Resultate der Prolapsoperationen. Inaug.-Diss. Breslau 1921. Ref. Zbl. Gynäk. **1922**, 2031; **1923**, Nr 33, 1356. — *Stark, N. J.,* Verschluß des Muttermundes nach chirurgischer Behandlung von Prolapsus uteri et vag. Brit. med. J. Nr 3322. Ref. Zbl. Gynäk. **1925**, 1583. — *Stark, S.,* Verkürzung der Ligg. rot. von suprapubischem Querschnitt aus. Amer. J. Obstetr. **75**, Nr 1 (1917). Ref. Zbl. Gynäk. **1918**, 820. — *Staude, C.,* Zur Ventrofixur des Uterus mittels der Ligg. rot. Zbl. Gynäk. **1908**, Nr 6. — *Steffeck, P.,* Beitrag zur Operation der Incontinentia urinae und der größeren Genitalprolapse. Z. Geburtsh. **75**, H. 1. — *v. Steinbüchel,* Zur Behandlung der Retroflexio uteri fixata, speziell über die intraligamentäre Ligamentverkürzung nach Menge und deren Vorzüge gegenüber der Ventrofixatio uteri. 77. Versg dtsch. Naturforsch. u. Ärzte Meran 1905. Ber. Zbl. Gynäk. **1905**, 1276. — *Stenzel,* Ringförmiges Scheidenpessar aus Hartgummi mit umlegbarem Bügel als Stiel. Zbl. Gynäk. **1909**, Nr 46. — *Stephan, S.,* Inversio uteri bei Prolaps. Z. Geburtsh. **78**, H. 1 (1915). — *Stiller,* Die Grundzüge der Asthenie. Stuttgart 1916. — *Stoeckel, W.,* Wann und wie soll der praktische Arzt die Retroflexio uteri behandeln? Berl. klin. Wschr. **1905**, Nr 48/49. — *Derselbe,* Über die Wertheim-Schautasche Prolapsoperation. Arch. Gynäk. **91**, H. 3. Z. Geburtsh. **71**, H. 1/2. — *Derselbe,* Einwanderung eines Tupfers in die Blase nach Schauta-Wertheimscher Prolapsoperation. Z. gynäk. Urol. **4**, H. 1. — *Derselbe,* Über Promontorifixur. Nordwestdtsch. Ges. Gynäk. 12. Nov. 1921. Ber. Zbl. Gynäk. **1922**, 207. — *Derselbe,* Über die Operationserfolge bei Lageveränderungen der Genitalien. Ges. Geburtsh. u. Gynäk. Leipzig 18. Nov. 1923. Ber. Zbl. Gynäk. **1924**, Nr 10. — *Derselbe,* Demonstration eines sehr großen Totalprolapses mit ausgedehntem Portiocarcinom. Med. Ges. Leipzig 30. Okt. 1923. Ber. Dtsch. med. Wschr. **1923**, Nr 49, 1506. — *Derselbe,* Beitrag zur operativen Behandlung der Lageveränderungen des Uterus und Scheide. Zbl. Gynäk. **1924**, Nr 26. — *Stoeckel und Reifferscheid,* Lehrbuch der Gynäkologie. Leipzig 1919. — *Städtler,* Zur Radikaloperation großer Bauchbrüche. Med. Klin. **1916**, 4. — *Stolz, M.,* Zur Behandlung inoperabler Genitalprolapse. Mschr. Geburtsh. **25**, H. 6. — *Derselbe,* Studien zur intraperitonealen Verkürzung der Ligg. rot. Mschr. Geburtsh. **29**, H. 4. — *Derselbe,* Zur „Bauchdeckenplastik" nach Weinhold. Zbl. Gynäk. **1910**, Nr 7. — *Derselbe,* Eine neue Methode der intraperitonealen Verkürzung der Ligamenta rotunda. Zbl. Gynäk. **1913**, Nr 5. — *Stone, J. S.,* Eine Studie über die Uterosakralligamente. Surg. etc. **5**, Nr 2. Ref. Zbl. Gynäk. **1910**, 93. — *Derselbe,* Die Interposition bei Prolaps. Amer. J. Obstetr. **1912**, Nov. Ref. Zbl. Gynäk. **1913**, 362. — *Stork, F.,* Über die Achsendrehung des Uterus intra partum. Zbl. Gynäk. **1925**, Nr 12. — *Straßmann, P.,* Prolapsoperationen bei Greisinnen. Ges. Geburtsh. u. Gynäk. Berlin 12. Mai 1905. Ber. Z. Geburtsh. **56**, 227 (1905). — *Derselbe,* Diskussion zu Bumm und Martin über Prolaps. Ges. Geburtsh. u. Gynäk. Berlin 14. Jan. 1910. Ber. Zbl. Gynäk. **1914**, 1139. — *Stratz,* Über Prolapsoperationen. Niederl. gynäk. Ges. 14. Nov. 1909 Amsterdam. Ber. Zbl. Gynäk. **1919**, 415. — *Derselbe,* Lageveränderungen der Ovarien. Z. Geburtsh. **65**, H. 2. — *Strauß, H.,* Erkrankungen des Rectums und Sigmoideums. Berlin-Wien 1923. — *Sturmdorf, A.*, Prinzipien und Ausführung der Perineorrhaphie. Amer. J. Obstetr. **1912**, Sept. Ref. Zbl. Gynäk. **1912**, 1751. — *Derselbe,* Kongenitale und erworbene Retroflexio-versio uteri; ihre Unterscheidung und relative Wertigkeit. Amer. J. Obstetr. **74**, Nr 3 (1916). Ref. Zbl. Gynäk. **1917**, 418. — *Sweetzer,* Scheidenhernie. Ann. Surg. **1919**, Nr 6. Ref. Zbl. Gynäk. **1920**, 160. — *Sutter, H.,* Zur Ventrifixation des Uterus. Zbl. Gynäk. **1906**, Nr 16. — *Derselbe,* Totaler Uterusprolaps im 16. Lebensjahr. Mschr. Geburtsh. **24**, H. 4. — *Szili, E.,* Chirurgische Behandlung der komplizierten Retroflexio. Gynäk. Sekt. ungar. Ärztevereins Budapest 8. März 1910. Ber. Zbl. Gynäk. **1911**, 585.

Tandler-Halban, Zur Topographie des weiblichen Ureters. Wien u. Leipzig 1901. — *Dieselben,* Zur Therapie des Genitalprolapses. Myoplastische Bildung des Beckenbodens mit Hilfe des Levator ani und des Musculus glut. max. Mschr. Geburtsh. **30**, H. 1 (1910). — *Tauffer,* Über Prolapsoperationen. Gynäk. Sekt. ungar. Ärzte Budapest 17. Mai 1904. Zbl. Gynäk. **1905**, 559. — *Derselbe,* Die Pathologie und Therapie der pathologischen Anteflexion und Retroflexion. Orvosképzés (ung.) **1911**, Nr 5. Ref. Zbl. Gynäk. **1912**, 875. — *Temesváry, N.,* Über die konstitutionelle Anomalie als gemeinsamen ätiologischen Faktor des Gebärmuttervorfalles und der Hernien. Gyógyászat (ung.) **1926**, Nr 26. Ref. Zbl. Gynäk. **1927**, 2642. — *Tenckhoff, B. D.,* Entstehungsursachen der Achsendrehung innerer Organe und die Erklärung des Küstnerschen Gesetzes. Dtsch. med. Wschr. **1923**, Nr 34. — *Derselbe,* Von den Stieldrehungen. Ein Vorschlag zur Klarstellung der Ätiologie. Zbl. Gynäk. **1925**, Nr 50. — *van Teutem,* Über Retroflexio uteri. Inaug.-Diss. Leiden 1913. Ref. Zbl. Gynäk. **1914**, 531. — *Derselbe,* Über Retroflexio uteri. Z. Geburtsh. **77**, H. 2 (1915). — *Thaler, H.,* Prolaps bei jugendlicher Nullipara mit Spina bifida occulta. Geburtsh.-gynäk. Ges. Wien 16. Mai 1919. Ber. Zbl. Gynäk. **1916**, 492. — *Derselbe,* Myom des Beckenbindegewebes durch den Leistenkanal descendiert. Geburtsh.-gynäk. Ges. Wien 16. Mai 1919. Ber. Zbl. Gynäk. **1916**, 495. — *Theilhaber, A.,* Symptome der Versionen und Flexionen des Uterus. Surg. etc. **4**, Nr 3. Ref. Zbl. Gynäk. **1919**, 678. — *Thémolières,* Behandlung der Genitalprolapse. Provence méd. **1909**, Nr 26. Ref. Zbl. Gynäk. **1910**, 209. — *Thies,* Über die Prolapsoperation nach Schauta-Wertheim. Ges. Geburtsh. u. Gynäk. Leipzig 24. Juni 1907. Ref. Zbl. Gynäk. **1907**, 1089. — *Thissen, J.,* Die Dauerresultate nach der Wertheim-Schautaschen Prolapsoperation auf Grund von 223 Fällen der Kieler Frauenklinik. Inaug.-Diss. Kiel 1912. Ref. Zbl. Gynäk. **1912**, 1550. — *Thomson, H.,* Eine Prolapsoperation. Zbl. Gynäk. **1924**, Nr 36. — *Thorn, W.,* Zur operativen Heilung der totalen Inversio vaginae bei fehlendem Uterus. Gynäk. Rdsch. **1910**, H. 2. — *Derselbe,* Zur Ventrofixatio uteri nach Leopold. Gynäk. Rdsch. **1909**, H. 6. — *Derselbe,* Die Retrodeviationen des Uterus im Lichte der Praxis. Slg klin. Vortr., Gynäk. Nr 195. Ref. Zbl. Gynäk. **1910**, 559. — *Derselbe,* Zur Ätiologie der Inversio uteri bei Prolaps. Gynäk. Rdsch. **1912**, H. 5. — *Thorne,* Diskussion über Retroflexio. 76. Jahresverslg Brit. med. Assoc. Brit. med. J. **1908**, Sept. Ref. Zbl. Gynäk. **1909**, 1374. — *Ticky, H.,* Klinischer und experimenteller Beitrag zur Operation der Wanderniere. Dtsch. Z. Chir. **130**, H. 1/2. Ref. Zbl. Gynäk. **1914**, 1491. — *Tikanadse, J. E.,* Zur Frage über die chirurgische Behandlung der Gebärmutter- und Scheidenvorfälle mit der Methode von Wertheim-Schauta. J. Geburtsh. (russ.) **1909**, Nr 7—12. Ref. Zbl. Gynäk. **1910**, 1547. — *Tillmann,* Die Endresultate von 228 Fixationen der Ligamenta rotunda (Alexander-Adamssche Operation). Beitr. klin. Chir. **55**, H. 1. Ref. Zbl. Gynäk. **1909**, 1311. — *Tittel, K.,* Die supravaginale Amputation des Uterus mit Suspension des Stumpfes als Prolapsoperation. Zbl. Gynäk. **1920**, Nr 20. — *Tourneux, J. P.,* 2 Fälle von Torsion einer Hydrosalpinx. Bull. Soc. Obstétr. **1923**. Ref. Zbl. Gynäk. **1924**, 2320. — *Tracy, St. E.,* Prolaps des Uterus. Amer. J. Obstetr. **1912**, Juni. Ref. Zbl. Gynäk. **1912**, 1134. — *Treub, H.,* Mechanismus und Behandlung des Genitalprolapses. Rev. Gynéc. **97**, Nr 5 (1911). Ref. Zbl. Gynäk. **1912**, 722. — *Trivine, Garcia F.,* Die Polanosche Fixationsmethode zur Behandlung der Lageveränderungen des Uterus. Med. ibera. **18**, Nr 352 (1924). Ref. Ber. Geburtsh. u. Gynäk. **6**, 266.

Uhtmöller, Die Vaginaefixur. Zbl. Gynäk. **1911**, Nr 19. — *Derselbe,* Schwere Geburten nach Vaginaefixur, ein Fall kompliziert durch einen Foetus papyraceus. Zbl. Gynäk. **1913**, Nr 18. — *Ulrich, O.,* Ein Fall von einer enormen Labialhernie. Zbl. Gynäk. **1910**, Nr 32. — *v. Umtach, A.,* Die plastische Rektorrhaphie. Eine neue Methode zur operativen Behandlung großer Mastdarmvorfälle. Korresp.bl. Schweiz. Ärzte **1906**, Nr 12. Ref. Zbl. Gynäk. **1909**, 956. — *Unterberger, F.,* Zur Ätiologie der Hernia inguinalis uteri. Zbl. Gynäk. **1917**, Nr 22. — *Derselbe,* Zur Behandlung der beginnenden Incarceration des retroflektierten graviden Uterus. Zbl. Gynäk. **1923**, Nr 18.

v. Valenta, Inversio uteri completa, operative Heilung nach 5 Monaten. Gynäk. Rdsch. **1917**. — *van de Velde, Th.,* Vergleichende Bewertung der Retroflexionsoperationen. V. Internat. Kongr. Geburtsh. u. Gynäk. St. Petersburg 22.—28. Sept. 1910. Ber. Zbl. Gynäk. **1910**, 1484. — *Derselbe,* Über das Schalenpessar. Zbl. Gynäk. **1913**, Nr 10. — *Vercesi,* Zur Technik der Hysteropexiemethode nach Alfieri. Fol. gynaec. (Genova) **22**, H. 1 (1926). Ref. Zbl. Gynäk. **1926**, 3308. — *Vértes, O.,* Die Alexander-Adamssche Operation. Mschr. Geburtsh. u. Gynäk. **46**, H. 5 (1917). — *Viana, O.,* Chronische Uterusinversion bei einer 80jährigen Greisin. Hysterektomie, Genesung. Rass. Ostetr. Neapel 1919. — *Vineberg, H. N.*, Vaginofixation oder Transposition von Uterus und Blase. 37. Jahresverslg Amer. gynec. Soc. Amer. J. Obstetr. 1912, Juli bis Okt. Ref. Zbl. Gynäk. 1913, 178. — *Derselbe*, Die vaginale supravaginale Hysterektomie gegen Vorfall und große Cystorectocele in Verbindung mit chronischer Fibrosis des Uterus. Surg. etc. 21, Nr 6. Ref. Zbl. Gynäk. 1916, 576. — *Violet, H.*, Plastische Verwendung des Uterus durch Einschaltung zwischen Blase und Scheide bei der Operation des Genitalprolapses. Rev. Gynéc. et Chir. abd. 1906, Nr 6. Ref. Zbl. Gynäk. 1910, 1093. — *Derselbe*, Über die Cystocele vag. oder Hernia praeuterina. Lyon méd. 1910, 13. Febr. Ref. Zbl. Gynäk. 1911, 1444. — *Derselbe*, Die Wiederherstellung der Aponeurosis subvesicalis bei der Operation der Cystocele. Lyon méd. 1920, Nr 8. Ref. Zbl. Gynäk. 1920, 1472. — *Derselbe*, Du traitement opératoire des rétroversions utérines en dehors de la grossesse. Rev. franç. Gynéc. 18, Nr 23 (1923). — *Vogel, K.*, Zur Technik der Ventrofixatio uteri. Zbl. Gynäk. 1916, Nr 35. — *Vogel, W.*, Über den Einfluß der Lageveränderungen des Uterus und der entzündlichen Adnexerkrankungen auf die Menstruation. Arch. Gynäk. 123, 168 (1924). — *Vogt, E.*, Strangulation der vorderen Muttermundslippe durch ein Schalenpessar. Zbl. Gynäk. 1912, Nr 52. — *Derselbe*, Die klinische Bedeutung der extraperitonealen Harnblasenentwicklung unter der Geburt. Z. Geburtsh. u. Gynäk. 85, H. 2, 333 (1922). — *Derselbe*, Grundzüge der heutigen Auffassung und Behandlung der Retroflexio uteri gravidi. Klin. Wschr. 1923, Nr 10. — *Voigt, J.*, Was leistet die Vaginifixatio uteri? Frauenarzt 1910, H. 12. Ref. Zbl. Gynäk. 1911, 913. — *Derselbe*, 2 Fälle von Abreißung der vaginifixierten Gebärmutter von der Anheftungsstelle. Zbl. Gynäk. 1914, Nr 8.

Wade, H. A., Beschreibung einer neuen Methode der Kolpoperineoplastik mit einem Bericht über 140 nach dem Verfahren operierte Fälle. Med. Rec. 84, Nr 21 (1913). Ref. Zbl. Gynäk. 1914, 533. — *Derselbe*, Bericht über die Endresultate der Operation in 109 Fällen von Lageveränderung des Uterus, der Blase und des Rectums. Amer. J. Obstetr. 1914, Nov. Ref. Zbl. Gynäk. 1915, 386. — *Walbaum, O.*, Zur Heilung hochgradiger Prolapse und Prolapsrezidive. Zbl. Gynäk. 1915, Nr 35. — *Wagner, G. A.*, Zur Operation der Genitalprolapse. Zbl. Gynäk. 1912, Nr 28. — *Walcher, G.*, Zur Technik der Vesicoventrifixur. Zbl. Gynäk. 1912, Nr 27. — *Derselbe*, Die Anguli vaginae und ihre Bedeutung für Geburtshilfe und Gynäkologie. Arch. Gynäk. 97, H. 3 (1912). — *Walther*, Über Folgen der Pessartherapie. Ther. Gegenw. 1908, Nr 3. Ref. Zbl. Gynäk. 1910, 61. — *Ward, E.*, Eine Operation zur Heilung der Rectocele und Wiederherstellung der Funktion des Beckenbodens. Surg. etc. 17, Nr 3. Ref. Zbl. Gynäk. 1914, 185. — *Derselbe*, Technik und Behandlung der Enterocele (hintere Vaginalhernie) und der Rectocele. J. amer. med. Assoc. 79, Nr 9. Ref. Zbl. Gynäk. 1923, 544. — *Wargassowa*, Über operative Behandlung der Totalprolapse. J. Geburtsh. (russ.) 705. Ref. Zbl. Gynäk. 1913, 786. — *Warring, I.*, Behandlung von großen postoperativen und Umbilicalhernien. Practitioner 1910, Juli. Ref. Zbl. Gynäk. 1910, 1437. — *Wasilewski, R.*, Eine veraltete Inversio uteri. Ginek. polska 3, H. 7 (1924). — *Watkins, J. T.*, Die Behandlung von hochgradiger Cystocele und Uterusprolaps. Surg. etc. 2, Nr 6. Ref. Zbl. Gynäk. 1908, 1076. — *Derselbe*, Transposition des Uterus und der Blase in der Behandlung ausgedehnter Cystocelen und des Uterusprolapses. Amer. J. Obstetr. 1912, Febr. Ref. Zbl. Gynäk. 1912, 874. — *Derselbe*, Bemerkungen über die vesico-uterine Transposition. Surg. etc. 19, Nr 3. Ref. Zbl. Gynäk. 1915, 385. — *Derselbe*, Cystocele und hohe Rectocele. Amer. J. Obstetr. 6, 389 (1923). Ref. Zbl. Gynäk. 1924, 1877. Trans. amer. gynec. Soc. 48, 138 (1923). — *Weber, F.*, Die Schautasche Interpositio vesico-vag., insbesondere in ihrem Einfluß auf Schwangerschaft und Geburt. Mschr. Geburtsh. 53 (1920). — *Weber, R.*, Über ventrifixierende Methoden bei Verlagerung der Beckenorgane. Gynäk. Rdsch. 1908, Nr 14. — *Wederhake*, Zur Entstehung, Behandlung und Verhütung schwerer Gebärmuttervorfälle. Zbl. Gynäk. 1917, Nr 33. — *Weedy*, Ursache und Behandlung des Uterusvorfalls. J. Obstetr. 1912, März. Ref. Zbl. Gynäk. 1912, 1549. — *Weibel, W.*, Die Erfolge der vaginalen Operationen wegen Retrodeviation des Uterus. Z. Geburtsh. 70, H. 1. — *Derselbe*, Die Erfolge der vaginalen Operationen wegen Retrodeviation des Uterus. Geburtsh.-gynäk. Ges. Wien 21. Nov. 1911. Ber. Zbl. Gynäk. 1912, 277. — *Derselbe*, Die operative Behandlung der Rezidive nach der sog. Interpositio uteri vesico-vag. Zbl. Gynäk. 1913, Nr 50. — *Derselbe*, Über Schwangerschaft und Geburt nach Interpositio uteri vag. Arch. Gynäk. 105, H. 1. — *Wein, A.*, Ein Fall von Inversio uteri. Orv. Hetil. (ung.) 1911, 496. Ref. Zbl. Gynäk. 1912, 873. — *Weinberg, B.*, Über die Achsendrehung gestielter Myome und myomatöser Uteri. Inaug.-Diss. Leipzig 1904. Ref. Zbl. Gynäk. 1906, 222. — *Weindler*, Über Dauererfolge nach Ventrofixatio uteri. Mschr. Geburtsh. 21, H. 6. — *Weinzierl, K.*, Zur Kasuistik der Achsendrehung des Uterus während der Geburt. Mschr. Geburtsh. 59, H. 1/2. — *Weiß, E.*, Die operative Behandlung der Bauchhernien mit besonderer Berücksichtigung der Küstnerschen Methode. Inaug.-Diss. Breslau 1909. Ref. Zbl. Gynäk. 1909, 1624. — *Welpener, E.*, Zur Statistik der Inversio uteri puerperalis. Zbl. Gynäk. 1918, Nr 19. — *v. Wenczel, Th.*, Dekapitation einer invertierten Gebärmutter. Gynäk. Sekt. ungar. Ärzte Budapest 8. Nov. 1904. Ber. Zbl. Gynäk. 1905, 563. — *Derselbe*, Erfahrungen über die Ätiologie und Therapie der Scheiden- und Gebärmuttersenkungen. Gynéc. 1904, Nr 4. Ref. Zbl. Gynäk. 1905, 1462. — *Werner, Q.*, Die abdominelle Interpositio uteri vesico-vag. Zbl. Gynäk. 1925, Nr 34. — *Werth*, Zur Kombination des Pfannenstielschen Querschnittes mit Verkürzung der runden Mutterbänder bei der operativen Behandlung der komplizierten Retroflexio uteri. Zbl. Gynäk. 1909, Nr 14. — *Derselbe*, Über ein neues Verfahren der supravaginalen Cervixresektion mit Erhaltung der Portio vaginalis bei Elongatio colli. Mschr. Geburtsh. 30, H. 1/2. — *Wertheim, E.*, Zur Technik der Interpositio uteri beim Prolaps. Arch. Gynäk. 102, H. 2. — *Derselbe*, Die Suspension der Portio vaginalis an den Sakrouterinligamenten. Arch. Gynäk. 103, H. 1. — *Derselbe*, Einnähung des Uterus und Suspension der Portio bei Genitalprolaps. Arch. Gynäk. 103, H. 1. — *Derselbe*, Suspension der Portio vaginalis bei Genitalprolaps. Geburtsh.-gynäk. Ges. Wien 14. Dez. 1915. Ber. Zbl. Gynäk. 1916, 110. — *Derselbe*, Zur Technik der operativen Behandlung der Genitalprolapse und Retrodeviationen des Uterus. Zbl. Gynäk. 1916, H. 1. — *Derselbe*, Diskussion zu *Halban*. Zur Prolapsfrage. Geburtsh.-gynäk. Ges. Wien 12. März 1918. Ber. Zbl. Gynäk. 1918, 357, 359. — *Derselbe*, Diskussion zu Schiffmann: Klammersuspension des Uterus. Geburtsh.-gynäk. Ges. Wien 12. Febr. 1918. Ber. Zbl. Gynäk. 1918, 276, 278, 291. — *Derselbe*, Zum Artikel von Solms über die plastische Verwertung der Gebärmutterbänder. Zbl. Gynäk. 1919, Nr 3, Nr 18. — *Derselbe*, Die operative Behandlung des Prolapses mittels Interposition und Suspension des Uterus. Monographie. Berlin: Julius Springer 1919. — *Derselbe* und *Micholitsch*, Technik der vaginalen Bauchhöhlenoperationen. Hirzel 1906. — *White-Cooper, W.* u. *Griffith*, Inversion of the uterus occuring in the first week of the puerperium. Proc. roy. Soc. Med. 16, Nr 6 (1923). — *White, G. R.*, Eine anatomische Operation zur Heilung der Cystocele. Amer. J. Obstetr. 1912, Febr. Ref. Zbl. Gynäk. 1912, 875. — *Wiemann*, Erfahrungen mit der Alexander-Adams-Operation. Z. Geburtsh. 90, 649 (1927). — *Williams, J. T.*, Die Bedeutung der Fascia pelvix zur Unterstützung des Uterus. Amer. J. Obstetr. 71, H. 4 (1915). Ref. Zbl. Gynäk. 1915, 728. — *Derselbe*, Viscerale Ptosis. Boston med. J. 1915, Nr 1. Ref. Zbl. Gynäk. 1916, 560. — *William, Ph. F.*, Die Ursachen der Retroflexio uteri. Amer. J. med. Sci. Nr 521, 915. Ref. Zbl. Gynäk. 1916, 5734. — *Williamson, H.* and *Abervrombie*, A case of inversion of the uterus with squamous celled carcinoma of the fundus. Proc. roy. Soc. Med. 17, Nr 2. Sect. Obstetr. a. Gynec. 1923. — *Wilis, A. M.*, Eine Operationsmethode bei Rückwärtslagerung der Gebärmutter. Surg. etc. 1912, Nr 6. Ref. Zbl. Gynäk. 1912, 1136. — *Wilson*, Heilung des Uterusprolaps durch Muskelübung der Konstruktion der Vagina. Brit. med. J. Nr 3336. — *Windisch, E.*, Vergleich der Schautaschen und Dührssenschen Vaginaefixation. Gynäk. Ges. Budapest 24. Febr. 1914. Ber. Zbl. Gynäk. 1914, 1070. — *Winston, J. W.*, Anatomie des uterin-pelvischen Stützapparates. Med. Rec. 84, Nr 19 (1913). Ref. Zbl. Gynäk. 1914, 291. — *Wittbauer, K.*, Retroflexio und Vibrationsmassage. Münch. med. Wschr. 1905, Nr 47. — *Wladimirski*, Uterusfixation bei Retroflexio-versio an den Ligg. rot. nach der Methode des Autors. J. Akuschestwa Shenskich bolesnei 1925, Nr 4. Ref. Zbl. Gynäk. 1926, 3311. — *Wormser*, Über Prolapsoperationen bei älteren Frauen. Korresp.bl. Schweiz. Ärzte 1912, Nr 23. Ref. Zbl. Gynäk. 1913, 188. — *Worral*, Die Behandlung der Rückwärtsverlagerung der Gebärmutter. J. Obstetr. 1914, Nr 5. Ref. Zbl. Gynäk. 1914, 1338. — *v. Wrzesniowski, W.*, Die Überlappung der Bauchwand bei Operationen von Brüchen. Arch. klin. Chir. 106, H. 1. Ref. Zbl. Gynäk. 1915, 850. — *Wunsch, M.*, Über ring- und kugelförmige Pessare bei der Behandlung des Scheidenvorfalles. Dtsch. med. Wschr. 1910, Nr 8. — *Wyatt, J.*, Bericht über 8 Fälle von Le Forts Prolapsoperation. J. Obstetr. 22, Nr 5. Ref. Zbl. Gynäk. 1913, 786.

Zaletel, R., Antero-laterale Kolpovesicorrhaphie mit Kolpomyorectorrhaphie als neues Operationsverfahren bei Prolaps. Gynéc. et Obstétr. 1, Nr 5 (1920). Ref. Zbl. Gynäk. 1921, 1154. — *Derselbe*, Neues Operationsverfahren bei Uterusinversion. Gynéc. et Obstétr. 2, H. 2 (1920). Ref. Zbl. Gynäk. 1921, 1156. — *Zarate*, Ein neues Verfahren zur intraperitonealen Verkürzung der Ligg. rot. Ges. Geburtsh. u. Gynäk. Berlin 16. Dez. 1909. Ber. Z. Geburtsh. 66, 489. — *Zarate, E.*, Achsendrehung des graviden Uterus. Semana méd. 30, Nr 22 (1923). — *Derselbe*, Akute Drehung des schwangeren Uterus. Siglo méd. 72, Nr 3632 (1923). — *Zellner, H.*, Über extraperitoneale Ventrifixur des vorderen Scheidengewölbes. Inaug.-Diss. Breslau 1921. Ref. Zbl. Gynäk. 1923, Nr 33, 1355. — *Zickel, G., Alexander-Adams* mit Tuberkulumschnitt. Zbl. Gynäk. 1913, Nr 33. — *Ziegenspeck, R.*, Die Hysteropexia paravesicalis. 77. Verslg dtsch. Naturforsch. u. Ärzte Meran. Ber. Zbl. Gynäk. 1905, 1277. — *Derselbe*, Über Pessarien. Dtsch. Ärzte-Ztg 1907, Nr 4. Ref. Zbl. Gynäk. 1908, 1264. — *Derselbe*, Zur Ätiologie der Retroflexio uteri puerperal. Zbl. Gynäk. 1908, Nr 23. — *Zikmund, E.*, Die operative Behandlung des Genitalprolapses. Rozhl. Chir. a Gynaek. (tschech.) 1, 42 (1921). Ref. Zbl. Gynäk. 1922, 602. — *Zimmermann, R.*, Beitrag zur Bewertung der operativen Lagekorrektur des Uterus. Z. Geburtsh. 86, 536 (1923). — *Zinner, A.*, Ein Fall von zweigeteilter Harnblase (Vesica bipartita). Z. urol. Chir. 6, H. 1, 54. Ref. Zbl. Gynäk. 1922, 323. — *Zoepffel, H.*, Ileus als Folge der Promontoriifixur. Zbl. Gynäk. 1920, Nr 51. — *Zurhelle, E.*, Zur Kasuistuk der Hernia ovarica inguinalis. Zbl. Gynäk. 1906, Nr 19.

Namenverzeichnis.

(Die schrägen Zahlen beziehen sich auf die Literaturverzeichnisse.)

Abadie 198, 527, *625*, *682*.
Abel 86, 87, *603*, *695*.
Abercrombie *992*.
Abraham *618*.
Abrahams 164.
Achard *668*.
van Ackeren 13, 34, *593*.
Ackermann *682*.
Acrel 472, 474, 481, *675*.
Adam 257, *602*, *625*, *635*, *682*.
Adami *676*.
Adams 789, 790, 791, 794, 795, 796, 804, 805, 808, 809, 810, 811, 814, 815, 918, 923, 928, 931, 963, *992*.
Adkins, W. N. *629*.
Adler, 140, 558, 559, 560, *612*, *682*, 762, 806, 807, 811, 812, 815, 887.
Adler, L. 803, *967*.
Adolph 907, 928, *967*.
Adrian *678*.
Aepli 575, *693*.
Agromonte 245, *629*.
Ahlfeld 16, 74, 76, 78, 79, 84, 101, 107, 150, 151, 157, 174, 478, *602*, *603*, *617*, *618*, 858.
Ahlström 149, 496, 503, *613*, *679*.
Aiche 245, *629*.
Alary *637*.
Albano *967*.
Albarran 112, *608*, *683*.
Albarran-Grünert 106, 107.
Albeker 362, 363, *663*.
Alberca 283.
Albert 472, 478, 494, 520, 549, 589, *673*, *678*, *695*.
Albert, W. *967*.
Alberti *600*.
Albertini *683*.
Albrecht 173, 450, 558, 764, 780.
— H. *967*.
Alby 113.
Alexander 222, *600*, 789, 790, 791, 794, 795, 796, 804, 805, 808, 809, 810, 811, 814, 815, 918, 923, 928, 931, 963, *992*.

Alfieri 481, *675*, 800, *967*.
d'Allaine *605*.
Allegrini *625*.
Allen, T. H. *644*.
Allmann *967*.
Allonzo 69.
Allport *967*.
Almasoff *593*.
Almkvist 334, *663*.
Alquier 791.
Alsberg 107, *608*.
Altmann, J. *967*.
Alvarez *665*.
Amabile 84, *603*.
Amandoin *617*.
Amandoni 450, *670*.
Amann 72, 274, 385, 498, 506, 563, 564, *657*, *679*, *680*, *683*, 924.
Amberger *967*.
Ambroise 893.
d'Ambrosio *673*.
Ambrozik 69, *600*.
de Amicis *637*.
Amitin *686*.
Amos 455.
Amourel 472, 477, 478, *673*.
Amtschislawsky *659*.
Anacker 100, 101, 103, *606*.
Ancelon *666*.
Andérodias 272, *637*.
Anders *603*.
— H. E. 74, 75, 77, 83, *602*.
Andersch 922.
Anderson 39, 40, 55, 56, 57, 149, 244, 506, *596*, *629*, *639*, *644*, *651*, *680*.
Andersson *593*.
Andrewes 506, *680*, *967*.
Andrews *683*.
Andrieu *629*.
Angelini *618*.
Anger 571, *666*.
Anitin 524, 527.
Anlauf 179, 180, *622*.
Anselmi 175.
Anspach 273, *637*, *967*.

Anton 115, *610*.
d'Antona 477, *673*.
Antonelli 432, *665*.
Anufrieff *676*.
Apelt 400.
Apert 116, 117.
Apfelstedt 567, 569, *692*.
Apolant *967*.
Appel 346, 347, *652*.
l'Appia *611*, *639*.
Aragao 338.
Aran 790.
Arcangelis 496, 498, 499, 500, 501, 502, *593*, *679*.
Armanini *683*.
Armytage 291, 292, *641*.
Arnaud *603*, *611*.
Arndt 394, 395, *639*, *657*.
v. Arnim 394, *657*.
Arning 200, *637*.
Arnold *644*, 805, 807, *967*.
— J. 562, *683*.
— R. *967*.
Arnoldi 299, 303.
Arnoth 520, 545, 549.
Arnott *683*.
Arnoux *625*.
Arns 429, *665*, *671*.
Aronson *593*.
v. Arx 698, 699, *699*, 700, 701, 702, 703, 704, 705, 706, 707, 708, 709, 710, 711, 721, 857, *967*.
Arzt 528, 529, 530, *652*, *683*.
Asaki 795.
Asch 250, 506, 510, 515, 543, 550, *683*, 792.
— Rob. *629*.
Aschenborn 490, 491, *677*, *683*.
Ascher, L. *618*.
Aschheim *665*.
— S. 70, 429, 430, 455.
Aschner, B. 66, *600*.
Aschoff 163, 457, 458, 475, 567, 569, *592*, *666*, *675*, *692*.
Ascoli 420.
Asher, L. *600*.
Ashwell 256.

Askanazy-Brack 70.
Asloan 368, *655*.
Assaky *613*.
Assereto 561, *683*.
Astley *693*.
d'Astros *612*.
Atkinson 585, *693*.
Atthill 490, 491, *677*.
Attwenger 474, 477, 478, *673*.
Atzrott 355, 356, *653*.
Aubenas 468, *671*.
Aubert *671*.
— L. *967*.
— P. *629*.
Audebert 343.
Audion 99, *606*.
Audrey *629*.
Audry 120, 242, 394, 395, 408, *629, 657, 659*.
Auffret 100, 102, 103, *606*.
Augier *630*.
Aulhorn 496, 500, *679, 967*.
d'Aulinay *671*.
Aumoine 481, 482, 483, *675*.
Aurvroy 506, 508, 532, *680, 683*.
Auvard 4, 142, 149, 343, 444, 461, 466, *593, 613, 618, 655*, 749.
Auvray *683, 967*.
Aveling *603*.
Ayers, E. A. *612*.
Aza *635*.
Azena *644*.

Baaden, E. *967*.
Baar 69, *600*.
Bab, H. 72, 506, *600*.
Babcock 68, 69, *601, 967*.
Babès 283, *639*.
Babesch 164, 303, *618, 644*.
Babitzki *967*.
Babl 30.
Bachrach 353, 425, *663, 664*.
Backer, M. *683*.
Backmann 481, *675*.
Bacon 259, *635*.
Bäcker, J. *967*.
Baedeker *629*.
Baer 247, 408, 474, 476, 478, *629, 666, 673*.
— B. F. *637, 644, 659*.
v. Baerensprung 220, 264, 343, 442, *593, 623, 637, 666*.
Baermann 481, *675*.
Bagg 558, *683*.
Baginsky 257, 354, 355, *635, 653*.
Bagot 442, *666*.

Baicalli *618*.
Bailey 124.
— F. W. *967*.
Bailly 506, 511, 558, *681, 683*.
Bainbridge 120, *611*.
Baisch 140, 302, 558, 559, *644, 683*.
Baisse *637, 666*.
Baker 107, 112, 178, 899.
— W. H. *608*.
Baklanoff *613*.
Bakofen *967*.
Bakséht 164, *618*.
Balanghien *683*.
Balard 272, *637*.
Baldowsky *657*.
Balduin, H. *967*.
Baldy *625, 659*, 800, 806, 888, 922, *967, 968*.
Ball 88, *603*.
Ballantyne 9, 30, 31, *593, 606, 613, 660*.
Balloch *644, 683*.
Balls-Headly 488, 490, *676*.
Balzer *625*.
Bamberg 287, 288, 322, 399, 405, *639*, 807, *968*.
Bandl, L. *695*.
Bandler 287, 288, 398, 404, 405, 406, 415, *629, 660*.
— S. W. *644*.
— V. *639*.
Bankumin 576.
Bantelmann *968*.
Bar 153, *613*.
Barbieri 244, 248, 249, *634*.
Barbour 392, *657, 660, 678*, 749.
Barbry 542, *683*.
Bardeleben 13, 24, 82, 83, 84, 85, 86, 87, 89, 90, 92, 96, *603, 968*.
Bardenheuer 532, 587, *683*.
Bardescu 796.
Bardon *676*.
Barjou 246.
Barker *644*.
Barkow 78, *603*.
Barnes 561.
Barnett 246, *629*.
Barnick *593*.
Barret, J. B. *623*.
Barrier 76, *602*.
Barrière *603*.
Barringer 271, *637, 968*.
Barrington *593*.
Barrjon *635*.
Barry 476, 478, *673*.
Barse, J. *968*.

Bársony *968*.
Bartcky 439, *666, 670*.
Bartel 172, *618*.
Bartels 22, 23, 24, 25, 71, 191, 543, *593*.
— S. *625*.
Barthélemy 124, *593, 611, 623, 637*.
Bartholin 6, 10, 12, 50, 51, 204, 244, 260, 261, 262, 263, 264, 265, 266, 267, 272, 436, 495, 522, 531, *593, 595, 678*.
Bartsch 375, 376, *655*.
Barusby *683*.
Basset 22, 25, 523, 554, *683, 968*.
Bastaky 150, *613*.
Bastelberger 446, 447, *666*.
Bastian *968*.
Bataille 343, *651*.
Battle 506, 507, 511, 512, 513, *681*.
Batuaud, J. *617*.
Batzako 576.
Baudéant *623*.
Bauer 174, 303, 461, 462, 464, *618, 968*.
— Ad. 465, *671, 968*.
— J. 66, 72, *600*, 868, *968*.
— K. H. *968*.
— R. *644, 968*.
Bauereisen 147, *613*.
Baughman *671*.
Bauhin 893.
Baum 16, *594*.
Baumgarten 380, 385.
Baumgartner 293, 404, *639*.
— W. *660*.
Baumm 107, 109, 111, *608*.
Bax 104, *606*.
Bayer, H. 5, 7, 33, 51, 52, 53, *593*, 747.
Bazy *606*.
Beates 68, 69, *601*.
Beaugeard 165, *618*.
Beaugrand 378, *655*.
de Beauréale 200, 527, *625*.
de Beaurpaire 338.
Beauverger *666*.
Beauvois *968*.
Beaver, D. *612*.
Bechtinger 79, *603*.
Beck 224.
— H. *612, 660*.
Becker 527, *603*, 884.
— E. 85.
Beckman *660*.
Beckmann 399, 403, 404, 411, *968*.

Bednar *603.*
Beebe *593.*
Beeler *645.*
Bégouin 440, 441, *666, 683, 968.*
Behrend 510, 512, 513, 524, 542, *613, 639, 649, 681, 683.*
— A. *968.*
— C. 506.
— E. 291.
— F. H. 243.
Behrendt *613, 629.*
v. Behring, H. 138, 139.
Behrmann *657.*
Beigel 457, 496, 498, 583, *678, 679, 693,* 868.
Beitzke 363, *663.*
Beix *968.*
Belgodore 305, *649.*
Bell *679,* 855.
— B. *968.*
— I. 439, 496, 503, *666.*
Bella 440.
de Bella *666.*
Bellamy 184, 495, 496, 563, *678, 683.*
Benckiser 107, *608.*
Bender 191, 198, 286, 383, 384, 385, 391, 393, 407, 430, 451, 527, 596, *627, 637, 642, 657, 660, 670, 683.*
— H. *657, 659.*
— J. *645.*
— M. *657.*
— M. H. *639.*
Bendig 246, 251, 253, *629.*
Bendix, B. *629.*
Benech *656.*
Benecke 495.
Benedek 222, 224, *623.*
Benedikt 162, 164, *618.*
Beneke, R. *678.*
Benestad 146, *613.*
Benicke 87, 469, 470, *603, 625, 639, 671.*
Benivenius *603.*
Bense 35, *593, 596.*
Benthin 560, *683.*
— W. *968.*
Benzel *968.*
Berblinger 71, 72, *600, 681.*
Bercheley *683.*
Berecz 520, 547, *683.*
Beresnegowsky *968.*
Berger 554, 584, *666, 676.*
— E. *629.*
Bergeret *968.*
Berggrün *629.*

Bergh, van den 9, 21, 32, 69, 219, 265, 266, 343, *593, 600, 637, 640, 645, 651.*
— C. A. *645.*
Berglund 368, 370, *655.*
Bergmann 589, *695.*
Bergonzoni *593, 640.*
Berkeley *625, 649.*
Bermann, S. E. *968.*
Bernard, G. *605.*
Bernardberg 738, *970.*
Bernhardt 503, *680.*
Bernhart 320, 321, 323, *649.*
Bernstein, B. 13.
Bernutz 399, 407, *660.*
Berrut *603.*
Berstein *593.*
Bertaux 237, *623.*
Berthold 170, *618.*
Bertino 448, 540, *666, 683, 968.*
Bertolini 383, 392, 481, *657, 675.*
Berven 558, *683.*
Besnier 206, 219, 383, *623.*
v. Bessel-Hagen 148, *613.*
Besserer 805, 810, *968.*
Bessnier 190.
Besson 158, *617.*
Best 567, 585, *693.*
Bettmann 343, 344, *623, 651,* 665.
Beurmann 218, 219.
Beurnier 587.
Beuthner *968.*
Beutler *652.*
Beuttner 792.
Bevern 68, *600.*
Bewerich 76.
Bex *683.*
— G. *625.*
Beyea, H. D. *612,* 888.
Bialas 575, *693, 968.*
Biberstein 355, *653.*
Bidenkop, J. H. *618.*
Bidermann *627.*
Biedermann 527.
Biedl 65, 72, *600.*
Bieger *613.*
Bier 270, 582.
Bietrix *683.*
Bigelow 475, *673.*
Billard *655.*
Billquist 355, *653.*
Billroth 237.
Binaud 442, *666.*
Bindemann 490, 491, 492, 677.
Binder 147, 152, *613.*
Bingel 353, *652.*

Binger 353.
Binswanger 766.
Binz 172, *618.*
Biossard *693.*
Birbes *618.*
Birch-Hirschfeld 383, 523.
Birger 247, *629, 663.*
Birmann *963, 968.*
Birnbaum 578, *603, 693.*
— R. *968.*
Biro 357.
Bischoff 900.
— Th. 13, 29, 549, *593.*
Bisdom *655.*
Bissel *968.*
Bitchounsky, H. *625.*
Bittmann, O. *968.*
Bittner 92, *603, 695.*
Bittorf 73.
Bitzakos *693.*
Björkenheim 175.
Björkqvist 517, 520, 523, 524, 547, 548, 561, *683.*
Björling 399, 405, 407, 409, 411, 416, *660.*
Black *653.*
Blaire-Bell 13, *593.*
Blanc *651.*
Blanchard 64, 119, 445, *611.*
Bland-Sutton 749.
Blaschko 34, 206, *593, 651.*
de Blasio 439, *666.*
Blasius 76.
Blau 429, *665.*
— L. *645.*
Blisner 481, *675.*
Bloch 100, 102, 103, 185, 222, 477, *606, 623.*
— G. *645.*
Blocq 477, 481, *675.*
Blonserius *968.*
Blot 151.
Blümcke 506, 511, 536, 542, 543, 545, 557, *681, 683.*
Bluhm, A. 442, 443, 444, 445, 446, 481, 496, 500, 501, 502, *666, 675, 679.*
Blumensohn 545.
Blumenthal 164, 215, *618, 623.*
— L. *663.*
Boas *629.*
Bochdalek *593.*
Bochenski 172, 480, 527, *613, 618, 635, 640, 666, 673, 683.*
Bock 250, *629.*
Bockhart 234.
Bode 797, 803.

Boeckel 256, *636*, *693*.
Boehm, R. *968*.
Böhm *593*, 858.
— St. *968*.
Bölsche 65, *600*.
Boerhaave 10, 486, *593*.
Börjeson *969*.
Börner 130, *612*.
Boerner, W. *683*.
Bogdan 177, *618*.
Bogdanovics *968*.
Bogi *640*.
Bogoras *683*.
Bogusch *968*.
Boguslawsky 536, *683*.
Bohnen 495, *678*.
Bois *608*.
du Bois 107, 112, 216.
Boissier 496, *679*.
Boittner *625*.
Boivin 545, *683*.
Bokai 176, 256, 257, 258, 259, *618*, *635*.
Bokelmann *671*, *673*, *683*.
Bokodoroff 177, *618*.
Boldt 506, *629*, *666*, *681*, *968*, *969*.
Bolk 17, 46, *593*.
Bollag 320, 321, 322, 323, *649*.
v. Bollinger 34, 439.
Bonacorsi *629*.
Bonanno *649*.
Bondi *678*.
— I. 9, 442, 443, 445, 494, *593*, *666*.
Bongartz 224, 225, *623*.
Boni 527, *625*, *683*.
Bonnal 116.
Bonne 528, 530, *686*.
Bonnet 26, 40, 261, 271, 272, 339, *593*, *637*, *666*.
— L. M. *663*.
— St. *593*.
Bonney 191, 525, *625*, *683*, *969*.
Bonnin, M. *657*.
Boppe *643*.
Borakowski 163, 164, 170, *618*.
Borchardt 220.
Bordeau *969*.
Borderès 191, 525, *683*.
Bordmann 162.
Borelius 952.
Borger *969*.
Born, H. 77, *602*.
de Borredan *625*, *626*.
Borremann *673*.
Borri, L. *618*.
Borst 504, 505, 537, 563, *681*.

Borsuk 587, 588, *695*.
Bortkjewicz 280, 283, *640*.
Borton *603*.
Bory *645*.
Bosanquet *651*.
Bose 585, *693*.
Boshouwers 162, 163, 164, 242, *618*, *629*.
Bosse *683*.
— O. 531, 532.
Bossi *613*, 723, 945, 946.
Botezat 54, *593*.
Bouchet *637*.
Bouilly 919.
Boulfroy *969*.
Boulton 321, *649*, *660*.
Bouquet *640*, *695*.
— H. *617*.
Bourcart *969*.
Bournier 474, *673*.
Bourret *653*.
Boursier 286, 384, 393, 407, 411, 532, 536, *625*, *657*, *660*, *662*, *683*.
Bourut 360, 361, *653*.
Boury, L. *629*.
Bousquet 107, *608*, *635*.
Bousseau *969*.
Boutin *637*.
Bovée 474, *673*, *969*.
Bowen 522, 530, *657*.
Boyd 30, 32, 540, *593*, *631*.
Boye *969*.
Boyer 517, 525, *666*, *683*.
Boys de Louvry *671*.
Brach 247, 248, *630*.
Bracht 100, 104, 407, 527, 542, *606*, *660*, *684*, *969*.
Brady 517, 523, 536, 545, 546.
— L. *684*.
Bräcker *969*.
Brandt *623*, *639*, *660*, *667*, 724, 785, 891, 892, 924, *969*.
— A. 442, 445.
— G. 135, 216, *612*.
— R. 291, 391, 411, *640*.
— V. D. *657*.
Brandweiner 235, 368, 369, 370, *625*, *655*.
Brassac 287.
Brau 408, *660*.
Brault 394, 395, *657*.
Braun 172, 429, 430, 431, 486, 506, 515, 516, 582, *666*, 946.
— C. v. 144, 149.
— Fernwald v. 143, 144, 146, 148, 167, 291, 295, *613*, *619*, *640*.

Braun, G. v. 142.
— H. *619*, *665*.
— K. 118.
Braus, H. *593*.
Braxton 961.
Breeze 280.
Bregmann 303, *645*.
Breisky 81, 191, 192, 193, 194, 195, 196, 200, 202, 204, 398, 399, *619*, *625*, *657*, *660*.
Breitung 495, *678*.
Bremer 124.
Bremond *613*.
Brenner, M. *969*.
— P. *969*.
Breslau *640*, 944.
Breton 260, 270, 435, *637*.
Bretschneider 560.
Brettauer 527, *684*.
Brewitt *684*.
Bride 175, *619*.
Briggs 175, *619*.
Brigidi 481, *675*, *676*.
Brinda, A. *654*.
Brindeau 372, 451, *663*, *670*.
Brindel *684*.
Brinkmann 360, *653*.
Brithon 164, *619*.
Britzke *969*.
Broca 5, 12, 247, *593*.
van den Broek 80, *593*, *603*.
Brocq 198, 206, 207, 286, *623*, *625*, *969*.
Brodin *663*.
Broers *613*.
van Broes *630*.
Bröse *635*, *637*, 792, 924, *969*.
Brohl 69, 70, *600*, *666*.
Broman 46, *594*.
Brooke *645*.
Brooks-Wells 259, *602*, *635*.
Brosin *625*, *657*.
Broßmann *969*.
Brossok 495, *678*.
Brosz 275, 293, 294, 295, *640*.
Brothers *625*.
Brouardel 164, 286, *594*, *619*, *629*, *640*.
Broun, L. *613*.
Brown 178, *629*, *655*, *666*, *676*, 899.
Browne *603*.
Bruck 324, *629*.
— C. *650*.
Brückner 253, *629*.
Brühl 938.
Brünauer 346, 350, *652*, *684*.

Brüning 383.
Brüning-Schwalbe 363, *640, 655*.
Brütt *969*.
Bruhin 228.
Bruhn 496, 498, 500, 503.
— B. *679*.
Bruhns *640*.
— C. 22, 23, 24, 25, 26, 247, 324, *594, 629*.
v. Bruhns 495.
Brunet 155, *617*.
Brunner *695*.
— C. 575, 589, *693*.
Bruns *684*.
— P. *678*.
Bruntzel 173, 486, 490, *676*.
Bryant 580, *673, 693*.
Bryk 285, *640*.
Buckner 474, 475, 478, *673*.
Bucura 84, 85, 86, 89, 162, 198, 241, 394, 525, 527, *603, 619, 625, 629, 657, 684*.
Buday *655*.
Budberg 130, *612*.
Budin 149, 158, *594, 612, 617, 619*.
— P. *619*.
Bué 374, *655*.
Bühler *594*.
Bürger *640, 969*.
Büttner 79, *603*.
Bulkley 130, *657*.
Bullard 280, *640, 673*.
Bulloch 600, 601.
Bulyginsky 289, 640.
Bumm, E. 95, 260, 265, 266, 267, 273, 359, 360, 424, 463, 558, 559, *629, 637, 653, 663, 671, 684*, 745, 748, 794, 805, 811, 816, 817, 822, 823, 824, 825, 833, 862, 884, 907, 916, 917, 918, 919, 922, 923, 926, 928, 943, 958, *969, 987*.
Bumstead 660.
Bungart 455, 456, *670*.
Bunge 524, *684*.
Buquicchio 405, 414, *652, 660*.
Bura 303, *644*.
Burckhardt 29, 220, 496, 499, 532, 533, *594, 606, 679, 684*.
Burdach 257, *635*.
Bureau 290, 291, *640*.
Burger 148, *613*.
Burggraeve 79.
Burghele 517, 536, *684*.
Burgio 449, 450, 481, 482, *670, 673, 675*.

Burnham *607*.
Burns *603*.
Burr *673*.
Burri 312.
Burtseff 469, *671*.
Buscalet 481, 482, *676*.
Busch 438, *617*.
zum Busch *640*.
Buschke 247, 253, 326, 371, *623, 629, 650, 663*.
Bush *660*.
Busman *650*.
Busse 226, *623*.
Bussiano 574, *693*.
Buteau *969*.
Butler *629*.
Butlin 525, 527, *626, 684*.
Butzke 246, 249, 250, *629*.
Byers 205, 214, *623*.
Byford 107, *608, 969*.
Bylko *673*.
Bylkot 472.

Caballero 806, *969*.
Cadiat *598*.
Cadilhac 142, 146.
Cadwallader *969*.
Caesar *969*.
Cahen 550, *684, 970*.
Cahen-Brach 247, 248, *630*.
Caillé *630*.
Cailliau 530, *688*.
Calderone 399, *660*.
Caldwell *970*.
Callender *684*.
Callomon, Fr. 185, 208, 209, 211, 212, 213, 214, 215, 216, 218, 222, 230, 231, 232, 233, 234, 235, 267, 313, 345, 362, 382, 399, 407, 417, 453, 572, *592, 623, 645*.
Calman 474, 476, *594*.
Calmann *645, 673*, 740, 792, *970*.
Calverley 821, 835.
Calvo *613*.
Camelot *657*.
Camescasse, J. *660*.
Caminopetros *651*.
Campana *637, 640, 649, 657*.
Campbell-Horsfall *645*.
Campe, H. v. *645*.
Camper 588.
Canuyt 472, 477, *673*.
Capellani *649*.
Capelle 488, *676*.
Capelli 245.

Cappellani 289, 367, *640, 655*.
Capuron 76.
Caquille *671*.
Caradec 83, 84, 86, *604*.
Carades *640*.
Caraven 918, *970*.
Caravon *970*.
Carbone 496, 499, 504, *679*.
Carington *970*.
Carmalt 485, *676*.
Carmichael 282, 287, *676*, 963, *970*.
Carnesi 476, *673*.
Carnot *645*.
Carol 253, 346, 350, *630, 652*.
Carrard 29, 35, 38, 55, 122, *594, 611*.
Carraven 800.
Carrcussi *684*.
Carreras 323, *649*.
Cartellana *606*.
Carter, C. H. *676*.
— M. R. *651*.
Caruccio *626*.
Caruso 496, 504, 574. 666, *679, 693*, 947.
Cary 363.
Casati 794.
Casper-Liman 170, 174, *619*.
Cassel 244, *630*.
Cassirer 131, *612*.
Castan *637, 671*.
Castano *970*.
du Castell *630*.
Castellani 223, 224, 289, 299, 301, *623, 645*.
Castelnuvo 287.
Le Cat 79.
Cathala 257, *635*.
Cattaneo *684*.
Caturani 803.
Caussade 87, *604*.
Cauwenberghe 496, 500, *613, 679, 684*.
Cavaillon 165.
Cavazzani 582.
Cayla 391, 407, *657, 660*.
Cazeaux 142, 149.
Cazin 447, *666*.
Cealáč 164, *619*.
Cederschjöld 256, 438, *635*.
Cellard 281, *640*.
Celsius 178.
Cernezzi *673*.
Cesarini *635*.
Chabouse 536, 537, 538, *594, 595, 638, 684*.

Chaduc *970*.
Chaleix 163, *619*.
Chalesowa-Koschkina 85, 86, 87, *604*.
Chamlon *635*.
Champion 88, *604*.
Championnière *596*.
Chanos *689*.
Chanson *594*.
Chapple 242, 362, 363.
— H. *664*.
Charac 287.
Charbonnel *626, 630*.
Charcot 66.
Charles *612*.
Chase *619, 666*.
— H. C. *970*.
— W. B. *637*.
Chassaignac *693*.
Chassning de Borredon 199, 527, *626, 684*.
Chauffard *664*.
Chaussier *604*.
Chavanna *655*.
Chavannaz 571, *666*.
Chazam 148, 150, *613*.
Chéboeuf 76, *602*.
Chene *684*.
Chène, E. *657*.
Chéron *630, 645, 666*.
Chérot 476, *673*.
Chevalerios *637*.
Chiaje 496, 504, *679*.
Chiarabba 387, *626, 657, 684*.
Chiari 387, 390, 420, 589, 590, *630, 657, 695*.
Chiarleoni 82, *603*.
Chiene *970*.
Chmelar 381, *664*.
Cholmogoroff *613, 645*.
Chopping 919.
Chounkine *666*.
Chriestlieb 339, 340, 364, *664*.
Chrisholm 545.
Christiani *630*.
Christides *970*.
Christie *655*.
Christofoletti 107, 108, 109, 112, *608*.
Christopherson *676*.
Chrobak 273, 274, 293, 496, 499, 501, 513, 548, *637, 679*, 816, 817, 827.
Chudovsky *970*.
Chunn 442, *613, 666*.
Churchill 474, 506, *630, 666, 673, 681*.

Cichorius 75, *602*.
Cielewicz 472, 473, 475, 477.
Cioc 164, *618*.
Cirio *640*.
Cistrier *619*.
Clagett *970*.
Clarence-Hyde *637*.
Clark 512, 589, *681, 695*.
— J. G. *970*.
Clarke 481, 484, *675*.
Claude 420.
Claus, L. 75, *602*.
Clauser, P. *970*.
Clauß 924.
— E. *970*.
Cleland *651*.
Clermont 506, *681*.
Cleve *970*.
Cleveland *651*, 792.
Cloquet 553, 583, 585, *693*.
Coates 478, 481, 482, *675*.
Cody *640*.
Coe *645*.
— H. C. *619*.
Coen 439, *660, 666*.
Coggi 356, *653*.
Cohn, E. 472, 477, 478, *673*.
— F. *970*.
— I. *693*.
— M. 766.
— R. 13.
Cohnheim 288, 524.
Colavolpe *630*.
Colcott-Fox *600*.
Coldstream *653*.
Coley 517, *681*.
Colleville *977*.
Colliat, C. *637*.
Collins *604, 645, 988*.
Collyer 479, *640, 673*.
Colmann *970*.
Colombat 173, *619*.
Colombini 33, 265, *637*.
Colpe 226, *623*.
Colzi 107, 109, 112, *608*.
Combéléran 394, 395, *657*.
Comby 245, 246, 247, 248, *630, 671*.
Commandeur 272, *637*.
Conant, W. M. *666*.
Condamin 474, *673*.
Condat *630*.
Conder 149.
Condes *653*.
Conrad 915.
— C. *645*.
— G. *970*.

Conyers 336, 339, *651*.
Cook 244, *630*.
Cooke 68, *600*.
Cooper 5, 463, 585, 588, *649, 651, 693, 992*.
Coppola *649*.
Cordes 328, 331, *650*.
Cordey 222, 224, *623*.
Cordier 270, 271, *637*.
Corner *693*.
— E. M. *970*.
Cornil 133, 522, *617, 626, 660, 693*.
Cornin 241.
Corning 3, 27, 40, 44, *594*.
Cory 273, *637*.
Corydon *684*.
Costa *604*.
Coste, J. *610, 611*.
Costilhes *671*.
Cotte 98, 100, 104, *607, 608, 970*.
Cottenot 302, *645*.
Cottle *651*.
Cotton *630*.
Coudray 394, *657*.
Coulacoff *619*.
Coulhon *613*.
Courant 467, *594, 671*.
Courbeléraw *657*.
Coustou 98, *607*.
Cova *640*.
Covisa *645, 648*.
Cowper 10.
Cramer 155.
— H. *970*.
Credé 747.
Credé-Hörder *594*.
Cripps 88.
Crisholm *684*.
Cristalli *695*.
Cronin 134, *630*.
Cronquist 458, 463, *671*.
Croom, H. 144, 163, 283, 286, 567, 570, *613, 692*.
— J. H. *640*.
Crossen *684, 970*.
Crosti 365, 399, *652, 660, 664*.
Cruig 68.
Cruveilhier 24, 434, 506, 512, *666, 681*.
Cugno *970*.
Cukalow *594*.
Cukaloy 46.
Cullen 456, 457, 481, 482, 483, *599, 666, 670, 675, 684, 970*.
Cullingworth *594, 614*.
Culver 209, 212, *624, 684*.
Cumston *630, 637, 684*.

Cunéo 22, 25, *594, 598*.
Curling 88, *604*.
Currier *626, 660*.
Curschmann 372, 393, 394, 395, *657, 664*.
Curtis *660*.
Cushier *684*.
Cushing 572, *693*.
Cusier *645*.
Cuthbertson *653, 970*.
Czempin 194, 202, 527, 549, *626, 645, 684*, 795.
Czerny 794, 807, 808, 811, 815, 928, 932.
Czerwenka, K. *645, 970*.
Czerwinski 527, 528, *684*.
Czyzewicz *684*.

Daels *970*.
Daggett *651*.
Dahl 36, 37, 38, 56, 57, 58, 60, *594*.
Dalché 199, 301, 420, *626, 645*.
Dale 55.
Dalous 408, *659*.
van Dam 490, 491, 493, *677*.
Damage 477, 478, *674*.
Dambrin 738, *970*.
Damianos 575, 576, *693, 970*.
Danby 142, 150, 153, *614*.
Daniel 286, 391, 392, 393, 397, 407, *683*.
— A. *657*.
— C. *640, 657, 658, 660*.
Daniels 336, 339, *651*.
— C. W. *651*.
Danlos 189, *658*.
Dannreuther 111, *609*.
Danyau *635*.
Daphnis *630*.
Darbois, P. *645*.
Daret 794.
Darger 195, 196, 199, *626*.
Darier 184, 186, 189, 190, 207, 209, 212, 215, 220, 221, 222, 226, 432, 451, 452, *623*.
Darieux 302.
Darnal *617*.
Darré 343, 344, *652, 660*.
Dartigues *666*, 800, *970*.
De Darvieux 695.
Dassonville *649*.
Dauchez *630*.
Daumy 532, *684*.
Dauriac *681, 684*.
Davenport 107, 109, 112, *608, 609*.

David 532, *684*.
Davidsohn 390, *658, 970*.
Davis 148, 324, *614*.
— I. E. *637*.
Daxl, G. *673*.
Day *684*.
Debeyre-Riche 69, *600*.
Debout *604*.
Decio 289.
Deckens *677*.
Deconseillez *666*.
Decoster *671*.
Decottignies *630*.
de Darvieux *696*.
D'Eichia *971*.
Deekens 571.
Defontaine 576, 579, 580, *693*.
Degrais 466, *671*.
Deguignaud *628, 643*.
Deißböck *970*.
Delahouse 158, *617*.
Delanglade *970*.
Delassus *970*.
Delauny *660*.
Delbanco 29, 30, 120, 122, *594, 611, 626, 652, 673*.
Delbet 451, 527, *604, 626, 670, 684, 970*.
Delens 16.
Delépine *614, 970*.
Delétrez 280, 291, *640*.
Delfino 496, 499, 500, 502, *679*.
Delfosse *630*.
Delherm 302, *645*.
Delmas 202, *629*.
Delpech *660*.
Delporte 558, *684*.
Demarquay 477, 489, 506, *677, 681*.
Deming *607*.
Demis *970*.
Demjanowitsch 314, *649*.
Demme 394, *658*.
Demons *626*.
Demoulin 474.
Dencker 85, 86, *604*.
Deneux 142, 151, 583, *614, 693*.
Deniker 13, *594*.
Depaul 107, *604, 609, 614*.
v. Derera 258, *635*.
Dervaux *971*.
Derville *671*.
Deschamps 391, 405, *658, 660*.
Desgranges 899.
Desjardins *649, 660*.
Desmarest *971*.
Desnier 481, *675*.

Desruelles *660*.
— fils *660*.
Detelb 918.
Deutsch 84, 378, *604, 655, 694*,
Deval 506, *682*.
Dewens 153, *614*.
Dickinson 29, 123, *611, 623*.
Diday *637*.
Dieffenbach 91, 92, 549, *604*.
Diejuhafé *971*.
Diemerbroek 164, 165, *619*.
Dienst 404, 405, 406, 490, 491, 492, *660, 677, 971*.
Dieterich 514, *681*.
Dietrich, H. A. *971*.
Dietzer 531, 532, *684*.
Dill 148, *614*.
Dille 142.
Dimitroff 384, *658*.
Dimrock *604*.
Dind 248, *630*.
Diokles 893.
Diosszilagyi 370, *655*.
Dirmoser *637*.
Dirner, G. *635, 645*.
Disse 6, *594*.
Disselhorst 30, 51, 52, *594*.
Dittel *637*.
— sen. 273, 274.
Dittrich *971*.
v. Dittrich 496, 500, *679*.
Dittrick 517, *684*.
Dobbert 435, 446, *666*.
Dobbertin 68.
Dobrucki *607*.
Döderlein 74, 152, 226, 243, 351, 446, 447, 550, 551, 558, 560, *645, 667, 684*, 757, 792, 805, 808, 811, 835, 836, 903, 909, 911, 912, 919, 921, 953, *971*.
Döderlein-Krönig 24, *592*, 808, 904, 912.
Dömény 29, 30, 32, 46, *599*.
Doepp *604*.
Doerr 344.
Doges *683*.
Dogiel 36, 38, *594*.
Dohlhoff *667*.
Dohrn 46, 76, 98, 103, *594, 607*.
Doiteau 125, 291, *612, 640*.
Doizy *645*.
Doldi *971*.
Doléris 267, 271, *637*, 721, 796, 797, 812, 900, 918, 926, *971*.
Donald *626*.
— A. *971*.
Donnell *667*.

Donovan 398, *630, 651, 660.*
Doormán 481, 482, 483, *675.*
Doran *667.*
Dorf 578, *694,* 922.
Dorland *614.*
Dorosch 488, *677.*
Dorsett 805.
Douglas, E. F. *640.*
D'Outrepont 155, 384, *614.*
Doyon 85, *604, 637.*
Dozzi *630.*
Draper 174, *619.*
Dresel 249, *630.*
Dreuw *645.*
Drew *971.*
Drews *640.*
— H. 154, 285, *617.*
Dreyer 308, 346, 347, *614, 671,*
Dreyfus 474, *673.*
Driessen 496, 499, 500, *658, 679, 684, 971.*
Driscoll 241, *630.*
Druchert *684.*
Drueck, Ch. J. *645.*
Druelle *637.*
Drzymalik 172, *619.*
Dubar 521, 541, *667,* 684.
Dubois 142, *626,* 777.
Du Bose *969.*
Dubrandy 165.
Dubreuilh 408, 525, 528, 529, *660, 684.*
Dubrowalski *626.*
Duccheschi 54, *594.*
Duc Dodon *637.*
Duchassing *640.*
Duchateau *667.*
Duclaux 572, *693.*
Ducrey 286, 324.
Dudley *684,* 797, 799, 806, 809, 815, 931, *971.*
Dührssen 801, 799, 802, 807, 824, 827, *971.*
Dützmann 157, 158, 167, *617.*
Dufaux *630.*
Duff-Bullard 292, *640.*
Dugès 545.
Dugona *971.*
Duhousset *619.*
Dujardin *619.*
Dujon 266, 268, *594, 637.*
Duke, A. *645.*
Dukelski 246, *630, 653.*
Duken *630.*
Duncan 242, 399, 405, 412, *614, 653, 658, 660,* 855.
— M. *630, 663, 667, 684.*

Duncker *971.*
Dunn 69, *600.*
Dunning 271, *637.*
Duplay 587, *668, 675,.*
Dupley 481, 482, 484, *587, 667.*
Dupny 266, 269, 398, *637, 660.*
Durand 97, 98, *607.*
Duret 286, 291, 292, 451, 479.
— H. *640.*
Durey *649.*
Durlacher *971.*
Dusmenil 201.
Dutaillis 558, *689, 980.*
Duvergey *684, 971.*
Duverney 10, *594, 667.*
Dvorak 163.
Dwight *604.*

Earl *971.*
Ebeler 860, *971.*
Eberhard 302.
Eberhardt 517.
— F. *684.*
Eberhart 476, *673.*
Eberlin, A. *610, 611.*
Ebert 355, 372, *653.*
Eberth 514, *681.*
Eble 66.
Ebner *694.*
— A. *971.*
v. Ebner 36, 585, 586.
Ebros 922.
Ecker 72, *594, 600.*
Eckhard 56.
Eckstein, E. *971.*
Edebohls 791, *791.*
Eden 543, 557, *684.*
Edenhuizen *646.*
Ederle 523, 524, 527, 528, 544, 561, *684.*
Edgar, Cl. 165, 192, 195, 527, *604, 626.*
Edge 476, *645, 673.*
Edis *684.*
Edward, J. Ill. *971.*
Edwards 919.
Efros *971.*
Eger 438, *667.*
Eggel 61, 62, 506, 532, *681, 684.*
Eggers, H. 575, 582, 583, 584, 586, *694.*
Eggerth *594.*
Egyedi 313, 356, 358, *649, 653.*
Ehrendorfer 414, 496, 498, 502, 522, 523, 531, 532, 533, 534, 542, 557, *614, 640, 679, 684.*

Ehrenfeld 310, *649.*
Ehrenpreis 298, *645.*
Ehrhardt *660.*
Ehrlich, H. 441, *667.*
Ehrmann 189, 220, 370, 405, 458, *592, 623, 626, 658, 660, 671.*
Eichbaum 524, *594.*
Eichenberg 75.
Eichholz 477, *673.*
Eichhorn 244, 247, *630.*
Eichhorst 420, *664.*
Eichstedt 219.
Eicke *685.*
Eigen 69.
Eiselt 514, *681.*
Eisenach 75, *602.*
Eisenhart 163, 578, 579, 580, *619, 694, 696.*
Eisenreich 439, *667.*
Ekler *987.*
Elischer 257, *626, 635.*
Ellenberger 16, *594.*
Ellerbrock *971.*
Elliot 150.
Eloesser 286, *640.*
Elze *594.*
Emanuel 390, 457, 477, 481, 482, 483, 485, 541, *658, 696.*
— R. *673, 676, 685.*
Embden 780.
Emmery *640.*
Emmet 107, 112, *609,* 948.
Enderlen *694.*
Endermann *971.*
v. Engel 81, 82, *603.*
Engel-Reimers 305, 339, 342, 453, *592, 623, 649.*
Engelhorn *640.*
Engelmann 130, 147, *694,* 956.
— F. *614.*
Engering 246.
Englisch 448, *667.*
Engström 86, 87, 90, 96, 496, 497, 504, 520, 524, 548, 567, 569, 570, *604, 692, 969.*
Engwer 253, *630.*
Ense 247, *630.*
Eppinger 124, 125, 139, 140, *612.*
Epstein 248, 251, 339, *630.*
Erbe *640.*
Ercoli 291, *640.*
Erikson 356, 358, 359, *653.*
Erlach 107, 109.
Erlanger *612.*
Ernst 655.
— P. 546, *685.*
— W. 467, *671.*

Eryphon 841.
Escardus 81.
Escedi 69, 70, *600*.
Eschricht-Hildebrandt 72, *600*.
Esmarch 92, 285, 289, 409, 491, 492, *604, 640, 660, 661, 677*.
Esnault *685*.
Essen-Möller *923*.
Esser 472, 474, 477, 478, 479, *673, 674*.
Etesse 273, *637*.
Etheridge *882*.
Ettinger 303, *614*.
Eulenberg, A. *645*.
Eunicke 578, 580, *694*.
— K. W. *971*.
Eustace 576, *694*.
Evans *645*.
Everke 462, *671*.
Eversmann *971*.
Ewald, L. A. *626*.
Exchaquet *640*.
Exner 64.
Ewing *677*.
Eymer, H. *645*.
Eyraud-Dechaux *640, 645*.
Eyth *630*.

Fabelinski *660*.
Faber *971*.
Fabius *645*.
Fabre 361, *653*.
Fabricius 380, 536, 537, 538, 545, *655, 685, 971*.
— d'Aquapendente *604*.
Fabrizius *794*.
Fabry 399, 415, 416, *660*.
Fahner 488, *677*.
Fahrquahr 398, *661*.
Faidherbe *617*.
Fain, M. *971*.
Fairbain *971*.
Faix 107, *609*.
Falco 429, 433, *665*.
Falgowski *971*.
Falini 574, *667*.
Falk 101, 147, 154, 155, 159, *607, 614, 617, 685*.
Falls 536, *685*.
Falta 73.
Fantl *671*.
Farabeuf 21, *594*.
Farner 282, 284, 288, *640*.
Farrar 578, *694, 972*.
Faure 199, 339, 344, 521, 550, *604, 623, 626, 685*, 796.

Fauvel *637, 667*.
Favell *640, 649*.
Favreau 316, *650*.
Fedoroff 496, *679*.
Fédriani *619*.
Fehim *972*.
Fehling 103, 149, 152, 291, 383, 385, *592, 658, 660*, 702, 749, 753, 758, 775, 805, 807, 856, 878, 900, 919, 923, 948, *972*.
Feinberg, F. *630*.
— G. *645*.
Feis 270.
Feith, V. *972*.
Felcki *637*.
Felix 14, 39, 40, 41, 43, 45, 46, 47, 48, 108, *594, 609*.
— T. H. *641*.
Felkin 169, 267, *619*.
v. Fellenberg 949, *972*.
Fellner, O. 273, 274, 275, *638*.
Felten, R. *972*.
Fenomenoff *619*.
Férand-Baylon *972*.
Ferguson, J. H. *972*.
Fergusson 477, 506, 507, *673, 681*.
Ferlin *673*.
Ferrand *623*.
Ferranini 66.
Ferrari *610, 641*.
Ferreira 356, *653*.
Ferroni 435, *667, 972*.
Fetzer, M. *972*.
Feuchtwanger 746, 765, 766, 810.
Feulard 206, *623*.
Feyerabend *972*.
Fick *626*.
Fielden *667*.
Fieux *630*.
Figneroa *972*.
Fikentscher *972*.
Fileux 517, *685*.
Finder *641*.
Findley *685, 972*.
Finger 329, 346, 372, 380, *594, 649, 650*.
Fink, L. 939.
Finkelstein 132, 138, 223.
Finlay *641*.
Finnerud 652, *653*.
Finsterer 587, 589, 590, 591, *696, 972*.
Finter 546.
Fiocco *660, 661*.
Fiquet 407, 409, *660*.
Firfarow *685*.
Fisch 293, *661*.

Fisch, F. *641*.
Fischer 442, 509, 516, *667*.
— A. *614*.
— A. W. *972*.
— B. 155, *617*.
— C. 238, *623*.
— E. 564, *594, 685*, 965, *972*.
— F. *572*.
— F. F. *693*.
— H. 493, *677*.
— I. 222, *594, 623*, 841.
— J. B. 900.
— M. *972*.
— O. 576, 581, *694*.
— S. 506, 510, 515, 516, *681*.
— W. 244, 247, 249, 251, 481, 482, 490, *630, 676*.
Fischl 195, 196.
Fish 241, *633*.
Fitzgerald 360.
Fjeldborg *972*.
Fjodoroff 149.
Flaischlen *972*.
Flarer 388, 389.
— F. *658*.
Flatau 134, 275, 465, 488, 527, *612, 641, 667, 671, 677, 685*, 868, 869, 917, 928, *972*.
Flater 517, *685*.
Flechsig, R. *630*.
Fleischhauer *685*.
Fleischmann 39, 45, 101, 103, 104, 150, 193, 194, 196, 202, 320, 321, 323, 429, 431, 446, *607, 614, 626, 649, 665, 667, 972*,
Fleming 475, *673*.
Flesch 168, *619*.
Fletcher 922.
Fletscher, F. *972*.
Fleurent *972*.
Flint, A. *972*.
Flintermann *614*.
Flockemann *685*.
Flögel 150.
Florence *641*.
Flothmann *602*.
Flu 338, *651*,
Flügel 247, 249, 253, *630*.
Föckler *630*.
Föderl 587, 588, 589, *696*.
Földes 299, 303. *645*.
Förster 71, 75, 76, 78, 107, *602, 609*.
— E. *603*.
Fohr 520, *685*.
Fontana 312, 462, 464, *671*.
Fonyo *685*, 827, *972*.

Foote, Rob. F. *972*.
Ford *619*.
Fordyce 528, 529, *685*.
Forgue 286, 287, 367, 384, 393, *641*, *658*.
Forgues *655*.
Formad *673*.
Fornero 432, 506, 514, *665* *681*, *685*.
Forssell 558, 559, *685*.
Forssner 148, 150, *604*, *614*.
Forssner, Hj. *972*.
Forster *684*.
Fort, J. *617*.
Foster *641*.
Fostier *638*.
Fothergill 481, 496, 500, *626*, *676*, *679*, *685*, *972*, *973*.
Fournaise *667*.
Fournier 206, 288, 309, 322, 378, 406, *623*, *649*.
Fousseng *973*.
Foville 76, *602*, *635*.
Fox 398, *661*.
— I. S. *973*.
Fraas *973*.
Fraenkel 235, 244, 283, 575, *641*.
— A. 583, *694*.
— E. 69. 114, 115, 375, 405, 419, 561, *600*, *610*, *661*, *685*.
— L. 84, 85, 90, 180, 250, 496, 522, 525, 547, *604*, *630*, *649*, *678*, *685*, 922, *973*.
Francis 527.
Franckel *646*.
Franco *638*.
Frangenheim 105.
Frank 546, *626*, *630*, 900.
— E. 184, 192, 201, 202.
— Fr. 152, 536, 538, 548, *685*.
— L. *973*.
— R. *604*.
— R. T. *973*.
Frank-Beckwith 170, *619*.
Franke *694*, 800, 806, 815, 928, 945.
— G. *604*.
— J. *973*.
— R. 496, 499, 504, 506, 509, 511, 512, 515, 524, 532, 542, *679*, *681*, *685*.
Frankenhäuser 495.
Frankenthal 532.
— L. *685*.
Frankl *685*.
— O. 192, 194, 195, 198, 199, 283, 368, 410, 446, 463, 500, 506, 517, 522, 523, 524, 525, 526, 527, 532, 536, 538, 540, 542, 543, 560, 569, 571, 583, *592*, *626*, *671*, *679*, *692*, *696*.
Frankl-Hochwarth 70.
Franklin *645*.
Frankmann, A. 524.
v. Franqué 88, 89, 93, 102, 103, 105, 106, 147, 360, 429, 525, 526, 583, 585, 586, *607*, *685*, 817, 847, 912, 924, *973*.
— sen. *614*.
Franz 152, 270, 274, 740, 804, 810, 913, 915, 924.
— K. 804, 805, 809, 814, 815, 827, 931, *973*.
— R. *638*.
— Th. *973*.
Fraser 245, *612*, *631*.
Fratkin *685*.
Fréderick *626*, *973*.
Fredet 442, 445, *667*.
Frei, W. *650*.
French 69, *600*, *973*.
Freudenberg 181.
Freund 556, *604*, 900.
— H. W. 360, 496, 498, 500, 532, *654*, *679*, *685*, 737, 797, 800, *973*.
— R. 72, 73, 149, 288, 397, 398, 403, 406, 407, 416, 578, *600*, *614*, 661, *694*.
— W. A. 69, 70, 101, 104, 113, 115, *600*, *607*, *619*, 745, 747, 855, 856, 881, 909, 913.
Frey 32, 36, 463, 464, *594*.
— E. *671*.
Freymuth 357, 379, *654*, *655*.
Fricke *611*, 899, *978*.
Fridon, P. *631*.
Frieboes 183, 189, 190, 192, 194, 199, 203, 205, 206, 207, 208, 213, 215, 247, 305, 354, 355, 358, 508, *592*, *623*, *626*, *681*.
Friedenthal, H. 13, 60, 61, 62, 63, 64, 65, 71, 72, 119, *594*, *600*.
Friedinger *604*.
Friedjung 138, *612*.
Friedmann 898.
— L. *973*.
Friedon 248.
Friedrich 560, *687*, *973*.
Frigyesi 301, 302, 575, *641*, *646*, *685*, 805, *973*.
Frisch *609*, *661*.
— v. O. 527, 528, 536, 538, *685*.
Fritsch 84, 86, 90, 152, 253, 275, 286, 289, 357, 453, 460, 462, 463, 466, 467, 520, 536, 582, *592*, *594*, 721, 745, 748, 750, 753, 766, 792, 795, 855, 856, 868, 870, 874, 881, 900, 919, 921.
— H. *641*, *654*, *973*.
Fritsche 757.
Fritzsch 948.
Froehlich-Bartels 65.
Fromimer, B. *652*.
Fromme 472, 478, 490, 526, *612*, *673*, *685*, *973*.
Frommel 77, 78, 98, 99, 103, 492, *602*, *604*, *607*, 913.
Frommer 180, 349, 350.
— J. *614*.
Froquart 457.
Froriep 438, 571, *667*, 846, 880, 881.
Frühwald 323, *592*, *649*.
Fründ, H. *973*.
Fruitnight 147, *614*.
Fuchs 333, 335, 336, *664*, *673*, 795, 805, 806, 924.
— A. 550, *685*.
— H. *973*.
Füllenbaumowna 356, *654*.
Fürst 100, 111, 471, 472, 474, 478, 496, 497, 499, 500, 501, *604*, *607*, *679*.
Fürth, L. *609*, *673*, *674*.
— E. *973*.
Füth 91, 97, 411, 456, *661*, *973*.
— Heinr. *619*, 753.
— Joh. *614*.
Fütterer *685*.
Fugger 595.
Fullerton 478, *674*, 949.
Le Fur *652*.
Furniß 107, 112, *609*.

Gabriel 290, 575.
— F. *641*, *694*.
Gabschuß 70, *600*.
Gadaud *630*.
Gärtner *685*.
Gaetani 287.
Garfami 747, *973*.
Gaignerot *674*.
Gailey *614*.
Gaillard 499, 501, *614*.
Gailleton *654*.
Gaitschmann 92, *604*.
Gaitschmann-Sseletzky 86.

Gál 467, 559, 571, *692*.
Gál, F. *646, 671, 685*.
Gála, C. *685*.
Galabin 498, 961.
Galant, C. *600*.
Galatz, de *650*.
Galewsky 228, 243, 246, 315, 344, 381, 427, 572, *626, 631, 652, 665, 667*.
Gall, P. *973*.
Gallant *638, 973*.
Gallet 476, *674*.
Galloway 338, 398, *661*.
Galtier 92, *604*.
Galton 136, *612*.
Gamberini *649*.
Gammeltoft *973*.
Gangolphe 479, *674*.
Gans *623*.
Garafalo *638*.
Garbien 503, 504, *680*.
Garcia de la Serrawa *973*.
Gardener 747.
Gardiner *641*.
Gardlund 66, 187, 190, 191, 192, 195, 196, 197, 199, 200, 201, 202, 203, 527, *626*.
Gariels 961.
Garre 274, 586.
Garrigues 477, 490, 492, *674, 678*.
Gartner 12, 109, 539.
Gascoyen 461, *671*.
Gasser *694*.
Gaßmann 248, *631*.
Gastelli *667*.
Gaston *658*.
Gastou 189.
Gatenaria 900, 919.
Gattellier *598*.
Gatter 506, 507, *681*.
Gaucher 304, *626*.
Gaucherand 272, *637*.
Gauches *649*.
Gaudy *639*.
Gaugele *694*.
Gaunet *663*.
Gauß 253, 559, *631*.
Gay *973*.
Gayer *973*.
Gayton 357, *654, 655*.
Géber 253, *631*.
Gebhard, C. 61, 75, 192, 196, 237, 281, 284, 429, 435, 437, 440, 441, 494, 505, 506, 508, 509, 511, 512, *592, 600, 602, 626, 681*.
Gebhardt 919.

Gedicke 69.
Gegenbaur 16, *595*.
Gehse *661*.
Geipel 129, 365, 366, 367, 373, 459, 506, 545, 568, 577, *655, 664, 685*.
Geiser, E. *974*.
Geist 536, 537, 546, *685*.
Gelbke 256, *635*.
Geldner 471, 472, 476, 478, *674*.
Geller, Fr. Chr. 36, 38, *595*.
Gellhorn 34, 310, *595, 626, 649*.
Gelpken 792.
Gemmel 78, 80, 481, 484, *603, 674*.
Gempe 147, 152, *614*.
Genserich, v. *635*.
Genth 151, *614*.
Georgi *619*.
Georgy, A. *614*.
Gerardin 922.
Gerhardt, N. 13, *595*.
Gerich, O. 523, *685*.
Gerke *696*.
Germann *974*.
Gerota 22, *595*.
Géroulanos 481, 482, *676*.
Gerschonowitsch 574, *693*.
Gerschoun *631*.
Gerschun, M. *974*.
Gersonay *620*.
Gersuny 100, 101, 104, 105, *607*, 900, 901, 909, 910, 928.
Gertler, H. *612*.
Geyl 76, *602, 626*.
Geyser *685*.
Gfoerer 476, *674*.
Giaccone 174, *619*.
Giaume *631*.
Gibbon, F. *974*.
Gibbons *646*.
Gibson *974*.
Giemsa 312, 352.
Giesecke 520, 544, 558, 561, 562, *631*.
— A. *685*.
Gieson, van I. 404.
Gilbertus, Anglicus 842.
Giles 476, *626*.
— A. E. *674*.
Gilette 469, 474, 506, *671, 674, 681*.
Gilford 66.
Gill, F. A. *974*.
Gillet *631*.
Gilliam 796, 798, 806, 812, 815, 832, 835, 928, 977.
Gilmour *614*.

Gioncolli 477.
Giorelli *654*.
Girard 151, *614*.
Girod, Ch. *974*.
Girode 222, *595*.
Gironcoli 472, 473, 478, *674*.
Giulini 222, *623*.
Glans 43.
Glantenay 449, 474, *640, 670, 674, 685*.
Glasgow *614*.
Glockner *678*.
Glück *664*.
Gluck 417.
Glynn 69, *600*.
Gnichtel *654*.
Godart 536, *685*.
Godefroy *614*.
Godfrey *646*.
Godlee 376, 378, *655*.
Göbel 273, *638*.
Goebell 105, *607*.
Göcy *974*.
Goedhart 248, *631*.
Gönner 517, 524, 549, *685, 974*.
Göppert *595*.
Gördes 191, 192, 195, 196, 198, 202, 527, *626*.
Görl 446, *667*.
Götz 856, 885.
Goetzfried 13, 14, *595*.
Goffe *685, 807, 921, 925, 974, 985*.
Goforth 506, 508, *681*.
Goigoux *636*.
Goldberg *614, 685*.
— O. *974*.
— T. *974*.
Goldmann 544, 545, *646, 685*.
Goldreich 474, 478, *604, 674*.
Goldsborough *974*.
Goldschmidt 517, 523, 542, 543, 545, *685*.
— K. *974*.
Goldschmied 481, 482, *676*.
Goldsmith 336.
Goldspohn 791, *791, 974*.
Golgi-Mazzoni 54.
Golliet *604*.
Golliner 222, *623*.
Golowinski 38, 39, *595*.
Goltz 57, 60.
Gomoiu 439, *667*.
Gonteyron 571, *667*.
Gontoppiden *631*.
Goodmann, A. L. *677*.
— H. *649*.
Gordessen *974*.

Gordon *619*, *685*.
— G. *636*.
Gordon-Salkind 245, *631*.
Gorovitz *658*.
Gosselin 86, 100, 330, *604*, *607*, *638*, *650*.
Gossemann *614*.
Goth 129, 346, 374, 375, 506, 509, 511, 514, *562*, *655*, *681*.
Gottfried 155, *618*.
Gottingham *667*.
Gottschalk 98, 100, 103, 442, 444, 446, 589, *607*, *612*, *667*, *671*, *696*, *948*, *974*.
Gottstein 112, *609*.
Gougerot 218, 219, 410, 412, *661*.
Gouillioud 919.
Gourfein *654*.
Gouriane 92, *604*.
Gow, W. J. 813, *974*.
Goyrand 85, 88, *604*.
de Graaf 273, *595*.
Graatz 924.
Grabitz 116.
Grace *616*.
Grad 486, *677*, *800*, *807*, *809*, *815*, *913*.
— H. *685*, *800*, *974*.
Graefe 383, 478, 486, 488, 490, 491, 492, *646*, *887*.
— G. *658*.
— M. *677*, *678*, *974*.
Graefenberg 310, 506, 509, 511, 567, *681*, *692*.
Gräßner 859.
Graf, P. 557, 558, *685*.
— R. *974*.
Graff, E. 310, *595*, *649*, *858*, *974*.
v. Graff 868.
Gragert 567, *626*, *692*.
Graham 517, 536, 537, 538, *631*, *674*.
Graham, J. M. *686*.
Gram 250, 324, 352.
Granier *638*.
Grant, W. *974*.
Graser 575, 583, *604*, *694*, *974*.
Graul *974*.
Gravagna 322, 387, 391, *631*, *649*, *658*.
Graves 456, *626*, *974*.
Gray *974*.
Grechen *974*.
Grecoe Gesualdi *641*.
Green 163, 290, 291, 292, 506, *641*.
Greenhill 141, *612*.

Greenway 418, *664*.
Grekov 583.
Grenser 374, *655*, *747*, *747*.
Gret 375, *655*.
Griffith *992*.
Grigorowitsch 496, 499, *679*.
Grime 473, 474, *674*.
Grinchar *686*.
Grisolia *667*.
Groen 235.
Grohé 85, *604*.
Gronarz *974*.
de Groot 130, *612*.
Groschuff 34.
Grosi 177, *618*.
Groß 52, 65, 66, 116, 196, 346, 347, 429, 430, 431, 456, 536, *686*.
— E. *665*, *974*.
— S. *610*, *626*, *652*.
Grosse, A. *974*.
Grosser 149.
— H. *614*.
Großmann *974*.
— E. 583.
Grouven 308.
Grothwer *661*.
Grube 272, *638*.
Grubenmann 111, *609*.
Gruber 420, *664*.
— G. *609*.
Grünbaum 517, 550, 551, 561, *641*, *686*.
Grünewald 747.
Grünfeld 267.
Grüter 344, 345.
— W. *652*.
Grunert 135, 583, *612*, *694*, *974*.
Grynfeldt 148.
Grzankowski 479, *677*.
Guarneri-Paul 368.
Guay *626*.
Gudrun *975*.
Guénard *975*.
Guerdjikoff 157, *614*, *618*.
Guerin 261, 273, *595*, *638*.
Guérin, A. *661*.
Guerini *595*.
Guersant *604*, *631*.
Günsburg 101.
Günther 406, 417, *661*.
— J. B. *975*.
Güntz 463, *671*.
Gütschow *607*.
Guggisberg 455, *798*, *800*, *805*, *807*, *975*.
Guibal 496, 499, 502, *679*, *974*.

Guibourt 399, *661*.
Guillaume 980.
Guilaumont *631*.
Guillon 87, *604*.
Guinard 481, 482, 483, 484, *674*, *676*.
Guinsbourg *975*.
Gummert 302, 496, 499, *646*, *679*.
Gunsett *600*.
Gurewitsch 122.
Gurlt 517, *686*.
Gurrieri 13.
Gussenbauer 21, 29, 52, 53, 544, *595*, *686*.
Gusserow 101, *607*.
Gußmann 162, 163, *619*.
Gut, W. 441, *667*.
Gutiérrez *641*.
Gutschow 97, 100.
Guttzeit 70.
Guyon *607*.
Guyot 449, 450, 451, *670*.

Haagen, T. *975*.
Haas, L. 299, *646*.
Haase 153.
Haberda 13, 160, 161, 179, *595*, *619*.
Habermann 464, *673*.
Hackenbruch 100, 104, 105, *607*.
Hadden *975*.
Hadley 440, *669*.
Hadra *604*.
Häberlin 399, 408, 409, *661*.
Häckel 506, 510, 511, 512, 513, 515, 516.
— H. *681*.
Häggström *975*.
Haendly *975*.
Haensel *667*.
Härtje *607*.
Haeuber *670*.
O'Hagan *656*.
Hager 585, *694*.
Haguet 517, *681*.
Hahn 333, 919.
— R. *592*.
Hainworth *614*.
Halban 73, 116, 132, 243, 274, 456, *601*, *611*, *638*, *670*, *746*, *747*, *754*, *755*, *805*, *820*, *846*, *847*, *848*, *849*, *850*, *851*, *852*, *853*, *854*, *855*, *856*, *860*, *861*, *862*, *864*, *865*, *866*, *867*, *869*, *870*, *872*, *873*, *874*, *875*, *876*,

877, 878, 879, 880, 881, 900, 907, 911, 918, *975, 990, 992.*
Halban-Seitz 43, 47, 60, 68, 82, 83, 101, 105, 106, 111, 113, 124, 165, 187, 192, 234, 346, 388, 395, 438, 563, 574, *664,* 762, 763, 820, 841, 900.
Halbreich *619.*
Halkin 195, 198, 199, 200, *626.*
Hallauer 470, 471, *671.*
Halle *664.*
Hallé 206, 265, 267, 371, 533, *631, 634, 638.*
Haller 10, 120, 446, *595, 611, 667.*
Hallopeau 206, *658.*
Hallowel *626.*
Halstead 589, *696.*
Halter 387, 389, *658, 975.*
Hamand *975.*
Hamann *641.*
Hamburger 394, 395, 542, *658.*
— O. *686.*
Hamesse *626.*
Hamilton 246, 259, *631, 636.*
Hamm *646.*
Hammer 346, 375, 376, 429, *656.*
— Ulr. *665.*
Hammerfahr *641.*
Hammerschlag 152, 805, 884, 885.
Hammesfahr *975.*
Hammond *975.*
Hamonic 261, *638.*
Hamperl 52.
Handfield-Jones 490, 492, *678.*
Handorn *975.*
Hannemüller 529, *686.*
Hannes 170, 171, 517, *619, 686,* 805, *975.*
v. Hansemann *610.*
Hansen 367, 394, 395, *655, 658.*
— W. *665.*
Hansteen *638.*
Hantke *619.*
Hanus *641.*
Harinus *694.*
Harmsen *631.*
Harraß *975.*
Harrington 474, 476, *674, 675.*
Harris 176.
— M. L. *975.*
Harrison 202, 249, *631.*
Harrop 197.
Hart 28, 31, 80, *595, 603, 686,* 749.
Hartig *692.*
Hartje 101.
Hartmann 496, 497, 500, 504, *609, 610, 638, 679, 686,* 796.

Hartmann, G. 585, *694.*
— H. *975.*
— J. P. 106, 107, 108, 112, 180, 192, *975.*
Hartung 439, *667.*
Harvey 68, *601.*
Haslinger 107.
v. Hassel *614.*
Hassenstein 360, *654.*
Hastrup 806, *975.*
Hatchette *626.*
Hatfield 248, *631.*
Hatterer *604.*
Haub, F. *975.*
Hauck *641.*
— L. 280.
Haupt, W. 243, 360, *631, 654.*
Hauser *686.*
Hausmann 226.
Havas 385, *658.*
Havelock, Ellis 65, *601.*
Haynes, I. S. *975.*
Healy 405, 408, 411, 415, 416, *661.*
Heath 575, *694.*
Hebert *626.*
Hebra 209, 218, 231, 234, 383.
Hecht 29, 30, 47, 517, 567, *595.*
Hecker 481, 482, 483, *676.*
— v. *614.*
Heckmann 70.
Hedinger *686.*
Heegaard 576, 580, 587, *694, 975.*
Hegar 714, 855, 856, 874, 902, 906, 922.
— A. 72, 73, 90, 113, 114, 115, *600, 601,* 610, 900.
— Alfr. *601.*
— Aug. *601.*
— K. *975.*
Heidemann 481, 482, 484.
Heidenhain 904, 928, *975.*
Heidingsfeld 274, *638.*
Heidler *676.*
Heil, K. 279, 285, *641, 975.*
Heimann 403, 407, 558, 560, *663,* 745, *975.*
— F. *686.*
Hein *661.*
Heinberg, A. *975.*
Heine, v. C. *656.*
Heineberg 457, *670.*
Heineck *975.*
Heineke *641.*
Heinemann 415.
Heinlein *696.*
Heinricius *975.*

Heinsius 399, 402, 403, 405, 406, 407, 408, 416, 532, 533, 535, *661, 686, 975, 976.*
Heiß *646.*
Heitzmann 179, *622, 626, 646, 686,* 948.
Helfer 146, 147.
Hellendall 281, 282, 283, 284, 286, 287, 288, 295, 527, 528, 550, 563, 564, 583, *641, 686, 976.*
Heller 195, 196, 403, 404, 409, 415, 416, 463, *623, 626, 671.*
Heller, J. *661.*
Hellier 180, 392, *622, 658.*
Hellwig, A. *631.*
Hempel 922, *976.*
Hemsen 561.
Henkel 214, 271, 497, 503, 517, 564, *638.*
Henle 7, 11, 32, 98, 99, *595, 607.*
Henlein, O. *638.*
Henneberg 19, 39, 40, 43, 46, 50, *595.*
Hennig *619, 670, 679, 696.*
— C. 70, 179, 180, 256, 377, 378, 379, 449, 450, 496, 500, 502, *595, 622, 636, 667.*
— G. *601.*
— K. *656.*
Henitt, W. R. *976.*
Henkel, M. *976.*
Henneberg *976.*
Henoch 376, 378, 379, *656.*
Heppner 12, 265, 266, 271, *639.*
Herbert, C. *638.*
— Ch. 265.
v. Herff 226, 268, 321, 322, 331, 359, 374, 375, 564, *631, 638, 650, 654, 656,* 753, 903, 923, 953, *976.*
Hergott *604.*
Herman 627, *646, 686, 976.*
Hermann 379, 563, *694.*
— A. *661.*
Hermanns 496, *694.*
Hermans 576.
— I. *679.*
Herrenschmidt 572, *693.*
Herrig 913.
Herrmann, E. 214, *623, 664.*
Hertel 506, 510, 515.
— W. *681.*
Hertwig, O. 39, 47, *595.*
Hervieux 478.
Herxheimer 333, 353, *664.*
Herz 152.
Herzberg *646.*

Herzen *627*.
Herzfeld 561, *686*.
Herzog 49, 69, 71, 129, 374, 375, *601*, *641*.
— Heinr. *611*.
— Th. *656*.
Heschel 170, *619*.
Heß 158.
Hesse 190, 564, *595*.
— Br. *686*.
Hetsch 218, 225, 226, 418, *592*, *624*.
Heubing, K. *646*.
Heubner 394, *636*.
Heuer, G. 186, *623*.
Heumann, W. *976*.
Heurlin 763.
Heusler-Edenhuizen, H. *646*.
Heusler, K. 135, *612*.
Heusner *976*.
Hewett 506, 508, 512, *681*.
Hewitt 576, *694*.
Heydemann *676*.
Heyman *976*.
Heymann *671*.
— F. *176*.
— J. 558, 560, *686*.
Heyn, A. 119, *611*.
Heynemann 561, *661*, 861, 913, *976*.
v. Hibler 375, *976*.
Hicks 569, 961.
Hidaka 528, 530, *686*.
Hikinbotham 651.
Hildebrand *619*.
Hildebrandt *671*, *678*, 747.
— H. 124, 237, 495, 496, 498, 501, 517, 542, 549, *592*, *600*, *611*, *618*, *636*, *656*, *679*.
Hilgenreiner 575, 576, 578, 582, 583, 586, *694*, *696*, *976*.
Hill 355, 649, 654, *677*.
Hillmann 667, *976*.
Himmelfarb 85, 100, 104, 195, 202, *604*, *607*, *614*, *627*.
Hindes *664*.
Hinselmann 196, 506, 507, 508, 509, 510, 511, 513, *681*.
Hinterstoisser *696*.
Hintze 384, *658*.
Hippokrates 841.
Hirokawa 100, 101, 102, *607*, *976*.
Hirsch 142, 153, 289, *631*, *646*, 800.
— G. *686*.
— H. *976*.
— M. *614*, *976*.

Hirschfeld 27.
Hirschlaff 506, *681*.
Hirschmann *649*.
Hirst *649*, 667, *686*.
— B. 164, 166, 302, 323, 413, *614*, *619*.
— B. C. *646*, *661*, *976*.
His, W. *596*.
Hisgen *976*.
Hitschmann 235, 375, 569, *656*, *692*, 762.
Hochenbichler 199, 203, *627*, *976*.
Hochenegg 84, *604*.
Hochstetter 48.
Hock 103, 104, 532, 561, *607*, *686*.
Hodge 721, 781, 785, 786, 787, 832.
Hodora 206, 207, 218, *623*.
Hoeck 429, 430, *665*.
Hoedemacker 146, 147, 170, *614*, *619*.
Höfer, R. *796*.
Hoehne 130, 140, 141, 243, 252, 374, 375, *612*, *619*, *631*, *656*.
Hölder 759, 805, 811, *977*.
Hoening 435, 437, *667*.
Hoensch *976*.
Hoenscher 805.
Hoepke, H. 462, *672*, *681*.
Hörmann 68.
Hörrmann, A. 567, 569, 570, *692*.
Hoesbart *604*.
Hoeven, van der 98, 100, *595*, *607*, *646*, 747, 749, 750, 868, *976*.
Hofbauer 303, *976*.
Hoffmann 170, 174, 175, 212, 283, 286, 338, 542, 561, *598*, *619*, *641*, *686*.
— C. A. *623*.
— G. v. 13, *595*.
Hoffmeister *686*.
Hoffner, K. *618*.
d'Hofman 477, 478, *631*, *674*.
Hofmann 478.
— A. *656*, *976*.
— E. v. 160, 164, 179, *619*.
— H. *976*.
— O. *631*.
Hofmeier 105, 118, 291, 370, 383, 410, 438, 438, 462, 465, 471, 472, 496, 497, 500, *592*, *604*, *667*, *679*, *686*, 745, 749, 805, 807, 852, 853, 856, 861, 878, 895, 898, 939, 948, *976*, *977*.
Hofmokl 162, 481, 482, *676*, *686*.
Hohl 172, 374, *619*, *656*, 855.

Hohmeier 107, 112, *609*.
Holden 154, *618*.
Holfelder 225, *623*.
Holland 506, *681*.
Holleman 527, *627*.
Hollemann *686*, *977*.
Hollmann 455, 456, *670*.
Holmberg *977*.
Holmes *620*.
Holopeau *977*.
Holovtschiner 130.
v. Holst *977*.
Holt 246, *631*.
Holz *977*.
Holzapfel 260, 506, 515, 568, *636*, *681*.
Holzbach 144, 150, *614*.
Holzmann 471, 472, 473, 474, 476, 478, 479, *674*.
Holzschuh 205, *623*.
Homolle *661*.
Honan 536, 537, 538, 546, 550, 551.
Honau, J. H. *686*.
van Hook *620*.
van der Hoop 528, 530, *686*.
Hoppe 291.
Horn 506, 509, 513, 515, *681*.
Horowitz 22.
Horsch *977*.
Homeg 302.
Hosmer *604*.
Hottinger 531, 532, *686*.
Howle *641*.
Hoyghton Hyde 158.
Hubbard 372, *664*.
Huber 248, *631*.
Hudelo *661*.
Huder *607*.
Hudschiner *641*.
Hübl 568.
— H. *692*.
Hübner *638*.
— H. 78, 79, 270, *603*.
Hueck 769.
Hüffel 853, 856.
Hügel 265, 266, 271, *638*.
Hündgen 141, *612*.
Huet 442, 445, *668*.
Hüter 129, *656*.
Hüttel, V. *631*.
v. d. Hütten 238, *623*.
Huffschmitt *656*.
Hufschmidt *977*.
Hugenberger 142, 151, *614*, *649*.
Hugier 261, 271.

Hugnier 10, 11, 26, 261, 270, 398, 399, 434, 435, 442, 571, *595*, *638*, *661*, *667*, 855, 856, 879, 900.
Huinnink 147.
Hulke *694*.
Humbert *656*.
Hume 280.
— E. *641*.
Humiston 620.
Hunt 536, 549, *686*.
Hunter 10, 142, 486, *614*, *638*.
Hutchinson 289, 405, 488, *652*.
— J. *641*, *677*.
Huter 506, *681*.
Hutin 256, *636*.
Hyde 398, *631*, *638*, *649*, *661*.
Hyrtl 119.

Ibrahim 223, 224, *624*.
Iijima *595*.
Ikeda *636*.
Ill *638*, *672*, *674*, 806, *977*.
Ilmer, W. 26, *595*.
Imlach 791, 792.
Ingermann 524, 527, *686*.
Inoura *977*.
Ionescu 439, *667*.
Irasek 283, 287.
Irion 68.
Israel *604*.
Ittmann *652*.
Ivanter *631*.
Ivens 506, *681*, *977*.
Iwanoff 456.
Izquierdo *595*.

Jack, W. H. *631*.
Jackson 78, 111, *609*, *988*.
Jacobaeus *686*.
Jacobi 142, 146, 151, 185, 189, 200, 205, 206, 207, 217, 218, 219, 220, 221, 231, 232, 233, 235, 305, 312, 319, 326, 327, 329, 331, 338, 342, 358, 370, 380, 387, 388, 408, 409, 418, 427, 466, 530, *592*, *593*, *624*, *649*, *663*.
Jacobovici *977*.
Jacobs 523, 527, 542, 558, 563, 564, 566, 900.
— C. *686*.
Jacobsohn 57, 443, *977*.
Jacobson 585, 586, *667*, *694*, *977*.
Jacoby 517, 523, 525, 546, *977*.
Jacoby, F. *614*.
— M. *686*.
Jacovici *977*.
Jacquemier 142, *614*.
Jacquet 206, 207, 343, *624*, *652*.
Jadassohn 191, 245, 248, 250, 260, 265, 286, 288, 289, 305, 310, 311, 312, 313, 317, 319, 328, 331, 333, 337, 338, 364, 383, 386, 398, 399, 406, 408, 421, 463, 464, 573, *592*, *595*, *624*, *638*, *658*, *661*, *664*.
Jäger 254, 260, 283, *641*.
Jaeger, F. *636*.
Jaeggy *977*.
Jahier 256, *636*.
Jahn 66, 506, 512, 513, *681*.
Jakobaeus 529.
Jakobi *661*.
Jakowski 488, *677*.
Jakubowitsch *604*.
Jambon *595*, *638*.
James 77.
— J. A. *602*.
— T. H. *602*.
Jannet *631*.
Janni *618*.
Janota *977*.
Janowsky 183, 194, 196, 199, 202, *624*, *627*.
Janssen, P. *641*.
Janu 640, 907, *977*.
Janus 283, 288.
Janvrin 496, 499, *679*, *686*.
Jarecki *977*.
Jarisch 387, *657*, *658*.
Jarjavay *604*.
v. Jaschke 151, 164, 517, 558, 560, *592*, *620*, *697*, *762*, *763*, *764*, *798*, *806*, *820*, *865*, *868*, *940*, *953*, *960*, *977*.
v. Jaschke-Pankow 83, 141, 164, 461, *592*, *726*, *727*, *769*, *782*, *837*, *858*, *862*, *977*.
Jaworski *611*, *977*.
Jayle 7, 162, 167, 191, 192, 198, 199, 200, 204, 451, 527, *595*, *620*, *627*, *670*, *977*.
Jeannel 92, *604*.
Jeannin 168, *620*, *977*.
Jeanning *604*.
Jeanselme 338, 339, *651*.
Jefferys *641*.
Jellet *977*.
Jennings *652*.
Jerie *978*.
Jerschoff, N. 457, *665*, *667*.
Jersild 322.
Jesionek 383, 384, 386, 387, 388, 389, 398, 399, 403, 404, 405, 406, 411, 413, *658*.
Jeß 407, 409, *661*.
Jesset *686*.
Jessipow 162, *620*.
Jessup *658*.
Jianu 391, 397, 407, *658*, *660*.
Jirásek *641*.
Joachimovits 132, 368, 370, 371, *612*, *655*.
Jobert 398, *661*.
Jochmann 354, 368, 370, 379, 382, *592*, *656*.
— G. *655*.
Jochmann-Hegler 355, 382.
Joers 375, 376, *656*.
Joest, E. *658*.
Jötten *631*.
Johannowsky 149.
Johannsen 150.
— Th. *614*.
Johnson 575, *631*, *672*, *694*.
Johnston 142, 150.
Johnstone *627*.
Jolly 921, 956, *978*.
Jones *595*, *661*.
— J. *615*.
Jonson 163.
Jordan 576.
Jores 505, *681*.
Josenhans 151.
Joseph 110, 220, 226, 231, 343, 345, 452, 453.
— M. *624*.
Josephson 107, 108, 109, 110, 113, *609*, *978*.
Jossel *686*.
Josso 107, *609*.
Judd, J. R. *978*.
Jüdd, E. S. *978*.
Jürgensen 919.
Juillard 75, *602*.
Juliusberg *624*.
Jullien 263, 270, *638*.
Jump 68, 69, *601*.
Jung *658*, *686*.
— P. *627*, *631*.
— Ph. 191, 196, 198, 199, 202, 248, 525, 527, 558, *604*, *627*, *686*, *687*.
Jurinac 280, 290, *641*.
Just 924, *978*.
Justo 149.
Juvara 107, *609*.

Juvenal 178.
Juville 585, *694*.

Kaan 476, *674*.
Kaarsberg 923, 924, *978*.
Kaboth *612*, *985*.
Kaestle, J. 261, 264, 266, *638*.
Kahn 243, 245.
— A. *631*.
Kaiser 473, *978*.
— L. *978*.
— O. *978*.
Kalle *686*.
Kallet 310, *649*.
Kallius 462.
Kaltenbach 87, 92, 170, 171, 172, 563, 564, *620*, *686*, 795, 900, 919, 921, 922, 923.
Kamann *978*.
Kamniker 243, *633*.
Kanter 242, *633*, *686*.
Kaposi 216, 231, 297, 325, 342, 387, 454, 461, 503, 505, 506, 510, 511, *592*, *624*, *672*, *680*, *681*.
v. Karajan 394, 395, 396, *658*.
Karaki 531, *686*.
Karczewski *978*.
Kardschieff 449, *670*.
Karewski *978*.
Kartulis 226.
Karyschewa 242.
Kaspar 893.
Kast 438, *667*.
Katte *658*.
— G. 385.
Katz 179, 180, *622*, *641*, *978*.
Katzenelson 170, *620*.
Kauczynski 340, 528, *624*, *649*.
Kauffmann 884.
— H. 481, 482, 483, *676*.
Kaufmann 116, 256, 429, 458, *636*.
— Ed. 466, 497, 500, 523, 547, 562, *592*, *686*.
Kaumheimer 247, *631*.
Kauszynski 323.
Kayser *641*, *674*.
— de 130.
Keefe *978*.
Keeling 561, *687*.
Keene 456.
Kehrer, E. 1, 8, 11, 17, 30, 36, 51, 52, 55, 62, 66, 68, 83, 85, 88, 91, 96, 100, 101, 108, 111, 112, 113, 114, 115, 118, 123, 124, 129, 130, 132, 135, 137, 138, 139, 140, 141, 146, 147, 148, 149, 152, 153, 154, 156, 159, 160, 161, 163, 165, 168, 171, 173, 177, 179, 181, 182, 186, 190, 192, 194, 195, 198, 200, 202, 204, 205, 206, 209, 210, 211, 214, 216, 220, 221, 222, 223, 226, 229, 230, 236, 237, 241, 246, 254, 257, 262, 280, 286, 295, 298, 299, 300, 301, 302, 305, 308, 309, 321, 338, 340, 344, 345, 346, 347, 348, 356, 363, 364, 365, 372, 376, 384, 394, 405, 406, 407, 408, 409, 410, 413, 416, 417, 419, 421, 424, 425, 427, 429, 430, 433, 436, 439, 442, 449, 450, 453, 459, 461, 464, 471, 473, 517, 522, 525, 527, 533, 542, 543, 545, 547, 551, 553, 554, 556, 557, 558, 559, 560, 561, 564, 566, 567, 570, 587, 589, *609*, *610*, *612*, *618*, *622*, *624*, *664*, *665*, *676*, *681*, *687*, *692*, *696*.
Kehrer, F. A. 101, 113, 114, 162, 401, 482, 493, *610*, *620*, 919, 953.
Keibel 39, 40, 47, 49, 102, *596*, *609*.
Keiffer *631*.
Keilmann *978*.
Keith 24, *597*.
Keitler 387, 401, *978*.
Kelen, B. *646*.
Keller 154.
Kelley, H. A. *978*.
Kelly, H. 255, 256, 262, 269, 387, 442, 444, 448, 535, 536, 538, 542, *592*, *607*, *609*, *611*, *638*, *641*, *667*, *677*, *687*, 794, 795, 805, 806, 807, 808, 815, 934,
Kelsey *661*.
Kempter 805, 807, *978*.
Kenessey 248, *631*.
Kennedy 494, *678*.
Kerl 368.
Kermauner 75, 77, 78, 82, 98, 101, 103, 106, 107, 111, 112, 113, 114, 130, 179, 180, *602*, *603*, *604*, *607*, *609*, *622*, *696*, 747, 776, 888, *978*.
Kerrier 79.
Kerz 406.
Keszly 173, 174, *620*.

v. Kéthly 296.
v. Ketly *641*.
Key 280.
Keydl 123.
Keyes *978*.
Kidd 280, 281.
— F. W. *641*.
Kielland 915, 917, 918, 919, 920.
Kienböck 424, *664*.
Kieß 450, *670*.
Kimura 453, *667*.
Kinoshita 520, *687*.
Kips 596.
Kirchberg *664*.
Kirchgeßner *978*.
Kirchhoff 471, 474, 478, *674*.
Kiriak *978*.
Kirlin 199, *627*.
Kirmisson 92, 100, *442*, *604*, *607*, *667*.
Kirwin *607*.
Kischner *978*.
Kissel 567, 569, *693*.
v. Kiwisch 53, 75, 291, 377, 380, 475, *596*, *602*, *604*, *636*, *655*, *656*, *661*, *674*, 835, 878.
Kjellberg 250, 251, *615*, *631*.
Kjölseth *620*.
Klaatsch 7, 13, 14, 29, 46, 47, *596*.
Klaholt 589, *696*.
Klaproth 167.
Klauber 429, *665*.
Klauser *978*.
Klaußner *696*.
Klautsch 149, *614*.
Klebs 291, 571, *641*, *661*, *667*, *668*.
Kleeberg 496, 498, 499, 501, *679*.
Kleemann *978*.
Klein 667, 670, *978*.
— E. 35, 36, 51, *596*.
— G. 30, 34, 46, 52, 445, 447, *596*, *631*.
— J. *978*.
— R. *620*.
— Th. 101.
— v. 532, *687*.
Kleinschmidt 356, *654*.
Kleinwächter 12, 98, 100, 434, 435, 436, 437, *444*, 475, *596*, *607*, *667*, 774, 794, *978*.
Klemens, P. 587, 588, 589, *696*.
Klemenz *694*.
Klemperer 280, 283, 284, 291, 292, *643*.
Kleßmann *612*.

Klewitz 289, 291, *641*.
Klimenka *654*.
Klob 438, 442, 443, 469, 505, 506, *667, 677, 681, 696*, 962.
Kloeckmann, H. *641*.
Klose *978*.
Klumow 68, 69, 70, *601*.
Knappe *978*.
Knauer *620*.
Knauf 101, *607*.
Kneise *607, 978*.
Knöpfelmacher 138, *612*.
Knoll 532, 535, *620*.
— W. *687*.
Knoop 506, *978*.
Knopf, O. 259, *636*.
Knopp Joh. 588, *696*.
Knorr 852.
Kobelt 10, 20, 21, 533, *596*.
Koblanck 245, 280, 290, 291, 544, 550, *631, 641, 642, 687*.
Koch 280, 286, 288, 398, 399, 405, 407, 408, 414, 415, *646, 652*, 677.
— F. 524, *596, 599, 661*.
Kocher 791, 792, 793, 795, 796, 798, 903, 914, 922, 928, 962, *976*.
— Th. 554.
Kocks 12, 167, 168, *596, 620*. 961, *978*.
Köbner 219, 221.
Köbrich 84, 95, *604*.
Köhler 915.
— H. *978*.
Koehler, R. 429, 430, 432, *665*.
v. Kölliker 7, 29, 30, 35, 36, 39, 430, 432, *596*.
König 93, 408, 417, 496, 499, 585, *661*.
— F. *978*.
Koenig, Fr. *604, 694*.
Königsberger, M. *978*.
Königstein *646*.
Köppel 586.
Körner, H. *979*.
Koerner *677, 806*.
— J. 506, 509, 514, *681*.
Koerting 257, *636*.
Köstlin 35, *596*.
Kötschau 280, 291, *641*.
Kohn 338, *641*.
Kolaczek 506, *681*.
Kolb *615*.
Kolischer 103, *607*.
Kolisko *609*.
Koll 506, 511, 512, 515, *681*.

Kolle 218, 225, 226, 304, 418, *592, 624*.
Kollmann, J. *596*.
Kolmer 35.
Konietzny *979*.
Konoplew 488, *677*.
Konrad 488, *677*.
Koplik 248, *632*.
Koppe 148, 589, *615, 667, 696*.
Koppert 523, 524, 527, 540, 542, 545, 557, 561, *687*.
Kopytowski 343, *652*.
Koronkiewicz *978*.
Koschkina 95.
Koslowsky *646*.
Kosminski 163, 164, 564, *620, 979*.
Kossmann 118, 178, *620*.
Kossow 167, *620*.
Kostlivy *979*.
Kotzareff 506, 508, 512, 514, *681*.
Kotzulla 22, 551, 554, *596, 687*.
Kouwer 248, 496, 499, 503, *614, 632, 679*.
Kowalewicz 429, *665*.
Kownatzki 20, 21, *596*.
Kozinsky 287, 290, *641*.
Kraatz 928.
— A. *979*.
Krämer *672*.
Kraemer, L. *979*.
Kraft 381.
Kranowitz *646*.
Kranz 178, 463, *620*.
Krasa *596*.
Krasin *656*.
Krasting *687*.
Kratochril 184, *624*.
Kraul 560, *687*.
Kraus 170, 461, *601, 627*.
— E. *620*.
— H. *672*.
Krause *596*.
— F. *609*.
— H. 144, 148, 153, *615*.
— W. 24, 35, 36, *596*.
Krauß *604, 646*.
— R. *979*.
Krecke 444, *641, 667*.
v. Krehl 125, *612*.
Kreibisch 184, 185, 199, 213, 235, 240, *624*.
Kreis *627*.
Kreiß, O. 527.
Kren 528, 529, 530, *683*.
Kretschmer 482, *676*.
Kreuzer, Art. *620*.
Krieger 130, *641*.

Kritzer, H. *979*.
Kroemer 88, 92, 260, 287, 384, 385, 386, 388, 397, 398, 403, 405, 407, 415, 464, 467, 550, 558, 567, 569, 570, *604, 612, 627, 632, 636, 641, 658, 661, 672, 687, 692*.
Kroenig 74, 112, 266, 560, *664, 687*, 745, 746, 757, *757*, 765, 766, 808, 810, 904, 912, 924.
— B. *658, 979*.
Krönlein 584.
Krogh 197.
Krokiewicz *601*.
Kromayer 358, *654*.
Krompecher 431, *665*.
Krüger 398, 409, *661*.
Krug *620*.
Krukowski 379, *656*.
Krull, W. *979*.
Krusen *618*.
Kruspe *632*.
Kruspe-Werther 250.
Kruszynski *979*.
Krymov 575, *694*.
Krysiewicz 521, *687*.
Ksido *979*.
Kubanyi 869, *979*.
Kubig 111, 237, *609, 624*.
Kubinyi *687*.
Küchenmeister *646*.
Kucher 142, *615*.
Kühn 150, 360.
Kühn, J. *638*.
Kümmel 107, 110, 445, 446, 582.
— W. *668*.
Kümmell, H. *979*.
Künzig 151, 153, *615*.
Küster 100, 475, 496, 501, *604, 607, 674, 738*.
— E. *679*.
— H. *979*.
— O. *615*.
Küstner 83, 411, *661, 680*, 712, 719, 731, 732, 735, 738, 739, 740, 742, 745, 751, 757, 758, 765, 775, 784, 785, 786, 792, 793, 801, 804, 805, 807, 813, 846, 856, 870, 874, 887, 899, 913, 923, 924, *979*.
— H. 566.
— O. 46, 83, 84, 85, 86, 88, 91, 93, 142, 245, 383, 399, 403, 407, 411, 416, 436, 461, 480, 496, 500, 506, 510, 511, 520, 523, 525, 527, 538, 541, 542, 544, 545, 547, 549, 550, 551,

556, 560, 561, 574, 576, 579, 580, *592, 596, 604, 605, 646, 679, 681, 687, 694,* 721, 722, 725, 732, 733, 734, 735, 736, 737, 745, 748, 754, 757, 758, 762, 765, 781, 783, 789, 791, 805, 813, 817, 818, 819, 821, 824, 827, 831, 832, 835, 836, 840, 855, 874, 879, 891, 900, 938, 946, 947, 948, 950, 952, 953, 965, *979.*
Küstner, S. *620.*
Küttner 22, 25, 107, 109, 112, 274, 297, 394, 395, 396, 543, 609.
— H. *646, 658.*
Kugelmann *641, 642.*
Kuhlenkampf *660, 661.*
Kuhlmann 421, *665.*
Kuhn 336, 338.
— v. 588, 591.
Kulenkampff 289, 409, *640.*
Kuliga 75, *687.*
Kumer *652.*
Kummer 792.
Kuncz, A. *979.*
Kuntzsch 446, 447, *668.*
Kupferberg 141, *687.*
Kurz, L. 404, *661.*
Kurzweil 244, *632.*
Kuschew 163, *620.*
Kußmaul 78, 113, *603,* 952.
Kynock 735, *979.*
Kyrle 30, 275, 281, 284, 327, 364, 365, 529, *592, 596,* 624, *687.*

Labadie 339, *656.*
Labbé 280, *642.*
Labhardt 60, 69, 113, 124, 130, 192, 194, 196, 199, 200, 237, 242, 257, 346, 375, 438, 443, 506, 507, 510, 517, 522, 523, 527, 536, 563, *592, 636, 646, 678, 681,* 925, *979.*
Laborde *632.*
Laborie *615.*
Labouré *652.*
Labusquière *627, 632, 638, 646.*
Lacamp *668.*
Lacasse 257, *636.*
Lacey *979.*
Lachs *979.*
Lack *979.*
Lade 253, *632.*
Ladinski 290, 471, *642, 674, 687.*
Ladislaus 463.

Laemmle, K. *979.*
Läwen 88, 203, 270, *605, 627.*
Laffon *664.*
Laffont *661.*
Lafleur 506, *681.*
Lafourcade 407, *661.*
Lagane 394, 395, *658.*
Lageau, R. *676.*
Lagemar *647.*
Lagneu *664.*
Lagrange 440, 479, 571, *668.*
Lagrave 339, *656.*
Lahaye 532, *687.*
Lahm 560, *687.*
— W. *670, 672.*
Laidlaw *618.*
Lala *674.*
Lallement 588, *696.*
Lamb, D. S. *596.*
Lambert 520.
Lamblin *979.*
Lambret *687.*
Lambright *601.*
Lammert *696.*
Lampugnani *605.*
Lancereaux 75.
Lancial *687.*
Landau 405, 416, 490, 550, 551, 561, 568, 569, 575, 740.
— Th. *661, 677, 694, 979.*
Landecker *646.*
Landesmann *625.*
Landmann, K. *979.*
Landois *686.*
Landsteiner 431, *665.*
Lanelongue *642.*
Lang 12, 360, 406, *638.*
— E. *596.*
Lange 535, *607,* 797, 798, 799.
— M. *687.*
Langemak 576, 583, *694,* 963.
Langemark *979.*
v. Langenbeck 475, 476, 477, *674,* 919.
Langer *596.*
— E. 208, 326, *650.*
— O. v. *596.*
Langerhans 32, *596.*
Langes 809, 815, 926, 928, *980.*
Langfeldt *615.*
Langhans 211, *627.*
Langlebert *638.*
Langley 55, 56, 57, *596.*
Langreuter 858, *980.*
v. Langsdorff 506, 513, 515, 516, *681.*
Lankford *980.*

Lanphear *646.*
Lantuéjoul 125, 291, *612, 640.*
Lanz 605.
Lanzi 216.
Lapeyre *980.*
Lapin 177, *620.*
Laquière *980.*
Laguerrière 302, *645.*
Lardenois 449, 474, *670, 674, 685.*
Largeau 481.
Larmand *638.*
Larrey 287.
Lartigan 372, *664.*
Lasek 180, 392, *658.*
Lash 360, 361.
— A. *654.*
Lassar 390.
Latis 179, 258, *636.*
La Torre 160, 161.
Latteri *694, 980.*
Latzko 105, 536, 537, 538, 558, 564, *607, 687,* 904, 913, *980.*
Lauche 455, 456, *670.*
Laudois 529.
Launelongue *668.*
Launois 499, *679.*
Launois-St. Germain 496, 499, 501.
Laurence, J. *687.*
Laurenti *670.*
Lauro 287, 398, *642, 661.*
Lauter 247, *632.*
Laumers 275, 280, 281, 292, 293, *642.*
Lavallée *647.*
Lavatelli *596.*
Lavaux 107, 111, *609.*
Lavenant *632.*
Law 495.
Lawson-Tait 78, 204, 435, *615,* 794, 900, 903.
Lebar *980.*
Lebau 67, *601.*
Lébédeff *632, 980.*
Lebert *668.*
Leblanc 265, *638.*
Le Blaye 254, *623, 629.*
Lebram 29, 30, *596.*
Lecène 393, *658.*
Lecornu *646.*
Le Dantec *651.*
Ledermann 382, *652.*
Lédesma 579.
Ledru *596.*
Lee 172, *620.*
Leech *687.*
Leeck 521.

Leedham-Green 980.
Leendertz 356, 357, *654*.
Leers 146, 147, *615, 619, 620*.
Lefer *672*.
Lefèvre 447, *668*.
Le Fort 900, 921, 922, 925, 927, 928, 929, *969*.
Lefranc 149, *615*.
Legendre 343, *652*.
Léger 10, 12, 26, 28, 29, 30, 54, 545, *597, 636, 668*.
Legladieu *632*.
Legrain *638*.
Leguen 339, 453, 474, 476, 478, *624, 638, 656, 674, 980*.
Lehle 146, *615*.
Lehmann 92, 285, 290, 291, 292, 295, 461, 549, *642, 672, 687*.
— F. *980*.
Lehne, H. *980*.
Lehr 868.
Lehrnbecher *980*.
Leick 356, *654*.
Leiner 206, *601, 624*.
Leistikow *638*.
Lejas 919.
Leloir *661*.
Lélu *672*.
Lembert 757.
Lemcke *674*.
Lemeland *984*.
Lenaerts 356, *654*.
Lenartowicz 346, 347, 351, *652*.
Lencert 256.
Lenger 255, *636*.
Lenk *611*.
Lennander 554, *687*, 809.
Lenorment *980*.
Lentschewsky *596*.
Lenz, I. 68, 69, *601*.
— W. *632*.
Léon 259, *636*.
Léon, de, Mendes 242, 527, *620, 627, 632, 642, 688*.
Leonard 471, 472, 474, 475, 477, 478, 479, 496, 501, *674, 679*.
Leonhardt *687*.
Leopold 170, 226, 244, 489, 493, 515, 516, *601, 620, 633, 668, 677, 696*, 794, 805, 806, 807, 808, 811, 815, 919, 928, 932.
— G. *694, 980*.
Lepage *615, 616, 980*.
Leprévost *687*.
Lérat 446, *668, 687*.
Leredde 212, 286, *624, 646*.
Leriche 203, *627*.

Leroux *668*.
Leroy *684*.
Leroy de Barres 407, *661*.
Léry *980*.
Lesage 233, *612*.
Lesneur *611*.
Lespinne 242, *624, 632, 646*.
Lessart 77.
Lesse, W. *980*.
Lesser 85, 220, 275, 285, 287, 291, 292, 293, 310, 324, 328, 333, *592, 601, 605, 624, 627, 642*.
Lestideau 468, *672*.
Lestrade 536, 538, *687*.
Leszczynski 356, *654*.
Lethaus *696*.
Letulle 481, 482, *627, 676*.
Leuenberger *980*.
Levaditi 312.
Leveillé 27.
Leven 370, *655*.
Levi *661*.
Lévi *601, 660*.
— L. 65.
Levin 199, 200, 320, 342, 343, *627, 649, 652*.
Levisohn *694*.
Levy *646*.
— S. *596*.
Lévy-Franckel 303.
Lewandowsky 766.
Lewers 384, 405, 547, 561, *658, 687*.
Lewi, J. *615*.
Lewinsky, H. *632*.
Lewis 111, *609*.
Lexer 274.
Leyden 245.
Lichtenstein 463, 496, 498, *672, 679, 694*, 917, 924, *980*.
Lichtwitz 290.
Lieberberg *611*.
Lieberkühn 572.
Lieblein 224, 225, *624*.
Liebmann 79.
Lieff 87, *605*.
Liegner *980*.
Liek 104, 105, *607*.
Liell *668*.
Liepmann 65, 142, 150, 153, 178, *601, 615, 620, 624, 632*, 794, 805, 927, *980*.
Liermann 588, *696*.
v. Liestal *980*.
Lieutaud 76.
Ligterink 146, *615*.

Lihotzky *980*.
Limann 163.
Linck, P. v. *627*.
Lindemann 253, *596*.
Lindenthal 375, *656*.
Lindfors 568, *668, 674*.
Lindner 446, *668*.
Lindquist *980*.
Linhart 575, *694*.
Linkenheld 575, *694*.
Linnartz 75, *980*.
Linnert 398, 406, 407, 413, 415.
— G. *661*.
van Lint 236, *624*.
Linzenmeier 65, *601*.
Lipinski *687*.
Lippert 267, 270, *638*.
Lipschütz 9, 17, 22, 31, 36, 53, 54, 122, 180, 209, 242, 324, 331, 338, 340, 344, 346, 347, 348, 349, 350, 351, 352, 353, 371, 465, *596, 632, 650, 651, 652, 672*.
Littauer 222, 226, 299, 301, 506, 508, 512, 513, 515, *624, 646*.
— A. *681, 980*.
Litzmann 101.
Lizé *668*.
Lloyd *688*.
Lockhardt 506, *681*.
Lockwood *687*.
Loeb, L. *612*.
Löffler 355, 421.
Löfquist 46.
Löhlein 142, 152, *615*, 810, 813, 895, 898.
Löhner 64, *601*.
Löhr *618*.
Lönnroth *648*.
Löser 69, *611*.
Loeser 763.
Löwe 740.
Löwenbach 320, 368, 369, 370, *655*.
Loewi 346, 351.
— E. *652*.
Löwitt *981*.
Loewy 34, 52, *596*.
Löwy, O. *652*.
Logothetopulos 392, *636, 658*.
Lohage *688*.
Loli *980*.
Lombardo 291, 462, *642, 672*.
Lombroso 72.
Lomer *627, 696*.
Longyear 199, 360, *654*.
Loos 419.

Loose 280.
Looß 642.
Lop 248, 632.
Lorand 646.
Lorent 399.
Lorcutowicz 198, 527, 627.
Lorentz 980.
Lorenzen 214, 257, 624, 636.
Lorini 615.
Loser 980.
Lothrop 980.
Lott 638, 980.
Lottl 273.
Lotze, K. 668.
Loubat 447, 668.
Loubier 620.
Lougee, W. H. 656.
Louradour 688.
de Loury 435, 442, 446, 571, 668.
Louste 527, 627.
Loute 626.
Lovelace 485, 487, 488, 489, 677.
Lovén 248, 632.
Loviot 142, 151, 615.
Loorich 522, 688.
Lower 97, 607.
Lowsley 607.
Lubarsch 505, 507, 515, 563, 592, 682.
Lubosch, W. 39, 43, 45, 46, 47, 185, 596.
Lucas 24, 596.
Ludwig 84, 605, 740.
Luer 265.
Lund 974.
Luithlen 275, 293, 642.
Luppiger 79.
Luque 981.
Lurjé 672.
Luschka 10, 11, 12, 596.
Lusk 596.
Lutaud 230, 343, 620, 624, 646, 652, 749.
Lutzenberger 520, 523, 527, 542, 550, 551, 688.
Luzzani 597.
Lwoff 142, 144, 146, 147, 152, 161, 164, 165, 532, 615, 620.
Lwow 407, 662, 688.
Lydston 646.
Lynch 536, 677, 688, 981.
Lyon 363.
Lyons 646.

Maas 496, 499, 503, 576.
Maaß 506, 602, 682, 694.

Maaß. F. 679.
Mac Arthur 608.
Mac Cann 550.
Maccari 387, 658.
Maccregar 668.
Macdonald 111, 399, 407, 490, 491, 493, 609, 678.
— A. 658, 662.
Mac Ewen 476, 674.
Mac Farland 648.
Mac Farlane 806, 982.
Mac Gillicuddy 130.
Mac Gregor 442, 445.
Mac Grew 146.
Machenhauer 561, 688.
Macias de Torres 981.
Mackenrodt 111, 112, 536, 537, 538, 546, 688, 722, 801, 799, 816, 852, 981.
Mac Lean 642.
Macledd 642.
Mac Lennan 603.
Macleod 651.
Mac Mann 688.
Mac Neuly 576, 694.
Macready 582, 694.
Macrez 749, 981.
Macry 981.
Maczewski 494, 678.
Madden 418, 419, 646, 664.
Madelung 107, 172, 532, 535, 609, 981.
Madlener 481, 482, 483, 676.
Madschuginsky 981.
Maes, C. 592.
Magalhaes 445, 668.
Magee 602.
Maggioni 602.
Maier, O. 632.
Mainzer 135, 612, 981.
Maiß 496, 499, 500, 679.
Maitland 651.
Majewsky 588, 589, 696.
Majocchi 288, 462, 465, 646.
Makins 100, 103, 607.
Makkas 576, 578, 579, 694.
Malassez 662.
Malcolm 9, 405, 638.
Malgaigne 99, 575, 607, 694, 854, 899.
Mall 596.
— F. 597.
Malusardi 638.
Maluschen 981.
Maly 477, 496, 498, 499, 500, 501, 502, 503, 680.
Mammel 605.

Mandelstamm 981.
Mangiagalli 289, 642.
Manicatide 139.
Manitius 981.
Manjkowski 654.
Manley 688.
Mann 148, 615.
Mansfeld 532, 688, 949, 981.
Manson 642.
— P. 651.
Mantegazza, P. 620.
Manton 658.
Marburg 70.
Marcano 477, 674.
Marcau 627.
Marchand 14, 76, 78, 81, 505, 569, 602, 603, 612, 821, 828.
Marchesi 446, 668.
Marciano 418, 664.
Marcille 22, 25, 594.
Marconi 275, 644.
Marcus, P. 981.
Marcuse 130.
Márer 168.
Mareschal 638.
Marfan 247, 471, 476, 477, 632, 674.
Marion 981.
Markoe 375, 656.
Markoff 302, 646.
Markus 449, 450, 506, 507, 508, 509, 510, 511, 513, 515, 670, 682, 981.
Marocco 256, 627, 636.
Marquis, E. 605.
v. Mars 142, 146, 148, 191, 193, 196, 298, 525, 615, 627, 642, 647, 676.
Marschalko 654.
Marschka 13.
Marsden 642.
Marshall 506, 682.
Martial 212, 624.
Martin 10, 12, 26, 28, 29, 30, 53, 89, 149, 191, 192, 194, 196, 201, 202, 203, 248, 291, 295, 308, 310, 311, 383, 399, 481, 482, 496, 500, 516, 605, 649, 662, 668, 680, 753, 855, 872, 897, 900, 921.
— A. 627, 632, 658, 662, 688, 749, 821, 847, 870, 874, 879, 882, 884, 919, 922, 948, 981.
— Aimé 612, 642, 649.
— Alb. 605.
— Aug. 515, 527, 536, 549, 615, 677.

Martin, C. A. *597, 649.*
— Chr. *676.*
— Cl. *668.*
— E. *632, 642, 659, 662, 672, 688,* 748, 846, 852, 853, 854, 858, 859, 862, 863, 864, 865, 866, 869, 870, 871, 872, 873, 874, 875, 876, 877, 878, 881, 882, 884, 901, 904, *969, 981.*
— E. sen. 856, 882, 899.
— F. H. 892, *981.*
— P. *605.*
Martineau *611, 638, 662.*
— L. *649.*
Martinelli *595.*
Martini 338, *651.*
Martinotti 240, *624.*
Martinsen, E. 107.
Martius *981.*
Martz, A. J. *981.*
Marx, A. 442, 448, *668.*
— I. 439, *668.*
Maschka *620.*
Maslieurat-Lagemar *647.*
Mason *642, 981.*
Maß *688.*
Massabuau 286, 287, 384, 393, *641, 658.*
Massalitinow 163, 164, *620.*
Massaret, C. *981.*
Massari 106, *605, 609.*
Massey *688.*
Masson, J. C. *694.*
Mathes 697, 768, 868, 887, 907.
— P. 107, 115, 203, *609, 610, 627, 761, 981.*
Mathou *981.*
Matin *642.*
Matsuura 418.
Matt 467.
— F. *672.*
Matthaei 560, *688.*
Matthes 200, 776.
Matthew 405.
Matthias 68, *601.*
Mattissohn 244, 247, 250, *632.*
Mattmüller 517, *688.*
Matzenauer 213, 287, 329, 374, 376, 377, 380, 381, 398, 406, 407, *624, 642, 650, 656, 662, 664.*
Mauclaire 302, 472, 473, 550, 554, *647, 674, 688, 930, 982.*
Maudet *642.*
Maurel *688.*
Mauriac 406, *638.*
Maurice-Roger 254.

Mauriceau 158, *668.*
Mauxion *688.*
Maximow 485, 488, 489, *677.*
Maxson 107, 112, *609.*
Maxwell *592, 677.*
Mayer *610, 647,* 893, 894, 896, 897.
— A. 105, 113, 114, 115, 147, 152, 339, 340, 561, *610, 615, 620, 664,* 752, 753, *753,* 766, 776, 778, 811, 883, 884, 885, 887, *982.*
— A. C. 887.
— C. *982.*
— K. 172, *620.*
— L. 398, 496, 498, 499, 500, 501, 517, 524, 527, *662, 680, 682, 688.*
— M. 336, 338, 339, *651.*
Mayerhofer *982.*
v. Mayersbach 104, *607.*
Maygrier 168, *620.*
Mayol *694.*
Mazacz 173, *620.*
Mazarakis 399, *662.*
Mazer *976.*
Mazza 404, *627, 662.*
Mazziotti 287, 289, *642.*
Mc Ardle *613.*
Mc Auliff *600.*
Mc Cann *647.*
Mc Clellan *970.*
Mc Clintock 472, 474, *611, 666, 673.*
Mc Donagh 346, *653.*
Mc Gillavry *626.*
Mc Glinn 339, *651, 974.*
Mc Grath *974.*
Mc Gregor *667.*
Mc Grew *614.*
Mc Kee *597.*
Mc Pherson *647.*
Mc Reynolds 280, 286, 287, 295, *643.*
Meckel 75, 84, *602.*
Medani 405.
Medina *662.*
van Meerdevoor *620, 628, 636.*
Meige 135.
Meigs 148, *615.*
Mejia 248, *632.*
Meille, L. *642.*
Meisel-Hess 50, *597.*
Meisels 260, *636, 647.*
Meissner 36, 54, 122, 144, 146, *611, 615,* 855.
Mekertschianz *615.*

Melchior 146, 147, 164, *615, 620.*
Melchiori 85, 86, 87, 91, 532, 561, *605, 688.*
Melnikoff 10, 11, 12, 32, 33, *597.*
Menahem 207.
Mendel 65, 130, *612.*
Mendes de Leon 242, 527, *620, 627, 632, 642, 688.*
Menge 74, 82, 84, 85, 88, 89, 98, 104, 244, 248, 265, 266, 429, 467, 548, *605, 607, 688,* 797, 799, 806, 809, 815, 868, 894, 895, 898, 924, 931.
— C. *645, 982.*
— K. *632.*
Menge-Opitz 274, 866, 874.
Meniere *615.*
Menko *636.*
Mense 338, 419.
Mensendieck 892.
Menuet *982.*
Menzen 241, 247, *632.*
Meola *615.*
Mercier 100, *607.*
Mérciel 286, 384, 393, 506, *659, 682.*
Merkel 5, 9, 453, 471, 472, 561, *597, 674, 676, 694.*
— C. *624.*
— Fr. *615.*
Merkle *688.*
Merletti *627, 647.*
Mermet *662.*
Mertz 520.
Merz 75, 77, *602.*
Mestitz 456, *670.*
Mestron 481, 482, 484, *676.*
Mettenheimer *607.*
Meurer 69.
von der Mey 289, *642.*
v. Meyenburg 431, *665.*
Meyer 787.
— A. *670.*
— A. W. 583.
— F. M. 467.
— L. 429, 430, 440, 441, 444, 445, *642, 668.*
— P. 506, 507, 508, 510, 515, 516, *662, 682, 982.*
— R. 10, 28, 30, 32, 33, 34, 38, 39, 45, 46, 47, 50, 77, 107, 108, 110, 383, 392, 427, 430, 431, 432, 440, 441, 445, 446, 447, 455, 456, 465, 540, 567, 589, *597, 609, 665, 668, 670, 672, 696, 982.*
— S. *647.*

Meyer, V. *982.*
Meyer-Ruegg 257, *636, 982.*
Mibelli *638.*
Michaelis, G. *601.*
Michailow 248, 374, *597, 656, 982.*
Michalowitsch 244, *597, 632.*
Michard, E. *632.*
Michel 480, 588, 589, *615,* 740.
— E. *696.*
— J. *982.*
— M. *662.*
Michelson, F. *636.*
Micholitsch *992.*
Michon *674.*
Middleton *672.*
Miescher 222, 427, 468, *672.*
Miginac *982.*
Mignet *982.*
Migneu 169, *620.*
Migot *638, 668.*
Mihalkowicz 46.
Mijsberg 46, *597.*
Milian 407, *662.*
Miller 69, 117, 532, *597, 638, 982.*
— C. J. *688, 982.*
— J. 924.
Milner 563, *688.*
Milroy 135, *612.*
Milton 419.
Milward 532, 558, 559, *689.*
Minado *605.*
Mitra 224, *624.*
Mittermaier 477, *674.*
Mittwef *982.*
Mix, C. M. *982.*
Mó, A. *601.*
Mobilio 13, *597.*
Mock *982.*
Möbius 189, *605.*
Möllendorf, W. v. *597.*
Möller, H. 107, *609.*
Mönch *982.*
Möricke 98, 100, 102, 103, *607.*
Mohr 95, 154, 379, 558, *605, 618, 627, 656, 688.*
Mokkas *982.*
Monacelli, M. *653.*
Mond 472, 481, 484, *676.*
Mondain 530, *688.*
Mondolfo 356, *654.*
Mondon *642.*
Mondor 442, 445, *605, 668.*
Monnier 446, *668.*
Monod 481, 482, *627, 661, 676, 688, 694.*
Montague *647.*

Montalti *620.*
Montenbruck *982.*
Montes, J. *647.*
Monteunis *694.*
Montgomery 209, 212, *615, 624, 638, 639, 659, 982.*
Montuoro *982.*
Moore, E. C. *615.*
Moores 79, *603.*
Moostakow 80.
Moots 575, *694.*
Morain *647.*
Moraller *982.*
Moraller-Hoehl 10, 28, 33, 34, 38, 435, *597.*
Morau 22, *597.*
Moravesik *642, 662.*
Morax 248, *632.*
Morel 453, 474, 476, 478, 489, *647, 674, 677.*
Morell *624.*
Morestin 442, 472, 473, 474, 476, 477, 478, 547, *668, 674, 688.*
Morf 576.
Morgagni 10, 82, *597, 674,* 856.
Morgan *607, 982.*
Morgenstern, J. *632.*
Moro 223.
Morpain 442, *597, 668.*
Morris 259, 405, 496, 499, 501, *636, 680, 688.*
Morrison *642.*
Moschkovitz *982.*
Moseley *642.*
Mosella *615.*
Mosengeil 111.
Most 22, 551, 554.
Mourey *668.*
Mourlon *605.*
Mouschotte *982.*
Moussard, F. *618.*
Moussous *624.*
Moutier *630.*
Mraček 183.
Mucha 248, *632.*
Mühsam *694.*
Müller 13, 16, 47, 163, 186, 253, 420, 446, 447, 510, 511, 512, 515, 516, 549, *597, 632.*
— A. 107, *609,* 946.
— A. W. K. *654, 656.*
— C. J. 506, 515, *668, 674, 677, 682, 688, 982.*
— Ed. *612.*
— G. *983.*
— H. 520, *688.*
— J. 506, *632.*

Müller, J. P. 892.
— L. R. 36, 57, 58, 60, *594, 597.*
— O. *624, 668.*
— P. 129, 167, 255, 257, 272, 374, *592, 635, 636, 656,* 900, 922, 925, 927, *977, 983.*
— R. 55, 520, 523, 524, 527, 528, 532, 541, *597, 688.*
— V. *597.*
— W. A. K. 358, 359.
— W. B. 26, *597.*
Müllersheim *696.*
Münchmeyer *627, 688.*
Muggia *982.*
Mulert *674.*
Muller 414, *662.*
Mulzer 219, 226, 231, 232, 240, 452, *625, 953, 983.*
Mundé 163, *688,* 791, 884, 952.
Munier *662.*
Munk *688.*
— H. *647.*
Munn 532, *688.*
Muñoz *642.*
Munz *983.*
Muratow 104, *607.*
Murer *632.*
Muret *627, 983.*
Murphy *659,* 988.
Murray 150, 401, 488, 489, *615,* 616.
— L. *677.*
— M. *642.*
Mutter *605.*
Muys 223, *624.*

Nacke 957, *983.*
Nadory *983.*
Nägele *615.*
Nagel *592, 608,* 856, *983.*
— W. 12, 29, 30, 33, 39, 46, 47, 74, *597.*
Nahmmacher *615, 688.*
Nandrot *657.*
Nannoni 150, *615.*
Nassauer 180, 253, 326, *622, 632,* 650.
Nassetti 536, *688.*
Nast 253, *632.*
Natanson *983.*
Natwig *983.*
Naudet 391, 407, *660.*
Naudin, J. *605.*
Naujoks 115, 566, *610.*
Neal, F. *651.*

Nebesky 481, 482, 497, 588, 589, 676, 680, 696, 983.
Neel 983.
Neeloff 642.
Neil 633.
Neisser 209, 229, 266, 383, 632, 662.
Nélaton 257, 636.
Nell 983.
Nemirowsky 647.
Netzel 150, 153, 615.
Netzer 496, 497, 499, 501, 503, 680.
— F. 647.
Neu 983.
— M. 158, 175, 620.
Neuadowitsch 983.
Neubeck 375, 376, 656.
Neubert 408.
Neugebauer 67, 80, 82, 87, 161, 163, 164, 165, 176, 241, 257, 357, 431, 601, 603, 605, 615, 620, 621, 636, 674, 688, 788, 821, 893, 900, 921, 922, 925, 927, 928, 929, 947, 962.
— Fr. 665.
— v. 627, 636, 654, 983.
Neuhaus 662, 688.
Neuhof 983.
Neumann 195, 196, 231, 232, 266, 286, 320, 321, 339, 340, 341, 427, 449, 450, 454, 476, 627, 639, 642, 664.
— G. 615.
— H. O. 71, 75, 474, 602, 674, 677, 807, 983.
— I. 649, 668.
— J. 568, 592, 693.
— L. 670.
— N. 674.
Neurath, R. 68, 69, 601.
Neustube 164, 620.
Neuville 17, 598.
Neuweiler 455, 456, 671.
Neuwirth, K. 385, 506, 508, 513, 682.
Neves 653.
Newman 478, 674.
— Dorland 151.
Newton 496, 504, 680.
Nickel, P. 662.
Nicolas 280.
— Ch. 642.
Nicolayson 632.
Nicolle 407, 662.
Niebergall 564, 688, 922.
zur Nieden 275, 291, 292, 642.

Niemann 588, 996.
Niessner 91, 92, 605.
Nijhoff 259, 636, 649.
Nikiforoff 693.
Nikolsky 605.
Nilson 983.
Nimsch 524.
Nina-Rodrigues 13, 597.
Nisot 360, 654.
Nissen 522, 545, 688.
Nitze 608.
Nivet 332, 639, 664.
Noall 983.
Nobili 642.
Nobl 265, 271, 537, 688.
— G. 639.
Noble 805.
Nobles 615.
Nobili 282, 286.
Nölke 367, 655.
Noguès 632.
Noll 588, 589, 696.
Nonique 199, 627.
Nonne 136, 400, 612.
— M. 642.
Nora, G. 969.
Nordmann 173, 620.
Normann 983.
Norris, Ch. 244, 632.
Nothnagel 345.
Noto 628, 689.
Nourry 662.
Novak, J. 187, 234, 624.
Nové-Josserand 98, 100, 104, 608.
Nowak 983.
Nürnberger 929.
— L. 419, 574, 664, 983.
Nunez 12, 100, 597, 608.
Nusser 142, 615.
Nyström 578, 695, 983.
Nyulasch 983.
Nyulassy 983.

Oberdieck 12, 597.
Oberlin 650.
Oberndorfer 405, 439.
Odebrecht 475, 478, 668, 674.
Odmanson 662, 663.
Oehlecker 173, 913, 983.
Oehmann 615.
Oelze-Rheinboldt 353, 653.
Oertel, O. 8, 597.
Oesbecker 583.
Oesson 983.
Östreich 70.

Offergeld 506, 508, 510, 513, 514. 682, 983.
Ogden 983.
Ogle-Pitman 68, 601.
Ogorek 983.
Ogstone 68, 601.
Ohlmann 983.
Ohmann-Dusmenil 194, 201, 202, 628.
Ohmori 35, 36, 37, 38, 54, 55, 597.
Ohnacker 146, 615.
Okintschitz 46, 124, 490, 492, 597, 678, 689.
Okterlony 494.
Oldag 983.
Oldekopp 85, 605.
Oldenborg 983.
Oliva 983.
Olivet 61, 601.
— J. 605.
Olivier 628, 633.
— J. 650.
Ollion 689.
Olow 924, 983.
Olshausen 75, 107, 112, 142, 199, 299, 470, 496, 499, 502, 503, 504, 549, 557, 602, 609, 628, 642, 647, 746, 762, 793, 794, 795, 797, 805, 806, 807, 808, 811, 815, 926, 928, 932, 983.
Olson 653.
O'Neil 531.
Opielinski 485, 488, 668, 677.
Opitz 481, 482, 503, 676, 732, 780, 786, 806, 861, 865, 866, 868, 874, 880, 907, 921, 982, 983.
Oppenheim, M. 384, 407, 653, 659, 662.
Oppenheimer 346.
Orband 360, 654.
Oreillard 454, 472, 474, 476, 477, 478, 674.
Orloff 496, 499, 680.
Orth 68, 191, 505, 601.
Orthmann 85, 87, 107, 108, 191, 193, 194, 195, 196, 199, 201, 202, 542, 605, 609, 628, 689, 828, 984.
Osius 611, 642.
Ossing 517, 520, 523, 542, 550, 561, 689.
Osterloh 461, 672.
Ostermann 628.
Ostermayer 147, 170, 621.
Ostrowski 984.

Otis 39, 41, 42, 43, 44, *597*.
Ottesen *984*.
Otto 75, 118, 583, *602, 611, 695*.
— K. *984*.
Ottow 471, 474, 477, *608, 674*.
Outerbridge 429, *665*.
d'Outrepont 153.
Oven 69.
Ozenne *689*.
Ozzard *651*.

Pachner *984*.
Pacini 494.
Page 85, *605, 616*.
Pagenstecher, E. 474.
Paget 522, 528, 529.
— J. *668*.
Paine, A. K. *633*.
Painter *616*.
Pakrowski-Segard *689*.
Paletta 479, 481, 482, *668, 676*.
Palfyn 78, 107, *603, 609*.
Palm 442, 446, 447, *668, 670, 984*.
Palmer 455, 456, *671, 984*.
Paltauf, A. 115.
Pamard 119, *611, 642*.
Pana 442, 443, *668*.
Panarolus 289.
Pandy 400.
Pankow 83, 106, 107, 109, 141, 164, 415, 461, *592*, 726, 727, 769, 782, 784, 797, 809, 815, 837, 858, 862, *977, 984*.
Paoli *659, 984*.
Pape 536, 585, *689, 695*.
Papin 107, 113, *609*.
Pappenheim 352.
Paräus 76.
Paramore *984*.
Paravicini *668*.
Parcelier 533, 557, *691*.
Paré 893.
Parent Duchalet 120.
Parisse *984*.
Parker *616, 695*.
Parkes Weber 73, 209.
Paroli *984*.
Parray *984*.
Parrish *605*.
Parrot 206, 339, *664*.
Parsons 24, 481, 482, *597, 674, 676*.
Partridge 150, *616*.
Partsch 563, *689*.
Parvin *621*.
Paschkis *597*.

Pascual y Torras *642*.
Pasquereau 291, *640*.
Patel 263, *639*.
Paterson 78, 80, *603*.
Pathant 189, *658*.
Patterson 919.
Patzschke 213, *624, 625, 633*.
Paulet 28, 29.
Pauli 805, *984*.
Paulsen *633*.
Paulson 248.
Paunz *984*.
Pautrier 302, 424, *624, 647*.
Pavec 156, 157, 158, *618*.
Pawlik 104.
Pawlitz-Lenz 69.
Pawloff, A. 110, *609*.
Pawlowski 473, *674, 677*.
Payne-Ficot 447, *668*.
Payr 302, *647, 695*, 741.
— E. 732, 758.
Péan 532, *662, 689*.
Pearson *672*.
Peckham 148, 149, 287, 399, 401, 405, 447, *616, 642, 659, 662, 668*.
Peham 536, *628, 689*.
Pehrson *597*.
Peine *984*.
Peiper *654*.
Peiser 24, *598*.
v. Pelikan 177, 178, *621*.
Pellenda *984*.
Pellier *628*.
Penkert 357, 358, *616, 654*.
Penrose 472, 474, 479, *674, 689*, 749.
Pépin *689*.
Péraire *668, 676, 677*.
Perazzi 222, *624, 633*.
Percheron 543, *689*.
Percy *689*.
Perewaloff 472, *674*.
Periliat *982*.
Perlis *605*.
Perlmann 379, *656*.
Pernon *984*.
Péron *611*.
Perondi *695*.
Perreymond *616*.
Perrin 198, *628, 633, 689*.
Perruchet 520, *628*.
Personelle 98, 100, 102, *608*.
Pery 316, *650*.
Peschel *984*.
Pescione 398, 404, 408, *642, 662*.
Pestalozza *598, 984*.

Peter 77, 192, 193, 197, 200, *602*.
— W. *628*.
Peters *621, 639, 647*.
— G. W. 75, 148, 170, 272, *602*.
— H. 568, *616*.
— J. *984*.
— Th. *609*.
Petersen 150, 532, *616, 689*, 807.
— E. *984*.
Peterson *689*.
Petit *642, 657, 689*, 980.
— P. 85, 92, 198, 286, 384, 393, 453, 522, 525, 527, 558, *605, 624, 628, 650, 659, 689*.
Petrén *608*.
Petri 924, *984*.
Petrino de Galatz *650*.
Petroff *605*.
Petrone *612*.
Petrovic *642, 654*.
Petruschky 357, 379, *654, 655, 656*.
Petschacher 116, *610*.
Pettazzi *605*.
Petters 290, 291, 292, 463, *642, 668, 672*.
Peukert *984*.
Peus, G. 585, 586, *695, 984*.
Pexa 461, 463, *672*.
Peyrache 496, 497, 499, 500, 501, *680*.
Pfannenstiel 191, 194, 550, 564, *628, 689*, 794, 809, 912, 922, 929.
Pfaundler-Schloßmann *612*.
Pfeffer 924, *984*.
Pfeiffer, J. 85, 87, *604, 605*.
Pfeilsticker 914, *984*.
Pfister, E. *987*.
Pflanz *628*.
Pflücker *984*.
Phaenomenow 164, *621*.
Phaneuf 172, *621, 984*.
Phelippon *616*.
Philipps *601, 656*.
— M. H. 134, 375, *612*.
Philippson 34, *598*.
Piccoli 951, 952, 953.
Pichevin 198, 442, 445, 525, *628, 639, 659, 662, 668, 689*.
Pick *647*, 738.
— L. 30, 287, 305, 429, 431, 440, 441, 445, 446, 568, 569, 570, *665, 668, 693*.
Piel *984*.
Piering *668, 674*.

Piering, O. 85, 88, 444, 446, 447, 479, *605*.
Pierra *639*.
Pietkewitsch 97, 104, *608*.
Pietkiewicz 100.
Pilliet 561, *639*, *668*, *689*.
Pilot 242, *633*.
Pils, H. *624*, *664*.
Pinard 85, 144, 346, *605*.
— M. *653*.
Pincus 30, 84, 211.
— L. *605*, *984*.
Pinel, M. *974*.
Pinelli *633*.
Pinkus *598*.
Pinto *652*.
Piollet 506, 510, *682*.
Piontik-Fainberg *984*.
v. Piotrowski *984*.
Piquand *984*.
Piquet 399.
Piskacek 542, 735.
Pissemsky 164, 517, *605*, *621*.
Pissewski 100, *608*.
Pistolese *689*.
Pistrowski *616*.
Pitcher, H. *647*.
Pitha *984*.
Pitirimoff *674*.
Placy, L. *664*.
Planner 332, 334, 340, 341, 363, 364, 365, 372, *664*.
Plaß *639*.
Plaut 215, 220, *624*.
Plazzonus 164, *621*.
Plehn 336, 338, *651*.
Ploss-Bartels 62, 63, 64, 66, 72, 176, 178, *601*, *611*, *621*.
Plotkina *662*.
Plotnika 407.
Pluyette 100, *608*.
Pock 495, *678*.
Podaliri 476, 490, *678*.
Pönitz 302, *647*.
Poewerlein 392, 393, 407, *642*, *643*, *659*.
Pohlmann *609*.
Poirier 22, *598*.
Pokrowsky 287.
Pol 579.
Polaillon 472, 481, 482, 484, 536, 537, 538, *668*, *676*, *689*.
Polano 70, 368, 370, *601*, *655*, *984*.
Polascek 267, *639*.
Polazzi 147, *616*.
Politi 445, *668*.

Polk 797, 953, *978*, *984*, *985*.
Polla *598*.
Pollack *633*, *985*.
Pollaert *985*.
Pollak *639*, 800.
Polland 213, 583, *624*.
Pollet *985*.
Polosson *985*.
Polozker 246, *633*.
Polya *985*.
Pomerlein 286.
Pomeroy 532, 558, 559, *689*.
Pommay *968*.
Pomorski 235.
Pompe van Meerdervoort 259.
Ponfick 408, *662*.
Pontoppidan 248, *633*.
Ponzian *674*.
Popken 923.
Popov 470, 471, *643*, *672*.
Poppel 167.
Poppken *985*.
Porro 137, 141, 291.
Posner *609*.
— C. 108, 109.
Potapoff *659*.
Potel 104, *608*.
Poten 112.
Potenko 367, *655*, *689*.
Poth *985*.
Potocki 142, 146, *616*.
Pott 245, 310, *633*.
Pottet *621*.
Poulson *605*.
Poupart 550, 555.
Powell 362, 363, 374, 398, 536, 549, *656*, *662*, *664*, *686*.
Powilewicz 241, *633*.
Pozzi 270, 280, 289, 383, 399, 407, 477, 495, 592, *639*, *662*, *668*, *678*, 749, 919, 948.
Prat 442, *669*, *689*.
Preschker *985*.
Prescott 506, 512.
Pretzsch *985*.
Pribram, E. 26, *985*.
Price 164, 320, 323, 591, *621*, *650*, *696*.
Pridham 372, *664*.
Priestley *633*, *662*.
de Priffe *628*.
Prigara 283, 288, *643*.
Prigge 304, *650*.
Priggs 304, *650*.
Princetau 472, 477, *673*.
Pristley 241, *643*.
Prochaska 81, *603*.

Prochownik 77, 85, 164, 175, 195, 196, 202, 235, 284, 291, 438, 502, *602*, *605*, *621*, *624*, *628*, *633*, *643*, *647*, *669*, *680*, *689*, 868, *985*.
Prokess 472, 474, 479, *674*, *689*.
Proskurjakowa *643*, *662*.
Proust *985*.
Prüsemann 172, *621*.
Puchent 150.
Puech 75, 86, 576, *604*, *605*, *606*, *636*, *695*.
Puppel 107, 112, 532, 535, *609*, *689*.
Purfoy *616*.
Purslow 286, 287, *598*, *643*, *659*.
Purves 440, *669*.
Purwish *633*.
Pust *985*.

Quadflieg 576, *695*, *985*.
Queely, E. S. W. *656*.
Queirat, L. *643*.
Queirel 149.
Queissner *985*.
Quénu 489, 677, 919.
Queyrat *628*.
Quincke, H. 130, 131.
Quisling *985*.

Raaflaub *985*.
Rabère *669*, *696*.
Rabl *598*.
Rabut *661*.
Rach *656*.
Rachfahl 173, *621*.
Rachford, B. K. *633*.
Radler *689*.
v. Radwanska *985*.
Raether *689*.
Raffael 119.
Raffaeli *633*.
Raffalli 435, *669*.
Rahm 161, 165, *621*.
Rahn, A. *985*.
Ragusa *985*.
Rais *980*.
Raisz *985*.
Ralle *689*.
Ramorino 370.
Ramsbotham 78, *603*.
Rand 924.
Randall, L. M. *633*.
v. Randkow *985*.
Ranke 378, *656*.

Ranvier 133, *617*.
Rapatel *675, 676*.
Rapczewski 146, *621*.
Rapin 249.
Rasch 97, 98, 100, 102, 103, 104, *608, 689*.
Rask 209.
Rathke *598*.
Rau 153, *616*.
Rauber-Kopsch 22, *598*.
Raubitschek 107, *609*.
Raudnitz *659, 662*.
Rauschning 255, 256, *636*.
Rauther 17, *598*.
Rauthmann 10, 51.
Rautmann *598*.
Rautzoiu 86, *605, 621*.
Ravaut 343, *652*.
Rawls *621*.
Raynaud 481, *676*.
Reboul 481, 482, 483, *676*.
Recasens 560, *689, 985*.
Rech *985*.
Rechenbach *659, 662*.
v. Recklinghausen 186, 282, 434, 436, 440, 441, 456, 457, 475, 477, 481, 484, 485, 494, 562, *669, 671, 675, 678, 689*.
Reclus *689, 985*.
Reder *628*.
— Fr. *689, 985*.
Redlich *669*.
Reed 199, 497, 506, *628, 682, 689, 985*.
Régnat *605*.
Regnoli *669*.
Rehberg 197.
Reich, Fr. 136, *613*.
— H. 149, *616*.
— J. *616*.
Reichel 77, 83, 85, 86, 102, 103, 532, *608, 689*.
— P. *605*.
Reichenbach 248, *633*.
Reichold 356, *654*.
Reichwitz 174.
Reid *647*.
Reifferscheid 100, 101, 102, 105, 140, 141, 146, 192, 226, 228, 346, 350, 435, 436, 437, 482, 527, 546, *605, 608*, 753, 865, 921, 925, *985, 989*.
Reimann 174.
Reines *682*.
Reinfelder *609*.
Reinhardt 186, *624*.
Reinprecht 740.

Reisach *689*.
v. Reitzenstein 178.
Rektorzik 579.
Rellwagon *647*.
Remfry *696*.
Remonovsky 332, 334, 340, 341, 363, 364, 365, 372, *664*.
Renaud 395, *659, 984*.
Renner *651*.
— W. *643*.
Rennert 280, 281, 282, 283, 288, *643*.
Resinelli 115, 447, 571, *610, 669*.
Retterer 17, 39, 46, 47, *598*.
Retzius 36, 129, *598, 613*.
Reusch *689*.
v. Reuss 135, *613*.
— A. 83, *605*.
Reutter, F. 165.
Reverdin 481, 482, *676*.
Revern 69.
Rey 173, *621, 667*.
Reyer, A. *643*.
van der Reyden 251, *633*.
Reymond 142, *616, 689*.
Reynier de Graaf 273.
Rhodes *647*.
Rhomberg 460, 462, 467, 496, 499, 502, 503, *672, 680*.
Ribbert 122, 505, 507, 508, 512, 524, 529, *682, 689*.
Riberi 532, *689*.
de Ribes *946*.
Ribot *658*.
Ricateau *605*.
Ricci 446, 527, *669, 689*.
Richard, A. *643*.
Richardière *633*.
Riche, V. *669*.
Richelot 100, 103, 173, *605, 608, 639*, 796, 919.
Richet 178, *621*.
Richter, J. *621, 985*.
— M. 179, *621*.
Ricker 429, 431, *666*.
Ricord *605*.
Ricordi *624*.
Riddel 69.
Riddle Goffe *985*.
Riddler *689*.
Ridgway-Barker 146, *616, 621*.
Rieck 383, 390, 396, 397, 407, 408, 413, 414, 415, *659, 662, 985, 986*.
Riecke 184, 205, 209, 219, 220, 324, 328, 343, 412, *592, 624*.
Riedel 398, *643, 690, 986*.

Rieder *986*.
Riedinger 446, *647, 669, 689, 986*.
Riedmeier *986*.
Rieffel 21.
Riehl 207, 213, 231, 387, *625, 659, 662*.
Rieken *611, 675*.
Rieländer 146, 170, 174, 175, *621*.
Rietschel 245.
Rigaud *986*.
Riggles *616*.
Rille 26, 261, 287, 316, 383, 405, 411, *598, 628, 639, 643, 662, 675*.
Rindfleisch *986*.
Ringer, E. *592*.
Risak 225, *625*.
Risel 569.
Risse, O. *986*.
Risselow 913.
Rissmann, P. *986*.
Ristic 398, 404, 405, 412, *662*.
Ritchards 69.
Ritchie 68, *601, 675*.
Ritter 280, 283, 291, 292.
— H. *643*.
v. Rittershain 183, *690*.
Rittershaus *689*.
Rivière 407, 411, *662*.
Rizzoli 84, 91, 92, *605*.
Robb 496, 500, *643, 647*.
— H. *647, 680*.
Robbers *986*.
Robbius *986*.
Roberg 176, *621*.
Robert *643, 669*.
Roberts *643, 689*, 821, *986*.
Robertson *616*.
Robin *598*.
Robinson 536, *616, 633, 671, 676, 690*, 821.
Rocaz *633*.
da Rocha-Lima 336, 337, 338, 339, *651*.
Roche 157, 440, 441, 446, 447, 536, *618, 621, 666, 669, 683, 683, 690, 986*.
Rocheblave *673*.
Rochelt 542.
Rochet 302, *647*.
Roczeh *986*.
Rodocanochi *628*.
Rodriguez 170, 280, *621, 662*.
Roederer *624, 653*.
Roemer 151.
Römer, R. *616*.
Römhild 68, *600*.

Rössle 508, *601*, *682*.
Rössler 69.
Roger *633*.
Rogers *675*.
Rokitansky 179, 180, 280, 292, 398, 563, *622*, *643*, *690*, 747.
Roller, W. *986*.
Rona 191, 199, 380, 403, *628*, *643*, *656*, *690*.
— S. *662*.
Roncaglia 235, *625*, *633*.
Ronchesse 77.
Rondet *690*.
Ronginsky *633*.
van Rooy *986*.
Rorke *633*.
Rosanow 162, 579, 580, *621*, *695*, 962.
Rosario 944.
Rose 404, *986*.
Rosenau *651*.
Rosenbach 374, 376, *656*.
Rosenbaum 506, 511, 513, 515, *682*.
Rosenberg 150, *616*, *621*, *675*, *695*.
Rosenberger, A. *616*.
Rosenfeld 196, 199, 527, *628*, *895*, 898.
Rosenkranz *643*.
Rosenmüller 23, 24, 25, 553.
Rosenstein 83, 89, 91, 155, 191, 194, 195, 196, 199, 202, 228, *605*, *616*, *625*, *628*.
Rosenstrauß *647*.
Rosenthal 165, 490, 491, 493.
— Th. *678*, *986*.
Roser 100, *608*.
Rosinski 245.
Rosner 87, *606*, *986*.
Roß 246, *633*, *636*.
Rossier *986*.
Rossow-Seulen 151.
Rost 346, 354, *592*.
— W. L. *986*.
Rostaine 304.
Rostenberg *653*.
v. Rosthorn 83, 86, 90, 149, 567, *606*, 697, 805.
Roth *690*.
Rothe, Fr. *62*, *601*.
Rothermundt 304, *650*.
Rothfeld, J. *598*.
Rothfuchs 142, 146, 148, 151, 153, *616*.
Rothlauf 147, 152, *616*.
Rothschild *690*.

Rothschild, F. 496, 497, 498, 499, 503, 504, 517, 520, 523, 525.
— H. de 65.
— M. F. *680*, *682*.
Rothschuh 302, *647*.
Rotschild *616*.
Rouchesse *602*.
Rouffart 93, *606*, 929, *986*.
de Rougemont 970.
Rouston 481, 482, 488, *676*, *677*.
Routh, A. *647*.
Rouve *662*.
Rouvier 256, *616*, *633*, *636*.
Rouvière 22, 25, *598*.
Rouvillain 84, *606*.
de Rouville 449, 450, 536, *639*, *670*, *690*.
Roux 554, 791.
Rovsing 123, *986*.
Rowley *695*.
Roy de Barres *628*.
Royster *986*.
Roze 76, *598*.
Ruben 753, 885, *986*.
Rubin 244, *633*.
Rudaux 316, *618*, *647*, *650*, *672*.
Rudolph, J. *986*.
Rudski 244, *633*.
Rübsamen *606*, *621*, *986*.
Rücker *981*.
Rückert *986*.
Rueder *986*.
Rüdiger 32.
Rueff 141, 142.
Ruegenberg *986*.
Rüppel *675*.
Ruete 210, 309.
Rütter 391, 397, 407, 416, *659*, *662*.
Ruffini 35, 36, *598*.
Ruge 747.
— C. 28, 30, *598*.
— E. *986*.
— H. 75, 432, *602*, 666, *690*.
— P. 275, 301, *643*, *647*.
Ruggenini 944.
Rullier 266, 267, 269, 398, *637*, *660*.
Rummo 66.
Runge *592*.
— E. *628*, *647*, *690*, *986*.
— M. 101, *606*.
Ruppaner 167, 168, *621*.
Rupprecht 496, 497, 499, 500, 517, 521, 522, 523, 525, 527, 528, 529, 542, 543, 544, 546,

547, 550, 551, 556, 557, 561, 562, 566, 589, *680*.
Rupprecht, P. *690*.
Rusch *690*.
Rusesco 139.
Russanoff 100, 101, *608*.
Russeau *633*.
Russel 392, *628*, *647*, *659*.
Rutenberg 103.
Rutherford 99, 101, *608*.
Ruys 347, 350, *652*.
Ryall *611*.
Rydygier *695*.
Rygier, St. *633*.

Saalfeld 29, 30, 32, *598*.
Sabatier *633*.
Sabella *651*.
Sabouraud 218, 286, *601*.
Sabulotzky *621*.
Sachs 339, 362, 371, *633*, *650*, 664, *696*, 915, 917.
— C. *618*.
— E. *986*.
— F. 69, 116, *601*.
— H. *654*.
— O. 9, 353, 364, 372, 447, 533, 563, *598*, *653*.
Sack *648*.
Sadbresky *606*.
Sadler 77, *602*.
Sänger 479, 481, 496, 500, 506, 509, 514, *621*, *628*, *648*, *654*, *670*, *680*, *682*, 801, 900, 913, 929, 930.
— H. 172, 200, 226, 248, 255, *986*.
Saenger, M. 12, 122, 256, 257, 264, 298, 302, 436, 449, *636*, *639*.
v. Säxinger 158, 496, 500, *680*, 852.
Sage 571, *669*.
Sahler 142, 144, 150, 465, 470, 506, 507, 508, 512, 513, 528, *616*, *682*, *690*.
Sahli 221.
de Saint-Moulin *616*.
Sainz, A. 426.
Saks 164, 168, *621*.
Salin 746, 747.
Salles 169, *621*.
Salmon *639*.
Salomon 333, 335, *664*, 763, 927.
— E. *625*, *693*.
Salpeter *653*.

Salvarini *643.*
Sampson 455, 456, 580.
Samuel *986.*
Sanchez *648.*
Sand 524, 532.
— H. *690.*
Sander *643.*
Sanders *664.*
Sangborgi 462, *671.*
Saniter *986.*
Sankoff 7, *598.*
Sankott 179, 180, *622.*
Sante Solieri *986.*
Santesson *598.*
Santi *598.*
Saphier 503, *680.*
Sappey 22, 28, 32, *598.*
Sarbois 260, *636.*
Saretzky 47, *598.*
Sarra *656.*
Sasal 244.
Sasanoff 142, 144, *616.*
Sasanowa 147.
Sauerhering 331.
v. Saun, A. *654.*
Savaré 198, 199, 517, 525, 527, *628, 690.*
Savariauel *986, 987.*
Savery *616.*
Saviard 75, *602.*
Savourin 536, *690.*
Sawin 163, *621.*
Saxl *632.*
Saxtorph 579, 580.
Scabell 67, 68, 69, *601.*
Scadron *616.*
Scaglione 462, *672.*
v. Scanzoni 141, 472, 477, 579, *669, 675,* 870, 874.
Scarcella *672.*
Scarpa *696.*
Schaaback *987.*
Schaback *987.*
Schachmann 149.
Schad 924, *987.*
Schade 391, 407, 415, *659.*
— W. *662.*
Schaedel *987.*
Schäfer 558, 805, 811, 918, *987.*
— E. *628.*
— O. *684.*
— P. *690.*
Schaeffer 446, 537, *648.*
— D. *669.*
— O. 46, 446, *598, 621.*
— R. 522, 525, 536, 538, *690.*
Schäffer, Th. *643.*

Schaffer, J. 531, *598.*
Schaller *648.*
Schambacher 529.
Scharpenack 494, *678,* 924, *987.*
Schatz 824, 843, 883, 894, 897, *987.*
Schauenstein 179, *621.*
Schauta 83, 85, 86, 88, 90, 104, 271, 372, 383, 550, *592, 606, 656,* 785, 796, 798, 806, 807, 811, 812, 814, 815, 832, 835, 856, 900, 910, 919, 924, 925, 926, 928, 938, 948, *987.*
Scheffzeck *987.*
Scheftel 163, 164, *621.*
Scheer *987.*
Scheib *601.*
Scheid *987.*
Schellekens 429, 431, *666.*
Schenck, F. *659.*
Schenk 218, 367, 394, 395, 396.
Schepelmann *987.*
Scherbeck 170.
Scherber 254, 340, 343, 346, 347, 348, 349, 350, 351, 352, 353, 372, 380, *652, 653, 655, 664.*
Scherer *606.*
Schermell 235.
Scheube 336, *643.*
Scheuer 189, 247, 299, 302, *592, 625, 633.*
— O. *648.*
Scheweleff *616.*
Schick, B. 564, *620.*
Schickele 429, *669,* 805, *987.*
— G. *666.*
Schiele 479, *675.*
Schiff, E. 69, *601.*
Schiffmann 105, 433, *607, 666.*
— Jos. *690, 987.*
Schild 111, *610.*
Schiller 173, 506, 510, 682.
— W. *671.*
Schilling 898, 899.
Schindler 740.
— K. 575, *695, 987.*
Schipault *636.*
Schirschow *987.*
Schläfli 145, *616.*
Schlagenhaufer 567, 569, 570, *693.*
Schlank *643.*
Schlayer 323.
Schlank 150, 280, 295, *616.*
Schlee, E. *987.*
Schleich 130, 272, 302.
Schleiff *690.*
Schlein *648.*

Schlemminger *987.*
Schlesinger 532.
Schlink *987.*
Schloß, Otto *643.*
Schloßmann 371.
Schlucht, A. *654.*
Schlüter 539, 564, *690.*
Schmaltz, R. 13, 16, 524, *598.*
Schmauch, G. 495, 568, *678.*
Schmid, A. L. *633.*
— H. H. 913, 914, *987.*
Schmidlechner 496, 497, 504, *656, 662, 680, 690.*
Schmidt *690.*
— A. 506, 507.
— A. L. 242.
— H. 68, 69, 191, 560, *601.*
— H. R. 497, 525, 526, 527, 561, *628, 680, 690.*
— O. 496, 500, 542, 549, *648, 680, 690.*
— W. *987.*
Schmieden 105, *608.*
Schmit, H. 568.
Schmith, Aug. *682.*
Schmitt *633.*
Schmitz, E. 455.
Schmorl 568, 569.
Schnabel 461.
— G. *672.*
Schnabl, E. 340, 364, *664.*
Schneevogt 496, *678.*
Schneider 69, 346, 481, *601,* 616, *621, 664, 676.*
Schnitzler *695.*
Schoemaker 95.
Schoemann *690.*
Schönbauer 375.
Schönburg, W. *987.*
Schoenhof 322, 404, 467, 468, *643, 662, 672.*
Schoenholz 106, 107, 109, 415, *610, 662.*
Schönmein, A. *987.*
Schönwitz *633, 648.*
Schötz 70.
Scholten 560, *690.*
Scholz *650.*
— G. *648.*
Schopf *987.*
Schottelius *987.*
Schotten *633.*
Schottländer 517, 525, *690.*
Schottmüller 372.
Schrader 107, 108, 168, 415, *610, 621.*
Schraiber *616.*

Schramm 283, 287, 398, 532, 561, 589, *643, 662, 669, 677, 690, 696.*
— J. *648.*
Schreger 585, *695.*
Schreiber, H. 257, 286, 295, *636, 643.*
Schreiner 172, *621.*
Schrenck 896, *987.*
Schridde 62.
Schroeder *621, 643, 648, 666,* 759, 821, 847, 879, 925.
— K. 103, 159, 192, 290, 291, 295, 302, 383, 398, 399, 405, 409, 412, 416, 429, 438, 517, *662, 663,* 921, *987.*
Schröder R. 235, 305, 421, 429, 461, 470, 495, *592, 665,* 759, 761, 763, *987.*
— sen. 721, 747, 855, 856, 874, 878.
Schubarth, R. *987.*
Schubert 309, 917, 919, 923.
— G. *648, 987.*
Schuchardt 112, 288, 406, 563, *663.*
Schücking 801.
Schülein 170, 172, 173, 462, 464, 467, *621, 671, 672, 677, 987.*
Schüller, M. 12, 33, *598.*
Schürenberg 457.
Schürmann, E. *988.*
Schütze 454, 472, 474, 477, *675.*
— A. *988.*
Schugt 346, 350, 351, *653.*
Schulte, F. *987.*
Schultz 244, *610,* 629, *988.*
Schultze 738, 757, 785, 786, 893, 896.
— B. S. 496, 498, 503, *648,* 721, 734, 745, 748, 750, 751, 753, 765, 782, 784, 786, 789, 855, 874, 878, 881, *988.*
— W. 28, 29, 30, 54, 65, *598, 611.*
Schulz, H. *633.*
Schulze 527.
— H. *690.*
— R. *978.*
Schumacher *598.*
Schumann 474, 490, *678.*
Schwab, M. *988.*
— Th. *654.*
Schwabe, L. *988.*
Schwaiblmair 490, 491, 493, *678.*
Schwalb *666.*
Schwalbe 36, 363, *598, 640, 655.*

Schwantz 248.
Schwartz 305, *633, 650, 988.*
— Ph. 939.
Schwarz 475, 476, 477, 517, 523, 527, 542, 545, 550, 561, *621, 666, 675.*
— C. 106, 107, 108. 109, 175, *610.*
— E. 429.
Schwarz G. *690.*
— H. *988.*
Schwarze 884.
Schwarzenbach 103, *988.*
Schwarzmüller *988.*
Schwarzwäller 506, *682.*
Schweigger-Seidel 36, *599.*
Schweitzer *740, 988.*
— B. *988.*
— R. *988.*
Schweizer 536, 537, 538, 563, *690.*
Schwimmer 190, *659.*
Scipiades 148, 520, *616, 690,* 698, 705, 716, 718, *988.*
Scomazzoni *633.*
Scott 435, *669.*
Scrocttaz *988.*
Sébiau *988.*
Secheyron 179, 180, *610, 621, 622.*
Sedillot *616.*
Seegert *988.*
Seeligmann 199, 200, 201, 202, 527, 628, *669, 690.*
— L. *648, 988.*
Seggel 259, *610, 636.*
Ségond 919.
Seibold *988.*
Seidler 440, *643, 669.*
Seiffart 140, *613.*
Seiffert *659.*
Seitz 165, 379, 380, 395, 451, *613, 656, 664, 690,* 762, 763, 820, 841, 900, 945.
— A. *670, 764,* 806, 812, *988.*
— L. 132, 234, 260, 560, *625.*
— O. 283, 284, *643.*
Selcke 472, 477, *675.*
Sellheim 26, 105, 113, 114, 115, 563, 564, *599, 608, 610, 699, 699,* 701, 712, 713, 714, 715, 716, 737, 738, *740,* 741, 7Ł0, 759, 766, 770, 774, 780, 815, 843, 865, 869, 873, 879, 881, 900, 904, 922, 928, *988.*
— J. *988.*
Seltzer, C. M. *672.*
Semon *599.*

Semyonovitsch *643.*
Sencert *636.*
Senebier 281, *643.*
Sennert 579, *606.*
Sequeira 69, *600, 601.*
Serafini 282, 283, 291, 435, 436, *643, 669.*
Serph 532, 533, *690.*
Seulen *616.*
Severanu 163, 309, 310.
Severeanu *650.*
Sevestre 206, *625, 636.*
Sexton 88, 99, *608.*
Seynsche 165, *621.*
Sfameni 35, 36, 37, 38, 174, *599.*
Sforza *616.*
Sharp *633.*
Shaw 531, 532, 533, 558, 559, 561, *690.*
— W. Fl. *971.*
Sheffield *634.*
Sherrington 55.
Shewman *677.*
Shoemaker, G. E. 179, *606, 622, 690.*
Shoji *611.*
Shover *634.*
Shtol 435, *669.*
Sichel, M. *988.*
Sicilia, P. *650.*
Sick-Weiß 93.
Sickel *634.*
Sieber 266, *639, 988.*
Siebert 270, 338, *634, 651.*
v. Siebold 150, 160, *616.*
Siebourg *648.*
Sieburg 213, 302, *624, 625.*
Siedentopf 280, *643.*
Siefart *988.*
Siegel 506, *682.*
Siegert 116.
Siegmund 237, 238, *672.*
Siemens, H. W. 573, *625, 693.*
Siemers 285.
Sievers 481, *676.*
Sigwart *988.*
Silbermark 172, 174, *621.*
Silberstein 355, 358, 359, *654,* 949.
Sillmann-Lönnroth *648.*
Silva *669.*
Simmonds 124.
Simmons *690.*
Simon 90, 142, 148, 235, 241, 249, 496, 498, 499, 500, 501, 503, 506, 510, 515, 561, *606, 634, 690,* 899, 900, 906.

Simon, G. *680.*
— H. 496, *680.*
— H. E. *694.*
— M. *616, 988.*
— O. *682.*
— T. W. *665.*
— W. *643, 672.*
Simon-Maydle 104.
Simonelli 464, *672.*
Simonot, A. *648.*
Simons 200, 210, *625, 628.*
Simpson 78, 155, 476, 490, 492, 494, *648, 678, 690.*
— A. R. *648.*
— B. *678.*
— T. *675.*
Sims *618,* 794, 846, 881, 899.
Simson, F. *648.*
Simula *643.*
Sinajsky 163, 164, *621.*
Sinclair 142, 150, *634,* 800.
de Sinéty 32, 33, *599.*
Singer 199, *628.*
— H. *648.*
Sinn 536, 537, 546, *690.*
Sippel 123, 495, 542, *678, 691, 988.*
Siredey 199, 339, 344, 550, *623, 626, 663, 685, 988.*
Sittner 130, *613.*
Sitzenfrey 265, 536, 538, *691.*
Sjödahl *616.*
Skala *988.*
Skene 12, 33, 264, 532, *599.*
Skiba-Zaborowska *634.*
Skrezeczka *599.*
Skutsch 141, 246, 291, *613, 634, 643, 696, 988.*
Slaviansky 791.
Slavik 132, *613.*
Slavinski 164, *621.*
Slawyk 70.
Sligh *636.*
Slingenberg 242, *634.*
Sloan *988.*
Sloimovici *653.*
Small, W. B. *634.*
Smead, L. F. *988.*
Smellie 158, 585, *695.*
de Smet 356, *654, 677.*
Smital 588, *696.*
Smith *621, 675,* 786, 787, 794, 805, 832, *988.*
— C. N. *628.*
— E. H. 123, 130, 172, *611.*
— G. H. *639.*
— H. L. *988.*

Smith, I. B. *643.*
— L. L. *654.*
— R. M. *634.*
— W. G. *672.*
Smol-Izansky 249, *634.*
Smolitschew 164, *621.*
Sneguireff 506.
v. Sobolew *989.*
Socin 91, 496, 499, *679.*
Soemmering 10.
Soenens 257, *636.*
v. Sohlern *989.*
Sohn 584.
Sohns *695.*
Soimaru 363, 404, *663, 665.*
Soler *989.*
Solieri *989.*
Soller 107, *610.*
Solms 582, *989.*
— E. 792.
Solomon *691.*
Sommer 324, 522, 527.
— F. *691.*
Sommerville *616.*
Sonneker *691.*
Sonnenburg *608.*
Sonnenfeld *989.*
Sonntag 922.
Soper *630.*
Sorbets *691.*
Sorel *634.*
Sorrentino 283, 288, *643.*
de la Sota 659, *663.*
Soto, L. *989.*
Souligoux 472, 489, 571, *606, 669, 677.*
Soullier 532, *691.*
Southby *631.*
Soutougine 446, *669.*
de Souza Moral 280.
Spadaro *643.*
Späth 149, 164, 527, *621, 691,* 740, *989.*
Spaeth, F. *634.*
Spalding *989.*
Spalteholz 27, *599.*
Spaulding 48, 244, *599, 634.*
Spencer 457, 474, 536, 564.
— H. *675.*
— H. R. *691.*
Sperling, A. *989.*
Spiegel *989.*
Spiegelberg 142.
Spietzschka 135, *613.*
Spillmann 291, 372, 380, 381, *643, 656, 665.*
— L. G. *656.*

Spinelli *634,* 953.
Spitzer *669.*
Spitzky 104, *606, 607.*
Sprague *606.*
Sprengel 554, *989.*
Springsfeld 164, *622.*
Spuler 46, *599.*
Squier *989.*
Sselitzky 88, 92, *606.*
Sserdjukoff *634.*
Ssokolow *634.*
Stacy *989.*
Stadtfeldt 398, *663.*
Staedtler *989.*
Staehelin 222.
Staemmler *989.*
Staffel *696.*
Stafford 244, *630.*
Stamm 249, *634.*
Stammler 106, 107, 108, 109, 110, *610.*
Stancanelli 464, *672.*
Stankiewicz *628.*
Stanziale *643.*
Stark, N. J. *989.*
— S. *643, 989.*
Staude 794, *989.*
Steel, W. A. *691.*
Steffeck 496, 503, *680,* 807, *989.*
Steichele *643.*
Stein 244, 320, 322, 323, 403, 407, *663, 674, 675.*
— A. 524, *629, 648, 650, 691.*
— A. W. *650.*
— I. *634.*
— R. O. 467, *672.*
Steinberger *622.*
Steinbüchel *989.*
Steiner *608, 616.*
Steinreich *695.*
Steinschneider 266, *634, 639.*
Stenger 100, 105, *608.*
Stenzel 898, *989.*
Stephan 948, 949, *989.*
Stephansky 380, *656.*
Stern *634.*
— R. 429, *666.*
Sternberg 225, 394, 504, *680.*
— C. *682.*
Steschinski, A. *634.*
Stettiner 104, *608.*
Steven, I. L. *634.*
Stevens 12, 265, 266, 271, 481, 496, 499, 500, 502, 504, *639, 676, 680, 691.*
Steward 512, *681.*
Stewart, H. 455, *671.*

Stiassny 172, *621*, *622*.
Stieda 29, 84, 85, 113, 583, 584, *599*, *606*.
— A. *695*.
Stiefler 130, *613*.
Stiegele *677*.
Stieve 712.
Stiewe, H. 933, 940.
Stiggle 488.
Stiles 104, *608*.
Stiller 768, 769, 868, *989*.
Stocquard *599*.
Stoeckel 104, 105, 106, 111, 112, 135, 146, 147, 174, 226, 228, 254, 274, 357, 394, 461, 451, 520, 543, 546, 547, 550, 595, 553, 554, 556, 558, 560, 561, 562, *592*, *608*, *610*, *616*, *622*, *672*, *678*, *691*, 805, 807, 820, 822, 823, 824, 829, 852, 858, 887, 910, 911, 921, 923, 924, 925, 926, *989*.
Stoeckel-Reifferscheid 83, 141, 192, 342, 346, 435, 461, 482, *592*, *989*.
Stöhr 32, *599*.
Stölzner 116.
Stoica *659*.
Stokes 280, 286, 287, 291, 295, 451, *644*, *670*.
Stolper *606*.
Stoltz 585, *622*, *669*, *695*.
Stolz *616*, 798.
— M. 146, 373, *654*, *655*, *989*.
Stone, J. S. *989*.
— R. M. *669*.
Storer *634*, *675*.
Stork, F. *989*.
Straatmann *695*.
Strahl *599*.
Straßberg *634*.
Strasser, H. 698, 699.
Straßmann *625*, *659*, 944.
— F. *622*.
Strassmann P. 76, 83, 239, 298, 301, 399, 406, 413, 506, 510, 516, 542. 563, 566, *602*, *606*, 807, *989*.
Stratz 64, 67, 561, *691*, 929, 930, *989*.
Strauß 545, *691*, 728.
— H. *989*.
— M. *606*.
Stravino *644*, *650*.
Streibel 85, *606*.
Stretton *636*.
Stricker 32, *599*, *601*.

Strina 481, 482, *676*.
Strube *608*.
Strümpke 328.
Stryker *653*.
Stschetkin *622*.
v. Stubenrauch *695*.
Studhalter *657*.
Stühmer, A. *665*.
Stümpke *650*.
Stukowski 448, *669*.
Stumpf *691*.
— M. 165, 542.
Sturmdorf 486, *677*, *990*.
Sturmer 574, *669*, *693*.
Stutzmann *599*.
Suchard 246, 490, 491, *634*, *678*.
Sudek 582.
Sukmann *691*.
Sultan 575, 581, 583, 584, 585, 586, *695*.
Suppiger 79, 85, *603*.
Sußmann *691*.
Sutejew 414, *663*.
Sutter *990*.
Suttina 288, 294, *644*.
Sutton *644*, 749.
Sutugin 142.
Swanton 448, *669*.
Sweeney 216, *625*.
Sweetzer *990*.
v. Swiecicki *599*, *617*.
Switalski 566, *622*, *691*, 739.
Swoboda 371, *665*.
Syme 442, *691*.
Szabo *644*, *663*.
Szasz 191, 198, 199, 402, 403, 405, 406, 407, 408, 409, 413, 525, 527, *628*, *663*, *691*.
Szenes 39, 47, 48, 49, *599*.
Szili 496, 499, 500, *680*, *990*.
Szomocconi 248.
Szondi 299.
Szymonowicz 36, *399*.

Tait 78, 204, 435, *615*, 794, 900, 903.
Tandler 17, 22, 24, 29, 30, 32, 46, 65, 66, 115, 116, 274, *599*, *601*, *610*, *638*, 718, 719, 746, 754, 755, 846, 847, 848, 849, 850, 851, 852, 853, 854, 855, 856, 860, 861, 862, 864, 865, 866, 867, 869, 870, 872, 873, 874, 875, 876, 877, 878, 879, 880, 881, 900, 907, *990*.
Tangl 107.

Tardieu 16, 164, 165.
Tarler 75, *602*.
Tarneau *622*.
Tarnier 26, 144, 155, 472, 478, *617*, *669*, *675*.
Tarnowski 454, *625*.
Tassius *606*.
Tatasescu *663*.
Tate *617*.
Tauber 506.
— Rob. *682*.
Tauffer 107, 111, 496, 504, *610*, *648*, *990*.
Taussig 46, 50, 191, 197, 198, 202, 204, 237, 244, 245, 247, 251, 252, 282, 283, 285, 338, 339, 398, 405, 449, 450, 451, 525, 526, 536, 554, 561, *593*, *599*, *628*, *634*.
— F. *651*, *663*, *670*, *691*.
— F. J. *644*.
Tavel 302.
Tavell *650*.
Taylor 506, 507, 512, 528, *639*, *644*, *650*, *669*, *677*, *682*.
— F. E. 223, 224, *623*.
— J. *659*, *663*.
— R. W. 262, 286, 289, 290, 305, 308, 317, 320, 323, 326, 328, 330, 383, 387, 391, 392, 399, 404, 408, 410, 443, 453, *613*, *650*, *663*.
Teale *669*.
Tedenat 444.
Telecki *639*.
Teller 106, 517, 523, 543, 557, 561, *691*.
Temesvary 30, 89, 92, 289, 506, 524, *599*, *606*, *622*, *644*, *990*.
Tenckhoff *990*.
Tenconi *634*.
Teodorescu *644*.
Teplaschin 425.
Teplitz 583, *695*.
Termeer 69, 70, 71, *601*.
Terrier 583, 584.
Terrillon 506, 510, 512, 516, *639*, *682*, 919.
Terruhn 189, 190, 195, 196, 197, 198, 199, 200, 527, *628*.
Testut 8.
Teuffel 527.
— R. *628*, *691*.
van Teutem 764, 765, *990*.
Thaler 183, 184, *601*, *625*, *990*.
Thalmann 250, 328, 333, 334, 335, 336, *665*.

Theilhaber 524, 588, *691*, *696*, 760, 765, 766, *990*.
Thémolières *990*.
Thibaut 527, *627*.
Thibierge *665*, *672*.
Thiem 174, *617*, *622*, 753.
Thierfelder 338.
— M. U. *651*.
Thierfelder-Thillot *651*.
Thies 924, *990*.
Thiess *691*.
Thiessen 924.
Thilon 289.
Thilow 107, *610*.
Thinh 506, 508, *680*, *683*.
Thirey *656*.
Thiry 564, *639*, *691*.
Thissen, J. *990*.
Thomann 170, *622*.
Thomas 496, 499, 532, *599*, *680*, 785, 786, 787, 832, 952.
— G. *680*.
— J. 10, 26, 32, 33, 47, *599*.
— T. G. *691*.
Thomaß 474, 476, *675*.
Thompson *597*.
Thomson 496, 498, *644*.
— H. *680*, *990*.
Thore *622*.
Thorn 286, *644*, 740, 949, 953, 961.
— W. *990*.
Thorne *990*.
Thumin *610*.
Thure-Brandt 724, 785, 891, 892.
Ticky *990*.
Tièche *634*, *654*.
Tiedemann 10, 11, *599*.
Tiegel *617*.
Tikanadse *990*.
Tilesius 68, *601*.
Tillaux *606*.
Tillmann *990*.
Tillmanns 172, 589, *622*, *696*.
Timbal 506, *681*.
Timofeew *599*.
Tipjakow *608*, *691*.
v. Tischendorf 283, 284, 285, 472, 477, *644*, *675*.
Tittel *990*.
Tobias 282, 283, 285.
Tobler 536, 537.
— Th. P. *691*.
Toch 358, *654*.
Tokahashi 235.
Toldt *599*.
Tollberg 76.

Tomaselli 172, 173, *622*.
Tomasczewski 324, 327, 331, 332, *650*.
Tomkinson, G. *648*.
Tommasi 244, 248, 249, *634*.
Torggler 467, 506, 507, 510, 511, 513, *682*, *691*.
Torkos 81.
Torras *642*.
La Torre *622*.
Torre-Blanco *648*.
Toulmouche 76, 164.
Tourneux 39, 47, 203, 441, *599*, *628*, *669*, *691*.
— J. P. *669*, *990*.
Touton 265, 537, *639*.
Townsend 520, *663*, *691*.
Tracy *990*.
Traina 275, *644*.
Trapl 224, 225, *606*, *625*.
Trautmann, A. *599*.
Trebing *634*.
Trendelenburg 589.
Trespe 191, 193, 194, 195, 196, 197, 199, 201, 202, 527, *628*.
Treub *990*.
Treuherz 505, 510, 512, 514, *682*.
Treupel 821.
Treymann 346, *652*.
Trichonowitsch 95.
Tridon, P. *634*.
Trilat 170.
Trillat *622*.
Tripputi 356, 357, *654*.
Trivine *990*.
Trolle *695*.
Troquart *691*.
Trost 12, *599*.
Trotta 536, 538, *691*.
Trousseau 355, *655*.
Trovillion *625*.
Troy 199, 201, *627*.
Tschaunuff 5.
Tschernikoff *617*.
Tschlenow 287, 294, 404, 409, *644*, *663*.
Tschopin 353, *653*.
Tschuewsky 290, 291, *644*.
Tsoumaras 246, *634*.
Tuck 86, 88, *606*.
Tucker *622*.
Tuffler *601*.
Tulinow 304, 310, *634*, *650*.
Turazza *636*.
Turgard *669*.
Tuszkai 172, *622*.
Tuttle 472, *675*.

Twamby *677*.
Tynberg 78, *603*.

Überschuß 532, *691*.
Ughetti 130.
Uhtmüller *990*.
Ulesco-Stroganowa 442, 446, 447, 455, *669*, *696*.
Ulinski 199, *628*.
Uljanowsky *617*.
Ullmann, E. 463, 464.
— E. V. *672*.
Ulrich, O. 575, 581, *695*, *990*.
Uluhogian 442, *669*.
Umansky *653*.
v. Umtach *990*.
v. Unge *696*.
Unger 421.
Unger-Bjanzewa 142, *617*.
Unna 324, 342, 343, 398, 427, 453, 505, 508, *593*, *625*, *652*, *663*, *672*.
Unna-Pappenheim 210, 226.
Unterberger *691*, 821.
— F. *695*, *990*.
Urich 488, *677*.
Usemann 532, 535, *691*.
Ussher *644*.
Uter 548, *691*.
Utropin *599*.

Vaillard *657*.
Valdagni 289, 290, *644*.
v. Valenta *990*.
Valentin *634*.
— J. 244, 247.
Valeriani *691*.
Valle *606*.
Vallee 821.
Vallois 202, *617*, *629*.
Valsalva 580.
Valude 481, 482, 484, *676*.
Vance *608*.
Vandermissen 471, *675*.
Varaldo 226, *625*.
Varnier 855.
Varo 580.
Vasallo *599*.
Vassal *634*.
Vassiljev *634*.
Vaßmer 589, *696*.
Vaugirod *671*.
Vedeler *599*, *629*, 747.
Veh 287, 291, *644*.
Veillan *634*, *639*.

Veit 142, 158, *691*, 878.
— G. 585, *695*.
— J. 82, 86, 93, 98, 106, 111, 124, 146, 147, 153, 164, 179, 193, 198, 199, 201, 202, 222, 241, 255, 257, 258, 259, 267, 297, 302, 373, 385, 396, 398, 399, 408, 410, 411, 412, 415, 435, 437, 446, 453, 477, 479, 485, 494, 503, 505, 506, 510, 517, 523, 524, 527, 545, 561, 564, 566, 574, 576, 580, *593*, *606*, *629*, *678*, *682*, 855, 948.
— R. 496, 499, 500, 502, 503, *680*.
— W. *644*.
van de Velde 226, *625*, *648*, 897, *990*.
Velibril, A. *634*.
v. Velits 107, *610*.
Velpeau *669*.
Venot 533, 557, *691*.
Vercesi *990*.
Verani 199, 203, *629*.
Verbeek 949.
Verchère 271, 408, *634*, *663*.
Verdos *663*.
Verebely 66, 69, 70, *601*.
Verheyen 10.
Verne 536, 549, *686*.
Verneuil 272, 289, 481, 482, 483, *639*, *676*.
Verocay *678*.
Versari *655*.
Versé 506, 508, 510, 512, 513, 515, *682*, *693*.
Vértes, O. *990*.
Veyrières *635*.
Viana, O. *990*.
Vianeberg *991*.
Vianna 338.
Vianney *682*.
Viatte 390, 396, 399, 407, *659*, *663*.
Vidal 229, 372, 548, *669*.
Vidal-Touton 212.
Vierstein *644*.
Vieux *648*.
Vigerani *635*.
Vigne *663*.
Vignolo, Lutati *635*.
Villar 571.
Villeneuve 280, 290, 291, 476, *644*, *675*.
de Villiers 477, 478, *631*, *674*.
Vinay 142, 147, 153, *617*.
Vincent-Plaut 381.

Vincenti 371.
Vincenzo-Lauro *629*.
Vineberg 807, 910, 924.
Violet *991*.
Virchow 78, 115, 281, 286, 398, 453, 474, 489, 505, 517, *603*, *675*, *682*, 735.
Virey 118.
Visino *606*.
Vital 241, 356, *635*.
Vitry *606*.
Vladimirow 442, *669*.
Voelcker 110.
Voelcker-Wossidlo 104, *610*.
Vogel, A. 257, 379, *657*.
— K. *991*.
— W. 760, *991*.
Vogelsberger 168, *622*.
Vogler *617*.
Vogt 957.
— E. 142, 251, 424, 506, 508, 509, *617*, *635*, *648*, *665*, *691*, *991*.
Voigt 368, *655*.
— J. *991*.
Voigts *684*.
Volibril 247.
Volk 347, 350, *622*.
— R. *653*.
Vollbrandt *635*.
Vollmer 457, 462, 464, *644*, *673*.
Volta *599*.
Voltz 560, *690*.
Vomvyl 275, 283, 288, 295, *644*.
Vormann, Joh. *650*.
Voß 107, *610*.
Vrolik 100, 107, *610*.
Vyslovitsch *691*.

Wachtel 146, *617*.
Wade, H. A. *991*.
Waelsch 287, 288, 404, 405, 406, 415, 463, 464, *644*, *663*, *673*.
Wagner 54.
— E. *606*.
— G. A. 907, 915, *991*.
Wagner-Hohenlobbese 87, 92, *606*.
Wagstaffe 496, 506, *680*, *682*.
Wahn 564.
Wahrer *617*.
Wahrhaftig 282, *644*.
Walbaum *991*.
Walcher 856, *991*.
Waldeyer 2, 4, 5, 6, 7, 8, 11, 21, 46, 586, *595*, *596*, *600*, *695*, 836.

Waldstein 101, *608*.
Walker 392, *657*.
Wallach, K. *691*.
Wallart *636*.
Wallert 257, 457.
Walrawens *606*.
Walter 69.
Walthard 130, 205, 299, 358, 568, *613*, 766, 776, 778.
— M. *648*.
Walther 142, 151, 152, *617*, *629*, *648*, *991*.
— v. 494.
de Wannenmaker *648*.
Ward *691*, *991*.
Ware 356, 357, *655*.
Wargassowa *991*.
Warnekros 299, 303, 558, *644*, *692*.
Warring, J. *991*.
Warszawski 142, 146, *617*.
Wasilewski *991*.
Wassermann 531, 532, *692*.
Wassic *635*.
Wassilieff *600*, *635*.
Wassink 528, 530, *686*.
Waszczenko *644*.
Watkins 900, 910, 924, 928, *991*.
Watson 497, 498, 500, *680*, *692*.
Waugh, W. T. *629*.
Wayneroff-Vinarow 393, *659*.
Weber 172, 173, 270, 286, 442, 443, 445, 448, 472, 477, 478, 481, 482, 483, 496, *622*, *625*, *644*, *669*, *673*, *680*, 924, 938.
Wéber 501, 528, 571, *666*, *668*, *669*.
Weber, E. *669*.
— F. *675*, *676*, *692*, *991*.
— R. *991*.
Webster 29, 30, 35, 36, *600*, 800, 806, 809, 815, 928.
— J. C. *648*.
Wechselmann 323, 448, 587, *650*, *669*, *696*.
v. Weckbecker-Sternefeld *617*.
Wedel *606*.
Wederhake 917, *991*.
Weedy *991*.
Wegscheider *617*.
Wehle 567, 569, *693*.
Weibel 107, 388, 394, 395, 443, 453, 564, *610*, *659*, *669*, 727, 807, 911, 915, 924, 925, *991*.
Weidlich-Hartig *692*.
Weigand 559.
— H. *692*.

Weigeldt 70.
Weigert 110, 380, *610*.
Weil 170, 246, 496, 498, 501, *635, 680*.
Wein, A. *991*.
Weinberg *991*.
Weinbrenner 407, 408, 410, *659, 663*.
Weindler *991*.
Weinlechner 286, 288, 295, 403, 407, 408, *644, 659, 663*.
Weinstein *635*.
Weinzierl 740, *991*.
— E. *622*.
Weir 183, *625*.
Weishaupt, E. 455, *671*.
Weiss 83, 87, 178, 253, 506, *632, 682*.
Weiß, A. *635*.
— E. *991*.
— Joh. *606*.
— Jul. *620*.
— O. *635*.
— v. *629*.
Weißmann *648*.
Weisswange 370, *655, 692*.
Weitgasser 269, 270, *639*.
Welander 235, 248, 334, 336, 346, 347, 352, 353, 354, *639, 653*.
Wells 79, 372, *659, 664*.
Welpener *991*.
Welt-Kakels *635*.
v. Wenczel *991*.
Wendling 101, *608*.
Wendt 29, 30, *600*.
Weniger 405, *663*.
Wennig *644*.
Werbow *635*.
Werner 583, *695*.
— P. *648*.
— Ch. *992*.
Wernher 398, *663*.
Wernitz 496, 498, 499, 500, 501, *680*.
Wertenstein *617*.
Werth 429, 440, 506, 515, 516, 561, *669*, 791, 795, 806, 808, 815, 948, *992*.
Wertheim 104, 105, 107, 108, 109, 112, 247, 334, 556, *608, 610, 635, 639, 665*, 792, 802, 803, 804, 807, 815, 826, 835, 846, 865, 900, 911, 912, 915, 923, 924, 931.
— E. 910, *992*.
Wertheimber *622*.
Wertheimer 30, 47, 162, *600*.

Werther 81, 231, 346, 350, 353, 379, 385, *635, 653, 657*, 659.
Werthmann *692*.
West 405, 517, 524, *663*.
— Ch. *669, 692*.
Westermark *952*.
Westhoff 107, 109, 112, *610*.
Wetterer 467.
— J. *673*.
Wettergreen 151, *617, 692*.
Wetterwald 527, *629, 692*.
Weyl 543.
White 455, 506, *651, 992*.
— G. R. *992*.
— J. C. *644*.
Whitehouse *692*.
Whitney 474, *610, 674, 675*.
Whitridge 152.
Wiart *695*.
Wichmann 162, 163, 409, 532, 533, 535, 536, *622, 692*.
— P. *663*.
Wiedhopf 203, *627*.
Wiedow 564.
Wiemann 811, *992*.
Wiener 266, 302, 435, 463, 506, 508, 509, 513.
— G. *682*.
— K. *673*.
— S. *648*.
Wiesel, J. *602*.
Wieting *657*.
Wigand 150, *617*.
Wijckerheld *655*.
Wile *669*.
Willis *992*.
Will, O. G. *648*.
Willerding 583, 584, *695*.
William *596*.
— Ph. F. *992*.
Williams 152, 247, 271, 360, 567, 569, *625, 637, 693*, 753.
— J. T. *992*.
— J. W. *635, 655, 659*.
— Ph. F. *635*.
— R. 517.
— W. R. *692*.
Williamson 429, *666, 692, 992*.
Willmott, E. *659, 663*.
Willoch 155.
Willoughley 260, *637*.
Wilms 471.
Wilson 68, 271, *637, 992*.
— G. F. *622*.
— R. *635*.
Wiltshire 297, 443, 444, *648, 669*.
Wimmer *942*.

Wimpfheimer 141, 142, 144, 146, 149, 165, *617, 622*.
Winarow, E. *659*.
v. Winckel 74, 82, 120, 123, 142, 146, 148, 149, 151, 165, 170, 180, 268, 291, 357, 383, 399, 442, 443, 446, 453, 469, 490, 491, 496, 498, 499, 500, 501, 502, 531, 532, 571, 579, 580, 584, 585, 586, *593, 608, 617, 637, 655, 657, 663, 669, 678, 680, 682, 692, 695*, 753, 762, 791, 835, 856, 948, 964, 966.
— F. *622, 678*.
Windell *644*.
Windisch *992*.
Windscheid *600*.
Winestine 455.
Winfield *648*.
Winiwarter 544.
Winkelmann 517.
— F. *692*.
Winkler 558, 560.
— A. *692*.
— F. *648*.
Winslow *600*.
Winston *992*.
Winter 383, 390, 406, 407, 495, 746, 874, 878, 927.
— E. 923.
— Fr. 560, *692*.
— G. *659*.
Winterstein, A. *622*.
Wintz *692*, 855.
— H. 560, *690*.
Wise *651*.
Wissing *644*.
Wittkopf 538.
Wirz 213, 300, *625*.
Wissing 275.
Wittbauer, K. *992*.
Witthauer 164, *622*.
Wittkopf 536, 537, 546, *692*.
Wladimirski *992*.
Wodynski 417, *664*.
Wölfler 103, 104, 106, 107, *610*.
Wojriechowski 100, 102, 104, *608*.
Wolf, J. 89, 90, 93, *606*.
Wolff 12, 65, 75, 88, 107, 109, 116, 219, 226, 231, 232, 240, 271, 391, 397, 452, 536, 539, *625, 635, 692*.
— Br. *602, 610, 659*.
— C. H. 585, 586, *695*.
— J. *659*.
— M. *664*.

Wolffenstein 243, 244, 247, 250, 253, 375, *635*, *657*.
Wolters 587, 588.
— J. *696*.
Wood 380, *657*.
Woodman 259, *637*.
Woods *635*.
Woringer 139.
Worms 975.
Wormser 921, *992*.
Woronichin 378, 379, *655*, *657*.
Worral 795, 805, *992*.
Worthmann 35, 52, 54, *600*.
Wortmann, K. *617*.
Woyer 172, *622*.
Wright *617*.
v. Wrzesniowski *992*.
Wüllmers *618*, *622*.
Wulff 107, *610*, *629*.
Wullstein 589, *696*.
Wunsch *992*.
Wyatt *992*.
Wyder 259, *637*, 822, 923.
Wydrin *692*.
Wylie *622*, 797.
Wyndhamm Cottle 344.
Wynkoop *635*.
Wytonek *692*.

Xylander 334, *665*.

Yates 76.
Ylppö 117, 138, 253, *612*, *613*, *635*.
Young, P. 167, *608*, *622*.

Zabel *648*.
Zabludowskaja-Mett 247, *635*.
Zabolockij 163.
Zacharias 480, 542, *675*, *692*.
Zachias 76.
Zagorjanski 567, 569, *693*.
Zaharoff 476, *675*.
Zaletel, R. *992*.
Zander 86, 88, *606*.
Zangemeister 103, 256, 259, 260, 369, 370, 481, 487, 568, *622*, *637*, *676*, 811, 820, 853, 953, 956, 957, 960, 961.
Zappert 138, *613*.
Zarate *992*.
— E. *992*.
Zeiss 162, 525, *622*, *636*, *692*, 791.
Zeissl *639*, *669*.
— v. 22, 260, 263, 266.
Zeitler 532, 535, *692*.
Zellner *992*.
Zen *600*.
Zerbe *673*.
Zickel *992*.
Ziegenspeck 446, 447, *669*, 750, 891, 892, 904, *992*.
Ziegler *613*, *663*, *673*.
— E. *593*.
Zieler 185, 200, 205, 206, 207, 217, 218, 219, 220, 221, 227, 231, 232, 233, 235, 305, 312, 319, 326, 327, 329, 331, 338, 342, 358, 370, 380, 387, 388, 409, 418, 427, 463, 464, 466, 530, 532, *592*, *593*, *624*, *663*, *692*.
Zielewicz *670*, *675*.
Ziem *622*.
v. Ziemssen 286.
Zikmund *992*.
Zimmer *637*.
Zimmermann 506, 515, *617*.
— G. *682*.
— R. *992*.
Zimmern 302.
Zinner *983*, *992*.
Ziolin 201, 202.
Zirinski 563, 564, *692*.
Zoehrer *606*.
Zöllner 62, *602*.
Zoepffel *992*.
Zondek 70.
v. Zubrzycki 153, 472, 526, 527, *617*, *629*, *675*, *692*.
Zuckerkandl 588, 589, *600*, *609*, *696*.
v. Zumbusch 205, 213, 231, 286.
Zurhelle *992*.
Zwanck 898, 899.
Zweifel, P. 74, 119, 147, 172, 200, 267, 399, 465, 479, 494, 532, 542, 549, 558, 561, *593*, *610*, *611*, *635*, *637*, *639*, *673*, *683*, *692*, 749, 924.
Zweigbaum 256, 390, *637*, *659*.

Sachverzeichnis.

A. bulbi vestibuli 18.
— dorsalis clitoridis 18.
— ligamenti teretis uteri 19.
— obturatoria 19.
— profunda clitoridis 18.
— pudenda interna 17.
— spermatica externa 19.
— urethralis 18.
Aa. labiales anteriores 19.
— labiales posteriores 18.
— pudendae externae 19.
Abdominal-Plethora und Retroflexio 761.
Abklatschcarcinome der Vulva 522, 527, 542.
Abklatschgeschwür bei Syphilis der Vulva 309, 310.
— bei Ulcus molle vulvae 326.
Abklatschkondylome der Vulva 458.
Abklatschsklerosen, syphilitische der Vulva 309, 310.
Abklatschtumor bei Sarkom der Vulva 499.
Abklatschulcera bei Diphtheria vulvae 354, 355.
— bei Impfpocken der Vulva 370.
Abort, habitueller und Lagekorrektur des Uterus 781.
— nach Prolapsoperationen 932.
— Spontan- und Totalprolaps 942.
Abortus, habitueller bei Retroflexio 818 f.
— Spontan- und Retroflexio 818 f.
Abrasio, Reiz bei Winkelsteifigkeit des Uterus 724.
Absceß, Bartholinischer 260 ff.
— periurethraler 273, 274.
Abscesse der Vulva 237.
Achromatose der Vulva 187.
Achsendrehung siehe Torsion.
— des graviden Uterus 739 f.
— des Uterus 734, 735 f.
— — und Ovarialtumors 735, 736.
Acne vulgaris vulvae 239.

Adenosis vulvae 454.
Adhäsionen, perisigmoidale 732.
Adnexe, Descensus der, isolierter 929 f.
— und Prolaps 854.
— Prolaps der, isolierter 929 f.
— Stieldrehung der 740 f.
Adnexhernie der Vulva 575.
Adnextumoren, Lateripositio bei 732.
Agenesie der Vulva 74, 75, 76.
Aktinomykose der Vulva 224.
Alcockscher Kanal 18.
Ampulla recti, Uterusexkursionen infolge Füllung der 721.
Analgrube 41.
Analhöcker 42.
Analmembran 40.
Angulus clitoridis 8, 10.
Annulus hymenalis 13.
Antefixation des retroflektierten Uterus 770.
Anteflexio uteri und Prolaps 880.
Antepositio uteri 721, 728 ff.
— Ascites und 728.
— Beckenniere und 729.
— Cervixmyom bei 729.
— Douglas-Absceß und 728.
— Exsudate und 728.
— Hämatocele, retrouterine und 728.
— Hämatosalpinx und 728.
— Harndrang bei 729.
— Harnstauung bei 729.
— Hydrosalpinx und 728.
— Ischuria paradoxa bei 729.
— Koprostase und 728.
— Megasigma und 729.
— Ovarialcarcinom und 729.
— Ovarialtumoren bei 728.
— Pyosalpinx und 728.
— Störung der Miktion bei 729.
Anteversio-flexio, Hyper- siehe dort.
— — uteri gravidi 835 f.
— — — Genese der 835 f.
— — — Symptomatologie 838.

Anteversio-flexio, Hyper- uteri gravidi, Therapie der 839 f.
— — — puerperalis 835 f.
Anurie bei Torsion des Uterus 739.
Anus perinealis 84.
— vestibularis s. vulvaris congenitus 82.
— — Operationsverfahren dabei 89.
— — und Geburt 87.
Aphthen der Vulva 339 ff.
Aplasie der Vulva 74, 75, 76.
Appendicitis und Lagekorrektur des Uterus 780.
Arzneiexantheme der Vulva 213.
Ascites, Antepositio bei 728.
Asthenia universalis congenita und Retroflexio 771.
Asthenie und Prolaps 861.
— und Retroflexio 750, 761, 768.
— und Winkelsteifigkeit des Uterus 724.
Atherome der Vulva 452.
Atonia uteri bei Ventrifixation 936.
Atresia hymenalis 181.
— — acquisita 259.
— — Uteruselevation bei 726.
— vestibuli 194.
Atrichosis vulvae 65, 66, 67.
Atrophie, angeborene des Uterus und 723.
Atrophia vulvae 124.
Aufhängebänder siehe Bandapparat.
Aufrichtung des Uterus 781 f.
Ausladung, Piskačeksche 735.
Austreibungsperiode, Störungen der, bei Verengerung von Introitus und Scheidenlumen 939.

Bakterienflora der Vulva 74.
Ballantynes „weiße Linie" der Vulva 31.
Ballontheorie (v. Arx) 699.
Balneotherapie bei Retropositio 731.

Sachverzeichnis.

Bandage bei Hyperanteversioflexio uteri gravidi 837.
Bandagen und Beweglichkeit des Uterus 723.
Bandapparat, Funktion des 715, 718, 722.
— und Retroflexio 744, 745, 746, 748, 750.
Bartholinische Drüse, entwicklungsgeschichtlich 47.
— Vorhofsdrüsen 10.
Bartholinischer Pseudoabsceß u. Absceß 260 ff.
Bartholinitis 260.
— rezidivierende 263.
Bauch, Hänge- siehe dort.
— Spitz- siehe dort.
Bauchdeckenplastik bei Asthenie und Retroflexio 771.
Bauchdruck und Retroflexio 743.
Bauchdynamik 698 ff.
Beckenboden, Federbrücke des 705 ff., 719, 722, 857.
— und Retroflexio 750.
— Senkung des und Lagekorrektur 780.
Beckenbodenmechanismus 706 ff.
Beckenbodenmuskulatur, Eigentonus der 722.
Beckenbodenplastik bei Retroflexio 771.
Beckendynamik 698 ff.
Beckeneingeweide, sekundäre Ptose 770.
— Topographie der bei Retroflexio uteri 753.
Beckenendlage und Ventrofixatio uteri 936.
Beckenneigung und Prolaps 869.
Beckenniere, Antepositio bei 729.
Beckenverengerung und Hyperante-versio-flexio uteri gravidi 838.
Behaarung der Vulva 60 ff.
— Circumanal- der Vulva 72.
— des Schamberg-Vulvagebiets, Terminal- 61, 62, 64.
— vorzeitige der Vulva 67.
Behaarungsformen d. Vulva 63, 64.
Behaarungstypus, viriler der Vulva 71, 72.
Bereitschaft, erotische 56.
Beschneidung der Vulva 176.
— rituelle der Mädchen 177.
Bestrahlung, Reiz- der Ovarien und Winkelsteifigkeit des Uterus 725.

Beweglichkeit, abnorme des Uterus 722.
— herabgesetzte der Genitalorgane 723 ff.
Bewegungsanomalien des weiblichen Genitalapparates 697.
Bilharziosis vulvae papillomatosa 418.
Binde- und Stützgewebe, Hypotonie des bei Retroflexio 756.
Blase, Narbenschrumpf-, nach Incarceratio uteri 823, 824.
— bei Prolaps 852 f.
Blasenblutung bei Retroflexio uteri incarcerati 834.
Blasenentleerung, Behinderung der bei Uterusincarceration 820.
Blasengangrän bei Incarceratio uteri gravidi 821.
Blasenkugel, dynamische Wirkung der 705 ff., 719, 720, 721, 744.
Blasenraffung nach Gersuny bei Prolaps 900, 928.
Blasenruptur bei Incarceratio uteri gravidi 821.
Blasensprung, frühzeitiger bei Hängebauch 839.
— — bei Ventrofixation 935.
— vorzeitiger bei Hängebauch 839.
Blasensteine, Retropositio bei 730.
Blasentumoren, Retropositio bei 731.
Blastomykosen der Vulva 226.
Blastomykosis glutaealis fistulosa 226.
Blutergüsse, Retropositio bei 730.
Bowensche präcarcinomatöse Dermatose der Vulva 530.
Brocasche Fascie 4, 12.
Bubonen 327.
Bubonulus 327.
Bulbi cavernosi vestibuli 10.
— vestibulares 10.

Canalis Nuckii 5.
Carcinom der Bartholinischen Drüse 536 ff.
Carcinoma portionis und Prolaps 888.
Carcinome der Vulva, primäre 517 ff.
— — sekundäre 562.
Carradsche Tastkörperchen der Vulva 35.

Cervixmyom bei Antepositio 729.
Carunculae hymenales myrtiformes 12, 16.
Cervixmyom und Retroflexio 751.
— und Uteruselevation 727.
Cervixrisse, Lateriflexio nach 734.
Chalodermie der Vulva 296.
Chloasma uterinum vulvae 186.
Chorionepitheliome, sog. primäre im Vulvagebiet 567.
Chorionepitheliommetastasen im Vulvagebiet 567.
Circumanalbehaarung 72.
Clitoris perinealis 77.
Cloquetsche Femoraldrüse 23.
Coecum mobile und Retroflexio 769.
— — sekundär fixiert und Lagekorrektur des Uterus 780.
— — torquiertes 771.
Coitus durch einen Anus vestibularis 87.
— urethralis bei Epispadie 102.
Collifixura uteri bei Prolaps 918, 922.
Commissura labiorum anterior 6.
— — posterior 6.
Condylomata accuminata vulvae 458 ff.
— — — Ätiologie 462.
— lata vulvae 314 ff.
Conglutinatio vulvae 178, 255.
Constrictor cunni 58.
Corpora cavernosa clitoridis 8.
— — Erektion der 56, 58, 59.
Corpus adiposum labii majoris 4.
— cavernosum clitoridis, entwicklungsgeschichtlich 45.
— — glandis, entwicklungsgeschichtlich 45.
Crines pubes 60.
Crura clitoridis 7.
Cruralhernie im Labium majus 583.
Cunnus 2.
Cutis laxa im Vulvagebiet 295.
Cutistätowierungen im Vulvagebiet 185.
Cystadenoma hidradenoides vulvae 429.
— papilliferum des Labium majus 440.
— — — minus 445.
Cystadenome der Labia majora 438.
Cysten des Hymen 446.
— der Klitorisregion 447.

Cysten der kleinen Labien 442.
— der Paraurethralregion 447.
— der Raphe perinei 448.
Cystenartige Bildungen der Harnröhrenmündung 448.
Cystes Wolffiens der Französen 445.
Cystische Tumoren des Beckenbindegewebes 438.
Cystitis bei Descensus und Prolaps 886, 887.
— bei Incarceratio uteri gravidi 820.
— gangraenescens bei Retroflexio uteri gravidi 834.
— purulenta dissecans gangraenescens (Stoeckel) bei Incarceratio uteri gravidi 822.
— — exfoliativa Boldt bei Uterusincarceration 822.
Cystocele 842, 852, 853, 870.
— Beschwerden bei 886.
— und Gestation 941.
— Harnröhre bei 853.
— und Retroflexio 763.

Damm, angeborener Mangel 77.
— Muldenform 114.
— virile Form 114.
Dammwülste 42.
Darmbeinschaufeln, Wirkung der bei Lageveränderungen 718.
Decubitalgeschwür der Portio 943.
— — — bei Prolaps 888.
Defäkation, Schmerzhaftigkeit der bei Retropositio 731.
Defekt des Hymen 76.
— der Vulva, partieller 76.
— — — völliger 74, 75, 76.
Deflorationsulcera 421.
Deflorationsverletzungen 160.
Dehnungsgeschwür bei Prolaps 888.
Dermatitis bullosa infantum vulvae 233.
Dermatomykosen der Vulva 215 ff.
Dermatosen, parasitäre der Vulva 215.
Dermoidcyste der Vulva 571.
Dermoidcysten, Retropositio bei 730.
Descensus der Adnexe, isolierter 929 f.
— Cystitis und 887.
— Gymnastik bei 891 f.
— der Ovarien bei Retroflexio 754.

Descensus, Prognose 887 f.
— und Retroflexio 763.
— Therapie des 890 f.
— uteri 742, 841 ff.
— — Ätiologie 874 f.
— — Symptome 885 f.
— — Verlauf 887 f.
Diathermie bei Retropositio 731.
— bei Winkelsteifigkeit des Uterus 725.
Differenzierung geschlechtliche frühester Zeitpunkt 47.
Dilatation der Cervix bei Winkelsteifigkeit des Uterus 725.
Diphtherie der Vulva 354 ff.
— — — Abklatschulcera bei 354, 355.
— — — Ödem bei 354.
— — — primäre 356.
— — — puerperale 359, 360, 361.
— — — rezidivierende, menstruelle 357.
— — — sekundäre 355.
Discision nach Chrobak und Konzeption 725.
Diverticulum Nuckii 5.
Doppelanlage der äußeren Geschlechtsteile, heterosexuelle 80.
Doppelte äußere Genitalien, Verschmelzung der 80.
Dorsum clitoridis 7.
Douglas-Absceß und Antepositio 728.
Dreieck, göttliches 63.
Druckbaum, Wirbelsäule als 703, 704.
Drüse, Bartholinische 10.
— Cloquetsche 23.
— Rosenmüllersche 23.
Drüsen, endokrine und Vulvafunktion 58, 59.
— Klitoris-Präputial- 32.
— Robert Meyersche 32.
Drüsenabsceß, Skenescher 273, 274.
Ductus glandulae Bartholini communis 11.
Dyschromien der Vulva 185.
Dyskeratosis vulvae 184.
Dysmenorrhöe der Retrodeviation des Uterus 771.
— und Retroflexio 772.
— bei Winkelsteifigkeit des Uterus 723, 724, 725.

Dyspareunie und Uterusfixation 725.
Dysurie bei Torsion 739.

Echinococcus vulvae 573.
Eingeweideblock 712, 716, 749, 770.
— Prolaps und 869.
— Therapie der Enteroptose und 778.
Ejakulation 58, 59.
Ejakulationszentrum 57.
Ekthyma gangraenosum vulvae 235.
— vulgare vulvae 234.
Ekzem der Vulva 226 ff.
— — — klimakterisches 229.
Ekzema marginatum der Vulva 218.
Elephantiasis pudendorum skerljevitica 288.
— vulvae 275.
— lymphangiectatica 291.
— lymphorrhagica 291.
— Lymphorrhöe bei 290, 291, 292, 293.
— tuberculosa 393.
Elevation und Cervixmyom 727.
— Miktionsstörungen bei 728.
— bei Myomatosis uteri 727.
— und Stieldrehung der Tumoren 727.
— des Uterus 721, 725 f., 726 ff.
— und Vereiterung der Tumoren 727.
Elongatio colli, Ätiologie der 878 f.
— — uteri gravidi bei partiellem Prolaps 942, 943.
Elytrorhaphie bei Prolaps 899.
Endokrine Drüsen und Vulvafunktion 58, 59.
Endometrioma vulvae 454.
Enterocele vaginalis anterior, Ätiologie der 882.
— vaginalis anterior et posterior 845.
Enteroptose und Beweglichkeit der Genitalorgane 723.
— und operative Lagekorrektur des Uterus 815.
— bei Retroflexio 750, 756, 764.
— primäre und Retroflexio 769.
— Therapie der 778, 779.
Entzündung, paraurethrale 273, 274.
Epheliden der Vulva 186.

Epidermishörnchen s. Epidermisknopf 41.
Epidermolysis bullosa hereditaria vulvae 233.
Episiorhaphie bei Prolaps 899.
Episiotomie 940.
Epispadie, weibliche 97.
— — Coitus urethralis bei 102.
Erektion der Corpora cavernosa 56, 58, 59.
— der Klitoris 52.
Erektionszentrum 57.
Erfrierung, Ulcera vulvae durch 425.
Erysipel der Vulva 237.
Erythema exsudativum multiforme-Hebra vulvae 205, 363.
— glutaeale infantum 206.
— vulvae mycoticum infantile-Beck 224.
— — papulatum syphiloides 206.
— — vacciniforme syphiloides 206.
Erytheme der Vulva 204.
— — — bei Säuglingen 205.
Erythrasma vulvae 220.
Esthiomène der Vulva 398 ff.
— — — Oedema indurativum bei 402.
Exantheme der Vulva, Arznei- 213.
— — — Menstrual- 212.
— — — Serum- 213.
Excavatio rectouterina, Hernie der und Gestation 941.
— vesico-uterina 743, 744, 748, 754.
— — — Ausschaltung der bei Prolaps (Flatau) 917, 918.
Exohysteropexie, Kocher 795.
— — bei Prolaps 922, 928.
Exsudat und Uteruselevation 726.
Exsudate der Beckenhöhle und Antepositio 728.
— Retropositio bei 730.

Fascia clitoridis 8.
— superficialis Broca 5, 12, 33.
— — cribriformis labii majoris 5.
Fascie, Brocasche 5, 12.
Fascienquerschnitt nach Pfannenstiel 794.
Favus der Vulva 218.
Fettanhäufung, Bedeutung der für Lageanomalien 718.
Fibrom der Vulva, cystisches 472.
— — — papillomatöses 472.

Fibroma vulvae 471 ff.
— — lymphangiectaticum 477.
— — myxomatodes 477.
— — pendulum permagnum 472.
Fibromyoma vulvae 480 ff.
— — pendulum 482.
Filariosis-Elephantiasis der Vulva 289, 294.
Fischschuppenkrankheit der Vulva 183.
Fistel, Vestibulo-Rectal- 163.
Fixation, abnorme des Uterus 725.
— der Ovarien 725.
— der Tuben 725.
— des Uterus und Retroflexio 725.
Flexibilität des Uterus 722, 723.
— — — und Reposition 784.
— — — Retroflexio 754.
Flügelpessar, Abbildung des 894.
Fluor albus bei Retroflexio 762.
— flavus und Retroflexio 763.
— und Winkelsteifigkeit des Uterus 724.
Follikulin bei Winkelsteifigkeit des Uterus 725.
Fossa navicularis vestibuli vaginae 6.
Frambösie der Vulva 417.
Frambösie-Elephantiasis der Vulva 289.
Frenulum clitoridis 7, 8.
— — entwicklungsgeschichtlich 45.
— labiorum minorum 6.
Frühgeburt, habituelle und Retroflexio 819.
— nach Prolapsoperationen 932.
Furunculosis vulvae 235 ff.

Gangrän der Vulva 129, 374.
— nach Vulvitis aphthosa 338.
Geburt und Prolapsentstehung 944.
Geburtsleitung bei Hängebauch 840 f.
Geburtsstörungen bei Hängebauch 838 f.
— und Lagekorrektur 931 f.
— bei Ventrofissur 932.
— bei Verengerung des Introitus vaginae 939.
— bei Verengerung des Scheidenlumens 939.
Geburtsverletzungen der Vulva 166 ff.
— Folgen der 722.

Gemini und Hyperanteversio-flexio uteri gravidi 838.
Genitalfalten 41.
Genitalhöcker 39.
Genitalnervenkörperchen nach Krause-Dogiel 36, 37, 38, 54.
Genitalorgane, herabgesetzte Beweglichkeit der 723 ff.
Genitalprolaps, Ätiologie 855 ff.
— Symptome 885 f.
Genito-Perinealhöcker 40, 41.
Genito-Perineo-Analregion 1.
Geschlechtliche Differenzierung, frühester Zeitpunkt 47.
Geschlechtsdrüsen, akzessorische 50.
Geschlechtsfalten 41.
Geschlechtsglied 41.
Geschlechtspapillen 17, 31, 53.
Geschlechtstriebzentrum 58.
Geschlechtswulst 41.
Gestation siehe Schwangerschaft.
— und Cystocele 941.
— Entstehung des Prolaps und 944.
— und Hernie der Excavatio recto-uterina 941.
— und partieller Uterusprolaps 942, 943.
— bei Prolaps 940 ff.
— und Rectocele 941.
— und Totalprolaps 942.
— und Uterusvorfall 941.
Glandarlamelle 45.
Glandulae Bartholini, histologisch 32.
— präputiales clitoridis Tyson 32.
— sebaceae vulvae 30.
— vestibulares majores, anatomisch 10.
— — — histologisch 32.
— — — physiologisch 50.
— — minores 30.
— — — anatomisch 12.
— — — histologisch 33.
— — — physiologisch 51.
— vulvo-vaginales 10.
Glans clitoridis 7, 8.
Glutaeusplastik bei Prolaps 907.
Göttliches Dreieck 63.
Golgi-Mazzonische Nervenendkörperchen der Vulva 36, 38, 54.
Gonorrhöe und Retroflexio 763.
Granuloma inguinale vulvae 336.
— ulcerativum venereum 336.
Gumma vulvae 319.

Gymnastik und Beweglichkeit des Uterus 723.
— bei Descensus und Prolaps 891 f.
— Therapie der Enteroptose 780.

Haare der Vulvaregion, Histologie 65.
Habitueller Abort und Lagekorrektur des Uterus 781.
Habitus asthenicus und Retroflexio 768, 769.
— asthenischer und Uterusbeweglichkeit 722.
Hämangiome der Vulva 449.
Hämatocele und Retropositio 730.
— retro-uterine und Antepositio 728.
Hämatocervix, Uterus-Elevation bei 726.
Hämatokolpos und Uteruselevation 726.
Haematoma vulvae et vaginae 141 ff.
— — in graviditate 142.
— — intra partum 142.
— — pediculatum s. polyposum 149.
— — puerperale 146.
— — traumaticum 145, 146, 147.
Hämatometra bei Torsion des Uterus 735.
— Uterus-Elevation bei 726.
Hämatosalpinx, Antepositio und 728.
Hämaturie bei Torsion 739.
Hängebauch, Geburtsleitung bei 840 f.
— Geburtsstörungen bei 838 f.
— und Hyper-anteversio-flexio uteri gravidi 837, 838, 839.
— Hystreuryse bei 840.
— Kaiserschnitt bei 840, 841.
— Lageanomalien der Frucht bei 838.
— vorzeitiger Blasensprung bei 839.
Haftapparat, Dynamik des 707, 716.
— funktionelle Zusammengehörigkeit mit Stützapparat 865.
— des Genitale bei Prolaps 855.
— und Ptose 769.
— und Retroflexio 753.
Haft- und Stützapparat, funktionelle Zusammengehörigkeit 865.

Harndrang bei Antepositio 729.
Harnröhre bei Cystocele 853.
— Verdoppelung der 110.
Harnstauung bei Antepositio 729.
Hartsche Leisten der kleinen Labien 31, 53.
Hernia cruralis vulvae 583.
— femoro-labialis 584.
— femoro-properitonealis 584.
— ischiadica 586.
— labialis anterior 574 ff.
— — inguinalis 574 ff.
— — posterior 585.
— obturatoria labii majoris 584.
— ovarii 963.
— perinealis 585.
— pudendalis 585.
— subpubica labialis 584.
— — vagino-labialis 584.
— tubae 963.
— uteri 962 f.
— — gravidi 965 f.
— ventralis 965.
Hernie, Adnex- 575.
— Crural- 583.
— Leistenlabial- 574.
— Ovarial- 575.
— Schenkel- 583.
— Tuben- 575.
— Uterus- 576.
Herpes genitalis 342 ff.
— vulvae 342 ff.
— zoster vulvae 345.
Heterosexuelle Doppelanlage der äußeren Geschlechtsteile 80.
Hirsutismus 117.
Hormovar bei Winkelsteifigkeit des Uterus 725.
Hospitalbrand der Vulva 376 ff.
Hottentottenschürze 118.
Hydramnios und Hyper-Anteversio-flexio uteri gravidi 838.
Hydrocele muliebris vulvae 587 ff.
— — — communicans 588, 590.
Hydrometra bei Torsion des Uterus 735.
Hydrosalpinx, Antepositio und 728.
— Torsion der 740, 741.
Hydrotherapie bei Retropositio 731.
Hymen 1, 13.
— defloratus 16.
— entwicklungsgeschichtlich 46.
— histologisch 28, 34.
— Impermeabilität des 181.
— Pathologie des 180.

Hymen, physiologische Bedeutung 50.
— Rigidität des 182.
— symmetrische Verwachsungen mit den Nymphen 78.
— verschiedene Formen 14.
Hymenalfalte 13.
Hymenalring 13.
Hymenalsaum 13.
Hymenbasisriß 163.
Hymendefekt 76, 181.
Hymenklitorisriß 162.
Hymenlabienriß 162.
Hymenparaurethralriß 162.
Hymenproblem 46.
Hymenvaginalriß 163.
Hyper-Anteversio-flexio, uteri gravidi bei Hydramnios 838, 839.
— — — — bei Gemini 838.
— — — — bei Kyphoskoliose 838, 839.
— — — — Spitzbauch bei 838.
— — — — bei Tumoren 838, 839.
Hyperchromatose der Vulva 186 ff.
— Masturbations- 187.
— Schwangerschafts- 187.
Hypergenitalismus 68, 69, 70, 117.
Hyperhidrosis vulvae 426.
Hyperkeratosis vulvae 184.
Hypermenorrhöe und Retroflexio 758, 759, 760, 761, 762.
Hypernephrom-Metastasen im Vulvagebiet 567.
Hyperplasien der Vulvaschweißdrüsen 427.
Hypertrichosis vulvae 71, 72, 73.
Hypertrophia vulvae 116.
— — bei Hypergenitalismus 117.
Hypertrophie der Klitoris 9, 119.
— der Nymphen 119.
Hypertrophien der Vulvaschweißdrüsen 427.
Hypochromatose der Vulva 187.
Hypoplasia vulvae 113.
Hypoplasie des Uterus und Retroflexio 747.
Hypospadie, weibliche 106.
Hypotonie, allgemeine Muskel- und Uterusbeweglichkeit 722.
— des Binde- und Stützgewebes bei Retroflexio 756.
Hypotrichosis vulvae 65, 66, 67.
Hysterocele = Hernia uteri 962.
— graevidae sacralis 965.

Hysterocele als Prolapsrezidiv 925.
Hysteropexia isthmica = Collifixur 918.
Hysterotomia vaginalis bei Prolaps und Rigidität sub partu 946.
Hystorophor 899.
Hystreuryse bei Hängebauch 840.
— bei Ventrorixation 938.

Ichthyosis vulvae 183.
Ileus nach Lagekorrektur 795, 808, 815.
Impermeabilität des Hymen 181.
Impetigo-Bockhart vulvae 234.
— contagiosa vulvae 233.
— herpetiformis vulvae 234.
Impfpocken der Vulva, Abklatschulcera bei 370.
Impfvaccine der Vulva 368.
Incarceratio uteri gravidi, Blasengangrän bei 821.
— — — Blasenruptur bei 821.
— — — Cystitis bei 820.
— — — Ischuria paradoxa bei 821, 830.
— — — Ischuria totalis bei 820, 830.
— — — Narbenschrumpfblase nach 823, 824.
— — — Obstipation bei 825.
— — — Pyelonephritis nach 824.
— — — Rectumkompression und 825.
— — — bei Retroflexio 819 f.
— — — Spontanheilung der Cystitis dissecans gangraenescens bei 823.
— — — Urämie bei 824, 825.
Incarceration des Uterus bei Prolaps 888.
Infantilismus und Prolaps 869.
Infibulation der Labien 178.
Initialsklerose der Vulva 304, 305.
Interpositio, vesico-vaginalis bei Prolaps 900, 923, 928.
— — Technik der 910 f.
— — uteri und Schwangerschaftsunterbrechung 939.
Interruptio bei Interpositio uteri vesicovaginalis 939.
Introitus vaginae, Verengerung und Geburtsstörung 939.
Inversio uteri 947 f.
— — Ätiologie 948 f.

Inversio uteri idiopathica 948, 949.
— — non puerperalis 947.
— — — Diagnose 950.
— — — Prognose 951.
— — — Symptome 949 f.
— — — Therapie 952 f.
— — puerperalis 953 ff.
— — — Ätiologie 953.
— — — Symptome 954.
— — — Therapie 958.
— — Reposition, Technik der 959, 960.
Ischuria bei Incarceratio uteri 820, 821, 830.
— paradoxa, bei Antepositio 729.
— und Retroflexio 763.

Kahnförmige Grube 6.
Kaiserschnitt bei Hängebauch 840, 841.
— bei Ventrofixation 938.
Katheterismus bei Retroflexio uteri incarcerati 833, 834.
Keloidbildungen der Vulva 480.
Kitzler 7.
Klaprothsche Risse der Vulva 167.
Kleidung bei Pessarbehandlung 788.
— Reform-, schädigende Wirkung der 788.
Klitoridektomie 177, 178.
Klitoris 7.
— Abbindung der 176.
— histologisch 28.
— -Empfindlichkeit 35.
— -Erektion 52.
— Hypertrophie der 9, 119.
— physiologische Funktion 52.
— Präputialdrüsen 32.
— Präputialstein der 9.
Klitorisschaft 7.
Klitoriswulst 7.
Kloakenhöcker 39, 40.
Kloakenmembran 40.
Kloakenspalt 40.
Körper-Hygiene und Beweglichkeit des Uterus 723.
Kohabitationsstörungen nach Kolpoperineoplastik 903.
Kohabitationstraumen des Hymen 160.
Kohabitationsverletzungen 160 ff.
Kokardenerosion der Vulva 305.
Kolpaporrhexis 934, 935.
Kolpoperineoplastik bei Prolaps 900, 902 f., 922.

Kolpoperineorhaphie bei Prolaps 899.
Kolporhaphia anterior bei Prolaps 900, 901.
— mediana (Neugebauer-Le Fort) bei Prolaps 921, 922, 925, 928.
Kolporhaphie bei Prolaps 900, 921, 922.
— posterior bei Prolaps 901 f.
Konglomerattumor bei spitzen Kondylomen der Vulva 461.
Konstitution, Prolaps und 868.
— und Retroflexio 746.
Konzeption nach Chrobakscher Discision 725.
— und Retroversio-flexio uteri 816.
Koprostase und Antepositio uteri 728.
— und Lateripositio 732.
— und Retroflexio 764.
Korsett 771, 780.
— Behandlung und Beweglichkeit des Uterus 723.
— bei Hyperante-versio-flexio uteri gravidi 837, 839.
— bei Pessarbehandlung 788.
— Warner- für Enteroptose 778.
Kraurosis vulvae 191 ff.
Krausesche Tastkolben im Vulvagebiet 35, 54.
Kreuzschmerz bei Retroflexio 765.
— bei Retropositio 731.
— bei sekundärer Ptose 770.
Kyphoskoliose und Hyperante versio-flexio uteri gravidi 838, 839.

Labia majora, histologisch 27.
— — pudendi 4.
— minora pudendi 6.
Labialhernie, Pseudoincarceration bei 581.
Labien, kleine, Lochbildungen der 179, 180, 330, 349.
— — Verdoppelung der 82.
Labium minus perforatum 179.
Lageanomalien der Frucht bei Hängebauch 838.
— Fettanhäufung und 718.
— des weiblichen Genitalapparates 697, 722, 726 ff.
Lagekorrektur nach Alexander-Adams 790 f.
— Ergebnisse bei abdominellen Methoden 804 f.

Lagekorrektur, Ergebnisse nach Alexander-Adamsscher Operation 804 f.
— — funktionelle 810 f.
— und Geburtsstörung 808, 931.
— Herniengefahr der operativen 809.
— Ileus nach 808.
— Indikation zur 812 f.
— und Schwangerschaftsstörungen 931 f.
— operative und Enteroptose 815.
— orthopädische Ergebnisse der 803 ff.
— Rezidive nach 804 f.
— des Uterus 780.
— des Uterus, operative 789 ff.
— — — — abdominale 794 f.
— — — — vaginale 798 f.
— — — — bei Retroflexio 759, 763, 764, 772.
— Vaginaefixur 799 ff.
— Ventrosuspensio 796 f.
— Vergleich der operativen Methoden 807 f.
— Wahl des Operationsverfahrens 814 f.
Lagevariation, kongenitale 747.
Lageveränderung des Uterus und Fixation 725.
Lageveränderungen, Genese der 716 ff., 722.
Lamellenkörperchen, Vater-Pacinische 36, 38, 54.
Lateriflexio nach Cervixrissen 734.
— und Parametrium 733.
— uteri 733 ff.
Lateripositio bei Adnextumoren 732.
— und Koprostase 732.
— Lig. infundibulo-pelvicum bei 732.
— — latum und 732.
— bei Ovarialcysten 733.
— perisigmoid. Adhäsion bei 732.
— Recessus intersigmoideus bei 732.
— bei Tumoren 732.
— uteri 732 ff.
Lateriversio bei Ovarialtumoren 734.
— uteri 733 ff.
Leiomyom der Vulva, malignes 481.
Leistenlabialhernie 574 ff.
Leistkugel (v. Arx) 703, 704.

Lendenknick 702 ff., 719.
Lennander 809.
Lentigines der Vulva 186.
Lepra-Elephantiasis der Vulva 289.
Leucoderma syphiliticum vulvae 190.
Leukoplakie der Vulva 190.
Levatornaht, Technik der 904, 905, 906.
Levatorspalt und Retroflexio 754.
Libido und Uterusfixation 725.
Lichen vulvae 209.
Ligament-Apparat siehe Bandapparat.
Ligamenta lata und Retroflexio 749.
— rotunda und Uterusbeweglichkeit 707, 721, 722.
— — Torsion des Uterus und 739.
— — und Retroflexio 749.
— sacrouterina und Retroflexio 749.
— — und Retroflexio 745.
— arcuatum pubis inferius 8.
— fundiforme clitoridis-Testut 8.
— infundibulo-pelvicum bei Lateripositio 732.
— latum, Lateripositio und 732.
— — Retroflexio und 754.
— praeurethrale 8.
— pubo-vesicale laterale 735.
— suspensorium clitoridis 7.
— transversum colli und Uterusbeweglichkeit 722.
Limbus clito-urethralis-Klaatsch 7.
Lipoma vulvae 485 ff.
— — pendulum permagnum 488.
Lochbildungen der kleinen Labien 179, 180, 330, 349.
Lupus erythematodes vulvae 239.
Lymphangiome der Vulva 451.
Lymphangitis melanotica vulvae 511.
Lymphcysten der Labia majora 438.
— der Labia minora 443.
Lymphoglandula profunda Rosenmüllers Cloquet 23, 25.
Lymphoglandulae femorales superficiales 22, 23, 24.
— iliacae communes 24.
— — externae 24.
— inguinales profundae 23.
— — superficiales 22, 24.

Lymphoglandulae lumbales 24.
— obturatoriae 24.
— pubicae 25.
Lymphorrhöe bei Elephantiasis vulvae 290, 291, 292, 293.

Macula gonorrhoica 12, 264.
Makrogenitosomia praecox 68.
Mangel, angeborener der Vulva 74, 75, 76.
Massage bei Prolaps 891 f.
— Thure-Brandt bei Prolaps 891.
— — — des Uterus 785.
— des Uterus und Muskelsteifheit 724.
Masturbations-Hyperchromatose der Nymphen 187.
Masturbationsveränderungen der Vulva 120.
Megasigmoid, Antepositio bei 729.
Meißner-Wagnersche Tastkörperchen 35, 54.
Melanocarcinoma vulvae 504.
Melanosarcoma vulvae 504.
Menformon bei Winkelsteifigkeit des Uterus 725.
Menstrualexantheme der Vulva 212.
Menstruationsanomalien bei Retroflexio 759.
Menstruationsstörungen und Winkelsteifigkeit des Uterus 724.
Menstruelle Störungen bei Retroflexio 756, 760, 761.
Metastasen, Carcinom- 562.
— Chorionepitheliom- 567.
— Sarkom- 567.
Metastasierung, gekreuzte beim Vulvacarcinom 544.
Metreurynter 946.
Metroendometritis chronica und Retroflexio uteri 754.
Miktion, Störung bei Antepositio 729.
— Störungen der und Uteruselevation 728.
Miktionsbeschwerden bei Retroflexio 763.
Miliaria vulvae 426.
— — puerperalis 427.
Milien der Vulva 451.
Mischgeschwülste der Vulva, mesodermale 470.
Mollusca contagiosa vulvae 453.
— — pendula 465.
Mongolenfleck 185.
Mons pubis s. veneris 1.

Müllerscher Hügel 46.
Muldendamm 114.
Myom, Cervix- und Uteruselevation 727.
— der Cervix und Retroflexio 751.
Myoma cervicis bei Antepositio 729.
Myomatosis uteri und Elevation 727.
Myome, Retropositio bei 731.
— subseröse und Torsion 736.
Myxoma vulvae 490 ff.
Myxomykosen der Vulva 225.

N. dorsalis clitoridis 26.
— ileo-inguinalis 27.
— perineus 26.
— profundus clitoridis 26.
— spermaticus externus 26.
— pudendus internus 26.
Nn. cavernosi clitoridis 27.
— haemorrhoidales inferiores 26.
— labiales posteriores 26.
Nabelwulst 40.
Naevus ad genitale et ad anum 186.
Naevi, blaue der Vulva 185.
— pigmentosi der Vulva 186.
Narbenveränderungen der Vulva 259.
Nephroptose und Retroflexio 769.
Nervenendigungen im Vulvagebiet 35.
Nervenendkörperchen, Golgi-Mazzonische der Vulva 36, 38. 54.
— Ruffinische der Vulva 36, 54.
Nervenendkolben, gelappte der Vulva 37.
Nervenplexus, subepithelialer des Vulvagebiets 35.
Nervensystem, Ermüdbarkeit u. Retroflexio 770.
Netztransplantation bei Retropositio 732.
Neurasthenie bei Retroflexio 765.
Neurofibrom und Neurofibromatosis der Vulva 494.
Neurom der Vulva 494.
Neurose, traumatische und Retroflexio 753.
Noma vulvae 376 ff.
Notzuchtstraumen 165.
Nymphen 6.
— Hypertrophie der 119.

Obstipation bei Incarceratio uteri gravidi 825.
— und Retroflexio 749, 764.
Ödem der Vulva, anaphylaktisches 132.
— — — angioneurotisches menstruelles 130.
— — — bei Diphtherie 354.
— — — entzündliches, nicht puerperales 133.
— — — entzündlich-puerperales 135.
— — — medikamentös entstanden 131.
— — — bei Nephropathia gravidarum 125.
— — — bei Neugeborenen, Säuglingen und Kindern 132, 135—139.
— — — puerperales 133.
— — — bei Schwangeren 125.
— — — bei Sclerödema neonatorum 132.
— — — durch Stauung 132.
— — — bei Ulcus molle 326.
— — — unter vasomotorischen Einflüssen 131.
Oedema indurativum vulvae 305, 315, 320.
— — bei Esthiomène 402.
— vulvae 124.
Oidiomykose der Vulva 221.
Oligomenorrhöe bei Winkelsteifheit des Uterus 724.
Oligotrichosis vulvae 65, 66, 67.
Orificium urethrae externum 9.
Ostium urogenitale primitivum 40.
— — secundum 41.
Ovarialcarcinom, Antepositio bei 729.
Ovarialcysten, Lateripositio bei 733.
Ovarialhernie im Vulvagebiet 575.
Ovarialinsuffizienz bei Polymenorrhöe und Retroflexio 761.
— und Retroflexio 763.
Ovarialtumor und Uteruselevation 726.
Ovarialtumoren und Achsendrehung des Uterus 735, 736.
— Antepositio bei 728.
— Lateriversio bei 734.
— Retropositio an 730.
Ovarien, Descensus der bei Retroflexio 754.
— Fixation der 725 f.

Ovarien, Hypofunktion und Winkelsteifigkeit des Uterus 724.
— Insuffizienz der und Winkelsteifigkeit des Uterus 724.
Ovarium, Descensus, Therapie des 930.
— Hernie des 963.
— Pelvifixur (Sänger) 930, 931.
— Prolaps des 929.
— — Symptome des 939.

Pachyperimetritis posterior, Retropositio bei 730.
— bei Retroflexio 756.
Pagetcarcinom d. Vulva 528, 529.
Papel, initiale der Vulva 304.
Papeln, nässende der Vulva 314 ff.
— organisierte der Vulva 315.
Papilla urethralis 9.
Papillae genitales 31.
Papillenzone der Nymphen 31, 53.
Papilloma vulvae 457, 468.
— — carcinomatosum 527, 528.
Papulae luxuriantes der Vulva 314.
— madidantes der Vulva 314.
— vegetantes der Vulva 314.
Parametrium bei Lateriflexio 733.
Paranymphe 7, 82.
Paraurethraldrüsen, Skenesche 12.
Paraurethralkanäle, Skene-Schüllersche 33.
Pelveoperitonitis, Retropositio bei 730.
— adhaesiva und Retroflexio 756.
Pemphigus der Vulva 230 ff.
Perineorhapie bei Prolaps 901.
Perisigmoiditis chronica und Lagekorrektur des Uterus 781.
Peritonitis, aseptische bei Stieltorsion 738.
Perityphlitis adhaesiva und Lagekorrektur des Uterus 780.
Perivaginitis gummosa vulvae 321.
Pessar 780, 781.
— Bügel- 898.
— differentialdiagnostischer Wert des 813.
— Keulen- 898.
— Schalen- 898.
— Sieb- 898.
— Wiegen- nach Schultze 896.
— Zapfen- 898.
— und Kleidung 788.
— und Körperbewegungen 788.
— und Schwangerschaft 788, 812.

Pessarbehandlung 786 ff., 812 f.
— Dauer der 788, 789.
— Indikation zur 812 f.
— Nebenverletzungen bei 787, 788.
— Psychotherapie und 813.
— Technik der 787.
Pessarformen 787.
Pessarschäden 787, 788.
Pessartherapie und Beweglichkeit des Uterus 723.
— Historisches 893.
— bei Prolaps 891, 893 f.
Pfählungsverletzungen der Vulva 172.
Phimosis clitoridis 259.
Phlebektasien der Vulva 154.
Physometra bei Ven'rofixation 935.
Pigmentanomalien der Vulva 185.
Pilzerkrankungen der Vulva 215.
Pityriasis versicolor der Vulva 219.
Plasmome, multiple der Vulva 240.
Plexus cavernosus clitoridis 27.
— lymphaticus pubis 25.
— pudendalis externus 19.
Poliosis circumscripta vulvae 187.
Pollakisurie und Retroflexio 763.
— bei Torsion 739.
Polyhypermenorrhöe und Retroflexio 760, 761.
Polymenorrhöe und Retroflexio 759, 762.
— bei Winkelsteifigkeit des Uterus 724, 725.
Portiocarcinom und Prolaps 888.
Präputialfeld 46.
Präputialstein der Klitoris 9.
Praeputium clitoridis 7, 8.
— — entwicklungsgeschichtlich 45.
Primäraffekt der Vulva, gangränöser 305.
— — syphilitischer 304 ff.
Primärsyphilis der Vulva 304 ff.
— — Reinduration bei 311.
Prolaps, Abmagerung und 868.
— Adnexe bei 854.
— der Adnexe, isolierter 929 f.
— angeborener 859.
— und Anteversio-flexio 846.
— bei Asthenie 861.
— und Beckenneigung 869.
— Blase bei 852 f.
— Blasensteinbildung bei 888.

Prolaps und Carcinom 888.
— Cystitis und 887.
— Diagnose des 889.
— Decubitalgeschwüre bei 888.
— Dehnungsgeschwüre bei 888.
— und Eingeweideblock 869.
— und Elongatio uteri 846, 847.
— Entstehung in graviditate 944.
— — sub partu 944.
— Forceps und 858.
— Geburt und 873.
— Gehbeschwerden bei 886.
— Genital-, Anatomie des 845 f.
— — Ätiologie 855 ff.
— — und Unfall 883 f.
— und Gestation 940 ff.
— in graviditate, Therapie 945.
— Gymnastik bei 891 f.
— und Heftapparat 855.
— Hysterotomia vaginalis bei Rigidität 946.
— und Infantilismus 869.
— Interpositio vesico-vaginalis 900, 923, 928.
— Kolpoperineoplastik bei 900, 902 f., 922.
— Kolporhaphie bei 900, 901, 922.
— Konstitution und 868.
— Massage bei 891 f.
— Mechanismus des Uterus 877 f.
— Muskeldefekte des Beckenbodens und 861.
— Muskellähmungen und 859.
— Muskelschwäche und 861.
— Nervenerkrankungen und 859.
— Operationsmethoden des 901 f.
— operative Therapie des 899 f.
— des Ovarium, isolierter 929.
— — — Symptome 930.
— partieller, Definition 841, 844, 846, 847.
— — und Gravidität 942, 943.
— — uteri gravidi, Elongatio-colli bei 942, 943.
— Pessartherapie 891, 893 f.
— Prognose 887 f.
— Rectum und 854.
— Reposition in graviditate 945.
— — post partum 947.
— — sub partu 945.
— und Retroversio-flexio 846.
— Rezidivformen 924, 925.
— Ringtherapie des 894 f.
— und Stützapparat 855.
— Therapie des 890 f.
— Total-, Ätiologie des 880

Prolaps, Total- und Gestation 942.
— — und Spontanabort 942.
— der Tube 929.
— des Uterus 841 ff.
— — — Ätiologie 874 f.
— — — bei Anteflexio 880.
— — — mit Incarceration 888.
— — — Symptome 885 f.
— — — Total- 844, 847 f.
— Uterusfixation bei Operation zur 908 ff.
— Vagina bei 849, 850, 851.
— Verdrängungsdystopie und 868.
— Verlauf 887 f.
Prolapsformen, Ätiologie der einzelnen 870 f.
Prolapsgefühl 723, 885.
— ohne Prolaps 887.
Prolapsoperationen u. Abort 932.
— atypische 913 ff.
— Ausschaltung der Excavatio vesico-uterina (Flatau) 917, 918.
— Blasenraffung nach Gersuny 900, 928.
— Collifixur 918, 922.
— Elytrorhaphie 899.
— Episiorhaphie 899.
— Exohysteropexia (Kocher) 922, 928.
— und Frühgeburt 932.
— Geburtsstörungen nach 931 f.
— Glutäusplastik 907.
— Indikation 926 ff.
— Kolpoperineorhaphie 899.
— Kolporhaphia anterior 900, 901.
— — mediana (Neugebauer-Le Fort) 921, 922, 925, 928.
— — posterior 901 f.
— Kürzung der Sacrouterinligamente 913, 914, 925.
— Perineorhaphie 901.
— Promontorifixur 913, 925.
— Resultate der 922 ff.
— und Schwangerschaftsstörungen 931 f.
— Vaginaefixur 909, 923.
— vaginale Totalexstirpation 919, 925.
— Ventrofixur 900, 923.
— veraltete Pincement du vagin 899.
— verstümmelnde 919 f.
Promontorifixur, Ileusgefahr der 927.

Promontorii fixura uteri bei Prolaps 913, 925.
Pruritus vulvae 296.
— — psychosexueller 299, 303.
— — symptomatischer 298, 300.
— — toxischer 297.
Pseudoabsceß, Bartholinischer 260 ff.
— paraurethraler 273, 274.
Pseudodiphtherie der Vulva 362.
Pseudohaematoma vulvae 145.
Pseudoincarceration bei Labialhernie 581.
Psoas, Wirkung der bei Lageveränderungen 717.
Psoriasis vulvae 207.
Psorospermosis vulvae 184.
Psychoneurose und Retroflexio 766, 767, 768.
Psychotherapie und Pessarbehandlung 813.
— bei Retroflexio 777, 778.
Ptose und Heftapparat 769.
— und Retroflexio 769.
— sekundäre und Retroflexio 770.
Ptosen, fixierte, Therapie 780.
Pubertät und Retroflexio 748.
Pubertätsentwicklung, prämature 67.
Pubes 60.
Pudendum muliebre 2.
Pudendusanästhesierung 26.
Pyelonephritis und Incarceratio uteri gravidi 824.
Pyodermien der Vulva 233 ff.
Pyodermitis vegetans, Ulcera vulvae bei 425.
Pyosalpinx, Antepositio und 728.
— Torsion der 740, 741.
Pyovarium und Torsionen 741.

Radiumschädigungen, Ulcera vulvae durch 423.
Raphe perinei 42.
Recessus intersigmoideus bei Lateripositio 732.
Rechinatio uteri 742 f.
Recresal 780.
— bei Descensusbeschwerden 892.
Rectocele 844, 854.
— Ätiologie 882.
— und Gestation 941.
— operative Beseitigung der 904.
Rectum und Prolaps 854.
— Füllung und Uterusexkursionen 721.

Rectumkompression durch Incarceratio uteri gravidi 825.
Reinduration bei Primärsyphilis der Vulva 311.
Reinheitsgrad und Winkelsteifigkeit des Uterus 724.
Reiz-Abrasio siehe Abrasio.
Reizbestrahlung s. Bestrahlung.
Reposition des retroflexen graviden Uterus 832.
— des Uterus bei Retroflexio 781 f.
— des Uterus in Narkose 784.
Repositionsverfahren für retroflexen Uterus 782 f.
Retentionscysten der Bartholinischen Drüse 434.
Rete Malpighii, Netzwerk 34.
Retinaculum uteri 735.
Retrodeviation, Prognose 774 ff.
Retroflexio uteri 742 ff.
— und Abdominalplethora 761.
— und Abort 818 f.
— und Asthenie 750, 761, 768.
— Bandapparat bei 744, 745, 746, 748, 750.
— und Bauchdeckenplastik 771.
— und Bauchdruck 743.
— und Beckenboden 750.
— und Beckenbodenplastik 771.
— und Cervixmyom 751.
— und Coecum mobile 769.
— und Cystocele 763.
— und Descensus 763.
— Descensus der Ovarien und 754.
— und Dysmenorrhöe 772.
— und Enteroptose 750, 756, 764.
— und Ermüdbarkeit des Nervensystems 770.
— Fixation und 725.
— Flexibilität des Uterus bei 754.
— und Fluor albus 762.
— — — flavus 763.
— und Gonorrhöe 763.
— Gutachtertätigkeit bei 752 f.
— und habituelle Frühgeburt 819.
— und Habitus asthenicus 768, 769.
— und Haftapparat 753.
— und Hypermenorrhöe 758, 759, 760, 761, 762.
— und Hypoplasia uteri 747.
— Hypotonie des Binde- und Stützgewebes bei 756.
— und Incarceration des graviden Uterus 819 f.

Retroflexio und Ischuria paradoxa 763.
— kongenitale 747.
— und Konstitution 746.
— und Koprostase 764.
— Kreuzschmerz bei 765.
— Lagekorrektur des Uterus bei 759.
— und Lagekorrektur 763, 764.
— und Levatorspalt 754.
— und Ligamenta lata 749.
— Ligamentum latum und 754.
— und Ligamenta rotunda 749.
— — — sacrouterina 745, 749.
— menstruelle Störungen bei 756, 760, 761.
— und Metroendometritis chron. 754.
— Miktionsbeschwerden bei 763.
— und Nephroptose 769.
— und Neurasthenie 765.
— und Obstipation 749, 764.
— und Ovarialinsuffizienz 761, 763.
— Pachyperimetritis bei 756.
— Pathologische Anatomie 753 f.
— und Pelviperitonitis adhaesiva 756.
— und Polyhypermenorrhöe 760, 761.
— und Polymenorrhöe 763.
— und Pollakisurie 763.
— und Psychoneurose 766, 767, 768.
— primäre Enteroptose und 769.
— und Ptose 769.
— und Pubertät 748.
— Reposition des Uterus 781.
— Säuretiter der Scheide 763.
— und Scheidenflora 763.
— und Schlotterbauch 750.
— und sekundäre Ptose 770.
— und Splanchnoptose 769.
— und Sterilität 764.
— und Stützapparat 753.
— und Stützgewebe 748, 768.
— Symptome der 772.
— Therapie 774 ff.
— und Tonus des Uterus 750.
— — — uteri 748, 749.
— Topographie der Beckeneingeweide 753.
— Trauma und 752.
— traumatische Neurose bei 753.
— und Turgor uteri 748, 749.
— und Typhlatonie 764.
— Unfall und 753.

Retroflexio uteri fixata 756.
— — — Therapie 776.
— — gravidi 816 f.
— — — Aufrichtungserfolg 785.
— — — Aufrichtung bei Cystitis gangraenescens 834 f.
— — — fixata, Therapie der 832.
— — — partialis 826 f.
— — — Differentialdiagnose der 831.
— — — Reposition, Technik der 832.
— — incarcerati, Blasenblutung bei 834.
— — — Katheterismus bei 833, 834.
— — und Menstruationsanomalien 755.
— und venöse Stauung 761.
— Ventrifixur bei 757.
Retropositio, Balneotherapie bei 731.
— bei Blasensteinen 730.
— bei Blasentumoren 731.
— bei Blutergüssen 730.
— bei Dermoidcysten 730.
— Diathermie bei 731.
— Exsudate bei 730.
— bei Hämatocele 730.
— Hydrotherapie bei 731.
— Kreuzschmerzen bei 731.
— bei Myomen 731.
— Netztransplantationen bei 732.
— bei Ovarialtumoren 730.
— Pachyperimetritis posterior und 730.
— bei Pelviperitonitis 730.
— Schmerzen bei Defäkation 731.
— Tumoren und 730.
— uteri 730 ff.
Retroversio-flexio, Diagnose der 722 ff.
— — Genese der 743.
— — operative Therapie 789 ff.
— — pathologische Anatomie 753.
— — Spontanaufrichtung in graviditate 816 f.
— — Therapie, konservative 781 f.
— — uteri gravidi, Diagnose der 827 f.
— — — — Differentialdiagnose der 829 f.
— — — — incarcerata 773.
— — — — Prognose der 831.

Retroversio-flexio uteri gravidi, Therapie bei 831 f.
— uteri 742 ff.
— — fixata 756.
— — gravidi 816 f.
— des puerperalen Uterus, Aufrichtungserfolg 785.
Riesenkondylom der Vulva 461.
Rigidität des Hymen 182.
Rigiditas vestibuli 193.
Rima pudendi 2, 6.
Ringtherapie des Prolaps 894 f.
Risse, Klaprothsche im Vulvagebiet 167.
Rituelle Mädchenbeschneidung 177.
Robert Meyersche Drüsen 32.
Röntgenschädigungen, Ulcera vulvae durch 423.
Rosenmüllersche Drüse 23.
Rotatio uteri 734 f.
Rumpfblase 698, 699 ff., 712, 716, 717.
Ruptur eines Varix der Vulva 155.
Ruffinische Nervenendkörperchen der Vulva 36, 54.

Saccus praeputialis clitoridis 8.
Sacrouterinligament und Uterusbeweglichkeit 722.
Sacrouterinligamente, Kürzung bei Prolaps 913, 914, 925.
Säuretiter der Scheide und Retroflexio 763.
Sarcoma vulvae 496.
— — multiplex haemorrhagicum (Kaposi) 503.
Sarkommetastasen im Vulvagebiet 567.
Schädellage, Geburt in bei Ventrofixation 935.
Schändungstraumen der Vulva 165.
Schamberg 1.
Schambruch 585.
Schamfurche 1.
Schamhügel 1.
Schamlippen, große, Anatomie 4.
— — Entwicklungsgeschichte 43.
— — Histologie 27.
— kleine, Anatomie der 6.
— — Entwicklungsgeschichte 43.
— — Histologie 28.
Schamspalte 2, 6.
Schanker, gemischter der Vulva 304.
Scheide siehe Vagina.

Scheidencyste, Differentialdiagnose gegenüber Cystocele 889.
Scheidenflora u. Retroflexio 763.
Scheidengewölbe, Schlaffheit des 722.
Scheidenklappe 13.
Scheidenlumen, Verengerung des Geburtsstörungen bei 939.
— — — und Gravidität 939.
Scheidenprolaps und Gestation 940 f.
Scheidenwand, Senkung der 842, 843.
— Vorfall der 842, 843.
Schenkelhernie im Labium majus 583.
Schleimcysten der Labia minora 444, 445.
Schleimdrüsen der Vulva 30.
Schlotterbauch 770, 771.
— (Sellheim) 714, 750.
— und operative Lagekorrektur des Uterus 815.
Schnitt, Abdominal- nach Lennander 809.
— Fascienquer- nach Pfannenstiel 794.
— Kreuz- nach Küstner 794.
Schnittführung bei Laparotomie 794.
Schüllersche Gänge 12.
Schwangerschaft siehe Gestation.
— Spontanaufrichtung des retrovertierten oder retroflektierten Uterus in der 816 f.
— und Winkelsteifigkeit des Uterus 725.
Schwangerschafts-Hyperchromatose der Vulva 187.
Schwangerschaftsstörungen nach Lagekorrektur 931 f.
— und Ventrofixur 932.
Schwangerschaftsunterbrechung bei Interpositio uteri vesicovaginalis 939.
Schweißdrüsen der Vulva 30.
— -Adenocarcinom der Vulva 432, 539.
— -Adenom der Vulva 429.
— -Hyperplasien der Vulva 427.
— -Hypersekretion der Vulva 426.
— -Hypertrophien der Vulva 427.
Schwellung der Vulva bei Neugeborenen 116, 135.
Sclerosis ambustiformis vulvae 305.

Sekundärsyphilis der Vulva 313ff.
Senkung, Definition 841.
— der hinteren Scheidenwand 843 f.
— der vorderen Scheidenwand 842 f.
Senkungsbeschwerden 885.
— und Uterusbeweglichkeit 722, 723.
Septum corporum cavernosorum clitoridis 8.
Serumexantheme der Vulva 213.
Sexualverkehr und Uterusfixation 725.
Sinistropositio uteri 732.
Sinus urogenitalis 40.
Skenesche Drüsen, Absceß der 273, 274.
— Gänge 12.
— Paraurethraldrüsen 12.
Skene-Schüllersche Paraurethralkanäle 33.
Skleradenitis der Vulva 311.
Smegma 8.
Soor der Vulva 221 ff.
— -Vulvitis 254.
Spina bifida und Prolaps 859.
Spirochaeta pallida, Nachweis der 312.
Spitzbauch und Hyper-anteversio-flexio uteri gravidi 838.
Splanchnoptose und Retroflexio 769.
Sporotrichosis der Vulva 218.
Staffeltamponade bei Inversio uteri 952.
Stauung bei Retroflexio 755.
— venöse und Retroflexio 761.
Steißhöcker 40.
Stenosis vestibuli 193.
Sterilität und Lagekorrektur 781.
— Retroflexio und 764.
— Winkelsteifigkeit des Uterus und 723, 724.
Stieldrehung der Adnexe 740 f.
— der Tumoren und Uteruselevation 727.
Stieltorsion 737, 738.
Stützapparat und Beweglichkeit des Uterus 723.
— Dynamik des 706, 707, 716.
— des Genitale bei Prolaps 855.
— und Retroflexio 753.
Stützgewebe und Retroflexio 748, 768.
Stuprumverletzungen der Vulva 165.

Sulcus coronarius glandis 8.
— genito-femoralis 6.
— labio-femoralis 6.
— nympho-hymenalis 13.
— nympho-labialis, Anatomie 6, 7.
— — — Entwicklungsgeschichte 43.
— — — Histologie 28.
— pelvico-femoralis 1.
— praeputio-clitoridis 7.
— praeputio-labialis, Anatomie 7.
— — — Entwicklungsgeschichte 43.
— pubis 1.
Syphilis vulvae 304 ff.
— — Abklatschgeschwür bei 390, 310.
— — gummosa 319.
— — maculosa 314.
— — papulosa 314.
— — primäre 304 ff.
— — Primäraffekt 304 ff.
— — sekundäre 313 ff.
— — Tertiärstadium der 319.
Syphiloma vulvae 319, 320.
Syringocystadenome der Vulva, multiple 427.

Talgdrüsen der Vulva, Histologie der 28, 29, 30.
Talgdrüsenzone der Nymphen 31.
Tastkörperchen, Carrardsche der Vulva 35.
— nach Meißner-Wagner, der Vulva 35, 54.
Tastkolben, Krausesche der Vulva 35, 54.
Teratoma vulvae 572.
Terminalbehaarung des Schamberg-Vulvagebietes 61, 62, 64.
Terminalfasern der Vulvanerven 35.
Tertiärsyphilis der Vulva 319.
Thalysia-Edelformer 788.
— -Edelgurt 778.
— -Frauengurt 778.
— — bei Hyper-anteversio-flexio uteri gravidi 839.
Tonus des Uterus und Retroflexio 748, 749.
— Turgorspiel, Prolapsgenese und 866.
— — (Sellheim) 701, 715, 716, 722, 749, 778, 779.
Torsion, aseptische Peritonitis bei 738.

Torsion, gravide Tuben 741.
— Hämaturie bei 739.
— Hydrometra bei 735.
— der Hydrosalpinx und Pyosalpinx 740, 741.
— Ligamenta rotunda und 739.
— Pollakisurie bei 739.
— und Pyovarium 741.
— subseröse Myome 736.
— des Uterus 735 f.
— — — Anurie bei 739.
— — — Dysurie bei 739.
— — — Hämatometra 735.
— und Uterus myomatosus 736, 737.
Torsionen der Tuben 740.
Torus clitoridis 7, 46.
Totalprolaps, Ätiologie 880.
Toxikodermien der Vulva 212.
Trachoma pudendorum 454.
Trauma, Retroflexio und 752.
Trichophytie der Vulva 215.
Tropenelephantiasis der Vulva 289.
Tube, Hernie der 963.
— Prolaps der 929.
Tuben, Fixation der 725.
Tubenhernie im Vulvagebiet 575.
Tubentorsion, isolierte 740.
Tumor, Lateripositio bei 732.
Tumoren und Hyper-anteversio-flexio uteri gravidi 838.
— Retropositio bei 730.
— und Uteruselevation 725.
Turgor des Uterus und Retroflexio 748, 749.
Tuberculosis colliquativa subcutanea vulvae 386.
— cutis et mucosae miliaris ulcerosa vulvae 387.
— luposa vulvae 383.
Tuberculum genitale 41.
— urethrae 9.
Tuberkulose der Bartholinischen Drüse 393.
— der Vulva 383.
— — — nach Schambeintuberkulose 394.
Typhlatonie und Retroflexio 764.
Tysonsche Drüsen im Vulvagebiet 32.

Ulcera vulvae durch Erfrierung 425.
— — insontia-Welander 354.
— — bei Pocken s. Variola 365.
— — puerperalia 421.

Ulcera vulvae durch Pyodermitis vegetans 425.
— — durch Radiumschädigungen 423.
— — durch Röntgenschädigungen 423.
— — bei trophischen Störungen 420.
— — traumatica 420.
— — bei Urämie 420.
— — durch Verbrühung 425.
— — varicosa 421.
— — bei Variola 365.
Ulcerationen der Vulva durch Fliegenlarven u. Würmer 418.
Ulcus molle vulvae 324 ff.
— — — Abklatschgeschwür bei 326.
— — — Ödem bei 326.
— vulvae acutum Lipschütz-Scherber 346 ff.
— — aphthosum 339.
— — bei Bilharziosis 418.
— — chronicum tuberculosum 389.
— — durum 304 ff.
— — dysentericum 373.
— — endemicum tropicum 417.
— — bei Erythema exsudativum multiforme 365.
— — — — nodosum 363.
— — durch Fliegenlarven 418.
— — framboesiforme 417.
— — gonorrhoicum 332 ff.
— — gummosum 320.
— — herpeticum 342.
— — leprosum 417.
— — bei Maul- und Klauenseuche 381.
— — bei Milzbrand 382.
— — mixtum 304, 313.
— — bei Myiasis 418.
— — durch Pneumokokken 362.
— — pseudovenereum-Herxheimer und Bachrach 353.
— — typhosum 372.
— — vacciniforme 368.
— — venereum 324 ff.
— — durch Würmer 418.
Unfall, Genitalprolaps und 883 f.
— Retroflexio nach 753.
Urämie bei Incarceratio uteri gravidi 824, 825.
Urämische Ulcerationen 420.
Ureterausmündung in die Vulva 106.
Urethralpapille 9.

Urethralplatte 43.
Urethrocele 853.
Urogenitalmembran 40.
Urogenitalplatte 41.
Urogenitalsinuscysten 440.
Uterus, abnorme Beweglichkeit des 722.
— Achsendrehung des graviden 739 f.
— Antepositio siehe dort.
— anteversio-flexio des graviden 835 f.
— Atrophie, angeborene 723.
— bicornis, Achsendrehung 740.
— Descensus 742, 841 ff.
— -Elevation siehe Elevation.
— Elevation des 721, 726 ff.
— — Atresia hymenalis bei 726.
— — — vaginalis bei 726.
— — Exsudat bei 726.
— — Hämatocervix und 726.
— — Hämatokolpos bei 726.
— — Hämatometra und 726.
— — und Ovarialtumoren 726.
— — und Tumoren 725.
— -Exkursionen und Füllung des Rectum 721.
— -Fixation 725.
— -Flexibilität 722, 723.
— — bei Retroflexio 754.
— gravidus, Anteversio-flexio siehe dort.
— Hernie des 962.
— Hyperanteversio-flexio 837 f.
— Hypoplasia siehe dort.
— Incarceration des graviden 819 f.
— Inversion des 947 f.
— — puerperale 953.
— Lagekorrektur 780.
— — bei Retroflexio 759.
— — und habitueller Abort 781.
— Lateriflexio siehe dort.
— Lateripositio 732 f.
— — siehe auch dort.
— Lateriversio siehe dort.
— Ligamente siehe dort.
— Massage 785.
— Methoden der Lagekorrektur siehe dort.
— myomatosus und Torsion 736.
— Torsion des 737.
— operative Lagekorrektur 789 ff.
— — — abdominale 794 f.
— — — inguinale 790 f.
— — — vaginale 798 f.

Uterus, partieller Prolaps des 846—47.
— Prolaps des 841 ff., 844.
— — und Gestation 940 ff.
— puerperalis, Anteversio-flexio des siehe dort.
— Reclinatio 742 f.
— Reposition bei Retroflexio 781.
— Retroflexio siehe dort.
— — und Menstruationsanomalien 755.
— — und Stauung 755.
— — fixata 756.
— Retropositio siehe dort.
— Retroversio fixata 756.
— Rotatio 734 f.
— Senkung 844 f.
— Sinistropositio 732.
— Sondenaufrichtung 784.
— Spontanaufrichtung in graviditate 816 f.
— Tonus siehe dort.
— — des und abnorme Beweglichkeit 722.
— — des und Retroflexio 750.
— -Torsion siehe Torsion.
— Totalprolaps 847 f.
— Turgor siehe dort.
— Ventrofixur des 794.
— Ventrifixura bei Retroflexio 757.
— Ventrosuspensio 796 f.
— -Vorfall 844 f.
— — und Gestation 941.
— Winkelsteifigkeit siehe dort.
— — des 723 f.
— — und Menstruationstörungen 724.
— — und Oligomenorrhöe 724.
— — und Sterilität 723, 724.
Uterushernie im Vulvagebiet 576.
Uterusruptur nach Ventrofixation 934.

V. dorsalis clitoridis 20.
— ligamenti teretis uteri 20.
— profunda clitoridis 19.
Vv. labiales anteriores 19.
— — posteriores 19.
— pudendae externae 20.
— — internae 19.
Vaccine-Ulcerationen der Vulva 368.
Vagin pincement du, bei Prolaps 899.
Vagina bei Descensus uteri 849 f.

Vagina, Introitus der, Verengerung und Geburtsstörung 939.
— Invagination bei Prolaps 850, 851.
— bei Prolaps 849 f.
Vaginaefixur bei Prolaps, Technik der 909, 923.
— des Uterus 799 f., 816.
Vaginitis gummosa 321.
— und Perivaginitis gummosa 321.
Varicellen der Vulva 371.
Varizen der Vulva 154.
— — — gestielte pendelartige 154, 156.
Varixruptur im Vulvagebiet 155.
Vasa lymphatica clitoridis 25.
Vater-Pacinische Lamellenkörperchen der Vulva 36, 38, 54.
Venenerweiterungen im Vulvagebiet 154.
Ventrofixatio, Geburtsleitung bei 937.
— uteri gravidi, Geburtsprognose 937.
Ventrofixation, atonia uteri und 936.
— und frühzeitiger Blasensprung 935.
— Geburt in Beckenendlage bei 936.
— und Geburt bei Schädellage 935.
— und Hystreuryse 938.
— Kaiserschnitt bei 938.
— Physometra und 935.
— Uterusruptur und 934.
Ventrofixur und Geburtsstörungen 932.
— bei Prolaps 900, 923.
— und Schwangerschaftsstörungen 932.
— Überdehnung des graviden Uterus bei 933.
— des Uterus 794.
Ventrifixura uteri bei Retroflexio 757.
Ventrosuspensio uteri 796 f.
Verbrühung, Ulcera vulvae durch 425.

Verdoppelung der Harnröhre 110.
— der kleinen Labien 82.
— der Vulva 78.
Verdrängungs-Dystopien (Menge) 716.
— — Prolaps und 868.
Vereiterung der Tumoren und Uteruselevation 727.
Verletzungen der Vulva, Deflorations- 160.
— — — beim Flagellantismus 169.
— — — Geburts- 166 ff.
— — — durch stumpfe Gewalt 169 ff.
— — — bei Hebosteotomie 175.
— — — Kohabitations- 160 ff.
— — — durch Messerstich 174.
— — — durch sexuelle Perversionen 179.
— — — Pfählungs- 172.
— — — durch Stuprum 165.
— — — durch Tierhornstoß 174.
Verschmelzung doppelter äußerer Genitalien 80.
Verwachsungen, symmetrische des Hymen mit den Nymphen 78.
Vesicae fixura, uteri vaginalis 789 f., 816.
Vesiciventrofixatio (Werth) 795.
Vestibulo-Rectalfistel 163.
Vestibulum vaginae 9.
Viragines 120.
Vitiligo der Vulva 187.
Vorfall = Prolaps, siehe dort.
— der hinteren Scheidenwand 843 f.
— der vorderen Scheidenwand 842 f.
Vorhofsdrüsen, Bartholinische 10.
— große siehe unter Bartholinische Drüsen.
— kleine 12.
Vorhofskrypten 13.
Vorhofslakunen 13.
Vorhofschwellkörper 10.
Vorhofzwiebeln 10.
Vulvaschließmuskel 58.
Vulvektomie 203.

Vulvitis 240 ff.
— aphthosa 339 ff.
— — Gangrän nach 339.
— — pseudotuberculosa-Sachs 353.
— catarrhalis 240.
— diabetica 254.
— gangraenosa 374.
— — mercurialis 375.
— infantum 243.
Vulvovaginitis desquamativa neonatorum 243.
— diphtherica 354 ff.
— gonorrhoica infantum 243.
Vulvo-Perinealfisteln 425.

Warner-Korsett 778.
Windelkrankheit der Vulva 206.
Winkelsteifigkeit des Uterus 723 f.
— und Asthenie 724.
— Diathermie bei 725.
— Dilatation der Cervix bei 725.
— Dysmenorrhöe bei 723, 724, 725.
— und Fluor 724.
— Follikulin bei 725.
— Hormovar bei 725.
— Neuformen bei 725.
— und Ovarialinsuffizienz 724.
— Polymenorrhöe und 724, 725.
— Reinheitsgrad und 724.
— Reizabrasio bei 724.
— und Reizbestrahlung der Ovarien 725.
— des Uterus und Menstruationsstörungen 724.
— — — u. Oligomenorrhöe 724.
— — — Sterilität bei 723, 724.
— — — und Schwangerschaft 725.
— und Uterusmassage 724.
Wolff-Gartnerscher Gang 34.
Wollustkörperchen nach Bense im Vulvagebiet 36.
Wollustpapillen der Vulva 31.

Xanthoma vulvae 572.

Zwergschanker im Vulvagebiet 304.

VERLAG VON J. F. BERGMANN IN MÜNCHEN

Handbuch der Geburtshilfe

Unter Mitwirkung von Fachgenossen
in drei Bänden und einem Ergänzungsband herausgegeben

von

Prof. Dr. A. Döderlein

Direktor der Univ.-Frauenklinik München

Zweite Auflage

Erster Band

XV, 913 Seiten mit 279 Abbildungen im Text und 4 Tafeln. 1924
RM 39.—; gebunden RM 41.40

Inhalt: Anatomie und Physiologie der Schwangerschaft von F. Graf Spee-Kiel und O. Sarwey-Rostock; Die Diagnose der Schwangerschaft von M. Neu-Heidelberg; Die mehrfache Schwangerschaft von F. Weber-München; Die Physiologie der Geburt von H. Sellheim-Halle a. d. S.; Die Physiologie des Wochenbettes von Ph. Jung †-Göttingen und O. Eisenreich-München; Physiologie, Ernährung und Pflege des Neugeborenen einschließlich des Lebensschwachen von M. von Pfaundler-München; Hygiene und Diätetik der Fortpflanzungstätigkeit von O. Eisenreich-München.

Zweiter Band

XI, 963 Seiten mit 213 Abbildungen im Text. 1924
RM 45.—; gebunden RM 48.—

Inhalt: Pathologie der Schwangerschaft, erster Teil von O. Küstner-Trossin, zweiter Teil von L. Seitz-Frankfurt a. M.; Extrauterinschwangerschaft von J. Veit † und F. Weber-München; Pathologie der Geburt von P. Zweifel-Leipzig und K. Baisch-Stuttgart.

Ergänzungsband

VIII, 386 Seiten mit 132 Abbildungen im Text. 1925
RM 24.—; gebunden RM 25.80

Inhalt: Narkose in der Geburtshilfe von K. Baisch-Stuttgart; Die künstliche Unterbrechung der Schwangerschaft von M. Hofmeier-München; Künstliche Erweiterung der Weichteile. Die Wendung. Die künstliche Veränderung der Kindeshaltung. Störungen und Operationen der Nachgeburtsperiode. Von W. Zangemeister-Marburg a. d. L.; Expression, Zangenoperation und Extraktion am Beckenende von M. Hofmeier-München; Die zerstückelnden Operationen. Die beckenerweiternden Operationen. Der Kaiserschnitt. Von A. Döderlein-München.

Dritter Band

IX, 998 Seiten mit 61 Abbildungen im Text und 1 Tafel. 1925
RM 49.—: gebunden RM 51.—

Inhalt: Das Kindbettfieber von P. Zweifel-Leipzig; Die operative Behandlung des Puerperalfiebers von F. Weber-München; Genitalblutungen bei Wöchnerinnen von P. W. Siegel-Insterburg; Inversio uteri puerperalis von W. Zangemeister-Marburg a. d. L.; Kollapsartige Zufälle von W. Zangemeister-Marburg a. d. L.; Die Entzündung der Brustdrüse von F. Weber-München; Die Krankheiten des Neugeborenen von J. Ibrahim-Jena; Die Harnorgane in der Schwangerschaft, während der Geburt und im Wochenbett von W. Stoeckel-Leipzig; Nervöse und psychische Störungen während der Schwangerschaft, Geburt und Wochenbett von E. Siemerling-Kiel; Gerichtliche Geburtshilfe von R. Kockel-Leipzig; Gesamt-Autoren- und Sachregister.

VERLAG VON J. F. BERGMANN IN MÜNCHEN

Frühentwicklung, Eihautbildung und Placentation
des Menschen und der Säugetiere
von
Dr. Otto Grosser
Professor an der Deutschen Universität in Prag, Direktor des Anatomischen Instituts

Fünfter Band der Deutschen Frauenheilkunde

Begründet von **E. Opitz †**   Herausgegeben von **Rud. Th. von Jaschke**

VIII, 454 Seiten mit 297 Abbildungen im Text. 1927. RM 57.—; gebunden RM 59.—

Inhaltsübersicht: Vorwort. — Einleitung. — Progenese: A. Spermien. B. Eizellen. C. Wachstum und Reifung der Geschlechtszellen. D. Befruchtung. — II. Blastogenese: A. Furchung. B. Grundzüge der Keimblatt- und Eihautlehre. 1. Sauropsiden. 2. Säuger. 3. Erste Entwicklungsvorgänge beim Menschen (Keimblätter und Eihäute). 4. Entwicklungsgänge am Embryonalschild beim Menschen (embryonales Mesoderm, Abgrenzung des Körpers). 5. Anhang: Entwicklung der äußeren Körperform des Menschen. — III. Placentation: A. Allgemeines. B. Vergleichende Placentationslehre. 1. Placentae appositae. a) Placenta epitheliochorialis. b) Placenta syndesmo-chorialis. 2. Placentae conjunctae. a) Placenta endothelio-chorialis. b) Placenta haemo-chorialis. C. Die Placentation beim Menschen. 1. Die Uterusschleimhaut; die Menstruation. 2. Der Ovulationstermin. 3. Die Wanderung des Eies bis zur Implantationsstelle. 4. Die Implantation (Nidation); Einteilung der Dezidua. 5. Die histiotrophische Phase der Placentation. a) Kasuistik. b) Entwicklungsvorgänge am Trophoblasten. c) Zottenverteilung und Zottenform. Trophoplastschwache und zottenarme Eier. d) Die Decidua. e) Die Durchdringungszone und ihre Beziehungen zum intervillösen Raum. f) Fibrin- und Fibrinoidbildung; Altersbestimmung an der Placenta; Schwangerschaftsdauer und Geburtseintritt. 6. Die hämotrophische Phase der Placentation. a) Differenzierung des Chorion frondosum; relative Größe und Wachstum der Placenta. b) Decidua parietalis und capsularis des hämotrophischen Stadiums. c) Die Placenta foetalis. d) Die Placenta materna; Der Kreislauf im intervillösen Raum. e) Schwangerschaftserscheinungen an der Muscularis uteri, dem übrigen Genitale und dem Körper überhaupt. f) Eihäute und Embryonalanhänge im Zustand der Reife. — D. Schlußbemerkungen. — Literatur. — Sach- und Namensverzeichnis.

Die Konstitution der Frau
und ihre Beziehungen
zur Geburtshilfe und Gynäkologie
von
Dr. Bernhard Aschner
Privatdozent an der Universität Wien

Vierter Band der Deutschen Frauenheilkunde

Herausgegeben von **E. Opitz** in Freiburg i. Br.

XV, 887 Seiten. 1924. RM 45.—; gebunden RM 48.—

„... Aschner bringt in dem Buche weit mehr, als der Titel der Arbeit vermuten läßt. Das Buch greift über das hinaus, was man gemeinhin bisher unter der Lehre von der Konstitution verstanden hat. Während die Mehrzahl der Autoren die Konstitution als die vererbte Körperverfassung bezeichnet, deutet A. den Begriff Konstitution viel weiter und möchte darunter das ganze Körpersubstrat und die jeweils bei dem Individuum bestehende gesamte Körperverfassung verstehen.... Das Buch Aschners ist auf das lebhafteste zu begrüßen. Es versucht zum ersten Male, auf einer breiten Grundlage das gesamte Konstitutionsproblem der Frau aufzurollen und darzustellen. Mit Ausnahme von P. Mathes haben sich bisher alle Konstitutionsforscher vorwiegend mit dem Manne beschäftigt. Schon deshalb verdient Aschner den Dank der Fachgenossen."

L. Seitz, Frankfurt/M., in „Monatsschrift für Geburtshilfe und Gynäkologie".

MIX
Papier aus verantwortungsvollen Quellen
Paper from responsible sources
FSC® C105338

If you have any concerns about our products,
you can contact us on
ProductSafety@springernature.com

In case Publisher is established outside the EU,
the EU authorized representative is:
**Springer Nature Customer Service Center GmbH
Europaplatz 3, 69115 Heidelberg, Germany**

Printed by Libri Plureos GmbH
in Hamburg, Germany